P. M. C.

NOUVELLE PRATIQUE
MÉDICO-CHIRURGICALE

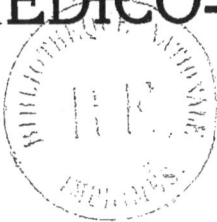

ILLUSTRÉE

TOME V

COLLABORATEURS

P. M. C.

2294

NOUVELLE PRATIQUE
MÉDICO-CHIRURGICALE
ILLUSTRÉE

CHIRURGIE — MÉDECINE — OBSTÉTRIQUE
THÉRAPEUTIQUE — DERMATOLOGIE — PSYCHIATRIE
OCULISTIQUE — OTO-RHINO-LARYNGOLOGIE — ODONTOLOGIE
MÉDECINE MILITAIRE — MÉDECINE LÉGALE — ACCIDENTS DU TRAVAIL
BACTÉRIOLOGIE CLINIQUE — HYGIÈNE — PUÉRICULTURE
MÉDICATIONS — RÉGIMES — AGENTS PHYSIQUES
FORMULAIRE

DIRECTEURS :

E. BRISSAUD, A. PINARD, P. RECLUS

Professeurs à la Faculté de Médecine de Paris.

SECRÉTAIRE GÉNÉRAL
HENRY MEIGE

TOME V
LABYRINTHE — OMOPLATE

MASSON ET Cᴵᴱ, ÉDITEURS
LIBRAIRES DE L'ACADÉMIE DE MÉDECINE
120, BOULEVARD SAINT-GERMAIN, PARIS
1911

NOUVELLE PRATIQUE
MÉDICO-CHIRURGICALE
ILLUSTRÉE

TOME V

L

LABYRINTHE (AFFECTIONS DIVERSES).

1° **Astasie-abasie labyrinthique**. — Nous sommes à chaque instant informés de nos attitudes segmentaires par la sensibilité générale, mais le vestibule de l'oreille interne nous informe directement de nos attitudes céphaliques et totales. Toute attitude que l'action de la pesanteur ne tend pas à faire varier est une attitude d'équilibre; il existe pour l'homme un grand nombre d'attitudes d'équilibre, mais la plus parfaite et la plus spécifique pour lui est la station debout. Pour se tenir et marcher droit, l'homme doit être correctement informé de la rectitude et des écarts de sa sustentation, et l'on conçoit l'importance des opérations vestibulaires dans la régie des attitudes d'équilibre, qu'il s'agisse de la régie volontaire, corticale, ou du simple *tonus* attribué à la sustentation.

Beaucoup d'affections vestibulaires troublent les conditions de cette régie; et l'astasie-abasie se montre souvent avec la systématisation spatiale qui rappelle la distribution des canaux semi-circulaires, qu'il s'agisse d'affection vestibulaire périphérique ou corticale. Elle peut s'associer à la *surditéverbale* (P. Bonnier); le malade peut n'être astasique que dans le sens *sagittal*, ou *transversal*, ou même *horizontal*; l'abasie se montre surtout dans le plan normal de progression, c'est-à-dire le sagittal. L'astasie-abasie peut ne se traduire ainsi que par des pertes et par une recherche de l'équilibre *dans un seul plan, l'équilibre étant gardé dans les autres plans*. Il existe aussi une *hémiastasie-abasie*, le malade présentant une sorte d'hémiplégie de la sustentation d'un seul côté, les mouvements des membres supérieur et inférieur de ce même côté restant normaux par tout office autre que la sustentation, le maintien et la progression debout.

2° **Anémie labyrinthique**. — Elle se produit dans l'anémie générale, dans la chlorose, dans les cas de spasmes vasculaires localisés et dans la compression de l'artère auditive interne par une tumeur ou dans son étranglement par l'endartérite.

Les symptômes sont ceux de toute insuffisance ou irritabilité labyrinthique, légère surdité, bourdonnements, vertiges, troubles oculo-moteurs, et autres réactions bulbaires d'irradiation, entre autres, l'abaissement de la pression artérielle.

Le diagnostic se fait par cette observation, que tout ce qui augmente l'anémie cérébrale (attitudes, purgations, etc.) augmente les symptômes, et que tout ce qui la diminue les atténue.

Le traitement consiste en administration de quinine, de nitrite d'amyle dans les crises aiguës, et dans le traitement général de l'anémie.

3º **Hyperhémie labyrinthique.** — Elle se produit dans les inflammations de l'oreille externe et de la caisse, dans toutes les congestions céphaliques, en général, dans les maladies de cœur, dans les stases veineuses d'origines diverses, dans l'intoxication quinique, tabagique, salicylique, dans les angioparalysies réflexes, etc.

Les symptômes sont les mêmes que ceux de l'anémie, mais ils se produisent dans les conditions opposées. Les battements artériels, la paracousie, l'hyperesthésie auditive, la sensation de réplétion et d'oppression labyrinthique, les ictus vertigineux, les troubles de la vue y sont plus marqués que dans l'anémie.

Traitement. — Révulsion, sangsues aux mastoïdes, bains de pieds sinapisés, quinine à dose très faible, antipyrine, purgatifs salins.

4º **Hémorragie labyrinthique.** — **Maladie de Ménière.** — Elle se produit dans l'hyperhémie labyrinthique, mais peut se produire aussi par rupture des anévrismes miliaires si fréquents dans le labyrinthe. Ce sont alors des hémorragies de même origine que les hématuries, les épistaxis, les glaucomes et les apoplexies de tout siège. Elles ne sont pas rares dans la maladie de Bright, que l'on découvre souvent sous le vertige de Ménière à forme apoplectique. On l'observe encore dans les efforts de la toux, de la coqueluche, de la défécation, dans l'insolation ou le refroidissement brusque, dans l'artério-sclérose, le purpura hémorragique et les maladies infectieuses à la période de congestion céphalique.

L'apoplexie labyrinthique ou *vertige de Ménière* se manifeste par la triade symptomatique classique, bruit interne, vertige et surdité persistante (V. Vertige).

Le pronostic n'est rassurant que quand les symptômes disparaissent rapidement, et encore faut-il alors néanmoins craindre les récidives.

Le *traitement* est celui de l'hyperhémie; il faut recommander le régime lacté, l'iodure de potassium. Le sulfate de quinine à la dose de 75 centigr. par jour diminue les phénomènes d'excitation sans améliorer l'audition.

5º **Labyrinthite.** — Elle appartient surtout à la méningite cérébro-spinale dont elle est une complication relativement fréquente et définitive. Elle peut exister comme complication grave de l'otite moyenne, de la scarlatine, de la variole, chez les petits enfants surtout, et bien des surdi-mutités n'ont pas d'autre origine. Les symptômes sont ceux de l'otite moyenne avec retentissement méningitique, convulsions éclamptiques et surdité définitive.

Le traitement est celui de l'otite moyenne et de la méningite.

6° **Maladies du tronc labyrinthique.** — Mêmes symptômes que pour les maladies du labyrinthe, avec en plus ceux d'une lésion possible du nerf facial dans le conduit.

7° **Maladies des centres labyrinthiques.** — Les centres labyrinthiques occupant certaines régions du bulbe et de la protubérance, du cervelet et du cerveau, les symptômes de leurs affections ne sont autre chose que la combinaison des symptômes labyrinthiques aux symptômes des affections de ces organes (V. Bulbe, Cervelet, Cerveau).

8° **Tabes labyrinthique.** — Le nerf labyrinthique étant la plus grosse et la plus importante des racines spinales postérieures, ses fonctions ayant surtout pour office les informations d'attitude indispensables à la sustentation et à l'équilibre, cet appareil est presque constamment lésé dans l'affection tabétique. La surdité, le bourdonnement, le vertige, le dérobement, les incertitudes de la station et de la marche dans l'obscurité, le signe de Romberg, l'étourdissement, les troubles oculo-moteurs les plus variés, qui se rencontrent, en dehors du tabes, dans les affections auriculaires les plus banales, forment une grande part de la symptomatologie du tabes, et constituent les symptômes de la phase ou de la forme labyrinthique de cette maladie.

9° **Syphilis du labyrinthe.** — Elle apparaît dans la période secondaire le plus souvent, et elle est en général double ; les symptômes apparaissent avec une certaine brutalité. Ces symptômes sont ceux de toutes les affections labyrinthiques. Le diagnostic ne se fait que par le contexte clinique et par le traitement. Le pronostic dépend de la rapidité et de l'énergie du traitement et aussi de la malignité de la syphilis.

La forme hérédo-syphilitique apparaît à la fin de la croissance, et dans 10 à 50 pour 100 des cas.

10° **Tumeurs du labyrinthe.** — Elles ne sont diagnostiquées que par la coïncidence des symptômes labyrinthiques avec ceux des tumeurs de la base du crâne ou de la caisse.

11° **Traumatismes du labyrinthe.** — Ils se produisent dans les cas de traumatisme profond de la caisse ou de la base du crâne. Les symptômes sont ceux de toute irritation labyrinthique, en plus l'apparition d'une paracousie intense ou d'une surdité osseuse profonde. Le diagnostic est difficile et fait forcément de présomptions.

Le traitement est celui de l'otite moyenne ou des fractures de la base du crâne.   *P. BONNIER.*

LABYRINTHIQUES (SYNDROMES). — **Aura labyrinthique.** — Dans l'aura épileptique, rapide ou lente, la perturbation des centres labyrinthiques arrive à son rang sur le passage de l'onde vasomotrice, avec les divers symptômes auriculaires énumérés ailleurs. L'oreille peut être le point de départ de la crise comitiale.

Syndrome de Méniere. — Surdité brusque, vertige, bourdonnements. Cette triade symptomatique peut être produite par des lésions de sièges très divers, oreille moyenne, oreille interne, nerf labyrinthique, centres bulbaires.

Lacrymales (Affections diverses).

Syndrome de Bonnier, ou du **noyau de Deiters**. — Vertige avec troubles de la tonicité dans l'appareil de sustentation, phénomènes auditifs, troubles oculo-moteurs et troubles dans les sphères du trijumeau, du glosso-pharyngien et du pneumogastrique, par irradiation. Ce syndrome est dû à l'irritation du noyau bulbaire de Deiters et il est souvent le signal d'ictus ou de ramollissement des régions bulbaires voisines. *P. BONNIER.*

LABYRINTHIQUES (TROUBLES OCULAIRES). — La voie de communication directe qui existe entre les noyaux ampullaires (noyau interne et surtout noyau de Deiters) et le noyau de la VIᵉ paire, celle moins directe entre ce noyau et l'olive supérieure, et, d'autre part, l'association de fonctionnement qui existe entre le noyau de la VIᵉ paire et les autres noyaux oculo-moteurs, nous rendent compte des troubles oculo-moteurs variés (myosis, mydriase, strabisme, paralysie, nystagmus, troubles de l'accommodation, diplopie, triplopie binoculaire et uni-oculaire) associés aux lésions de l'appareil labyrinthique.

Ces troubles oculo-moteurs sont, par le fait de la réaction du noyau de Deiters sur les centres bulbaires voisins, fréquemment accompagnés d'autres troubles bien étudiés par Bonnier (syndrome de Bonnier).

Leur valeur séméiologique est d'une certaine importance dans le tabes, le nerf labyrinthique étant une racine postérieure.

V. Œil (Paralysies, Nystagmus). *PÉCHIN.*

LACRYMALES (AFFECTIONS DIVERSES). — **Tumeurs.** — Théoriquement, on peut diviser les tumeurs des glandes lacrymales en tumeurs développées aux dépens du tissu épithélial (origine ectodermique) et en tumeurs provenant du tissu conjonctif interstitiel, des éléments qui entourent, soutiennent et nourrissent la glande elle-même (origine mésodermique). Mais, en pratique, cette division est impossible. En outre, dans certains cas, la tumeur provient de l'orbite et ne s'est développée dans la glande que secondairement.

Cette grande difficulté, pour ne pas dire l'impossibilité, qu'il y a d'établir le lieu d'origine des néoplasmes, enlève presque tout l'intérêt d'une classification de ces tumeurs en carcinome, sarcome, endothéliome, lymphome, épithéliome, adénome, cylindrome, chlorome.

Ces tumeurs sont très rares, exceptionnelles.

Le plus souvent unilatérales elles peuvent être doubles, symétriques; s'accompagnent de déplacement du globe ou d'exophtalmie en bas et en dedans, de douleurs, de troubles et de lésions dus à la compression de l'œil, d'abaissement de l'acuité visuelle avec stase papillaire ou névrite optique. Elles évoluent lentement ou rapidement, se divisant ainsi en tumeurs bénignes ou malignes.

Traitement. — On fera l'extirpation par la voie conjonctivale ou par le rebord orbitaire (procédé de Laurence). Si cette voie est insuffisante en raison du grand développement de la tumeur, on fera l'opération de Kronlein ou la résection du trépied orbitaire. Et si la tumeur a envahi l'orbite, l'exentération de l'orbite est nécessaire [V. Orbite (Opérations)].

Tumeurs symétriques, lymphomateuses, pseudoleucémiques. — (*Affection symétrique; hyperplasie lymphomateuse, lymphadénoïde des glandes lacrymales et salivaires; maladie, syndrome de Mikulicz; achroocytose de Kümmel.*) On a décrit sous ces différents noms une affection caractérisée par le gonflement, la tuméfaction indolore des glandes lacrymales. Les paupières supérieures sont repoussées en avant par des masses néoplasiques légèrement bosselées, faisant saillie au niveau du rebord orbitaire et s'accentuant du côté temporal. Les paupières sont ptosées. Ces tumeurs sont consistantes à la palpation et ne se laissent pas déplacer.

Les glandes lacrymales sont prises ensemble ou séparément et l'affection peut y rester cantonnée, comme elle peut s'étendre aux glandes salivaires, à la voûte du palais, aux ganglions régionaux et périphériques, à la rate, aux ganglions médiastinaux.

Si les glandes lacrymales paraissent seules intéressées il semble bien que les tumeurs se développent dans quelques cas aux dépens des follicules lymphatiques de la conjonctive et de l'orbite.

L'*étiologie* est encore imprécise. Cette imprécision est la conséquence de notre incertitude sur la nature de la maladie. On a émis l'hypothèse d'un processus infectieux et parasitaire, exogène, pénétrant par le sac conjonctival. S'agit-il de leucémie ou de pseudo-leucémie (maladie de Hodgkin)? quoi qu'il en soit de l'identité ou non de ces processus, on constate la pullulation des cellules lymphoïdes dissociant les acini glandulaires.

Traitement. — On aura recours surtout au traitement général et à la radiothérapie, réservant l'intervention opératoire pour les cas où les tumeurs déterminent un ptosis très gênant.

Kystes des glandes lacrymales. — Les *kystes de la glande lacrymale orbitaires* sont rares et les observations plus ou moins contestables que nous possédons manquent de précision et d'examen anatomo-pathologique. Les vrais kystes n'ont pas encore été suffisamment différenciés des néoplasmes avec cavités kystiques. On a observé le *kyste hydatique*. Ces néoplasmes ou kystes ont leur siège en haut et en dehors de l'orbite, dans la fosse orbitaire, au niveau de la fossette qui reçoit la glande lacrymale ; ils compriment l'œil, le déplacent, peuvent même l'atrophier.

La marche lente, l'absence d'adhérences à la peau, de douleurs, d'extension dans l'orbite et de retentissement ganglionnaire, les distinguent des tumeurs malignes.

Dacryops. — On désigne sous le nom de *dacryops*, ou *grenouillette lacrymale*, la dilatation kystique des voies d'excrétion des glandes lacrymales. C'est un kyste par rétention ou encore par dégénérescence des éléments glandulaires.

Le *dacryops* apparaît au niveau de l'angle externe de la paupière supérieure et du cul-de-sac conjonctival externe sous la forme d'une vésicule kystique transparente, saillant sous la conjonctive, s'engageant entre l'œil et la paroi de l'orbite sans qu'on puisse percevoir la limite postérieure. La forme et le volume sont variables. Le kyste est lisse ou lobulé, fluctuant et subissant des variations de volume en rapport avec l'état de la glande, recouvert par la conjonctive qui est mobile à son niveau et parfois percée de petits pertuis qui représentent les orifices dilatés des conduits excréteurs de la glande palpébrale. La pression peut faire sourdre des gouttes de larmes à travers ces orifices. La peau conserve en cette région un aspect normal.

Les troubles occasionnés par le dacryops sont légers habituellement, mais lorsqu'ils atteignent un certain volume ils deviennent gênants, donnent une sensation de corps étrangers, déterminent des douleurs de tête, de l'hémicranie et de véritables crises d'asthénopie qui empêchent tout travail.

On réserve le nom de *dacryops fistuleux* à un kyste qui se remplit et se vide par un orifice d'un des canaux excréteurs ou par un trajet fistuleux consécutif à une plaie accidentelle ou chirurgicale. La fistule peut se fermer et se distendre, créant ainsi un *dacryops*.

Le siège, la situation superficielle, la saillie, la fluctuation, la présence d'un ou plusieurs pertuis, l'analyse du liquide (constitution un peu altérée des larmes) et au besoin l'examen histologique de la poche (épithélium en couches épaisses) empêcheront toute confusion avec les kystes séreux de la conjonctive ou les kystes dermoïdes.

Traitement. — La ponction est insuffisante. On doit faire l'excision partielle avec cautérisation de la paroi interne ou l'ablation totale.

Tumeurs bénignes. — Les *polypes* sont les plus fréquents. Ils se développent dans la paroi du sac lacrymal, consécutivement à une prolifération partielle de la couche papillaire de la muqueuse, prolifération provoquée elle-même par un catarrhe du sac. Il est douteux qu'un corps étranger ou des cathétérismes répétés puissent développer de vrais polypes ; pareille irritation serait plutôt apte à faire naître des bourgeons charnus, des granulomes.

Les polypes constituent des tumeurs rondes, dures ou demi-molles, vasculaires, du volume d'une lentille à un pois, inégales à leur surface, pédiculées ou non. La région du sac est dilatée, distendue ; donne à la pression la sensation d'une tumeur résistante, lipomateuse non réductible. La pression fait sortir parfois un peu de liquide purulent par les points lacrymaux. Cette sécrétion est l'indice de phénomènes inflammatoires capables de donner lieu à une fistule. La sonde exploratrice passe entre le polype et la paroi du sac, mais elle peut aussi être arrêtée.

Le polype peut siéger également dans les canalicules lacrymaux ; en ce cas, la muqueuse est couverte de granulations.

Les *papillomes* du sac sont rares. On en a observé dans le canalicule. Leur symptomatologie est à peu près la même que celle des polypes ; il y a tuméfaction sans réaction inflammatoire.

Ces deux variétés de tumeurs bénignes sont facilement confondues avec le mucocède ou la dacryocystite, aussi est-ce au moment de l'intervention qu'on en fait le diagnostic. Les vraies tumeurs sont à différencier du parasitisme.

On a trouvé dans le sac des *larves de Lucilia hominivorax* et dans les canalicules des *concrétions* (sporothrix, actinomyces).

Traitement. — L'ablation simple est rarement suffisante ; on devra y ajouter le curettage ou la cautérisation au thermo-cautère et la radiothérapie.

Tumeurs malignes. — Les néoplasmes malins et primitifs (origine sacculaire) du sac lacrymal (*sarcome, carcinome*) se développent aux dépens des parois du sac ou du revêtement épithélial de la muqueuse. Les cancers du sac lacrymal peuvent être secondaires à des tumeurs de même nature à point de départ oculaire, cutané ou nasal. L'épithélioma calcifié de la racine du nez (tumeur prélacrymale) a son point de départ dans les glandes sébacées de la peau.

La région lacrymale est le siège d'une tumeur dure, non fluctuante, qui grossit, s'ulcère et envahit les parties voisines.

L'*épithéliome pavimenteux lobulé* des voies lacrymales simule la dacryocystite, comme d'ailleurs les autres tumeurs du sac. Il peut envahir les fosses nasales. La nature de la tumeur indique son origine dans ce cas, car cet épithéliome ne peut provenir des fosses nasales tapissées d'un épithélial cylindrique.

Le *diagnostic* se fera par l'examen microscopique.

Traitement. — L'exérèse par les procédés chirurgicaux est la méthode de choix. On enlèvera le sac entièrement et l'on aura soin de détruire aussi loin que possible les cellules de néo-formation soit à la rugine, soit au thermo-cautère.

Déplacement de la glande lacrymale. — Le déplacement de la glande lacrymale est spontané ou traumatique. Les observations rapportées sont rares, aussi connaît on peu de chose sur l'étiologie et l'anatomie pathologique du déplacement spontané. On l'a vu survenir à la suite d'effort, d'accès de toux, et on l'a expliqué par l'hémorragie orbitaire, par l'affaiblissement des tissus qui assurent la fixité de la glande; ces tissus, ces ligaments peuvent se distendre soit par laxité congénitale, soit par extension provoquée par une hypertrophie passagère de la glande ou une dacryadénite aiguë ou chronique. Dans le cas d'hypertrophie passagère, les ligaments distendus ne reviendraient pas à leur état primitif et leur rôle de contention ne serait plus assuré.

Les paupières supérieures sont difformes, gonflées, à grosse extrémité piriforme du côté externe. A la palpation on sent dans un repli palpébral une tumeur pédiculée, mobile, bosselée, plus ou moins réductible, pouvant disparaître ou apparaître avec les mouvements d'élévation et d'abaissement de la tête. La glande déplacée est susceptible de reprendre sa place spontanément.

On ne peut guère confondre cette affection qu'avec le ptosis atonique ou adipeux; mais alors il y a faiblesse, laxité de la peau; la paupière est épaissie par une couche adipeuse et si elle présente des plis cutanés, ceux-ci sont de même épaisseur dans toute leur étendue. Dans la ptose de la glande la paupière est gonflée surtout dans la région externe qui est large, tuméfiée et abaissée. A la palpation on constate la présence d'un corps dur rappelant par sa forme, sa disposition en grappe, la glande lacrymale. Celle-ci se réduit facilement dans la fossette lacrymale. Dans les ptosis atonique et adipeux le fascia tarso-orbitalis reste à sa place ; au contraire dans la ptose lacrymale ce fascia a cédé devant la glande qui est descendue et le fascia lui forme une poche qui est doublée par un repli de la peau.

La ptose lacrymale est unilatérale ou bilatérale.

On a constaté le retour spontané de la glande à sa place. Si cette guérison spontanée ne se produit pas et si la difformité est gênante on enlèvera la glande en même temps qu'un pli de la peau, afin de rendre à la paupière sa largeur normale.

Anomalies des points et canalicules lacrymaux. — Ces anomalies sont rares. Elles consistent dans l'absence totale ou partielle des points et canalicules ou la présence de points et canalicules surnuméraires, supplémentaires, sous forme de fentes plus ou moins oblitérées, et dans l'atrésie des points lacrymaux. Ces anomalies peuvent coexister avec d'autres malformations congénitales, même avec l'absence du canal nasal.

Dans l'atrésie du point lacrymal on fera la dilatation avec un très fin stylet et l'on débridera le point.

Si l'anomalie est la cause d'un larmoiement très gênant, on fera l'ablation de la glande lacrymale.

Atrésie des voies lacrymales. — L'atrésie du canal naso-lacrymal peut être congénitale, mais elle est due le plus souvent aux infections de la muqueuse nasale (scrofule, lupus, tuberculose, syphilis, pustules varioliques des fosses nasales et des voies lacrymales, ozène, lèpre), au rhinosclérome, aux tumeurs des fosses nasales, du sac et du canal nasal, aux polypes, aux exostoses. L'obstruction temporaire du canal nasal chez le nouveau-né donne lieu à une forme spéciale d'atrésie qui se traduit par la dacryocystite, la conjonctivite lacrymale des nouveau-nés (v. c. m.).

Cette atrésie est en général le point de départ des diverses affections des voies lacrymales (dacryocystite, péricystite avec leurs conséquences sur la conjonctivite, les paupières et la cornée) (V. DACRYOCYSTITE).

Éversion du point lacrymal. — V. ECTROPION.

Concrétions des canalicules lacrymaux. — Ces concrétions sont dues à un bacille filamenteux, parasite du genre *streptothrix*, de l'espèce *oospora*, de la variété *actinomyces*. L'*oospora Foersteri*, champignon voisin du précédent, peut aussi produire des concrétions et déterminer des lésions analogues (pseudo-actinomycose). Elles déterminent du larmoiement, des poussées d'irritation conjonctivale de courte durée avec agglutinement des paupières. Le canalicule est distendu ; le rebord palpébral un peu épaissi. A ce niveau la peau et la muqueuse sont rouges et donnent à la pression une sensation de résistance normale. Le point lacrymal est un peu dilaté et laisse sourdre une goutte de pus à la pression du canalicule. Le pronostic est bénin. Il suffit d'inciser le canalicule et de le débarrasser des concrétions pour obtenir une guérison définitive.

La distension par ces concrétions et les actinomyces sera différenciée de la *dilatation cystoïde* des canalicules lacrymaux due à l'oblitération des deux extrémités du conduit qui se remplit de sérosité.

Kystes sébacés de la région du sac lacrymal. — (V. PAUPIÈRES).

Traumatismes des glandes lacrymales. — Les *blessures des glandes lacrymales* compliquent les plaies de l'orbite (v. c. m.) ou de la partie extrême de la paupière supérieure (v. c. m.).

La *luxation traumatique de la glande lacrymale orbitaire* s'observe à la suite de section profonde de la paupière. La glande fait hernie à travers les bords de la plaie et tient à la profondeur des tissus par un pédicule. Après désinfection de la plaie on suturera en conservant la glande, si c'est possible.

Fistule de la glande lacrymale. — La fistule congénitale est rare. Elle peut être la complication d'ulcérations, de plaies traumatiques ou opératoires ou la terminaison de suppuration de la glande lacrymale.

Traitement. — S'il s'agit d'une plaie on devra en suturer les bords pour éviter la fistule, mais une fois celle-ci établie on n'a guère comme ressource que l'ablation de la glande.   *PÉCHIN.*

LACTATION. — V. ALLAITEMENT.

LACTIQUE (**ACIDE**). — L'acide lactique officinal est un liquide sirupeux, incolore ou à peine teinté en jaune ; il est inodore et présente une saveur fortement acide ; il est miscible avec l'eau et avec l'alcool.

Ses propriétés caustiques sont suffisantes pour déterminer la destruction ou la cicatrisation de certains tissus pathologiques ; les applications de ce topique sont douloureuses ; on fait usage des solutions aqueuses ou alcooliques, d'abord au titre de 20 ou 50 pour 100 ; ultérieurement, on peut se servir de solutions plus fortes.

A l'intérieur, l'acide lactique paraît se comporter comme un antiseptique à l'égard du bacille de la diarrhée verte des nourrissons ; il donne aussi de bons résultats dans les cas de diarrhée infantile dus à une alimentation défectueuse, et dans certaines diarrhées de l'adulte (diarrhée chronique, diarrhée de la fièvre typhoïde, choléra).

Chez les enfants âgés de plus de 5 mois, on peut administrer de 1 à 5 gr. d'acide lactique par jour suivant l'âge et l'intensité des troubles intestinaux. On se souviendra que l'acide lactique a une saveur acide très marquée et qu'il fait cailler instantanément le lait. On aura donc soin de le donner en solutions assez étendues et sucrées et de n'administrer la cuillerée de potion lactique que 20 minutes au moins après la tétée.

A l'adulte on donne par jour de 1 à 15 gr. d'acide lactique en limonade ou en potion.

Potion (Diarrhée verte des nourrissons).

Acide lactique.	2 grammes.
Sirop de sucre	50 —
Eau distillée	60 —
Alcoolature de citron.	XX gouttes.

A prendre par cuillerées à café toutes les heures, dans l'intervalle des tétées.

Limonade lactique (Codex).

Acide lactique officinal	10 grammes.
Eau distillée	890 —
Sirop simple	100 —

Solution caustique
(Ulcérations tuberculeuses).

Acide lactique. . . .	7 grammes.
Phénol cristallisé. .	
Menthol cristallisé. .	āā 1 gramme.
Stovaïne.	
Alcool à 60°. . . .	Q. S.

Solution excitante (Sabouraud).

Acide lactique.	10 grammes.
Alcool à 60°	50 —

Pelade, friction quotidienne sur la plaque.

                                                                E. F.

LACTOPHÉNINE. — C'est une phénacétine lactique qui se présente sous forme d'une poudre blanche, un peu amère, peu soluble dans l'eau. Ses effets hypnotiques et analgésiques sont plus marqués que ceux de la phénacétine. On l'oppose aux douleurs rhumatismales, aux névralgies, aux douleurs fulgurantes du tabes (v. c. m.). La lactophénine s'administre à la dose de 1 ou 2 gr. par jour par cachets de 50 centigr. *E. F.*

LACTOSE. — Chez le nourrisson élevé au biberon, il y a quelquefois lieu d'additionner le lait de vache donné comme nourriture d'une petite quantité (1/10 ou 1/15) de sucre de lait (V. Lait).

Chez le nourrisson également, le lactose se donne à titre de laxatif anodin, associé ou non de magnésie calcinée à parties égales, par cuillerées à café.

Chez l'adulte, le lactose est administré comme diurétique dans les cardiopathies et au cours de certaines maladies infectieuses; on le prescrit à la dose de 50 à 100 gr. par jour dans de la tisane ou dans du lait.

E. F.

LADRERIE. — La ladrerie humaine est constituée par le développement dans les divers tissus organiques de l'embryon hexacanthe du *Tænia solium*, dont les œufs, mis en liberté par l'action du suc gastrique ou intestinal, se répandent dans la grande circulation, et viennent se loger en des points d'élection qui leur sont particuliers (V. Tænias). A l'inverse de l'échinocoque, le cysticerque (état larvaire) ne se localise presque jamais dans le foie ni les poumons, il envahit de préférence l'œil, le cerveau et les interstices celluleux des muscles volontaires.

Se logeant dans l'appareil oculaire, ou les centres nerveux supérieurs, le cysticerque provoque des symptômes essentiellement en rapport avec la physiologie des régions qu'il a envahies.

Au niveau des muscles, il manifeste sa présence par l'existence de tumeurs plus ou moins abondantes disséminées sur toute l'étendue du corps, petites, mobiles, dures, les unes sous-musculaires, les autres sous-cutanées. Elles sont constituées par une poche kystique contenant un liquide clair et une tête de tænia solium.

Leur nombre est fort variable; en certains cas, on a pu en compter 1000 et 2000.

Leur volume est minime : il ne dépasse pas habituellement celui d'une noisette ou d'une cerise.

Elles sont indolores, lisses et peuvent se déplacer dans tous les sens. Habituellement elles ne provoquent aucune réaction locale, ni du côté des téguments ni du côté des muscles. Parfois cependant elles déterminent des douleurs musculaires, des crampes; des névralgies ont été notées quand elles naissaient au voisinage d'un filet ou d'un tronc nerveux important. Ces troubles disparaissent quand on procède à l'ablation des dites tumeurs.

Le *pronostic* de la ladrerie n'est pas grave quand le cysticerque n'envahit que l'appareil musculaire : quand l'œil est atteint, la perte de la vision finit par être fatale; quand il siège dans les centres nerveux, tout dépend de la région intéressée.

Le *diagnostic* est parfois difficile, car la ladrerie, étant extrêmement rare, peut rester méconnue. Il demande à être établi avec les fibromes, les adénopathies syphilitiques multiples, les névromes, les gommes syphilitiques, les myomes sous-cutanés, les lipomes multiples.

En cas de doute, une ponction capillaire exploratrice lève les doutes; si elle est insuffisante, on est autorisé à faire une biopsie qui ne permet plus dès lors la moindre hésitation.

Traitement. — La thérapeutique chimique ne donne aucun résultat. Seul l'extrait de fougère mâle à la dose journalière de 40 à 50 centigrammes semblerait réussir en certains cas de ladrerie encéphalique (Toletti).

On a proposé l'extirpation, mais elle n'est possible que quand l'abondance de tumeurs n'est pas trop considérable; l'épinglage aurait donné des résultats. Malheureusement la méthode expectante est le plus souvent la seule à mettre en pratique.

Prophylaxie. — Elle vise d'abord la viande de porc dont l'intestin héberge fréquemment le tænia solium; la vente d'une semblable viande doit être interdite, et une surveillance active doit être effectuée aux abattoirs. Par mesure de précaution, il faut éviter de manger cette viande crue, ou les préparations où elle entre en grande partie; la cuisson est de toute nécessité.

Ces mesures doivent être complétées par l'ébullition de l'eau qui véhicule souvent les œufs de tænia; les légumes doivent être soigneusement lavés et cuits, car ils jouent le même rôle, quand ils sont souillés par des matières fécales ou des eaux impures.

Enfin, les sujets porteurs de tænia solium doivent s'en débarrasser au plus tôt, afin de ne pas s'exposer à une auto-infection ladrique; ils doivent prendre des soins de propreté minutieux pour éviter l'apport des œufs dans la cavité buccale. *CH. DOPTER.*

LAGOPHTALMOS — (λαγώς, lièvre; parce qu'on croyait que les lièvres dorment les yeux ouverts).

Lorsque l'occlusion des paupières ne se fait pas ou ne se fait qu'imparfaitement, on dit qu'il y a lagophtalmos. Dans les degrés légers un effort de contraction suffit à fermer les paupières; mais cet effort ne se faisant pas pendant le sommeil, les paupières restent entr'ouvertes. Dans les degrés élevés les paupières ne parviennent pas à se fermer complètement, même au prix d'un grand effort de contraction. La paupière supérieure ne se plisse plus. Lorsque le malade veut fermer les paupières, celles-ci se rapprochent plus ou moins sans arriver à se toucher et le globe oculaire s'élève. La conjonctive bulbaire se présente constamment dans la fente palpébrale et son exposition à l'air l'irrite, la congestionne, la rend accessible aux infections. L'œil est hypérémié et larmoyant. Si la cornée elle-même n'est plus protégée, elle se dessèche, l'épithélium s'altère et la kératite par lagophtalmie se développe. Le plus souvent cette kératite ulcéreuse se termine par un leucome.

La cause principale de la lagophtalmie est la paralysie de la VIIe paire (lagophtalmos paralytique).

Même dans la paralysie faciale complète les mouvements de la paupière supérieure ne sont pas complètement abolis, le releveur parvient à la relever un peu, mais la paupière inférieure ne peut plus se rapprocher de l'autre, elle finit même par s'éverser petit à petit (ectropion paralytique). C'est alors que le larmoiement s'accentue parce qu'il y a paralysie du muscle de Horner dont le rôle est de faire saillir les points lacrymaux en les portant en dedans vers le sac lacrymal, où ils vont pour ainsi dire puiser les larmes.

Lorsque la paralysie faciale est d'origine centrale, les paupières se ferment bien des deux côtés dans un mouvement d'ensemble, elles se ferment bien également du côté sain, mais tout effort est impuissant à les fermer isolément du côté de l'hémiplégie faciale. C'est ce qu'on appelle le signe de l'orbiculaire.

Les causes moins fréquentes du lagophtalmos sont la brièveté congénitale des paupières, leur raccourcissement à la suite de brûlures, ulcères, lupus, gangrène, pertes de substances à la suite d'opérations (lagophtalmos cicatriciel), les diverses formes d'atrophie de l'orbiculaire et notamment la myopathie atrophique progressive (sans neuropathie), l'atrophie musculaire progressive, le développement exagéré ou la saillie de l'œil que les paupières ne peuvent plus recouvrir totalement (exophtalmie, maladie de Basedow) et enfin l'ouverture permanente des yeux chez les personnes très malades ou sans connaissance, à l'agonie.

Traitement. — Dans les cas de lagophtalmos paralytique, on se bornera à l'occlusion des paupières avec un bandeau pendant la nuit si la paralysie est légère en même temps qu'on fera le traitement général. Si la paralysie est définitivement constituée et dès que la cornée court des risques on suturera les paupières (blépharorraphie). V. Paupières (Opérations).

Le lagophtalmos cicatriciel est du ressort de la blépharoplastie.

PÉCHIN.

LAIT COMME ALIMENT. — Nous rappellerons, dans cet article, quelques notions d'intérêt pratique, relatives au lait envisagé comme aliment. Nous ne développerons pas les points qui ont spécialement rapport à l'allaitement de l'enfant, cette question ayant été traitée ailleurs (V. Allaitement).

Composition du lait en général. — Le lait contient, en d'heureuses proportions, des substances appartenant à toutes les catégories principales d'aliments : graisses, matières albuminoïdes, hydrates de carbone, sels minéraux.

La *graisse* du lait est en émulsion, sous forme de globules extrêmement petits, dont les plus volumineux n'ont pas le diamètre d'un globule sanguin. Cet état de la graisse est des plus favorables à la saponification digestive et à l'assimilation de cette substance.

Plusieurs physiologistes admettent aujourd'hui que la digestion de la graisse, ainsi émulsionnée, commence déjà dans le suc gastrique, tandis que la graisse non émulsionnée, telle que le beurre, demande l'intervention de la bile et du suc pancréatique.

Ainsi s'expliquerait un fait intéressant, à savoir que, dans les cas de déficit pancréatique et de déficit biliaire, l'assimilation de la graisse est beaucoup moins diminuée si le malade consomme du lait que s'il consomme, sous une autre forme, une quantité équivalente de graisse quelconque.

La principale *matière albuminoïde* du lait est la *caséine*; c'est elle qui forme le caillot, quand le lait « tourne », c'est-à-dire quand il s'acidifie sous l'influence du ferment lactique ou quand on soumet le lait à l'action du ferment lab ou caséase, principe sécrété par la muqueuse gastrique et que contient la présure. Cette matière albuminoïde, coagulable sous l'influence des acides ou du ferment lab, ne l'est pas sous l'influence de la chaleur. Elle est insoluble dans l'eau; son état fluide dans le lait paraît avoir pour condition la présence de phosphates alcalins. A côté de la caséine, le lait contient une albumine et une globuline coagulables par la chaleur; ces corps sont en faible proportion. Duclaux refuse d'y voir des matières albuminoïdes réellement distinctes de la caséine.

Les caséines des différents laits ne sont pas identiques; cela explique en partie que les laits de divers animaux, même à égalité de valeur nutritive théorique, ne soient pas tout à fait équivalents au point de vue alimentaire.

Le *sucre de lait, ou lactose*, n'existe dans aucun autre liquide de l'économie; c'est dans la mamelle qu'il se forme.

Les *sels minéraux* jouent un rôle alimentaire important. Au premier rang se place le phosphate triphasique de calcium, sel insoluble dans l'eau pure, et qui se présente dans le lait sous trois états : état dissous (grâce peut-être à l'acide citrique du lait), état colloïdal et état de précipité extrêmement fin, en suspension dans le liquide. Il y en a, dans un litre de lait, près de 4 gr. Le chlorure de sodium est à la dose de 1 gr. 1/3 environ dans le lait de femme. Bunge a fait ressortir la pauvreté du lait en sels de fer; il estime qu'il serait illogique de poursuivre l'allaitement au sein exclusif au delà du 9e ou 10e mois.

D'autres substances sont à signaler dans le lait : la lécithine (1 à 2 gr. par litre), des nucléines, de l'acide citrique, etc.

Le lait renferme des ferments solubles : amylase, lipase, oxydase, plasmase, dont le rôle et l'importance ne sont pas déterminés.

Ajoutons, pour achever cet exposé sommaire des généralités d'ordre chimique valables pour tous les animaux, que la réaction du lait n'est ni alcaline ni acide : elle est amphotère.

Enfin mentionnons encore deux propriétés, non plus chimiques, mais *physiques* du lait, qui peuvent servir à déceler les fraudes : ce sont la densité et le point de congélation.

La *densité* moyenne est de 1,050 (1,027 à 1,052) chez la femme; 1,052 chez la vache; 1,030 à 1,034 chez la chèvre; 1,037 à 1,040 chez la brebis; 1,029 à 1,035 chez l'ânesse.

Le lait pur, celui de vache tout au moins, se *congèle* aussi entre 55° et 57° (le plus souvent plus près du premier chiffre que du second), comme l'a établi Winter, et comme l'a confirmé Parmentier par de nombreuses expériences de *cryoscopie* (v. c. m.). Cette constance, très remarquable au point de vue théorique, a pour corollaire un excellent procédé pratique de contrôle du lait.

Les différents laits. — La composition du lait montre des différences suivant l'espèce animale qui le fournit. Ces différences sont surtout quantitatives, et portent sur la proportion respective des divers principes constituants. Elles sont aussi qualitatives, et à défaut d'autre preuve, il suffit, pour s'en convaincre, de considérer l'odeur et la saveur par lesquelles le lait dénonce l'espèce de l'animal dont il provient. Indiquons les traits essentiels par lesquels se distinguent l'un de l'autre les laits utilisés dans l'alimentation.

Lait de femme. — Le lait de femme diffère notablement du lait de vache. 1° Les matières albuminoïdes y sont moins abondantes; de plus, la caséine du lait de femme n'a pas tout à fait les mêmes propriétés que celle du lait de vache : c'est ainsi, entre autres particularités, qu'elle se caille, sous l'influence de la présure, en flocons plus légers, plus digestibles et que sa digestion ne laisse pas de nucléines comme résidus; 2° le lait de femme est plus riche en lactose; 3° les globules graisseux y sont plus petits, et constitués par une graisse fusible à plus basse température; 4° la teneur en sels minéraux en est plus faible, surtout pour les sels de chaux; mais la teneur en sels de fer est relativement assez élevée; 5° le lait de femme est aussi plus riche en lécithines, en nucléone (matière azotée phosphorée) et en phosphore directement assimilable que le lait de vache et que les autres laits d'une façon générale.

D'autres détails sur le lait de femme, notamment sur les variations de sa composition en rapport avec l'âge des nourrissons, avec l'alimentation de la nourrice et diverses circonstances physiologiques ou pathologiques, trouvent leur place à l'article ALLAITEMENT.

Nous reproduisons ci-après, suivant Ewald et Munk, un tableau qui résume la composition moyenne du lait de femme et celle du lait de divers animaux, dont nous allons parler ensuite. Les chiffres se rapportent à 100 gr. de lait.

	Femme.	Vache.	Chèvre.	Anesse.
Eau	89,6	87,7	87,3	89,6
Caséine	1,4	5,0	5	0,7
Albumine	0,6	0,4	0,5	1,6
Graisse	3,1	3,7	3,9	1,6
Lactose	5,0	4,5	4,4	6,0
Cendres	0,3	0,7	0,8	0,5

Lait de vache. — Le lait de vache n'a pas une composition invariable. Chez la vache, comme chez tous les animaux, du reste, des facteurs divers modifient la composition du lait sécrété. Parmi ces facteurs, il faut citer en premier lieu l'*alimentation*; une nourriture sèche fournit le lait le plus riche et aussi le plus constant dans sa composition; les aliments verts donnent un lait relativement aqueux; une teneur élevée des aliments en albumine augmente, dans le lait, la proportion de la graisse aussi bien que la proportion de l'albumine elle-même; les drèches et produits similaires appauvrissent le lait. Les *races* de montagne fournissent un lait moins abondant et plus riche que les races de plaine. Le lait est plus riche le *soir* que le matin. Dans le cours d'une même traite, la proportion de graisse du lait augmente, du commencement à la fin, jusqu'à doubler. La *castration*, pratiquée pendant la lactation, peut augmenter d'un quart la teneur en beurre.

Lait de chèvre. — Le lait de chèvre se rapproche du lait de vache. Il est plus crémeux, plus odorant que celui-ci.

Le *lait de brebis*, riche en beurre et en caséine, est très nourrissant.

Le *lait d'ânesse* est, avec le lait de jument, celui qui se rapproche le plus du lait de femme à divers égards, notamment par la quantité et la qualité de sa caséine. Il est un peu plus pauvre en beurre et en sucre. Ce lait est très digestible.

Le *lait de jument*, qui s'en rapproche beaucoup, serait encore préférable pour les malades, à cause de sa saveur plus agréable et de sa digestibilité, qui est plutôt supérieure.

Altérations du lait. — A moins d'être recueilli dans des conditions très spéciales, qui représentent une opération de laboratoire et dont on n'a pu, malgré diverses tentatives, se rapprocher qu'assez peu dans la pratique, le lait contient toujours, immédiatement après la traite, un certain nombre de bactéries. Il est très important que ce nombre soit aussi réduit que possible; on doit faire les plus grands efforts pour obtenir des fermiers, vachers et vachères le maximum de propreté. Des progrès ont déjà été réalisés à cet égard, mais il reste beaucoup à faire encore pour transformer des habitudes séculaires de malpropreté ou tout au moins de propreté insuffisante.

Une expérience de Miquel montre avec quelle rapidité la prolifération se réalise. Cet auteur a trouvé les nombres suivants de bactéries, dans des prises successives :

A l'arrivée au laboratoire.	9.000
1 heure après.	21.750
2 heures après	36.250
7 —	60.000
9 —	120.000
25 —	5.600.000

Les bactéries du lait sont très diverses. La plus commune est le bacille lactique, qui coagule le lait et produit de l'acide lactique aux dépens de la lactose. On trouve aussi des microcoques, diverses espèces de tyrothrix, le bacille butyrique. Ces micro-organismes, aérobies ou anaérobies, attaquent les différentes matières constituantes du lait, chacun à sa manière. La fermentation lactique a les inconvénients que l'on sait : acidification, coagulation. Mais il peut se produire aussi des fermentations fort dangereuses. Parmi les bactéries du lait, on ne s'étonnera pas de rencontrer le colibacille et divers agents de putréfaction, si l'on considère que la centrifugation de ce liquide permet trop souvent d'y reconnaître, en même temps que des débris de fourrage et des détritus quelconques, des parcelles de matières fécales, provenant des trayons souillés, des mains malpropres des vachères, des récipients mal tenus. Quand de tels germes sont en nombre négligeable, ils ont peu d'importance, mais il en est autrement quand ils abondent.

Le lait ainsi pollué est une cause fréquente de maladie chez les nourrissons, non seulement à cause des microbes pathogènes virulents qu'il peut contenir, mais aussi à cause des poisons que certains saprophytes engendrent dans le lait même. Pflügge a montré qu'à côté des bactéries attaquant la ·lactose, à côté de celles qui, décomposant la matière grasse, déterminent une saveur et une odeur désagréables du lait, il y a dans ce liquide des bactéries capables de transformer la caséine en produits toxiques. Le lait altéré de la sorte supporte la cuisson sans se coaguler, et ne présente aucune odeur ni saveur particulières, ce qui le rend d'autant plus dangereux.

Le lait peut d'ailleurs contenir des germes infectieux. On y peut trouver le bacille de la tuberculose, soit que ce bacille puisse passer dans le lait d'une vache atteinte de tuberculose viscérale quelconque (fait rare ou même contestable, en tout cas contesté), soit qu'il provienne d'une lésion tuberculeuse de la mamelle même. La fièvre aphteuse s'est ainsi communiquée, par le lait, de la vache à l'homme. D'autres virus ont paru avoir parfois pour véhicule un lait qu'ils avaient accidentellement contaminé (typhus, fièvre scarlatine, diphtérie, choléra).

C'est pendant la saison chaude, comme on le sait, que les bactéries sont les plus abondantes dans le lait, et qu'elles s'y multiplient le plus rapidement. Il faut donc, autant qu'on le peut, surtout en cette saison, se procurer du lait offrant des garanties de propreté, le consommer peu de temps après la traite, et, en attendant, le conserver au frais.

Malheureusement, ces desiderata sont rarement réalisables, et c'est pourquoi l'usage s'est établi de soumettre le lait à une stérilisation au moins relative, qu'on appelle la pasteurisation. D'autre part, les ménagères ont coutume, depuis longtemps, d'assurer la conservation du lait en le faisant bouillir.

Falsification du lait. — Les principales falsifications du lait sont l'écrémage et le mouillage.

Par l'*écrémage*, on soustrait au lait une partie de sa crème : souvent la moitié, quelquefois davantage. Parfois, pour dissimuler la fraude, on ajoute au lait de la cervelle d'animaux, ou des graisses animales (margarine).

Le *mouillage* se pratique souvent et tout spécialement sur le lait écrémé ; l'écrémage augmentant la densité du lait (par soustraction de la graisse, relativement légère), le mouillage a pour effet de contre-balancer ce phénomène et de masquer la fraude. Ce qui aggrave les conséquences du mouillage, c'est que l'eau ajoutée au lait est souvent dangereuse par elle-même.

A ces falsifications, il faut ajouter l'emploi du bicarbonate de soude (pour neutraliser l'acidité lactique) et de substances antiseptiques diverses.

Un examen méthodique décèle assez aisément les fraudes les plus habituelles.

La recherche de la densité est facile, avec le lacto-densimètre de Quévenne (dont les chiffres correspondent à une température de 15° et demandent une certaine correction aux autres températures). La densité du lait normal est de 1033 en moyenne (1029 à 1034).

L'analyse chimique est un peu plus délicate.

Voici les chiffres adoptés par le laboratoire municipal de Paris et représentant la composition moyenne de 100 grammes de lait :

Densité à 15°	. . . .	1033
Crémomètre.	. . . .	10°
Eau.	. . . .	87
Cendres.		0,6
Beurre . } Extrait : 15 gr. {		4
Lactose.		5
Caséine . }		3,4

et comme quantité minima :

Extrait 11,5
Beurre . . . . 2,7 à 3
Lactose. 4,5

On doit à M. Winter une méthode très intéressante de contrôle du lait, méthode dont M. Parmentier a bien mis en lumière l'exactitude et l'utilité : c'est la méthode cryoscopique (V. Cryoscopie). M. Winter a montré que le point de congélation du lait oscille entre 0º,55, chiffre habituel, et 0º,57. Cela est vrai également du lait stérilisé. Si le lait est mouillé d'eau (à moins que l'eau ne soit additionnée d'un sel), le point de coagulation se rapproche de zéro ; il devient 0º,55 pour un mouillage de 5,65 pour 100, 0º,50 pour un mouillage de 9,90 pour 100. Le procédé est très sûr pour déceler le mouillage ou l'addition de corps solubles, mais non pas l'écrémage ; il ne dispense donc pas du dosage du beurre.

Conservation du lait — On stérilise le lait par la chaleur. Suivant la durée et surtout le degré du chauffage, la stérilisation est plus ou moins complète.

La *pasteurisation* du lait commercial est une pratique aujourd'hui très répandue.

Aussitôt après la traite, le lait est filtré, porté à 70º-75º, puis refroidi brusquement. Ce procédé tue un grand nombre de bactéries, et assure ainsi au lait une meilleure conservation.

Mais pour obtenir une stérilisation plus complète, il faut chauffer le lait, dans les flacons qui le contiennent, soit pendant quelques minutes à 106º-110º, soit pendant une heure à 98º-100º, en répétant l'opération au besoin.

Encore, la sécurité, dans ces conditions, n'est-elle pas absolue. Stérilisé à 102º, ou chauffé vers 110º pendant un temps très court, le lait contient encore des spores vivantes, et celles-ci, au bout d'un temps plus ou moins long, pourront se développer et engendrer des toxines nocives. Il en est de même, à plus forte raison, du lait stérilisé au bain-marie, c'est-à-dire un peu au-dessous de 100º, ou du lait bouilli.

La température d'ébullition du lait est de 101º. Il faut bien se garder de confondre le phénomène de l'ébullition, qui commence au moment où se dégagent de grosses bulles, avec celui que présente le lait au moment où il se met à « monter », à « s'enlever », ce qui a lieu à 75º-80º, c'est-à-dire bien au-dessous de 100º.

Si l'on veut atteindre la stérilisation absolue, définitive, on chauffe le lait à l'autoclave, vers 110º, à deux ou trois reprises, à quelques jours d'intervalle.

Ainsi, en résumé, la stérilisation du lait par la chaleur est plus ou moins complète, depuis la simple *pasteurisation* à 70º jusqu'à la *tyndallisation* au-dessus de 100º ; par la pasteurisation, beaucoup de germes sont tués, mais un bon nombre de pathogènes résistent : le bacille tuberculeux, en effet, n'est tué sûrement que par un chauffage du lait à 85º, et il y a des pathogènes qui sont encore plus résistants.

Pourquoi donc n'applique-t-on pas résolument, à tous les laits qui doivent être conservés, un chauffage sûrement suffisant ou même plus que suffisant pour les prémunir, en vase clos, contre toute chance de pullulation bactérienne.

C'est que le lait chauffé n'est pas identique au lait cru; il a changé de goût, de composition et de propriétés dans une mesure notable.

La principale modification chimiquement appréciable, dans le lait cuit, porte sur les phosphates (Barillé), sur la caséine, dont une partie se sépare, par insolubilisation, à l'état de membrane qui surnage.

D'autre part, au-dessus de 100°, la lactose se caramélise, colorant le liquide en brun; la graisse s'altère; la lécithine se décompose.

On comprend donc que le lait cuit soit un peu moins digestible que le lait cru.

Les laits stérilisés peuvent d'ailleurs causer des accidents, entraîner le scorbut infantile ou maladie de Barlow chez des nourrissons. Ce fait peut suivre l'emploi des laits stérilisés de toute marque, bien qu'avec une fréquence inégale, semble-t-il, suivant les marques. Il faut donc surveiller les enfants nourris avec des laits stérilisés, de manière à en suspendre l'usage si l'enfant s'en trouve mal. Mais l'éventualité dont nous parlons, facilement remédiable d'ailleurs, ne saurait être mise en balance avec les immenses avantages que le lait stérilisé comporte.

L'agent nocif, en pareil cas, n'est pas bien déterminé. On a incriminé la précipitation du citrate de chaux, qui existe, en très faible proportion, dans le lait cru.

On s'est demandé encore si la destruction des ferments solubles du lait ne serait pas regrettable.

Peut-être aussi s'agit-il parfois, en réalité, de laits mal stérilisés, ou stérilisés trop tard après la traite, alors que des toxines dangereuses ont déjà été produites; la chaleur, en effet, détruit les microbes, mais ne détruit pas tous les poisons que ces microbes ont pu préalablement sécréter.

Quoi qu'il en soit, ce que nous venons de dire montre combien la stérilisation du lait est chose délicate. Cela explique le grand nombre d'études dont ce problème important a été l'objet, et la variété des procédés et des appareils à l'aide desquels on a tenté de le résoudre de la façon la plus satisfaisante. Pour éviter de porter le lait à la température très élevée qui le stériliserait immédiatement, mais qui entraînerait son altération chimique au maximum, on a souvent recours à la tyndallisation.

On sait en quoi cette méthode consiste : chauffer le liquide à une température relativement modérée et durant un temps assez court, mais répéter cette opération plusieurs fois, à une ou plusieurs journées d'intervalle. D'autre part, on s'efforce d'élever rapidement le produit à la température voulue, et de le refroidir ensuite rapidement, pour diminuer la durée totale de la chauffe.

Nous ne pouvons entrer ici dans le détail des procédés, qui sont nombreux. Plusieurs sont satisfaisants. Mais ce n'est pas tout que de connaître un bon procédé, il faut aussi l'appliquer de façon attentive, soigneuse et intelligente.

C'est pourquoi le simple exposé de la méthode de stérilisation mise en œuvre ne permet pas, à lui seul, de juger de la valeur d'un lait stérilisé ; le coefficient personnel des opérateurs joue, dans cette industrie délicate, un rôle particulièrement important.

D'autres méthodes que le chauffage ont été proposées pour assurer, dans une mesure pratiquement suffisante, la conservation du lait : elles consistent dans l'addition de substances antiseptiques, en des proportions trop faibles, il est vrai, pour tuer la plupart des bactéries, mais assez grandes pour empêcher ou retarder beaucoup leur développement. Malheureusement, il semble bien que ces antiseptiques ont de sérieux inconvénients ; on les accuse de produire, au moins à la longue, des troubles divers de la santé.

L'acide salicylique, l'acide borique sont dans ce cas. De même le formol à 1 p. 10 000, proposé par Behring.

L'eau oxygénée a paru être inoffensive, à condition d'être bien pure (Nicolle).

Laits artificiellement modifiés. — Soit dans l'usage thérapeutique, soit dans l'alimentation du premier âge, on emploie des laits plus ou moins modifiés.

Le plus simple est le *lait écrémé*. Il a été beaucoup recommandé par Gilbert. Il est digéré beaucoup plus facilement que le lait complet par certains malades, en particulier par ceux qui souffrent d'une insuffisance du foie, et probablement aussi du pancréas, organes qui prennent une part prépondérante à la digestion des graisses.

Tout privé qu'il soit de sa graisse (élément dont la valeur énergétique est considérable), le lait écrémé est encore très nourrissant, par la caséine et la lactose qu'il contient.

Les *laits condensés* sont obtenus soit par évaporation lente, à l'air (ce qui permet aux bactéries de s'y développer plus ou moins), soit par chauffage à l'air libre (ce qui altère les éléments du lait, notamment la lactose), soit par évaporation dans le vide (ce qui paraît préférable). Certains de ces laits sont additionnés de sucre ; ils paraissent provoquer souvent de la diarrhée. La valeur des laits condensés, comme celle des laits stérilisés, dépend beaucoup, sans aucun doute, du soin apporté à leur préparation.

Du lait écrémé se rapproche le *babeurre*, qui a donné de bons résultats dans l'alimentation des nouveau-nés malades. Le babeurre n'est autre que du lait privé de sa graisse non plus par centrifugation, mais par barattage : c'est le résidu liquide de la fabrication du beurre.

En général, pour préparer le babeurre, on soumet au barattage la crème déjà acidifiée par la fermentation lactique.

Le babeurre a une composition inconstante : suivant que la fermentation du lait a été poussée plus ou moins loin avant le barattage, le babeurre présente une acidité différente ; suivant que le barattage a été poussé plus ou moins loin, ce liquide retient plus ou moins de globules graisseux ; enfin, entre le moment où le barattage est terminé et le moment où l'on utilise le babeurre qui en provient, celui-ci continue de subir la fermentation lactique, dont l'intensité dépend, au surplus, de sa durée et des conditions de température dans lesquelles elle évolue. C'est dire que le babeurre varie suivant les contrées, suivant les saisons, etc., à moins qu'on ne s'applique à en régler et uniformiser le mode d'obtention. Quoi qu'il en soit, cette boisson a rendu des services dans l'alimentation des enfants du premier âge.

Pourquoi le babeurre est-il, parfois, mieux toléré que le lait pur ou coupé d'eau? Est-ce parce qu'il renferme des ferments?

La chose est peu probable, puisqu'on fait chauffer le produit avant de l'employer, et que le chauffage détruit les ferments. C'est plutôt, sans doute, parce qu'il est privé de graisse; ce pourrait être aussi, en partie, à cause de son acidité. Après cuisson, en effet, le babeurre n'est guère autre chose que du lait écrémé acidifié. En fait le babeurre réalisé de cette dernière façon paraît rendre d'excellents services; il a l'avantage d'une constance plus grande.

Il ne faudrait pas le moins du monde assimiler le babeurre au *petit-lait* qui a été assez employé jadis et qu'on a beaucoup délaissé. Le petit-lait est le résidu de la fabrication du fromage; c'est le sérum que le lait abandonne après coagulation par la présure. Or, le caillot contient la caséine; il ne reste donc dans le petit-lait que peu de caséine, peu de matières albuminoïdes, tandis que celles-ci demeurent en dissolution dans le babeurre. Le petit-lait contient donc surtout de la lactose et des sels; il est peu nourrissant. Il a des propriétés diurétiques et laxatives que l'on utilise dans la cure de petit-lait.

On peut distinguer deux sortes de petits-laits : le petit-lait doux, qui a été préparé avec du lait frais, et le petit-lait acide, préparé avec du lait aigre. Ce dernier contient des ferments lactiques et présente plus ou moins d'acidité; il est possible que cela joue un rôle dans son action, qui passait pour dépurative et antiphlogistique. Dans la « cure de petit-lait », on conseille de ne pas dépasser 1/2 à 2/3 de litre par jour, à cause des désordres dyspeptiques que risqueraient de produire des doses plus élevées. Suivant le procédé employé, la propreté observée dans la préparation du fromage, etc., le petit-lait peut varier beaucoup dans ses diverses qualités.

Le *kéfir*, le *yohourth* sont des boissons fermentées dérivées du lait, et qui paraissent tenir leur efficacité thérapeutique principalement de leur extrême digestibilité et des ferments vivants spéciaux qu'elles contiennent. Elles font l'objet d'articles spéciaux. (V. KÉFIR, YOHOURTH.)

Une mention est due aux laits dits *humanisés, maternisés*. Pour les obtenir, on modifie le lait de vache par des additions et soustractions appropriées de telle sorte qu'il se rapproche, par sa composition, du lait de femme. On peut, d'autre part, modifier la caséine du lait de vache par *peptonisation*, de manière à la rendre aussi facilement et même plus facilement digestible que celle du lait de femme. Les procédés employés à cet effet sont assez divers; ils ont montré dans la pratique une valeur fort inégale. Comme certains laits maternisés ont donné des résultats médiocres ou mauvais, on a, bien à tort, enveloppé dans une même méfiance tous les laits modifiés de cette catégorie. Le *procédé Backaus*, notamment, fournit, d'après l'ensemble des travaux publiés, un lait humanisé très précieux, qui paraît remplacer sans désavantage le trop coûteux lait d'ânesse.

Régime lacté. Manière d'administrer le lait. — Le régime lacté
est tantôt *exclusif*, tant *mixte* ou mitigé.

Le *régime lacté exclusif* est, comme on le sait, le régime naturel
de l'enfant; celui-ci trouve dans le lait un aliment complet et mieux
absorbable que tout autre aliment. Il n'en va pas tout à fait de même
pour l'adulte, dont l'organisme réclamerait plus de trois litres de lait
par jour, pour maintenir sa richesse en albumine et satisfaire, dans
l'état de repos, au besoin normal de calories. C'est là, malheureusement,
un régime qu'il est difficile d'observer très longtemps de façon rigoureuse.

On ne peut guère dépasser, en tout cas, 3 ou 4 litres de lait, sous peine
de provoquer une dilatation de l'estomac. Et encore est-il bon de ne pas
atteindre d'emblée cette quantité, mais de commencer par deux litres pour
augmenter ensuite de 1/2 litre par jour.

Tantôt le malade divisera cette ration en un très grand nombre de doses
peu espacées, tantôt il la répartira en six à huit repas, de trois en trois
heures; chaque repas, étant représenté alors par un demi-litre, devra être
consommé assez lentement et durer un quart d'heure au moins. Il faut bien
se garder de dire à son malade : « Buvez du lait quand vous voudrez, et
autant que vous voudrez. »

Le lait naturel froid, non sucré, lasse moins vite les malades, en général,
que le lait bouilli (souvent mieux supporté toutefois), chaud et sucré. Il
faut tenir compte, il est vrai, à cet égard, des goûts individuels. L'addition
d'un peu d'eau-de-vie, d'eau de menthe, de fleur d'oranger, d'anisette, d'eau
de Seltz, plaît à certains sujets.

Ordinairement le lait constipe, mais parfois, au contraire, il provoque de
la diarrhée. Dans ce dernier cas, on le fera prendre à petites doses, on l'additionnera d'eau de chaux, ou bien on y ajoutera, de temps à autre, une
cuillerée ou une demi-cuillerée à café de craie préparée ou de sous-nitrate
de bismuth. Parfois ces inconvénients, la diarrhée notamment, se suppriment après quelques jours d'accoutumance.

L'intolérance pour le lait est rare; le plus souvent, si des malades se
plaignent « de ne pas supporter le lait », c'est qu'ils le consomment sans
aucune règle, par quantités excessives, à des intervalles irréguliers. Plus de
rigueur dans le régime, ou l'addition de médicaments appropriés, rendront
le plus souvent tolérable le régime.

Tantôt en se basant sur les règles générales, tantôt en recherchant par
tâtonnements (car il existe en cette matière des particularités individuelles
imprévisibles) la conduite à tenir, le médecin attentif et avisé trouvera la
formule qu'il convient d'adopter dans les cas difficiles, soit pour obvier à
l'intolérance digestive, soit pour prévenir le dégoût, souvent si profond et si
pénible, qu'un régime lacté prolongé entraîne.

Lait chaud ou froid, cru ou bouilli, aromatisé ou non, additionné ou non
de médicaments, pur ou coupé d'eau de Vichy, d'eau de Vals, seront pris
avec plus ou moins de plaisir ou de profit.

Parfois entrent en ligne de compte, surtout pour les enfants, des modifications en apparence bien minimes du lait, tenant à sa provenance, à l'ali-

mentation du bétail, etc., circonstances dont le médecin devra s'enquérir, le cas échéant.

A cet égard on tirera grand parti des diverses variantes que comporte le régime lacté. Ne serait-ce que pour obvier à la répugnance engendrée par une diète cruellement uniforme, on se trouvera bien d'employer, concurremment ou alternativement, partiellement ou exclusivement suivant les cas, des laits modifiés divers (lait écrémé, laits peptonisés tels que le lait Backaus), des laits fermentés tels que petit-lait, lait caillé, kéfir, yohourth (v. c. m.) ou les laits modifiés (écrémés, etc.) dont nous avons parlé.

Nous ne saurions trop répéter qu'en présence d'un cas d'intolérance ou de dégoût insurmontable pour le lait, on parviendra le plus souvent, avec de la persévérance et de l'attention, à triompher des difficultés rencontrées. Il est pourtant des cas irréductibles où il faut bien renoncer à l'emploi du lait.

Dans le *régime lacté mixte*, on ajoute au lait une certaine quantité d'aliments, surtout des hydrocarbonés (tapioca, semoule, riz, etc.), parfois des œufs, de la viande.

Les indications principales du régime lacté : dyspepsies, maladies des reins, du cœur, œdèmes, empoisonnements, etc., sont signalées dans autant d'articles auxquels nous renvoyons.   *HALLION et CARRION.*

LAMINAIRE. — V. Avortement, Stérilité.

LANDRY (MALADIE DE). — V. Myélites aiguës.

LANGAGE (TROUBLES). — V. Aphasie, Bégaiement, Prononciation (Troubles).

LANGUE (ACTINOMYCOSE). — La langue est un siège rare de l'actinomycose, et il n'existe qu'une vingtaine d'observations de cette localisation (Poncet et Bérard). Les *conditions étiologiques* sont celles que l'on a l'habitude de rencontrer dans toute espèce d'actinomycose (v. c. m.), et l'affection s'observe presque uniquement à la campagne, chez des adultes qui se sont inoculés en mâchonnant des épis ou des tiges de graminées; une ulcération dentaire préexistante peut servir de porte d'entrée au parasite (Jurinka, Claisse).

Contrairement aux autres localisations de cette maladie, l'actinomycose linguale est une lésion qui a peu de tendance à l'extension et qui est presque toujours bénigne. Elle se manifeste au début par l'existence, dans l'épaisseur de la langue, le plus souvent vers la pointe, d'un noyau dur, bien limité, du volume d'une noisette, indolent. Puis ce noyau grossit, se ramollit et devient fluctuant. C'est donc exactement l'évolution et les caractères du tuberculome profond et ceux que présentent également les gommes syphilitiques; c'est avec ces deux affections que l'on confond d'ordinaire l'actinomycose linguale à laquelle on ne pense guère, sauf dans les régions notoirement infectées.

L'ouverture spontanée ou chirurgicale de l'abcès actinomycosique est suivie habituellement de guérison rapide; la persistance d'une fistule ou d'une ulcération est exceptionnelle.

Le *traitement* de choix est l'*extirpation* du nodule actinomycosique; on y ajoutera un traitement général par l'iodure de potassium.

CH. LENORMANT.

LANGUE (**CANCER**). — Le cancer, c'est-à-dire l'*épithéliome pavimenteux* de la langue, est extrêmement fréquent; c'est la plus grave des maladies de cet organe. Seule une intervention très précoce, faite dès le début du mal, a quelque chance de donner une guérison durable, sinon définitive; aussi est-il d'une extrême importance, pour le médecin, de savoir dépister le cancer dès ses premiers stades et d'en faire le diagnostic extrêmement précoce.

Étiologie. — Comme tous les cancers de la bouche, le cancer de la langue est *infiniment plus fréquent chez l'homme* que chez la femme : celle-ci ne figure que pour 5 à 15 pour 100 dans les diverses statistiques. L'influence de l'*âge* n'est pas moins évidente : exceptionnel avant 30 ans, le cancer de la langue est surtout observé de 40 à 60 ans.

Nous ignorons les causes réelles, comme la nature même du cancer, mais nous savons qu'à la langue toutes les *irritations locales répétées* favorisent son développement et qu'il se greffe parfois sur des lésions primitivement infectieuses ou inflammatoires : le fait est prouvé pour l'ulcère dentaire, les lésions syphilitiques (Verneuil et Ozenne), la tuberculose (Jessel); de même le cancer peut résulter de l'évolution maligne d'un *papillome* (Butlin). Parmi ces causes locales, il faut faire une place à part, à cause de son importance capitale, à la *leucoplasie buccale* (v. c. m.) : « la leucoplasie, dit Le Dentu, est tout au moins un épithéliome en puissance, quand elle n'est pas déjà un épithéliome effectif »; et Trélat admettait que les trois quarts des cancers de la langue avaient pour origine la dégénérescence d'une plaque blanche; si cette proportion est peut-être exagérée, la fréquence de l'épithéliome leucoplasique n'en est pas moins indiscutable.

C'est vraisemblablement par l'intermédiaire de la leucoplasie qu'agit le *tabac* dont Bouisson faisait la grande cause de tous les cancers buccaux, et auquel nombre d'auteurs refusent toute influence étiologique; le tabac ne provoque pas directement le développement du cancer, mais il est une cause importante de leucoplasie, et celle-ci se transforme souvent en épithélioma. C'est de la même manière qu'il faut comprendre les rapports entre la *syphilis*, grand facteur de leucoplasie, et le cancer de la langue (Gaucher, Poirier).

Lésions. — 1° **Siège.** — Tous les points de la surface de la langue peuvent être atteints. Il y a cependant deux sièges d'élection du cancer (Th. Anger) : ce sont la partie moyenne des bords et la base, vers le sillon glosso-amygdalien. Les deux côtés sont atteints avec une égale fréquence.

La tumeur, comme tous les cancers, est généralement unique; néanmoins il n'est pas absolument exceptionnel de voir simultanément plusieurs foyers d'épithéliome leucoplasique : plusieurs plaques blanches ont dégénéré en même temps et indépendamment les unes des autres.

2° **Variétés anatomiques.** — On distingue, au moins au début, deux types anatomiques du cancer de la langue : 1° l'*épithéliome superficiel*, qui est le plus fréquent et qui est le type habituel de l'épithéliome leucoplasique, affecte l'aspect d'une plaque indurée qui se fissure bientôt, spontanément ou par frottement contre les dents : le cancer est ulcéré dès le début et il s'accroît en surface dans toutes les directions;

2° L'*épithéliome interstitiel*, plus rare, débute par un noyau dur, mal limité, irrégulier, recouvert d'une muqueuse en apparence saine, mais toujours adhérente au néoplasme; il envahit largement les tissus profonds de la langue avant d'ulcérer la muqueuse; il a une certaine tendance à rester limité à une moitié de la langue et à ne pas franchir la ligne médiane.

Plus tard, lorsque le mal est arrivé à son entier développement, l'aspect de la tumeur est le même, quel qu'ait été son mode de début.

3° **Envahissement par contiguïté.** — Le cancer de la langue ne reste pas limité à cet organe et, assez rapidement, il envahit les régions voisines. Le *cancer des bords de la langue* gagne le sillon gingivo-lingual et de là le plancher de la bouche, où il se propage avec une extrême rapidité, la gencive et parfois la mâchoire inférieure. Le *cancer de la base* envahit le pilier antérieur et le voile du palais, l'amygdale et le pharynx.

4° **Généralisation.** — a) *Généralisation ganglionnaire.* — Les ganglions sont atteints d'une façon très précoce dans le cancer de la langue (fig. 1) : ils sont manifestement dégénérés dans 70 pour 100 des cas, quand le malade vient consulter (Sachs), et pratiquement *ils sont toujours suspects.* Les recherches récentes de Küttner et Poirier ont complété nos connaissances sur ce point capital en thérapeutique : les ganglions sous-maxillaires ne sont pas seuls menacés; les ganglions de la chaîne jugulaire, depuis le ventre postérieur du digastrique jusqu'à l'omo-hyoïdien, peuvent être atteints avant même les ganglions sous-maxillaires; parfois aussi les ganglions sous-mentaux sont dégénérés (cancer de la pointe). Enfin *un cancer unilatéral peut infecter les ganglions des deux côtés* (dans un tiers des cas environ), car il y a des pédicules lymphatiques impairs et médians, si bien, ajoutent Küttner et Poirier, qu'une intervention, pour être radicale, doit comprendre une large extirpation ganglionnaire bilatérale.

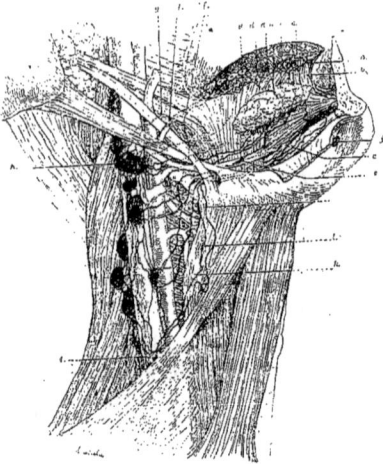

Fig. 1. — Lymphatiques de la langue et leurs ganglions (Poirier).

b) *Généralisation viscérale.* — Au contraire, celle-ci est tout à fait exceptionnelle, et c'est une loi classique que le *cancer de la langue ne donne pas de métastases éloignées*; peut-être a-t-on quelque peu exagéré dans ce sens; les séries récemment publiées par Kocher, Roger Williams, montrent que, tout en restant relativement rares, les métastases viscérales du cancer de la langue se rencontrent de temps à autre (1 fois sur 8 ou 10) quand on les recherche systématiquement.

Symptômes. — 1° **Période de début.** — J'ai décrit, en parlant de l'anatomie pathologique, l'aspect initial des deux variétés, superficielle et interstitielle, du cancer. Le plus souvent, d'ailleurs, la question se pose de la manière suivante : on est en présence d'une plaque leucoplasique qui paraît suspecte, et il faut surprendre le début de sa dégénérescence; c'est un diagnostic souvent très difficile et que parfois le microscope seul peut faire. Le meilleur signe et le plus précoce de transformation maligne est l'*induration* de la plaque, qui ensuite s'élargit, s'épaissit, présente des irrégularités et des fissures; bientôt une ulcération véritable apparaît et le cancer devient évident, conservant, sur ses bords, des traînées blanchâtres qui témoignent de son origine (Cestan).

A cette phase de début, il y a peu de troubles fonctionnels : le cancer interstitiel est tout à fait indolent, l'ulcération de l'épithéliome superficiel n'est douloureuse qu'au contact des aliments ou de la fumée; mais la langue est maladroite, le malade bredouille et se mord en mangeant.

2° **Période d'état.** — a) *Caractères objectifs* (fig. 2 et 3). — Le cancer de la langue est une *tumeur ulcérée*, c'est-à-dire que la perte de substance repose sur une induration épaisse, diffuse, mal limitée, faisant corps avec la langue; l'ulcération elle-

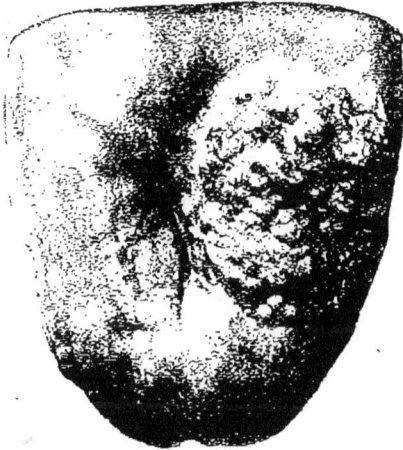

Fig. 2. — Épithéliome végétant de la langue
(Hallopeau).

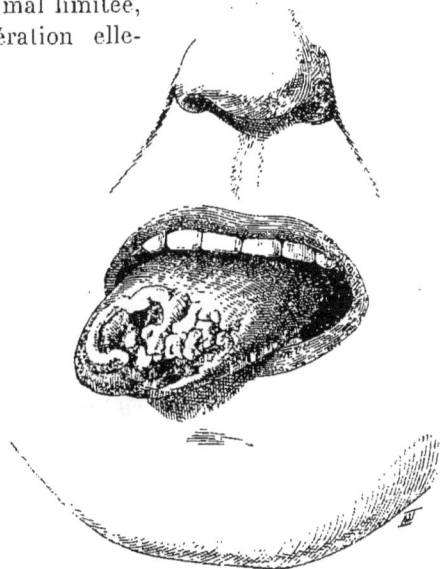

Fig. 3. — Cancer de la langue
(forme rongeante).

même est irrégulière, anfractueuse; ses bords sont épais, rigides, saillants, jamais décollés; son fond est bourgeonnant, grisâtre, sanieux, et sécrète un liquide louche et fétide (ichor); *l'ulcération saigne au moindre contact*. Suivant l'abondance des bourgeons néoplasiques, la marche plus ou moins destructive du mal, on décrit deux types de cancer de la langue : le cancer *végétant* avec grosse tumeur exubérante (fig. 2), et le cancer *rongeant* qui creuse profondément les tissus (fig. 3).

b) *Troubles fonctionnels.* — Ils sont à ce moment très accentués. Le plus constant et le plus pénible de tous est la *douleur* : douleur provoquée par le contact ou les mouvements et douleur spontanée, par crises souvent nocturnes, d'une intensité atroce et s'irradiant habituellement à l'oreille (*otalgie*, qui est un signe important du cancer de la langue).

La douleur et la gêne dues au volume de la tumeur entravent la parole, la mastication et la déglutition; l'alimentation devient difficile; l'écoulement continuel de la salive, qui n'est plus avalée, est repoussant et pénible; l'haleine présente une fétidité caractéristique.

c) *Ganglions.* — Leur envahissement est constant à cette période du cancer; on examinera soigneusement les régions sous-maxillaires et carotidiennes des deux côtés. Les ganglions ont d'ordinaire l'aspect habituel de l'adénopathie cancéreuse : ganglions de volume moyen ou petit, distincts les uns des autres et *très durs.* Plus rarement l'adénite du cancer lingual prend un *caractère inflammatoire* et simule un adénophlegmon, avec tuméfaction et œdème considérables, rougeur de la peau, douleur (Th. Anger); il y a eu, dans ce cas, une infection secondaire banale au niveau de l'ulcération; la suppuration est d'ailleurs exceptionnelle et, après quelques jours, les phénomènes inflammatoires diminuent, laissant les ganglions un peu gros et durs.

3° **Période d'envahissement et de cachexie.** — Bientôt le cancer dépasse les limites de la langue. Le plus souvent il envahit le plancher buccal qu'il transforme en une masse dure et rigide; alors, aux troubles fonctionnels précédemment indiqués, s'ajoute une immobilisation à peu près complète de la langue. La parole est inintelligible, l'alimentation impossible; le malade, intoxiqué par la résorption des débris sphacélés de la tumeur, est profondément cachectique. C'est la période des *complications terminales* qui emportent le cancéreux, s'il ne succombe pas simplement à l'inanition et aux progrès de la cachexie. Parmi ces complications, deux sont fréquentes : l'*hémorragie,* sous forme de petits saignements répétés qui finissent par amener une anémie extrême, ou plus rarement, de grande hémorragie immédiatement menaçante quand un gros vaisseau, linguale ou même carotide interne (Camuzet), a été intéressé, — et la *pneumonie,* qui est certainement la cause de mort la plus habituelle dans le cancer de la langue.

Pronostic. — Le pronostic de l'épithéliome lingual, abandonné à son évolution spontanée, est absolument fatal : la mort survient, en moyenne, 12 à 14 mois après le début de la maladie.

Le *traitement chirurgical,* je le dirai plus loin, encore qu'ayant donné d'indiscutables guérisons, est trop souvent suivi d'insuccès et, malgré lui, le pronostic reste fort sombre.

Si l'on en croit Trélat et Le Dentu, le pronostic serait moins mauvais dans l'épithéliome leucoplasique que dans les autres variétés du cancer de la langue : la marche y serait plus lente, l'envahissement ganglionnaire plus rare et plus tardif, les succès opératoires plus nombreux. Reclus a bien montré qu'en réalité, si la plupart des épithéliomes développés sur des plaques blanches évoluent avec une grande malignité, il en est quelques-uns qui ne s'accroissent que très lentement, s'ulcèrent tardivement, restent des lésions purement locales et respectent presque indéfiniment l'état général du malade. Cette forme très spéciale, qu'il a désignée sous le nom d'*épithélioma en surface des muqueuses leucoplasiques* et qui peut se rencontrer ailleurs qu'à la langue (vagin), présente les caractères suivants : développement constant au niveau d'une plaque de leucoplasie; petites dimensions de la tumeur, qui apparaît comme une élevure arrondie ou elliptique, saillante de 3 ou 4 millimètres et ne dépassant pas 1 centimètre de diamètre; tendance très marquée à la récidive, non pas locale, mais au niveau d'autres plaques leucoplasiques (certains de ses malades ont été opérés 8 et 10 fois) ; absence habituelle de toute adénopathie ; évolution très longue (jusqu'à 15 et 20 ans) et relativement bénigne ; mais ce dernier caractère est loin d'être absolu, puisque deux des malades de Reclus ont fini par succomber.

En tout cas, cette variété spéciale, quoique très intéressante à connaître, est trop rare pour modifier sensiblement la gravité habituelle du pronostic dans le cancer de la langue.

Diagnostic. — Il est souvent évident et il est parfois d'une extrême difficulté. Je ne puis reprendre ici la description détaillée de toutes les maladies avec lesquelles on peut, dans telle ou telle circonstance, confondre le cancer de la langue. Je renvoie aux articles qui traitent de ces diverses affections, me contentant de les énumérer.

L'*épithéliome superficiel*, au début, peut être confondu avec la leucoplasie ou plutôt, comme je l'ai dit, en présence d'une plaque blanche un peu anormale, on doit se demander si la transformation épithéliomateuse de cette plaque est en train de se faire. On peut également hésiter entre cette forme d'épithéliome et une ulcération traumatique simple ou une plaque de sclérose syphilitique avec fissure.

L'*épithéliome interstitiel*, encore profond et n'ayant pas ulcéré la muqueuse, peut être confondu avec toutes les autres tumeurs de la langue : le lipome est plus mou; le fibrome, le sarcome, les kystes sont plus régulièrement arrondis et mieux limités; la gomme crue ressemble beaucoup au cancer interstitiel, mais son évolution est bientôt différente.

A la *période d'état*, en présence de la tumeur ulcérée, c'est le diagnostic général des ulcérations de la langue qu'il faut faire et, à côté du cancer, on envisagera la possibilité de l'ulcération dentaire, de la tuberculose, de la syphilis, sous forme de chancre induré ou d'ulcération gommeuse. C'est toujours par la clinique qu'on essaiera de faire le diagnostic, en tenant compte des caractères objectifs de l'ulcération, des troubles fonctionnels qui l'accompagnent, de l'état des ganglions : l'ulcération dentaire siège en regard d'un chicot dont l'ablation amène la guérison du mal; les bords décollés et amincis, le fond raviné et caséeux, le semis de grains jaunes périphériques, la dysphagie plaident en faveur de la tuberculose; la syphilis sera en jeu, si les ulcérations sont multiples, bourbillonneuses, taillées à pic, si l'indolence est complète et si les ganglions sont normaux.

Mais il y a des formes peu caractérisées, peut-être aussi des formes hybrides (cancer greffé sur un ulcère dentaire ou gommeux), dont le diagnostic clinique est impossible. Il faut alors recourir, pour se tirer d'embarras, à deux moyens sur lesquels je dois insister maintenant, le *traitement antisyphilitique* d'épreuve et la *biopsie*.

Le *traitement pierre-de-touche* rend souvent d'indiscutables services, mais on en a certainement abusé, l'employant indistinctement dans tous les cas, alors qu'il n'est pas sans danger. Il est doublement dangereux : d'abord, parce que l'iodure a, sans aucun doute, une influence nocive sur les lésions épithéliomateuses qu'elle active; en second lieu, parce que trop souvent l'emploi prolongé et inutile de ce traitement d'épreuve a laissé un cancer devenir inopérable. Il faut donc y recourir, non point dans tous les cas, mais seulement lorsqu'il y a un soupçon, si léger soit-il, de syphilis; d'autre part, il faut le faire d'emblée assez énergique (injections mercurielles, iodure de potassium à la dose de 3 ou 4 gr.) pour avoir rapidement un résultat certain, positif ou négatif, et ne pas s'y attarder inutilement.

La *biopsie*, c'est-à-dire l'examen histologique d'un fragment des tissus suspects, ne saurait être trop chaudement recommandée. Applicable à tous les cas (tuberculose, syphilis, ulcération traumatique, leucoplasie), elle donne une certitude constante et immédiate : quoi qu'on en ait dit, elle est sans danger, à condition de prélever aseptiquement le fragment à examiner; la cocaïne permet de le faire sans douleur. C'est par la généralisation de son emploi qu'on arrivera à poser, dès le début, un diagnostic ferme de cancer et à pratiquer, sans hésitation, l'intervention très précoce, la seule qui ait des chances d'être réellement curative.

Traitement. — 1° **Indications opératoires**. — Seule l'*extirpation large de la tumeur et des ganglions* peut amener la guérison *radicale* du cancer de la langue; mais encore faut-il que cette extirpation puisse être complète, et ici se pose la question des *limites de l'opérabilité* de ce cancer. Certains chirurgiens les reculent fort loin et interviennent alors même que le mal a envahi le plancher de la bouche, le maxillaire ou le pilier antérieur. D'autres, découragés par les insuccès, ne consentent à enlever que les tumeurs tout à fait à leur début, encore très limitées et sans retentissement ganglionnaire. La vérité est probablement entre ces deux opinions extrêmes et je crois qu'on peut admettre que l'opération s'impose tant que le cancer n'a pas dépassé les limites de la langue et que tous les ganglions, cliniquement envahis, peuvent être facilement enlevés; au delà, dans les cas plus mauvais, il n'y a pas de règle fixe ; le chirurgien se décidera d'après l'étendue du mal, la résistance du sujet et ses propres capacités opératoires.

2° **Procédés opératoires**. — L'*amputation partielle* de la langue n'est que rarement applicable au cancer; c'est une opération trop économique; tout au plus pourrait-on l'employer lorsqu'une plaque leucoplasique est aux premiers stades de sa transformation maligne. En deux coups de ciseaux on détache un coin comprenant, autour de la tumeur, une large épaisseur de tissu sain; puis on fait immédiatement quelques points de suture qui assurent l'hémostase et la réunion (fig. 4 et 5).

Dès que l'on a affaire à un cancer en pleine évolution, une intervention plus large s'impose, et il faut avoir recours à l'amputation de toute une moitié de la langue ou même à l'amputation totale de cet organe, en même temps qu'à l'extirpation des ganglions.

L'*amputation totale de la langue* peut se faire par les *voies naturelles*, c'est-à-dire par la bouche (Chassaignac, Whitehead); on peut, dans ce cas, et surtout s'il s'agit d'une tumeur de la base, voisine du pilier antérieur, se donner du jour en incisant toute l'épaisseur de la joue, dans le prolongement de la commissure labiale (Jæger); l'opération n'en est aucunement aggravée. Lorsqu'on ampute la langue cancéreuse par la bouche, il faut, dans un temps spécial, par une incision cervicale appropriée, faire la dissection des ganglions sous-maxillaires, qu'on enlève avec la glande de ce nom,

et de la chaîne ganglionnaire jugulaire jusqu'à l'omo-hyoïdien. La plupart
des chirurgiens font cette extirpation des ganglions dans la même séance

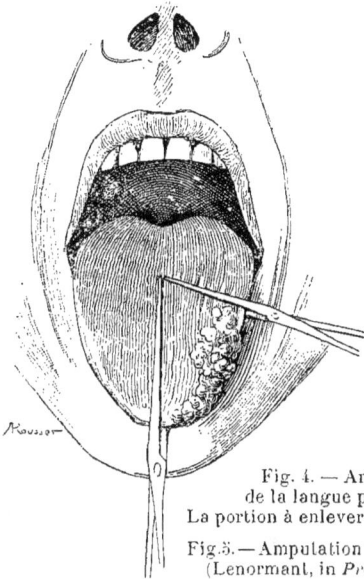

Fig. 4. — Amputation partielle
de la langue par les voies naturelles.
La portion à enlever est limitée par deux pinces.

Fig. 5. — Amputation partielle de la langue. Sutures
(Lenormant, in *Précis de technique opératoire.*)

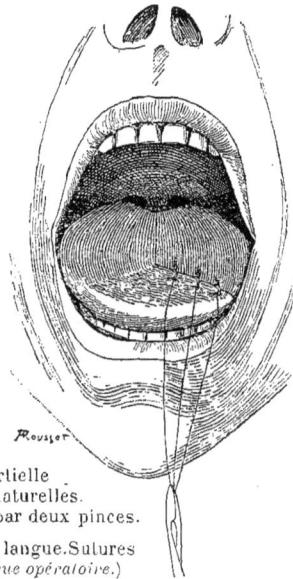

Fig. 4.   Fig. 5.

que l'amputation de la langue et avant celle-ci; Kocher enlève d'abord les
ganglions et n'ampute la langue que quinze jours plus tard, quand la plaie
cervicale est cicatrisée; c'est une pratique à laquelle j'ai eu plusieurs fois
recours et que je crois excellente, surtout chez les sujets affaiblis. — Une
autre question se pose : faut-il enlever les
ganglions d'un seul ou des deux côtés? Poirier a posé en principe la nécessité de l'extirpation complète et *bilatérale* des ganglions; l'anatomie lui donne raison et,
théoriquement au moins, l'opération est
logique; mais peut-être l'extirpation bilatérale, qui est indiscutablement plus longue,
plus complexe, et par conséquent plus grave,
n'est-elle pas indispensable; la plupart des
chirurgiens s'en tiennent encore à l'ablation
des seuls ganglions du côté de la tumeur,
même s'ils paraissent sains, et ne touchent
aux ganglions du côté opposé que s'ils sont
augmentés de volume ou indurés.

L'amputation de la langue par la bouche,
complétée par l'ablation des ganglions, est
relativement peu grave, parce que la plaie
cervicale reste isolée et n'est pas exposée

Fig. 6. — Amputation de la langue par
la voie sus-hyoïdienne. Incision de
Kocher.

à l'infection d'origine buccale. Mais elle ne donne pas des garanties parfaites au point de vue de l'ablation complète des tissus malades, car elle

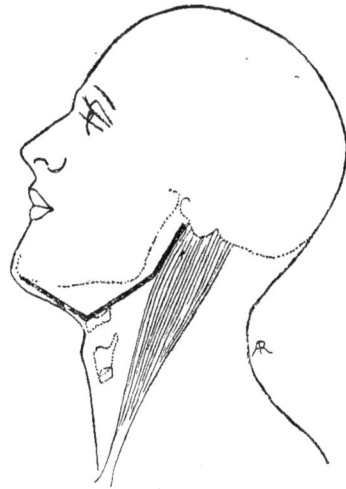

laisse subsister les troncs lymphatiques intermédiaires à la tumeur et aux ganglions, et le plancher buccal, souvent suspect. On ne saurait adresser le même reproche à l'opération par la *voie sus-hyoïdienne* (Regnoli, Verneuil, Maisonneuve, Kocher), qui permet d'enlever, d'un seul bloc, la langue, le plancher de la bouche et les ganglions : une des nombreuses incisions (fig. 6) qui ont été proposées et qui toutes partent du sterno-mastoïdien et gagnent le menton, en longeant le bord inférieur de la mâchoire, conduit d'abord sur les gros vaisseaux du cou : l'artère linguale est liée à son origine, au besoin on lie le tronc même de la carotide externe, les ganglions jugulaires sont enlevés (fig. 7) ; plus en avant.

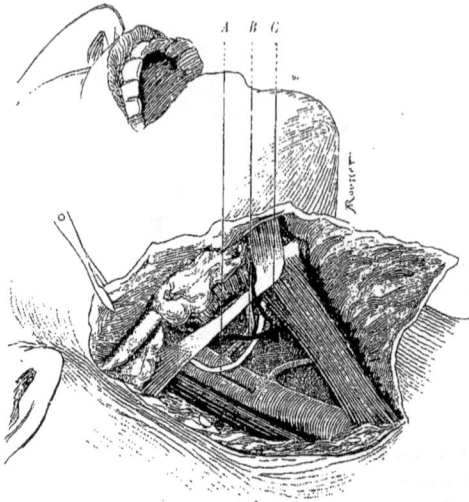

Fig. 7. — Amputation de la langue par la voie sus-hyoïdienne. Dissection des régions sous-maxillaire et carotidienne.
A. Nerf hypoglosse. — *B.* Art. linguale. — *C.* Tronc veineux. th. ling. facial lié.
(Lenormant, in *Précis de technique opératoire*).

on dissèque les ganglions et la glande sous-maxillaires, puis on effondre le plancher et l'on pénètre dans la bouche ; la langue est saisie par une pince, attirée dans la plaie sus-hyoïdienne et amputée : on s'efforce de reconstituer

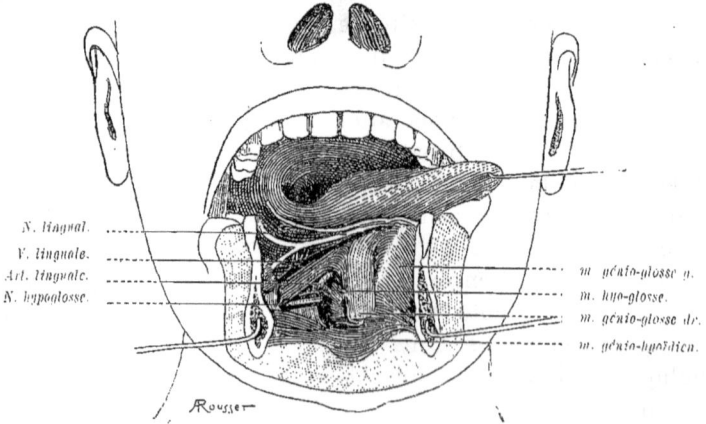

N. lingual.
V. linguale.
Art. linguale.
N. hypoglosse.

m. palato-glosse g.
m. hyo-glosse.
m. génio-glosse dr.
m. génio-hyoïdien.

Fig. 8. — Amputation de la langue par la voie transmaxillaire (d'après Kocher).

le plancher buccal en suturant le moignon de langue aux débris de muqueuse et on laisse un large drainage.

La *voie transmaxillaire* donne plus de jour encore, mais elle est d'un pronostic immédiat certainement plus grave : une section linéaire du maxillaire, faite latéralement (Richet, Langenbeck) ou mieux sur la ligne médiane (Roux, Syme, Sédillot, Kocher), permet d'écarter les deux fragments d'os et d'enlever toute la langue et tout le plancher jusque très loin en arrière (fig. 8); l'exérèse terminée, on remet les fragments en place et on les réunit par un fil d'argent.

On a fait aussi l'amputation de la langue par voie *transhyoïdienne* (Vallas); cette opération conduit directement sur la base de la langue et l'épiglotte et sera réservée aux tumeurs de cette région.

5° **Résultats.** — Malgré les perfectionnements récents de la technique, ces opérations restent graves et les meilleures statistiques accusent une mortalité de 12 à 7,5 ou 6 pour 100 (Kocher, Volkmann). Les causes de mort sont le choc, l'infection septique de la plaie et surtout la pneumonie.

Les *résultats éloignés* sont médiocres : la récidive est très fréquente et les guérisons véritables, que d'aucuns ont niées, sont rares. Peut-être cependant y a-t-il, même à ce point de vue, une amélioration progressive des résultats due à l'habitude d'opérer plus tôt et surtout plus largement. La proportion des guérisons datant d'au moins 5 ans, est de 20 pour 100 dans les statistiques de Butlin et de Kocher, de 25 pour 100 dans celle de Krönlein, de 50 pour 100 dans celle de Czerny; Capelle a réuni un total de 777 cas opérés et suivis, avec 140 guérisons de 5 ans et plus (18 pour 100), et il a pu relever, dans la littérature, 60 survies de 5 ans et plus. Il y a donc de véritables guérisons; elles restent malheureusement l'exception.

Même lorsque la récidive survient et qu'elle est précoce, les malades gagnent parfois quelque chose à l'opération, non pas tant parce qu'elle leur donne quelques mois de vie de plus qu'aux sujets non opérés, mais parce que, dans la moitié des cas, la récidive est uniquement ganglionnaire (Wölfler) et que, par suite, les opérés échappent aux douleurs atroces et aux symptômes si pénibles du cancer lingual arrivé à la fin de son évolution.

4° **Traitement palliatif.** — Il s'adresse aux cas inopérables ou récidivés, et ses prétentions sont modestes. Par la morphine à haute dose, par la cocaïne en applications locales, il s'efforce d'atténuer les douleurs; par les lavages antiseptiques répétés, il lutte contre la fétidité de la bouche.

La chirurgie, on le voit, n'a rien à y faire, à moins qu'une hémorragie menaçante oblige à pratiquer la *ligature de la carotide externe* (v. c. m.).

                                              CH. LENORMANT.

LANGUE (CHANCRE). — V. CHANCRE, SYPHILIS.

LANGUE (INFLAMMATIONS). — L'inflammation aiguë de la langue, ou *glossite aiguë*, est un phlegmon lingual d'origine infectieuse; il faut donc en distinguer les œdèmes toxiques par morsure venimeuse (V. LANGUE, PLAIES) qui ont été souvent confondus avec elle. La *glossite mercurielle*, devenue exceptionnelle aujourd'hui, n'était que la localisation linguale de la forme grave de la stomatite mercurielle (v. c. m.).

Étiologie. — La glossite aiguë est rare; elle s'observe surtout chez l'homme et à l'âge adulte, plus souvent à la campagne qu'à la ville (Caulier);

elle est particulièrement fréquente chez les débilités, convalescents, alcooliques, diabétiques.

La pénétration des microbes se fait, tantôt par effraction directe de la muqueuse (plaie, corps étranger, morsure), tantôt par apport vasculaire (glossite des infections graves, telles que variole, érysipèle, scarlatine, fièvre typhoïde). La prétendue *glossite a frigore* est vraisemblablement causée par l'exaltation de la virulence des microbes buccaux qui pénètrent dans la langue à la faveur de quelque éraillure de la muqueuse.

Symptômes. — Le *début* de la glossite est habituellement brusque et, bien que le malade ait pu présenter depuis quelques jours un peu de fièvre et de malaise général, quelques douleurs et une certaine maladresse des mouvements de la langue, il est toujours surpris par le *gonflement inattendu et rapide* de l'organe; c'est là le symptôme le plus impressionnant et le plus caractéristique de la glossite, s'il n'est pas toujours le premier en date. Ce gonflement atteint son maximum en 48 heures ou 5 jours.

On est alors à la *période d'état* de la maladie : la langue, énormément tuméfiée, marquée sur ses bords par les empreintes des dents, remplit la cavité buccale et, parfois même, ne peut plus y être contenue et est en prolapsus permanent, avec un sillon et quelquefois des ulcérations au niveau des incisives, comme dans la macroglossie. Elle est dure, douloureuse spontanément et au contact, avec parfois un point de sensibilité exquise là où se formera plus tard un abcès.

A ces phénomènes douloureux, s'ajoutent d'autres *troubles fonctionnels* : gêne ou impossibilité absolue de la mastication, de la déglutition et de la phonation, écoulement continuel de salive, fétidité de l'haleine, et surtout dyspnée due au gonflement de la base de la langue et quelquefois des replis ary-épiglottiques (œdème de voisinage); on a vu quelques cas de mort par asphyxie.

Des *phénomènes généraux* plus ou moins graves, parfois à allure septicémique suraiguë (cas de Sabrazès et Bousquet), et l'engorgement douloureux des *ganglions sous-maxillaires* complètent ce tableau clinique.

Évolution et pronostic. — Les glossites suraiguës tuent en quelques jours par asphyxie ou septicémie. Si l'on fait abstraction de ces cas exceptionnels, la glossite est une maladie plus effrayante que réellement dangereuse, surtout aujourd'hui où les glossites graves de la variole et du mercure ont à peu près disparu.

L'affection aboutit, suivant les cas, à l'une des quatre terminaisons que voici :

1° La *résolution*, évolution la plus fréquente aujourd'hui, surtout dans la glossite dite *a frigore*; le gonflement commence à diminuer vers le 8e jour et il disparaît complètement en quelques semaines; les troubles fonctionnels s'améliorent parallèlement;

2° La *suppuration* qui aboutit à la formation d'un *abcès chaud de la langue*, accompagné de douleurs lancinantes, de fluctuation ou tout au moins de dépressibilité; l'ouverture spontanée de l'abcès se fait habituellement dans la bouche, exceptionnellement à la peau, au niveau de la région sus-hyoïdienne (glossite de la base); elle est suivie de guérison rapide;

5° La *gangrène*, terminaison rare, mais très grave, supposant une infection très septique et habituellement mortelle ; on l'a vu amener des hémorragies profuses par ouverture de gros vaisseaux (Caulier) et des destructions étendues de la langue ;

4° La *transformation en glossite chronique* avec persistance de l'augmentation de volume et de l'induration de la langue : c'est la *macroglossie acquise*, qui est fort rare,

Variétés cliniques. — A) L'*hémiglossite* est exceptionnelle ; elle s'observe presque uniquement dans la moitié gauche de la langue (Graves, Butlin), sans qu'il soit possible de connaître la cause de cette localisation. Elle se caractérise par le gonflement d'une seule moitié de la langue, qui s'enroule autour du côté sain. C'est une forme bénigne, dans laquelle la résolution est la règle.

B) La *glossite de la base* (Chassaignac, Bœckel, Caulier) est une variété assez fréquente et grave à cause de l'intensité des troubles respiratoires qui l'accompagnent. Elle aboutit presque toujours à la suppuration, et le pus s'évacue dans la bouche ou à la région sus-hyoïdienne (Castex).

Diagnostic. — Les commémoratifs permettent d'éliminer les accidents consécutifs aux *plaies venimeuses* de la langue. Aucune autre maladie de la langue ne ressemble à la glossite.

Mais lorsqu'on voit le malade en pleine période d'état, souffrant et respirant mal, lorsque la contracture des masséters gêne l'exploration de la bouche, on peut confondre la glossite avec quelque infection aiguë du voisinage, en première ligne le *phlegmon du plancher de la bouche* ; l'induration ligneuse de la région sus-hyoïdienne, qui est souple dans la glossite, permettra d'éviter cette erreur.

Traitement. — 1° A la phase de glossite aiguë et *tant qu'il n'y a pas d'abcès*, on assurera, par des lavages répétés, la propreté de la bouche. S'il survient des troubles respiratoires graves et si l'asphyxie paraît imminente, il faut bien se garder de recourir d'emblée à la trachéotomie, qui est le plus souvent inutile : il suffit de faire, sur le dos de la langue, de longues et profondes incisions antéro-postérieures (Butlin) qui ont vite fait de dégorger les tissus, de diminuer le gonflement et de rétablir une respiration normale.

2° *Lorsque la glossite a abouti à la formation d'un abcès*, son ouverture immédiate s'impose ; elle se fait presque toujours par la bouche ; seuls quelques abcès très reculés de la base de la langue, presque inaccessibles par les voies naturelles, seront plus facilement évacués par une incision sus-hyoïdienne.   *CH. LENORMANT.*

LANGUE (LÉSIONS TRAUMATIQUES). — A) **Plaies de la langue**. — Elles sont assez rares, en raison de la profondeur de cet organe, caché dans la cavité buccale et protégé par les arcades dentaires. Elles ne se produisent que par des mécanismes assez particuliers, dont les principaux sont : 1° la *piqûre* ou la *déchirure* de la muqueuse linguale par un corps étranger introduit dans la bouche au moment des repas (os pointu, arête de poisson, dents de la fourchette) ; 2° la *chute* en avant, alors que le blessé tient dans ses dents une tige rigide et dure, telle qu'un crayon, un porte-plume, un tuyau de pipe (dans ce cas, la pénétration du corps étranger dans la langue est assez rare, bien qu'il y en ait des exemples, et le palais est beaucoup plus menacé); 5° les *morsures de la langue*. Cette dernière cause est de beaucoup la plus importante, mais les morsures que se fait, en mangeant, un individu normal, sont toujours légères, quoique très douloureuses sur le moment; pour que la morsure produise une plaie véritable, qui peut être très profonde, il faut, ou bien qu'elle résulte d'une chute ou d'un choc violent sur le menton rapprochant brusquement les arcades dentaires, alors que la langue est projetée en avant, — ou bien que la langue soit immobilisée par une tumeur ou une paralysie ou hypertrophiée, — ou bien enfin, et c'est un cas fréquent, que la morsure soit produite au cours d'une attaque convulsive avec perte de connaissance (tétanos, éclampsie et surtout épilepsie) : on peut voir la section complète ou presque complète de la pointe de la langue dans l'épilepsie (fig. 9).

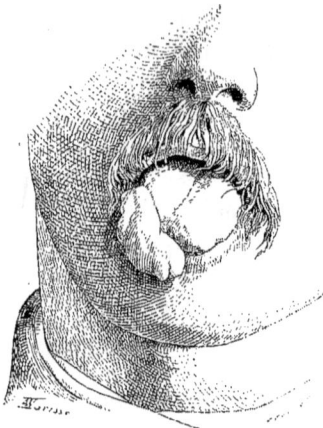

9. — Morsure profonde de la langue chez un épileptique (cas personnel).

L'aspect de la plaie est variable : elle est plus ou moins profonde, à bords nets et linéaires ou mâchés et irréguliers. Elle s'accompagne constamment d'*hémorragie*, et c'est ce symptôme qui attire surtout l'attention; l'hémorragie, d'ordinaire, assez modérée, devient très abondante et parfois menaçante quand une des grosses branches de la linguale a été divisée.

Il s'agit là de l'hémorragie primitive. Plus tard, lorsque la plaie s'infecte, ce qui est fréquent, même encore aujourd'hui, en raison de la septicité du milieu buccal, on peut voir survenir des *hémorragies secondaires* souvent difficiles à arrêter.

Il faut encore signaler, comme complication possible des plaies de la langue, la pénétration de *corps étrangers* qui restent enclavés dans les tissus et y entretiennent une suppuration qui persiste jusqu'à ce que le corps étranger ait été extrait.

Les *plaies venimeuses* de la langue sont exceptionnelles. Elles ont pour cause une piqûre d'abeille ou de guêpe et, plus rarement, une morsure de vipère (Maurice Raynaud), et déterminent des phénomènes d'œdème suraigu simulant une glossite et pouvant amener une dyspnée menaçante.

Traitement. — Il y a, dans les plaies de la langue, une double indication à remplir : il faut arrêter l'hémorragie et empêcher l'infection de la plaie. Des lavages répétés de la bouche à l'eau chloralée ou oxygénée, surtout après le repas, rempliront cette dernière indication. Quant à l'*hémorragie primitive*, elle sera traitée par la *suture de la plaie* au moyen de fils de catgut embrassant une large épaisseur de tissus; lorsque la plaie siège en arrière vers la base, il faut, pour pouvoir placer facilement les fils, attirer l'organe en avant au moyen d'une pince ou d'une anse de soie passée dans son épaisseur. La suture ne serait insuffisante que si une grosse artère était intéressée : il faudrait alors, de toute nécessité, examiner soigneusement le foyer, en le débridant au besoin, et lier les deux bouts du vaisseau dans la plaie. On agirait de même en présence d'une *hémorragie secondaire* et ce n'est qu'en cas d'échec qu'on serait autorisé à lier la linguale à son origine ou mieux la carotide externe.

B) **Brûlures de la langue.** — Elles sont produites par des liquides très chauds ou plus souvent caustiques (acides, potasse, sublimé), introduits dans la bouche par erreur ou dans un but de suicide. Elles n'ont pas grand intérêt pratique, car elles s'accompagnent toujours de brûlure des parties plus profondes du tube digestif (pharynx, œsophage, estomac), et ce sont ces lésions qui sont les plus importantes, tant au point de vue des accidents immédiats que des conséquences éloignées (rétrécissement) de l'accident.

CH. LENORMANT.

LANGUE (MALADIES CONGÉNITALES). — *L'absence de la langue*, dont on ne connaît que deux observations, la *bifidité* de cet organe, qui est également exceptionnelle, les adhérences totales de la langue ou *ankyloglosse*, où la langue est complètement enfouie dans l'épaisseur du plancher de la bouche, toutes ces malformations offrent peu d'intérêt pratique et n'ont pas leur place dans cet ouvrage. Je parlerai seulement ici de l'*adhérence inférieure partielle de la langue*, vulgairement appelée *filet*, qui est d'observation courante, et de l'*hypertrophie congénitale de la langue* ou *macroglossie*.

A) **Adhérence inférieure partielle (Filet).** — Cette petite malformation est très fréquente ; elle a pour cause la brièveté ou l'insertion trop antérieure du frein de la langue et entrave quelque peu le relèvement de la pointe. Le plus souvent, il n'en résulte aucun trouble appréciable. Quelquefois, lorsque le frein est réellement très court, le filet apporte un peu de gêne aux mouvements de la langue et, par suite, à la succion, puis plus tard à la phonation. C'est dans ces cas seulement qu'il faut « couper le filet » : un coup de ciseaux sur le frein suffit à libérer la langue ; on protège, pendant cette section, la face antérieure de l'organe, et spécialement les veines ranines, avec le pavillon de la sonde cannelée qui, depuis J.-L. Petit, présente, à cet effet, une fente destinée à loger le frein. Rien de plus simple que cette petite opération ; il faut néanmoins savoir qu'on a signalé consécutivement, et à titre d'extrême exception, quelques accidents : asphyxie par renversement de la langue en arrière, et, ce qui est plus facile à admettre, hémorragie persistante entretenue par les efforts de succion de l'enfant. Il faut donc surveiller l'enfant pendant un certain temps après avoir pratiqué la section du filet.

B) **Hypertrophie congénitale de la langue : Macroglossie.** — On a longtemps décrit, sous le nom de *macroglossie*, toutes les grosses langues, quelle que fût la cause de leur hypertrophie. Actuellement on réserve ce terme à l'hypertrophie *congénitale*, et la prétendue macroglossie acquise a été démembrée au profit des glossites aiguës ou chroniques, des tumeurs, etc.

Étiologie. — Nous ignorons les causes réelles de la macroglossie, comme celles de la plupart des affections congénitales ; l'hérédité n'a pas été signalée, mais on a vu l'association de l'hypertrophie congénitale de la langue avec d'autres lésions de même ordre : macrochéilie et macromélie, kystes congénitaux du cou, hypertrophie congénitale d'une moitié du corps (Maas). La macroglossie paraît également fréquente chez les garçons et chez les filles (Butlin, Simon). Elle se rencontre, avec une indiscutable prédilection, chez les idiots et les crétins (Simon).

Lésions. — Il résulte des recherches histologiques contemporaines sur la macroglossie, qu'il existe deux variétés anatomiques bien distinctes d'hypertrophie congénitale de la langue :

1° La *macroglossie d'origine lymphatique*, qui est un lymphangiome (v. c. m.) congénital de la langue; elle est de beaucoup la plus fréquente (4/5 des cas, d'après Simon et Lengemann); il s'agit le plus souvent de lymphangiome *simple*, plus rarement de lymphangiome *caverneux*, exceptionnellement de lymphangiome *kystique* ; parfois le développement des vaisseaux lymphatiques s'accompagne de néoformation des capillaires sanguins et l'on a affaire à un véritable *hémato-lymphangiome* (Reverdin et Buscarlet, Simon);

2° La *macroglossie d'origine musculaire*, qui est une hypertrophie vraie due à l'hyperplasie des fibres musculaires de la langue; cette variété, plus rare, est celle qu'on observe habituellement chez les crétins.

Symptômes. — Bien que toujours congénitale, la macroglossie peut passer inaperçue à la naissance ; elle se révèle, quelques jours plus tard, par la difficulté qu'éprouve l'enfant à prendre le sein ou à avaler le lait ; d'autres fois, elle ne devient évidente que longtemps après, au moment de la dentition, pendant la seconde enfance ou même à la puberté, quand l'hypertrophie linguale s'est accrue, soit insensiblement, soit par suite de quelque poussée inflammatoire.

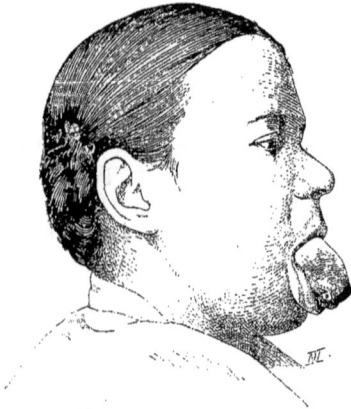

Fig. 10. — Macroglossie.
(Mikulicz et Kümmel.)

La langue, trop grosse pour la bouche qui la contient, sort à chaque instant et ne rentre qu'avec difficulté, puis bientôt elle ne rentre plus complètement et on arrive à la phase de *prolapsus lingual* permanent (fig. 10). Il y a alors une partie de l'organe, toujours pendant à l'extérieur, sous forme de tumeur, souvent très volumineuse, recouverte d'une muqueuse sèche, fissurée, d'aspect chagriné; à l'union des portions prolabée et intra-buccale de la langue, les dents creusent un sillon profond, surtout à la face inférieure où il n'est pas rare de voir des ulcérations correspondant aux incisives; il peut même y avoir parfois un *étranglement* véritable avec gangrène de la partie prolabée. La langue hypertrophiée est inerte, immobile, sauf dans la macroglossie musculaire où elle conserve quelques mouvements; l'hypertrophie est toujours plus modérée dans cette variété que dans la macroglossie lymphatique.

Le prolapsus lingual entraîne à la longue des *déviations des dents* de la mâchoire inférieure qui deviennent fortement obliques en avant, puis du *corps du maxillaire* qui est entraîné dans la même direction, formant, avec les dents qui le prolongent, une sorte de gouttière où repose la langue (fig. 11).

Cette malformation n'a pas seulement pour effet de défigurer effroyablement les sujets qui en sont porteurs ; elle apporte une gêne considérable à la succion, puis à la mastication et à la déglutition. La parole devient à peu près inintelligible. ·Les morsures fréquentes de la langue hypertrophiée, l'écoulement continuel de salive aggravent encore l'état du malade ; mais il n'y a jamais de douleur.

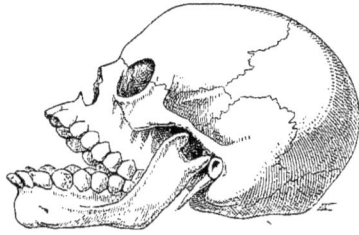

Fig. 11. — Déviation des maxillaires dans la macroglassie (Butlin).

La macroglossie n'a pas de tendance à la rétrocession spontanée ; elle va, au contraire, en s'accentuant, soit d'une manière lente et continue, soit, ce qui est plus fréquent, par poussées. Celles-ci ont pour causes des *accidents inflammatoires aigus*, infectieux, ayant leur porte d'entrée dans les fissures de la muqueuse ; ce sont de véritables glossites, toujours douloureuses, quelquefois accompagnées d'une gêne respiratoire intense, et laissant après elles une augmentation de volume de la langue.

Diagnostic. — La macroglossie, lorsqu'elle est arrivée à son entier développement, est trop nettement caractérisée pour que le diagnostic n'en soit pas évident. Aucune *tumeur*, sauf peut-être un angiome très étendu, ne peut la simuler, car une tumeur est toujours circonscrite et la macroglossie est diffuse et occupe toute la langue.

L'*hypertrophie acquise* est une terminaison des glossites, particulièrement de la glossite mercurielle ; elle est rare aujourd'hui et a toujours été précédée d'accidents inflammatoires aigus et douloureux. L'hypertrophie de la langue dans l'*acromégalie* s'accompagne d'hypertrophie du reste de la face et des extrémités.

Traitement. — Le traitement de choix est l'*excision cunéiforme* au bistouri de la portion exubérante de la langue ; cette opération est aujourd'hui sans gravité, grâce à la suture immédiate de la plaie qui en assure l'hémostase et aux précautions antiseptiques qui permettent d'éviter l'infection. Il faut la faire de bonne heure, avant que le squelette n'ait eu le temps de se déformer ; d'ailleurs, chez les sujets jeunes, la croissance tend à redresser ces déformations osseuses et dentaires, lorsque la langue a été ramenée à des dimensions normales.

Si l'on répugnait à une intervention sanglante, et seulement lorsqu'il s'agit de macroglossie lymphatique, on pourrait essayer l'*ignipuncture profonde* qui a donné quelques succès (Helferich, Tillmanns, etc.).

CH. LENORMANT.

LANGUE (SARCOME). — Le *sarcome de la langue* est une tumeur rare et il n'en existe qu'une trentaine d'observations (Marion, Chanu). Il est toujours *primitif*, atteint de préférence les sujets jeunes et est également fréquent dans les deux sexes. On a vu quelques cas de sarcome congénital.

Lésions. — 1° *Siège.* — La tumeur, toujours unique, peut occuper un point quelconque de la langue, même la face inférieure ; elle semble plus spécialement fréquente au dos et à la base (Marion).

2° *Caractères macroscopiques.* — On distingue, au point de vue anatomique et clinique, deux variétés de sarcome de la langue : *a*) le *sarcome interstitiel*, de beaucoup le plus fréquent, inclus dans l'épaisseur de l'organe, toujours encapsulé à son début, mais qui plus tard diffuse et envahit les régions voisines ;

b) Le *sarcome pédiculé* (6 observations) dans lequel la tumeur tout entière fait saillie dans la bouche et est rattachée à la langue par un pédicule assez étroit ; peut-être cette forme n'est-elle que l'aboutissant d'un sarcome interstitiel qui s'est énucléé progressivement ; la muqueuse est souvent détruite mécaniquement, mais jamais envahie, dans

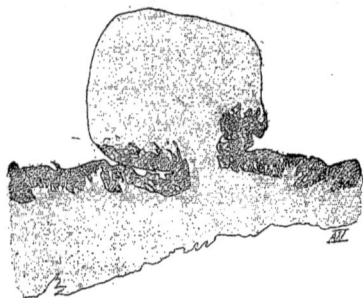

Fig. 12. — Coupe d'un sarcome pédiculé de la langue : on voit les rapports de la tumeur avec la muqueuse (Marion).

le sarcome pédiculé, et cette ulcération donne passage aux bourgeons néoplasiques (fig. 12).

3° *Structure histologique.* — Toutes les variétés de sarcome ont été rencontrées à la langue : globo-cellulaire, fuso-cellulaire, fibrosarcome (Ève), sarcome à myéloplaxes (Melchior Robert).

4° *Ganglions.* — Il n'est pas exceptionnel de trouver de gros ganglions sous-maxillaires. Souvent il s'agit d'une adénite infectieuse banale dont la porte d'entrée est l'ulcération de la muqueuse. Mais il semble bien que le sarcome lui-même puisse envahir les ganglions : 2 fois on les a vu être le siège de la récidive après ablation de la tumeur linguale, et Barker a constaté, à l'autopsie d'un malade, la généralisation ganglionnaire du sarcome.

Symptômes. — Le début du mal est insidieux, car il n'y a jamais de douleur et la tumeur ne devient gênante que par son volume (bredouillement, troubles de la déglutition) ; les sarcomes de la pointe sont mieux tolérés que ceux de la base.

Le *sarcome interstitiel* ressemble beaucoup à une tumeur bénigne ; c'est un noyau arrondi, d'ordinaire à limites bien nettes, ferme et élastique, exceptionnellement mou, recouvert d'une muqueuse normale, complètement indolent à la palpation.

Le *sarcome pédiculé* est beaucoup plus caractéristique (fig. 15) : il forme un champignon grisâtre, bourgeonnant, qui se moule sur les parois de la cavité buccale (dents, palais), et au-dessous duquel on sent parfois un noyau dense, encore enchâssé dans l'épaisseur de la langue. L'ulcération étant à peu près constante, les troubles fonctionnels sont plus accentués que dans

le sarcome interstitiel : douleurs au contact des aliments, petites hémorragies, fétidité de l'haleine, salivation.

Diagnostic. — Il ne présente quelques difficultés que dans le *sarcome
interstitiel* qui peut être con-
fondu avec un kyste, un fibrome, une gomme à la période
de crudité.

Le *sarcome pédiculé* se reconnaît du premier coup d'œil ;
il suffit d'y penser et il ne ressemble que de fort loin à un
papillome ou à un cancer ulcéré
et bourgeonnant.

Pronostic. — L'évolution
spontanée du sarcome de la
langue n'est connue que par le

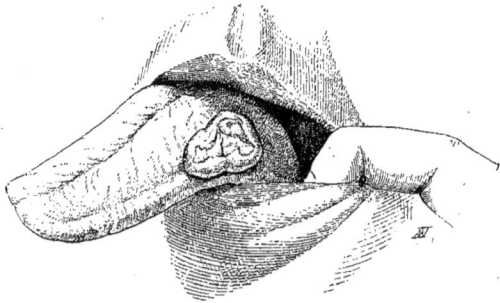

Fig. 13. — Sarcome de la langue
(cas de Marion).

seul fait de Barker, qui a fini par généralisation. Dans tous les autres cas,
on est intervenu chirurgicalement et les résultats obtenus ont été relativement bons pour un sarcome ; le pronostic, tout en étant sérieux, est bien
loin d'avoir l'extrême gravité du pronostic du cancer de la langue.

Traitement. — C'est l'*extirpation* large et complète de la tumeur avec
sa capsule et les tissus immédiatement avoisinants. L'opération se fait au
bistouri, par les voies naturelles ; sa gravité immédiate est à peu près nulle
(1 seul cas de mort).

Les *résultats éloignés* sont assez favorables : sur 13 malades suivis, 4 seulement sont morts de récidive ; les 9 autres étaient encore guéris au bout
d'un temps variant de 8 mois à 8 ans.   *CH. LENORMANT.*

LANGUE (SYPHILIS TERTIAIRE). — Le *chancre* de la langue, qui n'est pas très
fréquent, et les *accidents secondaires* (plaques muqueuses) sont décrits à
propos de la *syphilis* et aux articles BOUCHE. Je ne parlerai ici que des *glossites tertiaires*, qui sont d'un haut intérêt chirurgical, ne fût-ce qu'à cause
des difficultés de leur diagnostic dans certains cas.

Étiologie. — La syphilis tertiaire de la langue n'est pas très rare : plus
fréquente qu'aux lèvres, elle l'est beaucoup moins qu'au palais qui est le
siège d'élection des lésions tertiaires de la bouche. C'est un accident tardif,
survenant dans les vieilles syphilis (5 à 15 ans après le chancre, Fournier),
mal soignées et insuffisamment mercurialisées. On l'observe à peu près
uniquement chez l'homme ; la femme en est exceptionnellement atteinte.

La *syphilis héréditaire* donne parfois à la langue des manifestations absolument semblables à celles de la syphilis tertiaire acquise ; c'est là d'ailleurs
un fait assez rare et qui est bien loin d'être d'observation courante comme
l'hérédo-syphilis du palais.

Variétés anatomo-cliniques. — La syphilis tertiaire se manifeste,
à la langue, par deux types bien différents de lésions anatomiques : la
gomme qui se ramollit, c'est-à-dire dans laquelle le tissu morbide subit une
désintégration moléculaire, s'élimine et disparaît, laissant une ulcération ;

— et la *sclérose* qui aboutit à l'induration, la rétraction et l'atrophie des tissus envahis.

D'où deux variétés cliniques, également bien distinctes, la *glossite gommeuse* et la *glossite scléreuse*, qui peuvent, assez rarement d'ailleurs, coexister sur une même langue en donnant une forme mixte *scléro-gommeuse*.

A) **Glossites gommeuses**. — Les *gommes* de la langue peuvent être *superficielles* ou *profondes*.

1° Les *gommes superficielles* siègent dans le derme muqueux; elles sont habituellement multiples et même assez nombreuses (5 ou 6), irrégulièrement disséminées sur le dos de la langue, parfois disposées en fer à cheval (Fournier). Leur volume est celui d'un grain de plomb ou d'un pois. Dures d'abord, elles ne tardent pas à se ramollir, puis à s'ouvrir et à éliminer leur bourbillon; il reste une ulcération arrondie, relativement profonde, à bords nets; parfois des ulcérations voisines se fusionnent. La multiplicité habituelle de ces ulcérations est suffisamment caractéristique pour que le diagnostic soit facile.

2° Les *gommes profondes* sont beaucoup plus intéressantes. Parfois uniques, toujours peu nombreuses (5 ou 4 au plus, sauf exception), elles siègent en pleine épaisseur des muscles de la langue, à la pointe aussi bien qu'à la base ou aux bords. A la phase de crudité, c'est un nodule dur, à limites assez peu nettes, gros comme une noisette ou une noix; la gomme reste longtemps, souvent plusieurs mois, à cette phase de crudité et peut être confondue alors avec toutes les tumeurs solides de la langue, y compris l'épithéliome interstitiel.

En se développant, la gomme se rapproche toujours de la face dorsale de la langue et c'est au niveau de cette face, lorsqu'elle s'est ramollie, qu'on sent de la dépressibilité ou de la fluctuation. Puis la muqueuse rougit, se perfore et donne issue au liquide gommeux caractéristique.

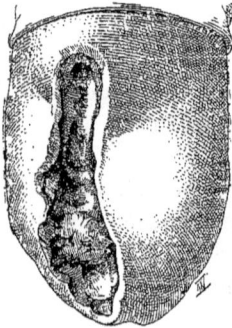

Fig. 14. — Ulcération gommeuse très étendue de la langue (Musée de l'hôpital Saint-Louis).

On est alors en présence de l'*ulcération syphilitique tertiaire* (fig. 14), dont les caractères sont les suivants : perte de substance profondément creusée, — bords taillés à pic, — fond grisâtre ou jaunâtre, bourbillonneux, ne saignant pas, — aucune induration de voisinage. Abandonnée à elle-même, l'ulcération gommeuse persiste indéfiniment sans se modifier; rarement elle s'agrandit et devient phagédénique; bien plus rarement encore, elle cicatrise spontanément (Fournier).

Toute cette évolution est *parfaitement indolente*; tout au plus, y a-t-il, quand les gommes sont grosses et nombreuses, un peu de gêne des mouvements de la langue (phonation, mastication). *Les ganglions sont toujours indemnes*.

L'ulcération syphilitique tertiaire n'est pas toujours d'un *diagnostic* facile. Je renvoie aux articles suivants pour le diagnostic de l'*ulcération tuber-*

ruleuse, généralement assez caractéristique pour que l'erreur soit évitée, et de l'*ulcération dentaire*; celle-ci ne pourrait être confondue qu'avec une ulcération syphilitique siégeant en face d'un chicot et les résultats de l'ablation de ce chicot lèveront tous les doutes : si elle ne suffit pas à amener la guérison, il faut incriminer autre chose que le simple traumatisme.

C'est le diagnostic entre syphilis et *cancer* qui offre le plus de difficultés; encore faut-il que la gomme soit unique, car la multiplicité des ulcérations suffit à rejeter l'hypothèse de cancer. L'ulcération cancéreuse est irrégulière et souvent bourgeonnante; elle repose sur une tumeur; elle saigne au moindre contact, s'accompagne de douleurs vives et d'engorgement ganglionnaire précoce. Néanmoins le diagnostic, facile dans les cas types, peut être parfois impossible, d'autant qu'il y a des formes hybrides dues à la greffe du cancer sur une ulcération syphilitique (Verneuil). C'est alors que seuls le *traitement d'épreuve* et surtout la *biopsie* permettront de sortir d'embarras; je renvoie, sur ce point, au diagnostic du cancer de la langue (v. c. m.).

B) **Glossites scléreuses.** — La sclérose syphilitique tertiaire occupe toujours la face dorsale de la langue; comme les gommes, elle peut être *superficielle* ou *profonde*.

1° La *glossite scléreuse superficielle* ou *corticale* se traduit par une induration superficielle, en îlots disséminés, ou diffuse et occupant une grande étendue (1/5 antérieur) du dos de la langue; les plaques scléreuses sont lisses, vernissées, rouge vif ou quelquefois blanchâtres, souvent parcourues par un réseau de sillons entrecroisés peu profonds.

Lorsque la plaque est blanchâtre ou grisâtre, on peut la confondre avec la *leucoplasie buccale* (v. c. m.), mais la plaque leucoplasique est d'un blanc plus éclatant, elle est plus diffuse et s'accompagne habituellement de leucoplasie d'autres régions de la bouche (plaques nacrées commissurales à la face interne des joues).

2° La *glossite scléreuse profonde* ou *parenchymateuse* occupe d'ordinaire la moitié ou les trois quarts antérieurs de la langue, qui sont tuméfiés et durs comme du bois; la face dorsale de l'organe, recouverte d'une muqueuse rouge sombre et dépapillée, présente un aspect *mamelonné* et *lobulé* tout à fait spécial (fig. 15), dû à l'existence d'un réseau de sillons très profonds (jusqu'à un centimètre) qui s'entre-croisent dans toutes les directions (*cirrhose linguale*, *langue parquetée*). Cette langue est absolument caractéristique de la syphilis tertiaire : aucune autre affection ne peut la simuler.

Fig. 15. — Sclérose syphilitique tertiaire de la langue (Musée de l'hôpital Saint-Louis).

Superficielle ou profonde, la glossite scléreuse n'est pas douloureuse, au moins au début, mais elle entrave les mouvements de la langue et cette gêne mécanique est surtout marquée dans la sclérose profonde. Il est d'ailleurs habituel de voir se produire, dans le fond des sillons et parfois

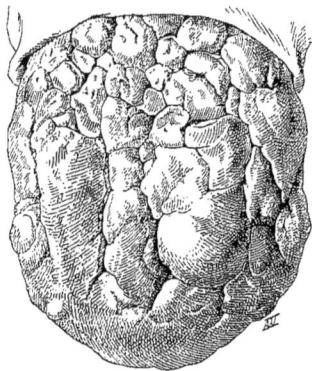

aussi sur les bords de la langue, en face des dents, des *fissures* d'origine purement mécanique et qui n'ont rien de spécifique. Ces fissures sont douloureuses : la fumée, les aliments chauds et épicés, les mouvements réveillent les douleurs qui sont parfois assez intenses.

Les ganglions sont toujours indemnes dans les glossites scléreuses.

Traitement de la syphilis tertiaire de la langue. — 1° Les *gommes* et les *ulcérations gommeuses* disparaissent rapidement et toujours par le traitement ioduré à doses suffisantes (3 ou 4 grammes d'iodure de potassium par jour), sans qu'il soit besoin d'aucun traitement local.

2° Les *scléroses* tertiaires sont beaucoup plus rebelles au traitement et l'on ne peut guère compter sur une guérison complète ; on a conseillé de combiner, dans ce cas, le mercure à l'iodure de potassium. Les *fissures* douloureuses, s'il en existe, seront traitées comme des lésions banales, c'est-à-dire cautérisées à l'acide chromique ou à la teinture d'iode.

CH. LENORMANT.

LANGUE (TUBERCULOSE). — **Étiologie.** — La *tuberculose linguale* fut observée tout d'abord exclusivement chez des phtisiques avérés, porteurs de lésions graves du poumon ou du larynx, et c'est cette tuberculose *secondaire* qu'ont décrite Ricord, sous le nom de « phtisie buccale », et Julliard, dans un travail resté classique. La *tuberculose linguale primitive*, survenant chez un individu sain, existe cependant, et les premiers cas en furent publiés quelques années plus tard (Trélat, Féréol) ; elle est d'ailleurs bien plus rare que la tuberculose secondaire et ne représente, dans les statistiques récentes, que 1/5 ou 1/6 des cas de tuberculose linguale (Auguy, Orlow).

La tuberculose linguale est beaucoup plus fréquente chez l'homme que chez la femme ; elle se rencontre surtout à l'âge moyen de la vie. Toutes les irritations banales de la langue (tabac, traumatisme, dents cariées) favorisent l'inoculation bacillaire et peuvent la localiser en un point donné. L'agent infectieux est amené directement au contact de la muqueuse avec les aliments ou, dans la tuberculose secondaire, avec les produits expectorés venus du poumon ou du larynx ; exceptionnellement, il faut admettre une infection par voie sanguine pour expliquer la tuberculose linguale secondaire à un foyer primitif éloigné, ganglionnaire (Reclus) ou anal (Bucquoy).

Variétés cliniques. — La tuberculose se présente à la langue sous trois types, *lupus, ulcération* et *abcès froid*, dont la fréquence est loin d'être égale : le lupus et l'abcès froid sont des raretés ; la tuberculose ulcéreuse est beaucoup plus importante.

A) **Lupus de la langue.** — On ne connaît qu'une quinzaine de cas de cette affection (Spire), et, dans les deux tiers des observations, il y avait coexistence d'un lupus de la face, ce qui facilitait singulièrement le diagnostic.

A la langue, comme dans le reste de la cavité buccale, le lupus débute par un semis de nodules jaunâtres, du volume d'un grain de mil, qui ne tardent pas à s'ulcérer. Ces ulcérations miliaires confluent en une large perte de substance, très peu profonde, irrégulière, à bords découpés et polycycliques, recouverte d'une croûte jaunâtre. La guérison spontanée est possible et la cicatrisation commence par le centre de l'ulcération, pour de là gagner ses bords ; d'autres fois, la lésion n'a aucune tendance à la guérison et s'accroît lentement en surface.

B) **Ulcération tuberculeuse.** — La langue est un siège d'élection de la tuberculose ulcéreuse de la bouche ; la localisation linguale existe seule ou s'accompagne de lésions de même nature aux lèvres, au palais, au pharynx, voire même aux gencives ou aux joues. A la langue elle-même, l'ulcé- ration est tantôt unique, tantôt multiple.

1° *Caractères objectifs.* — L'aspect de l'ulcération tuberculeuse (fig. 16) est le plus souvent très spécial. C'est une perte de substance d'étendue variable, souvent allongée en fissure linéaire, à bords très irréguliers, minces, décollés, découpés en jeu de patience, à fond anfractueux, raviné, montagneux (Reclus), — grisâtre et encombré de détritus caséeux, — rouge vif, lorsqu'elle est assez profonde pour atteindre les muscles. La zone entourant l'ulcération n'est jamais indurée, et il n'y a pas de tumeur sous-jacente. Tout autour de la perte de substance, on rencontre fréquemment, mais non toujours, un semis de granulations miliaires (*grains jaunes* de Trélat) qui, lorsqu'ils existent, permettent à eux seuls d'affirmer la nature tuberculeuse du mal.

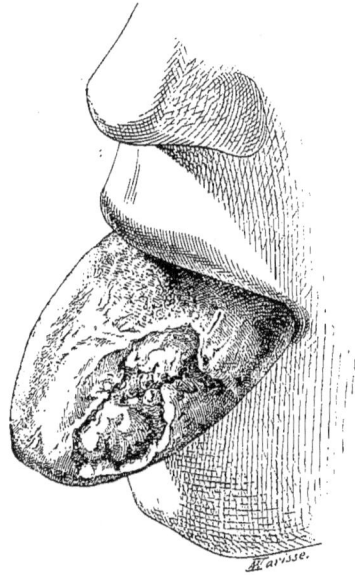

Fig. 16. — Ulcération tuberculeuse de la langue (Musée de l'hôpital Saint-Louis).

Les *ganglions* sous-maxillaires sont souvent intéressés et présentent l'aspect habituel de l'adénite tuberculeuse.

2° *Troubles fonctionnels.* — Il n'y en a qu'un, mais il est constant : c'est la *douleur*. Le contact, les aliments chauds ou épicés, l'alcool, la fumée de tabac provoquent des douleurs vives et, chez certains sujets, il s'établit consécutivement une *dysphagie* intense qui rend l'alimentation presque impossible. Les mouvements de la langue sont douloureux également, ce qui explique la gêne de la parole, de la mastication et de la déglutition observée chez ces malades.

5° *Diagnostic.* — Le diagnostic est évident lorsque l'ulcération se ren- contre chez un individu atteint manifestement de tuberculose pulmonaire ou laryngée, qu'elle présente l'aspect que je viens de lui décrire et qu'elle est environnée de points jaunes qui sont des tubercules miliaires ; il n'y a aucune autre hypothèse à envisager.

Lorsque les caractères de l'ulcération sont moins nets, il faut penser à l'ulcération dentaire, à la syphilis, au cancer, et rechercher les signes propres à ces diverses affections ; le diagnostic est en général possible.

En cas de doute, les *procédés de laboratoire* pourront tirer d'embarras : la recherche du bacille de Koch dans les produits de raclage de l'ulcération est un moyen infidèle, mais l'*examen histologique* et, *au besoin, l'inoculation d'un fragment des tissus morbides*, enlevé par biopsie, permettront de reconnaître sans peine la nature des lésions.

C) **Abcès froid de la langue.** — On n'en connaît qu'une vingtaine de cas. Il y a d'abord, dans l'épaisseur de la langue, une *gomme tuberculeuse* crue, tumeur dure et mal limitée, qu'on peut confondre avec une tumeur bénigne, une gomme syphilitique ou même un noyau d'épithéliome interstitiel.

Puis le tuberculome grossit, se rapproche de la muqueuse dorsale, se ramollit et devient fluctuant ; on pense alors à un kyste ou à un lipome, d'autant que l'indolence est absolue et qu'il n'y a aucune espèce de trouble fonctionnel. Enfin l'abcès s'évacue spontanément dans la bouche, laissant une fistule et une caverne anfractueuse, sans aucune tendance à la guérison spontanée.

Pronostic de la tuberculose linguale. — Il est fort mauvais dans la *tuberculose secondaire*, car la dysphagie, causée par l'ulcération linguale, apporte une grande gêne à l'alimentation et aggrave d'autant le pronostic des lésions pulmonaires ou laryngées primitives. C'est à cette variété que s'applique la formule de Butlin qui prétend que tout malade, atteint d'ulcération tuberculeuse de la langue, meurt phtisique en moins de deux ans.

Le pronostic est bien moins mauvais dans la *tuberculose primitive*, qui ne menace pas directement l'existence, qu'on a vu guérir spontanément et qui offre plus de prise à un traitement actif.

Traitement de la tuberculose linguale. — 1° Le *traitement général* doit tenir le premier rang dans la thérapeutique de la tuberculose de la langue, quelle qu'en soit la forme clinique ; mais l'un des facteurs de ce traitement général, la suralimentation, est souvent impossible à cause de la dysphagie ; on aura quelquefois raison de celle-ci par des badigeonnages cocaïnés de l'ulcération faits immédiatement avant le repas.

2° Le *traitement local des ulcérations tuberculeuses*, lorsque la lésion linguale est *primitive*, sera l'extirpation assez large, au bistouri, de l'ulcération et des tissus voisins, suivie d'une suture immédiate ; les résultats de cette intervention sont très encourageants et la récidive est assez rare. Ce traitement est encore applicable à la tuberculose *secondaire* de la langue, si les lésions pulmonaires ou laryngées sont peu accentuées. Au contraire, s'il s'agit de phtisiques avérés et déjà cachectiques, l'extirpation de l'ulcération linguale est inutile et l'on se contentera de la panser par des applications d'iodoforme ou de chlorate de potasse ou de la cautériser au fer rouge ou à l'acide chromique.

3° Les *abcès froids de la langue* seront traités par l'incision et le curettage de la poche.

CH. LENORMANT.

LANGUE (TUMEURS BÉNIGNES). — Les néoplasmes de la langue sont rares, si l'on excepte le cancer. A un point de vue simplement pratique, elles doivent être divisées en deux groupes, les *tumeurs bénignes* et les *tumeurs malignes*, ces dernières comprenant le sarcome, qui est rare, et l'épithéliome, qui est des plus fréquents. Les *tumeurs bénignes* appartiennent à des types anatomiques très différents, mais elles présentent des analogies importantes au point de vue de leurs symptômes, de leur évolution et de leur traitement, et ceci me paraît légitimer leur description dans un chapitre unique.

Classification anatomique des tumeurs bénignes de la langue. — Il faut, avant tout, distinguer les tumeurs *liquides* (*kystes de la langue*) et les tumeurs *solides*.

I. **Kystes de la langue.** — Ce groupe comprend : 1° les *kystes salivaires*, petits kystes très superficiels, immédiatement sous-muqueux, gros comme un grain de plomb ou un pois, développés aux dépens des glandules salivaires de la langue et siégeant sur les bords de l'organe, à la face inférieure de sa pointe ou au niveau de sa base, vers le sillon glosso-amygdalien ;

2° Les *kystes hydatiques*, qui sont rares et siègent en pleine épaisseur du corps charnu de la langue ;

3° Les *kystes mucoïdes de la base de la langue*, sous-jacents au foramen cæcum et au V lingual ; ces tumeurs congénitales proviennent du *canal thyréoglosse* de Bochdalek, c'est-à-dire de l'ébauche embryonnaire médiane de la glande thyroïde ; leur paroi est revêtue d'un épithélium cylindrique à cils vibratiles ; leur contenu est un liquide filant et visqueux, comme le mucus utérin.

II. **Tumeurs solides.** — Il faut signaler, parmi celles-ci : 1° les *tumeurs de la base de la langue à structure thyroïdienne* ou *goitres linguaux*, qui siègent au même niveau que les kystes mucoïdes, ont une origine semblable et sont également congénitales ; ces tumeurs, habituellement encapsulées, ont la structure du tissu thyroïdien normal, embryonnaire ou adulte, ou d'un goitre parenchymateux ou colloïde ; elles sont toujours très vasculaires et une simple ponction exploratrice a pu y déterminer des hémorragies graves ; elles s'accompagnent parfois d'absence du corps thyroïde normal qui est suppléé par la tumeur linguale ; on a publié une quarantaine d'observations de tumeur de ce genre, presque toutes chez des femmes (57 sur 40) ;

2° L'*angiome*, qui existe seul ou s'accompagne d'angiome de la face ou des lèvres ; c'est le plus habituellement un angiome *caverneux*, circonscrit ou diffus ; il s'y forme parfois de petits kystes ; cette tumeur, le plus souvent congénitale, est plus fréquente chez la femme que chez l'homme ; on peut la rencontrer dans toute l'étendue de la langue ;

3° Le *fibrome*, tumeur rare, dont on a publié une quinzaine de cas, observés, pour la plupart, chez l'homme et à l'âge adulte ; la tumeur, presque toujours unique, siège le plus souvent à la face dorsale, plus rarement à la base, exceptionnellement à la face inférieure (un seul cas) ; elle est toujours encapsulée ; dans un tiers des cas, le fibrome était pédiculé et saillant à la surface de la langue (*polype fibreux*) ; son volume varie de celui d'un pois à celui d'un œuf d'oie (Bergmann) ; histologiquement, c'est d'ordinaire du fibrome pur, exceptionnellement du fibro-lipome (Poncet) ou du fibro-myome (Blanc) ;

4° Le *lipome*, également rare, exceptionnel chez la femme, s'observant plutôt chez des sujets jeunes ; la tumeur est habituellement unique et siège de préférence à la pointe ou aux bords de la langue ; elle est d'ordinaire assez superficielle.

Caractères cliniques des tumeurs bénignes de la langue.

— I. **Kystes salivaires.** — Ces petites tumeurs transparentes, qui soulèvent la muqueuse et sont souvent multiples, n'ont guère d'intérêt clinique; elles sont trop petites, d'ordinaire, pour causer la moindre gêne et passent inaperçues. C'est donc bien rarement qu'on aura à intervenir contre elles : l'extirpation complète de la poche ou, tout au moins, son excision étendue, amènera la guérison définitive.

II. **Angiomes.** — L'angiome de la langue forme une tumeur plus ou moins étendue, assez mal limitée, bosselée, mollasse et partiellement réductible; elle augmente par les efforts et l'inclinaison de la tête en avant (angiome caverneux). La muqueuse qui la recouvre est souvent vascularisée et présente quelquefois une véritable tache érectile.

L'angiome est toujours indolent et il ne détermine que peu ou pas de troubles fonctionnels, en raison même de sa mollesse et de sa réductibilité; mais il peut devenir le siège d'*hémorragies* abondantes et répétées; celles-ci sont particulièrement fréquentes dans les angiomes du bord de la langue, qui s'ulcèrent par frottement contre les dents.

L'angiome reste stationnaire ou s'accroît lentement; sa guérison spontanée est possible, mais exceptionnelle; sa transformation en anévrisme cirsoïde n'est pas démontrée à la langue.

III. **Tumeurs bénignes encapsulées.** — Toutes les autres tumeurs bénignes, c'est-à-dire les *kystes hydatiques* et *mucoïdes*, les *tumeurs solides à structure thyroïdienne*, les *fibromes* et les *lipomes*, toutes les tumeurs bien circonscrites et situées plus ou moins profondément dans l'épaisseur de la langue, déterminent les mêmes troubles fonctionnels et ont de nombreux caractères communs.

1º *Signes fonctionnels.* — Toutes ces tumeurs sont *indolentes* pendant toute leur évolution. Lorsqu'elles siègent *vers la pointe* et qu'elles ne sont pas trop volumineuses, elles ne déterminent que de la gêne des mouvements de la langue, gêne qui se manifeste surtout parce que le malade bredouille quelque peu et se mord souvent en mangeant.

Les *tumeurs de la base*, ou les tumeurs assez volumineuses pour remplir la cavité buccale, déterminent des troubles plus accentués : sensation de corps étranger dans la gorge, gêne de la déglutition, toux, gêne respiratoire, d'ordinaire peu marquée, parfois uniquement nocturne (chute de la tumeur sur le larynx pendant le sommeil), exceptionnellement menaces d'asphyxie.

L'*hémorragie*, bien qu'elle ait été signalée dans 2 cas de fibrome, est un symptôme très rare des tumeurs bénignes de la langue, exception faite pour les tumeurs thyroïdiennes de la base qui saignent facilement.

2º *Signes physiques.* — L'*inspection* directe et, au besoin, l'*examen laryngoscopique* (tumeur de la base de la langue) montrent la saillie, souvent peu considérable, de la tumeur et les caractères de la muqueuse qui la recouvre : celle-ci est le plus souvent normale, jamais ou presque jamais ulcérée; parfois elle est sillonnée de veines dilatées (tumeurs à structure thyroïdienne); parfois elle laisse voir par transparence la coloration jaunâtre du néoplasme qui est alors toujours un lipome.

Cet examen sera complété par la *palpation* qui seule permet de reconnaître les limites et la consistance de la tumeur : le fibrome et les tumeurs thyroïdiennes de la base sont toujours fermes et dures; le lipome est mou, pseudo-fluctuant, simulant une tumeur liquide; les kystes sont loin d'être toujours dépressibles et fluctuants; bien au contraire, beaucoup de kystes de la langue sont tendus, rénitents et durs.

3° *Évolution et pronostic.* — La marche de ces tumeurs est extrêmement lente et elles peuvent exister depuis des années sans déterminer aucun trouble sérieux; elles restent longtemps insoupçonnées; c'est le cas des tumeurs congénitales de la base de la langue, solides ou liquides, qui ne se manifestent habituellement que pendant la seconde enfance ou à la puberté.

Toutes sont des tumeurs bénignes qui ne récidivent jamais après ablation complète.

Les ganglions sont toujours indemnes chez les sujets porteurs de ces néoplasmes.

Diagnostic. — Tout noyau dur, inclus dans l'épaisseur de la langue et déterminant peu de troubles fonctionnels peut être confondu avec l'une des tumeurs précédemment décrites : ainsi une *gomme syphilitique* ou *tuberculeuse* à la phase de crudité, un *nodule actinomycosique;* mais ces noyaux sont plus diffus, moins bien limités qu'un fibrome ou un kyste et bientôt leur ramollissement vient lever tous les doutes.

Le diagnostic avec les *tumeurs malignes* est plus difficile et plus important; le sarcome (v. c. m.) ressemble d'autant plus à une tumeur bénigne qu'il est encapsulé, au moins au début; au contraire, l'épithéliome interstitiel est d'emblée diffus, irrégulier, adhérent à la muqueuse qui s'ulcère bientôt.

Le diagnostic différentiel entre les diverses variétés de tumeurs bénignes qui viennent d'être étudiées, est le plus souvent difficile, sinon impossible; il offre d'ailleurs peu d'intérêt, car toutes sont justiciables du même traitement; seul l'angiome présente des indications thérapeutiques spéciales, mais il ne saurait être confondu avec aucune autre tumeur.

Traitement des tumeurs bénignes de la langue. — 1° L'*angiome* sera traité par l'*extirpation*, s'il est bien limité et de dimensions moyennes; dans le cas contraire, on aurait recours à l'*ignipuncture* ou à l'*électropuncture*, suivant les règles habituelles du traitement des angiomes (v. c. m.).

2° L'*ablation* est le seul traitement de toutes les autres tumeurs bénignes, solides ou liquides, de la langue; elle est facile puisqu'il s'agit de tumeurs encapsulées. Cette ablation se fait aisément par les voies naturelles et c'est très exceptionnellement qu'on a dû aborder par une incision sus-hyoïdienne de très volumineuses tumeurs de la base de la langue (Bergmann).

CH. LENORMANT.

LANGUE (ULCÉRATIONS DENTAIRES). — Un traumatisme, même peu intense, mais répété, finit par déterminer, au niveau de la langue, une ulcération sans grands caractères spécifiques, qui dure aussi longtemps que persiste la cause irritante et disparaît avec celle-ci.

Étiologie. — Bien qu'un corps étranger, tel qu'une pièce prothétique mal faite, puisse être le point de départ de ces *ulcérations traumatiques*, elles reconnaissent presque toujours pour cause le frottement de la langue contre une dent : « on ne saurait trop faire observer qu'il survient, aux parties latérales de la langue, des ulcères rebelles à tout remède et qui paraissent incurables, faute de connaître la cause : le criminel est une dent » (Louis). Le nom d'*ulcère dentaire*, sous lequel on désigne habituellement cette lésion, est donc parfaitement légitime.

Normalement cependant, la langue supporte sans inconvénient le contact des dents. Pour qu'il y ait irritation, et par suite ulcération, il faut : soit une augmentation de volume de la langue, comme dans la macroglossie ou la glossite (v. c. m.), où j'ai décrit des ulcérations répondant aux incisives inférieures, — soit quelque *altération dentaire* : déviation d'une dent en dedans (dent de sagesse) et surtout carie ou fracture de la dent ayant laissé un fragment pointu, un chicot, sur lequel vient se déchirer la muqueuse linguale, — soit enfin des frottements anormalement répétés, s'exerçant en un point de la langue, qui est habituellement protégé contre les irritations : ce dernier groupe correspond aux *ulcérations sublinguales* qui se rencontrent à la face inférieure de la langue, de chaque côté du frein, chez les petits enfants, à la suite des quintes de toux répétées (bronchites et surtout coqueluche) ou des mouvements de succion chez des nourrissons dont les incisives médianes sont apparues de trop bonne heure.

Symptômes. — 1° *Siège*. — Si l'on fait abstraction des ulcérations de cette dernière variété, le siège habituel des ulcérations dentaires est au niveau des bords de la langue, le plus souvent vers le tiers moyen de ces bords, en face d'une des grosses molaires, car c'est d'ordinaire l'une de ces dents qui est la cause de l'ulcération.

2° *Caractères objectifs*. — Au début, il y a une simple fissure de la muqueuse qui s'agrandit peu à peu, ou un noyau, ferme et élastique, de glossite dentaire (Butlin) précédant l'ulcération.

Bientôt celle-ci est constituée et se présente comme une perte de substance, de forme ordinairement ovalaire, allongée dans le sens vertical; elle est entourée de bords sinueux qui sont minces, sans être ni décollés, comme dans la tuberculose, ni épais et taillés à pic, comme dans la syphilis, ni indurés, comme dans le cancer. Le fond de l'ulcération est rose, granuleux, de bon aspect, avec parfois des débris pultacés jaunâtres, qu'il est facile d'enlever sans faire saigner. Les tissus voisins, siège d'une glossite légère, sont un peu fermes et élastiques, mais sans qu'il y ait jamais d'induration véritable, ni de tumeur.

Les *ganglions* sous-maxillaires sont quelquefois un peu gros et douloureux (adénite banale), mais ce fait est loin d'être constant.

3° *Troubles fonctionnels*. — Un peu de salivation et de fétidité de l'haleine et des douleurs assez vives qui ne sont pas spontanées et ne surviennent que lorsque la partie ulcérée frotte contre les dents, dans les mouvements de la langue, tels sont les troubles fonctionnels que provoque l'ulcération dentaire; à la longue, la mastication et la déglutition deviennent assez pénibles.

Marche et pronostic. — Tant que l'agent irritant persiste, tous les lavages, toutes les applications médicamenteuses et toutes les cautérisations sont impuissants à amener la guérison. Au contraire, dès que cet agent irritant a été supprimé, dès qu'on a arraché la dent ou le chicot, changé la pièce de prothèse, la cicatrisation se fait spontanément en quelques jours et sans qu'aucun traitement local soit nécessaire.

Diagnostic. — En présence d'une ulcération de la langue, et avant de s'arrêter à un diagnostic précis, le médecin doit envisager successivement toute une série d'hypothèses : il pensera à l'ulcération dentaire, il pensera aussi à la tuberculose, au chancre induré de la langue, à une gomme ulcérée, au cancer. Chacune de ces ulcérations, tuberculeuse, syphilitique, cancéreuse, présente des caractères spécifiques qui sont exposés dans d'autres articles et qui, souvent, permettront d'emblée d'en affirmer la nature ; au contraire, on a pu voir que l'aspect de l'ulcération dentaire était, somme toute, assez banal.

Mais, en face de l'ulcération dentaire, on trouvera toujours la cause qui l'a produite : on voit une dent déviée, cariée ou brisée ; si l'œil n'aperçoit rien, le doigt, promené sur la gencive, sentira la pointe à peine saillante de quelque chicot.

Cette constatation ne suffit pas cependant à affirmer qu'il s'agit d'une ulcération dentaire, car il est assez fréquent de voir une ulcération spécifique, tuberculeuse ou syphilitique par exemple, se localiser au niveau d'une dent malade ; il faut donc faire une sorte de contre-épreuve en arrachant la dent suspecte : la guérison se fera en quelques jours, si l'ulcération est purement traumatique ; persiste-t-elle au contraire, après suppression de l'agent irritant, c'est qu'on a affaire à autre chose qu'à une ulcération dentaire simple et il reste à chercher si cette « autre chose » est de la tuberculose, de la syphilis ou du cancer.

Traitement. — Je viens d'indiquer, à propos du diagnostic, quelle thérapeutique s'adresse aux ulcérations dentaires : c'est la suppression de la cause traumatisante, c'est-à-dire, dans la très grande majorité des cas, l'extraction d'une dent ou d'un débris de dent malade. Cette petite intervention est nécessaire et suffisante pour obtenir la cicatrisation ; on hâtera celle-ci en prescrivant des lavages antiseptiques de la bouche et quelques attouchements de la surface ulcérée avec la teinture d'iode.

CH. LENORMANT.

LAPAROTOMIE. — La laparotomie ou cœliotomie est l'acte d'ouvrir la paroi abdominale. Lorsqu'on incise les différentes couches de la paroi sans ouvrir le péritoine, on fait une laparotomie sous-péritonéale ; dans le cas contraire, on fait une laparotomie ordinaire ou cœliotomie proprement dite.

Soins pré-opératoires. — Lorsqu'on a du temps devant soi, il faut : 1º évacuer aussi complètement que possible l'intestin ; 2º désinfecter la paroi abdominale. Pour atteindre ce double but, il faut purger les malades pendant un jour ou deux et les maintenir ensuite à la diète liquide. Donc, purger la veille et même l'avant-veille de l'opération. Ensuite, il faut nettoyer le malade au moyen de bains généraux ou des savonnages locaux. Si rien ne s'y oppose, on fait prendre un bain avant la purgation, et une fois celle-ci terminée, on savonne la paroi et les cuisses avec de l'eau bouillie additionnée de cristaux de carbonate de potasse; on passe à l'éther et à l'alcool (en évitant de mouiller les organes génitaux, à cause de la douleur), puis on fait un vaste pansement aseptique bien fixé par un bandage de corps muni de sous-cuisses.

Immédiatement avant l'opération, on recommence la même opération, ou mieux on se contente d'une application de teinture d'iode à sec, on attend que celle-ci soit séchée, on *évacue la vessie*, à moins qu'on ne soit certain de sa vacuité, et on peut alors commencer l'opération.

Anesthésie. — Suivant les cas elle est locale ou générale. D'une façon habituelle cette dernière est préférable. Toutefois, il ne faut pas ignorer que lorsque l'acte opératoire doit se borner à l'incision de la paroi, l'anesthésie locale peut suffire. Parfois, en raison de l'état général, elle est la méthode de choix.

Instrumentation indispensable. — Un bistouri, une paire de ciseaux, 6 à 12 pinces hémostatiques, des écarteurs et des valves, des aiguilles et du fil.

Quand l'opération intra-péritonéale doit être compliquée, il est indispensable d'avoir des écarteurs automatiques qui suppriment un aide.

Comme aiguille, celle à manche fixe de Doyen peut suffire à toutes les nécessités.

Comme matériel à sutures, le catgut seul, le fil ou la soie seule, le fil métallique ou le crin seuls peuvent suffire. En règle générale, il vaut mieux combiner.

Opération. — L'anesthésie étant *absolue*, c'est là un point important, l'opérateur trace l'incision cutanée suivant le siège et la direction qu'il a déterminés d'avance.

La peau doit être incisée d'un seul coup pour éviter les hachures. Pour la même raison, la graisse, lorsqu'elle est épaisse, doit être incisée en 2 ou 3 coups, le bistouri repassant exactement au même endroit, l'incision se faisant sous le contrôle de l'œil grâce à l'écartement symétrique des bords de la plaie.

Arrivé sur l'aponévrose, l'opérateur quitte un instant le bistouri pour pincer les vaisseaux superficiels, et aussi pour fixer les bords de la plaie cutanée aux bords des serviettes stérilisées, dites champ opératoire; manœuvre qui peut se faire au moyen de pinces ordinaires, si on n'a pas de pinces spéciales. Il est bon de lier tout de suite les vaisseaux sous-cutanés d'un certain calibre avec du catgut 00, afin de débarrasser la plaie des pinces qui l'encombrent.

Section de l'aponévrose, de bout en bout, jusqu'au contact du pubis si on fait une laparotomie sous-ombilicale. Repérage de l'aponévrose avec des pinces.

Section ou écartement des muscles (suivant la région). — Si la laparotomie est médiane on cherche la ligne blanche et on passe dans l'interstice des muscles grands droits. Le muscle pyramidal est désinséré à gauche ou à droite de la ligne blanche. Au besoin, l'insertion des muscles droits et pyramidaux sur le pubis est débridée dans l'étendue d'un demi-centimètre de chaque côté, si on veut avoir un large accès sur le bassin.

Dans les laparotomies latérales, après avoir sectionné le grand oblique, on sectionne les autres plans musculaires ou aponévrotiques. Si on veut faire une ouverture très petite, on peut se contenter de dissocier les muscles sous-jacents, ce qui évite ou diminue les chances d'éventration consécutive (anus contre nature, appendicectomie).

Comment ouvrir le péritoine. — La graisse sous-péritonéale étant bien en vue (après section du fascia transversalis), on incise le péritoine avec précaution, pour éviter la blessure de l'intestin. Disons tout de suite que cet accident, possible si le malade pousse, est à peu près sûrement évité si ce dernier est profondément endormi. Néanmoins, afin de faciliter l'ouverture du péritoine, il est bon d'avoir recours à un des moyens suivants qui tous ont pour but de permettre l'entrée de l'air dans la cavité abdominale grâce à l'aspiration produite par le soulèvement de la paroi.

1er *moyen.* — L'aide pince la graisse sous-péritonéale, l'opérateur en fait autant avec une pince à griffes tenue de la main gauche. Tous deux soulèvent ainsi un pli transversal que le bistouri tranche à petits coups. Avant d'avoir coupé toute l'épaisseur sous-péritonéale et le péritoine lui-même, il faut s'y reprendre à plusieurs fois. Avoir bien soin de repasser le bistouri dans la même voie et de saisir avec les pinces des points symétriques par rapport à la ligne médiane, sous peine de s'égarer. Si on rencontre l'ouraque sous forme d'un cordon vertical, on peut soit passer à côté, soit le sectionner.

2e *moyen.* — L'opérateur saisit à pleine main la peau du ventre et la tranche de graisse sous-cutanée, la main étant en pronation. L'aide en fait autant. Tous deux tirent en l'air, entraînant le péritoine pariétal qui est déprimé par la pression atmosphérique. Un long coup de bistouri, donné en coup d'archet, c'est-à-dire avec légèreté, avec le plein du tranchant, permet la rentrée de l'air et le décollement des deux feuillets du péritoine. Cette méthode est surtout indiquée lorsqu'il existe une volumineuse tumeur telle que fibrome, utérus gravide, kyste de l'ovaire.

En employant les moyens précédents et surtout le second, l'opérateur ne risquera pas de s'égarer et de décoller indéfiniment le péritoine pariétal croyant décortiquer un kyste de l'ovaire, ainsi que cela est arrivé.

La position déclive et la résolution chloroformique facilitent beaucoup l'ouverture du péritoine et la rentrée de l'air dans cette cavité. Aussi placera-t-on le malade en position déclive dès le début de l'opération, toutes les fois que celle-ci comportera la position de Trendelenburg. On fera exception toutefois, lorsqu'on soupçonne l'existence d'une collection mal enkystée de sang ou de pus, collection dont la position déclive pourrait occasionner la chute dans la région sous-diaphragmatique de l'abdomen.

A quel endroit ouvrir le péritoine? — a) *En cas de tumeur.* — On aura soin d'ouvrir le péritoine dans une région où l'on suppose que les adhérences font défaut, c'est-à-dire dans le voisinage de l'ombilic s'il s'agit, comme dans le cas le plus habituel, d'une laparotomie sous-ombilicale. Cette précaution est indispensable dans le cas où l'on veut pratiquer une ablation d'organes (tumeur utérine ou annexielle), ou bien lorsqu'on veut se rendre compte des connexions d'une tumeur ou d'une collection enkystée (péritonite tuberculeuse à forme pelvienne.

b) *En cas d'abcès.* — Au contraire, on incisera le péritoine au droit de la tuméfaction, lorsqu'on se proposera seulement d'ouvrir une collection enkystée telle que pelvi-péritonite, hématocèle suppurée, appendicite suppurée, etc. On voit que la conduite diffère suivant le but que l'on se propose. Il arrive souvent qu'après avoir ouvert le péritoine libre dans un but d'exploration, et après avoir reconnu l'existence d'une collection suppurée, on regrette l'ouverture de la grande séreuse qui, après incision de l'abcès, sera presque fatalement infectée. Dans ce cas, la conduite la plus sage consiste, *après avoir marqué sur la paroi le point auquel correspond l'abcès,* à recoudre le péritoine et la paroi et ensuite à inciser la collection suppurée au niveau du point marqué. Lorsqu'il n'y a aucune urgence à cela, le mieux est encore de différer de quelques jours l'ouverture de l'abcès.

Si l'abcès bombe dans la partie inférieure de l'incision exploratrice, on ne recoudra que la partie supérieure de celle-ci et on tamponnera le reste.

Comment on évite la blessure de la vessie, de l'intestin. — L'ouverture du péritoine est ensuite agrandie aux ciseaux, en ayant soin d'éviter la blessure des anses intestinales accolées au péritoine pariétal, ou bien l'ouverture des organes qui sont accolés à ce dernier comme, par exemple, la vessie. Pour éviter l'intestin, le mieux est de toujours faire précéder les ciseaux par les doigts. On incise alors le péritoine soulevé par les doigts. On évite la vessie en inspectant à la fois la face interne du péritoine pariétal et en regardant la coupe de la section. Il faut inciser à petits coups et, lorsqu'on aperçoit un organe charnu ou qu'on blesse une artériole, il est temps de s'arrêter. Ayant reconnu la vessie, soit à la saillie graisseuse qu'elle fait à la face profonde du péritoine, soit à des fibres musculaires, soit à la vascularisation, il faut s'arrêter ou la contourner.

Lorsque la vessie est soulevée par une tumeur enclavée ou une collection telle que hématocèle, pelvi-péritonite suppurée, elle est étalée en arrière de la paroi et on ne peut l'éviter que si on s'attend à cette particularité opératoire.

Repérage de l'incision du péritoine. — Lorsque le péritoine a été incisé dans toute l'étendue de la plaie, il est bon de repérer cette membrane et de la saisir avec des pinces qui prennent en même temps les compresses. Après quoi on recouvre lesdites pinces avec de nouvelles compresses, afin de désencombrer complètement le champ opératoire. Cette façon de procéder a encore pour effet de favoriser l'hémostase de la plaie.

Protection du péritoine. — Là qualité des compresses avec lesquelles on protège le péritoine est loin d'être sans importance. Il faut qu'elles soient à la fois souples, abondantes et suffisamment résistantes pour qu'on ne soit pas exposé à les déchirer, à les effilocher, et à en laisser une partie dans le ventre. Les compresses de toile fine et usée, les compresses en gaze ourlée, les compresses en gaze tétra remplissent bien ce but, à condition que tous ces tissus, et principalement ceux de toile, soient légèrement humides. Pour leur procurer le degré d'humidité voulu, il faudra les asperger d'eau avant de les mettre à l'autoclave. On aura soin de ne pas dessécher le contenu de celle-ci et on maintiendra les boîtes autoclaves au chaud en les conservant dans un chauffe-linge ou dans une étuve.

L'opérateur, ayant donc à sa disposition les compresses ci-dessus, établira un barrage entre la grande cavité péritonéale et la région où il doit travailler, de manière à opérer pour ainsi dire en *champ clos*.

Fermeture de la paroi abdominale. — L'idéal est de suturer séparément chaque plan de la paroi, c'est-à-dire de faire une suture en étages. On est sûr ainsi de ne pas oublier un plan anatomique tel que péritoine, muscle, aponévrose.

Suture de la paroi en plusieurs étages. — Si donc on n'est pas pressé par le temps, je conseille de faire : 1° un surjet au catgut fin (n° 0) sur le péritoine pariétal ; 2° un surjet ou des points séparés sur les muscles ; 3° un surjet ou des points séparés sur l'aponévrose ; 4° des points séparés ou des agrafes Michel sur la peau.

Le surjet péritonéal sera fait avec soin pour ne pas blesser l'intestin sous-jacent. Ici, comme pour l'ouverture du péritoine, le mieux est d'opérer en résolution musculaire complète et en position déclive. Lorsque le péritoine a été distendu par une tumeur volumineuse, cette suture est des plus faciles. Il n'en est plus de même quand on veut recoudre un péritoine non distendu sur un sujet qui pousse et contracte ses muscles. Dans ce cas, le péritoine déchire à chaque point, et il faut se contenter d'en rétrécir l'ouverture.

La suture du péritoine a un double but, elle favorise l'hémostase et prévient les éventrations post-opératoires. Elle doit être incomplète lorsqu'on veut établir un drainage abdominal.

La suture des muscles sera faite au catgut moyen, n° 1 ou 2. Elle sera faite de préférence en surjet. Que l'on fasse un surjet ou des points séparés, il faudra avoir soin de serrer peu de façon à ne pas écraser les fibres musculaires.

L'aponévrose sera recousue soit en surjet, soit à points séparés ordinaires, soit avec des fils en U entre-coupés de points ordinaires. On la pratiquera au catgut moyen, de préférence le n° 2, ou bien au fil de lin. On aura soin que cette suture soit partout continue et ne présente pas d'interstice, par où pourrait se glisser la graisse sous-péritonéale qui, à sa suite entraînerait une hernie.

Lorsque la graisse sous-cutanée est très épaisse, il est bon de la suturer sans serrer par quelques points de catgut n° 1.

Quant à la peau, on peut presque indifféremment employer le crin, le fil de lin, les agrafes. Avoir soin d'enlever celles-ci d'une façon précoce (du 4e au 5e jour), sous peine d'avoir de petites escarres qui compromettent la réunion primitive.

Suture de la paroi en un seul plan. — Lorsqu'on est pressé par le temps, on fera avec des fils lisses, résistants et souples un seul plan de sutures embrassant la peau, la graisse, l'aponévrose, le muscle, le péritoine. Les fils qui conviennent sont le crin de Florence (il faut en avoir de très gros et même il est bon de les mettre doubles), et les fils métalliques (argent, bronze d'aluminium). Les crins seront noués, et les fils métalliques seront tordus d'une façon méthodique.

Il faut avoir grand soin de n'oublier aucun des plans anatomiques de la paroi, sous peine d'éventration ultérieure.

Suture mixte. — On peut combiner ces deux modes de sutures. Passer tout d'abord 4 ou 5 anses de fils profonds, puis faire une suture en étage et ne serrer les fils profonds que lorsque la peau est elle-même suturée. On solidarise ainsi tous les plans de la paroi.

Pour éviter que les fils profonds ne coupent la peau et aussi pour favoriser l'hémostase, il est d'une excellente pratique de nouer les fils profonds sur une compresse roulée qui recouvre toute l'étendue de la plaie.

Pansement. — Le drain, lorsqu'on en met un, sera toujours pourvu d'une épingle de sûreté ou bien fixé à la peau de l'abdomen par un fil, sous peine de tomber dans le péritoine et de constituer un corps étranger d'autant plus fâcheux qu'on en ignore l'existence.

La paroi sera recouverte de gaze aseptique et de coton absorbant. La couche en sera d'autant plus épaisse qu'on aura à pratiquer un drainage plus intense. Dans ce cas, il vaut mieux n'employer que du coton hydrophile. Le pansement sera renouvelé plusieurs fois par 24 heures. On aspirera les sécrétions du drain....

Lorsqu'on réunit complètement sans drainage, on peut se contenter d'un pansement beaucoup moins épais surtout chez les gens maigres. Comme il est nécessaire d'exercer sur le ventre fraîchement recousu une bonne compression, on emploiera de préférence de la ouate ordinaire qui est plus élastique que la ouate hydrophile.

Enfin, dans certains cas, lorsque par exemple on veut recouvrir de glace la région opérée ou même plonger l'opéré dans des bains froids (au cas de péritonite), on supprime presque tout le pansement en faisant l'occlusion de la plaie au moyen d'un emplâtre aseptique adhésif tel que l'emplâtre caoutchouté, l'emplâtre à l'oxyde de zinc. Il est bon toutefois d'interposer entre la peau et l'emplâtre une compresse aseptique de dimensions plus petites que l'emplâtre, de sorte que ce dernier la déborde de toutes parts.

Le pansement sera maintenu par un bandage. On emploie de préférence comme bandage de corps la flanelle de bonne qualité, qui est à la fois résistante et élastique. Les bandages de gaze ou de coton ont l'avantage de pouvoir se laver facilement, mais ils sont moins élastiques. Le bandage sera maintenu avec des sous-cuisses et ces derniers seront fixés au bord inférieur du bandage de corps.

Lorsque le malade est sujet aux quintes de toux, il est prudent de renforcer le bandage par des tours de bande de toile, de gaze ou de crépon.

Soins post-opératoires. — Lorsque le malade vomit, il est bon de lui comprimer le ventre avec les deux mains afin de diminuer la douleur.

L'opéré ne prendra rien tant qu'il vomira, mais on lui fera rincer la bouche fréquemment. La meilleure position est sur le dos, sauf indications spéciales. En général, il est possible au malade de changer de position et de remuer dans son lit dès le lendemain, parfois même dès le premier jour.

Faut-il purger les malades dès le second jour? Je crois que c'est une bonne pratique, mais je ne la crois nullement indispensable, et quand les opérés vont bien, je les laisse aller d'eux-mêmes à la selle ou je les aide du 2e au 3e jour avec un lavement.

Le lavage d'estomac, utile et même précieux en cas de complications, est trop pénible pour qu'il soit jamais d'une pratique courante.

Les injections sous-cutanées de sérum artificiel ne sont utiles que s'il y a choc opératoire ou pour prévenir celui-ci, quand l'opération a été laborieuse.

Ablation des fils. — Lorsque la plaie a été suturée en étages au moyen de sutures perdues, on enlève les fils vers le 8e jour. Quand la peau a été recousue avec des agrafes, on les enlèvera du 4e au 6e jour au plus tard pour la raison que nous avons dite.

Lorsque la plaie a été suturée en un seul plan, les fils doivent rester une dizaine de jours, et il faut bien soutenir le ventre au moyen d'un bandage lorsqu'ils sont enlevés.

Quand la suture est mixte, enlever les fils profonds, du 4e au 6e jour. On peut aussi, pour des raisons spéciales, les laisser davantage, mais à la longue, ils risquent d'infecter la paroi, de la surface à la profondeur. On y remédie dans une certaine mesure en collodionnant leur orifice d'entrée.

Lever des malades. — Autrefois on laissait scrupuleusement les malades dans leur lit pendant 21 jours. A les faire lever plus tôt on aurait redouté des éventrations et des embolies. Actuellement, certains chirurgiens d'outre-mer font lever leurs opérés dès le 2e jour. Je pense qu'entre les deux extrêmes se trouve la vérité. Quand tout va bien, il y a intérêt à ne pas laisser trop longtemps les opérés au lit. Dès le 2e jour, on leur permet de se retourner. Dès le 6e jour, on leur permet de s'asseoir dans leur lit au moment des repas. Vers le 12e ou le 15e jour, on les fait lever. Quelques jours plus tard, ils peuvent quitter l'hôpital ou la maison de santé.

Plus les malades seront maigres et moins il y aura d'inconvénients à les faire lever de bonne heure.

Faut-il faire porter une ceinture élastique aux opérés? — Quand les malades sont maigres, quand la plaie de laparotomie a été petite, quand elle a été soigneusement recousue et que la réunion a été rapide et complète, on peut se passer de ceinture.

Dans les conditions opposées ou si la plaie a été drainée, il est indispensable d'en faire porter une, ne serait-ce que pour mettre sa conscience en repos au cas où il surviendrait une hernie de la cicatrice.

Au bout de combien de temps les opérés peuvent-ils reprendre leurs travaux? — Au bout de trois mois en moyenne, et même beaucoup plus tôt si ceux-ci ne sont pas pénibles.

Complications opératoires. — Ce sont la blessure de l'intestin et de la vessie. Je ne reviens pas sur le moyen de les éviter.

Complications post-opératoires. — Les unes sont précoces comme la péritonite, l'éviscération, la suppuration de la paroi, les escarres sacrées. D'autres sont tardives comme l'éventration ou hernie de la cicatrice.

La *péritonite* reconnaît ordinairement pour cause la rupture d'une collection septique dans le péritoine, on l'évitera par une protection soignée au moyen des compresses. Rarement, la péritonite, de nos jours, est le fait de l'opérateur ou tout au moins des mains de l'opérateur. Lorsque la péritonite est déclarée, on se contente ordinairement de couvrir le ventre de glace et de soutenir les forces du malade au moyen d'injections sous-cutanées de sérum artificiel, de caféine, d'huile camphrée, etc.... Parfois, il est indiqué de rouvrir le ventre, pour le nettoyer, le laver, le drainer. Cette conduite a pu être suivie de succès. En général, elle ne fait que précipiter le dénouement fatal. En cas de péritonite avec hyperthermie, les bains froids paraissent constituer une ressource des plus utiles, et de véritables résurrections auraient été observées.

La *suppuration* de la paroi est presque toujours due à ce qu'on a employé des fils non aseptiques. Elle est presque toujours peu grave, mais ouvre la porte aux autres complications, telles que phlébites, parotidites....

L'*éviscération précoce* est grave, elle est généralement due à la mauvaise qualité des catguts dont le nœud se défait ou qui se rompent. Le catgut peut se dénouer parce que le nœud a été mal fait; mais, le plus souvent, c'est parce que le catgut est glissant ou bien s'est digéré trop tôt.

Les malades sont ordinairement avertis de cette complication par une douleur violente semblable à une déchirure. Il faut alors défaire le pansement le plus vite possible. Si la peau recouvre encore les anses intestinales, on peut se contenter de réduire celles-ci comme on rentre une hernie en refoulant les téguments. L'opéré en sera quitte pour avoir une hernie de la cicatrice. Mais si la peau a éclaté, ce qui est la règle quand les fils sont enlevés, il faut, séance tenante, recoudre la paroi abdominale après réintégration des anses. L'opéré guérira en général si la plaie est restée aseptique, mais la péritonite viendra bien souvent emporter ces opérés, pour peu qu'il y ait une source d'infection au voisinage de la plaie, ou que l'intestin soit resté pendant plusieurs heures au contact des téguments et dans un pansement de propreté douteuse.

L'*éviscération tardive*, celle qui se fait plusieurs mois après le lever des malades, porte le nom d'*éventration* ou de *hernie de la cicatrice*. Elle peut reconnaître pour cause une éviscération précoce passée inaperçue ou une distension progressive de la cicatrice. Pour ses symptômes et son traitement, je renvoie au mot *Éventration*.

Quant aux *escarres sacrées*, elles n'ont rien de spécial à la laparotomie. On les évitera en retournant fréquemment les malades pour nettoyer la région sacrée, en évitant la macération des téguments de cette région par l'urine, en veillant à ce que l'alèze sur laquelle repose l'opéré ne fasse pas de plis, ou mieux en remplaçant celle-ci par une *peau de chamois* que l'on se procure dans n'importe quel bazar et qui se lave le plus facilement du monde. Ces précautions seront d'autant plus indispensables qu'on aura affaire à des personnes plus affaiblies, ou très maigres ou très grasses, et à des malades pusillanimes qui n'osent pas remuer. Enfin, on a accusé l'éther versé en trop grande abondance sur la paroi au moment du nettoyage pré-opératoire, de déterminer la congélation des téguments du sacrum et ensuite des escarres. On évitera, en conséquence, de verser *larga manu* ce liquide sur le malade lui-même, et on se contentera d'en imbiber discrètement une compresse.

SAVARIAUD.

LARMOIEMENT. — [(*Epiphora* (ἐπιφέρεσθαι, déverser), *Illacrymatio, Stillicidium* (*stilla*, goutte; *cadere*, tomber)].

La sécrétion des larmes est dans un rapport constant d'équilibre avec l'excrétion. Toutes les causes qui pourront rompre cet équilibre, qu'elles agissent sur les glandes lacrymales ou sur les voies d'excrétion, donneront lieu au *larmoiement*.

Aux premières appartient l'excitation réflexe qui part de l'œil et de ses annexes et qui suit la voie du trijumeau (lésions ou irritations conjonctivales, cornéennes, iriennes, irritation de la rétine par une forte lumière, astigmatisme, asthénopie accommodative). L'éternuement produit par l'éclairage de l'œil, met en évidence cette double action du réflexe nasal et oculaire sur le larmoiement. Ce réflexe, qui détermine l'hypersécrétion des glandes lacrymales avec intégrité des voies d'excrétion, peut provenir d'une région plus ou moins éloignée et être provoqué par une affection sinusienne, dentaire, naso-pharyngienne, amygdalienne; on a observé le larmoiement dans les affections de matrice, pendant la grossesse, le larmoiement intermittent, au moment des repas, sous l'influence du réflexe œsophago-lacrymal et provoqué par le passage du bol alimentaire à travers l'œsophage.

Si le trijumeau est la branche centripète du réflexe lacrymo-sécrétoire, il paraît démontré que le nerf facial est le nerf de la sécrétion lacrymale. Les fibres sécrétantes vont du facial au ganglion sphéno-palatin par le grand nerf pétreux superficiel. Toute lésion sur ce trajet déterminera tantôt l'exagération, tantôt la diminution et tantôt la suppression de la sécrétion. L'hyposécrétion est plus fréquente. L'hypersécrétion s'accompagne de l'exagération de l'excitabilité électrique du facial. L'hyposécrétion s'accompagne de la diminution de cette excitabilité ou de réaction de dégénérescence.

Les lésions de la VIIᵉ paire établissent une transition entre les causes des larmoiements dits hypersécrétoires, fonctionnels, avec intégrité des voies d'excrétion et les larmoiements dus à un obstacle dans l'écoulement des larmes. Et, en effet, ces lésions peuvent agir sur la sécrétion elle-même, ou bien entraver l'écoulement des larmes par paralysie du muscle orbiculaire. Cette paralysie trouble ou supprime le jeu d'aspiration des larmes auquel concourent le clignement et la dilatation du sac lacrymal par le muscle de Horner et la position normale des points lacrymaux.

La cause la plus fréquente du larmoiement consiste dans un obstacle à l'écoulement des larmes. Le trouble apporté à cet écoulement, sinon sa suppression, peut provenir de l'occlusion imparfaite des paupières, soit par paralysie de la VIIᵉ paire, soit par lagophtalmie due à toute autre cause: d'une conjonctivite chronique avec éversement des points lacrymaux ou ectropion, bien que cette conjonctivite avec ses conséquences soit plus souvent la cause que la conséquence des accidents lacrymaux; il peut provenir encore de toute anomalie ou affection des voies lacrymales (rétrécissement du canal lacrymo-nasal, obstruction des voies lacrymales par déviation, malformation, compression, dacryocystite, rhinite, sinusite maxillaire, éversion des points lacrymaux, contracture du sphincter de ces points, actinomycose des canalicules lacrymaux), etc.

Larmoiement tabétique. — Il est sous la dépendance de l'élément para-

lytique (paralysie du muscle de Horner) ou bien est dû à un trouble sécrétoire et rentre dans la catégorie de troubles analogues dont peuvent être
atteints les tabétiques (gastrorrhée, entérorrhée, sialorrhée, hypersécrétion
sudorale, spermatorrhée, polyurie).

Le larmoiement tabétique n'est pas constant. Il ne diffère pas, le plus
souvent, du larmoiement simple, ordinaire, uni ou bilatéral. Toute cause
d'irritation, vent, poussière, lumière artificielle, travail minutieux et fatigant l'augmente. Il est continuel ou bien survient par crises, véritables
crises ataxiques. Il peut apparaître au début du tabes.

On le reconnaît à l'absence de toute anomalie ou lésion des voies lacrymales, à son apparition brusque par crises généralement de courte durée et
plus ou moins espacées. Les crises s'accompagnent parfois de rougeur du
globe oculaire avec œdème de la conjonctive, photophobie, blépharospasme.
En l'absence de lésions des voies lacrymales, on se rappellera que le larmoiement peut être le premier symptôme du tabes et l'on évitera ainsi de
faire une thérapeutique et un diagnostic erronés. Si ce larmoiement devenait par trop gênant, on ferait l'ablation de la glande lacrymale.

Larmoiement hystérique. — C'est avec réserve que la symptomatologie
de l'hystérie doit être étudiée aujourd'hui. Mais il est certain que, dans la
psychonévrose, on peut constater la diminution ou l'absence de la sécrétion
lacrymale et même l'hypersécrétion. Cette dernière est de même nature
vaso-motrice que d'autres phénomènes constatés dans cette névrose, tels
que diaphorèse, sueurs profuses, hémihyperhidrose, transpiration abondante
des doigts.

Ce larmoiement apparaît surtout lorsqu'on examine l'œil à la lumière
artificielle. Les malades ont alors des larmes abondantes en même temps
que de la photophobie et du blépharospasme. Il peut s'y adjoindre de
l'hémihyperhidrose faciale, de l'hyperémie des vaisseaux cutanés de la
face, de la copiopie (accommodation douloureuse, hyperesthésie du muscle
ciliaire).

Il va sans dire que ce larmoiement ne doit pas être traité localement.

Larmoiement dans la maladie de Basedow. — Là encore, comme dans le
tabes, il peut être initial et même précéder de longtemps l'exophtalmie.

J'ajoute, sans y insister bien entendu, le larmoiement dans le rire et le
pleurer spasmodiques. Il s'agit en général de pseudo-bulbaires. Les lésions
occupent la région optostriée où s'élaborent les éléments physiologiques,
moteurs d'expression de l'émotion.

Caractères cliniques. — Le larmoiement est d'abondance variable, très
léger, insignifiant (« watered eye » des Anglais), ou très intense et très
gênant, s'accompagnant de symptômes variés suivant son origine, pouvant
se compliquer de conjonctivite et de blépharite, d'ectropion, de kératite
et de toutes les lésions des voies lacrymales dont le larmoiement n'est que
le symptôme initial.

Dans le larmoiement hypersécrétoire, on observe des lésions de la glande
lacrymale.

Diagnostic. — Le diagnostic étiologique se fera d'abord d'après un examen
systématique local. Le plus souvent, le larmoiement est causé par une lésion

des voies lacrymales. C'est à l'examen de ces voies qu'on s'attachera surtout, et, dans le cas de leur intégrité, on recherchera les symptômes des lésions du trijumeau, du nerf facial et des affections générales ou des névroses qui peuvent se compliquer de larmoiement.

Le larmoiement n'est pas toujours apparent, outre qu'il peut être très léger et n'être qu'un « bain d'œil », il peut exister bien réellement et sans que les larmes tombent sur la joue ou remplissent les culs-de-sac conjonctivaux; dans ce dernier cas, il s'agit d'un larmoiement par hypersécrétion, les larmes s'écoulent facilement par les voies d'excrétion qui ne sont nullement obstruées, et il résulte seulement de cette hypersécrétion un besoin fréquent de se moucher.

Dans le cas de lésions blépharo-conjonctivales ou cornéennes persistantes, à répétition, il ne faudrait pas éloigner le diagnostic étiologique de lésions des voies lacrymales, sous prétexte qu'il n'y a pas de larmoiement. Ce dernier peut faire défaut, en effet, et néanmoins c'est de ce côté qu'il conviendra de diriger le traitement. Toutefois, s'il n'y a pas réellement de larmoiement, on remarquera que l'œil est légèrement humide, et le malade se plaint de sécheresse nasale.

On peut à la rigueur constater l'exagération de la sécrétion, en introduisant dans le sac conjonctival un morceau de papier filtre, dont l'augmentation de poids permet de calculer l'abondance de la sécrétion. L'épreuve à la fluorescéine qui tarde à passer ou ne passe pas du tout, démontre s'il y a ou non obstacle à l'écoulement des larmes.

On ne confondra pas le larmoiement avec l'exagération de la sécrétion conjonctivale.

Traitement. — Le traitement sera celui des affections des voies lacrymales qui donnent lieu au larmoiement (V. Lacrymales, Œil, Orbite, Paupières). — Le cathétérisme, l'extirpation du sac, l'ablation de la glande lacrymale, le débridement du point lacrymal et l'électrolyse.

PÉCHIN.

LARYNGÉ (VERTIGE). — V. Vertige.

LARYNGÉE (PHTISIE). — V. Larynx (Tuberculose) et Phtisie.

LARYNGITES AIGUËS. — Inflammation vive de la muqueuse laryngée ou des articulations sous-jacentes. Cette inflammation peut être primitive, isolée, ou se produire au cours d'une affection générale. Dans la forme ordinaire, les troubles sensitifs précèdent les troubles fonctionnels; le catarrhe de la muqueuse, son irritation et sa susceptibilité à l'inspiration de l'air froid, le chatouillement et le frottement, et aussi, dans le cas d'arthrite laryngée, la gêne et la douleur provoquées par les mouvements partiels de phonation ou par les mouvements totaux de déglutition, ouvrent la scène.

L'irritation de la muqueuse provoque la toux sèche et superficielle d'abord, puis rauque, puis grasse et épaisse quand les mucosités s'accumulent et se fluidifient.

La voix s'altère bientôt. Elle exige la moteur de la région glottique et souffre immédiatement des troubles sécrétoires de cette région; elle est sèche d'abord, quand l'irritation dessèche la muqueuse ; certaines notes, les aiguës, ne sortent pas, la voix « se cuit ». Puis la muqueuse se boursoufle et s'épaissit irrégulièrement, la voix se fait lourde, ne sort plus qu'avec un effort de souffle et de pincement glottique ; elle est rauque, grave, comme distendue, irrégulière et présente des sonorités inattendues, involontaires ; elle descend dans le grave, comme s'il y avait paralysie des muscles sous la muqueuse et comme si la tension passive de la paroi glottique intervenait seule.

Quand la congestion et l'œdème s'accentuent, la voix est éteinte, soufflée ; l'inspiration devient plus ou moins bruyante, et la voix expirée peut au contraire s'éteindre totalement. Il y a *extinction de voix*. Mais celle-ci peut se produire dès le début de la laryngite, avant l'apparition des gros phénomènes inflammatoires et congestifs, par simple arthrite aryténoïdienne déterminant la parésie des muscles périarticulaires et l'abandon total de cette partie si importante de la motricité phonatoire. Si au contraire cette arthrite détermine non le relâchement, mais la contracture musculaire par irritation, la voix prend un caractère aigu, en fausset, eunuchoïde ; les deux formes alternent d'ailleurs parfois ; et ce trouble d'aphonie précoce ou d'acuité précoce de la voix permet de faire le diagnostic d'arthrite aryténoïdienne.

En général, la perte rapide de la voix, dans l'aigu comme dans le grave, doit faire penser à une arthrite aryténoïdienne.

Quand il y a congestion vive ou œdème considérable, la respiration est plus ou moins gênée ; mais c'est surtout dans le cas de spasme glottique, par irritation réflexe, qu'apparaît le *stridor* laryngé, la laryngite striduleuse des enfants, le faux-croup qui effraie tant leur entourage. Toutes les parties du larynx peuvent être prises dans la laryngite, la muqueuse est rouge, tuméfiée, l'aspect de la glotte est changé ; la blancheur des cordes s'efface, les aryténoïdes se gonflent, des mucosités recouvrent les parties congestionnées, et la toux est surtout produite par la vive injection de la région épiglottique ou trachéale.

Étiologie. — La laryngite aiguë est le plus souvent provoquée par l'action de l'air froid sur une muqueuse laryngée particulièrement susceptible ou déjà irritée ; ou encore par cette même action du froid sur des articulations aryténoïdiennes sensibles et d'ailleurs très directement exposées à ce refroidissement par leur situation même dans le torrent d'air inspiré.

Le coryza et l'obstruction nasale forçant, par la respiration devenue buccale, l'air inspiré à frapper directement le larynx sans s'être échauffé dans son passage à travers les fosses nasales, provoque ainsi, d'une part, par l'irritation laryngée qui a pu naître en même temps que la rhinite, et d'autre part, par l'action de l'air froid sur une muqueuse déjà irritée, l'inflammation de cette muqueuse. On dit alors que le rhume est descendu dans la gorge, et de là dans la poitrine.

L'action du froid peut, sous une réaction peu appréciable de la muqueuse laryngée, atteindre les articulations aryténoïdiennes et les muscles ou nerfs sous-jacents. Il y a alors aphonie ou dysphonie sans catarrhe, et on peut penser à ce qu'on appelle l'*aphonie nerveuse*, car l'aspect du larynx est normal.

Beaucoup d'affections catarrhales, et en première ligne la rougeole, s'attaquent au larynx ; la grippe, les rhinites et trachéites s'associent volontiers la laryngite, surtout chez les enfants. La syphilis, dans sa période secondaire, crée directement une laryngite qui peut laisser des traces durables si le malade cherche dans cette crise, d'ailleurs passagère, à forcer la voix.

Chez l'enfant, la laryngite peut être grave, et rapidement, à cause du spasme et du gonflement. Chez l'adulte, la laryngite aiguë n'est redoutable que dans le cas de néphrite concomitante, à cause des œdèmes suraigus.

Traitement. — Avant tout ne pas parler et ne pas s'efforcer de donner du son, car s'il y a arthrite, on déforme pour longtemps ses surfaces articulaires en imposant au larynx un fonctionnement auquel il n'est pas propre pour le moment, et aux muscles un exercice qui ne peut s'effectuer dans les conditions mécaniques normales ; de même ne pas respirer d'air froid et trop sec. Il faut calmer l'irritation de la muqueuse par des vaporisations, des inhalations, des gargarismes émollients, mais en évitant de pratiquer ces traitements dans les cas où le malade aurait à les interrompre en s'exposant au froid ; car si d'un côté ils calment la muqueuse, d'autre part ils la rendent plus sensible à l'action du froid. La décongestion locale par des révulsifs sur le cou ou entre les épaules, par l'enveloppement froid du cou, par les bains de pieds chauds et sinapisés, les boissons très chaudes ou les gargarismes très chauds sont également utiles, ainsi que l'antipyrine et la quinine à doses faibles et répétées ; les insufflations quotidiennes de la poudre suivante donnent des résultats rapides.

```
Iodol . . . . . . . . . . . . . . . . . . . . . . . . . .   1 gramme.
Benzoate de soude . . . . . . . . . . . . . . . . . .   6 grammes.
Tolu . . . . . . . . . . . . . . . . . . . . . . . . . . .   4    —
Tannin . . . . . . . . . . . . . . . . . . . . . . . . .   1 gramme.
Gomme arabique . . . . . . . . . . . . . . . . . . .   5 grammes.
Cannelle pulvérisée . . . . . . . . . . . . . . . . .   0 gr. 20
```

Pour éviter le spasme glottique après l'insufflation, recommander au malade d'aspirer immédiatement après par le nez.   *PIERRE BONNIER.*

LARYNGITES CHRONIQUES. — Les laryngites chroniques s'installent en général à la suite de laryngites aiguës pendant lesquelles la voix a été forcée, ou progressivement grâce à un surmenage ou à un malmenage professionnels, le plus souvent quand une diathèse y prédispose. Pendant la laryngite aiguë, les centres bulbaires de la phonation et ceux qui entretiennent la muqueuse vocale sont forcément surmenés et peuvent rester défaillants après la crise aiguë. La laryngite devient alors chronique, et le larynx très susceptible, et moins résistant.

La muqueuse est alors le siège d'une catarrhe chronique avec rougeur et turgescence, vascularisation, abondance des amas glandulaires hypertrophiés, épaississement et hyperplasie de la muqueuse épiglottique, aryténo-épiglottique, et glottique ; les cordes vocales restent irrégulières, pleines de petites et parfois de grandes nodosités dont le frottement réciproque de corde à corde, pendant la vibration, fait de véritables callosités, de durillons qui s'enflamment périodiquement.

La dilatation vasculaire, l'apparition des varicosités font qu'au moindre effort la muqueuse s'épaissit et se fluxionne davantage, augmentant la gêne et le trouble fonctionnels ; des granulations se montrent, formant des saillies sur le fond de la muqueuse et devenant le point de départ d'irritations réflexes, avec toux et catarrhe local. Les articulations se déforment, les mauvaises attitudes vocales se substituent aux bonnes et la voix s'altère d'une façon souvent définitive, restant rauque ou basse, ou inégale, faisant alterner le fausset avec les intonations de la voix paralytique, passant, d'une syllabe à l'autre, du plus aigu au plus grave des registres vocaux.

Les granulations de siège pharyngo-épiglottique ne gênent la phonation que par les troubles réflexes qu'elles provoquent, mais leur prolifération dans la région interaryténoïdienne est une cause directe de dysphonie par obstacle au rapprochement des cordes et à la bascule aryténoïdienne.

Les varicosités de la muqueuse et aussi les sinuosités et les dilatations qu'offrent les artères de la région glottique, soumises par la toux et par l'effort de phonation à de grands écarts de pression, déterminent parfois de véritables hémorragies.

Selon la prédominance de tel ou tel caractère anatomique, ces laryngites sont ainsi désignées sous le nom de forme *catarrhale*, forme *granuleuse* ou *glanduleuse*, forme *hypertrophique* ou *hyperplasique*, forme *hémorragique* et forme *arthritique*.

Les sécrétions peuvent être très augmentées, au point de gêner la phonation non seulement chez les professionnels, mais chez les malades qui n'ont pas à se servir spécialement de leur voix ; elles peuvent au contraire être diminuées au point de gêner la phonation par dessiccation des cordes vocales et des parois muqueuses dont la moiteur est normalement indispensable à l'exercice même modéré de la voix. La muqueuse dans ce cas devient très irritable et est le siège de picotements et d'une cuisson souvent pénible.

Chez les goutteux et surtout chez les diabétiques, cette forme sèche est fréquente. Elle se montre aussi, par trouble sécrétoire bulbaire, chez les arthritiques prédisposés à l'asthme des foins (v. c. m.).

C'est naturellement chez les goutteux que les laryngites chroniques subissent les poussées aiguës et l'hypertrophie en masse, tant par congestion répétée, fluxion presque permanente, que par dystrophie d'origine centrale. Néanmoins ces formes goutteuses peuvent s'effacer presque totalement quand la diathèse s'attaque à un autre organe. Il y a des laryngites qui alternent avec des migraines, des poussées cutanées, intestinales ou bronchiques.

L'hypertrophie gêne forcément la voix, surtout quand elle porte sur la corde vocale, qu'elle épaissit ou déforme irrégulièrement comme dans l'affection dite *chordite tubéreuse*, si redoutée des chanteurs; mais elle est rarement cause de gêne dans la respiration, à moins qu'elle ne se complique d'œdème, comme dans les fluxions goutteuses.

Les mêmes irritations qui provoquent les laryngites aiguës, le froid, et surtout le froid humide, certaines vapeurs ou poussières irritantes, l'abus du tabac, l'exposition de la gorge et des pieds au froid, etc., provoquent aussi des laryngites chroniques par la répétition des mêmes offenses et l'impossibilité professionnelle de s'y soustraire et de s'en remettre complètement.

Traitement.. — La suppression de la cause d'irritation, tout d'abord, est la condition indispensable à tout traitement de laryngite chronique. Le catarrhe peut s'atténuer par des inhalations chaudes, sulfureuses ou astringentes; les insufflations de poudres astringentes (V. LARYNGITES AIGUËS); l'application directe d'une solution de nitrate d'argent 1/10e, les balsamiques, les Eaux-Bonnes, les eaux de Cauterets, de Luchon, de la Bourboule et du Mont-Dore.

Les granulations doivent être *légèrement* touchées au galvano-cautère quand elles sont accessibles. Il faut agir avec beaucoup de prudence dans la région interaryténoïdienne. Les durillons des cordes vocales disparaissent spontanément quand le malade modifie sa façon de chanter et forme sa voix très en dehors, sans appuyer le son sur la glotte. Les gargarismes très chauds et astringents agissent très heureusement. Il faut aussi assurer la respiration normale et combattre la diathèse et les troubles nerveux.

PIERRE BONNIER.

LARYNGITE DIPHTÉRIQUE. — V. CROUP.

LARYNGITE SÈCHE. — V. ASTHME.

LARYNGITE STRIDULEUSE — **Faux croup.** — Sous le nom de laryngite striduleuse, ou faux croup, nous réunissons toutes les *laryngites catarrhales aiguës suffocantes*, qu'il s'agisse d'une laryngite vulgaire avec spasme de la glotte (et dans ce cas la dyspnée n'est que paroxystique) ou d'une laryngite sous-glottique, laryngite intense primitive de Marfan (et dans ce cas, la dyspnée, due à la sténose permanente du larynx par œdème sous-glottique et aux accès de spasmes, est à la fois paroxystique et continue). Dans les traités classiques, on réserve parfois le nom de laryngite striduleuse, tantôt au premier groupe de faits (Marfan), tantôt au deuxième (Ruault). Notre définition, plus compréhensive, est plus conforme à la conception de Bretonneau et de Trousseau, qui décrivent des laryngites striduleuses bénignes (fréquentes, correspondant à la laryngite vulgaire avec spasme) et des laryngites striduleuses graves (rares, correspondant à la laryngite sous-glottique).

Maladie de l'*enfance*, le faux croup est fréquent surtout de 2 à 10 ans, chez les garçons plus que chez les filles. Certains enfants présentent pour cette affection une prédisposition spéciale, parfois héréditaire : chez eux, la laryngite striduleuse se reproduit souvent, après plusieurs années, aux moindres occasions. La maladie est fréquente surtout chez les adénoïdiens.

Les causes provocatrices ne diffèrent pas des causes des laryngites aiguës en général : nous mentionnerons surtout l'influence du froid, et quelquefois du travail de la dentition. Une crise de faux croup peut marquer le début de la rougeole, de la coqueluche, de la grippe, de la broncho-pneumonie.

Symptômes. — 1° *Forme commune, bénigne.* — La laryngite striduleuse éclate *brusquement, vers minuit*. A vrai dire, quelques prodromes avaient précédé l'accès : un peu de fièvre, un peu d'enrouement, d'enchifrènement, des signes de rhume vulgaire. Mais tous ces symptômes étaient si légers qu'ils avaient d'ordinaire passé inaperçus; l'enfant était resté gai, s'était couché bien portant, lorsque *soudain, la nuit*, il se réveille « dans une agitation fébrile considérable; sa toux est rauque, très fréquente, mais forte et bruyante; sa respiration est haletante, entrecoupée, accompagnée pendant l'inspiration d'un bruit aigu, *d'un sifflement laryngien* strident. Sa voix, modifiée dans son timbre, éteinte dans les moments des accès, est rauque, enrouée, dans l'intervalle; mais, c'est là un fait capital, *elle n'est presque jamais éteinte* comme dans le vrai croup » (Trousseau). De même, la toux est rauque, mais reste *retentissante, aboyante*. Pendant l'accès, qui a souvent une extrême violence, on note du tirage sus- et sous-sternal. Si l'on examine la gorge, on constate, d'une manière inconstante, qu'elle est rouge; mais jamais il n'y a de fausses membranes, ni d'engorgement des ganglions sous-maxillaires.

Au bout d'une heure ou deux, tout se calme; la raucité de la toux diminue, et l'enfant s'endort, avec une respiration à peine sifflante, presque normale; au réveil, la voix a repris son timbre habituel; la toux, grasse, n'est presque plus rauque; et la fièvre qui persiste pendant la journée est très légère.

D'ordinaire, les accès se répètent pendant cinq à six nuits consécutives, avec une intensité décroissante.

Tel est le type le plus fréquent du faux croup : c'est au spasme glottique, provoqué par une laryngite catarrhale souvent fort légère, qu'est due la suffocation. Le pronostic immédiat est toujours bénin; mais, comme nous l'avons déjà dit, un accès de laryngite striduleuse annonce parfois le début d'une maladie grave, telle qu'une broncho-pneumonie.

2° *Forme grave*. — C'est à cette forme qu'on donne le nom de laryngite sous-glottique, ou de laryngite intense primitive (Marfan). Ici encore, le début est brusque et se fait la nuit; mais la dyspnée ne se présente pas seulement sous une forme paroxystique; entre les accès, persiste une certaine gêne respiratoire, assez modérée d'ordinaire. La toux et la voix sont enrouées, mais sonores, et ne s'éteignent pas, au contraire de ce qui se passe dans le croup.

Les accès se reproduisent plusieurs nuits consécutives, avec une intensité souvent croissante au début; puis ils s'atténuent. Mais la durée totale de la maladie *dépasse toujours une semaine*; elle peut se prolonger pendant plus de quinze jours.

La gravité de cette forme de laryngite striduleuse tient d'une part à ce que la dyspnée peut persister en dehors des accès, assez intense même pour nécessiter le tubage ou la trachéotomie, et d'autre part à ce qu'elle se complique parfois d'ulcérations susceptibles de déterminer dans la suite une sténose chronique du larynx. Des abcès sous-muqueux et péri-laryngiens peuvent encore en être la conséquence.

Enfin une laryngite semblable peut accompagner le début de la rougeole (il s'agit ici d'une laryngite vraiment morbilleuse, due à l'exanthème laryngé; et il ne faut pas la confondre avec la laryngite diphtérique, le croup vrai, survenant d'ordinaire à une période plus avancée de la maladie); et la rougeole se complique souvent alors d'une broncho-pneumonie grave.

Cette laryngite sous-glottique est surtout fréquente chez les enfants; mais elle ne leur est pas aussi spéciale que la première forme, et peut se présenter chez les adultes, avec des symptômes identiques : « Cette identité des symptômes chez les adultes et chez les enfants, dit Ruault, montre bien que les symptômes caractéristiques de l'affection sont dus à leur siège spécial, et qu'il est inexact de considérer la laryngite striduleuse comme une laryngite aiguë vulgaire, ne donnant lieu à des troubles dyspnéiques chez les enfants qu'en raison du petit volume du larynx et de l'absence de glotte inter-cartilagineuse chez ces derniers. Cette opinion est nettement contredite par les observations laryngoscopiques, et elle doit être résolument abandonnée. »

Pronostic. — Le pronostic a déjà été indiqué dans l'étude des symptômes : la première forme n'a pas, en elle-même, de gravité, mais l'accès de laryngite striduleuse peut marquer le début d'une broncho-pneumonie. La deuxième forme guérit d'ordinaire sans complications; mais elle a une certaine gravité de par sa durée, de par son intensité, de par les accidents dont elle peut être suivie (abcès, sténoses); c'est surtout la laryngite de la rougeole qui est sérieuse.

Diagnostic. — La brusquerie des accidents, leur intensité même, et surtout le fait que la voix et la toux, bien que rauques, restent *sonores*, sont les principaux éléments qui permettent de distinguer les laryngites striduleuses du croup. Le croup débute d'une façon plus insidieuse; la suffocation n'atteint pas d'emblée son maximum, mais s'accentue peu à peu; la voix et la toux se voilent et s'éteignent; la respiration est gênée entre les accès; enfin il existe presque toujours en même temps des signes d'angine pseudo-membraneuse (mais il ne faut pas oublier la possibilité d'un croup d'emblée).

C'est surtout la deuxième forme (laryngite sous-glottique) qui peut être confondue avec le croup; ici encore, le début soudain et la conservation d'une voix et d'une toux sonores sont les meilleurs éléments de diagnostic. Pourtant, l'examen bactériologique est quelquefois nécessaire.

Traitement. — Pour calmer l'accès, appliquer au-devant du cou des compresses chaudes, ou un cataplasme sinapisé; envelopper les jambes de bottes d'ouate; mettre l'enfant dans une atmosphère humide, en faisant évaporer dans la chambre de l'eau bouillante, chargée ou non de vapeurs médicamenteuses.

Ces moyens doivent immédiatement être mis en œuvre. En même temps, on prescrit un *vomitif*, qui reste encore indiqué si l'on arrive quand l'accès est calmé : on recourra soit à l'*ipéca* (dix à cinquante centigrammes de poudre dans 20 à 50 gr. de sirop d'ipéca, à prendre par cuillerées à café, de 10 en 10 minutes, jusqu'à effet vomitif), soit au *sulfate de cuivre* (*dix à quinze centigrammes*) qui, outre son action vomitive, possède une action antispasmodique.

Lorsque le vomitif a produit son effet, prescrire des *antispasmodiques* que l'on continue à administrer pendant plusieurs jours (antipyrine, bromures, codéine).

Le *tubage* ou la *trachéotomie* sont parfois nécessaires, lorsque l'accès de suffocation est tellement intense que la vie est immédiatement menacée (cas exceptionnel), et surtout, comme dans le croup, lorsque le tirage est *permanent*, fait rare, mais qui peut se produire dans les laryngites sous-glottiques et surtout dans les laryngites du début de la rougeole. Lorsqu'on a fait le tubage, il est parfois nécessaire de laisser le tube longtemps en place (7 à 8 jours) ou même de recourir à la trachéotomie secondaire, les accès de suffocation, provoqués par la persistance d'ulcérations sous-glottiques, se reproduisant après chaque extraction du tube (V. Croup).

H. GRENET.

LARYNGITES SYPHILITIQUES. — A part l'accident initial, qui doit être exceptionnellement rare, tous les accidents syphilitiques des muqueuses et des tissus profonds s'observent, et avec une fréquence relativement grande, au niveau du larynx.

Accidents secondaires. — La laryngite secondaire peut être précoce et se montrer en même temps que les syphilides muqueuses ou cutanées. Elle se traduit par un *enrouement* qui éteint la voix et la brise plutôt qu'il ne la fait rauque; la muqueuse laryngée est, comme la pharyngée, d'une rougeur parfois intense, vermillonnée. L'*érythème* s'associe souvent le *catarrhe*. Cette laryngite, qui peut récidiver à plusieurs reprises pendant la période secondaire, disparaît d'ordinaire spontanément et sans laisser de traces, si le malade a eu la sagesse de ne pas trop exiger d'un organe momentanément impuissant et de ne pas forcer sa voix.

Outre cet érythème qui peut rester simple, la syphilis se marque encore sur la muqueuse laryngée par des syphilides plus ou moins *ulcéreuses*, plus ou moins destructives, siégeant un peu partout sur la muqueuse, et parfois douloureuses, comme quand elles se trouvent sur les replis aryténo-épiglottiques, ou sur la face postérieure des aryténoïdes, au passage des aliments. Parfois la poussée est forte et la muqueuse qui entoure les ulcérations est congestionnée, tuméfiée, infiltrée. Ces syphilides superficielles peuvent apparaître à n'importe quel âge de l'affection et la laryngite secondaire que nous décrivons apparaîtra, parfois à plusieurs reprises, au cours de la période tertiaire.

L'enrouement syphilitique a quelque chose d'assez caractéristique pour qu'on puisse, dans certains cas, faire le diagnostic de syphilis; la voix n'est pas rauque, ni dure, ni complètement éteinte ou irrégulière; elle donne l'impression d'une voix *usée*, ne se produisant pas directement au niveau des cordes vocales; certains malades l'appellent « une voix de papier mâché », et cette expression imagée est assez juste. Il est évident qu'on ne doit pas se tenir à cette impression pour faire le diagnostic.

La laryngite secondaire ne se complique presque jamais d'*œdème* et de dyspnée, sauf dans le cas de néphrite secondaire concomitante. Il ne faut pas perdre de vue la notion que peu de points sont plus facilement le siège des œdèmes d'origine rénale que le larynx. Le froid est très sensible aux larynx syphilitiques, surtout, je le répète, quand il y a en plus de la néphrite, trouble fréquent à cette période.

Quand la laryngite secondaire est assez précoce pour qu'il reste trace des accidents primitifs, chancre et adénopathie, le diagnostic est facile. Mais dès les poussées ultérieures de laryngite syphilitique, et en l'absence de tout contexte clinique, le diagnostic ne se fait d'une façon formelle que par l'épreuve du traitement.

Accidents tertiaires. — Ils peuvent être très précoces, mais on ne les voit guère que deux ans après l'accident initial. En revanche, ils peuvent être très tardifs et apparaître vingt et trente ans après le début. La gomme prend la forme circonscrite ou diffuse et peut envahir tous les tissus, tous les points du larynx. En général, elle s'ulcère assez vite et affecte alors tous les caractères de la gomme ouverte des muqueuses : bords taillés à pic, fond grisâtre, parties voisines épaisses et infiltrées. Dans les formes diffuses, l'ulcération s'étend parfois en nappe superficielle ou en phagédénisme profond avec de grandes pertes de substance. L'épiglotte est le plus souvent la plus touchée; d'abord œdématiée, épaisse, rouge et énorme, elle s'ouvre comme un fruit trop mûr, se couvre d'ulcérations, et sa destruction peut la réduire à un moignon minuscule. Les autres régions s'hyperplasient également, ferment l'orifice laryngé, les bandes ventriculaires épaissies cachant à l'examen la destruction des cordes vocales. Les délabrements de cette région peuvent être très considérables, — parfois presque sans symptômes objectifs ou subjectifs notables, au moins pendant un certain temps.

Dans d'autres cas, l'infiltration gommeuse ne donne pas d'ulcérations; c'est de l'épaississement en masse, quelquefois sans troubles cliniques, sans symptômes, mais parfois aussi avec étranglement des orifices et stridor.

Quand l'hyperplasie prend la forme *végétante*, c'est surtout au voisinage de la glotte que se montrent les productions nouvelles, polypiformes, sessiles ou pédiculées; des grappes de végétations peuvent en imposer, vu la difficulté de certains examens, pour des productions malignes.

Le cartilage et l'os peuvent être primitivement touchés par le processus syphilitique; et la *nécrose* provoque la séquestration, puis le travail ulcéreux et congestif d'élimination, avec les clapiers, les œdèmes, les abcès avec fistules et phlegmons. Suivant le siège des lésions, l'examen laryngoscopique sera plus ou moins décisif.

Les *œdèmes* laryngés sont une complication fréquente des accidents syphilitiques de cette période, et ils rendent graves les moindres troubles; certains œdèmes se montrent avec une réelle brutalité, envahissent en peu de temps toute la paroi et ses moindres replis, obturant rapidement la lumière du larynx. Les ganglions du larynx et de la trachée sont parfois aussi atteints par l'affection spécifique, et leur lésion se traduit par des troubles dans le domaine des récurrents (spasmes ou paralysies de la glotte).

Les lésions syphilitiques du larynx, superficielles ou profondes, déterminent à leur suite une rétraction cicatricielle, des déformations qui peuvent être considérables, abaissant l'épiglotte sur l'orifice glottique, tordant l'appareil aryténoïdien et compromettant définitivement la manœuvre glottique, épaississant ou crispant les parois et provoquant ainsi une sténose laryngée progressive.

Ces destructions directes de certaines parties du larynx ne sont pas sans troubler l'appareil moteur, et les phénomènes paralytiques sont aussi bien l'effet de lésions musculaires ou nerveuses terminales que de lésions récurrentielles. Le diagnostic ne s'en fait qu'au laryngoscope.

Certaines lésions sont très douloureuses et provoquent de pénibles irradiations au niveau des oreilles. Il existe une forme héréditaire de syphilis laryngée avec toutes les lésions ordinaires, qui peut produire la laryngite striduleuse, le spasme et l'œdème de la glotte, en dehors même de tout signe de syphilis.

Diagnostic. — Le diagnostic d'une affection laryngée syphilitique ne peut se faire qu'au laryngoscope. Les symptômes tels que la toux, la dyspnée, les dysphonies diverses, le cornage, le tirage, la laryngosténose, les troubles de déglutition, les phénomènes douloureux, la fétidité de l'haleine n'ont rien de spécifique et se trouvent à des degrés divers dans les affections syphilitiques les plus disparates; et la gravité du symptôme n'est pas toujours en rapport avec la profondeur de la lésion, les grands délabrements pouvant ne provoquer que peu de troubles fonctionnels, tandis que le spasme de la glotte sera, dans certains cas, causé par une lésion minime.

Dans bien des cas, il faut le reconnaître, le diagnostic d'une laryngopathie syphilitique se fait surtout par la concordance de la syphilis existante. Le syphilitique peut paraître en excellente santé, garder bon appétit et ne se plaindre que de peu de troubles laryngés.

L'examen laryngoscopique ne montre généralement pas la pâleur des muqueuses supérieures du pharynx et du larynx, si caractéristique dans la tuberculose. La muqueuse peut être du rouge vif ou du pourpre vineux; les saillies qui en déforment l'aspect normal doivent faire songer à l'infiltration gommeuse circonscrite ou diffuse, à l'hypertrophie en masse, ou aux néoformations isolées, selon l'aspect. Les ulcérations ont ordinairement les bords épaissis, rouges, un peu saillants, taillés à pic, non déchiquetés comme par l'ulcération tuberculeuse, ou saignants comme dans les affections malignes. L'ulcération, de fond grisâtre, est assez profonde, surtout s'il s'agit d'une gomme qui se vide; des examens répétés montrent ses progrès rapides et sa marche envahissante, surtout au niveau de l'épiglotte, dont l'aspect change parfois d'un jour à l'autre. Une ulcération cicatrisée est vraisemblablement syphilitique. Les végétations sont moins fréquentes dans la syphilis que dans la tuberculose; elles sont surtout localisées dans la région interaryténoïdienne dans la tuberculose, et cette région est souvent épargnée par la syphilis.

La difficulté du diagnostic redouble quand les deux affections, la syphilitique et la tuberculeuse, s'associent, ce qui n'est pas rare; et tous les laryngologistes ont remarqué que dans ce cas la marche est lente, que le traitement de la syphilis semble donner un coup de fouet à la tuberculose et que le mieux est encore de fortifier le malade et de calmer les troubles locaux sans recourir aux grands moyens que nous possédons contre l'infection spécifique. Le diagnostic différentiel avec les laryngopathies tuberculeuse, cancéreuse, les diverses tumeurs du larynx se fait parfois difficilement (V. ces diverses affections).

L'œdème syphilitique du larynx n'a pas de caractère propre et ne se distingue guère des autres œdèmes.

Traitement. — C'est le traitement de la syphilis en général, à moins de végétations qu'il faille détruire directement, car aucun traitement local n'amène d'amélioration aussi rapide que le traitement général. Il faut surtout songer que, dans certains cas, l'iodure de potassium semble accroître l'œdème, surtout quand il y a néphrite, que dans la combinaison de la syphilis et de la tuberculose, le traitement exclusif de la syphilis semble laisser le champ libre et même donner de l'avance à l'affection tuberculeuse, et que les malades atteints des deux affections ont presque tout à gagner à ne pas se traiter au point de vue spécifique.

La sténose se traitera par les moyens ordinaires, tubage ou trachéotomie ; ici encore il ne faut pas oublier qu'un traitement intensif permettra souvent d'éviter l'intervention, et dans tous les cas, il faudra s'adresser bien plus au mercure ou à l'arsenic qu'à l'iodure de potassium.

PIERRE BONNIER.

LARYNGITES TUBERCULEUSES. — La tuberculose laryngée se montre sous la forme d'infiltrations, d'ulcérations ou de végétations.

Toutes les parties du larynx peuvent être envahies par l'infiltration, mais c'est surtout la région interaryténoïdienne qui en est le siège le plus habituel. Viennent ensuite les aryténoïdes, les bandes ventriculaires, l'épiglotte et les cordes vocales elles-mêmes. L'infiltration donne aux parties atteintes l'aspect d'une région tuméfiée, livide, ou au contraire vivement congestionnée, ou simplement d'un gris violacé avec de nombreuses vascularisations très apparentes. Au point où se forment les ulcérations, se découvrent de petites pertes de substances de la muqueuse, avec bords irréguliers, déchiquetés, entourant un fond grisâtre, parfois caséeux, parfois granuleux et même recouvert de végétations qui peuvent devenir considérables. C'est encore la région interaryténoïdienne qui fournit le plus fréquemment les ulcérations et les végétations. L'ulcération peut être assez profonde pour atteindre les tissus cartilagineux et osseux, provoquer des séquestres et des abcès qui se vident en laissant des clapiers et des fistules. Ces végétations peuvent apparaître non seulement au sein des ulcérations, mais aussi en pleine muqueuse, et former des tumeurs parfois volumineuses, polypiformes, de préférence au niveau des cordes vocales et à la région interaryténoïdienne.

Il y a souvent adénite profonde autour de la trachée et des bronches, et lésion indirecte des récurrents.

Diagnostic. — De même qu'il y a des bronchites et des pleurésies en apparence simples qui précèdent la forme franchement tuberculeuse, de même il y a des laryngites purement catarrhales, des laryngites à répétition qui précèdent la laryngite avec lésions tuberculeuses définitives.

La laryngite tuberculeuse peut s'installer sans symptômes, ni toux, ni trouble vocal. L'infiltration s'épand à travers les divers tissus ou chemine à la surface, et il est impossible d'y voir autre chose qu'une banale laryngite chronique, plus ou moins pénible et même douloureuse, parfois totalement négligée du malade. Dans certains cas, une toux opiniâtre résulte de l'irritation fixe de certains points exposés, épiglotte ou région aryténoïdienne, au passage de l'air ou des aliments. Dans d'autres cas, l'infiltration et le boursouflement de la muqueuse diminuent le calibre du tube aérien et gênent la respiration.

Le diagnostic se fait alors difficilement, bien que la muqueuse présente une pâleur livide du vestibule, du voile du palais, avec sinuosités vasculaires se détachant vivement sur le fond gris et violacé. Il arrive aussi que la muqueuse est rouge, infectée, et l'aspect est celui d'une laryngite banale. Néanmoins, la tuméfaction, l'engorgement de la région interaryténoïdienne, de l'épiglotte, des replis aryténo-épiglottiques, doivent faire penser à la lésion tuberculeuse, car c'est son siège de prédilection. Les cordes vocales sont rarement atteintes primitivement, et la lésion tuberculeuse, au début, est peu manifeste cliniquement. Le diagnostic se fait le plus souvent par l'examen bronchique.

Mais les lésions ne tardent pas à devenir plus apparentes ; la région interaryténoïdienne apparaît plus enflammée, les aryténoïdes font saillie, entre eux la muqueuse s'ulcère, végète ; les bandes ventriculaires s'épaississent, s'ulcèrent à leur tour, les cordes s'effritent, sont déchiquetées, se paralysent, la glotte ferme mal ; tout le vestibule est sans cesse empli de mucosités sanieuses. La voix est brisée, éteinte ; le passage des aliments sur les aryténoïdes ulcérés est parfois très douloureux. La tuméfaction de l'épiglotte se résout en fonte et en ulcération rapide, et là aussi la moindre manœuvre de déglutition est pénible, parfois atrocement douloureuse. La toux est souvent douloureuse ; le défaut d'occlusion glottique, par lésion des cordes, lui enlève son caractère explosif, et c'est plutôt une éructation (Trousseau) qu'une toux véritable.

La dysphagie surtout est pénible, et le malade ne peut se résoudre à avaler la salive abondante qui encombre le gosier et le vestibule de la glotte : il se nourrit mal et dort peu.

S'il y a œdème avec grosse infiltration, obstruction de la glotte par des végétations considérables, la dypsnée s'ajoute aux autres symptômes. La respiration devient bruyante, il y a parfois cornage.

L'examen bactériologique s'ajoute à ces éléments de diagnostic. La marche de la maladie est en général assez rapide ; une laryngite tuberculeuse avec lésions visibles dure en général deux ans au plus ; surtout quand des lésions thoraciques ou autres viennent encore diminuer la résistance de l'organisme.

Des œdèmes glottiques brusques, des hémorragies, des abcès périglottiques peuvent enlever le malade presque inopinément.

Ce n'est qu'exceptionnellement que la laryngite tuberculeuse est primitive, et il est rare que l'examen thoracique n'aide au diagnostic. Plus fréquente chez l'homme que chez la femme, elle est très rare chez l'enfant, d'autant plus rare que l'enfant est plus jeune.

Traitement. — La forme primitive est la plus durable ; le traitement général est celui de toutes les tuberculoses. Le traitement local doit tendre à éviter toute fatigue et toute offense à l'organe : repos de la voix, repos de la respiration, c'est-à-dire diminution de tout effort vocal et de tout effort respiratoire, soustraction de l'appareil respiratoire à toute action extérieure irritante. Le catarrhe de la muqueuse, les ulcérations superficielles ou profondes sont rapidement et heureusement modifiées par des infiltrations de poudres astringentes (V. LARYNGITES AIGUËS).

Les inhalations, vaporisations et pulvérisations médicamenteuses à l'eucalyptol, les badigeonnages à l'acide lactique au 1/10, au phénol sulforiciné, à l'huile mentholée provoquent quelque soulagement; les injections intra-trachéale d'huile mentholée calment la toux et la dysphagie, mais provoquent facilement le spasme de la glotte, qu'il est facile d'ailleurs de faire cesser en recommandant au malade de ne respirer que par le nez. Mendel a dernièrement proposé l'injection simplement pharyngée d'huile mentholée, un peu de l'huile injectée descendant dans la région aryténoïdienne et glottique.

Les cautérisations, le raclage des granulations et des végétations sont généralement pénibles et ne procurent que peu de soulagement.

La dysphagie se suspend momentanément par un attouchement de la région aryténoïdienne au moyen d'une solution à la cocaïne de 1/50, avant l'ingestion des aliments.   *P. BONNIER.*

LARYNX (EXAMEN). — L'examen du larynx exige une obscurité aussi complète que possible dans la chambre où il se pratique. On peut alors se contenter de n'importe quelle source lumineuse. Il est préférable d'avoir l'éclairage du côté gauche, pour éviter de l'intercepter par les mouvements de la main droite, pendant l'examen.

Le médecin s'assied devant le malade, également assis. Il s'assure d'un bon éclairage, qu'il dirige, au moyen du miroir frontal (fig. 17), vers la bouche du patient. Celui-ci est prié d'ouvrir largement la bouche en renversant légèrement la tête en arrière, et de tenir la langue en dehors. On saisit la langue par la pointe dans un linge, en évitant que la main ne masque l'éclairage, et aussi que la

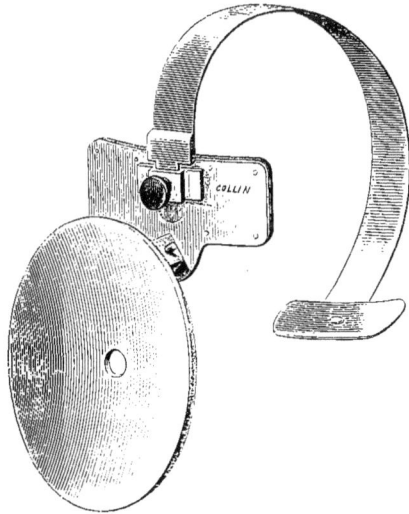

Fig. 17. — Miroir frontal.

traction de la langue en dehors ne la blesse en l'appuyant sur les incisives inférieures. Le miroir laryngien (fig. 18), préalablement chauffé, ou mouillé avec le doigt (Vacher), pour l'empêcher de s'embuer, est introduit, glace en bas, sous la voûte palatine et s'adosse à la luette, qu'il refoule. Il regarde ainsi en avant et en bas, transmettant l'éclairage au larynx et en ramenant l'image aux yeux de l'observateur (fig. 19). Le miroir ne doit pas toucher l'épiglotte, pour éviter la nausée; et de légères inclinaisons permettent

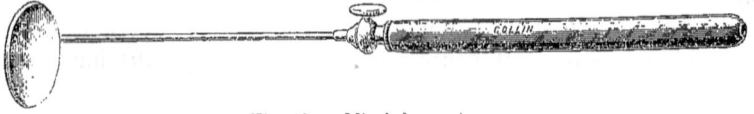

Fig. 18. — Miroir laryngien.

d'inspecter les diverses parties du vestibule, de la glotte et même de la trachée (fig. 20).

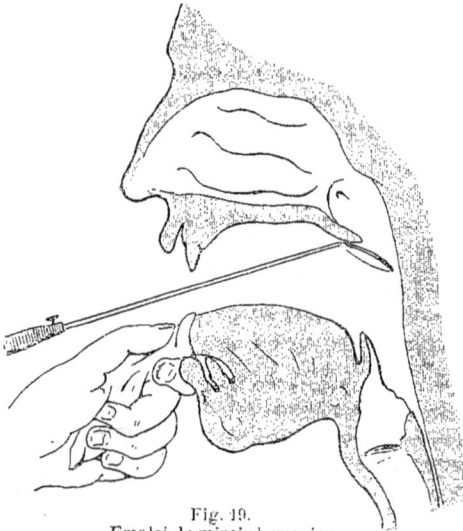

Fig. 19.
Emploi du miroir laryngien.

Pour bien développer l'image glottique, le malade est prié d'émettre le son *é*, assez aigu, mais sans rapprocher les dents. Le larynx relevé, l'épiglotte se dresse, et la glotte apparaît dans presque toute son étendue. Le malade fait alterner l'attitude vocale et l'attitude d'inspiration, faisant ainsi manœuvrer les cordes, et les moindres troubles moteurs muqueux apparaissent.

Quand l'examen est rendu difficile par l'affaissement de l'épiglotte ou l'incapacité du larynx à s'élever, on peut, à la faveur d'une nausée provoquée, et assez rapidement, découvrir très nettement la totalité de la glotte.

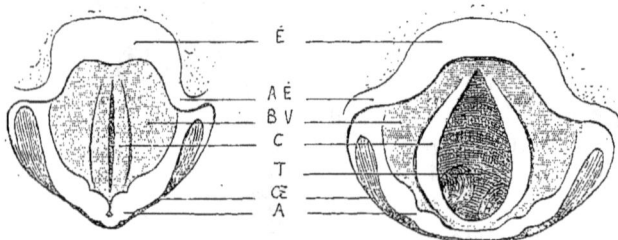

Fig. 20. — Glotte. — É. Épiglotte; AE. Ligam. aryténo-épiglottique; BV. Bandes ventriculaires; C. Cordes vocales; T. Trachée et bifurcation des bronches; ŒE. Œsophage; A. Aryténoïdes.

Enfin, la méthode d'examen de Hirstein consiste à observer directement le larynx en abaissant fortement la base de la langue et l'épiglotte, le malade étant penché en avant. *PIERRE BONNIER.*

LARYNX (FRACTURES). — Des divers cartilages qui composent le squelette du larynx, seuls les plus volumineux, thyroïde et cricoïde, semblent susceptibles d'être fracturés; les aryténoïdes se luxent parfois, mais ne se brisent jamais.

C'est le thyroïde qui se rompt le plus volontiers, probablement à cause de son étendue et de sa saillie ; le cricoïde reste beaucoup plus souvent indemne ; la lésion simultanée des deux cartilages est encore plus rare.

Autrefois, avec Morgagni et Malgaigne, on ne croyait les fractures du larynx possibles qu'à un âge avancé ; c'est une erreur. La vieillesse constitue, sans doute, une prédisposition notoire qu'explique l'ossification et partant la perte d'élasticité des cartilages ; mais l'affection se rencontre aussi chez les jeunes sujets et même chez les enfants. Elle frappe avec une fréquence particulière les hommes plus exposés aux traumatismes et dont le larynx est plus saillant.

Une violence directe est nécessaire pour fracturer le larynx. Elle peut être : *bilatérale* lorsque l'organe est saisi et serré entre les doigts ou *antéro-postérieure*, exercée d'avant en arrière par le passage d'une roue de voiture, un choc direct, une chute sur un corps dur (Laugier), la pression avec une cravate.

La pendaison entraîne très rarement la rupture des cartilages ; il faut, pour la produire, que l'exécuteur imprime des mouvements violents au condamné (Tardieu).

Lésions. — Elles sont liées aux diverses modalités de la violence causale.

1° Les *pressions bilatérales* déterminent presque constamment sur le thyroïde la fracture longitudinale type, ordinairement linéaire, rarement sinueuse en S, presque toujours médiane ou juxta-médiane. Cette dernière localisation est constante chez les jeunes sujets au dire de Cavasse. Rambaud a expliqué le fait en montrant l'existence normale d'un cartilage médian intermédiaire aux deux lames latérales.

Le cricoïde soumis à des pressions latérales qui exagèrent sa courbure, se fracture sur la ligne médiane ou sur chacun des côtés.

2° Les *pressions d'avant en arrière*, aplatissant les cartilages du larynx contre la colonne vertébrale qui fait point d'appui, produisent, au niveau du thyroïde, des fractures verticales, transversales ou obliques, avec refoulement possible des fragments en dedans. Sur le cricoïde, les dégâts sont variables : on y rencontre deux traits bilatéraux symétriques, ou bien une fracture complète d'un côté et incomplète de l'autre, ou enfin deux traits latéraux et un postérieur.

D'autres lésions, fort importantes, accompagnent celles des cartilages : la muqueuse est tantôt déchirée par les fragments, tantôt simplement décollée et ecchymosée ; les cordes vocales, les muscles du larynx, les articulations des aryténoïdes, les membranes thyro-hyoïdienne et crico-thyroïdienne sont plus ou moins endommagées. Les organes de voisinage peuvent être atteints de leur côté ; l'os hyoïde, la trachée, la clavicule, le maxillaire inférieur lui-même sont brisés ; on a observé des plaies de l'œsophage et la rupture des jugulaires.

L'évolution anatomique de la fracture, lorsque son foyer n'est pas infecté, aboutit à une consolidation rapide par un cal cartilagineux, pour la formation duquel le périchondre joue le rôle de périoste.

Symptômes. — Dans la grande majorité des cas, c'est-à-dire toutes les fois que le thyroïde est brisé, les manifestions cliniques de la fracture sont assez nettes pour que le diagnostic se fasse aisément; par contre, les lésions du cricoïde, si elles peuvent être soupçonnées, n'ont jamais été confirmées qu'à l'autopsie.

Les *signes fonctionnels*, parfois légers et réduits à peu de chose, ont d'ordinaire une intensité caractéristique.

La douleur, continue, vive au début, s'atténue rapidement; mais tout mouvement, toute exploration du larynx lui rendent sa vivacité première. De même les mouvements de la langue ou la plus légère tentative de déglutition éveillent de très vives souffrances.

La dyspnée, le phénomène le plus saillant et le plus grave, manque rarement; et pour peu que le larynx ait perdu sa solidité, elle revêt dès le début un caractère menaçant. Le malade a le visage cyanosé, la peau froide, le pouls petit, la respiration fréquente, il asphyxie. Dans certains cas, la gène respiratoire augmente pendant l'inspiration, le corps du larynx brisé s'affaissant et réduisant ainsi davantage encore le calibre du canal.

La toux, presque constante, résulte de l'irritation du larynx ou de la pénétration dans les voies aériennes du sang qui s'écoule des déchirures de la muqueuse.

Les troubles de la voix ne manquent jamais, mais ils sont d'intensité variable. Limités parfois à une simple raucité, ils peuvent aller jusqu'à l'aphonie complète. Ils sont la conséquence des lésions musculaires et aussi de la douleur que provoque le moindre effort de phonation.

L'*examen physique* montre, au début, une région cervicale déformée et aplatie où la saillie du cartilage thyroïde a disparu.

L'exploration digitale révèle l'existence d'un trait de fracture et de la mobilité anormale au niveau des ailes du thyroïde.

La pression sur le larynx, et même de simples mouvements de déglutition déterminent une grosse crépitation, qu'il faut se garder de confondre avec celle que donne, à l'état normal, le frottement des grandes cornes du cartilage contre la colonne vertébrale.

L'air s'infiltrant à travers la plaie de la muqueuse laryngienne, l'emphysème apparaît souvent; il peut s'étendre au tissu cellulaire intermusculaire et médiastinal et prendre des proportions vraiment effrayantes.

L'examen laryngoscopique ne peut guère donner de renseignements sérieux. Très difficile à faire supporter au malade à cause de la douleur provoquée par tous les mouvements du larynx, il peut même être dangereux (Lubet-Barbon).

Évolution. — L'évolution des fractures du larynx est parfois d'une remarquable bénignité; les malades souffrent peu, ils guérissent rapidement sans présenter aucun symptôme inquiétant. C'est de beaucoup le cas le plus rare.

La *mort*, terminaison trop fréquente de l'affection, peut suivre presque immédiatement l'accident et a pour cause l'asphyxie rapide que détermine l'oblitération du calibre laryngien par des fragments déplacés ou l'introduction du sang dans les voies respiratoires.

Le plus souvent, sous l'influence du gonflement inflammatoire, de l'emphysème, de l'œdème du larynx, la dyspnée s'aggrave sans cesse et devient fatalement mortelle.

Parfois enfin des accidents de suffocation rapide surviennent alors que le malade semblait dans un état satisfaisant, entraînant la mort et avant même qu'on puisse lui porter secours, soit par œdème aigu de la glotte, soit par déplacement subit d'un fragment ou chute d'un aryténoïde dans la fente glottique.

Enfin l'*infection* persistante du foyer de fracture, alors que tous les dangers qui précèdent ont été conjurés, peut retarder longtemps la guérison. La suppuration du foyer est la règle; elle peut être le point de départ d'abcès laryngiens ou péri-laryngiens, de nécroses des cartilages. Alors même qu'il n'y a pas d'abcès apparent, elle se traduit constamment par l'expulsion de crachats fétides et purulents. Elle retarde singulièrement la consolidation des fragments et peut l'empêcher tout à fait.

Pronostic. — Le pronostic des fractures du larynx est, on le voit, d'une haute gravité. La mortalité serait de 80 pour 100. Elle dépend d'ailleurs de la variété anatomique de la fracture.

Les lésions du thyroïde guérissent 1 fois sur 5. Celles du cricoïde ou les lésions simultanées des deux cartilages seraient constamment mortelles; il y a là une légère exagération, puisque deux cas au moins de guérison d'une fracture du cricoïde ont été publiés.

Traitement. — Le traitement chirurgical n'apporte pas une amélioration considérable à ces funèbres statistiques; avec lui on constate bien une guérison sur 2 cas, mais elle est presque toujours incomplète; la consolidation vicieuse des fragments entraîne un rétrécissement permanent du larynx et met obstacle à l'ablation de la canule trachéale que nombre de malades, trachéotomisés au moment des accidents dyspnéiques, ont dû garder toute leur vie.

Et pourtant le traitement chirurgical est le seul qui donne des résultats favorables et permette de sauver la vie des malades. Il consiste tout entier dans la trachéotomie usitée depuis longtemps ou le tubage plus moderne et encore peu employé.

On a même préconisé, avec Gurlt, Laugier et Kocher, la trachéotomie d'emblée, pour parer aux dangers de suffocation que fait courir au blessé toute fracture du larynx quelle que soit la bénignité apparente de ses manifestations. Cette conduite ne semble pourtant pas devoir être adoptée, au moins comme règle générale; et dans les fractures du cartilage thyroïde simples, sans déformation, non accompagnées de dyspnée, de crachements de sang, que révèlent seuls de légers troubles dans la phonation ou la déglutition, et dont la guérison sans accidents est la terminaison presque constante, il est d'usage de ne pas intervenir.

Par contre, toute dyspnée un peu marquée, toute atteinte laryngée d'allure sérieuse, à plus forte raison tout aplatissement ou dislocation commandent, sans conteste, l'intervention.

Que doit-elle être?

Le *tubage* du larynx (V. Croup) trouve ici une application raisonnée (Lubet-Barbon). La canule, introduite dans sa cavité, sert à maintenir écartées les parties fracturées et forme en quelque sorte une attelle qui guide leur consolidation. La respiration continue à se faire par la voie laryngée, et le malade n'a pas à subir une opération parfois laborieuse.

La *trachéotomie* (v. c. m.) est souvent, en effet, rendue difficile par l'emphysème ou l'infiltration sanguine; elle reste toujours praticable cependant. Mais elle est suivie presque fatalement d'un rétrécissement du larynx qui rend bientôt l'ablation de la canule impossible.

La conduite la plus rationnelle paraît être celle qu'a proposée Wagner. On pratique d'abord une trachéotomie qui permet l'introduction d'une canule-tampon. On la fait suivre d'une thyrotomie verticale et médiane. Les deux moitiés du thyroïde écartées, il devient possible d'aseptiser les plaies, de réduire ou d'exciser les fragments du cartilage, de bourrer la cavité laryngée avec de la gaze. Ceci fait, la plaie est suturée en partie, en laissant l'espace nécessaire pour changer le pansement.

Lorsqu'on soupçonne, car l'affirmation n'en est guère possible, une fracture du cricoïde, la trachéotomie intercrico-thyroïdienne, dans laquelle la canule maintiendrait précisément les fragments en place, semble l'intervention la plus indiquée. *PIERRE WIART.*

LARYNX (MALADIES DIVERSES). — Corps étrangers. — Les corps étrangers gazeux sont naturellement expulsés par la toux, mais certains gaz et certaines vapeurs ont une action très nocive, qui se produit instantanément et à laquelle il est impossible de porter localement remède.

Les corps liquides sont ou une boisson introduite par fausse déglutition, soit du pus, du sang, pendant une opération, le liquide du gargarisme, etc. Eux aussi sont immédiatement rejetés, sauf dans la narcose.

Les corps étrangers solides peuvent être des corpuscules alimentaires, des animaux, des objets divers que les enfants avalent de travers. Cette introduction peut se produire aussi pendant l'ablation de végétations adénoïdes ou d'amygdales et les cas n'en sont pas très rares, certains terminés par la mort rapide.

L'introduction de corps étrangers détermine des crises de toux expulsive, mais malheureusement aussi parfois du spasme glottique, des abcès, de l'œdème ou de la congestion aiguë des parois ou des ulcérations, des irritations superficielles plus ou moins étendues, quelquefois de l'oblitération brusque de la trachée ou d'une bronche avec suffocation rapide.

En dehors de ces dangers, la présence des corps étrangers provoque la pneumonie quand l'aspiration les fait entrer au niveau des lobes pulmonaires.

La trachéotomie est indiquée sans retard, et l'expulsion est possible par l'ouverture si l'on s'abstient de placer une canule et si l'on suture à la peau les bords de la plaie. Si l'expulsion ne se fait pas, exploration trachéale, et laryngofissure, quand l'ablation par les voies naturelles est reconnue impossible.

Hémorragies. — Ces hémorragies peuvent se produire spontanément, par rupture d'un vaisseau superficiel aux points où le fonctionnement même de l'organe expose ces vaisseaux à la congestion habituelle ou à une réplétion exagérée, comme dans l'effort; l'hémophilie, l'artériosclérose et la tendance aux varices y prédisposent.

Elles se montrent dans l'effort professionnel, dans le chant mal conduit, dans la toux de la coqueluche, dans les hémorragies supplémentaires des règles. Elles peuvent également se produire dans le spasme, le scorbut, la leucémie, la maladie de Warlhof, le typhus exanthématique, la variole hémorragique, etc. Elles peuvent aussi être d'origine traumatique.

Elles se produisent ordinairement au niveau des cordes ou au-dessous, elles peuvent aussi rester sous-muqueuses avec ecchymoses. Elles sont rarement graves, et l'examen laryngoscopique, qui montre leur siège assez facilement en général, permet de leur appliquer un traitement local.

Le traitement est celui des hématémèses, des hémoptysies, de toute hémorragie interne. Dans les cas d'hémorragie abondante, il y a lieu de pratiquer la trachéotomie, et de tamponner au-dessus de la canule. Les petites hémorragies s'arrêtent par l'application momentanée d'un tampon imbibé d'adrénaline à 1 millième, ou d'antipyrine à 1 dixième, ou par l'action d'une pointe de galvano-cautère au rouge sombre, après cocaïne.

Troubles de sensibilité. — L'hyperesthésie est fréquente. Certaines parties du larynx sont normalement très sensibles, mais dans quelques cas la sensibilité réflexe est extrême, ainsi que la sensibilité à la douleur; la moindre irritation, l'air froid ou sec, la poussière, une fausse ingestion déterminent une toux spasmodique et quelquefois du spasme de la glotte. Les névropathies présentent assez fréquemment cette susceptibilité. On la trouve encore soit au début de certaines lésions tuberculeuses superficielles, soit surtout en cas de varices laryngées ou trachéales superficiellement ulcérées, surtout aux points où se font les frottements et les contacts, comme sur le biseau des cordes vocales.

Dans beaucoup de cas, la toux et la douleur localisées à tel point du larynx sont l'effet indirect d'une irritation du conduit auriculaire, à peine sentie.

L'anesthésie laryngée est très rare et ne s'observe que dans l'hystérie ou dans certains cas de lésions du nerf laryngé supérieur (diphtérie, etc.).

Le traitement consiste à rechercher d'abord la cause si fréquente d'irritation laryngée au niveau des conduits auriculaires, et ensuite dans le larynx lui-même, ou dans le pharynx (granulations). Cette région est fréquemment le siège d'allochiries. Ainsi fréquemment les lésions laryngées ont un retentissement douloureux au niveau de l'oreille; aussi fréquemment l'inverse se produit. Un badigeonnage cocaïné fait momentanément, et souvent définitivement, disparaître la névralgie et l'hyperesthésie. Les granulations et les ulcérations variqueuses se détruisent au galvano-cautère au rouge sombre. On peut encore avec succès employer les insufflations calmantes (V. Laryngites).

Goutte. — Beaucoup de laryngites catarrhales ou d'arthrites laryngées ne sont en réalité que des formes goutteuses, qu'on ne peut diagnostiquer que par le contexte clinique, leur mode d'apparition, leur chronicité, comme les autres troubles goutteux. L'épiglotte est souvent prise, et devient le siège de dépôts parfois visibles, ainsi que les grands cartilages. Leur ramollissement peut donner lieu à des ulcérations (V. plus loin).

Arthrite. — Les délicates articulations du larynx. et surtout les aryténo-cricoïdiennés peuvent s'enflammer primitivement ou secondairement, et devenir le siège d'une synovite séreuse ou plastique, ou suppurée.

La cause la plus fréquente de l'arthrite *primitive* est le froid d'abord, et ensuite les infections qui atteignent le plus facilement les articulations, ou la goutte; le traumatisme est exceptionnel dans cette région. L'arthrite *secondaire* se montre dans le rhumatisme articulaire aigu, dans le rhumatisme blennorragique, la goutte déformante, dans la syphilis et la tuberculose, dans la fièvre typhoïde, dans la grippe, etc.

Le malade éprouve une gêne d'un côté ou de l'autre du cou, dans la région de l'angle de la mâchoire, de l'os hyoïde ou des amygdales; elle s'exagère et devient douloureuse dans la déglutition, et le décubitus dorsal. La pression de cette région est également pénible. Le laryngoscope montre une attitude anormale des aryténoïdes, leur saillie avec une sorte de torsion. La manipulation externe du larynx provoque parfois une crépitation de localisation très précise.

La voix, rauque, a des défaillances subites. En thèse générale. quand, à la suite d'un effort ou d'un refroidissement, la voix manque dans toute son étendue, il faut tout d'abord songer à de l'arthrite aryténoïdienne; des trous complets, des aphonies partielles dans l'échelle des sons sont également tributaires des troubles de l'articulation.

Les affections de la muqueuse, des muscles, sont rarement accompagnées de symptômes brusques, de disparition subite de la voix, de trous définis dans tel registre; il s'agit dans ces cas presque invariablement d'arthrite, et la voix, dans les formes légères, revient comme elle était partie. Elle est souvent saccadée, le malade fait effort pour « truquer », pour donner le son, avec une attitude vocale qui n'est pas habituelle, comme dans les gestes qui exigent l'activité d'une articulation douloureuse ou gênée.

Dans certains cas, il est difficile, au laryngoscope, de reconnaître l'attitude vicieuse de l'aryténoïde ou des cordes produites par l'arthrite, de celles que déterminent certaines paralysies.

Il existe une forme chronique; d'abord tout surmenage vocal, tout effort au cours d'une arthrite aiguë facilite l'entorse aryténoïdienne, déforme les surfaces articulaires enflammées, et bien des carrières se sont trouvées perdues par suite de cette imprudence. L'ankylose partielle, la rétraction des capsules articulaires, la ténosite, provoquent parfois des attitudes glottiques non seulement incompatibles avec une bonne phonation, mais encore dangereuses pour la respiration, comme dans l'adduction progressive des cordes.

Le traitement consiste avant tout dans le repos de l'organe; si le malade peut rester à la chambre, des pulvérisations, des gargarismes chauds, des applications froides ou très chaudes sur le cou, des onctions belladonées font tomber certains symptômes, surtout les douloureux; il faut s'en dispenser quand le malade est forcé de sortir, car ces mêmes moyens le rendent très susceptible à l'action du froid. Les insufflations de poudre astringente (V. LARYNGITES) et l'introduction répétée de tampons iodo-iodurés dans l'arrière-nez le soulagent en général assez vite.

Les mauvaises attitudes aryténoïdiennes peuvent se corriger, dès que la douleur a disparu, par un exercice normal de la voix, sans excès ni fatigue. Le rétrécissement progressif se combat par la dilatation également méthodique.

Périchondrite. — En dehors des traumatismes, les cartilages du larynx sont atteints par le processus syphilitique et tuberculeux, par les tumeurs malignes, les abcès de voisinage, la diphtérie, les métastases de la pyémie, de la fièvre typhoïde, de la variole. Les lésions peuvent aller de la plus légère inflammation jusqu'à la sclérose et à la séquestration avec fistules, ou à l'ossification.

L'affection n'est pas souvent très douloureuse, la déglutition est possible : et quand elle se porte sur les aryténoïdes, la voix est profondément atteinte et la déglutition parfois impossible, tant par la douleur que par la sténose pharyngée qui s'y produit le plus souvent.

Le laryngoscope, l'examen externe, la sonde même permettent en général le diagnostic : l'élimination des syndromes le confirme. Le pronostic est grave presque toujours, et dans les cas heureux la cicatrisation est parfois vicieuse, et provoque la sténose laryngée.

Le traitement est celui de l'abcès, d'abord ; le curettage ensuite, s'il y a lieu.

Laryngosclérome. — A la suite de rhinosclérome, le larynx et la trachée peuvent être envahis par le sclérome ; ils sont alors pleins d'infiltrations dures, comme cartilagineuses, en tumeurs arrondies, bosselées, recouvertes de croûtes purulentes. L'examen bactériologique et histologique fait seul le diagnostic. Trachéotomie ou tubage.

Tumeurs. — Les tumeurs du larynx peuvent être des *fibromes*, des *chondromes*, *adénomes*, *épithéliomes*, *angiomes*, *lymphangiomes*, *fibro-épithéliomes*, *lipomes*, *carcinomes*, *sarcomes*, etc. [V. Larynx (Tumeurs)]. Bénignes ou malignes, toutes ces tumeurs peuvent occasionner de grands troubles, et même la mort par asphyxie, quand elles sont assez volumineuses. Troubles de la voix, depuis les plus légers jusqu'à l'aphonie totale ; troubles de la respiration, depuis la dyspnée la plus intermittente et la moins pénible jusqu'à l'asphyxie ; toux, spasme de la glotte, poussées d'œdèmes, tels sont les troubles fonctionnels qui peuvent accompagner toutes les tumeurs du larynx. Un bruit de clapet, au moment de la respiration ou de la phonation, indique une tumeur mobile pédiculée ; les modifications profondes de l'état général, l'adénopathie, font préjuger de la malignité de la tumeur. Tels sont les caractères extérieurs que l'on peut attribuer aux tumeurs du larynx.

L'examen laryngoscopique et le plus souvent l'examen histologique permettent un diagnostic plus précis. Mais, à moins de données laryngoscopiques très précises, il est peu de cas où l'on ne doive tenter, ne fût-ce qu'au point de vue diagnostic, le traitement antisyphilitique.

Le seul *traitement* est l'extirpation, par voie interne, c'est-à-dire par les voies naturelles sus-glottiques, ou par voie externe, c'est-à-dire par ouverture trachéale et laryngo-fissure. Quand l'extirpation est impossible, on ne peut avoir recours qu'à la trachéotomie ou au tubage.   *P. BONNIER.*

<u>LARYNX</u> (PARALYSIES). — La moindre manœuvre laryngée exige la coopéra-
tion d'un grand nombre de muscles, de la totalité des muscles laryngiens,
tant extrinsèques qu'intrinsèques. En effet, les muscles glottiques, les
muscles intrinsèques, ne peuvent rien sans l'action compensatrice des muscles
extrinsèques, et aucun de ceux-ci n'agit sans engager l'action de ses
antagonistes. La partie antérieure des cordes vocales s'attache au cartilage
thyroïde, et aucune attitude, aucune tension des cordes ne pourra se réaliser
si cette insertion antérieure n'est fixée ou sollicitée en un sens défini ; de plus
aucune attitude, aucun mouvement de cette insertion antérieure ne peuvent
s'effectuer sans l'action combinée de tel groupe de muscles et de ses antagonistes. Il en résulte qu'aucune attitude, aucun mouvement des parois
glottiques ne se réalisent sans l'action combinée d'un grand nombre de muscles, intrinsèques et extrinsèques. Il en résulte, d'autre part, qu'un trouble
moteur siégeant en un point quelconque de cette combinaison motrice, de
cet ensemble musculaire, pourra déterminer des troubles multiples, plus
ou moins facilement compensés par des collaborations actives, et qu'aussi
le même trouble fonctionnel pourra être causé par les défaillances musculaires les plus disparates.

La constriction, l'effort, l'abduction, la tension glottique exigent donc la
collaboration de la totalité des muscles laryngiens, les uns opérant plus
dans tel office, les autres dans tel autre, mais tous combinant leur effet
dans chaque attitude, dans chaque accommodation.

Cette notion est plus complexe que celle que l'on trouve dans les théories
classiques, où la musculature extrinsèque est presque totalement négligée,
et où la musculature intrinsèque, formée de cinq muscles, est supposée
manœuvrer autour du pivot crico-aryténoïdien, qui n'existe pas. La physiologie classique de la phonation est donc radicalement fausse, et les notions
cliniques qui émanent d'elle sont sans valeur.

I. — L'*abduction* de la glotte, son ouverture, est déterminée par l'action
d'un sphincter externe formé par l'ensemble des *muscles crico-aryténoïdiens
postérieurs* et *latéraux*, qui, se contractant ensemble, élèvent en dehors les
aryténoïdes, les écartent en les faisant basculer et découvrent ainsi l'orifice
glottique. Cette action exige le maintien de l'attitude du thyroïde et par
conséquent l'activité de la musculature extrinsèque. Elle engage aussi
l'action modératrice des muscles adducteurs.

La paralysie des dilatateurs détermine, par prédominance d'action de ces
adducteurs, une dyspnée intense, avec dysphonie ; les cordes vocales sont
jointes sur la ligne médiane ; l'air ne pénètre qu'au niveau des aryténoïdes. Cette paralysie peut être unilatérale, et on ne voit alors, au laryngoscope, s'ouvrir que la corde saine.

II. — L'*adduction* de la glotte, sa fermeture, est produite par l'action du
sphincter interne formé par l'ensemble des *aryténoïdiens transverses* et
obliques et des *thyro-aryténoïdiens*, qui, se contractant ensemble, abaissent
en dedans les aryténoïdes, les rapprochent en les faisant basculer en dedans
et ferment ainsi l'ouverture glottique. Cette action exige le maintien du
thyroïde et par conséquent l'action de la musculature extrinsèque. Elle
engage aussi l'action modératrice des abducteurs.

Ce sphincter interne est beaucoup plus exposé aux lésions sous-muqueuses que l'externe, aussi l'adduction de la glotte est-elle plus fréquemment compromise que son abduction. Les cordes, ou l'une d'elles, ne se rapprochent pas de la ligne médiane. La respiration est facile, mais l'effort et la phonation sont devenus presque impossibles.

III. — La *constriction* glottique, sa fermeture complète, celle qu'exige l'effort de la déglutition, est produite par l'action des adducteurs que nous venons d'étudier, et aussi par celle d'un sphincter supérieur formé par l'ensemble des muscles *aryténoïdiens obliques* et *transverses* et *aryténo-épiglottiques*. Ces muscles ferment le vestibule de la glotte pendant la déglutition ; leur paralysie favorise les fausses déglutitions et la pénétration des parcelles alimentaires et de la salive dans la région glottique.

IV. — La *tension* glottique s'effectue dans le cas d'adduction complète et de constriction glottique, comme dans l'effort, ou dans le cas d'adduction presque complète, mais sans constriction, comme dans la *phonation*. Les aryténoïdes, dressés sur le cricoïde, sont dans une attitude qui n'est ni celle de l'adduction ni celle de l'abduction, et qui exige l'action combinée des adducteurs et des abducteurs.

La tension du muscle de la corde vocale, qui va du thyroïde aux aryténoïdes, exige que le thyroïde soit maintenu ou sollicité en sens opposé, c'est-à-dire en haut et en avant, vers l'hyoïde, et que celui-ci soit également maintenu vers le maxillaire et la base du crâne, et que d'une part les aryténoïdes soient maintenus et dressés sur le cricoïde, que ce dernier soit redressé sous le thyroïde et ne bascule pas en avant. Ce mécanisme exige donc l'action de plusieurs muscles ; c'est en réalité une chaîne de tensions qui se succèdent, et comme aucune de ces tensions ne s'effectue utilement sans des actions antagonistes, toute la musculature intervient utilement dans la tension vocale ; et on conçoit que les phénomènes pathologiques de la voix puissent être produits par défaut d'action du thyrocricoïdien, qui s'oppose à ce que le cricoïde bascule ; des aryténoïdiens, qui redressent les aryténoïdes et les maintiennent en attitude vocale ; du thyro-aryténoïdien, qui tend la corde et la rend rigide en s'opposant à sa distension ; des muscles élévateurs du thyroïde vers l'hyoïde, des élévateurs de l'hyoïde, et d'autre part de leurs muscles antagonistes de tous ces muscles tenseurs, qui règlent leur action.

Il y a donc un grand nombre de tenseurs des cordes vocales et un grand nombre de conditions dans lesquelles cette tension est compromise ou même rendue impossible. Il ne faut donc pas toujours attribuer le défaut de tension des cordes au même muscle, comme on le fait d'après la théorie classique, et rechercher au contraire par suite de quelle faillite cette tension ne se fait plus, malgré la suractivité compensatrice que développe d'autre part l'effort de phonation. C'est ainsi que le défaut d'élévation de l'hyoïde est un grave obstacle à la phonation, et qu'il faut souvent, comme c'est le cas fréquemment dans l'aphonie hystérique, chercher ailleurs qu'au niveau de la glotte elle-même la cause du trouble glottique.

Le laryngoscope permet de déceler le défaut d'abduction, d'adduction, de constriction ou de tension, bilatéral ou unilatéral, mais ne peut toujours faire trouver la cause directe ou lointaine des phénomènes paralytiques.

Nous devons reconnaître si l'une ou l'autre corde vocale prend son attitude normale dans l'abduction, dans l'adduction, la phonation ; s'il s'agit d'une contracture ou d'une paralysie, spasme des adducteurs ou paralysie des abducteurs, ou inversement, par l'examen pendant la crise ou en dehors d'elle ; s'il s'agit d'un trouble paralytique systématique d'origine centrale, comme la paralysie des cordes qui se montre dans l'attitude de phonation, et qui disparaît dans l'attitude d'effort, etc. Ces examens réclament un spécialiste, et nous ne nous y arrêtons pas ici.

La paralysie reconnue, il faut en trouver l'origine. Elle peut être une lésion *périphérique*, un traumatisme, une intervention chirurgicale portant sur le récurrent, sur l'hypoglosse, une compression due à une tumeur du corps thyroïde, à une tumeur ganglionnaire, à un abcès, à une tumeur du médiastin, de l'œsophage, à l'anévrisme de la crosse de l'aorte, à de la péricardite ; ou encore plus haut, à une tumeur de la base du crâne, comprimant le pneumo-gastrique ou le spinal ; à une lésion de névrite périphérique, au tabes, à la diphtérie, à l'alcoolisme, syphilis, diabète, au froid, etc.

Elle peut être une lésion *bulbaire*, comme dans la syphilis, les tumeurs, le ramollissement, l'hémorragie, l'abcès des centres bulbaires inférieurs, pachyméningite, sclérose en plaques, paralysie labio-glosso-laryngée, sclérose latérale, diabète, tabes.

Enfin une lésion *cérébrale* du pied de la 3ᵉ frontale et des fibres immédiates sous-jacentes, à leur passage dans la partie externe de la capsule interne, le noyau caudé, produira ces paralysies ; l'hystérie surtout les présente, et il semble que parmi les attitudes laryngées indispensables à la phonation, ce soit surtout l'élévation du larynx qu'elle supprime le plus volontiers.

Le *pronostic* est immédiatement grave dans la paralysie des abducteurs, beaucoup moins dans les autres.

Le *traitement* consiste uniquement dans l'électrisation, dont les résultats sont d'ailleurs inconstants, et varient selon la cause de l'affection dans le traitement antisyphilitique bien souvent, ou dans l'intervention chirurgicale, en cas de tumeur.   *P. BONNIER.*

LARYNX ET TRACHÉE (PLAIES).

Étiologie. — Les plaies *pénétrantes* du larynx et de la trachée, les seules intéressantes, sont produites le plus souvent par des instruments tranchants, quelquefois piquants, très rarement par des armes à feu.

Lésions. — Les plaies par armes blanches sont généralement obliques en bas et à droite dans le cas de suicide, en bas et à gauche dans le cas de meurtre.

Elles peuvent siéger sur la membrane thyrohyoïdienne, intéressant alors l'épiglotte, sur le thyroïde, la membrane cricothyroïdienne, la trachée.

Elles sont partielles ou totales, c'est-à-dire portant sur toute la circonférence. L'œsophage lui-même peut être sectionné,

La section du paquet vasculo-nerveux du cou est exceptionnelle, le blessé portant instinctivement la trachée en avant.

Symptômes. — Les plaies du conduit laryngotrachéal sont caractérisées par le *passage bruyant de l'air à travers la plaie* à chaque inspiration ou expiration. Si la plaie cutanée est étroite, l'air s'échappe plus difficilement, se répand dans le tissu cellulaire, donne lieu à de l'*emphysème*, qui peut atteindre en quelques instants des proportions considérables.

La pénétration du sang dans la trachée détermine une toux violente avec hémoptysie, et parfois peut causer l'*asphyxie* en quelques minutes. La dyspnée peut être en outre accrue : par la présence d'un lambeau de muqueuse ou de cartilage flottant dans la lumière du conduit ; dans les plaies transversales, par l'abaissement comme un clapet de la lèvre inférieure de la plaie à chaque inspiration ; dans les sections totales de la trachée, par la rétraction du segment inférieur sous les téguments.

La phonation est supprimée dans les plaies sous-glottiques, modifiée dans les sus-glottiques.

Évolution. — Si l'asphyxie n'est pas immédiate, l'hémostase et la cicatrisation peuvent se faire spontanément. Mais le malade reste exposé aux dangers de l'œdème secondaire de la glotte, très fréquent, de l'infection propagée d'une part aux espaces celluleux du cou, et d'autre part aux poumons et aux bronches, enfin des rétrécissements cicatriciels ultérieurs du conduit.

Traitement. — 1° Toute plaie cutanée étroite sera immédiatement transformée en plaie large, de façon à pouvoir faire une hémostase parfaite, éviter l'emphysème, faciliter le drainage.

2° La trachéotomie, dans la plaie ou mieux à une certaine distance au-dessous de la plaie, sera faite dans le cas d'asphyxie imminente. Il faut parfois la compléter par l'aspiration à l'aide d'une sonde molle et d'une seringue, du sang épanché dans la trachée. La trachéotomie préventive est indiquée dans le cas de plaie irrégulière, par arme à feu, ou encore si le malade ne peut être soumis à une surveillance constante. En dehors de ces cas, il vaut mieux se contenter de se tenir prêt à intervenir, s'il y a lieu.

3° Dans les sections totales de la trachée, il faut de suite attirer le segment inférieur dans la plaie, l'y maintenir provisoirement par deux anses de fil. La suture à points séparés des deux segments doit toujours être pratiquée.

4° Dans les plaies du larynx et de ses membranes, certains chirurgiens se contentent d'incliner la tête du malade en avant, sans rien suturer. Cette méthode est de rigueur, si l'on voit le malade un certain temps après l'accident.

Mais dans une plaie récente, que l'on a soigneusement désinfectée, il vaut mieux faire une suture des cartilages ou des membranes. On évite ainsi les lambeaux flottants dans la lumière du conduit, l'hémorragie ; on obtient une cicatrisation plus rapide ; on diminue les chances d'infection et de rétrécissement ultérieur. Cette suture peut être faite sans anesthésie.

Dans le cas de plaie avec perte de substance on a recours à des greffes cartilagineuses, ou plus simplement à un treillis de catgut (Mesnard).

5° La suture des parties molles ne doit jamais être pratiquée sans celle des parties profondes. Même dans ce cas, il vaut mieux drainer largement.

GUIMBELLOT.

LARYNX (TUMEURS). — Nous étudierons successivement les tumeurs bénignes, et les tumeurs malignes du larynx.

TUMEURS BÉNIGNES. — Les tumeurs bénignes sont souvent désignées sous le nom de *polypes du larynx*, à tort d'ailleurs, car ce mot entraîne l'idée de pédiculisation de la tumeur, et celle-ci est loin d'être constante.

Ces tumeurs sont caractérisées par leur évolution lente, leur absence de tendance à l'envahissement des parties voisines, leur peu de retentissement sur l'état général, l'absence de récidive sur la cicatrice consécutive à l'ablation.

Étiologie. — Elles surviennent plus souvent chez l'homme et surtout de 30 à 50 ans. Cependant on les a observées aussi chez l'enfant et le vieillard.

Les efforts de voix continuels, nécessités par certaines professions (crieurs publics, chanteurs), les inflammations aiguës ou chroniques du larynx, favoriseraient leur apparition.

Lésions. — Au point de vue histologique il s'agit de papillomes dans les 2/3 des cas, de fibromes dans 1/4. Le reste est représenté par des kystes, des myxomes, enchondromes, angiomes, etc....

Symptômes. — L'attention du malade est presque toujours attirée au début par des *troubles de la voix*. Ces troubles varient depuis la raucité jusqu'à l'aphonie complète, qui est exceptionnelle. Le plus souvent la voix est seulement assourdie, étouffée.

L'intensité de la dysphonie est plutôt en rapport avec le siège de la tumeur, qu'avec son volume. Plus celle-ci se rapproche du bord libre des cordes, et plus les troubles sont accentués.

La *dyspnée* est assez fréquente chez l'enfant, rare chez l'adulte, à larynx plus large.

Elle peut survenir brusquement, dans certains cas de polypes pédiculés, qui viennent à pénétrer dans l'orifice glottique. Parfois le malade garde une attitude particulière pour éviter cette pénétration.

La dyspnée peut être due encore à des poussées inflammatoires, favorisées par la présence de la tumeur.

La douleur, la dysphagie sont exceptionnelles.

Évolution. Pronostic. — Abandonnée à elle-même, la tumeur bénigne ne s'accroît que très lentement.

Exceptionnellement elle peut déterminer des accidents d'asphyxie assez graves pour déterminer une trachéotomie d'urgence.

En dehors de ces cas, elle reste grave au point de vue fonctionnel, chez les sujets dont la profession exige l'intégrité de la voix. L'ablation elle-même ne permet pas, dans tous les cas, le retour *ad integrum* des fonctions.

Diagnostic. — Le diagnostic ne peut se faire que par l'examen laryngoscopique. Celui-ci permet d'affirmer l'existence de la tumeur, et souvent sa nature. Mais pour cela il devra porter sur toute l'étendue du larynx : on peut répartir en effet les tumeurs en sus-glottiques, intra-glottiques, sous-glottiques.

Dans le cas de *papillome*, on verra une tumeur blanc rosé, ou rouge,

dont la surface mûriforme a été comparée à celle d'une langue de veau
cuite. Le volume varie d'une tête d'épingle à une noisette et plus. La
consistance est molle. Le siège le plus fréquent est la moitié antérieure
des cordes vocales. — Les papillomes peuvent d'ailleurs être multiples.

Les *fibromes* sont arrondis, réguliers, sessiles ou pédiculés, blancs, roses
ou rouges. Ils siègent surtout à la partie moyenne de la corde vocale. Ils
sont le plus souvent uniques. Leur
consistance est dure. A leur degré le
plus minime ils constituent, sur le
bord libre de la corde, une petite
saillie triangulaire, du volume d'un
grain de mil, souvent symétrique :
c'est le nodule des chanteurs qui,
soigné au début, disparaît par mise
au repos de l'organe (fig. 21).

Les *kystes* sont arrondis, ont un
aspect transparent. Ils siègent surtout sur les cordes.

Toutes les tumeurs bénignes ont

Fig. 21. — Fibromes symétriques
des cordes vocales (Nodule des chanteurs).
(Bourgeois, in *Précis Path. Chir.*).

pour caractère de ne diminuer en rien la mobilité du côté correspondant
du larynx.

L'examen sera complété par l'exploration au stylet après cocaïnisation.
On se rendra compte ainsi du point exact d'implantation, de la mobilité,
et par conséquent des difficultés opératoires.

Pour le diagnostic différentiel (V. Tumeurs maiignes).

Traitement. — L'ablation doit toujours être pratiquée et *par voie endolaryngée*, à moins qu'il ne s'agisse d'une tumeur très volumineuse.

Le malade est habitué par plusieurs séances antérieures de laryngoscopie.
Après anesthésie locale, et sous le contrôle de la vue à l'aide du laryngoscope, la tumeur sera saisie, autant que possible entièrement, et enlevée
avec une pince spéciale (pince de Fauvel, de Ruault, de Moritz Schmidt, etc.).
Le galvanocautère est déconseillé en raison de l'œdème consécutif à son
emploi. — Si la tumeur est sous-glottique elle sera saisie pendant la
phonation.

L'hémorragie consécutive est insignifiante et s'arrête spontanément. Le
malade sera mis à l'abri des poussières et du froid, et au repos vocal
absolu pendant 5 à 6 jours.

La tumeur enlevée devra toujours être examinée histologiquement, de
façon à pratiquer une intervention plus large si l'examen révélait sa
malignité.

Il est très important de surveiller ultérieurement le larynx. Il peut apparaître, en effet, de nouvelles tumeurs en un autre point de la cavité laryngée
(papillome récidivant).

TUMEURS MALIGNES.

Étiologie. — Les tumeurs malignes du larynx s'observent plus souvent
chez l'homme, de 50 à 60 ans. On a voulu faire jouer un rôle prédisposant

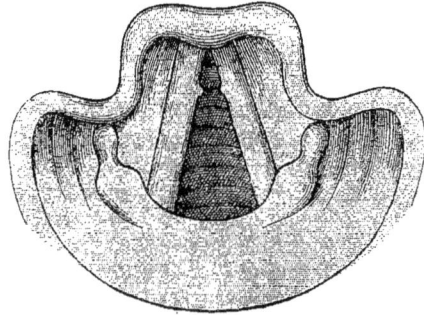

à l'abus de la voix, au tabac, à la syphilis, qui est notée assez fréquemment dans les antécédents.

Lésions. — Nous laisserons de côté les tumeurs nées dans les régions voisines et envahissant secondairement le larynx. Les tumeurs primitives se divisent suivant leur siège en : 1° tumeurs *intrinsèques ou cavitaires*, les plus fréquentes, siégeant surtout sur les cordes vocales, puis les bandes ventriculaires, le vestibule, la région sous-glottique ; 2° tumeurs *extrinsèques ou marginales*, nées sur l'épiglotte, les replis aryténo-épiglottiques, les aryténoïdes.

Cette différence de siège entraîne une différence d'évolution. Tandis que les tumeurs intrinsèques restent longtemps localisées à un côté, les tumeurs extrinsèques envahissent beaucoup plus rapidement les parties voisines, et s'accompagnent d'une adénopathie plus précoce.

Histologiquement les tumeurs malignes sont, dans 85 pour 100 des cas environ, des tumeurs épithéliales, affectant la forme d'épithéliomas pavimenteux lobulés, ou d'épithéliomas alvéolaires ou carcinomes. Beaucoup plus rarement il s'agira de sarcomes.

Symptômes. — Les symptômes du début sont différents suivant le siège de la tumeur.

Les tumeurs intrinsèques ont une phase de début caractérisée le plus souvent, en raison de leur siège au voisinage de la glotte, par des troubles vocaux. — Progressivement, ou parfois brusquement à la suite d'un rhume, la voix devient rauque, dure, boisée, puis de plus en plus voilée. Il peut y avoir des périodes de rémission : mais la dysphonie ne disparaît jamais complètement. En même temps le malade a une sensation de chatouillement, de corps étranger, qui le pousse à « râcler sa gorge », et provoque des quintes de toux.

A la période d'état, la dysphonie s'accentue. La respiration est gênée, bruyante, surtout pendant les efforts ; et parfois le malade est brusquement réveillé la nuit par une crise de suffocation. La toux est fréquente, tenace. Le malade se plaint souvent de douleurs vives, d'élancements irradiés vers l'oreille ou la nuque.

Dans les tumeurs extrinsèques, le siège éloigné de la glotte explique l'absence ordinaire de dysphonie, comme phénomène de début. La tumeur reste plus longtemps latente, ne donnant lieu qu'à un peu de toux sèche et quinteuse.

La phase d'état est surtout caractérisée par la dysphagie, d'abord pour les solides, puis aussi pour les liquides. La douleur, spontanée, est augmentée par la déglutition. Pour l'éviter, le malade rejette continuellement sa salive. La toux est fréquente. La dysphonie, la dyspnée sont peu marquées.

A la période terminale la progression en surface des tumeurs ne permet plus de les différencier suivant leur siège.

Tous les symptômes étudiés s'accroissent. L'haleine devient fétide. La salive rejetée peut contenir du sang, des débris cancéreux. L'état général, intact jusqu'alors, s'altère par suite de la difficulté de l'alimentation, et de la résorption des produits septiques. On voit survenir l'amaigrissement, la teinte jaune paille, la cachexie de tout cancer.

Terminaison. — Non traités, les cancéreux du larynx meurent en 12 à 15 mois par asphyxie progressive, due à l'obstruction des voies respiratoires, ou par asphyxie brusque, due à la paralysie des dilatateurs.

La trachéotomie précoce prolonge la vie de 16 à 18 mois. — Le malade meurt alors de cachexie, ou encore de complications : infection bronchopulmonaire, hémorragie, etc....

Pronostic. — Sera donc toujours très grave.

Diagnostic. — Il importe de faire le diagnostic dès le début, pour pratiquer une intervention plus simple, et diminuer les chances de récidive. Ce diagnostic n'est possible que par la constatation des signes objectifs de la tumeur.

L'*examen extérieur* ne donne de résultats qu'à une période tardive. La palpation peut montrer alors une déformation du thyroïde, parfois augmenté de volume en totalité (carapace de homard d'Isambert). En cherchant à déplacer latéralement le larynx, on note, dans le cas de néoplasme de la face postérieure, la perte de la crépitation laryngée normale. — La recherche des ganglions les montre pris seulement à une période avancée, et du côté correspondant à la lésion. Dans les cancers sus-glottiques ils siègent dans la région sterno-mastoïdienne ; dans les cancers glottiques et sous-glottiques ils sont plus rares, et siègent d'abord dans les groupes prélaryngotrachéaux et récurrentiels. D'abord isolés, mobiles, les ganglions s'agglomèrent, forment des masses énormes qui peuvent ulcérer la peau, parfois après infection secondaire et suppuration. Ils sont rares dans le cas de sarcome.

L'*examen laryngoscopique* doit toujours être pratiqué chez tout individu de plus de 35 ans, présentant une affection rebelle du larynx. C'est lui seul qui permettra un diagnostic précoce.

Si la lésion siège sur la corde, elle se traduit au début par une coloration rouge, mal limitée, mais tranchant sur la coloration blanche habituelle de cette région. D'autres fois, c'est une tache opaque, brune. Elle est accompagnée d'un léger renflement de la corde.

Dans le reste du larynx, la rougeur se différencie moins de la coloration rouge de la muqueuse environnante. Cependant sur l'épiglotte, les aryténoïdes, il se produit assez rapidement un boursouflement.

Bientôt d'ailleurs, la tumeur va prendre un aspect plus caractéristique (fig. 22). Elle forme une masse volumineuse, généralement unique, à surface irrégulière, végétante. Sa coloration est rouge, parfois avec des amas crayeux. Sa base d'implantation est large, mal délimitée. Plus tard il peut se produire des ulcérations peu

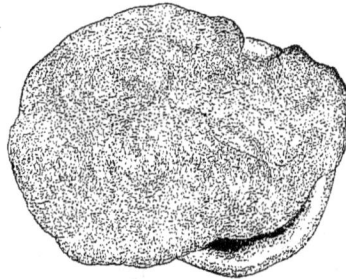

Fig. 22. — Tumeur maligne du larynx.
(d'après Compard.)

profondes, recouvertes de pseudo-membranes grisâtres ou de mucosités visqueuses. Le sarcome a une surface plus régulière, moins végétante que l'épithélioma.

D'une façon précoce dans l'épithélioma on observe l'immobilisation de la corde vocale correspondante.

Le *toucher digital* ne fournit de renseignements que dans quelques tumeurs extrinsèques.

Le *diagnostic différentiel* est difficile au début. Les diverses laryngites ont des lésions plus diffuses dans tout le larynx. — Les lésions tuberculeuses siègent plus fréquemment à la région interaryténoïdienne; les ulcérations sont plus précoces, moins végétantes; les muqueuses avoisinantes sont décolorées; il y a d'autres localisations bacillaires. — Dans la syphilis, la gomme siège surtout à l'épiglotte; elle donne une ulcération profonde, taillée à pic; elle s'améliore très rapidement par le traitement antisyphilitique, qu'il faut toujours essayer pendant une huitaine de jours.

Les tumeurs bénignes ont un aspect différent, peuvent être multiples, avec des intervalles de tissu sain, n'entravent pas la mobilité du larynx.

En tout cas, dans le doute, on devra enlever par voie endolaryngée, soit la totalité de la tumeur, soit un fragment, si elle est trop volumineuse, et faire un examen histologique qui permettra le diagnostic.

Traitement. — Le traitement rationnel consiste dans l'ablation de la tumeur.

La voie endolaryngée, bien que préconisée encore par Frænkel, est considérée par la majorité des chirurgiens comme insuffisante.

La voie exolaryngée comprend elle-même plusieurs méthodes : 1° La *pharyngotomie sous-hyoïdienne* sera réservée aux tumeurs limitées à l'orifice supérieur du larynx;

2° La *thyrotomie*, ou laryngo-fissure, consiste dans la section du thyroïde sur la ligne médiane, suivie d'ablation de la tumeur, puis suture du cartilage. Elle est toujours indiquée quand il s'agira de tumeurs intrinsèques, nettement circonscrites en surface et en profondeur, comme le montrera la persistance de la mobilité de la corde, l'absence de déformation du cartilage. Elle est à rejeter dans tous les autres cas;

3° L'*hémilaryngectomie* sera pratiquée dans les lésions plus avancées, mais ne franchissant pas la ligne médiane. Bien moins grave que la laryngectomie totale, elle permet en outre dans une certaine mesure la conservation de la parole;

4° La *laryngectomie totale* a une mortalité opératoire s'élevant encore à 15 pour 100. Elle entraîne la suppression de la phonation; on peut y suppléer par le port d'appareils prothétiques, dont le meilleur semble être l'appareil de Delair.

L'ablation des ganglions susceptibles d'être envahis devra être pratiquée en même temps que l'extirpation de la tumeur.

La gravité des interventions, la fréquence des récidives font que certains chirurgiens se contentent encore de pratiquer la *trachéotomie* basse et précoce. Mais, bien que peu nombreuses, les guérisons définitives constatées après ablation de la tumeur, doivent faire préférer cette méthode.

La trachéotomie restera donc limitée aux cas d'urgence, c'est-à-dire d'asphyxie brusque, et aux cas où le malade est vu à une période trop tardive. A ce moment on cherchera en outre à calmer les douleurs par les fumigations, les pulvérisations, les badigeonnages avec l'huile mentholée au 1/20, les solutions cocaïnées, etc....   *GUIMBELLOT.*

LATHYRISME. — L'intoxication par l'ingestion des grains de plusieurs variétés de gesses (*lathyrus*) provoque un certain nombre de manifestations nerveuses que l'on comprend sous le nom de *lathyrisme*.

Tableau clinique. — Souvent, c'est à la suite d'un refroidissement occasionnel que les symptômes se déclarent : le sujet constate au réveil l'affaiblissement ou même l'impotence fonctionnelle de ses membres inférieurs; il est incapable de les mouvoir. En même temps que s'installe cette paraplégie, il éprouve des douleurs en ceinture, bientôt accompagnées de douleurs irradiées dans les jambes, de troubles sensitifs variés : anesthésie, hyperesthésie, fourmillements, etc. Parfois, on note des troubles sphinctériens.

Si l'atteinte est bénigne, au bout de peu de jours le malade peut se lever, mais la démarche est caractérisée par des troubles accentués; la démarche est spasmodique. A cette période, en effet, on constate des contractures, de l'exagération du réflexe rotulien, de la trépidation épileptoïde. Les troubles sensitifs ont disparu, ainsi que les troubles des sphincters. L'amyotrophie est rare. Pas de dystrophie tégumentaire, pas d'escarres. L'intelligence reste intacte.

L'évolution clinique du lathyrisme prend habituellement une allure chronique : l'affection, sans entraîner la mort, est grave par le fait des lésions elles-mêmes qui assurent une impotence fonctionnelle de longue durée.

Diagnostic. — Le diagnostic est aisé pour peu que l'on pense à la cause étiologique actuellement admise. Sinon, surtout dans les premiers jours de l'affection, on peut faire la confusion avec le béribéri, dont les symptômes cadrent assez bien avec ceux du lathyrisme au début. Plus tard, le doute n'est plus permis, surtout devant l'état spasmodique présenté par les malades.

Il existe plus d'analogie avec les myélites syphilitiques, surtout les méningomyélites de cette nature. L'absence d'antécédents et de stigmates syphilitiques permet, dans une certaine mesure, d'établir le diagnostic; mais le lathyrisme peut évoluer avec ses lésions propres chez un syphilitique et le diagnostic devient parfois très épineux; le lathyrisme sévit souvent sous forme épidémique; ce caractère aide à éclairer le praticien et contribue à faire écarter la nature syphilitique de l'affection qu'il est appelé à observer.

Étiologie. — Au point de vue *étiologique*, c'est la gesse, la jarosse, que l'on incrimine dans la pathogénie du lathyrisme. Est-ce la farine, sont-ce des moisissures qui présentent le pouvoir toxique ? C'est ce qu'on ignore encore.

La cuisson de la farine de gesse met à l'abri des accidents en détruisant la lathyrine qui en serait le principe dangereux. Aussi peut-on la recommander comme *mesure prophylactique*. Mieux vaut encore supprimer ce produit de l'alimentation pour éviter le lathyrisme.

Traitement. — Il n'existe pas de traitement qui soit spécifique du lathyrisme. Les diverses thérapeutiques employées, la révulsion sur la colonne vertébrale par l'huile de croton ou les pointes de feu, l'administration de bromure de potassium, sont restées jusqu'ici sans résultat bien certain. La strychnine doit être proscrite, elle ne ferait qu'exagérer la spasticité dont les membres atteints sont le siège.   *DOPTER.*

LAUDANUM DE SYDENHAM. — Dans la nouvelle pharmacopée française, la formule et le titre du laudanum de Sydenham ont été modifiés.

1 gr. de laudanum du Codex de 1908 correspond à 10 centigr. de poudre d'opium ou à 5 centigr. d'extrait; il doit contenir 1 centigr. de morphine.

Comparativement à l'ancien laudanum de Sydenham, la teneur en poids d'opium est diminuée d'un quart. Le nouveau laudanum donne XLIII gouttes au gramme, alors que l'ancien n'en donnait que XXXIII; pour ces deux raisons, les prescriptions en gouttes du nouveau laudanum par rapport aux prescriptions de l'ancien comportent une augmentation du tiers.

Les chiffres maxima pour l'administration du laudanum de Sydenham (nouveau Codex) sont de 2 gr. par dose et de 6 gr. par jour. (Pour l'intoxication par le laudanum, v. Opium.)

Le laudanum de Rousseau a disparu de la pharmacopée.   *E. F.*

LAURIER-CERISE (EAU DE). — V. Cyanhydrique (Acide).

LAVEMENT. — Médication dont on a largement abusé sous toutes ses formes au cours des siècles passés aussi bien que dans ces toutes récentes années, le lavement demeure cependant un procédé thérapeutique indispensable à notre pratique journalière. Toutefois, sans inconvénient lorsqu'on sait le prescrire à propos et avec une technique correcte, il peut entretenir au contraire et même provoquer en certains cas les désordres que l'on veut lui faire combattre. — Un certain nombre des indications à suivre dérivent de l'enseignement de mon maître, le Dr A. Mathieu.

Il existe une assez grande variété de lavements. On leur demande couramment d'exonérer l'intestin, de combattre la constipation; mais pure ou additionnée de principes médicamenteux, l'eau de l'injection rectale peut présenter des propriétés hémostatiques, antithermiques, diurétiques, décongestionnantes, etc. Enfin, les lavements peuvent être vecteurs soit des principes médicamenteux les plus divers, soit de substances nutritives. Il en résulte trois grandes catégories de lavements : *simples* ou *évacuateurs, médicamenteux, alimentaires.* Comme toutes les divisions, celle-ci est forcément un peu schématique; elle répondra néanmoins aux nécessités d'un exposé pratique.

Technique et difficultés. — L'irrigateur du type Eguisier doit être actuellement complètement abandonné. On se sert ordinairement du bock, soit du bock à injections vaginales ordinaire, soit d'un bock à pression constante. Ce modèle est destiné à maintenir une pression égale pendant toute la durée de l'écoulement, de façon à compenser la diminution en hauteur de la colonne liquide. Un récipient de 1 litre de capacité est rigoureusement suffisant. On peut également se servir d'un vide-bouteilles. Ce système de bouchon est particulièrement commode toutes les fois que se trouve nécessaire un appareil peu encombrant, facilement transportable. Il existe des bocks, des sacs en caoutchouc répondant à cette indication pratique, et le simple entonnoir peut être également commode. Enfin, dans certains cas, pour les lavements alimentaires ou médicamenteux et chez l'enfant, l'emploi de la poire en caoutchouc peut être *recommandé*.

Préparation des instruments. — On adapte au bock un tube de caoutchouc souple de longueur variable mais suffisante (1 m. 50 en moyenne). Puis sur ce tuyau, par l'intermédiaire d'un raccord de verre ou d'un ajutage à robinet, plus commode en général, s'adapte une canule rectale. *Cette canule sera toujours souple*, de calibre moyen, approprié d'ailleurs au malade ; en certains cas, de grosses sondes urétrales seront un excellent modèle. Il est également inutile de prendre des sondes de longueur exagérée; il suffit de pouvoir introduire dans l'intestin 10 à 15 centimètres de la sonde, pour que la technique soit excellente. On se servira de *canules à trou terminal*.

Il sera correct de faire bouillir la canule chaque fois qu'elle devra être employée. Pour le bock et le long tube d'écoulement, il pourra suffire de les stériliser de temps à autre seulement. On assurera leur propreté dans l'intervalle en les tenant enveloppés à l'abri des poussières.

Le malade sera étendu sur le dos, le bassin légèrement relevé pour faciliter l'introduction de la canule et l'écoulement de l'eau. Il est encore préférable de le faire se coucher sur le côté *gauche*, la jambe gauche étendue sans effort, la droite repliée. Cette manœuvre découvre la région anale et assure, mieux encore que la précédente, la pénétration des liquides.

Quelle est la quantité d'eau à introduire? — Cette question est particulièrement importante. Pour le lavement banal, émollient, on se tiendra aux environs du demi-litre; pour les lavements alimentaires et médicamenteux, il sera utile de ne jamais dépasser 250 centimètres cubes. Enfin, *jamais, sous aucun prétexte, on ne devra faire pénétrer plus d'un litre d'eau dans l'intestin* (V. plus loin *Entéroclyse*). On surveillera tout particulièrement l'administration du lavement dans tous les cas où existent soit de la débilitation de l'organisme, soit des troubles de la circulation pelvienne ou de la circulation générale. C'est dire que les lavements seront de 150 à 500 grammes d'eau seulement chez les femmes enceintes, chez les malades porteurs de tumeurs abdominales, chez les vieillards, les cardiaques, chez certains tuberculeux. Chez le nourrisson, la quantité introduite sera de 50 centimètres cubes seulement.

Les effets des lavements diffèrent selon la température de l'eau introduite. — Aux températures voisines du corps ($54°$-$58°$), l'eau agit seulement en dissolvant les matières, en excitant doucement l'intestin. Aux températures extrêmes, soit froide ($15°$ à $50°$), soit chaude ($39°$ à $50°$), l'eau présente une action brutale, excite violemment les contractions de l'intestin et des vaisseaux; cette action peut être, selon les cas, utile ou nuisible, recherchée ou à éviter. Il suffit d'être averti de son existence. — On emploiera de façon courante, et sauf indications spéciales, de l'eau bouillie refroidie à $36°$-$38°$. Il ne faut pas oublier que pendant l'écoulement du lavement, la température de l'eau baisse de façon notable. On en tiendra compte soit pour réchauffer l'eau si l'écoulement en est extrêmement lent, soit pour lutter contre la déperdition de calorique en entourant le bock d'ouate, de serviettes, etc.

L'écoulement du lavement doit, en tous les cas, être *lent*. Il faut, pour un demi-litre, compter en moyenne cinq à sept minutes. La pression du liquide sera extrêmement faible; elle le sera d'autant plus que l'intestin est plus douloureux et plus contracté. La dénivellation sera par suite très faible. *Jamais le bock ne sera élevé à plus de 0 m. 50 du plan du lit* sur lequel repose le malade; et bien souvent il conviendra de se contenter d'une hauteur de 0 m. 20 à 0 m. 30.

Comment introduire la canule? Comment assurer l'écoulement de l'eau? — La canule, tenue comme une plume à écrire, sera présentée à l'orifice anal et introduite doucement, sans effort. Une pression douce vainc la résistance du sphincter qu'une brusque sollicitation ferait au contraire se contracter. On rassure les malades, pusillanimes beaucoup plus souvent qu'on ne pourrait le croire. Bien des individus, en effet, n'ont jamais pris de lavement, croient cette petite manœuvre extrêmement pénible, et suscitent par leur attitude quelque difficulté à ce qui n'en devrait pas présenter.

Il est bon, pour faciliter l'introduction de la sonde, de l'humecter ou même de la vaseliner légèrement. Cependant, cette introduction peut être parfois franchement douloureuse. L'obstacle anal est soit un *spasme* lié d'ordinaire à quelque *fissure sphinctéralgique*, soit, plus souvent encore, quelque *hémorroïde enflammée* ou quelque *bourrelet hémorroïdaire*. On devra, par des applications très chaudes, des badigeonnages ou des suppositoires à la cocaïne-adrénaline, vaincre ces obstacles. — Lorsque la canule a franchi l'orifice anal, son cheminement est en général facile. Il suffit de la pousser très doucement, en la retirant légèrement parfois pour l'avancer à nouveau. On s'efforcera de contourner les obstacles éventuels, tumeurs du rectum, de la prostate, de l'utérus, rétrodéviation utérine, ou plus simplement saillie du promontoire, scybales; une pression douce patiemment maintenue aura raison du spasme rectal. L'écoulement d'une faible quantité de liquide facilite parfois le cheminement de la canule; en d'autres termes, on pousse celle-ci en laissant couler le liquide.

La canule étant introduite d'une douzaine de centimètres en moyenne, l'écoulement de l'eau se trouve généralement assuré. Cet écoulement peut cependant ne pas se produire. L'orifice de la canule est-il obstrué par des matières? Il suffit de dégager l'instrument, de le retirer d'un ou deux centimètres? S'agit-il d'un spasme de l'intestin? Il suffit d'attendre, d'abaisser la pression et l'eau finira par s'écouler. Il peut, pour des raisons analogues, survenir des intermittences dans l'écoulement; on y remédiera de la façon mentionnée.

Combien de temps doit-on garder un lavement? — Il serait contraire à la réalité pratique de répondre à cette question par une formule univoque. Lorsque l'expulsion immédiate de l'eau n'entraîne aucune évacuation fécale, il est bon de conseiller aux malades de garder l'eau pendant quelques minutes, une dizaine et davantage. D'un autre côté, il est des personnes, généralement atteintes de spasme côlique intense, chez lesquelles les premières coliques étant surmontées, il ne se manifeste par la suite aucun réflexe évacuateur; l'eau tout entière est résorbée dans ce cas. Il vaudra mieux, chez ces malades, laisser au plus tôt s'amorcer l'exonération de l'ampoule rectale. Il peut également arriver, chez certains ptosés, que le lavement soit difficilement évacué. Il serait alors indiqué de faire porter au malade une ceinture abdominale pendant l'administration du lavement.

Des accidents peuvent-ils survenir à propos de l'administration d'un lavement? — Certains malades ne peuvent garder l'eau introduite et la rejettent aussitôt; il suffit d'en être averti et de garnir soigneusement le lit, soit avec une toile cirée, soit avec des alèzes, des serviettes, ou, en cas d'urgence, des doubles de journaux. Les coliques ultérieures ne sont ordinairement pas très violentes; cependant, dans les côlites avec spasme prononcé et douleurs intenses, le lavement peut provoquer des coliques extrêmement pénibles, accompagnées d'un état nauséeux caractérisé; il peut même y avoir des vomissements. Mais chez ces malades, justement, il convient de s'abstenir des lavements, remède beaucoup trop brutal pour un intestin irritable : on s'exposerait, en passant outre, à provoquer chez les prédisposés des crises parfois graves de côlite muco-membraneuse. — On saura encore qu'un lavement de volume exagéré peut déterminer du péristaltisme de l'intestin grêle, avec ondulations des anses visibles au travers de la paroi.

Lavements évacuateurs. — On se propose surtout, par l'emploi des lavements évacuateurs, de porter remède à l'encombrement intestinal, soit qu'il s'agisse de constipation accidentelle, soit que l'on ait affaire à quelque constipation chronique.

Les lavements simples. — Le *lavement simple* se compose d'eau bouillie refroidie à 58°-56°; on l'administre en général le matin. La quantité est de un demi-litre en moyenne; la totalité de ce volume est du reste loin de pénétrer dans l'intestin, 50 à 100 gr. de liquide se trouvent facilement perdus, si l'on tient compte de l'eau qui s'écoule en chassant l'air des tubes de caoutchouc, de l'eau qui demeure ensuite dans ces mêmes tubes, etc.

Si l'on tient à réduire au minimum l'irritation de l'intestin, on emploiera de l'eau salée ou phosphatée sodique (7 gr. ou environ 1 cuillerée à café de sel par litre). Si l'on désire au contraire provoquer d'actives contractions côliques, on emploiera l'eau à la température de 24° par exemple. On peut également donner d'abord des lavements tièdes afin de ramollir, de dissocier les matières, puis administrer un lavement froid pour en provoquer la chasse énergique. Cette manière de procéder ne saurait être tolérée que dans les constipations avec atonie, sans irritabilité de l'intestin.

Lorsqu'il existe des amas de matières considérables, ou lorsque les lavements simples se montrent impuissants à débarrasser l'intestin, on peut additionner l'eau soit d'huile d'olives (30 à 60 gr.), soit de glycérine (2 ou 5 cuillerées à soupe pour un demi-litre d'eau). On ne dépassera pas ces doses, pour la glycérine tout au moins. Un usage immodéré de celle-ci pouvant provoquer de la côlite.

On peut administrer l'huile dans de l'eau de lin ou de guimauve :

Huile d'olives ou d'amandes douces . . . . 60 grammes.
Décoction de guimauve ou de graines de lin 500   —

Une pratique également recommandable est d'émulsionner l'huile avec du jaune d'œuf.

Eau bouillie refroidie à 38⁰ . . . . 500 centimètres cubes.
Jaunes d'œufs crus . . . . N⁰ 1 ou 2.

Battre en un mélange homogène; puis ajouter :

Huile d'olives ou d'amandes . . . . 60 grammes.
Émulsionner.

On peut, chez le nourrisson et le tout jeune enfant, ajouter à l'eau du lavement 1 à 4 cuillerées à café d'une eau minérale laxative faible.

Dans certaines constipations rebelles sans spasme, on peut encore essayer des lavements laxatifs ou purgatifs :

Mellite de mercuriale. . . . . 100 grammes.
Eau tiède 400   —
                                                                    (Codex).

Feuilles de séné. . . . . ⎱ āā 15 grammes.
Sulfate de soude . . . . ⎰
Eau bouillante 500   —
Pour adultes.

Follicules de séné. . . . . 5 grammes.
Sulfate de soude 10   —
Eau bouillante 250   —
Pour enfants.   (Codex).

Mais les lavements purgatifs sont des médications d'exception, et leur emploi est des moins recommandables.

Peut-on traiter la constipation chronique par les lavements simples que nous venons d'étudier? La négative n'est pas douteuse : isolés, les lavements simples ne peuvent agir que sur des constipations très légères, chez des malades qui, une fois de temps à autre seulement, ont besoin de solliciter par des procédés artificiels l'exonération de leur intestin, ou bien encore chez les opérés et dans les constipations liées à l'emploi des opiacés, de la glace sur l'abdomen. Sinon, il convient d'associer aux lavements l'huile de ricin par exemple chez les atoniques, la belladone et la jusquiame chez les spasmodiques. De toute façon, il convient de ne jamais donner régulièrement plus d'un lavement tous les deux ou trois jours ; et l'on devra, ce faisant, se conformer aux principes que nous avons minutieusement exposés.

Les grands lavements; lavage d'intestin, entéroclyse. — On eût été, il y a quelques années encore, des plus surpris en notant le peu de place que tient l'entéroclyse en notre exposé. Mais, sous l'influence des travaux de plusieurs thérapeutes et notamment de A. Mathieu, commence à se répandre largement la notion de la nocivité fréquente des grands lavages. Nous montrerons brièvement ce que l'on doit comprendre sous ce terme; nous dirons quelles étaient les indications de l'entéroclyse, et nous restreindrons celles-ci après avoir exposé quels désordres peuvent être entraînés par les lavages.

On doit entendre par entéroclyse ou lavage de l'intestin une manœuvre thérapeutique qui consistait à faire passer dans le gros intestin jusqu'au cæcum de 1 litre et demi à 3 litres d'eau. Parfois même la valvule de Bauhin était forcée, et le liquide refluait dans l'intestin, pouvait même atteindre l'estomac. On renonça du reste assez vite à une exagération thérapeutique susceptible de provoquer les plus graves désordres. Mais l'emploi quotidien et même biquotidien des grands lavages de 1 litre et demi à 2 litres date d'hier encore.

On recommandait cette médication dans un très grand nombre de maladies, états dysentériformes, entérites aiguës, constipation avec encombrement stercoral notable, mais l'entéroclyse avait fini par être la médication spécifique d'une affection surtout, l'*entérocolite muco-membraneuse*. On prétendait surtout débarrasser l'intestin des glaires et des mucosités surabondantes; et il suffisait que l'on constatât quelques traces de mucus dans les selles pour instituer aussitôt les grands lavages. Les malades finissaient par devenir des maniaques du lavement, des « clysomanes » ainsi qu'il a été dit; et leur côlite était plus souvent aggravée qu'améliorée par cette thérapeutique.

Voici comment les choses se passent en général dans la plupart des cas. Les malades, livrés à eux-mêmes n'ont pas toujours la précaution de s'étendre pour prendre le lavage. Ils introduisent la canule de 20 à 35 centimètres, ce qui est beaucoup trop; ils absorbent 2 litres d'eau, ils placent le bock aussi haut que possible, et seule une pression de 1 mètre à 1 m. 50 les peut satisfaire. L'eau, par ailleurs, est souvent à 42° et plus; enfin l'opération est renouvelée tous les jours, et même plusieurs fois chaque jour. Ainsi, attitude, longueur d'introduction de la sonde, pression, température de l'eau, volume admis, fréquence de la médication, tout se trouve réuni pour contusionner l'intestin, pour l'irriter, exciter son activité, entretenir ou provoquer les douleurs, assurer une débâcle de glaires, certes, mais de glaires ou de membranes que *seul* le lavage a fait apparaître. On voit en effet assez souvent les malades reconnaître, à propos d'une crise de côlite, que ce sont seulement le deuxième ou même le troisième lavage qui ont *ramené* des peaux. Actuellement, l'engouement pour le lavage de l'intestin, sous les influences que nous avons précisées, tend avec raison à s'amoindrir; cet engouement, à lui seul, se trouve être responsable de la fréquence croissante de la côlite dans ces dernières années. Est-ce à dire que le lavage de l'intestin doive disparaître de la pratique médicale? Oui, à coup sûr, si l'on s'en tient aux vieilles méthodes; non certes, si l'on accepte les indications suivantes. L'on réservera les grands lavements à certaines constipations atoniques, à certains accidents dysentériformes, à certaines crises de côlite où le spasme et les douleurs sont modérés, où prédominent les sécrétions glaireuses et les phénomènes d'auto-intoxication. D'ailleurs, jamais la quantité de liquide introduite ne dépassera un litre au maximum: ce liquide aura au plus la température du corps. Enfin, le lavage ne sera pratiqué que 2 ou 3 fois au plus par semaine; et une surveillance médicale éclairée contrôlera l'action de cette médication sur la tonicité intestinale, sur les sécrétions et sur les phénomènes douloureux. Ajoutons que le malade ne doit faire aucun effort pour conserver le liquide introduit.

Lavements d'huile. — Le meilleur traitement (par les lavements) de la constipation chronique est à coup sûr le lavement d'huile. Le spasme de l'intestin n'est en aucune façon une contre-indication, bien loin de là : l'huile, en effet, non seulement ramollit les fèces, lubréfie l'intestin, et diminue la résorption des produits toxiques du contenu du gros intestin, mais fait céder notablement le spasme de cet organe. La technique des lavements d'huile pure est un peu spéciale : nous l'exposerons en détail.

On se sert de préférence d'huile d'olives, mais on peut, le cas échéant employer l'huile d'œillettes de bonne qualité, de sésame ou de pavot. Il est indispensable que le malade reste couché pendant 3 ou 4 heures après le lavement ; aussi, à tous ceux qui ne peuvent rester étendus pendant le meilleur de la matinée, convient-il d'administrer le lavement d'huile le soir, environ 2 heures après le dîner. La *quantité* d'huile varie selon les différents cas : on peut n'en administrer que de très petites quantités, 40 à 60 gr. par exemple, mais il vaut mieux réserver ce faible volume à l'enfant, et chez l'adulte donner le matin de 150 à 300 gr. d'huile, le soir de 80 à 200 gr. On prescrirait également moins d'huile si l'intestin était par trop encombré de matières ; on s'exposerait autrement à ne pouvoir introduire la totalité de l'huile préparée. D'ailleurs, il est très souvent indispensable, tout au moins au début d'une période de traitement, d'évacuer partiellement l'intestin par un ou plusieurs lavements simples.

On enfonce la canule de 10 à 15 centimètres seulement ; cette canule, rappelons-le ici, doit être à trou terminal. L'huile, préalablement chauffée à 35° au bain-marie, sera introduite très lentement. Il faut compter 10 à 15 minutes et plus pour faire écouler 300 gr. d'huile. L'huile peut être tout simplement versée dans un bock ; il est préférable de se servir d'une poire, ou même d'une seringue en verre et d'une sonde urétrale, si les quantités à introduire sont de faible importance. Nous préférons personnellement au bock le banal entonnoir de verre. Celui-ci est d'un nettoyage facile, ne s'encrasse point, et se monte aisément sur un tube de caoutchouc avec ajutage et robinet. Ces tubes seront de caoutchouc noir ; il est en effet beaucoup plus difficile de débarrasser de l'huile le caoutchouc rouge que le noir. Ces nettoyages seront pratiqués à l'eau et à l'alcool.

On peut également se servir d'appareils spéciaux, tels que l'oléophore de Natton, l'oléoclysme de Roux (de Lausanne), l'oléoclyseur de Kolbé (de Châtel-Guyon). L'huile est renfermée dans un récipient clos à plusieurs tubulures ; à l'une s'adapte la canule à entéroclyse, à l'autre un tube communiquant avec un récipient gradué plein d'eau bouillie. L'eau s'écoule de ce récipient et *déplace* l'huile qui pénètre ainsi très doucement dans l'intestin. Ces appareils, lorsque l'on est familiarisé avec leur emploi, facilitent certainement l'administration de l'huile. Quoi qu'il en soit, on assure l'écoulement de celle ci par une élévation de 60 centimètres environ, soit du bock ou de l'entonnoir pleins d'huile, soit du récipient plein d'eau des appareils précités.

Les malades ont parfois, tout au moins au début, quelque peine à garder l'huile. Ils feront bien en tous cas de se garnir pour la nuit, ou de protéger directement leur lit.

Il est rare que, soit au réveil, soit dans la journée, l'huile provoque spontanément une selle. Un lavement évacuateur est généralement nécessaire ; on prendra à cet effet un demi-litre d'eau bouillie simple ou salée. Les lavements d'huile seront répétés tous les jours, s'il y a lieu .Dans la pratique courante, il suffit d'ordinaire d'en prendre deux ou trois par semaine ; et ce nombre va se restreignant avec le temps, à mesure que se prononcent les bénéfices du traitement. L'huile est à peu près toujours parfaitement tolérée ; on observe cependant assez fréquemment des coliques venteuses, mais celles-ci disparaissent habituellement vers le quatrième ou cinquième lavement. Chez de très rares malades, l'huile se montre irritante, réveille des douleurs, exagère le spasme, provoque du ténesme rectal. La pratique des lavements d'huile n'en reste pas moins tout particulièrement recommandable dans le traitement de la constipation chronique.

Lavements de bile. — On a préconisé les lavements de bile dans certaines constipations atoniques et surtout dans la constipation avec phénomènes de côlite muco-membraneuse. On peut administrer soit de 0 gr. 50 à 5 gr. de poudre de bile desséchée dans 2 à 500 gr. d'eau, soit une cuillerée à soupe de bile de bœuf fraîche (facile à obtenir du boucher) dans la même quantité de liquide (Carnot). On trouve dans le commerce des préparations à base de bile en ampoules apprêtées pour injections intra-rectales. Ces traitements ne semblent réussir ni également, ni complètement chez tous les malades.

Lavements électriques. — Prônés autrefois au plus haut degré, les lavements électriques ont perdu leur vogue dans le traitement de l'occlusion de l'intestin. Seule, l'obstruction stercorale relève encore de cette médication. Dans les autres cas, le traitement chirurgical seul peut se montrer efficace, lorsque le diagnostic s'impose d'une intervention rapide. Néanmoins, on peut toujours, sauf urgence, tenter le traitement électrique, en effet sans inconvénient ; mais il est inutile de pratiquer, à six ou sept heures d'intervalle, plus de deux essais *en tout*. On emploie le courant galvanique de haute intensité : on fait passer de 60 à 80 milliampères, l'électrode négative étant représentée par une vaste plaque recouvrant l'abdomen, l'électrode positive par une sonde rectale particulière avec courant d'eau continu. C'est là, nous le répétons, une méthode tout à fait accessoire ; il y a mieux à faire pour le malade.

Lavements d'eaux gazeuses. — On a été jusqu'à vanter les lavements d'eau de Seltz dans l'occlusion intestinale ; c'est là, manœuvre d'intérêt purement historique aujourd'hui.

Propriétés diverses des lavements simples. — *Action antiseptique, hémostatique, décongestionnante, antithermique, diurétique, cholagogue, hydratante.* — Nous serons très brefs dans cet exposé : ces différentes propriétés des lavements sont en effet des plus simples à comprendre ; la technique à mettre en œuvre est d'une rare facilité ; et nous renvoyons pour plus amples détails à nos divers articles de thérapeutique [V. ANTITHERMIQUE, HÉMOSTATIQUE, DIURÉTIQUE (MÉDICATIONS)].

Les lavements sont toujours *antiseptiques* par ce seul fait qu'ils exonèrent l'intestin des fèces riches en produits toxiques et en principe figurés. Mais

les lavements à proprement parler antiseptiques ou désinfectants seront
donnés à une température faible (25° par exemple), assez abondants (un demi-
litre à un litre) et répétés, sauf indication contraire (spasme, douleur,
ténesme, débâcle glaireuse), tous les jours, ou même deux fois par jour.
Ils sont indiqués dans certaines formes de côlites membraneuses ou dysentériformes et tout particulièrement dans les diarrhées infectieuses.

Sont *hémostatiques* les grands lavements chauds de un litre à 48° ou 50°
(Tripier). On peut les administrer matin et soir ; ils sont précieux non seulement pour décongestionner l'intestin dans la dysenterie, mais également
pour arrêter les hémorragies de l'ulcus gastrique et de la fièvre typhoïde.
Dans cette dernière maladie, la quantité d'eau introduite atteindra le litre à
peine, et de plus, l'écoulement de l'eau se fera particulièrement lentement
et avec une pression très faible, 20 à 40 centimètres au plus. Ces lavements sont toujours admirablement supportés, et leur action hémostatique,
à peu près toujours très intense, est souvent rapide. On emploiera de l'eau
salée ou phosphatée, additionnée ou non de substances hémostatiques
(v. c. m.) telles que la gélatine et surtout que le chlorure de calcium.

Les lavements chauds ont d'autres propriétés : ils ont un effet *décongestion-*
tionnant précieux. On a longtemps utilisé cette action dans le traitement
des hémorragies, des congestions cérébrales ; cette routine paraît aujour-
d'hui appuyée par des considérations théoriques plutôt que par des faits
empiriques. Certes, il est indispensable de veiller au bon fonctionnement de
l'intestin chez les cérébraux, mais les lavements, en dehors de leur action éva-
cuante, peuvent-ils, en pareil cas, être considérés comme assurant une dérivation réelle d'abord, efficace ensuite ? Une réponse très précise est délicate
à formuler ; il n'en reste pas moins évident que l'on doit assurer l'évacuation normale des fèces chez les comateux, les paralytiques, etc. En
revanche, l'effet décongestionnant local des lavements très chauds est hors
de doute. On pourra dans certains cas réaliser une irrigation d'une certaine
durée à l'aide de canules à double courant ; ces canules ont également le
gros avantage de permettre, sans risque de brûler la peau, l'emploi de l'eau
à des températures de 50 et 52°. Les muqueuses supportent aisément ces
températures auxquelles la peau, même vaselinée, ne peut être soumise
sans réaction douloureuse. Souvent, de très petites quantités seulement de
liquide seront tolérées à la fois, et encore devra-t-on les introduire sous
très faible pression. Ces lavements décongestionnants sont indiqués dans les
accidents hémorroïdaires, dans les salpingites, les métrites, dans la cystite
parfois, dans la prostatite, aiguë ou chronique, très souvent.

Lorsque l'usage des bains est impossible chez un typhique, on peut parfois recourir aux lavements froids. Ceux-ci ont un effet *antithermique*
appréciable et sont bien supportés d'ordinaire. On administrera toutes les
trois heures un lavement de un litre d'eau à 18-22°. La pression sera
excessivement faible ; le malade ne fera aucun effort pour garder cette eau.

Chaque fois que les urines sont rares, qu'il s'agisse d'urémiques, de
malades atteints de néphrite aiguë (Lemoine), d'inaniés, de malades à la
diète au moins relative pour affections gastriques (A. Mathieu), on assure le
taux normal de l'excrétion urinaire au moyen de lavements d'eau bouillie,

salée ou non. Les solutions isotoniques s'absorbent plus complètement et plus vite que l'eau simple ; les lavements à 40 ou 42⁰ sont également plus facilement gardés que les lavements à température inférieure. On donnera de 2 à 5 lavements par jour, chacun étant de 250 à 400 grammes d'eau. Cette *réhydratation* de l'organisme calme beaucoup les malades, apaise notamment la soif de tous ceux qui se trouvent soumis à une diète buccale rigoureuse. L'action *diurétique* de ces lavements est encore utilisée par Fleig ; cet auteur administre systématiquement aux opérés de grands lavements qui ont pour effet de diminuer la toxicité de l'anesthésique en assurant son élimination. L'effet des lavements sur la pression sanguine et sur la diurèse est en effet comparable, avec une intensité moindre, à celui des injections sériques.

Enfin, les grands lavements tièdes sont *cholagogues*, et se trouvent indiqués par là même dans l'ictère catarrhal (Krull).

Lavements médicamenteux. — On peut administrer un très grand nombre de médicaments par la voie rectale. Cependant l'avènement de la médication hypodermique a considérablement restreint l'usage des lavements médicamenteux. Ces lavements sont indiqués lorsqu'il existe de l'intolérance ou de l'irritation gastriques, ou lorsque l'on cherche à obtenir quelque effet local dans des maladies pelviennes. Ces lavements sont de faible volume, 125 à 250 gr. Il peut être indiqué de les faire précéder d'un lavement évacuateur simple.

Les *lavements calmants* sont particulièrement employés. On les emploie soit pour combattre des troubles généraux (intoxications, strychnisme, tétanos, excitation mentale, algies diverses), soit pour amender certains phénomènes locaux (hémorroïdes, cystite, prostatite, excitation génitale). On administre de la sorte l'*antipyrine*, le *chloral*, les *bromures*, l'*asa fœtida*, les *opiacés*, la *morphine*. Les opiacés peuvent être également prescrits pour modifier certaines diarrhées. Ces lavements se donnent le plus souvent avec la poire.

> Hydrate de chloral . . . . 1 à 4 grammes.
> Jaune d'œuf. . . . . Nᵒ 1
> Eau. . . . . 60 grammes.

On émulsionne toujours (c'est là une règle générale pour tous ces lavements) le jaune d'œuf dans l'eau, puis on ajoute lentement, en agitant sans cesse, la substance active préalablement dissoute à part dans un peu d'eau froide. Ces lavements sont administrés à la température du corps.

> Asa-fœtida (même formule) . . . . 2 à 4 grammes.

> Bromure de potassium (même formule). . . . . 1 à 5 grammes.

> Laudanum de Sydenham (même formule). . . . . . . XX à XL gouttes.

> Antipyrine. . . . . 1 à 5 grammes.
> Laudanum de Sydenham . . . . V à X gouttes.
> Eau . . . . 125 grammes.

Ne jamais associer le chloral et l'antipyrine ; il se produit un précipité huileux, l'hypnal.

On peut également formuler des décoctions émollientes épaisses ; ces préparations, véritables cataplasmes internes, sont particulièrement recommandables dans les inflammations des organes génitaux féminins. On formulera :

> Graine de lin. . . . Q. S. pour préparer décoction de 150 centimètres cubes.
> Faire bouillir une demi-heure. Employer un jour la décoction préparée la

veille. Injecter dans le rectum, avec une poire, le liquide à la température
de 45° au moins. Additionner au préalable de XV-XXV gouttes de la mixture :

Teinture de Cannabis indica. . . . . 1 gramme.
Teinture de belladone. . . . . 5 grammes.
Laudanum. . . . . 10 grammes.

(SIREDEY).

On ne doit employer qu'à bon escient les *antiseptiques* et les *parasiticides*.
Beaucoup sont irritants et l'intestin s'en accommode fort mal ; on ne devra en
tout cas les prescrire qu'à doses faibles. Cependant le *salol* (à la dose de
1 gramme) est souvent parfaitement toléré (A. Moutier). Certains sont assez
anodins cependant, tels le *biborate de soude* et le *bicarbonate de soude*. Ces
sels alcalins jouissent également de la propriété de *dissoudre le mucus*,
facilitent l'évacuation des matières dans la côlite muco-membraneuse (5 à
10 gr. par litre). On peut également employer dans les *diverses* infections
locales ou *générales*, dans les diarrhées, contre les épisodes subaigus des côlites
membraneuses (mais nous croyons qu'ils sont en ce cas assez peu recommandables), le *thigénol* ou l'*ichtyol* (1 à 5 gr. par litre), le *salicylate de soude*
(1 à 5 gr.), l'*hyposulfite de soude* (5 pour 1000 chez l'enfant, d'après Marfan).

Les lavements riches en *sel*, en *glycérine*, agiraient puissamment contre les
oxyures. Enfin, on a vanté, dans certaines entérites de l'enfance, les lavements de levures (Thiercelin).

Lorsqu'il existe des ulcérations de l'intestin, notamment dans les dysen-
teries, des *lavements astringents* seront indiqués. Le meilleur à coup sûr est
le lavement au *nitrate d'argent* (0 gr. 10 à 0 gr. 25 pour 250 gr. d'eau)
répété tous les jours ou tous les 2 ou 5 jours ; on peut également employer
le *tannin* (2 gr. pour 250), l'*iode*.

Iode métallique. . . . . 0 gr. 50
Iodure de potassium. . . . . 2 grammes.
Eau distillée . . . . 150 —

Nous avons déjà signalé l'utilisation des substances *hémostatiques*, gélatine, chlorure de calcium ; nous n'y reviendrons point. Dans la *tuberculose*,
l'intolérance de l'estomac pour les produits créosotés a donné quelque
importance aux lavements médicamenteux dans le traitement de cette
maladie. Contentons-nous de rappeler quelques formules usuelles.

Créosote pure. . . . . 0 gr. 50 à 1 gramme.
Jaune d'œuf . . . . N° 1
Huile d'amandes douces. . . . . 25 grammes.
Eau . . . . 100 —

Créosote de hêtre. . . . . 10 grammes.
Teinture de bois de panama . . . . 80 —
Eau distillée . . . . 60 —

1 cuillerée à soupe (= 1 gr. de créosote) par lavement.

Créosote de hêtre. . . . . 2 grammes.
Savon amygdalin. . . . . 5 —
Eau Q. S. p. . . . . 150 —

Gaïacol . . . . 1 gramme.
Jaune d'œuf. N° 1
Huile d'olives. . . . . 15 grammes.
Eau Q. S. p. . . . . 250 —

On peut remplacer la créosote ou le gaïacol par le thiocol (2 à 6 gr. par 24 heures).

On a encore administré par la voie rectale, la *quinine*, le *trional*, etc.

Lavements alimentaires. — On a usé et abusé des lavemets alimentaires; on s'est illusionné surtout sur leur efficacité. Il convient de remettre les choses exactement au point. En réalité, s'il n'est pas niable que chez certains malades, trop rares à la vérité, les lavements alimentaires suffisent pendant de longues semaines parfois à entretenir la nutrition organique et retardent ou du moins ralentissent la déperdition pondérale, le plus souvent se manifestent des signes d'intolérance et d'inutilisation, putréfaction rapide, rejet hâtif des éléments nutritifs non modifiés, cachexie du malade (A. Mathieu et Fr. Moutier). D'ailleurs, en étudiant la courbe *descendante* des poids, on constate que celle-ci, chez un malade soumis au régime des lavements alimentaires et les tolérant bien, diffère sensiblement peu d'un malade inanitié, absorbant simplement un peu d'eau (J.-Ch. Roux). Est-ce à dire qu'il faille rejeter complètement l'usage des lavements alimentaires? Certainement non, ne serait-ce que pour leurrer le malade (Linossier) et soutenir son esprit en lui faisant croire qu'il ne meurt pas, qu'il ne peut pas mourir de faim. Mais, qu'il s'agisse d'un ulcère hémorragique ou sténosant gastrique, d'un néoplasme de l'œsophage ou de l'estomac, d'un opéré ou d'un malade que l'on veuille mettre à la diète à la veille d'une intervention, il convient d'observer avec soin certaines règles fondamentales.

Les lavements seront administrés *au maximum* trois fois par jour. Ils seront — tout au moins le premier d'entre eux — précédés d'un lavement évacuateur; ce lavement devra être administré une heure avant le lavement nutritif. Ce lavement sera donné à la température du corps, tiédi au bain-marie à 38°. On l'introduira dans l'intestin sous une pression très faible, en se servant d'un bock plutôt que d'une poire. Ces instruments seront en tout cas d'une scrupuleuse propreté. La canule ou sonde sera introduite d'une quinzaine de centimètres seulement. Le malade sera couché sur le côté gauche ou sur le dos, le bassin légèrement relevé. Enfin, à moins d'inéluctable nécessité, on s'efforcera de ne point prolonger plus d'une dizaine de jours l'usage des lavements alimentaires. Les injections de sérum peuvent du reste facilement, tout au moins pendant quelques jours, suppléer ces lavements.

Administrés à des heures très régulières, comme s'il s'agissait de repas ordinaires, les lavements seront aussi homogènes que possible, formés de substances convenablement délayées ou émulsionnées. On s'abstiendra également des mélanges trop complexes, trop riches, ou notoirement irritants. Nous recommandons particulièrement la formule suivante :

Dextrine.	$\overline{aa}$ 15 à 20 grammes.
Peptone soluble.	
Phosphate de soude.	2 grammes.
Laudanum.	V gouttes.
Eau	250 grammes.

(A. Mathieu et F. Moutier).

On peut dans cette formule remplacer la peptone sèche soluble par une ou deux cuillerées à soupe de peptone liquide (modification particulièrement pratique). On peut également remplacer la dextrine par une égale quantité de glucose. Mais nous croyons, contrairement à nombre d'auteurs, que l'adjonction classique des jaunes d'œufs est *au moins* inutile, ces substances se putréfiant avec une extrême facilité. En revanche, l'addition d'une ou deux cuillerées à café de cognac, de rhum ou de teinture de kola nous paraît acceptable lorsqu'il n'existe point de ténesme rectal, l'alcool fournissant un chiffre important de calories. L'emploi du bouillon comme liquide vecteur est indifférent ; le lait est à proscrire complètement. Nous croyons inutile d'allonger cet exposé *pratique* d'une interminable énumération de formules. Les indications précédentes permettront de modifier au gré de chacun la composition de ces lavements nutritifs. L'on pourra remplacer le phosphate de soude par le sel ordinaire ; celui-ci n'est à rejeter du reste que dans les cas où l'on craint d'augmenter la chloruration de l'organisme, comme dans l'urémie, comme dans l'ulcère gastrique avec hyperchlorhydrie.

Chez le nourrisson, l'on pourra donner de 2 à 4 lavements par 24 heures.

Peptone sèche.	3 à 5 grammes.
ou peptone liquide.	1 à 2 cuillerées à café.
Eau tiède.	50 grammes.
Sel.	Une pincée.

Nous rapprocherons des lavements alimentaires les *lavements d'huile de foie de morue*. Ceux-ci ne sont pas toujours des mieux tolérés.

Huile vierge de foie de morue	100 grammes.
Jaune d'œuf.	N° 1
Eau de chaux.	70 grammes.
Pancréatine pure.	1 gramme.
Hypophosphite de soude.	0 gr. 50

(REVILLIOD).

Ces lavements seront administrés le soir ; ils seront portés aussi haut que possible. L'émulsion en devra être particulièrement soignée.

FRANÇOIS MOUTIER.

LAVEMENT ÉLECTRIQUE. — Le traitement médical des occlusions intestinales est le lavement électrique. Il doit être tenté dans tous les cas, quelle que soit la cause présumée de l'obstruction ; les seules contre-indications sont les craintes de sphacèle ou de perforation intestinale et les suppurations d'organes voisins de l'intestin.

Voici comment on doit appliquer le lavement électrique. On se sert d'une canule ou plutôt d'une sonde analogue à celle de Boudet, c'est-à-dire formée d'un tube mécanique malléable protégé extérieurement par une gaine en caoutchouc durci, plus longue du côté rectal que le tube métallique et percée à cette extrémité. L'extrémité libre du tube métallique est reliée à une borne. On peut aussi se servir d'une simple sonde en caoutchouc contenant une spirale métallique.

On introduit la sonde aussi profondément que possible dans le rectum, le malade étant placé sur un bassin, puis à l'aide d'un bock-doucheur on fait pénétrer un litre d'eau bouillie chaude salée ; on descend alors le bock et on laisse le robinet légèrement ouvert de façon que l'eau qui s'écoule par l'anus soit remplacée au fur et à mesure. On place alors sur l'abdomen une électrode souple de 200 cm² qu'on relie avec le pôle négatif d'une pile médicale, le pôle positif étant intra-rectal. On établit progressivement le

courant dont on augmente l'intensité jusqu'à 40 et 50 milliampères. On la
maintient ainsi pendant 10 minutes, puis on ramène à 0; on inverse le courant pour remonter l'intensité de 40 à 50 milliampères qu'on maintient
encore 10 minutes. On fait alors des interruptions de 5 en 5 secondes, puis
on termine par des renversements pendant 5 à 10 minutes, suivant l'état du
malade et la façon dont il les supporte.

L'action se produit quelquefois immédiatement, le plus souvent pendant
l'heure qui suit l'application. Si elle ne se produit pas, on doit faire une
nouvelle application 8 heures après. On peut donner 5 lavements dans les
24 heures, si les deux premiers n'ont pas produit la débâcle et si les forces
du malade le permettent.   *F. ALLARD.*

LAXATIFS. — V. Purgative (Médication).

LAZARET — V. Prophylaxie générale.

LÉCITHINE. — V. Phosphore.

LEISHMANIOSES. — On désigne, sous le nom de *Leishmanioses*, les affections
causées par des protozoaires appartenant à un genre dont la première
espèce a été découverte en 1905 par Leishman à Londres et quelques
mois après par Donovan à Madras. On connaît actuellement trois maladies
répondant à ce groupe : le Kala-Azar Indien, le Kala-Azar infantile (v. c. m.)
et le Bouton d'Orient (v. c. m.).

A) **Kala-Azar Indien** (fièvre noire, fièvre dum-dum). — Il s'agit d'une
maladie épidémique sévissant aux Indes, plus spécialement dans l'Assam,
autour de Madras, et qui aurait été aussi observée à Ceylan, en Chine, aux
îles Philippines, en Arabie et en Égypte.

Le symptôme principal consiste dans une fièvre irrégulière qui résiste
à la quinine, fièvre à laquelle se joint dans la plupart des cas une splénomégalie accentuée; il en résulte une cachexie et une anémie extrêmes qui
se terminent par la mort, au bout de deux à six mois ; comme troubles
concomitants, on a signalé
l'hépatomégalie, la diarrhée
dysentériforme, les ulcérations buccales, gastro-intestinales et cutanées, les
œdèmes, les complications
pleuro-pulmonaires, par-
fois même la péritonite par
perforation.

L'examen du sang per-
mettra d'éliminer le paludisme et même la leucémie;
on constatera l'existence

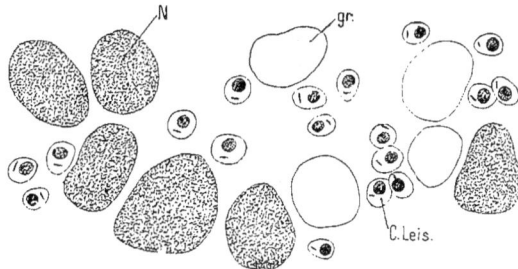

Fig. 25. — Corps de Leishman dans un frottis de pulpe splénique. C. Leis., parasites; gr., globule rouge; N. noyau de
mononucléaires (Brumpt, *Précis de Parasitologie*).

d'une anémie plus ou moins intense et surtout celle d'une leucopénie marquée, le nombre des leucocytes pouvant tomber à 1000 et au-dessous, avec
abaissement du taux des polynucléaires. Quant à la nature même de la

maladie, elle ne sera révélée que par la constatation de la présence du parasite, *Leishmania Donovani.*

Celui-ci pullule dans la rate et dans le foie, comme en témoignent les frottis post mortem. Du vivant du malade, on ne les rencontre dans le sang circulant que dans 50 pour 100 des cas, au maximum, aussi devient-il souvent nécessaire de ponctionner la rate, à l'aide d'une petite seringue munie d'une longue aiguille, opération qui devra être pratiquée avec précaution, car elle expose à la déchirure de l'organe.

Fixés par l'alcool absolu et colorés par le bleu de méthylène-éosine ou par le Giemsa, les frottis révèlent la présence de corpuscules ovalaires ou plus rarement arrondis, de 2 à 4 υ de long sur 1,5 μ de large, munis d'un noyau ovulaire volumineux et basophile et, vers l'autre pôle, d'un petit élément bacilliforme. Ces corpuscules peuvent être libres, mais ils sont le plus souvent à l'intérieur des globules blancs (surtout les mononucléaires) et des cellules endothéliales ; certains macrophages, qui peuvent en contenir 50 et même 80, en sont littéralement bourrés.

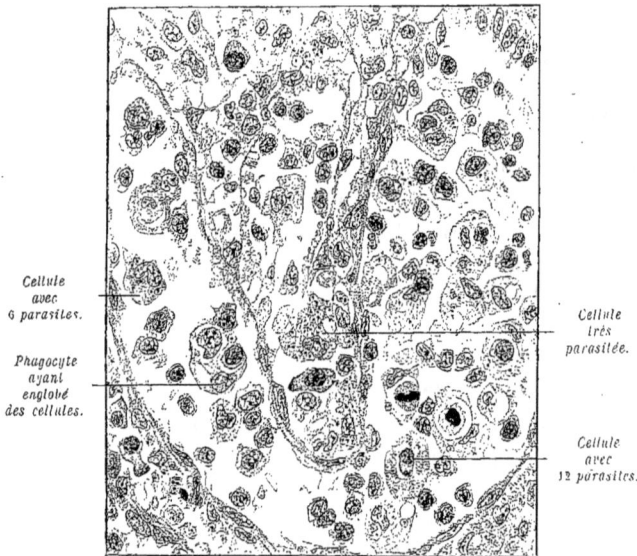

Cellule avec 6 parasites.

Phagocyte ayant englobé des cellules.

Cellule très parasitée.

Cellule avec 12 parasites.

Fig. 24. — *Leishmania Donovani.* Coupe de rate (Brumpt, *Précis de Parasitologie*).

Rogers, est parvenu à cultiver le parasite dans du sang frais citraté, et a constaté, au bout de 5 jours, l'apparition d'éléments allongés, munis d'un flagelle, qui se multiplient par division longitudinale (fig. 23 et 24).

Le mode de propagation est mal connu, bien qu'on ait incriminé les punaises ou les mouches, car l'affection n'est pas inoculable aux animaux de laboratoire. L'isolement des malades donne les meilleurs résultats. Il n'existe pas de traitement spécifique. L'arsenic, l'ingestion de moelle osseuse, et même la quinine ont été préconisés sans grand succès ; pourtant la guérison, même spontanée, ne semble pas impossible.

B) Kala-Azar infantile. — Cette affection, observée en Tunisie et en Italie, frappe exclusivement les enfants, surtout les nourrissons, chez lesquels apparaissent des poussées fébriles, des troubles gastro-intestinaux, un amaigrissement considérable et une anémie extrême avec une augmentation considérable du volume de la rate ; le tout évolue par poussées successives pendant des mois ou des années, au bout desquels on observe soit la guérison, soit plus souvent la mort, déterminée par l'anémie ou diverses complications.

Depuis la première observation, due à Laveran et Cathoire (1904), Nicolle a repris la question, et a pu cultiver le parasite qu'il a inoculé avec succès au chien et au macaque; il s'agit d'une Leishmania très voisine de celle du Kala-Azar indien (*L. infantium*). La maladie se transmettrait du chien à l'homme par des hôtes intermédiaires encore inconnus.

C) **Bouton d'Orient.** — Les pathologistes s'accordent aujourd'hui pour attribuer la production du bouton d'Orient à l'action d'une *Leishmania* (*L. furunculosa*). C'est dans les frottis faits avec la sérosité qu'il conviendra de le rechercher (V. Bouton d'Orient).   *A. CLERC.*

LENTIGO. — V. Pigmentation (Troubles).

LÈPRE. — La lèpre est une maladie chronique causée par l'introduction et la pullulation dans l'organisme d'un bacille spécifique, le *bacille de Hansen.*

Il y a quelques années encore, l'étude de la lèpre semblait ne devoir présenter d'intérêt qu'au point de vue de la pathologie exotique ou des études historiques. C'était, croyait-on, une maladie complètement éteinte dans notre pays depuis la fin du moyen âge, et on ne pouvait penser qu'un praticien exerçant en France pût être appelé à la diagnostiquer et à la traiter.

Valentin, en 1806, avait signalé quelques lépreux dans le voisinage de l'étang de Berre; depuis l'annexion du Comté de Nice à la France, on savait que des cas isolés persistaient dans certaines vallées des Alpes-Maritimes; Zambaco-Pacha avait montré qu'en Bretagne des formes frustes subsistaient: mais l'idée d'hérédité dominait à ce point la pathogénie de la lèpre qu'on ne croyait pas qu'elle pût s'observer chez des individus nés en France de parents indemnes.

En 1874, la découverte du bacille spécifique vint prouver que, maladie infectieuse, elle devait être plus *contagieuse* qu'héréditaire; en même temps des relations plus faciles et plus nombreuses avec les pays contaminés, et surtout l'extension de notre empire colonial en Asie, faisaient voir que des colons, des soldats, des fonctionnaires, sans antécédents héréditaires, pouvaient contracter cette terrible maladie et quelquefois, de retour en France, la donner dans certaines conditions à leur femme, à des parents, à des voisins. Il faut, en effet, savoir que si, en Europe, il y a encore des lépreux, notamment en Suède, en Norvège, en Espagne, en Portugal, dans les Balkans, les grands foyers de contagion sont l'*Indo-Chine*, la *Chine*, le Japon, les Antilles, le Brésil, la Nouvelle-Calédonie.

Description. — La lèpre, comme toutes les infections, a une période d'*incubation* et une période d'*invasion*, et, pendant ces deux stades, sa symptomatologie présente des caractères communs, quelle que soit la forme suivant laquelle la maladie évoluera à la période d'état.

Incubation. — On la divise actuellement avec Besnier en deux périodes bien distinctes : une première de *microbisme latent*, pendant laquelle le bacille peut sommeiller pendant de longues années, sans amener aucune réaction. On connaît des cas où la maladie ne s'est déclarée qu'après un séjour de 14 ans (Landouzy) et même 52 ans (Hallopeau) dans un pays indemne. Puis commence la deuxième période, dite *de germination* « où l'agent pathogène entre en virulence sur un terrain dont l'état biochimique crée la réceptivité » (Sauton). Une lésion souvent unique, cutanée ou muqueuse apparaît : on l'a nommée le chancre lépreux en raison de la ressemblance que présente dans sa marche la lèpre avec la syphilis. Cette seconde période de véritable incubation, plus courte que celle de microbisme latent est pourtant plus longue que dans aucune maladie connue. La tache rosée unique où Wurtz et Marcano décelèrent par une biopsie le bacille spécifique fut pendant plus d'un an le seul signe de la maladie ; et la papule anesthésique, dans le cas de De Beurmann et Gougerot, précéda de huit mois la première poussée, généralisée aiguë. Si l'accident initial s'est produit sur la muqueuse pituitaire, un coryza tenace accompagné de fréquente épistaxis pourra être le premier symptôme observé. On trouvera alors dans le mucus nasal de nombreux bacilles.

Invasion. — Comme dans les autres maladies virulentes, cette période est marquée par des phénomènes généraux. La fièvre se montre sous forme d'intensité très variable ; quelquefois fugitive, elle peut passer inaperçue ; souvent, au contraire, elle atteint 40, 41 degrés, et, les pays de lèpre étant presque toujours des pays à malaria, on peut longtemps croire à des accès de paludisme. Un grand abattement physique et moral, de l'anémie, une tendance irrésistible au sommeil, des troubles digestifs, de la rachialgie, des douleurs rhumatoïdes sont les symptômes les plus généralement observés.

Des troubles sensitifs, vaso-sécrétoires apparaissent souvent dès cette période : sensation de doigt mort, syncope des extrémités, sueurs profuses, quelquefois ce sont des plaques anesthésiques qui commandent le diagnostic.

Formes cliniques. — Après un temps plus ou moins long, la lèpre entre dans sa période d'état, et suivant que les lésions anatomiques se localisent de préférence sur les téguments ou sur le système nerveux périphérique, tous les auteurs décrivent deux formes principales de la maladie : la *lèpre tégumentaire, tuberculeuse* ou *léonine* et la *lèpre nerveuse* ou *anesthésique*. Mais très souvent les lésions ne sont pas aussi systématisées, les deux formes se combinent dans des proportions variables et l'on se trouve en présence de la *lèpre mixte* ou *complète*.

LÈPRE TÉGUMENTAIRE, TUBERCULEUSE OU LÉONINE.

Macules. — Par poussées successives, précédées ou accompagnées presque toujours de fièvre, des taches érythémateuses apparaissent sur les téguments. Elles sont planes ou très largement saillantes ; de couleur rose pâle, fleur de pêcher, elles ne tardent pas à tourner au rouge vineux pour devenir ensuite cuivrées ou violacées. Leur surface est lisse, comme huilée. Fréquentes surtout au visage, au coude, aux genoux, elles sont exceptionnelles à la paume des mains ou à la plante du pied et respectent toujours le cuir chevelu. De forme et de grandeur très variables ; tantôt ovalaires ou à contours polycycliques, elles rappellent l'*érythème polymorphe* ; tantôt elles dessinent des cercles semblables à ceux de l'*érythème marginé*. Souvent, les éléments se fondent en grands placards diffus simulant un *érysipèle*, ou un coup de soleil. Quelquefois le centre se décolore pendant que la périphérie se pigmente, et les taches sont alors annulaires. Quelle que soit leur forme, les macules sont le siège d'un prurit violent. Puis les taches s'effacent pour récidiver assez rapidement. A chaque poussée éruptive nouvelle, marquée par une recrudescence thermique, les éléments s'étendent, leur pigmentation s'accentue et devient indélébile. Les poils des régions envahies, surtout les sourcils, tombent, laissant une alopécie persistante. Les glandes sudoripares cessent de fonctionner, tandis que les glandes sébacées sont le siège d'une hypersécrétion qui donne à la peau un aspect huileux. A cette période, l'anesthésie peut encore manquer.

Lépromes. — Après des mois, souvent des années, les téguments s'infiltrent soit au niveau des taches, soit dans leur voisinage, et des papules de coloration rouge apparaissent, rappelant l'*érythème noueux*. La palpation permet de sentir des nodosités rarement hypodermiques, presque toujours dermiques. On donne à ces nodules caractéristiques de la lèpre tégumentaire le nom de *lépromes* ou de tubercules lépreux (léproïdes tuberculeuses de Bazin, léprides tuberculeuses de Besnier). D'abord très petits, ils augmentent peu à peu de volume pour atteindre la grosseur d'un pois, d'une noisette, quelquefois d'un œuf. Ils peuvent ne pas être circonscrits et former, surtout aux membres, des plaques plus ou moins étendues donnant la sensation d'un œdème dur. Les néoplasmes lépreux contiennent un nombre considérable de bacilles dont les masses microbiennes contribuent pour une part importante au volume de la tumeur; l'irritation de voisinage n'amenant qu'une faible prolifération du tissu conjonctif. Quant aux *leprazellen* de Wirchow, qui les croyait spécifiques de la maladie, et aux *cellules géantes*, elles ne sont plus considérées que comme des éléments cellulaires dégénérés; on ne les trouve du reste que dans les foyers anciens.

Comme les taches, c'est par poussées successives que les lépromes se forment, et les mêmes phénomènes généraux précèdent ou accompagnent leur apparition. Ils perdent bientôt la coloration rouge du début, pour devenir cuivrés, bistrés. Les uns subissent une régression fibreuse et persistent indéfiniment sous la forme d'une petite nodosité; d'autres disparaissent, laissant une cicatrice déprimée, pigmentaire; d'autres enfin suppurent et laissent couler un pus jaune, épais, « d'odeur fade et cadavérique », qui décolle la peau sur une étendue de plusieurs centimètres, et creuse des ulcérations à bords taillés à pic. Ces ulcérations peuvent se combler, laissant des cicatrices nacrées avec un liséré brun; mais dans les pays à lèpre, avec la saleté, les infections secondaires, elles rongent les tissus, mettent à nu les tendons, ouvrent les articulations et produisent aux membres des mutilations semblables à celles qui seront décrites dans la lèpre nerveuse. Au niveau des lépromes et dans leur voisinage, on *trouve toujours des plaques où la sensibilité est abolie*. Cette anesthésie est un signe presque pathognomonique.

Après les progrès de la maladie, le visage des lépreux perd tous ses caractères de sexe, d'âge, de race, pour présenter un facies *léonin* (fig. 25). L'infiltration, qui ne respecte guère que les tempes et une bande de quelques centimètres autour des cheveux, donne à la face un aspect bouffi. Les cils, la barbe, les sourcils sont tombés. Le coryza a envahi les muqueuses, détruit le cartilage de la cloison; le nez s'est effondré entre les joues doublées de volume; un liquide purulent s'écoule sans cesse des fosses nasales. Les paupières infiltrées ne peuvent se relever, les lèvres tuméfiées sont énormes, les oreilles, déformées par des tubercules, déchiquetées par des ulcérations, ont un aspect caractéristique. Aux membres supérieurs, c'est sur les coudes et la région externe de l'avant-bras que les lépromes siègent de préférence : les mains sont cyanosées et œdémateuses, et des masses néoplasiques tiennent les doigts raides et écartés les uns des autres. Aux membres inférieurs, ce sont les genoux et les pieds qui sont envahis par des tubercules lépreux, mais ceux-ci disparaissent souvent dans un œdème dur qui occupe toute la jambe et lui donne l'aspect éléphantiasique.

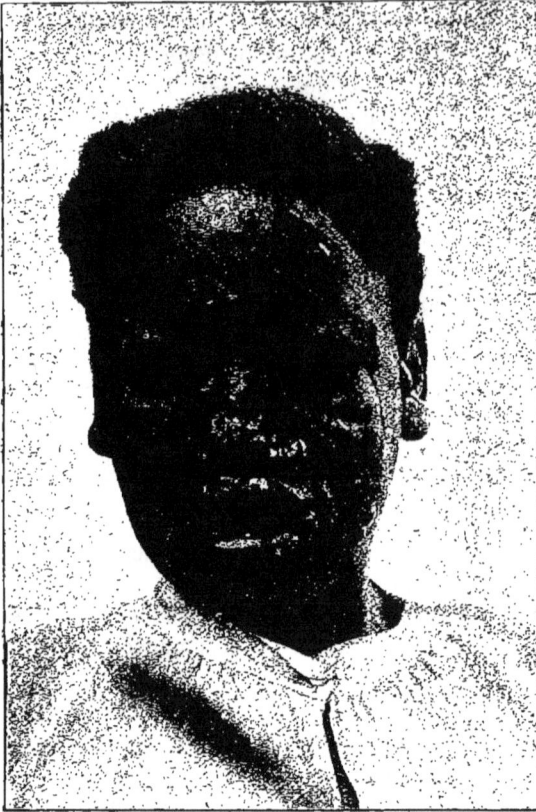

Fig. 25. — Lèpre léonine.
(R. Wurtz et A. Thiroux, *Diagnostic et séméiologie des maladies tropicales.*)

Nous avons parlé des lésions de la pituitaire. Les *autres muqueuses* ne restent pas indemnes : la bouche, la langue, le pharynx, le larynx, sont envahis par des lépromes plus ou moins ulcérés, et les cicatrices vicieuses qu'ils laissent peuvent causer l'atrésie de l'orifice pharyngien et empêcher la déglutition. Dès les premières phases de la maladie, on remarque souvent une altération de la voix, mais les néoplasies laryngiennes sont quelquefois la cause d'une aphonie complète ou même d'accès de suffocation mortels, si l'on ne pratique pas à temps la trachéotomie. Aux yeux, les conjonctivites, les kératites, les iritis lépreuses sont fréquentes et amènent la perte de la vue. Signalons enfin les orchiépididymites que Jeanselme a trouvées chez un quart des lépreux qu'il a examinés.

Terminaison. — On fixe d'ordinaire à 10 ou 12 ans la durée de la maladie dans la forme tégumentaire, mais ce n'est qu'une moyenne. Chez certains malades les poussées éruptives et néoplasiques se succèdent avec une telle

rapidité que l'on a pu décrire une *lèpre aiguë* ou *galopante*, tandis que, chez
d'autres, l'état général reste pendant de longues années assez satisfaisant,
malgré un facies léonin bourré de tubercules, malgré des suppurations épouvantables, malgré des mutilations horribles. Quelquefois, les lépromes se
résorbent, les manifestations cutanées s'atténuent et la lèpre tuberculeuse
devient une lèpre nerveuse donnant au malade la survie que comporte cette
forme.

D'ordinaire, les lésions vont toujours en s'aggravant; les ulcérations de
plus en plus profondes épuisent les malades par une suppuration continuelle; des névralgies atroces, des accès de suffocation les empêchent de
dormir, et ils arrivent peu à peu à un état de cachexie complète. Même à
cette période, ils conservent leur intelligence intacte « tout en montrant une
apathie étrange, une indifférence complète pour leur déchéance » (Janselme
et Sée). Un érysipèle, une affection surajoutée, une sténose du larynx
amenant une suffocation mortelle peuvent les emporter; souvent c'est le
tube digestif qui a été si longtemps respecté qui est envahi à son tour, et ils
succombent à une diarrhée profuse; mais c'est surtout la *tuberculose pulmonaire* qui met fin à leur triste existence.

LÈPRE NERVEUSE OU ANESTHÉSIQUE.

Macules. — Comme la lèpre tuberculeuse, la lèpre *anesthésique* a une
première *phase maculeuse*, dont les taches présentent déjà certains caractères particuliers. Elles apparaissent par poussées successives, mais leur
apparition est rarement accompagnée de fièvre ou d'autres phénomènes
généraux. Elles sont plus étendues et respectent ordinairement le visage:
elles occupent de chaque côté du corps, sur les membres et le tronc, des
régions *symétriques* et sont toujours le siège de troubles sensitifs, hyperesthésie ou anesthésie. Jaunes ou café au lait très clair, elles se pigmentent
rapidement. Souvent leur centre se décolore, pendant que leurs bords présentent un liséré brun; on a alors des formes annulaires semblables aux
syphilides pigmentaires. Des lésions achromiques peuvent couvrir la plus
grande partie du corps, c'est ce qu'on a appelé la *lèpre blanche*, la λεύχη des
Grecs. Pendant des années, ces taches peuvent être le seul signe de la lèpre
nerveuse; quelques auteurs ont même voulu en faire une forme particulière
de la maladie, la *lèpre maculeuse*, mais tôt ou tard d'autres lésions apparaissent (fig. 26).

Pemphigus lépreux. — Outre les macules, la lèpre nerveuse présente
d'autres éléments éruptifs qui lui appartiennent en propre, ce sont les *bulles*
ou pemphigus lépreux. D'ordinaire discrète, l'éruption peut même quelquefois se borner à une seule bulle. L'éclosion en est soudaine, et la phlyctène
est constituée quand le malade s'en aperçoit. Le liquide clair, citrin, qu'elle
contient le premier jour devient peu à peu séro-purulent; elle s'entoure d'un
cercle inflammatoire et, au bout de cinq à six jours, elle se déchire laissant
une macule rougeâtre ou violacée qui se pigmentera rapidement. La rupture
des bulles est suivie souvent d'ulcérations plus ou moins profondes qui
formeront des cicatrices lisses, blanches, nacrées, circonscrites par une
mince bordure sépia d'une haute valeur diagnostique (Jeanselme et Sée).

Quelquefois les phlyctènes seront l'origine d'escarres sèches et longtemps persistantes : c'est la lèpre *lazarine* ou *escarrotique* de Luccio et Alvarado, de Poncet de Cluny. Les bulles siègent de préférence sur le dos des mains et des pieds, sur les coudes et les genoux; elles sont rares sur le visage. Comme les macules, les manifestations du pemphigus lépreux peuvent continuer à se produire pendant toute la durée de la maladie.

Névrites. — Les lésions nerveuses qui aboutiront à l'anesthésie se manifestent souvent par une hyperesthésie horriblement douloureuse. Dès la période prodromique on constate la tuméfaction de certains troncs nerveux

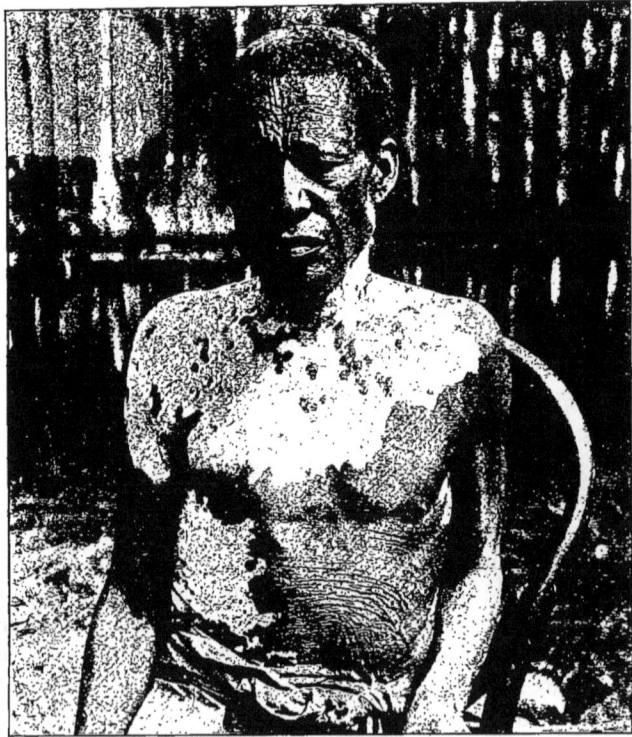

Fig. 26. — Lèpre maculeuse chez un Abyssin.
(R. Wurtz et Thiroux, *Diagnostic et séméiologie des maladies tropicales.*)

sous-cutanés, qui sont sensibles à la pression. L'exploration du nerf cubital, dans la gouttière olécranienne, a la plus grande importance au point de vue du diagnostic; elle fait sentir un nerf qui peut avoir atteint le volume du petit doigt; de plus, elle révèle que cette augmentation n'est pas régulière, qu'elle est *moniliforme*, c'est-à-dire en chapelet. Les malades sont en proie à *des démangeaisons que le grattage ne peut soulager*; le moindre attouchement, le plus léger mouvement leur arrachent des cris; ils se plaignent de fourmillements, de sensation de doigt mort; des douleurs paroxystiques, qui suivent le trajet du nerf envahi, les privent de tout sommeil. Enfin les symptômes s'amendent, le nerf dégénéré ne souffre plus, *l'anesthésie est* établie. Presque toujours symétrique, elle débute par l'extrémité des membres pour gagner leur racine. Plus accentuée aux membres supérieurs qu'aux inférieurs, elle est d'abord rubanée, puis devient ensuite segmentaire. Elle peut être complète, mais elle est souvent dissociée comme dans la syringomyélie; la sensibilité thermique disparaît la première, ensuite la sensibilité à la douleur, enfin la sensibilité tactile. Souvent la période d'hyperesthésie n'existe pas, et c'est par une brûlure, une blessure qui ne leur a causé aucune douleur, que les malades s'aperçoivent de leur anesthésie.

Troubles trophiques. — Les dégénérescences nerveuses ne tardent pas à amener des troubles trophiques. C'est par l'éminence thénar, comme dans

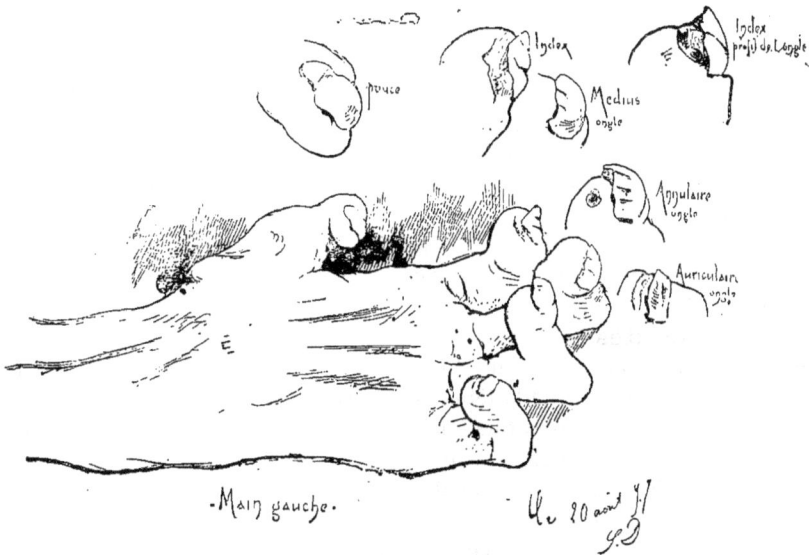

Fig. 27. — Griffe cubitale lépreuse (Jeanselme et Sée, in *Pratique dermatologique*).

la maladie d'Aran-Duchenne que débute l'*atrophie musculaire*. L'éminence hypothénar, les interosseux disparaissent ensuite et la main présente le type bien connu de la griffe cubitale, les mouvements d'opposition du pouce et du petit doigt étant impossibles (fig. 27).

Aux membres inférieurs, ce sont les muscles plantaires qui sont frappés les premiers, puis les péroniers et les extenseurs. Enfin, comme dans la syringomyélie, la sclérose latérale amyotrophique ou l'atrophie musculaire progressive, tous les muscles, deltoïdes, pectoraux, fessiers, quadriceps crural, peuvent disparaître. Les muscles de la face ne restent pas indemnes et leur atrophie donne aux malades atteints de la lèpre nerveuse un facies particulier, le *masque Antonin*. La face est inerte, le front ne se plisse plus; l'orbiculaire des paupières, le muscle le premier paralysé, laisse la paupière supérieure tombante pendant que l'inférieure s'évase en ectropion. L'atrophie des oculo-moteurs donne au regard une inertie étrange jusqu'à ce que le globe oculaire, qui n'est plus protégé, soit envahi par des conjonctivites, des iridocyclites, des opacités cornéennes, ou qu'il subisse la fonte purulente totale. Les lèvres tombantes, immobiles, deviennent incapables de prononcer certaines consonnes, surtout les labiales, d'aider à la mastication, de retenir la salive. Les ongles tombent ou se réduisent à un petit crochet corné; la peau, surtout aux extrémités, s'amincit, se fendille. Des ulcérations gagnent en profondeur, ouvrent les articulations, amenant la chute d'un doigt, d'un orteil, quelquefois même de la main ou du pied. Les durillons sont le point de départ de maux perforants plantaires; des panaris, comme dans la maladie de Morvan, amènent la nécrose des os, des phalanges ou des orteils, et leur élimination; enfin des mutilations peuvent être produites par une gangrène sèche due à une artérite, ou même par résorption osseuse spontanée. Tels sont les accidents connus sous le nom de *lèpre mutilante.*

Terminaisons. — Paralysés par l'atrophie musculaire, mutilés, épuisés par la suppuration, aveugles, « exhalant une odeur douce, fade, analogue à celle d'un cadavre chaud », indifférents à tout, les malades meurent dans le marasme, compliqué quelquefois de crises tétaniformes. La diarrhée, une infection purulente, mais surtout la dégénérescence amyloïde, peuvent abréger leur agonie.

La durée de la maladie est plus longue que dans la forme tuberculeuse. Danielsen et Boeck lui donnent 18 ans comme moyenne, mais elle dépasse souvent 25, 30 et même 45 ans (Leloir), 60 ans (Sauton).

Formes mixtes ou complètes. — Nous avons vu qu'il y avait toujours des névrites dans la forme tuberculeuse, de même il est très rare que dans la dernière période de la lèpre nerveuse on ne puisse découvrir sur la peau ou sur les muqueuses quelques néoplasies spécifiques. Mais très souvent les deux formes coexistent et l'on se trouve en présence de la *lèpre mixte* ou *complète*, la plus fréquente en réalité. Tantôt elle est mixte d'emblée, les lésions tuberculeuses évoluant parallèlement avec les lésions névritiques; tantôt une forme succède à l'autre; les néoplasies disparaissent pendant que les troubles trophoneurotiques s'accentuent, ou des poussées tuberculeuses surviennent chez des malades qui n'avaient présenté jusque-là que des symptômes de lèpre nerveuse.

On a signalé une *psychose polynévritique* et une *méningite lépreuse* ainsi qu'une *cirrhose du foie* de forme spéciale (de Beurmann, Gougerot, Laroche).

Diagnostic. — La lèpre peut simuler la plupart des dermatoses, les *érythèmes* noueux, polymorphe ou solaire, la *pellagre*, le *vitiligo*, les *roséoles* spécifiques ou médicamenteuses, le *lupus*, les *syphilides tuberculo-ulcéreuses*, la *lymphadénie*. La marche de la maladie suffit d'ordinaire pour fixer le diagnostic, mais le grand signe sera l'*anesthésie*, « anesthésie, en plaques, en îlots au niveau des taches hyperchromiques ou achromiques, ou répartie symétriquement aux extrémités des membres ». Ce sera aussi la constatation de cette anesthésie qui empêchera de confondre la lèpre avec la *maladie de Raynaud*, le *mal perforant*, l'*atrophie musculaire progressive*, la *sclérose latérale amyotrophique*, la *sclérodermie*.

Le diagnostic de la lèpre anesthésique avec la *syringomyélie* et avec la *maladie de Morvan* est plus délicat; et Zambaco-Pacha, s'appuyant sur la seule clinique, avait essayé d'identifier ces trois maladies, qui présentent de l'atrophie musculaire, des troubles de la sensibilité et des troubles trophiques.

Dans la *syringomyélie*, l'anesthésie est plus dissociée et la sensibilité tactile reste presque toujours intacte. S'il n'est plus permis d'ajouter beaucoup d'importance à la forme rubanée ou segmentaire des zones anesthésiques, il n'en est pas moins vrai que dans la lèpre nerveuse les troubles sensitifs sont plus localisés à l'extrémité des membres où ils acquièrent leur maximum d'intensité. « Enfin, jamais dans la syringomyélie les troubles trophiques n'arrivent à présenter, surtout aux membres inférieurs, les mutilations que réalise la lèpre. » (Dejerine et Thomas.) La scoliose, l'absence d'indurations moniliformes sur les troncs nerveux, surtout sur le cubital, la trépidation épileptoïde, l'exagération des réflexes seront encore des symptômes en faveur de la syringomyélie. Il y a cependant des cas (Thibierge, Chauffard, Pitres et Sabrazès, où seul l'examen bactériologique a pu montrer que des malades qui paraissaient des syringomyéliques étaient réellement des lépreux:

Quant à la *maladie de Morvan* de Lannilis ou *panaris analgésique*, ce n'est qu'un syndrome que la syringomyélie, la lèpre, les névrites de causes infectieuses ou toxiques peuvent réaliser. Dans la lèpre, les panaris siègent aussi bien sur les orteils que sur les doigts; malgré cela il serait imprudent d'en nier la possibilité dans tous les cas où les membres inférieurs sont épargnés.

Si, dans la plupart des cas, le diagnostic de la lèpre est facile pour peu que l'on songe à son existence, il en est d'autres où la constatation du bacille est nécessaire pour donner la certitude. On le recherchera dans une goutte du mucus nasal s'il y a du coryza, dans un frottis s'il y a des tubercules ulcérés, sinon il faudra avoir recours à une biopsie que l'anesthésie rend facile, pour examiner un fragment d'épiderme ou un tronc nerveux.

On peut aussi constater la présence du microbe dans le sang circulant. La bacilhémie lépreuse considérée comme rare serait beaucoup plus fréquente qu'on ne le pensait, et il suffirait pour la trouver de la chercher dans les conditions voulues, c'est-à-dire pendant les périodes fébriles. Dans le sang, comme dans les tissus, le bacille de Hansen conserve les mêmes particularités : prodigieuse abondance, agglomération en paquets, peu de réaction cellulaire (de Beurmann et Gougerot).

Le *bacille de la lèpre*, signalé pour la première fois par Hansen en 1871, et étudié par lui en 1874, a été coloré par Neisser en 1881. Il présente à peu près les mêmes réactions colorantes que le bacille de la tuberculose, et la méthode d'Erlich-Ziehl est le procédé de choix pour le colorer. Mais la fuchsine agit sur lui plus rapidement que sur le bacille de Koch et il se décolore aussi plus vite que lui par l'acide dilué; il sera donc utile d'employer l'acide nitrique au dixième et non au tiers et d'en surveiller l'action sous l'objectif du microscope. Bien coloré, on ne pourra le confondre avec le bacille de la tuberculose; celui-ci est toujours en petit nombre et isolé sur les préparations, tandis que les bacilles de Hansen sont réunis en colonies nombreuses, qui présentent l'aspect d'un paquet de cigares, d'une boule épineuse.

Nicole a montré la réceptivité du singe à l'égard de ce bacille que l'on n'avait pu jusqu'alors inoculer aux animaux. Quant aux cultures, elles étaient toujours restées stériles. Ross de Rangoon semble avoir été plus heureux, bien qu'il n'ose encore l'affirmer. « Pour le moment, je n'émets pas la prétention d'avoir cultivé le bacille de la lèpre, mais je constate que par la macération des nodules lépreux dans un milieu déterminé, il se forme une substance analogue à la tuberculine, qui produit une réaction suivie de conséquences bienfaisantes ». Il a nommé cette substance la *léproline.*

De Beurmann et Gougerot ont constaté que la *léproline* de Ross pouvait servir, comme la tuberculine de Koch, pour la tuberculose, au diagnostic des cas douteux de lèpre. Une injection de 10 c. c. de ce liquide était suivie, chez les lépreux, d'une *réaction locale* et *générale* absolument spécifique. Par contre, la cuti et l'ophtalmo-réaction ne donnèrent pas de résultats nets.

Enfin, on étudia la réaction de fixation de Bordet et Gengou chez les lépreux, le séro-diagnostic ne pouvant être utilisé à cause de la trop rapide agglutination naturelle du bacille.

Eitner constata l'existence d'une sensibilisatrice dans le sérum d'un lépreux : Danielopolu et Statineanu obtinrent une réaction positive dans 24 cas de lèpre sur 26 en se servant comme antigène de lépromes excisés. Gaucher et Abrami purent, par la même méthode, montrer qu'un cas de panaris analgésique avec atrophie musculaire Aran Duchesne était bien une lèpre nerveuse. Ces auteurs montrèrent aussi que le sérum lépreux présente une aptitude particulière à déterminer le phénomène du complément, non seulement en présence de l'antigène spécifique, mais aussi en présence d'antigènes de nature très différente : antigène syphilitique, émulsion de bacilles typhiques de pneumo-bacilles de Friedlander, etc.

Traitement. — Les malades devront, autant qu'il leur sera possible, quitter les foyers d'infection; on sait l'amélioration que les lépreux éprouvent lorsqu'ils abandonnent les pays où la lèpre est endémique. Il faudra leur recommander une propreté méticuleuse, la vie au grand air, les grands bains très chauds. On pansera les ulcères avec des liquides antiseptiques et les lépromes seront détruits par le bistouri, le thermocautère ou les caustiques, l'anesthésie facilitant ces petites opérations. Les affections oculaires, laryngées, pourront nécessiter un traitement chirurgical. L'élongation des nerfs a été pratiquée contre les douleurs névritiques sans grand succès.

Parmi les médicaments externes, les acides pyrogallique et chrysophanique, l'ichtyol, la résorcine sont les plus employés.

A l'intérieur, le médicament le plus actif est *l'huile de Chaulmoogra.* On commence par V gouttes matin et soir pour arriver à C, CC gouttes par jour. Ces fortes doses ne sont pas facilement tolérées par l'estomac même avec le régime lacté, aussi la donne-t-on souvent en injections hypodermiques ou par voie rectale. Le *baume de Gurgum* est prescrit aux mêmes doses, mais il irrite le rein. Unna a donné à l'intérieur, par doses croissantes, l'ichtyol et l'acide pyrogallique.

Sérothérapie. — Babès a essayé sans succès de se servir contre la lèpre de l'ancienne tuberculine de Koch. Carrasquila de Bogota, par des injections de sérum d'un cheval auquel on avait au préalable injecté du sang de lépreux, aurait obtenu des améliorations considérables; d'autres expérimentateurs ont été moins heureux. On objectait à Carrasquila qu'en dehors des poussées, le sang des lépreux ne contient que très peu de bacilles. Pour éviter ce reproche, de Luca et Laverde excisent un léprome, le triturent avec le sang que donne la plaie et de l'eau stérilisée, tamisent le liquide et l'injectent à un bouc; huit jours après, le bouc est saigné et son sérum est injecté aux malades. Ceux-ci auraient présenté presque toujours une grande amélioration, et l'on aurait constaté dans les lépromes la disparition des bacilles.

Metchnikoff et Besredka croient que les sérums de Carrasquila et de Laverde ne renferment aucun produit spécifique contre le bacille de Hansen, mais seulement des cytotoxines, hémotoxine et leucotoxine, et ils pensent que ce sont ces poisons cellulaires qui, à très faible dose, sont capables de produire une action stimulante sur les éléments figurés correspondants.

La *léproline* de Ross serait autrement active, puisque de Beurmann a constaté, à Ramgoon, plusieurs cas de guérison dont la sœur Catherine qu'il avait vue à Saint-Louis. Malheureusement, il est presque impossible de s'en procurer en Europe. Les essais de fabrication n'ont pu réussir, probablement parce que les bacilles n'ont pas, en dehors des pays de lèpre, la même vitalité. L'*anastin* de Deyck Pacha, de Constantinople, est loin d'avoir la même efficacité.

Enfin, la radiothérapie calmerait la douleur atroce de la lèpre nerveuse (de Beurmann).

Prophylaxie. — La lèpre est une maladie contagieuse et, bien que « sa transmissibilité soit subordonnée aux conditions d'un déterminisme très étroit » (Jeanselme et Sée), il ne faut pas oublier qu'un lépreux est toujours un danger pour ceux qui l'entourent. Ce danger peut être réduit au minimum par une propreté minutieuse, par le pansement et l'occlusion des plaies, par la désinfection souvent répétée des vêtements, par la destruction ou au moins l'ébullition des linges. A l'hôpital Saint-Louis, grâce à ces précautions, les quelques lépreux qui y résident n'ont jamais été l'occasion d'une contagion pour le personnel ou pour les autres malades. Il faut donc hospitaliser tous ceux auxquels leur position de fortune ne permet pas de vivre chez eux dans un état d'isolement effectif, dans des conditions de propreté, de salubrité suffisantes, et, à plus forte raison, les vagabonds, les mendiants.

L'isolement est, en effet, le grand remède, et la disparition de la lèpre dans les pays où ce régime a été bien organisé en est la meilleure preuve. La Suède, qui comptait 5000 lépreux en 1856, a, par des mesures de protection énergique, réduit ce nombre à 681 en 1896; il a encore diminué depuis.

« La *déclaration obligatoire* que *n'exige pas le décret du 10 février* 1905, la surveillance et l'isolement », telles sont les mesures recommandées, sur la proposition de Besnier et de Hansen, par la conférence de Berlin en 1897. Malheureusement ces mesures excellentes sont impossibles dans les grands foyers de l'Inde et de la Chine.   *A. BACH.*

LÈPRE OCULAIRE. — Le bacille de Hansen peut déterminer des lésions conjonctivales, cornéennes et consécutivement des lésions iriennes et ciliaires.

Sur la conjonctive les nodosités sont petites, jaunâtres, translucides, non vasculaires, situées vers le limbe. Elles peuvent dépasser la conjonctive et pénétrer dans la sclérotique. Les lésions cornéennes sont superficielles, érosives ou profondes, interstitielles ou encore hyperplasiques et, dans ce dernier cas, prennent l'apparence d'un néoplasme. Dans la lèpre anesthésique, on peut observer des lésions cornéennes, non plus dues au bacille, mais à la lagophtalmie.

Les lésions iriennes sont diffuses ou nodulaires (lépromes).

Le pronostic est très grave, car nul traitement ne peut s'opposer à l'envahissement des lésions dont l'évolution amène la perte de la vision et la désorganisation des tissus oculaires.   *PECHIN.*

LÉTHARGIE. — La léthargie a été considérée comme une manifestation de l'hystérie. Voici les caractères qui lui étaient attribués : résolution et insensibilité générales, hyperexcitabilité neuro-musculaire, la respiration et la circulation restant intactes. Le sujet paraît dormir, les paupières fermées, agitées par un frémissement continu. La pression d'un muscle amène sa contraction quand elle est modérée, sa contracture quand elle est plus énergique. La percussion des tendons donne lieu à des réflexes exagérés ou à des contractures, suivant son intensité. La pression des troncs nerveux détermine la contraction ou la contracture des muscles auxquels ils se distribuent. Les muscles de la face se contractent sans se contracturer.

La léthargie constituait ainsi une des formes du grand hypnotisme de Charcot, mais on pouvait également l'observer pendant l'attaque de sommeil (V. Hypnotisme).

A l'état léthargique on rattachait les états léthargoïdes, les yeux ouverts ou les yeux fermés (sans hyperexcitabilité neuro-musculaire), la léthargie lucide (stupeur, inertie musculaire, impossibilité de réagir aux excitations extérieures, conservation de la conscience, des impressions sensorielles et du souvenir, après le réveil, des événements passés pendant l'accès).

La léthargie, comme la narcolepsie hystérique, comme la plupart des manifestations qui ont été attribuées à l'hystérie, est sujette à révision. Les observations déjà anciennes datent d'une époque où l'on attribuait à l'hystérie des caractères dont la valeur diagnostique est aujourd'hui contestée. On sait ce qu'il faut penser actuellement des stigmates de l'hystérie, dont l'origine suggestive n'est pas douteuse dans l'immense majorité des cas. Il en est vraisemblablement de même des caractères que l'on considérait comme distinctifs du sommeil hystérique, le frémissement palpébral, le renversement des globes, paraissent fort suspects ; on les retrouve dans certaines conditions de sommeil naturel et surtout lorsque le sommeil est *simulé.*

« Un fait doit éveiller notre méfiance : c'est qu'en dehors des milieux où était cultivée l'hystérie traditionnelle, et où l'influence de la suggestion médicale paraît aujourd'hui évidente, les exemples de sommeil dit hystérique ou hypnotique n'apparaissent que dans des conditions suspectes, où il

n'est guère possible d'exercer une surveillance efficace. Ces sommeils merveilleux naissent dans des localités lointaines, chez des gens mal avertis,
prodigues de doléances, manifestant avec excès leur surprise et leur com-
passion. Plus elle dort, plus une dormeuse devient intéressante, et réciproquement. La curiosité dont elle est l'objet va croissant ; elle est entourée
d'une auréole de mystère ; son nom, son portrait, sont publiés par les journaux. Il en rejaillit de la gloire sur son entourage, sur sa province. Son
réveil serait une désillusion, une déchéance. Aussi continue-t-elle à dormir.
Et, il faut bien le dire, les visites médicales, les examens et les réflexions
inconsidérés contribuent à augmenter son envie de dormir. Il y a là un
ensemble de facteurs suggestifs dont le plus clair résultat est la prolongation d'un sommeil intéressé. Les faits de ce genre ne doivent donc être
acceptés qu'avec une extrême réserve. Ces soi-disant troubles hystériques
pourraient bien, comme le dit Dupré, n'être que de simples fantaisies de
mythomanes désireuses d'attirer sur elles l'attention. » (H. Meige).

Le diagnostic est à faire avec toutes les variétés de *coma* (v. c. m.), avec
certaines phases de la *catatonie* de Kahlbaum, avec les *narcolepsies*, les
manifestations épileptiques somnolentes (V. ÉPILEPSIE), avec la maladie du
sommeil (v. c. m.) et même avec la *mort* réelle.

Mais il est rare que l'on soit appelé à discuter ces diagnostics. Ce qui
importe avant tout, c'est de dépister la simulation.

Pour le traitement, v. HYSTÉRIE.   *BRÉCY-H. MEIGE.*

LEUCÉMIES. — Sous le nom de *leucémie*, proposé dès 1845 par Virchow, on
désigne un état morbide caractérisé par une augmentation excessive du
nombre des globules blancs, avec bouleversement de la formule hémoleucocytaire et présence, dans le sang, de cellules anormales. En même temps, au
niveau des organes hématopoïétiques (moelle osseuse, rate, ganglions, etc.),
se développe une hyperplasie permanente qui, suivant les cas, revêt un
type anatomique différent.

C'est à Ehrlich que revient le mérite d'avoir su isoler les deux principales
variétés de leucémie : l'une, *myélogène*, constituée par la prolifération du
myéloïde ; l'autre, *lymphatique*, constituée par la prolifération générale du
tissu lymphoïde. Ces divisions doivent être maintenues, encore que des
considérations théoriques rendent préférables les épithètes de *myéloïde* et
de *lymphoïde* (V. LYMPHADÉNIE).

Plus tard, on a isolé un nouveau type de leucémie histologiquement et
cliniquement distinct : *La leucémie aiguë*. En outre, des observations ont
été récemment publiées, qui semblent représenter des formes de transition.
Nous les réunirons sous le titre de : *Leucémies atypiques*.

Après avoir décrit séparément chacune de ces variétés de leucémie, nous
poserons les bases d'un diagnostic général ; puis, dans un chapitre final,
nous passerons en revue les principales méthodes thérapeutiques.

A. — LEUCÉMIE MYÉLOIDE.

Symptômes. — Le début est tellement insidieux que la leucémie constitue souvent une trouvaille fortuite, faite par le médecin au cours d'une
affection intercurrente. D'autres fois, une sensation de pesanteur dans l'hy-

pocondre gauche, accusée par le malade, attire l'attention sur la rate, bien que l'état général se maintienne bon et que les phénomènes d'anémie fassent entièrement défaut.

Néanmoins, après une période plus ou moins longue, la maladie se constitue définitivement et présente trois ordres de symptômes : les uns sont révélés par l'examen des organes hématopoiétiques, les autres par l'état général du patient, les autres, enfin, par l'hématoscopie qui vient fournir la clef du problème.

I. **Examen des organes hématopoiétiques.** — La prolifération du tissu myéloïde peut intéresser non seulement les principaux centres hématopoiétiques, mais encore presque toutes les régions de l'économie, donnant au tableau clinique une variété presque infinie.

La *splénomégalie* est pourtant le signe capital de la leucémie myéloïde, grâce auquel Virchow, en l'absence de tout examen sanguin quantitatif, avait su isoler le type splénique de l'affection.

La rate, dont le poids peut atteindre 8 et même 10 kg, subit une hypertrophie massive qui n'altère pas sa forme générale. A l'inspection, le côté gauche de l'abdomen peut présenter une voussure marquée. La palpation permet de reconnaître, au niveau de l'hypocondre gauche, la présence d'une tumeur allongée dont le pôle inférieur descend vers l'ombilic, atteint fréquemment l'épine iliaque, parfois la symphyse pubienne, ou même, franchissant la ligne médiane, parvient jusqu'à la fosse iliaque du côté opposé. Cette tumeur, qui porte sur son bord antérieur des encoches caractéristiques, est généralement dure, exceptionnellement pseudo-fluctuante. La douleur, spontanée ou provoquée, est très variable et se borne, bien souvent, à une sensation vague de pesanteur ou de tiraillement ; elle peut être plus marquée et dépendre d'une périsplénite concomitante.

L'*hépatomégalie* manque rarement, le foie descendant à plusieurs travers de doigt au-dessous du rebord costal.

Les *ganglions lymphatiques* sont à peu près indemnes ; on peut, cependant, sentir, en certains cas, au cou, sous les mâchoires, aux aisselles ou aux aines, de petites tumeurs ovoïdes, molles et mobiles, qui ne forment jamais de masses considérables.

Les *douleurs osseuses*, spontanées ou provoquées, attestent l'envahissement de la moelle et du périoste. Les *névralgies*, les *troubles auditifs* (bourdonnements, sifflements, vertiges de Ménière) peuvent annoncer que les nerfs et que l'oreille sont intéressés. La *rétinite hémorragique* représente une complication spéciale et presque constante. La *pleurésie* relève de lésions pulmonaires sous-pleurales ; notons que, cytologiquement, le liquide épanché devient le reflet du sang. L'*ascite* n'est pas exceptionnelle : il s'accompagne souvent de circulation collatérale. Le *priapisme* douloureux qui s'observe parfois serait dû à l'hyperplasie des corps caverneux. Quant à la peau, indépendamment des exanthèmes divers, du purpura et de la furonculose, elle peut être le siège de tumeurs multiples, susceptibles de s'ulcérer mais qui sont plus rares que dans la leucémie lymphoïde.

II. **Phénomènes généraux.** — Pendant longtemps, le facies du malade peut rester florissant, mais, à un moment donné, apparaissent les signes d'une *anémie* plus ou moins grave. Les téguments et les muqueuses prennent une teinte cireuse, sans que la maigrissement soit nécessairement accentué. Cette anémie est hâtée par des *hémorragies multiples* qui ne manquent jamais. Les épistaxis, les stomatorragies, les métrorragies, le purpura, en sont les manifestations habituelles ; les hématomes sous-cutanés, les entérorragies sont plus rares ; d'autres fois, l'épanchement peut se faire dans le cerveau, les méninges, la plèvre, et déterminer de graves accidents. Cette diathèse hémorragipare, qui, même lorsqu'elle ne se manifeste pas, existe pourtant en puissance, crée un obstacle sérieux à toute intervention chirurgicale.

Les troubles digestifs (inappétence, diarrhée, vomissements), peuvent rendre l'alimentation difficile : la dyspnée est progressive ; au cœur, on entend des bruits de souffles anémiques ; les œdèmes périphériques, les sueurs profuses apparaissent vers la période ultime. Les urines sont fréquemment albumineuses, mais leur composition chimique ne présente rien de fixe. La plupart des auteurs signalent leur richesse en acide urique, phénomène d'ailleurs inconstant. Exceptionnellement on a pu observer des attaques de goutte ou de coliques néphrétiques.

La fièvre existe, en dehors de toute complication, mais reste relativement modérée (58 à 59°) ; elle survient souvent par poussées et peut revêtir le type intermittent.

III. **Examen du sang**. — Les symptômes cliniques n'entraînent que la présomption ; seule, l'hématoscopie permettra d'affirmer l'existence de la leucémie.

a) Caractères physico-chimiques. — Le sang présente une couleur blanchâtre, parfois même pyoïde, qui gêne pour l'examen colorimétrique ; le dosage de l'hémoglobine est cependant possible, mais fournit des renseignements variables ; il en est de même de l'étude de la coagulabilité. Le sérum contient des cristaux de Charcot-Leyden et des aiguilles de Tyrosine, apparents après dessiccation.

b) Éléments figurés.

1° *Globules blancs. Examen quantitatif.* — L'hyperleucocytose atteint en moyenne les chiffres de 100 à 200 000, elle peut dépasser ceux de 6 et même de 800 000. En même temps, le rapport des globules blancs aux rouges, qui, normalement, est de 1/600, peut s'élever à 1/10, 1/5 et même tendre vers l'unité. Il faut cependant remarquer que la valeur de ce rapport n'est pas seulement liée à l'hyperleucocytose, mais aussi à la diminution du nombre des hématies, sous l'influence de l'anémie concomitante.

Examen qualitatif. — Ce qui caractérise la leucémie myélogène, c'est la présence, dans le sang, à côté des leucocytes normaux, des diverses variétés de myélocytes ; et ce polymorphisme justifie les noms de « leucémie bigarrée », de « gemischtzellige Leukämie » que lui ont donnés les auteurs.

La proportion des *polynucléaires* peut rester au voisinage de la normale, mais tombe généralement à 50 et 40 pour 100, et plus rarement au-dessous. Les *lymphocytes* sont plus ou moins nombreux. Les *grands mononucléaires* normaux du sang sont peu abondants. Ehrlich a insisté particulièrement sur l'abondance des cellules *éosinophiles*, abondance qui frappe surtout quand on envisage leur quantité absolue. Même avec un taux de 2 pour 100, on en compterait par exemple 4000 par millimètre cube pour un chiffre total de 200 000 leucocytes : avec le même taux et pour un chiffre normal de 5000 leucocytes, on n'en compterait que 100. Les *mastzellen*, si rares en l'absence de toute maladie, atteignent un taux relativement élevé, fait également regardé comme spécial par Ehrlich.

Les divers *myélocytes granuleux*, neutrophiles, éosinophiles, basophiles, apparaissent en proportion toujours importante, mais les neutrophiles restent les plus nombreux. Enfin on observe, à peu près constamment, la présence de cellules de taille variable, à noyau plus ou moins clair, à protoplasma non granuleux, abondant, prenant d'une manière homogène les bleus basiques : ce sont des éléments primordiaux, souche des autres myélocytes, *grands mononucléaires basophiles non granuleux*, de Dominici ; souvent leur nombre augmente par poussées. Parfois, la masse protoplasmique renferme des zones mieux différenciées et granuleuses, début de transformation en myélocyte granuleux. Signalons enfin que les noyaux de quelques myélocytes présentent des *formes mitosiques* indiscutables. Il n'est pas jusqu'aux *mégacaryocytes* qui ne puissent exceptionnellement apparaître à titre d'éléments isolés.

Il est très difficile d'établir entre les différents leucocytes une proportion constante. Ainsi le taux des polynucléaires oscille en général entre 20 et 60 pour 100, celui des myélocytes neutrophiles entre 15 et 40 pour 100; les éosinophiles se rencontrent dans la proportion de 4 à 20 pour 100, les mastzellen dans celle de 2 à 15 pour 100.

Ces chiffres démontrent que si l'abondance absolue et relative des éosinophiles et des mastzellen, comme aussi la présence de nombreux myélocytes, restent le propre de la leucémie myéloïde, la formule leucocytaire n'est jamais identique; à ce point de vue, le sang de chaque leucémique conserve sa physionomie particulière; bien plus, chez un même individu, il est rare que les détails du tableau sanguin ne varient pas d'un examen à l'autre, l'ensemble des lésions restant le même.

2º *Globules rouges*. — Ils sont, en général, diminués de nombre, mais, quelques jours avant la mort, on peut encore en compter 5 000 000 et davantage. Le syndrome « anémie pernicieuse » n'a pas nécessairement sa place dans la description de la leucémie; l'hypoglobulie descend alors à 1 000 000 et au-dessous : en même temps apparaissent la polychromatophilie, les formes granuleuses, et les déformations ou irrégularités de volume des hématies.

La présence des *hématies nucléées* est constante. Normoblastes, mégaloblastes, formes mitosiques, passent en grand nombre dans la circulation. On peut en compter 2 à 5 pour 100 leucocytes, et jusqu'à 55 000 par millimètre cube.

Marche. Durée. Terminaison. — L'évolution de la maladie est lente mais fatale, et se fait souvent par poussées successives, entre-coupées de périodes de rémission, rémission trompeuse et qui peut en imposer à tort pour une sédation définitive. La guérison reste problématique, et la durée moyenne oscille entre 2 et 4 ans; on a signalé quelques cas où la mort ne survint qu'au bout de 8 ans. D'autres fois, la marche est plus rapide et le malade succombe en quelques mois.

L'affection, au début, passe vraisemblablement par un stade aleucémique; puis rapidement la leucocytose s'élève, pour s'abaisser au moment des rémissions, sans que la formule sanguine redevienne normale : le nombre des globules blancs diminue fréquemment peu de temps avant la mort.

Celle-ci survient au cours d'une cachexie avec asthénie progressive ou bien d'une anémie grave lentement ou brusquement développée. D'autres fois, le coma, une hémorragie cérébrale ou méningée, une hémorragie abondante, enlèvent rapidement le malade.

D'autres fois encore, la fièvre s'allume, et une infection surajoutée, pneumococcique, streptococcique ou autre, termine la scène. La tuberculose peut non seulement envahir le poumon, mais encore les ganglions, la rate, etc., créant ainsi des cas hybrides. Il s'en faut de beaucoup que toutes les infections soient mortelles: mais elles impriment à la formule hémo-leucocytaire une modification profonde. La leucocytose perd son importance et tombe à 50 000, 20 000; les globules rouges à noyau, les myélocytes, tendent à disparaître, pour faire place à une polynucléose banale. Cet état de choses dure peu, car la lésion sanguine reprend ses caractères antérieurs, même si l'infection persiste.

La *grossesse* des femmes leucémiques est d'un pronostic grave; les signes généraux s'aggravent notablement; l'avortement, l'accouchement prématuré se produisent presque régulièrement, et sont suivis d'une mort rapide: on a signalé cependant des cas où l'expulsion du fœtus fut suivie d'une amélioration notable. Le pronostic serait surtout grave dans les premiers jours qui suivent l'accouchement; cette période passée, on pourrait espérer une accalmie transitoire (French).

B. — LEUCÉMIE LYMPHOÏDE.

Symptômes. — La leucémie lymphoïde se rapproche de la leucémie myéloïde par la lenteur et l'insidiosité de son début; mais elle passe moins longtemps inaperçue, car la tuméfaction ganglionnaire attire d'une façon précoce l'attention du malade et du médecin.

I. **Examen des organes hématopoiétiques.** — C'est par des *adénopathies* lentement ou rapidement progressives que se manifeste surtout la leucémie lymphoïde. Le cou, la région sous-maxillaire, la nuque, les aisselles, deviennent le siège de tumeurs volumineuses qui déterminent de réelles déformations; les régions inguinales se prennent plus tardivement et sont moins profondément envahies. La palpation permet de reconnaître que les tumeurs sont formées de ganglions agglomérés, mais isolables les uns des autres, chaque ganglion atteignant les dimensions d'une amande, d'un œuf de poule, ou même d'une mandarine; les tissus envahis sont élastiques au toucher, peu douloureux à la pression, n'adhèrent pas à la peau, ne s'ulcèrent ni ne suppurent jamais.

Les signes de compression consistent en douleurs pseudo-névralgiques, en dilatations veineuses, en œdèmes; l'ascite révèle l'envahissement des ganglions rétro-péritonéaux, la dyspnée avec cornage et toux coqueluchoïde, celui des ganglions trachéo-bronchiques.

Contrairement à ce qui se produit au cours de la leucémie myéloïde, la splénomégalie n'est ni constante, ni très marquée, et demande souvent à être recherchée. Même remarque pour la tuméfaction du foie. Exceptionnellement l'augmentation de la rate peut atteindre un degré aussi marqué que dans la leucémie myéloïde.

Les amygdales s'hypertrophient en certains cas chez l'enfant, la tuméfaction du thymus peut amener la suffocation ; celle des ganglions médiastinaux détermine des compressions profondes ; la pleurésie, l'ascite, relèvent de la généralisation du processus au poumon, ou à la cavité abdominale. L'envahissement des os détermine en certains cas des douleurs vives.

Les lésions cutanées ne sont pas exceptionnelles. Les lymphomes sous-cutanés sont alors disséminés sous la forme de petits nodules durs, indolores, et qui ne s'ulcèrent pas : ces manifestations peuvent être primitives et simuler le *mycosis fungoïdes* (v. c. m.) ; après une période d'érythrodermie accompagnée de prurit, les tumeurs se développent et la leucémie se déclare.

Les lymphomes envahissent quelquefois les territoires nerveux, déterminant des névralgies multiples ou diverses paralysies. La *rétinite hémorragique* entraîne une diminution considérable de l'acuité visuelle. Tels sont les principaux symptômes locaux de la maladie, symptômes qui peuvent varier à l'infini, car il n'est pas d'organe ni de point quelconque de l'économie qui ne puisse être envahi par les lymphomes.

II. **Symptômes généraux.** — Comme dans la leucémie myélogène, on note la cachexie progressive, les poussées fébriles, les sueurs, les palpitations, la tendance aux hémorragies, aux œdèmes. Les urines sont riches en acide urique, parfois albumineuses. La diarrhée est généralement due à l'envahissement intestinal, mais il faut savoir que des lésions, même évidentes cliniquement, peuvent ne se traduire par aucun trouble fonctionnel.

III. **Examen du sang.** — *Leucocytes.* — Le nombre des globules blancs oscille entre 70 000 et 900 000 ; les polynucléaires sont presque toujours raréfiés au point de ne représenter que 10 pour 100 à peine du taux leucocytaire ; les éosinophiles et les mastzellen disparaissent, les *myélocytes manquent* ou sont trop peu abondants pour que leur présence ait grande signification. L'élément dominant est le *lymphocyte*, petit ou moyen, à noyau entouré d'une mince couche de protoplasma basophile. Pourtant les formes plus volumineuses ne sont pas rares. Dans quelques cas, on rencontre, en outre, des éléments analogues à ceux que nous décrirons à propos de la leucémie aiguë, éléments qui parfois peuvent atteindre plus de 40 pour 100 de la proportion totale des globules blancs non granuleux, et se montrent surtout au moment des poussées aiguës (V. plus loin) ; un certain nombre de ces lymphocytes semblent en voie de désintégration : on voit apparaître aussi quelques noyaux libres dépourvus de protoplasma.

Globules rouges. — Le taux des hématies baisse surtout vers la fin de la maladie ; l'anisocytose, la polychromatophilie s'observent ; on peut rencontrer enfin, de loin en loin, quelques très rares hématies nucléées, qui, jointes aux myélocytes, témoignent d'une très légère réaction myéloïde, liée à l'anémie.

Marche. Durée. Terminaison. — La marche est des plus variables : la durée moyenne varie entre 3 et 6 ans, l'évolution est parfois plus rapide ; d'autre part, les rémissions prolongées peuvent aboutir à une sédation en apparence définitive. Mais la cachexie, l'anémie finissent par emporter le malade. Le développement de tumeurs peut causer des troubles de compression mortels. Signalons aussi l'apparition de poussées aiguës, amenant la mort en quelques semaines, sans qu'il s'agisse à proprement parler de leucémie aiguë.

Les infections diverses, la tuberculose, compliquent fréquemment la scène, la formule sanguine n'est guère modifiée ; en revanche, il n'est pas rare de constater, en pareil cas, la diminution des tumeurs ganglionnaires et splénique. La leucémie lymphoïde exercerait sur la grossesse une influence encore plus défavorable que celle de la leucémie myéloïde.

Formes cliniques. — Suivant la prédominance des tumeurs on a décrit des variétés : ganglionnaire, spléno-ganglionnaire, cutanée, intestinale, osseuse, etc. Signalons aussi certaines observations où les tumeurs extérieures faisaient défaut et qui ne furent décelées que par l'hématoscopie.

C. — LEUCÉMIE AIGUË. — La leucémie aiguë, décrite par Ebstein, Fraenkel en Allemagne, Gilbert et Weil en France, se rapproche cliniquement des maladies infectieuses, car elle est caractérisée par de la fièvre, des phénomènes bucco-pharyngées, une tuméfaction modérée de la rate et des ganglions, une diathèse hémorragique plus ou moins généralisée, avec réaction très spéciale du sang.

Symptômes. — *Début.* — Plus ou moins brusquement, le malade est atteint d'une lassitude extrême, avec pâleur, dyspnée, courbature générale, en même temps que la fièvre s'allume et que les amygdales se prennent.

État. — a) L'*hypertrophie amygdalienne* simule une angine aiguë, d'autant que les tonsilles sont parfois recouvertes d'un enduit blanchâtre ou même diphtéroïde.

La tuméfaction de la rate, généralement modérée, doit être recherchée plus par la percussion que par la palpation. Les différents groupes ganglionnaires, surtout les cervicaux et les sub-maxillaires sont envahis, mais c'est à peine si les masses atteignent le volume d'une amande. Les douleurs osseuses relèvent de l'envahissement médullaire ; parmi les autres manifestations leucémiques nous signalerons l'infiltration des nerfs, entraînant des névralgies et même des paralysies variées ; l'envahissement de la papille, déterminant une diminution de l'acuité visuelle allant jusqu'à l'amaurose.

b) Les *hémorragies* constituent l'un des symptômes les plus importants. Elles siègent souvent aux lèvres, qui se fendillent et se couvrent d'une croûte noirâtre ; aux gencives, qui se tuméfient, deviennent molles et fongueuses ; parfois, au voile du palais ou à la face interne des joues. Les ulcérations ne sont pas exceptionnelles ; il en résulte une sorte de stomatite nécrosante amenant la fétidité de l'haleine, et l'écoulement continuel, par la bouche, d'un liquide sanieux et sanglant. Les hémorragies cutanées se traduisent par des éruptions purpuriques, pointillées ou en larges placards ; d'autres fois, il y a production de véritables hématomes circonscrits ou diffus ; les hémorragies rétiniennes, décelables à l'ophtalmoscope, entraînent des troubles visuels. L'hématurie, les entérorragies, ont été encore signalées.

c) *L'examen du sang* révèle une hyperleucocytose d'intensité variable, tantôt oscillant entre 50 000 et 100 000, tantôt atteignant 200 000 et 900 000.

Les éosinophiles disparaissent, le taux des polynucléaires tombe à 10 et 5 pour 100 : quelques rares myélocites peuvent apparaître, mais les mononucléaires non granuleux représentent la forme dominante, et atteignent communément la proportion de 80 à 90 pour 100 ; on observe comme élément spécial le *grand mononucléaire basophile non granuleux*, volumineuse cellule à noyau plus ou moins clair, à protoplasma relativement abondant, non granuleux, et prenant d'une manière homogène les bleus basiques ; souvent leur noyau est irrégulier et comme lobé (cellules de Rieder) ; on rencontre également de grands lymphocytes et quelques globulins ; parfois les éléments sont comme déchiquetés ou présentent des vacuoles.

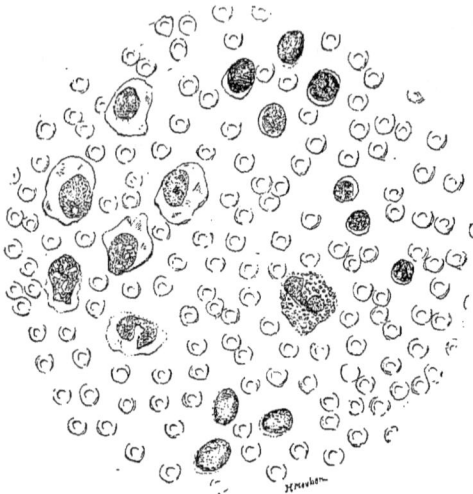

Fig. 28. — Préparation de sang coloré dans la leucémie aiguë.
(Gilbert, in *Traité de médecine*.)

Les *globules rouges* sont diminués de nombre et l'hypoglobulie peut descendre de 2 000 000 à 1 000 000, et au-dessous. Le taux de l'hémoglobine s'abaisse et les hématoblastes sont rares ; la déformation des hématies est fréquente, et presque toujours des globules rouges à noyau se rencontrent en petite quantité. Le rapport de $\frac{GB}{R}$ tend vers l'unité, aussi bien par l'augmentation de GB que par la diminution de R. La coagulation du sang peut se faire suivant le type plasmatique, d'autres fois le caillot devient irrétractile ; ces phénomènes s'observent surtout en cas d'hémorragies multiples.

d) Les *symptômes généraux* revêtent une exceptionnelle gravité : rapidement le facies du malade prend une couleur jaunâtre, et rappelle celui des grands infectés ou des grands anémiques. La fièvre monte à 40-41°, présentant une marche continue ou à grandes oscillations. Les urines, rares, prennent parfois une teinte verdâtre spéciale ; elles contiennent de l'albumine et sont extrêmement riches en acide urique. La céphalée, l'inappétence, la soif vive, la diarrhée profuse, les sueurs abondantes, l'abattement, complètent le tableau clinique.

Marche. Durée. Terminaison. — Finalement, la mort survient en quelques semaines, parfois en quelques jours : elle est causée, soit par le progrès des symptômes généraux, soit par l'anémie, par les hémorragies multiples ou localisées (hémorragies cérébrales ou méningées), soit par une infection surajoutée, suppurative ou non, car le sang des malades renferme en général des microbes (streptocoques par exemple); même, les adénopathies pourraient dégénérer en adéno-phlegmon. Ces infections surajoutées amènent une atténuation de l'hyperleucocytose allant jusqu'à la leucopénie.

Formes cliniques. — Gilbert et Weil distinguent une *forme ordinaire*, une *forme hémorragique*, une *forme angineuse*, une *forme pseudo-scorbutique*; les variétés *sans tumeurs apparentes* simulent n'importe quelle maladie aiguë fébrile et surtout le purpura. Certaines observations de *chlorome* se rapportent manifestement à la leucémie aiguë. (V. LYMPHADÉNIE).

Formes anatomiques. — Il s'en faut que le sang des malades atteints de leucémie aiguë présente un aspect rigoureusement semblable. Bien des nuances existent, et tout récemment plusieurs auteurs (Pappenheim en particulier) se sont efforcés de séparer deux variétés principales.

L'une à *tendance lymphoïde*, où cliniquement la tuméfaction ganglionnaire et splénique serait relativement plus marquée, et où la réaction sanguine serait caractérisée par la présence d'éléments intermédiaires entre la cellule primordiale et le lymphocyte.

L'autre à *tendance myéloïde*, avec apparition, dans le sang, de promyélocytes. Très rarement enfin, l'hyperleucocytose porte sur les lymphocytes vrais; si l'on ajoute à cela que certaines formes de leucémies dites atypiques, se rapprochent plus étroitement encore de la leucémie myéloïde véritable, on peut conclure qu'entre la leucémie aiguë (à cellules primordiales) d'une part, et les leucémies lymphoïde et myéloïde d'autre part, tous les intermédiaires existent au point de vue clinique aussi bien qu'au point de vue cytologique; la raison de ces faits sera expliquée dans un autre chapitre. (V. LYMPHADÉNIE).

D. — LEUCÉMIES ATYPIQUES. — En dehors des trois grandes formes de leucémies que nous venons de passer en revue, il existe une série d'observations mal classées encore, mais dont le nombre croît avec les progrès de l'hématologie. Pour leur étude générale, nous renvoyons le lecteur à l'article *Lymphadénie*; mais, en ne considérant que celles où l'état leucémique du sang se trouvait nettement signalé, on peut établir déjà quelques divisions :

a) Dans quelques cas, une lymphadénie aleucémique pendant plusieurs mois ou même pendant plusieurs années s'est transformée tardivement en véritable leucémie.

b) Certaines leucémies tout en s'accompagnant de myélocytose, ne réalisent cependant pas le type de la leucémie myéloïde; car les éosinophiles ou les mastzellen sont rares ou font défaut.

c) La leucémie aiguë peut s'accompagner de myélocytose. Sans vouloir nier la possibilité d'une leucémie myéloïde aiguë, on doit reconnaître qu'au point de vue clinique il s'agit aussi souvent d'une leucémie myéloïde à marche rapide, et qu'au point de vue hématologique, la myélémie, souvent peu abondante, pourrait traduire l'irritation du tissu myéloïde normal envahi par les masses lymphoïdes ou bien, plus simplement, sa réaction contre le processus hémorragique.

d) Existe-t-il réellement une leucémie mixte, ou bien les deux types de prolifération leucocytaire peuvent-ils succéder l'un à l'autre? La chose reste encore douteuse. On a pu voir sous l'influence d'une poussée aiguë, d'une action médicamenteuse (arsenic, rayons X), une leucémie myéloïde ou une leucémie lymphoïde se transformer en leucémie à cellules primordiales; mais on distingue encore les cas à tendance myéloïde de ceux à tendance lymphoïde. Ce ne sont pas, à proprement parler, des transformations d'un type dans l'autre, mais des retours à un type bien moins différencié. Enfin, la leucémie paraît accompagner, rarement il est vrai, la lymphosarcomatose, sans qu'on puisse décider s'il s'agit d'une complication surajoutée, ou bien d'un même processus évoluant à la fois suivant deux modes divergents.

Étiologie. Pathologie générale des leucémies. — En général, la leucémie s'observe chez l'adulte; la forme myéloïde est spécialement rare chez le jeune enfant chez lequel l'affection revêt plus souvent la forme aiguë. Nous n'insisterons pas sur un cas exceptionnel où la maladie s'observa dès la naissance.

Le rôle de l'hérédité reste obscur : on a pourtant signalé des cas de leucémie familiale; on a parfois même invoqué une contagiosité apparente.

Tour à tour, on a mis en cause l'influence des fatigues, du surmenage, de la syphilis, des troubles intestinaux, des hémorragies, du traumatisme, etc. Mais il faut bien avouer que l'étiologie exacte nous échappe encore, et que, si les perfectionnements de la technique hématologique ont permis d'apprécier la nature des lésions, ils ne nous ont rien appris concernant l'agent causal. Les hæmamibes décrites par Lövit n'ont pas été retrouvées par d'autres auteurs; parmi les divers microbes isolés du sang des malades, aucun n'est spécifique; et pourtant la leucémie aiguë a tous les caractères d'une infection. La rareté des formes mitosiques empêche d'assigner une importance capitale à la multiplication directe des leucocytes dans le torrent circulatoire. La caractéristique même de la leucémie réside autant dans l'hyperleucocytose que dans la présence de cellules sanguines anormales.

Force nous est donc de rester sur le terrain anatomo-pathologique, et de voir dans la leucémie une conséquence d'un processus hyperplasique, généralisé au système hématopoïétique. La maladie deviendrait alors un cas particulier de l'ancienne diathèse lymphogène ou mieux de la *lymphadénie* (V. cet article). Encore ne pouvons-nous expliquer pourquoi des lésions à peu près semblables s'accompagnent d'une leucocytose tantôt normale, tantôt modérée, tantôt massive.

Diagnostic des leucémies. — Le diagnostic de la leucémie repose essentiellement sur l'examen du sang, en l'absence duquel on peut n'avoir que des présomptions sur l'existence de la maladie, ou bien même l'ignorer totalement. C'est ainsi qu'une simple piqûre au doigt aurait permis de prévenir les conséquences trop souvent désastreuses d'une splénectomie, ou même simplement d'une amygdalotomie, pratiquées sans connaissance exacte de la formule hémoleucocytaire.

En l'absence de tout hématimètre et de tout réactif colorant, on pourrait avoir recours au procédé indiqué par Sabrazès : si l'on mêle une goutte de sang normal à 20 gouttes d'eau distillée, les hématies se dissolvent instantanément dans le liquide qui rougit, mais reste transparent. En cas de leucémie, le mélange deviendrait trouble et opalescent.

Il est difficile de caractériser la leucémie, si la leucocytose est forte, mais ne dépasse pas 70 000; l'établissement de ce taux, limite inférieure, l'existence d'un rapport $\dfrac{GB}{GR} = 1/15$, jadis caratéristiques, ne suffisent plus à un diagnostic rigoureux, car les maladies infectieuses (pneumonie par exemple) s'accompagnent, exceptionnellement il est vrai, de modifications quantitatives analogues (leucémie de suppuration); mais ce sont les polynucléaires qui dominent en pareil cas. Aussi devra-t-on s'appuyer autant sur les numérations quantitatives que sur l'examen des lames colorées.

L'examen du sang sera répété non seulement dans les cas suspects de lymphadénie, mais encore dans le cours d'une leucémie confirmée; car c'est le seul moyen d'en reconnaître le type anatomique, d'en prévoir les complications ou les progrès, comme aussi d'apprécier l'amélioration des symptômes.

A) **Diagnostic de la leucémie myélogène.** — L'existence d'une splénomégalie massive, insidieusement développée, pourra faire soupçonner la leucémie myéloïde; au chapitre *Splénomégalies*, nous exposerons les éléments du diagnostic.

L'*anémie pernicieuse* ne détermine pas une hyperplasie aussi considérable de la rate. Chez les enfants, la *maladie de Von Jaksch-Luzet* ne peut être que difficilement séparée. D'autres affections s'accompagnent d'une myélocytose accentuée, bien que l'hyperleucocytose ne soit jamais excessive. (V. Anémie, Lymphadénie, Leucocytose.)

B) **Diagnostic de la leucémie lymphatique.** — L'existence de l'hyperleucocytose permettra d'éliminer les *adénites chroniques*, les *splénomégalies diverses*, le *paludisme* et surtout la *lymphadénie lymphomateuse aleucémique*, maladie qui peut n'être qu'un avant-stade de la véritable leucémie.

C) **Diagnostic de la leucémie aiguë.** — De toutes les variétés de la leucémie, la leucémie aiguë est celle qui passe le plus facilement inaperçue, car la tuméfaction apparente des organes hématopoiétiques doit être en général recherchée et manque parfois. Le tableau clinique simule celui de l'*angine ulcéreuse*, du *purpura*, de la *maladie de Barlow*, du *scorbut*, ou d'une *stomatite gangreneuse*. Encore faut-il, en pareil cas, penser à la possibilité d'une leucémie, et s'en assurer en examinant le sang du malade au microscope. Nous discuterons dans un autre chapitre le diagnostic de la *lymphadénie aiguë* (V. Lymphadénie) qui simule de point en point la leucémie, aiguë à l'hyperleucocytose près.

La présence des mononucléaires basophiles non granuleux, à l'exclusion presque de toute autre forme, la rareté des hématies nucléées, permettront d'éliminer les leucémies myélogène et lymphatique, susceptibles de subir une poussée aiguë, au cours d'une marche chronique. Les anamnestiques, l'évolution en quelques semaines rendent l'erreur difficile. Il semble pourtant qu'il existe une véritable leucémie aiguë, à type myéloïde, mais on se heurte dans l'interprétation des symptômes à de grosses difficultés, soit qu'il s'agisse simplement d'une leucémie myéloïde vraie, mais à marche rapide ou subaiguë, soit même que la myélémie ne représente qu'un symptôme dû à l'irritation médullaire et venant se surajouter au syndrome de la leucémie véritable.

Traitement des leucémies. — a) Tous les auteurs sont d'accord pour *rejeter d'une manière absolue le traitement chirurgical*, à cause des hémorragies presque invariablement mortelles qui succèdent à l'intervention. L'examen du sang, qualitatif et quantitatif, s'impose donc, en cas de toute tumeur qui, par son siège ou par sa nature histologique, peut faire penser à la leucémie.

Les injections interstitielles d'arsenic ou d'iode sont en général inutiles ou même dangereuses.

b) Le *traitement général* devra viser à soutenir les forces du malade par une hygiène sévère, par le repos absolu, par une nourriture appropriée (lait, viande crue, œufs, etc.). Les phosphates, les inhalations d'oxygène, seront d'utiles adjuvants.

En cas de leucémie aiguë, on appliquera les méthodes générales usitées en cas de maladie infectieuse, de stomatite ou d'angine. On combattra, par les hémostatiques internes ou externes, la diathèse hémorragique, en se souvenant que les injections sous-cutanées sont trop souvent le point de départ d'hématomes diffus.

c) L'*arsenic* représente le médicament de choix. On le prescrit sous forme de liqueur de Fowler par voie gastrique (jusqu'à XX gouttes par jour en surveillant le malade), ou par voie sous-cutanée (V. Traitement des anémies). Les injections quotidiennes de cacodylate de soude, de 5 centigr. chaque, seront aussi recommandées.

On obtient, par ce moyen, une amélioration presque constante de l'état général ; parfois même, les tumeurs et l'hyperleucocytose régressent d'une manière notable. Certains auteurs ont signalé une amélioration remarquable et durable ; mais nous n'oserions affirmer que la guérison ait été définitive.

La *quinine à haute dose* a été vantée ; l'*iode* et les *iodures* seraient d'une utilité contestable. Le *fer* est associé parfois à l'arsenic, soit sous la forme de cacodylate de fer, soit, par exemple, suivant la formule :

Teinture de mars tartarisée. . . . . $\Big\}$ āā 5 grammes.
Liqueur de Fowler . . . .
De X à XX gouttes par jour dans du lait.

L'*opothérapie* (médullaire ou splénique) amène en général peu de modifications.

Radiothérapie. — Instituée en Amérique par Pusey et surtout par Senn (1902), appliquée depuis par un grand nombre d'auteurs, elle donne les plus encourageantes promesses; nous ne pouvons en donner ici qu'un rapide aperçu, en renvoyant le lecteur, pour les détails, aux travaux d'Aubertin et Beaujard, et aux thèses de Beaujard (1905) et de Houdé (1908).

1° *Technique*. — L'irradiation doit, en cas de leucémie lymphatique, porter sur les diverses tumeurs ganglionnaires, la rate, le foie, et les différents points où la moelle osseuse est particulièrement active (sternum, extrémités costales, genoux et coudes), que l'on traitera successivement. En cas de leucémie myélogène, un grand nombre d'auteurs se contentent d'irradier la région splénique seule, divisée par des lames de plomb en trois ou quatre sections que l'on traitera successivement; pourtant il ne semble pas inutile d'irradier la moelle osseuse, surtout quand l'anémie est intense.

Beaujard conseille de ne pas dépasser par séance la dose totale de 12 à 16 H; mais on commencera par des doses plus faibles (5 H environ) afin de tâter la susceptibilité du malade. Un filtre de rayons sera nécessaire pour permettre l'emploi de rayons pénétrants, sans courir le risque de léser la peau.

La durée et la fréquence des séances varient suivant les auteurs; mieux vaut se contenter, pour commencer, de séances hebdomadaires.

Le patient sera l'objet d'une surveillance étroite, tant au point de vue des symptômes généraux et locaux, que de l'examen du sang, qui devra être pratiqué au moins avant chaque séance. Si, avec des précautions, on peut éviter le radio-dermite, il ne faut pas oublier que des douleurs, une diarrhée profuse, un amaigrissement rapide, la fièvre, et divers troubles d'ordre toxique, pouvant entraîner la mort, marquent l'intolérance du malade, et apparaissent souvent quand le traitement a été trop intensif. On peut même observer le passage de l'affection à l'état aigu. La radiothérapie ne pourra donc être efficace et inoffensive qu'entre les mains de médecins spécialistes expérimentés.

2° *Résultats*. — *a*) C'est la *leucémie myélogène* qui semble le plus favorablement influencée par la radiothérapie. Habituellement, après quelques séances, parfois dès les deux ou trois premières, on observe la disparition de la fièvre, l'amélioration de l'état général, la fonte de la tumeur splénique. Par exemple, chez un malade de Beaujard, la rate qui, au début du traitement, mesurait 38 centimètres de long, était revenue à 25 centimètre six semaines plus tard, et à 17 centimètres six mois plus tard. Peu à peu, le sang perd les caractères leucémiques, le taux de l'hémoglobine et des globules rouges s'élève, celui des globules blancs s'abaisse et tombe parfois au-dessous de la normale; en même temps apparaissent les éléments en voie de désintégration et la polynucléose tend à s'établir. Pourtant, il est bien rare que la formule redevienne absolument normale, et que les myélocytes ne persistent pas, même en très petit nombre. La résistance de ces derniers à l'action des rayons X peut même servir à mesurer l'efficacité du traitement.

b) Les mêmes phénomènes s'observent, en cas de *leucémie lymphoïde*. Pourtant les modifications sont, en général, plus tardives et moins profondes.

c) En cas de leucémie aiguë, le traitement reste inefficace.

5° Appréciation générale. — La radiothérapie aura d'autant plus de chances de succès que le début de la maladie sera plus rapproché, la tendance chronique plus accentuée, la cachexie moins prononcée et l'anémie moins intense. Pourtant, les malades se comportent d'une manière essentiellement variable et qu'il est impossible de prévoir. On ne peut malheureusement parler de guérison, car la durée de l'amélioration la plus longue ne dépasse guère cinq années ; encore la leucémie lymphoïde n'est-elle favorablement influencée que dans 55 pour 100 des cas (Houdé). Tantôt l'action du traitement est nulle ou à peu près ; tantôt, après une guérison temporaire, et pouvant durer plusieurs mois, la maladie reprend l'offensive, et de nouvelles séances deviennent nécessaires ; certains malades, sans cause apparente, cessent de réagir à un traitement même ininterrompu, et peuvent mourir même avec une formule hémo-leucocytaire voisine de la normale. Aussi, quelle que soit l'amélioration obtenue, le médecin devra-t-il exercer une surveillance continuelle, pratiquer des examens de sang répétés et instituer une thérapeutique longtemps continuée, et peut-être indéfiniment prolongée.

La raison en est que les rayons X s'attaquent aux symptômes et nullement à la cause première de la leucémie : leur action est essentiellement cellulaire, la fragmentation des éléments anatomiques avec réaction macrophagique intense ; mais les tissus détruits se régénèrent, d'où nécessité d'interventions répétées. Pourtant, malgré son efficacité relative et, semble-t-il, éphémère, la radiothérapie n'en reste pas moins le traitement de choix des leucémies, et aucun autre ne peut lui être actuellement comparé.

A. CLERC.

LEUCOCYTOSE (**SÉMÉIOLOGIE**). — Depuis que la pathologie expérimentale, sous l'impulsion de Cohnheim et de Metchnikoff, a démontré le rôle que jouent, dans les phénomènes inflammatoires, la diapédèse et la phagocytose, les auteurs se sont efforcés à l'envi de trouver dans la leucocytose sanguine comme un reflet de divers processus morbides. La numération des éléments sanguins pratiquée en France depuis longtemps déjà par Malassez et par Hayem, le dénombrement des variétés leucocytaires, rendu possible grâce aux méthodes d'Ehrlich, ont donné naissance à des travaux si nombreux qu'il n'est guère de maladie qui ne possède, à l'heure présente, sa ou ses formules leucocytaires. Aussi, loin de vouloir passer en revue des faits parfois discordants ou difficiles à interpréter, nous bornerons-nous, au cours d'une description générale, à ne mettre en relief que les notions immédiatement applicables au diagnostic ou au pronostic.

LEUCOCYTOSE QUANTITATIVE. — Normalement on compte dans le sang 6000 leucocytes. Au-dessous du chiffre, il y a *leucopénie* ; au-dessus, *hyperleucocytose.*

Leucopénie. — Le nombre des leucocytes peut subir, au début de quelques maladies aiguës, une diminution analogue à celle que déterminent les infections expérimentales ; mais il s'agit d'un phénomène essentiellement transitoire.

La rougeole, le paludisme, le Kala-Azar et surtout la dothiénentérie, déterminent une leucopénie durable : chez le typhique, bien que le taux des globules blancs s'abaisse rarement au-dessous de 5000, la présence d'une hyperleucocytose marquée révèle une complication inflammatoire surajoutée.

La chlorose grave s'accompagne de leucopénie; dans certains cas d'anémie pernicieuse, on peut compter 1200 leucocytes et moins encore.

Valeur diagnostique. — Séparée des modifications quantitatives du sang, la leucopénie n'a pas grande valeur : elle pourrait cependant servir à distinguer le paludisme de la fièvre intermittente septique, où l'hyperleucocytose est la règle, et la dothiénentérie de certaines infections à forme typhoïde, l'endocardite aiguë par exemple. C'est dans le Kala-Azar qu'elle présenterait son maximum d'intensité, fait important pour le diagnostic différentiel des splénomégalies (v. c. m.).

Valeur pronostique. — La leucopénie est, d'une façon générale, liée à la déchéance de l'organisme; quand elle est très accentuée, elle doit donc entraîner un pronostic réservé, exception faite pour les maladies signalées plus haut, où le symptôme est presque habituel.

Hyperleucocytose. — L'hyperleucocytose n'acquiert de valeur réelle, comme symptôme, que si elle dépasse 10 000; il faut savoir toutefois que chez l'enfant les réactions sanguines sont plus faciles et plus vives.

α) *Leucocytose physiologique ou transitoire.* — Certains états physiologiques, certains médicaments, divers agents physiques peuvent élever d'une façon transitoire et, en général, modérée, le taux leucocytaire. Citons la digestion, la grossesse (surtout pendant le travail), les injections de sérum artificiel, la digitale, la pilocarpine, le massage, les exercices violents. La chloroformisation, les hémorragies abondantes produisent un semblable effet. Toutes ces modifications ont pour caractère commun, nous le répétons, d'être passagères.

β) *Leucocytose pathologique.* — Une *hyperleucocytose excessive* (plus de 50 000) reste l'apanage de la leucémie, encore que dans des cas exceptionnels (pneumonie, ostéomyélite) on puisse constater l'existence d'une leucocytose de 70 000 et même de 115 000, véritable « leucémie de suppuration », suivant l'expression de Malassez.

L'hyperleucocytose est un signe général d'infection et accompagne la plupart des maladies microbiennes, les suppurations diverses, etc. Elle s'observe en particulier dans l'appendicite, comme nous l'indiquerons plus loin. Chez le cancéreux, elle est trop inconstante pour constituer un symptôme primordial.

Valeur au point de vue du diagnostic. — a) L'hyperleucocytose peut mettre sur la voie d'une suppuration méconnue : *cholécystite, phlegmon périnéphrétique*, et surtout *abcès du foie*. Mais il ne s'agit que d'un signe de présomption, qui vient se joindre aux autres renseignements cliniques sans les primer. En cas de suppuration pelvienne, l'utilité de l'examen sanguin reste douteux.

b) De nombreux travaux ont établi l'importance de la leucocytose établie pour le diagnostic de *l'appendicite* et l'opportunité d'une intervention opératoire, surtout quand la courbe leucocytaire, établie par des examens répétés, présente une élévation progressive; ce symptôme révèle une collection purulente et peut indiquer la nécessité de la laparotomie; il fait défaut s'il s'agit d'un vieux foyer enkysté ou si l'infection est suraiguë. La baisse lente du taux leucocytaire, après son élévation, révèle le refroidissement de l'inflammation. Il faut savoir aussi que la colique hépatique et la colique de plomb élèvent, modérément, le nombre des globules blancs; mais la présence d'hématies à granulations basophiles est fréquente dans le sang des saturnins et pourrait servir à déceler l'origine des symptômes.

c) Contrairement à l'opinion classique, la recherche de la leucocytose ne peut guère servir au diagnostic du *cancer* en général. L'augmentation du nombre des globules blancs est, d'une part, très inconstante, et, d'autre part, semble liée à l'ulcération de la tumeur ou à son infection secondaire. L'adjonction de l'anémie à l'hyperleucocytose, en dehors de toute hémorragie apparente, plaiderait en faveur de la nature cancéreuse d'une affection gastrique, par exemple; mais ces formes cliniques simulent souvent de très près l'anémie pernicieuse; or, dans ce dernier cas, l'hyperleucocytose a été, très rarement il est vrai, signalée. Par conséquent, une proportion de 20 à 25 000 globules blancs, jointe à une hypoglobulie inférieure à 1 500 000, donnerait de très fortes présomptions en faveur du cancer, mais non la certitude absolue.

LEUCOCYTOSE QUALITATIVE. — Nous rappellerons que le sang de l'homme adulte contient à l'état normal, sur 100 leucocytes :

63 à	65	Polynucléaires neutrophiles,
29 à	30	Lymphocytes et gros lymphocytes,
5 à	6	Macrophages,
1 à	2	Éosinophiles,
0 à	0,5	Mastzellen.

Chez le vieillard, les polynucléaires atteignent le taux de 70 pour 100. Chez le jeune enfant, on compte environ 55 pour 100 de mononucléaires et les éosinophiles atteignent la proportion de 3 pour 100; ces différences s'atténuent avec l'âge et disparaissent vers l'adolescence.

Les troubles morbides, qui modifient parfois si profondément la formule sanguine, agissent presque toujours d'une manière prédominante sur telle ou telle variété de globules blancs; mais, afin d'arriver à des résultats précis, des examens répétés pourront devenir nécessaires; il serait même intéressant, en certains cas, d'établir une courbe générale, montrant les variations quotidiennes de chaque type leucocytaire. Tantôt une forme cellulaire prédominera sur les autres polynucléaire neutrophile, mononucléaires non granuleux), tantôt une forme rare deviendra particulièrement abondante (éosinophile, mastzellen), tantôt enfin apparaîtront des formes anormales en quantité appréciable (myélocytes, mononucléaires basophiles non granuleux). De là les divisions de la leucocytose qualitative en *polynucléose, mononucléose, éosinophilie, leucocytose à mononucléaire basophiles non granuleux, leucocytose à mastzellen.*

(Pour la différenciation histologique de ces éléments, V. Sang (Examen clinique.)

I. **Polynucléose**. — La polynucléose représente la variété de leucocytose
la plus banale ; elle traduit simplement la réaction défensive des centres,
lançant dans la circulation la cellule hautement différenciée qu'est le polynucléaire neutrophile. On peut en compter 80, 90 et même 98 pour 100.
L'hyperleucocytose (20, 50 000 et plus) accompagne généralement la polynucléose, mais ne lui reste pas nécessairement parallèle, et la leucopénie
peut survenir dans les cas graves. La pneumonie, l'érysipèle, le rhumatisme
articulaire aigu, les intoxications, le cancer (surtout le cancer infecté),
toutes les suppurations en général, et la plupart des états inflammatoires
déterminent la polynucléose.

Valeur au point de vue du diagnostic. — 1° L'existence de la polynucléose
permet souvent de différencier la dothiénentérie de tout un groupe d'affections fébriles qui peuvent la simuler (pneumonie, granulie, septicémie, endocardite infectieuse), et qui ne déterminent presque jamais ni leucopénie,
ni surtout, comme on le verra plus loin, mononucléose.

2° Les fièvres intermittentes, dues à des septicémies, seront également
séparées du paludisme, dont la formule est analogue à celle de la dothiénentérie.

5° Par le même moyen, des suppurations latentes (abcès du foie par
exemple) seraient décelées.

4° La fièvre hystérique pourrait être soupçonnée grâce à ce fait qu'elle
ne modifie pas la formule sanguine.

Valeur pour le pronostic. — 1° La polynucléose excessive, quand elle
s'accompagne d'hyperleucocytose ou surtout de leucopénie, comporte une
signification grave, car elle traduit une infection intense et l'épuisement
prochain de l'organisme.

2° La diminution du nombre des polynucléaires succédant à une augmentation, au cours d'une maladie fébrile, peut indiquer la convalescence ; mais
si la polynucléose et l'hyperleucocytose persistent même après la sédation
des symptômes, il faut en conclure que l'infection n'est pas éteinte et
qu'une rechute est possible.

On voit donc la nécessité d'établir, en certains cas, une courbe permettant d'apprécier quotidiennement les variations qualitatives et quantitatives.

5° Au cours d'une dothiénentérie confirmée, l'apparition de la polynucléose jointe à l'hyperleucocytose annonce presque sûrement une complication et pourrait constituer un signe précoce de perforation intestinale,
en l'absence de tout symptôme anormal du côté des autres organes.

II. **Mononucléose**. — Une mononucléose, souvent modérée, accompagne la convalescence des maladies infectieuses, et semble caractériser,
dès la période d'état, la coqueluche et les oreillons ; le même symptôme
accompagne fréquemment la syphilis au début et peut se manifester dans
certains cas très rares de cancer ou de tuberculose aiguë ou chronique.
Mais la diversité des formes cliniques, la fréquence des infections surajoutées, empêchent que ces deux dernières maladies aient une formule
sanguine constante ou spéciale.

Dans la *leucémie lymphatique* et dans la *lymphadénie lymphomateuse*, la

mononucléose atteint le taux de 60 et même de 95 pour 100. Une mononucléose moins intense caractérise la *fièvre palustre* intermittente ou subcontinue, comme aussi les splénomégalies chroniques causées par l'hématozoaire de Laveran. Les manifestations les plus graves de *l'anémie pernicieuse
aplastique* s'accompagnent d'une leucopénie avec abaissement du nombre
des polynucléaires. La formule hémo-leucocytaire de la *dothiénentérie* ne
semble pas absolument fixe; mais grand nombre d'auteurs admettent
l'existence de la mononucléose pendant la période d'état.

Valeur pour le diagnostic. — 1° La mononucléose caractérise la leucémie lymphatique et permet de rattacher à la lymphadénie des tumeurs à
siège variable (adénites, splénomégalies non palustres, tumeurs de la
peau, etc.). (V. Lymphadénie, Splénomégalies.)

2° Nous avons déjà insisté sur l'importance de la mononucléose pour le
diagnostic des fièvres intermittentes; la polynucléose prolongée reste en
effet l'apanage des septicémies non palustres.

Entre une dothiénentérie franche et une fièvre palustre subcontinue,
une différenciation même hématologique peut devenir extrêmement délicate.
Or, dans le premier cas, le nombre de macrophages ne subit pas de changement; dans le second cas au contraire il s'élèverait, suivant les auteurs
anglais, à 10 et même 20, au lieu de 5, chiffre normal.

III. **Éosinophilie.** — Au cours des *états infectieux graves*, les éosinophiles se raréfient ou disparaissent pour réapparaître à la convalescence et
même atteindre la proportion de 5 pour 100.

Dans toutes les *affections parasitaires*, l'éosinophilie prend des proportions souvent considérables. Des taux de 15, de 50, et même de 72 pour 100
ont été signalés. Les ankylostomes, les trichines, les ascarides, les oxyures,
les filaires modifient plus ou moins profondément la formule sanguine. Il
en est de même des hydatides et des tænias, encore que la réaction soit
moins constante et moins accentuée.

Dans la *leucémie myélogène* la proportion des éosinophiles est, d'une
manière absolue et relative, très au-dessus de la normale; c'est là, pour
Ehrlich, un symptôme capital. L'éosinophilie modérée (6 à 10 pour 100) n'est
pas exceptionnelle dans certaines affections de la rate : tuberculose, syphilis, kystes hydatiques; on l'a observée aussi après la splénectomie. La même
formule se retrouve dans certains cas de lymphosarcomatose et de lymphadénie aleucémique.

Les *intoxications* sont une cause fréquente d'éosinophilie. Une semblable
formule semblait constituer, en dermatologie, l'apanage des *maladies bulleuses* (dermatite de Dühring, pemphigus, etc.) ; depuis, on l'a signalée au
cours de l'eczéma, du prurigo et de divers érythèmes ou dermatites.

Valeur au point de vue du diagnostic. — 1° La recherche des éosinophiles
permet de rapporter à leur véritable cause les accidents parasitaires.

C'est ainsi que l'on évitera de confondre la méningite véritable avec les
convulsions épileptoïdes et les divers accidents nerveux causés par les ascarides, les oxyures ou même les tænias; que l'on séparera la trichinose aiguë
de la dothiénentérie; l'ankylostomiase de l'anémie pernicieuse; certains
œdèmes douloureux ou certaines adénites, dus aux filaires, des diverses

inflammations chroniques ou même du rhumatisme articulaire subaigu. Dans l'anémie bothriocéphalique ou dans la ladrerie, ces réactions sont parfois trop peu marquées pour rendre possible l'élimination de l'anémie pernicieuse cryptogénétique ou celle des diverses tumeurs cutanées.

2° En cas de tumeur hépatique, l'existence de l'éosinophilie rend probable l'existence d'un kyste hydatique, mais ne permet pas une affirmation absolue car elle peut accompagner certaines néoplasies; ce phénomène, qui fait d'ailleurs défaut dans un certain nombre de cas, constitue un signe de présomption et, à lui seul, ne saurait lever tous les doutes.

Valeur au point de vue du pronostic. — La signification de l'éosinophilie reste très obscure, et ses rapports avec l'état général du malade restent mal établis. Toutefois, dans une maladie aiguë, la réapparition des éosinophiles, après leur disparition, doit être considérée comme un symptôme favorable et indique la convalescence.

IV. **Myélocytose.** — Les myélocytes peuvent être en certains cas les seules cellules médullaires qui passent dans la circulation; mais à leur présence vient souvent se joindre celle des hématies nucléées; on dit alors qu'il y a *myélémie*; le nombre des normo et mégaloblastes peut même dépasser exceptionnellement celui des myélocytes.

Parmi les diverses variétés de mononucléaires granuleux, les neutrophiles peuvent exister à l'exclusion des autres et prédominent ordinairement.

Avec l'hyperleucocytose, la myélocytose imprime à la *leucémie myéloïde* son caractère spécial : on peut compter jusqu'à 60 myélocytes pour 100 leucocytes; on retrouve la même réaction, beaucoup plus atténuée il est vrai, dans certains cas de leucémie aiguë, et surtout au cours de leucémies atypiques ou chez les malades porteurs de ces splénomégalies qui appartiennent en partie à la myélomatose et forment en tout cas un syndrome à part (*maladie de von Jaksh-Luzet, splénomégalie avec myélémie*). Les *tumeurs malignes* généralisées à la moelle osseuse sont susceptibles de déterminer une formule hémo-leucocytaire analogue.

La *variole* entraîne une mononucléose pouvant atteindre 50 et 60 pour 100; parmi ces cellules, on peut compter régulièrement 4 à 6 pour 100 de myélocytes, et cela dès l'apparition des papules. Dans la variole hémorragique, la myélocytose monte à 14 et 20 pour 100, en même temps que les hématies nucléées apparaissent en grand nombre. Dans la *varicelle*, la myélocytose est inconstante, et la réaction sanguine très atténuée.

La myélémie succède encore à une *hémorragie abondante*; elle caractérise également les formes plastiques de l'*anémie pernicieuse*, et existe, bien que très atténuée, en cas de *maladie de Barlow*. Elle accompagne également *certains purpuras*, qui, de ce fait, constituent un groupe spécial (*purpura myéloïde*). Enfin elle se manifeste dans le cours de certaines pneumonies graves ou à la convalescence du rhumatisme, de la diphtérie et de l'accès palustre. Dans tous ces cas, la réaction n'est qu'ébauchée (surtout en ce qui concerne les myélocytes) et ne rappelle en rien celle que l'on observe dans la lymphadénie ou la variole.

Valeur au point de vue du diagnostic. — D'une manière générale, la myélémie, quand elle reste très atténuée, a peu de valeur chez le jeune enfant, dans le sang duquel la présence de quelques hématies nucléées ou des myélocytes dans la proportion de 1 à 2 pour 100 constitue un phénomène relativement banal, en rapport avec l'activité spéciale de la moelle à cet âge. Chez des malades parvenus à l'âge adulte, le symptôme, même ébauché, reprend toute son importance.

1° L'examen du sang ne sert pas seulement à établir l'existence de la *leucémie myélogène*. En cas de *splénomégalie aleucémique*, une myélémie accentuée révèle un état grave dépendant d'une myélomatose et permet généralement, mais non toujours, d'éliminer les autres splénomégalies tuberculeuses, syphilitiques, palustres, etc. (V. SPLÉNOMÉGALIES). La nature anatomique de certaines formes de mycosis fongoïdes, de chlorome, etc., est également révélée. Toutefois, de l'existence de la myélocytose sanguine il ne faut nécessairement pas conclure à la nature myéloïde des tumeurs, car le cancer, le sarcome, ou même les lymphomes, soit indirectement par l'anémie qu'ils déterminent, soit par irritation de voisinage, sont capables de provoquer la myélémie; les auteurs allemands s'accordent à séparer théoriquement cette *Reizung-myélocytose* de la myélomatose aleucémique. Pratiquement, la différenciation n'est souvent guère possible.

2° On évitera également, grâce à la connaissance précoce de la formule hémoleucocytaire, de confondre les rash varioliques scarlatiniformes ou rubéoliformes avec la vraie scarlatine ou la vraie rougeole : l'acné, les pustules de Colles, l'érythème polymorphe, l'herpès fébrile, s'accompagnent de leucocytose avec polynucléose.

3° Dans les *maladies hémorragiques*, la leucémie aiguë mise à part, l'intensité des réactions sanguines distinguera la variole hémorragique atypique du vrai purpura. Parmi les purpuras eux-mêmes, on tend actuellement à séparer des autres formes, où la polynucléose est la réaction dominante, celles qui s'accompagnent d'une myélémie atténuée (Purpura myéloïde). (V. PURPURA.)

Valeur au point de vue du pronostic. — Dans les maladies aiguës, en dehors de la variole, l'intensité de la myélocytose révèle une infection grave; néanmoins, chez l'enfant surtout, cette intensité ne doit pas, malgré la gravité des symptômes généraux, entraîner un pronostic fatal, car elle révèle un effort défensif de l'organisme, ébauché mais réel. Cette remarque s'applique aux observations d'anémie plastique, où la progression n'est ni aussi continue ni aussi rapide que dans les formes aplastiques. De même, au cours des maladies hémorragiques, la myélémie semble surtout liée à un travail de réparation sanguine.

Dans la leucémie, ou bien en cas de tumeurs diverses, la myélémie n'a pas de gravité immédiate, mais révèle une néoplasie à marche trop souvent mortelle.

V. **Mastzellen-leucocytose.** — Elle apparaît surtout au cours de la leucémie myélogène, où l'on peut compter de 2 à 4 pour 100 d'éléments basophiles granuleux.

On l'a signalée aussi dans les troubles chroniques d'origine hépatique ou biliaire, où le taux atteindrait parfois 20 pour 100. Elle pourrait également survenir dans la goutte, le rhumatisme non fébrile, la maladie de Basedow.

La signification de ce symptôme est encore très obscure.

VI. **Leucocytose et mononucléaires basophiles non granuleux.** — (macrolymphocytose).

On rencontre dans le sang quelques cellules basophiles non granuleuses au cours de la leucémie myélogène, de la variole, des anémies graves ; leur présence traduit soit la néoplasie, soit le « rajeunissement » du tissu hématopoiétique.

Dans la leucémie aiguë, ou dans certains états lymphadénomateux à symptomatologie analogue, leur proportion atteint 60 et 90 pour 100, et sert de base anatomique à la nosographie de l'affection.

Un certain nombre d'observations, concernant la leucémie lymphoïde chronique, signalent également la présence des mononucléaires basophiles non granuleux. Peut-être un nouveau remaniement serait-il, à ce point de vue, nécessaire.

VII. **Plasmazellen-leucocytose.** — Ce phénomène a été très rarement observé. Il correspond en général à l'existence de tumeurs à *plasmazellen* (v. c. m.) qui rentrent dans l'ordre de la *lymphadénie* (v. c. m.).

Les mêmes éléments ont été signalés dans le sang en très petit nombre, au cours de certaines infections (variole).

Conclusion. — En achevant cette revue rapide des diverses modifications leucocytaires, nous voudrions insister sur la prudence avec laquelle on doit les interpréter. L'hématologie est susceptible de rendre au médecin et au chirurgien les plus signalés services à la seule condition, non de diriger la clinique, mais simplement de l'aider en ajoutant un symptôme aux autres déjà constatés au lit du malade. Sans doute, l'examen du sang, entre des mains expérimentées, devient d'une nécessité grandissante ; actuellement le praticien serait coupable de ne pas y recourir en cas d'anémie grave, de splénomégalie, d'adénopathie, de tumeurs suspectes ; l'hématimètre seul révèle la leucémie ; le diagnostic des suppurations et de certaines maladies inflammatoires est bien souvent affermi par la recherche de la formule sanguine, bien souvent aussi l'éosinophilie permet de dépister le parasitisme latent. Mais l'étude approfondie du malade doit rester la base de toute séméiologie : vouloir méconnaître ses enseignements et considérer comme absolues les affirmations de l'hématologie serait s'exposer à de graves erreurs : les désillusions de certains cliniciens n'ont pas d'autre origine.

A. CLERC.

LEUCOPLASIE. — La leucoplasie (Vidal), *leucokératose* (Besnier), est appelée quelquefois à tort *psoriasis buccal* (Bazin) : elle n'a rien de commun avec le psoriasis. C'est une affection des muqueuses et des demi-muqueuses, plus particulièrement de la muqueuse bucco-linguale ; *cliniquement*, elle est caractérisée par des plaques d'un blanc nacré, qu'accompagne une légère induration superficielle et parfois des fissures ou ulcérations ; la tendance à la dégénérescence épithéliomateuse est un des points capitaux de son histoire. *Anatomiquement*, les plaques sont constituées par des lésions épithéliales hyperplasiques primitives (épaississement et cutisation, avec hyperkératose ; néoformation d'une couche granuleuse et tuméfaction des cônes interpapillaires, souvent déjà des globes épidermiques (Gaucher et Sergent) et des lésions dermiques scléreuses secondaires.

Affection de l'adulte (bien qu'on l'ait vue débuter chez des sujets jeunes), la leucoplasie est plus fréquente chez l'homme. On a longtemps incriminé dans sa production l'hérédité, l' « arthritisme », les troubles gastriques. Les irritations locales ont une influence évidente, et surtout le tabac (*glossite des fumeurs*), mais celui-ci n'est pas toujours en cause, quoi qu'on en ait dit. Landouzy (1891), Gaucher ont montré que la cause essentielle est la syphilis, quelle que soit la localisation : linguale, labiale... de la leucoplasie ; les statistiques de Fournier — qui admet cette étiologie pour les leuco-plasies linguales mais non pour les taches blanches triangulaires des com-missures labiales — viennent à l'appui de longuré syphilitique, puisque, sur 100 sujets atteints, elles montrent 90 à 95 syphilitiques.

La leucoplasie syphilitique est la plus fréquente des kératoses des muqueuses ; sa connaissance est capitale en pratique, car « à *elle seule elle permet souvent de reconnaître une syphilis oubliée ou ignorée, et de faire bénéficier le malade du traitement spécifique* » (Landouzy).

Mais si la syphilis est la cause incontestée et peut-on dire constante des leucoplasies vraies, des observations récentes signalent des altérations ana-logues, d'origine tuberculeuse, à la vulve (Danlos et Pathault, Audry, Gougerot), à la langue et aux lèvres (Audry). Ce sont là des faits très excep-tionnels, plus intéressants au point de vue doctrinal qu'au point de vue pratique.

Description. — Nous prendrons pour type la localisation bucco-lin-guale, qu'on observe journellement ; les autres localisations leucoplasiques sont des raretés.

A la langue, la leucoplasie siège sur la face dorsale dans sa partie anté-rieure, puis sur les bords, plus rarement sur sa face inférieure ; l'extension des lésions au palais, aux gencives, au plancher buccal est exceptionnelle ; en revanche, la face interne des lèvres, de l'inférieure surtout, celle des joues, sont souvent prises et peuvent l'être isolément. La localisation à la muqueuse génienne commissurale est peut-être la plus fréquente de toutes : elle affecte, de chaque côté, la forme d'un triangle finement ridé en patte d'oie dans le sens antéro-postérieur, dont le sommet, tourné en arrière, se prolonge par une bande suivant l'interligne dentaire.

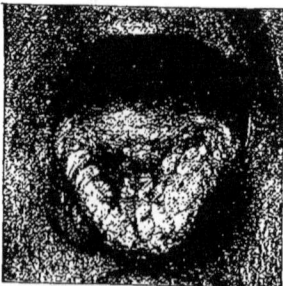

Fig. 29. — Leucoplasie linguale. (Malade de Lailler. Musée de l'hô-pital Saint-Louis, n° 118.)

De nombre, d'étendue et de forme variables, arrondies, linéaires, étoilées, avec un bord par-fois comme découpé aux ciseaux, les plaques linguales naissent minimes, grandissent lente-ment et, dans certains cas, arrivent par leur confluence à couvrir toute la face dorsale. D'abord c'est un voile mince, bleuâtre et trans-lucide, au point de n'être perceptible qu'à la lumière oblique. Les lésions peuvent rester indéfiniment à ce stade de *leucoplasie légère*. Ou bien le voile laiteux s'épaissit graduellement (il atteindra jusqu'à 2, 3, 4 mm.) et noie les papilles dans un enduit à surface lisse, d'un blanc nacré tout spécial, donnant au doigt la consistance du caout-

chouc : sa résistance est due pour une large part à la sclérose dermique.
Elle favorise les cassures, les craquelures en mosaïque. Dès que la plaque
a une certaine étendue, elle est quadrillée de plis ou sillons longitudinaux
et transversaux, disparaissant quand on tend la muqueuse : c'est la *leucoplasie buccale accentuée*. L'enduit blanc est d'une extrême adhérence. Il n'en
desquame pas moins spontanément, soit d'une façon insensible, soit en
lamelles d'épaisseur variable.

Dans une seconde période (Gaucher), certaines plaques semblent s'atrophier, ou plutôt la prolifération épithéliale cesse ; l'épiderme devient « lisse,
mince et dur », la surface rose grisâtre, laissant apercevoir la sclérose sous-
muqueuse superficielle en îlots et en bandes. Les deux bandes blanc rosé,
fibreuses des bords latéraux de la langue sont d'une haute importance pour
le diagnostic. D'autres plaques restent kératosiques, parfois saillantes,
parce qu'énucléées par la sclérose ; les fissures crèvent la couche cornée et
créent des ulcérations douloureuses ; quelques-unes, sous l'influence de
l'irritation inflammatoire continue et progressive, deviennent végétantes et
bourgeonnantes (Gaucher). La douleur peut alors être extrême et s'accompagner de névralgies très pénibles (glossodynie).

Hormis ces cas, les signes fonctionnels sont toujours très atténués, parfois
nuls : un peu de sensibilité, de sécheresse, avec sensation désagréable de
dureté, de salivation. L'*évolution* est lente, qu'elle soit continue ou subisse
de temps à autre des poussées, sans rétrocessions. D'après Schwimmer, un
liséré inflammatoire érythémateux marquerait la tendance à l'extension ; sa
disparition, l'arrêt. La durée est illimitée.

Le *pronostic* serait bénin, n'était la possibilité de *transformation épithéliomateuse*.

Celle-ci constitue la 5ᵉ période de Gaucher, pour qui elle ne représenterait que l'exagération du « papillome corné » originel (Gaucher et Sergent).
Heureusement « cette évolution n'est ni fatale, ni constante » et sa fréquence a même été exagérée. La transformation survient à des dates très
variables (on l'a vue au bout de moins de 2 ans) et d'une façon insidieuse ;
on doit la craindre lorsqu'on voit les plaques lisses se hérisser de saillies
papillaires cornées (*variété verruqueuse* de Darier). A un moment donné,
les tissus malades s'indurent plus profondément ; souvent, c'est au niveau
d'une ulcération. Ils bourgeonnent, saignent facilement, la sensibilité s'accentue, s'accompagnant parfois d'otalgie : enfin, l'épithélioma typique est
constitué. Opérée aussitôt, lorsqu'elle est encore superficielle et sans retentissement ganglionnaire, la plaque leucoplasique végétante ne récidive pas
in situ, mais en des points différents, par dégénérescence de plaques nouvelles ; d'où une bénignité relative de cette « épithéliomatose en surface
des muqueuses leucoplasiques » (Reclus). En revanche, peu après, la néoplasie envahit les plans profonds, infecte les ganglions, et le cancer entre
dans sa période d'état à pronostic fatal. Si l'on se souvient que presque tous
les cancers linguaux ont cette origine, on comprend que Landouzy, Gaucher
concluent que, presque toujours, « l'épithélioma de la langue est une conséquence éloignée de la syphilis ».

La leucoplasie ne siège pas seulement dans la bouche. On l'a observée à

la *vulve*, avec les mêmes caractères, peut-être avec un peu plus de sécheresse (Jayle et Bender); il faut en rapprocher, sans pourtant l'identifier,
l'affection très analogue, connue sous le nom de *kraurosis vulvæ* ou atrophie
scléreuse lente des téguments cutanéo-muqueux de la vulve. La leucoplasie
et le kraurosis sont deux affections indépendantes, mais elles peuvent
coexister, et la leucoplasie peut aboutir au kraurosis. On a signalé encore la
leucoplasie *ano-rectale*, *balano-préputiale*; on l'a même rencontrée sur les
muqueuses de l'utérus, des voies urinaires, du pharynx et de l'œsophage,
du larynx et des voies aériennes, de l'oreille moyenne (?). Quoique rares,
elles sont importantes à connaître, car souvent les cancers de ces régions
naissent sur ces plaques leucoplasiques (Landouzy).

Diagnostic. — Les *glossites* des cachectiques et des convalescents, des
diabétiques, les enduits blancs qui accompagnent certaines stomatites, —
la *glossite exfoliatrice marginée*, avec ses cercles changeants d'un jour à
l'autre, se distinguent facilement de la leucokératose. De même, parmi
les manifestations de la *syphilis* franche, le chancre et la plupart des accidents secondaires; seules, certaines plaques muqueuses opalines pourraient, à un examen superficiel, prêter à confusion. Notons que l'on voit, à
la suite de poussées de syphilides, se constituer très rapidement des états
leucoplasiques accentués.

C'est surtout la glossite scléreuse tertiaire qui peut causer des erreurs,
non lorsqu'elle est profonde et « ficelle » la langue de bandes fibreuses,
mais lorsqu'elle se réduit à des îlots ou nappes superficiels : même alors,
les lésions sont toutes dermiques, sans épaississement épithélial, sans plaques commissurales. La leucoplasie peut d'ailleurs s'y ajouter.

Le *lichen plan* buccal est une des affections qui ressemblent le plus à la
leucoplasie : ses « pains à cacheter » sont plus ternes, sans infiltration profonde, et laissent apparaître les papilles; mais surtout les lésions géniennes,
situées plus en arrière que les plaques leucoplasiques, comparées parfois à
des « feuilles de fougère » et formées de tractus réticulés et de ponctuations
blanchâtres, sont assez caractéristiques.

Le *lupus érythémateux*, dont l'aspect en impose parfois à première vue
pour du lichen plan, est reconnaissable à son liséré plus rouge, saillant
légèrement, à sa tendance atrophique : il est rare dans la bouche, et n'y est
presque jamais cantonné; d'ordinaire il s'associe à des lésions cutanées qui
faciliteront le diagnostic.

En somme, le diagnostic est facile, à moins qu'on ne veuille, comme cela
a été fait, distinguer des leucoplasies syphilitiques, les leucoplasies nicoti-
niques, traumatiques (dentaires), dyspeptiques, des verriers, etc! Les
caractères donnés pour appuyer ces distinctions sont trop inconstants pour
que nous insistions; signalons seulement la variété dite *neuro-arthritique
irritative de Brocq*, non sans rapports avec le lichen. Nous avons signalé les
caractères qui peuvent faire craindre la dégénérescence cancéreuse d'une
leucoplasie avérée.

Les *leucoplasies tuberculeuses*, dont nous avons signalé plus haut l'existence, formaient, dans les cas publiés, des plaques assez identiques d'aspect
à la leucoplasie syphilitique; la preuve de leur origine était fournie par

l'infiltrat sur lequel elles reposaient, tuberculeux histologiquement (Audry) ou tuberculisant le cobaye par inoculation. On les a vues se transformer en épithélioma (Rispal).

Traitement. — 1° Le *traitement antisyphilitique* paraît sans action sur la leucoplasie vraie, confirmée; il semble même parfois l'aggraver. Aussi nombre d'auteurs le rejettent-ils. Pour Gaucher, au contraire, « il serait efficace si l'on pouvait l'administrer dès le début », — et « s'il ne guérit pas, il retarde généralement l'évolution des lésions ». Il faut donc l'essayer, d'autant que, dans certaines scléroses mal définies, il donne des résultats inespérés : on le fera sous forme d'injections mercurielles. Les sels solubles, à doses croissantes, permettent un traitement énergique. On sait d'autre part que le calomel possède parfois, contre les lésions linguales, une effi_cacité spéciale. Quelque préparation que l'on choisisse, il importe de tout faire pour éviter la stomatite. Quant à l'iodure, il peut rendre des services, notamment chez les sujets supportant mal le mercure : il ne saurait remplacer celui-ci. On doit se souvenir qu'il n'est pas sans dangers, lorsque l'épithélioma est à craindre. L'action de l'arsénobenzol d'Ehrlich (606) est encore à l'étude.

2° Le *traitement général* n'est pas sans importance ; il doit viser les divers états pathologiques que peut présenter le sujet, et consister surtout en un régime alimentaire sévère, une surveillance stricte de l'état digestif et de la régularité des évacuations.

3° L'*hygiène locale* est essentielle. Il faut avant tout écarter toute cause d'irritation : tabac en toute première ligne; alcool, épices, aliments trop chauds, trop froids ou vulnérants pour la muqueuse; lésions dentaires. L'asepsie buccale réclame de fréquents rinçages de bouche, des bains locaux, des gargarismes, des pulvérisations. Les liquides employés pour les lavages — très préférables aux pastilles ou aux comprimés — seront tièdes ; on les choisira émollients ou légèrement alcalins. Les antiseptiques seront pris parmi les moins irritants, et très dilués (acide borique ou biborate de soude à 3 ou 5 pour 1000, eau oxygénée étendue, acide salicylique à 2 pour 1000, avec quantité égale de bicarbonate de soude, etc.). Les eaux minérales alcalines (Vals, Vichy), privées de leur gaz, sont très recommandables. L'eau sulfatée cuprique de Saint-Christau (source des Arceaux) jouit, au point de vue qui nous occupe, d'une réputation spéciale : elle s'emploie en bains locaux et pulvérisations, soit à domicile, soit mieux encore sur place. Signalons enfin la décoction de baies d'airelles ou myrtilles (200 gr. macérées quelques heures dans 500 d'eau, le tout réduit à 300 par ébullition). On a préconisé aussi des extraits de ces fruits.

4° Ces derniers moyens constituent déjà de véritables *topiques*. Nous ne pouvons énumérer tous les agents locaux qui ont été prônés : ils sont légion : baume du Pérou, huile de cade et de bouleau en badigeonnages ou frictions faites avec le doigt; onctions grasses (vaseline), glycérolés additionnés ou non des substances médicamenteuses précédentes : de borate de soude, d'iodol, d'acide salycilique; pâtes de bismuth, etc., etc. On a conseillé pour le décapage des plaques des modificateurs plus énergiques : bichromate de potasse à 1/50 et plus (Watraszenski), acide lactique

(Joseph), papaïotine (Schwimmer), etc. Mais il faut être très prudent dans leur emploi, car *toute irritation d'une leucoplasie est dangereuse.*

5° En présence de plaques épaisses, torpides, surtout si elles sont bien limitées, le *traitement chirurgical* peut néanmoins trouver des indications : cautérisation au galvano-cautère, curettage, ablation chirurgicale avec anesthésie locale stovaïnique (Reclus). Perrin a érigé en méthode le traitement de la leucokératose grave par la décortication de la muqueuse au thermocautère. Dès qu'il y a menace de dégénérescence, l'ablation *large* s'impose. Elle doit, en pareil cas, être pratiquée sans attendre, sans s'arrêter à des traitements physiques impuissants ou à des cures spécifiques d'épreuve ; tout retard compromet la vie du malade.

6° Enfin, en dehors de cette dernière éventualité, on a conseillé la *radiothérapie* (Sabouraud). Énergiquement poussée « elle compte à son actif quelques guérisons et un très grand nombre d'insuccès » (Darier). La *radiumthérapie* est encore à l'étude. D'après Dominici, ce traitement de choix de la leucoplasie consiste dans l'utilisation du rayonnement ultrapénétrant, obtenu en filtrant à travers 1 ou 2 millimètres de plomb, les rayons provenant de toiles radifères carrées de 2 centimètres de côté, supportant 1 centigr. de sulfate de radium pur. Les applications sont de 12 heures au total pour une série (comportant 6 applications de 2 heures de durée chacune). On interrompt pendant un mois, après quoi on reprend une seconde série. *M. SÉE et GOUGEROT.*

LEUCORRHÉE. — C'est l'écoulement au dehors des liquides incolores ou blanchâtres émis par les voies génitales. Les glandes cervicales sécrètent normalement un liquide clair, filant, ayant l'aspect et la consistance du blanc d'œuf. Le vagin, dépourvu de glandes, ne sécrète rien, au moins à l'état normal, mais il est le siège d'une desquamation épithéliale dont les produits viennent se mélanger aux sécrétions du col. Enfin l'état d'inflammation plus ou moins accentuée de l'utérus et du vagin vient ajouter à ces sécrétions des éléments divers. Si bien que l'écoulement leucorrhéique peut comporter pour ainsi dire tous les intermédiaires entre les liquides glaireux et transparents qui s'échappent du col sain et le pus proprement dit. Les glandes vulvo-vaginales, dont la sécrétion peut être considérable, viennent mélanger leurs produits aux liquides précédents.

Siredey et Lemaire, qui ont étudié les écoulements leucorrhéiques au point de vue de leur flore, très variée et très riche, ont vu que chez les femmes saines, les microbes vaginaux présentent des formes allongées et constituent de véritables bouquets de filaments chevelus. Chez les femmes infectées, les formes allongées diminuent de nombre et de longueur, pour disparaître chez les femmes franchement malades, qui ne présentent plus que des formes arrondies, des cocci en grappes ou en chaînettes, parmi lesquels le gonocoque est, bien entendu, des plus communs.

Le traitement de la leucorrhée n'est indiqué que lorsque l'écoulement est abondant ou qu'il est dû à des causes pathologiques. Dans ces conditions, c'est à ces causes qu'il faut s'adresser. En général, on abuse beaucoup trop des injections vaginales acides et en particulier des injections de sublimé.

· Ces injections, en irritant la muqueuse vaginale, font souvent plus de mal que de bien. Les injections avec de l'eau additionnée de borate de soude ou d'autres alcalins, et même les simples injections d'eau bouillie ou de décoction de guimauve et de pavots, doivent leur être préférées.

J.-L. FAURE.

LEVÉE DE CORPS. — La levée de corps est une des opérations médico-légales les plus fréquemment pratiquées, elle consiste dans l'examen externe du cadavre. Elle fournit des renseignements suffisants pour la constatation des décès (v. c. m.). Elle doit toujours précéder l'autopsie.

La levée de corps permet de se prononcer :

1º *Sur la réalité de la mort.*

2º *Sur l'identité du cadavre.*

3º *Sur les présomptions d'une mort naturelle ou d'une mort violente dont l'autopsie pourra seule préciser les causes.*

Pour procéder à la levée de corps, il faut examiner le cadavre de la tête aux pieds, le déshabiller s'il est vêtu, et rechercher successivement les différents signes qui sont la base du diagnostic médico-légal.

1º Le refroidissement du cadavre, les lividités cadavériques, la rigidité cadavérique, le début de la putréfaction (tache verte abdominale) permettent d'affirmer la réalité du décès.

2º L'âge approximatif, la taille, la corpulence, la disposition des cheveux et de la barbe, les tatouages, les cicatrices, l'aspect de la main et des ongles, les déformations des membres, constituent les signes d'identité.

3º Les traces de traumatismes, hémorragie, ecchymoses, recherchées surtout du côté du cou et des membres ; l'attitude du cadavre, la coloration des lividités cadavériques, la marche de la putréfaction doivent attirer l'attention de l'expert, et s'il observe quelque chose d'anormal dans l'évolution de ces différents phénomènes cadavériques, demander l'autopsie. (V. AUTOPSIE MÉDICO-LÉGALE).

ÉTIENNE MARTIN.

LEVIER — Le levier est un instrument très peu usité en France.

Quelquefois employé en Belgique et en Hollande où il a pris naissance, inventé probablement par Roonhuysen.

Il consiste en une cuiller métallique fenêtrée, ovalaire, semblable à une cuiller de forceps droit, présentant comme elle une courbure céphalique ; cette cuiller est portée sur un manche plus ou moins long, rectiligne. Tel est le levier simple.

Tarnier avait fait construire, pour éviter les contusions de l'urètre, un double levier, constitué par deux pièces semblables à celle décrite ci-dessus, pouvant s'articuler ou mieux se solidariser l'une avec l'autre au moyen d'un verrou d'union, de manière à agir simultanément sur un même côté de la tête fœtale.

Enfin Farabeuf a construit un levier préhenseur-mensurateur, dont le mode d'action diffère de celui du levier simple et se rapproche de celui du forceps.

Nous bornerons notre étude à celle du levier simple.

Il n'est pas nécessaire que l'accoucheur fasse l'acquisition d'un instrument spécial, une simple branche du forceps Tarnier constitue un excellent levier ne différant du levier proprement dit que par l'existence de la courbure pelvienne et capable de rendre les mêmes services. Il est bon d'y adapter un lacs passé dans la fenêtre ou dans le trou du tracteur, lacs qui servira à exercer des tractions combinées avec les pressions du levier.

Étudions maintenant les indications et le manuel opératoire de l'instrument qui peut être employé à la vulve, dans l'excavation et au détroit supérieur, mais toujours sur le sommet, à l'exclusion des autres présentations.

Il est nécessaire d'abord que l'orifice utérin soit complètement dilaté ou complètement dilatable et que les membranes soient rompues.

A la vulve, c'est d'un véritable levier que l'on fait usage lorsqu'on termine le dégagement de la tête après application du forceps, et que le périnée, menaçant de céder, on retire une des branches de l'instrument. La branche qui reste est à la fois appuyée sur la tête fœtale et tirée progressivement vers l'extérieur.

Dans l'excavation, le levier a été préconisé pour produire : 1° la flexion de la tête ; 2° sa rotation. On l'introduit derrière la symphyse pubienne sur laquelle il prendra son point d'appui, mais les pressions contre la symphyse doivent être conduites avec beaucoup de douceur pour éviter de blesser l'urètre. Ainsi placé, le levier, prenant comme point résistant l'occiput, peut en compléter la flexion, surtout si l'on exerce des tractions combinées à l'élévation du manche de l'instrument par l'intermédiaire d'un lacs. La flexion s'obtient d'autant plus aisément que l'on se trouve en présence d'un occiput plus rapproché de la symphyse.

Comme agent de rotation, le levier constitue un instrument des plus médiocres, dangereux même ; il est très inférieur à la simple réduction manuelle qui donne de si bons résultats dans les variétés postérieures de la présentation du sommet (Pinard).

C'est au détroit supérieur, dans un bassin modérément rétréci, que les partisans du levier préconisent surtout son usage, qu'ils considèrent comme plus efficace que le forceps dans les mêmes conditions, parce qu'il laisse libre la face antérieure du sacrum.

Le levier est introduit derrière la symphyse pubienne, soit directement, soit par un tour de spire, il est appliqué sur la région de la tête qui regarde en avant. On cherche ensuite à engager la tête et à la refouler dans la concavité du sacrum.

C'est au cours de cette manœuvre que se produisent trop fréquemment de dangereuses contusions de l'urètre dont la possibilité doit rendre l'opérateur très modéré dans ses manœuvres.

Il va sans dire que, dans ces conditions, le levier est également dangereux pour le fœtus qu'il expose aux enfoncements et aux fractures du crâne.

G. LEPAGE.

LÈVRES (CANCER). — Le *cancer des lèvres* est un *épithéliome pavimenteux*, comme les autres cancers de la muqueuse buccale. Très fréquent à la lèvre inférieure, il est beaucoup plus rare à la lèvre supérieure, où l'on a même autrefois nié son existence : on rencontre environ 17 cancers de la lèvre inférieure pour 1 de la lèvre supérieure (Loos).

Étiologie. — Le cancer des lèvres est une tumeur des gens âgés : très rare avant 40 ans, il s'observe surtout de 60 à 70 ans. Il est environ 6 fois plus fréquent chez l'homme que chez la femme; mais ceci n'est vrai que pour le cancer de la lèvre inférieure, tandis que le cancer de la lèvre supérieure frappe les deux sexes d'une façon sensiblement égale.

Certains auteurs admettent que les campagnards, moins soigneux et plus exposés aux intempéries, sont plus souvent atteints du cancer des lèvres que les habitants des villes; ce fait n'est pas absolument démontré.

Toutes les causes d'*irritation locale* peuvent favoriser le développement du cancer, qui peut également se greffer sur une lésion ulcéreuse de nature différente : ulcère dentaire, syphilide tertiaire, lupus (Dubreuil, Hutchinson). Parmi les causes locales qui ont été incriminées, il faut signaler les traumatismes et les petites excoriations (cancers des gaveurs de volailles ou des teilleuses de chanvre), et surtout le *tabac*. Ici, comme à la langue, Bouisson a défendu la théorie qui fait du cancer de la bouche un « cancer des fumeurs », alors que d'autres chirurgiens rejetaient formellement l'influence du tabac; comme à la langue aussi, je crois qu'il faut admettre que le tabac n'est qu'un facteur indirect qui favorise l'apparition de la *leucoplasie* (celle-ci est fréquente aux lèvres), et c'est cette leucoplasie qui souvent se transforme en épithéliome.

Lésions. — 1° *Siège.* — Le cancer apparaît le plus souvent vers le bord libre de la lèvre, à l'union de la muqueuse et de la peau, à égale distance de la ligne médiane et de la commissure. Les deux côtés sont atteints avec une égale fréquence.

La tumeur est presque toujours unique. Les faits exceptionnels de cancers à foyers multiples s'expliquent, soit par la dégénérescence maligne simultanée de plusieurs plaques leucoplasiques (Morestin), soit par une inoculation par contact (cancers simultanés de la lèvre supérieure et de la lèvre inférieure, Bergmann).

2° *Caractères objectifs.* — Au début, on distingue, comme à la langue l'épithéliome *superficiel* qui s'ulcère immédiatement et s'accroît en surface, et l'épithéliome *interstitiel*, beaucoup plus rare, noyau perdu dans l'épaisseur de la lèvre et recouvert d'une muqueuse qui s'ulcère tardivement.

A un stade plus avancé, et quel qu'ait été le mode de début, l'aspect est toujours le même : c'est une ulcération reposant sur une tumeur; j'en décrirai les caractères en étudiant les symptômes.

3° *Extension et généralisations.* — a) *Extension par contiguïté.* — Le cancer se propage, en suivant le tissu cellulaire lâche intermusculaire, jusqu'à la commissure labiale, puis il envahit la joue; il gagne inférieurement le menton et peut atteindre le maxillaire inférieur, soit en longeant les vaisseaux et nerfs mentonniers, soit en envahissant le cul-de-sac gingivo-labial et la gencive.

b) *Généralisation ganglionnaire.* — Contrairement à l'opinion ancienne (Lebert, P. Broca), l'envahissement ganglionnaire est fréquent et assez précoce : il existe souvent dès le 3e mois, et il est de règle au 6e mois (Gussenbauer). Les ganglions atteints sont les ganglions sous-mentaux (cancer de la partie moyenne de la lèvre inférieure) et sous-maxillaires (exceptionnellement les ganglions géniens). L'adénopathie est parfois bilatérale.

c) *Généralisation viscérale.* — Elle est tout à fait exceptionnelle, et l'on n'en connaît que 4 ou 5 cas. En pratique, on peut dire que le cancer des lèvres ne se généralise pas aux organes éloignés.

Symptômes. — 1° **Signes physiques.** — Le cancer des lèvres débute tantôt par une plaque leucoplasique qui, à un moment donné, s'élargit, s'indure et se fissure ; tantôt, comme le cancroïde cutané, par une sorte de verrue que le malade écorche et fait saigner et qui se transforme en une petite ulcération dont les bords deviennent durs ; tantôt enfin et très rarement, par un noyau sous-muqueux d'épithéliome interstitiel.

Plus tard, et habituellement il en est ainsi lorsque les malades viennent consulter, on se trouve en présence d'une tumeur véritable, mal limitée, irrégulière et dure, et cette tumeur supporte une ulcération. L'*ulcération cancéreuse* a des bords épais, durs et friables, un fond bourgeonnant et sanieux, croûteux lorsqu'elle est exposée à l'air ; elle saigne au moindre contact. Habituellement les bourgeons néoplasiques sont exubérants et le cancer est du type *végétant* (fig. 30) ; plus rarement, le processus destructeur prédomine et l'on a affaire à la forme *rongeante* qui détruit peu à peu la lèvre et peut même en amener la perforation complète.

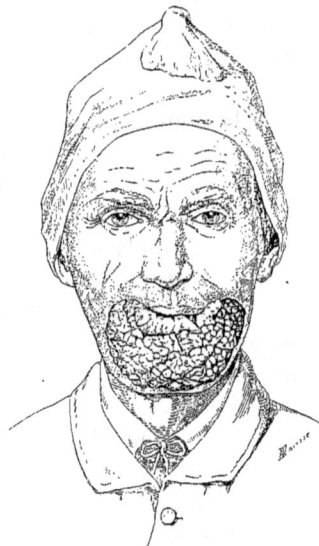

Fig. 30. — Cancer végétant de la lèvre inférieure (Doucet).

Une palpation attentive permet de reconnaître l'induration des ganglions sous-maxillaires et sous-mentaux ; rarement, l'adénopathie s'accompagne de phénomènes inflammatoires aigus dus à une infection secondaire banale.

2° **Troubles fonctionnels.** — Ils sont peu marqués au début. Il y a bien une sorte de prurit, et la présence de la tumeur gêne un peu la phonation et la mastication ; mais il n'y a pas de douleurs bien vives.

Celles-ci ne surviennent que plus tard, lorsque le néoplasme a dépassé la lèvre et atteint les parties voisines. Elles sont particulièrement violentes quand le maxillaire est envahi et qu'il y a compression du nerf dentaire inférieur.

La cachexie est tardive ; elle finit cependant par apparaître à une période avancée de la maladie, quand la tumeur est assez volumineuse pour gêner l'alimentation ou quand elle a détruit complètement ou perforé la lèvre ; la résorption des produits du néoplasme intoxique lentement le malade.

Pronostic. — La mort est la terminaison fatale du cancer des lèvres, mais elle ne survient en moyenne que 5 ans 1/2 après le début du mal

(Lebert, Partsch). C'est beaucoup pour un cancer; à ce point de vue, et aussi, comme on le verra plus loin, au point de vue des résultats éloignés du traitement radical, le cancer des lèvres est relativement bénin : s'il est plus grave que le cancroïde cutané, dont on connaît l'extrême lenteur d'évolution, il est en revanche incomparablement moins grave que le cancer de la langue et les autres cancers de la bouche.

Diagnostic. — En pratique, le cancer des lèvres est toujours ulcéré au moment où on l'observe, et c'est avec les autres ulcérations des lèvres qu'on est exposé à le confondre. On envisagera donc successivement la possibilité d'une ulcération dentaire, d'une ulcération tuberculeuse, d'un chancre ou d'une gomme ulcérée. Les deux premières de ces affections sont d'ordinaire faciles à reconnaître, la première à l'existence d'un chicot dont l'ablation amène la guérison du mal, la seconde à son aspect spécial, aux grains jaunes qui l'entourent, à son apparition habituelle chez un phtisique avéré; toutes deux sont d'ailleurs infiniment plus rares que le cancer.

Le diagnostic entre syphilis et cancer est quelquefois plus difficile : le chancre se rencontre plutôt chez des sujets jeunes et chez des femmes, sans que ceci ait rien d'absolu ; il est induré, mais ne repose pas sur une tumeur; l'adénite qui l'accompagne est très précoce et a des caractères différents de celle du cancer; bientôt la guérison du chancre et l'apparition de la roséole lèveront tous les doutes. Les gommes ulcérées sont souvent multiples, toujours indolentes et ne réagissent jamais sur les ganglions. Au sujet de la valeur diagnostique, dans les cas difficiles, du traitement antisyphilitique et de la biopsie, je renvoie à ce qui est dit à propos du diagnostic du cancer de la langue (v. c. m.).

Traitement. — L'opération radicale consiste dans l'extirpation large de la tumeur et doit être complétée par une ablation systématique des ganglions suspects ; celle-ci nécessite une incision sus-hyoïdienne spéciale.

Tout à fait au début, il suffit d'exciser, en deux coups de ciseau, un coin dont la base tournée vers le bord libre de la lèvre, renferme la tumeur et en dépasse largement les limites; quelques points de suture reconstitueront immédiatement la lèvre. Quand le mal est plus ancien, l'ablation, pour être complète, sera beaucoup plus étendue et détruira la plus grande partie ou même la totalité d'une lèvre; on terminera, dans ce cas, par une opération plastique, refaisant la lèvre avec des lambeaux cutanés empruntés au voisinage.

L'opération est plus discutable et elle cesse d'être réglée quand le cancer a dépassé les limites de la lèvre; on a parfois réséqué un fragment du maxillaire adhérent au néoplasme et envahi par lui.

Si l'on fait abstraction de ces cas complexes, l'ablation du cancer de la lèvre n'offre aucun danger, même chez les gens âgés, et la mortalité peut être regardée comme nulle (0,4 pour 100, Loos).

Les résultats éloignés sont très satisfaisants, étant donné qu'il s'agit de cancer : la proportion des guérisons durables (5 ans et plus) dans les statistiques récentes est de 66 pour 100 (Loos) et même 80 pour 100 (Ebel), et des opérés ont été revus en parfaite santé après 15 et 20 ans.

CH. LENORMANT

LÈVRES (FURONCLE). — Le furoncle n'est pas très fréquent aux lèvres. Il y présente les mêmes caractères que partout ailleurs et forme une tumeur acuminée, très dure, de coloration rouge-vif; la douleur est extrême, à cause de la densité des tissus de la lèvre qui étranglent le bourbillon.

Ce qui donne au furoncle de la lèvre, et plus spécialement de la lèvre supérieure, une physionomie à part et ce qui légitime la mention qui en est faite ici, c'est la possibilité de *complications extrêmement graves*. On a vu l'infection se propager aux veines de la lèvre et, de là, la phlébite remonter à la veine faciale, puis à la veine ophtalmique et, par celle-ci, au sinus caverneux, si bien que cette lésion en apparence insignifiante peut amener la mort par infection purulente, phlébite des sinus ou méningite.

L'œdème de la face, l'existence d'un cordon dur et douloureux le long de la veine faciale, plus tard l'exophtalmie, quand la veine ophtalmique est envahie, sont les premiers symptômes de ces redoutables accidents. Il faut ajouter que ces complications, assez fréquentes autrefois (Reverdin), sont devenues rares avec les progrès de l'antisepsie, et grâce à une thérapeutique précoce et énergique. Je ne les ai, pour ma part, observées que dans un seul cas, d'ailleurs terminé par la mort.

Diagnostic. — Le furoncle de la face ne pourrait être confondu qu'avec la *pustule maligne* (v. c. m.); celle-ci est rare et survient dans des conditions étiologiques toutes spéciales; elle se reconnaît en outre à la présence d'une escarre centrale entourée d'une collerette de vésicules.

Traitement. — La possibilité des complications graves, qui viennent d'être signalées, impose une thérapeutique énergique et précoce, en présence du furoncle des lèvres. Il faut immédiatement en pratiquer l'ouverture large au bistouri ou au thermo-cautère, expulser le bourbillon; on fera ensuite des pulvérisations et des pansements antiseptiques fréquents.

CH. LENORMANT.

LÈVRES (HYPERTROPHIE CONGÉNITALE). — On désigne aussi sous le nom de *macrocheilie* l'hypertrophie *congénitale* des lèvres. La macrocheilie, comme l'hypertrophie congénitale de la langue ou macroglossie, à laquelle elle peut être associée (Krönlein, Wegner), est, au point de vue anatomique, un *lymphangiome*, ordinairement simple, exceptionnellement caverneux; peut-être aussi (Virchow) les capillaires sanguins néoformés prennent-ils quelquefois part à cette hypertrophie, et y a-t-il des macrocheilies angiomateuses.

Étiologie. — L'affection est rare et ne paraît pas héréditaire; elle atteint les deux sexes avec une fréquence égale. Elle est souvent associée à d'autres malformations congénitales : bec-de-lièvre, macromélie, macroglossie, kystes séreux du cou.

Lésions. — L'hypertrophie congénitale peut s'observer à l'une ou l'autre des lèvres, ou aux deux à la fois; elle semble avoir une certaine prédilection pour la lèvre supérieure.

La lèvre atteinte est transformée en un tissu scléreux, blanchâtre, ferme, criant sous le couteau, mal limité à la périphérie; il renferme des lacunes d'où s'écoule un liquide séreux assez abondant.

Symptômes. — L'hypertrophie congénitale des lèvres est reconnue d'une façon précoce, en raison même de la situation superficielle des parties atteintes, et les cas où la macrocheilie ne s'est manifestée qu'à l'âge adulte sont des exceptions, peut-être discutables.

C'est la *difformité* (fig. 31) qui seule caractérise la maladie, car la douleur est nulle et il n'y a pas de troubles fonctionnels, sauf parfois un peu de gêne de la succion chez les nourrissons. En revanche, la difformité peut être extrême, puisque Trendelenburg a vu une lèvre large de 14 centim. et haute de 8 ; l'aspect varie avec la lèvre intéressée : si c'est la lèvre supérieure, elle pend au-devant de la bouche et de la lèvre inférieure qu'elle masque ; s'agit-il d'hypertrophie de la lèvre inférieure, celle-ci tend à s'éverser et, dans les cas extrêmes, elle se renverse complètement : sa face cutanée est en contact avec la peau du menton et sa muqueuse, continuellement exposée à l'air, se dessèche, se fendille (fissures) et se couvre de croûtes.

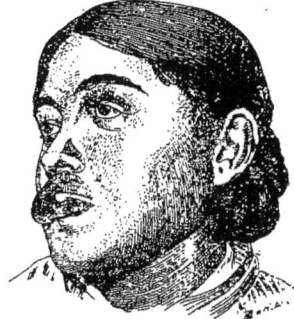

Fig. 31. — Macrocheilie.
(Mikulicz et Kümmel).

La lèvre hypertrophiée a une consistance ferme, élastique, non dépressible ; elle est rigide et immobile ; la peau et la muqueuse sont épaissies et glissent mal sur les tissus profonds.

Dans les cas anciens, la macrocheilie peut déterminer des *déformations mécaniques du squelette* : la lèvre supérieure hypertrophiée refoule en arrière le bord alvéolaire correspondant ; la lèvre inférieure, par une traction continue en bas et en avant, finit par déterminer l'éversion du bord alvéolaire et des dents et, quelquefois, du maxillaire inférieur lui-même.

La macrocheilie n'a aucune tendance à la rétrocession spontanée ; elle reste stationnaire ou, plus souvent, s'accroît, soit lentement et d'une manière insensible, soit à la suite de poussées inflammatoires aiguës et douloureuses qui durent quelques jours et laissent après elles une augmentation de volume de la lèvre.

Diagnostic. — La macrocheilie a des caractères trop nettement tranchés pour que le diagnostic n'en soit pas facile, malgré sa rareté. L'*hypertrophie acquise* des lèvres, qu'on rencontre chez les scrofuleux après des inflammations répétées, n'atteint jamais les dimensions considérables de l'hypertrophie congénitale. La *sclérose syphilitique* des lèvres (v. c. m.), après une phase d'hypertrophie, aboutit à la rétraction et à l'atrophie.

Traitement. — Bien que la macrocheilie ne soit aucunement dangereuse et qu'elle ne détermine que fort peu de troubles fonctionnels, une intervention est légitime en raison de la difformité affreuse qu'elle crée. Cette intervention consiste dans l'*excision* au bistouri d'un coin des tissus hypertrophiés, coin de dimensions suffisantes pour que la lèvre revienne à un volume normal ; on conserve la peau et la muqueuse et on ferme immédiatement la plaie par une suture. On peut, pour éviter toute cicatrice visible, exécuter cette ablation par la face profonde de la lèvre (Mouchet).

Cette opération, simple et sans danger, est bien préférable à l'ignipunc-

ture et à l'électropuncture dont les résultats sont plus lents et moins certains.   CH. LENORMANT.

LÈVRES (PLAIES). — Les plaies des lèvres ne sont pas très rares. Elles peuvent
être produites par un instrument piquant, coupant ou contondant qui atteint
la lèvre par sa face cutanée ; mais on observe aussi des plaies portant uniquement sur la face muqueuse : celle-ci peut être mordue pendant la mastication et surtout, à la suite d'un choc violent (coup de poing) ou d'une
chute, la lèvre refoulée en arrière peut venir s'écraser sur les dents et sa
muqueuse se déchirer.

Les plaies limitées à l'une des faces, cutanée ou muqueuse, de la lèvre
saignent en nappe assez abondamment, mais cette hémorragie est de courte
durée et la cicatrisation de la plaie se fait en quelques jours sans incident.
Au contraire, les *sections complètes*, c'est-à-dire celles qui intéressent toute
l'épaisseur de la lèvre, de la peau à la muqueuse, s'accompagnent d'écartement des deux bords de la plaie sous l'influence de la tonicité du muscle
orbiculaire ; lorsque l'artère coronaire a été sectionnée, il y a un petit jet
artériel et l'hémorragie est plus abondante.

Traitement. — Toutes les plaies des lèvres, après un nettoyage soigné,
doivent être suturées (fig. 52) ; la *su-
ture* assure l'hémostase, le rapprochement des bords des sections complètes
et la réunion immédiate de la plaie.
Lorsque la section intéresse toute l'épaisseur de la lèvre, on la pratiquera de la
manière suivante : avec les doigts ou
avec deux pinces hémostatiques, on éverse
complètement la lèvre, de manière à bien
exposer sa face muqueuse ; on réunit
d'abord la partie profonde de la plaie par
un surjet de catgut n° 1, prenant largement les tissus, c'est-à-dire, avec la muqueuse, la plus grande partie de l'épaisseur de la couche musculaire ; c'est ce
surjet qui doit faire l'hémostase. Puis la

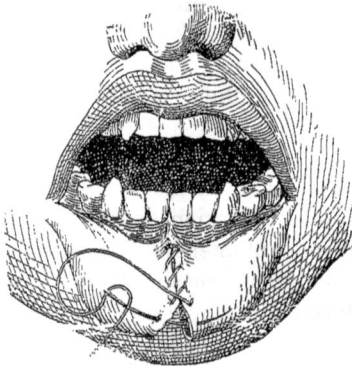

Fig. 52. — Suture d'une plaie
de la lèvre inférieure.
(Veau, in *Précis de technique opérat.*)

lèvre est remise en position normale et l'on ferme la plaie cutanée par des
points séparés au crin de Florence ou à la soie fine.   CH. LENORMANT.

LÈVRES (SYPHILIS TERTIAIRE). — Le *chancre* des lèvres, qui est le plus fréquent des chancres extra-génitaux, et les *syphilides secondaires* des lèvres
(plaques muqueuses) sont décrites dans l'article consacré à la *syphilis*
(v. c. m.). Je ne m'occuperai ici que des *lésions tertiaires* des lèvres.

Contrairement aux lésions primaires et secondaires, qui sont d'observation
courante, les *labialites tertiaires* sont rares. Elles sont presque spéciales
au sexe masculin et n'apparaissent que dans les syphilis anciennes (5 ans
au moins, parfois 15 et 20 ans après le chancre) et insuffisamment traitées
(Tuffier).

Comme à la langue, il faut distinguer deux types anatomiques et cliniques bien différenciés : la *labialite gommeuse* et la *labialite scléreuse*, qui exceptionnellement se réunissent sur une même lèvre pour donner la forme *scléro-gommeuse*.

I. **Gommes des lèvres.** — Le plus souvent multiples, elles occupent, dans les trois quarts des cas, la lèvre supérieure. Comme toute gomme, elles passent successivement par les trois stades : de *crudité*, où elles forment une tumeur arrondie et dure, enchâssée dans l'épaisseur de la lèvre; de *ramollissement*, où elles grossissent et deviennent fluctuantes; enfin d'*ulcération* arrondie, à bords nets et taillés à pic, à fond bourbillonneux; exceptionnellement, on a vu cette ulcération amener la perforation complète de la lèvre.

Pendant toute cette évolution, il n'y a *ni douleur*, ni trouble fonctionnel d'aucune sorte, *ni réaction ganglionnaire*.

A la phase de crudité, on peut confondre la gomme avec quelque tumeur bénigne (fibrome, kyste, adénome), mais celles-ci sont bien rares.

L'ulcération gommeuse peut être confondue avec un chancre, une ulcération dentaire ou tuberculeuse, un cancer des lèvres; les difficultés et les éléments du diagnostic sont ici les mêmes que dans la syphilis tertiaire de la langue (v. c. m.).

L'administration d'iodure de potassium à dose suffisante (5 ou 4 gr.) amène rapidement la disparition des gommes et la cicatrisation des ulcérations syphilitiques des lèvres.

II. **Sclérose syphilitique des lèvres (syphilome diffus).** — Cette forme de la syphilis labiale tertiaire atteint de préférence la lèvre inférieure (trois quarts des cas, Tuffier), où elle débute au bord libre, sur la ligne médiane; elle envahit ensuite le reste de la lèvre et parfois les parties voisines de la face et des joues.

Le syphilome des lèvres passe successivement par deux stades, l'un d'hypertrophie, l'autre d'atrophie et de sclérose (Tuffier). Le stade d'*hypertrophie*, marqué anatomiquement par une prolifération embryonnaire sous-muqueuse et intramusculaire, se manifeste cliniquement par une augmentation de volume de la lèvre, qui est doublée ou triplée, mais reste lisse, sans bosselure; sa consistance est ferme et élastique et on y sent parfois de petits nodules, durs comme des grains de plomb. La muqueuse est souvent exulcérée et croûteuse, la peau est violacée ou cuivrée. La lèvre est immobile et rigide, d'où un peu de gène de la phonation et de la mastication. L'indolence est complète et les ganglions sont normaux.

Au stade d'*atrophie* et de *sclérose*, dans lequel l'infiltration embryonnaire subit la transformation fibreuse, la lèvre se rétracte et s'amincit; elle durcit, en même temps qu'apparaissent des sillons qui lui donnent un aspect *mamelonné* caractéristique; la muqueuse est pâle. L'atrophie commence par le bord libre de la lèvre et progresse très lentement.

Aucune autre affection des lèvres ne peut être confondue avec la sclérose tertiaire.

On essaiera le traitement antisyphilitique, mais il faut savoir que la labialite scléreuse donne peu de prise au mercure et à l'iodure : on obtient quelquefois une amélioration au stade hypertrophique ; les résultats sont toujours nuls à la période de rétraction et d'atrophie.   *CH. LENORMANT.*

LÈVRES (**TUBERCULOSE**). — La *tuberculose des lèvres* est plus rare encore que celle de la langue. Comme celle-ci, elle est plus souvent *secondaire* que *primitive*, c'est-à-dire qu'on la voit apparaître plutôt chez un sujet porteur d'autres lésions tuberculeuses, pulmonaires ou autres, que chez un individu sain.

1° Le *lupus* n'est pas exceptionnel au bord libre des lèvres, mais il coexiste avec un lupus de la face, ce qui rend le diagnostic évident ; lorsqu'il guérit, le lupus des lèvres laisse souvent après lui des cicatrices vicieuses (symphyse des lèvres, rétrécissement de l'orifice buccal).

2° L'*ulcération tuberculeuse* des lèvres est connue depuis Féréol qui l'a décrite en même temps que la tuberculose linguale. Elle est plus fréquente et plus profonde à la lèvre inférieure (Plichon) ; elle siège parfois à la commissure labiale et, de là, envahit la joue.

L'ulcération présente les mêmes caractères ici qu'à la langue [V. LANGUE (TUBERCULOSE)], y compris les *grains jaunes* de Trélat, qui sont pathognomoniques. On note assez fréquemment un œdème de voisinage, parfois très étendu, occupant toute la lèvre malade et même les deux lèvres, quand l'ulcération siège à la commissure (Plichon). L'engorgement des ganglions sous-maxillaires est fréquent.

L'ulcération labiale est peu douloureuse et ne gêne pas l'alimentation ; son pronostic est, par suite, moins mauvais que celui de l'ulcération linguale.

Pour ce qui est du *diagnostic* et du *traitement*, je ne puis que renvoyer à ce qui a été dit des ulcérations tuberculeuses de la langue ; tout est applicable à l'un et à l'autre cas.   *CH. LENORMANT.*

LÈVRES (**TUMEURS BÉNIGNES**). — Les *tumeurs bénignes* des lèvres sont assez rares. La plupart ne doivent à leur siège aucun caractère spécial et je ne ferai qu'énumérer les *kystes sébacés*, développés au niveau de la face cutanée des lèvres, les *fibromes* et les *lipomes*, qui sont exceptionnels, si même ils existent, les *angiomes*, plus fréquents et se rencontrant surtout chez la femme et à la lèvre inférieure ; je n'ai rien à ajouter, au sujet de leur symptômes et de leur traitement, à ce qui en a été dit dans les articles généraux consacrés à ces diverses tumeurs.

Les seules tumeurs bénignes qui soient spéciales à la lèvre et méritent quelques lignes de description se développent aux dépens de la couche de *glandules salivaires* sous-jacente à la muqueuse labiale ; ces tumeurs, semblables à celles qu'on observe au niveau des autres glandes ou glandules salivaires, sont de plusieurs variétés :

1° L'*adénome* est l'hypertrophie simple de ces glandes qui conservent leur structure normale ; elles constituent alors des noyaux arrondis et indolents, soulevant la muqueuse, ou, si la couche glandulaire est tout entière hypertrophiée, elles forment une sorte de bourrelet qui refoule la lèvre en avant et semble la dédoubler.

2° Les *kystes salivaires*, à contenu clair et un peu visqueux, sont fréquents; souvent multiples, ils siègent de préférence à la lèvre inférieure; leur volume est celui d'un grain de plomb ou d'un pois; ils sont tendus et rénitents et la muqueuse, qu'ils soulèvent, laisse voir leur transparence bleuâtre. Toujours indolents et ne déterminant pas de trouble fonctionnel, ils restent habituellement insoupçonnés. Si, par son volume, un de ces kystes entraînait quelque gêne mécanique, on en pratiquerait l'extirpation ou l'on exciserait largement la partie saillante de la poche.

5° On observe enfin, au niveau des lèvres, des *tumeurs mixtes* toujours encapsulées, renfermant des éléments épithéliaux polymorphes et du tissu conjonctif ou cartilagineux; leur structure et leur signification sont les mêmes que celles des tumeurs mixtes du palais et de la parotide (v. c. m.); les unes et les autres sont, à mon avis, des tumeurs congénitales d'origine branchiale bien plutôt que salivaires.

Elles se rencontrent exclusivement à la lèvre supérieure. Toujours dures et indolentes, elles ont le volume et la forme d'une noisette ou d'une amande; la muqueuse qui les recouvre est normale.

On admet théoriquement que, comme les tumeurs mixtes de la parotide, elles peuvent subir la transformation en tumeur maligne (épithéliome ou sarcome), mais le fait n'a jamais été observé en clinique. On n'abandonne pas, en effet, ces tumeurs à leur évolution spontanée; la difformité très visible qu'elles déterminent fait que, même en l'absence de toute espèce de trouble fonctionnel, on en pratique l'*extirpation* qui est facile et toujours suivie de succès définitif.   *CH. LENORMANT.*

LEVURES EN THÉRAPEUTIQUE — D'abord empirique, l'emploi de la levure de bière a passé depuis une dizaine d'années dans la pratique médicale.

C'est la levure de bière qui est généralement employée. On a utilisé aussi la levure de raisin, en faveur de laquelle on a invoqué sa résistance vitale à l'action du suc gastrique; mais cet argument n'a pas de valeur, car nous avons fait des expériences sur la levure de bière et nous l'avons vue vivre et agir dans le suc gastrique, même fort hyperacide, *in vitro* et *in vivo*.

Ingérée, la levure se mêle à la flore intestinale; on admet qu'elle y exerce un rôle empêchant vis-à-vis de certains microbes nuisibles, et qu'en outre, comme elle détruit *in vitro* la toxine diphtérique (Hallion et Carrion, Nobécourt), elle détruit de même, dans l'intestin, certains poisons bactériens. Peut-être aussi, d'après quelques auteurs, faudrait-il attribuer également une action à des produits solubles émis par la levure et absorbés ensuite par l'organisme. Partant de cette idée, on a même quelquefois employé des extraits de levure soit en injections hypodermiques, soit *per os*.

Mais on utilise plutôt la levure vivante: soit levure fraîche (dont la provenance doit offrir, bien entendu, toute garantie), soit levure sèche (qui a fait l'objet de diverses spécialités pharmaceutiques). Cette dernière desséchée avec le soin voulu, n'est pas morte, mais bien vivante, dans un état de vie latente, dont elle se réveille après son ingestion. Il convient de rejeter l'emploi de la levure de boulangerie, qui est très impure.

Indications. — Parmi les indications de la méthode, citons d'abord le *furoncle*, l'*anthrax*, l'*acné* (Debouzy, Brocq, etc.).

De bons résultats ont été obtenus dans les *entérites*, notamment dans l'entérite infantile (Thiercelin, Chevrey), et dans les cas de constipation.

Différents observateurs ont employé la levure avec efficacité dans un très grand nombre d'*infections*, et tout d'abord dans toutes les infections causées par les staphylocoques et streptocoques, lymphangites, phlegmons, abcès, érysipèles, amygdalites. Mentionnons encore la fièvre typhoïde, les fièvres éruptives, les infections broncho-pulmonaires, Cassaël et Beylot ont obtenu des résultats favorables avec cette médication, poursuivie pendant 5 à 6 semaines, dans le *diabète*.

Ajoutons enfin que l'on a employé des *pansements* à la levure de bière, notamment sous forme de tampons saupoudrés de levure sèche et introduits dans le vagin, en cas de métrite, de vaginite.

Mode d'emploi. — La levure sèche se prend à la dose d'une demi-cuillère à café, avant chacun des trois repas, dans un peu de bière, d'eau, ou de boisson quelconque, ou mieux sous forme de cachets. Il est bon de savoir que la levure sèche est parfois additionnée de poudre inerte ; les doses dont nous parlons se rapportent à la levure sèche sans mélange. La levure fraîche s'administre à raison de 2 ou 3 cuillerées à dessert par jour. Les doses peuvent être d'ailleurs facilement doublées ou triplées si le sujet s'en accommode. Dans l'entérite des enfants, on emploie quelquefois la levure en lavements : 2 ou 3 lavements par jour, contenant chacun, dans très peu d'eau tiède, une cuillerée à café de levure sèche ou cinq à six fois cette quantité de levure fraîche.   *HALLION et CARRION.*

LICHEN. — Après Willan et Bateman, les dermatologistes de la vieille école française désignaient sous le nom de *lichens* des dermatoses caractérisées à leur période d'état par des papules agglomérées ou discrètes, plus ou moins prurigineuses et s'accompagnant à une certaine période de leur évolution d'un épaississement de la peau avec exagération de ses plis naturels.

On a démembré ce groupe. On a à bon droit rattaché le *lichen simplex aigu* et le *lichen urticatus* aux prurigos, le *lichen pilaris* à la kératose ou xérodermie pilaire, le *lichen tropicus* aux éruptions sudorales, etc.

Aujourd'hui, on ne doit plus ranger sous la dénomination de lichen que le *lichen plan*, de Wilson, entité morbide bien définie par sa lésion élémentaire, et le processus morbide général de la *lichénification*, remarquablement étudié par Brocq et L. Jacquet.

La lichénification, quand elle survient au cours d'une dermatose, n'est qu'une complication banale de cette dermatose et doit être décrite avec elle. Quand elle est *pure* ou *primitive*, elle constitue la *névrodermite* de Brocq et Jacquet. Nous n'étudierons ici que la seule entité morbide qui mérite encore le nom de lichen, le *lichen plan*.   *F. TRÉMOLIÈRES.*

LICHEN PLAN. — Le *lichen ruber planus*, ou *lichen plan*, ou *lichen de Wilson*, est caractérisé par de petites papules d'un rouge plus ou moins intense, tirant sur le jaune, aplaties et brillantes, ordinairement polygonales, légèrement déprimées au centre, tantôt isolées, tantôt groupées en plaques d'étendue variable.

Symptômes. — L'éruption apparaît le plus souvent d'emblée. La lésion élémentaire est une papule d'abord semblable à une pointe d'épingle, grossissant peu à peu jusqu'à atteindre les dimensions d'un grain de chènevis.

Elle est de forme polygonale, dure, sèche, d'un rouge jaunâtre en général, parfois violacé, luisante, aplatie et souvent ombiliquée ; cette dépression centrale est due à la présence d'un orifice glandulaire ou d'un follicule pileux dont le poil a disparu.

A un examen minutieux, on constate, surtout après avoir humecté les papules avec un peu d'eau ou d'huile de vaseline, qu'elles sont recouvertes à leur surface de stries et de ponctuations opalines, blanches ou grisâtres, dessinant sur le fond rosé, un réseau, des étoiles, ou des arborisations nodulaires. D'après Wickham, cette disposition est pathognomonique. A une période avancée de leur apparition, les papules desquament légèrement.

D'abord isolées et disséminées, les papules peuvent rester discrètes (*lichen discretus*), mais parfois elles se multiplient et se généralisent (*lichen diffus*) ; les papules deviennent alors confluentes et forment des anneaux (*lichen circinatus*), des bandes linéaires, le plus souvent de véritables plaques.

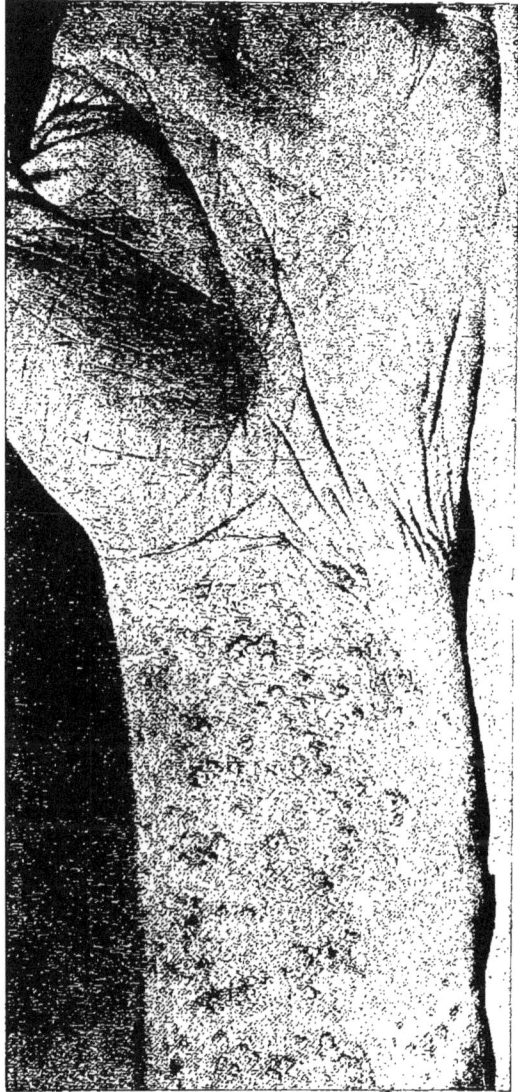

Fig. 55. — Lichen plan typique au début de l'avant-bras et de la paume de la main chez une femme de cinquante ans (Sottas. L. Brocq).

Autour des papules isolées, la peau garde sa coloration normale, ou bien reste congestionnée, rouge, épaissie. Elle est ordinairement infiltrée et pigmentée autour des plaques papuleuses, que bordent d'ordinaire des éléments isolés caractéristiques.

Les papules peuvent siéger sur tout le corps, mais elles occupent surtout la face antérieure des avant-bras et des poignets, la face antéro-externe des jambes, les cuisses, les lombes, les hanches, le cou; on les a observées aussi sur les organes génitaux, à l'anus. On observe encore fréquemment l'éruption sur les muqueuses buccale, labiale et linguale.

Le lichen plan atteint rarement le cuir chevelu et les extrémités; il respecte toujours les ongles.

Les papules du lichen plan sont le siège d'un *prurit* variable, parfois à peine marqué, parfois au contraire tellement intense que le malade est épuisé par la douleur et l'insomnie. Le grattage, qu'appelle le prurit, crée de nouveaux éléments (L. Jacquet).

Évolution. — Le lichen plan suit une marche chronique et lente; le plus souvent, il procède par poussées successives. Parfois cependant, les papules s'effacent, les plaques s'affaissent spontanément ou sous l'action du traitement.

Des taches pigmentaires marquent plus ou moins longtemps leur place.

Formes. — Le lichen plan présente des caractères particuliers sur certaines régions du corps et notamment aux extrémités et sur les muqueuses.

Aux paumes et aux plantes, ils est parfois constitué par des papules isolées recouvertes d'une couche épaisse d'épiderme corné, sec et squameux, qui, en se détachant, laisse une dépression : la peau est criblée de petits orifices plus ou moins pressés les uns contre les autres.

D'autres fois, les papules sont confluentes, et la peau se détache par lambeaux, mettant à nu une surface rouge, quelquefois très cuisante ; quelques papules isolées situées alentour aident au diagnostic.

Sur la *muqueuse buccale*, le lichen présente aussi des caractères particuliers. Il forme aux joues, au niveau de l'interligne dentaire, des stries blanchâtres semblables aux traces du nitrate d'argent, mais qui, vues de près, apparaissent formées de petits renflements papuliformes. Sur le dos ou les côtés de la langue, il prend l'aspect de plaques blanches, irrégulières, assez souvent multiples, ressemblant un peu à la leucoplasie, et au niveau desquelles les papules sont indurées et rudes.

L'évolution de la dermatose permet aussi de distinguer des formes particulières.

Au lieu d'être d'emblée chronique, le lichen plan peut avoir un début aigu. Le *lichen plan aigu*, très confluent, formé de papules rouges, squameuses et très prurigineuses, reposant sur une peau très congestionnée, prend bientôt l'allure chronique du lichen plan classique.

Le *lichen plan corné* possède au contraire une allure ultra-chronique. Toujours localisé, surtout à la région antéro-externe de la jambe, il se présente sous l'aspect de plaques épaisses, souvent étendues, de couleur foncée et parfois livide (*lichen lividus*), d'une grande ténacité, d'une durée indéfinie; les papules qui les constituent, confondues, finissent par former une sorte de surface rugueuse, squameuse et sillonnée de plis entre-croisés. Cette éruption occasionne presque toujours un prurit intense.

Dans le *lichen ruber obtusus* (Unna), les papules assez volumineuses, lisses, sont colorées du rouge au brun; elles sont très localisées: le prurit est minime.

Le *lichen plan atrophique* (Kaposi), ou *lichen scléreux* (Hallopeau), est caractérisé par des papules agglomérées sous forme de plaques quadrillées et peu colorées, dont le centre offre une sorte d'aspect cicatriciel.

Le *lichen ruber acuminé* (Hebra) est rattaché au lichen plan par certains auteurs, tandis que d'autres l'en séparent. Il est caractérisé par de petites papules rouges, coniques, de la grosseur d'un grain de millet, recouvertes de squames adhérentes et sans dépression centrale. Les éléments isolés d'abord, peuvent par la suite augmenter de volume, devenir confluents et former des plaques étendues, d'un rouge bleuâtre, un peu squameuses et fort prurigineuses. Cette affection a presque toujours une marche aiguë. Le malade présente un état général grave, une grande faiblesse, une surexcitation nerveuse excessive, et succombe souvent dans le marasme ou du fait d'une complication.

Diagnostic. — La *syphilis* est l'affection avec laquelle on confond le plus souvent le lichen plan. Mais les papules syphilitiques sont moins brillantes, moins égales, moins aplaties que celles du lichen plan; elles n'ont pas des contours polygonaux, ne sont pas ombiliquées, ni prurigineuses.

Le *lichen scrofulosorum* est une manifestation cutanée tuberculeuse, formée de papules miliaires, ternes, non ombiliquées, d'un rouge pâle, non prurigineuses.

Le *pityriasis rubra pilaire* diffère du lichen plan par la forme de ses papules, par les lésions si caractéristiques des paumes et des plantes, par la séborrhée du cuir chevelu.

Quant au *psoriasis*, au *prurigo d'Hebra*, etc., il suffit de se reporter à la description de ces maladies pour voir que leurs caractères essentiels sont bien distincts de ceux des diverses variétés de lichen plan.

Le lichen aigu peut faire songer aux *érythrodermies* (v. c. m.).

Quant au lichen plan de la muqueuse buccale, qui existe dans près de la moitié des cas, il peut être confondu avec la *leucoplasie* ou la *syphilis buccale*; son aspect spécial, l'existence des lésions cutanées typiques, l'absence d'accidents spécifiques aideront au diagnostic.

Étiologie. — On ignore les conditions étiologiques du lichen plan. Tout ce que l'on en peut dire, c'est que la dermatose, qui apparaît à l'âge adulte, atteint plus souvent les hommes que les femmes, presque toujours des sujets nerveux, irritables et succède en général à des émotions violentes, des chagrins, des soucis obsédants. On les considère en général comme la manifestation cutanée d'un trouble nerveux.

Pronostic. — Le lichen plan est une dermatose tenace, surtout dans sa forme cornée. Mais il se termine d'ordinaire par la guérison; seul le lichen ruber acuminé aboutit à la mort.

Traitement. — A. Traitement général. — Le lichen plan se développe surtout sur un terrain neuro-arthritique, qu'il importe de modifier. L'hygiène alimentaire des sujets atteints de lichen plan est la même que celle des eczémateux, des psoriasiques: suppression du café, du thé, des liqueurs, du vin pur, des aliments fermentés, faisandés et de haut goût, etc. (V. Eczéma).

Le régime lacté est utile lorsqu'il s'agit d'éruptions fort intenses, compliquées d'urticaire ou d'accès de prurit.

L'état névropathique exige le calme intellectuel, le séjour à la campagne ou même à de hautes altitudes, dans le repos absolu.

L. Jacquet a guéri ou fort amélioré des éruptions rebelles chez des névropathes par la seule *hydrothérapie sédative*, à l'exclusion de toute autre médication : les malades reçoivent des douches tièdes, de 34 à 38°, généralisées. en pluie, d'une durée de 2 à 5 minutes. Le traitement convient tout particulièrement aux sujets pruritiques et très impressionnables.

Contre l'état nerveux et ses conséquences, les médicaments calmants aussi sont utiles, surtout les polybromures, la valérobromine et l'extrait de valériane.

On peut, avec Gaucher, prescrire la préparation suivante :

Extrait fluide américain de valériane.	40 grammes.
Sirop de menthe. . . . . ⎫	āā 15 —
Teinture de valériane. . . . . ⎭	
Sirop simple	50 —

Trois cuillerées à café par jour.

Beaucoup de dermatologistes considèrent *l'arsenic* comme un véritable spécifique et le donnent à doses progressivement croissantes et pendant plusieurs mois consécutifs. Si la lésion est torpide, l'arsenic peut donner d'excellents résultats; il faut au contraire occasionner des poussées aiguës généralisées et des complications bulbeuses dans les formes à évolution rapide. On prescrit d'ordinaire la *liqueur de Fowler* (de IV à L gouttes progressivement, en augmentant chaque jour de I ou II gouttes), ou bien encore *l'arséniate de soude* à doses quotidiennes, graduellement accrues de 4 milligr. à 2 centigr. (Gaucher).

Brocq formule d'ordinaire :

Arséniate de soude	20 centigr.
Eau distillée de laurier-cerise.	50 grammes.
Eau distillée.	450 —

Donner d'abord deux cuillerées à café par jour, une à chaque repas; puis augmenter progressivement jusqu'à 6 à 10 par jour, suivant la tolérance du malade.

La médication arsenicale doit être rigoureusement surveillée et suspendue dès les premiers symptômes d'intolérance gastrique.

On peut, pour éviter celle-ci, remplacer les potions arsenicales par les injections sous-cutanées de *cacodylate de soude* ou *d'arrhénal*.

D'autres médicaments internes ont été préconisés contre le lichen plan : le bichlorure de mercure, le tartrate d'antimoine et de potasse, etc.

Les anti-pruritiques, belladone, solanine, pilocarpine, etc., trouvent aussi leur emploi dans le lichen plan. Du Castel préconise l'acide lactique. Les lotions phéniquées sont d'un excellent effet contre les démangeaisons.

La médication hydro-minérale complète le traitement général du lichen plan. Les eaux de la Bourboule sont particulièrement indiquées; celles de Saint-Christau seraient efficaces contre le lichen corné et les éruptions buccales; celles de Néris, Bagnères-de-Bigorre, Luxeuil, Ragatz, etc., conviennent aux sujets névropathes.

B. **Traitement local.** — L'association des médications interne et externe active la guérison du lichen plan.

Il est possible de faire disparaître l'éruption lorsqu'elle est discrète et localisée, en soustrayant les téguments aux petits traumatismes qui la provoquent; tel est l'effet des pansements ouatés, que Jacquet a préconisés contre l'éruption ortiée, ou des autres moyens occlusifs, comme par exemple l'application de la colle de zinc d'Unna. Mais on recourt d'habitude à des procédés plus actifs.

E. Vidal, Gaucher, recommandent les applications bi-quotidiennes de glycérolé tartrique :

Acide tartrique........................	4 ou 5 grammes.
Glycérolé d'amidon	120 ou 100 —

Brocq conseille l'emploi des préparations hydrargyriques, emplâtre de Vigo ou d'Unna, appliquées en bandelettes imbriquées sur les points les plus malades. Ces emplâtres font disparaître l'éruption en 15 ou 20 jours; mais ils irritent souvent la peau qu'ils recouvrent et peuvent provoquer de graves accidents d'intoxication.

L'emplâtre rouge de Vidal est moins irritant :

Cinabre................................	3 grammes.
Minium................................	5 —
Emplâtre de diachylon................	52 —

On peut avantageusement remplacer le diachylon par l'emplâtre caoutchouté simple du Codex.

Pour éviter tout accident, Brocq a formulé la « pommade aux trois acides » :

Acide phénique........................	1 gramme.
Acide salicylique......................	2 grammes.
Acide tartrique........................	5 —
Glycérolé d'amidon à la glycérine neutre et pure.	74 —

qu'il fait appliquer la nuit, tandis que le jour le malade se fait des onctions de pommades à l'oxyde jaune (à 1 pour 20 ou 30) ou au calomel (à 1 pour 10 ou 20).

Si les pommades mercurielles ne peuvent pas du tout être supportées, on recourt aux emplâtres ou aux pommades à l'acide pyrogallique, à l'acide salicylique, etc. :

Pommades faibles :

Acide pyrogallique.....................	1 gramme.
Vaseline	20 grammes.
Acide salicylique......................	1 gramme.
Précipité blanc ou oxyde de zinc.............	5 grammes.
Vaseline	50 —

Pommades fortes :

Acide pyrogallique.....................	2 grammes.
Vaseline	20 —
Acide salicylique......................	1 gramme.
Précipité blanc........................	5 grammes.
Oxyde de zinc	5 —
Vaseline	50 —

Hallopeau et Villaret ont essayé avec succès de traiter le lichen plan par des applications de compresses imprégnées d'une solution de permanganate de potasse à 1 pour 50, maintenues chaque jour pendant un quart d'heure.

Quand les préparations successivement employées ne réussissent pas, on peut essayer l'action de la *radiothérapie*.

Dans la *forme aiguë*, ou pendant la période initiale aiguë du lichen plan, les topiques précédents peuvent ne pas être tolérés. Avant de recourir à la médication active, il faut faire des lotions émollientes, appliquer des compresses humides, des pommades à base d'oxyde de zinc ou de sous-nitrate de bismuth, ordonner des bains d'amidon ou de gélatine plus ou moins fréquents ou prolongés.

Certaines variétés de lichen plan comportent des indications particulières.

Le *lichen plan de la langue* se traite par l'arsenic à l'intérieur, par des badigeonnages quotidiens ou bi-quotidiens avec la liqueur de van Swieten, par l'hygiène buccale que l'on conseille aux leucoplasiques et, quand c'est possible, par une saison à Saint-Christau.

Le *lichen plan corné*, particulièrement rebelle, nécessite un traitement énergique. On décape d'abord les parties malades par des frictions vigoureuses au savon noir; des emplâtres de ce savon sont même utiles pour ramollir la peau. Sur la peau bien décapée et débarrassée des produits épidermiques qui la recouvrent, on fait des onctions avec une pommade à l'acide pyrogallique ou salicylique, ou bien on applique des emplâtres de Vigo. Lailler conseillait de badigeonner de teinture d'iode les régions malades. *FERNAND TRÉMOLIÈRES.*

LICHEN D'ISLANDE. — Le thalle du *Cetraria islandica* sert à préparer des gelées dont la valeur alimentaire est faible; il est surtout employé comme pectoral et anti-émétisant (pâte de lichen). La tisane de lichen a une certaine utilité comme apéritif dans l'atonie gastrique. *E. F.*

LIENTERIE. — V. Diarrhée.

LIGAMENTS LARGES (PHLEGMONS ET ABCÈS). — V. Salpingo-Ovarites, Pelviens (Phlegmons et Abcès).

LIGAMENTS LARGES (TUMEURS). — On rencontre dans le ligament large des *tumeurs solides* et des *kystes*.

Tumeurs solides. — Les *épithéliomes* n'existent que par propagation des tumeurs utérines de même nature. On a rencontré, mais très rarement, des *sarcomes* et des *lipomes*. Mais la seule tumeur du ligament large qui ait une importance clinique est le *fibrome* ou plutôt le *fibromyome*, développé aux dépens des fibres musculaires lisses, si abondantes en cette région. Il peut prendre un volume considérable et envahir la presque totalité de la cavité pelvienne, en repoussant l'utérus du côté opposé. Aussi lui semble-t-il presque toujours intimement accolé, si bien qu'il est très difficile de le reconnaître d'une façon précise. Ces fibromes sont régulièrement pris pour des fibromes utérins ou pour des tumeurs annexielles dont on conçoit qu'ils puissent présenter tous les signes.

Le seul *traitement* à leur opposer est l'extirpation par voie abdominale. Mais elle peut être très difficile, à cause des rapports de la tumeur avec les organes voisins, et en particulier avec l'uretère et de nombreux plexus veineux qui peuvent entraîner des hémorragies redoutables. On sera presque toujours obligé, pour pouvoir conduire à bien son intervention, de sacrifier en même temps l'utérus, ce qui, en général, facilitera l'hémostase et l'extirpation même de la tumeur.

Tumeurs liquides. — Elles sont assez communes puisqu'elles constituent la grande classe des *kystes parovariens*. On sait que ceux-ci, développés aux dépens du parovaire et des nombreux débris embryonnaires du corps de Wolf, siègent, comme ces débris eux-mêmes, entre les deux feuillets du ligament large qu'ils écartent l'un de l'autre en repoussant devant eux tous les organes voisins.

Ils n'acquièrent jamais le volume des grands kystes de l'ovaire. On en a vu cependant qui contenaient jusqu'à 20 et 25 litres, mais ce fait est très exceptionnel. Ils sont uniloculaires, arrondis, réguliers, et contiennent un liquide séreux, souvent citrin, beaucoup plus fluide que celui des kystes de l'ovaire et qui, à l'inverse de ceux-ci, ne renferme jamais de paralbumine.

Leur évolution est lente, insidieuse, et ils ne peuvent être reconnus qu'au bout d'un certain temps, lorsqu'ils déterminent des compressions pelviennes, ou par hasard au cours d'une exploration gynécologique. Ils se présentent sous la forme d'une tumeur arrondie, rénitente, de volume variable, accolée à l'utérus qui se trouve rejeté en dehors, et donnant, par sa situation dans le cul-de-sac latéral, l'impression d'une tumeur située dans le ligament large. Cette situation para-utérine, immédiatement sur le plancher pelvien, la lenteur de l'évolution, la régularité, la rénitence sont les signes principaux qui permettront de soupçonner ces kystes, et parfois même d'affirmer leur présence. Ils peuvent d'ailleurs, comme les kystes de l'ovaire, mais plus rarement, présenter certains accidents, *torsion du pédicule,* car ils se pédiculisent parfois dans l'abdomen, *rupture, hémorragie intra-kystique, inflammation et suppuration, dégénérescence papillaire et épithéliale.*

Bien que les kystes parovariens puissent guérir par simple *ponction*, c'est une pratique à laquelle il faut renoncer, aussi bien pour le diagnostic que pour le traitement. Elle est actuellement presque aussi dangereuse qu'une laparotomie sans avoir aucun de ses avantages.

C'est donc à la laparotomie seule qu'on aura recours. Elle est souvent très simple. La tumeur apparaît sous le feuillet du ligament large distendu, remplissant le fond du bassin et repoussant l'utérus en dehors. Il faut alors inciser ce feuillet du ligament large, au point qui paraît le plus favorable, parfois le long de la trompe, et aller avec les doigts décoller le kyste dans la profondeur. La chose est souvent facile et, quand il n'est pas trop volumineux, il est bon de ne pas vider le kyste qui s'énuclée ainsi beaucoup mieux. Quand il est trop gros, il peut être au contraire avantageux de le ponctionner avant de chercher à isoler ses parois des parties voisines. Lorsqu'il y a des adhérences aux tissus voisins, l'opération peut devenir très difficile, les larges plexus veineux du voisinage pouvant donner beaucoup

de sang. L'hystérectomie facilite souvent beaucoup l'opération : mais par
fois, lorsque la paroi présente avec les organes du petit bassin, et en particulier avec l'uretère, des adhérences dont on ne peut triompher, on sera
obligé d'avoir recours à la marsupialisation de la poche.

J.-L. FAURE.

LIGAMENTS RONDS (TUMEURS). — La pathologie du ligament rond est insignifiante. On y rencontre seulement quelques tumeurs, des *kystes* et des
fibromes. Encore ces derniers sont-ils fort rares. Les *kystes* de ligament
rond sont en général peu volumineux, ils siègent ordinairement dans le
canal inguinal, mais peuvent franchir son orifice externe et descendre
jusque dans la grande lèvre. De même, leur développement peut se faire
vers la fosse iliaque. Leur volume dépasse rarement celui d'un œuf de
pigeon. Il est probable que, s'ils adhèrent au ligament rond, ils ne
dépendent pas, en réalité, de lui, mais se développent dans un segment non
oblitéré du canal de Nuck. Ils peuvent, sous l'influence de la toux, présenter une légère impulsion et risquent, dans ces conditions, d'être pris
pour une hernie.

Leur indolence est complète, et leur gravité nulle. Il vaut mieux cependant en débarrasser les malades et, pour le faire, il n'y a qu'un traitement,
l'extirpation.

Les *fibromes*, ou plutôt les *fibromyomes*, car ils renferment en général,
comme le ligament rond lui-même, des fibres musculaires lisses, sont très
rares. On n'en connaît guère qu'une douzaine de cas, dont la plupart sié-
geaient dans la portion extra-inguinale du ligament rond.

Ils sont en général peu volumineux, mais on en a vu peser jusqu'à 2. 5 et
12 kilogrammes. Ils constituent une tumeur dure, bosselée, siégeant soit
dans la grande lèvre, soit dans la fosse iliaque, soit à la fois dans l'une et
dans l'autre avec un étranglement au niveau du canal inguinal.

C'est l'opération seule qui permet de reconnaître avec certitude leur
nature et leur point de départ. L'extirpation est le seul traitement à leur
opposer. Quand la tumeur siège dans la portion abdominale du ligament
rond, l'opération devient une véritable laparotomie pour tumeur annexielle,
et doit être conduite de même.

J.-L. FAURE.

LIGAMENTS RONDS (RACCOURCISSEMENTS). — V. Utérus (Rétroversion).

LIGATURES VASCULAIRES. — Les ligatures sont destinées essentiellement à
oblitérer les vaisseaux susceptibles de donner lieu à une hémorragie ; dans la
grande majorité des cas, elles sont nécessitées par la section accidentelle ou
opératoire des vaisseaux et doivent alors être faites dans la plaie même au
niveau du point sectionné et porter sur les deux bouts du vaisseau ; exceptionnellement, on fera la ligature de l'artère principale au-dessus du point
blessé pour mettre fin à l'hémorragie d'une artère qu'il est impossible de
trouver dans la plaie et pour laquelle un tamponnement se montre insuffisant. La ligature d'une artère pourra encore être indiquée : 1° comme
temps préliminaire d'une opération dans laquelle on veut ménager le sang

ou n'être pas gêné par lui : par ex. ligature de la carotide externe ou de la linguale avant ablation d'un cancer de la langue, ligature de l'hypogastrique avant enlèvement d'un cancer du col de l'utérus ; 2° comme traitement palliatif, pour s'efforcer d'obtenir l'atrophie de tumeurs inopérables ; 3° dans le traitement de certains anévrismes, par ex. ligature de la carotide dans le traitement des exophtalmoses pulsatiles.

Ici, laissant de côté la technique spéciale des ligatures des grosses artères aux points d'élection, nous ne nous occuperons que des ligatures destinées à assurer l'hémostase au cours d'une intervention ou dans une plaie accidentelle. Presque constamment, les vaisseaux sont d'abord saisis avec une pince à forcipressure, puis hémostasiés définitivement au moyen de fils noués autour d'eux. Ces fils devant rester inclus dans les tissus ont tout avantage à être résorbables, on emploiera donc de préférence le catgut dont le volume sera en rapport avec celui du vaisseau afin que l'oblitération par un caillot solide ait le temps de se faire avant la résorption ; le catgut n° 0 suffit pour les petites artérioles, le catgut n° 1 pour les petites et le catgut n° 2 pour les grosses artères.

Pour pratiquer la ligature, la pince hémostatique tenant le vaisseau est confiée à un aide qui la relève perpendiculairement à la plaie et la tire légèrement afin de créer un pédicule, l'opérateur applique alors le fil au-dessous de la pince et le noue tandis que l'aide abaisse la pince de façon à relever les mors et qu'ils ne soient pas pris dans la ligature.

En serrant le fil le chirurgien doit se préoccuper : 1° de serrer suffisamment pour que le fil tienne quand la pince sera enlevée ; 2° de ne pas comprendre la pince dans le nœud. Pour s'assurer que ces deux conditions sont remplies, l'aide retire sa pince dès que le premier nœud est serré : la ligature tombe si elle est insuffisante, la pince ne peut être retirée si le fil est en mauvaise place. Le premier nœud, bien fixé, est assujetti par un second, puis par un troisième si on se sert de catgut ; ces nœuds doivent être noués d'aplomb sous peine d'être exposés à se desserrer.

Afin de produire une striction suffisante, sans s'exposer à casser le fil, il faut en tenir les deux extrémités entre les pouces et les index très près du nœud et serrer lentement et progressivement sans à-coup par le simple écartement des pouces.

Pour les artères très volumineuses, on serrera avec plus de force en saisissant le fil de chaque côté entre le pouce et l'index et en l'enroulant autour des autres doigts pour qu'il ne glisse pas dans la main.

Pour éviter que le nœud ne glisse, il est bon, lors de la ligature des pédicules importants, de fixer le fil d'un côté en le passant à l'aide d'une aiguille dans le tissu conjonctif qui avoisine le vaisseau.

Dans certaines régions, les vaisseaux sont situés au milieu de tissus très denses auxquels ils adhèrent, si bien qu'il peut être très difficile de les saisir isolément avec une pince et de les lier ; c'est le cas particulièrement pour les vaisseaux du cuir chevelu : dans ces cas, le fil sera passé sous l'artère au moyen d'une aiguille de Réverdin courbe et lié en serrant à la fois l'artère et les tissus chargés par l'aiguille. La même manœuvre est souvent utile pour la ligature des artérioles musculaires.

Lorsqu'on veut assurer l'hémostase de plusieurs petits vaisseaux entourés de tissu conjonctif, le plus simple est de lier le tout en masse, cette manœuvre est surtout indiquée pour les petits pédicules d'épiploon, mais pour peu que le pédicule soit un peu volumineux, il faut faire passer le fil au milieu des tissus et le lier d'un côté puis de l'autre afin d'éviter qu'il ne glisse.

S'il s'agit d'un pédicule très considérable, il faudra le diviser en deux ou trois parties et lier isolément chacune d'elles, le mieux est alors de rendre chacun des fils solidaire des voisins en faisant une ligature en chaîne : pour cela, une série de fils sont passés en anse, à 2 ou 5 centimètres les uns des autres de façon que chacun des fils d'une anse passe par le même orifice que le fil de l'anse voisine ; le passage de ces fils se fait de la façon suivante : une pince de Kocher ou une aiguille mousse de Deschamps traverse le pédicule et ramène les extrémités des deux fils, la pince perforant de nouveau le pédicule à 2 ou 5 centimètres plus loin, ramène encore deux fils dont l'un est l'extrémité opposée d'un des fils précédents, et l'autre l'extrémité d'un autre fil, et ainsi de suite sur toute la longueur du pédicule. Quand tous les fils sont passés, on les noue respectivement en ayant soin de croiser les fils des anses voisines de façon à réaliser une chaîne continue.

Lorsque l'hémorragie que l'on veut arrêter provient d'une ouverture pratiquée latéralement dans les parois d'un gros vaisseau, on peut s'efforcer d'obtenir l'hémostase en faisant, au lieu d'une ligature totale, une ligature latérale : pour cela, on oblitère provisoirement l'orifice au moyen d'une pince hémostatique, et on glisse un fil que l'on noue au-dessous de cette pince. Cette ligature latérale est surtout employée pour les déchirures des grosses veines ; pour les déchirures latérales des grosses artères, il est en général préférable de faire la suture du vaisseau (V. Hémostase).

PIQUAND.

LIN (GRAINE ET FARINE). — Les graines de lin sont utilisées à l'intérieur à titre de laxatif doux, à la dose de 5 ou 4 cuillerées à café par jour, en suspension dans un peu d'eau (graines entières) ; l'infusion de graines de lin, chargée d'une substance mucilagineuse, est un émollient.

La farine de lin sert à préparer des cataplasmes (v. c. m.). *E. F.*

LINIMENTS. — Les liniments sont des médicaments dont on se sert pour oindre et frictionner la peau.

La composition des liniments est très variée. On emploie comme tels de l'huile chargée de principes médicamenteux, des mélanges de matières grasses, ou des liquides spiritueux.

Les liniments sont le plus souvent liquides, mais quelquefois aussi leur consistance est la même que celle des pommades.

Les principaux liniments inscrits au Codex sont les suivants : liniment ammoniacal, liniment ammoniacal camphré, liniment calcaire, liniment au chloroforme, liniment de Rosen, baume opodeldoch, huile de jusquiame composée. *E. F.*

LINITÉ PLASTIQUE. — Cette maladie, encore dénommée *gastrite chronique avec sclérose sous-muqueuse hypertrophique et rétro-péritonite calleuse*, ou *maladie fibreuse du pylore*, considérée par quelques-uns comme une *affection inflammatoire* spéciale, par le plus grand nombre comme une *variété de squirre*, est difficile à isoler au point de vue clinique.

Anatomiquement, elle est caractérisée par un épaississement et une induration considérables soit de la région pylorique seule (forme localisée), soit du pylore et des parois du corps de l'estomac avec épaississement concomitant du péritoine (parois de l'arrière-cavité des épiploons, mésocôlon transverse). Entre les faisceaux fibreux néoformés qui infiltrent toute l'épaisseur de la paroi stomacale, surtout la sous-muqueuse, on voit au microscope des amas de cellules épithélioïdes, dont la nature simplement inflammatoire ou cancéreuse, est l'objet des discussions. Des dernières communications à la Société anatomique, il ressort que les cas récents de linite doivent être considérés comme relevant du cancer.

Les *causes* de la linite plastique ne sont pas connues. Souvent l'action de l'alcool et les multiples causes des dyspepsies sont invoquées sans grandes preuves. La maladie est rare avant 50 ans.

Symptômes. — On reconnaît deux formes : 1° la forme localisée : la lésion siège au pylore ; 2° la forme généralisée : la lésion intéresse tout l'estomac.

La *forme localisée*, maladie fibreuse du pylore, hypertrophie sténosante du pylore ou gastrite hypertrophique sténosante, a une évolution lente (8, 10 ans et plus) et paraît se comporter comme une tumeur bénigne. Après une période de troubles digestifs simples apparaissent peu à peu les signes habituels d'une sténose du pylore (v. c. m.) avec dilatation de l'estomac et stase gastrique.

La *forme généralisée* comprend en général *deux périodes : pendant la première*, qui correspond à l'extension du processus hypertrophique à tout l'estomac, les fonctions du pylore étant encore peu troublées, on observe des *troubles dyspeptiques* d'abord légers — difficulté de la digestion, pesanteur après le repas, variations de l'appétit — puis plus accentués, douleurs après les repas, nausées, éructations, régurgitations, vomissements souvent alimentaires, rarement petites hématémèses. *Les modifications de l'état général sont précoces* : amaigrissement, pâleur, tendance à la cachexie. Dans la région épigastrique, on perçoit à la palpation tantôt un *empâtement diffus* plus ou moins douloureux, tantôt une *tumeur* dure, oblongue, se prolongeant jusque dans la région pylorique et généralement peu mobile. Il est exceptionnel de constater une hypertrophie du système ganglionnaire.

Pendant la *seconde période*, le processus de sclérose hypertrophique envahissant le péritoine, apparaît une *ascite* parfois abondante. Les vomissements deviennent plus fréquents et l'intolérance gastrique peut être absolue; la constipation est opiniâtre. L'amaigrissement, la faiblesse extrême, des œdèmes cachectiques et de l'anasarque annoncent la mort prochaine. Pendant toute la durée de la maladie, par suite de l'infiltration totale de l'estomac, on n'observe *pas de dilatation gastrique*; parfois même l'estomac est rétracté.

L'évolution de la forme généralisée est plus rapide que celle de la forme localisée.

Le *diagnostic* de linite plastique est rarement porté pendant la vie, qu'il s'agisse de la forme localisée, prise le plus souvent pour un cancer du pylore, ou de la forme généralisée confondue tantôt avec un cancer, tantôt avec une péritonite chronique alcoolique ou tuberculeuse, tantôt enfin avec une affection hépatique.

Traitement. — Quand le diagnostic a pu être porté et qu'il a été porté à temps, c'est au traitement *chirurgical* qu'il faut avoir recours (pylorectomie ou gastro-entérostomie) (v. c. m.), le traitement médical ne pouvant être que palliatif.   *A. BAUER.*

LIPOMES. — V. Tumeurs en général et les différents organes.

LIPOTHYMIE. — V. Syncope.

LIPURIE. — V. Chylurie.

LITHIASE. — V. Biliaire, Bronches, Intestinale, Rein, Salivaire; V. aussi Grossesse (Pathologie).

LITHINE ET SES SELS. — A titre de dissolvant de l'acide urique, la lithine est supérieure à tous les autres alcalins. Les sels de lithine employés en thérapeutique sont le benzoate, le carbonate et le salicylate. Les doses thérapeutiques sont comprises entre 50 centigr. et 2 gr. par jour; on les administre par fractions de 20 à 50 centigr. en paquets, cachets, solution ou potion.

Paquets.

Carbonate de lithine. . . $\Big\{$ āā 0 gr. 25
Bicarbonate de soude. . $\Big\}$
Pour un paquet n° 10; 4 à 6 paquets par jour. Faire dissoudre dans un demi-verre d'eau de Seltz.

Potion.

Benzoate de lithine . . 0 gr. 60
Benzoate de soude . . 1 gramme.
Sirop de groseilles . . 50 grammes.
Eau distillée. . . . . . 100 —
A prendre par cuillerée à soupe dans la journée.

Cachets.

Benzoate de lithine . . . . . 0 gr. 25
Benzoate de soude . . . . . 0 gr. 10
Théobromine . . . . 0 gr. 50
Pour un cachet n° 10: 2 à 4 par jour.

Cachets.

Salicylate de lithine . . . 20 centigr.
Benzoate de soude. . . . 30 —
Pour un cachet, à prendre avec un verre d'eau de Vichy, de Vals, de Vittel ou de Contrexéville.

                                             E. F.

LITHOTRITIE. — La lithotritie consiste dans l'extirpation des calculs vésicaux par broiement et aspiration.

Cette idée d'écraser la pierre pour l'enlever date de toute antiquité : manquait le moyen. Déjà, en 1815, Gruithuisen avait imaginé un broyeur, mais c'est en 1824, le 15 janvier, que Civial, pour la première fois, écrasa un calcul vésical. L'instrument était droit, partant défectueux.

L'essor de la lithotritie commença à l'époque (1852) où Heurteloup imagina son percuteur coudé, instrument courbe dans lequel la pierre était prise et brisée à coups de marteau. Charrière le modifia en y adaptant une vis qui permettait d'écraser par compression, non plus par percussion, ce qui rendait les manœuvres moins brutales. Mais, si le broiement devenait plus facile, les difficultés de l'évacuation restaient les mêmes. Il fallait répéter les séances, dans l'intervalle desquelles les malades pissaient la poudre de calcul.

En 1875, Bigelow imaginait son aspirateur; le progrès était tel que son inventeur se contentait d'éclater en petits fragments le caillou et d'aspirer les débris en une seule séance. Il faisait de la litholapaxie (de λαπαξις, évacuation).

Le professeur Guyon perfectionna cette opération, en établit les règles et montra que pour assurer l'évacuation totale, il fallait pulvériser avant d'aspirer. « L'évacuation, dit-il, c'est le broiement. »

Instruments nécessaires. — Pour pratiquer cette opération, il faut des lithotriteurs, une sonde évacuatrice, un aspirateur. Les lithotriteurs sont de deux sortes : à mors fenêtrés, qui empêchent l'instrument de s'empêtrer et servent pour les grosses pierres; à mors plats, qu'on n'emploie que pour les petits calculs ou les fragments. Il existe trois courbures de plus en plus accentuées, qui seront utilisées suivant la saillie de la prostate et la profondeur du bas-fond.

Soins préliminaires. — Il faut préparer le malade en le purgeant la veille, en lui faisant prendre un bain. Il est utile de faire, une heure avant l'opération, une piqûre de 1 centigr. de morphine qui diminue la réaction vésicale.

Il faut préparer le canal par la dilatation s'il est rétréci; par la sonde à demeure pendant 24 heures, s'il manque de souplesse. Il faut préparer la vessie, si elle est infectée, non par des lavages, mais par des instillations de 50 gouttes de nitrate d'argent à 1 pour 200 jusqu'à ce que la capacité vésicale soit suffisante.

Enfin il faut préparer les instruments métalliques par la stérilisation à l'étuve; l'aspirateur seul sera lavé à l'eau phéniquée et au nitrate d'argent.

Technique opératoire. — Le malade est couché sur le dos, les jambes fléchies, le bassin surélevé, l'opérateur est à sa droite, il pousse dans la vessie 250 à 500 gr. d'eau stérilisée, puis introduit le lithotriteur par la même manœuvre que l'explorateur métallique [V. Vessie (Calculs)]. Plusieurs obstacles peuvent se rencontrer; le méat est trop étroit; il suffit de l'inciser; la portion membraneuse résiste : il suffit d'attendre en faisant une pression douce; la prostate est trop longue : il faut prendre une courbure plus grande et basculer fortement l'extrémité de l'instrument.

Alors commence le temps de la prise : chercher d'abord contre le col, à droite, à gauche, en bas. Si la pierre n'est pas saisie, pousser la branche femelle, mors en haut, jusqu'à la paroi postérieure que l'on déprime, puis fermer le lithotriteur. On recommence la même manœuvre, à droite, à gauche, en bas. La pierre, une fois prise, est broyée aussi fine que possible, à moins qu'elle ne soit trop dure et que l'on doive recourir à la taille.

Quand on estime que le broiement a été poussé assez loin, on fait l'évacuation. Il faut prendre garde, en retirant le lithotriteur, que le malade ne pisse des graviers dans son canal, ce qui rendrait très difficile l'introduction de la sonde évacuatrice. Lorsque celle-ci est en place, on injecte brusque-

ment 100 à 120 gr. de nitrate d'argent au millième, on laisse aussitôt
s'écouler l'injection, la poussière s'évacue en grande partie dans le remous
ainsi produit. On fait passer de la sorte le contenu de sept à huit seringues.
Puis on pratique l'aspiration.

Lorsque la vessie est tolérante, Guyon fait aussitôt la vérification avec le
lithotriteur à mors plats.

Les accidents de la lithotritie sont rares : l'hémorragie, l'infection, la
perforation de la vessie tiennent plus à l'opérateur qu'à la méthode.

Il faut recommander aux calculeux infectés des lavages fréquents de la
vessie pour éviter la récidive.   *RAYMOND GRÉGOIRE.*

LITTLE (MALADIE DE). — L'affection dont il sera question dans ce chapitre a
été entrevue par Delpech, esquissée par Heine, décrite par Little en 1862.
Cet auteur avait cité parmi ses causes, la naissance avant terme, le travail
laborieux et l'asphyxie des nouveau-nés ; il avait signalé l'hypertonie des
membres et du tronc, la prédominance de la rigidité aux membres inférieurs, les troubles intellectuels et la tendance à l'amélioration. Il en avait
même donné une description « globale » qui s'étendait aux formes unilatérales comme aux formes bilatérales.

Actuellement, tout le monde est à peu près d'accord pour séparer cliniquement les *types unilatéraux* (hémiplégie spasmodique, hémichorée,
hémiathétose) des *types diplégiques*. Mais le désaccord commence dès qu'il
s'agit de définir ce qu'il faut décrire sous le nom de « maladie de Little ».

Faut-il décrire toutes les diplégies cérébrales sous cette rubrique unique ?
Oui, pensent certains auteurs avec Raymond, Massalongo, Freud, Cestan,
qui comprennent sous le terme significatif de « syndrome de Little » : la
rigidité spasmodique proprement dite, l'hémiplégie spasmodique bilatérale,
la chorée et l'athétose double, que ces syndromes soient congénitaux ou
postérieurs à la naissance (4 ou 5 premières années de la vie) (V. PARAPLÉGIE).

Pour d'autres auteurs les diplégies qui sont postérieures à la naissance
devraient être distraites du syndrome de Little, car elles manquent des
moments étiologiques indiqués par cet auteur : la congénitalité et l'origine
obstétricale. Ainsi Brissaud, P. Marie, Van Gehuchten, réclament une scission dans le groupe des diplégies spasmodiques et proposent de réserver
uniquement et exclusivement le terme de « maladie de Little » à la *rigidité
spasmodique pure d'origine congénitale.*

Dans la définition de la maladie de Little, il importerait d'après eux d'introduire trois éléments essentiels : la congénitalité, l'origine cérébrale et
l'agénésie du faisceau pyramidal. Cette maladie serait donc une rigidité
spasmodique congénitale (paraplégique ou généralisée), déterminée par
l'agénésie du faisceau pyramidal, indemne de convulsions et de troubles
intellectuels, et susceptible sinon de guérison complète, du moins d'amélioration progressive. Le présent article se réclame de cette définition.

Symptômes. — Je prendrai pour modèle de description la *forme
paraplégique* qui est, du reste, celle qui est le plus fréquente, et ferai
remarquer une fois pour toutes qu'il s'agit plus de rigidité que de paralysie, plus de gêne des mouvements que d'impotence.

Lorsque l'enfant est debout, on est frappé de son attitude. Il est facile de constater que sa taille est habituellement au-dessous de celle qu'il devrait avoir. Cela tient au retard du développement des membres inférieurs ; le tronc et la partie supérieure du corps sont en quelque sorte en avance sur le bassin et les jambes. Les cuisses adhèrent fortement l'une à l'autre dans toute leur hauteur et les jambes sont maintenues écartées par la rotation de la pointe des pieds en dedans. La tête, le tronc, les cuisses et les jambes sont en légère flexion (fig. 54).

Pendant la marche, le malade penche la tête et le tronc en avant et observe ses pieds qu'il dirige et soulève malaisément. Ils sont, en effet, allongés sur les jambes, la pointe tournée en dedans, en léger degré de varo-équinisme. Le pied qui avance frotte sur le sol et décrit comme un demi-cercle autour de celui qui est immobile. Pendant ce temps le tronc s'incline en sens opposé. Et, comme ces deux phénomènes se renouvellent lorsque le pied immobile avance à son tour, il s'ensuit une sorte de dandinement très net de la mar-che. Les genoux, un peu fléchis, sont comme

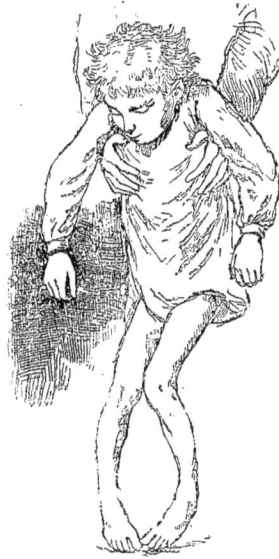

Fig. 54. — Maladie de Little.
(D'après Brissaud.)

collés l'un à l'autre, se frottant à chaque pas, au point d'user au niveau du condyle interne l'étoffe du pantalon. Les cuisses sont légèrement fléchies et en adduction extrême : il s'ensuit que les enfants tournent difficilement sur eux-mêmes, qu'il s'embarrassent souvent et sont, à tout instant, en danger de tomber. On conçoit que, dans ces conditions, la marche soit difficile et lente. Et cependant, en dépit de cette rigidité, la progression est plus satis-faisante qu'on ne pourrait le supposer.

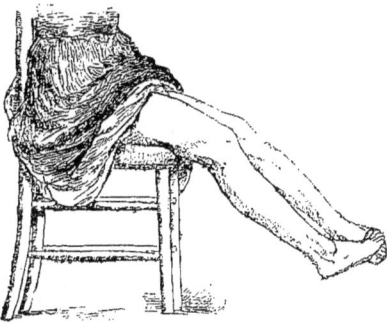

Fig. 55. — Maladie de Little, position assise.
(D'après Brissaud.)

Dans la station assise, la rigidité des membres inférieurs est parfois telle que les pieds ne touchent pas le sol (fig. 55). Du reste, il n'est pas toujours possible d'asseoir le malade, tant la rigidité est grande. Dans ces cas, les jointures cèdent très difficilement aux tentatives de flexion ou d'extension passive.

Il est inutile d'ajouter que les troubles précédents sont plus ou moins accentués suivant les cas, et qu'entre la rigidité spasmodique extrême et la raideur minime on peut trouver tous les degrés intermédiaires.

À côté de cette forme paraplégique, il convient de signaler la *forme généralisée*. Ici, les quatre membres sont frappés, mais les membres supérieurs le sont généralement à un degré moindre. Les bras sont en adduction, plus ou moins accolés au tronc, les avant-bras légèrement fléchis et en pronation. Il en résulte une série de troubles fonctionnels faciles à concevoir.

La face n'est pas à l'abri d'une raideur spasmodique qui se manifeste surtout à propos des mouvements expressifs du visage. Le nystagmus n'est pas rare et le strabisme externe assez fréquent. Il y a souvent de la dysarthrie, caractérisée par la lenteur et les saccades de la parole. Si la musculature du pharynx, de l'œsophage, de l'arbre respiratoire est intéressée, et le fait n'est pas exceptionnel, il en résulte des troubles de la déglutition, de la phonation et de la respiration.

Les réflexes cutanés sont affaiblis et même abolis (Van Gehuchten). Quant aux réflexes tendineux, ils sont très exagérés. Le clonus du pied et le signe de Babinski sont la règle.

Il n'existe ni troubles sphinctériens, ni troubles de la sensibilité, ni troubles de la vaso-motricité. L'atrophie musculaire fait défaut et les seuls troubles trophiques à signaler sont les rétractions musculo et fibro-tendineuses qui sont l'origine d'attitudes vicieuses et l'occasion d'interventions chirurgicales.

Y a-t-il des troubles cérébraux d'ordre convulsif ou intellectuel? Dans la forme de diplégie, seule étudiée ici, ces troubles font habituellement défaut.

Évolution. — Le début est congénital par définition, mais les parents ne s'aperçoivent guère de la rigidité des membres que quelques mois après la naissance et surtout au moment des premiers pas. L'enfant commence à marcher tard, vers trois ou quatre ans; il marche dans les conditions signalées plus haut.

Un fait important à spécifier est la tendance naturelle vers l'amélioration, tendance progressive qui, dans certains cas, va jusqu'aux limites de la guérison.

Étiologie. — Sans parler du rôle des émotions et des traumatismes de la mère, difficile à apprécier; sans parler de la grossesse gémellaire qui aboutit souvent à un accouchement prématuré, il est un facteur qu'il faut placer en première ligne : la naissance avant terme. Mais toute naissance prématurée n'entraîne pas la maladie de Little, il s'en faut. On a pu, d'autre part, constater l'agénésie du faisceau pyramidal chez des enfants nés à terme. Dans ce dernier cas, il faudrait invoquer l'action d'une toxi-infection sur le neurone cortico-spinal (Van Gehuchten).

Fournier considère que la syphilis héréditaire est une des causes les plus fréquentes de la maladie de Little. T. Simon, Samuel Gee, Gaulard, Moncorvo, Jendrassik et P. Marie, etc., en ont, après lui, cité des exemples probants. On peut admettre, pour les faits de ce genre, que la syphilis détermine à la fois la naissance prématurée et l'agénésie du faisceau pyramidal. Mais il faut bien dire que la syphilis n'est pas toujours présente, qu'il n'en est même pas fait mention dans les statistiques imposantes de Naef ou de Feer, dans celles de Freud, de Rosenthal, etc.... Pour les faits de cet ordre, on est en droit de supposer que l'accouchement prématuré est seul responsable. Il est vrai qu'il n'est pas illogique d'admettre que l'accouchement prématuré (et la dysgénésie du faisceau pyramidal) puisse dépendre d'une intoxication ou d'une toxi-infection.

Pathogénie. — Il s'agit avant tout d'*agénésie* du faisceau pyramidal, due le plus souvent à la naissance avant terme.

Diagnostic. — La conception restrictive admise ici de la maladie de Little supprime le chapitre du diagnostic, ou du moins le réduit singulièrement. Il n'est guère que les cas de myélopathie congénitale, analogues à ceux qu'a cités Dejerine, qui puissent entrer en discussion. Et ici la ressemblance clinique est telle que l'erreur est inévitable.

Traitement. — Le traitement de la maladie de Little n'est pas univoque. Il dépend de l'âge et de la gravité du mal. Il importe, au début, d'éviter tous les motifs d'irritation et de calmer l'hypertonie musculaire par des bains chauds prolongés et par des frictions douces et superficielles. Il ne faut pas tarder, du reste, à organiser une hygiène générale, à éduquer méthodiquement les membres et particulièrement la marche, à lutter contre les attitudes vicieuses par le massage, les mobilisations des jointures et la gymnastique.

Lorsque ce traitement reste insuffisant, il faut recourir à l'intervention chirurgicale : aux ténotomies et aux myotomies.

Redard et Paul Bezançon ont obtenu des résultats excellents du traitement orthopédique et chirurgical dans un tiers des cas, et dans la plupart des autres une amélioration appréciable. « Au début de la maladie, disent-ils, on évitera les mauvaises attitudes des membres par des appareils simples qui remédient à l'influence fâcheuse de la pesanteur. Parmi les moyens thérapeutiques les plus actifs, nous plaçons en première ligne le *massage*, la *manipulation*, la *gymnastique*. Le massage agit utilement sur la contracture, sur les contractions fibro-tendineuses et les épaississements péri-articulaires. Les mouvements actifs et passifs, les exercices de mobilisation et d'assouplissement suffisent souvent pour vaincre des contractures assez prononcées : ceux qui ont pour but de produire une hypercorrection maintenue quelque temps sont très recommandables. Contre la contracture des adducteurs, très fréquente et très tenace, nous faisons des exercices d'écartement des cuisses en maintenant pendant un certain temps, à l'aide d'une planche de bois entre les genoux ou les malléoles, une abduction maximum. Les exercices de gymnastique faits avec une grande patience permettent l'éducation des muscles des jeunes malades ; ils servent à fortifier les muscles antagonistes affaiblis, à calmer l'hyperexcitabilité des muscles à l'état de spasme. Ils permettent d'apprendre au sujet à coordonner les mouvements, à placer la jambe en bonne position et à s'en servir pour la marche. »

Redard et P. Bezançon recommandent encore la suspension verticale pendant la marche, qui leur a donné d'importantes améliorations.

Enfin le *traitement chirurgical* est fréquemment indiqué et d'importance capitale. « Le redressement forcé, manuel ou avec différentes machines, suivi d'immobilisation, sera très utile. Les membres déviés, les pieds bots seront redressés et immobilisés en hypercorrection dans des appareils plâtrés ; si les adducteurs sont contracturés, on fixera les cuisses dans l'abduction forcée maintenue par une planchette. Les plâtres ne doivent être laissés que pendant quelques semaines seulement. Lorsque le spasme est intense et tend à se reproduire, nous appliquons des appareils successifs jusqu'à ce qu'ils aient cédé. Les ténotomies, les myotomies sous-cutanées ou à ciel ouvert rendent les plus grands services. Lorsque les moyens simples, énumérés plus haut, ont échoué, lorsque les attitudes vicieuses sont maintenues par la rétraction fibreuse qui a succédé à la contracture spasmodique, il faut couper tout ce qui s'oppose au redressement et placer les membres en bonne position. »   *A. SOUQUES.*

LIVEDO. — La peau de certains sujets présente, surtout sous l'influence du froid, des rougeurs cyaniques disposées en réseaux dont les mailles varient, comme dimensions, autour d'un centimètre. Ces réseaux de stase sanguine rappellent plus ou moins les *lividités cadavériques* développées après la mort : ils dessinent les limites des territoires vasculaires sanguins directs et sont comme le « négatif » d'une roséole (Darier). Plus ou moins généralisés, ils sont marqués surtout sur la face externe des membres et sur les flancs, avec une teinte plus rosée sur les bras et les seins, plus bleue sur les membres inférieurs. C'est le *livedo annularis a frigore* ou *cyanose réticulaire*. Il s'observe surtout chez les sujets à circulation défectueuse, chez ceux notamment qui présentent l'habitus « lymphatique » ou « scrofuleux ». Il coïncide constamment avec une *acroasphyxie* marquée, et a la même signification qu'elle (v. c. m.). On peut observer momentanément des réseaux analogues chez des individus restés trop longtemps debout ou assis les jambes pendantes (*livedo mechanica*).

A côté de ces faits observés journellement, il en est d'autres, infiniment plus rares, où des réseaux cutanés ne sont plus dus à une stase fugace, mais à des phlébites réticulaires du derme ; ils sont alors durables et laissent à leur suite des réseaux pigmentés (Balzer). Dans l'*asphyxie réticulaire multiple* de même cause décrite par Unna, ils s'accompagnent de nécrose et d'ulcérations rebelles. Ces formes rares n'ont qu'un intérêt médiocre au point de vue pratique.   *M. SÉE.*

LOBÉLIE. — La tige fleurie de *Lobelia inflata* (Campanulacées-Lobéliées) sert à préparer une teinture employée surtout à titre d'expectorant et d'antidyspnéique dans l'asthme et dans la coqueluche (v. c. m.). La teinture de lobélie du nouveau Codex (*à séparer*) renferme moitié moins de principes actifs que celle du Codex de 1884.

On la prescrit chez l'adulte à la dose de 1 à 4 gr. par jour et chez les enfants à la dose de 20 centigr. (XI gouttes par année d'âge) ; on l'associe le plus souvent à d'autres médicaments (iodure de potassium et opium notamment).

Gouttes (Toux de la coqueluche).

Teinture de lo-
bélie. . . . .
Teinture de bel-   ⟩ āā 10 à 20 grammes.
ladone. . . .
Glycérine . . .   10 grammes.
Sirop simple. .   Q. S. pour 60 gr.
XX à XXX gouttes, 5 fois par jour.

Potion anti-asthmatique
(Dujardin-Beaumetz).

Iodure de potas-
sium. . . . . . .   ⟩ āā 10 grammes.
Teinture de lobélie.
Eau.   150   —
2 à 5 cuillerées à soupe.

E. F.

LOCHIES — V. Couches.

LOMBAIRES (NÉVRALGIES). — On peut, d'après leur siège, décrire trois variétés de névralgies lombaires.

1° **Névralgie lombo-abdominale.** — Cette névralgie frappe les branches collatérales du plexus lombaire. En dehors des causes générales communes à toutes les Névralgies (v. c. m.), elle reconnaît un certain nombre de causes locales qui lui sont propres ; les lésions des vertèbres lombaires et de l'os iliaque, du psoas et du carré des lombes, des reins, les hernies inguinales, les tumeurs du mésentère, du cæcum ou de l'S iliaque, l'épididymite blennorragique, etc.

La *douleur* (V. Névralgies) occupe la région lombaire, la paroi antérieure de l'abdomen, les téguments de la fesse et des organes génitaux externes d'un côté et quelquefois de la partie antéro-supérieure de la cuisse. La névralgie de la branche *iléo-scrotale* a ses points douloureux au niveau des trous de conjugaison (*point lombaire*), au milieu de la crête iliaque (*point iliaque*), à l'orifice cutané du canal inguinal (*point inguinal*), au-dessus de la symphyse, près de la ligne blanche (*point abdominal* ou *sus-pubien*), à la terminaison du nerf dans le scrotum ou la grande lèvre. On a rattaché à cette névralgie iléo-scrotale l'affection décrite sous le nom de *testicule irritable* (Cooper) ; cette névralgie testiculaire, souvent accompagnée d'une sensation syncopale, paraîtrait plutôt devoir être rapportée aux nerfs spermatiques fournis par le sympathique.

Dans la névralgie de la branche *fémoro-cutanée*, la douleur occupe surtout les téguments de la moitié supérieure des régions externe et postérieure de la cuisse ; il existe un point douloureux entre les deux épines iliaques antérieures.

On fera le *diagnostic* avec le *lumbago* (douleur bilatérale, localisée dans la région lombaire), avec la *sciatique*, la *colique néphrétique*.

2° **Névralgie crurale.** — Cette névralgie, qui occupe le domaine du nerf crural, reconnaît, comme causes spéciales, les hernies ou tumeurs de la région crurale, les lésions des os du bassin, de l'utérus et de ses annexes.

La *douleur* siège à la partie antéro-interne de la cuisse et du genou, et quand il y a participation du nerf saphène, à la partie interne de la cuisse et du pied. Les points douloureux sont situés au-dessous de l'arcade crurale, à la sortie du nerf du bassin (*point inguinal*), au niveau du condyle interne, au niveau de la malléole interne, sur le bord interne du pied, à la racine du gros orteil. La marche est pénible, soit à cause de la douleur, soit à cause d'un certain degré de parésie musculaire.

Le *diagnostic* sera à faire avec toutes les affections douloureuses de la hanche et du genou.

3° **Névralgie obturatrice.** — La névralgie du nerf obturateur est fort rare ; elle se rencontre surtout dans la hernie obturatrice. La douleur, augmentée par les mouvements de rotation du membre inférieur, s'étend du trou ovale au genou, le long des adducteurs.

Traitement. — (V. Lumbago, Névralgies, Sciatique).   *BRÉCY.*

LOOCH. — Les loochs sont des potions préparées avec une émulsion et rendues plus denses à l'aide d'un mucilage. Ils servent d'habitude de véhicules à des poudres. Les formules du looch blanc et du looch huileux sont données au mot _Amandes_ (v. c. m.). *E. F.*

LORDOSE. — On décrit sous ce nom l'incurvation du rachis à convexité antérieure ; la lordose siège presque toujours à la région lombaire, empiétant quelquefois sur la région dorsale. Son symptôme le plus frappant est l'ensellure lombaire, le ventre est plus saillant en avant, le bassin s'incline fortement. Presque toujours la lordose est symptomatique d'une lésion de la hanche ou des membres inférieurs, ou d'un état pathologique bien défini comme le rachitisme ou la paralysie infantile (Nové-Josserand).

Il convient de rapprocher de la lordose le _dos plat_, caractérisé par le développement insuffisant ou nul des courbures physiologiques du rachis. Cette affection est souvent la première étape vers la scoliose.

Le médecin se préoccupera surtout de guérir l'affection causale ; il est toujours bon d'aider la croissance régulière de l'enfant par la gymnastique.

V. VEAU.

LUMBAGO. — On désigne sous ce nom une affection douloureuse des muscles et peut-être des tissus fibreux de la région lombaire. Considéré communément comme une variété de rhumatisme musculaire, le lumbago est surtout une maladie de l'homme adulte et survient le plus souvent à la suite d'un refroidissement ou d'une fatigue exagérée.

Symptomatologie. — Le seul symptôme est la douleur, d'intensité variable, qui apparaît généralement d'emblée sans cause appréciable ou à la suite d'un effort, d'un faux mouvement, plus rarement après quelques prodromes, fourmillements ou sentiment de courbature. C'est une douleur bilatérale pouvant dans quelques cas s'élever vers le dos ou descendre vers le sacrum, mais ne s'étendant pas latéralement en dehors de la région lombaire. Elle est continue, avec exacerbations surtout provoquées par les mouvements; elle est plus marquée pendant la station debout et s'atténue dans le décubitus horizontal. Le redressement du tronc est particulièrement pénible; le malade marche le tronc fléchi en avant. La pression des muscles est moins douloureuse que leur contraction.

Le lumbago aigu s'accompagne parfois d'un peu de fièvre et d'un léger état saburral. La durée varie entre trois et dix jours. Dans quelques cas, il tourne à la chronicité et se prolonge pendant des semaines et des mois.

Forme articulaire aiguë (Robin et Londe). — Quelques auteurs considèrent le lumbago plutôt comme une affection articulaire d'origine rhumatismale. Si elle prend l'apparence musculaire, c'est que le patient s'efforce d'immobiliser les articulations malades et que la contraction des muscles masque le siège articulaire de la maladie, sans compter que les muscles peuvent eux-mêmes devenir douloureux et se contracturer, si l'affection articulaire se prolonge et passe à la chronicité.

La pression des muscles augmente peu la douleur: elle la calme plutôt dans les cas légers. Par contre, il existe une série de points particulière-

ment douloureux à la pression qui correspondent : sur la ligne médiane, à
l'interligne du sacrum et de la colonne lombaire, aux interlignes des vertèbres lombaires et à l'articulation sacro-coccygienne; sur les parties latérales, aux symphyses sacro-iliaques, aux parties latérales de la ligne épineuse lombaire. Tous ces points n'existent pas chez tous les malades, et on
peut décrire des formes partielles (sacro-vertébrale, sacro-iliaque uni- ou
bilatérale, sacro-vertébrale et lombaire, avec ou sans prédominance unilatérale) et des formes totales ou combinées. Dans les formes à prédominance
unilatérale, le malade, au lieu d'incliner le tronc en avant, présente une
flexion latérale : le tronc s'incline du côté opposé au côté le plus pris.

Diagnostic. — On aura à faire le diagnostic avec les différentes affections douloureuses de cette région.

Dans le *tour de reins* ou rupture de fibres musculaires et fibreuses de la
masse sacro-lombaire, la douleur, qui débute subitement après un violent
effort, après une flexion exagérée du tronc notamment, est unilatérale et
plus limitée à un point.

Le *rhumatisme vertébral* de la colonne lombaire s'accompagne d'une douleur exaspérée plutôt par la pression des apophyses épineuses que par celle
des masses musculaires et souvent de gonflement. Ce diagnostic ne se pose
pas si on adopte la théorie articulaire du lumbago.

Les *douleurs névralgiques* (névralgies intercostales, lombaires, sciatiques)
ont des irradiations qui dépassent la région lombaire; les points douloureux
à la pression ont une localisation spéciale indépendante du muscle.

Les *douleurs pseudo-névralgiques* (maladies du rachis, des méninges et de
la moelle) ont également des irradiations qui dépassent la région lombaire.
Généralement, on trouve d'autres symptômes en rapport avec l'affection
causale : saillie de certaines vertèbres et douleur à la pression à ce niveau
dans le mal de Pott, troubles du côté des sphincters et des membres inférieurs dans les myélites.

La *rachialgie* est une douleur plus profonde, moins influencée par la
pression ou la contraction du muscle. Dans les maladies des méninges et
de la moelle, elle s'accompagne généralement de douleurs pseudo-névralgiques en ceinture ou dans les membres inférieurs. Les phénomènes généraux empêcheront de confondre la rachialgie de la variole avec un simple
lumbago.

Les *douleurs d'origine rénale* (néphrites aiguës, lithiase, tuberculose) sont
intermittentes et rarement égales des deux côtés. Elles sont accompagnées
d'autres symptômes qui dépendent de l'affection causale.

Dans le *phlegmon périnéphrétique*, le psoïtis, la douleur est unilatérale.
Les phénomènes généraux, la flexion de la cuisse dans le psoïtis assureront
le diagnostic.

Traitement. — Révulsion (ventouses scarifiées, sinapismes). Frictions
avec des liniments calmants ou révulsifs (opiacés, solanées, chloroforme,
alcool camphré, baume de Fioraventi, etc.). Bains chauds, bains sulfureux,
bains de vapeur administrés au lit. Électricité : faradisation de la peau avec
le balai; électrisation des muscles avec les courants faradiques ou mieux
avec les courants continus. Massage, après atténuation des phénomènes

aigus. Médication interne : salicylate de soude, sulfate de quinine, anti-pyrine, jaborandi (contre-indication : affections cardiaques).

BRÉCY.

LUNETTES. — Les verres de lunettes sont destinés à corriger les amétropies et la presbytie. Ces verres sont des lentilles sphériques, *convergentes ou posi-tives* (+) (fig. 36); *divergentes ou négatives* (—) (fig. 57).

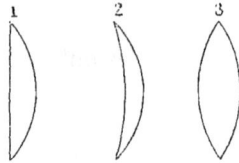

Fig. 56. — Lentilles sphériques convergentes ou positives. — 1, lentille plan-convexe ; 2, mé-nisque convexe; 3, lentille biconvexe.

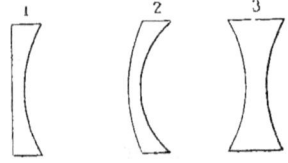

Fig. 57. — Lentilles sphériques divergentes ou négatives. — 1, lentille plan concave; 2, mé-nisque concave; 3, lentille biconcave.

Dans la *lentille plan convexe* (1), la surface antérieure est convexe, la pos-térieure est plane.

Dans le *ménisque convexe* (2) la surface antérieure est convexe et la face postérieure concave.

Dans la *lentille biconvexe* (3), les deux surfaces sont convexes, en sens opposé. C'est la forme de verre convexe la plus employée.

Dans la *lentille plan concave*, la surface antérieure est concave, la posté-rieure plane (1).

Dans le *ménisque concave*, les deux surfaces sont concaves dans le même sens (2).

Dans la *lentille biconcave*, les surfaces sont concaves en sens opposé. Cette lentille est la plus employée (3).

Les verres cylindriques sont employés pour corriger l'astigmie. Une des

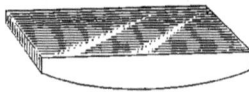

Fig. 58. — Verre plan cylindrique convexe.

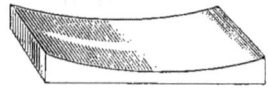

Fig. 59. — Verre plan cylindrique concave.

surfaces a une courbure cylindrique convexe ou concave, l'autre pouvant être cylindrique, sphérique ou plane (fig. 38 et 39).

Sous le nom de *verres périscopiques* on entend des verres ménisques dont la face concave est tournée du côté de l'œil. Ces verres ont les mêmes indications que les verres convexes forts (opérés de cataracte).

Les *verres toriques* servent à la correction de l'astigmatisme, mais sont moins usités que les verres cylindriques. Une des surfaces du verre torique est un segment de la zone équatoriale d'un tore. Le tore est la surface engendrée par un cercle qui tourne autour d'une droite située dans le plan du cercle. On désigne sous le nom de tore, en architecture, la grosse mou-lure ronde qui se trouve au-dessus du piédestal d'une colonne, à la base de celle-ci, entre la plinthe et le listel. La courbe du tore est moins forte dans le sens horizontal que dans le sens vertical. Ces verres donnent le même résultat qu'un verre sphérique associé à un verre cylindrique et, dans certains cas, leur sont préférables.

Les *verres cylindriques croisés*, dits à la Chamblant, sont constitués par un cylindre pour chaque face, l'axe d'une surface étant perpendiculaire à l'axe de l'autre. Les cylindres sont tous les deux concaves ou convexes ou l'un convexe et l'autre concave (fig. 40).

Le *verre prismatique* sert à mesurer la force d'un muscle oculaire, à provoquer la diplopie, à corriger l'insuffisance musculaire. Les deux faces de ce verre font entre elles un certain angle (fig. 41).

Un *verre dépoli* peut

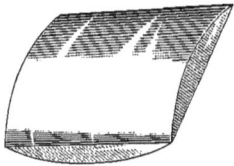

Fig. 40. — Cylindre croisé ou à la Chamblant.

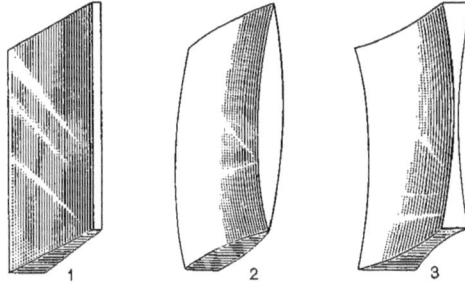

Fig. 41. — 1, verre plan prismatique ; 2. verre convexe prismatique ; 3, verre concave prismatique.

laisser passer les rayons visuels par un trou ou une fente stéréoscopiques. Ces verres sont utilisés dans les cas de déformation de la cornée, de certains astigmatismes, et en un mot, chaque fois où il y a intérêt à éliminer des rayons visuels pour ne conserver que ceux qui donnent de la valeur à l'image.

Les *verres à surface hyperbolique*, les *verres* dits *de contact* (petites coupoles qu'on applique contre la cornée), et l'*hydrodiascope* (appareil qui sert à entourer de liquide la partie antérieure de l'œil et muni d'un verre plan convexe), sont utilisés dans le kératocone.

Pour faciliter la vision alternativement rapprochée et éloignée sans changer de verres, on a construit des verres à double foyer, verres à la Franklin et aussi des verres qui, par leur forme spéciale, dispensent d'enlever les lunettes pour regarder au loin.

Les verres ont des formes variées ; les verres à forme ronde ou ovale large sont les meilleurs.

Il y a deux systèmes de numérotage, celui en *dioptries*, basé sur le système métrique et celui en pouces. On doit délaisser ce dernier en raison de ses inconvénients. La dioptrie est une unité de force de réfraction. Une lentille dont le foyer est à 1 mètre est d'une dioptrie. Une lentille n° 2 a son foyer à 50 centimètres et ainsi de suite.

Dans le système de numérotage en *pouces*, le numéro du verre est celui qui exprime sa distance focale en pouces.

Les verres convergents ou divergents sont indiqués par les signes + ou —. On les reconnaît soit avec des instruments (cylindro-sphéromètres), soit par les images directes ou inverses qu'ils donnent lorsqu'on regarde à travers ces verres qu'on anime de mouvements verticaux. Le verre de réfraction opposée qui neutralise le premier indique le numéro correspondant à sa force de réfraction.

DIOPTRIES	NUMÉROS EN POUCES	DIOPTRIES	NUMÉROS EN POUCES
0,25	144	4,50	9
0,50	72	5	8
0,75	48	6	7
1	40	7	6
1,25	30	8	5
1,50	26	9	4 1/2
1,75	24	10	4
2	20	11	3 1/2
2,25	18	12	3 1/4
2,50	16	13	3
2,75	14	14	2 3/4
3	13	16	2 1/2
3,25	12	18	2 1/4
3,50	11	20	2
4	10		

Table indiquant la concordance entre les numéros en dioptries et les numéros en pouces.

Les verres sont faits avec la matière du verre à vitres en feuilles (silicate de soude et de chaux mélangés d'alumine et de quelques oxydes métalliques), le crown-glass (silicate de potasse et de chaux), le crown-glass à base de baryte, le flint-glass (silicate de potasse et de plomb) et le cristal de roche.

Les avantages pour lesquels le cristal de roche est préféré par certains sont bien illusoires ; la matière qui sert pour les carreaux de vitres ou les glaces (glaces de Saint-Gobain) est préférable, mais à condition d'être de qualité supérieure, c'est-à-dire dure, homogène, sans bulles ni stries, ni filandres, et d'une transparence parfaite.

Les *conserves* sont des verres plans sans foyer, ou à deux faces sphériques concentriques (coquilles) et teintés notamment en bleu ou en jaune, ou fumés.

Dans ces derniers temps, on s'est occupé de protéger l'œil contre les radiations ultra-violettes et l'on a recommandé les *verres jaunes* et les *verres à l'esculine* (Montpillard). La nocuité des radiations ultra-violettes n'est pas prouvée, et la physiologie de la rétine ne démontre nullement qu'il faille rechercher des verres exclusifs de tels ou tels rayons du spectre. La lumière totale, globale paraît au contraire la meilleure ; et les conserves avec verres bleutés ou fumées rendent le grand service d'atténuer cette lumière globale après l'opération de la cataracte, et dans tous les cas de photophobies.

Nous ne dirons rien des variétés de montures de lunettes, sinon pour engager les opticiens français à moins s'occuper du choix des verres que de la partie mécanique de leur profession, de la lunetterie proprement dite.

PÉCHIN.

LUPULIN. — V. HOUBLON.

LUPUS. — **Définition**. **Nature**. — Comme la plupart des dénominations dermatologiques, celle de *lupus* (loup, qui dévore) n'a eu d'abord qu'une signification descriptive. A côté d'autres non moins vagues (*herpès esthiomène*, etc.), elle désigne, dans les anciens auteurs, toutes sortes de *dartres rongeantes*, de dermatoses ulcéreuses chroniques et rebelles, quelle qu'en soit d'ailleurs la nature. Et aussi trouve-t-on à côté de lésions variqueuses, d'ulcérations néoplasiques, un « lupus scrofuleux », un « lupus syphilitique ». Bien après que Willan (1814) a nettement individualisé l'affection, qui, à juste titre, porte son nom, nous voyons encore Bazin (1861) n'attribuer au mot de lupus qu'un sens générique et employer, lorsqu'il veut préciser, le terme de *scrofulide maligne*. — Inversement, depuis que la nature tuberculeuse de la maladie a été confirmée, les auteurs ont eu une tendance à appliquer le nom de lupus à toute lésion bacillaire de la peau. Il faut, si l'on veut s'entendre, le préciser par une épithète. Nous décrirons ici le *lupus vulgaire*, le *lupus de Willan*; il est dit encore *lupus tuberculeux* (c'est-à-dire lupus à « tubercules », au sens descriptif qu'a ce dernier mot en dermatologie : nodosité intra-dermique non résolutive), par opposition au *lupus érythémateux* de Cazenave, lequel fera l'objet de l'article suivant. Le *lupus scléreux* de Vidal sera étudié avec la tuberculose verruqueuse de Riehl et Paltauf, « dont les caractères, dit Brocq, sont presque identiques à ceux du lupus scléreux », [V. PEAU (TUBERCULOSE)].

Le *lupus vrai* est donc une forme particulière de la tuberculose cutanée ou muqueuse, forme que caractérise une lésion élémentaire constante, le *tubercule willanique* : c'est un nodule jaunâtre, enchâssé plus ou moins profondément dans le derme, — souvent très profondément, voire dans l'hypoderme. L'*anatomie pathologique* le montre formé d'un agrégat de follicules tuberculeux, où se reconnaissent souvent les trois zones classiques : cellule géante centrale ; couronne de cellules épithélioïdes ; zone lymphoïde formée de mononucléaires, de lymphocytes et plasmazellen serrés en amas circonscrits, ou constituant des infiltrats plus ou moins diffus. « Il est même difficile, disent Cornil et Babes, de trouver des tubercules plus typiques.... »

Ces rapports du lupus avec la tuberculose n'avaient point échappé aux cliniciens ; déjà Devergie et Lugol considéraient l' « esthiomène » comme de nature « scrofuleuse ». La *bactériologie* leva les derniers doutes, accumulant des preuves décisives.

1° Pfeiffer, le premier, décela le bacille de Koch dans un lupus de la conjonctive ; les autres auteurs le retrouvèrent mais très inconstamment : ainsi Cornil et Babes, sur des séries de coupes provenant de douze cas, n'avaient pu voir qu'*un* bacille. C'est qu'en effet *les microbes sont en nombre extrêmement petit* dans les lésions, et c'est là un des caractères particuliers du lupus.

2° Koch obtint en partant d'un lupus une culture pure de son bacille.

3° L'inoculation aux animaux est un procédé beaucoup plus commode et plus sûr pour démontrer la nature tuberculeuse du lupus : le lapin est souvent réfractaire, sauf à l'inoculation dans la chambre antérieure de l'œil (Leloir) ; le cobaye est l'animal de choix : on lui inocule sous la peau ou dans le péritoine un fragment *aussi gros que possible* (dont la surface épidermique est préalablement cautérisée ou excisée).

4° Enfin la tuberculine de Koch donne chez les lupiques une réaction générale et locale constante.

Aussi, malgré l'autorité de Kaposi, d'Himmel (1900) contestant l'identité du bacille de Koch et de celui du lupus, tous les auteurs français et étrangers admettent-ils la nature tuberculeuse de cette affection. Il faut reconnaître toutefois que c'est une tuberculose d'un caractère bien particulier. Son peu de virulence est-il dû à l'existence d'une race atténuée de bacille de Koch (scrofulo-tuberculose d'Arloing)? le terrain n'y joue-t-il pas un rôle? Nous croirions plutôt, avec Nocard, à une rareté extrême du bacille. Toujours est-il que, dans des circonstances souvent mal déterminées, cette virulence peut se réveiller et l'infection se généraliser sous forme de tuberculose aiguë.

Étiologie. — Le lupus est une maladie de la jeunesse : s'il peut apparaître à tout âge (à 6 mois; à 70 ans, comme chez un malade de de Beurmann et Gougerot), il débute avant 20 ans dans 76 pour 100 des cas. Les femmes y sont environ deux fois plus sujettes que les hommes. On l'observe surtout dans la classe pauvre, et il est plus fréquent dans les pays du nord, dans les régions froides et humides, dans les agglomérations urbaines.

Peut-être l'ancienne clinique a-t-elle un peu exagéré l'apparente bonne santé des lupiques. Le plus souvent ce sont des « lymphatiques », des enfants bouffis et pâles, au nez épais, à la lèvre supérieure tuméfiée, au lobule de l'oreille fragile, aux extrémités asphyxiques, — voire des « scrofuleux » présentant des stigmates de tuberculoses externes : chose curieuse, les tuberculeux pulmonaires ou viscéraux ne deviennent presque jamais lupiques. Par contre, les lupiques deviennent tuberculeux, bien que la fréquence de cette éventualité soit appréciée de la façon la plus diverse.

La moitié environ des lupiques sont fils, frères ou pères de tuberculeux. Mais si beaucoup sont de souche tuberculeuse, « il est exceptionnel que la tuberculose des ascendants se soit traduite par un lupus » (Thibierge). De même, leurs descendants sont rarement lupiques; on ne connaît pas de cas congénital. En revanche, dans certaines familles, la tuberculose a une prédilection curieuse pour cette forme, et les exemples ne sont pas rares de plusieurs frères ou sœurs atteints semblablement.

Les infections générales favorisent, chez l'enfant, l'apparition du lupus : aucune, à ce point de vue, n'est aussi efficace que la rougeole.

Le *terrain* étant donné, *comment le bacille est-il apporté au tégument?* En faveur de l'infection *par voie sanguine*, on a invoqué les cas de lupus multiples post-infectieux, en particulier après la rougeole. — Ce mode d'infection est en tout cas exceptionnel, et, dans l'immense majorité des cas, le germe s'implante *par greffe directe*.

Il vient le plus souvent de l'extérieur : d'où le siège habituel des lupus sur les régions découvertes.

La porte d'entrée lui est fournie soit par des plaies tégumentaires, soit par des lésions non traumatiques; on ne compte plus les cas de lupus développés à la suite de l'impétigo (qui était pour Bazin une scrofulide bénigne).

Maintes fois la contamination a été notée chez des infirmiers, chez des gens en contact avec des phtisiques et ayant manié des objets souillés par l'expectoration de ceux-ci. Certaines observations ont la valeur d'inoculations expérimentales : lupus vaccinal (Besnier) ou succédant à la perforation du lobule de l'oreille, à des tatouages effectués à l'aide d'aiguilles mouillées de salive, etc. Les récentes recherches de Courmont et Lesieur, de Gougerot et Laroche montrent que des bacilles déposés sur un épiderme d'apparence sain peuvent inoculer la peau.

Très souvent, le lupus s'inocule primitivement sur une muqueuse, d'où il gagne la peau par continuité ou par voie lymphatique. On sait combien est commune la présence du bacille de Koch dans les fosses nasales (Straus) à la suite de l'inspiration de poussières bacillifères. La fréquence de l'origine nasale du lupus de la face est une notion de premier ordre, sur laquelle on a justement insisté dans ces dernières années (Meneau et Frèche, Audry, Sticker, de Beurmann et Gougerot, etc.). Il est à peine besoin d'appuyer sur ses conséquences pratiques : nécessité de soigner la muqueuse nasale des lupiques, et possibilité de prévenir nombre de lupus, en traitant les lésions de la pituitaire avant qu'elles n'aient gagné la peau.

D'autres fois, il s'agit d'une auto-inoculation : le bacille provient du sujet lui-même et se greffe sur la peau, après l'ouverture d'une lésion profonde tuberculeuse. Ainsi s'infectent des moignons d'amputations à la suite de tumeurs blanches, des cicatrices ou des fistules résultant d'ostéopathies, d'adénites (Besnier, Hallopeau, Jeanselme). Parfois alors, le lupus n'évolue qu'après guérison de la lésion primitive.

Description clinique. — 1° **Le tubercule lupique.** — C'est sur la connaissance de l'élément primitif que repose un diagnostic précis du lupus, surtout au début, c'est-à-dire alors qu'on est le mieux armé contre lui. Il est donc de la plus haute importance de bien connaître cet élément.

Le tubercule willanique, dans sa forme typique (qu'il ne faut pas s'attendre à voir toujours réalisée nettement), est un nodule de 1 à 4 millimètres, profondément enchâssé dans le derme. A travers l'épiderme lisse, mince, qui passe au-dessus de lui, il transparaît comme un grain arrondi ou vaguement polygonal, d'un jaune rougeâtre ou brunâtre ; sa couleur, jointe à son aspect translucide, justifie la comparaison classique avec le sucre d'orge ou la gelée de pommes. Mais il n'est pas toujours facile à voir, soit que l'épiderme soit épais ou altéré, — un peu de vaseline en augmente alors la transparence, — soit que la minime lésion disparaisse dans la nappe congestive qui l'entoure constamment. En pareil cas, il faut anémier la région en la comprimant avec une lame de verre, mieux encore avec un verre de montre (Unna) ; sur le fond devenu blanc, les tubercules se détachent brunâtres ou orangés.

La consistance du tubercule isolé n'est guère appréciable au doigt ; seuls, les amas d'un certain volume donnent une sensation de mollesse, qui peut aller jusqu'à rappeler celle des fongosités (Du Castel). En général, il faut, pour la percevoir, enfoncer en plein tubercule la pointe d'une aiguille à scarifier ; la résistance de l'épiderme vaincue, on tombe brusquement dans un tissu mou, et les mouvements de la lame ne trouvent d'obstacle que dans les tissus sains limitants : cette sensation est caractéristique.

Au point de vue de son évolution, le tubercule présente les plus grandes variétés. Mais d'une façon générale, il évolue lentement; il met longtemps à arriver à sa période d'état et peut persister longtemps sans se modifier.

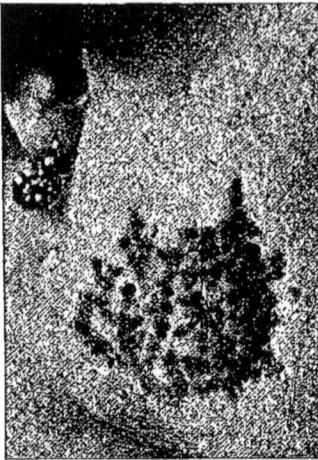

Fig. 42. — Lupus plan non exedens.
(Brocq et Sottas.)

Son aboutissant est tantôt la fonte, l'*ulcération* (*lupus exedens*), tantôt la sclérose et la formation d'une cicatrice, sans ulcération préalable (*lupus non exedens*) (fig. 42); c'est là la grande différence, qui domine les variétés d'aspect du lupus. Or, l'ulcération est presque constante dans les formes *élevées*, saillantes, extensives, tandis qu'elle est l'exception dans les formes *planes* : nous étudierons d'abord celles-ci, les plus simples.

2° **Les formes objectives du lupus.** — A) *Lupus plan.* — Le tubercule, tel que nous l'avons décrit, ne fait sur la peau que peu ou point de saillie; c'est dans les lupus plans qu'il apparaît avec ses caractères les plus nets.

Le début se fait le plus souvent dans l'enfance, mais quelquefois chez l'adulte, par un point rouge, un « bouton » gros comme une tête d'épingle; lentement, ce bouton grandit, et, peu à peu, il prend les caractères du tubercule typique; l'évolution est lente, sans douleur spontanée, sans autre sensation que quelques picotements. En revanche, la palpation des lésions éveillera bientôt une certaine douleur, suffisante pour qu'on puisse « les deviner par le palper lorsqu'on ne peut les constater *de visu* » (Brocq).

En même temps que ce premier tubercule, s'en développent d'autres, soit à distance (*lupus disséminé*), soit près de lui (*lupus agminé*) (fig. 43). Le *lupus plan non ulcéreux disséminé* est assez fréquent; il peut couvrir, de ses nodules semés irrégulièrement, des surfaces assez considérables; il est rare pourtant que les éléments ne confluent pas en quelques points. Plus souvent encore, ils se rassemblent en une ou plusieurs

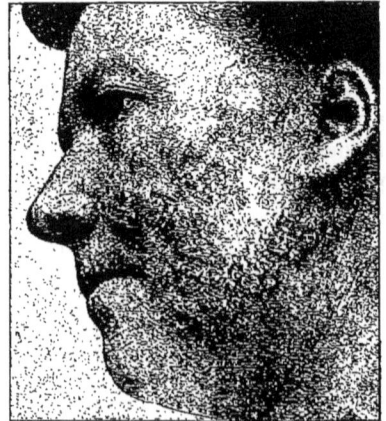

Fig. 43. — Lupus vulgaire (agminé, non ulcéreux) (Darier, *Précis de Dermatologie*).

nappes confluentes irrégulières, arrondies (*lupus nummulaire, discoïde*), à peine saillantes; leurs limites ne sont pas distinctes, si ce n'est à la périphérie, et la lésion ressemble à « une tache de gelée de pommes sous l'épiderme » (Lenglet). D'autres fois, ils restent plus ou moins séparés et apparaissent soit naturellement, soit à la vitropression, dans la nappe congestionnée et très souvent infiltrée. En certains cas, la vascularisation est telle que la plaque prend l'aspect érectile (*lupus angiomateux*). L'épiderme de la surface peut desquamer (*lupus squameux, exfoliant*) finement (*lupus pityriasiforme*) ou en larges écailles (*lupus psoriasiforme*). On conçoit, sans que nous insistions, toutes les variétés qui peuvent résulter de la distribution des nodules, soit qu'il existe une plaque centrale entourée de points d'attaque isolés, soit que ceux-ci se groupent en bouquet sans plaque maîtresse (*lupus en corymbe*), soit, éventualité plus rare, qu'ils affectent une disposition *linéaire*.

Dès qu'il est formé, le placard lupique tend à *s'étendre excentriquement*, avec une extrême lenteur (ses progrès se chiffrent par années), mais avec une non moins extrême résistance à tous les traitements. Au début, son aspect est le même sur toute sa surface; ce n'est qu'une tache homogène (*lupus maculeux*) qui peut durer ainsi très longtemps. D'ordinaire, il arrive un moment où le centre se déprime et finalement se transforme en une cicatrice blanche ou nacrée, dépourvue de poils et d'orifices glandulaires, et dont le pourtour se continue insensiblement avec le tissu lupique. Souvent se dessinent sur cette cicatrice des tractus vasculaires rouges; trop souvent, elle contient des tubercules encore vivaces, soit visibles, soit masqués dans le tissu fibreux. Le lupus ainsi cicatrisé par son centre prend une forme *annulaire*. Plus fréquemment, guérissant d'un côté (du moins en apparence), envahissant de l'autre, il laboure dans sa marche *serpigineuse* de vastes surfaces et les couvre de cicatrices plus ou moins irrégulières, assez semblables à celles des brûlures; çà et là, des tubercules persistent dans la cicatrice; la zone active représente une bordure étroite, formée de segments de cercle. Ainsi, même sans ulcérations, le lupus déforme les parties, atrésie les orifices et défigure le patient.

Tel se présente le *lupus non exedens* (fig. 42). Il existe des *variétés ulcéreuses du lupus plan*, soit qu'elles le soient d'emblée, soit qu'elles le deviennent ultérieurement; l'ulcération se fait en surface, avec peu d'infiltration : lupus impétigineux (fig. 44); ou bien elle est limitée, profonde et couverte de croûte *rupioïdes*. Moins rebelles aux interventions que les précédentes, ces

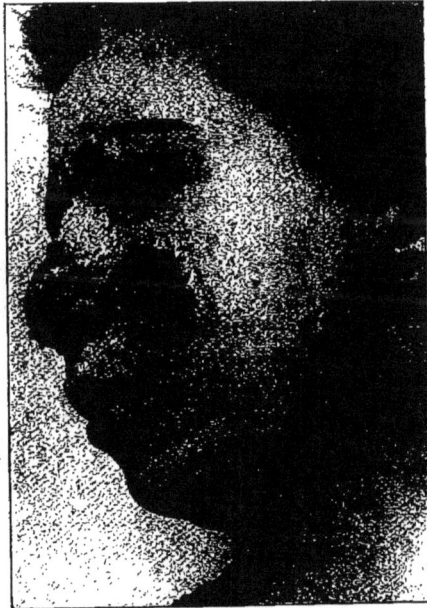

Fig. 44. — Lupus impétigineux
(Darier, *Précis de Dermatologie.*)

formes se rapprochent par maints caractères des lupus élevés, — auxquels appartiennent la majorité des lupus ulcérés, et que nous allons décrire.

B) *Lupus élevé.* — En opposition avec les variétés précédentes, en existent d'autres, que caractérise leur tendance envahissante, — jusqu'à un certain point compensée par une moindre résistance à la thérapeutique, — et la quasi-constance de leur ulcération. L'élément primitif y prend un caractère quelque peu différent de celui que nous avons décrit. C'est un papulo-tubercule hémisphérique, saillant de quelques millimètres et coloré en rouge violacé, plus rarement jaunâtre et demi-transparent. De semblables nodules restent isolés (*lupus élevé à éléments disséminés*), grossièrement acnéiformes; ou bien ils confluent en masses mamelonnées, d'autant plus mollasses en général qu'elles sont plus volumineuses (*lupus exubérant, hypertrophique, — myxomateux* lorsqu'elles sont gélatiniformes), accompagnées souvent de télangiectasies et d'une réaction inflammatoire relativement vive.

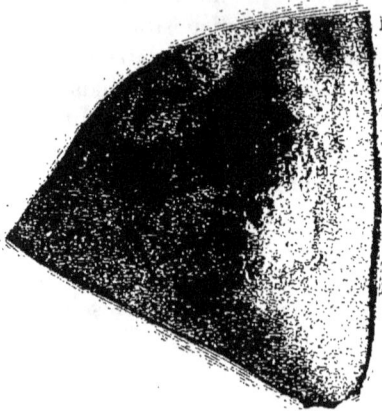

Fig. 45. — Lupus élevé ulcéreux (tuberculo-gommeux) au début (Besnier).

L'aboutissant à peu près constant est l'*ulcération*. Ou bien elle se fait d'*emblée* (*lupus exedens primitif*), comme dans ces minuscules pseudo-abcès dermiques, noyés dans une nappe inflammatoire, qui constituaient la *scrofulide pustuleuse* de Hardy (*lupus tuberculo-gommeux à petits éléments* de Besnier) (fig. 45); ou bien elle se fait plus ou moins tardivement (*lupus exedens secondaire*) et vient même modifier l'aspect d'un lupus plus ou moins étendu jusque-là non exedens.

Les *ulcérations lupiques* apparaissent arrondies, avec un bord en pente douce ou légèrement décollé, un fond rouge pâle, atone, irrégulier, fongueux et bourgeonnant; les tissus alentour sont saignants, extrêmement mous et cela sur une grande épaisseur.

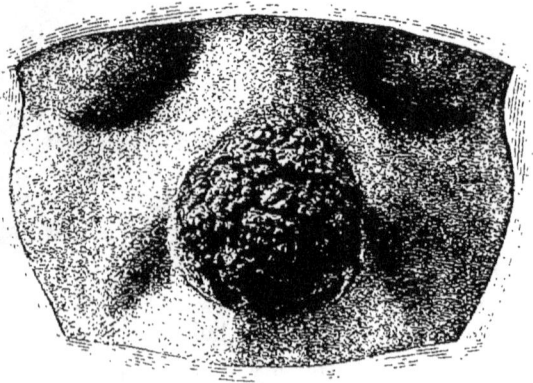

Fig. 46. — Lupus végétant (Vidal).

Leur sécrétion séro-purulente, plus ou moins mêlée de sang, se concrète en croûtes tantôt minces, jaunâtres, *impétiginoïdes* (fig. 45); tantôt épaisses, noirâtres, stratifiées, *rupioïdes*, peu adhérentes d'ailleurs. La surface ulcérée peut bourgeonner largement, comme c'est la règle notamment dans les lupus du nez, et ce *lupus végétant*, combiné à la tuméfaction voisine et aux lésions concomitantes, peut engendrer les aspects les plus étranges (fig. 46).

Si les érosions ne s'étendent qu'en *surface*, l'évolution en est peu modifiée. Mais lorsque les tubercules se ramollissent en masse, dans ces formes
qui établissent la transition entre les lupus et la tuberculose vraie (*lupus
tuberculo-gommeux* de Besnier), il en résulte des pertes de substance *profondes*, atteignant l'hypoderme et le squelette. L'extension *térébrante*
n'exclut pas l'extension *serpigineuse* : elles se combinent et prennent une
extrème rapidité dans ces *lupus vorax* qui, parfois en quelques semaines
(*lupus phagédéniques*), détruisent tissu cellulaire, muscles, cartilages, os
même (bien que ceux-ci soient respectés beaucoup plus longtemps que
dans la syphilis). Le lupus ulcéreux finit néanmoins, dans la plupart des
cas, par se cicatriser. Mais les cicatrices sont difformes, monstrueuses :
c'est elles qu'on voit attirer en bas et ectropier les paupières, atrésier les
narines et l'orifice buccal : témoin ce cas de Le Dentu où le chirurgien dut
intervenir pour arrêter l'asphyxie et l'inanition.

C) *Autres formes*. — Combiné aux aspects du lupus érythémateux, le
tubercule willanique constitue des formes mixtes ou de passage, décrites
depuis Vidal sous le nom de *lupus érythémato-tuberculeux*; elles seront
traitées avec le lupus érythémateux. De même le *lupus pernio*, encore
qu'il eût pu trouver sa place parmi les tuberculides, dont ses caractères le
rapprochent plutôt que des lupus vrais. Quant au *lupus scléreux* de Vidal,
avec ses formes papillomateuses, hypertrophiques, ulcéreuses, aboutissant
au lupus éléphantiasique des membres inférieurs, nous croyons, avec de
Beurmann, qu'il représente moins une modalité du lupus de Willan (dont il
ne montre pas le tubercule caractéristique) que de la tuberculose verruqueuse de Riehl et Paltauf : c'est donc à propos de celle-ci que nous l'étudierons [V. PEAU (TUBERCULOSE)].

D) *Le lupus des muqueuses*. — Nous avons vu que les localisations
muqueuses précèdent très souvent les localisations cutanées; elles peuvent
exister seules et sont facilement méconnues. Aussi leur fréquence est-elle
beaucoup plus grande qu'on ne le croit généralement. Elles débutent souvent par un *érythème livide*, sec et lisse; parfois on observe de très petites
granulations jaunes. Puis les plaques s'infiltrent plus ou moins, restant
simplement mamelonnées ou devenant villeuses, papillomateuses; leur
couleur est blafarde, livide, à peine plus rouge que celle de la muqueuse
voisine. Comme sur la peau, elles évoluent vers la sclérose, avec formation
de cicatrices renfermant des nodules, — ou bien elles s'ulcèrent. Elles
peuvent d'ailleurs infiltrer profondément la région, prendre une marche
térébrante, serpigineuse, phagédénique et aboutir à de grands délabrements.

5° **Les variétés du lupus suivant son siège**. — A côté des formes indi-
vidualisées par les caractères objectifs, il est d'usage d'énumérer des formes
cliniques commandées par le siège des lésions. Peut-être serait-il plus
exact de dire qu'en telle ou telle région, se développe de préférence telle ou
telle des formes ci-dessus. Nous ferons donc surtout la revue des localisations habituelles du lupus.

La plus importante, et de beaucoup, est la *face* (267 cas sur 512
de Leloir).

Le *nez* est le siège de prédilection de toutes les formes, mais particulièrement des formes rapides végétantes, rupioïdes, du lupus vorax ; ces
lupus déterminent l'atrésie des narines, la destruction de la cloison et des
cartilages, avec l'épouvantable difformité qui en est la conséquence.

La perforation très précoce de la cloison résulte du début ordinaire par la
portion antérieure du septum. Nous avons insisté déjà sur l'envahissement
primitif, presque constant, de la *muqueuse nasale* : elle s'infiltre, devient
fongueuse, s'ulcère et contribue aux délabrements susdits. Cet envahissement s'effectue insidieusement ; il se traduit surtout par un coryza chronique avec ou sans épistaxis, par des croûtes verdâtres obstruant les narines.
Du nez, le mal remonte le long du canal nasal et sort par les points lacrymaux ; il gagne soit la *conjonctive* et l'œil, soit la paupière inférieure et les
pommettes, sur lesquelles il s'étalera en deux plaques symétriques. Par
les choanes, il envahit en arrière le *pharynx*, le *voile du palais*, le *larynx*
en commençant par l'épiglotte, l'*oreille* moyenne. Le lupus pharyngo-
laryngé ne succède d'ailleurs pas toujours, à celui des fosses nasales. C'est
souvent à la suite de lésions cutanées faciales, que se montre le *lupus des
muqueuses labiales, gingivale, palatine,* — celui de la *langue* est extrêmement rare. Le diagnostic de pareilles lésions serait difficile, n'étaient les
signes cutanés. Bien plus souvent d'ailleurs, la tuberculose de ces régions
revêt les formes ulcéreuse primitive ou verruco-papillomateuse.

Sur la peau du *front* s'observe surtout le lupus plan, non exedens ; de
même aux *joues*, où il est représenté par un ou plusieurs placards maculeux
arrondis, symétriques ou non. Les *paupières* sont attirées en ectropion par
les cicatrices, ou accolées ; leurs lésions peuvent gagner, par continuité, la
conjonctive et le globe oculaire. C'est encore du lupus nasal que dérive
souvent celui des *lèvres*, les nodules descendent en coulées des orifices
narinaires : elles se tuméfient, s'éversent, se soudent et atrésient la bouche ;
c'est d'ailleurs une des localisations les plus pénibles, les irritations mécaniques multiples la rendant douloureuse. A l'*oreille*, la partie inférieure est
le plus souvent prise ; le lobule se détruit peu à peu, le pavillon s'accole à
la mastoïde par cicatrisation du sillon rétro-auriculaire ; enfin les ourlets
cutanés disparaissent et la peau est tendue sur la charpente cartilagineuse peu
atteinte. Au *cuir chevelu* le lupus vrai est exceptionnel, contrairement au
lupus érythémateux. Il est au contraire fréquent au *cou* et à la *région sous-
maxillaire*, comme les fistules ganglionnaires dont il dérive dans nombre
de cas ; le lupus du *menton*, très rare, n'en est qu'une propagation. La laxité
de la peau du cou favorise la production de brides fibreuses tiraillant la
bouche, unissant le cou au menton : lorsqu'à de tels désordres se joignent
la perte du nez, la déformation des oreilles, l'ectropion ou les atrésies orificielles, on conçoit quel aspect épouvantable, peut en résulter.

Sans caractères particuliers au *tronc*, le lupus y est assez rare, sauf aux
fesses où il revêt volontiers la forme ulcéro-croûteuse, serpigineuse. A
l'*anus* où il est moins fréquent que la tuberculose proprement dite, il se
développe surtout au voisinage d'une fistule. Sur les *organes génitaux
externes*, il est très rare, hormis les propagations parties de la cuisse ou de
la fesse. On l'a vu, au scrotum, avoir pour point de départ des fistules

tuberculeuses épididymaires. Quant aux organes génitaux de la femme, on
y observe plutôt la tuberculose proprement dite : Huguier avait rattaché
au lupus ces affections chroniques ulcéro-hypertrophiques englobées sous
le nom d'*esthiomène*; la plupart sont en réalité syphilitiques, quelques-unes
sont dues à des inflammations banales, d'autres enfin sont tuberculeuses,
mais non lupiques.

Sur les *membres*, on observe surtout les variétés ulcéreuses, croûteuses,
à marche serpigineuse, couvrant de vastes surfaces et entraînant des déformations variées : aux jambes notamment, elles déterminent des troubles
nutritifs aboutissant à l'œdème dur éléphantiasique (*lupus éléphantiasique*,
pachydermique); souvent alors il s'agit de lupus scléreux ou de formes de
transition. C'est à la *main* que le lupus est le plus fréquent. Il s'y accompagne d'œdème lymphangitique, de lésions osseuses, tantôt suppuratives
et nécrosantes, tantôt simplement atrophiques, arrivant à détruire des
doigts entiers (*lupus mutilant*); mais là encore, il s'agit de tuberculose
verruqueuse, d'éléphantiasis scrofulo-tuberculeux, plutôt que de lupus vrai ;
de même aux *ongles*, pour les rares cas signalés.

Évolution et complications. — S'il existe des *formes rapides* (lupus
élevé ulcéreux, bourgeonnant), la règle est que la marche du lupus soit très
lente ; elle se chiffre par 10, 15, 20 ans. Elle n'obéit à aucune loi : ici elle
reste des années stationnaire, là elle subit une recrudescence sans cause
apparente ; parfois la cause semble en être dans une maladie intercurrente,
comme la variole (Landouzy, Gougerot). Le mal progresse peu à peu,
envahissant de proche en proche les tissus sains, tandis que son centre se
cicatrise ; ainsi adviennent, chez les vieux lupiques, de hideuses déformations. Presque toujours, des tubercules persistent dans les zones sclérosées
(*lupomes cicatriciels*): c'est ainsi que, dans nombre de cas, on croit à une
guérison que démentira bientôt une repullulation dans la cicatrice et cette
repullulation est tout à fait caractéristique du lupus de Willan : aussi toute
guérison doit-elle être tenue longtemps pour suspecte. Bien traité, le lupus
peut néanmoins guérir. On a même signalé des guérisons spontanées, avec
cicatrice ; en pratique on peut dire que le lupus ne guérit pas tout seul;
non traité — et son indolence fait qu'on le néglige facilement, — il dure
toute la vie.

La tuberculose lupique paraît rester longtemps localisée. Cependant, les
ganglions régionaux sont presque toujours tuméfiés; quelquefois, mais
assez rarement, ils aboutissent à l'adénite tuberculeuse suppurée et à ses
séquelles (fistules, cicatrices, réinoculations lupiques). Les lymphangites
tuberculeuses sont plus fréquentes dans les lupus scléreux.

La santé générale semble longtemps inaltérée, bien qu'on ait insisté à
l'excès sur l'apparente prospérité des lupiques. A la longue, pourtant,
arrive la généralisation tuberculeuse et notamment l'envahissement du
poumon, annoncé par ses signes ordinaires. La cachexie tuberculeuse est
pour le lupique une fin banale. Les bacilloses aiguës, en revanche, sont
rares.

Parmi les *complications* locales, l'érysipèle ou les inflammations érysipé-
latoïdes, en général bénins, sont d'une assez grande fréquence. Leurs effets

sont parfois favorables, presque curateurs ; d'autres fois, au contraire, ils sont nocifs.

Les cicatrices lupiques sont souvent difformes ; les chéloïdes n'y sont pas rares (on sait aujourd'hui que nombre de chéloïdes, sont d'origine bacillaire). Même lorsqu'elles ne sont pas chéloïdiennes, les cicatrices rétractiles peuvent être la source de déformations graves, que nous avons signalées : ectropion des paupières, atrésie des narines et de la bouche, brides entraînant des positions vicieuses. Il faut encore compter avec les mutilations du nez, des doigts.

Une des complications les plus redoutables est l'épithélioma, qu'on voit se greffer sur de vieux lupus : en un point, le plus souvent cicatriciel, s'élève une tumeur végétante, saignant facilement, accompagnée de douleurs vives contrastant avec l'indolence habituelle du lupus. Elle s'accompagne bientôt de l'adénopathie caractéristique. Sa marche est souvent rapide, et la cachexie précoce.

Diagnostic. — D'ordinaire assez facile, le diagnostic repose sur la lenteur de l'évolution, la résistance aux traitements, la tendance cicatricielle, la repullulation de nodules dans la cicatrice ; enfin et surtout sur la constatation du *tubercule willanique* : on ne confondra pas celui-ci à la vitropression, avec des taches jaunes de lentigo, des macules pigmentées cicatricielles, des croûtelles ou de grosses vésicules eczémateuses incluses dans un épiderme épais (il suffira pour cela de le gratter ou dilacérer avec un scarificateur).

Pour peu qu'on puisse suivre quelque temps un lupus, il est facile d'éliminer toutes les dermatoses superficielles, rapidement modifiées et décapées, sinon guéries : *eczéma* impétiginisé ou non, *impétigo*, *ecthyma*, *pityriasis*, *psoriasis*. Les *acnés* vraies se distinguent assez facilement des variétés acnéiformes du lupus ; de même les diverses *folliculites*, qui prêteraient plutôt à la confusion avec des tuberculides ; il existe pourtant des folliculites dépilantes qui méritent le nom de *sycosis lupoïdes* (V. Folliculites).

D'autres affections lupiformes sont rares : l'*actinomycose*, avec ses localisations, ses fistules, ses grains jaunes dans le pus, est justiciable de l'examen microscopique qui révélera les grains et crosses caractéristiques ; on recourra au sérodiagnostic de Widal et Abram : de même les *blastomycoses* seront d'ordinaire faciles à reconnaître par l'examen direct du pus, par la biopsie, la culture et l'inoculation intrapéritonéale au rat. La *sporotrichose* de De Beurmann (v. c. m.) ne simule guère le lupus que dans une forme assez rare, à petits abcès (Danlos, Balzer). L'inoculation des lésions suspectes de *morve* dans le péritoine du cobaye mâle, détermine une orchite caractéristique. — Le *rhinosclérome* constitue une plaque dure, ligneuse, indolente, à bord net sans réaction autour. Le *bouton d'Orient* [(d'Alep, de Biskra, etc. (v. c. m.)] ne s'observe guère chez nous et est caractérisé par ses parasites.

Il en est de même de la *lèpre*, dont les gros tubercules fauves, durs, anesthésiques, sont décrits à leur place (v. c. m.) et contiennent en abondance les bacilles de Hansen.

En fait, dans la pratique, c'est avec deux affections que se pose le diagnostic : l'*épithélioma*, que son bourrelet dur, perlé, son fond rouge, grenu, saignottant, ses douleurs spontanées, etc., rendent la plupart du temps facile à reconnaître ; une biopsie tranche d'ailleurs la question, sans parler de la radiothérapie : puis surtout et presque toujours, la *syphilis*. Nous ne pouvons songer à faire entre les deux maladies un parallèle détaillé, dont les éléments se trouvent d'ailleurs dans différents chapitres de cet ouvrage. Les caractères essentiels des lésions syphilitiques, opposés à ceux du lupus, sont les suivants :

1º Localisations plus variées, sans prédilection pour les régions découvertes. Multiplicité plus fréquente et dissémination plus grande ; lésions muqueuses, buccales et génitales, accompagnant des lésions cutanées éloignées ;

2º Systématisation plus marquée : agmination en grains de plomb, circination (grands arceaux, cercles incomplets). Tubercules plus saillants, plus secs, d'un rouge brun, brillant, cuivré, opaque, indolents à la pression ; infiltration plus ferme. Ulcérations cratériformes, bords à pic. Limites plus nettes ; la peau alentour est saine, à peine rosée ;

3º Marche rapide, se comptant par mois et non par années ; en quelques semaines, la syphilis fait de grands dégâts. Si certains placards durent des années, ils se modifient sans cesse, gagnant d'un côté alors qu'ils guérissent de l'autre. Les cicatrices sont arrondies, belles et fines, pigmentées ; on n'y observe pas de repullulation.

En cas de doute, on possède deux ressources : le *traitement d'épreuve*, qui, suffisamment énergique, modifie d'une façon non ambiguë les lésions syphilitiques (il ne faut pas oublier qu'au début il peut sembler agir sur un lupus, mais cette action est éphémère) ; puis la *biopsie* et surtout l'*inoculation* au cobaye : cette inoculation est facile, à la portée de tous, et donne des résultats précis. Elle se pratique soit sous la peau de la cuisse, soit dans le péritoine, où l'on insère un morceau prélevé dans la zone active des lésions et aussi gros que possible (jusqu'à 7 et 8 millimètres). Les poils de la face interne de la cuisse du cobaye étant épilés, la région passée à la teinture d'iode, on incise la peau aux ciseaux, et, avec une sonde cannelée ou l'extrémité des ciseaux fermés, on fait, dans le tissu sous-cutané, un canal remontant vers l'abdomen ; c'est là qu'on pousse le fragment lupique, aussi loin que possible, après quoi on suture avec un fil bouilli. Il n'y a plus qu'à observer l'animal, isolé dans une cage désinfectée. La plaie peut suppurer les jours suivants, par infection secondaire, mais elle se répare, et ce n'est que trois semaines après qu'apparaît l'ulcère tuberculeux typique, dont le pus contient des bacilles constatables par l'examen direct ; puis survient l'adénite inguinale, le plus souvent suppurée ; les chaînes ganglionnaires se prennent de proche en proche et la tuberculose se généralise. Il arrive encore que l'ulcère, apparu de même vers la 5ᵉ semaine, dure peu, ne s'accompagne pas de suppuration ganglionnaire ; et pourtant, si l'on sacrifie l'animal au bout de deux à trois mois, on constate une tuberculose viscérale. Enfin, dans certains cas, la tuberculose se développe de même sans qu'il y ait eu de lésion locale. — A ces moyens il faut ajouter l'*injection de tuberculine* ; longtemps abandonnée chez nous, elle est fort employée en Allemagne ; il faut s'efforcer d'obtenir seulement une réaction locale par de très petites doses de tuberculine ancienne ou nouvelle TR de Koch ; des cicatrices sans lupomes apparents réagissent souvent à cette épreuve relevant des nodules prêts à récidiver. . On lui substitue volontiers aujourd'hui l'*intradermoréaction* ou la *cutiréaction* locale, qu'il est facile d'obtenir sur la lésion suspecte elle-même (de Beurmann et Gougerot).

Il nous resterait à parler du diagnostic entre le lupus vrai et les autres formes de *tuberculose cutanée*, diagnostic basé surtout sur la présence ou l'absence du tubercule lupique. On pourra, sans que nous insistions, se reporter aux chapitres où ces tuberculoses sont décrites [V. Lupus érythémateux et peau (Tuberculose)].

Nous avons dit combien serait difficile le diagnostic du *lupus des muqueuses*, n'étaient des lésions cutanées qui l'accompagnent presque toujours : rappelons seulement l'importance essentielle qu'il y a à le rechercher et à le traiter, en présence d'un lupus de la face.

Traitement. — On ne saurait trop insister sur l'importance capitale d'un *diagnostic précoce* : un lupus débutant, encore peu étendu, est facile et rapide à guérir, alors que les lupus négligés pendant des années, étendus à toute la face, envahissant les conjonctives, les muqueuses nasale et buccale, sont très longs, très difficiles à guérir, parfois même incurables, et déterminent des délabrements définitifs (cécité).

En présence d'une lésion tuberculeuse comme le lupus, dans l'éclosion de laquelle l'état général joue un rôle indéniable, on ne saurait négliger le *traitement général* ; c'est d'ailleurs celui qui convient à toutes les tuberculoses locales ; cure de repos, d'air, d'altitude ; cures marines ou hydrominérales salines (Salies, Salins), sulfosalines ou sulfureuses (Uriage, Saint-Gervais, Luchon), salines arsenicales (La Bourboule). Huile de foie de morue, créosotée ou non ; arsenicaux, parfois associés au fer suivant la formule de Hebra :

> Liqueur de Fowler . . . . 4 grammes.
> Teinture de malate de fer. . . . . 60 —
> Eau de menthe . . . . 120 —
> M. S. A. — Deux cuillerées à soupe par jour.

les iodiques, et particulièrement le sirop iodo-tanique :

> Biphosphate de chaux . . . . 15 grammes.
> Liqueur de Pearson . . . . 10 —
> Sirop iodo-tanique . . . . 300 —
>   (Gaucher.)

L'iodoforme ; l'huile créosotée en injections sous-cutanées à haute dose. En somme, tous les toniques peuvent trouver leurs indications, suivant les cas.

On a remarqué que l'huile créosotée, administrée à dose forte, déterminait au niveau du foyer lupique des phénomènes congestifs qui ne sont pas sans analogie avec la réaction locale à la tuberculine ; de même le gaïacol, le thymol. Cette réaction est bien plus marquée encore avec des substances expérimentées plus récemment en Allemagne, et dont les effets curatifs sont d'ailleurs douteux : telles la thiosinamine, la nucléine.

La cantharidine (Liebrech) est un remède dangereux, qui n'a pas donné les bénéfices annoncés par ses promoteurs. Signalons enfin les tentatives de traitement mercuriel appliqué au lupus, surtout au moyen d'injections de calomel : il ne semble pas que dans le lupus vrai, sans mélange de syphilis, ce traitement puisse être avantageux; Darier lui attribue pourtant « des améliorations surprenantes » encore que très infidèles.

De grands espoirs avaient été conçus à la suite des travaux de Koch sur l'emploi des poisons du bacille tuberculeux. On sait comment sa première tuberculine (alttuberculin), après avoir été expérimentée sans ménagements, fut abandonnée peut-être d'une façon excessive. Neisser, pourtant, la préconise encore, il commence par des doses aussi petites que possible pouvant déterminer une réaction locale (1/100 milligr.) qu'il augmente peu à peu; quelques cas où le traitement local est impossible au début, y deviendraient ainsi accessibles. Darier a repris les injections de vieille tuberculine, à doses croissantes jusqu'à 1/2 milligramme et même 5 milligrammes; il a obtenu parfois « des résultats favorables extrêmement rapides ». La tuberculine nouvelle est un moyen infidèle, parfois dangereux, capable pourtant de procurer des améliorations; au surplus son utilité diagnostique ne saurait être contestée. La question mérite donc de nouvelles études.

Quoi qu'il en soit de tous ces traitements anciens ou nouveaux, ils ne sauraient jamais suffire : aucun n'est apte à guérir à lui seul un lupus; et l'on ne peut les considérer que comme des adjuvants du *traitement local*, lequel reste le traitement par excellence du lupus.

Les méthodes de traitement externe sont innombrables; nous n'en pouvons retenir que quelques-unes, parmi les plus indiscutées. Suivant l'usage, et malgré le caractère assez artificiel de cette classification, nous les diviserons en méthodes *sanglantes* et *non sanglantes*, — chacune de ces divisions comprenant d'ailleurs des *procédés rapides* et des *procédés lents*.

1° **Méthodes sanglantes.** — Ce sont les essais de cure radicale par extirpation ou par raclage, — et la méthode lente des scarifications.

L'*extirpation au bistouri*, séduisante au premier abord, s'est montrée moins sûre et moins radicale qu'elle ne paraît, au point qu'elle était tombée dans un oubli excessif. On l'en a tirée dans ces dernières années, grâce à de notables perfectionnements de technique (Lang, Nélaton, Morestin) : asepsie préalable rigoureuse, exérèse d'une zone saine suffisante autour du foyer tuberculeux, précautions pour empêcher le contact, avec la plaie, des parties enlevées ou du sang qui en découle ; après l'enlèvement, suture si possible, ou bien l'on applique les procédés modernes de greffe ou d'autoplastie. Il importe de surveiller étroitement la cicatrisation et de réprimer *ab ovo* toute repullulation. Ainsi employée, l'extirpation peut donner de beaux résultats, surtout contre des lupus de peu d'étendue. Il peut être utile de pratiquer auparavant l'épreuve de la tuberculine afin de juger de l'étendue exacte des lésions.

Le *raclage chirurgical* se fait avec la curette de Volkmann, avec les cuillers fenêtrées de Besnier ou les petites curettes semi-lunaires de Vidal. La curette enlève tout le tissu morbide, si facile à reconnaître à sa mollesse, et ne s'arrête qu'aux parties saines qu'elle ménage soigneusement; le travail de la grosse curette est complété par l'évidement des anfractuosités à la petite curette. L'hémorragie est facile à arrêter par la compression ouatée ou à l'aide du thermo-cautère. Il est avantageux de cautériser la surface cruentée au chlorure de zinc (déliquescent ou à 1/5). Il faut « diriger » la cicatrisation, réprimer tout bourgeonnement au moyen du nitrate d'argent. Cette méthode est rapide, mais ses résultats esthétiques sont souvent médiocres; aussi s'applique-t-elle surtout aux lupus des parties couvertes. Presque toujours elle doit être combinée aux autres méthodes, aux cautérisations notamment.

Les *scarifications linéaires quadrillées* se pratiquent à l'aide du scarificateur de Vidal; la façon d'opérer se trouve décrite ailleurs (V. Scarifications). Elles doivent diviser et dilacérer le tissu malade dans toute son épaisseur. Au bout de cinq à dix séances, on a en général réduit les infiltrats diffus, on est arrivé à la « période des tubercules isolés » (Vidal, Brocq), que l'on attaque de même individuellement, ou que l'on détruit en y tournant le scarificateur comme une vrille (Brocq), ou même en y introduisant un crayon de nitrate d'argent. Ces tubercules vaincus, il faut encore longtemps se méfier des lupomes cachés dans les cicatrices, et qui exigent parfois le curettage et la cautérisation. Enfin, dans la « période de perfectionnement », on poursuit les derniers nodules et l'on améliore la cicatrice. Les séances sont répétées tous les huit jours; deux séances suffisent pour couvrir les lupus étendus. On peut combiner les scarifications aux pansements permanganatés suivant la méthode de Butte. C'est une excellente méthode, n'exigeant aucun appareil coûteux et accessible aux praticiens isolés; comme résultats esthétiques, en dehors de la photothérapie, aucun procédé ne lui est comparable. Son seul inconvénient réside dans le nombre énorme de séances, un peu douloureuses, que nécessite un lupus de moyenne étendue. Néanmoins les formes bourgeonnantes (lupus vorax) sont modifiées par elle avec une rapidité merveilleuse.

2° **Méthodes non sanglantes.** — Elles comprennent des procédés de destruction rapide ou de modification lente, soit à l'aide de topiques, soit à l'aide de la chaleur. Nous ne ferons que mentionner les *injections hypodermiques locales* de glycérine iodée, naphtol camphré, chlorure de zinc (méthode sclérogène de Lannelongue), etc., — puis le *massage* (Unna) ou le pétrissage (Jacquet), qui ne sont pas sans dangers. — enfin les *topiques non caustiques*, huile de foie de morue, gaïacol, etc. — Quant aux *caustiques chimiques*, tous ont été essayés. Les plus violents (pâte de Vienne, de Canquoin, etc.), brutaux et aveugles, sont à peu près abandonnés; on leur a préféré la glycérine iodée, la pommade au biiodure de mercure et à l'iodure de potassium (Hardy, Lailler), le monochlorophénol en solution à 20 pour 100 dans l'alcool absolu sous forme de badigeonnages légers (Gaucher) et surtout l'application sur la plaque lupique *bien asséchée* de badigeonnages avec 25 gr. de phénol pur anhydre dissous dans 5 c. c. d'alcool éthylique pur à 95°, répétés tous les 3 ou 4 jours, dans les jours intercalaires, on panse avec l'huile phéniquée à 12 pour 100 (Billet, Gaucher). L'acide lactique est utile contre le lupus des muqueuses; comme la résorcine, la créosote, l'acide salicylique, la chrysarobine et l'acide pyrogallique, il sert d'adjuvant aux méthodes sanglantes. De même le permanganate de potasse en poudre (Kaczanowski) ou en solutions fortes à 5 pour 100 et au-dessus après scarifications (Butte, Hallopeau), récemment vanté.

En France, les caustiques ont été à peu près abandonnés pour la *cautérisation thermique* : l'*air surchauffé* à 300 ou 400°, suivant la méthode de Hollænder, semble susceptible d'intéressantes applications. Peut-être remplacera-t-il un jour dans nombre de cas le *thermo-cautère*, d'usage général aujourd'hui. Celui-ci sert surtout à la destruction en masse du tissu malade, il convient aux petits lupus, et là où il importe peu de créer une cicatrice visible. La méthode des scarifications ignées en masse (Loin) est rapide, mais applicable surtout aux parties couvertes : elle consiste à diviser toute l'épaisseur de la masse lupique, par des incisions parallèles faites au galvano-cautère, distantes d'un demi-centimètre, et recoupées par d'autres hachures perpendiculaires.

Le procédé le plus employé à l'heure actuelle, et qui est devenu un traitement courant, c'est la *galvano-cautérisation* telle que l'a réglée Besnier. Avec la pointe fine du galvano-cautère, — ou avec des pointes multiples (grilles), — portées au rouge sombre pour éviter toute hémorragie, on couvre toute la zone malade, en empiétant tout autour de quelques millimètres sur les parties normales, de ponctuations séparées, distantes d'un ou deux millimètres ; elles doivent traverser tout le tissu morbide et pénétrer d'un ou deux millimètres en tissu sain, ce qu'indique à la main la résistance de celui-ci succédant à la mollesse du premier. Les séances sont renouvelées, sur un même point, tous les quinze à vingt jours ; bien qu'un pansement ne soit pas indispensable après chacune, il est bon de calmer l'irritation au moyen de compresses humides, puis, jusqu'à la veille de la séance suivante, on emploiera avec avantage les pansements humides au permanganate de potasse en solution aqueuse ou alumineuse (Danlos), d'abord à 1/1000, puis de plus en plus forte. On se gardera d'appliquer des morceaux d'emplâtre de Vigo ou d'emplâtre rouge de Vidal.

3° **Agents physiques**. — Aux méthodes non sanglantes se rattachent encore les agents physiques (autres que la chaleur) qui ont pris dans ces derniers temps une réelle importance en thérapeutique.

L'électrolyse n'a donné que peu de résultats ; des courants de haute fréquence et de haute intensité, la « fulguration », suivant la méthode de Keating-Heart, les résultats sont encore à l'étude, et semblent discutables.

Les *rayons X* n'ont actuellement fourni que des succès inconstants, obtenus souvent aux prix de radiodermites qui laissent des traces peu esthétiques. Bien que sans action microbicide vraie, ils semblent néanmoins avoir une réelle efficacité dans certains cas de lupus. Ils conviendraient surtout, d'après Brocq, « dans les cas graves, étendus, avec infiltration profonde, dans ceux où les autres procédés ont échoué » et modifieraient tout particulièrement le lupus scléreux ; par contre, ils seraient peu indiqués dans le lupus plan, non ulcéreux (Holzkneckt). Leur emploi prolongé semble favoriser le développement de l'épithéliome. Récemment Broca, frappé des inconvénients des petites doses répétées, a appliqué au lupus, comme à d'autres affections, des doses massives plus actives, mais nécessitant un ensemble de précautions spéciales pour éviter les accidents [Méthode des « doses fractionnées », V. Peau (Tumeurs)]. Pour le lupus, il commence par une dose de 8 H environ, en limitant avec soin au minium le contour de la lésion ; après deux ou trois séances espacées d'un mois, les lésions fondamentales (nodules) restent isolées : on les traite au moyen de doses de 12 à 15 H. Pareil procédé nécessite bien entendu une grande compétence et une extrême prudence. — Les applications de *radium* n'ont pas, jusqu'ici, donné de résultats supérieurs ni même égaux à ceux des rayons X ; l'injection de solutions radifères est encore à l'étude (Claude).

Quoi qu'il en soit, c'est la *lumière* qui paraît jusqu'à présent l'agent le plus efficace pour la cure du lupus : la *photothérapie* peut être considérée, depuis les beaux travaux de Finsen (de Copenhague), comme la méthode de choix, celle qui procure les plus belles cicatrices, fines et souples, celle qui donne le moins de récidives. Malheureusement, elle nécessite une installation spéciale et coûteuse, surtout si l'on veut employer le grand appareil de Finsen, pour 3 ou 4 personnes.

Schjörring, de Copenhague, construit un appareil de Finsen-Reyn, pour une seule personne, lequel coûte environ 850 francs, nécessite une canalisation d'eau et un courant de 70 ampères et de 50 volts. Il faut en outre un personnel spécial et bien dressé : beaucoup d'insuccès viennent de fautes de technique, notamment de la négligence avec laquelle sont faits le centrage et la tenue du compresseur.

Enfin c'est un traitement fort long : chaque séance durant une heure. Finsen compte en moyenne 59 séances pour un petit lupus, 108 pour un moyen, 173 pour un grand. Darier évalue à 200 ou 300 le nombre des séances nécessitées pour un lupus de moyenne étendue. Chaque séance ne traite en effet qu'un rond de 15 millimètres et le « traitement principal » doit couvrir toute la surface ; il exige, d'après Finsen, une moyenne de quatre mois et demi de séances quotidiennes. Le malade revenant quinze jours après, on complète la cure par des « traitements secondaires » des points malades ; soit en tout une moyenne de six mois, trop souvent dépassés en pratique. Malgré tout, c'est un traitement supérieur à tous les autres, et le seul qui vienne à bout de certains lupus rebelles ; c'est celui qui devrait être appliqué dans tous les centres pourvus d'hôpitaux spéciaux et pour tous les lupus débutants. Il est indubitable que les résultats de cet appareil sont supérieurs à ceux des appareils simplifiés de Lortet et Genoud.

L'emploi des lampes de quartz, à vapeurs de mercure (Kromayer), d'invention plus récente, est encore à l'étude dans le traitement du lupus.

Un mot, pour terminer, sur le *lupus des muqueuses*. Il est, lui aussi, justiciable du curettage, des scarifications, et surtout du galvano-cautère ; les divers topiques y sont plus efficaces que sur la peau : acide lactique, naphtol camphré, nitrate d'argent, éther iodoformé, stérésol, etc. Son traitement est en général l'affaire du rhino-laryngologiste.

Nous conclurons qu'il ne faut pas être exclusif. C'est de *l'emploi combiné de toutes ces méthodes* que l'on retirera les meilleurs résultats : nettoyage préalable avec le permanganate, gros traitement au galvano-cautère, per-

fectionnement au scarificateur (excellent aussi contre les formes bourgeonnantes). Finsenthérapie quand elle est possible.

Il importe d'ailleurs de diviser les lupus en deux catégories, suivant
qu'ils siègent sur les *parties couvertes* ou sur les *régions découvertes* et
surtout la face. Les premiers supportent des interventions brutales (ablation, destruction en masse par grattage ou cautérisation) qui en réduisent
notablement la durée. A l'égard des seconds, au contraire, il importe avant
tout d'obtenir un résultat esthétique satisfaisant, que donne parfois l'ablation chirurgicale, mais plus souvent une des méthodes lentes (ignipuncture, scarifications, Finsen).

De toute façon, il est plusieurs principes qu'on ne doit jamais oublier :
1° tout traitement nécessite une extrême patience, une longue persévérance,
aidées par la confiance du malade ; 2° on doit imposer aux malades un traitement énergique des localisations muqueuses, sinon la récidive est de règle ;
3° le lupus doit être traité jusqu'à guérison complète de tous les foyers ;
4° tout lupique considéré comme guéri doit être longtemps surveillé, pour
que la repullulation, toujours possible, soit arrêtée dès son début.

En terminant, nous insistons encore une fois sur la *nécessité d'un diagnostic précoce*, qui permettant d'agir sur un lupus récent, peu étendu,
rendra le traitement facile et rapide.   *M. SÉE et GOUGEROT.*

LUPUS ÉRYTHÉMATEUX. — A côté du lupus de Willan, on classe une autre
dermatose déterminant, elle aussi, des infiltrats à tendance cicatricielle.
Elle est connue, depuis Casenave (1851), sous le nom de *lupus érythémateux*; mais les nombreuses dénominations qui lui ont été appliquées suffi-
raient à montrer combien sa nature a été discutée : *flux sébacé* et *folliculite*
pour Rayer, 1827; *érythème centrifuge* et *dartre rongeante qui détruit en
surface* pour Biett; *ichtyose spéciale* pour Bateman; *herpès crétacé* de Devergie; *seborrhœa adultorum* de Fuchs; *séborrhée congestive* de Hebra, 1845;
scrofulide érythémateuse de Bazin; *ulérythème centrifuge* de Kaposi, Unna ;
erythema atrophicus de Malcolm Morris). Trois ordres de phénomènes la
caractérisent : 1° des phénomènes vasculo-conjonctifs, représentés principalement par un érythème accompagné d'infiltration plus ou moins nette;
2° des phénomènes épithéliaux d'hyperkératose, surajoutés aux précédents,
qui les débordent toujours (hyperkératose diffuse en surface et hyperkéra-
tion ponctuée ou *cônes*) ; 3° des phénomènes de régression cicatricielle consécutifs. Une partie de ces phénomènes peut faire défaut : l'érythème seul
est constant. *Anatomiquement*, ces symptômes traduisent « une infiltration
cellulaire s'étendant plus ou moins profondément dans le derme, pouvant
atteindre et même dépasser le plan des glandes sudoripares ; elle se groupe
de préférence autour des vaisseaux auxquels elle forme de vrais manchons,
surtout dans la couche sous-papillaire ; elle est composée de cellules fixes
du tissu conjonctif, de lymphocytes, de plasmazellen, de mastzellen. Les
vaisseaux présentent des altérations marquées.... Le tissu élastique s'atrophie
peu à peu.... Les lésions de l'épiderme sont secondaires; elles consistent
essentiellement en hyperkératose généralisée et atrophie de toutes les
autres couches épidermiques ». (Pautrier.)

La nature de cette affection a été très contestée. Besnier « revendique sans restriction l'origine bacillaire »; il a entraîné l'école française. Mais presque tous les étrangers (sauf Boeck, de Christiania) refusent d'adopter sa thèse. Pour Neisser, Lassar, Jadassohn, il s'agit d'une angionévrose spéciale, de nature encore indéterminée, mais non tuberculeuse. Brocq, Gaucher (s'appuyant sur les recherches de séro-agglutination de Paris et Dobrovici), distinguent dans le lupus érythémateux deux formes, l'une fixe, l'autre mobile; ils croient la première bacillaire, la seconde serait toxi-infectieuse, non tuberculeuse dans certains cas.

Les arguments de Besnier et de son école sont les mêmes qui servirent à démontrer la nature tuberculeuse du lupus de Willan : antécédents héréditaires et personnels des malades, tuberculose dans leur famille et leur descendance; coexistence chez eux de tuberculoses extra-cutanées (plus fréquentes même que dans le lupus de Willan); mort précoce et par tuberculose pulmonaire; fréquence de la tuberculose latente décelée par le séro-diagnostic (Gaucher, Sabaréanu et Paris); coexistence d'autres tuberculoses cutanées; association avec le lupus de Willan, plus fréquente que celle d'aucune autre dermatose; transformation sur place en celui-ci; existence de formes mixtes (lupus érythémato-tuberculeux) créant toutes les transitions entre les deux affections; développement d'adénites tuberculeuses régionales (Gaucher); développement d'un lupus érythémateux autour d'une fistule cicatrisée de suppuration tuberculeuse (Darier).

A ces arguments, on objecte : 1° l'absence de lésions histologiques spécifiques de follicules et de cellules géantes; 2° l'absence de bacilles colorables; 3° le résultat d'autopsies où nul foyer tuberculeux ne put être décelé (Jadassohn, Gunsett); 4° l'inoculation négative au cobaye; 5° l'inconstance de la réaction à la tuberculine.

Ces objections ne sont pas sans réplique : 1° Hallopeau (Congrès de Londres, 1896) avait essayé d'expliquer l'absence des follicules tuberculoïdes et des bacilles en proposant la théorie des *toxituberculides* : d'un foyer profond, latent ou connu, partiraient des toxines solubles, véhiculées par le torrent circulatoire, qui détermineraient les lésions cutanées. Mais les travaux d'Arloing et Courmont, d'Auclair, ont montré qu'il ne fallait pas exagérer le rôle des toxines solubles du bacille de Koch; ses poisons les plus actifs semblent être des toxines insolubles adhérentes. A la théorie des toxituberculides a donc été substituée, pour le lupus érythémateux fixe comme pour les autres tuberculides. la conception des *tuberculoses atypiques*, à bacilles rares ou atténués (Haury, Darier, Leredde, Gougerot) [V. Peau (Tuberculose)]. — En revanche, les lésions sont peut-être moins banales qu'on ne l'a dit. Audry, en multipliant les coupes, a pu exceptionnellement trouver des cellules géantes; et ne sait-on pas qu'entre le lupus érythémateux le plus pur et le lupus tuberculeux le plus évident, existent tous les intermédiaires : les lupus érythémato-tuberculeux? En outre, s'il est vrai que la cellule géante n'est nullement pathognomonique de la tuberculose et appartient à une foule de processus chroniques, il est certain que la tuberculose ne se traduit pas toujours par le follicule classique : elle détermine dans nombre de cas des infiltrations à tendance scléreuse, très analogues à celle qui nous occupe. On connaît bien aujourd'hui ces bacillo-tuberculoses auxquelles manque la caractéristique histologique ancienne, ces *bacillo-tuberculoses non folliculaires* (Landouzy) dont la thèse de Gougerot a réuni les faits anciens et des faits nouveaux démonstratifs. — 2° L'absence des bacilles colorables dans les coupes est un argument qui perd beaucoup de sa force, quand on se rappelle la quasi-impossibilité de déceler des bacilles dans le lupus willanique.

3° Les résultats négatifs d'autopsies ne sont pas probants, la connaissance des tuberculoses curables leur enlèverait une grande partie de leur valeur, lors même qu'il aurait été déjà tenu compte, en les publiant, des tuberculoses non folliculaires, et qu'ils auraient été étayés sur des épreuves d'inoculations négatives. Enfin, le lupus ne peut-il être l'unique foyer bacillaire, comme l'était le lupus willanique dans une observation de Gougerot? — 4° Le lupus érythémateux peut être, par exception, inoculé au cobaye (2 cas de Gougerot); les très nombreux cas contraires s'expliquent peut-être par la mort du bacille, et, d'ailleurs, l'inoculation du lupus vrai échoue dans plus du tiers des cas (Darier). — 5° Landouzy, Gougerot, ont eu quelques résultats positifs par la sous-cutiréaction tuberculoïde. De Beurmann et Gougerot par la cuti-réaction locale (c'est-à-dire faite sur la lésion même) ont observé des réactions nettes; les cas négatifs auraient peut-être réagi à des inoculations de doses croissantes, ainsi que Darier l'a vu pour le lupus willanique.

Un argument puissant en faveur de la nature bacillaire du lupus a été fourni par Gougerot et Laroche, qui ont reproduit sur la peau du cobaye des lésions ébauchant quelques-unes des réactions du lupus érythémateux. Chez un tuberculeux de Beurmann et Gougerot ont vu un érythème squameux né autour d'une violente cuti-réaction ressembler à un lupus érythémateux spontané.

Ajoutons enfin que les auteurs qui rejettent la théorie tuberculeuse ne mettent à sa place que des hypothèses extrêmement vagues.

Après ce qui précède, nous avons peu de chose à ajouter sur l'**étiologie** du lupus érythémateux. Les statistiques nous montrent la même « ambiance » tuberculeuse que dans le lupus vrai; Besnier a même prouvé que la fréquence des localisations tuberculeuses y était plus grande. Si le lupus de Cazenave existe à tout âge, il est surtout une maladie de l'adulte; si les deux sexes y sont sujets, la femme y est plus exposée; on l'observe à la campagne plus qu'à la ville : toutes conditions contraires à celles que nous a offertes le lupus vulgaire. La forme symétrique, en papillon, est souvent juvénile et surséborrhéique.

Symptomatologie. — Le lupus érythémateux forme une ou plusieurs plaques grandes ou petites, à contour net et généralement irrégulier, symétriques ou semées sans ordre, siégeant surtout sur les parties découvertes et dans l'immense majorité des cas sur la face.

Les éléments symptomatiques qui nous ont servi à caractériser l'affection, s'y associent dans les proportions les plus variées : d'où un polymorphisme extrême d'un cas à l'autre. Tantôt les altérations prédominent dans le système vasculaire du derme vague, tantôt elles se limitent plus particulièrement aux appareils différenciés : d'où la division admise par Besnier, en deux types *vasculaire* et *folliculaire*. Brocq se fonde sur l'évolution pour distinguer le *lupus érythémateux fixe* et l'*érythème centrifuge*. Nous étudie-

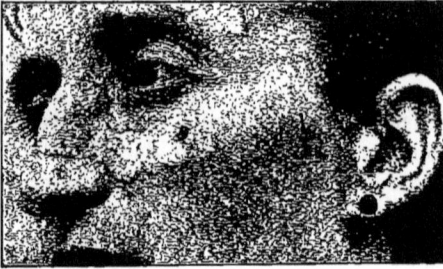

rons séparément ces deux formes, — après quoi nous dirons un mot de quelques variétés plus rares ou plus spéciales (*lupus généralisé, lupus pernio, lupus érythémato-tuberculeux*, etc.), — en remarquant du reste que toutes sont reliées les unes aux autres par une infinité d'intermédiaires.

Fig. 47. — Lupus érythémateux, en petites plaques. Herpès crétacé Darier, *Précis de Dermat.*).

1° **Lupus érythémateux fixe.** — C'est la forme par excellence, celle dont personne ne conteste l'individualité; aussi la prendrons-nous pour type. Ses taches arrondies (*lupus discoïde*), disséminées ou confluentes, sont situées sans symétrie sur le nez, le front, les joues, le cou, sans prédilection pour telle ou telle région de la face. Au contraire du lupus de Willan, elles sont fréquentes au cuir chevelu, où celui-ci est tout à fait exceptionnel. On les voit encore à la face dorsale des mains, très rarement sur le tronc et les membres inférieurs.

La lésion fondamentale est l'*érythème*; les plaques sont rouges, unies ou parsemées de petites dilatations vasculaires; elles pâlissent à la pression, qui souvent est douloureuse. Le doigt passé sur le bord y sent une légère saillie, et la palpation démontre une *infiltration* variable, parfois profonde et comparable à celle du lupus vrai. Sur ce fond congestif, existe une *hyperkératose* qui peut masquer plus ou moins l'érythème, mais que celui-ci déborde toujours, formant une lisière qui indique la zone d'extension centrifuge. L'épiderme épaissi, granité, sec, d'un blanc terne et sale, se détache en squames dont l'aspect est des plus variables : tantôt fines, minces, tantôt plus larges, lamelleuses, ponctuées extérieurement de dépressions qui marquent les orifices folliculaires, tantôt épaisses, dures, blanches, plâtreuses, elles sont dans tous ces cas extrêmement adhérentes; elles le sont moins lorsqu'elles sont d'aspect gras, séborrhéique. Leur face profonde est hérissée de prolongements coniques, villeux, qui pénètrent dans les orifices sébacés et sudoripares. Dans certaines formes, l'hyperkératose se cantonne à ces orifices : elle ne se voit alors que sous forme de ponctuations blanchâtres, piquetant l'épiderme lisse; ou bien les pores élargis en cratères, à bords surélevés, contiennent des cônes cornés, des masses adhérentes. — Dès que la plaque vieillit, — et peu importe sa grandeur, car il en est de développement rapide ou lent, — ces lésions se modifient, elles ne restent telles que sur une bordure large ou étroite; le centre se déprime, restant parfois rouge, se décolorant plus souvent, blanchissant et prenant un aspect atrophique : la *cicatrice* se constitue, sans ulcération préalable. Elle est nettement déprimée, au-dessous de la peau saine, généralement blanche, lisse, mince et souple; les îlots cicatriciels sont souvent disséminés et petits, alors voilés par l'érythème.

Ainsi, la plaque adulte montre une zone centrale cicatricielle, qu'entoure une zone kératosique ponctuée, et plus extérieurement une zone rouge. Mais ce schéma est sujet à d'innombrables variations, facile à comprendre après ce qui vient d'être dit. Il est des *variétés épithéliales*, où domine l'élément hyperkératosique, dans ces *lupus acnéiques*, l'hyperkératose folliculaire est au maximum : l'*herpès crétacé* de Devergie en est le type, avec ses plaques déprimées, aussi peu congestives que possible, qu'entoure une bordure saillante, couverte de squames crayeuses extraordinairement adhérentes (fig. 48). — En opposition avec celles-ci sont les *variétés vasculaires* comme les *séborrhées congestives* couvertes de squames grasses et molles, et les variétés mixtes, les plus fréquentes : lupus *érythémato-folliculaire* de Besnier, différant de l'herpès crétacé par ses squames moins plâtreuses, sa congestion plus marquée; *lupus érythémateux profond* de Brocq, à infiltrat épais, rappelant celui du lupus vrai, mais de consistance plus ferme; *forme circinée*, en cocarde, taches à zone centrale déprimée, violacée, qu'entoure un anneau blanc jaunâtre descendant

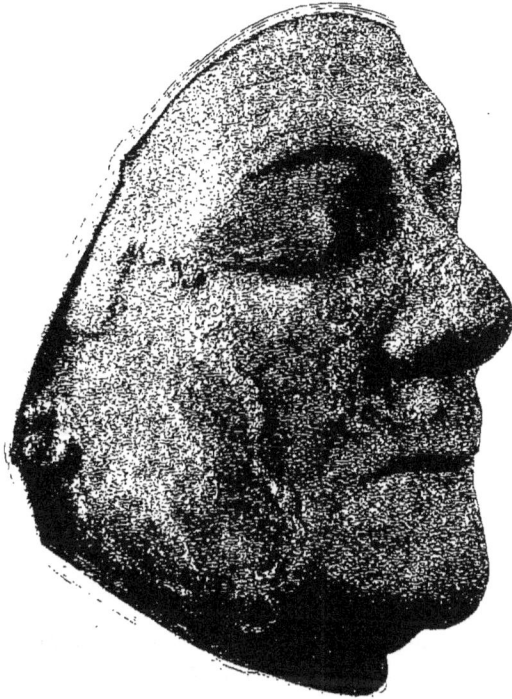

Fig. 48. — Lupus érythémateux fixe, herpès crétacé (Besnier).

en pente douce vers elle et cerné lui-même par la zone de progression avec son lacis vasculaire.

Le lupus érythémateux fixe est très fréquent au *cuir chevelu*, où il affecte la forme d'herpès crétacé et détermine des plaques cicatricielles déprimées, définitivement alopéciques ressemblant parfois à des alopécies sclérodermiques. Il atteint parfois les *muqueuses* buccale, labiale, sous forme de plaques arrondies, kératosiques, blanches, un peu saillantes, non brillantes, rugueuses, difficiles ou impossibles à arracher.

En somme, la caractéristique de ce type est dans sa *marche* lente, — bien que sa progression centrifuge prenne parfois une rapidité relative, — sa persistance presque indéfinie sur la même région, sa ténacité désespérante.

2° **Érythème centrifuge.** — Le *lupus érythémateux mobile, aberrant, fugace*, se distingue au contraire par sa superficialité, sa tendance congestive, sa mobilité et son extension capricieuse : il s'accroît avec rapidité, envahissant en peu de temps de grandes surfaces, tout le visage par exemple ; il se résout parfois avec la même rapidité. La *symétrie* est un de ses caractères essentiels. Sa localisation la plus typique, qui appartient du reste à diverses variétés objectives, est celle qui dessine, de part et d'autre du nez, deux ailes couvrant les pommettes : c'est le *vespertilio* des auteurs.

Les *formes érythémateuses pures* tendent déjà vers les formes généralisées, beaucoup plus rares, que nous décrirons plus loin. Ce sont des plaques rouges, symétriques, à bords circinés, se reproduisant et disparaissant sans laisser de traces. La *variété télangiectasique* confine aux couperoses vraies. En général, on peut percevoir une certaine induration des plaques, dont le centre est un peu déprimé et dont la disparition laisse de l'atrophie cutanée.

Les *formes épithéliales* et *mixtes* établissent le passage vers les lupus fixes : ici existe un certain degré d'hyperkératose, avec desquamation fine (*variété pityriasiforme*) ou lamelleuse et rugueuse (*variété psoriasiforme*); souvent aussi des croûtes grasses sur un fond congestif (*variété séborrhéique*) rappellent la forme analogue de *séborrhée congestive*, plus fixe, décrite ci-dessus.

3° **Lupus érythémateux généralisé.** — Très rare, le *lupus érythémateux généralisé, exanthématique*, comporte : *a*) une *forme chronique*, lente, progressive, à taches multiples disparaissant en laissant des cicatrices; — *b*) une *forme moyenne* où, après un début aigu, les plaques persistent comme dans les autres lupus érythémateux : on peut y rattacher l'érythème polymorphe tuberculeux de Landouzy; — *c*) une *forme aiguë* (Hébra, Kaposi, Hallopeau) débutant par des taches rouges, nombreuses, disséminées partout, bientôt confluentes, saillantes, épaisses, qu'accompagnent des signes généraux graves (40°, symptômes méningitiques, pseudo-rhumatisme, albuminurie, etc.), amenant souvent la mort et, passant exceptionnellement à la chronicité (Gaucher et Paris). Cette forme est proche, par sa généralisation, du pityriasis rubra grave de Hebra dont la nature tuberculeuse semble à présent établie [V. Érythrodermies exfoliantes et Peau (Tuberculose)].

4° **Lupus pernio.** — Nous décrivons ici, comme nous aurions pu le décrire à l'article tuberculides, le *lupus pernio* ; mais actuellement les auteurs allemands le séparent du lupus érythémateux, car sa nature tuberculeuse s'affirme de plus en plus. Il survient chez des sujets lymphatiques, sujets aux engelures, et siège aux extrémités : mains, pieds, nez, oreilles, pommettes. Il simule l'engelure (érythème pernio) mais s'en distingue par sa facilité d'ulcération, sa lenteur à guérir, sa tendance à laisser des cicatrices, même sans ulcération, enfin et surtout par sa persistance en été.

5° **Lupus érythémato-tuberculeux.** — Nous avons dit avec quelle fréquence le lupus érythémateux s'associe aux différentes formes de tuberculose cutanée. Sous le nom de *lupus érythémato-tuberculeux*, où le nodule du lupus vulgaire existe à côté des lésions cliniques du lupus érythémateux. Vidal avait désigné des lupus érythémateux fixes, sans tubercules décelables, qui, sous l'influence de la scarification, prenaient l'aspect du lupus vulgaire par l'apparition du tubercule « sucre d'orge ». Leloir a décrit, sous le nom de *lupus érythématoïdes*, des lupus mixtes, association de lupus vulgaire et de lupus érythémateux.

Évolution. Pronostic. — On voit que l'*évolution* des lupus érythéma-teux ne prête guère à des considérations d'ensemble. Au début, ils ne se manifestent souvent pendant des mois, des années, que par de petites lésions très localisées; puis ils peuvent prendre une extension plus rapide, avec des phases d'activité et de repos, labourer peu à peu de vastes étendues et durer quinze, vingt, trente ans. La guérison laisse presque toujours des cicatrices en rapport avec la profondeur des infiltrations; souvent la maladie dure jusqu'à la mort. C'est donc une dermatose grave; si elle est moins grave localement que le lupus de Willan, elle est plus difficile encore à traiter, elle est trop souvent d'une fixité désespérante et se termine peut-être plus souvent par tuberculose viscérale.

Diagnostic. — Sauf dans le lupus érythémateux fixe, avec ses trois zones et ses ponctuations cornées caractéristiques, le diagnostic est souvent malaisé, tant les signes sont variables.

La rareté des formes généralisées les rend plus difficiles encore à distin-guer des *exanthèmes aigus* (scarlatine, etc.), des *érythrodermies* prémy-cosiques, exfoliantes, etc. Les localisations anormales, les plaques du cuir chevelu (V. ALOPÉCIES), le lupus érythémateux des muqueuses (très rare, plus rarement encore isolé, et pouvant dans la bouche ressembler au lichen plan, avec, en plus, un liséré rouge) sont difficiles à reconnaître s'il n'y a pas consistance de lésions cutanées typiques.

A la face, les formes séborrhéiques se distinguent d'autant plus difficile-ment de la *séborrhée* et des affections qui la compliquent (*acnés rosacées, pityriasis* et *eczémas séborrhéiques, psoriasis*) que, comme celles-ci, elles se développent sur un fond d'hypersécrétion sébacée; la recherche des cica-trices, l'étude des squames adhérentes, sera de première importance. Les lésions de la *syphilis tertiaire* sont cuivrées, papulo-tuberculeuses, à squames larges, non adhérentes, à évolution rapide; elles cèdent au traitement d'épreuve. Mentionnons encore les *kératomes séniles*, l'*herpès circiné tricho-phytique* et la *sclérodermie* en plaques (v. c. m.).

Traitement. — Le traitement du lupus érythémateux est des plus ingrats, des plus difficiles et des plus longs. Dans ses grandes lignes, c'est le même que celui du lupus de Willan, surtout lorsqu'il s'agit des formes fixes. Le *traitement interne*, en pareil cas, est celui que nous avons indiqué. Dans les formes congestives, il faut écarter tout ce qui est capable de faire affluer le sang à la tête, surveiller la menstruation, la digestion, les selles, employer les révulsifs sur les membres inférieurs (bains de pieds sina-pisés, etc.). On a prescrit la quinine, l'ergotine, l'hamamelis virginica, l'arséniate de soude.

Le *traitement local* est le plus important; il doit être mené avec plus de prudence que celui du lupus vrai, au moins pour ce qui concerne les formes vasculaires, congestives et souvent irritables : dans celles-ci, en effet, toute fausse manœuvre expose à des poussées inflammatoires qui vont à l'encontre du but poursuivi. Les *scarifications*, la *galvano-cautérisation*, rendent des services, mais sont notablement moins efficaces que dans les lupus tubercu-leux. En revanche les *caustiques faibles* et les *réducteurs*, toujours insuffi-sants contre ceux-ci, donnent encore ici les moins mauvais résultats :

emplâtres mercuriaux (emplâtre rouge de Vidal et emplâtre de Vigo), — résorcine, acides salicylique et lactique purs ou étendus, — iode (Hardy, Holländer, ce dernier associant les badigeons de teinture d'iode à l'usage interne de hautes doses de quinine), acide acétique glacial et teinture d'iode à parties égales (Besnier) :

Iode	4 grammes.
Iodure de potassium.	8 —
Eau distillée	50 —
	(Hardy).

Iode	} āā 5 grammes.
Iodure de potassium.	
Glycérine.	10 —
(Glycérolé caustique de Richter).	

Acide salicylique.	1 gramme.
Acide pyrogallique.	2 grammes.
Vaseline	20 —
	(Besnier).

Emplâtre salicylé-pyrogallique au 1/10, etc. Le *savon de potasse* est un des meilleurs topiques. On l'emploie pur ou en solution alcoolique. Suivant qu'on l'enlève de suite, qu'on le laisse séjourner plus ou moins longtemps ou qu'on l'étend sur des flanelles, en couche de l'épaisseur d'un dos de couteau, pour servir d'emplâtre, on peut à volonté graduer son action. On commence donc par les applications les plus faibles, répétées jusqu'à irritation légère ; on apaise celle-ci par des topiques calmants, puis on recommence en augmentant un peu la dose ou la durée, et ainsi de suite.

La *photothérapie* est très discutée. Elle donne nombre de succès dans le lupus fixe (Jadassohn), mais n'offre aucune utilité dans l'érythème centrifuge (Brocq).

Les *effluves de haute fréquence* sont à conseiller dans les formes superficielles, dans l'érythème centrifuge. Ils échouent dans le lupus fixe. Gaucher les conseille pourtant dans le lupus du cuir chevelu. Brocq et Bisérié en ont réglé l'emploi : d'abord effluves faibles et courtes séances (trois minutes), pour tâter la susceptibilité ; puis effluves plus puissants, séances allant jusqu'à cinq minutes par placard, deux ou trois fois par semaine au maximum ; attaquer toujours la lésion par les bords, en les dépassant largement. La durée totale du traitement est assez longue, de 25 à 70 séances et plus ; il donnerait des cicatrices remarquables.

Zimmern et Louste ont eu l'idée de *combiner le traitement par l'influence de haute fréquence avec les scarifications* : ils commencent par couvrir la région malade de scarifications quadrillées profondes (la coagulation du sang est empêchée au moyen de compresses imbibées d'une solution de citrate de soude à 6 pour 100) ; elles servent à faire pénétrer l'effluve électrique jusqu'au contact du tissu sain, en se servant de l'électrode condensatrice préalablement aseptisée et excitée par le résonnateur. Il faut employer une intensité moyenne et une aigrette bien fournie ; on parcourt la surface des lésions en dépassant largement leurs limites et, sans cesser d'appuyer le manchon de verre sur les tissus. La durée de la séance est de 2 à 5 minutes pour une surface de 20 c. m. carrés environ.

Ce traitement est, d'après Gaucher, supérieur à tous les autres.

La *radiothérapie* a été vantée, surtout pour les formes profondes; mais elle paraît n'agir de façon sûre qu'en déterminant une radiodermite avec escarre superficielle : on fait absorber en une fois 6 à 10 unités H; il a fallu trois à cinq mois pour guérir l'escarre consécutive, mais le lupus a guéri. Aussi doit-on préférer un traitement moins violent (5 à 6 séances de 5 unités H chacune, espacées de 18 à 20 jours), bien qu'il soit plus lent et peut-être moins sûr (Sabouraud). Pour un placard du cuir chevelu, il faut en général 50 à 55 unités H, en 7 séances (Sabouraud); nous avons vu que Broca ne craint pas, au moins pour les formes fixes, des applications plus énergiques; la question est encore à l'étude. Il en est de même de la *radiumthérapie* : jusqu'ici elle semble plutôt inférieure aux applications de rayons X.

Quelle que soit la méthode choisie, il faut, répétons-le, ne l'appliquer qu'avec circonspection, en se souvenant que le lupus érythémateux, dans ses formes mobiles surtout, demande parfois d'infinis ménagements; certaines formes irritables ne sont qu'aggravées par des traitements intempestifs; et ceux-ci, dans les variétés très superficielles, pourraient faire des dégâts plus grands que n'en aurait causés l'affection elle-même.

Il convient donc de proportionner les moyens à la profondeur des lésions, d'éviter par exemple les caustiques violents lorsqu'il s'agit d'un simple érythème; il faut graduer la force des topiques employés, en n'arrivant aux modificateurs énergiques qu'après avoir essayé des médications moins offensantes, et s'être assuré de la tolérance du sujet.   *SÉE et GOUGEROT.*

LUXATIONS. — On nomme luxation le déplacement permanent des extrémités articulaires dont les surfaces ne se correspondent plus.

1° Les **luxations congénitales** sont préparées pendant la vie intra-utérine par une maladie de la jointure, ou un vice de développement. Nous ne pouvons les étudier en général [V. Nouveau-né (Pathologie)].

2° Les **luxations pathologiques** sont, au dire de Malgaigne, des luxations préparées ou favorisées par un état morbide. On peut les diviser en deux groupes suivant que l'*os est malade* ou que les *lésions des parties molles* sont en cause. Dans le premier rentrent les luxations dans l'*ataxie*, où les déformations osseuses sont massives et diffuses, et dans *la tuberculose*; les destructions osseuses sont ici plus localisées : décubitus ulcéreux, ou pressions localisées des positions vicieuses.

Les lésions des parties molles peuvent être une *distension ligamenteuse*, due à une déformation par trouble évolutif : *genu valgum*, développement inégal des deux os d'un même segment de membre; une *paralysie* ou *atrophie musculaire*, succédant presque toujours à la paralysie infantile et amenant le déplacement articulaire par les antagonistes, une *arthrite* de cause très variable (rhumatisme articulaire aigu, rhumatismes infectieux, puerpéral, des fièvres éruptives..., arthrite tuberculeuse au début avant déformation osseuse). Plusieurs facteurs interviennent dans les arthrites pour déterminer la luxation. L'épanchement articulaire produit un léger degré d'écartement et une attitude vicieuse, toujours la même pour chaque articulation : c'est une attitude de relâchement. Dans cette attitude vicieuse, grâce au ramollissement inflammatoire des ligaments, les muscles contracturés ou prédominants amènent la luxation.

3° Les **luxations traumatiques** ne sauraient être étudiées en général et nous renvoyons pour l'étude particulière aux luxations régionales (V. ÉPAULE, COUDE, etc....).

Complications. — Nous ne voulons dire un mot que des *complications* qui sont communes à la plupart des luxations et qui ne seront pas étudiées pour chacune d'elles.

Les *complications générales* sont le *shock*, dû à l'ébranlement traumatique, le *delirium tremens*, dû à l'état alcoolique du sujet, la fièvre, le tétanos, dus à une inoculation septique.

Les *complications locales primitives* relèvent de la luxation ou de la violence qui l'a produite.

La *contusion* accompagne toute luxation : elle siège au voisinage de la jointure ou à distance, si la luxation est de cause indirecte. Elle s'accompagne de douleur locale, d'ecchymose, parfois d'hématome ou d'épanchement traumatique de sérosité. Tous ces phénomènes s'atténueront et guériront spontanément par le repos. Les éraillures, les éraflures cutanées devront être traitées avec beaucoup plus de soins, de peur qu'elles ne soient le départ d'infections secondaires : un nettoyage soigneux et un pansement sec aseptique suffiront.

Les *luxations multiples*, qu'elles siègent aux deux extrémités du même os, qu'elles soient symétriques ou éloignées et quelconques, sont des complications par la violence des traumatismes qu'elles supposent et les difficultés plus grandes du traitement simultané de ces diverses luxations.

De même la déchirure exagérée des ligaments créant la luxation vague.

Les *fractures concomitantes* des luxations sont des complications ennuyeuses. Siégeant sur la diaphyse, elles enlèvent aux manœuvres de réduction une partie de leur action sur la luxation.

Épiphysaires, elles sont encore plus gênantes. Fissures, elles passent cliniquement inaperçues ; parcellaires, elles détachent un fragment osseux dans la capsule ; ce fragment peut s'opposer à la réduction, ou être le point de départ d'un corps étranger articulaire qui évoluera par la suite. Totales, détachant l'épiphyse luxée, elles font perdre tout moyen d'action sur elle. La luxation est alors presque toujours irréductible : la conduite à tenir est alors délicate [V. ÉPAULE (LUXATION)].

Les *plaies vasculaires* sont très rares. Elles sont produites par la tête articulaire, ou par des esquilles osseuses, ou succèdent à des manœuvres forcées de réduction. Si la lésion est complète, il y a hématome ou anévrisme diffus ; elle se traite alors soit par la compression ou mieux l'intervention opératoire. Incomplète, elle produira, à plus ou moins longue échéance, un anévrisme qu'on traitera pour lui-même (V. ANÉVRISME).

Les *lésions nerveuses* sont des contusions ou des compressions, avec douleurs irradiées ou fourmillement avec anesthésie, qui guériront par simple réduction de la luxation. Il peut y avoir soit lésion plus profonde des tissus nerveux, soit étirement radiculaire à distance, créant des troubles plus localisés et plus persistants qui réclament un traitement variable suivant le degré de la lésion, électrisation ou suture nerveuse.

Les *plaies cutanées* sont ou non en communication avec le foyer de la luxation. Dans le premier cas, la luxation est dite *compliquée*, le sens du terme est restreint et précis comme pour les fractures. Ces plaies dont la gravité est variable suivant l'importance et surtout la profondeur, réclament comme · traitement celui des plaies, c'est-à-dire l'asepsie, mais elles la réclament impérieusement, sous peine de déterminer des infections très graves, souvent mortelles.

Les *complications locales secondaires* ou *tardives* sont les arthrites traumatiques, les atrophies musculaires et les raideurs articulaires qu'on traite par le massage.

La plus grave, c'est la *non-réduction* ; la luxation devient alors une luxation ancienne. La boutonnière capsulaire par laquelle est sortie l'extrémité articulaire se resserre et toute la capsule se rétracte et ne saurait plus contenir la tête. La cavité articulaire abandonnée se rétrécit et parfois se comble en partie. L'extrémité luxée, usée par des contacts anormaux, devient irrégulière et modifie sa forme, et désormais la concordance des surfaces articulaires n'existerait plus, si on les mettait en contact. La tête déplacée finit par user l'os sur lequel elle repose et ainsi se crée une *néarthrose* dans laquelle peuvent se passer des mouvements parfois étendus.

Le traitement de ces luxations anciennes, qu'on trouvera considéré à chaque variété régionale, est variable. Si la néarthrose est suffisamment mobile, si les mouvements peuvent en être étendus par le massage et la mobilisation, il vaudra mieux laisser les choses en état. Si la luxation ancienne est immobile, sans néarthrose, il faudra intervenir : d'après ce que nous avons dit des altérations osseuses des deux surfaces articulaires, la reposition sanglante de la tête est presque illogique, c'est la résection de la tête qui aura la préférence.   *CHEVRIER.*

LUXATION PROGRESSIVE DU POIGNET. — V. Radius curvus.

LYMPHADÉNIE. — Sous ce nom général, nous désignerons l'hyperplasie primitive du tissu hématopoiétique, hyperplasie se produisant plus volontiers au niveau de la rate, des ganglions ou de la moelle osseuse, mais pouvant intéresser d'autres organes (peau, thymus, amygdales, intestin, etc.). Cliniquement, l'affection se traduira par la présence de tumeurs à siège très variable, à évolution plus ou moins maligne, mais se distinguant de la plupart des processus infectieux en ce qu'elles n'arrivent pas à la suppuration.

Anatomiquement, il s'agit d'une prolifération, démesurée et envahissante, de cellules qui, le plus souvent, revêtent le type lymphocytaire ou bien celui des éléments primordiaux (myélocytes, hématies nucléées), dont les centres de production, abondants et disséminés chez le fœtus, restent normalement limités à la moelle osseuse de l'adulte au niveau de laquelle leur activité se trouve sensiblement réduite. Certaines infections (tuberculose, syphilis, streptococcie, etc.) peuvent déterminer des lésions analogues, encore qu'il y ait *hyperplasie simple* et non plus *hyperplasie diffuse*. Nous reviendrons plus loin sur le diagnostic de ces *pseudo-lymphadénies*.

Lymphadénie.

Indépendamment de l'ignorance où nous sommes de la pathogénie des tumeurs, la diversité des types cellulaires, la variabilité des réactions sanguines, la multiplicité du siège des lésions, l'absence de toute étiologie satisfaisante, font de la lymphadénie un des problèmes les plus épineux de la pathologie générale. Comme les méthodes actuelles d'investigation sont d'invention moderne, la plupart des travaux anciens présentent de graves lacunes; d'autres cas plus récents, mais d'un intérêt capital, restent encore isolés. Les auteurs ont désigné sous des noms très différents un même syndrome; réciproquement un même terme a reçu des acceptations variées; aussi, toute classification, si nécessaire qu'elle soit, doit-elle être considérée comme un groupement d'attente que la critique d'observations plus nombreuses pourra maintenir ou bien peut-être disjoindre.

Nous estimons, personnellement, qu'un aperçu général de l'anatomie microscopique des lésions peut seul permettre *jusqu'à nouvel ordre* de soupçonner ce qu'est la lymphadénie et d'expliquer la majorité de ces faits si disparates, mais dont la connaissance est devenue aujourd'hui indispensable au praticien. Dans une seconde partie, nous décrirons sommairement les différents aspects de la maladie en insistant sur leur différenciation clinique.

Anatomie pathologique et pathogénie de la lymphadénie. — A) L'hyperplasie affecte deux types principaux : l'un reproduit partiellement ou complètement le tissu de la moelle osseuse (myélocytes et hématies nucléées); l'autre est caractérisé par la multiplication des lymphocytes analogues à ceux des ganglions. Au premier, on donne le nom de *myélome*, au second, celui de *lymphocytome*, et le processus pathologique s'appellera, suivant les cas, *myélomatose* ou *lymphocytomatose*. Plus rarement, les tumeurs sont constituées par des cellules très spéciales, grands mononucléaires basophiles non granuleux et à noyau clair (macro-lymphocytes), éléments primordiaux, souches de tous les leucocytes et peut-être des hématies; cette variété, jadis rattachée à la lymphocytomatose, tend à rentrer dans la myélomatose; nous admettrons, pour notre part, qu'elle constitue la *lymphadénie à cellules primordiales* ou *macro-lymphocytomatose*. Un dernier groupe réunira des lésions très disparates, et arbitrairement groupées, mais dont l'évolution présente une malignité spéciale. Tantôt les tumeurs renferment de grosses cellules atypiques et sont souvent bourrées de cellules éosinophiles ou basophiles; tantôt l'aspect rappelle celui du lymphome, mais la prolifération cellulaire devient, pour ainsi dire, désordonnée, franchissant la capsule des ganglions, envahissant les tissus avoisinants de proche en proche. Il en résulte la formation de masses néoplasiques énormes, amenant des troubles de compression multiples et entraînant une cachexie rapide. C'est la *lymphadénie maligne*, *lymphadénie atypique* ou *lympho-sarcomatose*, groupement hybride, et difficilement séparable d'avec la lymphadénie vraie ou *lymphadénie typique*. On y distingue : 1° le *sarcome vrai*, dont la structure ne diffère pas de celle du sarcome en général et que nous éliminons comme n'étant pas une tumeur du tissu hématopoiétique; 2° des productions hybrides, connues sous le nom de *granulomes malins*, que nous considérons comme présentant à la fois des caractères

néoplasiques et inflammatoires; elles sont essentiellement formées de
bandes fibreuses entourant des amas de tissu lymphoïde polymorphe; 3" des
tumeurs malignes dont le type cellulaire correspond à chacun des trois
types de lymphadénie, mais en représente un type dévié : *lymphocyto-
sarcome, myélo-sarcome macro-lymphocyto-sarcome*. Entre la lymphadénie
typique et l'atypique, il y aurait la même différence qu'entre l'hyperplasie
diffuse et la néoplasie proprement dite, l'adénome et l'épithéliome, d'où la
possibilité de nombreux cas de transition.

Aussi, la distinction entre les diverses formes de lymphadénie n'est-elle
pas toujours aussi tranchée; les tissus myéloïde et lymphoïde, par exemple,

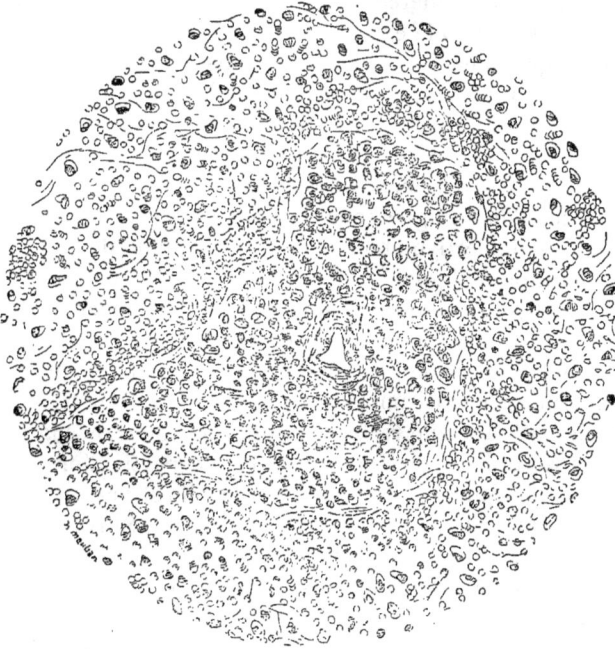

Fig. 49. — Corpuscule de Malpighi (rate de leucémie aiguë), d'après Gilbert.

sont en rapport de voisinage si étroit au niveau de la moelle osseuse, que la
prolifération de l'un peut amener, de la part de l'autre, une réaction irritative. Les formes typiques et la lympho-sarcomatose peuvent également se
combiner ou succéder l'une à l'autre. Ainsi se crée une série de transitions;
mais les variétés que nous avons admises sont en général assez bien caractérisées pour servir de points de repère et justifier notre classification.

B) L'état du sang reflète en général celui des organes hématopoïétiques,
bien que les lois de la migration en masse des leucocytes dans la circulation nous soient à peu près inconnues; car si l'examen hématologique
peut ne révéler qu'une polynucléose banale ou même que l'absence de toute
altération importante, le plus souvent, selon la lésion initiale, on constatera
l'existence d'une *lymphocytémie*, d'une *myélémie* ou d'une *macro-lymphocytémie* (V. Leucocytose).

a) Tantôt l'hyperleucocytose est considérable (plus de 50 000); il s'agit alors de *myélomatose* (avec myélémie), de *lymphocytomatose* (avec lymphocytémie), de *macro-lymphocytomatose* (avec macro-lymphocytémie) *leucémiques*, groupe qui comprend toutes les leucémies.

b) Tantôt le nombre des globules blancs reste normal ou ne subit qu'une augmentation modérée. Il s'agit alors de *lymphomatose*, de *myélomatose*, etc., *aleucémiques*, nommées improprement pseudoleucémies, leucémies aplastiques. On a proposé de réunir sous le nom de *subleucémie* les cas où l'hyperleucocytose est réelle, bien que modérée (10 000 à 50 000).

c) La *lympho-sarcomatose* retentit peu sur le sang ou détermine plutôt une hyperleucocytose modérée avec polynucléose, accompagnée ou non d'éosinophilie; elle s'associe exceptionnellement à la lymphadénie typique.

Il faut savoir que là encore les cas de transition ne sont pas rares; ainsi les modifications sanguines, après avoir fait défaut, peuvent devenir, à un moment donné, caractéristiques. Ailleurs, à un stade aleucémique ayant duré plusieurs mois succédera le stade leucémique. Même en cas de leucémie confirmée, le taux leucocytaire présente des variations souvent importantes. Enfin l'on désigne sous le nom de sarco-leucémie les cas où une leucémie véritable (lymphoïde ou macrolymphoïde) s'accompagne de tumeurs à évolution maligne.

Quelles que soient sa nature et son étiologie, la leucémie nous apparaît, du moins dans l'état actuel de nos connaissances, comme un « état du sang », comme un syndrome hématologique, l'examen qualitatif prenant autant d'importance, que le simple examen quantitatif; un tel syndrome, dont la physiologie pathologique reste inconnue, doit donc, nosographiquement, et jusqu'à nouvel ordre, représenter une forme particulière d'un processus général : la lymphadénie, dont nous ignorons, il est vrai, et la raison d'être, et le lieu d'origine, et le mode de généralisation. Suivant les auteurs, on devrait admettre soit l'existence de métastases véritables, soit l'influence d'un agent spécifique circulant dans l'économie et déterminant la prolifération élective du tissu hématopoiétique; de même nous ignorons pourquoi, selon les cas, cette prolifération porte sur telle ou telle variété cellulaire. Un seul fait anatomique semble aujourd'hui acquis, à savoir que la réaction sanguine représente un phénomène contingent et l'hyperplasie ou la néoplasie du tissu hématopoiétique la lésion essentielle. Telle est l'opinion soutenue autrefois par Jaccoud, plus récemment par Gilbert dans le *Traité de médecine*, et nous nous y rallions pleinement.

c) L'étiologie, la genèse de la lymphadénie nous sont totalement inconnues. Les infections, l'irritation locale y jouent vraisemblablement un rôle important. La syphilis, divers microbes ont été incriminés. Suivant un grand nombre d'auteurs, la tuberculose représenterait un facteur important; toutefois, il s'agirait alors de lésions non folliculaires mais simplement inflammatoires.

La pathologie comparée semble avoir fait faire un pas important à la question en nous révélant l'existence d'une sorte de lymphadénie des poules, inoculable en série aux oiseaux appartenant à cette même espèce, et déterminant la prolifération des organes hématopoiétiques avec ou sans leucémie (Ellermann et Bang). Pourtant, l'agent causal reste encore inconnu, et de nouvelles recherches sont nécessaires.

Formes cliniques de la lymphadénie. — Il est théoriquement impossible de les dénombrer, car il n'est pas un point de l'économie qui ne puisse être envahi, et l'hyperplasie est capable d'intéresser non seulement les centres (rate, moelle, ganglions) mais encore les nodules microscopiques disséminés dans le tissu interstitiel et dont l'activité n'existe chez l'adulte qu'en puissance. Pourtant, il existe quelques groupements de faits justifiés par la clinique. Dans les pages qui vont suivre, nous nous bornerons à une simple énumération, sans revenir sur la question de la leucémie, spécialement étudiée dans un autre article (V. Leucémie). Le symptôme dominant et l'état du sang caractériseront les diverses formes cliniques, à condition d'y joindre l'épithète « aleucémique ».

Suivant le siège des tumeurs nous distinguerons la *lymphadénie ganglionnaire*; — la *lymphadénie splénique*; — la *lymphadénie médullaire*; — la *lymphadénie osseuse*; — la *lymphadénie cutanée*; — la *lymphadénie chloromateuse*; — la *lymphadénie amygdalienne*; — la *lymphadénie intestinale*; — la *lymphadénie testiculaire*; — la *lymphadénie aiguë*; — la *lymphadénie maligne ou lympho-sarcome*.

En tenant compte seulement des cas récents et bien étudiés, on peut conclure que l'*examen du sang* constitue un des meilleurs moyens de diagnostiquer du vivant du malade la nature lymphadénique des tumeurs. La facilité de la technique rend ce mode d'exploration accessible à la plupart des praticiens. Aussi ne devra-t-on pas se contenter, comme les anciens auteurs, d'un simple examen qualitatif, permettant d'admettre ou de rejeter la leucémie. L'existence d'une lymphocytémie ou d'une myélémie, même aleucémiques, devient pour nous le point capital. Malheureusement, certaines formes cliniques sont hématologiquement mal connues. D'autre part, la réaction sanguine typique peut avorter; son absence complète, bien que rare, est possible, surtout à la période initiale. On devra, en cette circonstance, multiplier les prises de sang, et même recourir à l'ablation d'un fragment de tumeur ou de ganglion, petite opération à laquelle les patients se soumettent assez facilement. L'*examen microscopique* du fragment enlevé donnera des renseignements précieux. Mais si les tumeurs restent invisibles ou si leur exploration nécessite une intervention chirurgicale trop grave, le médecin devra se contenter d'un diagnostic de siège, et se borner à des présomptions, en ce qui concerne la nature de la maladie. La *radioscopie* rend aussi quelques services, en révélant la présence des masses profondes inaccessibles à l'exploration clinique.

I. — LYMPHADÉNIE GANGLIONNAIRE.

A) **Formes généralisées.** — Tous les groupes ganglionnaires peuvent être atteints par la néoplasie qui simule absolument la leucémie, à l'hyperleucocytose près. Le tableau répond à l'ancienne *maladie de Hodgkin*, à l'*adénie* de Trousseau, à la *pseudo-leucémie*, termes aujourd'hui vagues ou impropres.

L'hyperplasie débute, en général, par les ganglions cervicaux et y reste prédominante, entraînant une déformation souvent considérable. La main sent un chapelet de masses dures, roulant sous le doigt, isolables les unes des autres, et dont le volume varie de celui d'une amande à celui d'une orange. Elles ne sont pas douloureuses à la palpation, n'adhèrent pas à la peau et ne suppurent jamais.

Les aisselles, les aines sont également envahies; puis les ganglions médiastinaux, rétropéritonéaux, etc. Les troubles de compression les plus divers peuvent en résulter : névralgies, œdèmes, ascite, dyspnée, toux coqueluchoïde, etc.

La rate et le foie sont fréquemment, mais non constamment, augmentés de volume; mais l'examen du sang révèle une leucocytose variable, allant de 5000 à 25 000 et plus, mais jamais excessive. L'équilibre leucocytaire est en général rompu au profit des lymphocytes et des mononucléaires non granuleux dont le taux atteint 60 et même 90 pour 100. Le nombre des érythrocytes reste normal, mais, vers la fin, descend à 2 000 000 et au-dessous. Les hématies nucléées sont exceptionnelles. D'ailleurs, on n'observe jamais de réaction myéloïde accentuée, car, microscopiquement les tumeurs revêtent le type lymphomateux et non myélomateux.

L'affection peut durer de quelques mois à plusieurs années. L'accroissement des tumeurs procède souvent par poussées, entrecoupées de rémissions trompeuses. Pendant longtemps l'état général reste bon, mais, à un moment donné, les forces diminuent, le facies s'altère, les téguments prennent une teinte anémique et les cachexies ou bien des troubles de compression finissent par amener la mort du malade. D'autres fois il faut incriminer une infection surajoutée; la tuberculose ne détermine pas seulement des troubles généraux, mais peut aussi envahir localement les tumeurs lymphadénomateuses.

On a décrit également des *formes rapides*, qui tuent en quelques semaines, au milieu de phénomènes qui simulent la leucémie aiguë. Enfin, l'hyperleucocytose peut s'accentuer, et l'affection se transforme en leucémie lymphoïde véritable.

Diagnostic. — Le siège ganglionnaire des tuméfactions une fois reconnu (ce qui ne présente guère de difficulté), l'examen du sang s'impose et permettra seul d'éliminer la leucémie. L'existence de la lymphocytose est pour nous caractéristique de la lymphadénie lymphomateuse aleucémique. Mais ce signe n'a pas de valeur négative; et, quand il fait défaut, la biopsie est susceptible de rendre de grands services.

Certaines *infections chroniques* peuvent déterminer des adénopathies généralisées (*pseudo-lymphadénie infectieuse*). Parmi les plus fréquentes, nous citerons les angines, les amygdalites, la périostite alvéolo-dentaire, les suppurations cutanées; le syndrome semble assez fréquent chez les enfants, dont les réactions hématopoïétiques sont sensiblement plus vives que celles de l'adulte. La tuméfaction débute par les ganglions satellites de la région enflammée et gagne ensuite de proche en proche. Hématologiquement, les modifications sont nulles ou bien il existe de l'hyperleucocytose avec polynucléose. Cliniquement, la cachexie peut être progressive; mais l'évolution est très lente et la guérison est possible, surtout si l'on cherche à supprimer

la cause première des accidents : c'est ainsi que l'extirpation de dents
cariées, entretenant une périostite chronique, a pu amener la disparition
des phénomènes morbides. Pour établir le diagnostic différentiel, on se fon-
dera sur la présence d'un foyer inflammatoire, constituant un primum
movens. La biopsie d'un ganglion permettra de cultiver divers microbes
(streptocoque, staphylocoque, etc.); elle permettra également de constater
sous le microscope une hyperplasie simple et non diffuse, sans bouleversement de l'architecture normale des ganglions intéressés. Néanmoins, le
problème peut devenir presque insoluble par suite de l'adjonction au processus lymphadénique d'une infection surajoutée.

Certaines formes de la *tuberculose ganglionnaire* simulent d'autant mieux
la leucémie, que la rate et le foie peuvent être hypertrophiés (*pseudo-lymphadénie tuberculeuse*) et que les tumeurs ganglionnaires restent dures, présentent une évolution torpide et n'ont aucune tendance à la suppuration. Là
encore la constatation de la lymphocytose sanguine est en faveur de la vraie
lymphadénie. En cas de tuberculose, tantôt la formule reste à peu près
normale, tantôt il existe de la leucocytose avec polynucléose; les cas où la
lymphocytose a été signalée ressortiraient plutôt à un processus mixte.
L'existence d'une tuberculose antérieure locale (ostéite, tuberculose cuta-
tanée) pourrait mettre sur la voie; la biopsie montrera l'existence de rares
nodules tuberculeux, disséminés dans un tissu scléro-hyperplasique. La
recherche de la cutiréaction ou de l'intradermo-réaction pourra rendre des
services. On essaiera également de colorer les bacilles dans les coupes.
L'inoculation au cobaye est nécessaire mais n'a pas une valeur absolue, car,
d'une part, elle peut échouer, si les bacilles sont rares ou peu virulents; d'autre part, un vrai lymphadénome peut devenir secondairement tuberculeux.

La *syphilis*, exceptionnellement, simule la lymphadénie et Grawitz admet
l'existence d'une *pseudo-lymphadénie gommeuse*.

Les anamnestiques, l'adjonction d'autres manifestations spécifiques,
l'efficacité du traitement mercuriel mettront sur la voie du diagnostic; il y
aurait également lieu de recourir à la réaction de Wassermann.

Certains *cancers*, spécialement le cancer gastrique, peuvent présenter
une forme ganglionnaire généralisée. La cachexie spéciale, la recherche
des symptômes locaux, lèveront les doutes. La formule sanguine est très
variable; si, en général, l'anémie est extrême, la lymphocytémie reste
exceptionnelle, la polynucléose étant presque la règle.

L'*adénolipomatose* (voir cet article) ne détermine pas de réaction sanguine; toutefois elle peut s'associer au lymphadénome et s'accompagner
alors de lymphocytémie, comme en témoigne une observation de Dieulafoy.

La *micropolyadénie de l'enfance* ne pourra entraîner l'erreur; car, si les
adénopathies sont multiples, les ganglions restent petits et durs, et ne
constituent jamais de tumeurs.

Une fois la lymphadénie admise, la nature anatomique du processus
devra être précisée: une lymphocytémie aleucémique plaide en faveur de la
lymphomatose; si la réaction sanguine manque, l'examen histologique
d'un ganglion enlevé peut devenir nécessaire. La *transformation myéloïde*
isolée des ganglions n'a été observée qu'une fois par Aschoff; on reconnaîtra

à ses caractères spéciaux le *granulome*, qui macroscopiquement forme des tumeurs extrêmement dures et à transformation fibreuse; à ce substratum anatomique, on rattache d'une manière absolument arbitraire la maladie de Hogdkin.

Indépendamment de sa structure, le *lympho-sarcome* se reconnaîtra à sa tendance infiltrante, à ses masses énormes au niveau desquelles on ne peut individualiser, par la palpation, les divers groupes ganglionnaires. Pourtant on a signalé la transformation atypique de tumeurs primitivement typiques.

B) **Formes localisées.** — La *forme cervicale* est la plus fréquente; puis vient la *forme médiastinale*; la *forme mésentérique*, très rare, détermine de l'ascite et des troubles dans la circulation veineuse.

D'une manière générale, le diagnostic différentiel sera le même que pour les formes généralisées.

L'existence d'une lymphocytémie représenterait un signe important; de même la constatation d'une splénomégalie ou d'adénopathies concomitantes. Sinon, il faudra se borner à établir le siège de la tumeur, autant que la palpation, les signes de compression ou la radioscopie sauront le démontrer.

II. — LYMPHADÉNIE SPLÉNIQUE. — On assiste au développement d'une splénomégalie parfois énorme, accompagnée en certains cas d'hépato-mégalie et d'adénopathies, mais très rarement d'ascite. L'anémie est fréquente; les œdèmes, les hémorragies, la fièvre peuvent survenir.

L'évolution, assez lente, est généralement fatale.

Formes cliniques. — 1° Ou bien il y a myélémie (*splénomégalie avec anémie et myélémie, anémie splénique myéloïde*). Les globules rouges à noyau sont particulièrement abondants; les hématies sont plus ou moins diminuées de nombre. Les myélocytes divers sont souvent peu nombreux, mais toujours présents. L'affection a été surtout étudiée chez l'adulte, mais c'est à cette catégorie que se rattachent un grand nombre des observations constituant *la maladie, ou mieux le syndrome de von Jaksh-Luzet* ou *anémie splénique infantile pseudo-leucémique*;

2° Ou bien il existe une lymphocytémie marquée; cette variété existe chez l'adulte et plus rarement chez l'enfant;

5° Ou bien la formule sanguine ne présente aucune altération. Peut-être la *splénomégalie primitive* de Debove et Brühl correspondrait-elle à ce syndrome.

Diagnostic. — Les considérations sur la nature et le *diagnostic* de la lymphadénie splénique seront développées ailleurs (V. SPLÉNOMÉGALIES). Nous ne ferons ici que les résumer:

L'examen du sang permettra d'écarter la leucémie typique ou atypique:

α) Si la réaction sanguine manque, la clinique seule permettra d'éliminer la syphilis, la tuberculose splénique, la maladie de Banti.

β) S'il y a lymphocytémie, la cachexie spéciale, les anamnestiques, la présence dans le sang des hématozoaires au moment des poussées fébriles caractériseront le paludisme. Rappelons que certaines splénomégalies, accompagnées de lymphocytose, ont été rattachées au groupe confus qui constitue la maladie de Banti; l'ascite paraît constante en pareil cas.

Chez l'enfant, les infections chroniques et le rachitisme devront être éliminés après un examen approfondi, car le taux lymphocytaire peut augmenter au cours de ces maladies.

γ) S'il y a myélémie, on se souviendra que certaines intoxications, certaines infections (syphilis, tuberculose), certaines tumeurs (sarcome vrai, cancers) peuvent déterminer, surtout chez l'enfant, le syndrome de la splénomégalie avec anémie et myélémie. On dit qu'il y a hyperplasie compensatrice ou irritative et non plus hyperplasie diffuse comme dans la lymphadénie vraie. Ces distinctions théoriques n'auraient guère d'importance pratique, si la sédation des accidents après le traitement de la cause supposée (spécialement le traitement mercuriel) ne venait démontrer au médecin que la lymphadénie vraie n'était pas en cause.

III. — LYMPHADÉNIE MÉDULLAIRE. — Exceptionnellement, la lymphadénie se cantonne à la moelle des os, ou envahit les autres organes d'une façon si discrète qu'aucune tumeur n'est cliniquement décelable. Le tableau est celui d'une anémie progressive avec lymphocytose et parfois leucopénie. Le diagnostic différentiel avec l'anémie pernicieuse aplastique est impossible du vivant du malade. Dans les deux cas, d'ailleurs, l'évolution est rapidement fatale.

Quelques auteurs ont également rapporté des cas servant de transition entre la myélomatose aleucémique et l'anémie pernicieuse *plastique*. De telles observations restent isolées et la pathogénie des accidents est encore discutée (V. ANÉMIE PERNICIEUSE).

IV. — LYMPHADÉNIE OSSEUSE (ostéomyélomes multiples). — Douleurs osseuses spontanées ou provoquées, généralisées à plusieurs os (colonne vertébrale, côtes, sternum, membres) et souvent terribles ; petites tumeurs multiples siégeant sur les mêmes os et n'atteignant jamais un volume considérable ; anémie et cachexie progressives : tels sont les principaux phénomènes qui attirent l'attention du clinicien. Plus tard, on peut observer des fractures spontanées, des déformations diverses, ou même une périostite diffuse et de l'ostéo-sclérose. Fréquemment, mais non toujours, les urines contiennent les albumoses signalées par Bence-Jones. Les malades succombent plus ou moins rapidement aux progrès de l'anémie et de la cachexie ; il n'est pas rare de voir la maladie se généraliser à d'autres organes. Ce groupe est d'autant plus confus qu'il répond à des tumeurs siégeant bien dans la moelle, mais dont la structure n'est pas strictement myéloïde ni même lymphoïde (sarcomes, lymphadénomes typiques et atypiques, métastases cancéreuses secondaires, etc.); aussi le terme de myélome adopté par les auteurs peut-il prêter à confusion, le terme d'*ostéomyélome* nous semble préférable, car il précise le siège de la prolifération cellulaire, quel que soit son type. Les mêmes troubles osseux peuvent s'associer soit à la leucémie véritable, soit à d'autres manifestations de la lymphadénie aleucémique.

Aussi la réaction myéloïde ou lymphoïde, leucémique ou aleucémique est-elle fréquemment, mais non toujours, observée dans le sang; mais elle ne révèle pas nécessairement un processus primitif, car les métastases cancéreuses secondaires peuvent déterminer dans le tissu médullaire une prolifération irritative, « Reizung-myelocytose » des Allemands.

Néanmoins, l'hématologie permettra d'éliminer l'*ostéomalacie*, les *périostites chroniques*, la spondylose rhizomélique, la carie tuberculeuse des os longs ou de la colonne vertébrale ; de même, l'existence d'une tumeur nettement primitive et siégeant au niveau d'un organe quelconque (estomac, sein, etc.) permettrait de reconnaître les métastases cancéreuses. Il sera difficile de séparer le lympho-sarcome, mais l'importance de cette différenciation n'est que théorique.

V. — LYMPHADÉNIE CUTANÉE. — Elle se présente ou bien sous forme de petites tumeurs sous-cutanées disséminées, ou bien sous forme de mycosis fungoïdes (V. MYCOSIS FUNGOÏDES).

Le diagnostic se fait soit par biopsie, soit bien souvent par l'examen du sang qui révèle, selon le type anatomique des nodules, une lymphocytémie ou beaucoup plus rarement une myélémie, leucémiques ou aleucémiques : certaines manifestations se rattachent également à la granulomatose.

VI. — LYMPHADÉNIE CHLOROMATEUSE. — Le chlorome ou *cancer vert* d'Aran, maladie des plus rares, est caractérisé par l'existence de tumeurs souvent généralisées à la rate, aux ganglions, mais dont le lieu d'élection est la cavité orbitaire ; ces tumeurs, d'une couleur verte très spéciale, peuvent en réalité soit présenter une structure myélomateuse ou lymphomateuse, soit contenir des cellules atypiques : la cause de la coloration reste inconnue. Elles ne représentent, par suite, qu'une variété anatomique de lymphadénie.

Cliniquement, l'affection se traduit par des douleurs vives périorbitaires, avec exophtalmie et par une tuméfaction de la région temporale. L'affection peut ou non se généraliser, mais l'évolution présente un caractère de malignité et parfois de rapidité remarquables. D'autres fois, les hémorragies multiples surviennent ; d'autres fois encore, toute tumeur fait défaut, et on assiste au développement d'une anémie rapidement mortelle. Dans une observation les urines présentaient une teinte verdâtre spéciale. Le sang peut être franchement leucémique ; même certaines observations se rapportent manifestement à la leucémie aiguë. Le syndrome peut également être aleucémique ; mais la formule hémoleucocytaire est presque toujours anormale, les macro-lymphocytes se montrant le plus souvent en grand nombre ; dans certains cas, il y a myélémie ou lymphocytémie ; plus rarement l'éosinophilie domine. La variabilité de ces réactions montre bien que le chlorome n'est pas une maladie proprement dite, mais représente une dégénérescence d'un aspect spécial, venant se surajouter aux divers types de lymphadénie, principalement à la lymphadénie aiguë.

VII. — LYMPHADÉNIE AMYGDALIENNE. — Il s'agit d'une sorte d'amygdalite chronique à laquelle fait suite une tuméfaction considérable des tonsilles ; les ganglions du cou se prennent ensuite. La cachexie amène la mort que les troubles de la déglutition et de la respiration viennent parfois brusquement hâter.

L'examen du sang a été trop rarement pratiqué pour que nous puissions lui attribuer une valeur certaine; il a pu, cependant, servir à éliminer la leucémie.

VIII. — LYMPHADÉNIE INTESTINALE. — Elle se traduit par une diarrhée intermittente, un amaigrissement rapide, une anémie grave. La palpation abdominale révèle la présence d'une tumeur tantôt bosselée et située au-devant de la colonne vertébrale, tantôt régulière et nettement intestinale : l'ascite n'est pas exceptionnelle. La rate et les ganglions peuvent se prendre ultérieurement.

On a décrit une forme fébrile, aiguë, parfois hémorragique, simulant la dothiénentérie.

Le diagnostic est d'autant plus délicat que l'étude hématologique qualitative n'a guère été faite, en dehors de la leucémie.

IX. — LYMPHADÉNIE TESTICULAIRE. — Les testicules se prennent ensemble ou successivement; la tumeur reste ovoïde, régulière et ne devient pas très volumineuse. La généralisation est la règle et entraîne la cachexie. La durée varie de quelques mois à quelques années; après la castration, la récidive est à craindre. Nous n'insisterons pas davantage sur ces faits dont l'étude anatomique et hématologique mériterait d'être reprise. Car, dans la majorité des cas, il s'agit non de lymphadénomes, mais de tumeurs épithéliales développées au niveau des canalicules séminifères.

X. — LYMPHADÉNIE AIGUE. — Certains malades présentent des symptômes très analogues à ceux de la leucémie aiguë, mais le taux des globules blancs reste voisin de la normale ou ne s'élève guère au-dessus de 25 000 à 30 000. La confusion avec le purpura ou même avec une angine grave serait très facile, si l'examen du sang ne venait révéler l'existence d'une lymphocytose ou d'une mononucléose basophile, accompagnée ou non d'une myélémie atténuée.

De telles observations semblent de plus en plus nombreuses et doivent être rapprochées de la leucémie aiguë; ici la leucémie s'atténue et, seule, la nature lymphadénique subsiste, mais est rarement décelée du vivant du malade, car les tumeurs sont absentes bien que les organes soient profondément lésés; la même forme clinique répond souvent au chlorome. Le stade aleucémique ou subleucémique peut aussi n'être qu'un avant-coureur du stade leucémique ou succéder à ce dernier, sous l'influence d'une infection surajoutée. L'allure de la maladie peut simuler n'importe quelle infection aiguë; plus souvent encore, on pense au *purpura primitif* ou même à toute autre maladie *hémorragipare* (variole hémorragique, maladie de Barlow), d'autant plus que l'irrétractilité du caillot sanguin et que la coagulation plasmatique ne sont pas exceptionnelles. Or, même dans les cas de purpura myéloïde, la polynucléose est la règle : dans la lymphadénie au contraire la lymphocytémie est le phénomène dominant.

XI. — LYMPHO-SARCOMATOSE. — On constate la production des masses énormes, à point de départ ganglionnaire (groupes cervicaux,

groupes médiastinaux, groupes mésentériques), thymique, amygda-
lien, etc., etc., qui envahissent les tissus environnants, et même ulcèrent la
peau. L'infiltration peut s'étendre aux amygdales, au larynx et se généraliser à toute l'économie, au thymus, à la peau (lympho-sarcomatose généralisée de Kundrat-Paltauf); d'autres fois, le tissu cellulaire sous-cutané
d'une région est plus spécialement envahi (lympho-sarcome en cuirasse);
certains groupes ganglionnaires sont spécialement intéressés (lympho-
sarcome médiastinal, cervical, etc.)..

La précocité des troubles divers de compression, la marche envahissante
des tumeurs, la rapidité de l'évolution cachectique caractérisent la symptomatologie de l'affection.

Hématologiquement, on constate, en général, une leucocytose modérée,
mais accompagnée de polynucléose et parfois d'éosinophilie. Pourtant ce
caractère n'est nullement pathognomonique, et l'existence d'une leucémie
véritable (d'ordinaire lymphoïde) vient (très rarement il est vrai) rendre le
tableau des plus confus et montrer quelle étroite solidarité unit les formes
extrêmes de la lymphadénie.

Reconnaître l'affection représente un problème des plus délicats, et
souvent l'on devra se contenter du diagnostic de tumeur maligne, quitte à
le préciser par un des moyens indiqués à propos de la lymphadénie ganglionnaire.

Nous signalerons enfin, comme pouvant se rapporter partiellement à la
lymphadénie, la *maladie de Mikulicz* (v. c. m.).

Tableau général de la lymphadénie. — Le tableau suivant permet
de concevoir ce qui est anatomiquement de la lymphadénie, et comment, à
ce point de vue, s'ordonnent les manifestations cliniques, à condition, toutefois, d'admettre entre les divers groupes la possibilité de formes de transition.

Lymphadénie typique.	MYÉLOMATOSE : α) avec myélémie.	*leucémique* *subleucémique.*	Leucémie myélogène.
		aleucémique.	Splénomégalies avec myé-lémie. Anémie splénique infantile de Von Jaksh-Luzet. Tumeurs osseuses (osléo-myélomes). Mycosis.
	β) sans réactions sanguines caractéristiques (cas douteux).		
	LYMPHOCYTOMATOSE: α) avec lymphocy-témie.	*leucémique* *subleucémique.*	Leucémie lymphoïde.
		aleucémique.	Adénie, tumeurs ganglion-naires diverses. Splénomégalies avec lym-phocytémie. Tumeurs osseuses, osléo-myélomes. Mycosis, etc.
	β) sans réactions sanguines caractéristiques (cas douteux).		
	LYMPHADÉNIE A CEL-LULES PRIMORDIALES: (macrolymphocyto-matose).	*leucémique* *subleucémique.*	Leucémie aiguë. Leucémie lymphoïde (en partie).
		aleucémique.	Formes aiguës. Formes chroniques (encore à l'étude.

Lymphadénie atypique (ou maligne).

1) GRANULOMATOSE MALIGNE...	*formes localisées* (tout au moins au début). *formes généralisées.*	Ganglionnaire (la plus fréquente) splénique (maladie de Banti) (?) cutanée.
2) LYMPHOCYTOMATOSE MALIGNE... (lymphocyto-sarcomatose).	*formes localisées* (tout au moins au début). *formes généralisées.*	Ganglionnaire, splénique, amygdalienne. Thymique médullaire, ostéo-médullaire intestinale, cutanée, etc.
3) MYÉLOMATOSE MALIGNE...... (myélo-sarcomatose).	*formes localisées* (tout au moins au début). *formes généralisées.*	Ostéo-médullaire.
4) MACROLYMPHOCYTOMATOSE MALIGNE. (macrolymphocyto-sarcomatose).	*formes localisées* (tout au moins au début). *formes généralisées.*	Ostéo-médullaire. Chlorome (en partie).

Traitement de la lymphadénie. — Nous ne croyons pas que le traitement chirurgical de la lymphadénie ait d'autre valeur que celle d'une exploration ; l'extirpation des masses ganglionnaires ne peut être proposée que pour se renseigner sur la nature des tumeurs, ou pour éviter des accidents menaçants de compression, car la récidive ou la généralisation sont à craindre. On prescrira le même traitement médical que pour la leucémie (v. c. m.). Pourtant les médicaments qui sont susceptibles de stimuler l'afflux leucocytaire seront à proscrire ; l'usage de la pilocarpine aurait pu, en un cas, transformer la lymphocytémie aleucémique en leucémie.

Reste la radiothérapie dont l'efficacité semble réelle et qui doit, en tout cas, être tentée ; les résultats sont bien moins encourageants dans le cas de lympho-sarcomatose que dans celui de lymphadénie typique.

A. CLERC.

LYMPHADÉNOME, LYMPHANGIOME, LYMPHO-SARCOMES. — V. TUMEURS EN GÉNÉRAL, LYMPHADÉNIE, LYMPHATIQUES, ADÉNITE et les différents organes.

LYMPHANGITE AIGUË. — La *lymphangite*, dite aussi *lymphite*, *lymphatite* ou *angioleucite* est l'inflammation des vaisseaux lymphatiques.

Au niveau d'une écorchure, d'une piqûre, d'une solution de continuité quelconque siégeant sur un point superficiel de la peau ou d'une muqueuse se produit une inoculation septique ; de ce point, l'agent infectieux gagne les espaces lymphatiques du derme ou du chorion et de là pénètre dans les canaux lymphatiques proprement dits; il est facile de suivre, étape par étape, grâce aux traînées de lymphangite intermédiaire, la migration de l'agent infectieux depuis la plaie d'inoculation jusqu'au groupe ganglionnaire dont les lymphatiques infectés sont tributaires. Ces cas, où l'inoculation se fait à la faveur d'une *solution de continuité manifeste* des téguments ou des muqueuses, sont des plus fréquents.

Tantôt la solution de continuité est d'origine *traumatique*, telles les piqûres d'aiguille, les piqûres d'un scalpel, d'une lancette ou d'un trocart malpropre, les piqûres de tatouage, les piqûres d'autopsie et d'amphithéâtre.

Tantôt il s'agit d'*une plaie opératoire infectée*; tantôt enfin, la solution de continuité siège au niveau d'une lésion pathologique : telles les érosions des maladies cutanées, eczéma, gale, ecthyma ; tels les ulcères variqueux, les ulcérations néoplasiques.

Quelquefois, au contraire, la *solution de continuité manque* ; on a vu des lymphangites développées au cours d'une arthrite purulente, d'une tumeur non ulcérée.

Une érosion minime, vite cicatrisée, a pu suffire pour laisser pénétrer l'agent infectieux et, en clinique il faudra, avant d'admettre la séduisante théorie du « microbisme latent », *rechercher minutieusement la porte d'entrée de l'infection*, et le plus souvent cette recherche sera positive.

Les recherches bactériologiques ont montré que tout micro-organisme pyogène peut engendrer la lymphangite ; il n'y a pas une lymphangite, mais *des lymphangites*. Parmi ces agents infectieux, le *streptocoque* est de beaucoup le plus fréquent ; mais on observe souvent des lymphangites à staphylocoque, à coli-bacille — dans les lymphangites développées au voisinage de l'anus, etc. Bien plus, on sait qu'au cours des maladies vénériennes on observe parfois des lymphangites du pénis et de la vulve, et bien que le plus fréquemment ces lymphangites soient banales, dues à l'infection secondaire d'un chancre, d'une balanite blennorragique, elles peuvent être *spécifiques*, causées par le microbe même de la maladie causale ; on connaît la lymphangite *chancrelleuse à bacille de Ducrey*, on a décrit la lymphangite aiguë à *gonocoque*, de la verge.

Enfin, dans les pays chauds, on observe souvent la lymphangite aiguë *filarienne* due à un parasite, la *filaire du sang*, et certains auteurs ont décrit une *lymphangite aiguë paludique*.

Lésions. — On a décrit des lymphangites *radiculaire, réticulaire* et *tronculaire* selon que l'inflammation siège au niveau des racines même des lymphatiques, du réseau qui leur fait suite, ou au niveau des troncs lymphatiques eux-mêmes.

Mais on n'a bien étudié le processus anatomo-pathologique que sur les troncs lymphatiques. Dans la *lymphangite tronculaire* les vaisseaux lymphatiques forment des *cordons plus ou moins durs et distendus*.

A la coupe, on trouve la lumière du vaisseau oblitérée le plus souvent par un *thrombus lymphatique*. On dirait « que le cordon lymphatique est injecté à la craie ». L'endothélium est gonflé, il se desquame et s'infiltre de leucocytes ; c'est l'endothélium qui réagit le premier contre l'infection, la thrombose lymphatique est secondaire, tout comme le thrombus veineux est secondaire à l'endophlébite. Ce thrombus se prolonge loin, le long des lymphatiques, il peut dépasser l'étape ganglionnaire et s'étendre au delà. Il existe toujours de la *périlymphangite*, et l'induration du cordon lymphatique de même que la largeur de la traînée rouge est due plus encore au processus périlymphatique qu'à l'inflammation du vaisseau lymphatique proprement dit.

La *suppuration*, si elle a lieu, est, elle aussi, endo et péritubulaire, à l'intérieur le pus se collecte dans les espaces intervalvulaires, qu'il dilate en bosselures ; hors du vaisseau, le pus s'échelonne en petits abcès qui s'ouvrent souvent dans le tronc lymphatique autour duquel ils se groupent. Il existe toujours de l'*adénite* des ganglions dont les lymphatiques enflammés sont tributaires.

Symptômes. — Nous laissons de côté dans cette étude les *lymphangites viscérales*, la lymphangite aiguë péri-utérine appartient à l'histoire de la fièvre puerpérale, et on a décrit avec la péricardite, la pleurésie, la méningo-encéphalite, l'histoire des lymphangites de ces organes.

De même, nous laissons de côté l'étude des lymphangites filariennes (V. Filariose), lymphangites des pays chauds, et n'envisagerons que les lymphangites banales cutanées, sous-cutanées ou profondes. Le plus souvent, la lymphangite *débute* avec tous les symptômes généraux d'une maladie aiguë : fièvre, frisson, céphalée, inappétence ; au bout de quelques heures, le malade ressent une *douleur* au niveau de la plaie, d'une piqûre, d'un ongle incarné, etc., en même temps que la *rougeur* caractéristique paraît. C'est d'abord un *réseau* à lacis serré, de teinte rose ou rouge se détachant du pourtour de la plaie ; bientôt ce réseau s'étend en nappe et *s'exhausse* un peu de la surface cutanée ambiante : *c'est la lymphangite réticulaire*. La *périphérie* de la plaque est *échancrée* et si on regarde attentivement, on voit que de la périphérie partent une multitude de lignes ondulées roses s'étendant au loin : c'est la *lymphangite tronculaire* qui complique toujours la lymphangite réticulaire.

L'*adénite est constante* : la cuisson est vive et précoce ; enfin il y a toujours de l'*œdème* qui, dans certaines régions à tissu cellulaire lâche, comme le scrotum, les paupières, devient souvent *énorme*.

C'est cette forme de lymphangite qu'on confond souvent avec l'*érysipèle*. Lorsque celui-ci est typique, alors la couleur plus foncée, *plus uniforme partout, la régularité de son contour, l'absence de traînées rouges rayonnantes* constituent de bons caractères différentiels. Les phlyctènes s'observent aussi bien dans l'érysipèle que dans la lymphangite, bien que Chassaignac ait fait de l'absence des phlyctènes dans cette dernière un des traits distinctifs entre ces deux affections.

Mais pour peu que l'érysipèle ne soit pas typique, la confusion est facile ; entre les deux affections il n'y a d'ailleurs qu'une affaire de degré ; dans l'érysipèle il y a dermite avec lymphangite réticulaire dans les *profondeurs du derme* ; dans l'angioleucite, c'est dans les lymphatiques du tissu cellulaire sous-cutané que siège le maximum de lésions.

Lymphangite tronculaire. — Elle se reconnaît aux larges traînées rouges qui, à partir de la plaie infectée, dessinent le trajet des lymphatiques jusqu'aux ganglions dont ils sont tributaires. Au palper on sent souvent *des cordons durs moniliformes* et si la périlymphangite est intense, le doigt sent autour du ou des cordons un empâtement : on dirait que le vaisseau est plongé dans une gouttière adhérente à la peau. La douleur est vive, les ganglions correspondants sont engorgés et douloureux ; il y a toujours de la fièvre. Quelquefois la lymphangite brûle une étape ganglionnaire épargnant un premier groupe, pour s'arrêter au delà ; d'autres fois enfin, l'inflammation rebrousse chemin et va frapper des ganglions en sens inverse du courant normal, *lymphangite rétrograde ou récurrente*.

Évolution. — L'agent virulent n'est-il pas très septique et un traitement approprié a-t-il été appliqué dès le début, alors les nappes et les traînées rouges s'effacent, les phénomènes généraux s'amendent, la lymphangite se termine *par résolution complète* après une *desquamation* assez marquée des téguments.

Mais souvent on voit la nappe de lymphangite *se tuméfier* et former un *phlegmon superficiel*, phlegmon lymphangitique ; la *suppuration* s'empare-t-elle de la lymphangite tronculaire, on voit toute une série *de petits abcès* s'échelonner sur le trajet des vaisseaux enflammés.

Chez les sujets débilités, les diabétiques, les athéromateux, on voit quelquefois apparaître au niveau des plaques lymphangitiques des *phlyctènes* remplies d'un liquide roussâtre, et une fois la phlyctène rompue on trouve au-dessous d'elle une tache grisâtre, parfois noire qui s'étend rapidement en même temps que les phénomènes généraux s'aggravent. C'est la *lymphangite gangreneuse*, qui peut se terminer par l'élimination des escarres avec retour à la santé, mais qui parfois peut devenir très grave, *même mortelle*. Quelquefois, sans qu'il y ait une réaction locale intense, les phénomènes généraux acquièrent une grande intensité : ce sont des *lymphangites hypertoxiques*, qui succèdent d'habitude à une inoculation très virulente, chez un sujet en état de déchéance organique. La lymphangite a été médiocre, à peine marquée et cependant quelques jours plus tard on voit se développer ou un adéno-phlegmon grave, à distance, ou simplement des phénomènes généraux hypertoxiques qui peuvent se terminer par la mort.

Quelquefois la lymphangite superficielle se complique de l'inflammation des lymphatiques profonds, sous-aponévrotiques; mais la lymphangite *profonde* peut se produire *d'emblée*; en ce cas, les phénomènes généraux sont intenses, et au niveau du membre atteint on note une *douleur* vive, un engorgement ganglionnaire précoce, — signe important pour le diagnostic, — un œdème du membre, un empâtement profond ; puis au bout de deux ou trois jours paraissent sous la peau des plaques, des traînées de lymphangite superficielle, qui confirment le diagnostic ; enfin la lymphangite peut se compliquer de lésions de voisinage : la phlébite, les complications séreuses, l'hygroma, des synovites, des arthrites ; des complications viscérales enfin comme la néphrite et l'endocardite.

Diagnostic. — La lymphangite réticulaire ne peut être confondue qu'avec l'érysipèle et nous avons insisté sur les caractères différentiels. Il est rare qu'un *érythème simple, ou médicamenteux,* puisse prêter à l'erreur.

La lymphangite *tronculaire* ne peut se confondre qu'avec une *phlébite superficielle*. Les traînées rouges de la phlébite sont *plus larges, moins nombreuses* et *plus tangibles* que celles de la lymphangite ; « l'angioleucite se voit et ne se sent pas, la phlébite se sent plutôt qu'elle ne se voit ». (Velpeau.)

On ne confondra pas la lymphangite gangreneuse avec l'escarre charbonneuse de la pustule maligne. La zone vésiculaire qui entoure la pustule, la marche de l'affection sont autant de caractères distinctifs.

Le diagnostic de la lymphangite profonde est difficile ; on pense souvent à une *phlébite profonde*; l'existence dans la première affection des traînées lymphatiques superficielles et d'adénopathie établira le diagnostic différentiel. En revanche il est plus difficile de différencier la lymphangite profonde de l'adéno-phlegmon profond ; la plupart de ces adéno-phlegmons sont d'ailleurs d'origine lympho-ganglionnaire.

Traitement. — L'antisepsie rigoureuse de toute plaie est le meilleur traitement *prophylactique* et les cas de lymphangites opératoires ont presque disparu depuis l'ère antiseptique.

Lorsque la lymphangite se déclare, le premier soin doit consister en une *désinfection minutieuse de la plaie*. La région sera savonnée, les corps étrangers, etc., enlevés, s'il y a lieu, les poils rasés ; ceci fait, on lave la plaie avec une solution de sublimé au millième et, lorsque la plaie est détergée, désinfectée, on applique un pansement *large, humide*, légèrement *antiseptique et non irritant*.

La *lymphangite* siège-t-elle au membre supérieur, on plongera ce membre deux fois par jour dans un bain antiseptique faible (solution phéniquée à 5 pour 1000) et tiède ; après le bain large pansement humide au sublimé (solution au millième), ou à l'eau boriquée ou simplement à l'eau bouillie. Au membre inférieur, au dos, au tronc on remplace le bain, difficilement applicable, par des pulvérisations antiseptiques. Les lymphangites suppurées seront incisées puis traitées comme plus haut.

Les lymphangites phlegmoneuses *diffuses*, ou les lymphangites *gangreneuses* réclament une intervention *énergique et d'urgence* : anesthésie générale si l'état du malade le permet, puis larges incisions au thermocautère, préférables au bistouri ; fendre les escarres, plonger le couteau du thermocautère dans toutes les anfractuosités, suivre les traînées lymphatiques, dépasser largement la région malade, telle doit être l'intervention.

C'est dans ces formes graves surtout qu'il faut surveiller le cœur, les reins, et relever l'état général par les toniques, l'alcool, le quinquina, les injections de sérum artificiel.   *A. SCHWARTZ.*

LYMPHATISME. — V. SCROFULE.

LYPÉMANIE. — V. MÉLANCOLIE.

M

MÂCHOIRES (ACTINOMYCOSE). — De toutes les lésions d'origine mycosique, celles qui sont dues à l'actinomycose sont les seules qui aient été observées jusqu'alors au niveau des mâchoires. Nous ne reproduirons pas l'étude, faite ailleurs (V. Actinomycose), de l'actinomyces. C'est dans la bouche qu'il trouve le plus souvent la porte d'entrée par laquelle il pénètre dans nos tissus, et les lésions des maxillaires sont les plus fréquentes parmi celles qu'il provoque du côté du squelette.

Le rôle étiologique de la carie dentaire fut longtemps admis: Le champignon rayonné gagnerait l'os à la faveur d'une carie pénétrante. Poncet et Bérard, Von Baracz repoussent cette opinion. La carie dentaire ne faciliterait le développement de l'actinomycose qu'en raison des ulcérations gingivales qui existent si souvent autour des dents cariées, et de l'habitude qu'ont certaines personnes de porter au contact des dents malades et des gencives des brins de paille et d'herbe, ou des morceaux de bois chargés du parasite.

En réalité, l'actinomycose se développe avec peine, du moins chez l'homme, dans le squelette. Les parties molles sont surtout atteintes, et, dans la majorité des cas, les lésions des maxillaires résultent de la propagation secondaire du processus qui évolue dans les gencives, la joue ou la région sus-hyoïdienne. Ce sont les formes *péri-maxillaires* de Poncet et Bérard. La réaction du périoste au voisinage du foyer d'actinomycose produit des hyperostoses et des saillies ostéophytiques. Ou bien le périoste est détruit, et l'os rongé superficiellement présente un aspect analogue à celui de la carie.

A ces formes périphériques, qui sont les plus fréquentes, il fait opposer des formes *centrales hypertrophiques* et *pseudo-néoplasiques*. L'actinomyces, pénétrant sans doute par le bord alvéolaire, se développe au centre de l'os, sans qu'il y ait de lésions apparentes de la muqueuse ni de la peau. Dans une variété dite *térébrante*, l'os est creusé de cavités remplies de masses fongueuses et mollasses, contenant des grains jaunes caractéristiques. Le périoste réagit et forme une coque dépressible en certains points, perforée en d'autres par le tissu pathologique. Dans la variété *pseudo-néoplasique proprement dite*, l'apparence est celle d'un sarcome creusé de cavités kystiques souvent remplies de sang. Rare chez l'homme, cette variété est bien connue chez le bœuf.

Notons encore que les infections secondaires sont fréquentes à un moment donné; elles peuvent détruire le parasite, qu'on ne retrouvera plus dans les formes anciennes et fistuleuses de la maladie.

L'actinomycose des mâchoires, dans la forme *péri-maxillaire*, a l'allure d'une inflammation chronique. Lentement se forment, dans la muqueuse et dans la peau de la joue ou du cou, des masses d'une dureté ligneuse, irrégulières, plaquées à l'os, qu'accompagne habituellement la constriction des mâchoires. Puis, des points se ramollissent, deviennent violacés, fluctuants et laissent sourdre dans la bouche.ou à la peau un pus séreux contenant, au début, les grains jaunâtres révélateurs. Les foyers ouverts se cicatrisent, tandis que l'affection progresse vers le cou, la région parotidienne ou temporale. Il est souvent difficile de déterminer dans la tuméfaction la part de l'os et des tissus périphériques.

La chronicité, la torpeur de l'affection, la tendance à la guérison par places, tandis que la lésion progresse en d'autres, surtout la dureté de *bois* des tissus envahis, devront toujours faire songer à l'actinomycose, alors même que l'examen microscopique ne trouverait plus trace du parasite.

Dans la forme *centrale*, les caractères sont moins nets; tant que le processus est intra-osseux, il simule un néoplasme central et provoque parfois comme lui la crépitation parcheminée. Si la coque est rompue, l'envahissement des tissus mous présentera les caractères signalés plus haut, et le diagnostic deviendra plus facile.

Les ganglions sont d'ordinaire intacts dans l'actinomycose; ce signe négatif n'est pas sans valeur.

On prescrira toujours l'iodure de potassium. On incisera largement, on curettera et on détruira au fer rouge les foyers suppurés et bourgeonnants des parties molles. On agira de même sur les lésions centrales de l'os. On a dû parfois réséquer une portion plus ou moins grande du maxillaire envahi.

ANDRÉ LAPOINTE.

MÂCHOIRES (FRACTURES).

FRACTURES DE LA MÂCHOIRE SUPÉRIEURE. — Il est nécessaire de comprendre, dans cette étude, tout le massif osseux supérieur de la face compris entre le crâne et la mâchoire inférieure, et constitué par les maxillaires supérieurs, les palatins, les apophyses ptérygoïdes, les os propres du nez, les masses latérales et la lame perpendiculaire de l'ethmoïde, les malaires.

Les fractures de ce massif osseux reconnaissent une cause immédiate, coups, projectiles frappant la face, écrasement sous une voiture, ou un éboulement; ou bien elles reconnaissent une cause médiate, les os étant écrasés entre le maxillaire inférieur frappé et le crâne.

La disposition des traits de fracture et des fragments est fort complexe. Par des observations cliniques et expérimentales, René Le Fort s'est efforcé récemment de donner une description anatomique de ces fractures. Nous pouvons, de ce travail, conclure à l'existence de deux espèces principales de lésions, en dehors des petites fractures du bord alvéolaire par avulsion dentaire, et des perforations de la voûte palatine ou de la paroi antérieure du sinus maxillaire par balles ou instruments piquants. Les fractures étendues sont des fractures transversales ou des écrasements.

1° Les **fractures transversales** peuvent être divisées en inférieures et supérieures.

Les *fractures transversales inférieures* sont complètes ou incomplètes. *Complète*, la fracture transversale inférieure est représentée par la fracture de Alphonse Guérin, dite fracture double horizontale, qui sépare horizontalement en deux parties le massif maxillaire, le trait passant à environ un centimètre au-dessous de l'os malaire, et divisant tout le massif osseux, y compris les apophyses ptérygoïdes fracturées au niveau de l'extrémité inférieure de la fente ptérygo-maxillaire; assez souvent une fissure palatine divisant la voûte d'avant en arrière sépare en deux ce grand fragment. Cette fracture est le plus souvent le résultat d'un choc dirigé d'avant en arrière au niveau de la lèvre supérieure; elle peut cependant aussi être produite par un choc latéral dirigé dans le plan de la voûte palatine et portant sur la partie inférieure du maxillaire supérieur (R. Le Fort). La *fracture transversale inférieure incomplète* ne comprend que le maxillaire frappé qui est brisé dans sa partie inférieure, le trait de fracture se dirigeant vers le côté opposé, en montant ou descendant selon la direction du choc reçu. Ces fractures succèdent à des chocs latéraux et obliques, frappant la partie inférieure du maxillaire supérieur de haut en bas ou de bas en haut. Lorsque le choc porte très bas, il peut ne briser que le bord alvéolaire.

La *fracture transversale supérieure* est toujours totale; elle sépare les os de la face de la base du crâne. Le massif osseux maxillaire bilatéral est détaché de son insertion à la base crânienne, et mobilisé. Le massif osseux lui-même est subdivisé par des fissures et des traits secondaires, mais les fragments en restent unis par les parties molles. Cette fracture résulte de violences exercées d'avant en arrière sur toute la partie antérieure de la face.

2° Les **écrasements** des os du massif maxillaire comportent différents degrés, et atteignent la partie moyenne des os de la face.

L'*enfoncement de l'os malaire* dans le sinus maxillaire par effondrement de la pyramide, avec fracture de l'arcade zygomatique, succède à un choc latéral sur l'os malaire, la tête restant libre, non appuyée sur un plan résistant.

Lorsque le même choc porte sur la tête appuyée, soit sur l'occiput, soit sur le côté opposé, la violence du traumatisme est plus grande et produit l'*écrasement du maxillaire correspondant*, divisé en plusieurs fragments (os malaire et pyramide, apophyse montante et os du nez, voûte palatine et arcade alvéolaire).

L'*écrasement des deux maxillaires*, laissant plus ou moins intacts les os du nez et les os malaires, mais divisant toute la partie moyenne du massif en plusieurs fragments, résulte d'un choc dirigé de bas en haut, et portant sur le bord alvéolaire supérieur, soit directement, soit par l'intermédiaire du maxillaire inférieur. La même lésion peut être produite par une violence exercée d'avant en arrière sur la partie moyenne de la face. A cette lésion se rattachent les quelques cas de *disjonction intermaxillaire* produisant, sous l'influence de la même cause, un écartement des deux maxillaires sur la ligne médiane, jusqu'à la base du voile du palais.

Symptômes et Diagnostic. — Beaucoup de fractures du massif osseux maxillaire supérieur sont *méconnues*. Le déplacement des fragments n'est en effet nullement la règle, ainsi que l'a déjà indiqué A. Guérin; et d'autre part les lésions des parties molles et l'absence de déplacement des fragments permettent une guérison très rapide et très simple, et le diagnostic de fracture n'est pas établi. Quelques symptômes pourront dans ces cas difficiles, permettre de reconnaître la fracture : les hémorragies buccales ou nasales, l'ecchymose palatine, l'emphysème de la joue et de la paupière inférieure, l'anesthésie cutanée dans la zone du nerf sous-orbitaire, la douleur fixe au niveau des traits de fractures, et notamment du point ptérygoïdien dans la fracture d'A. Guérin.

Lorsque la fracture se présente avec des signes nets, on constate les signes ordinaires des fractures : la douleur, la crépitation, la mobilité anormale, les déformations produites par les écrasements et les enfoncements, les ecchymoses et les épanchements sanguins.

Des hémorragies se produisent fréquemment par le nez ou la bouche. Ces divers signes s'accompagnent forcément de troubles fonctionnels de la mastication, de la déglutition et de la phonation.

La fracture peut donc guérir facilement et sans déformation: ou bien elle guérit sans complications infectieuses, mais en laissant des *déformations définitives* : perte de dents, aplatissement de saillies osseuses, déviations nasales, hyperostoses consécutives.

Les *complications infectieuses* peuvent être causées par une plaie des parties molles extérieures ou à la déchirure d'une muqueuse nasale ou buccale ; elles sont ordinairement bénignes et se bornent à la formation d'un abcès. Quelquefois une fistule suppurante persiste, due à la nécrose d'une esquille osseuse.

Traitement. — Le *traitement immédiat* vise, d'une part, l'infection toujours à craindre par le voisinage des cavités naturelles: d'autre part, la déformation.

Pour éviter l'infection du foyer de la fracture, il faut nettoyer fréquemment la cavité buccale avec l'eau chloralée à 1 pour 200, ou l'eau oxygénée coupée d'eau bouillie, et nettoyer aussi souvent que possible les cavités nasales à l'aide de tampons de gaze montés sur pinces. Lorsqu'il existe une plaie des parties molles extérieures, on la nettoie et la traite selon les règles habituelles (V. PLAIES), en respectant soigneusement toutes les esquilles osseuses non complètement détachées, et qui peuvent utilement reprendre.

Lorsque la déformation résulte d'une fracture partielle, bord alvéolaire, voûte palatine, os du nez, la réduction en est facile, et le maintien est obtenu par la ligature des dents, ou par un appareil moulé, ou par un pansement simple. Les déformations dues à l'enfoncement de l'os malaire peuvent être corrigées plus ou moins complètement, grâce à des pressions exercées par les doigts à la fois sur la joue et dans la bouche sous l'angle inférieur de l'os. L'anesthésie générale peut être nécessaire pour obtenir une bonne réduction. Pour maintenir corrigés certains déplacements osseux qui tendent à se reproduire, il faudra s'ingénier à construire des appareils se moulant sur les arcades dentaires, ou s'appuyant sur la face et la voûte palatine à l'aide de plaques et de ressorts. Ces appareils doivent s'adapter à chaque cas particulier, et il est par suite peu utile de décrire ceux de de Græfe, de Goffres par exemple, construits dans ces conditions. La pièce en gutta percha qui maintient l'arcade dentaire doit être faite sur un moule obtenu par les procédés de la pro-

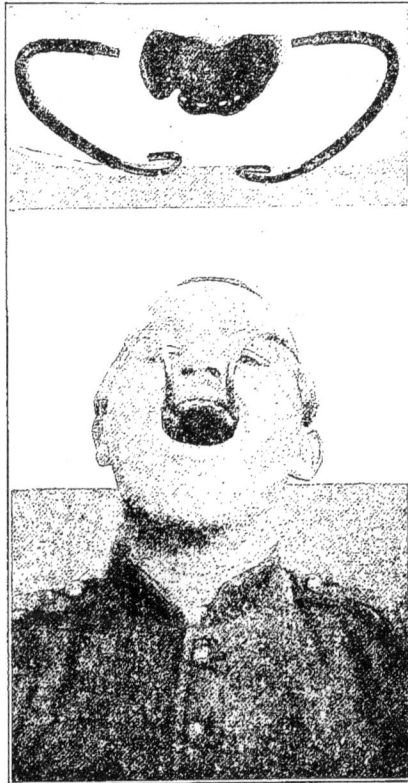

thèse dentaire. Le moulage est pris *avant la réduction* de la déforma-tion, puis sur ce moule on coule une pièce de plâtre reproduisant les par-ties lésées. On coupe ensuite la pièce plâtrée suivant le ou les traits de la fracture, et on réduit la déformation. Sur la pièce réduite et ramenée à l'état normal on confectionne l'appa-reil définitif. La figure 50 représente un appareil imaginé par le Dʳ Ferra-ton, composé d'une pièce moulée maintenant l'arcade dentaire, et de deux tiges métalliques recourbées, articulées avec la pièce intra-buccale et liées entre elles derrière la nuque ; cet appareil donne une idée de ceux que l'on peut imaginer dans les di-vers cas particuliers.

Un *traitement consécutif* peut être rendu nécessaire par les pertes de substance ou les déformations qui persistent. Des autoplasties appro-priées fermeront les trous de la voûte palatine, corrigeront les déforma-tions nasales ou labiales. Des appa-reils prothétiques seront employés

Fig. 50. — Appareil de Ferraton pour fractures de la mâchoire supérieure.

pour combler les cavités créées par la perte d'une partie du maxillaire supérieur.

B) FRACTURES DE LA MÂCHOIRE INFÉRIEURE. — Chutes sur le menton ou l'angle de la mâchoire, coups de pied, de bâton, etc., sont les causes ordi-naires des fractures de la mâchoire inférieure ; les projectiles d'armes à feu peuvent l'atteindre et la fracturer ; un écrasement sous une roue, dans un éboulement, prenant l'arc mandibulaire entre le sol et la violence, tend à diminuer la courbure de cet arc et le fracture.

Sans parler des fractures partielles du rebord alvéolaire par avulsion den-taire, nous considérerons deux groupes principaux de fractures, suivant qu'il existe un seul ou plusieurs traits de fractures.

La *fracture unique* atteint très rarement la branche montante du maxillaire, presque toujours le corps, sur la partie médiane ou les parties latérales. La *fracture médiane*, au niveau de la symphyse, est plus ou moins verticale, à bords irréguliers, et sans déplacement notable. La *fracture latérale*, au contraire, présente souvent un déplacement accentué. Le trait de fracture peut être à peu près vertical, il est le plus souvent oblique, plus ou moins rectiligne, à direction générale en bas et en arrière ; les bords de la fracture sont taillés en biseau, aux dépens de la table externe pour le fragment antérieur. Le siège de cette fracture peut se trouver en un point quelconque de l'arc, il est assez souvent au niveau du trou mentonnier, à hauteur de la dent canine et de la 2e incisive. Le déplacement des fragments se fait suivant deux directions. Dans le sens vertical, le fragment postérieur s'élève et l'antérieur s'abaisse, les dents ne sont plus sur le même niveau : ce déplacement existe seul lorsque la fracture est verticale sans biseau. Dans le sens antéro-postérieur, il y a chevauchement plus ou moins accentué selon l'étendue du biseau, le fragment antérieur glisse en dedans et au-dessous du fragment postérieur rejeté en dehors. Ces déplacements sont dus surtout à l'action des muscles sur les fragments, la pesanteur et la direction de la force vulnérante n'y prenant qu'une part secondaire ; le fragment postérieur est influencé par les muscles masticateurs (masséter, temporal, ptérygoïdiens) et attiré par eux en haut, le fragment antérieur est au contraire attiré en bas et en dedans par l'action des muscles sus-hyoïdiens ; le fragment postérieur est repoussé en dehors par le chevauchement, mais ce déplacement est limité par l'action du muscle ptérygoïdien interne.

Sur les *branches montantes* le trait varie de direction, sans déplacement notable, les fragments étant maintenus par les deux muscles masséter et ptérygoïdien interne. La fracture de l'*apophyse coronoïde*, horizontale, est extrêmement rare. La fracture du *condyle* siège au niveau du col, au-dessous de l'insertion du muscle ptérygoïdien externe qui entraîne et déplace le condyle en dedans et en avant, les surfaces articulaires restant cependant en contact.

Les *fractures multiples* peuvent être produites par des projectiles d'armes à feu, elles sont alors irrégulières, étoilées, comminutives. Dues à un choc, ces fractures sont *à deux traits* ; les deux traits peuvent occuper le même côté du corps, mais ils siègent ordinairement de part et d'autre de la symphyse et isolent un fragment médian. Ce fragment intermédiaire, médian ou latéral, subit un fort déplacement, s'abaisse au-dessous des deux fragments voisins et bascule, le bord alvéolaire se portant en dehors. Le déplacement est plus accentué lorsque le fragment est médian, le fragment symphysaire étant fortement attiré en arrière, avec la langue, par les muscles qui s'insèrent près de son bord inférieur.

En même temps que la solution de continuité osseuse, existent toujours des *plaies des parties molles*, ordinairement limitées, du reste, au revêtement muqueux du bord alvéolaire. D'autres plaies peuvent occuper les parties molles extérieures. Cette fracture est donc toujours, ou à peu près toujours, une fracture ouverte, le foyer osseux se trouvant en contact avec le milieu septique buccal.

Symptômes et Diagnostic. — La *douleur* au repos, aux mouvements de la mâchoire, à la pression, est un symptôme constant des fractures du maxillaire, elle contribue, avec la déformation, à la gêne des fonctions : parole, mastication, déglutition. Le *gonflement*, les *ecchymoses* dans la zone traumatique s'ajoutent aux signes précédents, sans prouver l'existence de a fracture. Dans la bouche, la plaie du bord alvéolaire saigne et la muqueuse se gonfle. Le blessé crache à tout instant de la salive sanguinolente.

A l'examen, on note la douleur localisée au siège de la fracture. En ouvrant la bouche, ou écartant les lèvres si la douleur est trop grande, on constate immédiatement la *déformation*, lorsqu'elle existe. Cette déformation est très variable selon le genre de fracture, ainsi que nous l'avons déjà vu.

Dans le cas de *fracture unique* médiane, le déplacement étant faible ou nul, il faut chercher, au siège de la douleur, de la plaie gingivale, des ecchymoses muqueuses, la *mobilité anormale* des fragments et la *crépitation* provoquées en saisissant des deux mains la mâchoire, entre les doigts, des dents au bord inférieur. Cette recherche est douloureuse et doit être faite avec douceur.

De même, pour une fracture portant sur la branche montante, l'absence de déformation doit faire rechercher plus encore la douleur à la pression et à la mobilisation, que la mobilité anormale et la crépitation difficiles à provoquer.

Dans la fracture latérale du corps, la déformation que nous avons décrite est facile à reconnaître, les dents ne sont plus sur la même ligne, le doigt suivant la partie intra-buccale du maxillaire reconnaît la fracture, le déplacement en hauteur, le chevauchement, la mobilité anormale.

Lorsque le trait de fracture porte sur le col du condyle, le déplacement du fragment supérieur en dedans et en haut détermine, en avant du tragus, une dépression perceptible au toucher, et à ce niveau la pression provoque une vive douleur; le menton est dévié du côté de la lésion, contrairement à ce qui existe dans la luxation unilatérale. Il peut exister en même temps un enfoncement du conduit auditif externe par le col fracturé du condyle, avec hémorragie par l'oreille pouvant faire penser à une fracture du crâne.

Lorsque la *fracture* est *double*, la déformation est plus accentuée et facilement constatée. Dans le cas de fragment intermédiaire médian, lorsque le blessé est couché, il peut exister une certaine gêne de la respiration par le même mécanisme que pendant la chloroformisation. Il suffit pour faire cesser la suffocation, soit d'attirer la langue, soit de remettre en place le fragment médian.

Complications. — Lorsqu'aucun incident ne survient, et, si les fragments ont été suffisamment maintenus, après réduction, la consolidation se fait en un mois à six semaines.

Des *complications rapides* peuvent être produites surtout par l'infection de la plaie buccale et du foyer de la fracture. Cette infection reste aujourd'hui localisée à ce foyer et ne se généralise pas comme autrefois. Il en peut résulter de la stomatite, des abcès venant faire saillie sous la muqueuse ou dans la région sus-hyoïdienne. La nécrose d'une esquille, un point d'ostéite peuvent entretenir une fistule suppurante sous la mâchoire.

Les *complications tardives* sont dues aux vices de la consolidation ; le cal peut comprimer le nerf dentaire et provoquer des névralgies ; la consolidation peut être vicieuse, la déformation persistant et gênant la mastication par défaut de concordance des arcades dentaires ; il peut y avoir pseudarthrose avec déformation et gêne fonctionnelle ; une ankylose de la mâchoire peut enfin succéder à une fracture condylienne.

Traitement. — A) **Traitement immédiat.** — Avant tout il faut se rappeler que la fracture de la mâchoire inférieure est souvent une fracture ouverte dans la cavité buccale, et il faut désinfecter autant que possible la muqueuse de la bouche. Des lavages très fréquents et des nettoyages à l'aide de tampons d'ouate seront donc pratiqués avec de l'eau chloralée (1 pour 100 ou 200), de l'eau naphtolée, ou surtout de l'eau oxygénée largement étendue d'eau bouillie.

Pour la fracture elle-même, nous considérerons deux cas selon qu'il y a ou non déplacement des fragments.

1º *Fractures sans déplacement.* — (Branche montante, fracture symphysaire, quelques fractures latérales du corps). Ici un appareil de contention suffit, aucune mobilisation des fragments n'ayant tendance à se faire. L'alimentation liquide et semi-solide supprimant la mastication, le silence à peu près complet éviteront les mouvements du maxillaire. Une fronde ou une ligature dentaire serviront de soutien aux fragments. La fronde (fig. 52) est faite avec des bandes de toile cousues, ou en cuir, ou, comme nous l'indiquerons plus loin, avec une bande de caoutchouc. La ligature dentaire, applicable seulement lorsque les dents existent sur les bords de la fente osseuse, est pratiquée en enroulant autour des dents voisines, de part et d'autre de la fracture, un fil de soie ou d'argent, ce fil est d'ailleurs quelquefois très mal toléré.

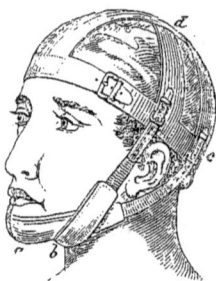

Fig. 51.
Appareil de Bouisson.

2º *Fractures avec déplacement.* — a) *Fractures du corps.* — La réduction du déplacement est facile, la contention est au contraire difficile. Il faut soit unir directement les fragments par une suture osseuse, soit les maintenir par un appareil prenant appui sur l'arcade dentaire et sur le menton.

La suture osseuse doit être faite par une incision sous-maxillaire, et non par la bouche. Elle doit comprendre deux fils croisés en X, car un seul fil ou deux fils parallèles n'empêchent pas le déplacement de se reproduire : il faut donc, au niveau de chaque fracture, forer quatre trous bien placés, dans un os très dur et difficile à bien immobiliser. Une bonne suture est, par suite, difficile à faire. En outre cette suture est faite dans un milieu dont l'asepsie n'est pas absolue, et il faut toujours compter sur l'infection atténuée du corps étranger laissé, sur la persistance d'une fistule et la nécessité de l'extraction consécutive des fils. La suture osseuse se présente donc ici avec un certain nombre d'inconvénients qui devront lui faire préférer un appareil, lorsque cet appareil sera possible à faire et suffisant pour la contention des fragments.

Les appareils sont de deux espèces selon qu'ils nécessitent ou non un moulage des arcades dentaires, et par suite l'assistance d'un dentiste. Les appareils ne nécessitant pas un moulage préalable peuvent saisir entre deux plaques la mâchoire inférieure, tel l'appareil de Houzelot; mais ils ne tiennent pas en place et sont douloureux. Les seuls appareils non moulés capables de maintenir les fragments sont : les coins interdentaires de Cl. Martin, unis à la fronde, et la ligature des arcades dentaires.

Les coins interdentaires sont des coins de liège ou de bois introduits entre les arcades dentaires, de façon variable selon le déplacement à corriger. Pour abaisser un fragment postérieur, on place un coin interdentaire à son niveau : pour corriger le déplacement d'une fracture double, on met un coin de chaque côté. Puis on applique une fronde élastique, soit faite d'avance en tissu élastique, soit confectionnée avec une bande de caout-

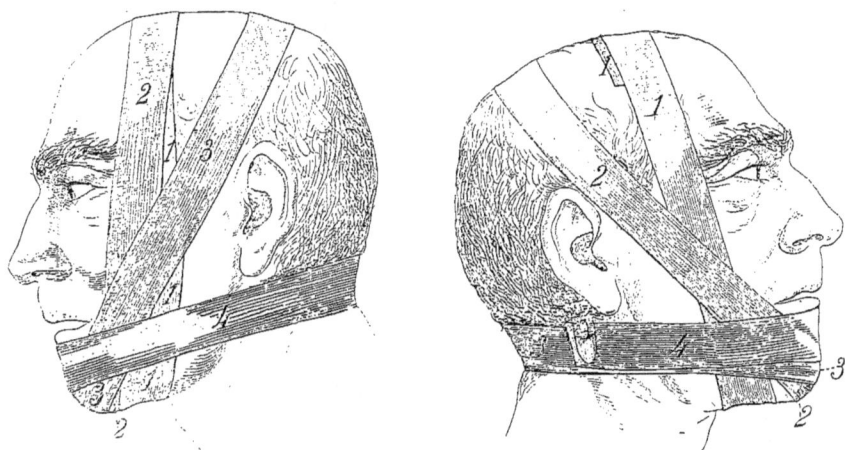

Fig. 52.

chouc. Une bande de feuille anglaise, facile à trouver, est taillée sur une longueur d'environ 2 m. 25 et une largeur de 4 à 5 centimètres (Thèse de Ponroy, 1905). La bande est appliquée tendue, *mais non serrée*, en partant du bregma (fig. 52) pour descendre de gauche à droite si la fracture est à droite (et inversement), passer en avant de l'oreille, puis sous l'angle de la mâchoire du côté malade; on passe sous le plancher de la bouche, sous l'angle maxillaire opposé et on remonte sur la joue et la tempe du côté sain pour revenir au bregma. On recommence la première moitié du trajet pour fixer l'origine de la bande, débordant un peu en avant sous le menton, et, arrivé du côté sain, on se dirige vers l'occiput. On redescend du côté malade, passant très obliquement au-dessus de l'oreille et sur la joue, pour contourner la pointe du menton. De la pointe du menton on se dirige horizontalement en arrière, passant au-dessous de l'oreille du côté sain, puis sous l'occiput, et on revient, toujours horizontalement, sous l'oreille du côté malade, pour passer devant le menton. On achève le tour horizontal et on arrête la bande par une pince quelconque.

La ligature dentaire, lorsqu'il y a un déplacement notable, ne peut maintenir les fragments qu'en liant des dents inférieures aux dents supérieures et en fermant la bouche ; l'alimentation liquide doit être faite par une brèche dentaire.

Les appareils qui utilisent un moule dentaire sont confectionnés d'après le principe suivant : une pièce résistante (caoutchouc vulcanisé, tôle d'acier) est construite d'après un moulage pris sur la mâchoire avant réduction de la fracture. Le moulage ainsi pris permet la construction d'une pièce en

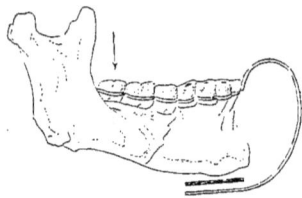

Fig. 55. — Schéma
représentant l'appareil de Cl. Martin.

plâtre reproduisant la fracture avec sa déformation. On scie le moulage au niveau de la fracture, et on réduit. C'est sur cette pièce réduite et fixée que l'on construit la pièce buccale. Cette pièce, moulée sur les dents et l'arcade alvéolaire, est réunie d'une façon variable à une pièce ou un bandage mentonniers. On serre suffisamment pour maintenir la réduction entre ces deux appuis. Tels sont les appareils de Kingsley, de Cl. Martin (fig. 55), de Martinier. Ces appareils nécessitent le concours d'un dentiste pour le moulage et la construction de la pièce buccale.

L'appareil le plus simple est le coin interdentaire uni à la fronde, il doit être préféré lorsqu'il est suffisant. A son défaut on peut tenter la construction d'un appareil moulé, qui n'est bon qu'à condition d'être très bien fait. Si la construction de cet appareil est impossible dans de bonnes conditions, mieux vaut la suture.

b) Fractures du condyle. — Ici, aucun appareil ne maintient en place le fragment supérieur déplacé, et, le plus grand danger à craindre étant l'ankylose. il est préférable de mobiliser immédiatement et progressivement la mâchoire, en faisant du massage.

B) **Traitement des complications.** — Il faut évidemment ouvrir les abcès lorsqu'ils sont découverts, par la bouche ou par la région sus-hyoïdienne selon l'endroit où ils font saillie. Une fistule conduirait à l'extraction d'une esquille nécrosée, au grattage d'un point d'ostéite, à l'extirpation d'un fil métallique mal toléré. L'ankylose de la mâchoire consécutive à la fracture du condyle ne peut être traitée que par la résection de ce condyle. Une pseudarthrose nécessitera un avivement des surfaces osseuses suivi de suture.

PAUL LAUNAY.

MÂCHOIRES (OSTÉITES SIMPLES). — Les ostéites sont de deux sortes : Les *ostéites simples.* et les *ostéites spéciales : tuberculose. syphilis. actinomycose.* qui feront l'objet d'articles spéciaux ainsi que l'*ostéite phosphorée* (V. OSTÉITES).

Certains processus *atrophiques* ou *hypertrophiques* sont étudiés ailleurs (V. OSTÉOPOROSE, TABES, ACROMÉGALIE).

La *nécrose* n'est qu'une conséquence de l'ostéite et n'en peut être séparée.

Étiologie, pathogénie. — L'*ostéite traumatique* a été signalée à propos des fractures.

Les *lésions inflammatoires* et surtout *ulcéreuses* ou *gangreneuses* de la muqueuse bucco-gingivale. celle du sinus maxillaire (v. c. m.), celles de la joue et des lèvres peuvent se propager aux mâchoires. Un *épithélioma ulcéré* peut aussi provoquer l'ostéo-périostite, indépendamment de tout envahissement néoplasique secondaire.

Le plus souvent, l'ostéite est d'*origine dentaire*. Elle succède à la *périodontite* (V. Dents). Localisée d'abord au tissu fibreux interposé à la racine et à la paroi de l'alvéole (ligament ou périoste alvéolo-dentaire, périodonte), l'inflammation se complique d'une ostéite alvéolaire. L'extension est facile, à la suite de la *carie pénétrante*, car l'infection du périodonte est enfermée dans l'alvéole, comme en cavité close, par les adhérences gingivo-périostiques au collet de la dent. L'*obturation des dents*, après désinfection imparfaite de la chambre pulpaire est une cause fréquente ; de même, l'*extraction* faite sans précautions antiseptiques.

Dans la *périodontite sans carie*, l'infection alvéolaire s'est faite par une fissure de la sertissure gingivale ; il n'y a plus cavité close, et le danger pour la paroi osseuse de l'alvéole est moindre.

Le rôle de l'*évolution dentaire* est manifeste. Les déchirures de la muqueuse qui encapuchonne la couronne en voie d'éruption, et l'irritation normale du travail physiologique, favorisent l'infection péri-dentaire.

La *dent de sagesse* est la plus exposée aux accidents de cet ordre. Son éruption tardive, surtout à la mâchoire inférieure, où la saillie de l'apophyse coronoïde lui laisse peu de place, explique l'apparition possible des accidents à un âge avancé.

L'ostéite est moins fréquente pendant l'éruption des autres dents. On peut la voir pourtant, en dehors de toute carie, autour de la deuxième et de la première molaire (dent de 12 ans et dent de 6 ans), et même autour des dents de lait.

A ces ostéites d'*origine buccale*, s'opposent des *ostéites hématogènes*, auxquelles on réserve, plus spécialement, le terme d'*ostéomyélite*. La dentition exercerait encore ici son influence prédisposante. Amenée par le sang, l'infection trouverait un terrain propice autour des dents encore incluses dans la mâchoire, et en pleine activité d'évolution. On a pu comparer ainsi les follicules dentaires au bulbe des os longs. L'ostéite hématogène, favorisée par l'évolution dentaire, serait l'équivalent de l'ostéite de croissance des autres os.

C'est à ce groupe des ostéites hématogènes, qu'appartiendraient les *nécroses exanthématiques*, décrites par Salter après les fièvres éruptives et la fièvre typhoïde.

En réalité, la distinction est difficile entre l'infection d'origine buccale et l'infection sanguine. N'a-t-on pas dit qu'en l'absence de toute porte d'entrée visible à la surface de la muqueuse, les germes pathogènes pouvaient suivre le cordon épithélial (*iter dentis*) qui réunit l'épithélium de la gencive au follicule de la dent ?

On ne peut nier, néanmoins, la localisation possible d'une infection générale, par exemple quand l'ostéite apparaît aux mâchoires pendant l'évolution d'un ou de plusieurs autres foyers d'ostéite de la croissance.

Toutes les ostéites sont-elles d'origine microbienne ? Il est permis d'admettre que la rétention prolongée d'une dent, comme la 3e molaire,

suffit à provoquer par sa présence, sans infection surajoutée, les hyperostoses que nous décrirons plus loin.

Lésions. — L'ostéite apparaît plus souvent à la mâchoire inférieure qui
occupe le point déclive de la cavité buccale, propice aux infections. De
plus, les ostéites de la dent de sagesse lui appartiennent presque exclusivement.

Tous les processus de l'ostéite (v. c. m.) existent : ostéite raréfiante ou
condensante, hyperostose par irritation ostéogène du périoste, suppuration
et nécrose. L'intensité et l'étendue variables de l'inflammation, créent les
variétés anatomiques et cliniques.

1° **Ostéite suppurée.** — a) La forme la plus fréquente est l'*ostéite suppurée de la portion alvéolaire.* C'est le type habituel de l'ostéite d'origine
dentaire.

Les lésions sont souvent limitées à la paroi de l'alvéole infectée. Elle est
perforée par ostéite raréfiante et le périoste, d'abord épaissi, est bientôt
soulevé par l'*abcès sous-périosté.* La perforation se fait à la face buccale ou
à la face vestibulaire de l'os. La *fistule,* suite de l'ouverture spontanée ou
opératoire de l'abcès, peut siéger dans la bouche ; ou bien l'abcès, parti
d'une alvéole, fuse à distance. A la face externe, il franchit le cul-de-sac
vestibulaire et gagne la joue, le menton, la paupière inférieure et même la
tempe. On a vu des fistules du maxillaire inférieur descendre jusqu'à la clavicule. En haut, l'abcès de la face interne peut fuser à la voûte palatine et
jusque dans les fosses nasales. En bas, il peut gagner le plancher de la
bouche, jusque sous la langue.

L'ostéite alvéolaire n'est pas toujours aussi limitée. Elle intéresse parfois
toute la paroi d'une cavité, ou s'étend à plusieurs cavités voisines, sur un
segment notable de la portion alvéolaire. L'abcès sous-périostique, plus
volumineux, se collecte sur les deux faces de l'os et forme des fistules multiples, vers la muqueuse et la peau.

La *nécrose* n'est pas constante ; elle est souvent peu importante, dans les
formes limitées de l'ostéite alvéolaire : le petit séquestre représente un fragment de la cavité.

Plus étendue, la nécrose intéresse la totalité d'une alvéole, ou plusieurs
alvéoles voisines. Alors si les dents correspondantes étaient encore en place,
elles s'ébranlent et tombent presque toujours au moment de la libération du
séquestre, tandis qu'en cas d'ostéite sans nécrose ou de nécrose très limitée,
la dent peut rester implantée. Sa présence, comme celle des séquestres,
prolonge la suppuration et entretient les fistules.

b) Aux ostéites de la portion alvéolaire s'opposent celles du *corps de l'os.*
A la mâchoire supérieure, l'ostéite, avec ou sans nécrose, gagne la paroi
osseuse et la cavité du sinus, elle provoque une *sinusite maxillaire* [V. Face
(Sinus)]. A la mâchoire inférieure, l'ostéite du corps succède à l'ostéite
alvéolaire ; ou bien elle est d'emblée et simultanément alvéolaire et profonde, ou enfin elle évolue primitivement au centre de l'os.

Chez l'enfant, pendant la première et surtout la seconde dentition, cette
forme est fréquente, et parfois indépendante de toute carie dentaire préalable. Les lésions progressent aisément autour des follicules dentaires encore

inclus dans le corps de l'os. Le pus décolle le périoste sur toute la hauteur du maxillaire, aussi bien dans son segment buccal que dans son segment extra-buccal, sur une seule de ses faces ou sur les deux.

Née souvent au niveau de l'angle, l'ostéite gagne la branche montante ; le pus fuse sous le masséter et vers la parotide, ou sous le ptérygoïdien interne, vers le pharynx et l'espace ptérygo-maxillaire. L'arthrite temporo-maxillaire est une complication possible.

La nécrose progresse comme l'ostéite autour des cavités des dents de deuxième dentition et les germes dentaires sont englobés dans les séquestres. Ceux-ci s'étendent souvent en arrière, du côté de la branche montante, parfois jusqu'au condyle.

Dans la grande majorité des cas, l'ostéite nécrosante du corps respecte le bord inférieur, et la continuité du maxillaire persiste. Par exception, elle intéresse toute la largeur de l'os, créant ainsi une perte de substance. On l'a vue s'étendre à toute une moitié et même à la totalité du maxillaire.

La réaction ossifiante du périoste survient ultérieurement. Quand le pus est évacué, le périoste s'applique à l'os ancien, encore vivant ou nécrosé, et produit une *hyperostose* plus ou moins marquée. L'os nouveau forme barrière à l'élimination des séquestres, et prolonge indéfiniment la maladie. Quand l'ostéite a envahi les deux faces de l'os, l'hyperostose crée une hypertrophie massive. Après l'extraction des séquestres, il reste une gouttière dont la concavité répond à l'ancien bord alvéolaire. Elle se comble à la longue et la muqueuse gingivale se cicatrise à la surface.

Quand la continuité du maxillaire a été détruite, l'os périostique jeune peut parfois combler la brèche et prévenir tout raccourcissement, mais habituellement, l'os néoformé est plus court et moins courbe que l'os ancien.

Ces formes graves et diffuses de l'ostéite suppurée nécrosante du maxillaire inférieur se voient souvent chez l'adulte, à l'occasion de l'évolution de la dent de sagesse. Localisées à l'angle, les lésions sont superposables à celles qui viennent d'être décrites.

2° **Ostéite non suppurée.** — Aux mâchoires, comme dans les autres os, on observe des formes *atténuées* et *chroniques d'emblée* de l'ostéite. Certaines n'entraînent ni suppuration, ni nécrose. L'irritation provoque seulement la condensation du tissu osseux et la réaction ossifiante du périoste. Ainsi, certaines périodontites à allure chronique, entretenues par les fongosités des racines (V. Dents), peuvent produire de l'ostéite condensante de l'alvéole, avec épaississement sous-périostique du rebord alvéolaire.

Une dent de sagesse incluse dans l'angle du maxillaire inférieur provoque la condensation interstitielle de l'os et l'hyperostose périostique.

Symptômes et Diagnostic. — 1° **Ostéite suppurée de la portion alvéolaire.** — La suppuration de la paroi d'*une alvéole*, suite fréquente de la carie et de la périodontite, représente le type le plus simple de cette variété.

La douleur est continue et pulsatile. La dent paraît allongée au malade, la gencive est rouge et œdématiée. C'est le tableau de la périodontite aiguë (V. Dents), avec *fluxion de la joue*, et léger *engorgement ganglionnaire*. La réaction péri-alvéolaire s'annonce par une tuméfaction sous-muqueuse, circonscrite et plaquée à une des faces de la portion buccale du maxillaire. A ce niveau la pression du doigt est douloureuse. La mastication est gênée ou impossible, par contracture des masticateurs, surtout s'il s'agit d'une molaire. Parfois surviennent quelques phénomènes généraux : inappétence, fièvre légère.

Puis, la tuméfaction grossit, se ramollit et devient fluctuante ; la fibro-muqueuse soulevée par le pus prend une coloration jaunâtre. Les douleurs s'atténuent, et l'abcès, s'il n'est pas incisé, ne tarde pas à s'ouvrir ; du pus fétide s'écoule, ordinairement en petite quantité, dans le vestibule ou dans la bouche, à moins que l'abcès, franchissant le cul-de-sac vestibulaire, ne vienne s'ouvrir à la peau. Alors la fluxion de la joue disparaît.

Tel est le vulgaire *abcès dentaire*. Son évolution est parfois subaiguë ou chronique, presque indolente. Toute fluxion fait défaut, et si l'abcès gagne les téguments, ils sont soulevés et amincis par une petite tuméfaction vio-lacée, qui ne donne issue qu'à un peu de liquide séro-sanguinolent.

La *fistule*, qui persiste tant que la dent reste en place, est buccale, vesti-bulaire ou cutanée. Les fistules muqueuses laissent en général pénétrer un stylet jusqu'à la dent malade, et permettent de percevoir la mobilité d'un *petit séquestre alvéolaire*. Le trajet irrégulier des fistules cutanées fait obstacle à ce moyen d'exploration ; mais on sent, au palper, un cordon induré tendu de la peau à l'os. Quand plusieurs dents voisines sont cariées, on peut ainsi déterminer celle qui entretient la fistule.

L'abcès dentaire, par ostéite suppurée alvéolaire, ne peut être confondu qu'avec l'abcès de la gencive ou *parulie*. Celui-ci se distingue par son évo-lution constante au voisinage de la dent, et par sa cicatrisation rapide après ouverture.

Une fistule muqueuse ou cutanée devra toujours faire penser à l'origine alvéolo-dentaire, même si l'orifice est loin de la mâchoire. On a pu prendre une simple fistule dentaire pour une fistule ganglionnaire ou congénitale du cou.

L'ostéite suppurée peut envahir un segment plus étendu de la portion alvéolaire ; le fait n'est pas rare dans l'enfance. Alors, la tuméfaction est plus considérable ; elle apparaît des deux côtés, et s'étend, en dehors, au cul-de-sac vestibulaire, qu'elle efface, la fièvre est vive. Des fistules multiples se constituent, en dedans et en dehors, à la muqueuse et à la peau. La *nécrose* est fréquente et reste intra-buccale. Parfois le malade sent lui-même, quand les phénomènes aigus sont passés, que ses dents et sa gencive remuent ; le séquestre, ainsi libéré, entretient indéfiniment la suppuration, capable de provoquer la *septicémie buccale*.

2° **Ostéite suppurée du corps des mâchoires.** — Elle n'est pas toujours très distincte de la forme précédente, à laquelle elle peut succéder.

A la mâchoire supérieure, les signes de l'ostéite étendue du rebord se compliqueront de ceux qui traduisent l'infection secondaire du sinus, la nécrose de ses parois et celle de la voûte palatine. La difformité consé-cutive à l'élimination des séquestres est rarement considérable, il peut en résulter pourtant une communication entre le nez et la bouche.

C'est surtout à la mâchoire inférieure que l'envahissement de la portion extra-buccale est fréquent. Cette forme diffuse est celle qu'on désigne volontiers, chez l'enfant, sous le nom d' « ostéomyélite ». Elle représente, chez l'adulte, le type des accidents graves que peut provoquer la dent de sagesse.

Souvent, des symptômes généraux apparaissent d'emblée : la fièvre, élevée, s'accompagne de frissons, tandis qu'une tuméfaction phlegmoneuse envahit la région malade. Son maximum siège presque toujours autour de l'angle mandibulaire, d'où elle gagne la région sous-maxillaire, la région parotidienne et la paupière inférieure. Ce gonflement est dur, douloureux à la pression sur l'angle et la branche montante. Les ganglions tuméfiés contribuent à l'augmenter.

La langue et les gencives sont fuligineuses, la salivation est abondante et l'haleine fétide. Le sillon gingivo-génien est plus ou moins effacé par la tuméfaction de la face externe de l'os, qui remonte sur la branche montante et l'apophyse coronoïde. Si l'on peut passer un doigt entre les arcades, on note que la tuméfaction occupe aussi la face interne : elle se prolonge parfois au plancher buccal, jusque sous la langue.

Dans les cas graves, une septicémie rapide emporte le malade, avant que les phénomènes locaux aient le temps d'évoluer. Sinon des abcès se forment ; l'induration phlegmoneuse se ramollit ; du pus fétide s'écoule dans la bouche, plus vite qu'à travers la peau.

La contracture musculaire, intense et précoce, fait obstacle à l'examen buccal ; l'alimentation est difficile ou impossible. La compression du nerf dentaire inférieur dans son canal osseux entraîne parfois l'insensibilité de la peau dans la moitié correspondante du menton et de la lèvre inférieure (signe de Vincent).

Avec l'évacuation du pus, la fièvre tombe ; la contracture diminue et l'alimentation redevient possible, mais la suppuration persiste. Le stylet pénètre par les orifices cutanés ou muqueux jusqu'à l'os dénudé, et perçoit au bout de quelques semaines la mobilité des séquestres. Leur élimination tarde toujours. Le foyer de nécrose, en communication avec la bouche, est parfois d'une fétidité d'autant plus marquée, que des phénomènes de gingivite et de stomatite gangreneuse peuvent se produire. On a vu des hémorragies foudroyantes, la phlébite propagée aux sinus de la dure-mère et la broncho-pneumonie par aspiration des produits septiques.

La guérison n'est définitive qu'après l'ablation des parties nécrosées ; l'os reste épaissi, déformé par l'hyperostose et des dents manquent au bord alvéolaire. Chez l'enfant, la seconde dentition est compromise par l'élimination des germes inclus dans les portions nécrosées. Enfin, l'ankylose n'est pas rare.

Le diagnostic est facile. La prédominance de la tuméfaction au niveau de la face et l'effacement du sillon gingivo-génien permettent d'éliminer sans peine l'adéno-phlegmon sous-maxillaire. L'importance de la suppuration et de la nécrose ne rappelle ni la tuberculose, ni la syphilis, ni l'actino-mycose. L'origine des accidents sera cherchée, *a priori*, du côté des dents ou de la bouche ; on songera toujours à la dent de sagesse, s'il s'agit d'un adulte ; et on ne pensera à l'ostéite hématogène, que si le foyer maxillaire est apparu, en l'absence de toute porte d'entrée buccale, secondairement à un autre foyer osseux.

5° L'hyperostose de l'ostéite **non suppurée** crée un type clinique intéressant. La rétention d'une dent de sagesse est le plus souvent en cause. Une tuméfaction dure occupe l'angle de la mâchoire; elle provoque une douleur sourde accompagnée souvent de contracture des masticateurs.

On a pu la prendre pour une tumeur. L'absence de la dent de sagesse permettra le diagnostic, que la radiographie pourra préciser.

Traitement. — 1" *Ostéite alvéolaire.* — Ouvrir l'abcès dentaire par une incision jusqu'à l'os, désinfecter ou extraire la dent coupable *le plus tôt possible*, telles sont les deux indications du traitement de l'abcès dentaire.

La désinfection complète ou l'extraction de la dent est le seul moyen de guérir une fistule persistante. S'il existe un petit séquestre alvéolaire, il viendra presque toujours avec la dent. La fistule se ferme ensuite spontanément, sans qu'il soit besoin d'y toucher.

2° A l'ostéite *étendue du rebord* convient aussi le traitement intra-buccal. Le foyer suppuré doit être incisé par la bouche, en portant le tranchant du bistouri sur l'os. L'incision précoce évitera parfois la nécrose. Si celle-ci survient, il faut extraire les séquestres alvéolaires *par la bouche*, dès qu'on en a perçu la mobilité. On prescrira, jusqu'au moment propice, des irrigations antiseptiques, à l'eau oxygénée faible, ou à la solution chloralée au centième. Plusieurs dents saines seront parfois sacrifiées.

5° L'ostéite *du corps* nécessitera toujours des incisions cutanées longeant le bord inférieur de l'os ou son angle, en ménageant les branches du facial. Par décollement des parties molles et du masséter on mettra largement à nu la portion d'os malade, afin de trépaner sa table externe ou d'agrandir à la curette les perforations spontanées. Pour extraire les séquestres, on attendra leur libération, toujours plus longue que dans le cas précédent. C'est surtout quand la nécrose occupe toute la largeur de l'os, qu'il y a intérêt à ne pas attaquer trop tôt les séquestres : tant que la gaine d'os périostique nouveau n'est pas encore reconstituée, l'extraction laisse une perte de substance et le rapprochement des fragments entraîne une grosse difformité.

Il faut donc patienter, à moins d'infection grave forçant la main. Si on ne peut agir par la bouche, on n'hésitera pas à recourir à l'incision cutanée.

4° L'hyperostose *douloureuse* par rétention de la dent de sagesse nécessite la trépanation de l'os par voie extra-buccale, complétée par l'extraction de la dent.

ANDRÉ LAPOINTE.

MÂCHOIRES (OSTÉITE ET NÉCROSE PHOSPHORÉES). — Les générations médicales actuelles ne connaissent plus cette variété étiologique de l'ostéite suppurée et nécrosante des maxillaires. Observée vers le milieu du xixᵉ siècle, alors qu'on employait le phosphore blanc dans la fabrication des allumettes, elle disparut peu à peu dès qu'il fut remplacé par le phosphore rouge et dès qu'on eut prescrit aux ouvriers des fabriques les mesures d'hygiène buccale et dentaire, propres à prévenir l'apparition de la maladie et à limiter ses dégâts.

On n'a jamais été très bien fixé sur le mode d'action du phosphore blanc. On reconnut pourtant l'influence spéciale des vapeurs d'acide phosphorique dégagées par l'oxydation du phosphore, pendant l'opération de la trempe des allumettes. On tend à admettre aujourd'hui qu'il s'agissait d'une ostéopériostite due à l'infection du tissu osseux par des microbes pathogènes de la bouche. Les irritations de la muqueuse gingivo-buccale par les vapeurs phosphoriques activaient sans doute la virulence des germes et diminuaient les moyens naturels de résistance à l'infection.

Une action directe du phosphore sur l'os, capable d'en amener la suppuration et la nécrose n'a jamais été démontrée.

Par contre, tous les observateurs ont reconnu la prédisposition créée par le mauvais état de la dentition.

L'extension progressive des lésions, parties du rebord alvéolaire et l'importance de la nécrose (fig. 54), telles étaient les deux *caractères anatomiques* de la maladie. Les auteurs notèrent aussi l'exubérance des productions d'os périostique nouveau autour des sé-

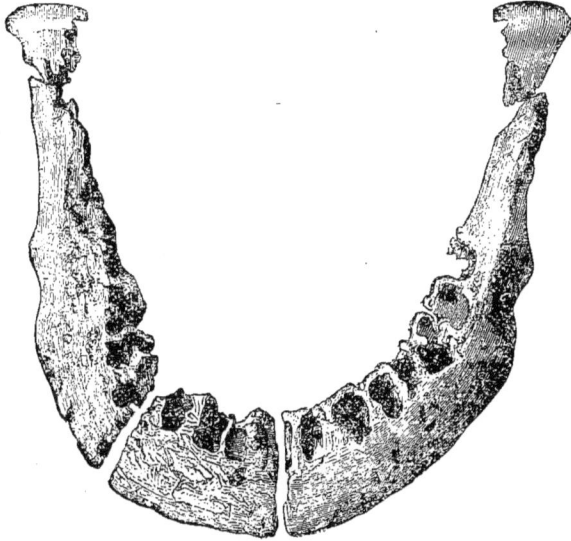

Fig. 54. — Séquestre d'ostéite phosphorée comprenant la presque totalité de la mâchoire inférieure (Trélot).

questres, et l'envahissement simultané possible des deux maxillaires. En somme, à part leur diffusion, les lésions étaient tout à fait superposables à celles que nous avons décrites à propos de l'ostéite nécrosante du corps des maxillaires (V. Ostéites simples).

Les *symptômes* étaient les mêmes, mais l'étendue de la nécrose, ses poussées successives et la lenteur de la libération des séquestres prolongeaient indéfiniment la maladie.

La mort était fréquente, et la guérison ne s'obtenait qu'au prix de difformités considérables.

Le *traitement* est avant tout *prophylactique*. La mesure la plus efficace est la suppression du phosphore blanc, depuis longtemps réalisée dans l'industrie française. L'hygiène de l'atelier, sa ventilation, la surveillance des ouvriers au point de vue des soins nécessaires à la conservation d'une bonne dentition, telles sont les mesures complémentaires qui réussirent à faire disparaître la nécrose phosphorée.

C'est surtout à son sujet qu'on discuta jadis sur le moment propice à l'extirpation des séquestres. Les accidents d'infection grave qu'on observait souvent avant l'antisepsie justifiaient l'ablation précoce, dont Billroth fut un ardent défenseur.

Elle s'imposerait moins aujourd'hui. On préférerait attendre que les séquestres soient mobiles, et que l'os périostique néoformé fût assez solide pour prévenir, dans la mesure du possible, les grosses difformités consécutives.   *ANDRÉ LAPOINTE.*

MÂCHOIRES (OSTÉITE SYPHILITIQUE). — Elle est assez mal connue, à l'exception d'un type spécial au *maxillaire supérieur*, qui aboutit à la *perforation de la voûte palatine* et qui est décrit à l'article PALAIS. Rappelons seulement qu'on ne sait pas au juste si la gomme siège primitivement dans l'os ou dans la fibro-muqueuse de la voûte buccale ou du nez.

Au *maxillaire inférieur*, la syphilis acquise ou héréditaire peut produire, comme ailleurs, autour du tissu gommeux central ou sous-périosté, qui raréfie et tunnellise l'os, des hyperostoses et des exostoses, par réaction périostique. On a signalé l'anesthésie du menton par compression du nerf dentaire inférieur.

Le ramollissement et la propagation du tissu gommeux à la muqueuse et à la peau sont possibles, mais exceptionnels. L'infection secondaire modifie les caractères des éliminations gommeuses, y ajoute les lésions de l'ostéite banale et de la nécrose, et peut égarer le diagnostic.

Il faudra toujours soupçonner la syphilis en présence de certaines tuméfactions du corps du maxillaire, ou de la branche montante, à évolution à peu près indolente et torpide. On les prend aisément pour des tumeurs, mais le traitement spécifique agira et permettra le diagnostic.

En somme, la syphilis du maxillaire inférieur a tous les caractères de la syphilis des os plats (V. OSTÉITE SYPHILITIQUE).   *ANDRÉ LAPOINTE.*

MÂCHOIRES (OSTÉITE TUBERCULEUSE). — Moins rare que ne le disent les classiques, l'ostéite tuberculeuse des mâchoires fut souvent confondue avec les ostéites simples.

Elle est d'*origine buccale* ou d'*origine hématogène.* Quand il existe de la gingivite tuberculeuse primitive, l'envahissement de l'os par propagation n'est pas douteux. D'autre part, la carie pénétrante pourrait servir de porte d'entrée au bacille de Koch, pour pénétrer dans l'os comme pour gagner les ganglions. Quant à la fréquence relative de l'infection par voie sanguine, il est difficile de la préciser.

Les lésions sont les mêmes que dans tous les os plats (V. OSTÉITE TUBERCULEUSE). On peut voir des foyers circonscrits d'infiltration, aboutissant au tubercule enkysté ou à la nécrose. Mais l'évolution des lésions au voisinage de la bouche les expose à des infections secondaires. Elles sont fréquentes et peuvent modifier beaucoup les caractères habituels de la tuberculose osseuse. Cette remarque s'applique surtout aux cas où l'infection tuberculeuse est d'origine buccale.

Au maxillaire supérieur, le rebord orbitaire et l'apophyse malaire sont des lieux d'élection. La douleur, spontanée et à la pression, précède la tuméfaction, qui prend bientôt les caractères d'un abcès froid de la joue ou de l'orbite. Une fistule se forme et le stylet perçoit la dénudation de l'os, ou mobilise un petit séquestre.

Des foyers analogues peuvent évoluer loin de la cavité buccale, au niveau du menton ou de l'angle mandibulaire.

Dans ces cas simples, le diagnostic est facile, d'autant plus que la lésion s'accompagne presque toujours d'adénopathie caractéristique.

Il n'en est plus de même dans les cas d'*infection mixte*, qui est la règle, toutes les fois que le foyer tuberculeux de l'os est en communication primitive ou secondaire avec la bouche.

La lésion peut se limiter au bord alvéolaire. Il s'agit alors d'ulcérations tuberculeuses des gencives qui provoquent secondairement de l'ostéopériostite. Sous les bords décollés de l'ulcère, on sent l'os à nu, et quelques petits séquestres sont éliminés.

L'ostéite tuberculeuse du corps de l'os peut succéder à la forme précédente, ou évoluer à la manière d'une ostéite simple par carie et périodontite. L'aspect clinique s'en rapproche du reste beaucoup, et l'évolution rapide et prolongée des accidents serait le seul caractère distinctif de la tuberculose. L'os est tuméfié sur ses deux faces, des abcès s'ouvrent dans la bouche et à la peau ; mais les orifices fistuleux se couvrent de fongosités. Les douleurs sont modérées, et la fièvre peut manquer.

La nature du processus se reconnaîtra surtout à ce fait que l'incision large des foyers, l'extraction des dents cariées et des séquestres qui peuvent s'être produits, n'amènent pas la guérison : les fistules persistent et bourgeonnent indéfiniment. Ici encore, l'adénite tuberculeuse facilitera le diagnostic, qu'il faudra faire surtout avec l'actinomycose.

Le traitement est simple dans les formes circonscrites : l'incision et l'évidement du foyer osseux se feront, suivant son siège et celui des fistules, par la bouche ou par l'extérieur.

Dans les cas diffus, il faut s'attendre à des échecs et prévoir la nécessité d'interventions multiples. On sera parfois conduit à réséquer une bonne partie du maxillaire.   *ANDRÉ LAPOINTE.*

MÂCHOIRES (**TUMEURS**). — Nous signalerons seulement les *tumeurs propagées* aux maxillaires (épithélioma des gencives, du palais, de la face, de la fibro-muqueuse du sinus maxillaire).

Les *tumeurs primitives* des maxillaires forment deux groupes :

1º Des tumeurs *spéciales, dérivées des éléments formateurs du système dentaire.*

2º Des tumeurs *communes à tout le squelette.*

1º **TUMEURS D'ORIGINE DENTAIRE.** — Dès 1859, Diday soupçonna les relations entre le développement des dents et certaines tumeurs des mâchoires.

On sait que, pour former les dents, une lame épithéliale partie de la gencive pénètre dans l'os. Cette *lame dentaire* donne des bourgeons épithéliaux qui coiffent une *papille* conjonctive, ou *bulbe* de la dent. La papille fournit les parties ostéoïdes de la dent, l'ivoire et le cément. Le bourgeon épithélial forme l'émail autour de la couronne : c'est l'*organe de l'émail* ou *organe adamantin.* La papille et sa coiffe épithéliale adamantine, entourées d'une enveloppe conjonctive, constituent le *follicule dentaire*, rattaché à la gencive par un cordon épithélial, *iter dentis*, qui dirige l'éruption de la dent.

C'est du follicule que Broca fit dériver toutes les tumeurs dentaires, et la théorie de l'*origine folliculaire* resta longtemps classique.

Or, Malassez a montré que les bourgeons épithéliaux de la lame dentaire ne sont pas tous utilisés pour la première et la deuxième dentition. Quelques-uns, restés sans emploi, s'atrophient ou dégénèrent : ce sont les *épithéliums paradentaires* de Malassez, inclus à la face profonde de la gencive, autour des alvéoles et même plus loin dans l'os. Ils formeraient les tumeurs d'origine dentaire, mieux nommées *paradentaires*.

De nos jours, la théorie de Malassez, développée par ses élèves Albarran et Chibret, est généralement acceptée, du moins en France. Elle a permis de rapprocher, de façon séduisante, des tumeurs en apparence très différentes, auxquelles l'épithélium adamantin et ses dérivés donnent un caractère spécifique. C'est le groupe des *tumeurs adamantines* ou *adamantinomes* (Ribbert).

Elles ont une étiologie commune : elles apparaissent pendant la période active de la dentition. L'irritation causée par le travail de l'éruption dentaire pourrait provoquer la prolifération néoplasique. La jeunesse est donc spécialement exposée, mais l'adulte n'est pas à l'abri, car la dent de sagesse peut pousser à tout âge. La carie et la périodontite auraient, du reste, la même action que le travail de la dentition.

Bien qu'il n'y ait pas de démarcation tranchée, on doit décrire des *tumeurs liquides* ou *kystes des mâchoires* et des *tumeurs solides* ou *odontomes*.

A) **Kystes des mâchoires.** — Nous distinguerons les *kystes uniloculaires* et les *kystes multiloculaires*.

a) Les **kystes uniloculaires** comprennent deux variétés.

Dans une *première variété*, le kyste a pour caractère essentiel de naître et de se développer autour de la racine d'une dent occupant sa place au bord alvéolaire. C'est le kyste *alvéolo-dentaire* (Forget), *périostique* (Magitot), *odontopathique* (Duplay), *radiculaire* (Aguilhon de Sarran), *radiculo-dentaire* (Malassez).

Aussi fréquent chez l'adulte que chez les jeunes sujets, et succédant d'ordinaire à la carie, il naît surtout autour des racines des incisives et des canines, à la mâchoire supérieure plutôt qu'à l'inférieure. La racine de la dent pointe dans son intérieur, ou bien un pédicule perméable enveloppe le sommet de la racine auquel le kyste est appendu (*kyste appendiculaire*).

Né dans le rebord alvéolaire, il évolue dans la bouche, détruit excentriquement la paroi de l'alvéole par ostéite raréfiante, tandis qu'à la périphérie le périoste crée une coque osseuse, du reste bientôt rompue. Puis, il soulève la muqueuse et se développe habituellement dans le vestibule. Au maxillaire supérieur, il peut envahir le sinus, et rien ne le distinguera plus d'un kyste né à distance des racines.

Le kyste du rebord dépasse rarement le volume d'une noix; sa surface interne est lisse ou végétante; son contenu clair et filant, quelquefois purulent ou butyreux.

Les kystes de la *deuxième variété* n'ont, primitivement, aucun rapport avec la racine d'une dent normalement implantée dans son alvéole. Ces *kystes du corps des mâchoires* naissent donc en dehors de la portion alvéo-laire, au maxillaire supérieur moins souvent qu'au maxillaire inférieur, dont l'angle est un lieu d'élection. Leur volume est parfois considérable ; Dupuytren vit un cas gros comme une tête d'enfant. On dirait que l'os est soufflé, surtout du côté de sa table externe. C'est toujours le même méca-nisme de raréfaction centrale et d'apposition périphérique, qui amène l'amincissement et la perforation de la coque. Alors le kyste, sorti de l'os, distend les parties molles, ou grossit dans le sinus maxillaire.

La surface interne et le contenu ont les mêmes caractères que dans la variété précédente.

Morelot (1774) signala pour la première fois, dans certains kystes, la pré-sence d'une dent, le plus souvent une molaire, qu'on trouve ordinairement implantée dans l'épaisseur de la paroi kystique. Les racines manquent, la couronne fait saillie dans la cavité. Ou bien la dent y est complètement libre. Dans d'autres cas, au contraire, elle est séparée par une certaine épaisseur de tissus soulevés par elle. Au lieu d'une seule dent, on en trouve parfois deux ou trois.

Ces kystes sont dits *dentifères* ou *dentigères* (fig. 55). En réalité, la pré-sence d'une dent ou d'un petit nombre de dents ne constitue pas un carac-tère suffisant pour éta-blir une séparation com-plète entre les kystes contenant des dents et ceux qui n'en contien-nent pas. C'est là un accident, conséquence éventuelle des troubles qu'apporte la présence d'un kyste à l'évolution des follicules dentaires. L'atrophie d'un folli-cule voisin du kyste peut survenir avant toute ébauche de for-

Fig. 55. — Kyste dentifère de la mâchoire inférieure contenant la dent de sagesse renversée (Lisfranc).

mation dentaire : la dent correspondante ne poussera ni au bord alvéo-laire, ni dans la cavité kystique. Si le follicule a déjà produit une cou-ronne, le kyste qui grossit à son voisinage tend à se l'incorporer : la dent soulève la paroi kystique, pointe et tombe enfin dans la cavité. Elle manque encore au bord alvéolaire, mais le kyste est devenu un kyste den-tifère.

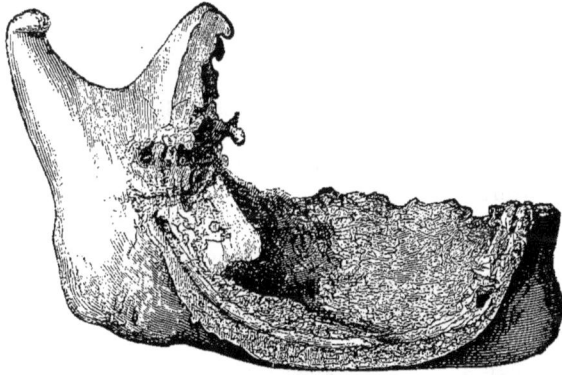

Les masses solides qu'on trouve incluses dans la paroi ou libres dans la cavité n'ont pas toujours la forme d'une couronne bien constituée. Dans cer-tains, on trouve en effet des corpuscules de consistance osseuse, inclus quel-quefois par centaines dans la paroi, ou libres dans la cavité du kyste. L'émail, la dentine et le cément, qui entrent en proportion variable dans leur consti-tution, sont des produits des éléments propres du néoplasme, et ne résultent pas, comme les couronnes dentaires, du développement des follicules voisins du kyste.

b) Les *kystes multiloculaires*, plus rares que les précédents, sont constitués par un mélange de parties kystiques et de parties solides. On peut trouver tous les intermédiaires entre les cas où les kystes prédominent, et ceux où ils se réduisent à quelques cavités disséminées dans un néoplasme solide.

Ces tumeurs, qui peuvent devenir énormes, sont irrégulières et bosselées. Des cloisons plus ou moins épaisses, contenant souvent des productions pseudo-dentaires, séparent les loges inégales, que remplit un liquide identique à celui des variétés précédentes, parfois hémorragique.

Albarran a bien montré l'analogie de structure qui permet de rapprocher toutes ces tumeurs kystiques, en apparence si différentes, depuis le plus petit kyste radiculaire jusqu'à la plus volumineuse tumeur polykystique. Du tissu fibreux forme la couche externe de la paroi des kystes et le stroma des masses polykystiques. La paroi fibreuse des kystes est tapissée par un revêtement épithélial stratifié. Au milieu de cellules pavimenteuses, on trouve des cellules étoilées qui ont les mêmes caractères que les cellules épithéliales de l'organe de l'émail, ou cellules adamantines.

Dans l'épaisseur de la paroi, le revêtement épithélial envoie souvent des bourgeons ramifiés, formant parfois de petits kystes en miniature, ou des globes épidermiques. Ainsi naissent, par un processus analogue à celui des kystes multiloculaires de l'ovaire, les tumeurs polykystiques des mâchoires. On retrouve dans les cloisons et le stroma des formations épithéliales du type adamantin.

Quelle que soit leur forme, les kystes paradentaires sont le plus souvent bénins. La tumeur, bien circonscrite, s'accroît par expansion. Cette règle offre pourtant des exceptions. Certains kystes uniloculaires peuvent, à un moment donné, parfois même dès leur début, présenter l'évolution des tumeurs malignes. Les épithéliums bourgeonnent dans la paroi, envahissent les tissus voisins, et se comportent comme un véritable cancer. Les tumeurs polykystiques sont particulièrement exposées à cette transformation. Il s'agit alors de véritables *épithéliomas adamantins* ou *paradentaires*.

Symptômes. — Tous les kystes des mâchoires ont une physionomie commune. Le début est insidieux et lent; la douleur, à type de névralgie dentaire, est souvent le premier signe.

Parfois, c'est la déformation causée par la tumeur qui attire seule l'attention du malade. Pendant une première phase, le kyste inclus dans l'os a l'aspect d'une tumeur solide, de consistance osseuse. Elle grossit lentement, déformant surtout la face externe de l'os, sur laquelle la muqueuse ou la peau est tendue. Les dents sont ébranlées et expulsées dans leurs alvéoles.

Lorsque, à la longue, la coque périphérique s'amincit, on constate un signe auquel les auteurs, depuis Dupuytren, attachent une grande valeur : c'est la *crépitation parcheminée*; l'os flexible se déprime sous la pression du doigt.

Enfin la coque est rompue; le kyste, qui soulève les parties molles, produit une tuméfaction franchement fluctuante. Autour d'elle, on sent un cadre osseux.

Les *kystes radiculaires*, développés dans le rebord alvéolaire, parcourent assez vite ces différentes étapes. Leur lieu d'élection est la région moyenne de l'arcade maxillaire, au niveau de la mâchoire supérieure. Ils forment dans le vestibule une tuméfaction arrondie, dont le volume varie de celui d'une noisette à une noix. Eux surtout provoquent les névralgies dentaires et la chute précoce des dents.

Les *kystes uniloculaires du corps de l'os* ont une évolution plus lente. Au maxillaire inférieur, la région de l'angle est le siège habituel; aussi, la contracture des masticateurs est-elle fréquente.

Plus rares au maxillaire supérieur, ils se développent à la fois dans le sinus et vers la face externe de l'os. A la longue, l'antre d'Higmore est rempli par la tumeur, dont la coque s'applique à ses parois. L'œil est refoulé avec le plancher de l'orbite; la narine correspondante se comble et la voûte palatine est saillante. La névralgie sous-orbitaire, l'exophtalmie et l'amaurose par compression du nerf optique sont des complications possibles.

La clinique ne permet aucune distinction entre les kystes dentifères ou non dentifères. Dans les deux variétés, l'éruption dentaire peut être troublée par la tumeur; une ou plusieurs dents de remplacement peuvent manquer au rebord alvéolaire sans qu'il soit permis de dire qu'on les trouvera dans le kyste. Inversement, les dents peuvent être au complet quand le kyste est dentifère.

Les *kystes multiloculaires* se distinguent des précédents par l'irrégularité de leur surface. Des bosselures multiples apparaissent; les unes sont dures, d'autres crépitent ou sont fluctuantes.

Dans les formes bénignes, les kystes simples et multiloculaires progressent avec une grande lenteur, et les troubles fonctionnels graves n'apparaissent que quand la tumeur a pris un gros volume. Celle-ci peut se rompre et s'infecter.

Il y a des formes malignes, et la malignité est parfois précoce. Verneuil et Reclus ont décrit, sous le nom d'*épithélioma térébrant*, un cancer paradentaire à marche rapide, qui s'observe plus souvent au maxillaire supérieur qu'à l'inférieur. Débutant dans le bord alvéolaire, il creuse dans l'os une cavité tapissée de bourgeons épithéliaux qui envahissent bientôt les tissus voisins. L'apparition de l'ulcération, la mollesse et la friabilité du tissu néoplasique, les hémorragies, les métastases ganglionnaires et la cachexie, tels seront les signes distinctifs.

La transformation maligne, après une phase de bénignité plus ou moins grande, est moins rare. En général, c'est sous forme de récidive post-opératoire qu'elle se produit. On a ouvert un kyste, énucléé une masse polykystique; le foyer bourgeonne et présente bientôt les caractères d'un cancer.

Dans quelle proportion survient la malignité des kystes paradentaires? On l'ignore. Mais on doit toujours y penser pour établir le pronostic de la maladie.

Diagnostic. — Il n'est vraiment simple que dans les cas où un kyste uniloculaire, ou pauciloculaire, a déjà rompu sa coque et pris les caractères d'une tumeur fluctuante. L'absence de tout signe d'inflammation et la lenteur de l'évolution facilitent le diagnostic.

La crépitation parcheminée n'a pas une valeur absolue, car on peut l'observer, par exemple, dans un sarcome central. C'est pourtant un excellent signe, s'il apparaît sur une tumeur lisse, régulière, qui s'est lentement développée.

Tant que le kyste est entouré d'une coque osseuse résistante, le diagnostic reste fort épineux. On se basera, pour éliminer les néoplasmes ordinaires, sur la régularité de la tuméfaction, la lenteur de son développement, sa prédominance au niveau de la face externe de l'os, enfin sur la jeunesse du malade. La transparence de la tumeur, à l'éclairage dans une chambre noire, devra toujours être recherchée. Encore ce signe pathognomonique peut-il manquer, si le kyste contient du sang. Alors, rien ne distingue le kyste d'une tumeur solide, paradentaire ou banale.

On insistait beaucoup jadis sur le diagnostic différentiel entre un kyste du maxillaire supérieur et l'hydropisie du sinus. En réalité, l'hydropisie du sinus, telle que la décrivaient les anciens, n'était qu'un kyste de la mâchoire.

La tumeur polykystique ressemble au sarcome des mâchoires, surtout au sarcome kystique, et, dans bien des cas, le microscope sera nécessaire pour établir la distinction.

L'épithéliome térébrant paradentaire ne sera pas confondu avec l'épithélioma de la cavité buccale propagé au maxillaire; mais il pourra l'être facilement avec un épithélioma du sinus ayant détruit son plancher.

La radiographie ne sera jamais d'un grand secours.

Traitement. — Les *kystes radiculaires*, quand ils sont de petit volume, se vident et guérissent après l'extraction de la dent. Quand ils sont plus volumineux, on les traite comme les *kystes du corps de l'os*. La méthode classique consiste à *réséquer par le vestibule toute la paroi externe de la cavité*. Si le kyste contient une ou plusieurs dents, on les extrait. Il sera toujours prudent d'extirper la paroi kystique ou de la détruire à la curette. La guérison exige souvent plusieurs mois, pendant lesquels on doit s'appliquer à maintenir la brèche largement ouverte.

Ce traitement ne suffit plus dans les *tumeurs polykystiques*. Ici, la *résection de l'os* s'impose, plus ou moins étendue suivant les cas, de même que dans les tumeurs qui présentent, d'emblée ou secondairement, des caractères d'*évolution maligne*.

B) **Odontomes.** — On donne ce nom, depuis Broca, à des tumeurs solides beaucoup plus rares que les kystes, dans la constitution desquelles les différents tissus de la dent, cément, ivoire ou dentine et émail, entrent en proportion variable. Il ne faut pas les confondre avec les *exostoses cémentaires* de la racine des dents, provoquées par la périodontite chronique.

Plus fréquents à la mâchoire inférieure, les odontomes se développent, comme les kystes, dans le rebord alvéolaire ou dans le corps de l'os.

Ceux du rebord détruisent les alvéoles et font saillie sous la muqueuse gingivale, bientôt ulcérée. Ceux du corps hypertrophient l'os, par le processus habituel de la raréfaction centrale et de l'apposition périphérique. La coque présente parfois plusieurs perforations.

L'odontome est bien circonscrit, à surface lisse; ou au contraire diffus, irrégulier et formé de masses agglomérées (fig. 56).

La consistance a souvent la dureté de l'os. Elle est loin d'être toujours uniforme; alors, on trouve dans une masse de consistance fibreuse un grand nombre de petits corpuscules ossiformes, dont le volume varie de celui d'une tête d'épingle à celui d'une noisette. Ce sont les *grains dentinaires* de Charles Robin, constitués par un mélange de dentine ou ivoire, de cément et d'émail.

Les odontomes présentent souvent des connexions intimes avec une ou plusieurs dents. Tantôt la tumeur adhère à une dent complètement développée, c'est-à-dire munie de sa

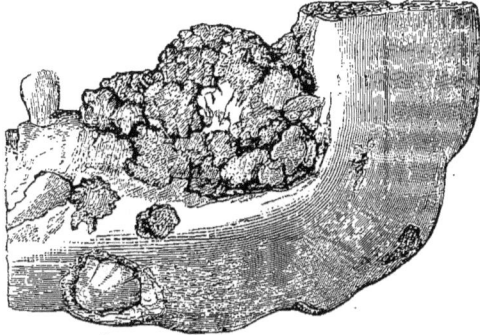

Fig. 56. — Odontome diffus du corps maxillaire inférieur (Forget.)

racine, déjà sortie au rebord alvéolaire ou encore incluse dans le corps de l'os : c'est l'*odontome radiculaire* de Broca (fig. 57). Tantôt au contraire, la dent ou les dents englobées par l'odontome, n'ont pas de racine et ne sont constituées que par la couronne : Broca donnait à cette variété le nom

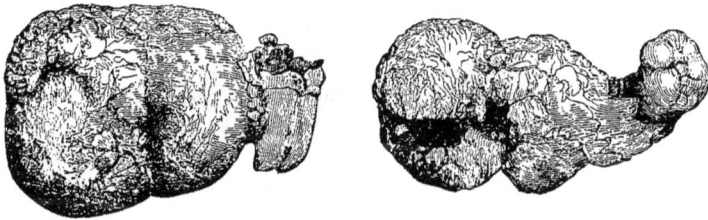

Fig. 57. — Odontomes radiculaires extraits de leur coque, en connexion avec une dent. (Tomes.)

d'*odontome coronaire*. Il réservait celui d'*odontome odontoplastique* aux odon-
tomes dépourvus de toute connexion avec une dent reconnaissable et ne contenant que des grains dentinaires.

Pour Broca, qui considérait l'odontome comme une tumeur du follicule dentaire, le cément qui n'apparaît qu'avec la racine et n'existe pas au niveau de la couronne, ne pouvait se rencontrer que dans les odontomes radiculaires, et il soutenait à tort que les odontomes coronaires et odonto-
plastiques en sont constamment dépourvus.

En réalité, le cément, comme la dentine ou ivoire et l'émail peuvent exister dans tous les odontomes et la démonstration de ce fait supprime tout intérêt à la classification de Broca. Du reste, la remarque faite précédemment à propos des kystes dentifères est applicable aux odontomes : évoluant au voisinage des follicules dentaires, la tumeur peut faire obstacle au déve-
loppement des dents, les englober dans sa masse ou simplement s'y accoler.

Chibret a insisté sur la présence de formations épithéliales adamantines au sein des tissus fibreux et dentaires qui constituent les odontomes. Il a vu de petites formations kystiques formées à leurs dépens. C'est bien la preuve que l'odontome se rattache aux tumeurs dérivées des épithéliums paradentaires, et en particulier aux tumeurs polykystiques, comme nous l'avons déjà noté plus haut.

A côté de ces odontomes *durs*, qui représentent le type habituel des tumeurs solides d'origine dentaire, on a décrit des odontomes *mous*, qui répondent à la variété *embryoplastique* de Broca. Ces tumeurs, dont les observations se comptent, seraient constituées par des tissus fibreux, sans aucun des tissus propres à la dent. L'odontome embryoplastique, ainsi compris, n'est qu'un fibrome des mâchoires, et de nouvelles recherches sont nécessaires pour déterminer le rôle du système dentaire dans sa genèse.

Symptômes et Diagnostic. — L'odontome ressemble beaucoup au kyste, pendant la première période de son évolution. Les symptômes et les difficultés du diagnostic sont les mêmes, jusqu'au moment où l'odontome, rompant sa coque, fait saillie à l'extérieur.

Alors des accidents d'infection se surajoutent presque toujours, et le stylet perçoit dans la coque osseuse un corps dur qui simule un séquestre. Mais la lente évolution n'est guère en faveur d'une lésion d'origine inflammatoire.

Tant que l'odontome est entouré de sa coque, l'absence de transparence à l'éclairage et l'opacité à la radiographie, permettraient d'éliminer un kyste, mais ces données seraient insuffisantes pour rejeter l'hypothèse d'une tumeur centrale à marche lente, telle que l'enchondrome ou le sarcome à myéloplaxes.

Traitement. — On énucléera la tumeur en conservant le maxillaire. Pour cela, il faut ouvrir la coque assez largement pour extraire l'odontome sans trop le morceler. L'intervention se fera par la bouche, si l'odontome est alvéolaire. S'il siège loin de l'arcade, la voie cutanée devient une nécessité. On sera parfois obligé de faire une résection partielle du maxillaire.

2° TUMEURS COMMUNES D'ORIGINE NON DENTAIRE. — Ce sont les tumeurs de la série conjonctive qui présentent dans les maxillaires les caractères qu'elles ont dans les autres parties du squelette (V. Os, Tumeurs).

Dans les mâchoires, comme ailleurs, on distingue des tumeurs *centrales* ou *myélogènes*, et des tumeurs *périphériques* ou *périostiques*.

Au maxillaire inférieur, les tumeurs myélogènes sont plus fréquentes que les périostiques. L'angle est le lieu d'élection.

Au maxillaire supérieur, les tumeurs osseuses proprement dites sont plus rares qu'à l'inférieur, surtout si l'on tient compte de la confusion souvent faite avec les épithéliomas du sinus et les tumeurs paradentaires. La distinction en myélogènes et périostiques est plus difficile qu'à la mâchoire inférieure. L'origine myélogène n'est guère possible qu'au niveau du rebord alvéolaire, de la tubérosité et de l'apophyse palatine. La plupart des tumeurs du maxillaire supérieur, qu'elles soient centrales ou périostiques, se développent à l'aise dans le sinus; elles le remplissent et raréfient ses parois, tandis que le périoste irrité réagit par apposition périphérique. Il semble que la tumeur a dilaté la cavité, avant de détruire ses parois, pour continuer son évolution dans l'orbite, le nez, la bouche, ou vers la joue.

Une autre distinction s'impose entre les tumeurs du *corps des mâchoires* et celles du *rebord alvéolaire*. Celles-ci sont désignées souvent sous le nom d'*épulis* (de ἐπί, sur, et οὖλον, gencive), bien qu'elles ne naissent pas des gencives, mais de l'os ou du périoste.

Au point de vue de leur *structure*, on a vu à peu près toutes les variétés histologiques observées dans les autres os. Les *lipomes* et les *myxomes purs* sont tout à fait exceptionnels.

Les *fibromes* ne sont guère plus fréquents. Encore faut-il distinguer les centraux et les périphériques. Les *fibromes centraux*, fort mal connus, ne sont peut-être que des *odontomes mous embryoplastiques* de Broca. Le *fibrome périphérique* naît surtout au bord alvéolaire : c'est l'*épulis fibreuse* ou *fibromateuse*.

Le *chondrome*, souvent associé au myxome ou au sarcome, compte encore parmi les tumeurs rares. Il apparaît de préférence à la mâchoire inférieure, sous forme d'enchondrome ou de périchondrome. C'est une tumeur dure et bosselée, capable d'atteindre un gros volume et de subir la transformation kystique.

Le groupe des *ostéomes* ne semble pas avoir été toujours bien limité. Les ostéomes *centraux* ou *myélogènes* ne sont sans doute bien souvent que des odontomes méconnus. Les *ostéomes périphériques* ou *périostiques* sont des *exostoses* (v. c. m.). Celles du maxillaire inférieur apparaissent sur le corps de l'os et sur la branche montante, presque toujours au niveau de la face externe.

Au maxillaire supérieur, les exostoses se développent sur l'apophyse montante, l'apophyse palatine, rarement sur la portion alvéolaire. D'autres poussent dans l'orbite (v. c. m.), ou dans le sinus maxillaire (v. c. m.).

Le *sarcome* est la tumeur la plus fréquente, du moins au maxillaire inférieur. A la mâchoire supérieure, en effet, le sarcome est un peu moins fréquent que l'épithélioma du sinus (v. c. m.), avec lequel on l'a souvent confondu sous la désignation de *cancer du maxillaire supérieur*. L'*endothéliome* et le *lymphosarcome* sont des variétés peu connues. Presque tous les sarcomes appartiennent en effet au type sarcome proprement dit (V. Os, Tumeurs). Ce sont des sarcomes *fuso-cellulaires* ou *globo-cellulaires*. Mais les *cellules géantes* ou *myéloplaxes* y sont fréquentes, surtout dans les tumeurs myélogènes. Leur abondance est telle, dans certains cas, qu'elle a permis de décrire une variété histologique spéciale, la *tumeur myéloïde* de Paget, ou *tumeur à myéloplaxes*, dont Eugène Nélaton (1860) signala la fréquence aux mâchoires. En réalité, les myéloplaxes sont toujours associés à d'autres formes cellulaires, et le sarcome à myéloplaxes ne se distingue que par leur abondance.

Le sarcome du bord alvéolaire est l'*épulis sarcomateuse*, le plus souvent à myéloplaxes et d'origine périostique. Celui du corps du maxillaire inférieur est plus souvent central que périphérique. Il « souffle » l'os avant de détruire lentement sa coque. Le sarcome du corps du maxillaire supérieur serait au contraire aussi souvent périostique que central. Il envahit presque toujours la cavité du sinus. Quand les myéloplaxes prédominent, la tumeur, parfois bien encapsulée, présente à la coupe une coloration rouge brun caractéristique. Certains sarcomes sont très vasculaires (*sarcomes télangiectasiques*); d'autres subissent la transformation kystique.

Le sarcome est une tumeur maligne. L'abondance des myéloplaxes est pourtant une garantie contre la précocité de l'envahissement diffus et des métastases.

Symptômes. — Les *épulis* provoquent des névralgies dentaires, la chute des dents, et se traduisent bientôt par une tuméfaction qui soulève et déforme la gencive. Elle est arrondie, sessile et adhérente à l'os. Elle grossit lentement, et son volume atteint rarement celui d'un petit œuf. Elle est d'abord lisse et régulière. Sa consistance est uniformément dure, quand l'épulis est fibreuse; l'épulis sarcomateuse est plus molle, souvent violacée, quelquefois pulsatile. Dès que la tumeur a pris un certain volume, elle gêne la mastication; les dents voisines et celles de la mâchoire opposée blessent la muqueuse, pénètrent dans la tumeur qui se moule sur elles, l'ulcèrent et la font saigner.

L'évolution est donc intrabuccale. L'épulis sarcomateuse seule peut secondairement gagner le corps de l'os, de même qu'elle peut, comme tout sarcome, produire des métastases.

Les *tumeurs du corps des mâchoires* ont des symptômes communs à tous les types histologiques. Mais la rapidité d'évolution et la consistance de la tumeur varient suivant les cas.

Nous prendrons comme type le *sarcome*, et nous verrons par quels signes en diffèrent les autres variétés.

Le *sarcome*, rare après la cinquantaine, débute en général chez des sujets jeunes. A la *mâchoire inférieure*, le sarcome central est la forme habituelle. Il présente, dans une première phase, les symptômes de toutes les tumeurs nées au centre de l'os. Nous les avons déjà décrits à propos des tumeurs paradentaires du corps du maxillaire. Des douleurs plus ou moins vives, que le patient attribue souvent à une mauvaise dentition, et qui résultent de la compression du nerf dentaire inférieur, marquent ordinairement le début de la maladie. Bientôt paraît la tuméfaction, le plus souvent dans la région de l'angle. On se rend compte qu'elle est constituée par l'os; elle se perçoit ordinairement aussi bien dans la bouche qu'à l'extérieur. Les parties molles ne présentent pas de modification, tout au plus une légère dilatation veineuse.

La tuméfaction progresse lentement, jusqu'à ce qu'elle détruise sa coque: alors, on pourra percevoir la *crépitation parcheminée*, à moins qu'il ne s'agisse d'un sarcome ossifiant. Dès lors, la tumeur qui évolue en dehors de l'os grossit beaucoup plus vite; les téguments sont violacés; des bosselures mollasses, fluctuantes ou pulsatiles, font saillie à côté des zones où se perçoit encore la crépitation parcheminée et la dureté osseuse du début; la tumeur peut devenir énorme.

La mastication n'est plus possible et l'alimentation est difficile. Les dents s'ébranlent et tombent; la muqueuse ou la peau s'ulcère, des hémorragies se produisent, les ganglions se prennent, et l'infection surajoutée accélère la marche fatale des accidents.

Dans les sarcomes périostiques, l'évolution est plus rapide; la phase douloureuse et latente fait défaut, et on a dès le début la tumeur sous les yeux.

A la *mâchoire supérieure*, le sarcome du corps de l'os ne produit pas toujours une tuméfaction précoce. Quand il naît de la tubérosité et se développe dans la cavité du sinus, il met parfois du temps avant de déformer le côté correspondant de la face. Le malade n'éprouve qu'une douleur vague, une sensation de plénitude de la région; parfois, des épistaxis annoncent que la tumeur est déjà ulcérée, et la rhinoscopie antérieure montre les bourgeons néoplasiques dans le méat moyen.

Puis la tuméfaction paraît; la fosse canine est saillante; on peut y sentir la crépitation parcheminée sous des téguments œdémaliés et violacés; le plancher de l'orbite soulève l'œil en haut et en dehors. La voûte palatine elle-même est abaissée du côté malade, tandis que les dents sont expulsées. A cette époque, les douleurs dentaires et sous-orbitaires suppriment souvent tout repos. La vue est perdue, et la pupille reste immobile.

On a vu la tumeur gagner du côté du crâne, après avoir envahi le nez.

La rapidité de l'évolution dépend beaucoup de la variété histologique. Les sarcomes globo-cellulaires qui marchent vite, et constituent de volumineuses tumeurs encéphaloïdes, donnent des métastases précoces, le plus souvent dans les poumons. Les sarcomes à myéloplaxes, très fréquents, sont remarquables au contraire par la lenteur habituelle de leur progression locale, et la rareté des métastases. Ainsi s'explique la bénignité relative du sarcome des mâchoires, qui tranche avec la gravité ordinaire de l'ostéosarcome.

Parmi les autres tumeurs, les *lipomes* ne nous arrêteront pas. On n'en connaît que deux faits anciens, reconnus à l'autopsie, et qui présentèrent les signes d'une tumeur incluse dans le sinus maxillaire.

Les *fibromes*, abstraction faite des fibromes centraux du corps, qui, sans doute, ne sont pas des odontomes, ne s'observent guère qu'au bord alvéolaire. L'*épulis fibreuse* se distinguera de la variété sarcomateuse par sa dureté, sa régularité et la lenteur de son accroissement.

Les *chondromes* progressent très lentement. Les chondromes centraux et les chondromes à développement intrasinusiens se reconnaîtront quand ils auront rompu leur coque, à la dureté de la tumeur et aux saillies noueuses de sa surface. Mais leur aspect clinique ne diffère souvent en rien de celui des tumeurs à myéloplaxes, dont on ne les distinguera qu'à l'examen des pièces.

Quant aux ostéomes, on trouvera ailleurs (V. Sinus de la face, Orbite) les symptômes de ceux qui évoluent dans les cavités sinusiennes et dans l'orbite. Les ostéomes non cavitaires se reconnaissent aux caractères habituels des exostoses. Ce sont des tumeurs très dures, nettement détachées de la surface de l'os, à surface lisse et indéfiniment stationnaires.

Diagnostic. — Il est presque toujours facile d'affirmer qu'on est en présence d'une tumeur des mâchoires; reconnaître la nature de la tumeur, voilà la grande difficulté.

Les *épulis* ne seront pas confondues avec les angiomes et les épithéliomes des gencives. Par contre, le microscope sera quelquefois nécessaire pour distinguer l'épulis fibreuse de l'épulis sarcomateuse.

Pour les *tumeurs du corps*, certaines hypertrophies d'origine inflamma-toire devront être éliminées. Au maxillaire inférieur, les hyperostoses de l'angle, autour d'une dent de sagesse incluse, ressemblent à des tumeurs centrales dont la coque serait encore intacte. On pensera aussi aux hyper-ostoses d'origine syphilitique. L'actinomycose (v. c. m.) peut simuler certains sarcomes propagés aux parties molles.

Rappelons les difficultés du diagnostic entre les tumeurs paradentaires et les tumeurs banales.

Un sarcome central diffère très peu d'un kyste à coque intacte. Entre une tumeur polykystique et un sarcome à bosselures fluctuantes, le diagnostic restera souvent incertain jusqu'à l'examen microscopique. A la mâchoire supérieure, l'épithélioma du sinus est pris bien souvent pour un sarcome. On distinguera l'épithélioma par l'âge avancé du malade, la rapidité de son évolution, de l'envahissement du nez, de l'orbite et des parties molles de la joue; par la présence des adénopathies caractéristiques.

Tant que les parois du sinus ne sont pas détruites, un ostéome de cette cavité se distinguera difficilement d'un sarcome à myéloplaxes évoluant lentement dans son intérieur. En somme, bien souvent, surtout dans les tumeurs centrales du maxillaire inférieur, et dans les tumeurs à évolution intrasinusienne du maxillaire supérieur, l'incision exploratrice sera d'une grande utilité.

Traitement. — Les *épulis*, tant qu'elles sont bien limitées au bord alvéolaire, seront traitées par une résection partielle qui n'interrompra pas la continuité du maxillaire, et sera toujours pratiquée par la bouche.

Pour les *tumeurs du corps*, les indications sont les mêmes qu'aux autres os.

L'*évidement* convient aux tumeurs bien encapsulées, qu'on enlèvera, comme les odontomes, après ouverture de la coque, ou résection de la paroi jugale du sinus. On traitera ainsi, par exemple, un lipome ou un fibrome.

Certains chondromes pourront être aussi enlevés par l'évidement. Cette méthode conviendra même à des sarcomes à myéloplaxes bien circonscrits.

En général, le sarcome nécessite des opérations mutilantes, qui trouve-ront, comme ailleurs, leur contre-indication dans l'état général, les signes révélateurs des métastases et dans l'envahissement local trop étendu.

Au maxillaire supérieur, on fera la *résection totale*. La difformité consécu-tive est en réalité peu marquée, surtout quand on a pu conserver la muqueuse palatine pour la suturer à la joue et reconstituer une cloison naso-buccale. Aujourd'hui, grâce à la technique employée, à l'hémostase par ligature préventive de la carotide externe, à l'abandon de la trachéotomie préliminaire, la gravité de cette opération a diminué dans des proportions sensibles.

Au maxillaire inférieur, on peut faire une *résection segmentaire*, une *hémirésection*, ou une *résection totale*. La difformité est beaucoup plus marquée qu'après la résection du maxillaire supérieur, et les différents appa-reils prothétiques imaginés, en particulier par Claude Martin, de Lyon, sont difficilement tolérés.

Quelques statistiques récentes démontrent que, si on a soin d'éliminer les épithéliomas du sinus, les résultats éloignés du traitement chirurgical des tumeurs des mâchoires valent beaucoup mieux que ceux qu'on obtient pour les ostéo-sarcomes des autres points du squelette.   *ANDRÉ LAPOINTE.*

MACHOIRE INFÉRIEURE (ARTHRITES ET ANKYLOSES).

I. ARTHRITES. — Bien qu'elles soient rares, toutes les variétés d'arthrites peuvent s'observer à l'articulation temporo-maxillaire.

Nous étudierons les *arthrites aiguës* et *subaiguës*, l'*arthrite chronique* et l'*arthrite tuberculeuse.*

1° Les arthrites **aiguës et subaiguës** ont les mêmes causes que dans les autres articulations,

Un traumatisme qui fracture le condyle et enfonce la paroi antérieure du conduit auditif externe, un coup de feu, peuvent infecter la jointure. Plus souvent, l'arthrite traumatique est la conséquence d'une contusion auriculaire, par choc direct, ou par chute sur le menton.

Une inflammation de voisinage, telle qu'une parotidite suppurée, une ostéite de la branche montante ou du temporal, peut provoquer une arthrite par propagation.

Certaines arthrites sont hématogènes : le rhumatisme, la scarlatine, la fièvre typhoïde, la blennorragie, etc., atteignent parfois l'articulation de la mâchoire.

L'arthrite se traduit par de la douleur dans la pression et dans les mouvements, souvent diminués ou supprimés par la contracture des masticateurs. Le malade redoute d'ouvrir la bouche, ne peut plus mâcher et parle dans ses dents.

Dans les formes aiguës et subaiguës, les plus habituelles au cours du rhumatisme et de la blennorragie, la maladie ne va pas plus loin.

L'arthrite suppure quelquefois. Ainsi, au cours des arthrites de la scarlatine, de la rougeole, on voit survenir une tuméfaction phlegmoneuse de la région, et du pus se fait jour à la peau ou dans le conduit auditif externe.

L'ankylose incomplète ou complète est fatale après l'arthrite suppurée. Elle n'est pas rare non plus quand la suppuration ne s'est pas produite.

Notons encore que les arthrites temporo-maxillaires par infection générale sont souvent bilatérales.

Le traitement sera peu actif, en dehors de l'arthrite suppurée. Ici, on évacuera le pus par des incisions convenables, en ayant soin de respecter la branche de bifurcation supérieure du nerf facial. On devra, dans certains cas, réséquer le condyle.

2° **L'arthrite chronique** survient au cours du rhumatisme ou de la blennorragie. Elle offre souvent les caractères de l'arthrite sèche et déformante. C'est parfois une arthrite trophique, par exemple chez les tabétiques.

L'usure plus ou moins marquée du ménisque, l'atrophie ou l'hypertrophie du condyle maxillaire, l'aplatissement de la cavité glénoïde, la formation de corps étrangers, telles sont les altérations qu'on rencontre, en particulier dans les arthrites sèches et trophiques. Elles prédisposent à la luxation. Des craquements et de la gêne dans les mouvements caractérisent la maladie. L'ankylose peut survenir. En dehors de cette complication, tout traitement est à peu près inutile.

5° **L'arthrite tuberculeuse** est exceptionnelle. Elle succède à l'ostéite tuberculeuse du temporal, ou s'installe d'emblée.

Elle se traduit par une tuméfaction douloureuse et de la limitation des mouvements. Des fongosités soulèvent la peau, puis des abcès et des fistules se forment, soit à la joue, soit dans le conduit auditif externe.

Le traitement est difficile : on ne peut guère immobiliser la région. La résection du condyle pourra trouver une indication, en cas d'abcès ou de fistules.

II. ANKYLOSES DE LA MÂCHOIRE. — Nos classiques les étudient sous le nom de *constriction permanente des mâchoires*, terme qui s'applique à la fois aux *fausses ankyloses* et aux *ankyloses vraies*.

Il y a *fausse ankylose* quand la limitation ou la perte des mouvements n'est pas d'origine articulaire. Elle survient par *rétraction musculaire* et par *cicatrice vicieuse de la joue*.

La *rétraction musculaire* n'est pas rare à la suite de toutes les ostéites de l'angle et de la branche montante du maxillaire inférieur. Elle porte sur le masséter plus souvent que sur le ptérygoïdien interne.

Une parotidite suppurée, une myosite syphilitique du masséter, l'actinomycose temporo-faciale peuvent aussi la provoquer.

Quelquefois, c'est le temporal qui se rétracte, à la suite de lésions du crâne ou du muscle lui-même.

La constriction des mâchoires par *cicatrice vicieuse de la joue* est une forme importante.

Les pertes de substance d'origine traumatique ou opératoire, comme celles qui succèdent à l'ablation d'une tumeur, font obstacle, après cicatrisation, à l'abaissement du maxillaire inférieur.

Les brûlures, les ulcérations syphilitiques ou tuberculeuses, tous les processus gangreneux, tels que la stomatite ulcéro-membraneuse et surtout le noma, agiront de même.

Les cicatrices intéressant la peau seule sont moins à redouter que celles de la muqueuse ou de toute l'épaisseur de la joue. Le tissu cicatriciel forme des brides fibreuses qui adhèrent à la muqueuse gingivale et comblent le sillon vestibulaire. Celles de la partie postérieure sont les plus graves, comme l'a montré Verneuil, car elles sont plus rapprochées du centre des mouvements. Leur traitement est aussi plus difficile.

L'*ankylose vraie* succède aux arthrites, même non suppurées. La constriction est parfois bilatérale, tandis que les fausses ankyloses n'intéressent en général qu'un seul côté. L'ankylose par fusion osseuse est plus rare que l'ankylose fibreuse, centrale ou périphérique.

La constriction entraîne à la longue des modifications dans la forme de la mâchoire, surtout quand le malade est jeune. L'atrophie du maxillaire, ou *micrognathie*, est fréquente; l'éruption dentaire est troublée.

Symptômes. — Les ankyloses, vraies ou fausses, diminuent ou suppriment, d'une façon permanente, l'ouverture de la bouche.

Les troubles fonctionnels varient suivant le degré de la constriction. On comprend aisément comment l'élocution, l'alimentation et même la respiration, si la voie nasale est obstruée, se trouveront gênées.

Avec une constriction complète ne permettant aucun écart dentaire, non seulement l'alimentation solide est supprimée ; les liquides eux-mêmes ne peuvent pénétrer qu'au moyen d'une sonde, portée au fond du vestibule, ou introduite à la place d'une dent absente.

En outre, la suppression de l'hygiène buccale, l'accumulation des débris alimentaires, peuvent entraîner des gingivites et des stomatites graves, capables de se compliquer d'ostéite suppurée et nécrosante.

Notons enfin le danger d'asphyxie, en cas de vomissement.

Diagnostic. — On ne confondra pas la constriction permanente des ankyloses et de la rétraction musculaire avec le simple trismus par contracture temporaire des masticateurs. Celle des cicatrices se reconnaît de suite.

Le seul point délicat consiste à distinguer, dans certains cas, l'ankylose vraie de la rétraction musculaire ; on s'aidera pour cela des commémoratifs. Elles peuvent, du reste, coexister.

En cas de lésion articulaire ancienne, on pensera à rechercher si l'ankylose est bilatérale : dans l'ankylose unilatérale, l'immobilité du maxillaire est moins marquée du côté sain.

Traitement. — 1° **Fausses ankyloses.** — S'il s'agit seulement de *rétraction musculaire* persistante après disparition de tout accident inflammatoire, on obtiendra difficilement la mobilisation du maxillaire par la dilatation mécanique qu'on tente à l'aide d'ouvre-bouches, de cônes de bois ou de la vis de buis. On a dû sectionner quelquefois le tendon du temporal. Le plus souvent, c'est au masséter et au ptérygoïdien interne qu'il faudra s'adresser. Plutôt que de couper les muscles rétractés, il vaut mieux les désinsérer de la branche montante, en poussant très haut le décollement (Le Dentu).

Les *cicatrices vicieuses* de la joue résistent presque toujours aux tentatives de dilatation mécanique. La section des brides muqueuses, le décollement des adhérences génio-gingivales n'ont jamais donné de résultats durables, surtout dans les cas où les lésions s'étendaient à la partie postérieure du vestibule. C'est pour cela qu'on imagina de les traiter par une *ostéotomie précicatricielle* du corps de l'os. Cette intervention, imaginée par Esmarch et Rizzoli, avait pour but de créer, en avant de l'angle, une pseudarthrose permettant la mobilisation de l'arcade, avec le côté opposé du maxillaire. Elle donna de nombreux échecs, et n'est qu'un pis aller, dans les cas où la suppression du tissu cicatriciel serait au-dessus des ressources très étendues de la *méthode autoplastique*.

Le traitement de choix consiste en effet à remplacer tout le tissu cicatriciel rétractile par des lambeaux de tissus souples. Cette *génoplastie* comprend plusieurs procédés. Le plus simple est celui de Güssenbauer et Bardenheuer. Il consiste, après dissection complète de toute la cicatrice, à combler la brèche à l'aide d'un lambeau pris sur le front et qu'on fait pivoter de façon à amener sa face cutanée dans la bouche. On en recouvre ensuite la face cruentée par un deuxième lambeau pris sur le cou.

2° **Ankyloses vraies.** — Les modes de traitement habituels des ankyloses ont trouvé leur application. La *mobilisation progressive* peut être essayée dans les ankyloses incomplètes; c'est ici que les ouvre-bouches, la vis de buis pourront donner des résultats.

Si l'ankylose est complète, il vaut mieux recourir d'emblée au traitement sanglant. On a cherché le plus souvent à créer une *pseudarthrose* par *ostéotomie*. La section du *col du condyle*, étudiée par Bérard et Richet, fut pratiquée par Abbe (1880). Le danger de blesser le facial a fait reporter le niveau de la section *sur la branche montante* (Dieffenbach), et même *sur l'angle* (Levrat). Pour assurer la persistance du nouveau centre de mouvements, Rochet eut l'idée d'ajouter à l'ostéotomie de la branche montante, *l'interposition d'un lambeau musculaire*.

On préfère aujourd'hui à l'ostéotomie la *résection du condyle*, pratiquée déjà par Humphry et Bottini, et réglée à notre époque par Ollier et Farabeuf. La résection préliminaire de la partie postérieure de l'arcade zygomatique facilite beaucoup l'opération (Kümmer, Gernez et Douai). Helferich, pour éviter la récidive, rabattit sur le moignon du col un faisceau du temporal. *ANDRÉ LAPOINTE.*

MÂCHOIRE INFÉRIEURE (LUXATIONS). — La luxation de la mâchoire inférieure est toujours, en pratique du moins, une luxation en avant. Elle est unilatérale rarement, ou bilatérale le plus souvent. Plus fréquente chez la femme que chez l'homme, cette luxation est produite par un écartement trop prononcé, violent ou non, des mâchoires. Cet écartement peut être spontané, comme dans le bâillement, l'éternuement, le rire; il peut être provoqué par un choc, un coup, une chute sur le menton.

Le condyle, sous l'influence de la violence, quitte la cavité glénoïde du temporal, et, entraînant la mâchoire, se porte en avant pour venir prendre appui sur le versant antérieur de la racine transverse de l'apophyse zygomatique, le ménisque articulaire restant en arrière dans la cavité glénoïde. Ce déplacement du condyle est rendu possible soit par la rupture des ligaments antérieurs de l'articulation temporo-maxillaire (partie ménisco-condylienne), soit par la distension et la laxité pathologique de la capsule articulaire.

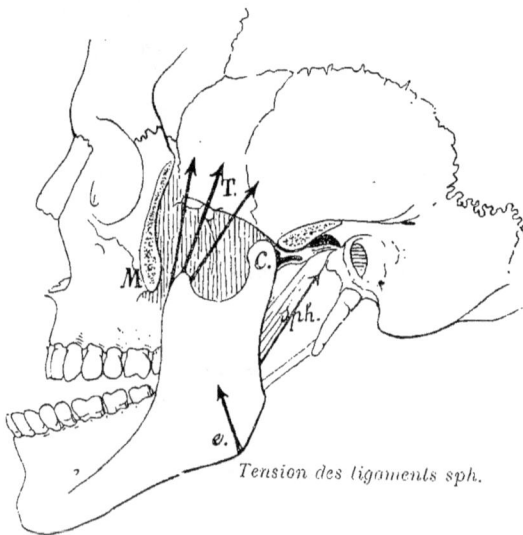

Tension des ligaments sph.

Fig. 58.

Le déplacement, ainsi produit, est maintenu grâce à l'action contraire de plusieurs forces bien connues aujourd'hui : le muscle temporal tire fortement en haut par l'apophyse coronoïde et tend à appliquer le condyle sous la base du crâne; l'ascension du maxillaire tournant autour de ce point d'appui est arrêtée soit parce que le bec de l'apophyse coronoïde vient accrocher le tubercule de l'os malaire, ou vient, s'il est plus court, s'appuyer seulement contre cet os (contact rétro-malaire) (Nélaton), soit, si l'apophyse coronoïde est courte, parce que les ligaments sphéno et stylo-maxillaires se tendent (fig. 58), (Maisonneuve, Farabeuf).

Symptômes et Diagnostic. — La *luxation bilatérale* est la luxation habituelle. Le blessé se présente la bouche grande ouverte, il ne peut la fermer malgré tous ses efforts. On peut augmenter un peu l'ouverture de la bouche en appuyant sur le menton, il est impossible de rapprocher·les mâchoires ; en même temps on constate un certain degré de transport en avant des dents inférieures, si bien que les arcades dentaires ne se correspondent plus. De cette situation résultent les troubles fonctionnels, gêne de la parole et de la déglutition, impossibilité de la mastication, écoulement continu de la salive.

En examinant la face, on constate en avant du tragus une dépression anormale due au déplacement du condyle; par l'intérieur de la bouche, on sent la saillie de l'apophyse coronoïde en avant.

Dans la *luxation unilatérale*, la bouche est moins largement ouverte, le menton est dévié du côté opposé à la luxation. Les symptômes physiques constatés à l'examen sont les mêmes que dans la forme précédente, mais du côté luxé seulement.

Cet accident est sans gravité lorsque la luxation est réduite à temps, et cette réduction est le plus souvent facile. Il arrive cependant que, certaines lésions articulaires se développant, la luxation *récidive* fréquemment, devenant une véritable infirmité.

Lorsque la luxation n'a pas été réduite, des mouvements suffisants peuvent revenir dans la nouvelle articulation, mais le blessé conservera toujours une gêne fonctionnelle assez grande.

Traitement. — *Luxations récentes.* — Le seul traitement de la luxation est la réduction, et le seul procédé appliqué aujourd'hui est le suivant. Le blessé est assis, ou même couché sur un lit bas. L'opérateur se place en face de lui ou au-dessus, pendant qu'un aide maintient la tête immobile. L'opérateur introduit dans la bouche du blessé ses deux pouces enveloppés de linges protecteurs (contre les morsures) et les appuie, par leur pulpe, soit sur les dernières molaires inférieures, soit sur la base des apophyses coronoïdes; puis, exagérant un peu l'ouverture de la bouche pour détendre les ligaments postérieurs ou détruire le contact malaire, il appuie sur la mâchoire de façon à abaisser les condyles. L'abaissement obtenu, le maxillaire reprend sa place de lui-même.

Dans le plus grand nombre des cas, la réduction est obtenue après une ou plusieurs tentatives; si, cependant, la réduction était difficile, il faudrait endormir le malade pour supprimer toute résistance.

Luxation ancienne. — Une luxation de la mâchoire peut encore être réduite après un temps assez long par le procédé ordinaire, avec ou sans anesthésie générale; on en a réduit après 2, 3 et 4 mois. La résistance à vaincre est alors grande, et il est utile de se servir de pinces pouvant écarter les mâchoires avec force et déclancher brusquement une fois l'écart obtenu; la pince de Stromeyer est une des plus connues. Enfin il peut être plus facile de réduire successivement les deux condyles.

Si la réduction ne peut plus être obtenue, et si le fonctionnement de la mâchoire est satisfaisant, mieux vaut s'en contenter. Une gêne fonctionnelle accentuée conduirait, au contraire, au traitement de l'ankylose de la mâchoire. c'est-à-dire à la résection simultanée des deux condyles, ou d'un seul, suivant que les deux articulations ou une seule sont soudées.

PAUL LAUNAY.

MACROPHAGE ($\mu\alpha\kappa\rho\delta\varsigma$ grand, $\varphi\alpha\gamma\epsilon\tilde{\iota}\nu$ manger). — Ce terme, créé par Metchnikoff, doit s'appliquer à toute cellule lymphatique sanguine ou conjonctive capable d'englober et de digérer des microbes, et des débris de tailles plus considérables (macrophagocytose).

Le macrophage se présente sous forme d'une cellule de 10 à 50 μ (16 à 25 en moyenne) d'ordinaire libérée de toute attache et mobile. Il est globuleux ou irrégulier. suivant l'émission des pseudopodes; le protoplasma spongieux est large, tantôt légèrement basophile, tantôt légèrement acidophile; le noyau unique de 5 à 15 μ, arrondi ou incurvé, souvent même lobé, est basophile. Le macrophage n'est pas toujours en état de macrophagie, et au repos son protoplasma est libre de toute inclusion; au contraire, lorsqu'il est en activité, son protoplasma contient des vacuoles digestives où sont englobées

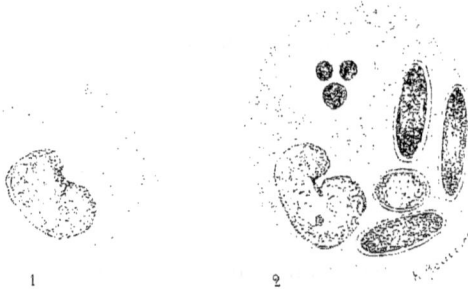

Fig. 59. — *Macrophages.* — 1. Macrophage au repos; 2. Macrophage en activité; son protoplasma contient : un polynucléaire neutrophile atrophié dont le noyau dégénéré est fragmenté en trois boules pyknotiques, quatre sporotricha oblongs, de taille inégale fortement colorés, granuleux, encerclés d'un liséré transparent.

les particules que les ferments sécrétés par le protoplasma (macrocytase de Metchnikoff ou alexine) vont digérer et détruire; on se souvient que l'action de l'alexine n'est possible que grâce à l'adjonction d'un autre corps, la sensibilisatrice. Les particules englobées sont de nature très diverse et plus ou moins reconnaissables : globules rouges, polynucléaires pyknosés, cellules dégénérées épithéliales, débris de fibres musculaires, microbes, etc.

Le macrophage n'est pas une entité cellulaire, il n'y a pas que le leucocyte du sang ou de la lymphe qui puisse être macrophage; toute cellule lympho-conjonctive, quelle qu'elle soit, peut le devenir; le macrophage est donc une *fonction, un stade d'adaptation*, passager ou permanent, de cellules lymphoconjonctives. A l'état normal, les grands mononucléaires du sang, de la lymphe et des tissus hématopoïétiques sont presque les seuls macrophages. Mais sous l'influence de l'inflammation, toutes les cellules conjonctives et lymphatiques : cellules fixes, cellules endothéliales des séreuses et des vaisseaux, etc., peuvent, en s'hypertrophiant et en se libérant, devenir macrophages (Dominici). Lorsque l'inflammation s'apaise, les macrophages non détruits ont un sort non univoque : ou bien ils restent macrophages et passent dans le sang ou la lymphe, ou bien ils reprennent leur fonction antérieure (fibroblaste, cellule endothéliale), ou bien prenant une autre fonction, ils se transforment en une autre variété de cellule conjonctive ou lymphatique (tissu scléreux par exemple), suivant la loi de l'unité du système lympho-conjonctif de Dominici.   *GOUGEROT.*

ACROCHEILIE. — V. Lèvres (Hypertrophie congénitale).

ACROGLOSSIE. — V. Langue (Malformations congénitales).

ADELUNG (MALADIE DE). — V. Radius curvus.

AGNÉSIE. — Le magnésium fournit à la médecine journalière plusieurs de ses composés.

Oxyde de magnésium. — Préparée par la calcination de l'hydrocarbonate de magnésie, la *magnésie calcinée* se présente sous deux formes : légère ou française, lourde ou anglaise.

Les effets thérapeutiques de la magnésie dépendent de la dose administrée. A petites doses (50 centigr. à 2 gr.) la magnésie calcinée est absorbante et antiacide ; à doses plus élevées (4 à 15 gr.) elle est purgative. Aux enfants on donne la magnésie à la dose de 50 centigr. à 1 gr. par année d'âge, avec du lactose qui en favorise l'absorption.

Poudre laxative.	*Médecine blanche.*
Magnésie calcinée . ⎫	Magnésie calcinée . . . 8 grammes.
Soufre sublimé et ⎪	Sucre pulvérisé . . . . 50 —
lavé . . . . ⎬ āā 10 grammes.	Eau distillée. . . . . . 40 —
Sucre de lait pulvé- ⎪	Eau de fleurs d'oranger. 20 —
risé. . . . . ⎭	Prendre en une fois et ingérer sitôt après
Cuillerée à café le soir.	le suc d'une orange.

Cachets anti-gastralgiques.

Magnésie calcinée . . . . ⎫ āā 50 centigr.
Craie préparée . . . . ⎬
Poudre de belladone.   2   —
Pour un cachet ; 1 cachet 2 heures et 3 heures après le repas (hyperpeptiques).

Hydroxyde de magnésium. — La magnésie hydratée peut être utilisée comme la magnésie calcinée.

Cachets antiacides.

Magnésie hydratée . . . . ⎫
Bicarbonate de soude. . . . . ⎬ āā 50 centigr.
Phosphate de chaux . . . . ⎭
Pour un cachet, 5 à 10 par jour.

Délayée dans l'eau (lait de magnésie) elle constitue un antidote efficace dans les intoxications par les acides et dans l'intoxication par l'anhydride arsénieux (V. Poisons médicamenteux).

Carbonate de magnésie. — L'hydrocarbonate de magnésie ou magnésie blanche trouve surtout son emploi comme poudre absorbante et antiacide.

Poudre antidyspeptique.

Magnésie blanche . . . . 80 centigr.
Poudre de rhubarde . . . 40 —
Poudre de noix vomique . 5 —
Pour une prise après le repas.

Poudre dentifrice.

Carbonate de ma-
gnésie . . . . . .
Carbonate de chaux. } āā 100 grammes.
Poudre de quin-
quina rouge . . .
Essence de menthe
poivrée . . . . . . 1 gramme.

Citrate de magnésie. — C'est un purgatif de saveur peu désagréable, très bien toléré par la plupart des malades. La limonade purgative se prépare au moment du besoin.

Limonade purgative au citrate de magnésie (Codex).

Acide citrique . . . . 32 grammes.
Hydrocarbonate de magnésie . . . . 20 —
Eau distillée . . . . 500 —
Sirop simple . . . . 100 —
Alcoolature de citron . . . . 1 —

Sulfate de magnésie. — Le sel de Sedlitz ou sel d'Epsom se présente en prismes rhomboïdaux incolores de saveur extrêmement amère, très solubles dans l'eau. C'est un purgatif énergique (V. Purgatifs) à la dose de 20 à 60 gr. Il se trouve associé au sulfate de soude dans plusieurs eaux purgatives (V. Eaux minérales).

Eau saline purgative,
eau dite de Hunyadi-Janos (Codex).

Sulfate de magnésium. 10 grammes.
Sulfate de sodium offi-
cinal . . . . 10 —
Eau distillée . . . . . 650 —

Eau saline purgative gazeuse,
eau dite de Sedlitz (Codex).

Sulfate de magnésium. 30 grammes.
Bicarbonate de soude. 4 —
Acide tartrique en cris-
taux . . . . 4 —
Eau distillée . . . . . 650 —

Purgatif composé.

Sulfate de magnésie.
Sulfate de soude . . } āā 15 grammes.
Sel marin . . . . . .
20 à 40 gr. dans 650 gr. d'eau gazeuse simple, à prendre par verres.

Lavement.

Sulfate de magnésie . 30 grammes.
Infusion de follicules
de séné . . . . 8 —
Décoction émolliente. 500 —
F. S. A. pour un lavement à garder.
                                          E. F.

MAIGREUR. — La maigreur est caractérisée par l'absence de graisse dans tous les tissus du corps, et souvent en même temps, par le faible développement des masses musculaires.

Étiologie et Pathogénie. — La maigreur est le résultat de l'amaigrissement. Il y a cependant des gens qui n'y sont point parvenus à la suite de dénutrition et qui ont toujours été maigres ; nous verrons s'il y a lieu de les considérer à part.

L'amaigrissement — à l'inverse de l'engraissement — a pour cause l'excès des dépenses énergétiques et calorifiques sur les recettes alimentaires de l'organisme ; il résulte de cette discordance que l'organisme, pour satisfaire à ses besoins, est obligé de brûler ses réserves de graisse et ses masses musculaires.

Divers mécanismes conduisent à l'amaigrissement :

1º *L'insuffisance du régime alimentaire.* Dans les cas les plus simples, la misère en est la cause.

L'insuffisance alimentaire est quelquefois voulue, par exemple, dans la cure de l'obésité.

Au cours de certaines maladies, qui nécessitent un régime, comme le diabète, la goutte, la dyspepsie, on voit parfois survenir des amaigrissements inutiles, tantôt dus à ce que le malade surenchérit sur les prescriptions médicales et, par crainte de souffrir, restreint trop fortement son régime, tantôt venant de ce que le régime a été prescrit d'une façon vicieuse et ne laisse plus au malade de quoi se nourrir. Il suffit d'interroger avec soin le malade sur son alimentation et de calculer la valeur énergétique du régime qu'il suit pour se rendre compte de ses erreurs, qu'il est aisé de corriger.

Dans quelques maladies aiguës, une diète passagère est indispensable, et l'amaigrissement en résulte. Il en est ainsi dans les poussées aiguës d'entérite, dans l'appendicite, à la suite des hémorragies gastriques, etc. Mais, la période aiguë passée, dès que l'alimentation est permise, le sujet reprend vite le poids qu'il a perdu.

Par contre, il est des maladies chroniques qui entravent chroniquement l'alimentation et produisent un amaigrissement beaucoup plus considérable.

Ainsi, les douleurs que provoquent les aliments au cours des ulcères de l'estomac ou du cancer de l'estomac, l'anorexie des tuberculeux, les vomissements des femmes enceintes, les rétrécissements de l'œsophage qui empêchent l'arrivée des aliments dans l'estomac, ont pour résultat définitif l'insuffisance alimentaire.

Une des causes les plus intéressantes est *l'anorexie nerveuse*, que l'on observe chez des hystériques ou chez des malades atteints d'affections mentales. Cette anorexie est le résultat d'une idée fixe. On l'observe surtout chez les sujets jeunes du sexe féminin. C'est souvent pour une raison très futile, idée de coquetterie, chagrin d'amour, ou douleur légère à l'estomac, qu'elle s'installe ; au début, le malade ne mange pas parce qu'il ne veut pas ; mais, plus tard, il ne peut plus ; son appétit a complètement disparu, son estomac est habitué à la vacuité et ne supporte plus la nourriture ; il faudra une vériable rééducation physiologique pour triompher de l'habitude vicieuse qu'il a prise. C'est dans les cas de ce genre que l'on observe les amaigrissements les plus considérables ; certains sujets sont véritablement squelettiques.

Au début, l'amaigrissement seul est le résultat de cette anorexie ; plus tard, une véritable cachexie s'installe, la peau est sèche et écailleuse, la langue est sèche, les extrémités sont refroidies et cyanosées ; la tuberculose se greffe souvent sur cet état pathologique.

2º Dans certaines maladies du tube digestif, l'amaigrissement se produit malgré une nourriture en apparence suffisante parce que celle-ci est mal utilisée : *digestion et absorption intestinale sont insuffisantes.* Il en est ainsi au cours de certaines entérites et diarrhées chroniques, au cours des sténoses du pylore, et chez un certain nombre de malades atteints de cancer de l'estomac, de l'intestin, ou de l'œsophage, avec entérite secondaire.

3° Au cours des *maladies infectieuses* aiguës, comme la fièvre typhoïde, l'amaigrissement est la règle; il résulte d'un état de dénutrition que rien ne peut entraver. Quelle que soit la dose d'aliments ingérés, l'organisme du fébricitant ne peut maintenir l'équilibre nutritif et fait des déperditions. Par contre, après la guérison, dès que l'alimentation devient possible, cet amaigrissement se répare très vite, grâce à la merveilleuse aptitude que possèdent les tissus à fixer les éléments de reconstitution.

Cette dénutrition existe-t-elle en dehors des maladies fébriles, dans la tuberculose apyrétique et dans le cancer, par exemple? — Cela n'est nullement démontré.

4° Parfois, c'est l'exagération anormale des dépenses énergétiques, non accompagnée d'un accroissement corrélatif du régime, qui cause l'amaigrissement. Il en est ainsi chez les *surmenés.*

5° Existe-t-il une *maigreur constitutionnelle*? doit-on ranger dans cette catégorie des individus qui ont toujours été maigres sans souffrir cependant d'aucune maladie, et qui ont la réputation de pouvoir manger beaucoup sans jamais engraisser? — Certes, je connais des gens de cette sorte : mais je ne crois pas que leur état soit dû à une activité exagérée des échanges cellulaires, comme on l'a affirmé, sans le prouver d'ailleurs. Parmi ces individus, il y en a qui ont toujours été de petits mangeurs, de trop petits mangeurs eu égard à leur activité physique; il y en a qui ont l'air de manger beaucoup, mais qui absorbent surtout des mets peu engraissants, par exemple, beaucoup de viande et peu de pain; il y en a enfin qui sont protégés contre l'engraissement par une mauvaise absorption intestinale, due souvent à de l'entérite. Dans cette catégorie rentrent quelques-uns de ces dyspeptiques, qui ne se portent bien qu'à condition de rester maigres et de ne pas chercher à engraisser.

Peut-être y a-t-il des individus qui font plus facilement que les autres des dépenses calorifiques, et qui rayonnent plus de chaleur par la surface cutanée, ayant ainsi besoin, pour maintenir leur équilibre ou pour engraisser, d'une plus grande somme de nourriture que les autres. Ceux-là représenteraient vraiment des prédisposés à la maigreur. Mais leur existence demande à être démontrée.

Symptômes. — Je ne veux pas faire le tableau du maigre. Tout le monde le connaît. Il faut cependant savoir distinguer parmi les maigres :

1° Ceux qui ont un système musculaire très développé avec absence de graisse; c'est le type de certains hommes de sport :

2° Ceux qui ont aussi peu de muscles que de graisse : ce sont les amaigris cachectiques.

Le poids, comparé à la taille, permet d'apprécier le degré de la maigreur. Il y a lieu cependant d'interpréter les résultats, car, avec ce moyen d'appréciation, les individus à stature élancée, à thorax et à bassin étroits, bâtis « en peupliers », comme dit M. Landouzy, passeraient pour beaucoup plus maigres qu'ils ne sont en réalité; c'est parmi eux que l'on trouve ceux que le monde désigne sous le nom de « faux maigres ».

La symptomatologie de la maigreur varie avec chaque catégorie de sujets. Les maigres d'habitude sont, en général, actifs et bien portants. Les amaigris par maladie sont au contraire affaiblis, déprimés, languissants, vite fatigués. Les malades en état d'inanition chronique avancée, quelle qu'en soit la cause, présentent le tableau clinique suivant : leur langue est saburrale; l'estomac est atone, clapotant, douloureux à la pression; l'intestin est paresseux; le foie est rétracté. Les urines sont rares, acides, peu concentrées. La masse sanguine est diminuée, sans hypoglobulie. La température du corps est basse; l'organisme résiste mal au froid. La sensation de faim diminue ou même disparaît; parfois, elle est remplacée par une sensation nauséeuse; ou bien, au contraire, c'est une boulimie impérieuse, accompagnée de défaillance, mais vite rassasiée. Les facultés cérébrales faiblissent; le délire apparaît.

La résistance de ces sujets aux maladies infectieuses est très diminuée et souvent, ils sont emportés rapidement, soit par la tuberculose, soit par une pneumonie.

Traitement. — Le traitement consiste dans la *suralimentation*; mais la difficulté est de le faire accepter et tolérer.

La technique varie dans les diverses formes de maigreur. Pour les malades atteints d'affections digestives, le régime et la thérapeutique de ces affections sont la base du traitement; ce n'est qu'après avoir guéri celles qui sont curables que l'on pourra faire disparaître la maigreur.

L'anorexie nerveuse nécessite la psychothérapie. L'isolement dans une maison de santé; la persuasion ferme et prolongée, les menaces dans quelques cas, et, s'il le faut, le gavage à la sonde œsophagienne, sont les principaux éléments du traitement. La cure de Weir-Mitchell répond à cette variété de névropathies.

Une difficulté vient souvent de ce que, lorsqu'on essaie de réalimenter les inaniés, des troubles gastro-intestinaux surviennent qui retardent la cure.

Non moins intéressant est le cas de ces maigres d'habitude entretenus dans leur état par l'absence d'appétit et la satiété rapide. Il s'agit ici de réveiller l'appétit par des apéritifs et surtout par le choix et la variété des mets, d'exhorter le sujet pour qu'il prenne peu à peu l'habitude de distendre son estomac et d'imposer un régime substantiel, très nourrissant sous un petit volume, dont les œufs, les légumes secs, le riz, les pâtes, les plats sucrés, le beurre, la bière formeront la base. En général, on prescrit le repos, qui réduit les dépenses énergétiques. Il me semble préférable de commencer par une cure d'exercice et d'aération, qui excite l'appétit et qui impose l'habitude de la suralimentation; puis, on met le sujet au repos et on continue la suralimentation. De l'arsenic pris à l'intérieur ou des injections sous-cutanées de cacodylate de soude aident à l'engraissement.

MARCEL LABBÉ.

MAIN (ANÉVRISMES). — On ne rencontre à la main que des *anévrismes arté-riels*. Ils sont rares et presque toujours d'*origine traumatique*, succédant tantôt à des plaies, cas le plus fréquent, tantôt à des contusions violentes ou répétées. Ils se développent soit presque immédiatement après le traumatisme, c'est alors un hématome anévrismal enkysté, soit après la cicatrisation de la plaie. En général, l'anévrisme siège dans le premier espace interosseux ou sur le trajet de l'arcade palmaire superficielle.

Les anévrismes de la main atteignent rarement un gros volume, variant de celui d'un pois à celui d'une noix; malgré cela les troubles fonctionnels sont souvent très marqués et les phénomènes de compression nerveuse fort pénibles.

Le diagnostic est en général facile, et comme l'origine traumatique est la règle, on constate souvent sur la peau, au-devant de la tumeur, la cicatrice de la plaie causale.

Toutefois, quand la tumeur ne présente ni battements ni souffle, on peut la prendre pour un abcès ou même pour une tumeur solide.

Exposés à l'ulcération et à la rupture par les usages de la main, ces anévrismes doivent être traités aussitôt reconnus. On peut, si l'on ne veut pas d'emblée pratiquer une intervention sanglante, essayer la compression indirecte, qui réussit dans la moitié des cas, et que l'on pratique soit en faisant de la flexion forcée de l'avant-bras, soit en comprimant simultanément la radiale et la cubitale. Mais le procédé de choix c'est l'extirpation du sac, opération délicate à cause des organes tendineux et nerveux que l'on doit ménager, mais qui est constamment suivie de guérison.

G. LABEY.

MAINS (DÉFORMATIONS). — V. Griffes.

MAIN BOTE CONGÉNITALE. — A cause de sa ressemblance grossière avec le pied bot, on donne le nom de main bote à un vice de conformation dans lequel la main est repliée sur l'avant-bras, de sorte que le membre supérieur semble se terminer par une extrémité arrondie, comme tronquée. On en distingue deux variétés, suivant que la déviation de la main existe seule ou qu'elle est la conséquence d'une malformation des os de l'avant-bras.

La *main bote avec intégrité du squelette* est très rare, presque toujours bilatérale, et coexiste avec d'autres malformations congénitales témoignant d'une compression subie par le fœtus pendant son développement. La main est fléchie vers la paume et inclinée sur le bord cubital: le redressement est assez facile, mais l'attitude vicieuse se reproduit aussitôt qu'on l'abandonne.

Le *traitement* consiste comme pour le pied bot en manipulations, en massages, avec ou sans anesthésie; la réduction doit être maintenue au moyen d'un bandage plâtré d'abord, puis au moyen d'appareils à traction élastique.

La *main bote d'origine osseuse* est la conséquence d'une malformation des os de l'avant-bras, exceptionnellement absence du cubitus, le plus ordinairement absence congénitale du radius. Cette absence du radius est totale le plus souvent et s'accompagne parfois d'absence du pouce, du premier métacarpien et des os les plus externes du carpe.

Cette déformation, due à un arrêt de développement produit par des replis amniotiques, qui compriment le fœtus [V. Nouveau-né (Pathologie)], est absolument caractéristique; la main est *fléchie* et fortement *inclinée sur son bord radial*, faisant avec l'avant-bras un angle qui peut être aigu. Au sommet de cet angle la peau forme un pli profond dans lequel on perçoit les tendons fléchisseurs. Le cubitus, au contraire, forme une saillie prononcée, et la peau qui le recouvre a parfois un aspect cicatriciel. L'avant-bras est court, ramené sur lui-même. Au palper on constate que le radius manque et que le cubitus est parfois incurvé sur lui-même (fig. 60).

Les mouvements passifs sont assez étendus, sauf l'abduction qui est nulle, très réduite. Pendant ces mouvements, les doigts se fléchissent comme si les fléchisseurs étaient trop courts. Les mouvements actifs sont insignifiants, ce qui réduit considérablement la capacité fonctionnelle du membre.

Le *pronostic* est grave, car il est bien difficile de rendre à la main sa direction. On peut poursuivre le redressement par des manipulations et des bandages plâtrés successifs, ou des appareils à traction élastique. avec ténotomie quand il y a rétraction musculaire considérable.

Fig. 60. — Main bote radiale congénitale (Kirmisson).

On a proposé un certain nombre d'opérations (ostéotomie linéaire ou cunéiforme du cubitus, résection des os du carpe, arthrodèse, etc...), sur lesquelles nous n'insisterons pas, à cause des faibles données que nous possédons sur les résultats qu'on a obtenus. *G. LABEY.*

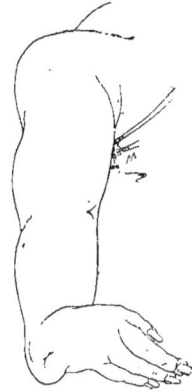

MAIN (FRACTURES).

A) **Fractures des os du carpe.** — Elles sont rares à l'état de lésions isolées : certaines fractures des extrémités inférieures des os de l'avant-bras s'accompagnent de lésions des os de la première rangée du carpe, et surtout du scaphoïde ; la luxation médio-carpienne ne serait possible que grâce à une fracture du grand os au niveau du col. Ces lésions carpiennes aggravent beaucoup le pronostic [V. AVANT-BRAS (FRACTURES), POIGNET (LUXATIONS)].

Elles existent cependant sans coexistence d'autres lésions. Elles sont de cause directe (plaie par balle ou écrasement de la main), ou indirecte (chute sur la paume de la main en hypertension, ou sur le dos de la main en hyperflexion).

Elles sont de deux variétés :

α) *Lésions superficielles*, par arrachement au cours de certaines entorses radio-carpiennes ou médio-carpiennes ; on les reconnaît à la fixité de la douleur et à la crépitation ; on les traite comme des entorses.

β) *Fractures proprement dites*, atteignant soit un seul os, scaphoïde (Jarjavay, Flower), semi-lunaire, grand os (Guermonprez, Baltus, Bardenheuer), os crochu (Chevrier) ; soit plusieurs os (scaphoïde, grand os, pyramidal, Guiboul).

Les signes en seront, outre une douleur très localisée et fixe, l'augmentation du diamètre antéro-postérieur du poignet, avec intégrité de l'extrémité inférieure des os de l'avant-bras, la mobilité anormale portant sur l'étendue des mouvements de latéralité : les manœuvres réveillent presque toujours la crépitation. L'hématome de la grande gaine synoviale cubito-palmaire est très fréquent. Quoi qu'on en ait dit, ces fractures n'ont pas un pronostic toujours bénin : elles s'accompagnent souvent de raideur ultérieure, parfois d'ankylose du poignet.

Si nos traités classiques actuels recommandent de soigner ces fractures, comme des entorses, par l'eau chaude, le massage et la compression,

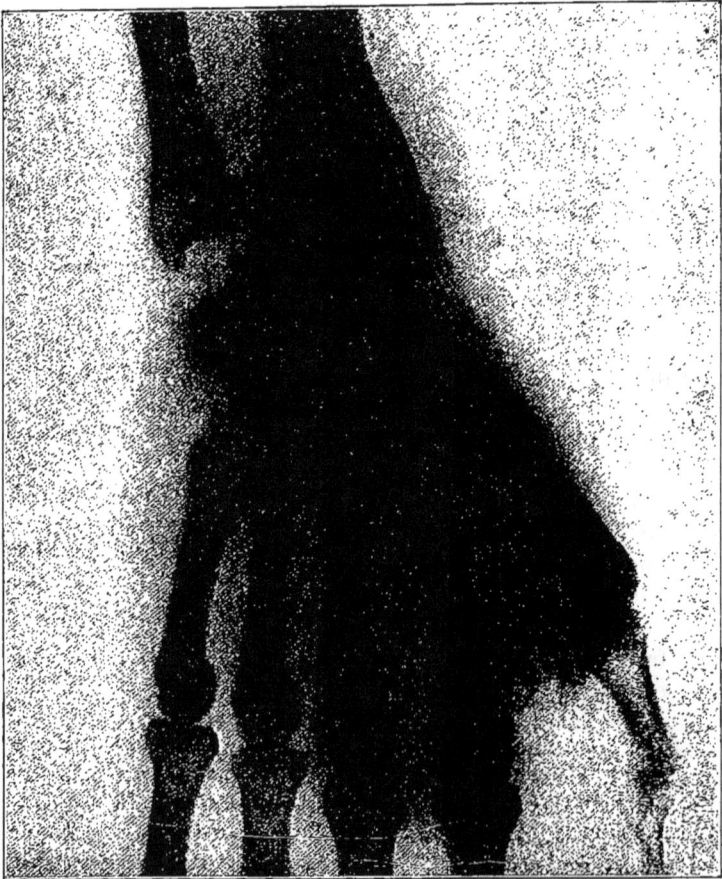

Fig. 61. — Fracture du scaphoïde (Pierre Delbet, in *Société de Chirurgie*, 1908).

Delbecq, dans sa thèse un peu ancienne, insiste sur la nécessité d'une immobilisation rigoureuse et même prolongée. La vérité est entre les deux, mais nous ne pensons pas qu'il faille exagérer la durée de l'immobilisation.

B) **Fractures des métacarpiens.** — Elles ne sont pas fréquentes (1 pour 100 des fractures), on les observe presque uniquement chez l'homme (10/1) dans l'âge adulte, beaucoup plus souvent à droite (5/5). Les métacarpiens les plus souvent intéressés sont le 3e et le 4e. Quoi qu'on en ait dit, il est rare que deux métacarpiens soient lésés en même temps.

De cause directe, elles succèdent à un choc dorsal localisé (bâton, mar-

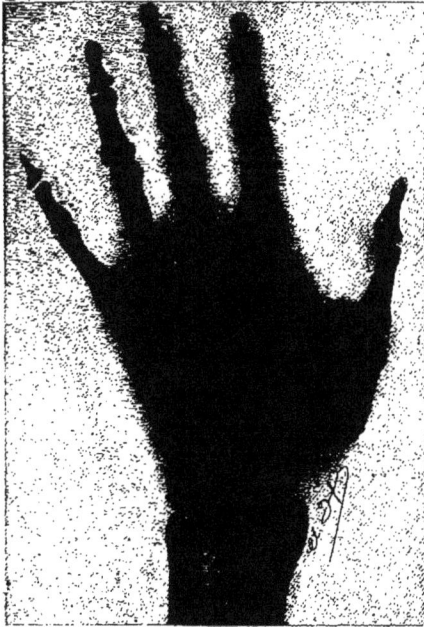

Fig. 1.

Fracture totale transversale du 1er métacarpien (CHEVRIER). Cliché Infroit.

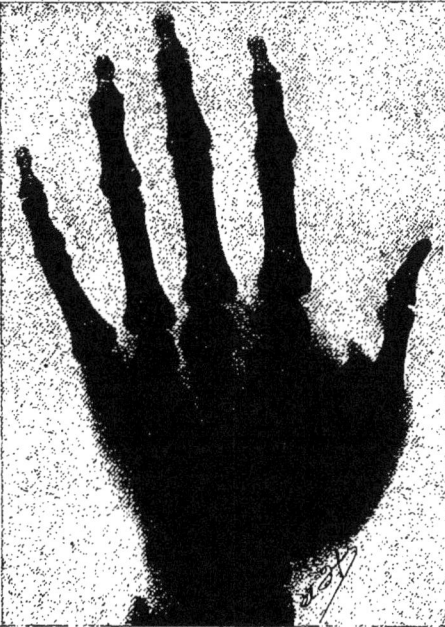

Fig. 2.

Fracture partielle verticale de la portion cubitale de la base du 1er métacarpien (fr. de Bennett) (CHEVRIER). Cliché Infroit.

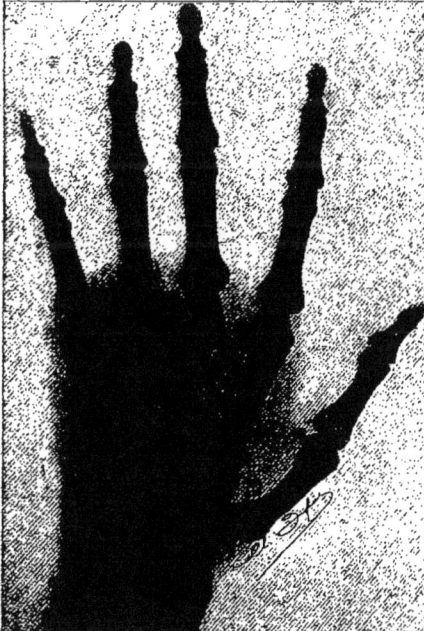

Fig. 3.

Fracture transversale sans déplacement du 4e métacarpien (CHEVRIER). Cliché Infroit.

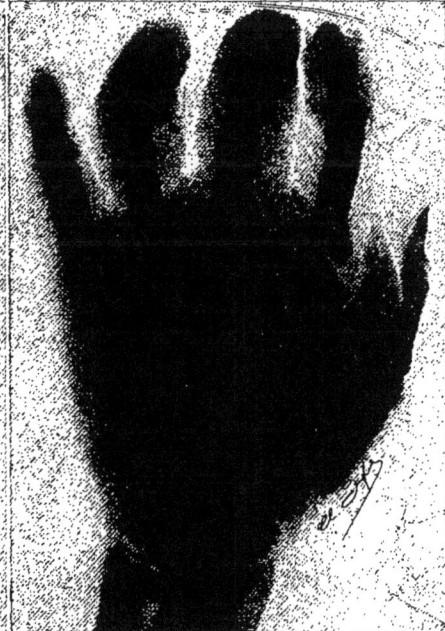

Fig. 4.

Fracture transversale avec déplacement du 2e métacarpien (CHEVRIER). Cliché Infroit.

teau) ou à un coup de poing de revers, à une double pression par le mécanisme de l'étau, au contre-coup d'un bâton dont l'autre extrémité est le
siège d'un choc brusque.

De cause indirecte, elles naissent le plus souvent par exagération des
courbures (chute sur le poing fermé), par redressement des courbures (lutte
à la force du poignet, paume contre paume, les doigts entrelacés, chute sur
la paume de la main, sur le bout des doigts tenus rigides), enfin par traction et torsion (au cours de luttes). On appelle parfois ces fractures, fractures des boxeurs.

Les fractures incomplètes, fissures, fêlures ou courbures permanentes,
sont rares. La fracture complète présente exceptionnellement deux traits
sur le même os; elle est ordinairement simple et peut siéger sur le corps
et les extrémités.

Les fractures du corps, directes ou indirectes, sont un peu différentes.
Directes, elles siègent en un point quelconque et sont transversales (fig. 3
et 4, planche I). Indirectes, elles se localisent un peu au-dessous du milieu
du corps et sont obliques, presque toujours en bas et en avant.

Dans les deux cas, le déplacement peut manquer, mais il est la règle. Le
fragment supérieur maintenu par ses articulations carpiennes et intermétar-
carpiennes ne bouge pas. La tête métacarpienne du fragment inférieur se
porte vers la paume, tandis que l'extrémité supérieure basculée en arrière
fait saillie sur le dos de la main. A la saillie angulaire s'ajoute dans les fractures obliques du chevauchement par ascension légère du fragment inférieur. A ce déplacement sagittal s'ajoute parfois un peu de déplacement
latéral ou interosseux, le fragment inférieur déviant sur un des côtés du
fragment supérieur : ce déplacement latéral existe surtout dans les fractures
du 2e (fig. 4, planche I) et du 3e métacarpien, mal soutenus.

Les fractures de l'extrémité inférieure, ou fractures du col (Malgaigne),
détachent la tête, mais c'est à tort d'après Rieffel qu'on les assimile à des
décollements épiphysaires : le fragment inférieur et tout le doigt se portent
en avant vers la paume.

Les fractures de la base sont très rares (fig. 1, planche I) : elles détachent
la totalité de la base des métacarpiens, sauf pour le premier sur lequel la
fracture n'enlève parfois que la moitié antérieure de la base par un trait
presque longitudinal (Bennett) (fig. 2, planche I). Le fragment inférieur,
qui comprend presque tout le métacarpien, se porte en dehors et en arrière,
et la méprise est facile, sans radiographie, avec une luxation trapézo-méta-
carpienne.

Signes et diagnostic. — Dans les premiers jours, l'épanchement sanguin,
les douleurs vives et diffuses de la contusion empêchent de préciser le
diagnostic.

La douleur se recherche par l'exploration directe du dos des métacarpiens, mais surtout en appuyant d'avant en arrière sur leurs têtes. Cette
pression détermine parfois un peu de mobilité anormale; on recherche
encore celle-ci en appuyant dans la paume en regard du foyer supposé de
la fracture, pour exagérer la déformation angulaire dorsale, en saisissant
les deux fragments et en les mobilisant l'un sur l'autre (très douloureux),

mieux encore en faisant subir au doigt correspondant de petits mouvements de rotation. La crépitation s'obtient au cours de la plupart de ces manœuvres, et parfois par de simples mouvements de flexion du doigt correspondant.

S'il y a chevauchement, on peut constater un léger raccourcissement à la mensuration et à l'ascension du pli cutané digito-palmaire.

Le pronostic est bon. On observe cependant parfois des douleurs persistantes dans la préhension, ou un peu de gêne fonctionnelle (déviation des tendons par cal exubérant.

Traitement. — Au début, massage et bains chauds pour faire tomber le gonflement, puis immobilisation de quelques jours. On institue cette dernière à l'aide de deux petites attelles de bois ou de carton bien matelassées, une dorsale et une palmaire : on fixe sur ces attelles deux tampons d'ouate, un dorsal au niveau du foyer de fracture, un palmaire en regard de la tête métacarpienne pour la repousser en arrière. Si le métacarpien fracturé est le 2ᵉ ou le 5ᵉ, il faut y ajouter une pression latérale. On réunit les attelles par des bandes de diachylon ou une bande de toile et on vérifie souvent l'appareil. Il ne faut pas le laisser en place plus de 15 à 20 jours. Masser, baigner à chaud et mobiliser pour éviter les raideurs tendineuses.

C) **Fractures des phalanges.** — Si les écrasements sont fréquents, les fractures vraies sont rares. Elles sont presque toujours de cause directe (chocs, pressions), parfois de cause indirecte (flexion ou torsion). La flexion forcée de la phalangette sur la phalangine entraîne une fracture parcellaire par arrachement (fracture de Segond). La lésion parcellaire peut être antérieure et causée par un arrachement ligamenteux au cours d'une entorse (fig. 62).

La lésion ne siège pas également à tous les doigts, mais les statistiques sont sur ce point absolument discordantes. La phalange le plus souvent fracturée est la première, puis vient la troisième, enfin la seconde (fig. 2, 3, 4, planche II). Parfois deux pièces d'un même doigt ou de deux doigts voisins sont lésées. Le trait est ordinairement transversal, légèrement denté, parfois un peu oblique. Il peut siéger en un point quelconque ; les fractures juxta-épiphysaires supérieures ont été assimilées à des décollements épiphysaires.

Exceptionnellement, et presque uniquement à la suite de torsion, le trait peut être longitudinal, séparant la phalange en 2 moitiés, pénétrant dans les deux articulations sus et sous-jacentes et déterminant des hémarthroses, la figure 2, planche II est l'ébauche de ce type.

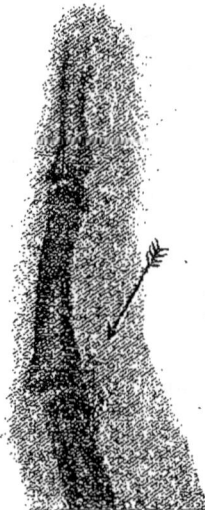

Fig. 62. — Fracture parcellaire antérieure de la base d'une phalange par arrachement. (Chevrier: cliché Infroit).

L'arrachement parcellaire de Segond par le tendon extenseur se compliquerait toujours pour lui d'ouverture de l'articulation ; Delbet croit que cette communication n'est pas constante.

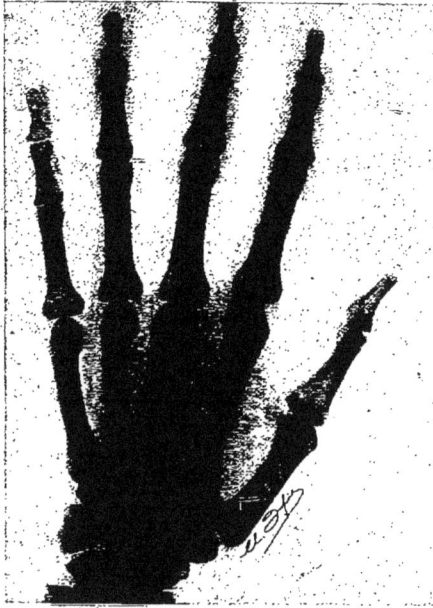

Fig. 1.
Fracture très oblique du 3e métacarpien
(CHEVRIER). Cliché Infroit.

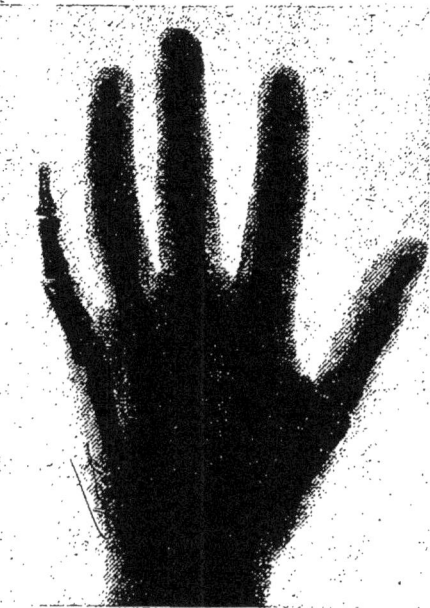

Fig. 2.
Fracture très oblique, intra-articulaire de la
1re phalange du 5e doigt (CHEVRIER). Cliché Infroit.

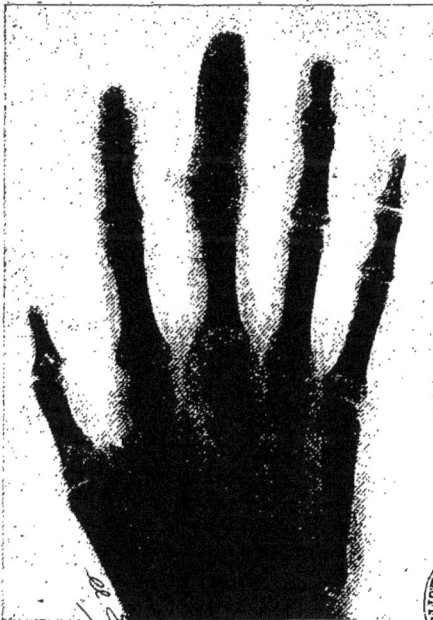

Fig. 3.
Fracture par écrasement de la 2e phalange du
médius (CHEVRIER). Cliché Infroit.

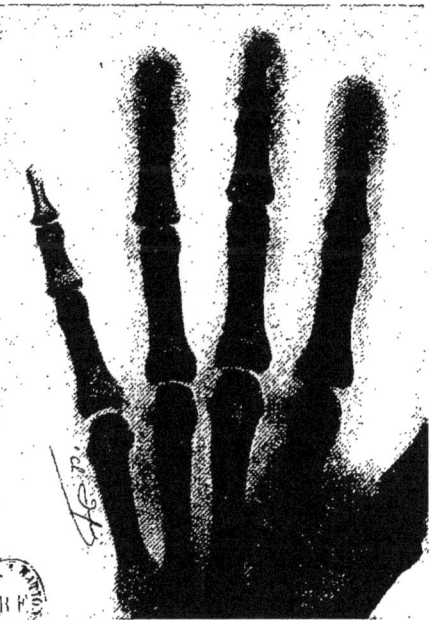

Fig. 4.
Fracture par écrasement de l'extrémité de la
3e phalange de l'annulaire (CHEVRIER). Cliché Infroit.

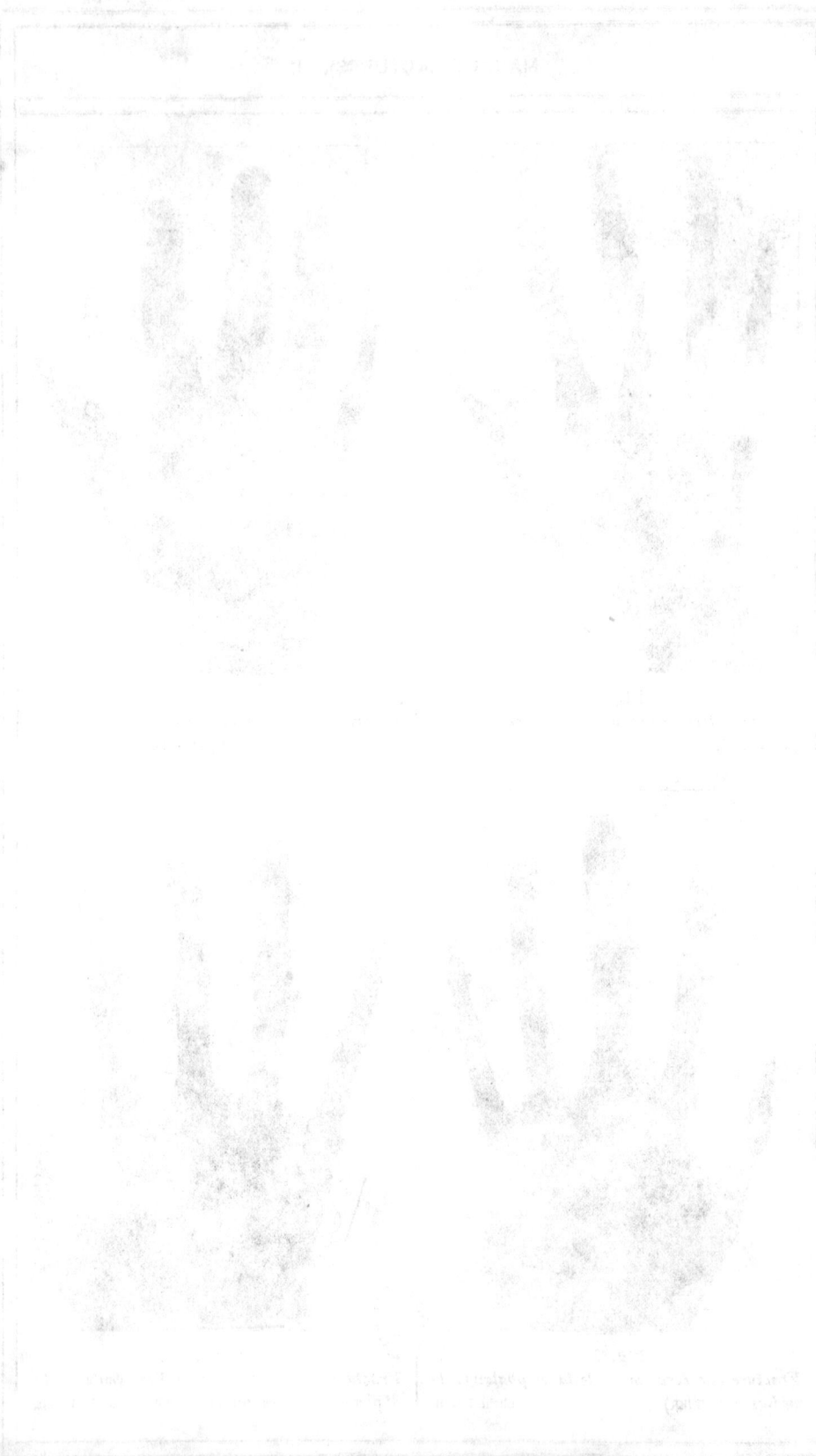

Les signes n'ont rien de spécial : la douleur, la crépitation, la mobilité anormale, la déviation angulaire fréquente au niveau de la fracture font facilement le diagnostic.

Dans l'arrachement parcellaire de Segond, la 3e phalange est en flexion à angle droit ; elle ne peut être redressée activement, elle retombe quand on l'a soulevée, parce qu'elle perd toute connexion avec les extenseurs.

Le traitement dans le cas particulier consiste dans l'immobilisation en extension par une petite attelle en gutta-percha ou en bois.

Dans les fractures ordinaires et complètes, après avoir réduit par une légère traction sur le doigt, on immobilisera doublement. Comme attelles latérales, on se servira des doigts voisins et on réunira le doigt fracturé au doigt voisin par de petites bandes de diachylon. On immobilisera l'ensemble en flexion légère, qui expose moins aux raideurs, par une petite attelle en carton, en gutta-percha, ou en fil de fer. Quinze jours d'immobilisation suffiront en général. Après levée de l'appareil, bains chauds et mobilisation contre les raideurs.

Des ankyloses se sont vues dans les fractures articulaires. La pseudarthrose est rare, mais existe : dans les deux cas le traitement le meilleur est l'amputation, surtout s'il ne s'agit pas du pouce et de l'index. S'il s'agit d'un de ces deux doigts, qui forment la pince naturelle, on devra essayer du traitement conservateur (mobilisation lente ou résection pour l'ankylose : enchevillement et suture dans la pseudarthrose).   *CHEVRIER.*

MAIN (PHLEGMONS). — Les phlegmons de la *face dorsale* de la main n'offrent à présenter aucune considération particulière, mais ceux de la *paume* présentent un grand intérêt. Ils sont d'une extrême fréquence et succèdent ordinairement à des piqûres, des excoriations, des plaies contuses, des plaies compliquées de corps étrangers ; ils peuvent être secondaires à des panaris, et principalement à ceux du pouce et du petit doigt, à cause de la communication des gaines digitales avec les gaines palmaires.

Exceptionnellement, le phlegmon semble spontané. On peut distinguer plusieurs variétés anatomiques et cliniques suivant le siège du foyer de suppuration : le phlegmon *sus-aponévrotique*, subdivisé lui-même en phlegmon *cutané* et *sous-cutané*, et le phlegmon *sous-aponévrotique* ou phlegmon *profond*.

1° **Phlegmon sous-aponévrotique.**

a) *Phlegmon superficiel ou cutané.* — On distingue encore ici plusieurs sous-variétés : le phlegmon *anthracoïde* qui, rare à la paume, fréquent à la face dorsale, n'est qu'un anthrax pur et simple (v. c. m.), le phlegmon *érythémateux* et le phlegmon *ampullaire*. Le *phlegmon érythémateux*, habituellement consécutif à des irritations superficielles, n'est en somme qu'une lymphangite réticulaire, avec rougeur vive, gonflement œdémateux, surtout dorsal, engorgement des ganglions épitrochléens et axillaires. La main semble lourde et est le siège soit de battements, soit de picotements ou de démangeaisons. Il y a un peu de fièvre. En deux ou trois jours, sous l'influence de bains et de pansements humides, la guérison est ordinairement obtenue.

Dans le *phlegmon ampullaire* ou *phlycténoïde*, l'épiderme est soulevé par une petite collection de sérosité ou de pus : c'est le durillon forcé. Ce durillon est formé par un amas de couches épidermiques séparées de la face superficielle du derme par une petite bourse séreuse; cette bourse séreuse, infectée, se remplit d'un liquide séreux, puis séro-sanguinolent, puis purulent, qui soulève l'épiderme épaissi. Ce dernier peut être perforé et le pus s'écoule en dehors : mais ordinairement il résiste et c'est le derme qui s'ulcère : le tissu sous-cutané est alors envahi et l'on a un *abcès en bouton de chemise.*

b) *Phlegmon sous-cutané.* — Il n'est souvent que la suite d'une des formes précédentes ou du panaris d'un doigt, c'est alors un phlegmon lymphangitique : mais assez fréquemment cependant il est primitif.

Ce phlegmon débute par une douleur lancinante, s'exagérant par la pression en un point d'abord bien limité; mais bientôt l'infection s'étend. La rougeur et le gonflement œdémateux tendent à gagner par en bas les espaces interdigitaux et envahissent rapidement la face dorsale, dont le tissu cellulaire est lâche, tandis qu'à la paume il y a des tractus fibreux épais entre l'aponévrose et la peau. Au bout de quelque temps, toute la main est gonflée : les doigts sont écartés les uns des autres; mais leurs mouvements, bien que gênés par le gonflement, sont conservés : signe important pour distinguer le phlegmon sous-cutané des phlegmons sous-aponévrotiques. Indépendamment de ces signes locaux existent les symptômes généraux des phlegmons (v. c. m.).

Le pus se forme plus ou moins rapidement, s'accumulant d'abord entre le derme et l'aponévrose; puis il ulcère le derme et, décollant l'épiderme avant de le perforer, forme encore ici un abcès en bouton de chemise. Dans certains cas, le pus fuse jusque dans les espaces interdigitaux et se fait jour à travers la peau mince des commissures : arrivée à ce niveau, l'infection peut gagner le dos de la main et un abcès dorsal complique l'abcès palmaire ; quelquefois encore le phlegmon gagne la profondeur.

Il ne faut jamais, dans le phlegmon sous-cutané de la main, s'attendre à une fluctuation nette, à cause de l'épaisseur et de la tension de la peau : la présence et le siège du pus sont indiqués par une douleur très vive provoquée par la pression en un point localisé.

On distinguera ce phlegmon sous-cutané du phlegmon superficiel par le caractère des douleurs, qui sont ici lancinantes et pulsatiles, par le gonflement plus circonscrit, par la localisation de la douleur. Dans le phlegmon sous-aponévrotique, les doigts sont franchement fléchis et ont perdu leurs mouvements.

2° **Phlegmons profonds ou sous-aponévrotiques.** — Suivant que le phlegmon occupe le tissu cellulaire sous-aponévrotique ou que l'inflammation siège dans les gaines synoviales des tendons fléchisseurs, on en distingue deux variétés qui peuvent coexister ou se montrer séparément.

a) *Phlegmon du tissu cellulaire ou lymphangitique.* — Ces lymphangites profondes succèdent à un panaris, à un phlegmon sous-cutané, à une plaie profonde, à une synovite aiguë.

La main est tuméfiée, rouge, chaude, dure, très douloureuse à la pression, et cela sur une très grande étendue: cette inflammation gagne rapidement l'avant-bras, qui devient rouge et cylindrique à sa partie inférieure. Les doigts sont légèrement fléchis, et leurs mouvements très douloureux. La douleur est excessive dans la paume de la main, où les tissus sont étranglés entre les os et l'aponévrose palmaire; enfin il existe un œdème énorme sur le dos de la main. Le pus se forme rapidement et fuse dans plusieurs sens, vers l'avant-bras, vers les commissures interdigitales; des décollements se forment avec fistules multiples; la main peut, suivant l'expression de Bauchet, se transformer en véritable *éponge purulente*. Le pus peut fuser le long des vaisseaux de l'avant-bras et même du bras : c'est le phlegmon par diffusion le long des gaines vasculaires, que l'on rencontre assez fréquemment chez les malades mal soignés, non incisés assez tôt.

La *durée* de ce phlegmon est toujours longue; il faut en moyenne deux mois jusqu'à cicatrisation complète des foyers, et la guérison ne s'obtient en général qu'avec une certaine raideur des doigts.

b) *Synovites suppurées palmaires*. — Elles sont consécutives soit à un panaris du pouce ou du petit doigt, soit à un phlegmon sous-cutané, soit encore à une plaie profonde; elles peuvent enfin succéder à un phlegmon du tissu cellulaire sous-aponévrotique.

Le début est ordinairement plus ou moins insidieux, ne se traduisant parfois que par quelques douleurs et un peu de gonflement. *Les doigts se fléchissent* au niveau des deux dernières phalanges, la première restant dans l'extension. Tout effort pour les redresser détermine une douleur excessivement violente.

S'il n'y a pas infection primitive des parties molles sus-aponévrotiques, le gonflement de la main est très peu marqué et presque sans rougeur. La tuméfaction commence toujours par la partie inférieure de l'avant-bras et gagne ensuite les éminences thénar et hypothénar en respectant la partie moyenne de la paume: en effet, la distension des gaines se fait difficilement à la paume à cause des parois de la loge ostéo-fibreuse; en revanche, au-dessus du poignet, rien n'empêche leur expansion que la mince aponévrose antibrachiale. C'est donc seulement quand le cul-de-sac supérieur de la synoviale est distendu que le gonflement gagne la région palmaire. On voit alors une tuméfaction formée de deux renflements, l'un palmaire, l'autre antibrachial avec une dépression intermédiaire au niveau du ligament annulaire: là fluctuation peut être perçue d'un renflement à l'autre.

Le pus perfore souvent la synoviale et fuse en bas vers les espaces interdigitaux, infectant le tissu cellulaire; en haut, le cul-de-sac antibrachial est perforé lui aussi, et la région du poignet est envahie, ainsi que l'autre synoviale, assez fréquemment; d'ailleurs les deux gaines palmaires peuvent communiquer. Les articulations du poignet peuvent être atteintes aussi; les tendons s'exfolient et des hémorragies artérielles parfois redoutables sont à craindre.

Les phénomènes généraux, septicémiques, sont souvent très graves et peuvent emporter le malade.

Pronostic. — Bénin dans les formes superficielles, le pronostic est relativement grave dans les formes sous-aponévrotiques. Il l'est cependant beaucoup moins qu'autrefois, car, il y a peu d'années encore, les phlegmons profonds de la main s'accompagnaient souvent d'infection purulente mortelle.

Mais au point de vue fonctionnel, il est toujours sérieux, car les mouvements des doigts sont fatalement perdus quand les tendons ont été détruits; ils sont toujours compromis pendant longtemps, alors même qu'il ne persiste que des raideurs articulaires ou tendineuses.

Traitement. — Les *inflammations cutanées* seront traitées par les pansements humides et les bains antiseptiques; les phlyctènes du phlegmon ampullaire seront ouvertes d'un coup de ciseau, et l'épiderme soulevé sera excisé.

Le *phlegmon sous-cutané* sera, au début, traité par les moyens antiphlogistiques ordinaires; mais dès que l'on soupçonne la présence du pus, vers le troisième jour, *sans attendre la fluctuation*, il faut inciser *à la paume*, là où l'on constate le maximum de gonflement, de rougeur et de douleur à la pression.

Il faut avoir soin, en présence d'un abcès en bouton de chemise, de bien débrider l'ouverture du derme : c'est au-dessous de la peau qu'est le véritable abcès.

Dans le *phlegmon profond*, il faut d'abord ouvrir à la paume la gaine palmaire envahie, puis inciser au-dessus du poignet le cul-de-sac antibrachial de cette gaine. C'est là une opération délicate, mais qu'il faut pratiquer souvent d'urgence si l'on veut arriver à sauver la main malade. L'anesthésie générale est absolument nécessaire.

Si le phlegmon siège au niveau de la gaine interne ou cubitale, on fera une incision de 4 à 5 centimètres dans la direction du sillon interdigital du petit doigt : il ne faudra pas remonter trop haut, car l'arcade palmaire superficielle est au niveau de la bissectrice des deux plis palmaires supérieurs. Quand on est arrivé sur le pus, on agrandit l'incision, qui doit être aussi étendue dans la profondeur qu'à la superficie. Par cette ouverture palmaire, on introduit une sonde cannelée à bec incurvé que l'on dirige vers le haut et qui vient, dépassant les plis de flexion de la main sur l'avant-bras,

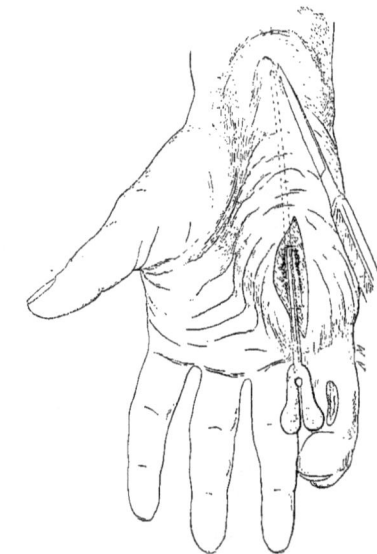

Fig. 63. — Incision antibrachiale du phlegmon de la gaine cubitale (Veau, in *Précis de techn. opératoire.*)

faire saillie sous les téguments (fig. 63); sur cette saillie on incise couche par couche, prudemment, en passant en dehors du tendon du petit palmaire; bientôt le bec de la sonde sort librement par l'incision, qu'on agrandit avec des ciseaux de manière à ce qu'elle ait environ trois centimètres de long.

On passe alors un drain d'une incision à l'autre au moyen d'une pince ou
d'un stylet (fig. 64, *a*).

Quand le phlegmon siège dans la gaine carpienne du pouce, il faut inciser
dans la commissure du pouce et de l'index, parallèlement à elles; le pus
trouvé, on passe la sonde cannelée jusqu'au-dessus du poignet et l'on

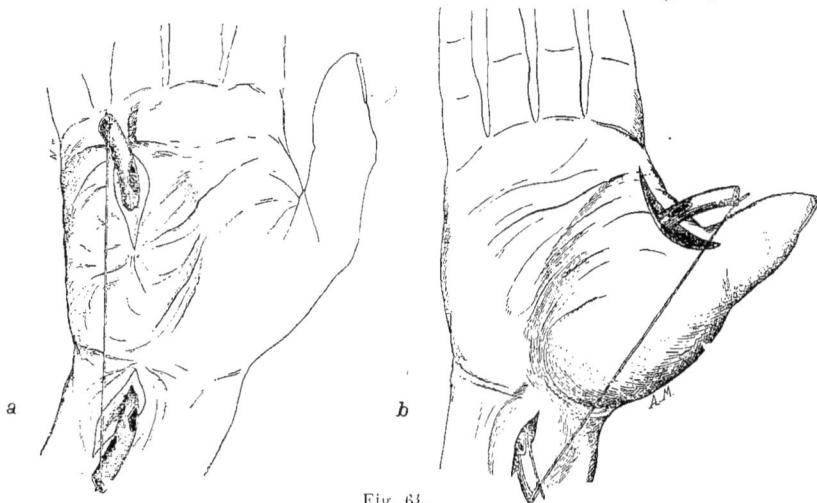

Fig. 64.

a). Drainage du phlegmon de la gaine cubitale. — *b*). Phlegmon de la gaine radiale. Drainage.
(Veau, in *Précis de technique opératoire.*)

incise en dehors du grand palmaire (fig. 64, *b*). Si le phlegmon de la main
est total, il faudra ouvrir isolément les gaines cubitale et radiale.

A la suite de ces incisions, la balnéation quasi continue dans un antiseptique faible quelconque — l'eau oxygénée fait très bien — donne de
fort bons résultats.

Quand la suppuration a détruit les tendons, envahi les articulations voisines, quand les os sont nécrosés, quand on ne peut, par les moyens ordinaires (incisions, bains, drainage, etc.), enrayer la septicémie, il faut,
rarement aujourd'hui il est vrai, se résigner à pratiquer l'amputation de
l'avant-bras pour sauver le malade. Enfin, quand les phénomènes inflammatoires ont cessé, on doit, par des massages, des douches, des bains, des
mouvements provoqués, chercher à rétablir le fonctionnement des doigts;
ceci demande souvent beaucoup de temps et de patience.   *G. LABEY.*

MAIN (PLAIES). — Extrêmement fréquentes, les plaies de la main offrent un
intérêt tout particulier à cause des fonctions de cet organe et des complications parfois fort graves dont elles peuvent être le point de départ. Nous
ne ferons que signaler les inoculations septiques que toute solution de continuité de la main est susceptible de provoquer (V. MAIN, PHLEGMONS),
ainsi que la présence fréquente de corps étrangers, si difficiles à extraire
parfois, moins cependant aujourd'hui que nous possédons la radiographie.

Ce qui donne aux plaies de la main leur intérêt et leur caractère de gravité, c'est la variété des organes que le traumatisme peut intéresser; car
nous trouvons réunis ici, les uns à côté des autres, des *tendons* et leurs

gaines synoviales, des *artères* nombreuses et importantes, des *nerfs* également nombreux.

Nous ne dirons rien ici sur les blessures des tendons, ou de leurs gaines, ni sur celles des nerfs, renvoyant aux articles consacrés aux plaies des tendons, des gaines synoviales et des nerfs en général. En revanche, les *blessures des artères* de la main demandent à être étudiées un peu spécialement.

Les plaies de l'éminence thénar et celles du premier espace interosseux, puis celles du creux de la paume, sont celles qui se compliquent le plus souvent de blessures artérielles.

La section de l'artère se manifeste par une *hémorragie primitive* plus ou moins abondante et prolongée suivant le volume du vaisseau et qui peut s'arrêter spontanément ou sous l'influence de la compression. L'écoulement sanguin peut ne pas se reproduire et la cicatrisation se faire par première intention; mais assez fréquemment, sous l'influence de mouvements exécutés par le malade à l'occasion de l'ablation du pansement, on voit apparaître des *hémorragies récurrentes*. Enfin, si la plaie est infectée, des *hémorragies secondaires* abondantes et répétées, survenant 8 et 10 jours après la blessure, peuvent mettre la vie du malade en danger : cette éventualité est rare aujourd'hui et ne se rencontre que dans les plaies mal pansées avec rétention purulente.

On doit toujours, en face d'une blessure artérielle de la main, *lier les deux bouts de l'artère dans la plaie* agrandie suivant le besoin, même lorsqu'il s'agit de l'arcade palmaire profonde; l'infection de la plaie ne contredit en rien ce principe. L'insuffisance de la compression et de la cautérisation par le feu est aujourd'hui bien démontrée; quant à la ligature à distance, même de la radiale et de la cubitale à l'avant-bras, elle n'arrête pas toujours l'écoulement sanguin, et on a dû, dans certains cas, remonter jusqu'à l'aisselle et même comprimer la sous-clavière.

Sous anesthésie générale ou locale à la novocaïne, on fera une incision superficielle longitudinale suffisamment grande; on évitera ainsi la blessure des tendons et des nerfs que l'on fait écarter et l'on arrivera à bien voir les deux bouts de l'artère sectionnée; on les pincera et on mettra un fil sur chacun d'eux; si une ligature ne pouvait être placée on laisserait une pince à demeure.

Dans une plaie infectée, en cas d'hémorragies secondaires, les pinces ne tiennent pas, les ligatures coupent; il faut reprendre un peu plus loin et, au lieu de lier sur la pince, passer le fil avec une aiguille courbe au delà du point saisi, en chargeant un petit pont de tissu, et serrer très doucement.

Ce n'est que devant l'impossibilité absolue de l'hémostase dans la plaie que l'on aurait recours à la ligature simultanée de la radiale et de la cubitale au poignet, ou de l'humérale au pli du coude.

Enfin la désinfection rigoureuse, l'asepsie de la plaie, seront le meilleur moyen de prévenir les hémorragies secondaires ou d'en éviter la réapparition.   *G. LABEY.*

MAISONS DE SANTÉ. — V. Asiles d'Aliénés.

MAL DE MER. — Les symptômes essentiels sont les suivants : au bout d'un temps variable, de quelques minutes à quelques heures à dater du début de la traversée, apparaît un malaise croissant. Le malade bâille fréquemment, présente de la sputation; peu à peu s'installe une céphalée intense. Bientôt apparaît un vertige souvent très violent, accompagné de sueurs, de refroidissement de la peau, d'irrégularité du pouls. Le facies est grippé, l'angoisse extrême. Enfin surviennent des vomissements, pénibles, atroces surtout si l'estomac est vide. Ces évacuations soulagent peu le malade et le laissent anéanti, brisé, insoucieux de tout, n'ayant d'autre pensée que l'appréhension, la terreur de la nausée prochaine ou du prochain vertige.

Les cas légers durent quelques heures, les moyens de 3 à 5 jours; on ne peut assigner de limites aux cas graves. Des marins ont souffert toute leur vie du mal de mer; il est des organismes rebelles à toute accoutumance. Nous ignorons de même complètement pourquoi certaines personnes y échappent, pourquoi d'autres en sont cruellement éprouvées. Pour nulle autre affection peut-être ne sont accentuées à ce point les particularités individuelles. Généralement le retour à la santé est progressif, et l'appétit renaissant est d'heureux présage. Il persiste souvent une constipation opiniâtre. Nous n'insisterons pas sur les complications mécaniques des efforts, hernies, hémorragies; rappelons seulement la possibilité de l'avortement.

Traitement. — Tout a été administré, tout a été tenté contre le mal de mer. Il n'existe aucun remède spécifique. On a essayé selon le goût du jour ou les tendances personnelles la digitale, la belladone, l'opium, la cocaïne, la morphine, l'éther, le chloral, le menthol et surtout le validol, les bromures, la strychnine, etc. Il semble que ces deux derniers médicaments surtout, seuls ou associés au chloralamide, à l'antipyrine, aient donné de bons résultats. L'eau chloroformée, le champagne, les toniques, les amers, les boissons gazeuses peuvent donner quelques succès; l'antipyrine, administrée dans la potion de Rivière, est une excellente prescription.

On a utilisé parfois la faradisation épigastrique, le massage de l'abdomen. On a même prôné la méthode de Bier (stase céphalique). Il est impossible de fixer absolument la valeur de ces procédés.

Il est en tout cas certains conseils que l'on peut et que l'on doit formuler : s'étendre horizontalement; fuir l'air confiné, le voisinage des locaux surchauffés et nauséabonds; éviter toute striction cervicale; fixer le regard au loin, de façon à perdre le plus possible la notion des déplacements relatifs du vaisseau; manger avant d'embarquer; maintenir le ventre modérément serré, en laissant toute liberté aux mouvements thoraciques. La suggestion préventive sera efficace chez les imaginatifs que le mal de mer saisit par temps calme, ou qui éprouvent des nausées sur le quai à la simple vue d'un bateau (Regnault).   *FRANÇOIS MOUTIER.*

MAL DE MONTAGNE. — On ne peut atteindre de hautes altitudes sans éprouver un certain nombre de troubles, variables selon l'individu et les régions explorées. On observe des accidents analogues dans les ascensions en ballon. Certaines différences existent pourtant; elles dépendent de la plus grande rapidité des changements de niveau dans l'ascension libre, de la plus grande force dépensée pour se déplacer dans la marche.

Les accidents sont nuls ou légers jusqu'à 3000, parfois 4000 mètres. On observe d'abord une lassitude douloureuse, rapidement croissante, un peu d'anhélation, une faible accélération du pouls, une céphalée légère. A partir de 4000 mètres, on éprouve une asthénie extrême, parfois du tremblement, souvent des sensations vertigineuses. (Ce vertige d'altitude est tout différent de ce que certaines personnes ressentent en regardant d'une certaine hauteur dans le vide, soit au fond d'un précipice, soit du sommet d'une construction élevée.) La vue peut se voiler; l'ascensionniste ressent des crampes. Ses lèvres bleuissent et se gonflent, se fendent parfois. Des palpitations, des nausées compliquent ce tableau. Enfin, lorsque les choses deviennent tout à fait graves, il survient une céphalée atroce, des lipothymies ou une somnolence résignée, invincible, des vomissements, de la diarrhée, des hémorragies diverses, cutanées, nasales, conjonctivales, auriculaires, etc. La mort peut abréger toutes ces souffrances; elle reste rare en dehors des causes adjuvantes dont la principale est le froid. — Consécutivement aux accidents graves peut s'établir une surdité durable.

On a invoqué diverses causes pour expliquer ces phénomènes; certaines sont accessoires : abaissement de la pression barométrique, refoulement du diaphragme par les gaz abdominaux distendus; d'autres sont douteuses ou méconnues encore, il en est ainsi de l'auto-intoxication. La raison principale de tout le mal est l'*anoxyhémie* ou diminution de la pression de l'oxygène : mais d'après Mosso, du moins pour les troubles de faible altitude (au-dessous de 5000 mètres), il faut tenir pour important surtout l'abaissement de la tension de CO^2 dans le sang (*acapnie*).

Le *traitement* est simple, du moins en théorie. Il suffit de respirer de l'oxygène, auquel on ajoutera, d'après Mosso, de 8 à 10 pour 100 de CO^2. Ce dernier supprime tout particulièrement la somnolence, et régularise la respiration. L'expérience a montré à Aggazzotti qu'il fallait, pour combattre les phénomènes du mal de montagne, employer par personne et par heure 509 litres d'un mélange renfermant, pour 100, 65 parties d'oxygène, 15 d'acide carbonique, et 20 d'azote. D'autre part, il faut tenir grand compte au point de vue prophylactique des résistances individuelles, et l'on doit éviter les fatigues inutiles, être en mesure de lutter efficacement contre le froid. Les ascensions seront interdites aux cardiaques, aux tuberculeux, aux artério-scléreux, aux hypertendus (Soulies). *FRANÇOIS MOUTIER.*

MAL PERFORANT. — On sait que le mal perforant classique siège à la plante du pied (V. MAL PERFORANT PLANTAIRE). Mais on a décrit d'autres localisations à ce trouble trophique : maux perforants de la face, du crâne, du sacrum (fig. 65), de la trachée, de l'œsophage, des valvules cardiaques, etc. Nous n'insisterons pas sur ces accidents encore mal précisés; mais il en est un certain nombre évidemment sous la dépendance du tabes, ce sont les maux perforants du tégument siégeant ailleurs qu'à la voûte plantaire, et le mal perforant buccal.

Pour les premiers, nous signalerons sans insister des lésions en tous points comparables à la lésion classique, et siégeant au niveau des moignons, du sacrum, de la main. Ils présentent également les stades successifs d'épaississement épidermique, d'ulcération superficielle et d'ulcération profonde. La pression a moins d'influence et de constance en ses effets à la main qu'elle n'en a au pied. On se rappellera que le traitement de ces troubles

est le repos complet. Les cataplasmes réussissent admirablement pour faire tomber les parties cornées, les croûtes rupioïdes. Il est inutile de poursuivre par des résections successives la guérison des maux
perforants d'un moignon; la
récidive se fait sur la cicatrice nouvelle.

Plus particulier est le *mal
perforant buccal*; il survient
ordinairement à la période
préataxique, et peut même
être un signal-symptôme.
Le plus souvent et le plus
simplement, il consiste en
une résorption du rebord
alvéolaire supérieur. Les
dents sont tombées aupa-
ravant avec indolence et
rapidité. Cette chute spontanée, cette ostéoporose se

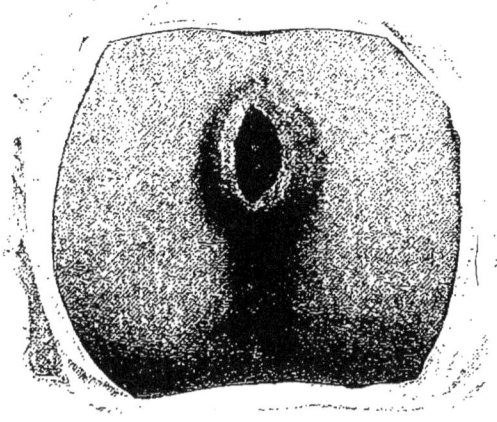

Fig. 65. — Caverne sacrée.
(Moulage de la collection de M. le Prof. Dieulafoy).

rencontrent surtout chez l'homme. La voûte palatine finit par s'aplanir, et l'atrophie peut atteindre le corps des maxillaires. On a signalé des ulcéra-tions de la muqueuse et même des perforations palatines. On constate souvent de l'anesthésie tactile et douloureuse au niveau de la voûte du palais, du rebord gingival supérieur, et parfois de la face interne des joues.

Le diagnostic du mal perforant buccal est généralement facile; mention-nons simplement une confusion possible avec les diverses stomatites, la périostite alvéolo-dentaire, la nécrose phosphorée, l'ostéite syphilitique et la chute sénile des dents. Les troubles décrits surviennent presque exclu-sivement chez les tabétiques porteurs de dentiers (Pierre Marie); il est donc indiqué de faire ceux-ci le plus légers possible, tant au point de vue pré-ventif qu'afin d'éviter une reprise du processus raréfiant ou ulcéreux.

FRANÇOIS MOUTIER.

MAL PERFORANT PLANTAIRE. — Le mal perforant est caractérisé par une ulcération circulaire siégeant à la plante du pied, le plus souvent peu dou-loureuse, succédant en général à un épaississement épidermique et progres-sant des parties superficielles vers la profondeur jusqu'aux os et aux articu-lations (Bouilly).

Cette affection ne s'observe qu'à l'âge adulte.

Le mal perforant siège principalement au niveau des points qui supportent la pression du corps surtout au niveau des talons antérieurs (articulations métatarso-phalangiennes du gros orteil et du petit orteil), souvent aussi au niveau de la même articulation du 3e orteil, qui appuie sur le sol dès qu'il y a affaissement de la voûte plantaire. On le voit aussi au talon, sur la face plantaire des orteils.

Dès qu'il y a une anomalie des points d'appui, le mal perforant s'observe au niveau de ces points. C'est ce qui arrive dans le pied bot et en particulier dans le pied bot paralytique.

L'affection présente dans son évolution les trois phases suivantes :

1° *Au début*, le durillon est constitué par un petit épaississement corné, jaunâtre, parfois rouge au centre par le fait d'un petit épanchement sanguin. Le derme sus-jacent tassé, atrophié dans tous ses éléments, finit dans la suite par disparaître et laisse à sa place une perforation à l'emporte-pièce. Le derme voisin est, au contraire, le siège d'une hypertrophie plus ou moins considérable due à une suractivité nutritive. Dans la profondeur, le périoste et l'os sont épaissis.

2° *Ulcération*. — A la surface du durillon se montre une phlyctène renfermant une sérosité roussâtre. Quand elle crève, l'ulcération est constituée, elle est arrondie, bordée d'un épais bourrelet épidermique. Au fond est le derme qui s'atrophie et fait place à des fongosités grisâtres non bourgeonnantes. Sous les bords il y a déjà des petits décollements renfermant une quantité de pus minime, mais ichoreux et fétide.

3° *Ulcération profonde*. — Les articulations et les os sont envahis, le périoste est décollé de l'os atteint d'ostéite raréfiante.

Pathogénie. — La *compression* seule ne suffit pas à expliquer le mal perforant, elle ne commande que la localisation.

L'*origine vasculaire* ne s'applique qu'à quelques cas rares de mal perforant. Cette théorie se base sur ce fait qu'on trouve souvent des lésions d'arthrite au voisinage de l'ulcération. Ces altérations sont généralement secondaires.

L'*origine nerveuse* s'applique à la généralité des cas. Elle s'appuie sur des faits anatomiques et des données étiologiques. Les filets compris dans la lésion sont dégénérés et sclérosés. Le cordon nerveux, entouré d'un tissu cellulaire dense, est augmenté de volume et paraît dur et noueux. On constate une névrite dégénérative caractérisée par la prolifération des noyaux de la gaine et la segmentation de la myéline. — On observe des maux perforants typiques dans un grand nombre de maladies nerveuses nettement confirmées : blessure du nerf sciatique, névrite (alcoolique, saturnine), fracture de la colonne vertébrale, spina bifida, tabes. Le mal perforant est souvent une manifestation précoce de cette terrible maladie. Enfin, c'est probablement par les nerfs que le diabète détermine des maux perforants.

Symptômes. — La douleur est toujours peu vive, généralement même l'ulcération est entourée d'une zone anesthésique qui s'étend très loin. La plaie elle-même est insensible à la piqûre. On ne manquera pas d'en faire l'exploration au stylet. A la période avancée on arrive sur un os dénué, friable, quelquefois même on pénètre dans l'articulation. A ce stade d'arthrite il y a généralement une dislocation articulaire et des craquements significatifs.

La marche de l'affection est lente, mais progressive. Abandonnée à elle-même elle gagne de proche en proche. L'ulcère s'infecte chez les gens peu soigneux et devient le point de départ de véritables phlegmons. Il faut cependant remarquer que ces plaies sont peu sensibles à l'infection. Traité d'une façon rationnelle, le mal perforant peut guérir, mais ce n'est généralement que d'une façon temporaire, car souvent il n'est que la manifestation locale d'une maladie grave contre laquelle nous sommes presque toujours désarmés.

Le diagnostic est facile en raison des caractères d'indolence. Il est souvent difficile de savoir reconnaître la cause du mal.

Traitement. — Au début on prescrira le repos, on fera des pansements très propres, on s'occupera surtout de l'affection causale. Si la lésion est profonde et infectée, on commencera par en obtenir une désinfection relative par le repos et des pansements aseptiques, puis on pourra essayer une intervention (grattage, évidement osseux, résection, élongation du nerf).

Dans les cas plus graves on fera l'amputation de l'orteil avec la tête métatarsienne. Mais il faut savoir que même cette intervention radicale ne met pas à l'abri de la récidive. Le mal se reproduit sur la cicatrice ou à côté sur le nouveau point de pression.   *VICTOR VEAU.*

MAL DE POTT. — V. POTT.

MAL SOUS-OCCIPITAL. — La tuberculose des articulations de la tête avec la colonne vertébrale constitue une forme spéciale du mal de Pott (v. c. m.) remarquable par sa gravité.

Cette affection s'observe surtout chez l'enfant, elle est rare chez l'adolescent et l'adulte et tout à fait exceptionnelle chez le vieillard. Les garçons sont plus atteints que les filles.

La caractéristique de cette affection est la fréquence de luxation pathologique permise par la destruction des surfaces osseuses.

Lésions. — Le maximum des lésions siège en général dans l'articulation de l'atlas avec l'axis, c'est là qu'on observe le plus souvent les déplacements. — Les condyles occipitaux sont généralement atteints, mais inégalement. Leurs altérations varient de la dénudation simple jusqu'à l'effacement complet, et ces lésions peuvent s'étendre à la totalité ou à une partie de leur surface. On observe aussi, mais plus rarement, des ulcérations, des fongosités sur le pourtour du trou occipital. — L'atlas est généralement atteint au niveau des masses latérales. Les lésions semblent débuter souvent sur la partie antérieure de la face supérieure ou sur la partie postérieure de la face inférieure, le maximum des lésions est généralement là, car la flexion de la tête exerce des pressions en ces points. Les altérations des arcs sont plus rares, ils sont quelquefois fracturés. — L'axis est le centre des lésions. Ce sont les altérations de l'apophyse odontoïde qui ont le plus d'importance, car elles sont la cause des luxations. Cette dent peut être ulcérée, minée à sa base et incomplètement détachée ou fracturée et même complètement disparue. Le plus souvent elle conserve sa longueur et sa forme, mais elle est dénudée, libre d'insertions ligamenteuses, et, par conséquent, mobile et saillante vers le canal rachidien. Les ligaments relâchés ou détruits sont impuissants à empêcher la mobilisation des surfaces.

Les déplacements des surfaces tiennent à deux facteurs : l'usure de l'os, la luxation. Lannelongue a montré que la région est généralement affaissée, raccourcie, l'apophyse odontoïde remonte jusqu'au trou occipital. Si les os sont usés inégalement, l'articulation s'infléchit ; il en résulte une attitude spéciale sans qu'il y ait vraiment luxation. La *luxation* siège presque toujours au niveau de l'articulation de l'atlas avec l'axis (27 fois sur 52 cas, Lannelongue). Elle est généralement bilatérale en avant. Elle ne peut se produire que si l'une des conditions suivantes est réalisée : 1° Fracture ou destruction de l'apophyse odontoïde ; dans ces conditions, la dent accompagne l'arc antérieur de l'atlas, et c'est l'arc postérieur de cet os qui comprime le bulbe ou rétrécit le canal. La diminution du calibre est généralement moins considérable que dans la forme suivante ; 2° quand il y a ramollissement ou rupture des ligaments transverses odontoïdiens, la dent, conservant ses dimensions, se porte en arrière vers le canal rachidien, le barre, suivant l'expression de Sedillot, et généralement écrase le bulbe. Les autres variétés de luxations entre l'atlas et l'axis (antérieures, unilatérales, postérieures) sont exceptionnelles. Rares aussi sont les luxations entre l'occipital et l'atlas (3 cas sur 32, Lannelongue) ; c'est généralement une luxation lente et progressive.

Les abcès provoqués par cette ostéite vertébrale sont plus rares que dans les autres variétés du mal de Pott (Lannelongue), ils sont intra ou extra-rachidiens. Dans le canal, la collection est généralement petite et se trouve en avant du bulbe, qu'elle peut comprimer, à moins qu'elle ne descende dans le canal cervical ; il est rare qu'elle remonte dans le crâne. Les abcès extra-rachidiens sont beaucoup plus fréquents, ils sont généralement situés derrière le pharynx, d'où ils fusent en bas dans la cavité thoracique ou quelquefois sur les côtés en suivant les nerfs rachidiens.

Symptômes. Marche. Terminaison. — La *douleur* est le premier symptôme, elle est exagérée par les mouvements de la tête et souvent aussi par les mouvements de déglutition ; aussi le mal sous-occipital était confondu par Hippocrate avec les angines. A cette période initiale, la pression exercée au niveau de la fossette sous-occipitale et sur l'apophyse épineuse de l'axis exagère la douleur. L'*attitude vicieuse* apparaît souvent peu après la douleur ; comme dans toute tumeur blanche elle est due à la contracture des muscles qui immobilisent la région malade. L'attitude de la tête est variable le plus souvent : c'est l'inclinaison latérale avec rotation, d'autres fois la tête est inclinée directement en avant ; c'est exceptionnellement qu'elle se renverse directement en arrière, sous l'influence de positions instinctives que le glissement de l'atlas en avant, chaque jour plus imminent, tend à faire prendre au malade (Kirmisson). Cette attitude vicieuse permet de comprendre comment le mal sous-occipital peut être pris pour le torticolis. Bouvier lui-même s'y est trompé.

Les *déformations* ne tardent pas à être évidentes, elles viennent des parties molles ou des os. Les premières sont dues soit à l'œdème, soit aux ganglions lymphatiques engorgés ou encore aux fongosités qui déforment la nuque et aux abcès ossifiants qui affectent généralement la forme d'abcès rétropharyngiens (v. c. m.). Les déformations osseuses sont importantes à connaître mais très difficiles à mettre en évidence. Du côté du pharynx on sent la tumeur formée par les masses latérales de l'atlas portées en avant. Du côté de la nuque, l'apophyse épineuse de l'axis paraît plus saillante.

Les *phénomènes radiculo-médullaires* varient beaucoup suivant les cas. Les premiers en date sont les douleurs et les troubles de la sensibilité sur le trajet des nerfs compromis : hyperesthésie de la peau, fourmillement ; ils peuvent être le premier symptôme. La paralysie, qui est plus tardive, peut porter sur les quatre membres, mais elle siège parfois uniquement sur les membres supérieurs ou même sur un seul. Les vomissements, le ralentissement du pouls, les phénomènes oculo-papillaires peuvent aussi être observés.

La marche de l'affection est généralement très lente et sa durée est au moins de 2 ans. Lorsque la terminaison doit être heureuse on constate l'amendement des principaux symptômes et en particulier de la douleur.

La guérison survient par ankylose des articulations atteintes et laisse habituellement à sa suite une difformité ; elle est possible même après suppuration et destruction des surfaces osseuses importantes (Cloquet).

La terminaison fatale est beaucoup plus commune. Elle survient par septicémie chronique consécutive à la suppuration ou par aggravation des phénomènes médullaires. Quelquefois la mort subite est produite par la brusque inclinaison de l'atlas sur l'axis dans un mouvement de la tête. Sedillot a rapporté le cas d'un soldat qu'on portait au Val-de-Grâce : pendant la route les bras du malade tombèrent subitement du brancard, la mort survint en quelques minutes. C'est parfois au moment où le malade se couche ou est déplacé dans son lit par un infirmier que la mort survient tout à coup (Kirmisson).

L'appareil plâtré qui immobilise la région sous-occipitale est connu sous le nom de « minerve ». Il prend point d'appui d'une part sur l'occiput et le maxillaire inférieur, d'autre part sur les épaules et la clavicule. Il est délicat à appliquer, car s'il est trop serré le malade ne peut marcher et peut présenter de la dyspnée. Aussi bien des praticiens se contentent-ils de placer le malade dans le décubitus horizontal sous l'extension continue.

Traitement. — On traitera le mal sous-occipital comme tout mal de Pott (v. c. m.). Quand il y a des signes évidents de déplacement, il ne faut pas faire de grandes tentatives de redressement, car on s'exposerait à provoquer une luxation. On pourra avoir recours aux redressements lents par traction continue. Dans cette attitude, on appliquera un appareil plâtré qui prendra de la tête jusqu'aux épaules.   *VICTOR VEAU.*

MALACIA. — Perversion de l'appétit caractérisée par le désir de manger des substances non alimentaires telles que du sable, du charbon, de la craie, etc. : s'observe surtout chez les psychopathes.   *A. BAUER.*

MALADIES. — Un certain nombre d'affections morbides sont communément désignées par des *noms propres*, en général par le nom de l'auteur qui en a donné la première description. Voici la liste des principales avec renvois aux articles où il en est question (V. aussi Signes, Syndromes).

Maladie de	**Adams-Stokes**	V. Pouls lent permanent.
—	**Addison**	V. Addison.
—	**Alibert**	V. Sclérodermie ; V. Mycosis fongoïde.
—	**Aran-Duchenne** . . .	V. Atrophie musculaire progressive.
—	**Balfour**	V. Lymphadénie.
—	**Bamberger**	V. Chorées.
—	**Banti**	V. Anémie, Cirrhose, Splénomégalie.

Maladie de Barlow . . . . V. Scorbut infantile.
— Basedow. . . . . . . V. Goitre exophtalmique.
— Bayle. . . . . V. Paralysie générale progressive.
— Bazin. . . . . V. Peau (Tuberculose).
— Beard. . . . . V. Neurasthénie.
— Beau . . . . V. Asystolie.
— Beigel. . . . . V. Cheveu.
— Bell. . . . . V. Faciale (Paralysie).
— Bergeron . . . . V. Chorées.
— Bernarhdt. . . . . . V. Méralgie.
— Biermer. . . . . . . V. Anémie pernicieuse.
— Blocq . . . . V. Astasie-Abasie.
— Bonfils . . . . V. Lymphadénie.
— Bostok. . . . . V. Asthme.
— Bouchard . . . . . . V. Estomac (Dilatation).
— Bouillaud . . . . . . V. Endocardite.
— Bravais-Jackson. . . V. Épilepsie partielle.
— Bright. . . . . V. Néphrite chronique.
— Brinton . . . . V. Estomac, Gastrites.
— Brissaud. . . . . . . V. Infantilisme; V. Sinistrose.
— Budd . . . . V. Ictère grave.
— Buhl. . . . . V. Nouveau-né (Pathologie).
— Busquet. . . . . . . V. Ostéites.
— Carrion . . . . V. Verruga.
— Cazenave . . . . . . V. Lupus érythémateux.
— Chabert. . . . . . . V. Charbon.
— Charcot. . . . . . . V. Sclérose latérale amyotrophique.
— Charcot . . . . V. Arthropathies, Tabes.
— Charcot-Marie. . . . V. Amyotrophie.
— Cheadle-Barlow. . . . V. Scorbut.
— Cheyne . . . . V. Hypochondrie.
— Coiles . . . . V. Folliculites.
— Corrigan. . . . . . . V. Aortique (Insuffisance).
— Corvisart . . . . . . V. Cœur (Hypertrophie).
— Cotugno. . . . . . . V. Sciatique.
— Cruveilhier. . . . . . V. Estomac (Ulcère).
— Darier. . . . . V. Psorospermose folliculaire.
— Debove. . . . . V. Splénomégalie.
— Dercum . . . . V. Adipose douloureuse.
— Donders . . . . V. Glaucome.
— Dressler. . . . . . . V. Hémoglobinurie.
— Duchenne . . . . . . V. Tabes.
— Duchenne . . . . . . V. Paralysie labio-glosso-laryngée.
— Duhring. . . . . . . V. Pemphigus.
— Dupuytren. . . . . . V. Palmaire (Aponévrose).
— Duroziez. . . . . . . V. Mitral (Rétrécissement).
— Empis. . . . . V. Tuberculose (Granulie).

· Maladie de	**Erb**	V. Myasthénie, Bulbe.
—	**Erb-Charcot**.	V. Tabes dorsal spasmodique.
—	**Erb-Goldflam**.	V. Bulbaires (Syndromes).
—	**Fauchard**	V. Périostite alvéolo-dentaire.
—	**Filatov**.	V. Adénites.
—	**Flajani**.	V. Goitre exophtalmique.
—	**Fothergill**	V. Trijumeau (Névralgie).
—	**Friedreich**	V. Friedreich.
—	**Friedreich**	V. Paramyoclonus multiplex.
—	**Gerlier**.	V. Vertige.
—	**Gilles de la Tourette**.	V. Tics.
—	**Glénard**	V. Ptoses.
—	**Graefe**.	V. Ophtalmoplégies.
—	**Grancher**.	V. Pneumonie.
—	**Graves**.	V. Goitre exophtalmique.
—	**Graves**.	V. Folliculites.
—	**Griesinger**.	V. Ankylostomiase.
—	**Hallopeau**	V. Pemphigus.
—	**Hammond**.	V. Athétose.
—	**Hanot**	V. Cirrhose hypertrophique.
—	**Harley**.	V. Hémoglobinurie.
—	**Heberden**	V. Rhumatisme chronique.
—	**Hebra**	V. Prurigo.
—	**Henoch-Bergeron**. . .	V. Chorées.
—	**Hildenbrand**	V. Typhus exanthématique.
—	**Hirschfeld**	V. Diabète.
—	**Hirschprung**.	V. Mégacolon.
—	**Hodgkin**.	V. Adénie, Leucémie.
—	**Hodgson**.	V. Aortique (Insuffisance).
—	**Huchard**.	V. Artériosclérose.
—	**Huguier**	V. Utérus (Fibromes).
—	**Huntington**	V. Chorée chronique.
—	**Jaccoud**	V. Folliculites.
—	**Jaksch**.	V. Nouveau-né (Pathologie).
—	**Kahlbaum**	V. Catatonie, Démence précoce.
—	**Kahler**.	V. Ostéomalacie.
—	**Kaposi**.	V. Xérodermie pigmentaire.
—	**Kopp**.	V. Glotte (Spasme).
—	**Korsakov**.	V. Psychose polynévritique.
—	**Laennec**.	V. Cirrhose atrophique.
—	**Landré-Beauvais**. . .	V. Rhumatisme chronique.
—	**Landry**.	V. Myélite.
—	**Lasègue**	V. Délire systématisé.
—	**Leber**	V. Optique (Névrite et atrophie).
—	**Little**	V. Little.
—	**Lobstein**.	V. Ostéites.
—	**Madelung**	V. Radius curvus.

Maladie de	Malassez	V. Testicule (Kystes).
—	March	V. Goitre exophtalmique.
—	Pierre Marie	V. Acromégalie, Cervelet.
—	Pierre Marie	V. Spondylose rhizomélique.
—	Mathieu-Weil	V. Ictères.
—	Meige	V. Trophoedème.
—	Menière	V. Vertige, Labyrinthe.
—	Mikulicz	V. Mikulicz.
—	Millar	V. Laryngite striduleuse.
—	Moebius	V. Migraine; V. Ophtalmoplégie.
—	Moebius	V. Akinesia algera.
—	Morton	V. Métatarsalgie.
—	Morvan	V. Syringomyélie, Panaris.
—	Neumann	V. Pemphigus.
—	Oppenheim	V. Myatonie congénitale.
—	Paget	V. Seins (Tumeurs malignes).
—	Paget	V. Paget (Maladie osseuse).
—	Paris	V. Acrodynie.
—	Parkinson	V. Paralysie agitante.
—	Parrot	V. Ostéites, Syphilis héréditaire.
—	Pavy	V. Albuminurie.
—	Pfeiffer	V. Adénites.
—	Pick	V. Cirrhoses, Péricardites.
—	Pott	V. Pott.
—	Quincke	V. Urticaire, Trophoedème.
—	Quinquaud	V. Folliculites.
—	Raynaud	V. Asphyxie locale des extrémités.
—	Recklinghausen	V. Neurofibromatose.
—	Reclus	V. Mamelle.
—	Reichmann	V. Dyspepsies, Estomac (Dilatation).
—	Riga	V. Riga.
—	Rivolta	V. Actinomycose.
—	Roger	V. Coeur (Maladies congénitales).
—	Rokitanski	V. Cirrhoses.
—	Romberg	V. Faciale (Hémiatrophie).
—	Rossbach	V. Estomac.
—	Roth	V. Méralgie paresthésique.
—	Rougnon-Heberden	V. Angor pectoris.
—	Salaam	V. Chorée, Tics.
—	Sander	V. Délires systématisés.
—	Savill	V. Erythrodermies.
—	Schoenlein	V. Purpura (Peliose rhumatismale).
—	Stokes-Adams	V. Pouls lent permanent.
—	Sydenham	V. Chorée.
—	Thomsen	V. Thomsen.
—	Unna	V. Eczéma.
—	Volkman	V. Contracture ischémique.

MALADIES FAMILIALES. — Définition. — On applique plus spécialement l'épithète de familiale, suivant la définition d'Adams et de Charcot, à la maladie ou à la malformation (Féré) qui frappe, *sans changer de forme*, (hérédité similaire) et *souvent au même âge* (hérédité homochrone), *plusieurs sujets d'une même famille et particulièrement d'une même génération*. Même ainsi comprises, les maladies de famille sont *innombrables*, d'autant plus que, pour une espèce morbide, il existe parfois autant de variétés que de familles atteintes ; on en découvre pour ainsi dire tous les jours de nouvelles depuis que l'attention a été attirée sur l'intérêt de leur étude.

Mais cette définition doit être comprise dans son sens le plus large.

Un exemple unique de maladie de Friedreich dans une famille n'en a pas moins probablement la même genèse que la maladie de Friedreich familiale, en tant que maladie d'évolution. Ainsi à la pathologie hérédo-familiale il faut rattacher les cas *isolés, aberrants, atypiques* (Massalongo).

D'autre part, s'il faut distinguer des maladies de famille les épidémies (plus ou moins spécifiques) de famille, il n'en faut pas exclure toutes celles qui apparaissent sous l'influence d'une cause occasionnelle banale, agissant soit dans la vie intra-utérine, soit dans la vie extra-utérine. La maladie de famille est la conséquence de l'état du germe, ou des germes conjugués, et l'hérédité en est la cause majeure ; mais l'influence de certains agents extérieurs, de rencontre plus ou moins facile, n'est pas toujours indifférente à leur déterminisme. Quoique la maladie de famille soit une fatalité, l'étude des conditions du phénomène peut nous apprendre dans un avenir plus ou moins lointain à l'éviter.

C'est ce qui est arrivé pour la tuberculose, dans une certaine mesure : maladie héréditaire et familiale par le terrain, elle n'est pourtant pas toujours inévitable pour le prédisposé. On peut en dire autant de l'épilepsie.

Au contraire, l'hérédo-syphilis n'est pas une maladie familiale ; ici le rôle du microbe est prédominant. Comme la tuberculose, la syphilis peut créer d'ailleurs des dystrophies familiales.

La maladie familiale n'est souvent pas directement héréditaire. Exemple : 2 frères et 2 cousins sont atteints d'atrophie musculaire ; le père et la mère n'ont rien, le grand-père maternel était atteint ainsi qu'un grand-oncle maternel ; un autre grand-oncle maternel qui n'avait rien a un petit-fils malade. C'est ce fait qu'on désigne sous le nom d'hérédité ancestrale ou atavisme (hérédité médiate ou à longue portée). Dans certaines familles d'amyotrophiques comme dans l'hémophilie (dans l'exemple ci-dessus) la maladie ne se transmet que par les femmes et n'atteint pourtant que des hommes.

La question se complique encore des parentés morbides. On voit alterner dans les générations successives des malformations ou des maladies diverses qui peuvent aussi s'associer et découler de la même cause ou dépendre les unes des autres, telles les vésanies, les névroses, les manifestations de l'arthritisme ou de l'herpétisme, les malformations. Il s'agit bien encore de maladies de famille, bien que de formes variables ou alternantes.

Enfin il y a des *modalités familiales* des maladies aiguës ou chroniques les plus courantes : les formes nerveuses des maladies sont souvent familiales, de même que les troubles nerveux viscéraux ou les méiopragies organiques. Les réactions et les habitudes de l'homme sont infiniment variées.

Nous savons peu de chose de l'étiologie des maladies familiales ; il est vraisemblable qu'elles sont *préparées de longue date* chez les ascendants par des modifications fonctionnelles, morphologiques et humorales.

On a expliqué par des variations du type morphologique l'atrophie du nerf optique, la luxation congénitale de la hanche (Le Damany). Ces variations sont comparables aux *mutations* brusques des espèces animales et végétales ; elles aboutissent à la création d'une variété pathologique de l'espèce. Elles sont dues à des anomalies régressives ou à des *arrêts de développement* qu'on explique par l'action préalable chez les ascendants de causes morales ou physiques, intrinsèques ou extrinsèques, ou par des habitudes fonctionnelles vicieuses, ou des unions fâcheuses. Les éléments histologiques, manquant de vitalité, se trouveraient frappés par usure fonctionnelle de sénescence prématurée.

Il y a insuffisance de chimiotaxie négative vis-à-vis de l'agent morbide (Delage).

Les lois de Lamarck et Darwin trouvent ici leur application, tant au point de vue de l'*adaptation* que de la *sélection*. Ainsi il n'est pas rare que la maladie devienne de plus en plus précoce et aille en s'aggravant de génération en génération, que la race s'éteigne ; mais le contraire est possible. C'est ce qui est arrivé pour l'hémophilie à Tenna en Suisse, dans le canton des Grisons, où cette maladie est régionale depuis trois cents ans.

Pour qu'il y ait tendance à variation ou à mutation, il faut qu'il existe un *trouble fonctionnel* ; car les mutilations ou malformations acquises accidentelles, qui n'altèrent aucune fonction, ne se transmettent pas.

Deux individus en apparence semblables peuvent être en réalité très différents quant à leurs *caractères latents*. Ainsi une souris grise de race grise pure n'est pas équivalente en reproduction à une souris grise, issue d'une souris grise et d'une souris blanche. La première génération résultant de ce croisement sera grise, la seconde sera pour 1/4 blanche et pour 5/4 grise. Tandis que les souris blanches ne donneront plus que des souris blanches, les grises produiront encore une blanche pour 8 grises. Les *lois de Mendel* établissent pour les générations successives les effets probables du croisement (Apert).

Il en est de même si l'on unit une souris valseuse japonaise (par arrêt de développement des canaux demi-circulaires) à une souris normale (Cuénot).

Il n'est pas rare de voir une maladie, qui ne frappe que les mâles, être transmise par les femmes restées indemnes : daltonisme, atrophie musculaire, atrophie papillaire et optique, hémophilie.

Les maladies familiales organiques ou fonctionnelles sont tantôt stationnaires, tantôt progressives. Il est donc d'un grand intérêt pratique de savoir les reconnaître : *C'est souvent en clinique le caractère familial qui fixe à la fois le diagnostic et le pronostic.* Un certain nombre de types morbides n'ont été déterminés que par l'observation frappante de plusieurs cas dans la même famille.

Ce sont surtout ceux que nous soulignerons dans l'énumération suivante, en priant le lecteur de se reporter aux articles spéciaux.

On peut adopter la classification suivante, basée sur le caractère prédominant de l'évolution morbide : 1° syndromes mentaux ; 2° troubles moteurs ; 3° troubles sensoriels ; 4° troubles vaso-moteurs ; 5° lésions de la peau ; 6° lésions ostéo-articulaires ; 7° malformations diverses ; 8° dyscrasies ; 9° altérations du sang ; 10° troubles viscéraux, des fonctions respiratoire, circulatoire, digestive, hépatique, rénale ; 11° néoplasmes : 12° idiosyncrasies.

I. **Syndromes mentaux.** — Dans le premier groupe rentrent les obsessions et impulsions, la *folie suicide* qui est une tare de famille des plus tenaces ; on a signalé aussi l'impulsion au vol, à l'infanticide.

La *folie gémellaire* est un des exemples les plus typiques de la pathologie familiale.

La *démence précoce*, la *débilité mentale*, l'*idiotie* sous diverses formes (*idiotie familiale amaurotique* de Tay-Dachs), sont souvent familiales. On peut y joindre certains cas de mélancolie, de manie, la *folie circulaire*, les délires systématisés (aigus ou chroniques), l'*hypochondrie*, la démence sénile, et même les délires toxi-infectieux, etc.

Ne doit-on pas ranger parmi les maladies familiales : le vice, le crime, le vagabondage, la dromomanie, le génie (dégénérescence supérieure) souvent associé d'ailleurs chez l'individu ou dans les familles à des tares organiques ou fonctionnelles. La dégénérescence de l'individu, de la race n'est-elle pas la rançon du progrès humain ? Que serait l'humanité sous l'oubli de l'intérêt personnel ? N'est-il pas fréquent de voir les novateurs qui ont sacrifié leur vie à la recherche du vrai, du beau, ou du bien, sombrer pour permettre à d'autres mieux équilibrés, mais moins bien doués, d'utiliser à leur profit les idées ou les actes des précédents.

II. **Troubles moteurs.** — C'est parmi les maladies qui frappent les neurones moteurs cérébelleux, cérébraux et médullaires que l'on trouve les variétés morbides familiales les mieux différenciées. Telle est l'*ataxie hérédi-taire et familiale*, ataxie cérébelleuse, qui se présente sous les formes de *maladie de Friedreich* et d'*hérédo-ataxie cérébelleuse* (P. Marie), dont nous avons jadis tracé l'histoire, avec des lésions d'atrophie du cervelet, combinées à des lésions bulbaires et protubérantielles et à une atrophie des faisceaux cérébello-médullaires. La *paraplégie spasmodique familiale* (Strümpell, Bernhardt, Souques, Lorrain) se trouve reliée aux cas précédents par des cas intermédiaires (Bourneville et Crouzon, Raymond et Rose). Vient ensuite la *diplégie cérébrale infantile familiale* (P. Freud), à laquelle on pourrait joindre certains cas de paralysie cérébrale ou spinale infantile (paralysie infantile).

Celles-ci nous amènent aux *amyotrophies familiales* qui commencent à la *paralysie bulbaire progressive infantile et familiale* (dont nous avons relaté deux cas vus par Charcot), et à l'*ophtalmoplégie nucléaire progressive familiale* et vont jusqu'aux *myopathies*, en comprenant les amyotrophies du type Charcot-Marie, la *névrite hypertrophique interstitielle* de Dejerine et Sottas, l'amyotrophie d'Hoffmann, Werdnig, propre au nouveau-né, et même le type Aran-Duchenne.

Enfin parmi les myopathies on a décrit les variétés facio-scapulo-humérale (Landouzy-Dejerine), scapulo-humérale (Erb), crurale (Leyden-Mœbius), et le type pseudo-hypertrophique (paralysie pseudo-hypertrophique de Duchenne de Boulogne).

La *maladie de Thomsen* et la myatonie congénitale ou maladie d'Oppenheim (celle-ci est curable) sont aussi parmi les perversions motrices familiales les plus remarquables.

La *paralysie périodique familiale* d'Oddo et Audibert, la paraplégie familiale transitoire de Lenoble, la myasthénie d'Erb sont des troubles fonctionnels qui peuvent guérir, contrairement à la syringomyélie familiale et à l'hydrocéphalie congénitale familiale de Mya.

Le *ptosis familial*, le strabisme, le nystagmus sont des troubles moteurs qui n'ont pas non plus la gravité (la marche n'étant pas progressive) des affections citées en tête de liste.

Du nystagmus, qui n'est qu'un tremblement, nous passons aux *tremblements* héréditaires et familiaux (dits à tort séniles), aux *myoclonies* et aux *chorées* (chorée de Sydenham et chorée chronique de Huntington), qui sont essentiellement des maladies de famille. La crampe des écrivains, le bégaiement sont aussi à citer.

Il faudrait encore joindre à cette liste une série d'affections systématisées ou non, organiques ou fonctionnelles ; nous citerons : la sclérose latérale amyotrophique, la *paralysie générale* et le tabès, la *méningite* (tuberculeuse), la sclérose en plaques (Eichorst), la maladie de Parkinson, les *tics*, la *tétanie*, l'*hystérie*, l'*épilepsie* (y compris l'éclampsie, les convulsions infantiles, et le spasme de la glotte), la *migraine* ordinaire ou ophtalmique, la neurasthénie, *l'asthénie constitutionnelle*, qui, à des titres divers, présentent un grand intérêt au point de vue de l'histoire des maladies de famille.

A l'asthénie constitutionnelle, nous rattacherons la dysphonie nerveuse chronique, certains vices de prononciation, la scoliose des adolescents, l'incontinence d'urine, etc., et toutes les manifestations de l'insuffisance motrice générale, y compris la faiblesse de la musculature lisse (hernies). C'est souvent chez des asthéniques constitutionnels que l'on rencontre les déviations du type normal par défaut d'énergie originelle. C'est aussi chez eux que l'on rencontre de préférence ce que l'on a appelé les dégénérescences supérieures, véritable hypertrophie d'une qualité ou d'une fonction intellectuelle aux dépens des autres. L'asthénie originelle expose, par le fait même de la lutte pour l'existence et de la sélection naturelle, non seulement à des troubles psychiques, mais surtout peut-être à des troubles organiques sur lesquels nous reviendrons. La double adaptation au milieu extérieur moral et physique et au milieu intérieur devient particulièrement difficile pour les asthéniques.

Ainsi l'on voit que les syndromes nerveux familiaux sont assez complexes et variés pour qu'il soit difficile de les diviser schématiquement, comme on l'a fait, en syndromes : ataxique, spasmodique, amyotrophique, myoclonique, paralytique, névrosique, etc.

III. **Troubles sensoriels.** — Les troubles sensoriels qui présentent le plus souvent le caractère familial sont la surdité, la surdi-mutité (on a signalé aussi la surdité verbale congénitale), le vertige de Menière, l'audition colorée familiale, l'*atrophie papillaire ou optique*, le daltonisme, l'héméralopie, la cataracte congénitale, la cécité verbale congénitale, la myopie, l'astigmatisme.

IV. **Troubles vaso-moteurs.** — Les troubles vaso-moteurs offrent aussi un particularisme très remarquable. Ce sont l'œdème aigu cutané et souscutané ou *maladie de Quinke*, le *trophœdème familial* (H. Meige) ou œdème segmentaire. Nous y ajouterons l'acrocyanose, la maladie de Raynaud, la sclérodermie, l'érythromélalgie, l'acroparesthésie, l'urticaire, le purpura, certaines trophonévroses (épidermolyse bulleuse héréditaire, etc.), et l'herpétisme tel que le comprenait Lancereaux.

Nous rattacherions volontiers à ce groupe la *mort subite* familiale, due dans certains cas à une maladie de Stokes-Adams, l'asphyxie foudroyante par hypertrophie du thymus, et le *frisson* familial, dont nous connaissons deux cas des plus nets chez le père et la fille.

V. **Lésions de la peau.** — Les lésions de la peau (formées en partie aux dépens du feuillet externe comme le système nerveux) familiales sont nombreuses, ce sont : l'*ichthyose* (la porokératose et l'hyperkératose), la kératose pilaire, et l'aplasie moniliforme du système pileux, l'exanthème, les télangiectasies multiples, l'angio-kératome (à rapprocher des troubles vasomoteurs), la *neurofibromatose* (maladie de Recklinghausen décrite en France par Feindel) et la xérodermie pigmentaire familiale, la séborrhée, la calvitie, la canitie précoce, l'albinisme, les troubles trophiques des ongles, des dents (absence d'évolution de la dent de sagesse), le prurigo de Hebra, les nævi, l'hyperesthésie cutanée (la sensibilité au chatouillement), etc.

VI. **Lésions ostéo-articulaires.** — L'*achondroplasie* serait, suivant l'expression des biologistes, une mutation due à une prédominance de l'ossification périostale sur l'ossification enchondrale (Apert); la *dysostose cléido-cranienne* serait une mutation inverse due à la prédominance de l'ossification enchondrale sur l'ossification périostale ; la fragilité osseuse congénitale (ostéopsathyrosis et dysplasie périostale de Porak et Durante); les exostoses ostéogéniques.

La *luxation congénitale de la hanche* est une déviation du type morphologique et non plus du type histologique.

Joignons la *camptodactylie*, et le doigt ou l'orteil en marteau, la maladie de Dupuytren.

VII. **Malformations diverses.** — Parmi les malformations les plus typiques, nous citerons : le sexdigitisme, les mamelles surnuméraires, le pied bot, l'hémihypertrophie et l'hypertrophie partielle des membres (expliquée par la stase veineuse et lymphatique et qui serait mieux placée peut-être aux troubles vaso-moteurs), le bec-de-lièvre, la micromélie, l'ectromélie, les malformations de l'oreille, le coloboma (iris), la microphtalmie, les kystes des fentes intermaxillaires (Lannelongue et Achard), le spina-bifida, l'acrocéphalie, la cyclocéphalie (Rabaud), l'anencéphalie, l'hermaphrodisme, l'hypospadias, etc.

VIII. **Dyscrasies.** — Rentrent dans ce groupe tous les troubles attribués à une perturbation des sécrétions internes, notamment du corps thyroïde, des capsules surrénales, du pancréas, de l'ovaire, du testicule, etc. : le *goitre* familial et le crétinisme, le goitre exophtalmique, l'obésité, le *myxœdème*, l'hypothyroïdie bénigne chronique de Hertoghe, les dysthyroïdies (?) (L. Lévi et H. de Rothschild), la lipomatose symétrique familiale, l'infantilisme, le gigantisme, l'acromégalie, la maladie d'Addison, toutes affections plus ou moins fréquemment familiales. Il faudrait relier à ce groupe la scrofule et l'arthritisme, le rhumatisme et la goutte, les auto-intoxications d'origine intestinale et autres, le diabète. Citons encore la stérilité, la sénilité précoce ou au contraire la longévité.

IX. **Altération du sang.** — Aux dyscrasies se rattachent les altérations du sang, la chlorose, l'*hémophilie*, etc.

X. **Troubles viscéraux.** — Les troubles *circulatoires* souvent familiaux comprennent la cyanose, l'angine de poitrine, le rétrécissement mitral, le rétrécissement pulmonaire, les artérites chroniques (athérome et artériosclérose, hémorragie cérébrale), les varices veineuses ou lymphatiques, les troubles nerveux du cœur : tachycardie (tachycardie paroxystique essentielle), bradycardie, arythmie. Il n'est pas rare de voir plusieurs membres d'une même famille mourir par le cœur, comme on en voit ailleurs mourir plusieurs par le cerveau.

Les troubles *respiratoires* familiaux sont l'*asthme*, l'*emphysème*, la *bronchite* chronique, la *tuberculose*, le stridor *laryngé congénital*, etc.

L'entérite chronique, la dyspepsie avec tendance à l'ectasie gastrique (dilatation de l'estomac), semblent le résultat de l'asthénie originelle.

Moins banales sont la *cholémie et l'albuminurie familiales*, la polyurie et l'hématurie familiales, les lithiases urinaire et biliaire.

XI. **Néoplasmes.** — Quelle que soit sa nature, le caractère familial du cancer a assez d'importance pour entrer en ligne de compte dans le diagnostic.

XII. **Idiosyncrasies.** — L'idiosyncrasie consiste dans l'aptitude à contracter une infection ou au contraire à s'en défendre ; c'est tantôt une prédisposition, tantôt une immunité, particulière soit à un individu, soit à une famille. Ce terme peut donc servir à désigner non seulement l'intolérance vis-à-vis de certains médicaments, tels que l'antipyrine, l'iode, le mercure, ou de certains poisons comme l'alcool, mais aussi l'immunité héréditaire contre la variole, la vaccine, assez rare en somme, ou au contraire, l'aptitude à une localisation morbide (comme l'appendicite familiale) ou l'aptitude à prendre la tuberculose, la diphtérie. Chaque individu, chaque famille, chaque race a ses aptitudes morbides, comme ses habitudes fonctionnelles. La multiplicité des formes cliniques familiales s'explique pour les maladies les plus banales, autant par la différence de réaction que par le polymorphisme de l'agent causal.

Conclusion. — En somme, quand à l'origine d'une maladie apparaît le caractère familial, il n'est plus possible de douter de l'influence étiologique de l'hérédité, puisqu'il s'agit d'hérédité similaire. Ici les maladies héréditaires et les maladies familiales se confondent, bien que l'hérédité ne se fasse pas toujours sentir sur la descendance immédiate. L'hérédité dissemblable elle-même s'explique par les parentés morbides et se rattache à l'histoire des maladies familiales. Tout ce qui a trait à l'hérédité nerveuse et à l'hérédité de terrain (hérédité morphologique et humorale) appartient, pourrait-on dire, à la pathologie familiale. Seule l'hérédité parasitaire, la transmission héréditaire de la graine est une question à part qui se trouve traitée à l'article MALADIES HÉRÉDITAIRES.   *P. LONDE.*

MALADIES HÉRÉDITAIRES. — **Hérédité dystrophique et hérédité parasitaire.** — Depuis que l'on connaît mieux les maladies familiales, cette dénomination a remplacé dans beaucoup de cas le terme de maladies héréditaires, auquel on l'associe souvent. En effet, si dans les maladies familiales, l'hérédité est souvent indirecte, il n'en faut pas moins en chercher l'origine chez les ascendants; et d'autre part, toute maladie héréditaire peut devenir familiale à un moment donné : il suffit que l'hérédité soit similaire (V. MALADIES FAMILIALES).

Mais, tandis que le terme de familiale est réservé à la maladie dont l'origine est dans l'état du germe lui-même, le mot héréditaire s'applique aussi à l'infection que le germe a pu transporter avec lui : tel est le cas de la *syphilis héréditaire* (v. c. m.) et probablement de certaines tuberculoses héréditaires d'origine paternelle. Par contre, il ne faut pas appliquer la même dénomination d'héréditaire aux infections contractées par contagion pendant la vie intra-utérine. Un certain nombre de tuberculoses congénitales, par exemple, se développent par contagion dans l'utérus de la mère, lorsque chez celle-ci la maladie subit des poussées aiguës avec bacillémie. Nous avons nous-même constaté l'infection du sang de la veine ombilicale dans ces conditions.

Ainsi, il faut distinguer la contagion intra-utérine de la tuberculose de l'hérédité de prédisposition et de l'hérédité parasitaire elle-même.

Il peut donc exister une fièvre typhoïde, une variole, une scarlatine congénitales, mais non pas héréditaires.

Au contraire, la syphilis est, dans certaines conditions trop fréquemment réalisées, essentiellement héréditaire, soit qu'elle vienne de l'un des générateurs, soit qu'elle vienne à la fois du père et de la mère.

Comme pour la tuberculose, l'hérédité de la syphilis n'est pas fatale au moins cliniquement; un tuberculeux, un syphilitique peut donner naissance à des enfants qui n'auront jamais d'accidents tuberculeux ou syphilitiques. La transmission de la maladie dépend de l'état du procréateur avant la conception et pendant la conception.

Cette remarque s'applique non seulement à l'hérédité parasitaire, mais aussi à l'hérédité de prédisposition, à l'hérédité nerveuse, à la maladie familiale elle-même, à la dystrophie héréditaire.

L'état des parents au moment de la conception a, en dehors de leur état préalable, une importance majeure, comme le prouve la descendance des alcooliques, des ivrognes. Ce fait apparaît de toute évidence quand on considère la différence de santé des rejetons de même souche. Cela montre aussi que l'hérédité morbide est tantôt fatale et tantôt contingente. Il n'est donc pas oiseux d'envisager la prophylaxie de l'hérédité et de chercher, de tous nos efforts, à en éviter les conséquences funestes.

Prophylaxie. — Il est presque inutile de dire qu'un prédisposé à la tuberculose, qu'un syphilitique, aura avantage à s'unir à une femme qui ne présentera pas la même tare. Il va sans dire qu'il faut dans le mariage éviter l'accumulation des tares similaires. Il est certain que le mariage n'est pas à conseiller aux parias de l'hérédité ; mais il est bien difficile de l'interdire à un grand nombre de sujets, et nous connaissons des malades qui, avec des lésions acquises énormes, ont pu avoir des enfants sains. Par contre une maladie passagère contemporaine de la conception ou de la grossesse peut avoir les retentissements les plus fâcheux.

Voici deux faits qui par leur banalité même montreront la puissance de l'hérédité.

Une femme est atteinte au cours de sa 2e grossesse d'herpès gestationis : le fils qu'elle met au monde présente pendant son enfance et son adolescence du prurigo de Hebra ; ni son père, ni son frère aîné, ni sa sœur cadette, ni sa mère ne présentent de tendance aux déterminations cutanées habituelles.

Un homme, ayant eu une ostéo-myélite, engendre au cours d'une récidive une fille chétive qui meurt à 8 ans de péritonite (probablement appendicite), alors que son frère aîné et son frère cadet sont robustes et vivent. Ainsi, en dehors de la diathèse, en dehors du tempérament, en dehors de l'état névropathique, le rôle de l'hérédité est considérable en tant que prédisposant à telle ou telle localisation ou maladie.

D'une façon générale, on peut considérer comme apte à la procréation tout sujet qui n'est pas en état d'infériorité psychique ou somatique évidente aux yeux du médecin, souvent consulté au sujet du mariage. Toutes les intoxications, auto-intoxications et infections peuvent retentir sur l'état du germe et sur son développement.

La procréation est l'acte le plus important de la vie. Pourtant les individus qui se reproduisent le plus sont en général ceux qui y réfléchissent le moins. Les professions qui demandent le plus grand effort intellectuel et la plus haute culture morale empêchent dans une certaine mesure l'homme, par une sorte de spécialisation, de remplir son rôle de reproducteur. Pourtant, est-ce trop exiger de l'homme et de la femme, à quelque classe qu'ils appartiennent, de retenir deux choses : 1° Se préparer à l'avance, surtout en cas de tares (Ex. : ALCOOLISME, SYPHILIS, ETC.), à procréer dans les meilleures conditions possibles, grâce à une hygiène préalable appropriée ; 2° éviter la conception quand l'état de santé de l'un des conjoints est fâcheux (Ex. : IVRESSE). Le souci de la *puériculture* (v. c. m.), suivant l'expression du professeur Pinard, doit précéder la conception et se poursuivre pendant la grossesse. L'excès de fatigue et l'auto-intoxication sont les deux écueils que doit éviter la femme enceinte. La gestation accroît l'influence de la femme sur son produit.

Le législateur a pensé à protéger l'enfant dès avant sa naissance; mais les lois ne suffisent pas, si l'éducation populaire n'en a pas préalablement fait comprendre l'importance.

Peut être le problème le plus angoissant n'est-il pas au bas de l'échelle sociale? N'est-ce pas la question des dégénérés supérieurs qui est la plus troublante? Les progrès de l'humanité ne se sont peu à peu réalisés qu'à la faveur d'un hyperfonctionnement du système nerveux de relation aux dépens du système nerveux organique. Dans cette « course au flambeau » d'un autre genre, les qualités du reproducteur sont sacrifiées et l'équilibre organique est difficile à maintenir. C'est là l'explication de la faible natalité des peuples les plus civilisés. L'intérêt de l'espèce veut sans doute que les cérébraux deviennent stériles et que la reproduction soit réservée aux sujets moins affinés mais plus robustes. Ainsi, la société se renouvelle dans ses plus basses couches, tandis que les couches supérieures (l'élite intellectuelle) dégénèrent au profit de la société.

Il est donc douteux que la procréation soit un devoir pour tous; mais il n'est pas douteux que celui qui procrée a le devoir de songer à l'avenir de sa descendance. On peut méditer à ce sujet les livres de Lucas, Morel, Ribot, Delage, Forel, etc. et d'innombrables travaux.   *P. LONDE.*

MALADIES PROFESSIONNELLES. — V. Professions.

MALARIA. — V. Paludisme.

MALINGRES DANS L'ARMÉE. — Avec l'accroissement incessant des effectifs modernes, il n'y a rien d'étonnant que le nombre des malingres augmente sans cesse, surtout dans les pays à faible natalité. En effet, non seulement les conseils de revision prennent *les bons*, les *assez bons*, mais même *les passables*; ces derniers sont, pour ainsi dire, pris *à l'essai*.

Avec les anciennes armées à effectifs restreints, le choix des recrues était très rigoureux et les malingres étaient impitoyablement chassés du rang. Actuellement, nos contingents ne peuvent plus être élagués, comme ils devraient l'être : aussi la quantité nuit à la qualité.

D'ailleurs la loi de deux ans, votée en 1905, dans son désir de faire passer tout le monde par la caserne, reconnaît trois catégories de soldats :

1° *Les bons*, qui sont aptes au service armé;

2° *Les défectueux*, qui sont classés directement dans le service auxiliaire, en raison d'une légère infirmité congénitale ou acquise, sans que leur constitution générale soit défectueuse ;

3° *Les douteux*, composés de sujets qui ont été d'abord ajournés un an pour *faiblesse de constitution*, puis qui ont été classés, l'année suivante, dans le service auxiliaire. Mais, au bout d'un an passé au régiment, ces hommes du service auxiliaire sont présentés devant les commissions de réforme qui statuent, s'ils doivent être réformés définitivement, maintenus dans le service auxiliaire ou classés dans le service armé pendant leur deuxième année.

La plupart de ces *douteux* sont des déficients momentanés, des affaiblis qui n'ont pas encore acquis tout leur développement physique, des retardataires, des dystrophiques qui peuvent se robustifier, en changeant de milieu, d'occupations, d'habitudes, en abandonnant l'air confiné, *ruminé*, des bureaux ou des magasins, pour vivre à l'air libre et vivifiant de la campagne.

« Ces douteux, écrit le général Pédoya, donnent deux catégories bien distinctes. Chez les uns, la faiblesse de constitution a une origine organique; de ceux-là, il faut débarrasser l'armée définitivement. Il y a aussi ceux dont *la faiblesse de constitution paraît accidentelle* et semble devoir être attribuée à des privations, à des fatigues, à une maladie récente ou à un retard dans le développement : *le devoir de l'État est de rechercher à améliorer le sort des hommes de cette catégorie*. L'incorporation de ces hommes peut être, doit être une œuvre humanitaire en améliorant, par l'air, par la nourriture, par les soins, la santé d'hommes qui probablement s'en occuperaient fort peu dans leurs foyers. »

Malheureusement ces débiles ne peuvent pas suivre l'entraînement de leurs camarades plus robustes et ils ne tardent pas à devenir des piliers d'infirmerie ou des traînards à la remorque de leur compagnie, dont ils gênent l'instruction militaire et dont ils ruinent la discipline par leur fâcheux exemple. Les plus instruits s'embusquent dans un bureau ou dans un emploi sédentaire. En procédant ainsi, ces affaiblis vivotent, mais ne s'épanouissent pas. *Malingres ils sont venus, malingres ils s'en retournent : si le régiment ne les a pas tués, il n'a rien fait pour les fortifier.*

Aussi plusieurs médecins militaires (Solmon, Simon, Perrin, Viguier, Caziot, Cahuzac, Bonnette, etc.) ont demandé que ces éléments de deuxième qualité (adénoïdiens, lymphatiques, pulmonaires, palpitants, dystrophiques, etc.) soient groupés dans des pelotons de robusticité intra-régimentaires, ou mieux enlevés à leur compagnie et placés *dans des dépôts de viriculture*, afin de les régénérer par la gymnastique rationnelle de Ling, faite à la campagne, loin des centres populeux et des casernes surpeuplées.

Cette méthode suédoise, la seule applicable à ces diverses catégories de jeunes gens, rééduquera le mouvement, corrigera les attitudes vicieuses de leur squelette et arrivera par des exercices rationnels et progressifs à agir sur les grandes fonctions de la respiration, de la circulation et de la nutrition, de façon à rétablir leur équilibre rompu.

Et, puisque « les villes sont le gouffre de l'espèce humaine » (Rousseau), puisque « il faut centrifuger les malingres des villes » (Letulle), il serait bon de grouper ces dystrophiques loin des casernes surpeuplées, loin des centres populeux et des milieux de condensation bacillaire, *sous des cieux cléments*, où la formule de Grancher pourrait leur être facilement appliquée : *double ration d'air, double ration de nourriture, demi-ration de travail.*

Ainsi régénérés par l'exercice sagement dosé, par l'air, la lumière, l'alimentation, la plupart de ces malingres seraient, dans trois ou six mois, capables d'être reversés dans le rang.

En créant ces dépôts de viriculture, placés sous le commandement d'officiers sortant de Joinville et sous la surveillance éclairée de médecins-majors spécialisés, l'armée s'honorerait d'avoir préparé des mâles pour repeupler le pays et des bras vigoureux pour le défendre.   *BONNETTE.*

MALLÉOLES (FRACTURES). — V. Jambe (Fractures).

MAMELLES (CREVASSES, LYMPHANGITES). — V. Sein.

MAMELLES (INFLAMMATIONS AIGUËS). — Il faut distinguer les inflammations qui se développent dans la glande mammaire même (*mastites*) de celles qui se développent au voisinage de la glande (*paramastites*). Dans des cas exceptionnels, tout est pris, glande mammaire et tissus environnants; ce sont les *panmastites* ou *mastites diffuses*.

A) **Paramastites.** — α) Les *abcès du mamelon* succèdent presque toujours aux crevasses fréquemment observées après l'accouchement, au cours des premiers essais d'allaitement (V. Seins, Allaitement). Ces crevasses et fissures du mamelon sont dues à l'exfoliation de l'épiderme très mince qui recouvre le mamelon: si on ne prend pas, après chaque tétée, des soins minutieux de propreté, si l'enfant a de la stomatite (aphtes), si enfin il existe une malformation congénitale du mamelon, à l'exfoliation épidermique fait suite une érosion du derme, puis une fissure ou une crevasse. Cette crevasse est extrêmement douloureuse et, de plus, elle expose à l'infection des réseaux lymphatiques (lymphangite réticulaire) ou à l'inoculation directe du tissu cellulaire. Dans ce dernier cas, il se produit un abcès du mamelon qu'il faudra inciser. La lymphangite d'abord réticulaire, puis tronculaire avec adénopathie axillaire, n'est pas rare et peut entraîner des complications sérieuses (érysipèle, adéno-phlegmon axillaire). *Il faut surtout s'attacher à prévenir ces complications* qui deviennent d'ailleurs de plus en plus rares : tétées bien réglées, pansement humide aseptique sur les mamelons en dehors des tétées, lavage soigné du mamelon avant et après chaque tétée, *telles sont les précautions indispensables.* Si la fissure constituée est trop douloureuse, il faut interrompre l'allaitement; si la fissure est atone, sans tendance à la cicatrisation, on se trouvera bien de quelques attouchements au nitrate d'argent.

β) Les *abcès de l'aréole* reconnaissent presque toujours comme cause une infection d'une des glandes sébacées de la région. Ce sont de véritables abcès tubéreux. Plus rarement ce peuvent être de petits abcès lymphangitiques. Le traitement est simple : incision de la collection et pansements humides jusqu'à cicatrisation.

γ) Les *abcès du tissu cellulaire sous-cutané* sont toujours consécutifs à des poussées de lymphangite provenant le plus souvent d'une infection du mamelon. Ils sont difficiles à différencier des abcès de la glande mammaire ou *mastites suppurées*; nous en reparlerons à ce propos. Les abcès superficiels sont faciles à reconnaître : rougeur plus ou moins étendue des téguments, œdème superficiel, douleur vive spontanément et à la pression; l'adénopathie axillaire est fréquente. Ces abcès, que l'on observe surtout dans la portion inféro-externe de la glande, doivent être promptement incisés, de façon à éviter les dangers de la diffusion de la suppuration. Point important, ces abcès sont en général *uniques*, alors que les abcès glandulaires sont très fréquemment *multiples*.

δ) *Abcès rétro-mammaires.* Il est bien rare d'observer l'inflammation primitive de l'espace celluleux rétro-mammaire de Chassaignac. Dans l'immense majorité des cas, les abcès rétro-mammaires sont consécutifs à une mastite aiguë. Les signes de ces phlegmons rétro-mammaires sont assez particuliers : *la glande mammaire est refoulée en masse en avant*; à la palpation, il semble que le sein repose sur une éponge (Velpeau). Les douleurs sont sourdes, la fièvre vive, et rapidement on arrive à sentir la fluctuation en comprimant le sein à plat sur le thorax. Il faut inciser rapidement ces collections purulentes qui peuvent diffuser ou infecter la cavité pleurale. Le mieux est d'inciser dans le pli sous-mammaire de façon à éviter une cicatrice apparente. Le drainage doit être prolongé jusqu'au tarissement complet de la suppuration, car il faut éviter la fistulisation de la cavité abcédée.

B) **Mastites aiguës** ou **abcès glandulaires.** — On peut rencontrer l'inflammation aiguë de la glande mammaire au moment de la naissance chez les nouveau-nés des deux sexes; de même au moment de la puberté. Le développement de l'inflammation est évidemment favorisé par la poussée fluxionnaire qui se produit à ces deux époques de la vie. L'intérêt clinique de ces mastites est bien minime; aussi nous attacherons-nous surtout à la description des *mastites qui surviennent au moment de la puerpéralité*; celles-ci sont infiniment plus fréquentes et plus importantes pour le praticien.

Les *discussions pathogéniques* ne nous retiendront pas longtemps; il est admis aujourd'hui par tous que la très grande majorité des abcès de la glande mammaire sont consécutifs *à une infection directe des acinis glandulaires par la voie canaliculaire ascendante*; le rôle de l'infection lymphangitique est ici bien minime, pour ne pas dire nul. La *congestion physiologique de la glande*, la *rétention lactée partielle ou totale* sont des causes favorisantes indiscutables; mais il faut un *agent infectieux* pour produire l'infection; c'est en général le staphylocoque doré, plus rarement le streptocoque, voire même le gonocoque qui sont en cause ici. D'où viennent ces germes? Soit des téguments de la mère, *soit de la bouche du nouveau-né*, soit peut-être dans certains cas exceptionnels de l'organisme maternel (infection puerpérale).

En général, la mastite puerpérale survient de *quinze à vingt jours* après l'accouchement et le début de la lactation : les accidents s'annoncent par une douleur assez vive, d'abord diffuse, étendue à tout le sein qui semble « engorgé »; les phénomènes généraux, fièvre, frissons, anorexie, peuvent *quelquefois manquer*; il faut bien retenir ce fait, et certains abcès glandulaires peuvent évoluer sans aucune ascension thermique: en tous cas, celle-ci n'est jamais bien élevée ($38^o,5$, $58^o,5$). Cependant, dans certains cas, la mastite aiguë s'accompagne de lymphangite avec réaction générale intense (frisson et fièvre élevée). Le sein se *tuméfie*; la peau devient lisse, sillonnée de grosses veines bleues; à la palpation, *empâtement diffus*, parfois sensation de nodules gros et douloureux à la pression; les douleurs sont très vives et toutes les explorations doivent être faites avec beaucoup de prudence. Si, à ce moment, on exprime le sein avec douceur, on voit sourdre *par le mamelon un mélange de lait et de pus*; pour reconnaître la *présence du pus*, on peut se servir d'un petit artifice recommandé par Budin : on recueille le liquide qui s'écoule par le mamelon sur un tampon sec d'ouate hydrophile; le lait s'infiltre dans l'ouate et disparaît, tandis que le pus forme tache à la surface du tampon. Bientôt, en un point, la peau devient violette, œdémateuse; la fluctuation apparaît dans le segment de la glande sous-jacente : *l'abcès est constitué.* La résolution est très rare et on ne doit jamais l'escompter. On trouve souvent plusieurs foyers de mastite qui évoluent vers la suppuration; cette *multiplicité des abcès* est un très bon caractère des mastites vraies et permet de les distinguer des *paramastites.* Le diagnostic de la mastite aiguë des femmes en lactation n'est pas difficile : les caractères cliniques sont nets et l'écoulement de pus par le mamelon caractéristique. Les abcès sous-cutanés, sans rapport avec la glande mammaire, peuvent présenter quelques difficultés de diagnostic, mais ils sont, en règle générale, uniques, ont succédé à de la lymphangite partie le plus souvent d'une crevasse du mamelon, enfin ils *ne s'accompagnent pas d'écoulement de pus* par le mamelon.

Il faut bien savoir que l'abcès aigu de la glande mammaire peut se terminer, s'il est insuffisamment traité, par l'évacuation spontanée du pus et l'établissement d'une *fistule mammaire,* très difficile à guérir. Ces fistules rebelles peuvent même en imposer pour une affection tuberculeuse du sein (vide infra). Si l'abcès glandulaire n'est pas incisé à temps, il peut infecter l'espace celluleux rétro-mammaire; il en résultera un phlegmon rétro-mammaire dont nous avons déjà tracé les caractères cliniques. Si la diffusion du pus se fait à la fois vers la superficie et vers la profondeur, un *abcès en bouton de chemise* (Velpeau) peut se développer : les deux poches, l'une superficielle, l'autre profonde, communiquent par un étroit pertuis.

Le *traitement* des abcès aigus du sein doit être tout d'abord *prophylactique;* les soins de propreté, devenus de règle aujourd'hui pendant la lactation, ont fait diminuer beaucoup le nombre des abcès du sein. Une fois la mastite déclarée et l'écoulement purulent par le mamelon observé, on peut suivre le conseil de Budin et pratiquer l'*expression glandulaire;* on vide, par des pressions répétées du sein, de la périphérie vers le mamelon, le contenu des canaux galactophores formé de lait et de pus. En répétant plusieurs fois cette manœuvre on peut obtenir la guérison. Au contraire, s'il existe des signes d'*abcès collecté,* il faut inciser : pour ce faire, on pratiquera une incision de 4 à 5 centimètres, dirigée dans le sens d'un des rayons prolongés de la circonférence du mamelon, de façon à éviter la section d'un canal galactophore. S'il existe plusieurs abcès, il faudra faire plusieurs incisions et quelquefois passer des drains en anse. En cas de fistules intarissables et d'abcès devenus chroniques, on pourra enlever le sein par une grande incision courbe sous-mammaire et exciser toutes les masses inflammatoires et les trajets fistuleux.

C) **Panmastites.** — Ce sont les phlegmons diffus de la région mammaire envahissant à la fois le tissu cellulaire sous-cutané, la glande et le tissu cellulaire rétro-mammaire. Ils sont devenus rares aujourd'hui et correspondent aux érysipèles phlegmoneux du sein des anciens auteurs. Toute la région

mammaire est tendue, douloureuse, rouge sombre, l'état général est gravement atteint : les diabétiques, les albuminuriques y sont nettement prédisposées. L'intervention doit être précoce dans ces formes graves, et de larges
incisions, suivies de drainage soigné, sont indiquées dès le début.

P. LECÈNE.

MAMELLES (INFLAMMATIONS CHRONIQUES). — Les inflammations chroniques
de la mamelle ou mastites chroniques sont très intéressantes à étudier et
importantes à connaître en pratique. On peut en distinguer plusieurs formes
surtout cliniques :

    A) *Les mastites chroniques partielles avec abcès ;*
    B) *Les mastites chroniques diffuses nodulaires (maladie noueuse de Tillaux);*
    C) *Les mastites chroniques diffuses kystiques (maladie de Reclus).*

    A) **Mastites chroniques partielles avec abcès.** — Elles peuvent survenir
à la suite de la lactation, et leur pathogénie est alors facile à comprendre :
ce sont des mastites subaiguës en tous points comparables aux mastites
aiguës, l'évolution mise à part. Plus rarement on peut les voir survenir en
dehors de la lactation, à l'époque de la ménopause en particulier. Leur étiologie est encore bien mal connue. Ces mastites se caractérisent d'abord par
la formation d'un *noyau induré* plus ou moins volumineux, arrondi ou au
contraire sans limites précises; ce noyau *adhère à la glande*, dont il est
impossible à séparer; *la peau est fixée à la surface de la tumeur*; on peut
déterminer facilement le phénomène de la peau d'orange en essayant de
plisser les téguments (V. SEIN) : le *mamelon peut être rétracté*; enfin, dans
quelques cas, on peut observer *un écoulement lactescent par le mamelon.* La
tumeur est *douloureuse* à la pression et il existe le plus souvent *une adénopathie axillaire,* formée de ganglions assez volumineux et douloureux à la
pression. Cet abcès chronique est très lent dans son évolution; la suppuration peut n'apparaître qu'au bout de plusieurs mois et même de plusieurs
années (Reclus); parfois même, le noyau primitif persiste indéfiniment et
l'on peut se demander si certains adénomes ou adéno-fibromes du sein ne
reconnaissent pas pour origine un nodule de mastite chronique. Le diagnostic de ces abcès chroniques peut être extrêmement difficile, surtout lorsque
l'affection survient en dehors de la lactation ; on peut facilement confondre
ces mastites chroniques avec le *cancer du sein* (v. c. m.), la *douleur à la
pression de la tumeur* et le *volume des adénopathies également douloureuses*
sont deux bons signes cliniques qui plaident en faveur de la mastite.

    Ajoutons que l'on observe parfois chez les *tuberculeux* pulmonaires une
véritable *mastite subaiguë,* caractérisée par une induration douloureuse de
la glande; on a remarqué que cette affection se développait de préférence du
côté où le poumon est le plus atteint. L'affection se termine en général par
la résolution, et la simple compression constitue tout le traitement.

    Certains chirurgiens respectent les mastites chroniques et les traitent *par
la compression* qui peut, en effet, donner des succès; s'il existe une tendance
nette à la suppuration, l'incision est indispensable; quelques-uns même
enlèvent le noyau de mastite à la façon d'une tumeur, par une incision
sous-mammaire de préférence et réunissent par première intention (Bœckel).

B) **Mastites chroniques diffuses nodulaires**. — Bien décrites par Tillaux, elles peuvent également s'observer après la lactation ou en dehors d'elle : elles sont caractérisées par des noyaux irréguliers, de volume inégal, disséminés dans les deux seins ou dans un seul; ces noyaux font corps avec la glande, mais n'adhèrent pas à la peau, ni aux plans profonds; la douleur à la pression est minime et l'adénopathie axillaire, inconstante, atteint rarement un gros volume. On peut essayer de la *compression*; mais si un noyau mammaire devient plus gros ou plus douloureux, on est autorisé à l'extirper; le mieux est de faire une incision sous-mammaire, qui laissera une cicatrice moins visible que l'incision faite directement sur le noyau mammaire.

C) **Maladie de Reclus**. — Reclus a bien décrit le premier un *syndrome clinique* caractérisé de la façon suivante et déjà entrevu par A. Cooper : les *deux mamelles* sont envahies par un plus ou moins grand nombre de nodules kystiques, disséminés dans la glande; ces kystes sont de volume variable, les uns gros à peine comme des têtes d'épingles, difficiles à sentir et donnant au palper la sensation des « *grains de plomb* » *enchâssés dans la glande*; les autres, plus volumineux, peuvent atteindre les dimensions d'un grain de raisin ou d'un œuf de pigeon; la *fluctuation* est presque toujours difficile à apprécier, et il faut savoir que *rien n'est dur comme un kyste intraglandulaire du sein*; souvent la ponction exploratrice est nécessaire pour affirmer la présence de liquide à l'intérieur d'un noyau considéré primitivement comme solide. La peau est mobile sur la glande criblée de kystes et il n'y a pas d'adhérences aux plans profonds. L'adénopathie est le plus souvent minime ou même absente. L'affection, en général *indolente*, a une *évolution lente*, qui se compte par mois ou années. Au début, Reclus et les observateurs qui le suivirent considéraient cette « *maladie kystique* » comme un *épithéliome kystique*. Aujourd'hui, tout le monde est d'accord pour considérer que la vraie *maladie kystique de Reclus* est simplement une variété de mastite chronique; il en découle naturellement une règle thérapeutique importante; *il ne faut pas, en général, enlever le sein*, comme le conseillait au début Reclus; la compression suffit le plus souvent et l'extirpation n'est indiquée que si l'un des kystes grossissait d'une façon inquiétante ou si certains phénomènes (adhérences à la peau, envahissement ganglionnaire) pouvaient faire supposer qu'une dégénérescence maligne secondaire s'est produite dans la glande atteinte de maladie kystique (V. ci-dessous).

P. LECÈNE.

MAMELLE (MALADIE KYSTIQUE). — Sous le nom de maladie kystique, Reclus a décrit en 1883 une affection caractérisée par la présence d'un grand nombre de nodules kystiques développés dans la mamelle; il n'y a pas, dans la glande, de tumeur au sens propre du mot, mais une série de nodosités de volume variable; les unes, les plus nombreuses, grosses tout au plus comme un grain de chènevis, hérissent la mamelle de petites aspérités; les autres, plus rares, atteignent les dimensions d'une noisette ou même d'une noix; elles sont disséminées dans la glande et peuvent être trouvées dans tous ses segments. De plus, l'affection est presque toujours bilatérale; un examen attentif montre d'ordinaire dans l'autre mamelle des nodosités analogues, et, dans les cas assez rares où on ne les trouve pas, il est extrêmement probable qu'elles s'y développeront à une période plus avancée de l'évolution.

Enfin ces nodosités ont presque toujours une consistance ligneuse; malgré cela l'examen montre qu'il s'agit ordinairement de véritables kystes à parois d'épaisseur variable, renfermant une sérosité de consistance et de coloration variables.

La structure histologique est assez simple : les parois des kystes sont formées par du tissu glandulaire renfermant de nombreux éléments fibroconjonctifs, tapissé par un épithélium à grosses cellules cubiques; le développement de cet épithélium est extrêmement variable, parfois il disparaît plus ou moins complètement, parfois au contraire il s'élève pour former des végétations ramifiées intra-kystiques.

La nature de la maladie kystique a été très discutée; cependant les examens histologiques et l'étude de l'évolution clinique s'accordent pour montrer qu'il ne s'agit pas d'un néoplasme malin, d'un épithélioma, mais d'une simple affection inflammatoire. La maladie kystique doit être considérée comme une inflammation chronique débutant par l'épithélium des acini glandulaires : sous l'influence de cette inflammation, les cellules des culs-de-sac glandulaires se multiplient et secrètent; sous cette accumulation de cellules et de liquide, la cavité glandulaire se dilate et forme un kyste dont le revêtement épithélial s'aplatit et peut finir par disparaître. Quant à la cause initiale de l'inflammation épithéliale, on admet généralement qu'il s'agit d'infections atténuées, causées surtout par le staphylocoque blanc; cependant, dans un grand nombre de cas, l'examen bactériologique a montré que le liquide contenu dans les kystes était absolument stérile.

Symptômes. — La maladie kystique s'observe d'ordinaire chez les jeunes filles dans les années qui suivent la puberté, et surtout chez les femmes d'un âge mûr au moment de la ménopause. Le début est habituellement lent et insidieux, c'est par hasard que la femme s'aperçoit de la présence de petites nodosités dans la mamelle; plus rarement l'attention est attirée par des douleurs plus ou moins vives qui occupent toute la mamelle et surviennent de préférence au moment des époques menstruelles.

L'inspection ne fournit le plus souvent aucun renseignement, les seins paraissent normaux, généralement flasques et tombants. La palpation doit être pratiquée d'avant en arrière avec la pulpe des doigts de façon à étaler la mamelle sur le thorax; on sent dans la glande une infinité de nodosités de consistance dure et de volume variable; il semble, suivant la comparaison de Reclus, que la mamelle soit criblée de grains de plomb. Tantôt toutes les nodosités sont très petites, tantôt au contraire on sent, au milieu d'une foule de petits grains, une ou deux nodosités plus considérables qui peuvent atteindre le volume d'une noix ou même d'un petit œuf.

Toutes ces nodosités présentent, en dépit de leur nature kystique, une consistance ligneuse vraiment déconcertante : cette consistance est due à l'épaisseur des parois et à la tension du liquide contenu dans les cavités kystiques; parfois surtout à la suite de compression prolongée, le liquide contenu dans les kystes les plus volumineux et les plus superficiels se résorbe en partie, et on peut avoir une sensation de rénitence, ou même de fluctuation caractéristique, mais ces cas sont rares et presque toujours toutes les nodosités présentent une dureté ligneuse.

La ponction exploratrice constitue un moyen de diagnostic extrêmement important qui doit toujours être pratiqué; quelquefois la ponction reste blanche, soit parce que l'aiguille est oblitérée, soit parce que le liquide trop épais, trop floconneux, ne peut s'engager dans un conduit trop étroit; mais dans ces cas l'opérateur a ordinairement, d'une façon très nette, la sensation de l'aiguille libre dans une cavité, il en est quitte pour recommencer la manœuvre avec une aiguille plus large.

L'examen de la mamelle du côté opposé montre que l'affection existe presque toujours dans les deux seins, mais ordinairement avec un développement différent : tandis qu'une mamelle présente les caractères que nous venons d'indiquer, dans l'autre les nodosités sont très petites et un examen attentif est nécessaire pour constater les fines bosselures de cette glande grumelotée et comme sclérosée.

En dépit de ses caractères typiques, la maladie kystique est souvent difficile à reconnaître et peut être confondue surtout avec le cancer du sein; en effet, dans les cas où l'une des nodosités est beaucoup plus développée que les autres, les kystes multiples, caractéristiques de l'affection, peuvent être si petits que, dissimulés dans la couche graisseuse, ils échappent à l'examen du chirurgien qui ne sent qu'une seule tumeur, d'une dureté ligneuse bien enchâssée dans les tissus ambiants de la glande avec laquelle il fait corps, comme de plus on constate parfois une rétraction légère du mamelon et même exceptionnellement de l'engorgement ganglionnaire, le diagnostic peut être presque impossible si on ne pratique pas la ponction exploratrice qui seule montre la nature de l'affection.

Évolution et pronostic. — L'évolution de la maladie kystique est toujours extrêmement lente durant 15, 20 ans ou même plus; l'affection présente souvent des oscillations de volume; sous l'influence de la simple compression elle peut rétrocéder ou même disparaître presque complètement par transformation fibreuse : opérée, la tumeur ne récidive jamais si l'intervention a été complète. La maladie kystique est donc essentiellement une affection bénigne dont le pronostic ne présente aucune gravité. Cependant un certain nombre de faits de transformation épithéliale ont été signalés, mais la plupart des observations rapportées n'ont pas trait à de véritables maladies kystiques, et cette dégénérescence doit être bien rare, puisque Reclus ne l'a vue qu'une fois sur plusieurs centaines de maladies kystiques qu'il a observées; d'ailleurs, étant donnée la fréquence de la maladie kystique, quand même on aurait observé dans quelques cas le développement consécutif d'un cancer, cela, loin de prouver le caractère malin de l'affection, montrerait seulement que la mamelle kystique peut, au même titre qu'une mamelle saine jusque-là, devenir la proie d'un cancer : à peine, peut-être, serait-elle un peu plus vulnérable de par le fait de la prolifération épithéliaque antérieure.

Traitement. — En raison du caractère bénin de la maladie de Reclus, dans l'immense majorité des cas, il ne faudra faire aucune intervention et se borner à faire porter un bandage ouaté assez fortement compressif et à faire prendre de l'iodure de potassium. L'intervention chirurgicale n'est guère indiquée que dans les cas où le diagnostic reste hésitant entre cancer et maladie kystique. Beaucoup plus rarement des douleurs vives ou bien le développement rapide d'un kyste engagent la malade à réclamer une opération, mais l'enlèvement du sein est alors complètement inutile; il suffit d'inciser dans le pli sous-mammaire, de mettre à nu la face postérieure de la glande et de la perforer au niveau des kystes les plus volumineux, avec le thermo-cautère : l'intervention est suivie d'une rétraction fibreuse cicatricielle qui amène ordinairement la disparition des kystes avoisinants et l'atrophie de la mamelle. Les cas dans lesquels le volume des kystes nécessite cette opération sont d'ailleurs bien rares, et la simple compression est presque toujours suffisante. *PIQUAND.*

MAMELLES (MALFORMATIONS CONGÉNITALES). — L'*absence congénitale des deux mamelles* est une malformation très rare, observée presque uniquement chez des monstres. Elle ne présente donc aucun intérêt pratique. Les *mamelles surnuméraires* (polymastie) sont beaucoup moins rares. On a rencontré le plus habituellement quatre glandes : deux glandes accessoires généralement axillaires viennent s'ajouter aux deux glandes pectorales normales chez l'homme. A côté de ces cas, qui sont relativement simples, on en a décrit d'autres où il existait huit glandes mammaires : ce sont des curiosités dépourvues d'intérêt clinique, sauf lorsque l'une de ces glandes mammaires aberrantes devient par exemple le siège d'un néoplasme. La *polythélie*, ou présence de mamelons multiples, doit être considérée comme un simple cas particulier de polymastie; au point de vue embryologique, en effet, un mamelon supplémentaire représente une ébauche glandulaire nouvelle. Les *malformations congénitales du mamelon* sont plus intéressantes : il faut savoir que certaines femmes possèdent congénitalement un mamelon rétracté; ceci peut avoir son importance en pratique, car nous verrons que la rétraction d'un mamelon primitivement bien conformé est très fréquente au cours de l'évolution d'un *cancer du sein* (vide infra). De plus, au moment de l'établissement de la sécrétion lactée, après un accouchement, les malformations du mamelon, et *a fortiori* l'*athélie* ou absence complète de mamelon, peuvent rendre l'allaitement impossible (V. ALLAITEMENT).

P. LECÈNE.

MAMELLES (SYPHILIS). — On peut rencontrer au niveau du sein des manifestations syphilitiques à l'une des trois périodes de cette infection.

I. L'*accident primitif* est en général ici un *chancre du mamelon* : surtout fréquent chez les nourrices inoculées par un nourrisson syphilitique, on peut le rencontrer également chez l'homme. C'est une érosion superficielle reposant sur une base indurée, infectant rapidement et constamment les ganglions axillaires : on a signalé des cas de chancres multiples et de chancres bilatéraux. Le diagnostic est en général facile de par l'évolution rapide, la présence de l'adénopathie axillaire caractéristique et enfin le développement des accidents secondaires.

II. La *syphilis secondaire* peut donner au niveau du sein des *papules*, des *plaques muqueuses* du mamelon et de l'aréole, ou bien encore du pli sous-mammaire chez les femmes obèses; les condylomes sont plus rares, mais peuvent néanmoins s'observer. Le diagnostic, surtout intéressant chez la nourrice, se fera par l'aspect spécial de lésions et par la présence presque constante d'autres manifestations secondaires concomitantes.

III. On décrit deux formes de *syphilis tertiaire* de la mamelle : 1° l'*infiltration diffuse*, *véritable mastite syphilitique*; 2° la *gomme du sein* :

1° La mastite syphilitique diffuse est extrêmement rare : elle se présente avec les caractères habituels de la mastite chronique à noyaux multiples : l'affection est quelquefois *bilatérale*; l'adénopathie axillaire est très rare ; l'induration diffuse de la glande est indolente; il n'existe d'adhérences ni à la peau ni aux plans *profonds*. Le diagnostic n'est possible que s'il existe chez la malade des stigmates indiscutables de syphilis, et le traitement intensif (mercure et iodure), qui fait rétrocéder rapidement les lésions, est souvent nécessaire pour trancher définitivement le diagnostic ;

2° La gomme du sein est moins rare : c'est d'abord une tumeur dure, plus ou moins circonscrite, indolente; bientôt elle infiltre la peau qui brunit, se perfore et laisse échapper le contenu gommeux du syphilome sousjacent : la gomme ulcérée a des bords épais, indurés, taillés à pic, de couleur brun violacé; son fond est jaunâtre, recouvert d'une matière pulpeuse adhérente; l'absence d'adénopathie, le développement en général rapide de la tumeur, puis de l'ulcération et surtout la présence de stigmates de syphilis chez le malade, tels sont les principaux caractères qui permettront de faire le diagnostic et de différencier la gomme ulcérée du sein d'avec le cancer.

Le traitement mixte (mercure et iodure) doit être appliqué sans retard jusqu'à cicatrisation complète de l'ulcération gommeuse.

P. LECÈNE.

MAMELLES (TUBERCULOSE). — La tuberculose mammaire est rare. On la rencontre surtout chez les femmes jeunes de 20 à 30 ans : chez l'homme elle est d'une infinie rareté. L'infection tuberculeuse du sein se produit en général soit par la voie sanguine, soit par la voie lymphatique rétrograde; l'adénopathie axillaire tuberculeuse débute et secondairement la glande mammaire s'infecte.

Il existe deux formes anatomiques de tuberculose mammaire :

1° Les tubercules isolés, disséminés dans la glande;

2° Les tubercules confluents.

A la coupe on rencontre le tubercule jeune, simple granulation miliaire transparente, ou bien le tubercule caséeux, jaunâtre, donnant l'impression du marron cru; enfin la caverne tuberculeuse, anfractueuse, avec fistules venant s'ouvrir à la peau par un orifice violacé, à bords décollés. Les ganglions axillaires sont presque toujours envahis simultanément ou même plus tôt que la glande.

Histologiquement, le tubercule est primitivement *périacineux*, ce qui démontre bien l'*origine vasculaire* (*sanguine ou lymphatique*) de l'*infection tuberculeuse* et non son développement par voie caniculaire ascendante.

Lse *symptômes* de la tuberculose mammaire varient suivant les formes. Dans la *forme clinique correspondant aux tubercules isolés*, disséminés, on rencontre une tuméfaction glandulaire diffuse, présentant en certains points des noyaux durs mal limités, infiltrés dans la glande ; la peau est mobile en général sur la tumeur et il n'existe pas d'adhérences aux plans profonds : l'adénopathie axillaire presque constante est en général volumineuse. On voit que le diagnostic de cette forme d'avec les mastites chroniques nodulaires simples est extrêmement difficile ; on se basera surtout sur l'existence de l'adénopathie axillaire considérable qui est exceptionnelle dans les mastites chroniques ; enfin et surtout sur l'existence de lésions tuberculeuses en un point quelconque de l'organisme et particulièrement au niveau du poumon. S'il *s'agit de la tuberculose confluente*, l'aspect clinique change ; on trouve au niveau du sein une tumeur généralement adhérente à la peau, qui est violacée et souvent perforée par une ou plusieurs fistules présentant les caractères habituels des fistules tuberculeuses et suintant un pus séreux, chargé de grumeaux caséeux. La tumeur mammaire est formée de parties dures et de portions ramollies nettement fluctuantes, véritables *abcès froids du sein*. L'adénopathie axillaire est encore ici très fréquente et toujours volumineuse et facilement appréciable. Le diagnostic, dans cette forme de tuberculose mammaire, est beaucoup plus simple : on ne rencontre guère plus de difficultés que pour la distinguer d'un *abcès froid rétro-mammaire*, provenant par exemple d'une tuberculose costale. Mais, dans ce dernier cas, il existe un point osseux douloureux et, s'il y a fistule, le stylet vient buter sur de l'os dénudé. Le cancer du sein ne ressemble guère en général à la tuberculose : l'ulcération du cancer envahit la peau qui est d'une dureté ligneuse tout autour de l'ulcération ; l'adénopathie cancéreuse est en règle générale moins volumineuse que celle de la tuberculose. On ne confondra pas un abcès froid mammaire avec une mastite chronique évoluant vers l'abcès : l'abcès froid est indolent, la mastite généralement sensible à la pression ; enfin l'adénopathie axillaire précoce, et même quelquefois plus ancienne que la tumeur mammaire dans le cas de tuberculose, viendra trancher le diagnostic. La gomme syphilitique du sein ulcéré présente des caractères spéciaux [V. MAMELLES (SYPHILIS)].

Le *pronostic* de la tuberculose mammaire est toujours grave, mais dépend naturellement beaucoup de l'état général de la malade : *le traitement général* devra toujours être appliqué avec soin : quant au traitement local, il consistera dans l'*amputation du sein avec curage de l'aisselle* toutes les fois que l'état général de la malade et en particulier le peu de développement des lésions pulmonaires le permettront. *P. LECÈNE.*

MAMELLES (TUMEURS). — V. SEIN.

MAMMITE. — V. MAMELLE (INFLAMMATIONS), SEIN, ALLAITEMENT, NOUVEAU-NÉ.

MANGANÈSE ET PERMANGANATE DE POTASSE. — Le *bioxyde*, le *carbonate* et le *sulfate* de manganèse sont parfois utilisés en cachets ou en pilules (10 à 30 centigr. par jour) comme succédanés du fer dans la chlorose.

Le *permanganate de potasse*, qui se présente en aiguilles à reflets métalliques solubles dans 16 parties d'eau, est un oxydant énergique ; c'est sur cette propriété que reposent la plupart des applications qui en ont été faites, soit en thérapeutique, soit en hygiène.

Les solutions de permanganate sont assez caustiques et elles doivent être employées avec modération. Leur titre devra varier suivant les cas : injections urétrales, 1 pour 1000 ; lavages urétraux, 1 pour 4000 (V. Blennorragie) ; injections vaginales, 1 pour 2000 ; lavages oculaires, 1 pour 2000 ; lavage des plaies et des ulcérations cancéreuses, 1 pour 500 à 1 pour 1000 ; traitement des morsures venimeuses 1 pour 100 (V. Serpents).

En chirurgie, l'asepsie du champ opératoire et des mains peut être obtenue au moyen de la solution forte à 1 pour 200 de permanganate de potasse ; on fait ensuite disparaître la coloration des mains en les passant dans la solution de bisulfite de soude à 10 pour 100 (V. Asepsie et Antisepsie).

Les solutions, même assez étendues, de permanganate de potasse, sont d'un violet intense et mordent fortement sur le linge ; les taches récentes pourront être enlevées par le bisulfite de soude.

Le permanganate de potasse se montre encore un désodorisant efficace dans les bromidroses, les sueurs fétides des pieds en particulier.

Solution (Usage externe).

Permanganate de potasse. . . . . . . 1 gramme.
Eau distillée. . . . . . 100 grammes.
Thymol . . . . 50 centigr.
Pour imbiber des semelles de papier filtre, de toile ou de liège (Brocq). Cette solution doit être préparée au moment de s'en servir.

Poudre.

Permanganate de potasse. . . . . . . 1 gramme.
Dermatol. . . . . 5 grammes.
Oxyde de zinc . . . . . 10 —
Talc . . . . 20 —
Pour poudrer chaque matin l'intérieur des chaussettes.

E. F.

MANIE. — La manie est un syndrome caractérisé par un état d'exaltation psychique et d'agitation motrice, avec « état cénesthésique gai » et fuite des idées se traduisant par une logorrhée plus ou moins incohérente.

L'existence de la manie comme maladie spéciale est entièrement mise en doute aujourd'hui. C'est Kræpelin surtout qui a soutenu cette opinion ; il déclare n'avoir point, parmi les malades suivis assez longtemps, rencontré de cas où la manie ne récidive pas et ne rentre par conséquent dans la folie périodique (maniaque-dépressive). Nous sommes fort tentés de nous ranger à cette opinion qui est très discutée, tout en reconnaissant que la preuve n'est pas absolument faite. Il faut ajouter que nombre de cas anciens étiquetés manie sont certainement des paralysies générales, des folies épileptiques, des confusions mentales, et par-dessus tout des démences précoces.

La manie survient le plus souvent de l'âge de la puberté à trente-cinq ans ; il en existe quelques observations chez l'enfant. Elle est plus fréquente chez la femme. Le fait que la majorité des cas appartiennent à un âge jeune tient apparemment à ce que les plus tardifs sont reconnus pour ce qu'ils sont réellement, des folies périodiques, et que bien des soi-disant manies des statistiques y figureront dans la suite comme folies périodiques.

On admet classiquement trois variétés, ou mieux trois degrés de la manie :

L'excitation ou exaltation maniaque.

La manie.

La manie aiguë ou suraiguë, fureur maniaque.

L'accès maniaque débute d'une façon sinon subite, du moins très rapide. Les prodromes en sont (en outre des prodromes banaux des affections mentales en général, inappétence, insomnie) un particulier sentiment de bien-être, une surexcitation des facultés, une humeur enjouée, un besoin de mouvement; dans d'autres cas au contraire on note au début une courte période de dépression, d'inquiétude vague; ou enfin subitement, soit sans cause connue, soit à la suite d'un événement banal, l'accès éclate.

Les symptômes atteignent rapidement ou d'emblée leur apogée.

L'aspect du malade est caractéristique, la figure animée, les yeux brillants, il va, vient sans repos avec des gesticulations désordonnées, la tenue débraillée, ou, s'il est alité, se lève brusquement, se recouche à l'envers, bouscule sa literie. Cette agitation ne s'accompagne pas habituellement de violence, à moins qu'on ne cherche à s'opposer à quelqu'un de ses caprices, opposition à laquelle il répondra rarement par une violence dangereuse, mais plutôt par une résistance, d'ailleurs parfois acharnée.

Il rit, siffle, chante, débite des phrases plus ou moins incohérentes, ou il passe d'une idée à l'autre sans transition apparente ou en se laissant guider par des rapports tout à fait superficiels et non logiques; ou bien encore ce sont des enfilades de mots sans suite ou se suivant par analogie, par assonances, des jeux de mots, des quolibets. Dans la conversation, rien de suivi : il y a à chaque instant des sautes d'idées, des allusions à un geste d'un assistant, à un détail insignifiant de sa tenue, de son visage. L'attention est dif-

Courbe de 10 jours heure par heure : XX Agitation extrême, X Agitation, — Sommeil.

Manie. Insomnie complète durant plusieurs mois.

Injection de morphine.

1er octobre.

ficile à fixer, il faut répéter plusieurs fois la même question pour obtenir une réponse, ou la réponse se fait d'une façon tardive ou paralogique ; le malade fait des plaisanteries, ou encore joue quelque tour enfantin. Il se montre érotique, la femme surtout qui, quelle que soit son éducation, son rang social, tient des propos lascifs, obscènes, grossiers, se donne une attitude provocante, cynique.

Les écrits du maniaque, dans leur mode et leur teneur, portent la marque de son état psychique : si l'on veut faire faire une lecture au malade, il tourne et retourne le livre, commence au milieu d'une ligne, estropie volontairement les mots, d'une façon comique, fait des calembours. Mais il comprend manifestement ce qu'il dit, est capable de le répéter, d'en rendre compte.

L'excitation maniaque présente une gamme d'intensités. Elle peut être tout à fait fruste : le malade est simplement un peu vibrant, brusque, surexcité, bavard ; il se montre exubérant, jovial, parle de tout avec exagération, fait des visites à tous ses amis, circule en voiture toute la journée, mène de front des occupations multiples, écrit en un style pompeux et emphatique, voit tout en beau, ne doute de rien ni de lui-même, se mêle de choses qui ne le regardent nullement, parle avec une intarissable loquacité, interpelle familièrement des inconnus, entre facilement en colère, fait des excès génitaux, se met en conflit avec la police pour quelques peccadilles, et c'est souvent à l'occasion de faits de ce genre qu'il est arrêté et interné. L'excitation maniaque n'est donc que le tableau clinique atténué de la manie franche.

La manie aiguë en présente inversement l'aspect extrême. Elle est rarement primitive, mais plutôt succède à la manie simple : le malade est dans un état d'agitation de plus en plus grand qui peut devenir absolument incoercible ; il se précipite de côté et d'autre, tente d'escalader les murs, saute sur les meubles, met ses vêtements, sa literie en lambeaux, si bien, qu'à moins d'une violente coercition, on est obligé de le laisser nu. Il danse, chante, crie, vocifère, hurle même ; cela sans discontinuer jour et nuit. Son état cénesthésique reste joyeux, il s'esclaffe sans cause avec accès de fou rire, parle avec une volubilité telle qu'on a peine à suivre ses propos, d'ailleurs incohérents, mais présentant toujours le caractère de la logorrhée maniaque avec succession des mots par analogie ou assonances. La fuite des idées est complète comme dans l'exemple ci-joint :

« Oui, ma petite Hélène il ne faut pas que Jésus-Christ ait écrit. Il ne faudrait pas que je la trouve, je n'ai pas le clair de la mer. Le siècle a trouvé le clair de la mer ; il ne comptera pas sa fortune.....

« Vous avez reçu le télégramme, il faut une pièce de dix sous, je vous la sacrifie ; un vieillard avait ces yeux d'une tête blanche. Ces yeux ensemble c'est ma mère ; c'est pour Dieu, vous avez chanté ça, c'est pour vous-même, vous verrez ici après. On me tue ; après la fin du monde sera faite. Nous séparerons à deux. Ces deux petits trous parce que vous voyez, ma mère, on m'a pris deux yeux..... Vous la trouvez, ce bénitier dedans, mes mains qu'il faut que vous m'arrangiez bien. Il y a des voitures pour les acheteurs d'une beauté extraordinaire. Ici vous pensez bien qu'avec les notaires on peut y arriver..... Bonjour, ma sœur... » (en s'adressant à la sœur infirmière).

Le malade ne répond à aucune question ou ne répond que d'une façon brève, incomplète, incohérente. Malgré la grande excitation, le désordre des actes, et cette fuite des idées, il n'y a pas de confusion mentale, le malade n'a pas perdu toute conscience de ce qui l'entoure et fera par exemple des remarques, malicieuses même, sur les personnes présentes, comme le maniaque simple. Pourtant dans les cas très aigus, le malade paraît perdre tout contact avec le monde extérieur.

La manie suraiguë prend le nom de *fureur*, qui s'applique plus spécialement à la fureur épileptique (V. Épilepsie) qui en est le type.

Un caractère important de la manie est dans les cas purs l'absence d'hallucinations : le trouble paraît être uniquement moteur et intellectuel et non sensoriel ; néanmoins les illusions de la vue sont fréquentes ; il serait plus exact de dire que la rapidité des impressions est telle que le malade n'a pas le temps de les analyser, il les imbrique et se trouve ainsi dans une sorte de fantasmagorie qui simule un état confusionnel. Parfois, par les interpellations du malade, on constate qu'il fait des erreurs de personnalité.

L'acuité des sens, de l'ouïe, est exaltée ; les sons s'amplifient pour le malade, il entend des concerts dans le sifflement du vent, des grondements de tonnerre dans le claquement d'une porte. La sensibilité tactile peut être exagérée. Par contre, dans leur agitation, les malades paraissent perdre la sensibilité au froid ; mais on a certainement exagéré la réalité du fait.

Les *signes physiques* se réduisent à peu de chose : l'appétit est conservé, souvent accru en raison d'une dépense considérable de force ; le sommeil est troublé, entrecoupé, très court et même nul ; une de nos malades ne dormit pas une heure de suite pendant 5 mois, si ce n'est sous l'influence de l'hyoscine, et à très hautes doses. Les bruits du cœur sont très frappés, le pouls large ou dur et accéléré ; cette accélération n'est pas la règle absolue ; on note même parfois du ralentissement.

Les réflexes tendineux et cutanés sont vifs sinon exagérés. La température est communément un peu plus élevée que la normale, mais de quelques dixièmes de degré seulement. L'examen des urines n'a pas donné de résultats importants à noter cliniquement ; les phosphates sont dans la règle augmentés.

La **manie chronique**, dont l'existence est discutée en tant que forme distincte, ne diffère des formes aiguës, qui y sont toutes représentées, que par le seul caractère de la chronicité ; extérieurement elle ne s'en distingue pas au début ; c'est la même agitation, la même loquacité, le même état de l'humeur. Il est absolument impossible à l'heure présente de donner le pronostic immédiat de chronicité pour un état de manie ; on peut seulement dire qu'une manie qui dépasse un an à 18 mois est probablement en voie de passer à l'état chronique. Néanmoins la manie devenue chronique est peut-être moins purement maniaque, si l'on peut dire, que la manie simple. L'agitation dans les cas graves a un caractère plus agressif, plus brutal, l'égarement des traits est plus marqué, l'intelligence plus obnubilée, les actes plus incohérents, plus brusques, et, avec cela, il y a une certaine passivité que l'on ne voit pas dans la manie franche. La loquacité est remplacée plutôt par un langage confus. D'ailleurs, plus ou moins tardivement, sans qu'il nous soit possible d'indiquer un laps précis, sous l'état maniaque transparaît un affaiblissement intellectuel qui, dans un temps variable, devient une démence confirmée.

Mais dans les cas plus bénins, l'excitation chronique reste limitée à une exubérance euphorique, un désordre des actes plus ou moins intense, sans affaiblissement intellectuel bien marqué.
Il s'y joint fréquemment un trouble du caractère qui passe à la *manie raison-nante* (v. c. m.).

La manie chronique est sujette à des exacerbations irrégulières qui sont plus fréquentes chez la femme au moment des règles.

Marche. — La manie, quelle que soit sa forme, son intensité, a une durée extrêmement variable, qui est de quelques jours à plusieurs semaines ou plusieurs mois, même plusieurs années, au point de simuler la manie chronique. Rien d'ailleurs ne fait prévoir au début quelle sera cette durée. On admet cependant que les accès à début très rapide et très violent sont plus rapidement curables aussi.

La marche, dans les cas francs, présente une période d'augment, une acmé, une période de déclin d'une durée respective essentiellement variable. La fin de l'accès s'annonce par une simple atténuation progressive de l'ensemble des symptômes. Le retour complet à l'état normal est souvent précédé d'un court stade de dépression mentale et physique. La conscience de la maladie existe souvent pendant tout le cours de l'accès et le souvenir en reste plus ou moins clair après guérison, sauf

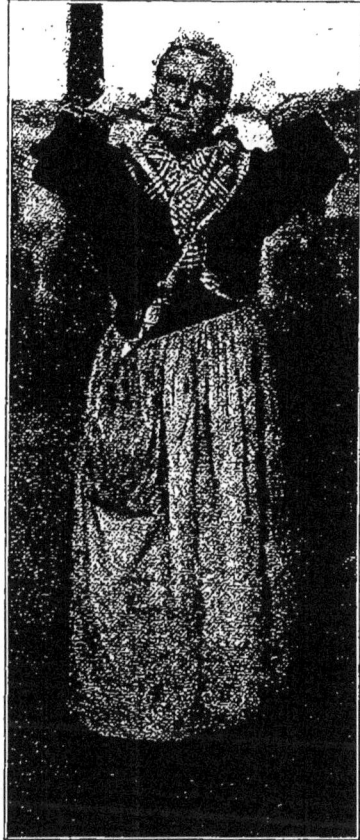

Fig. 66. — Manie chronique. Gesticulation désordonnée; tendances raisonnantes affaiblissement intellectuel (Trénel).

naturellement dans les manies suraiguës où l'obnubilation, la désorientation sont profondes.

Diagnostic. — Autant le diagnostic du syndrome est facile, évident même, autant le diagnostic causal est ardu. Un accès maniaque chez un malade jeune est-il le premier accès d'une folie périodique, le commencement d'une manie chronique, est-il un accès simple ? Il n'y a d'autre point de repère que la marche de la maladie. Il est plus facile relativement de prévoir sous ce masque une démence précoce, une paralysie générale aux signes propres de ces maladies. La manie suraiguë peut être simulée par la folie épileptique, mais ici le caractère d'inconscience, l'automatisme, la monotonie des propos sont en général assez nets; le délire aigu se différenciera par les signes physiques graves, la fièvre, la dysphagie, l'absence de l'état cénesthésique gai. La confusion mentale a aussi son allure, son facies, son obnubilation spéciale.

Le **pronostic** dépend uniquement de l'affection dont la manie est la manifestation. Bénin dans la manie franche, en tant que celle-ci est une maladie spéciale, il devient plus grave dans la folie périodique, fatal dans la démence précoce et la paralysie générale.

Traitement. — L'*alitement* et la *balnéation* en sont les principaux agents. Le *maniaque doit toujours être alité*; au début, on peut avoir une certaine peine à le retenir au lit, mais avec de la persistance, on finit par lui en faire prendre l'habitude; mais il faut pour y arriver un personnel suffisant et bien stylé qui saura agir à la fois avec fermeté et douceur; aussi le placement à l'asile est-il nécessaire.

Dans les premiers jours l'alitement sera permanent; au bout d'un temps qu'indiquera la marche de la maladie, on autorisera le malade à se lever quelques heures. Le lit calme beaucoup mieux le maniaque que la méthode ancienne qui consistait à le laisser libre de se livrer à toute son exaltation, dût-on le mettre nu dans une cellule avec une litière de paille ou de varech.

Dans les manies chroniques l'alitement présente des difficultés d'application; et, en outre, il nous a semblé que, s'il calmait d'une façon appréciable l'agitation du malade, il diminuait le nombre d'heures de sommeil; aussi devra-t-il dans bien des cas être accompagné de l'emploi d'hypnotiques (V. Alitement).

La *balnéation* complète le traitement et se combine très utilement à l'alitement. Les bains tièdes à 34º sont à préférer, les bains très chauds ayant une action excitante; les bains froids ne pourront être que courts et ne s'adressent qu'aux cas suraigus qu'on craint de voir tourner au délire aigu. Les bains tièdes sont plus ou moins prolongés, de trois quarts d'heure à plusieurs heures; on conseille d'arroser la tête d'eau fraîche de temps à autre. En ces dernières années Kræpelin a remis en honneur la méthode de Bonnefous des *bains permanents*. Il laisse des malades au bain des semaines, des mois. Il obtiendrait ainsi une sédation rapide et constante dans les cas les plus aigus. Les extrémités sont enduites d'un corps gras, pour éviter la macération de la peau. Cette méthode, applicable seulement dans les asiles, ne s'est pas implantée jusqu'ici. On a à y redouter des syncopes et l'œdème pulmonaire. La méthode mixte, alitement et bains prolongés, paraît plus pratique et donne des résultats favorables (V. Bains).

L'*enveloppement humide* est à recommander. Les mérites respectifs de l'enveloppement froid et de l'enveloppement tiède sont encore discutés. Les mêmes accidents sont à craindre que dans les bains prolongés et surtout les accidents congestifs. Le malade placé dans l'enveloppement doit être veillé d'une façon continue par une infirmière bien stylée.

Ces divers procédés diminuent considérablement l'emploi des *hypnotiques*. Il ne peut être question ici de passer en revue l'innombrable série des hypnotiques qui ont été inventés depuis quelques années, d'autant plus que tous sont plus ou moins infidèles, suivant les individus.

Aucun ne vaut le chloral (et au besoin son succédané le chloral-amylène ou dormiol) qui, associé au bromure de potassium aux doses moyennes de

2 gr. de chloral et 3 gr. de bromure (et ce dernier particulièrement quand il y a excitation génitale), peut être continué pendant des mois, quoi qu'on ait dit, surtout dans les cas chroniques, sans qu'on puisse constater une action dépressive notable cliniquement sur la circulation. Il est bon néanmoins d'interrompre par période. Cependant nous croyons qu'il faut plutôt écarter le chloral lorsqu'on fait grand usage de la balnéation; on préférera alors soit l'hyoscine ou scopolamine (bromhydrate d'hyoscine, de un quart à 5 milligr. par jour), soit le trional (de préférence au sulfonal, à notre avis) à doses ascendantes de 0,25 centigr. à 1 gr. 50 chez la femme, 2 gr. chez l'homme avec les interruptions nécessaires pour éviter les dangers d'intoxication (hématoporphyrinurie). L'hyoscine s'emploie habituellement en injections sous-cutanées; nous nous sommes bien trouvé de l'utiliser par la voie buccale à doses doubles (0 gr. 005 au maximum), et par la méthode fractionnée comme calmant dans la manie chronique. On a récemment recommandé les injections de morphine-hyoscine (morphine 1 centigr., hyoscine un quart à un demi-milligramme); notons ici que les opiacés sont peu indiqués dans les états maniaques, sauf peut-être à la période de déclin des accès.

Il n'y a pas d'indication particulière pour les autres hypnotiques que nous citons pour être complets et dont l'action, pour tous, s'épuise rapidement : paraldéhyde 5 à 10 gr., hydrate d'amylène 2 à 5 gr., uréthane 1 à 5 gr., hédonal 2 à 3 gr., véronal 0,50 centigr. à 3 gr. Nous rejetterons les divers succédanés du chloral, le chloralose en particulier.   *M. TRÉNEL.*

MANIE RAISONNANTE. — La manie raisonnante est une variété hybride qui participe des caractères cliniques de la manie et du délire systématisé; elle est très fréquente comme forme de manie chronique et de folie circulaire. Le malade est dans un état de perpétuelle surexcitation, d'irritation sourde, de subagitation, il ne peut s'attacher à aucun travail d'une façon suivie, ou se livre à des occupations tout à fait en dehors de sa profession. A l'inverse du maniaque pur, il se montre agressif en paroles, quelquefois en actes, quoique se bornant habituellement aux menaces. Il trouve à redire à tout, dans sa famille il se montre tâtillon, raisonneur, impossible à vivre par ses exigences et ses accusations immotivées contre les siens, par ses propos désobligeants, haineux; dans son atelier, dans son bureau, il sème la discorde par ses insinuations parfois exactes ou au moins habiles, car il a une adresse particulière pour saisir le défaut ou le faible du voisin. Mais sa surexcitation, grâce souvent à un appoint alcoolique, devient enfin de toute évidence morbide, et l'internement s'impose. A l'asile, le maniaque raisonnant se montre insolent, insupportable aux malades et au personnel, il s'ingère en toutes choses, critique tout, dicte à chacun ce qu'il doit faire, ne se montre satisfait de rien, quelque complaisance qu'on mette à se rendre à ses désirs même peu raisonnables; il lui faut la meilleure place, le régime le plus choisi, le lait n'est jamais bon, les fruits sont toujours pourris et ainsi de suite. Il lance des accusations souvent vraisemblables contre les infirmiers, y persiste effrontément quand on lui en démontre la fausseté, donne des conseils au médecin, écrit des lettres aux autorités. L'agitation motrice n'est pas très grande; elle se borne en général à une instabilité, un désordre dans la conduite, une insomnie rebelle. Les hallucinations manquent, les illusions sont peu marquées; il y a surtout des interprétations plutôt fausses que délirantes.

Ce type clinique est loin d'être admis par tous les auteurs et le nom n'en figure même pas dans bien des livres. Il n'en est pas moins vrai qu'il est bien défini, et que le terme de manie raisonnante fait image. Cette question se rattache à celle plus générale (Sérieux) des folies raisonnantes (v. c. m.). Nous donnerons ici quelques lignes d'une lettre d'une malade de ce type, graphomane comme il est fréquent; c'est une circulaire à longs accès de manie raisonnante et à accès mélancoliques courts :

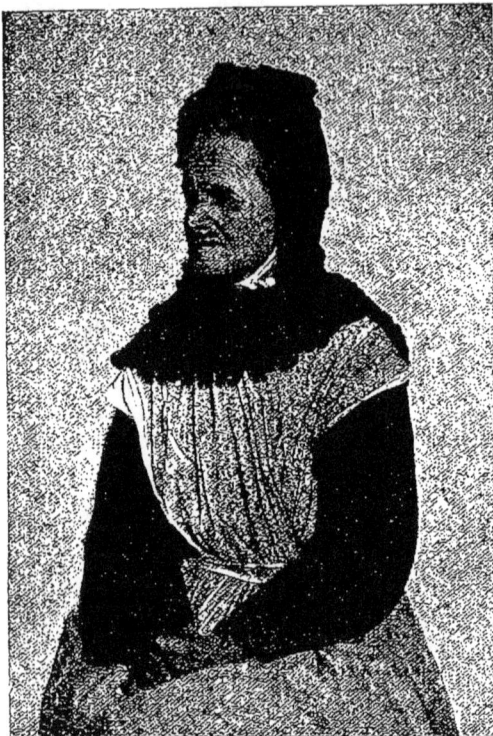

Fig. 67. — Manie raisonnante.
Stade maniaque au cours de la folie périodique.
(M. Trénel.)

« Je reconnais que j'ai été bien malade, cependant je suis heureuse de me rappeler que je n'ai jamais perdu la raison complètement, et, quoique agitée, je voyais tous les abus de ces dames religieuses que vous ignorez probablement; je suis lasse d'être en butte à tant de fourberie, de noirceur. Croyez que ces dames ne sont pas plus parfaites que nous le sommes nous-mêmes, et il y en a précisément une chez nous qui, à force de vivre forcément avec les pauvres aliénées a, dans des moments, de fréquentes absences.... »

Suivant les cas, c'est l'*allure maniaque* ou le *caractère paranoïque* qui domine. Le diagnostic des formes de passage reste donc assez difficile. C'est ainsi que la malade dont nous avons transcrit quelques lignes fut longtemps considérée comme une quérulante, quand se développa subitement une dépression mélancolique. Ce qui caractérisera le mieux la manie même la plus raisonnante, c'est la conservation d'une certaine euphorie qu'on ne rencontre pas chez les persécutés ordinaires, mis à part les mégalomanes, qui par ailleurs sont bien reconnaissables; les allures, l'expression gaie et moqueuse du visage sont aussi tout à fait autres que dans la paranoïa.

M. TRÉNEL.

MANNE EN LARMES. — Suc épaissi à l'air obtenu par incision de l'écorce du *Fraxinus Ornus* (Oléacées).

La manne est un purgatif doux, à action lente. En raison de son goût agréable, rappelant celui du miel, c'est le purgatif de choix pour les enfants.

On donne la manne à la dose de 2 gr. par année d'âge; on fait dissoudre à chaud, on passe à travers un linge, et on fait prendre le médicament dans du lait.

La manne fait partie de l'apozème purgatif du Codex et de diverses préparations utilisées en médecine infantile.

Apozème purgatif, médecine noire (Codex).

Folioles de séné mondées.	10 grammes.
Rhubarbe de Chine concassée	5 —
Sulfate de sodium officinal.	15 —
Manne en larmes	60 —
Eau distillée bouillante	100 —

Électuaire (Enfants).

Manne.	15 grammes.
Magnésie hydratée.	5 —
Miel blanc	10 —
Par cuillerées à café.	

E. F.

MANŒUVRES. — Un certain nombre de procédés opératoires, appelés *manœuvres*, notamment en obstétrique, sont désignés par des noms propres.

Les plus usuelles de ces dénominations sont les suivantes :

Manœuvre de **Amussat.** — Pour l'expulsion des corps étrangers de l'urètre. Pincer le méat au moment de la miction pour distendre l'urètre.

— **Champetier de Ribes.** — Ayant pour but l'engagement de la tête dernière, dans les bassins étroits.

— **Van Huevel.** — Section de la colonne vertébrale et cathétérisme du canal rachidien, dans les cas d'hydrocéphalie.

— **Jacquemier.** — Destinée à dégager les épaules.

— **La Chapelle** (Mme). — Mouvement de spire de la branche antérieure dans les applications de forceps.

— **Mauriceau-Pinard.** — Dégagement de la tête fœtale dans l'accouchement par le siège.

— **Pinard.** — Abaissement prophylactique du pied dans la présentation du siège décomplété (mode des fesses).

MARCHE (**TROUBLES**). — V. Motilité.

MARIAGE. — Le cadre de cet article étant forcément restreint, nous nous préoccuperons ici des questions strictement médicales, laissant à dessein de côté ce qui est sociologique et démographique.

Des aptitudes au mariage. — Le devoir du médecin, ainsi que l'a magistralement exposé Pinard, est de diffuser les notions indispensables au perfectionnement de l'institution du mariage. Il est en effet des conditions physiques, morales et sociales, qui font de certains individus des êtres plus aptes que d'autres au mariage, « association de l'homme et de la femme ayant pour but la reproduction et par cela même la constitution d'une famille ». La femme, nous dit en effet Pinard, se marie souvent trop tard, et a trop tard des enfants; la stérilité lui est d'un autre côté funeste. La femme en effet, est particulièrement apte au mariage pendant la période de fertilisation, de 20 à 45 ans, et surtout de 20 à 30 ans. Les femmes célibataires, pendant ces périodes offrent une léthalité plus lourde que les femmes mariées; elles sont également infiniment plus exposées dans l'avenir aux fibromes. La maternité tardive ne met pas d'ailleurs à l'abri de ceux-ci, et « sur 100 femmes devenant mères pour la première fois à 30 ans ou plus, il y en a 20 au moins atteintes de fibromes » (Pinard). En revanche, au-dessous de 20 ans, la mortalité des jeunes mères est plus forte que la mortalité des célibataires.

De même, la santé physique et morale de l'homme a tout à gagner au mariage précoce, entre 22 et 25 ans. — Il convient d'ailleurs de moraliser l'acte sexuel, de diffuser la puériculture avant la procréation. Plus d'enfants du hasard! tous les hommes devraient être convaincus de la gravité de la conception; et le médecin se doit de limiter dans la mesure du possible la naissance des enfants d'épileptiques, d'alcooliques ou d'aliénés. Enfin, comme le fait encore remarquer Pinard, il faut lutter contre la misère sociale, et travailler à l'amélioration sociale de la mère : à quoi bon avoir des enfants, si chaque accroissement de la famille n'est qu'une chute plus profonde dans la misère? Aussi, le rôle social du médecin peut-il et doit-il être considérable; son devoir est de s'attacher à sauver l'enfant, à défendre la mère, et par là même il protégera l'adulte contre le suicide, le mariage même contre tous les facteurs de dissolution qui l'assaillent, et assurera la pérennité de l'espèce.

Empêchements au mariage. — Ils sont d'origine et de valeur diverses. Le médecin peut avoir à émettre son opinion, indulgente ou dirimante, à leur égard; il peut être, et c'est le cas le plus fréquent, sollicité de révéler le passé morbide d'un jeune homme ou d'une jeune fille, parfois de toute une série d'ascendants. Nous verrons la valeur de certains arguments, et la conduite à tenir vis-à-vis des quémandeurs indiscrets.

Age. — L'âge des conjoints présente une importance extrême pour les époux eux-mêmes et pour la descendance. La mortalité des jeunes hommes, mariés au-dessous de 24 ans, et des jeunes femmes, au-dessous de 18 ans, est sensiblement plus considérable que celle des célibataires de même âge. On devra donc, d'une façon générale, déconseiller les mariages précoces, tout en tenant compte, le cas échéant, des races et des habitudes.

Consanguinité. — On a longtemps considéré la consanguinité comme coupable de toutes les calamités. De même que l'onanisme amenait la déchéance fatale de l'individu, de même la consanguinité, dans les vieux traités médicaux, déterminait pour le moins le bec-de-lièvre, et le plus souvent l'idiotie et la surdi-mutité. Dès que l'on eut transporté la question du domaine de la fable médicale sur le terrain de la biologie, quand on vint à étudier non plus des travaux, répertoire d'anecdotes indéfiniment recopiées, mais des expériences de zootechniciens, des comptes rendus d'explorations ethnographiques, on reconnut que la puissance et les effets de la consanguinité se confondaient avec ceux de l'hérédité morbide banale. Les mariages consanguins se contentent d'additionner les qualités ou les défauts des procréateurs; le seul danger vient de ce que des individus voisins courent le risque de présenter le même terrain, le même vice, et que la sélection du caractère dominant sera fatalement assurée. La race ne dégénère en zootechnie qu'à la suite de ces accouplements incestueux, réalisés expérimentalement, mais que l'on ne rencontre jamais chez l'homme actuel, du moins légalement. Il faut donc tenir pour véridiques les conclusions suivantes sur l'effet de la consanguinité : « De tous les faits qui ont été apportés comme preuves de son influence nocive et prétendue mystérieuse, il n'en est aucun où l'on ne puisse ramener l'étiologie des accidents constatés, soit à l'action de causes tout à fait étrangères à la parenté, soit au fonctionnement de l'un des modes de l'hérédité, » en se rappelant encore une fois que la consanguinité « favorise aussi bien l'hérédité saine que l'hérédité pathologique » (Brassart, Th. 1905).

États morbides antérieurs. — D'une façon générale, on déconseillera le mariage à tous les porteurs d'une affection chronique dont l'évolution, sans rien préjuger de rémissions possibles, mais incertaines et trompeuses, ne permet aucun espoir de guérison. On doit ainsi interdire absolument le mariage aux *paralytiques généraux*, aux *épileptiques*, aux femmes atteintes de *rétrécissement mitral* insuffisamment compensé, à tous les *aortiques* (insuffisance, anévrisme), aux *tuberculeux avancés*. Sans le leur défendre absolument, il faut en dissuader les *alcooliques*, les *tuberculeux* en général et les *hystériques*, loin de le conseiller à ces derniers en tant que méthode thérapeutique. On l'interdira formellement enfin aux *invertis-nés* et aux *impuissants*, que leurs familles, à défaut de leur propre initiative, poussent souvent brutalement au mariage dans une illusoire et désastreuse espérance de cure matrimoniale. — On peut être fort embarrassé vis-à-vis de certaines formes d'*aliénation* à rémissions prolongées, à longues intermittences; on peut observer, en effet, le malade dans un intervalle lucide. Ces différentes possibilités réclament la plus grande circonspection de notre part.

De toutes les maladies à propos desquelles l'intervention médicale peut et doit être efficace, la *syphilis* est peut-être la plus fréquente; elle est à coup sûr la plus grave, étant donnée sa haute contagion. Quand chez un candidat au mariage se découvre la syphilis, notre devoir est de le prévenir d'urgence s'il s'agit d'un homme. S'il s'agit d'une femme « folle de son corps » selon la vieille expression, la discrétion serait pure folie vis-à-vis d'elle; mais si l'on se trouve en présence d'une femme ou d'une jeune fille, ignorante de la nature et de l'origine habituelle des accidents dont elle souffre, la plus grande prudence s'impose; et l'on se gardera de lui révéler la nature du mal, tout au moins avant de mieux connaître les circonstances étiologiques. — Si le malade est un fiancé que le chancre surprend peut-être à la veille d'un mariage, on doit lui interdire absolument cette union : il doit remettre ou rompre. Enfin, s'il s'agit d'un ancien syphilitique demandant s'il peut enfin se marier, « vous devez vous inquiéter de l'âge de sa syphilis, de la gravité des accidents, du traitement qu'il a suivi, de la durée des périodes de rémission, et particulièrement de la date des derniers accidents » (Brouardel). D'une façon générale, on peut permettre le mariage après 4 ans à dater du contage, pourvu qu'en les 18 derniers mois ne se soit manifesté aucun accident spécifique (V. Syphilis).

Défaut de consentement. — On a pu réclamer des expertises médicales aux fins de savoir si le mari ou la femme étaient capables de discerner leurs actes au moment de l'union; nous ne savons si des cas analogues se sont présentés pour des candidats au mariage. Quoi qu'il en soit, le médecin aurait à examiner la capacité mentale du sujet, aliéné ou idiot, aphasique ou sourd-muet peut-être, qui lui serait présenté.

Du secret médical avant le mariage. — Le secret, ici comme en tous cas, doit être absolu. De quelque façon que l'on puisse être sollicité, on doit toujours se taire, ne pas même donner de bons renseignements, de peur de voir interpréter défavorablement un silence éventuel.

On peut se trouver en des conditions particulièrement pénibles, connaître par exemple la syphilis d'un individu sans moralité dont l'indifférence se rit des objurgations ou des menaces. On n'a dans ce cas qu'une ressource : chercher à faire échouer le mariage par des voies extra-médicales, pour une question d'argent, d'assurances sur la vie par exemple, comme le fit un jour Brouardel. Mais on ne doit jamais dévoiler un secret connu *au cours* et *à propos* de l'exercice professionnel.

Questions médicales au cours du mariage. — Ces questions sont extrêmement nombreuses : les gens mariés, en dehors des accidents morbides communs à tout individu, en présentent de spéciaux liés à la vie sexuelle, à la grossesse, à l'accouchement, aux enfants.

Du secret médical pendant le mariage. — On doit prendre garde de ne rien révéler au mari de ce que la femme a pu vous faire connaître, et réciproquement. On doit être particulièrement attentif à ne se point trahir si les deux conjoints viennent consulter ensemble. Enfin, on doit être circonspect en ce qui concerne les demandes de certificats, les diverses attestations, si anodines soient-elles en apparence. On n'oubliera pas qu'il faut certifier seulement ce que l'on peut constater au moment même de l'examen, et, d'autre part, que le mari ne peut vous délier d'un secret qui intéresse sa femme en même temps que lui, sans le consentement formel de celle-ci, et inversement.

Du reste, il faut avoir comme principe général de ne donner de certificats que le moins possible, et de profiter de la levée du secret seulement avec des garanties formelles de sécurité, dans des circonstances et un but bien spécifiés, de grande et haute importance.

États morbides et mariage. — D'une façon générale, le mariage a une influence favorisante sur la durée de la vie : les gens mariés meurent plus tard et se suicident moins que les célibataires. Mais il est un danger particulier qui découle de la cohabitation normale des époux, nous voulons parler de la contagion des maladies atteignant un conjoint. On n'a plus à faire la preuve de la propagation de la *tuberculose* dans les agglomérations insalubres, les *fièvres éruptives* s'y transmettent aisément encore. Il est un certain nombre de troubles morbides sur la contagiosité desquels on est encore incertain, tels sont le *diabète*, le *cancer*. On ne sait comment interprêter les cas où le mari et la femme ont présenté des accidents similaires de cette nature.

Tout particulièrement fréquentes et contagieuses dans le mariage sont la *gonococcie* et la *syphilis*. La première présente des caractères en général faciles à retrouver : chez la femme existe une complication redoutable, la stérilité. Nous n'insisterons pas sur les règles déontologiques concernant la blennorragie ; l'on aura vis-à-vis d'elle les précautions et les devoirs que l'on doit exercer vis-à-vis de la syphilis. Les problèmes soulevés par cette dernière maladie sont multiples, et l'on ne s'entourera jamais de précautions trop grandes dans l'examen des syphilis conjugales.

Quand une personne mariée se révèle entachée de spécificité, on doit l'en avertir de suite si c'est un homme, en prenant bien entendu toutes les précautions propres à diminuer le pénible de cette première impression. Dans certains cas, les hésitations, l'ignorance sincère du mari peuvent faire naître des doutes sur la provenance première de la syphilis. On doit dans ces cas s'efforcer de voir la femme seule, sous peine de mettre le mari sur la voie des relations extra-conjugales de sa femme. De même, si l'on voit la femme tout d'abord, on ne lui révélera jamais la nature de sa maladie ; on s'arrangera pour connaître le mari. Il sera bon de lui montrer qu'il a tout à gagner, dignité, facilité de traitement et de prophylaxie pour les enfants, en révélant à sa femme la situation précise. Si la femme est intelligente et courageuse, elle comprend et pardonne ; et les syphiligraphes rapportent de nombreux exemples de cette attitude. En tout cas, on ne doit abandonner d'ordonnances révélatrices qu'aux mains de gens dûment prévenus et au courant de leur maladie ainsi que des soins prolongés à prendre pour eux-mêmes et les autres. Rien n'est aussi lamentable que d'entendre par exemple en public un homme raconter l'ennui éprouvé jadis, lorsque pour un mal aux yeux persistant, il dut, sur prescription médicale, se faire alternativement des frictions aux flancs et aux jarrets, ou une femme reconnaître avec satisfaction que les *piqûres d'hydrargyre* lui font le plus grand bien.

Il est enfin toute une série d'états morbides qui rendent pour la femme ou le mari non tarés l'existence conjugale un supplice de tout instant. Souvent même, il y a de la part d'un époux aliéné menace de mort incessante pour l'individu sain ; le médecin peut avoir à constater ce danger permanent. Enfin, la déchéance intellectuelle, les actes délictueux vis-à-vis d'autrui peuvent provoquer une demande de divorce. Il faut se défier, notons-le spécialement, de ce que racontent l'homme ou la femme. Tous les deux, mais celle-ci davantage, mentent hardiment, exagèrent pour le moins, dès qu'il s'agit des sévices de leur associé. Les mythomanes, il en est des exemples historiques, n'hésitent point à forger de toutes pièces de merveilleux romans qu'elles soutiennent contre l'évidence. Ces réserves faites, nous signalerons les différentes formes d'*aliénation mentale* dans le sens le plus compréhensif du terme, les *intoxications habituelles* (alcool, éther, cocaïne, morphine), l'*épilepsie*, comme propres à créer les situations auxquelles le médecin pourra se trouver appelé à fournir quelque solution. L'épilepsie notamment présente un intérêt d'autant plus grand qu'elle est facilement méconnue : les attaques peuvent se réduire au drame d'un instant, atroce néanmoins, viol, impulsion homicide ou incendiaire, fugue, suicide. Enfin, l'épileptique peut présenter à la longue une déchéance extrême, un état crépusculaire marqué. On voit donc quelles graves questions de responsabilité peuvent être évoquées ici.

Influence réciproque de l'état mental des conjoints. — La promiscuité continuelle amène peu à peu une ressemblance mentale des deux individus; elle peut aussi creuser un abîme, créer une hostilité terrible. En général cependant, la première éventualité se réalise le plus souvent, d'où le suicide à deux, la folie à deux. Mais souvent encore, un des caractères est plus fort que l'autre, l'homme ne l'emporte pas forcément du reste, et le crime peut être commis à l'instigation première de celui-ci ou de celle-là. L'association est prête à accueillir toutes les obsessions, toutes les phobies de l'un ou de l'autre; la femme troublée, intoxiquée sans cesse par la menstruation, éventuellement par une grossesse, plus tard par la ménopause, a sur l'homme une influence dépressive considérable. Que l'on joigne à cela la mythomanie, le pithiatisme, la pathomimie, ce besoin de mise en scène qui est le propre de ce qu'on appelait autrefois le tempérament hystérique, si banal chez la femme, que l'on note entre les époux une différence d'âge parfois considérable, le mari étant de beaucoup le plus jeune, et l'on comprendra facilement le mot de Lasègue : c'est la femme qui parle de se suicider, et c'est l'homme qui se tue (V. Folie a deux).

La vie sexuelle. — Les questions sexuelles reviennent fréquemment dans les instances de divorce et les demandes en nullité de mariage. Il peut s'agir tantôt d'une erreur de sexe (*hermaphrodisme*), tantôt d'*impuissance* ou de *stérilité*. Pour ces différents points, des certificats seront sollicités: mais il convient d'être fort circonspect ici et de ne point se laisser influencer par les commérages et les racontars : on doit toujours penser d'ailleurs à la simulation. Enfin il est de notoriété évidente qu'en toutes questions de sévices ou injures graves, les diverses parties tendent, même de bonne foi, à exagérer considérablement les événements. Il est bon aussi de ne jamais s'en rapporter uniquement aux certificats médicaux que l'on vous présente (V. Impuissance, Infantilisme, Onanisme, Satyriasis, Stérilité).

Si l'on était éventuellement sollicité de procéder à la *fécondation artificielle* (v. c. m.), il conviendrait de s'entourer de toutes les garanties susceptibles de mettre à couvert sa responsabilité.

Une des questions les plus poignantes qui se puisse trouver posée au médecin concerne la *virginité* de la femme. Le public non médical croit encore couramment qu'une résistance variable mais constante doit être vaincue par l'homme au premier rapprochement avec une fille vierge, et qu'un écoulement sanguin doit fatalement se produire. Cette notion classique est radicalement fausse. Les variétés de l'hymen sont fort nombreuses, et comme l'ont montré les accoucheurs surtout, un grand nombre de membranes supportent sans la moindre déchirure l'introduction facile du membre érigé. L'hymen est souvent assez lâche, assez effacé pour ne céder qu'au premier accouchement; il en résulte que souvent l'homme ne perçoit pas les sensations auxquelles il s'attend, et beaucoup de scandales, de divorces ou tout au moins de suspicions seraient évités si ces notions exactes pouvaient être diffusées. Réciproquement, l'hémorragie au moment d'un rapport ne saurait prouver la virginité; il peut y avoir maladresse, involontaire de la part de l'homme, voulue de la part de la femme, traumatisme par une verge volumineuse, etc. — Pour des raisons analogues, l'intégrité d'un hymen à orifice étroit ne saurait prouver inversement la virginité de façon rigoureuse : Brouardel a montré d'ailleurs qu'après un rapport unique, les fragments de l'hymen déchiré, au lieu de se ratatiner en caroncules plus ou moins morcelés, pouvaient se coapter parfaitement et reconstituer une membrane intacte que balafre seul un trait cicatriciel linéaire. — L'expert peut être appelé à examiner une femme se plaignant d'avoir été contrainte à des *rapports contre nature*. Il est parfois difficile de faire la preuve des faits allégués.

Grossesse. — Les questions médicales ou médico-légales se rattachant à la grossesse sont innombrables. Ne peut-on pas en effet avoir à diagnostiquer une grossesse nerveuse, ou même à déjouer une simulation plus ou moins romanesque ou intéressée. Une question, grave entre toutes, se pose également : une syphilitique est enceinte, la grossesse sera-t-elle menée à terme? Des fausses couches répétées ne mettront-elles pas sur la voie du diagnostic de spécificité l'entourage, la famille, le mari ou la femme, si l'un ou l'autre ont caché au conjoint l'infection acquise? Autant de problèmes que le médecin peut avoir à résoudre, et auxquels il lui faudra trouver une solution honorable, souvent délicate. La question des soins à donner à une syphilitique est également des plus épineuses : la sage-femme appelée doit être mise au courant par le médecin. Celui-ci peut le faire sans hésitation, la sage-femme étant tenue au secret professionnel.

Enfin, le médecin peut avoir à rechercher l'âge d'une grossesse, à vérifier la possibilité, la date d'un accouchement, à débarrasser *légalement*, souvent en secret, un ménage ou une femme isolée du produit mort d'une conception avortée, à évaluer le degré de responsabilité d'une femme atteinte de troubles psychiques au cours de la gravidité, manie puerpérale, kleptomanie [V. Grossesse (Médecine légale)].

Descendance. — L'hérédité pèse lourdement sur l'enfant. Directe ou croisée, elle transmet la tare du procréateur ou une tare analogue. Un épileptique n'engendre pas forcément un épileptique; un alcoolique peut procréer un sourd-muet ou un idiot. Il ne faudrait pas exagérer d'ailleurs ces données. Les comitiaux peuvent avoir des enfants sains; les enfants des paralytiques généraux présentent des troubles dépendant de l'alcoolisme ou de la syphilis familiale, mais la proportion des enfants normaux est très forte si l'on considère une période également éloignée de l'infection syphilitique et de la cachexie démentielle terminale. Le pronostic doit toujours être très réservé cependant.

Nourrices et syphilis. — C'est là une question difficile s'il en fut. La conduite du médecin est toute tracée, mais les préceptes sont malaisément applicables souvent. Tout enfant entaché d'hérédo-syphilis ou soupçonné de l'être doit être nourri par sa mère ; il le peut sans que celle-ci (du moins en général), sans que lui-même, s'il semble sain, aient à redouter de contagion.

A défaut de la mère, on peut prendre une nourrice, mais seulement si celle-ci est syphilitique. Ces données ne souffrent pas d'exception; il faut agir de même, que le père ait seul manifesté des accidents ou que la mère en présente, que l'infection soit ancienne ou récente, que le traitement ait été strict et continu ou insuffisant. On ne peut faire appel à une nourrice saine que pour un nourrisson d'au moins 6 mois n'ayant jamais rien montré de suspect, ou pour un enfant né de parents anciennement spécifiques, ayant suivi continuellement un traitement sérieux, ne présentant ni l'un ni l'autre d'accidents depuis plusieurs années. Les choses sont évidemment très délicates si l'hérédo-spécifique qui vient au monde se révèle entaché d'une syphilis jusque-là ignorée du médecin et sans doute d'un des conjoints au moins. Enfin, il faut prendre les mêmes précautions si l'infection syphilitique s'est produite dans les deux derniers mois seulement de la grossesse (Fournier, Mauriac, Thibierge). Sous aucun prétexte, on ne doit laisser contaminer la nourrice. On doit au besoin cesser les visites à l'enfant et aux parents si ceux-ci veulent passer outre. Si la nourrice est contaminée, il n'y a plus, avec Fournier, qu'à conseiller aux parents d'avouer, de payer, et de conserver la nourrice. S'il survient une nourrice saine, on doit se hâter de la faire partir avant qu'elle ne soit contaminée. Si les parents refusent, Fournier admet que l'on doit se retirer, non sans avoir laissé aux parents une prescription pour l'enfant. Au bas de l'ordonnance, mais *au-dessus* de la signature, on mentionnera l'impossibilité absolue de continuer l'allaitement par la nourrice. Vis-à-vis de celle-ci, on est lié par le secret dû aux parents. Si cette femme vient vous consulter, adressez-la à ses maîtres, conseillez-lui d'aller voir un autre médecin (V. ALLAITEMENT).

Médecin et divorce. — Nous avons insisté plusieurs fois déjà sur les circonstances dans lesquelles on pouvait consulter le médecin en vue d'un divorce ou d'une demande en nullité. Nous n'y reviendrons pas. Il faut rappeler simplement qu'un conjoint ne peut vous délier du secret dû tout ensemble au mari et à la femme, et que dans toutes les circonstances visées, les exagérations et le mensonge sont de règle. On sera très avare de certificats, et l'on refusera toujours de se laisser délier du secret : il en est une raison fort simple à donner, c'est que les révélations consécutives peuvent de beaucoup dépasser l'effet cherché, et celui-là même qui vous relevait de votre obligation professionnelle, vous poursuivra : peut-être même, s'il venait à décéder, quelqu'un de la famille entreprendrait-il les poursuites pour son compte personnel. Si l'on exige cependant une attestation, faites observer encore que la preuve est souvent difficile à faire, et toutes fois que possible, délivrez des ordonnances. Celles-ci, dans un cas de syphilis par exemple, sont assez significatives en elles-mêmes pour éclairer la conscience des juges. D'ailleurs, votre rôle est d'apaiser les esprits, non de leur fournir des armes. Il convient au médecin de modérer son client, de lui montrer les voies hasardeuses, incertaines, en lesquelles il veut s'engager; c'est ainsi qu' « en matière de divorce, la syphilis n'intervient guère que lorsque sa communication d'un époux à l'autre constitue le grief principal permettant d'engager l'instance. Elle intervient alors à titre d'injure » (Thibierge). Si toutes les remontrances échouent, il reste, en dernière ressource, à conseiller au demandeur de provoquer une expertise. Elle seule pourra établir les faits en litige, sans porter atteinte au secret médical.

Paiement des honoraires ; devoirs respectifs des époux. — La loi admet entre les époux des devoirs de secours et d'assistance réciproques. — Sous le *régime de la communauté*, « si le mari est insolvable, la femme est tenue de lui porter secours sur ses biens personnels, par conséquent, elle peut être actionnée personnellement par le tiers créancier... pour soins médicaux. Lorsque, au décès du mari, la communauté est insolvable, la femme, même renonçante, doit être obligée à payer les honoraires médicaux dus par son mari : elle ne fait qu'acquitter une dette personnelle, mise à sa charge par la loi du mariage ». — Sous le *régime dotal*, « avec stipulation de communauté réduite aux acquêts, le recouvrement des honoraires du médecin pour soins donnés à la femme peut être poursuivi contre celle-ci, alors même que cette dernière aurait renoncé à la communauté d'acquêts. Toutefois le médecin ne peut exercer ses poursuites que sur les biens provenant de la société d'acquêts ayant existé entre lesdits époux, et non sur les biens dotaux de la femme ». Lorsqu'il y a *séparation de biens*, le mari est tenu de payer au médecin les honoraires qui lui sont dus pour soins donnés à la femme, avant comme après la séparation, si la femme n'a pas de ressources lui permettant de se libérer elle-même. La réciproque est également vraie pour les obligations de la femme vis-à-vis du mari. Mais « lorsqu'à la suite d'une demande en séparation de corps qui a été repoussée, deux époux continuent à vivre séparés, le médecin qui donne des soins à la femme en connaissant la situation de celle-ci n'a d'action que contre elle, si le mari ne s'est pas reconnu débiteur envers lui et qu'il serve à sa femme une pension suffisant à ses besoins ». — Une *action en divorce* ne modifie en rien le régime matrimonial des époux. « Les soins donnés *après le divorce* sont à la charge exclusive de l'époux qui les a reçus. » (Floquet.)

On sait que le médecin jouit d'un *privilège pour le paiement de sa créance après faillite ou décès*. Il est raisonnable et logique d'admettre que le privilège édicté s'applique aux soins donnés à la femme du failli aussi bien qu'à ce dernier.

Un médecin soignant femme ou mari à raison d'une maladie vénérienne ou de toute autre affection que l'époux atteint veut dissimuler à l'autre, peut-il, au cas du décès éventuel de son client, poursuivre auprès du survivant le recouvrement de ses honoraires ? — Nous n'avons, en aucun ouvrage, trouvé l'exposé de ce singulier problème. Nous croyons nous conformer cependant aux règles rigoureuses de la déontologie en pensant qu'en un tel cas, le médecin doit purement et simplement abandonner, oublier sa créance. Il est strictement lié par le secret professionnel, et toute réclamation romprait celui-ci.   *FRANÇOIS MOUTIER.*

ARIE (MALADIE DE). — V. Acromégalie, Cervelet (Hérédo-ataxie cérébelleuse).

ARISQUE. — V. Hémorroïdes.

MASOCHISME. — V. Perversions sexuelles.

MASQUE DES FEMMES ENCEINTES. — V. Grossesse.

MASSAGE MÉDICAL. — Dans cet article sont éliminées toutes les maladies d'ordre chirurgical, telles que : les entorses, les synovites, les arthrites avec ou sans myopathies, les ankyloses, les fractures, les scolioses, les affections gynécologiques.

Action physiologique du massage. — Le massage favorise les fonctions de la *peau*, en facilitant le renouvellement de ses cellules, la circulation capillaire, et détermine des réflexes qui augmentent les échanges. Pour les *muscles*, c'est un excitant mécanique qui provoque leur contraction et par suite y détermine une activité circulatoire plus grande. La *circulation* est en effet sensiblement modifiée par le massage qui dilate les vaisseaux périphériques par la mise en jeu des vaso-moteurs, en même temps qu'il augmente mécaniquement le débit sanguin. Cette accélération circulatoire favorise l'*absorption* et les *sécrétions*, en même temps qu'elle augmente la *calorification*. Tous ces effets ajoutés produisent sur l'organisme tout entier des modifications constatables par l'analyse des urines et permettent de conclure à l'action efficace du massage sur la *nutrition*.

Technique. — Il est indispensable de connaître la technique et l'action des diverses manipulations du massage pour en tirer des indications exactes. Les principales manipulations employées sont : la *pression*, la *friction*, l'*effleurage*, le *pétrissage*, les *malaxations*, les *vibrations*, les *trépidations*, les *hachures*.

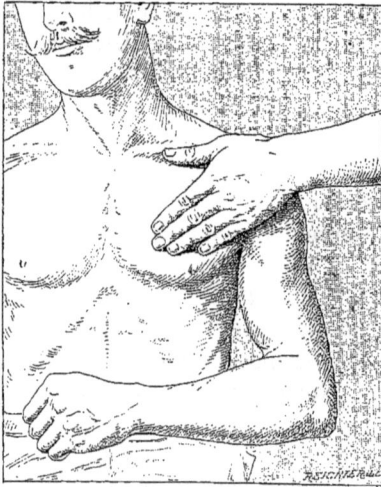

Fig. 68. — Friction.
(Durey, in *Les agents physiques usuels*).

La *pression* se fait la main à plat en appuyant plus ou moins fortement sur les tissus, sa principale action a lieu sur la sensibilité (hyperesthésie).

La *friction* est comprise diversement. Pour les uns, elle est une manœuvre demandant une certaine énergie, de façon que la main, faisant autant que possible corps avec le tégument, déplace ce dernier sur les plans profonds (fig. 68). Elle jouerait ainsi une action analogue à celle du pétrissage. Pour les autres, elle n'intéresse que les téguments et se fait avec les deux mains appliquées par toute la surface palmaire et se déplaçant rapidement à la surface de la peau sur laquelle elle n'exerce qu'une pression modérée, mais suffisant à provoquer une excitation cutanée se traduisant par une sensation de chaleur.

L'*effleurage* est une des manipulations les plus employées. Il se fait :

1° Avec *la pulpe des doigts et la paume de la main*. Les doigts doivent

être souples, dans l'extension incomplète (fig. 69). La main se déplace sur
la peau dans une direction centripète, d'un seul mouvement ininterrompu
intéressant un peu
plus que les limi-
tes de la région.
Après chaque
mouvement, la
main revient à son
point de départ
tout en gardant
contact avec le
peau.

2° *Avec le pou-
ce* : l'axe du pouce
doit se confondre
avec l'axe du mou-
vement qu'il exé-
cute ; c'est la pul-
pe du pouce qui
agit, le doigt
étant légèrement
fléchi.

3° *Avec les
doigts* légèrement écartés sans raideur, dans l'extension incomplète.

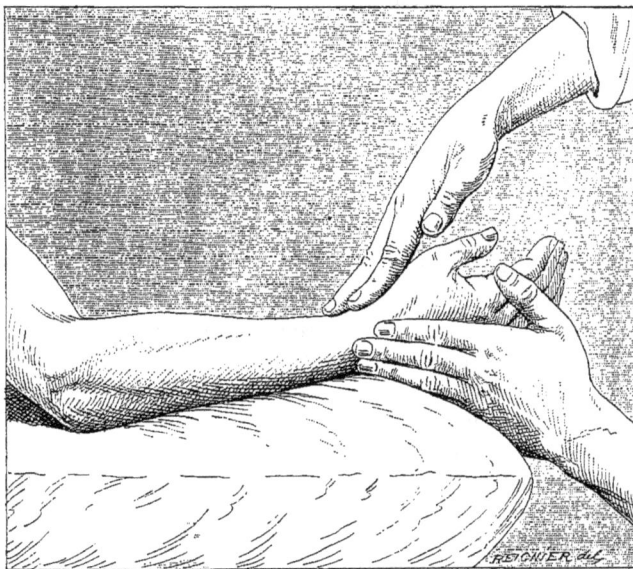

Fig. 69. — Effleurage (Durey).

L'effleurage,
dans tous ces cas,
peut être *super-
ficiel*, c'est-à-dire
déprimer légère-
ment la peau et
n'avoir alors que
des effets sur la
sensibilité péri-
phérique, *ou pro-
fond*, et dans ce
cas agir sur la cir-
culation.

Le *pétrissage*
(fig. 70). Entre la
paume de la main,
les quatre doigts
réunis et le pouce
leur faisant op-
position, les
téguments sont
saisis et exprimés

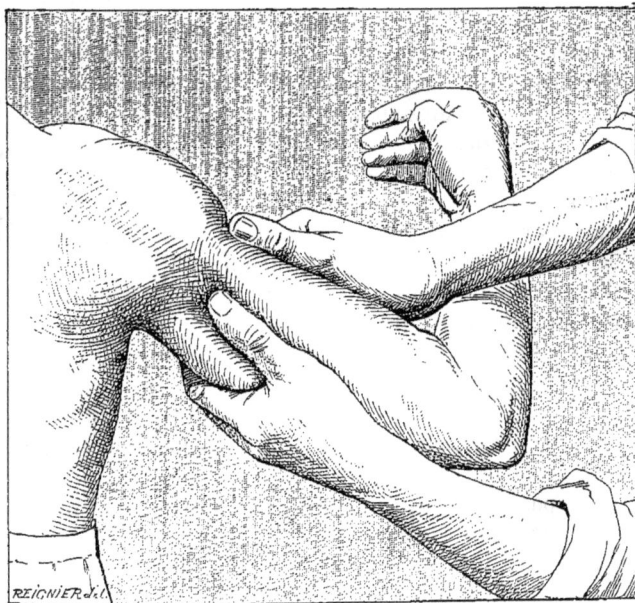

Fig. 70. — Pétrissage (Durey).

comme on le ferait d'une éponge, en même temps qu'on cherche à les détacher des parties profondes. Chaque prise ainsi faite reprend en même temps que la région voisine une partie de la région qu'elle vient d'abandonner. La force déployée par la main est surtout employée au mouvement d'arrachement et peu au mouvement d'expression. Les mouvements ne doivent pas se succéder trop rapidement. Aux membres, les mains agissent parallèlement en se faisant face. Le pétrissage convient à merveille pour provoquer la résorption des exsudats et de la graisse accumulée dans les tissus.

Les *malaxations* ne sont qu'une variété du pétrissage, dans laquelle les tissus sont saisis entre les deux mains dont les faces palmaires se regardent et écrasent entre elles les téguments en exécutant des mouvements contrariés, de telle sorte que le talon d'une main fasse rouler, sous une forte pression, les tissus saisis contre la face palmaire de l'autre main, cette dernière n'ayant qu'une action de résistance passive. Les malaxations ont des effets analogues à ceux du pétrissage, mais ne peuvent s'employer que dans des régions où les tissus sont assez volumineux et assez mobiles : l'abdomen par exemple.

Les *vibrations* s'exécutent avec la main à plat et prenant contact avec les téguments par toute la face palmaire; tandis que l'avant-bras forme une tige rigide, l'articulation du poignet étant immobilisée, et que le muscle biceps est animé de secousses vibratoires verticales d'amplitude très faible et de fréquence assez grande. Tout en transmettant ces vibrations aux tissus, la main peut se déplacer. Les vibrations ont une action sédative.

Les *trépidations* ressemblent aux vibrations, mais en diffèrent en ce que les secousses qui les constituent sont moins rapides, ont une plus grande amplitude, et qu'elles se font avec une certaine souplesse dans l'avant-bras et le poignet, permettant d'exécuter des saccades en zigzag dont chacune constitue un mouvement volontaire commandé, alors que dans les vibrations les muscles sembleraient plutôt être dans la phase des excitations répétées qui précède l'apparition du tétanos musculaire physiologique. Dans la trépidation, c'est plutôt la pulpe des doigts qui entre en contact avec les téguments, et la pression exercée est plus grande.

Les *hachures* se font avec les mains placées de champ par rapport à la région intéressée et se regardant par les faces palmaires, les doigts tenus légèrement écartés, le poignet souple. Dans ces conditions, chaque main s'abat alternativement en venant frapper par le petit doigt sur lequel les autres doigts viennent se réunir en produisant un léger choc sur la région. A peine ce choc s'est-il produit que la main se relève pour se rabattre aussitôt, tout en croisant l'autre main dans l'air (fig. 71).

Le massage est pratiqué habituellement sur le malade étendu, afin d'obtenir la résolution musculaire complète. Le lit, la chaise longue ou la table employés ne doivent pas être trop hauts ni trop bas, afin que l'opérateur évite la fatigue due aussi bien à un massage fait avec les bras trop élevés qu'à celui pour lequel il serait obligé de trop se courber. Pour le massage abdominal il existe des lits spéciaux avec dossier oblique, à crémaillère, et support spécial pour les pieds, qui, tout en évitant la position horizontale, s'il y a lieu de l'éviter, permettent un relâchement complet de la paroi

abdominale. Le masseur facilite le glissement de ses mains en les enduisant
légèrement de vaseline, d'huile d'olive, de fécule de pomme de terre, suivant la délicatesse de la peau du malade et la richesse de son système pileux.

Massage dans les maladies nerveuses.

Névrites et névralgies. — Parfois le massage seul améliore une névrite
ou une névralgie, avec atrophie musculaire ou déformation plus ou moins
accusée. Il est donc naturel de ne pas trop attendre pour ordonner le massage. Ce sera d'abord un massage léger (effleurage, vibrations), puis, à
mesure que la sensibilité du malade s'émousse, que les points douloureux

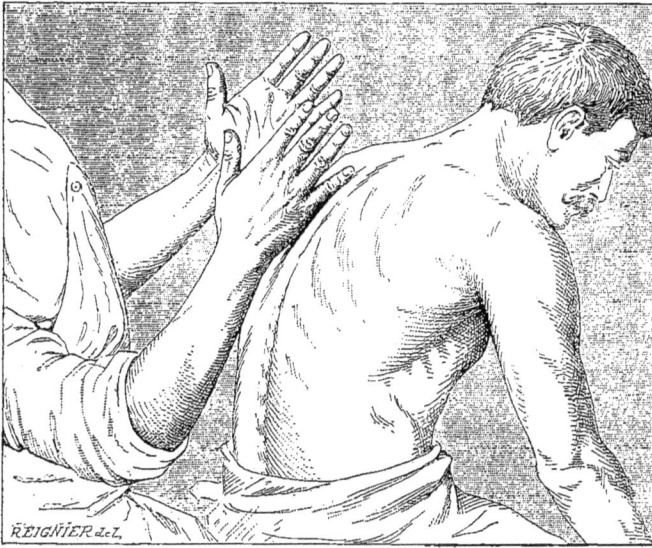

Fig. 71. — Hachures (Durey).

deviennent moins sensibles, on passera à l'effleurage profond, au pétrissage
et, plus tard, aux hachures et percussions qui excitent l'appareil neuro-
musculaire et combattent ainsi l'atrophie, les déformations et attitudes
vicieuses. L'exemple le meilleur d'un tel traitement est fourni par celui de
la *sciatique*. La durée en est de une semaine à deux mois et plus, suivant
l'âge du malade, l'ancienneté du mal, le degré des déformations et de
l'atrophie. On peut combiner au massage l'hydrothérapie, la gymnastique
active et passive, l'électrothérapie. Les névralgies *a frigore*, rhumatismales,
arthritiques, diabétiques, sont seules du ressort du massage; celles qui sont
dues à une compression demandent un autre traitement.

Céphalalgies. Migraine. — On peut traiter par le massage les céphalalgies
qui ne sont pas dues à des lésions ou des compressions de l'encéphale, et
les migraines. On procède par effleurages légers avec la pulpe des doigts,
au niveau des points douloureux principalement, et l'on termine par un
massage du cou, et en général des muscles qui prennent insertion sur la
boîte cranienne. Ces manœuvres produisent une sédation des nerfs et une
dérivation sanguine dont les bons effets ne tardent pas à se manifester.

Paralysies. — Atrophies musculaires. — Quand la paralysie est consécutive à une lésion centrale capable d'évoluer vers la guérison, le massage peut contribuer à rendre aux membres compromis leur intégrité fonctionnelle en combattant les contractures et l'atrophie musculaire. On peut donc le prescrire dans les paralysies dues à une gomme cérébrale syphilitique, à une hémorragie cérébrale. Dans la paralysie infantile, le massage est utile concurremment avec l'électricité, en favorisant le développement compensateur des fibres musculaires.

Dans tous ces cas, on peut employer à peu près toutes les manipulations que comporte le massage, principalement celles qui ont un effet excitant.

Les atrophies musculaires progressives sont des affections à marche fatale, sauf peut-être le type Aran-Duchenne, et le massage est un traitement à peu près illusoire.

Neurasthénie. — Le massage fait partie du traitement de la neurasthénie, mais il importe de bien définir la forme présentée par chaque malade avant de le lui prescrire. Les neurasthéniques déprimés ne se trouvent pas toujours bien du massage; on ne fera chez eux qu'un effleurage léger et rapide, avec quelques hachures légères, dans des séances courtes (ne pas trop dépasser 5 minutes). Ces manipulations pourront exciter l'appareil neuro-musculaire et, grâce à leur peu de durée, seront toniques. Chez les neurasthéniques excitables, privés de sommeil, à réflexes exagérés, le massage sera plus long (15 à 20 minutes), et se composera d'effleurages lents, superficiels et profonds, de vibrations (celles-ci spécialement contre les spasmes de tout ordre); on obtiendra ainsi le plus souvent une certaine sédation. Mais, quelle que soit la forme de neurasthénie, le traitement par le massage sera surveillé de près, l'état de ces malades variant souvent d'un jour à l'autre d'une façon considérable.

Massage dans les maladies du tube digestif.

Massage de l'estomac. — Appliqué aux *dyspepsies*, le massage de l'estomac donne ses meilleurs résultats dans l'*hypopepsie*, dont il améliore le type chimique. La forme du massage varie suivant les symptômes qui dominent la scène : il sera sédatif (effleurage) si les *douleurs* sont violentes; il sera excitant (malaxation de l'organe saisi à travers la peau) s'il y a *atonie* et *retard dans l'évacuation*; il sera sédatif (pressions douces, vibrations) s'il y a *spasme du pylore*. Pour faciliter l'évacuation de l'estomac, il peut être avantageux de commencer par un massage de l'intestin. Mais on devra, avant chaque séance, déterminer l'état de l'estomac par un examen attentif. On ne massera jamais dans les cas d'*ulcère* et de *cancer* confirmé; le massage devient également inutile s'il y a *sténose pylorique mécanique* (cicatrices, compressions).

Massage de l'intestin. — On fait le massage de l'intestin contre la constipation, la diarrhée chronique, l'entérite muco-membraneuse, l'occlusion intestinale. Contre la *constipation par atonie*, on emploie des manipulations excitantes (hachures, malaxations, pétrissage) destinées à faire contracter les fibres musculaires lisses, les pressions et le foulage, pour faire progresser mécaniquement les matières préalablement divisées et broyées doucement à travers la paroi abdominale. Dans la *constipation spasmodique*, on a recours à l'effleurage, aux vibrations qui, diminuant l'excitabilité réflexe. décontractent l'intestin. Il faut, dans ce cas, agir avec la plus grande douceur, en commençant par un effleurage de la paroi abdominale (dont on obtiendra le relâchement en faisant coucher le malade, les jambes demi-fléchies et la bouche ouverte); puis, quand la paroi abdominale n'a plus de contractions de défense, on passe au massage de l'intestin lui-même, principalement du gros intestin, en débutant par le cæcum. Le voisinage de l'appendice commande la circonspection, et le point appendiculaire le plus léger mérite d'être étudié : un peu d'effleurage le fait souvent disparaître.

On obtient quelquefois de bons résultats par le massage dans la *diarrhée chronique* : ce sont l'effleurage, les vibrations, les pressions douces et profondes qui donnent les meilleurs effets.

Le traitement de *l'entérite muco-membraneuse* par le massage ressemble beaucoup à celui de la constipation spasmodique. C'est en effet aux manipulations sédatives (effleurage, vibration) qu'il faut recourir contre les spasmes qui sont probablement la cause des douleurs. Il ne faut masser qu'en dehors des périodes aiguës de cette maladie, qui procède généralement par crises.

On aura quelquefois la chance de voir céder devant le massage une *occlusion intestinale* due à une stase des matières fécales. Quand on sera bien certain de cette pathogénie, on ne craindra pas d'insister longuement avec des effleurages, des malaxations et des pressions dans le sens voulu pour désagréger le bloc fécal et décontracter l'intestin.

Massage du foie et de la vésicule biliaire. — La *congestion du foie* est améliorée par le massage, qui agit sur la circulation de l'organe et combat la stase et l'engorgement en augmentant le débit sanguin. Quand l'organe est douloureux, il faut procéder d'abord par des effleurages légers avant de passer aux manipulations plus vives (percussions, hachures) qu'on emploie contre sa torpidité.

Le massage de *la vésicule biliaire* peut à la rigueur se faire dans la *colique hépatique* (effleurage, vibrations), à condition qu'elle soit légère ; on peut ainsi faciliter la progression du calcul. Contre l'engorgement de la vésicule, le massage a de bons effets. On a d'ailleurs le plus souvent avantage à agir sur le fond de la vésicule par des pressions de bas en haut, au cours d'un massage abdominal, afin de faciliter le flux biliaire intestinal.

Massage abdominal total. — Le massage abdominal total est souvent pratiqué, en dehors des maladies du tube digestif, pour obtenir des effets généraux, principalement sur la circulation générale et sur la diurèse.

Il faut pour cela masser profondément en tenant compte des symptômes gastriques et intestinaux présentés par chaque malade. Ainsi exécuté, le massage produit une vaso-dilatation abdominale, par l'intermédiaire des nerfs splanchniques, qui augmente le débit sanguin dans le système veineux porte et dans le système circulatoire rénal. Dans ces conditions, la pression artérielle diminue, la quantité des urines augmente et les malades se désintoxiquent.

A ce titre, le massage abdominal est *curatif de l'hypertension artérielle passagère, préventif de l'hypertension permanente (présclérose) et utile dans l'artério-sclérose confirmée.* On peut donc le pratiquer dans l'angine de poitrine vraie ou fausse, dans les accidents dus à la ménopause, et en résumé dans tous les états d'hypertension artérielle.

Dans les *ptoses viscérales*, le massage abdominal combat l'atonie, le relâchement des ligaments suspenseurs, et surtout raffermit la sangle musculaire abdominale. Pour l'exécuter convenablement, il ne faut pas oublier que, dans l'entéroptose, l'intestin est contracté par endroits, distendu et dilaté à d'autres; on commencera donc par des manœuvres douces avant de chercher à stimuler la musculature des organes ptosés.

Massage dans les maladies du cœur et des vaisseaux. — Dans les maladies du cœur où les *troubles de compensation* commencent à apparaître (œdèmes), le massage agit en favorisant la circulation générale par augmentation du débit sanguin et diminution des résistances au travail du cœur; il agit donc sur le « cœur périphérique ». On obtient ainsi presque toujours de bons résultats. Mais la prudence est nécessaire au début du traitement; en effet, lorsqu'un malade a des œdèmes depuis un certain temps, il peut être dangereux de faire entrer dans sa circulation une masse de liquide un peu considérable, surtout si le rein est insuffisant. On agit donc progressivement par un massage des membres (effleurage, pressions) dans le sens centripète, dont on augmente chaque jour l'énergie et la durée.

Sur *le cœur lui-même* on agit de deux façons : 1° par des vibrations et de l'effleurage profond de la région précordiale, on obtient une sédation de l'activité cardiaque (diminution des pulsations, abaissement de la pression artérielle); 2° par des tapotages, des hachures de la même région, on obtient au contraire l'élévation de la pression artérielle, et l'accélération du pouls.

Le massage *des phlébites* est discuté quant à la précocité de son emploi. La prudence veut qu'on attende quelques semaines avant d'appliquer un vrai massage; l'embolie est une menace longtemps persistante. Cependant on ne doit pas nier que des effleurages légers pratiqués au bout de 8 à 15 jours favorisent la rapidité de la guérison, lorsque la complication de l'embolie ne se produit pas. Mais en somme, il est préférable d'attendre *que tous les points douloureux aient disparu* pour pratiquer d'abord des effleurages, puis à mesure que la circulation se rétablit et que les malades recouvrent leurs mouvements, des pressions et du pétrissage des muscles.

Massage dans les maladies diathésiques : Obésité, goutte, rhumatisme, diabète. — Le massage est un utile adjuvant au traitement des maladies diathésiques qui peuvent se résumer en un seul mot : *l'arthritisme.* En activant la circulation, les combustions, les échanges, l'élimination, le massage active la nutrition, et on peut l'employer efficacement chez tous les arthritiques.

Le massage est un élément important du traitement de *l'obésité*; il rompt les cellules graisseuses et en favorise la résorption. De plus, les obèses, vu leur poids, se livrent difficilement à l'exercice, et le massage leur en tient lieu; il doit être énergique, fréquent et prolongé, et pratiqué surtout sur les régions les plus adipeuses. On peut ainsi, concurremment avec le régime et d'autres pratiques (hydrothérapie, sudation), faire perdre aux obèses plusieurs kilogrammes en quelques semaines.

Les *goutteux* sont massés pendant l'intervalle de leurs accès, et on pourra provoquer la résorption de leurs concrétions tophacées. Mais le moment le plus favorable à une action efficace du massage est celui qui suit l'accès, quand les symptômes inflammatoires ont disparu ; les dépôts d'urates n'ont pas encore eu le temps de se fixer, et le massage les fait facilement rentrer dans la circulation générale.

Dans *le rhumatisme*, on massera les nodosités et les empâtements articulaires qui lui sont consécutifs. On massera le lumbago, le torticolis (effleurage, vibrations, pétrissage).

Le *diabète arthritique* est combattu par le massage comme trouble de la nutrition ; mais on ne massera pas les diabétiques maigres.

PARISET.

MASTITES. — V. Mamelle.

MASTOÏDE. — **Périostite.** — La forme primitive est rare, surtout chez l'adulte, et consécutive au refroidissement. La secondaire s'associe à la mastoïdite interne et parfois à l'otite externe.

La douleur de la région mastoïdienne s'irradie à tout le voisinage ; elle est souvent intense, surtout au contact. La formation de l'abcès s'accompagne de fièvre.

La périostite peut ne pas former d'abcès et s'éteindre en quelques jours. Quand il se forme un abcès, il tend à s'ouvrir sous la peau et peut produire des fusées purulentes vers l'intérieur de l'apophyse ou dans les gaines du cou.

Il est dans bien des cas impossible de distinguer la mastoïdite interne de l'externe, ou périostique ; la présence de l'otite moyenne permet de faire le diagnostic, quand il n'y a pas d'otite externe concomitante. Les gros furoncles de la paroi postérieure du conduit donnent, à part la collection superficielle de la région mastoïdienne, les mêmes symptômes douloureux.

Le traitement est celui de toutes les inflammations sous-cutanées, sac de glace, friction d'onguent mercuriel belladoné, collargol, etc. S'il y a fluctuation nette, on incise jusqu'à l'os (incision de Wilde) en évitant l'artère auriculaire, et on curette si l'os paraît atteint.

Névralgies. — Elles sont surtout fréquentes dans la syphilis et le paludisme et dues à des étranglements par sclérose des filets nerveux. En cas d'insuccès du traitement général, l'ouverture de l'apophyse peut donner de bons résultats.

Tumeurs. — Les *polypes* se produisent à la suite d'élimination de séquestres, ou dans les mastoïdites anciennes. Ils ne sont reconnus que quand ils affleurent dans le conduit. On a noté des *sarcomes* et des *carcinomes*, très rares, des *kystes périostiques* produits par des traumatismes, des *kystes dermoïdes*, des *gommes syphilitiques*, etc.   *P. BONNIER.*

MASTOÏDITE. — La mastoïdite est une complication à peu près *constante* des otites moyennes, tant aiguës que chroniques ; il est exceptionnel, en effet, que l'inflammation de la muqueuse de la caisse ne se propage point à celles de l'antre et des cellules de l'apophyse. Mais elle reste généralement latente, et pratiquement il n'y a mastoïdite que lorsque se produit la *rétention* de pus, ou qu'une *virulence exaltée* de l'infection amène d'emblée l'ostéomyélite de la mastoïde : c'est ce qui survient au cours de certaines épidémies grippales où la maladie prend une allure maligne qu'elle n'a point à l'état endémique; ailleurs, c'est l'affaiblissement de la résistance individuelle, qui expose aux infections graves, et le diabète joue ici le même rôle néfaste que pour d'autres localisations suppurantes. Quant aux obstacles à l'issue du pus par les voies naturelles, ils peuvent siéger dans le conduit auditif externe (bouchon de cérumen et polypes), au niveau de la membrane tympanique (insuffisance ou absence de la perforation), dans la caisse elle-même quand la muqueuse enflammée s'œdématie, gonfle et vient oblitérer l'aditus.

Symptômes et diagnostic. — Le début d'une mastoïdite aiguë peut se faire d'une façon brusque et violente, surtout chez les sujets jeunes, par une fièvre élevée, des vomissements, du délire. Plus souvent il est insidieux et demande à être dépisté : ce sont des accès légers de *fièvre* avec quelques frissons, où la température ne dépasse pas 39°. En même temps apparaît derrière l'oreille une douleur violente, pulsatile, s'irradiant à la région occipito-pariétale. Quand la mastoïdite est survenue au cours d'une otite aiguë, il faut rechercher les signes de cette dernière; mais en général la mastoïdite complique l'otite chronique; il est alors un symptôme capital pour le diagnostic de rétention de pus dans l'antre : la diminution ou la *cessation rapide de l'otorrhée*; la suppuration venant de la profondeur, un obstacle s'est opposé à l'écoulement, qui cherche maintenant à se frayer une autre voie.

La pression sur la mastoïde est *douloureuse*, on trouve un point de douleur maxima, correspondant au siège exact de l'antre; dans les jours suivants, la douleur tend à diffuser en même temps que se prennent les divers groupes de cellules. On remarque un *gonflement rétro-auriculaire* à la place du sillon normal; le *pavillon* est écarté, comme détaché de la mastoïde; anatomiquement en effet, le cartilage de la conque recouvre en grande partie la région de l'antre.

L'œdème et l'infiltration soulèvent enfin la peau et le périoste de la *paroi postéro-supérieure du conduit auditif externe*, qui bombent et en effacent la lumière. L'étendue et la participation de l'os au gonflement éviteraient de confondre la mastoïdite avec l'adénite rétro-auriculaire, qui est limitée à la face externe de la pointe de la mastoïde, là où s'attache le sterno-mastoïdien, et dans laquelle la suppuration, si elle a lieu, est superficielle, sans dénudation de l'os; avec le furoncle du conduit auditif externe, dont la saillie acuminée ne rappelle que de loin la chute totale de la paroi, et qui ne s'accompagne point de douleur à la pression de la mastoïde, mais seulement aux mouvements imprimés au pavillon. Quant à la périostite mastoïdienne où le pus atteint cette apophyse en décollant la paroi postérieure du conduit auditif sans passer par l'antre, son diagnostic est plus délicat et ne saurait être posé qu'au moment de l'intervention sanglante; elle est d'ailleurs fort rare.

L'*évolution* du pus dépend des conditions anatomiques de l'apophyse et du groupe de cellules qui sera atteint. Si l'apophyse est éburnée, scléreuse, la paroi externe est infranchissable, et la suppuration s'étend en haut vers le cerveau, d'où *abcès sous-dural, méningite, abcès du cerveau* (v. c. m.), ou en arrière, provoquant une *phlébite du sinus latéral, un abcès du cervelet* (v. c. m.), complications redoutables des mastoïdites. Au contraire, avec une mastoïde pneumatique, gonflée de cellules, celles-ci tendent à être envahies et la suppuration se fait jour à l'extérieur, soit directement à la face externe de la mastoïde, terminaison la plus fréquente, soit vers la face interne de la pointe. Dans le premier cas, *abcès superficiel,* l'œdème du début augmente, le doigt y laisse une empreinte, la peau rougit, prend une coloration vineuse, la fluctuation enfin se fait sentir, tandis que la douleur sourde, profonde, pulsatile, fait place à une sensation superficielle de cuisson. En règle générale, la trépanation spontanée de l'os est marquée par une détente relative des symptômes fonctionnels et généraux. La peau finit par s'ulcérer, le pus s'écoule et le stylet introduit dans la fistule mène sur un os dénudé, puis dans la cavité antrale elle-même.

Il faut noter, dans quelques cas exceptionnels, la rétrocession de l'inflammation aiguë sans production de pus.

L'évolution du pus à la face inférieure et interne de l'apophyse est liée à la présence assez fréquente du groupe des cellules de la pointe, qui sont envahies consécutivement à l'antre. La maladie revêt alors une physionomie spéciale décrite sous le nom de *mastoïdite de Bezold.* On ne l'observe guère que chez l'adulte, car les enfants n'ont point de cellules autres que l'antre ; elle survient au cours d'une suppuration aiguë de l'oreille, mais affecte ellemême une allure insidieuse; la douleur peu marquée est localisée à la pointe de la mastoïde, derrière l'angle de la mâchoire; c'est là aussi que siège le gonflement; il augmente, s'étend à partir de l'apophyse, en bas, derrière le sterno-mastoïdien, dont les insertions puissantes empêchent la trépanation superficielle de la pointe; finalement, c'est un véritable abcès des parties profondes du cou. On pourrait penser à un adéno-phlegmon de la chaîne jugulaire, mais il est un signe capital de diagnostic, c'est dans la mastoïdite de Bezold l'écoulement du pus par l'oreille, quand on presse sur la collection rétro-mastoïdienne. Le pus peut se propager aux muscles de la nuque, au médiastin, ou contourner les plans musculaires, et saillir sous les téguments; cette évolution, habituellement lente, ne va pas sans quelque fièvre, malaise, abattement, etc.

Une fois l'abcès ouvert, la mastoïdite peut *passer à l'état chronique,* soit que l'os nécrosé, anfractueux, creusé de cavernes, siège de fongosités, continue à entretenir des foyers purulents, soit qu'un travail d'ostéite condensante, une hyperostose de la paroi externe de la mastoïde, retienne pus et séquestres en rétrécissant la fistule extérieure. Cette fistule est visible à la base de la mastoïde ou bien demande à être découverte à la paroi postérieure et supérieure du conduit auditif externe; quelquefois ouverte à distance de l'apophyse, le stylet cherche dans les sinuosités de son trajet cervical à atteindre la face interne de la pointe pour pénétrer dans les cellules malades.

Le pus qui s'en écoule est fétide, mal lié; le stylet sent l'os dénudé, écrase des lamelles friables, mobilise des séquestres, et joue dans une sorte de cavité. Le travail de nécrose lié à la mastoïdite chronique s'étend, et les complications encéphalo-méningées et sinusiennes interrompent sa marche insidieuse et lente.

Ailleurs, la mastoïdite est *chronique d'emblée*, et la poussée aiguë n'est qu'un épiphénomène au cours de son évolution. Souvent aucun signe extérieur ne la révèle ; seule existe une otorrhée chronique qui a résisté à tous les traitements, aux lavages de la caisse, à l'ablation des osselets, tellement que le pus ne peut venir que de l'antre, et que la participation mastoïdienne devient évidente. Cette forme latente, quelquefois compliquée d'hémiplégie faciale, doit être dépistée si l'on veut, par un traitement approprié, prévenir la rétention purulente et les complications intra-craniennes redoutables qui lui feront suite.

Traitement. — Au début d'une mastoïdite aiguë, il faut, avant de recourir à une intervention grave, essayer de moyens *palliatifs*, application de glace sur la région mastoïdienne, asepsie du conduit auditif externe, et surtout agrandissement de la perforation tympanique, pour mieux drainer la caisse et éviter la rétention. Si la rétrocession des symptômes ne succède à cette pratique, si le gonflement augmente et s'étend, si la douleur devient aiguë, la fièvre monte, des signes méningés apparaissent, il faut d'urgence recourir à la *trépanation* de la mastoïde. C'est par elle qu'on commencera dans le cas de mastoïdite de Bezold avec abcès du cou. On ira surtout à la recherche de la pointe, on curettera ses parois, en cherchant à introduire un stylet dans l'orifice de trépanation spontanée ; il conduit dans l'abcès, en indique le point déclive, où *l'incision large* à travers les téguments permettra un drainage facile, et la recherche des fusées purulentes. Pour ce qui est de la mastoïdite chronique, quand tous les *traitements de l'otite* ont échoué (v. c. m.), c'est encore à la *trépanation* qu'il faut avoir recours ; elle doit mettre à nu tous les points malades, détruire les foyers anfractueux, enlever les séquestres. Suivant l'étendue des lésions, la participation de l'aditus et de la caisse, le point de départ de la suppuration, on aura recours à l'une ou l'autre des méthodes que nous allons indiquer.

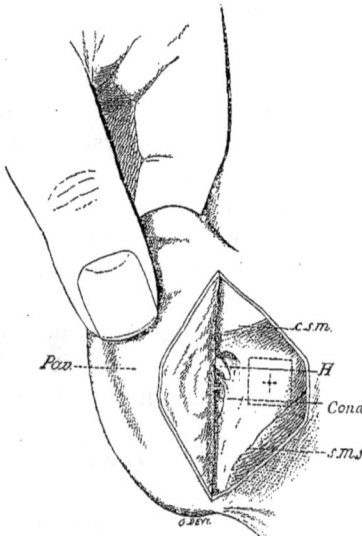

Fig. 72. — Le carré d'attaque, avec les repères tels qu'ils sont visibles après l'incision cutanée rétro-auriculaire, le pavillon (*pav.*) étant récliné ; *H.*, épine de Henle ; *c.s.m.*, crête sus-mastoïdienne ; *s.m.s.*, suture mastoïdo-squameuse ; *Cond.*, conduit osseux (A. Broca, *Chir. opér. de l'oreille moyenne*).

1° La *trépanation* simple consiste à ouvrir l'antre ; on dénude l'apophyse en décollant le pavillon après incision retro-auriculaire et on attaque l'os en creusant au maillet et au ciseau un carré de 1 centimètre de côté, de 5 millimètres chez l'enfant, immédiatement au-dessous de la crête sus-mastoïdienne, et à 5 millimètres en arrière de l'épine de Henle (spina supra meatum); on se dirige parallèlement à la paroi postérieure du conduit auditif externe, en évitant d'aller en haut, vers le cerveau; en bas, vers le facial; en arrière, vers le sinus, et on trouve l'antre à 10 ou 15 millimètres de profondeur; l'opération s'achève par le curettage des cellules malades.

2° Si l'aditus et la caisse sont malades, il faut, après trépanation de l'antre, faire sauter la paroi externe du canal tympano-mastoïdien, le mur de la logette, et nettoyer la caisse, en protégeant le canal semi-circulaire horizontal et le facial, au moyen du protecteur de Stacke introduit par l'antre. C'est l'*évidement pétro-mastoïdien* (opération de Zaufal).

3° Enfin, en cas de lésions prédominantes à la caisse, l'opération débute par l'*atticotomie* (opération de Stacke); et, après nettoyage de l'oreille moyenne, on fait l'évidement pétro-mastoïdien en commençant par l'aditus et finissant par l'antre. Les complications endocraniennes seront ensuite traitées, comme il sera indiqué à l'étude de ces lésions.

AMÉDÉE BAUMGARTNER.

MATÉ. — V. Café, Caféine.

MAXILLAIRES (FRACTURES, OSTÉITES, TUMEURS). — V. Mâchoires.

MAXILLAIRE (SINUS). — V. Sinus.

MÉATOTOMIE. — V. Urètre (Vices de conformation).

MÉCANOTHÉRAPIE. — 1° **Principes de la mécanothérapie.** — La mécanothérapie, inventée par le suédois Zander, est une méthode de gymnastique mécanique qui permet de localiser et de doser le mouvement avec une précision absolue. Les appareils Zander sont l'application d'un principe très simple : ils se réduisent pour la plupart en un bras de levier, qui se déplace suivant une étendue facile à limiter, et dont un contrepoids mobile gradue la résistance. Le malade agit, suivant les cas, sur une poignée, sur une pédale, sur un siège articulé, etc. Les uns sont mus par le malade lui-même, qui fait ainsi des *mouvements actifs;* les autres, reliés à un moteur, sont destinés à exercer des *mouvements passifs* suivant une amplitude, une force, une vitesse et une direction variables. Il y a de plus des appareils construits en vue d'exercer une action mécanique comparable au massage manuel : vibration, percussion, pétrissage, effleurage, etc. Enfin, pour certains cas déterminés, on utilise des appareils orthopédiques. Les appareils Zander ont été modifiés en Allemagne par Krukenberg (de Halle), inventeur d'appareils à pendule qui sont à la fois actifs et passifs; Muller (de Berlin), qui a appliqué les propriétés des ressorts ; Herz (de Vienne), qui utilise des poulies excentriques. Les résultats de ces appareils ne sont pas meilleurs que ceux obtenus avec les Zander.

2° **Résultats de la mécanothérapie.** — Les résultats sont excellents dans les suites de traumatismes : on sait combien la réparation pécuniaire des accidents du travail, depuis la loi de 1898, a prolongé et aggravé les troubles fonctionnels dus aux traumatismes les plus légers. Tel ouvrier qui, travaillant pour son compte, se brise la clavicule, reprendra son travail au bout de six semaines, se déclarera au contraire incapable de remuer le bras à la fin du troisième mois, s'il est assuré et touche son demi-salaire. Souvent même, il affirmera être à tout jamais infirme et demandera une rente viagère [V. BLESSURES (AGGRAVATION DES)]. Lorsque la cicatrisation d'une plaie ou la consolidation d'un cal sont effectuées, le désir de guérir complètement et rapidement joue un rôle important : si le blessé immobilise son membre blessé, il laisse ankyloser ses articulations, atrophier ses muscles, des adhérences cicatricielles se former dans la région blessée, qui seront très difficiles à supprimer. Le médecin ne peut mobiliser efficacement un blessé qui contracte ses muscles sous le prétexte d'une douleur vive. La mécanothérapie triomphe dans tous ces cas et donne des résultats que la statistique de Pilet, au Congrès de Liège de 1905, suffit à démontrer mieux que toutes les considérations de physiologie. A l'Institut de mécanothérapie de Paris, en 1903 et 1904, Pilet a compté plus de 85 pour 100 de guérisons complètes. Or, comme le disent avec raison Courtault et Vermeulen, beaucoup de ces ouvriers pouvaient être considérés comme atteints d'incapacité permanente partielle. Les praticiens savent combien sont tenaces et désespérantes les arthrites traumatiques du genou. Voici ce que dit Pilet à ce sujet : « Sur 145 cas d'arthrite du genou, suite de contusion ou d'entorse, cinq seulement sont portés améliorés; *tous les autres cas se sont terminés par la guérison*; dans les deux tiers des cas, le traitement a duré deux mois au maximum, souvent beaucoup moins; chez un tiers des blessés, le traitement a dû se prolonger quatre ou cinq mois. La cause la plus habituelle du traitement prolongé au delà de quatre à six semaines est l'*ancienneté* du traumatisme; vient ensuite la gravité des lésions; il y a aussi à tenir compte de l'âge du blessé, le retour des fonctions étant d'autant plus rapide, toutes choses égales d'ailleurs, que le sujet est plus jeune. »

De plus, et ce n'est pas un des moins remarquables résultats de la mécanothérapie, cette méthode déjoue la simulation. En Allemagne, les cas de simulation d'infirmités, qui étaient autrefois supérieurs à 20 pour 100, sont tombés à 4 pour 100 (Courtault et Vermeulen).

5° **Indications du traitement mécanothérapique.** — Toutes les suites de traumatismes en sont justiciables : fractures compliquées, fractures articulaires, luxations réduites, luxations avec fractures, entorses, ruptures musculaires, tendineuses, ligamenteuses, cicatrices cutanées rétractiles, suites de brûlures, cicatrices tendineuses ou musculaires adhérentes aux tissus voisins, consécutives à des phlegmons, névrites traumatiques avec névralgies tenaces, paralysies névritiques par contusion nerveuse, etc. Il est bien entendu que la mécanothérapie est employée concurremment, si besoin est, avec l'électrothérapie, l'hydrothérapie et même le massage manuel. Mais mieux que par toute autre méthode, les appareils Zander, qui « localisent le mouvement utile aux seuls organes qui en ont besoin, et dosent mathématiquement cet exercice, avec une progression graduée et individualisée », rompent les adhérences, font jouer les articulations, mobilisent les tendons dans leurs gaines, détachent la peau des plans sous-jacents, étirent et assouplissent les cicatrices, rendent aux muscles leur volume, leur nutrition et leur vigueur, et suppriment les troubles trophiques en réamorçant les réflexes vaso-moteurs.

Il n'y a qu'une contre-indication : l'arthrite déformante, due le plus souvent à une myélopathie.

4° A quel moment commencer le traitement mécanothérapique ? — Point important qui influera sur les résultats et surtout sur la rapidité du résultat : il faut envoyer le blessé à la mécanothérapie dès que sa blessure est *réparée anatomiquement.* Donc, dès que le cal d'une fracture est solide, dès qu'une plaie est cicatrisée, dès que les phénomènes douloureux aigus ont disparu dans la plupart des traumatismes, il faut appliquer le traitement. Ce n'est pas là une idée nouvelle : Lucas-Championnière la défend depuis longtemps en conseillant de masser légèrement les fractures sans déplacement dès le premier jour. La doctrine de Championnière « le mouvement, c'est la vie » est donc appliquée par la mécanothérapie aussitôt que la réparation anatomique d'une blessure le permet.

Les fractures de la partie inférieure de l'humérus, les luxations de l'épaule doivent être traitées plus tôt, vers le cinquième jour. Les fractures de la clavicule et de l'omoplate doivent être massées et mobilisées presque immédiatement. Les fractures des doigts (phalanges), de la main (métacarpiens et os du carpe), de l'avant-bras (radius), peuvent être soumises au traitement dès la première semaine.

Seules les fractures de cuisse et les fractures de Dupuytren doivent être immobilisées longtemps pour empêcher l'inflexion secondaire du cal : mais le séjour au lit ou l'application d'une bottine à tuteur métallique n'empêche pas qu'on pratique le massage des muscles et la mobilisation des articulations voisines.

5° Mécanothérapie simplifiée sans appareils, utilisable par le praticien. — Mais nous ne prétendons pas que, sans l'emploi des appareils Zander, le médecin ne puisse obtenir une guérison complète dans les cas de raideurs articulaires ou tendineuses et dans certaines atrophies musculaires, suites de traumatismes. Si le praticien veut bien s'astreindre à agir *tous les jours,* par une séance de massage, de mobilisation active et passive et, suivant le cas, de galvanisation ou de faradisation, il obtiendra des guérisons complètes après de courtes convalescences, même chez des blessés qui auraient gardé une incapacité permanente partielle, après un traitement irrégulier ou négligé. Mais il faut s'ingénier à assouplir les articulations et à fortifier les muscles parésiés et atrophiés par une gymnastique méthodique et progressive qui n'est en somme qu'une mécanothérapie simplifiée. Deléarde a donné à ce sujet des indications fort utiles pour le praticien.

Cette mécanothérapie simplifiée a, sur les appareils Zander, deux avantages qui ont leur prix : elle peut être mise en œuvre n'importe où, puisqu'elle ne nécessite pas d'outillage coûteux; de plus, le médecin s'occupe lui-même du blessé qu'il peut favorablement influencer au point de vue moral pour le persuader qu'il est bien préférable pour lui de recouvrer sa capacité totale de travail plutôt que d'obtenir une rente de 20 francs par trimestre. Mais ce traitement doit être continué *tous les jours* jusqu'à la guérison et doit être combiné au massage, à la galvanisation ou à la faradisation.

Il suffit, pour mettre en œuvre cette mécanothérapie simplifiée, d'une table, de bandes en caoutchouc et en toile, de quelques poids de bascule en fonte (de 50 gr. à 5 kilogr.). La méthode est basée sur l'emploi de la traction élastique continue qui fatigue les muscles, allonge les ligaments, étire et rompt les adhérences articulaires et fait glisser les surfaces osseuses sans secousses, par conséquent sans provoquer ni douleur, ni phénomènes réactionnels intenses. On peut varier les dispositifs suivant le mouvement à restituer et la jointure à mobiliser. Voici quelques moyens excellents, indiqués la plupart par Deléarde, pour les raideurs articulaires post-traumatiques qui aboutissent à peu près fatalement à l'ankylose définitive, si elles ne sont pas combattues dès que la lésion traumatique est cicatrisée ou dès que les douleurs aiguës ont disparu.

Raideurs de l'épaule (Deléarde). — L'ankylose de l'épaule aboutit le plus souvent à l'immobilisation du bras, qui reste rapproché du tronc et qu'on ne peut en écarter dans aucun sens. Il faut donc rétablir les mouvements d'abduction, de projection en avant, et de projection en arrière. Rappelons que, normalement, l'abduction du bras atteint l'angle droit (au delà, c'est l'omoplate qui bascule); la projection en avant (ou flexion) atteint 110 ou 120°; la projection en arrière (ou extension) atteint 50 à 55°.

Mouvements d'abduction du bras (pl. I, fig. 1). — Le blessé est assis sur un siège un peu bas, de façon que le médecin le domine. Pour éviter l'ascension de l'omoplate et limiter les mouvements *provoqués* à l'articulation scapulo-humérale seule, on immobilisera l'omoplate soit avec une bande en caoutchouc enroulée d'une aisselle à l'autre et dont les tours se croisent sur l'omoplate, ou bien on suspendra un poids de 5 kilogr. à une bande dont le plein passe dans l'aisselle du côté sain et dont les deux chefs se croisent sur l'omoplate. Pour faire exécuter le mouvement d'élévation, l'opérateur prendra le bras, mis en extension, comme levier, et ce levier sera plus ou moins puissant suivant que la bande élastique servant de tracteur sera placée au-dessus ou au-dessous du coude, en un point plus ou moins rapproché du poignet. Il faut prendre garde que le blessé ne se soulève pas du siège sur lequel il est assis. Au besoin, on peut immobiliser l'omoplate en appuyant une main sur l'épaule (pl. I, fig. 1).

Mouvements de projection du bras en avant. Épaule droite. — L'opérateur, placé devant le blessé, refoule l'épaule en arrière avec la main droite, qui embrasse la clavicule et le bord supérieur de l'omoplate, tandis que la main gauche tire en avant sur la bande de caoutchouc enroulée autour du bras ou de l'avant-bras.

Épaule gauche. — Même disposition, mais la main gauche refoule l'épaule du blessé, tandis que la main droite exerce la traction avec la bande.

Mouvements de projection du bras en arrière. — La manœuvre s'exerce comme pour la flexion en avant, avec cette différence que l'opérateur se place derrière le blessé au lieu de se placer en avant.

Raideurs du coude (Deléarde). — Dans l'ankylose angulaire, le traite-

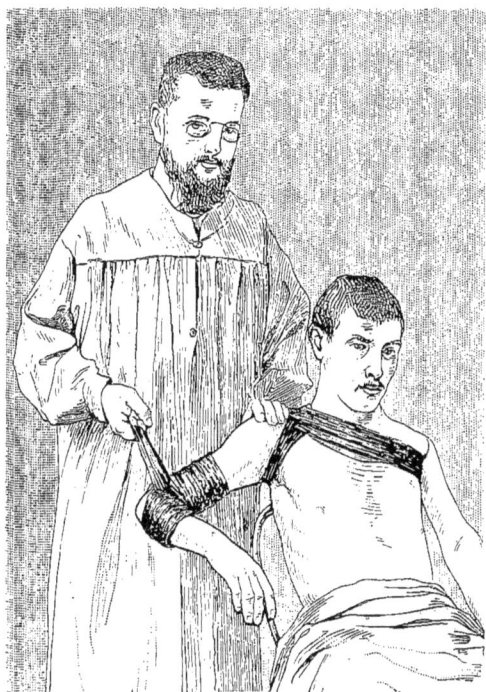

Fig. 1. — *Abduction de l'épaule après immobilisation de l'omoplate.*

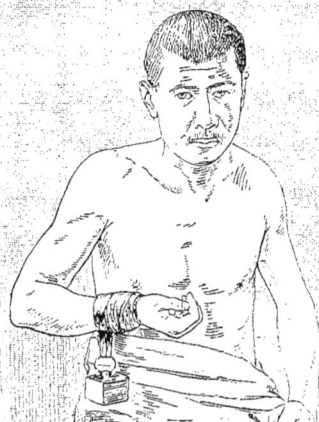

Fig. 2. — *Extension de l'avant-bras sur le bras.*

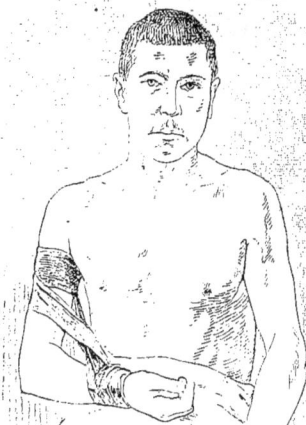

Fig. 3. — *Flexion de l'avant-bras sur le bras.*

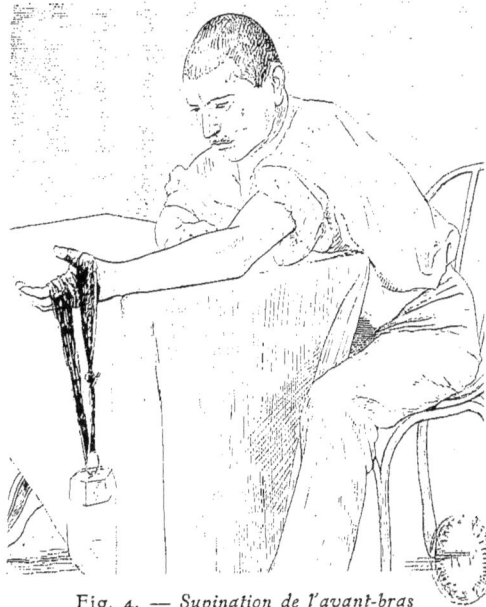

Fig. 4. — *Supination de l'avant-bras et de la main.*

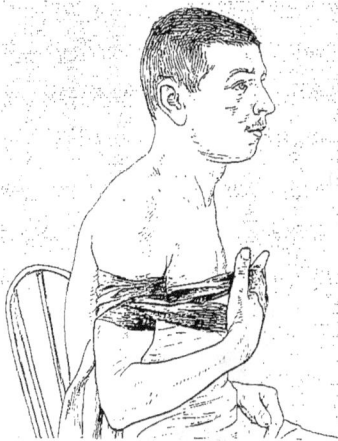

Fig. 5. — *Flexion du poignet sur l'avant-bras.*

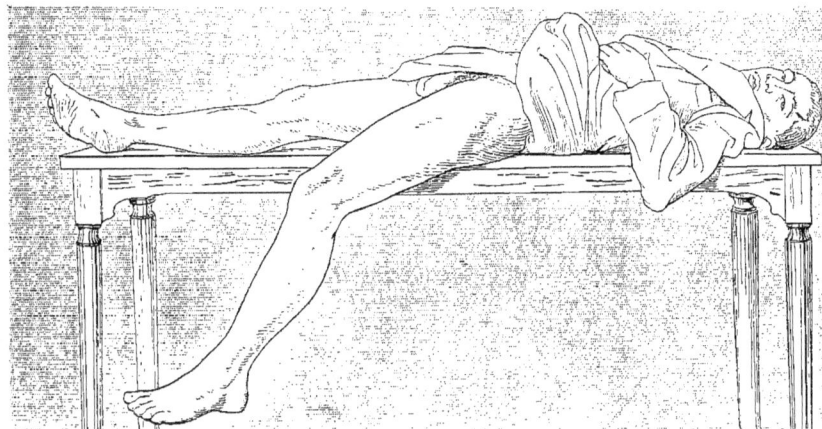

Fig. 6. — *Extension de la cuisse sur le bassin.*

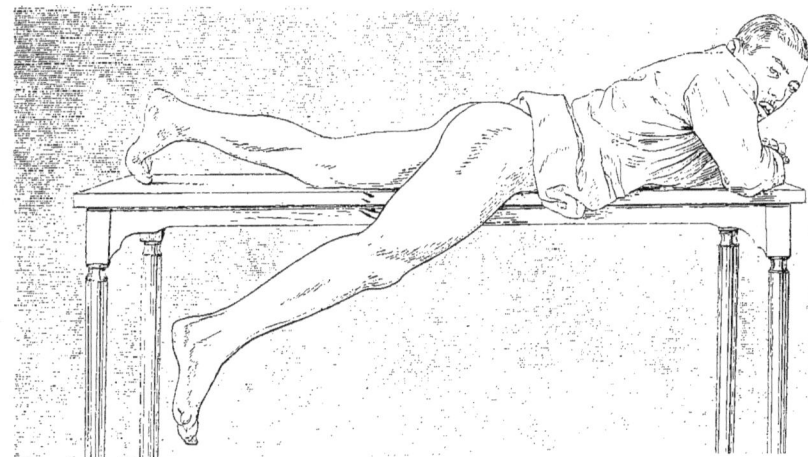

Fig. 7. — *Flexion de la cuisse sur le bassin.*

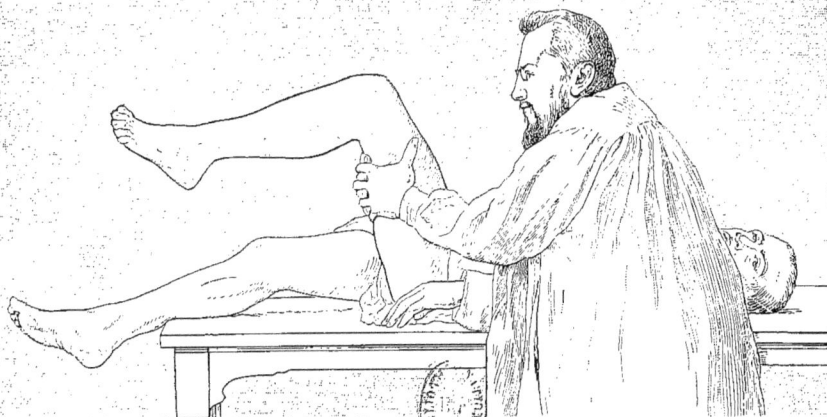

Fig. 8. — *Flexion de la jambe sur la cuisse (Procédé de Delorme).*

ment est très simple. La bande de caoutchouc est enroulée sans constriction sur l'avant-bras; un poids de plus en plus lourd est attaché à la bande et y est suspendu (pl. I, fig. 2).

Lorsque le coude est ankylosé en extension, on dispose la bande en prenant un point d'appui autour du bras (pl. I, fig. 3) ou de l'épaule du côté opposé et autour du poignet du côté ankylosé. Inévitablement le coude fléchira. La tension de la bande mesurera l'intensité de l'effet produit.

Raideurs du poignet (Deléarde). — Il y a réduction ou abolition des mouvements d'extension, de flexion, de pronation et de supination. On disposera la bande de caoutchouc d'une manière différente suivant le mouvement à rétablir.

Il faudra d'abord s'efforcer de rétablir la pronation et la supination. Pour la supination (pl. I, fig. 4), on enroulera la bande autour des métacarpiens en plaçant le pouce en abduction forcée: la bande sera ensuite ramenée sur la face palmaire du pouce, et le poids sera suspendu à l'extrémité libre de la bande.

Pour la pronation, l'application de la bande se fera en sens contraire, c'est-à-dire que l'extrémité de la bande passera sur la face dorsale du pouce.

Le coude et l'avant-bras, jusqu'à sa partie moyenne environ, reposeront sur une surface plane, une table par exemple. Pour la flexion et l'extension (pl. I, fig. 5), les deux poulies de renvoi de la bande seront constituées par la main au niveau des métacarpiens et le bras en un point plus ou moins rapproché du coude. Le mouvement de flexion s'obtiendra en dirigeant la paume de la main vers la face antérieure du bras; le mouvement d'extension, en tournant le dos de la main vers le bras.

Raideurs des doigts (Deléarde). — Elle est très rapide et d'autant plus rebelle que l'atrophie des interosseux et des lombricaux est très précoce. On constate toujours, en effet, le retour des mouvements commandés par les fléchisseurs et extenseurs des doigts avant ceux que détermine l'action des interosseux et des lombricaux. Voici comment on utilise la bande en caoutchouc pour faire de la mobilisation passive. On applique la main ouverte sur un objet arrondi de gros volume, comme une boule de croquet, et on la maintient appliquée sur cette boule avec une bande en caoutchouc. Puis, lorsque le blessé peut, de ses propres forces, serrer assez fortement la boule, on prend un objet moins gros, un bâton, par exemple. Il faut veiller à ce que les doigts, dans toute leur étendue, soient appliqués exactement sur l'objet, et pour cela la bande élastique doit embrasser dans ses spires la main et l'objet d'une façon complète.

Raideurs de la hanche. — Faites étendre le blessé sur une table. Pour rétablir l'extension de la hanche sur le bassin, il sera couché sur le dos, au bord de la table, de façon que le membre du côté malade tombe librement et par son propre poids se rapproche de la verticale. A mesure que les muscles se fatigueront, l'extension de la hanche se fera peu à peu (pl. I, fig. 6).

Pour rétablir la flexion de la hanche (pl. I, fig. 7), faites coucher le malade sur le ventre très au bord de la table; le membre malade tombera et se mettra en flexion sur le bassin par son propre poids.

Raideurs du genou. — Pour rétablir la flexion, utilisez la manœuvre de Delorme. Le blessé est couché sur le dos. Vous fléchissez la cuisse du côté malade sur le bassin et, avec vos deux mains dont les doigts s'intriquent sous la cuisse, vous maintenez la cuisse verticale pendant quelques minutes, le pied en l'air. Rapidement, sous l'influence de la fatigue musculaire, le genou commence à se fléchir (pl. II, fig. 8). On peut encore faire asseoir le blessé sur un siège élevé et lui suspendre un poids à l'aide d'une bande élastique enroulée autour du pied (Deléarde).

Pour rétablir l'extension (pl. III, fig. 9), faites coucher le malade à plat ventre et prenez soin qu'il ne laisse pas sa jambe se reposer sur l'autre. Peu à peu, la jambe s'étendra sur la cuisse. Massez et électrisez le triceps.

Raideurs du pied. — Dans les cas de pied équin, on enroulera la bande à la partie supérieure de la jambe et on la conduira sur le métatarse où on la fixera (pl. III, fig. 10). En cas de raideur du pied en flexion, on suspendra un poids à l'aide d'une bande élastique enroulée autour de l'avant-pied (pl. III, fig. 11).

Un blessé assuré a-t-il le droit de refuser le traitement mécanothérapique ? — Le traitement mécanothérapique n'est ni dangereux, ni douloureux, ni susceptible d'aggraver l'incapacité d'un blessé. De plus, il est fait aux frais du patron ou de la compagnie d'assurances. L'ouvrier n'a donc aucune raison légitime pour refuser de s'y soumettre ou pour ne pas le suivre régulièrement pendant tout le temps nécessaire.

La jurisprudence française a d'ailleurs sanctionné ce principe.

Plusieurs jugements et arrêts ont réduit le chiffre de la rente à des ouvriers ayant refusé de se soumettre à ce traitement n'offrant aucun danger, « attendu que le patron ne saurait être pécuniairement victime du refus d'un ouvrier qui, contre son intérêt, préfère conserver une infirmité plus grande, afin de toucher une indemnité plus forte. » (Tribunal de Lille, 20 mars 1902.)   *FORGUE et JEANBRAU.*

MÉCONIUM. — Le méconium est cette substance molle et pâteuse, de couleur brun vert, qui est contenue dans l'intestin de l'enfant avant sa naissance et qui est expulsée pendant les premiers jours de la vie ou pendant le travail dans quelques circonstances particulières.

Il est composé de tous les produits de desquamation de l'intestin, de graisse, de mucus, de matières colorantes de la bile, etc.

Il ne contient pas de microbes pendant la vie intra-utérine et ne peut donc se putréfier, mais tout de suite après la naissance, l'intestin et ses produits s'ensemencent par la bouche et l'anus.

Il commence à s'accumuler dans l'intestin grêle dès que la muqueuse intestinale est organisée : c'est pourquoi on en trouve dès les premiers mois de la vie. Cependant le gros intestin n'en contient qu'à partir du milieu de la grossesse.

Sa composition chimique et microscopique n'est pas intéressante au point de vue pratique.

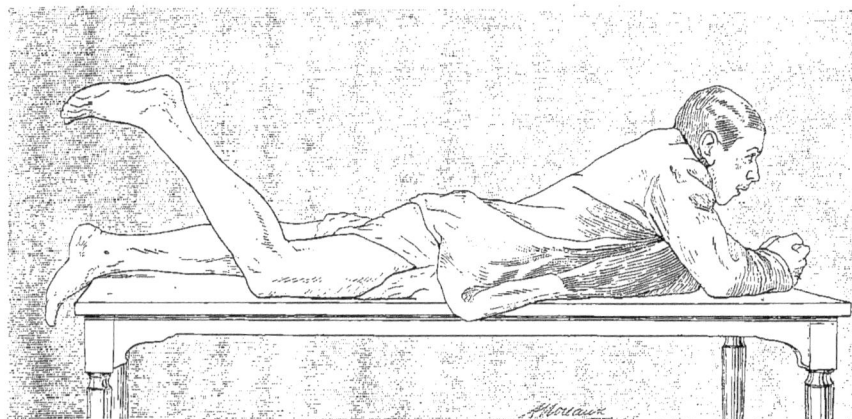

Fig. 9. — *Extension passive de la jambe sur la cuisse.*

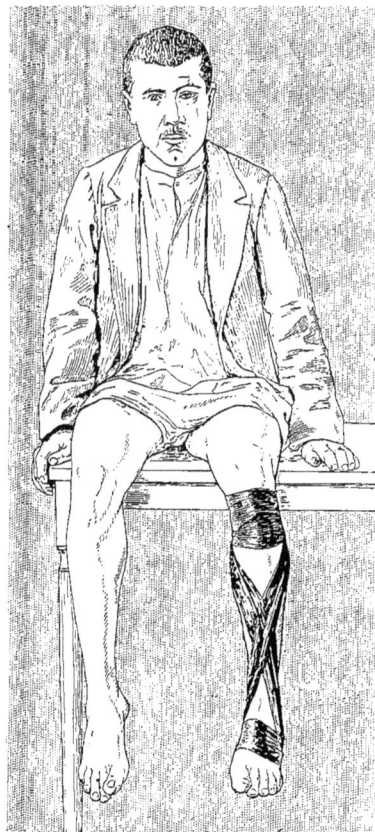

Fig. 10.

Flexion du pied sur la jambe.

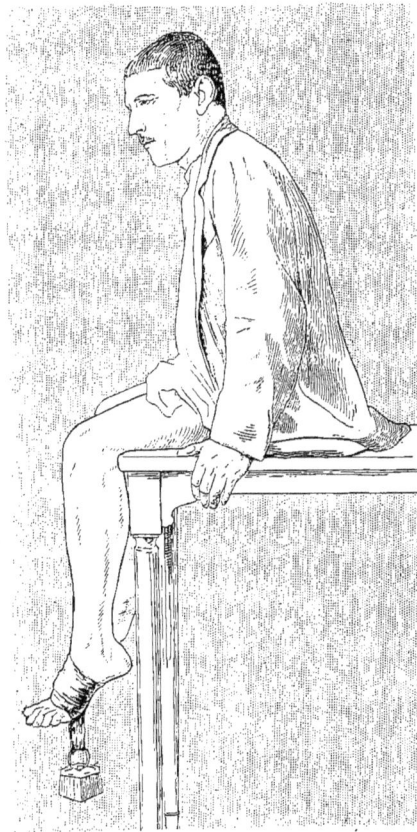

Fig. 11.

Extension du pied sur la jambe.

Son origine est donc la conséquence du fonctionnement de la muqueuse intestinale, de ses glandes ainsi que des organes dont le tube excrétoire s'abouche dans sa cavité. Il est donc inutile au point de vue fonction et n'est qu'un produit excrémentitiel.

Issue du méconium. — Il est généralement rendu à partir de la naissance et pendant 3 ou 4 jours. Cependant il existe des cas où son expulsion commence pendant le travail et son apparition peut être soit un fait physiologique, soit un fait pathologique. C'est ainsi qu'à partir de l'engagement dans la présentation du siège, et quand la dilatation est commencée et surtout pendant la période d'expulsion, l'abdomen de l'enfant, serré par les parois du bassin et de l'utérus, expulse mécaniquement le contenu de l'intestin. La présence du méconium dans le vagin ne sera donc pas ici une indication d'intervention.

Mais dans toutes les autres présentations, il ne devra pas apparaître pendant le travail, et la coloration qu'il communiquera au liquide amniotique sera toujours le signe d'une souffrance de l'enfant, causée presque toujours par une compression du cordon.

En effet, quand la circulation fœto-placentaire est gênée ou supprimée soit par une compression directe du cordon dans une procidence ou un procubitus, soit par des contractions trop répétées, trop longues de l'utérus, deux phénomènes se produisent immédiatement. L'enfant fait des mouvements d'inspiration, et le rectum chasse du méconium. On en sera averti par la sortie du liquide amniotique teinté en vert et l'auscultation révélera un trouble dans le rythme des pulsations fœtales. On trouvera donc alors une indication de terminer l'accouchement le plus tôt possible.

Cependant, on peut quelquefois trouver le liquide teinté sans que le cœur soit touché ; c'est qu'il s'est produit à un moment donné une compression fugace du cordon et qui a disparu presque immédiatement.

Après la naissance, il commence à être expulsé souvent immédiatement. Au contraire, certains enfants n'en rendent qu'après plusieurs heures et l'on en trouve dans les couches pendant au moins 3 jours.

Petit à petit, à mesure que la sécrétion lactée s'établit chez la femme, les matières changent progressivement de caractère pour devenir jaune d'or.

Depaul admettait qu'un enfant en rend en moyenne 72 gr. Des pesées personnelles nous ont montré que la quantité rendue est d'habitude bien supérieure à ce chiffre. Nous l'avons trouvée toujours proportionnelle à la grosseur de l'enfant et oscillant entre 120 et 250 gr. C'est du reste sa perte qui est en grande partie la cause de la diminution du poids des enfants pendant les premiers jours ; et l'on sait (Pinard) que les gros enfants diminuent plus que les petits.

Quand le méconium n'apparaît que dans les 24 premières heures, il faut se défier d'une malformation intestinale, même quand il sort de l'anus des mucosités qui peuvent être sécrétées par la dernière partie de l'intestin. Le méconium seul démontre la communication complète de toute la masse intestinale.

Médecine légale. — La présence du méconium sur des linges salis démontrera la récente naissance d'un enfant. Sa couleur, sa composition, la région de l'intestin où on le rencontre pourra donner quelques indications concernant l'âge du fœtus. Si l'enfant a déjà tété, le méconium présentera des traces de lait digéré. *BOUFFE DE SAINT-BLAISE.*

MÉDECINE (EXERCICE DE LA). — V. EXERCICE.

MÉDECINE PRÉVENTIVE. — V. PRODROMES.

MÉDECINS DE RÉSERVE. — **Leur but, leur rôle à la mobilisation.**

Dans les conflits modernes, ce n'est plus une poignée d'hommes qui se lève, mais la nation tout entière qui s'organise pour résister à l'invasion étrangère. Aussi, aux troupes de l'active viennent se joindre celles de la réserve et les officiers « *de complément* » vont grossir le nombre des officiers du cadre actif. De même, les médecins de réserve sont arrachés à leur clientèle et envoyés « vers le front » pour soigner les blessés. D'ailleurs, avec les énormes effectifs des guerres modernes, les médecins militaires seraient impuissants à assurer ce service sanitaire, qui réclame le concours actif et dévoué de tous les confrères.

D'où la nécessité impérieuse d'apprendre aux médecins de réserve, en temps de paix, leur rôle en temps de guerre. Cet enseignement s'impose, pour éviter les tâtonnements, les désordres fâcheux à la mobilisation; car, *on ne fait bien que ce que l'on a appris à exécuter d'une façon presque automatique.* Aussi, on comprend les vœux émis par certains syndicats médicaux qui demandaient : « que les périodes de convocation ne fussent employées qu'à donner au corps médical l'instruction spéciale dont il aura besoin à la guerre, au lieu de le faire servir au remplacement de ses confrères de l'armée. Et que cet enseignement fût donné, lors des manœuvres du corps de santé, sur le triage des blessés, l'outillage du transport, les appareils de fracture, les instruments et les boîtes d'opération, l'utilisation des pansements tout préparés, en un mot *sur tout ce que le corps médical aura à faire, qu'il devrait connaître et qu'on ne lui enseigne pas.* » (Protestation de la Société des médecins du XVᵉ arrondissement, 1909.)

Ces vœux viennent d'être exaucés par la 1ʳᵉ Direction, puisqu'une instruction ministérielle, en date du 27 décembre 1909, prescrit que, *chaque année*, un cours d'instruction sur le service de santé en campagne sera fait aux médecins, pharmaciens et officiers d'administration du service de santé de réserve et de territoriale, affectés en cas de mobilisation aux formations sanitaires de campagne.

Ce cours comprendra : 1º des conférences pratiques; 2º des exercices d'application. Il aura lieu dans les six centres suivants : Paris, Rennes, Limoges, Montauban, Lyon, Camp de Châlons en deux séries. *La première série durera 20 jours* et comprendra les officiers de réserve affectés, à la mobilisation, aux ambulances et aux hôpitaux de campagne. *La deuxième série durera 10 jours* et comprendra les officiers de territoriale affectés à la mobilisation, aux hôpitaux de campagne, d'évacuation, aux trains sanitaires et à la réserve du personnel.

Après ces conférences, on se livrera à des exercices pratiques, auxquels feront suite des manœuvres de garnison exécutées à cet effet. Celles-ci seront conduites très lentement, de façon à permettre l'entrée en fonctions des différents éléments sanitaires (postes de secours, ambulances, hôpitaux de campagne, d'évacuation, etc...).

Les infirmiers et les brancardiers d'ambulances seront prélevés à la fois sur les sections de l'active et sur les sections de la réserve et de la territoriale, grâce à des convocations faites en temps utile.

Quant aux médecins de réserve qui désireraient suivre ces cours, à titre bénévole, ils en feront la demande, un mois à l'avance, au Directeur du service de santé de leur corps d'armée, qui statuera.

Grâce à ces dispositions, les médecins de réserve seront mis au courant de leurs fonctions à la mobilisation et seront aptes à les remplir au mieux des intérêts de l'armée.

Mobilisation. — A la déclaration de guerre, le médecin doit sans retard consulter *son ordre individuel et confidentiel de mobilisation.* Aussi, il est bon de le ranger avec soin, dans un endroit connu, pour le retrouver sans difficulté. Cet ordre porte comme indications *le lieu* où l'officier doit se rendre et *le jour* où il doit se mettre en route.

Le télégramme de mobilisation indique le premier jour de la mobilisation, qui commence à minuit une minute et finit à 11 h. 59 du soir.

Si l'ordre porte : *départ le premier jour de la mobilisation,* on doit quitter immédiatement ses foyers, car la troupe à laquelle on est affecté, peut partir quelques heures après minuit une minute.

Si l'ordre porte : *départ le deuxième jour,* il suffit de partir le jour indiqué sur l'ordre de mobilisation *avant 8 heures du matin.* Aussi, quand on doit partir le premier jour, il est bon d'avoir pour ainsi dire, une tenue toujours prête à l'avance, placée dans une cantine.

Tenue de campagne. — Elle comporte un képi, une vareuse, une culotte de drap, un manteau, une pèlerine de drap ou en caoutchouc, des jambières de cuir et des brodequins avec ou sans éperons à la chevalière, suivant l'emploi d'officier monté ou non monté. L'équipement comprend un sabre, un revolver, pour sa défense personnelle, un brassard de neutralité estampillé, passé au bras gauche, absolument indispensable ; une plaque d'identité, très utile comme preuve du décès du porteur, suspendue à son cou comme un scapulaire et enfin un paquet de pansement individuel.

Aux médecins montés, nous conseillons d'utiliser une des sacoches de leur selle pour y placer quelques vivres de réserve (sucre, chocolat, pain, saucisson, etc.), une chemise, une paire de chaussettes, une paire de chaussure de repos et les objets de toilette indispensables (serviette, savon, brosse à dents). En campagne, dit Percy, *il faut beaucoup de propreté pour se bien porter.*

Aux médecins non montés, nous conseillons d'emporter une *petite sacoche de voyage* dans laquelle ils placeront tous ces objets qu'il faut toujours avoir sous la main et non dans la cantine, qu'on est exposé à ne pas voir souvent.

En outre, il faut porter sur soi *une petite trousse médicale,* contenant une seringue de Pravaz, avec des ampoules d'éther, de morphine, de caféine, des comprimés d'opium, de quinine et enfin une paire de ciseaux, un rasoir, un bistouri, quelques pinces hémostatiques, quelques pièces de pansement (chirurgie d'urgence).

Dans la cantine, qui doit avoir des dimensions réglementaires (0 m. 65 sur 0 m. 58 et 0 m. 22), on placera un pantalon ou culotte, une tunique, quatre paires de chaussettes, une paire de chaussures, trois caleçons, trois chemises, trois serviettes, trois gilets de flanelle, dix mouchoirs, un calot de campagne, des brosses, des objets de toilette, enfin une couverture pliée et maintenue sur le couvercle de la cantine par les deux courroies, pour s'envelopper la nuit au bivouac.

Ainsi équipé, le médecin de réserve se rend à la gare et débarque à son nouveau corps. Là, il se présente au colonel et au médecin-chef de service, qui lui indiquera le bataillon auquel il est affecté. Il est bon de se présenter, séance tenante, au commandant de ce bataillon et au capitaine adjudant-major avec lesquels il est appelé à vivre et à faire « popotte », dès le jour du départ.

Puis le médecin de réserve se rend à l'infirmerie, consulte le *carnet de mobilisation*, qui lui dira heure par heure les diverses opérations à faire : 1° triage des malingres, des hommes à proposer pour la réforme, à laisser au dépôt et des hommes valides susceptibles de partir pour le front; 2° chargement du matériel de réserve sur les voitures médicales conduites devant l'infirmerie, revision de ce matériel, achat du pétrole pour les lampes, plonger les tonnelets de 30 litres dans l'eau pour resserrer les douves, etc...; 3° s'assurer que les paquets individuels de pansement ont été distribués à tous les hommes sans exception; 4° distribuer aux infirmiers et aux brancardiers leurs brassards; 5° se rappeler d'aller toucher au bureau du trésorier du régiment son *indemnité d'entrée en campagne*, qui s'élève à 500 francs pour les aides-majors, à 700 francs pour les médecins-majors de 2° classe et à 1000 francs pour les médecins-majors de 1re classe. Il est utile de savoir qu'on peut déléguer en faveur de sa femme, de ses ascendants ou descendants la moitié de sa solde; le quart seul peut être délégué en faveur d'autres parents ou d'étrangers. Les médecins, qui sont pourvus d'une assurance sur la vie, ne doivent pas oublier de payer la surprime des risques de guerre.

Mais dans cette période de hâte, d'excitation, de fièvre, la tâche particulièrement délicate et écrasante du service de santé est de faire un triage judicieux et méthodique des hommes inaptes à faire campagne d'une façon définitive ou temporaire, de surveiller l'hygiène de ces flots de (réservistes), qui se concentreront dans les villes de garnison, au moment de la mobilisation.

Durant l'embarquement, il faut assister au chargement des voitures et des chevaux, car il peut arriver des accidents. S'il pleut, il faut recommander au colonel de ne pas laisser mouiller sa troupe, car les transports, faits avec des effets mouillés, sont pernicieux à la santé des hommes. Et, si le trajet en chemin de fer est long, il faut faire mettre aux soldats leurs chaussures de repos.

En cours de route, si on est appelé auprès d'un malade ou d'un blessé sérieux, on le remettra à une infirmerie de gare ou, à défaut de cette formation sanitaire, au commissaire d'une gare, qui le renverra au dépôt du corps ou le fera entrer à l'hôpital du lieu. Si un décès se produit, le corps est remis au commissaire de la première gare où s'arrête le train.

Avant le départ, le médecin doit reconnaître la voiture dans laquelle se trouve l'infirmier de service, détenteur du sac d'ambulance. Mais, avec le commandant du bataillon, il faut s'arranger pour avoir, si possible en queue du convoi, *un compartiment libre*, dans lequel se tiendront les infirmiers et dans lequel on pourra faire coucher un malade atteint de fièvre, de syncope ou de coliques. Cette disposition si utile devrait être rendue réglementaire.

BONNETTE.

MÉDIAN (PARALYSIE DU NERF). — Quelquefois d'origine infectieuse ou toxique, la paralysie du nerf médian reconnaît presque toujours une cause locale, traumatisme ou compression.

Symptômes. — La paralysie complète du nerf médian, qui innerve tous les muscles de la région antérieure de l'avant-bras (sauf le cubital antérieur et les deux faisceaux internes du fléchisseur profond des doigts), tous les muscles du pouce (sauf l'adducteur) et les deux premiers lombricaux, entraîne la suppression de tous les mouvements du pouce, sauf l'adduction dans la paume, du mouvement de flexion des deuxièmes phalanges des quatre derniers doigts, du mouvement de flexion des troisièmes phalanges de l'index et du médius. Les mouvements de pronation et de flexion de la main sont très limités, les premiers ne s'effectuant plus que grâce au long supinateur, les seconds ne pouvant plus se faire que dans l'adduction forcée par l'intermédiaire du cubital antérieur.

Il en résulte une attitude toute spéciale de la main et des doigts. Les premières phalanges du médius et de l'index sont fléchies, les deux dernières sont dans l'extension ; les deuxièmes et troisièmes phalanges de l'annulaire et du petit doigt sont en demi-flexion. Le pouce appliqué contre l'index n'est plus opposable aux autres doigts ; le premier métacarpien tourne sur son axe longitudinal et est reporté sur le même plan que les autres métacarpiens (*main de singe*). L'atrophie porte sur les masses musculaires de la région épitrochléenne et sur l'éminence thénar.

Les troubles de la sensibilité sont inconstants. Quand ils existent, ils occupent les deux tiers externes de la paume de la main, la face palmaire des trois premiers doigts, la moitié externe de la face palmaire du quatrième d'une part, la face dorsale des deux dernières phalanges de l'index et du médius, la moitié externe de la face dorsale des deux dernières phalanges de l'annulaire d'autre part. Il existe d'ailleurs des différences individuelles.

Le *pronostic* varie avec la cause.

Diagnostic. — Le diagnostic est facile. On se souviendra que les atrophies musculaires d'origine myélopathique, *atrophie musculaire progressive* à type Aran-Duchenne, *sclérose latérale amyotrophique*, *syringomyélie*, peuvent produire une déformation analogue à la « main de singe ».

Traitement. — Il confondra le traitement de la cause et le traitement de la paralysie elle-même (courants faradiques faibles ou courants galvaniques).

BRÉCY.

MÉDIASTIN (ABCÈS). — Le tissu cellulaire du médiastin peut être le siège de suppurations de nature très variable que l'on divise au point de vue étiologique en : abcès primitifs, abcès secondaires, abcès symptomatiques.

1° *Les abcès secondaires* sont dus à l'envahissement du tissu celluleux du médiastin par une suppuration venue du voisinage telle que phlegmon du cou, abcès rétro-pharyngien, pleurésie purulente, abcès du poumon, etc. ;

2° *Les abcès symptomatiques* succèdent à des lésions du squelette, ostéite, nécrose, carie des côtes, du sternum et de la colonne vertébrale; ce sont presque toujours des abcès froids consécutifs à une ostéite tuberculeuse, exceptionnellement des abcès chauds consécutifs à une ostéomyélite du sternum ou à une arthrite suppurée sterno-claviculaire ;

3° *Les abcès primitifs* surviennent quelquefois à la suite d'une plaie pénétrante du médiastin, d'une fracture ouverte du sternum, d'une opération septique; ces abcès peuvent également reconnaître pour cause une infection à distance déterminant la suppuration des ganglions médiastinaux, ou les embolies septiques qui provoquent les abcès métastatiques observés au cours de l'infection purulente, la fièvre typhoïde, la variole, l'érysipèle.

Plus fréquents et intéressants sont les phlegmons du médiastin d'origine œsophagienne : ils se produisent à la suite de toutes les perforations spontanées ou provoquées de l'œsophage, dans les plaies et corps étrangers, les rétrécissements, les cancers; l'existence d'une perforation n'est d'ailleurs pas indispensable, et les microbes venus d'une ulcération œsophagienne peuvent traverser la paroi de l'organe et venir infecter le médiastin.

Symptômes. — Les abcès du médiastin peuvent revêtir deux formes cliniques :

1° *Abcès aigus*, comprenant la plupart des abcès primitifs;

2° *Abcès chroniques*, comprenant la plupart des abcès secondaires et symptomatiques.

Les *médiastinites aiguës* débutent habituellement par des symptômes généraux graves : fièvre intense, frissons, céphalalgie, vertiges, oppression, gêne de la respiration, parfois ces symptômes généraux sont extrêmement marqués, et la mort par septicémie peut survenir avant que le pus ait eu le temps de se former et qu'aucun signe ait pu faire penser à un abcès du médiastin; d'ordinaire l'évolution est moins rapide et moins grave : au bout de quelques jours les symptômes généraux diminuent d'intensité pendant que le pus se forme et s'accumule entre les deux lames du médiastin, le malade se plaint d'une douleur profonde rétro-sternale, souvent très accusée, et accompagnée d'oppression et de gêne respiratoire. Le pus une fois formé tend à faire issue au dehors, quelquefois il se déverse dans la plèvre, mais c'est là une évolution très rare, car les lames médiastines épaissies par l'inflammation lui opposent une barrière suffisante : dans des cas exceptionnels, l'abcès peut s'ouvrir dans une bronche, dans la trachée, dans l'œsophage, voire même dans le cœur: dans l'immense majorité des cas, il vient s'ouvrir à l'extérieur en traversant la paroi antérieure du thorax, parfois le pus passe à travers le sternum détruit sur une étendue plus ou moins grande, le plus souvent il traverse la partie antérieure d'un espace intercostal, surtout du deuxième espace intercostal gauche : dans ce cas la partie moyenne du thorax présente d'abord un gonflement et un œdème souvent très étendu, puis on voit apparaître à gauche du sternum un abcès superficiel qui s'ouvre bientôt, laissant un trajet fistuleux dans lequel on peut introduire un stylet qui s'enfonce profondément dans la poitrine. Quelquefois, au lieu de s'ouvrir à gauche du sternum, l'abcès s'ouvre à la partie inférieure du cou au-dessus de l'échancrure sternale.

Dans le cas d'*abcès chronique*, l'évolution est beaucoup moins bruyante, souvent les symptômes généraux font complètement défaut et l'affection se traduit uniquement par une douleur profonde, augmentée par la percussion sur le sternum et par les efforts, et accompagnée d'oppression et de gêne respiratoire : l'examen montre une zone de matité thoracique plus ou moins nette, présentant son maximum un peu à gauche de la ligne médiane ; après une évolution, souvent assez longue, le pus se fait jour à l'extérieur, et il se forme à gauche du sternum une tumeur de volume variable, d'abord molle et pâteuse, puis nettement fluctuante : cette tumeur, souvent animée de battements isochrones aux pulsations cardiaques, diminue de volume ou même se réduit complètement sous la pression de la main ; elle augmente au contraire lors de la toux et des grands efforts d'expiration. Pendant un certain temps la peau ne présente aucune modification, puis elle s'amincit, rougit et finit par s'ulcérer en donnant issue à une grande quantité de pus ; après l'ouverture un trajet fistuleux très profond persiste longtemps.

Le *pronostic* des abcès du médiastin est toujours sérieux : les abcès aigus peuvent entraîner la mort par septicémie ; même dans les cas favorables, l'ouverture spontanée, toujours insuffisante, laisse persister une suppuration interminable qui souvent affaiblit le malade au point d'entraîner la mort soit par hecticité, soit par complication pleuro-pulmonaire ou cardiaque. Les abcès chroniques sont presque toujours symptomatiques de lésions osseuses graves qui guérissent difficilement, exigent une intervention chirurgicale souvent très étendue et entretiennent une suppuration extrêmement longue.

Traitement. — Il faut avant tout donner issue au pus : si l'abcès fait saillie à l'extérieur sur les parties latérales du sternum, il suffit d'inciser largement les téguments, de vider l'abcès et de drainer largement ; dans les cas où l'abcès vient faire saillie au-dessus de la fourchette sternale, la simple incision des parties molles ne permet pas d'assurer suffisamment le drainage, aussi il est préférable de faire une contre-incision plus bas, de trépaner le sternum et de placer à travers l'orifice osseux un drain qui aboutit à la partie la plus déclive de l'abcès. Une fois l'abcès vide, il faut toujours explorer avec soin la cavité, examiner le sternum et les cartilages costaux voisins ; dans le cas où ils seraient reconnus malades, il faudrait enlever les parties nécrosées. Lorsque l'abcès est encore intra-médiastinal sans faire saillie sous la peau, le diagnostic est très difficile : si cependant on peut poser un diagnostic ferme, il sera indiqué de ne pas attendre la formation d'un abcès superficiel, mais d'aller ouvrir immédiatement la collection profonde sans donner à l'abcès le temps d'évoluer, de détruire le sternum par suppuration, ou d'envahir la plèvre ou le péricarde.

Les abcès du médiastin postérieurs nécessitent une intervention beaucoup

plus grave et plus délicate en raison de la profondeur du pus, et des difficultés de son accès : ces abcès peuvent être abordés et drainés soit par une
incision faite à la base du cou et qui permet de décoller le tissu cellulaire
le long de l'œsophage jusque dans le thorax, soit par médianostomie postérieure ; cette dernière opération est difficile et extrêmement grave, aussi il
semble préférable de toujours commencer par l'incision et le drainage
cervical qui suffisent à enrayer les accidents septiques immédiats ; plus tard
si la poche se vide mal et s'il y a stagnation du pus on fera une contre-
incision par voie médiastinale postérieure : l'opération consiste à inciser du
côté gauche, entre l'omoplate et la colonne vertébrale, à réséquer trois à
quatre côtes sur une largeur de 2 centimètres, puis à introduire la main en
décollant le cul-de-sac pleural jusqu'à ce qu'on arrive sur la collection
purulente.   *PIQUAND.*

MÉDIASTIN (PLAIES). — Les plaies isolées du médiastin sont absolument
exceptionnelles ; dans la grande majorité des cas l'instrument vulnérant
blesse d'abord la plèvre et le poumon et ne pénètre que secondairement
dans le médiastin ; cependant, dans quelques cas, un instrument piquant ou
tranchant peut arriver dans le médiastin en rasant les bords du sternum
sans intéresser les culs-de-sac pleuraux, et surtout les projectiles des armes
à feu peuvent pénétrer directement dans le médiastin après avoir traversé
le sternum ; tout à fait exceptionnellement il peut y avoir blessures des
organes du médiastin sans plaies extérieures, l'instrument vulnérant ayant
été introduit par l'œsophage et ayant perforé la paroi de ce conduit : ces
blessures résultent presque toujours de cathétérismes maladroits ou de
manœuvres destinées à extraire un corps étranger ; on les a également
observées chez les fous et chez les acrobates qui avalent les corps les
plus étranges.

Tous les organes du médiastin (aorte, veine cave supérieure, veine et
artères pulmonaires, veines azygos, canal thoracique, œsophage, trachée,
bronches) peuvent être intéressés par une plaie du médiastin. La blessure
des gros vaisseaux détermine une hémorragie presque toujours rapidement
mortelle, la blessure des vaisseaux moins volumineux détermine la formation d'un épanchement sanguin plus ou moins abondant qui s'accumule
dans le tissu celluleux du médiastin. La blessure isolée de l'œsophage ne
donne souvent lieu à aucun symptôme immédiat, mais elle est presque
toujours suivie d'accidents très graves de suppuration et de gangrène dus
à la pénétration dans le tissu celluleux du médiastin de particules alimentaires dégluties. La blessure de la trachée et des grosses bronches s'accompagne de gêne plus ou moins marquée de la respiration et est souvent suivie
de la production d'emphysème qui suit le tissu celluleux péri-bronchique et
péri-trachéal pour venir apparaître à la base du cou.

Le **traitement** des plaies du médiastin se réduit à bien peu de choses ;
dans la plupart des cas il faut se borner à la désinfection et à l'occlusion
de la plaie extérieure et attendre l'évolution des accidents en laissant le
malade au repos absolu ; la présence de corps étrangers ne change pas cette
ligne de conduite, à moins qu'il ne s'agisse d'un instrument piquant (lame

(le fleuret ou couteau) implanté dans le sternum qu'il faudrait enlever; dans les cas de corps étrangers profonds, en particulier de projectiles d'armes à feu, il ne faut jamais tenter l'extraction qui exposerait à des hémorragies dangereuses. L'intervention n'est indiquée que secondairement si l'hémo-médiastin s'infecte et suppure; dans ce cas il faut donner issue au pus et drainer comme dans les autres abcès du médiastin (v. c. m.).

PIQUAND.

MÉDIASTIN (TUMEURS). — Le médiastin peut être le siège de tumeurs primitives et de tumeurs secondaires.

Les tumeurs secondaires sont presque toujours des cancers ou des sarcomes ganglionnaires, consécutifs à un néoplasme du poumon ou de l'œsophage et ne présentent aucun intérêt chirurgical.

Les tumeurs primitives peuvent se diviser en tumeurs malignes et en tumeurs bénignes.

1° Les *tumeurs malignes* de beaucoup les plus fréquentes se rencontrent surtout chez l'homme, et à un âge assez avancé : les unes proviennent des ganglions lymphatiques et sont des lymphadénomes et des lympho-sarcomes, les autres naissent aux dépens de débris du thymus et sont des épithéliomes, des sarcomes ou des fibro-sarcomes.

Toutes ces tumeurs ont une évolution très rapide, de bonne heure elles adhèrent aux organes voisins, gros troncs vasculaires, péricarde et plèvre, trachée et bronche. La mort survient d'ordinaire en quelques mois, presque toujours toute intervention est déjà impossible au moment où le diagnostic est fait.

2° Les *tumeurs bénignes* plus rares peuvent être solides ou liquides.

Les tumeurs solides sont absolument exceptionnelles, on signale seulement quelques cas de fibrome et de lipome du médiastin.

Les tumeurs liquides sont moins rares, à part quelques cas de kystes hydatiques, ce sont toujours des kystes dermoïdes; ces kystes s'observent presque toujours chez des individus jeunes, ils siègent d'ordinaire à la partie antéro-supérieure du médiastin dans la région du thymus et adhèrent souvent aux organes voisins. Les symptômes auxquels donnent lieu ces tumeurs, sont surtout des signes de compression des divers organes du médiastin, ce sont les mêmes que l'on rencontre dans l'adénopathie trachéo-bronchique (v. c. m.).

Les signes physiques propres à la tumeur se réduisent, au début, à de la matité dans la région sternale, ou plus rarement en arrière, dans la région interscapulaire; plus tard, en s'accroissant, la tumeur soulève la paroi et détermine une voussure sterno-costale plus ou moins considérable, parfois elle envahit les régions sus-sternale et sus-claviculaire où on peut la palper et apprécier sa consistance.

Le diagnostic est toujours très difficile, la radioscopie et la radiographie fournissent souvent d'utiles renseignements; la rapidité du développement, l'apparition d'adénopathie sus-claviculaire et axillaire permettront de reconnaître les tumeurs malignes; en présence d'une tumeur à développement lent, on pensera forcément, en raison de la fréquence plus grande, à un kyste dermoïde : mais seule, l'ouverture dans les bronches avec rejet de poils et de matière sébacée par l'expectoration permettront d'affirmer le diagnostic.

Quoique moins sombre que dans les tumeurs malignes, le pronostic est encore fort sombre, le développement progressif d'une tumeur dans une région étroite et remplie d'organes importants comme le médiastin finissant forcément par entraîner la mort.

L'intervention chirurgicale est indiquée dès que le diagnostic est posé : on ouvrira un abcès sur le médiastin en réséquant une partie du sternum et en décollant les culs-de-sac pleuraux antérieurs ; si on trouve une tumeur solide, on s'efforcera de l'enlever en totalité ; si on trouve un kyste dermoïde l'extirpation totale de la poche qui est indiscutablement la méthode de choix, est le plus souvent impossible à cause des adhérences ; dans ce cas, il faudra se borner à inciser le kyste, à l'évacuer et à le drainer après l'avoir marsupialisé à la paroi.   *PIQUAND.*

MÉDICAMENTS (ART DE FORMULER). — Lorsque le médecin a terminé l'examen clinique du malade et fait son diagnostic, il a mentalement arrêté les grandes lignes du traitement qu'il se propose d'instituer. Il lui reste à faire le choix des médicaments répondant le mieux au but à atteindre et à les associer pour renforcer ou modifier l'effet thérapeutique des plus actifs.

La question de la dose est inséparable de la question d'espèce. Le médecin doit être bien averti des doses médicamenteuses marquant le seuil de la toxicité (V. Doses maxima) ; si, dans quelques cas exceptionnels, il lui paraît nécessaire que cette dose soit dépassée, le médecin insiste et souligne : *je dis telle dose.*

Il est évident que la dose utile à tel ou tel effet doit varier selon que le remède s'adresse à un enfant, à une femme, à un adulte, à un vieillard. Mais ce n'est pas tout : un malade affaibli et débile ne saurait réagir à une dose donnée d'un médicament donné de la même façon qu'un organisme ayant conservé toute sa résistance. L'évaluation, dans chaque cas, de la dose nécessaire et suffisante, nécessite du coup d'œil et de la sagacité.

Une autre notion est indispensable au médecin : certains mélanges de substances sont inexécutables (incompatibilités pharmaceutiques), déterminent des réactions chimiques particulières (incompatibilités chimiques) ou sont de nature à susciter des effets physiologiques antagonistes (incompatibilités pharmacodynamiques). Il faut qu'il connaisse au moins les principales de ces incompatibilités.

La forme de la préparation à prescrire est d'un intérêt considérable. On sait que tel médicament est d'une action plus prompte lorsqu'il est administré sous telle forme, et d'une action plus soutenue quand il est donné sous telle autre. Dans la pratique, il importe avant toutes choses que le malade indocile ne refuse pas le remède : on le prescrira sous la forme pharmaceutique la plus agréable. D'autre part, des préparations trop coûteuses ne seront pas ordonnées aux personnes pauvres.

Il faudra aussi se préoccuper de la saison, certains médicaments étant moins bien tolérés en été, et quelques plantes n'étant pourvues de tous leurs principes qu'à l'état de fraîcheur.

Enfin, le médecin aura le soin de proportionner la quantité formulée du remède à la durée de la cure et de calculer le nombre de pilules ou le volume de la potion que prendra le malade dans un temps fixé d'avance (V. Dosage des médicaments en volume).

Le résultat des décisions multiples prises par le médecin s'exprime par une conclusion écrite, l'*ordonnance* rédigée au chevet du malade.

L'ordonnance est un ensemble d'ordres et une mise en ordre. Le pharmacien y trouvera la formule des préparations à effectuer, et le malade toutes les indications utiles à la bonne direction du traitement; ces indications ne comportent pas seulement la désignation du moment où les remèdes seront pris en quantités désignées, mais des prescriptions concernant l'hygiène à observer, le régime à suivre, le repos à garder, etc. L'ordonnance, une fois écrite, est commentée afin que le malade en saisisse bien tous les détails.

Elle doit être *parfaitement lisible* et clairement rédigée. Dans les formules les mots latins et les abréviations inutiles sont peu à peu tombées en désuétude. Cependant, si le F. S. A. (*Fac secundum artem*) suit le R. (*Recipe*) sur le chemin de l'oubli, Q. S. (*Quantité suffisante*) et ā̄ā (*de chaque, autant*), et nᵒ, qui désigne le nombre, sont des signes commodes et ne visant nullement au mystère. C'est la nécessité de la précision qui fait écrire *centigrammes* et *milligrammes* en toutes lettres ou presque, et le nombre de *gouttes en chiffres romains* [V. Gouttes (Poids des)].

On distingue dans une formule cinq éléments : la *base* ou médicament principal, l'*adjuvant* qui renforce son action, le *correctif* qui atténue ses effets irritants ou corrige son goût; l'*excipient* incorpore la base avec ou sans l'aide d'un *intermède*.

Voici l'exemple d'une formule complète (Richaud) :

Kermès	0 gr. 20	(*Base*).
Sucre . . . . } ā̄ā	4 grammes	(*Intermèdes*).
Gomme arabique . . . . }		
Eau distillée de laurier-cerise.	10 —	(*Adjuvant*).
Sirop de tolu	30 —	(*Correctif*).
Eau distillée.	120 —	(*Excipient*).

Mais il s'en faut que les cinq termes soient nécessairement représentés dans la formule qui peut fort bien être réduite à sa base. Ex. :

Sulfate de quinine . . . . 50 centigr.
Pour un cachet.

Il était bon, toutefois, de mentionner leur existence pour mémoire.

Ajoutons enfin que l'*ordonnance doit être datée* et porter en tête ou sous la signature l'*adresse du médecin* qui l'a rédigée. Ceci est une garantie pour le malade : en cas d'erreur évidente ou apparente, le pharmacien, a en effet, le devoir d'intervenir auprès du médecin pour lui soumettre ses doutes et provoquer une rectification.

La collaboration du médecin et du pharmacien, effective dans la simple exécution de l'ordonnance, s'est manifestée plus étroite dans l'occasion mentionnée ci-dessus. Il est d'autres circonstances où elle sera aussi utile :

le médecin doit aller s'entendre avec le pharmacien quand il médite une association particulière, un mode de solution peu familier (Grasset). Une conversation entre collaborateurs qui se doivent aide et estime réciproques, aplanit toujours des difficultés.

Un dernier mot pour rappeler ce qu'on entend par les termes de médicaments officinaux et de médicaments magistraux.

Les premiers sont ceux qui, susceptibles de conservation, se trouvent tout préparés dans les pharmacies. Le médecin n'a qu'à inscrire dans son ordonnance le nom de ce médicament, dont la formule figure au *Codex* (eau de laurier-cerise, sirop de codéine, etc., etc.).

Les médicaments magistraux sont ceux dont la composition n'est pas fixée d'avance et que le pharmacien prépare d'après la formule et les indications du médecin. Mais beaucoup de médicaments officinaux constituent souvent les éléments d'une formule magistrale. Quand, par exemple, un médecin formule :

Sirop de codéine.	} āā	30 grammes.
Sirop de tolu.		
Eau de laurier-cerise.	10	—
Alcoolature de racines d'aconit.	XXX gouttes.	
Eau distillée.	100 grammes.	

il a fait une formule magistrale, mais cette formule est le résultat de l'association de plusieurs médicaments officinaux (sirop de codéine, eau distillée de laurier-cerise, alcoolature de racines d'aconit). Pour rédiger convenablement une formule magistrale, il est donc nécessaire de connaître d'abord les principaux types de médicaments officinaux.   *E. FEINDEL.*

MÉDICAMENTS (ÉQUIVALENCES). — La plupart des pharmacopées ont adopté le système métrique pour les mesures médicamenteuses : il en est ainsi en Suisse, en Belgique, en Allemagne, en Italie, en Espagne, etc. Mais contrairement à l'usage général, la Grande-Bretagne et les États-Unis ont conservé jusqu'ici les mesures nationales, communément appelées mesures de la pharmacopée anglaise.

Nous donnons ci-après, représentée dans deux tableaux, l'échelle des mesures de poids et de capacité, avec leurs équivalences françaises ; et nous y ajouterons, à titre d'exemple, un type d'ordonnance anglaise, avec sa traduction.

Échelle des mesures de poids (Pharmacopée anglaise).

Pound (Livre) Abrév. Lb Signe. "	Ounce (Once) Oz ℥	Drachme " dr ʒ	Scrupule " scr ℈	Grain " gr "	Valeur en grammes.
1 =	16 =	128 =	..... =	..... =	453,60
	1 =	8 =	24 =	1.440 =	28,35
		1 =	3 =	60 =	3,90
			1 =	20 =	1,30
				1 =	0,065

Échelle des mesures de capacité (Pharmacopée anglaise).

Gallon Abrév. C Signe. "	Pint Oj "	Fl. ounce fl. oz ℥	Fl. drachme fl. dr ℨ	Minim m "	Valeur en centim. cubes.
1 =	8 =	160 =	1.280 =	..... =	4.546,0
	1 =	20 =	160 =	9.600 =	568,0
		1 =	8 =	480 =	28,42
			1 =	60 =	4.0
				1 =	0,06

Voici maintenant un exemple d'ordonnance anglaise dans laquelle nous avons cherché à grouper les mesures pharmaceutiques les plus usuelles, avec leurs signes et la notation chiffrée; nous donnons en regard la traduction française avec les équivalences.

℞ Tinct. opii . . .	m XX	Teinture d'opium (20 minimes)	1 c. c. 20
Extr. hyoscy. . . .	gr ¼	Extr. de jusquiame (1/4 de grain) . . .	0 gr. 016
Extr. coloc. co. . .	gr iv	Extr. de coloq. comp. (4 grains) . . .	0 gr. 26
Ipeca powder. . .	℈ ss	Poudre d'ipéca (1/2 scrup.)	1 gr. 90
Spt chlorof.. . . .	ℨ iij	Esprit de chloroforme (3 drachmes) .	12 c. c.
Aq. flor. aur. . . .	℥ i	Eau de fl. d'oranger (1 once)	28 c. c. 40
Aq. ad.	℥ iiss	Eau distillée. Q. S. pour (2 onces 1/2).	71 c. c.

Aux indications précédentes, empruntées à la pharmacopée, nous ajou- terons certaines autres mesures usitées en médecine, telles que les mesures de poids du corps, de longueur de la taille et de température.

Le *stone* vaut 14 pounds (livres), ou. . . . . 6 kg 550
Le *food* (pied) vaut 12 pouces, ou. . . . . 0 m. 305
L'*inch* (pouce) vaut . . . . 0 m. 025

Équivalence des thermomètres anglais et français. Nous la résumons dans l'échelle suivante :

Fahrenheit..	212⁰	122⁰	106⁰	105⁰	104⁰	103⁰	102⁰	101⁰	100⁰	99⁰	98⁰	97⁰	96⁰	68⁰	59⁰	32⁰
Centigrade..	100⁰	50⁰	41⁰1	40⁰6	40⁰0	39⁰4	38⁰9	38⁰3	37⁰8	37⁰2	36⁰7	36⁰1	35⁰6	20⁰	15⁰	0⁰

D'une façon générale, la conversion s'obtient en appliquant la formule :

$$C = \frac{(F - 32) \times 5}{9}.$$

H. M.

MÉGALOMANIE. — V. Délirantes (Idées) Délire systématisé.

MÉIOPRAGIE. — V. Athérome.

MÉLÆNA. — De par son sens étymologique le terme de mélæna semble devoir être réservé aux *selles hémorragiques noires*; parfois même, on n'entend sous ce nom que les selles noires épaisses, analogues à de la poix ou à du goudron ; mais, dans la pratique, un grand nombre d'auteurs appliquent ce mot à toutes les évacuations de sang par l'anus. Si l'on s'en tient au sens étymologique, seules les hémorragies de la partie terminale de l'intestin ne donnent guère lieu au mélæna, car elles se manifestent par des selles contenant du sang rouge ; les autres hémorragies des voies digestives, et toutes autres hémorragies dont le sang est dégluti et digéré, sont les vraies causes de mélæna. Quand le mélæna relève d'une hémorragie gastrique, il est souvent précédé ou accompagné d'hématémèses. [V. Intestinales (Hémorragies, Hématémèses)].

A. BAUER.

MÉLANCOLIE. — Sous le nom de mélancolie (*lypémanie* d'Esquirol), on désigne un *syndrome mental* caractérisé essentiellement par un sentiment de douleur morale intense, de tristesse et d'impuissance. Ces phénomènes, d'ordre surtout émotionnel ou affectif, s'accompagnent d'un ralentissement de tous les processus psychiques et d'aboulie ; ils se manifestent tantôt par une véritable concentration de tout l'être, allant depuis la simple apathie jusqu'à la stupeur, tantôt par des paroxysmes anxieux avec plaintes et agitation. Secondairement, mais très habituellement, et faisant intimement partie du syndrome peuvent s'ajouter des conceptions délirantes (idées de culpabilité, idées de ruine, idées hypochondriaques), des illusions et des hallucinations et un certain nombre de troubles d'ordre somatique.

Il est classique de décrire, à côté des états mélancoliques qui s'observent dans le cours de diverses affections, une mélancolie primitive ou idiopathique. Il s'agirait d'une psycho-névrose autonome, plus fréquente chez la femme, survenant de préférence à l'âge adulte, à la ménopause ou dans la vieillesse. L'hérédité nerveuse figurerait souvent comme cause prédisposante ; parmi les causes occasionnelles (intoxications, auto-intoxications, maladies infectieuses, maladies nerveuses, surmenage, etc.), les émotions morales déprimantes joueraient un rôle particulièrement important.

Actuellement, pour beaucoup d'auteurs, la mélancolie ne serait plus une entité morbide. Les différents états décrits sous ce nom ne seraient que des états syndromiques pouvant toujours être rattachés à la folie maniaque dépressive (*Mélancolie intermittente*), (V. Folie périodique), à la démence précoce, à la paralysie générale, à la confusion mentale ou aux folies toxi-infectieuses. La mélancolie n'existerait, en tant qu'affection autonome, que comme une manifestation des processus organiques d'involution sénile (*Mélancolie présénile*) ; celle-ci même ne serait qu'une manifestation de la psychose maniaque-dépressive (Kræpelin, Dreyfus).

Symptomatologie. — Le début est généralement lent et progressif et les premiers symptômes, augmentation de l'émotivité, insomnie, inaptitude au travail, troubles digestifs, ne se manifestent guère qu'un certain temps après la cause occasionnelle, cause d'ordre moral le plus souvent.

Le symptôme le plus important est la *douleur morale*, état de tristesse profonde qui, sans motif raisonnable, envahit le malade et le rend de plus en plus indifférent à tout ce qui l'entoure. Non seulement il ne se sent plus le même, mais le monde extérieur lui paraît avoir changé d'aspect : rien ne le touche plus; rien ne l'émeut plus, si ce n'est d'une façon désagréable. Ce dégoût général, même pour ce qui lui plaisait le plus autrefois, cette *indifférence* qui s'étend aux personnes les plus proches, lui sont d'autant plus pénibles qu'il se rend parfaitement compte de sa transformation (rattachée dans les cas graves généralement à un trouble de la *cénesthésie*, à la perte de la vision mentale, Cotard). Cette douleur morale, d'après les mélancoliques guéris, ne peut se comparer à aucune douleur physique; elle accable le malade qui sent son *impuissance* à la chasser et ne prévoit même plus la possibilité d'un retour à l'état normal. Plein d'appréhension dans l'avenir, il vit dans l'attente d'un danger imminent et inévitable; cet état d'*anxiété* peut être un des modes de début de la mélancolie [V. Anxiété paroxystique, Angoisse (Névrose)] et s'accompagner, surtout au moment des paroxysmes, de toutes les manifestations physiques de l'angoisse.

Cette dépression douloureuse entraîne un *ralentissement général de tous les processus psychiques.* L'association des idées se fait lentement et mal, l'attention est difficile, la mémoire moins vive : tout travail intellectuel est impossible. La volonté est toujours plus ou moins atteinte; le mélancolique est incapable de prendre une décision et cette impuissance à vouloir augmente encore son désespoir.

Sa *physionomie* exprime la douleur et l'anxiété. Le malade se tient à l'écart, la tête penchée, les traits fixes et immobiles, les sourcils contractés, le front plissé, les yeux tournés vers le sol. Il répond à peine, d'une voix lente et monotone; ses mouvements sont lents et pénibles. Quelquefois le mutisme est absolu; le malade s'immobilise au lit ou dans un fauteuil, négligeant les soins de sa toilette les plus élémentaires. D'autres fois, au contraire, surtout pendant les crises d'anxiété, il se promène de long en large, en répétant les mêmes gémissements et les mêmes plaintes.

La lourdeur de tête, l'insomnie, les rêvasseries pénibles avec réveil en sursaut sont des symptômes constants. Un tel état s'accompagne naturellement, surtout dans la période aiguë, de *troubles organiques* plus ou moins marqués : *troubles digestifs* (anorexie, état saburral de la langue, fétidité de l'haleine, constipation rebelle), *troubles circulatoires* (abaissement de la pression artérielle, ralentissement du pouls, cyanose des extrémités), abaissement de la température, *troubles trophiques* (œdème, dermatoses, escarres), *troubles respiratoires* (modifications du rythme : respiration lente et superficielle en dehors des crises d'anxiété; ou série de petites inspirations très faibles suivies d'une inspiration plus forte; ou inspiration saccadée composée de petites inspirations successives); *troubles sécrétoires* (rareté et hypertoxicité des urines, diminution des sueurs et des larmes, suppression de la menstruation, des fonctions sexuelles); *troubles nerveux* (affaiblissement des réflexes, augmentation du myxœdème, augmentation de la résistance électrique, hypoesthésie), etc.

Le mélancolique est un résigné. Il pense avoir mérité les maux qui l'accablent et pour les justifier en arrive à se considérer comme un être odieux ou criminel : telle est l'origine de la plupart des *idées délirantes* que l'on observe souvent dans la mélancolie. « Le sentiment de douleur morale, analogue à celui que doit éprouver un criminel après l'accomplissement d'un forfait, amène chez un malade l'idée qu'il est coupable, qu'il a commis un crime. Un autre, jadis religieux, en présence du changement qu'il ressent en lui, dans ses sentiments, se croira réprouvé de Dieu, abandonné aux puissances infernales, par suite de fautes, de péchés imaginaires, se sentant incapable d'agir ; tel autre craint pour l'avenir des siens, se croit ruiné, se voit à charge à tout le monde » (Séglas). Le délire des mélancoliques est pénible, humble et monotone ; il consiste surtout en idées de *culpabilité et d'auto-accusation*, en idées de *ruine* et en idées *hypochondriaques* qui se manifestent tantôt isolément, mais sans jamais atteindre la cohésion des vraies délires systématisés, tantôt simultanément, constituant ainsi une sorte de délire complexe. Aux idées de culpabilité s'associent parfois des idées mystiques, idées de damnation. Le mélancolique peut, quoique plus rarement, montrer des idées de persécution, mais il se présente comme une victime résignée, qui croit expier quelque méfait et se rapproche beaucoup plus du persécuté auto-accusateur que du persécuté proprement dit.

Les troubles de la sensibilité (analgésie, hyperesthésie) sont fréquents et il est certain que beaucoup d'idées hypochondriaques sont sous la dépendance de sensations internes pénibles ou douloureuses. Les *illusions* ne sont pas rares, le malade interprétant à sa façon les différentes impressions sensorielles ; elles sont souvent difficiles à distinguer des véritables *hallucinations* : hallucinations de l'ouïe, élémentaires (bruits plus ou moins vagues), ou auditives verbales (insultes, menaces) ; hallucinations de la vue élémentaires (formes vagues, traits de feu), ou différenciées (spectacles terrifiants), ou verbales visuelles (menaces ou insultes écrites) ; hallucinations du goût, de l'odorat (odeurs infectes), du tact, etc. Les hallucinations psycho-motrices (Séglas) méritent une mention spéciale : à la suite d'impulsions verbales, le malade finit par croire qu'une personne étrangère pénètre dans son propre corps et se sert malgré lui de sa bouche pour parler. Les hallucinations seraient particulièrement actives dans la mélancolie avec stupeur, et souvent les malades, après leur guérison, racontent qu'ils étaient immobilisés par un spectacle terrifiant ou par des menaces de mort ou de supplices.

Les mélancoliques présentent parfois des impulsions subites à la fuite, rarement à l'homicide, plus fréquemment au suicide ou à l'auto-mutilation. Ces *raptus*, souvent exécutés avec la plus grande violence paraissent sous la dépendance d'un paroxysme anxieux ou d'une hallucination terrifiante. L'homicide est rare dans la mélancolie sauf sous la forme d'assassinat des enfants pour les soustraire au malheur ; par contre la tendance au *suicide* et au *suicide en commun* ou à l'*auto-mutilation* y est des plus fréquentes : tantôt il s'agit d'une impulsion irréfléchie, tantôt au contraire d'un acte longuement médité et accompli avec une ténacité extraordinaire. La *sitiophobie* est également commune ; le refus des aliments peut être la conséquence d'une hallucination, d'idées délirantes (idée d'indignité, idée de suicide, idée de ruine et d'impossibilité de payer), soit simplement du mauvais état des voies digestives. La coprophagie a été signalée.

Formes. — D'après l'absence ou la prédominance de certains symptômes, on décrit classiquement quatre types cliniques principaux.

Dans la *mélancolie simple avec conscience*, la tristesse et la dépression ne s'accompagnent ni d'hallucinations, ni d'idées délirantes bien caractérisées. Les malades, sans volonté, incapables d'aucun travail, ont des appréhensions vagues, peur de mourir, peur d'être ruinés, etc., ou se reprochent des fautes réelles ou imaginaires, concernant des actes plus ou moins anciens ou encore sont continuellement dans un état de perplexité angoissante (*mélancolie perplexe*). Ils se rendent parfaitement compte de leur état, mais il leur est impossible de réagir, et les raisonnements les plus convaincants sont impuissants à les rassurer. Malgré leur apparence inoffensive, ces malades ont besoin d'être surveillés, car les cas de suicide sont fréquents parmi eux.

La *mélancolie dépressive avec idées délirantes* correspond, comme symptomatologie, à la description générale du syndrome : dépression douloureuse, crises d'anxiété avec agitation, raptus, idées délirantes, hallucinations et illusions.

Dans la *mélancolie avec stupeur*, le malade se tient immobile, les yeux dirigés vers le sol, indifférent à tout ce qui se passe ; il garde le mutisme le plus complet ou ne répond que par monosyllabes. Les troubles somatiques sont très accentués, la sitiophobie est fréquente. L'état de stupeur peut débuter brusquement et finir de même.

Dans la *mélancolie anxieuse*, l'anxiété et l'angoisse prennent, par leur intensité et leur persistance, une importance toute spéciale. C'est à cette variété qu'appartiennent les mélancoliques actifs (Esquirol), les gémisseurs (Guislain, Morel). Les malades vont et viennent en répétant les mêmes plaintes et les mêmes lamentations. Pendant les paroxysmes, les impulsions violentes sont particulièrement à redouter.

La *mélancolie avec idées de persécution* est une forme assez bien définie, quoique hybride pour ainsi dire. Sans qu'il soit toujours possible de déterminer quel a été le symptôme primitif, on constate la coexistence d'un fond d'humeur mélancolique en un ensemble d'idées de persécution avec ou sans accompagnement d'hallucination de l'ouïe ; les unes et les autres généralement monotones, et tantôt très intenses, tantôt vagues, ou peu ébauchées. Le malade se plaint qu'on lui veut du mal, qu'on l'empêche de se placer, qu'on le poursuit, qu'on fait des insinuations contre lui, ou qu'on le menace, qu'on lui dit des injures, qu'on l'accuse d'actes malhonnêtes ou honteux. Il proteste contre ces accusations et poursuites, tout en les subissant d'une façon passive ; il geint, se plaint, pleure, mais ne réagit pas activement à la façon du persécuté systématique ; parfois il se demande anxieusement s'il n'a pas mérité ces reproches ; il tombe dans la tristesse, le désespoir et souvent est porté au suicide. Il délire en persécuté, il se comporte en mélancolique. Cette forme paraît se rencontrer avec une certaine fréquence dans l'alcoolisme chronique et comme phase de certaines folies périodiques.

Évolution. Pronostic. — La mélancolie avec idée de persécution évolue avec des alternatives d'aggravation et d'amélioration. La guérison, d'autant plus probable que le malade est plus jeune, survient quelquefois après plusieurs semaines, souvent après plusieurs mois, plus rarement après plusieurs années. Elle s'établit généralement lentement ; la terminaison brusque s'observerait plutôt dans la mélancolie intermittente (V. Folie

PÉRIODIQUE). Les récidives sont fréquentes ; elles peuvent être de gravité croissante. La mélancolie peut devenir chronique, s'accompagner d'affaiblissement intellectuel et tourner à la démence, ou faire place à un délire systématisé (paranoïa secondaire), avec hallucinations, idées de persécution, idées mystiques (Anglade).

Le *délire des négations* (v. c. m.) peut s'observer dans la mélancolie, notamment dans la forme anxieuse (comme d'ailleurs dans d'autres affections, telles que la paralysie générale, la démence sénile). On trouve alors le complexus symptomatique dit *syndrome de Cotard* et dont les éléments sont : 1° l'anxiété mélancolique ; 2° des idées de damnation et de possession ; 3° de la propension au suicide et aux mutilations volontaires ; 4° de l'analgésie ; 5° des idées hypochondriaques de non-existence ou de destruction de divers organes, du corps tout entier, de l'âme, de Dieu, etc. ; 6° l'idée de ne jamais mourir. Bien que la guérison soit possible et il s'agit alors de folie périodique, le pronostic de ce délire est généralement grave. Parfois existent à la suite, ou indépendamment de lui, des *idées d'énormité* (Cotard). Les malades deviennent des mégalomanes à rebours : ils se déclarent coupables d'actes monstrueux, ils sont la cause de tout le mal qui existe dans le monde ; ils doivent des millions et des milliards, etc.

Enfin, la terminaison par la mort est possible, par suicide, par consomption mélancolique, par une complication (pneumonie, tuberculose).

Mélancolie d'involution présénile. — La mélancolie d'involution, dont l'autonomie est d'ailleurs discutée, présente la symptomatologie énumérée ci-dessus dans la description générale du syndrome mélancolique. Elle revêt souvent la forme simple et la forme anxieuse, plus rarement la forme avec stupeur ; la forme avec idée de négation nous paraît relativement fréquente. La dégénérescence congénitale ou héréditaire existerait dans 60 pour 100 des cas. Surtout fréquente à partir de 45 ans, cette affection serait liée aux

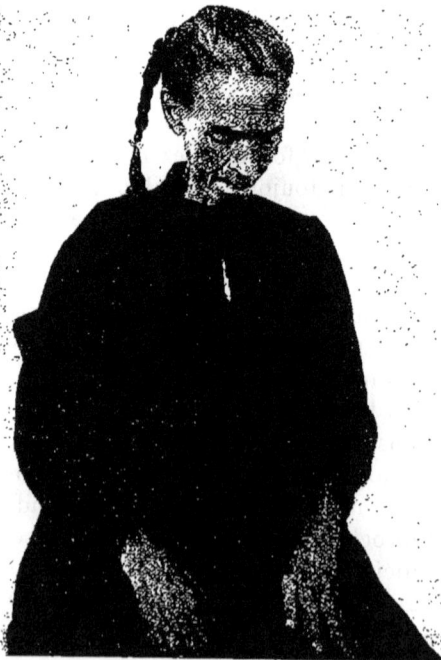

Fig. 73. — Mélancolie sénile (stupeur). (M. Trénel.)

phénomènes de régression organique, particulièrement marqués chez la femme au moment de la ménopause (fig. 75, 74).

Sa durée serait de six mois à plusieurs années, rarement de moins de neuf mois, même dans les cas les plus favorables. Plus le malade se rappro-

cherait de l'âge sénile, plus le délire serait intense et incohérent, plus le pronostic serait réservé. Cette mélancolie se terminerait par la guérison (2/5 des cas; possibilité de récidives), la chronicité (léger affai-
blissement intellectuel avec dé-
pression mélancolique), la mort (suicide, épuisement).

Kræpelin qui l'a plus spécialement décrite et qui l'a dénom-
mée, la fait actuellement rentrer dans la folie maniaque dépressive (Dreyfus).

Diagnostic. — L'examen du mélancolique est facile, surtout s'il est apathique; il se montre peu sensible aux témoignages de sympathie, aux questions qu'on lui adresse; tantôt il reste dans le mutisme, tantôt émet à voix basse ses idées d'indignité; son humilité lui fait refuser la main tendue. L'anxieux peut chercher à échapper à tout examen, croyant voir dans le médecin un ennemi, un accusateur, un bourreau. On arrive cependant à l'aborder et à lui faire exposer de lui-même idées délirantes et hallucina-

Fig. 74. — Mélancolie sénile (forme agitée). (M. Trénel.)

tions. Son faciès est toujours caractéristique. Le malade est rebelle à toute tentative pour lui prouver l'inanité de ses craintes.

On ne confondra pas la forme simple de la mélancolie avec la neuras-
thénie (stigmates, dépression moins marquée, idées hypochondriaques plus vraisemblables, possibilité de raisonner le malade), la forme avec stupeur avec la confusion mentale (stupeur par torpeur intellectuelle et non par excès de douleur morale), la forme avec idées délirantes avec les délires systématisés, délire religieux, délire de la persécution (humilité des mélancoliques qui sont surtout des persécutés auto-accusateurs).

Après avoir reconnu l'existence du *syndrome mélancolie*, il sera indispen-
sable, pour compléter le diagnostic, de rechercher l'affection causale, à laquelle on doit le rattacher. On peut le rencontrer dans un très grand nombre d'états morbides : dans la paralysie générale, la démence sénile, la démence précoce, les états démentitiels secondaire à une lésion circonscrite du cerveau (ramollissement, hémorragie, tumeur), les démences secondaires; dans la folie périodique, la confusion mentale; dans la dégénéres-
cence mentale, l'hystérie, l'épilepsie, la chorée, la paralysie agitante, le goitre exophtalmique, le tabes; dans les intoxications (alcoolisme, cocaïno-
manie, pellagre), les auto-intoxications (diabète, urémie, maladie de cœur,

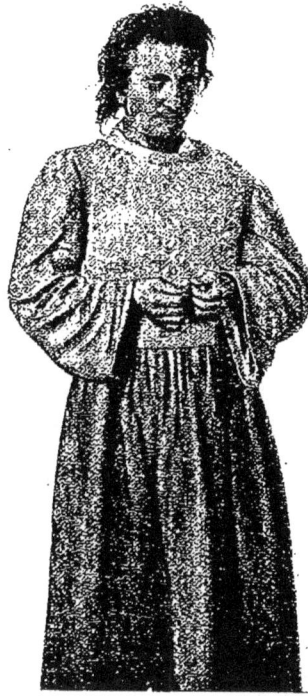

de l'appareil digestif, du foie, cancer, puerpéralité, etc.), les infections (fièvre typhoïde, tuberculose, etc.). Le diagnostic se fera par les symptômes concomitants et par l'évolution propres à chacune de ces affections.

Après avoir éliminé toutes les mélancolies symptomatiques, devra-t-on admettre l'existence d'une mélancolie primitive ? Cette question est encore trop discutée pour être tranchée définitivement. Jusqu'à nouvel ordre, dans beaucoup de cas dont la pathogénie demeure incertaine, on pourra continuer à porter le diagnostic de psycho-névrose primitive, mais en sachant qu'il ne s'agissait que d'un diagnostic d'attente susceptible de modifications ultérieures.

D'après la conception de Kræpelin, qui tend à se répandre de plus en plus en France, l'ancienne mélancolie idiopathique devrait être démembrée, surtout au profit de la folie maniaque dépressive (mélancolie intermittente), qui comprendrait ainsi les anciennes manie et mélancolie et les folies périodiques, et au profit des folies d'involution (mélancolie d'involution présénile) si tant est que ces dernières ne soient pas elles-mêmes à compter dans les folies périodiques. La mélancolie intermittente serait surtout caractérisée par un arrêt dans les fonctions psycho-motrices et dans l'association des idées; les idées délirantes seraient assez rares. La maladie débuterait souvent vers la puberté et évoluerait par accès périodiques. Dans la mélancolie présénile, l'arrêt intellectuel serait moins marqué; l'anxiété et les idées délirantes seraient plus accentuées; la maladie aurait un début plus tardif et une évolution moins régulièrement périodique.

Traitement. — On isolera le mélancolique loin de son entourage habituel et on le soumettra à une surveillance rigoureuse : pendant toute la durée de la maladie, le *suicide* est à craindre; ne pas perdre de vue le malade quand il va aux cabinets d'aisances, où fréquemment des tentatives sont exécutées. Dans les formes graves, l'internement pourra être nécessaire. Le rôle du traitement est très limité; toutes les tentatives de réfutation n'ont que peu d'influence sur les idées délirantes du mélancolique, souvent même elles ne font que les rendre encore plus tenaces. Les voyages sous prétexte de distraction sont formellement contre-indiqués, du moins à la période d'acmé, car les mélancoliques sont des malades pour qui tout effort, tout déplacement est pénible. Ils peuvent être utiles à la convalescence, mais seront surtout favorables dans les cas où une violente cause morale a été le point de départ de la maladie, et où un dépaysement est souhaitable.

On surveillera l'alimentation (viande, œufs, lait), et l'état des voies digestives (antisepsie gastro-intestinale). La constipation sera combattue par des purgatifs (purgatifs salins, huile de ricin, calomel), et par l'emploi régulier des laxatifs et des lavements. Dans le cas de sitiophobie on n'hésitera pas à recourir à la sonde.

L'anxiété et la stupeur seront améliorées par l'alitement, la dépression par l'emploi des toniques et des stimulants (injections de sérum, cacodylate, etc., fer, strychnine, arsenic, etc., café, kola, thé). L'hydrothérapie sera employée avec prudence, car les réactions sont ralenties chez les mélancoliques; on a recommandé le drap mouillé, les affusions tièdes, les douches tièdes et les douches écossaises. Il est préférable de se borner aux bains de propreté. La balnéation tiède prolongée (1 à 2 heures) au besoin répétée, pourra être utile chez les mélancoliques agités.

L'opium est le médicament de choix contre l'agitation et l'anxiété. Les mélancoliques en supportent facilement de hautes doses progressives; on a été jusqu'à 0,70 centigrammes d'extrait d'opium. La suppression peut être réalisée très rapidement. On l'administre soit en pilules, soit plus souvent sous forme de laudanum, ou mieux de teinture d'opium, qu'il est pratique de faire prendre dans du café (commencer à XV gouttes, monter progressivement, en augmentant chaque jour de II, jusqu'à L ou LX gouttes; descendre progressivement). La morphine en injections sous-cutanées (aller progressivement de 0,005 milligrammes jusqu'à 0,15 centigrammes), le phosphate de codéine en injections sous-cutanées (progressivement de 0,02 centigrammes à 0,10 ou 0,12 centigrammes), ou en pilules (progressivement de 0,02 à 0,20 centigrammes), rendront également des services dans les formes anxieuses. Éventuellement en cas d'agitation très grande on pourra combiner l'hyoscine à la morphine (chl. de morphine 0,01 à 0,02 centigrammes, chl. d'hyoscine, un quart de milligramme à 0,001 milligramme). L'héroïne (un quart de milligramme à 0,005 milligrammes) et la dionine (à dose un peu moindre que la morphine) ont été peu expérimentées. Celle-ci nous a paru avoir une action favorable sur l'angoisse respiratoire. Les bromures rendent peu service et même sont contre-indiqués.

BRÉCY-TRÉNEL.

MÉLANODERMIE. — V. Pigmentation (Troubles).

MEMBRANES (RUPTURES). — La rupture des membranes de l'œuf est ou bien un phénomène physiologique, ou bien un phénomène anormal pouvant prendre, selon les circonstances, le nom d'incident ou d'accident.

La rupture des membranes n'est véritablement physiologique que lorsqu'elle se produit pendant le travail, au moment où la dilatation est complète. Alors l'utérus étant ouvert, l'œuf doit se casser pour que l'enfant sorte. C'est ce que l'on appelle la **rupture tempestive**, parce qu'elle se fait en temps voulu, au temps d'élection. Dans la majorité des circonstances, cette rupture tempestive est spontanée. Elle se produit au moment d'une contraction sous l'influence de l'effort utérin qui exalte la pression intra-ovulaire. Comme la chambre à air du pneumatique qui éclate à l'endroit où l'enveloppe a un point faible, de même l'œuf membraneux se rupture du côté de son pôle inférieur qui n'est plus soutenu au niveau de l'aire de dilatation.

Il n'est pas besoin ici d'insister sur le mode et sur la forme de déchirure des membranes au niveau de la poche des eaux; je dirai simplement que si d'habitude les deux membranes fœtales qui limitent la poche des eaux se rupturent ensemble, quelquefois le chorion et l'amnios cèdent l'un après l'autre. Cette rupture en deux temps se produit parfois à la suite d'une infiltration de liquide amniotique entre les deux feuillets. Si une certaine quantité de liquide s'accumule entre les deux membranes (ce qui est dû au pouvoir filtrant de l'amnios plus considérable que celui du chorion) on assiste à la formation d'une *poche amnio-choriale*. A un moment donné, le chorion se déchire, du liquide amniotique s'écoule, on croit l'œuf ouvert et un instant après on peut sentir une nouvelle poche d'eau, limitée par la seule membrane amniotique.

A côté de la rupture des membranes, phénomène physiologique qui doit immédiatement précéder l'expulsion fœtale, il y a les ruptures anormales.

Lorsque la rupture tempestive des membranes ne se fait pas d'elle-même et que la période d'expulsion commence et se poursuit l'œuf, restant intact, la rupture des membranes est dite **tardive**, et l'on doit alors recourir à la rupture artificielle (V. Accouchement).

Si, au contraire, l'œuf s'ouvre spontanément avant le moment d'élection, la rupture des membranes est anticipée, et prend le nom de rupture précoce ou de rupture prématurée, selon qu'elle se réalise pendant le travail ou pendant la grossesse.

La **rupture précoce** des membranes est celle qui se produit pendant le travail, mais avant la dilatation complète. Cette rupture anormale se montre parfois au début du travail avec une présentation du sommet parfaitement engagée et descendue ; elle ne constitue alors qu'un incident sans importance. Elle peut au contraire être considérée comme un véritable accident du travail, lorsqu'elle se produit avec une partie fœtale non engagée et incapable de le faire, par exemple présentation céphalique avec Rétrécissement du bassin, ou présentation de l'Épaule (v. c. m.). Le plus souvent, la rupture précoce, se produisant d'assez bonne heure, avec une partie fœtale non engagée, est symptomatique d'une insertion basse du placenta (Pinard). Elle peut alors apparaître d'emblée sans hémorragie préalable dont elle conjure alors l'apparition, ou bien se produit à la suite d'une ou de plusieurs hémorragies qu'elle arrête, ceci par un mécanisme particulier (V. Placenta prævia).

On entend par **rupture prématurée** la rupture des membranes avant maturité de l'œuf, c'est-à-dire avant le terme de la grossesse. Cliniquement sera considérée comme rupture prématurée celle qui aura lieu avant l'apparition des premiers symptômes du travail. Ainsi que la rupture précoce, la rupture prématurée peut s'observer avec une présentation du sommet profondément descendue dans le petit bassin. Une femme assez près du terme, primipare de préférence, perd brusquement une petite quantité de liquide ; quelques heures après débutent les premières douleurs, puis le travail poursuit sa marche sans encombre. Mais très habituellement la rupture prématurée coïncide avec une présentation élevée, et, de même que la rupture précoce, elle est alors la conséquence de l'insertion du placenta sur le segment inférieur. Assez souvent alors le fœtus se trouve en présentation du siège. Rupture prématurée des membranes, insertion basse du placenta, et présentation du siège sont en effet trois anomalies qui souvent marchent de pair (Pinard). Ainsi que je l'ai déjà dit pour la rupture précoce, la rupture prématurée peut précéder toute hémorragie dont elle évite alors l'apparition, ou suivre une ou plusieurs hémorragies qu'elle arrête ou atténue considérablement (V. Placenta prævia).

Diagnostic de la rupture prématurée des membranes. — Une femme enceinte envoie chercher son médecin parce qu'elle vient de perdre de l'eau. Il s'agit de pouvoir affirmer que le liquide écoulé est bien du liquide amniotique. Le médecin ne devra pas oublier que quelquefois une femme pendant sa grossesse peut perdre sans s'en rendre compte une certaine quantité d'urine. Mais le liquide qui s'est écoulé laisse sur les linges une tache un peu jaune, tache humide dont l'odeur caractéristique révélera la nature.

Il suffit également de signaler l'erreur qui consiste à prendre pour du liquide provenant de l'œuf un reliquat d'injection conservé dans le vagin. Supposons une femme enceinte qui prend une injection vaginale dans la position couchée. Elle reste quelques heures étendue ; puis, quand elle met pied à terre, brusquement elle sent s'écouler une certaine quantité de liquide, quelquefois assez considérable si le vagin est spacieux. Ce simple commémoratif et l'examen du liquide épanché permettront d'éviter l'erreur.

S'il s'agit réellement d'une rupture prématurée de l'œuf, la mobilisation par le toucher vaginal de la partie fœtale qui se présente fera couler dans le vagin une certaine quantité de liquide. Celui-ci, recueilli dans le creux de la main et versé dans un verre, présente l'aspect carastéristique louche et comme savonneux du liquide amniotique.

Pronostic des ruptures précoces et prématurées, et conduite à tenir. — La rupture anticipée de l'œuf, qui se produit au cours du travail, comporte un pronostic différent et une conduite à tenir très variable, selon les circonstances qui accompagnent l'accouchement. Ces divers points ont du reste été déjà exposés (V. Accouchement).

Quant à la rupture prématurée de l'œuf, elle est le plus souvent suivie à assez bref délai de l'apparition des premières douleurs du travail. La règle, en effet, est que l'accouchement suit de près l'ouverture de l'œuf. C'est dire que, pour l'enfant, le pronostic se confondra avec celui de l'accouchement prématuré, sans compter que, dans ces cas, la vie de l'enfant sera encore compromise quelquefois par un décollement placentaire préalable, ainsi que par l'infection amniotique, les présentations anormales et les procidences toujours possibles.

Exceptionnellement, il peut se faire que la grossesse survive un certain temps à l'ouverture de l'œuf et que l'accouchement ne se mette en train que 2, 3, 4 et même 6 semaines après la rupture prématurée, intervalle dont profite le fœtus.

Pour la mère, la rupture prématurée des membranes ne constitue pas en elle-même un danger. Cependant, dans le temps qui s'écoule entre l'ouverture de l'œuf et l'évacuation utérine, l'infection amniotique est toujours à craindre. Elle devient presque inévitable et rapidement grave si, l'œuf étant ouvert et le fœtus ayant succombé, le travail ne se déclare pas et ne se termine pas rapidement. Alors survient presque à coup sûr la putréfaction fœtale avec toutes ses graves conséquences [V. Fœtus (Putréfaction)].

En présence d'une femme enceinte chez laquelle on est appelé pour une brusque perte d'eaux survenant inopinément pendant la grossesse, la première chose à faire est de se rendre compte de l'attitude du fœtus et au besoin de réaliser par manœuvres externes une présentation longitudinale. En deuxième lieu pratiquer l'auscultation fœtale. Enfin recourir au toucher vaginal et s'assurer qu'il n'y a ni procidences ni modifications du col appartenant au travail. Si l'enfant est vivant et en présentation longitudinale, faire une minutieuse asepsie des organes génitaux externes et de la cavité vaginale, imposer le repos absolu au lit et attendre, en préparant tout, comme si l'accouchement devait être imminent. Le repos complet est de rigueur, puisque l'on peut espérer gagner du temps et faire profiter le fœtus de quelques semaines de vie intra-utérine.

Il n'est que deux circonstances dans lesquelles on devra brusquer les choses. C'est, premièrement, lorsque la rupture prématurée coïncide avec une présentation de l'épaule irréductible par manœuvres externes, et, deuxièmement, dans le cas d'enfant mort. Dans les deux cas, il *faut* mettre en place un ballon de Champetier ; dans le premier, le ballon aura l'avantage d'empêcher la présentation de l'épaule d'arriver à la présentation de l'épaule négligée (V. ÉPAULE) ; dans le second, il réalisera la déplétion utérine rapide formellement indiquée en faveur de la mère [V. FŒTUS (PUTRÉFACTION)].

A côté des ruptures anticipées spontanées, il y a celles que l'accoucheur provoque lui-même dans un but déterminé (Pour la rupture précoce artificielle, V. DYSTOCIE DU TRAVAIL ; pour la rupture prématurée artificielle, V. HÉMORRAGIES DE LA GROSSESSE). *G. FIEUX.*

MÉNIÈRE (MALADIE DE). — V. VERTIGES, LABYRINTHIQUES (SYNDROMES).

MÉNINGÉES (HÉMORRAGIES). — On sait que trois membranes enveloppent les centres nerveux, aussi bien la moelle que le cerveau. C'est d'abord accolée au parenchyme nerveux la mince *pie-mère;* c'est ensuite, plus extérieurement, l'*arachnoïde* avec ses deux feuillets : c'est enfin la membrane la plus externe, une toile solide, nettement fibreuse, la *dure-mère*. En dehors de la dure-mère, entre elles et la paroi osseuse est situé un espace, l'*espace épidural*, très large au niveau de la moelle, à peine appréciable, au contraire, au niveau du cerveau, où on ne le retrouve qu'en quelques points de la boîte

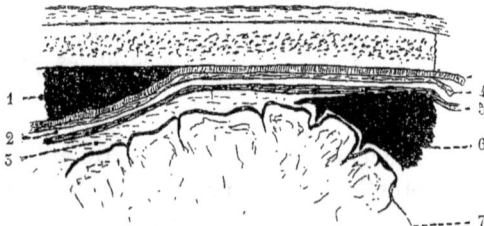

Fig. 75. — Méninges dures et molles. Topographie des hémorragies méningées. — 1. Hématome sus-dure-mérien : 2. Espace intra-arachnoïdien ; 3. Espace sous-arachnoïdien ; 4. Dure-mère ; 5. Les deux feuillets de l'arachnoïde ; 6. Hématome sous-arachnoïdien ; 7. Cerveau avec pie-mère (Raymond, in *Presse médicale*.)

crânienne, zones décollables temporo-pariétale et occipitale. Entre la pie-mère et le feuillet interne de l'arachnoïde se meut le *liquide céphalo-rachidien* (V. la fig. 77 de l'article MÉNINGITES AIGUËS, page 567).

Cette disposition topographique des méninges fait que les centres nerveux sont encerclés d'autant de compartiments méningés distincts entre eux, au moins à l'*état normal*. Cette scission sera-t-elle respectée à l'*état pathologique*? Oui, au moins partiellement. Mais c'est au district spécial à liquide céphâlo-rachidien qu'il faut accorder le premier grand rôle dans cette élude, ainsi qu'en témoignent les recherches de ces dernières années. N'est-ce pas la ponction lombaire qui a rajeuni cette question en permettant d'aider puissamment la clinique au lit même du malade (Bard, Widal, Chauffard, Sicard, Froin) et de suivre pas à pas, *in vivo*, pour ainsi dire, les modifications de coloration et de cytologie du contenu arachnoïdo-pie-mérien? (Froin).

Classification. — Ainsi, nous diviserons les hémorragies méningées en deux grands groupes : 1º les *hémorragies sous dure-mériennes ou sous-arachnoïdiennes*, c'est-à-dire celles qui se font directement dans le sac sous-arachnoïdien en plein liquide céphalo-rachidien, aussi bien que celles qui peuvent fuser indirectement jusqu'à lui ; 2º les *hémorragies sus-dure-mériennes* ou épidurales, dans lesquelles le sang est séparé du liquide céphalo-rachidien par une barrière quasi infranchissable, la dure-mère.

On a essayé d'aller plus loin et parmi les hémorragies sous-dure-mériennes d'établir de nouvelles subdivisions : telles les *hémorragies arachnoïdiennes, sous-pie-mériennes* et *cérébro-méningées*. Nous ne pensons pas qu'il puisse s'agir là de groupements autonomes. L'hémorragie purement arachnoïdienne se faisant *uniquement* entre les deux feuillets de l'arach-

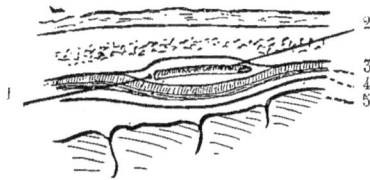

Fig. 76. — Artère méningée moyenne et zone décollable. — 1. Zone décollable ; 2. Artère méningée moyenne ; 3. Dure-mère ; 4. Arachnoïde ; 5. Cerveau (Raymond, in *Presse médicale*.)

noïde ou encore celle se compliquant d'hémorragie dure-mérienne interne (hématome de la dure-mère, pachyméningite hémorragique interne) n'ont pas reçu de nouvelle sanction clinique. Quant à l'hémorragie sous-pie-mérienne vraie elle est toujours en même temps sous-arachnoïdienne, ainsi que l'hémorragie cérébro-méningée. Du reste, dans ce dernier cas, n'aurait-on pas le droit de dire plus exactement hémorragie cérébrale avec fusée ventriculaire ou corticale, et consécutivement liquide céphalo-rachidien hémorragique.

I. Les hémorragies sous dure-mériennes ou sous-arachnoïdiennes. — Quoi qu'il en soit, les travaux récents sur la ponction lombaire et le liquide céphalo-rachidien nous autorisent à admettre, à titre d'hémorragie méningée, toute hémorragie sous-arachnoïdienne dont la preuve est faite par la coloration légitime et spéciale du liquide céphalo-rachidien. Mais encore est-il juste de distinguer les hémorragies sous-arachnoïdiennes en *primitives* et *secondaires*.

A) *Les primitives.* — Ce sont celles qui correspondent aux hémorragies méningées des anciens auteurs. Les vaisseaux des méninges molles aussi bien que ceux *immédiatement en contact* avec ces méninges sont le siège du raptus hémorragique initial.

L'*origine* de ce raptus peut être *médicale* (athérome, anévrisme, syphilis, mal de Bright, etc.) ou *chirurgicale* (traumatisme, chute, etc.).

B) *Les secondaires.* — Le raptus hémorragique n'est pas situé primitivement au niveau des méninges molles ou à leur voisinage *immédiat*, mais il s'est produit à une certaine distance d'elles. Le sang a dû se frayer un passage au travers du parenchyme nerveux, pour fuser jusqu'au sac arachnoïdo-pie-mérien, ou aux *cavités épendymaires*. C'est là le grand groupe de toutes les hémorragies cérébrales, dont le sang peut faire irruption dans les ventricules latéraux à liquide céphalo-rachidien *épendymaire*, et de là parvenir à travers le trou de Magendie jusqu'au liquide céphalo-rachidien *sous-arachnoïdien*. Le sang peut encore de l'intérieur de la masse cérébrale suivre un autre chemin jusqu'au cortex ou à la base, et colorer ainsi secondairement le liquide céphalo-rachidien.

Ce que nous disons pour l'hémorragie sous-arachnoïdienne secondaire cérébrale s'applique également à l'*hémorragie médullo-méningée*.

Au cours des hémorragies primitives, les artères cérébrales le plus souvent intéressées sont celles de la corticalité dépendant du territoire de la sylvienne, et immédiatement sous-pie-mériennes, de telle façon que la mince barrière pie-mérienne s'effondre rapidement et que le sang s'épanche directement dans le liquide céphalo-rachidien. Les artères de la base sont moins souvent en cause, mais parmi celles-ci les cérébrales postérieures et les cérébelleuses seraient plus souvent que les cérébrales antérieures le siège du raptus. On ne connaît pas exactement la disposition des méninges autour des gros vaisseaux artériels de la base du crâne. Il est donc difficile de pousser plus loin l'analyse pathogénique.

En ce qui concerne les hémorragies cérébro-méningées, on sait que les artères les plus prédisposées sont les striées et surtout les lenticulo-striées.

II. **Les hémorragies sus-dure-mériennes.** — Celles-ci ne trahissent pas leur présence par la teinte sanglante du liquide céphalo-rachidien. Elles restent canalisées, grâce à l'épaisseur de la dure-mère au niveau de l'espace ostéo-dure-mérien. Elles sont presque inévitablement dues à un traumatisme qui lèse au niveau de la région temporale l'artère méningée moyenne, branche de la maxillaire interne.

Diagnostic clinique. — Nous n'envisagerons que les hémorragies méningées cranio-cérébrales, plus fréquentes que les médullo-rachidiennes (V. Hématomyélie).

a) Voici un sujet jeune, en bonne santé, qui a subi un traumatisme, chute sur la tête, coup de bâton sur le crâne, et qui, à la suite de ce trauma, a présenté des troubles nerveux graves, coma, hémiplégie, contractures, épilepsie jacksonnienne, ou des symptômes moins sévères, tels que céphalée, kernig, vertiges, vomissements, amnésie. Ces anamnèses plaideront singulièrement en faveur d'une *hémorragie méningée, d'origine traumatique*.

b) Voici, au contraire, un autre sujet qui, brusquement, vers la soixantième année, est pris d'*ictus apoplectique, avec coma*. Les membres d'un seul côté du corps ou même bilatéralement sont contracturés, la tête et les yeux sont unis dans une déviation conjuguée, il existe aussi de la contracture de la nuque, un signe bilatéral d'extension des orteils, etc... Devant ce tableau clinique, il est permis de penser à *une hémorragie cérébrale avec inondation méningée*.

c) Voilà encore *un enfant* à la naissance soumis à des tractions violentes exercées avec le forceps sur la tête ou le cou, ou qui a été mis au monde après un accouchement laborieux. Il naît asphyxié, en état de mort appa-

rente, les fontanelles sont bombées, le pouls et la respiration sont imperceptibles, on note de la cyanose ou de l'asphyxie blanche, des *convulsions* et des
contractures, tous symptômes qu'avec quelque raison on rapportera à une
hémorragie méningée obstétricale.

d) Dans d'autres cas, *et ce sont les plus intéressants*, il s'agit de sujets
jeunes ou de l'âge moyen de la vie, qui brusquement ou progressivement,
sans traumatisme, sont atteints de tous les signes d'un *syndrome méningé*
(Widal, Chauffard et Boidin) : céphalée, douleur à la nuque, vertiges,
troubles visuels, *signe de Kernig*, vomissements, troubles du rythme respiratoire. *La température reste le plus souvent normale.*

La clinique seule est ici impuissante à résoudre le problème. On pensera
à la méningite tuberculeuse, à la méningite cérébro-spinale, à la méningite
syphilitique, à une néoplasie cérébrale, voire même à l'urémie ou à l'hystérie.
Rien n'éveillera l'idée d'une hémorragie méningée, et pourtant la ponction
lombaire révélera la teinte *sanglante* du liquide céphalo-rachidien. Il s'agissait bien d'une hémorragie méningée dont la cause, il faut bien l'avouer,
nous échappe le plus souvent. De telles observations ne sont pas exceptionnelles. La ponction lombaire apprendra à les mieux dépister et connaître.

**La coloration du liquide céphalo-rachidien. Chromo-diagnostic. Son
interprétation.** — Supposons *cliniquement* les signes d'une hémorragie
méningée. Pour aider au diagnostic, on pratique une ponction lombaire, et
le liquide céphalo-rachidien s'écoule limpide. *Ce signe négatif* ne permet pas
d'éliminer l'hémorragie des centres nerveux, ni même l'hémorragie méningée
de petit volume, dont l'enkystement a pu empêcher la diffusion de coloration.

Mais que l'*écoulement* du liquide se fasse *sanguinolent* ou *jaunâtre, jaune
verdâtre, rosé,* et aussitôt l'idée d'une hémorragie des centres nerveux ou
des méninges s'impose.

Pour éviter les causes d'erreur d'une hémorragie accidentelle due à l'aiguille de ponction, on recueille le liquide successivement dans trois tubes
qui devront garder une teinte uniforme, au cas d'hémorragie méningée vraie,
les globules rouges se déposant au fond du tube *sans coagulation, sans
caillot* (Tuffier et Milian).

On pourra encore affirmer la lésion pathologique si l'aspect du liquide
revêt une des autres colorations citées plus haut : jaunâtre, jaune verdâtre, etc., dès son issue ou après centrifugation (Sicard), ce qui indique
l'hémolyse préexistante ou encore s'il revêt, dès son échappée, une teinte
rouge *noirâtre* (Sicard), ce qui témoigne du séjour du sang au niveau des
centres nerveux.

Je n'insiste pas sur l'étude scientifique de la cytologie rachidienne avec
les hématomacrophages de Sabrazès, ni sur l'hémolyse céphalo-rachidienne
dont la rapidité et l'intensité d'évolution seraient en rapport, d'après Froin,
avec la présence de telle ou telle cellule blanche, lymphocyte, polynucléaire,
éosinophile, mais je voudrais mettre en garde le praticien contre l'affirmation trop hâtive d'une hémorragie méningée — indépendante d'un processus
méningitique tuberculeux ou autre — en présence d'un liquide céphalo-rachidien *non sanglant* et simplement de coloration jaune, jaune verdâtre ou rosé.

Les cas peuvent être, à cet égard, complexes. Bard, Widal et Sicard, etc.,

ont, en effet, signalé des méningites tuberculeuses et des méningo-encéphalites diffuses, dont le liquide présentait nettement cet aspect de teintes colorées adoucies. Il sera donc prudent de réserver dans ces cas son diagnostic et
d'attendre les résultats de l'examen cytologique, bactériologique et glycomé-
trique (V. Méningites aiguës) qui prouveront peut-être la nature tuberculeuse
du processus mieux dénommé alors *méningite hémorragique tuberculeuse.*

La coloration nettement sanglante du liquide lèvera seule tous les doutes
en faveur d'une hémorragie sous-arachnoïdienne *vraie.*

Mais il ne faut pas demander au laboratoire plus qu'il ne peut donner, et
le signe de la teinte sanglante, franchement positif, ne permettra pas de différencier entre elles, après un traumatisme cranien, une fracture du crâne
d'une contusion simple cérébro-méningée, pas plus qu'il n'autorisera, après
une hémorragie cranienne d'origine médicale, d'affirmer ici une hémorragie
méningée *simple,* là une *hémorragie cérébrale.*

C'est à l'examen clinique de parfaire le diagnostic, ce qui prouve une fois
de plus que la clinique ne perd jamais ses droits.

Pronostic. — Chaque cas, suivant l'âge, l'état général du sujet, l'intégrité ou la morbidité de ses reins, de son cœur, de ses poumons, etc., comporte un pronostic différent. Mais on a cité de très nombreuses observations d'hémorragies méningées, surtout post-traumatiques, *avec guérison
complète et sans séquelles* (Widal, Raymond et Sicard, Chauffard, Froin).
Par contre, *la suppuration* de l'hématome sus et même sous-dure-mérien
après un traumatisme a été signalée.

Diagnostic anatomique. — Sur la table d'autopsie, on pourra souvent préciser le point de départ de l'hémorragie méningée, mais non toujours : tel le cas de Letulle et Lemierre, concernant une jeune fille de
20 ans, sans tare viscérale, n'ayant subi aucun traumatisme, et qui succomba dans leur service à une hémorragie méningée sous-arachnoïdienne
corticale, sans qu'on pût en saisir, à l'autopsie, ni le point d'origine, ni la cause.

Tous les auteurs classiques signalent, dans leur description anatomique,
l'*hématome de la dure-mère,* la *pachyméningite hémorragique de Cruveilhier
et de Virchow,* et s'étendent longuement sur les discussions histologiques
qui s'y rapportent, touchant la *filiation* des deux lésions et leur ordre de
succession : l'hémorragie précédant l'inflammation ou réciproquement?

Ces descriptions anciennes, ainsi transmises de livre en livre, n'ont été
confirmées par aucune observation nouvelle, et jusqu'à plus ample informé,
la conception d'un hématome *intra-dure-mérien* ou de la *face interne* de la
dure-mère, évoluant à titre primitif ou secondairement à une pachy-ménin-
gite localisée de nature inconnue ou d'origine alcoolique? ne doit être
admise qu'avec réserve, d'autant plus que l'on connaît le peu de richesse en
vaisseaux sanguins de la dure-mère, membrane fibreuse par excellence.

Traitement. — Les indications thérapeutiques varient forcément avec
chaque cas.

Les interventions chirurgicales pourront être conseillées dans les traumatismes craniens, lorsque l'examen clinique aura confirmé l'existence
de signes de localisation cortico-méningée. On se rappellera que si l'hématome est sus-dure-mérien, la coloration du liquide céphalo-rachidien reste

normale, et que la limpidité de ce liquide ne doit pas être considérée comme une contre-indication à l'intervention opératoire.

Au premier soupçon de syphilis, et même systématiquement, de parti pris, le traitement spécifique devra être méthodiquement essayé.

Contre la céphalée, les contractures, les vomissements, le sac de glace sur la tête, et les ponctions lombaires plus ou moins largement évacuatrices seront des adjuvants utiles, ainsi que les bains tièdes classiques donnés après les premiers jours du début.

On surveillera la rétention d'urine, les érythèmes fessiers, les infections secondaires buccales, nasales, etc. Le lit mécanique et le matelas d'eau pourront rendre des services.   *J.-A. SICARD.*

MÉNINGITES AIGUËS. — Les centres nerveux sont entourés par des membranes protectrices. La pie-mère, très fine membrane, la plus interne, adhère intimement à la moelle et au cerveau. La dure-mère est au contraire la membrane la plus externe, elle est épaisse et résistante. Entre les deux, une troisième membrane, l'arachnoïde, dédoublée en ses deux feuillets, paraît jouer le rôle d'une séreuse. Le liquide céphalo-rachidien est situé entre le feuillet interne de l'arachnoïde et la pie-mère, dans le sac arachnoïdo-pie-mérien (fig. 77).

On oppose les méninges *dures*, dure-mère doublée du feuillet externe de l'arachnoïde, aux méninges *molles* formées par le feuillet interne de l'arachnoïde et par la pie-mère. La réaction de ces membranes à la toxi-infection constitue la méningite, au sens le plus général du terme. Quand la méningite ne frappe que la méninge dure, elle prend le nom de « pachyméningite », quand elle atteint la méninge molle, elle est dénommée « leptoméningite » ou plus simplement, *méningite*, tout court.

Les méningites peuvent être localisées ou diffuses, aiguës ou chroniques. Elles peuvent encore s'accompagner de lésions accusées des centres nerveux sous-jacents, médullaires ou

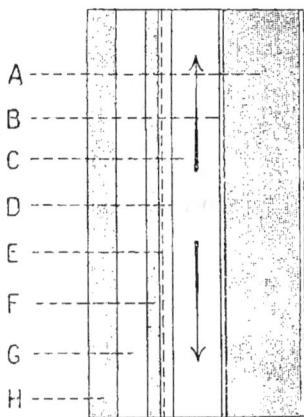

Fig. 77. — Schéma de topographie unilatérale des méninges spinales. — A, moelle; B, pie-mère accolée à la moelle; C, espace arachnoïdo-piemérien à liquide céphalo-rachidien; D, feuillet interne de l'arachnoïde; E et F, feuillet externe de l'arachnoïde accolé à la dure-mère: F, G, espace épidural riche en tissu graisseux et en vaisseaux sanguins; H, colonne osseuse vertébrale.

cérébraux, d'où le nom de *méningo-myélites*, de *méningo-encéphalites*.

En règle très générale, les *méningites aiguës* sont des processus localisés à l'ensemble des méninges molles du cerveau et de la moelle, la dure-mère restant indemne, et les centres nerveux sous-jacents ne participant que secondairement à la réaction toxi-infectieuse.

Les *méningites aiguës vraies* sont toujours infectieuses, c'est-à-dire microbiennes, les *syndromes méningés aigus simples* sont au contraire le fait de troubles mécaniques ou troubles méningés, plus ou moins sévères (*méningisme* de Dupré).

Au lit du malade, devant des signes de réaction méningée aiguë, le clinicien doit résoudre ce double problème :

1° S'agit-il de *méningite aiguë vraie*, ou de *syndrome méningé aigu simple* (méningisme)?

2° S'il y a méningite aiguë, quelle est la nature de cette méningite? Est-elle *tuberculeuse? Non tuberculeuse? Cérébro-spinale?*

La clinique peut-elle suffire à cette double tâche? Non, elle doit demander aide et confirmation au laboratoire. Il n'est pas besoin d'insister sur la nécessité, en pareille occurrence, de recourir à toutes les méthodes d'investigation, qui vont permettre de formuler un *pronostic*, arrêt de mort dans certains cas, possibilité au contraire de guérison dans d'autres.

Investigation clinique. — *Quels sont les signes cliniques témoins d'une souffrance aiguë des méninges cérébro-spinales?* — Ce sont : 1° la *céphalée* intense gravative, surtout frontale, ne laissant aucun repos aux malades, et n'étant calmée par aucun médicament.

2° Les *vomissements*, alimentaires, ou bilieux; ils ont le type du vomissement cérébral, c'est-à-dire se produisent sans effort et sans cause probable.

3° Les *modifications du pouls et de la respiration*. — Le pouls est d'ordinaire ralenti (bradycardie), il est irrégulier avec des intermittences. La respiration est suspirieuse, entrecoupée de plaintes, et irrégulière aussi.

4° Le *non-parallélisme du pouls et de la température*, le pouls se maintenant par exemple entre 50 et 70 pulsations, alors que la température oscille entre 38°, 39° et même 40°.

5° Les *contractures, contracture de la nuque*, à laquelle il faut joindre la *contracture des membres inférieurs* (chien de fusil, *signe de Kernig*). On pourra rechercher le signe de Kernig, soit en faisant asseoir le malade au bord de son lit, ou mieux sur un plan résistant, et en cherchant, dans cette position, à étendre les membres inférieurs. La non-possibilité de l'extension complète (qui se produit à l'état normal) constitue le signe de Kernig. Ce signe est dû à la contracture des muscles fléchisseurs de la jambe sur la cuisse. On pourra encore plus simplement, le malade étant couché, chercher à relever au-dessus du plan du lit les membres inférieurs maintenus en extension; rapidement, la douleur provoquera un arrêt du mouvement, et la contracture, une flexion plus ou moins accusée de la jambe sur la cuisse. (*Il faut se garder de considérer comme pathologique* la contracture de la nuque et du dos, due aux attitudes momentanées de raideur et de défense musculaire, chez le tout jeune enfant, prompt aux réactions vives, effrayé et craintif de l'examen médical.)

6° La *rétraction du ventre* (ventre en bateau) due à la contracture des muscles abdominaux.

7° Les *troubles oculaires*, strabisme, diplopie, nystagmus, inégalité pupillaire, ptosis, parfois stase papillaire, légère.

8° Les *troubles psychiques*, délire, agitation, apathie, indifférence, somnolence (Claisse et Abrami), etc.

9° Les *gémissements nocturnes*, sortes de plaintes répétées à des intervalles plus ou moins rapprochés.

10° La *constipation* qui ne cède à aucun médicament.

Celle-là, qui, avec la céphalée et le vomissement, faisait partie du *fameux trépied méningitique*, est moins importante que le strabisme, la contracture de la nuque, le signe de Kernig ou la dissociation du pouls et de la température.

Nous retrouverons ces différents signes dans deux grands groupes de méningites aiguës, les cérébro-spinales et les tuberculeuses. Par cela même que ces signes indiquent la souffrance de tout état méningé aigu, leur recherche restera le plus souvent impuissante à déceler la nature causale de la méningite, et le diagnostic étiologique différentiel ne pourra être assuré que par le laboratoire.   *J.-A. SICARD.*

MÉNINGITE AIGUË OTOGÈNE. — Parmi les méningites bactériennes, en dehors des méningites à méningocoques et à bacilles de Koch, en dehors des méningites à pneumocoques et à streptocoques, complications d'infections généralisées pneumococciques ou streptococciques, on doit réserver une place à part à la *méningite otogène*. Le prologue de la méningite otogène, a écrit Lermoyez, qui a consacré de très importants travaux à cette question, a lieu dans l'oreille. « La scène se passe en deux endroits, d'abord dans l'oreille moyenne, ensuite dans l'oreille interne. Cette seconde localisation n'est que fréquente, la première est constante ».

Toute otite moyenne peut, à un moment donné, être le point de départ d'une méningite.

Symptômes. — *La paralysie faciale* apparaissant spontanément au cours d'une otorrhée est un des plus sérieux symptômes d'alarme que nous fournisse l'oreille moyenne (Lermoyez). La paralysie *du moteur oculaire externe* est un signe non moins inquiétant. Associée aux douleurs temporo-pariétales fixes, elle constitue le *syndrome de Gradenigo*.

Mais ce sont surtout les signes dérivés de l'oreille interne qui doivent faire craindre l'envahissement de la méninge.

A l'otite moyenne a succédé la *pyo-labyrinthite*. Trois fois sur quatre l'oreille moyenne infecte les méninges par l'intermédiaire de l'oreille interne (Lermoyez). Un malade atteint d'otite moyenne suppurée a une chance contre 600 (1/600ᵉ) de contracter une méningite. A partir du moment où son oreille interne participe au processus ses chances montent à une contre 8 (1/8ᵉ) (Lermoyez).

Pour dépister l'infection du labyrinthe, à côté des épreuves statiques et dynamiques, *les épreuves nystagmiques* ont une haute valeur diagnostique. Parmi les épreuves nystagmiques provoquées, dont on distingue 3 types, épreuves thermiques, les dernières seulement, les thermiques (épreuve de Barany qui consiste dans le passage d'un courant d'eau à une certaine pression et à une température de 20° environ au niveau du conduit auriculaire) ont une signification précise. Lorsqu'à la suite de l'épreuve de Barany le réflexe nystagmique est très atténué ou annulé on peut dire que le labyrinthe ne réagit plus, c'est-à-dire qu'il suppure.

Chez un otitique toute perturbation psychique, surtout chez un enfant (irritabilité, taciturnité, apathie) doit être tenue en suspicion. Si les phénomènes méningés se précisent et s'objectivent, alors éclate la série des signes classiques : la fièvre, la céphalée, les vomissements, les contractures de la nuque, de l'abdomen, des membres supérieurs (signe de Kernig), les contractures ou paralysies oculaires, *les convulsions* chez les enfants et adolescents, l'hyperesthésie, les troubles pupillaires, les modifications de la papille, etc.

Signes biologiques. — La *ponction lombaire* doit être pratiquée pour affermir le diagnostic hésitant, aussi bien que comme méthode thérapeutique. Faite avec une aiguille fine, sans tâtonements afin de ne pas multiplier les piqûres au niveau de la dure-mère caudale, et à condition également de ne pas soustraire lors de la première ponction plus de 10 à 12 c. c. environ de liquide céphalo-rachidien, la rachicentèse *est inoffensive* chez les otitiques suspects d'infection méningée. Plusieurs cas peuvent se présenter :

1º Le liquide apparaît trouble ou même purulent, plus ou moins riche en polynucléaires et en microbes. L'infection méningée est incontestable. Les signes cliniques méningés existent toujours chez de tels sujets.

2º Le liquide est clair, mais on y décèle une polynucléose assez abondante associée à un certain degré de lymphocytose, sans microbes. L'albumine rachidienne donne une forte réaction; le sucre rachidien y est à peine dosable, on peut affirmer encore la méningite.

3º Le liquide est clair, amicrobien avec lymphocytose moyenne, peu d'albumine et glycose normale. On ne peut pas alors conclure à de l'infection vraie méningée, mais à une réaction locale méningée otitique de voisinage ou de propagation, syndrome biologique pouvant du reste n'être que le prélude d'une méningite vraie.

4º Au cas de polynucléose rachidienne, l'aspect sain, de bon aloi, avec contour protoplasmique net du polynucléaire serait l'indice d'un état méningé (Widal et ses élèves) et non d'une méningite franche.

En règle générale, le *pronostic* peut se déduire, au cas de méningite otitique *microbienne*, de l'étude du nombre, de la vitalité, et de la virulence des microbes rachidiens; et au cas de méningite *sans microbes* (tout au moins décelables par la ponction lombaire), le pronostic reste subordonné au taux de l'albumine, du glycose, et à la qualité des éléments blancs. Beaucoup d'albumine, peu ou à plus forte raison pas de sucre, polynucléaires très avariés, ce sont là des signes qui sont les témoins de la gravité du pronostic; les symptômes contraires autorisent moins de réserve.

Traitement. — Voir Otites.   *J.-A. SICARD.*

MÉNINGITE AIGUË SYPHILITIQUE. — Les manifestations méningées de la syphilis sont connues et décrites depuis longtemps sous une de leur forme subaiguë la plus communément rencontrée, la céphalée gravative avec exacerbations nocturnes au cours de la période secondaire. Mais les formes plus sévères, plus graves des réactions méningées diffuses aiguës syphilitiques sont relativement très rares, et seule l'étude du liquide céphalorachidien a permis de fixer leur histoire nosologique.

Elles ont un *début* variable après le chancre. En compulsant les observations, on note que leur évolution initiale s'est produite dans les deux premières années de la syphilis, et, fait intéressant, il s'agit presque toujours de malades qui ont suivi déjà une cure mercurielle. Parfois même c'est à la fin ou au cours d'un traitement insuffisant hydrargyrique que les signes méningés éclatent. Il en était ainsi chez deux de nos méningitiques syphilitiques aigus.

Céphalée, parésies diverses, avec ou sans aphasie, diplopie, crises jacksonniennes, perturbations psychiques, sont, soit isolément, soit associées entre elles, les modalités de début les plus fréquentes de la méningite aiguë syphilitique. Les vomissements sont rares, ainsi que le kernig, les contractures de la nuque, ou la rétraction abdominale.

Les modifications pupillaires sont la règle, s'accusant par leur irrégularité, leur inégalité, leur parésie à la réaction à la lumière.

Souvent il existe de la fièvre, peu élevée il est vrai, les oscillations thermiques évoluant autour de 38°, 38°,5.

Les réflexes tendineux et cutanés sont variables, sans grandes modifications en règle générale.

L'*évolution* se fait sans fixité absolue, en 3 à 4 semaines ou durant un laps de temps pouvant s'élever à 3 à 4 mois. La durée de l'affection est évidemment abrégée par une cure mercurio-iodurée bien dirigée.

Le *pronostic* peut être cependant sévère. Dans un cas signalé par Sicard et Roussy, malgré une thérapeutique hydrargyrique intensive, l'issue fut mortelle.

La *ponction lombaire* permet de retirer un liquide clair, très chargé en albumine, à taux glycosique normal, et extrêmement riche en lymphocytes et en cellules endothéliales. A cette lymphocytose ou mononucléose s'associe souvent un important exode de polynucléaires.

Ces derniers éléments se présentent alors avec un aspect normal, à contours nets, à noyaux gardant bien les colorants, selon le type décrit par Widal, dans ses « états méningés puriformes ». Le tréponème n'a pas encore été retrouvé dans le liquide céphalo-rachidien des méningitiques aigus syphilitiques, même recherché à l'ultra-microscope.

Le *traitement* consistait jusqu'ici essentiellement en injections intraveineuses de cyanure de mercure à 0,01 centigr. par injection, et en administration quotidienne de 2 à 6 gr. d'iodure de potassium. La découverte de l'arséno-benzol nous paraît devoir être surtout applicable à ces cas de syphilis méningée jeune et active et sans aucun doute le mercure devra, chez de tels sujets, céder le pas au médicament d'Ehrlich. L'arrêt ou la continuation du traitement sera basé sur l'évolution des signes cliniques et sur l'apparition de phénomènes d'intolérance médicamenteuse.

J.-A. SICARD.

MÉNINGITE AIGUË TUBERCULEUSE. — Si la souffrance des méninges ne se révèle en clinique que par un certain nombre de symptômes habituels, quel qu'en soit le facteur étiologique, il n'en est pas moins vrai que le microbe causal peut assez souvent imprimer sa signature à l'évolution méningée.

Ainsi en est-il du bacille tuberculeux qui envahit insidieusement la méninge molle, et qui, par ses caractères sournois du début, va se séparer de l'appareil de brutalité et d'invasion soudaine du méningocoque, permettant de dépister grâce aux allures cliniques différentes ainsi créées, le microbe pathogène responsable.

Dans son ensemble, la division classique de la méningite tuberculeuse *de l'enfant* en trois périodes, d'*excitation*, de *stade intermédiaire*, de *dépres-*

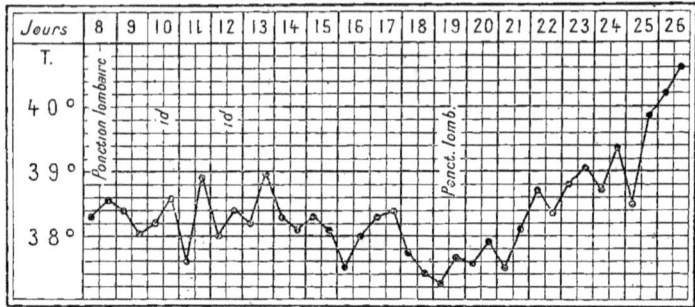

Fig. 78. — Méningite tuberculeuse chez un garçon de 4 ans, mort en hyperthermie, au 26e jour.
(*Hôpital des enfants malades.*)

sion, doit être conservée malgré sa schématisation. Le plus souvent, chez l'enfant, la méningite tuberculeuse paraît *primitive*, non précédée de lésions tuberculeuses osseuses, articulaires, pulmonaires, etc.

Les premiers signes *de début* sont des troubles de la nutrition. L'enfant maigrit et pâlit sans cause. Puis son caractère change, il devient triste, apathique, se montre souvent pour ses proches d'une affectivité exagérée, son travail est moins soutenu, sa mémoire moins bonne. Alors la maladie ne va pas tarder à s'affirmer par des troubles du *sommeil*. Celui-ci est entre-coupé de soupirs, de mâchonnements, de grincement des dents, de trémulations des muscles du visage. La *céphalée* apparaît.

La *période d'état* est constituée avec ses caractères classiques de *céphalalgie* intense, lancinante, de *vomissements*, de *contractures musculaires* (nuque, abdomen avec le ventre en bateau, membres inférieurs avec *le signe de Kernig*), de *paralysies oculaires*, de température variable, de dissociation du pouls et de la température, de cris nocturnes (cris hydrencéphaliques de Coindet, d'hyperesthésie généralisée, de constipation.

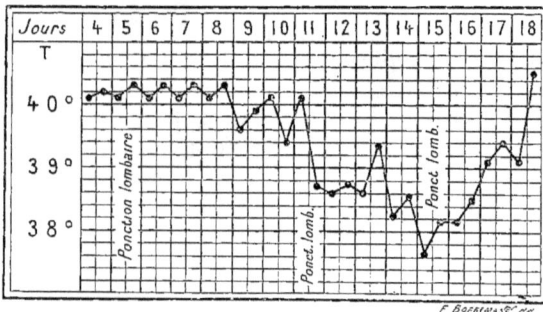

Fig. 78 *bis*. — Autre type thermique de méningite tuberculeuse chez un garçon de 5 ans. Mort en hyperthermie au 28e jour.
(*Hôpital des enfants malades.*)

L'enfant reste dans son lit, le regard indifférent, somnolent, s'irritant aux questions qu'on lui pose, parfois recroquevillé sur lui-même, les genoux fléchis se rapprochant du menton, dans la position dite « en chien de fusil ».

Les *convulsions* peuvent exister simultanément avec les contractures.

La *période de dépression* fait suite à cette période d'excitation. La respiration devient irrégulière, le pouls s'accélère, la déglutition devient difficile, la cachexie est extrême, l'apathie, la somnolence, l'indifférence font place au coma, et souvent au niveau des membres on constate de véritables paralysies. Puis les sphincters se relâchent et la mort survient au milieu de symptômes d'asphyxie.

La méningite tuberculeuse de l'enfant *évolue* en trois à quatre semaines.

La méningite *du nourrisson* affecte une marche particulière. La symptomatologie en est des plus frustes et son évolution particulièrement rapide. On ne note ni céphalée, ni constipation, ni vomissements, ni troubles oculomoteurs, ni signe de Kernig. Cette particularité de l'évolution dépend du peu de développement que présente encore le cerveau du nouveauné. « Les symptômes des lésions méningées relèvent en effet de la réaction

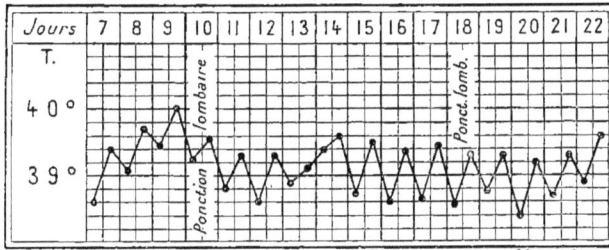

Fig. 79. — Méningite tuberculeuse chez un jeune homme de 24 ans.
(Mort au 22ᵉ jour.)

de l'encéphale, et l'encéphale du nourrisson est irrégulièrement imparfait » (Hutinel et Roger Voisin). [V. NOUVEAU-NÉ (PATHOLOGIE)].

Les convulsions sont la règle chez le nourrisson. Les modifications du crâne ont une importance particulière. Le signe de la fontanelle, c'est-à-dire la saillie et la tension de la fontanelle antérieure par suite de l'exagération de l'hydropisie ventriculaire est la règle. Il y a concomitamment gonflement et pléthore des veines du front et de la tempe.

Chez l'adulte, on assiste parfois à l'évolution d'une méningite tuberculeuse type Chantemesse, c'est-à-dire d'une *méningite tuberculeuse en plaques* à localisation prédominante (au début exclusive), au niveau d'un hémisphère. La réaction méningée se révèle cliniquement par un syndrome d'*épilepsie jacksonnienne*, et de parésie en rapport avec le siège de la lésion. Les malades peuvent présenter des temps de rémission, mais sont, le plus souvent, emportés en quelques mois par la généralisation du processus méningé tuberculeux. Cette méningite en plaques doit être opposée au *tuberculome méningé*, c'est-à-dire à la gomme aplatie des méninges, avec laquelle on l'a confondue trop souvent (Widal). Celle-ci est justiciable de l'intervention chirurgicale, et celle-là ne l'est nullement.

Chez le vieillard comme chez l'adulte, à côté des types précédents, on peut voir survenir des troubles délirants, avec état de confusion mentale ou par fois avec ébauche de systématisation, qui peuvent faire errer le diagnostic avec la syphilis cérébrale ou la paralysie générale.

La méningite aiguë tuberculeuse peut-elle guérir? — On n'a cité jusqu'à présent aucun cas entièrement probant. Dans l'observation de Claisse et

Abrami (*Soc. Méd. Hôp.*, 1905), la preuve bactériologique a été donnée, mais le malade n'a pas été suivi suffisamment longtemps par ces auteurs. On sait, en effet, que des rémissions de quelques semaines, ou de quelques mois (Carrière), et même de deux ans ont été observées, le processus méningé reprenant ensuite sa marche envahissante jusqu'à l'issue mortelle. J'ai observé chez un adulte un cas de rémission avec état de santé à peu près parfait durant les sept mois qui constituèrent l'étape intermédiaire entre les deux poussées, la dernière rapidement mortelle.

Diagnostic. — Il est des cas où le diagnostic est simple et où la symptomatologie est suffisante pour imposer avec certitude l'étiquette de méningite tuberculeuse.

De tels malades doivent toujours être soigneusement examinés au point de vue de l'auscultation pulmonaire, de la recherche des antécédents tuberculeux acquis ou héréditaires (lésions cutanées, adénites, arthrites, etc.). Autant de renseignements qui ont leur importance. J'ai noté, puisque nous parlons hérédité, deux exemples frappants de l'hérédité familiale tuberculeuse méningitique. Dans une famille de sept enfants dont le père était mort tuberculeux, la mère restant bien portante, trois fillettes moururent entre trois et cinq ans de méningite tuberculeuse alors que les quatre garçons, *placés dans les mêmes conditions*, survécurent. Dans une autre famille, cinq enfants garçons et filles succombèrent également à la méningite tuberculeuse entre leur quatrième et leur dixième année. Le père et la mère étaient tuberculeux.

Retenons donc ces faits cliniques d'hérédité tuberculeuse méningitique, de contagion tuberculeuse, de tare bacillaire viscérale ou cutanée que nous constatons chez ce méningitique présumé tuberculeux, et mettons en parallèle l'herpès du visage, la fièvre élevée, le début brusque de la maladie, la polyurie (Loeper et Gouraud), la notion du « génie épidémique », la constatation d'une suppuration à pneumocoques ou à streptocoques de l'oreille ou du naso-pharynx chez cet autre méningitique présumé non tuberculeux. Mais c'est toujours, en dernière analyse, au laboratoire que nous demanderons un diagnostic de certitude.

On trouvera au chapitre suivant de la méningite cérébro-spinale, les renseignements bactériologiques, cytologiques et chimiques donnés par l'examen du liquide céphalo-rachidien de ces méningitiques méningococciques.

Nous croyons pouvoir dire que lorsque le liquide présentera une coloration laiteuse, *franchement opalescente*, on pourra affirmer qu'il ne s'agit pas de méningite tuberculeuse. Cet aspect opalescent n'appartient qu'aux méningites cérébro-spinales, parfois aux méningites aiguës syphilitiques, ou aux « états méningés puriformes » de Widal mais non aux méningites tuberculeuses.

Dans la méningite tuberculeuse, le liquide céphalo-rachidien peut être limpide. Assez souvent il est trouble, sale, avec de très fins grumeaux en suspension. Une ou deux heures après sa prise, il se formera assez souvent au sein du liquide suspect un voile fibrineux. L'albumine rachidienne est facilement décelable, et le glycose rachidien est très diminué, parfois même, dans la dernière étape de la maladie, il fait défaut. Cependant il faut savoir que cette aglycose rachidienne ne se décèle environ que dans la moitié seulement des cas de méningite tuberculeuse.

La lymphocytose rachidienne est la règle. Exceptionnellement, comme nous l'avons montré avec MM. Widal et Ravaut, il peut exister un exode plus ou moins marqué de polynucléaires.

L'examen bactériologique décèle dans tous les cas des bacilles de Koch (Widal et Le Sourd) lorsqu'on opère au moins sur 10 centimètres cubes de liquide céphalo-rachidien. La centrifugation sera suffisamment prolongée, et la recherche bacillaire sur lames devra être l'objet d'un examen patient et attentif.

L'inoculation sous-cutanée ou intra-péritonéale au cobaye est toujours positive (Widal et Le Sourd), mais il faut savoir attendre trois semaines environ pour avoir une constatation positive.

Ainsi, nous sommes suffisamment armés, grâce à l'étude du liquide céphalo-rachidien, pour pouvoir affirmer à peu près, dans tous les cas, le diagnostic de méningite tuberculeuse.

Traitement. — Il n'est pas de traitement spécifique de la méningite tuberculeuse. Un jour viendra peut-être où un sérum antibacillaire ou antitoxique injecté par voie sous-arachnoïdienne pourra lutter avec efficacité contre l'invasion bacillaire méningée.

Expérimentalement on peut, comme je l'ai fait voir dans ma thèse, entraver chez le chien l'évolution du processus après injection de bacilles dans la cavité arachnoïdienne par l'inoculation consécutive au sein du liquide céphalo-rachidien d'huile iodoformée, mais les conditions étiologiques et de terrain ne sont évidemment pas les mêmes. Cette méthode mise en pratique, du reste, chez trois adultes (4 centimètres cubes d'huile iodoformée à 1 pour 100 poussés par voie lombaire) ne m'a donné aucun résultat appréciable. A l'autopsie on peut se convaincre que l'huile a pénétré jusqu'aux espaces cérébraux supérieurs. On en retrouve les traces au niveau des confluents de la baie et à l'intérieur des ventricules latéraux.

Pratiquement, on se bornera, dans un but diagnostique d'abord, palliatif ensuite, à pratiquer la ponction lombaire. Tous les 2 ou 3 jours, on retirera 10 à 20 centimètres cubes de liquide céphalo-rachidien. Cette évacuation diminuera la céphalée, les phénomènes délirants, et permettra un sommeil moins agité.

Il faudra toujours avoir présent à l'esprit la possibilité d'une syphilis méningée héréditaire, et il est de règle, sinon de prescrire l'iodure de potassium à l'intérieur, du moins d'ordonner les frictions mercurielles.

La vessie *de glace* sur la tête peut soulager, au moins momentanément. L'application mastoïdienne de sangsues ou de vésicatoires est tout à fait inutile.   *J.-A. SICARD.*

MÉNINGITE CÉRÉBRO-SPINALE. — Les épidémies récentes qui ont sévi en France ont rappelé l'attention sur cette maladie. Tandis que le nombre des cas observés dans les garnisons françaises n'était que de 55 en 1904, il était de 110 en 1908, et « en 1909, pour les seuls mois de janvier, février et mars, le chiffre des atteints s'est élevé à 159 avec 58 décès » (Vaillard).

Le méningocoque. — La méningite cérébro-spinale est due à un microbe particulier : le méningocoque, décrit par Weichselbaum en 1887. C'est le *diplococcus intracellularis meningitidis*, coccus dont les éléments accolés ont la forme de grains de café se regardant par leurs faces aplaties. Jamais il n'existe de chaînettes. Le microbe siège le plus souvent *à l'intérieur des leucocytes*, mais il s'observe aussi, libéré, entre les éléments cellulaires.

Le méningocoque *ne prend pas le Gram*. Il ne pousse pas facilement sur gélose ordinaire. *Les milieux albumineux ou humanisés* sont les plus favorables à son développement. Il est, du reste, un germe fragile *in vitro*, sensible à la dessiccation et à la lumière solaire.

Le méningocoque ne possède pas de *toxine* soluble, mais une endotoxine virulente. Le *pouvoir pathogène* du méningocoque pour les animaux de laboratoire est faible. Il tue cependant la souris, le jeune cobaye et le jeune lapin par injection intra-nerveuse.

Épidémiologie. — La notion d'épidémiologie est de date ancienne. La première description d'une épidémie serait due à Lespès (de Saint-Sever), en 1838.

Des épidémies de ces dernières années, les deux plus importantes sont celles de Silésie (1904) où l'on observa 3700 cas, et celle d'Amérique (1905) où 4000 sujets furent atteints dans la seule ville de New-York.

Netter a signalé, en 1898, une petite épidémie à Paris ; en 1909, une autre à Saint-Denis et à Paris également ; Vaillard, en 1909, un centre d'infection dans la garnison d'Évreux.

Contagiosité. — La méningite cérébro-spinale est une affection contagieuse, mais il faut noter pourtant la rareté des contagions familiales et hospitalières. On a insisté sur ce fait que cette maladie revêt souvent les allures d'une affection sporadique plutôt qu'épidémique. Quoi qu'il en soit, il faut envisager un mode spécial de transmission par les *porteurs de germes*. Le méningocoque se retrouve non seulement dans le pharynx des méningitiques cérébro-spinaux à la période d'état, mais longtemps après leur convalescence. On l'a également isolé chez des sujets sains ayant été en contact avec des méningitiques (Vaillard, Netter). Il faut, pour vérifier ces résultats, ensemencer, non les mucosités nasales, mais les mucosités de l'arrière-pharynx (Dopter). On comprend alors le rôle des fines et souvent invisibles gouttelettes de salive (Flügge) qui peuvent ainsi devenir des véhicules nocifs de dissémination par l'air ambiant.

Étiologie. — La méningite cérébro-spinale est essentiellement une maladie de l'enfance ou de l'adolescence. Dans une statistique de Kirchner, rapportée par Ricklin, sur un total de 2037 cas, on note 80 pour 100 des cas survenus chez des enfants de 0 à 10 ans ; de 0 à un an, 157 cas ; de 9 à 10 ans, 94 cas, avec maximum de fréquence de 2 à 5 ans, 252 cas. Il existe une *influence cosmique, saisonnière*, dont il faut tenir compte et qui fait sentir ses effets nocifs plus volontiers au début de l'hiver et du printemps.

Pathogénie. — Le mécanisme pathogénique de la voie suivie par l'infection est mal élucidé. Nous ne saisissons pas encore comment le microbe peut cheminer du pharynx jusque dans le sac arachnoïdien. L'in-

fection sanguine générale est très vraisemblablement le trait d'union intermédiaire.

Clinique. — La durée de la période *d'incubation* à été évaluée de deux
à trois jours, avec ou sans coryza prémonitoire, avec ou sans angine. Mais,
c'est le plus souvent en pleine santé, *brusquement*, que l'enfant est pris d'une
céphalée intense, de *vomissements*, de *fièvre*, parfois de frissons.

Le syndrome méningé est toujours dans la forme commune très accusé :
contractures intenses des muscles de la nuque, de la région cervicale, de la
région dorsale, de l'abdomen. Le signe de Kernig est facilement mis en
évidence. L'attitude dite du chien de fusil est la règle. Les vomissements
sont à peu près constants, mais la constipation peut être remplacée par de
la diarrhée. A ces manifestations s'associe un degré très manifeste

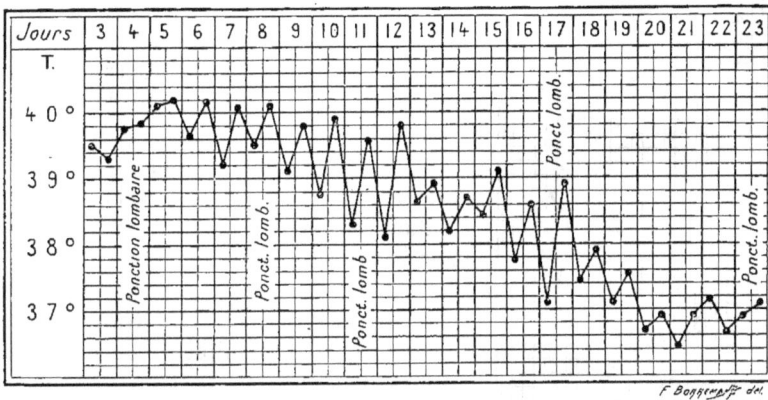

Fig. 80. — Méningite cérébro-spinale à méningocoques chez une fillette de 12 ans.
Guérison sans rechute. (*Hôpital des enfants malades*.)

d'hyperesthésie superficielle et d'hyperalgésie profonde. Les convulsions
s'observent surtout chez les enfants. Babonneix et Tixier ont décrit le syndrome clinique de la tétanie chez de jeunes méningitiques cérébro-spinaux.

Le délire est fréquent, délire nocturne avec visions hypnagogiques. Les
organes sensoriels ne sont pas épargnés, les malades peuvent accuser de la
diplopie, des bourdonnements auriculaires, de l'anosmie.

La fièvre est variable, parfois élevée avec oscillations considérables,
d'autres fois elle ne dépasse pas 58", le pouls est rapide et irrégulier. La
rate est augmentée de volume, les urines assez abondantes et parfois légèrement albumineuses. La constatation sur le tégument externe d'herpès,
d'érythème infectieux, de pétéchies, de plaques ortiées se voit surtout au
cours de certaines épidémies.

Évolution. — Une fois parvenue à l'apogée de cette période d'état, la
maladie est susceptible d'une triple évolution. Tantôt elle tend franchement
vers la guérison (fig. 80), tantôt elle aboutit plus ou moins rapidement à une
phase paralytique et comateuse qui précède l'issue mortelle, tantôt enfin elle
laisse après elle des reliquats indélébiles, des séquelles de paralysies, de
surdité, d'amaurose, etc.

La méningite cérébro-spinale, dans sa forme habituelle, a une évolution de trois à huit semaines environ.

Formes. — La mort peut survenir en quelques heures, douze heures et même cinq heures (Dopter), c'est la *forme foudroyante*.

A côté de cette première forme, il en est une autre au contraire à évolution très lente, se perpétuant durant trois, quatre mois (*forme prolongée*) (fig. 81), parfois avec des rémissions, des accalmies (*forme rémittente*). Enfin, j'ai noté des *formes ambulatoires* ou, malgré la présence de méningocoques dans le liquide céphalo-rachidien, les méningitiques continuaient à s'occuper de leurs occupations journalières, à peu près apyrétiques, et ne souffrant que transitoirement de céphalée.

Chez le *nourrisson*, la méningite cérébro-spinale est souvent méconnue. Un signe de grande valeur est la tension, la voussure des fontanelles, avec l'exagération de la circulation veineuse péri-cranienne.

La méningite cérébro-spinale est très rare chez le *vieillard*, où elle revêt souvent la forme plégique, hémiplégie ou paraplégie.

Diagnostic. — C'est en s'appuyant sur les symptômes que nous venons de décrire, et surtout sur le début brusque, l'intensité de la céphalée, sur la présence d'herpès, et la notion épidémique que l'on se basera pour porter un diagnostic.

Mais, *les procédés de laboratoire* donneront seuls la certitude dans un grand nombre de cas, sinon dans tous.

La *ponction lombaire* permet de constater dès l'abord l'hypertension du liquide céphalo-rachidien et son aspect macroscopique. Souvent il est trouble, opalescent, et quand cette opalescence est nette, elle est la signature à peu près certaine du diagnostic.

Dans certains cas cependant, mais tout à fait exceptionnellement, dans les deux premiers jours de la maladie, le liquide céphalo-rachidien est clair. Netter insiste sur ce fait, qu'il n'y a pas de rapport entre la gravité de la maladie et le caractère macroscopique du liquide.

Au point de vue *chimique* l'albumine rachi-

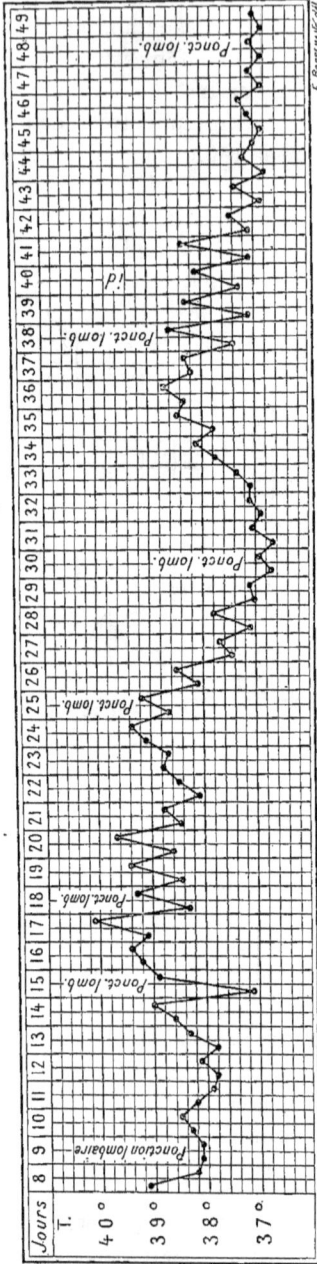

Fig. 81. — Méningite cérébro-spinale à méningocoques de Weichselbaum. Forme prolongée (49 jours) et à rechute chez un garçon de 8 ans. Guérison. (*Hôpital des enfants malades.*)

dienne est très augmentée et le *sucre* rachidien au contraire très diminué, souvent même il fait défaut (Sicard).

La formule *leucocytaire* est, dans la très grande majorité des cas, au début de la maladie et à sa période d'état, constituée par des *polynucléaires* (Widal, Sicard et Ravaut). A la fin de l'évolution, aux polynucléaires succèdent des lymphocytes (Labbé et Castaigne, Sicard).

Les statistiques montrent que la *recherche des méningocoques* dans le liquide céphalo-rachidien n'est pas toujours positive. La plus importante de ces statistiques, celle de Weichselbaum, mentionne que sur 559 examens de méningites cérébro-spinales légitimes, 193 ont été positifs, 166 négatifs. Le recours à la ponction lombaire et à l'examen bactériologique ne suffit donc pas toujours à affirmer un diagnostic de certitude.

L'*examen du sang* démontre l'hyperleucocytose habituelle des infections.

La *réaction agglutinatrice* du sérum de ces malades doit toujours être recherchée, car le sérum normal n'agglutine jamais le méningocoque à un taux supérieur à 1 pour 10. Le séro-diagnostic est positif dans un tiers des cas, et ses propriétés agglutinantes n'apparaissent malheureusement assez souvent que tardivement.

Le *précipito-diagnostic* de Vincent et Bellot consiste à mélanger 4 ou 5 c. c. du liquide céphalo-rachidien suspect éclairci par centrifugation à 5 à 5 gouttes d'un sérum précipitant le méningocoque, le sérum de Flexner par exemple. Après quelques heures d'étuve à 50°, dans le cas de méningite cérébro-spinale, le mélange devient louche, ou opalescent. Comparativement on juge avec des tubes témoins.

Traitement. — *Sérothérapie.* — Puisque l'agent pathogène de la méningite cérébro-spinale était connu, il était logique de chercher à combattre ses effets nocifs par la sérothérapie.

Flexner aux États-Unis, Rolle et Wassermann en Allemagne, Dopter en France, ont obtenu un sérum antiméningococcique. Dopter propose maintenant ses chevaux en injectant dans leurs veines les seules cultures microbiennes vivantes. Ce sérum doit être employé en injections intra-rachidiennes.

Voici le mode d'emploi préconisé par Dopter :

« Les injections sous-cutanées sont inefficaces.

« Les injections doivent être faites dans la cavité arachnoïdienne.

« Quelle quantité de liquide faut-il soustraire ?

« *Il faut soustraire au moins autant de liquide céphalo-rachidien qu'on veut injecter de sérum*; car si la quantité de liquide soustrait est inférieure à la quantité de sérum injecté, on provoque des phénomènes de compression, se traduisant par une exaspération de la céphalée, des convulsions, des syncopes qui peuvent être mortelles.

« Bien plus, dit Dopter, il vaut mieux enlever *plus de liquide* qu'on injectera de sérum. Ainsi, pour une injection de 20 c. c. j'enlève volontiers 25, 30, 35 c. c. de liquide. Cette façon de procéder semble présenter un triple avantage :

« 1° On enlève de la cavité arachnoïdienne plus de substances toxiques ;

« 2° On assure une certaine décompression ;

« 3° Le sérum introduit est moins dilué.

« *Injection du sérum.* — Avant la ponction lombaire, on a chargé une seringue de Roux de la quantité de sérum qu'il convient d'injecter. Ce sérum a été préalablement tiédi à 38°.

« On adapte alors l'embout de la seringue à l'extrémité extérieure de l'aiguille, restée en place, et l'on pousse l'injection lentement, progressivement, sans à-coup.

« L'opération terminée, on retire brusquement l'aiguille, on lave antiseptiquement, et l'on place sur la plaie du coton imbibé de collodion.

« *Immédiatement après*, il convient de placer le malade dans une position favorable à la diffusion du sérum vers les centres nerveux supérieurs. Dans ce but, *surélever notablement le bassin au-dessus de la tête* : enlever traversin et oreillers, et placer sous le bassin un ou plusieurs coussins. Au besoin, soulever les pieds postérieurs du lit sur une brique par exemple. Laisser le malade dans cette situation pendant cinq à six heures. S'il a du délire, ou présente de l'agitation, ne lui permettant pas de la conserver, faire sans hésiter une injection de morphine.

« *La quantité de sérum qu'il faut injecter* varie suivant l'âge du malade et la gravité du mal.

« Pour un enfant de deux ans, 10 à 15 c. c.

« Pour un enfant plus âgé, 15 à 20 c. c.

« Pour un adulte, 20, 30, 40 c. c.

« Les doses doivent être d'autant plus élevées que le cas est plus grave.

« Les injections doivent être renouvelées pendant deux, trois et même quatre jours consécutifs, même si l'amélioration est manifeste, pour éviter les retours offensifs.

« Cette manière de procéder a d'autant plus de raison d'être si l'amélioration n'est que légère ou même n'existe pas.

« L'appréciation de l'amélioration doit porter non seulement sur les symptômes méningitiques eux-mêmes, mais aussi sur l'état général. Un sujet chez lequel les troubles méningés disparaissent, mais qui garde un mauvais état général, doit subir de nouvelles injections.

« Les rechutes, s'il en advient, seront traitées d'une façon identique.

« L'action du sérum est d'autant plus efficace et rapide qu'il est injecté à une période plus rapprochée du début de la maladie.

« Aussi, devant un malade suspect ou avéré, il faut faire une ponction lombaire, et si le liquide est trouble, ou simplement opalescent, on pratiquera de suite une injection de sérum.

« S'il s'agit, à l'examen microscopique, d'une méningite à pneumocoque, à streptocoque, etc., on peut cesser les injections de sérum, qui seraient inefficaces.

« Mais, si le laboratoire n'a décelé aucun germe par l'examen direct ou la culture, il est prudent de continuer à traiter le malade par le sérum jusqu'à sa guérison, car le méningocoque peut, malgré cela, être en cause. »

Dopter est revenu depuis sur la technique de cette sérothérapie, et reste partisan, plus convaincu encore, des hautes doses sous-arachnoïdiennes fréquemment répétées.

Les *accidents de la sérothérapie* seraient, d'après les partisans de la méthode, de peu de gravité. Quelques douleurs dans les membres inférieurs durant les heures qui suivent l'injection, quelques éruptions érythémateuses, des élévations de température (Netter, un tiers des cas des sujets injectés) (Menetrier).

Les *résultats de la sérothérapie* sont des elus encourageants, et les belles statistiques de Dopter et de Netter prouvent l'efficacité d'une telle méthode.

La sérothérapie arachnoïdienne a abaissé considérablement le taux de mortalité. Dopter a rapporté une statistique de 196 cas traités par son sérum. La mortalité globale fut de 15,86 pour 100. La mortalité rectifiée fut de 10,52 pour 100.

Nous pensons, avec Salin, qu'à côté des propriétés spécifiques du sérum antiméningococcique il faut encore tenir compte de la réaction locale diapédétique polynucléaire provoqué par ce sérum au sein de la cavité arachnoïdienne. Nous avons montré que cette réaction était constante, au moins après les premières injections. Cet acte de défense, ainsi provoqué artificiellement, doit entrer, suivant nous, en ligne de compte dans le mécanisme pathogénique du processus de guérison.

Plus tard, quand les symptômes morbides ont rétrocédé, et que la convalescence semble proche, il faut être sobre de nouvelles injections lombaires de sérum et ne pas en user à la première alerte de recrudescence thermique ou au moindre prétexte de rechute. La réaction diapédétique méningée trop souvent et trop vivement sollicitée par le sérum de cheval peut devenir nocive, en effet, pour les éléments nerveux sous-jacents.

Prophylaxie. — Divers moyens de désinfection ont été proposés pour détruire le méningocoque dans les fosses nasales : pulvérisations de sérum antiméningococcique desséché (Wassermann), de pyocyanase (Escherich), de protargol, etc. Ces moyens n'ont pas donné de résultats constants ou satisfaisants. Le microbe, si fragile en dehors du milieu humain, est en effet ici presque inaccessible, parce qu'il est protégé contre la stérilisation par le mucus et les replis des fosses nasales et du pharynx.

Les vapeurs iodées paraissent très antiseptiques et très diffusibles. Leur inhalation, combinée aux attouchements iodés du pharynx et aux gargarismes, a amené la disparition du méningocoque (contrôlée par plusieurs examens bactériologiques) au bout du quatrième jour :

Le mélange antiseptique employé a été le suivant (Vincent et Bellot) :

Iode.	20 grammes.
Gaïacol.	2 —
Acide thymique.	0 gr. 25
Alcool à 60°.	200 grammes.

Une certaine quantité de ce mélange est versée dans un bol ou une capsule en porcelaine, celle-ci est elle-même plongée dans une cuvette remplie d'eau très chaude, afin de faciliter le dégagement des vapeurs antiseptiques. Les vapeurs sont inhalées lentement par le nez, pendant trois minutes, quatre ou cinq fois par jour.

En outre, matin et soir, il est nécessaire de badigeonner les amygdales et le pharynx du porteur de méningocoques avec la glycérine iodée au trenlième. Enfin le sujet se rince fréquemment la bouche ou se gargarise avec l'eau oxygénée au dixième.

Ces moyens sont inoffensifs. Les vapeurs iodées sont parfaitement tolérées. Elles laissent un goût et une odeur d'iode persistant pendant plusieurs minutes.

Les ensemencements du mucus rhino-pharyngé décèlent d'abord la diminution du nombre des méningocoques, et leur disparition à partir du quatrième jour.

Les essais ci-dessus ayant été faits chez l'adulte, il conviendrait, si on les appliquait chez les enfants, d'employer pour les inhalations un mélange iodogaïacolé un peu dilué. *J.-A. SICARD.*

MÉNINGITES CHRONIQUES. — Toute réaction méningée est un processus de défense vis-à-vis de la toxi-infection.

Que l'attaque soit brutale, provoquée par des agents pathogènes de virulence appropriée, et la défense se traduira sous forme de méningite aiguë.

Que l'attaque soit au contraire insidieuse, latente, et la réaction défensive se révèlera sous forme de méningite chronique.

Enfin, la méningite aiguë, à la suite de la lutte phagocytaire engagée sur place, peut céder la place à un processus méningitique chronique.

Qui dit chronicité ne dit pas fatalement incurabilité. Qui parle encore de chronicité permet également de supposer la possibilité de reprises, de réveils aigus de la lésion chronique, à titre il est vrai le plus souvent provisoire et passager.

Considérations générales. — Il n'y a pas lieu de distinguer une chronicité spéciale à chacune des trois membranes enveloppantes des centres nerveux, et dans la réalité anatomo-clinique, l'arachnoïdite chronique externe appartient à l'histoire de la pachyméningite externe, comme l'arachnoïde chronique interne appartient à l'histoire de la leptoméningite.

Il y a donc une méningite chronique de la méninge dure (pachyméningite chronique) et une méningite chronique de la méninge molle (leptoméningite chronique).

Ces deux variétés de méningite chronique peuvent évoluer indépendamment l'une de l'autre, ou, au contraire, fusionner leur existence, se souder, se symphyser, c'est alors la pachyleptoméningite chronique ou encore l'*ankylose chronique méningée.*

La méningite chronique peut avoir un siège médullaire ou cérébral, *méningite chronique localisée,* ou s'étendre à la totalité des centres nerveux, *méningite chronique disséminée.*

La pachyméningite chronique présente une tendance marquée aux localisations, la leptoméningite chronique, au contraire, à la généralisation. Ces préférences spéciales s'expliquent par le rôle respectif des méninges.

La dure-mère est, par définition, la membrane *dure*, rigide, de soutènement, qui sait résister à la toxi-infection. Le sac arachnoïdo-pie-mérien est, au contraire, *ténu*, léger, propice aux disséminations toxi-bactériennes, comme nous l'avons montré expérimentalement, et cela, grâce aux mouvements incessants de son contenu liquide, le liquide céphalo-rachidien.

La pachyméningite chronique reste encore plus strictement localisée au niveau du crâne qu'au niveau du rachis. Dure-mère cérébrale et périoste osseux cranien sont, en effet, presque intimement accolés, tandis que la dure-mère médullaire est séparée de son cylindre osseux par un espace relativement large, riche en vaisseaux et en tissu cellulaire, et, par conséquent, favorable à l'extension d'un processus d'inflammation chronique.

Si l'histoire des méningites chroniques a fait dans ces dernières années quelques progrès, et s'il a été, dans la plupart des cas, possible de poser au lit même du malade le diagnostic de leptoméningite chronique, c'est à la ponction lombaire et à l'examen cytologique du liquide céphalo-rachidien (Widal, Sicard et Ravaut) que l'on doit ce résultat pratique.

Une classification, même schématique, des différents types de méningite chronique, est d'une ordonnance bien délicate. On ne sait sur quoi la baser. Sur des considérations de localisation, d'étiologie, d'évolution, etc.? Toutes discutables. Aussi me semble-t-il plus rationnel d'étudier quelques-uns des types les plus fréquemment rencontrés en pratique.

I. — LES PACHYMÉNINGITES CHRONIQUES. — Les pachyméningites rachidiennes sont beaucoup plus fréquentes que les craniennes. Les unes et les autres reconnaissent comme causes les plus ordinaires la tuberculose, la syphilis, les néoplasies cancéreuses.

a) **La pachyméningite chronique du mal de Pott tuberculeux** (v. c. m.). — Son siège de prédilection est la région lombo-sacrée ou cervicale. Le point de départ de l'infection tuberculeuse est en avant dans le corps de la vertèbre. Le processus bacillaire s'étend à l'espace épidural à la dure-mère (pachyméningite externe), il se propage en haut et en bas sur une étendue de 10, 15 centimètres, puis attaque en profondeur la dure-mère, la pénètre et vient symphyser ensemble arachnoïde et pie-mère. Parfois le virus tuberculeux pénètre au niveau des membranes molles par le trou de conjugaison, provoquant la formation d'une véritable arachnitite (sérite arachnoïdienne) tuberculeuse, avant de symphyser arachnoïde et pie-mère (Sicard et Cestan, *Bull. Soc. Méd.*, 1904).

Ce processus si spécial d'envahissement de dehors en dedans, avec symphyse progressive, nous explique que les lymphocytes et les éléments cellulaires soient retenus, englobés dans le processus d'édification et que leur exode ne puisse se faire dans le liquide céphalo-rachidien, d'où l'absence ou la rareté de la lymphocytose rachidienne au cours du mal de Pott.

b) **La pachyméningite chronique syphilitique.** — Elle est rare. Elle évolue sans déformation rachidienne. Elle cède rapidement au traitement syphilitique, et n'entraîne pas, non plus, la lymphocytose rachidienne quand elle ne s'est pas propagée aux méninges molles.

c) **La pachyméningite chronique cancéreuse.** — Elle se rencontre, non pas à titre primitif, mais comme complication secondaire d'un cancer viscéral ou du sein, par l'intermédiaire, par exemple, des lymphatiques venus du thorax et de l'abdomen. Dans la majorité des cas, on ne constate pas chez de tels malades de lymphocytose rachidienne.

d) **La pachyméningite cervicale hypertrophique** (v. c. m.). — Une telle pachyméningite, type Joffroy, pourrait, d'après certains auteurs, évoluer indépendamment de la syringomyélie typique; pour d'autres auteurs, au contraire, il s'agirait toujours de *syringomyélie pachyméningitique* (Philippe et Oberthür). Brissaud a particulièrement étudié les rapports de la pachyméningite cervicale et de la syringomyélie.

La leptoméningite avoisinante est la règle dans des cas, mais doublée d'un processus symphysaire global. Aussi la lymphocytose rachidienne au cours de la syringomyélie pachyméningitique n'est nullement la règle, et elle se montre discrète, quand elle existe.

II. — LES LEPTOMÉNINGITES CHRONIQUES. — Les processus de pachyméningite chronique étaient, en règle générale, localisés sur une étendue de quelques centimètres; ceux de leptoméningite auront, au contraire, une tendance généralisatrice.

a) **La leptoméningite chronique de la paralysie générale.** — C'est le type de la méningite chronique généralisée, diffuse. Elle prédomine au niveau de la corticalité cérébrale, mais les lésions méningées se retrouvent aussi bien au niveau de la base cérébrale qu'au niveau de la moelle, des nerfs de conjugaison, etc. Elles peuvent même entraîner de la dégénérescence des cordons postérieurs (Nageotte, Joffroy). Cette leptoméningite s'accompagne *constamment* de lymphocytose du liquide céphalo-rachidien (Widal, Sicard, Ravaut, Joffroy, Babinski, Nageotte, etc.), si bien que, chez un sujet soupçonné de *paralysie générale*, le cyto-diagnostic *négatif* du liquide céphalo-rachidien permet de rejeter ce diagnostic. Au cours des poussées méningo-encéphalitiques chez le paralytique général, la lymphocytose rachidienne peut faire place à un certain degré de polynucléose (Widal et Lemierre).

b) **La leptoméningite chronique de la maladie du sommeil.** — Au cours de la maladie du sommeil, c'est-à-dire chez le sujet infecté de trypanosomiase (v. c. m.), la leptoméningite chronique est la règle, aussi bien chez le nègre (Würtz et Bauer) que chez le blanc (Sicard et Moutier). L'évolution de la maladie, presque toujours mortelle, est de 2 à 4 ans environ. Les lésions sont du reste macroscopiquement et histologiquement à peu près semblables à celles de la paralysie générale, et la lymphocytose est des plus abondantes (Sicard et Moutier).

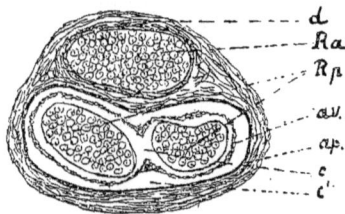

Fig. 82. — Schéma du nerf de conjugaison (coupe transversale) (Sicard et Cestan). On voit nettement la persistance des culs-de-sac, au niveau de la racine postérieure. — *d*, dure-mère; *Ra*, racine antérieure; *Rp*, racine postérieure; *av*, arachnoïde viscérale; *ap*, arachnoïde pariétale; *c*, cul-de-sac sous-arachnoïdien; *c'*, cul-de-sac séreux arachnoïdien.

c) **La leptoméningite chronique du tabes.** — Comme celle de la paralysie générale, elle est *constante* (Widal, Sicard et Ravaut, Brissaud, Nageotte, Marie et Guillain, Paviot, etc.). Elle paraît avoir pour point de départ le nerf de conjugaison (névrite radiculaire de Nageotte) (fig. 82 et 83).

Si l'inflammation méningée localise ainsi ses premiers effets au niveau de la racine postérieure, tout au voisinage du ganglion rachidien, c'est qu'il y a là, à ce niveau, comme nous l'avons montré avec M. Cestan, des culs-de-sac sous-arachnoïdiens spéciaux, nombreux, se prolongeant au niveau du pôle interne du ganglion, et tout à fait propices à retenir et à fixer l'irritation méningée. Du reste, dans deux autopsies de tabétiques, j'ai pu constater que les lésions méningées étaient beaucoup plus accusées au niveau des nerfs de conjugaison de la région cervico-dorsale et dorso-lombaire, c'est-à-dire au niveau de nerfs plus riches que leurs congénères en culs-de-sac terminaux à liquide céphalo-rachidien.

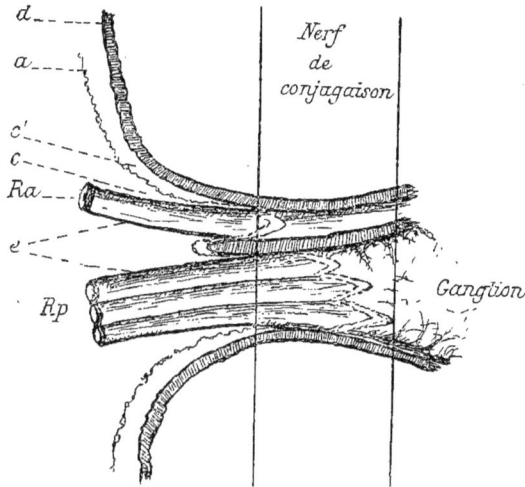

Fig. 83. — Schéma du nerf de conjugaison (Sicard et Cestan). *d*, dure-mère ; *a*, arachnoïde ; *c'*, culs-de-sac de la séreuse arachnoïdienne ; *c*, culs-de-sac sous-arachnoïdiens ; *e*, tissu lamelleux péri-radiculaire.

Enfin pour expliquer la prédominance des lésions méningées à la partie postérieure de la moelle, répartition spéciale sur laquelle avait déjà insisté Vulpian, on a invoqué un trouble secondaire mécanique ou *trophique* (Sicard, J. Lépine).

d) **La leptoméningite chronique des méningo-myélites syphilitiques, des scléroses combinées, de la maladie de Friedreich** (v. c. m.).

e) **La leptoméningite du zona.** — A la méningite aiguë localisée du zona succède souvent, surtout chez le vieillard, une réaction chronique, également partielle, de la méninge. Elle a pour point de départ (au cas de zona d'origine ganglionnaire) le recessus des culs-de-sac sous-arachnoïdo-ganglionnaires à liquide céphalo-rachidien. Cette méningite chronique localisée explique les douleurs nerveuses parfois si intenses qui peuvent survivre des mois et des années à l'éruption zostérienne (Sicard, Chauffard et Boidin, Widal, Froin, etc.).

f) **La leptoméningite chronique séquelle des méningites cérébro-spinales.** — A la suite des méningites aiguës cérébro-spinales et même de la « paralysie infantile » peuvent persister des séquelles de réaction méningée chronique, s'extériorisant cliniquement, par des douleurs, de l'atrophie musculaire, des modifications des réflexes tendineux, etc. (Raymond et Sicard, Widal, Courtellemont, Lejonne, etc.).

Traitement. — Logiquement, il devrait s'adresser surtout à la cause de la réaction méningée chronique, à la syphilis qui est le plus souvent facteur déterminant. Malheureusement les échecs thérapeutiques sont la règle pour le tabes et la paralysie générale. Aussi se bornera-t-on à pratiquer la médication symptomatique, à soulager les douleurs et à relever l'état général. Peut-être sera-t-il possible, un jour, de s'attaquer directement au mal par des injections sous-arachnoïdiennes de liquides appropriés, après ponction lombaire.   *J.-A. SICARD.*

MÉNINGO-MYÉLITE. — V. MOELLE (SYPHILIS).

MÉNOPAUSE. — La ménopause, l'âge critique, le retour d'âge, ou âge du retour, se caractérise par la cessation définitive de l'écoulement sanguin périodique et ne doit pas être confondue avec l'aménorrhée.

La ménopause signifie : disparition à tout jamais de l'aptitude à la fertilisation. Elle s'observe le plus souvent entre 45 et 55 ans. Mais elle se produit quelquefois plus tôt, exceptionnellement plus tard.

Rien ne peut faire prévoir à quel âge elle se produira chez telle ou telle femme. Ni l'époque de la puberté, ni le fonctionnement plus ou moins parfait de l'appareil génital, ni le nombre de parturitions ne permettent de conclure à une époque probable. L'hérédité seule, de par son influence si souvent constatée, permet de formuler un pronostic de probabilité.

Tantôt la ménopause fait son apparition sans avoir déterminé aucun symptôme.

L'écoulement sanguin périodique cesse tout à coup, toutes les fonctions s'exercent normalement. Tantôt l'écoulement sanguin se montre irrégulier : l'écoulement sanguin périodique fait défaut pendant un, deux, trois mois, puis reparaît avec régularité pendant quelques mois, puis cesse définitivement. Cet état peut durer pendant un an à dix-huit mois, rarement plus. Quelquefois les dernières règles périodiques se montrent plus abondantes que de coutume, mais presque toujours, dans ces cas, il y a hypertrophie généralisée, ou localisée (fibrome) de l'utérus.

D'une façon générale, on peut dire qu'une femme de 45 ans et plus, qui n'a pas eu ses règles depuis six mois est une femme chez laquelle existe la ménopause.

Accidents de la ménopause. — Les accidents observés à l'époque et à la suite de la ménopause sont beaucoup moins fréquents et beaucoup moins intenses qu'on ne le croyait et l'enseignait autrefois.

On peut dire qu'il n'y a pas d'hémorragie de la ménopause, contrairement à ce qui est souvent répété dans le monde médical et l'autre. Oui, les ménorragies sont fréquentes chez les femmes de 40 à 50 ans ou plus tôt, mais on les observe chez les femmes qui par suite de stérilité primaire ou secondaire ont des utérus hypertrophiés ou fibromateux. Nous verrons un peu plus loin ce que produit la ménopause dans ces cas.

Chez les femmes saines, on n'observe pas plus d'accidents à l'époque de la ménopause qu'à l'époque de la puberté.

Depuis Raciborski, surtout, on range en deux catégories les accidents constatés au moment de la ménopause ou après, et qu'on lui attribue : une *pléthore sanguine* et une *pléthore nerveuse*.

Laissant de côté le mot pléthore dont la signification est imprécise, s'en tenant strictement aux résultats de l'observation, on peut résumer ainsi le cortège symptomatique le plus fréquemment observé, soit quelque temps avant, soit quelque temps après la cessation définitive des règles : bouffées de chaleur ressenties surtout au niveau du visage, bourdonnements d'oreilles, tendance à la sudation, impressionnabilité excessive, vertiges, tendance à l'embonpoint. Cet état peut durer une année ou deux, rarement plus.

Exceptionnellement les accidents sont plus accusés. Et ce sont ces exceptions envisagées et étudiées exclusivement par Ball qui lui ont fait écrire que « la ménopause est une des causes les plus importantes de la folie chez la femme, que non seulement on voit l'aliénation mentale se développer avec toutes ses formes à cette époque de la vie, mais encore qu'il existe incontestablement, chez la plupart des femmes parvenues à cet âge, un caractère irascible, difficile et fantasque ». J'ai vu pour ma part l'aliénation mentale se produire au moment de la ménopause, chez un certain nombre de sujets, mais toujours chez des prédisposées de par l'hérédité ou par des maladies.

Il en est de la ménopause comme de la puerpéralité au point de vue de l'étiologie des psychopathies.

Traitement des accidents de la ménopause. — Le traitement des accidents de la ménopause doit avoir pour but surtout de favoriser les émonctoires. L'hygiène est ici, comme souvent ailleurs, plus puissante que la thérapeutique. L'alimentation devra être surveillée de façon à priver l'organisme des toxines alimentaires. Les viandes moins fraîches ou conservées doivent être proscrites, ainsi que le bouillon gras. Les boissons recommandables sont le lait et les eaux peu minéralisées : eau d'Évian, eau de Vittel, etc.

Non seulement la régularité des fonctions intestinales doit être obtenue, mais encore il est bon, lorsque les symptômes sont intenses et en particulier chez les femmes à manifestations arthritiques, d'avoir recours à des purgatifs pris tous les quinze jours pendant des mois et plus, si cela est nécessaire.

Pour les femmes offrant un état de sudation marquée, les vêtements de flanelle (chemise et pantalon) sont indiqués.

L'opothérapie ne m'a donné que des résultats médiocres, aussi bien dans les cas de ménopause spontanée que dans les cas de ménopause post-opératoire. L'indication des émissions sanguines est rare.

Chez nombre de femmes atteintes de troubles psychiques au moment de la ménopause, le régime lacté absolu m'a donné souvent de très bons résultats.

En terminant je tiens à rappeler, en m'appuyant sur de nombreux faits et une longue expérience, que, le plus souvent, l'hypertrophie fibreuse de l'utérus et les fibromes *vivants* au moment de la ménopause, subissent comme l'utérus sain une évolution plus ou moins rapide après la ménopause.   *A. PINARD.*

MÉNORRAGIE. — Lorsque l'écoulement menstruel se fait avec une abondance excessive, au point de donner lieu à de véritables pertes, on dit qu'il y a *ménorragie*. Celle-ci diffère profondément de la *métrorragie*, qui peut survenir à un moment quelconque, en dehors des époques régulières.

Cette exagération des règles provient, dans bien des circonstances, de causes générales comme celles qui favorisent toutes les hémorragies (maladies dyscrasiques, hémophilie, intoxications, etc.). Elle peut être due à la chlorose, qui donne plus souvent encore lieu à de l'aménorrhée, à certains états physiologiques, au travail de la puberté et à celui de la ménopause. Mais les ménorragies reconnaissent souvent des causes plus précises et sont dues à une affection de la zone génitale : la métrite, les kystes de l'ovaire, les salpingo-ovarites, le cancer de l'utérus et surtout les fibromes sont celles qu'il faut le plus souvent invoquer, et les cas ne sont pas rares dans lesquels les hémorragies ont été le signe révélateur de cette dernière affection.

On combattra les ménorragies, qui parfois peuvent devenir graves, par la perte de sang qu'elles déterminent, en s'attaquant à leur cause première, si on la connaît. Si on l'ignore, on se bornera à prescrire le traitement banal des hémorragies utérines : repos au lit, irrigations chaudes, préparations d'ergotine. Tous ces moyens peuvent ne pas suffire et on a pu être conduit, pour supprimer des hémorragies épuisantes, à enlever l'utérus.

J.-L. FAURE.

MENSTRUATION. — Syndrome constitué principalement par une hémorragie apparaissant d'une façon périodique chez la femme depuis la puberté jusqu'à la ménopause, c'est-à-dire pendant toute la période de fertilisation de la femme.

Sa signification biologique est encore discutée, ainsi que sa cause première. De plus en plus, on tend à admettre que cet écoulement sanguin est un symptôme et non une fonction. Pour certains auteurs, la menstruation n'existerait point si la femme satisfaisait pleinement au besoin instinctif de la reproduction. Pour un certain nombre de physiologistes, cette hémorragie périodique ne serait que l'un des symptômes de l'avortement d'un œuf non fécondé, et non un symptôme précédant ou accompagnant la maturation de l'œuf ou l'ovulation.

Ne pouvant ici même esquisser l'histoire de la menstruation, restant sur le terrain pratique, on l'envisagera simplement :

1º Au point de vue de ses caractères considérés comme normaux ou physiologiques;

2º Dans ses rapports avec la fécondation, la grossesse et l'allaitement;

3º Dans ses rapports avec l'hygiène, la pathologie et la thérapeutique.

Menstruation dite normale ou physiologique. — Apparaissant plus ou moins tôt, suivant les races, le climat, le régime alimentaire, le milieu et surtout l'individu, on peut dire que cette *hémorragie utérine* se montre généralement entre 12 et 18 ans, mais quelquefois plus tôt et quelquefois plus tard, et constitue ce qu'on a appelé le premier signe certain de la *puberté*.

Cette hémorragie, de quantité variable pour ainsi dire avec chaque femme, se montre le plus souvent tous les mois et dure de 5 à 6 jours environ. Elle cesse à l'époque de la ménopause (V. MÉNOPAUSE).

Au point de vue pratique, on considère que cette hémorragie utérine, se montrant périodiquement, en quantité et en qualité égale, c'est-à-dire étant toujours semblable à elle-même, constitue la menstruation normale ou physiologique.

Bien que, chez toute femme, coïncide avec l'écoulement sanguin périodique un état général particulier, on ne considère pas la femme pendant la menstruation comme une femme malade; on ne la considère pas davantage maintenant comme impure.

Cependant, elle est considérée par quelques accoucheurs comme étant en état de puerpéralité (petit état puerpéral, Tarnier).

Rapports de la menstruation avec la fécondation, la grossesse et l'allaitement.

1° **Avec la fécondation.** — La femme peut être fécondée sans être menstruée. La menstruation n'est que le signe apparent de l'aptitude à la fécontion ou fertilisation.

La fécondation s'observe le plus souvent quelques jours après la menstruation, mais elle peut se produire pendant toute la durée de la période intermenstruelle (V. STÉRILITÉ).

2° **Avec la grossesse.** — *Toute femme en état de gestation n'est plus menstruée, que la grossesse soit utérine ou extra-utérine.* — On peut observer et on observe assez souvent des hémorragies utérines pendant la gestation, mais ce ne sont pas des *règles*.

C'est là un fait que le médecin ne doit jamais oublier. Que d'hémorragies utérines ont été prises pour des règles par des médecins, et surtout des chirurgiens!

5° **Avec l'allaitement.** — Généralement l'allaitement suspend la menstruation pendant plus ou moins longtemps.

Chez les femmes qui n'allaitent pas, la menstruation reparaît vers la sixième semaine, un peu plus tôt, un peu plus tard.

Chez les femmes qui allaitent pour la première fois, la menstruation est suspendue en moyenne pendant les six premiers mois.

Chez les femmes qui allaitent pour la deuxième fois, la menstruation ne reparaît généralement que vers le neuvième ou le dixième mois.

Chez les femmes qui allaitent pour la troisième fois et plus, la menstruation ne se montre pas pendant toute la durée de l'allaitement.

Mais il est des femmes qui, pendant leur premier allaitement, ne sont pas menstruées, quelle qu'en soit la durée, de même qu'il est des femmes qui sont réglées pendant toute la durée de l'allaitement. Ce dernier cas est tout à fait exceptionnel. Il faut savoir que l'apparition de la menstruation ne constitue pas une contre-indication de l'allaitement (V. ALLAITEMENT). Seules les femmes qui ont des ménorragies doivent cesser d'allaiter.

Dans les cas de *grossesse extra-utérine*, lorsque l'œuf meurt et reste contenu dans le kyste fœtal, la menstruation reparaît six semaines ou deux mois après la mort de l'œuf, comme après l'accouchement non suivi d'allaitement.

Rapports de la menstruation avec l'hygiène. — Pendant la menstruation, la femme doit observer une hygiène rigoureuse. Les soins de propreté doivent être plus minutieux encore qu'à l'état normal. Les bains, contrairement à l'opinion accréditée, sont indiqués et nullement contre-indiqués. En tous cas, les lotions des organes génitaux doivent être suffisantes pour assurer l'asepsie.

Rapports de la menstruation avec la pathologie. — On peut dire que toute femme ayant été régulièrement réglée et chez laquelle les règles cessent de se ressembler au point de vue de la périodicité, de la quantité ou de la qualité du sang perdu, est une femme dont l'organisme tout entier, ou l'appareil génital seul, n'est plus dans un état normal (V. Stérilité).

Quant aux rapports de la menstruation avec les maladies aiguës ou chroniques, ils ont été signalés à propos de chaque maladie.

Rapports de la menstruation avec la thérapeutique. — Au point de vue de la thérapeutique médicale, il faut savoir que la menstruation ne constitue, contrairement à ce qu'on croyait autrefois, aucune contre-indication.

Au point de vue de la thérapeutique chirurgicale, les opérations, sauf urgence, ne doivent être pratiquées, ni pendant, ni quelques jours avant la menstruation. *A. PINARD.*

MENSTRUATION (TROUBLES). — **Traitement électrique.**

Aménorrhée. — En plus du traitement général causal, il y aura lieu de produire un afflux sanguin au niveau des organes génitaux. — Chez les vierges on emploiera la faradisation abdomino-dorsale.

Dysménorrhée. — Dans les cas de dysménorrhée sans lésion locale le traitement de choix sera la franklinisation sous forme de bain statique (20 minutes) terminé par des frictions et des étincelles sur la région lombaire et la partie interne des cuisses. En cas d'insuccès le second mois, on adjoindra à la franklinisation la faradisation vaginale ou utérine.

Lorsque la dysménorrhée est due à une atrésie des orifices, il faudra pratiquer l'électrolyse négative intra-utérine avec une électrode en platine. *F. ALLARD.*

MENTAGRE. — V. Poils (Affections).

MENTHE POIVRÉE ET MENTHOL. — Les feuilles et les sommités fleuries fraîches de *Mentha piperita* (Labiées) sont utilisées sous forme d'infusion, d'eau distillée de menthe ou d'alcoolat de menthe.

Les feuilles de menthe servent, avec d'autres espèces aromatiques, à préparer l'alcoolat vulnéraire et l'alcoolature vulnéraire du Codex.

Le *menthol* est l'un des principes qui constituent par leur mélange l'essence de menthe; il est surtout abondant dans l'essence de menthe du Japon (*Mentha arvensis*), d'où on l'extrait.

Le menthol cristallise en aiguilles prismatiques incolores, insolubles dans l'eau froide, peu solubles dans les huiles, très solubles dans l'alcool et l'éther.

Appliqué sur la peau, le menthol se volatilise rapidement et produit une sensation de fraîcheur et d'anesthésie; c'est un réfrigérant et un analgésique local.

A l'intérieur, il est utilisé comme antigastralgique et antiémétique, à la dose de 10 à 60 centigrammes dans une potion alcoolisée.

Potion antiémétique.

Menthol cristallisé .	3 grammes.
Hydrate de chloral.	2 —
Alcoolat de Garus .	ãã 75 —
Eau chloroformée .	

Cuillerée à café toutes les heures.

Crayons antinévralgiques.

Menthol cristallisé. .	3 grammes.
Beurre de cacao. . .	2 —
Lanoline.	ãã 1 —
Cire blanche.	

Huile mentholée.

Menthol	1 gramme.
Huile d'olives stérilisée.	50 grammes.

Instiller quelques gouttes (antisepsie nasale, otalgie).

Pommade contre le prurit.

Menthol cristallisé.	2 grammes.
Résorcine.	1 gramme.
Vaseline	ãã 50 grammes.
Lanoline	

Mixture odontalgique.

Menthol.	2 grammes.
Acide phénique.	1 gramme.
Chlorhydrate de cocaïne.	0 gr. 30

Poudre contre le coryza (Codex).

Salicylate de naphtyle β.	30 grammes.
Salicylate de phényle .	15 —
Menthol	4 —
Chlorhydrate de co-caïne.	0 gr. 50
Acide borique	50 gr. 50

Solution pour inhalations.

Menthol cristallisé	10 grammes.
Eucalyptol	10 —
Terpinol.	5 —
Alcool à 60°.	100 —

Cuillerée à café dans un bol d'eau bouillante, en inhalations, fumigations.

E. F.

MÉRALGIE PARESTHÉSIQUE. — La méralgie paresthésique, décrite par Roth, Bernhardt, est une affection caractérisée par des troubles de la sensibilité cutanée de la cuisse répartis dans le domaine du nerf fémorocutané.

Rapportée par les uns à la compression du nerf au niveau de l'épine iliaque antérieure ou sous le fascia lata, par les autres à une névrite banale, la méralgie serait plus fréquente chez les hommes et chez les adultes. On a invoqué le traumatisme, la compression, le froid, les maladies infectieuses (syphilis, fièvre typhoïde, grippe, rougeole, rhumatisme, éclampsie, amygdalite, scarlatine, etc.), les intoxications (plomb, alcool), le diabète, la goutte, l'obésité. L'examen histologique pratiqué dans un cas n'a montré aucune lésion appréciable (Souques).

Symptomatologie. — La *paresthésie* est ordinairement le premier symptôme qui attire l'attention du malade ; elle débute par un point limité et envahit progressivement la région antéro-externe de la cuisse. Elle consiste surtout dans l'engourdissement ; mais les malades peuvent accuser les sensations les plus variables, sensations de fourmillement, de picotement, de frémissement et d'agacement, de cryesthésie, d'étirement, de peau morte ou de corps étrangers, etc. La paresthésie est permanente.

A l'occasion d'une marche, souvent courte et lente à petits pas, d'une station debout, apparaissent *des phénomènes douloureux*, sensation de brûlure, de cuisson, de pincement, plus rarement douleurs fulgurantes, qui, d'abord limitées, augmentent graduellement en étendue et en intensité et deviennent intolérables au point de forcer le malade à s'arrêter et à s'asseoir. Habituellement le repos dans la position assise, la cuisse fléchie sur le bassin, le décubitus horizontal calment la douleur. Dans quelques cas, au contraire, elle est plutôt soulagée par des mouvements rapides et énergiques des membres inférieurs.

Les *troubles de la sensibilité objective* consistent dans une plaque d'anesthésie ou plutôt d'hypoesthésie en raquette, à manche dirigé en haut, superposée à la zone d'engourdissement, sur la région antéro-externe de la cuisse. La sensibilité au contact et à la température est émoussée, la sensibilité à la douleur tantôt diminuée, tantôt augmentée. Le frottement est souvent extrêmement douloureux. La sensibilité électrique serait augmentée au repos, diminuée après une fatigue (Dopter). Tous ces troubles sont d'ailleurs excessivement variables.

Le nerf n'est pas douloureux à la pression, sauf quelquefois au niveau de l'épine iliaque antéro-supérieure. L'exploration électrique du nerf et des muscles donne des résultats normaux; les troubles trophiques, pâleur ou rougeur de la peau, diminution de la sécrétion sudorale, n'ont été notés que rarement.

Dans la majorité des cas, la méralgie est unilatérale; quand les deux côtés sont pris, il y en a un qui l'est moins que l'autre. La branche fessière du nerf fémoro-cutané est habituellement indemne; exceptionnellement, la participation de la branche antérieure du nerf crural, qui innerve la peau de la région antérieure de la cuisse, a été signalée.

Évolution. — La durée est généralement longue, de quelques mois à plusieurs années, avec parfois des intermittences. Généralement la méralgie guérit ou s'atténue, la zone douloureuse diminuant progressivement d'étendue. Le pronostic est ordinairement bénin.

Diagnostic. — *La coxalgie, la sciatique, la névralgie crurale* ont une localisation différente; *la claudication intermittente* donne des symptômes douloureux analogues, mais survient chez un malade ayant des lésions vasculaires, et, pendant l'accès, il y a suppression des pulsations de la poplitée et de la pédieuse, refoidissement, pâleur, ou cyanose du membre.

Un diagnostic plus délicat est celui des *pseudo-méralgies*. Les lésions des premières racines lombaires donnent souvent lieu à un syndrome analogue, mais avec une localisation différente. Le tabes peut débuter par des symptômes de pseudo-méralgie, et ce n'est parfois qu'en recherchant les autres signes de tabes, auquel on doit toujours penser si le malade a eu la syphilis, que l'on pourra faire un diagnostic définitif. Enfin les phénomènes douloureux de la région antéro-externe de la cuisse peuvent avoir une origine réflexe et n'être que l'expression d'une lésion viscérale profonde (Head).

Traitement. — Le traitement s'adressera à la cause (syphilis, diabète, obésité, etc.) et à la méralgie elle-même.

On a préconisé la révulsion (sinapismes, vésicatoires, pointes de feu), le massage, les frictions (térébenthine, alcool camphré, salicylate de méthyle), les pulvérisations de chlorure de méthyle, l'hydrothérapie (bains et douches), l'électricité (faradique ou galvanique).

Dans des cas rebelles on a eu recours avec succès à la résection du nerf fémoro-cutané.

BRÉCY.

MERCURE ET SES COMPOSÉS. — Le mercure trouve sa principale application thérapeutique dans le traitement de la syphilis. Mais il en est d'autres; certains sels mercuriels sont des antiseptiques d'usage courant et le calomel est purgatif; quelques préparations mercurielles sont utilisées comme antiparasitaires et d'autres comme topiques.

On trouvera exposées ailleurs les méthodes de la médication antisyphilitique [V. SYPHILIS (TRAITEMENT)], les indications de l'emploi du calomel (V. PURGATIFS), et les règles de l'antisepsie (V. ASEPSIE et ANTISEPSIE). Nous nous bornerons ici à rappeler les qualités des principales préparations mercurielles et des principaux composés du mercure.

Préparations de mercure métallique. — Le mercure en nature s'administre *à l'intérieur*, comme antisyphilitique, à la dose de 2 à 5 centigrammes par jour en pilules ou sous forme de poudre grise (mercure éteint dans deux fois son poids de craie en poudre). Les pilules de Belloste sont *purgatives*.

Pilules de Sédillot (Codex).

Pommade mercurielle à parties égales récemment préparée	6 grammes.
Poudre de savon médicinal.	4 —
Poudre de réglisse . . .	2 —

Divisez en 60 pilules. Chaque pilule pèse 20 centigr. et contient 5 centigr. de mercure.

Pilules bleues (Codex).

Mercure purifié.	5 grammes.
Miel blanc.	4 —
Sucre blanc pulvérisé. .	2 —
Roses rouges pulvérisées	4 —

Divisez en 100 pilules. Chaque pilule pèse 15 centigr. et renferme 5 centigr. de mercure.

Paquets.

Poudre grise.	2 à 5 centigr.
Lactose	0 gr. 20

Pour un paquet; 1 par jour délayé dans du lait (syphilis infantile, Variot).

Pilules de Belloste.

Mercure purifié . . .	
Miel blanc.	āā 60 grammes.
Poudre d'aloès. . .	
Poivre noir pulvérisé	10 —
Rhubarbe pulvérisée.	50 —
Scammonée d'alep pulvérisée	50 —

F. S. A. Diviser en pilules de 20 centigr. (5 centigr. de mercure par pilule).

L'*huile grise* est utilisée pour l'introduction du mercure *par voie intramusculaire.*

Huile grise (Codex).

Mercure purifié. . . .	40 grammes.
Graisse de laine	26 —
Huile de vaseline. . . .	60 —

Les proportions fournissent 126 gr. d'un produit occupant un volume de 100 c. c. et contenant, par suite, 40 centigr. de mercure par c. c.

Huile grise à 10 pour 100.

Mercure purifié. . .	2 grammes.
Lanoline anhydre pure stérilisée . .	āā 4 —
Vaseline blanche. .	
Huile de vaseline stérilisée. Q. S. p.	20 c. c.

Ce produit renferme 10 centigr. de mercure par c. c.

L'huile grise à 40 pour 100 doit être injectée au moyen de la seringue de Barthélemy; pour les injections à 10 pour 100, la seringue ordinaire de Pravaz suffit.

Après avoir éprouvé au préalable la tolérance du sujet par l'injection d'une toute petite dose de mercure, on continue le traitement en injectant tous les huit jours, pendant 4 à 6 semaines, le volume d'huile correspondant à 7 centigrammes de métal. Des doses plus élevées (représentant 3 et 4 centigrammes par jour ou davantage au lieu de 1 centigramme) ont été employées; mais la méthode des injections d'huile grise, peu douloureuse et si commode pour le traitement des personnes très occupées, expose à des accidents qu'il est difficile d'enrayer tant que la provision de mercure injectée dans le muscle n'est pas épuisée. Aussi la plupart des praticiens qui n'ont pas à soigner un grand nombre de syphilitiques préfèrent-ils s'en tenir aux injections de sels mercuriels solubles.

Pour *l'usage externe*, on se sert de **pommade mercurielle**, faible (*onguent gris*) ou double (*onguent napolitain*). L'onguent gris est employé comme *parasiticide* contre la phtiriase du pubis. L'onguent napolitain est préféré pour les *frictions mercurielles* du traitement antisyphilitique; on emploie par friction 4 à 8 gr. qui peuvent être répartis, pour plus de commodité, en cartouches de 2 gr.

Pommade mercurielle à parties égales. *Onguent napolitain* (Codex).	*Pommade mercurielle faible.* *Onguent gris* (Codex).
Mercure purifié. . . . 500 grammes. Axonge benzoïnée. . . 500 — Cette pommade renferme la moitié de son poids de mercure.	Pommade mercurielle à parties égales. . . 100 grammes. Axonge benzoïnée. . . 300 — Cette pommade renferme le huitième de son poids de mercure.

Enfin le mercure est employé comme *topique résolutif* en frictions et sous la forme de *l'emplâtre de Vigo* qui renferme le cinquième de son poids de mercure (V. EMPLÂTRES).

Composés mercuriels insolubles. — Parmi les sels mercuriels insolubles, le *protoiodure* est un de ceux qui tiennent la place la plus large dans le traitement antisyphilitique. On l'administre *à l'intérieur*, sous la forme pilulaire, à la dose de 5 ou 10 centigr. par jour. La poudre d'opium ou l'extrait thébaïque, l'extrait mou de quinquina ou la poudre de gentiane, figurent dans la composition des pilules; le but de cette association est de rendre l'intestin plus tolérant à l'égard du mercure. De plus, les pilules en question sont maintenues dans un état suffisant d'hygrométrie et de mollesse par l'adjonction de conserve de roses ou plus simplement de glycérine.

Pilules de Ricord modifiées.	*Pilules de Danlos.*

Protoiodure d'hydrargyre . . 0 gr. 05
Extrait thébaïque . . . . . . 0 gr. 02
Conserve de roses. . . . . . 0 gr. 10
 	
F. S. A. pour une pilule; en faire 60 semblables.
	Protoiodure d'hydrar-
	gyre. . . . . } āā 0 gr. 05
	Poudre de gentiane . . {
	Poudre d'opium brut . . }
	Glycérine Q. S. pour ag- } 0 gr. 01
	gloméré . . . . {
	F. S. A. pour une pilule n° 60.

Le **calomel**, autre composé mercuriel insoluble, est le *purgatif* de choix au cours des pyrexies et dans les maladies intestinales; il s'administre chez l'adulte à la dose de 60 ou 80 centigr.; on donne à l'enfant en moyenne 5 centigr. par année d'âge (V. PURGATIFS).

Cachets purgatifs.

Calomel à la vapeur. . . . 25 centigr.
Lactose pulvérisé. . . . . 60 —

Pour un cachet: de 1 à 4 suivant l'âge et la susceptibilité individuelles.

Purgatif (Nourrissons et enfants).

Calomel à la vapeur. . 50 centigr.
Miel blanc. . . . . . . 100 grammes.

Mélanger très exactement; 5 centigr. de calomel par cuillerée à café, 1 par année d'âge, jusqu'à 10 ans.

Cachets purgatifs.

Calomel à la vapeur. . . . 25 centigr.
Podophyllin 1   —
Lactose pulvérisé . . . . 50 —

Pour un cachet; de 2 à 4 comme purgatif, un seul au coucher comme laxatif cholagogue.

Vermifuge (Enfants).

Calomel à la vapeur. . 1 gramme.
Poudre de semen-con-
tra. . . . . 10 grammes.
Miel blanc 80   —
Mélanger très exactement; environ 10 centigr. de calomel et 1 gr. de semen-contra par cuillerée à café.

Protoiodure de mercure et calomel peuvent être introduits *par voie intramusculaire*, à titre de médicaments antisyphilitiques.

Injections intra-musculaires.

Protoiodure de mercure. 1 gramme.
Huile de vaseline. . . . 10 c. c.
1 c. c. (10 centigr. de protoiodure) tous les 8 jours.

Injections intra-musculaires.

Calomel précipité pur . . 50 centigr.
Lanoline stérilisée . . . 1 gr. 80
Vaseline . . . . Q. S. p. 10 c. c.
5 centigr. de calomel par c. c.; une injection de 1 c. c. toutes les semaines ou tous les 4 jours.

Les injections de calomel sont passibles de graves objections : douleurs, nodosités, possibilité d'abcès.

Employé comme *topique*, le calomel a des effets *décongestionnants, parasiticides* et *antimicrobiens*; on connaît le rôle préservatif qui a pu être attribué à la pommade au calomel.

Le sulfate basique de mercure (*turbith minéral*) est aussi appliqué comme *topique* en dermatologie.

Pommade de Hebra (Psoriasis, prurigo).

Précipité blanc. . . . . 2 gr. 50
Onguent populéum. . . 20 grammes.

*Poudre mercurielle arsenicale
de Dupuytren.*

Précipité blanc. . . . . 99 grammes.
Acide arsénieux porphy-
risé. . . . . 1 gramme.
Mélanger exactement; pour le pansement des ulcères syphilitiques et dartres rongeantes.

Suppositoire (Oxyures).

Précipité blanc. . . . . 50 centigr.
Beurre de cacao. . . . 4 grammes.

Pommade.

Turbith minéral. . 1 gramme.
Vaseline pure. . 20 à 30 grammes.
Eczéma de la barbe (Brocq).

Enfin le calomel et les oxydes de mercure sont d'un emploi fréquent en *thérapeutique ophtalmologique*.

Onguent ophtalmique.

Précipité blanc. . . . . 2 grammes.
Oxyde de zinc 10   —
Camphre pulvérisé. . . 1 gramme.
Vaseline neutre . . . . 30 grammes.

Pommade.

Oxyde jaune de mer-
cure . . . . 60 centigr
Vaseline. . . . . 10 grammes.
A étendre le soir, avec un pinceau, sur le bord de la paupière (blépharite).

Composés mercuriels solubles. — Dans le traitement de la syphilis, on prescrit souvent le sirop de *biiodure de mercure* et la solution de *bichlorure*.

Sirop de biiodure de mercure.
Sirop de Gibert (Codex).

Biiodure de mercure.   1 gramme.
Iodure de potassium.   50 grammes.
Eau distillée.   50   —
Sirop simple. . . .   1000   —
20 grammes de ce sirop contiennent 1 centigr. de biiodure de mercure et 50 centigr. d'iodure de potassium.

Soluté de chlorure mercurique.
Liqueur de van Swieten (Codex).

Bichlorure de mercure.   1 gramme.
Eau distillée. . . . . .   999 grammes.

Ce soluté renferme un millième de son poids de bichlorure de mercure.

Mais ce sont surtout les *injections hypodermiques* de ses sels solubles qui permettent d'administrer les sels solubles de mercure avec précision sans qu'on ait à redouter d'incidents fâcheux.

Seules les injections de sublimé sont douloureuses.

Bichlorure de mercure.

Bichlorure de mercure.   0 gr. 10
Chlorure de sodium . .   0 gr. 07
Eau distillée bouillie. . 10 grammes.
Chaque c. c. renferme 1 centigr. de sublimé correspondant à 0 gr. 00738 de mercure.

Biiodure de mercure.

Biiodure de mercure. .   0 gr. 10
Iodure de sodium . . .   0 gr. 10
Eau distillée bouillie. . 10 grammes.
Chaque c. c. renferme un centigr. de biiodure correspondant à 0 gr. 0044 de mercure.

Cyanure de mercure.

Cyanure mercurique. . .   0 gr. 10
Eau distillée bouillie. . 10 grammes.
Chaque c. c. renferme 1 centigr. de cyanure correspondant à 0 gr. 00793 de mercure.

Benzoate de mercure.

Benzoate de mercure. .   1 gramme.
Chlorure de sodium . .   2 gr. 50
Eau distillée bouillie.
Q. S. p. . . . .   100 c. c.
Chaque c. c. renferme 1 centigr. de benzoate correspondant à 0 gr. 0045 de mercure.

On voit que la teneur en mercure du sublimé et du cyanure est de 74 et 79 pour 100, et que la teneur en mercure du biiodure et du benzoate est de 44 et 45 pour 100. Par conséquent les doses de biiodure et de benzoate devront être une fois et demie à deux fois plus fortes que celles du bichlorure et du cyanure.

Les solutions ci-dessus ou d'autres similaires pourraient se prêter à l'introduction du mercure *par voie intra-veineuse*. La méthode est excellente lorsqu'il faut aller vite, et la technique opératoire s'acquiert aisément.

Les propriétés *antiseptiques* et *antiparasitaires* du sublimé, de l'oxycyanure et des autres sels de mercure solubles ne seront que mentionnées ici.

Solution obstétricale.

Chlorure mercurique . .   25 centigr.
Acide tartrique . . . . .   1 gramme.
Solution de carmin d'indigo. . . . .   1 goutte.
Pour un paquet; 1 paquet pour 1 litre d'eau.

Solution vinaigrée.

Chlorure mercurique .   1 gramme.
Vinaigre. . . . .   300 grammes.
Pour imbiber la chevelure en cas de phtiriase. Tue les pediculi et permet de détacher les lentes au peigne fin (Jeanselme).

Solution antiparasitaire.

Chlorure mercurique .   1 gramme.
Eau de Cologne (ou alcool de menthe). . .   100 grammes.
1 cuillerée dans l'eau tiède, pour frictions sur les régions pileuses (phtiriase du pubis, Vidal, Brocq).

Collutoire.

Chlorure mercurique. .   1 gramme.
Glycérine. . 20, 30 ou 40 grammes.
Pour toucher la gorge en cas de diphtérie associée (Goubeau, Moizard).

<table>
<tr><td>

Bain de sublimé.

Chlorure mercuri -
que. . . . . }
Chlorhydrate d'am- } āā 20 grammes.
moniaque. . . . .)

Pour un bain de 200 litres (dans une baignoire émaillée ou en bois).

</td><td>

Savon au sublimé.

Chlorure mercurique .   10 grammes.
Alcool à 90°.   40   —
Savon simple (d'huile
de coco). 950   —
F. S. A.

</td></tr>
</table>

Associations mercurielles. — La plus connue et la plus recherchée est *l'association ioduro-hydrargyrique*; elle constitue le traitement mixte des périodes secondaire et tertiaire de la syphilis.

Le type de cette association est réalisé par le **sirop de Gibert** dont la formule est donnée plus haut, ou par le **sirop de Vidal**.

Biiodure de mercure . . . .   15 centigr.
Iodure de potassium . . . .   15 grammes.
Sirop de quinquina   500   —
F. S. A., ne pas filtrer, agiter.

Une autre association, corrective celle-là, consiste à adjoindre aux composés mercuriels des substances neutralisant leur action irritante sur le tube digestif; il en a été fait mention à propos des pilules de protoiodure.

E. FEINDEL.

MERCURE (INTOXICATION). — V. Hydrargyrisme.

MERCURIALE. — La plante est purgative et diurétique; elle est usitée surtout sous forme de décoction et de mellite. Le lavement laxatif du Codex, au *miel de mercuriale*, convient particulièrement aux enfants (V. Lavements).

E. F.

MERYCISME. — V. Rumination.

MÉSENTÈRE (KYSTES). — On comprend sous le nom de *kystes du mésentère* toutes les tumeurs kystiques, quelle qu'en soit l'origine, développées entre les deux feuillets de la séreuse.

On en décrit plusieurs variétés suivant leur contenu : kystes séreux, chyleux, hydatiques, hématiques, dermoïdes.

Prises en général, ces tumeurs sont plus fréquentes chez la femme, et la femme à l'âge moyen de la vie que chez l'homme (7 femmes sur 10 observations). Elles adhèrent parfois intimement aux organes et vaisseaux de la région.

1° Les *kystes séreux* et *chyleux* ont une origine lymphatique, prouvée par la présence dans la tumeur de tissu réticulé et de follicules clos. Comment se forment-ils? Proviennent-ils d'une dilatation du canal thoracique ou des chylifères, d'une rupture de ces vaisseaux avec enkystement consécutif? On ne sait encore. Pour Quénu ce ne seraient que des malformations congénitales, véritables lymphangiomes kystiques, communiquant primitivement ou secondairement avec les chylifères.

Ces kystes ont un volume variant de celui d'une noix à celui d'une tête de fœtus. Leur forme est assez régulièrement sphérique et allongée. Ils renferment un liquide fluide ou épais (craie délayée dans l'eau), d'une couleur jaunâtre, brune ou rosée.

Cette variété de kyste est en connexion souvent assez intime avec des vaisseaux qui l'enserrent. Ceux-ci sont de gros calibre parfois. On cite un cas où la tumeur adhérait à une veine du volume du pouce. On comprend le danger qu'il y aurait à pratiquer une ponction exploratrice et les difficultés que rencontrera le chirurgien dans le cours de l'opération.

2° Les *kystes hydatiques* sont habituellement multiples et d'un petit volume. En général, les kystes sont associés à des tumeurs de même nature, occupant le foie, l'épiploon, etc.

3° Les *kystes hématiques* ne semblent pas constituer une variété bien définie. Ce sont des hématomes traumatiques ou des épanchements sanguins dans l'intérieur d'une poche kystique préexistante.

4° Les *kystes dermoïdes* sont d'une rareté extrême, puisque l'on n'en connaît encore que deux cas.

Symptômes. — Les kystes du mésentère peuvent revêtir deux formes : une *forme latente* et une *forme douloureuse*.

Dans la forme *latente*, peu ou pas de douleurs, à peine quelques douleurs sourdes au niveau de la région ombilicale. Le malade s'aperçoit du développement de son ventre et vient consulter le médecin qui constate alors la présence d'une tumeur.

La forme *douloureuse*, plus fréquente que la précédente, a débuté par une colique très violente. La douleur abdominale est parfois extrêmement aiguë, tel le cas du malade de Millard et Tillaux qui, en bonne santé apparente jusqu'alors, se promenant vers sept heures, un soir, éprouve tout à coup dans le ventre une douleur si forte qu'il est obligé de s'arrêter brusquement. Début simulant celui d'une péritonite aiguë par perforation ou d'une appendicite.

Dans d'autres cas, les signes du début sont ceux de l'occlusion intestinale vraie ou fausse (péritonisme).

La douleur est très variable en intensité ; le point maximum siège dans la région ombilicale et péri-ombilicale. Les irradiations se font vers les flancs, l'épigastre.

Calmée un peu par le repos, le moindre mouvement l'exagère.

L'état général est atteint et par la douleur et par des troubles digestifs (vomissements, constipation, anorexie).

Quels sont les caractères de la tumeur ?

C'est une tumeur de la région ombilicale *médiane*, d'un volume variable, ne dépassant que rarement celui d'une tête d'adulte ; *très mobile*, surtout dans le sens latéral ; lisse, arrondie, élastique ou fluctuante (suivant la tension du liquide et l'épaisseur de la membrane, enveloppe).

A la percussion, on constate rarement une zone de matité au niveau de la tumeur, car celle-ci est séparée de la paroi abdominale par l'intestin (zone de sonorité). Le ventre ne présente pas la forme du ventre de batracien de l'ascite ; la cicatrice ombilicale n'est pas déplissée.

La zone de sonorité, constatée au-devant de la tumeur, s'accompagne parfois d'une seconde zone de sonorité, entre le kyste et le pubis. La poche kystique transmettrait à la main mise à plat à son niveau les battements de l'aorte.

Évolution. Pronostic. — L'évolution est lente, présente parfois des périodes d'accélération (évolution à secousse). Cette tumeur, bénigne en elle-même, et cependant maligne de par son pronostic, car, sans parler des complications possibles (péritonite, occlusion intestinale), les troubles digestifs ne vont qu'en s'accentuant, et une dénutrition plus ou moins rapide amène la mort du malade dans la cachexie et le marasme.

Le pronostic des kystes du mésentère commande l'intervention.

Traitement. — Il faut rejeter la ponction thérapeutique à cause de la blessure possible d'une anse intestinale, interposée entre le kyste et la paroi abdominale, ou d'un des gros vaisseaux de la région.

C'est à la laparotomie avec *extirpation* du kyste qu'on doit avoir recours, dans le cas où cette extirpation n'est pas rendue trop difficile par des adhérences intimes de la poche kystique aux vaisseaux et organes avoisinants.

Et, dans ce dernier cas, on pratiquera l'*incision* avec drainage ou *marsupialisation*, c'est-à-dire après ponction évacuatrice du kyste mis à nu, fixation à la paroi abdominale de la poche réséquée en partie.   *P. DUVAL.*

MÉSENTÈRE (TUMEURS). — Faisant abstraction des tumeurs dues à la propagation ou à la généralisation d'un néoplasme avoisinant, on ne comprend sous le nom de tumeurs du mésentère que les tumeurs développées primitivement entre les deux feuillets de la séreuse.

Les tumeurs du mésentère sont bénignes ou malignes. Ces dernières étant fort rares en tant que tumeurs primitives (sarcomes, lymphadénomes, lympho-sarcomes mélaniques), nous ne décrirons que les tumeurs bénignes du mésentère qui comprennent deux variétés : les *fibromes* et les *lipomes*.

1° *Fibromes.* — Les fibromes du mésentère sont très rares. Ils peuvent acquérir un volume énorme (de 1 kilo à 8 kilos). Rencontrés beaucoup plus fréquemment chez la femme, et la femme jeune et adulte, que chez l'homme (5 cas sur 7), ces tumeurs évoluent rapidement vers la cachexie, en présentant les symptômes des kystes de la région.

2° *Lipomes.* — On désigne ainsi ces néoplasmes du mésentère d'apparence graisseuse et de nature très différente (sarcomateuse, myxomateuse, lipomateuse vraie ou mixte), réunis par M. Terrier sous le nom de *lipomes sous* ou *rétro-péritonéaux.*

Ces tumeurs naissent dans le tissu cellulaire sous-péritonéal ou dans celui des fosses iliaques et lombaires. C'est de là qu'elles gagnent l'attache postérieure du mésentère. Elles écartent, en se développant, les deux feuillets de la séreuse, pénètrent dans le méso-côlon, ascendant ou descendant, ou le petit épiploon. L'intestin grêle, repoussé par la tumeur, lui fait bordure sur sa face antérieure.

Les lipomes du mésentère sont les plus grosses tumeurs de l'organisme (on en a cité ayant atteint 20, 30 kilogr.). Quand le néoplasme atteint ces poids énormes, la tumeur descend jusque dans le bassin, occupant la presque totalité de l'abdomen.

Symptômes. — Les symptômes des tumeurs du mésentère sont ceux des kystes du mésentère en général.

La consistance des lipomes serait un peu particulière. La tumeur abdominale, bosselée, ni dure, ni fluctuante, donnerait « une sensation toute spéciale de mollesse se déplaçant en masse à la moindre pression et qui ne s'oublie pas quand on l'a nettement constatée une fois » (Terrier).

Somme toute, c'est une tumeur abdominale à marche chronique, s'accompagnant de troubles digestifs, de douleurs, de symptômes de compression, comme les kystes de la région.

Diagnostic. — 1° *Est-ce une tumeur du mésentère?* — Le diagnostic positif se fera sur les signes suivants : tumeur ombilicale, médiane (caractère propre aux tumeurs mésentériques), très mobile surtout dans le sens latéral, avec une zone de sonorité en avant, et une seconde la séparant du pubis. Il faut ajouter les douleurs, les troubles digestifs et le mauvais état général.

Mais plusieurs de ces signes peuvent faire défaut, ou être communs à d'autres tumeurs de la région, et le diagnostic différentiel est souvent difficile.

L'appendicite, la péritonite par perforation, les coliques hépatiques, néphrétiques, débutent, comme parfois les tumeurs du mésentère, par une douleur abdominale extrêmement violente. La fièvre, le siège exact de la douleur à maximum nettement localisé, les irradiations classiques de cette douleur seront autant de signes propres à chacune de ces maladies (V. ces maladies).

Le début par des signes d'occlusion intestinale peut se rencontrer dans les tumeurs mésentériques. Est-ce une occlusion intestinale vraie ou fausse (péritonisme)? Est-elle, dans le premier cas, due à la présence de la tumeur? Autant de questions auxquelles la laparotomie permettrait seule de répondre.

La tumeur mésentérique est souvent difficile à distinguer des tumeurs de la région. C'est en éliminant successivement les tumeurs des organes abdominaux et du petit bassin qu'on pourra arriver à reconnaître aux dépens de quel organe la tumeur s'est développée (*foie, rate*). L'absence de ballottement rénal, de toute connexion de la tumeur avec l'utérus et les annexes fera éliminer l'idée de tumeur rénale dans le premier cas et de kyste ovarique dans le second.

Le diagnostic avec les tumeurs pancréatiques est extrêmement difficile (V. PANCRÉAS).

2° *Quelle est sa nature?* Lorsqu'on aura établi qu'on est en présence d'une tumeur du mésentère, il faudra essayer d'en reconnaître la nature.

Mais là, sauf dans les cas d'énormes lipomes à consistance particulière, le diagnostic est presque impossible.

Les tumeurs solides évolueraient cependant plus rapidement que les tumeurs liquides et atteindraient un volume beaucoup plus considérable.

Pronostic. — Le pronostic est très sombre, lorsque ces tumeurs ont acquis un grand développement, car l'état du malade s'aggrave toujours, du fait même de la compression exercée sur les organes abdominaux et thoraciques (gêne respiratoire par la difficulté qu'éprouve le diaphragme à s'abaisser). Et de plus, l'extirpation de ces masses énormes adhérant plus ou moins au tube intestinal ne peut se faire souvent qu'avec une résection plus ou moins étendue d'anses intestinales.

Traitement. — Le lipome est-il secouru de bonne heure, en général l'opération (*énucléation*) est facile.

Plus tard, l'extirpation devient extrêmement laborieuse : c'est une opération dangereuse (50 p. 100 de mortalité).   *DUVAL.*

<u>MÉSENTÉRIQUES</u> (THROMBOSE DES VAISSEAUX). — Les troubles de la circulation intestinale peuvent intéresser les artères ou les veines. S'il est encore difficile d'assigner à chaque ordre de lésions une symptomatologie différente, les diversités de l'étiologie justifient cependant une description distincte pour chaque groupe de vaisseaux.

Troubles artériels. — La thrombose de l'artère mésentérique est rarement primitive; il peut s'agir alors d'artérite syphilitique ou d'une lésion athéromateuse. Le plus souvent une embolie a été l'origine du processus oblitérant, et quelques débris de caillot cardiaque ou de valvule chargée de fibrine, parfois même un agrégat microbien auront été projetés dans la lumière vasculaire. Chez le nouveau-né, l'infection, partie de l'ombilic, passe par le canal artériel et l'aorte et atteint ainsi l'artère mésentérique. De toutes façons, il s'ensuit un *infarctus hémorragique de l'intestin*, et cet organe se gangrène sur une longueur considérable, pouvant atteindre et dépasser 1 mètre. Consécutivement pourront survenir la perforation et toutes ses conséquences.

La thrombose s'observe chez les typhiques, les septicémiques, après l'avortement septique. L'embolie survient généralement chez un asystolique. Le début est en tous les cas soudain. Le malade accuse brusquement une violente douleur d'ordinaire sus-ombilicale, puis se manifeste du ballonnement péri-ombilical, et au-dessous de cette voussure médiane peut se déceler un certain degré de matité sus-pubienne, traduisant un épanchement ascitique faible le plus souvent. Cette ascite peut manquer. Les douleurs sont atroces, sans répit; en même temps s'installe une diarrhée sanguinolente, parfois séreuse ou alternativement l'une et l'autre, très souvent profuse et même incoercible. Les vomissements sont fréquents, alimentaires, bilieux; il peut y avoir des hématémèses. Il peut même se produire que l'anse intestinale plus ou moins parésiée évacue son contenu seulement par anti-péristaltisme, et que le rejet hémorragique se produise uniquement par la bouche. Le melæna, dans ces cas, survient encore, mais ne s'installe que tardivement, vers le 5e jour. En même temps, la température centrale s'abaisse; le facies est grippé, le pouls rapide, imperceptible. Plus tard, quand l'abdomen s'est uniformément distendu, on se trouve en présence du syndrome péritonéal au complet.

Le *diagnostic* est très difficile; il s'agit en effet de lésions peu communes, et l'on pense généralement soit à l'*occlusion intestinale*, qui de fait existe souvent à un certain degré, soit à la *perforation d'un ulcère gastrique*, à une *colique de plomb* ou bien à une *pyléphlébite*. Dans les cas particulièrement atypiques, on peut percevoir une tumeur abdominale sans pouvoir en déceler l'origine. Le pronostic est fatal, à moins d'une intervention chirurgicale heureuse. La mort survient généralement en 48 heures, souvent moins, rarement plus; on a cependant signalé des cas où l'issue fatale ne survint que le 5e jour.

Troubles veineux. — Les thrombo-phlébites sont sensiblement plus rares que les embolies et thromboses artérielles. Elles peuvent être secondaires à des affections cardiaques, hépatiques, portales. L'infection puerpérale, l'appendicite, la fièvre typhoïde, la thrombo-phlébite de la saphène, de l'entéro-colite, la hernie étranglée, les opérations abdominales ont été mentionnées parmi les facteurs étiologiques. On note parfois encore chez l'individu atteint une fragilité spéciale du système veineux dont témoignent des phlébites antérieures. On a vu encore la thrombose des mésaraïques dépendre d'un vol-vulus. Dans certains cas fort rares, il peut y avoir simultanément oblité-ration des artères et des veines. Il ne saurait s'ensuivre évidemment un infarctus hémorragique ; mais l'anémie des parois aboutit néanmoins à la gangrène et à la péritonite par perforation.

Il n'y a donc pas de différence clinique bien précise entre thromboses arté-rielles et thromboses veineuses ; dans ce dernier cas, le segment intestinal atteint serait moins étendu. Au point de vue symptomatologique, le début seul est dissemblable ; la thrombo-phlébite n'évolue pas aussi brutalement ; il existe avant les accidents aigus une période caractérisée par un endolo-rissement péri-ombilical, accompagné de crises alternantes de diarrhée et de constipation. Plus tard, l'ascite peut être plus importante que dans les cas d'artérite simple.

Traitement. — Un seul a de la valeur, la résection de l'intestin malade. Le pronostic des thromboses mésentériques abandonnées à elles-mêmes est des plus sombres (86 pour 100 de mortalité, Kölbing). La statistique opéra-toire donnerait des résultats un peu moins désespérants (76 pour 100 de morts ; Haagen). L'opération peut être faite en un seul ou deux temps : résection de l'anse thrombosée, abouchement des deux bouts à la paroi, rétablissement consécutif du cours normal. L'entérectomie doit générale-ment s'accompagner de résections étendues du mésentère. On peut hésiter à entreprendre de telles opérations sur un malade dont l'état général s'aggrave rapidement et chez lequel l'état du cœur, s'il s'agit d'un asysto-lique, l'état général et l'état de l'abdomen, témoignent de l'insuffisance des circulations collatérales et de l'étendue probablement extrême des lésions.

FRANÇOIS MOUTIER.

MÉTACARPE. — V. Main.

MÉTAPLASIE ET ATROPHIE PROLIFÉRATIVE. — **L'atrophie proliférative** (Wucheratrophie de Flemming) est une des lois les plus importantes de l'Anatomie pathologique générale. Elle s'applique surtout aux tissus con-jonctifs, car les éléments épithéliaux plus fragiles prolifèrent peu devant l'action morbide et dégénèrent rapidement ; au contraire, les éléments lympho-conjonctifs opposent une vive résistance.

Pour comprendre le phénomène de l'atrophie proliférative, il faut se sou-venir que les cellules adipeuses fibroblastes, ostéoblastes, fibres muscu-laires, etc., ne sont que des cellules conjonctives primitivement indifféren-ciées qui ont « fabriqué » des produits de différenciation : graisse, collagène, osséine, fibrilles musculaires. A l'état normal, il existe dans toutes ces cel-lules différenciées : 1° un reste de protoplasma indifférencié, reste toujours très minime, peu visible (par exemple les champs de Cohnheim dans la fibre musculaire striée), qui entoure le noyau, répare les produits de différenciation et forme l'enveloppe de la cellule. 2° Le produit de différenciation qui accapare la presque totalité de la cellule. A l'état pathologique, sous

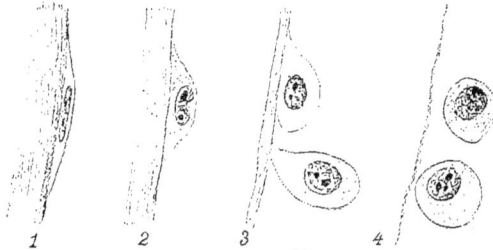

Fig. 84. — *Atrophie proliférative.* L'inflammation du tissu conjonctif est prise comme exemple : Prolifération de la partie indifférenciée, c'est-à-dire du protoplasma et du noyau de la cellule conjonctive; atrophie de la partie différenciée, c'est-à-dire de la fibre collagène sécrétée par la cellule. — 1. L'inflammation commence : le protoplasma de la cellule, qui était hyalin et presque invisible, se tuméfie; 2. La cellule devient basophile et prolifère; 3. Elle s'est multipliée et tend à desquamer, la fibre collagène s'amincit; 4. Les cellules desquamées et libres sont devenues des mononucléaires indifférenciés comparables aux cellules embryonnaires, les fibres collagènes sont réduites à de très fines fibrilles et peuvent disparaître. Dans le stade de *réparation*, les cellules refont le même trajet en sens inverse (4, 3, 2, 1,); les cellules se différencient à nouveau en se fixant et en sécrétant des fibres collagènes.

Fig. 84.

l'influence de l'inflammation, le protoplasma indifférencié prolifère, envahit la cellule, « mange », résorbe les produits de différenciation qu'il avait fabriqués. Autrement dit l'inflammation fait *proliférer* la partie indifférenciée de

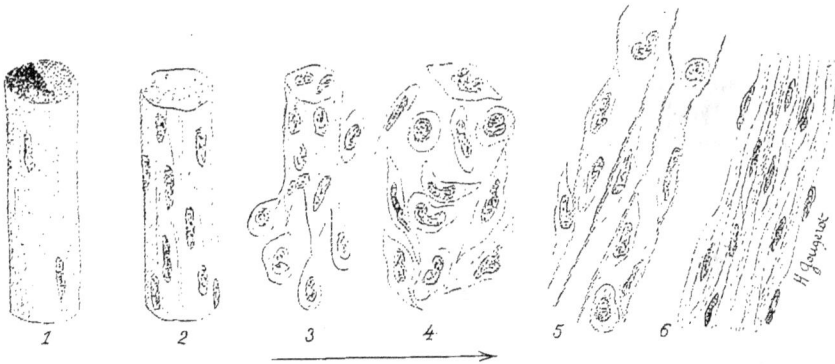

Fig. 85. — *Atrophie proliférative et métaplasie.* L'inflammation de la fibre musculaire striée est prise comme exemple. — Dans une première phase, on observe l'*Atrophie proliférative*. — 1. Fibre musculaire normale, ou cellule musculaire, formée de deux éléments : le protoplasma indifférencié très réduit et les noyaux d'une part, les fibrilles musculaires striées réunies en faisceau et plongées dans ce protoplasma d'autre part; 2. Prolifération de la partie indifférenciée, c'est-à-dire tuméfaction du protoplasme et multiplication des noyaux; atrophie des fibrilles musculaires striées. La partie indifférenciée « mange » la partie différenciée qu'elle a sécrétée; 3. La cellule musculaire est transformée en un plasmode indifférencié (masse de protoplasma indivise multinucléée); dépourvue de fibrilles musculaires striées, elle se dissocie à sa partie inférieure en cellules indifférenciées; 4. Cellules indifférenciées dérivées de l'atrophie proliférative de la fibre musculaire striée. — Dans une deuxième phase se produit la *Métaplasie* : au lieu de refabriquer une fibre musculaire, ces cellules indifférenciées donnent un tissu différent; 5. Elles sécrètent des fibrilles collagènes; 6. Et forment un tissu collagène scléreux (cicatrice musculaire).

la cellule, elle *atrophie* la partie différenciée. L'atrophie proliférative est donc un double processus en sens contraire.

L'atrophie proliférative peut être incomplète, il persiste dans le protoplasma indifférencié proliféré, des restes de produits différenciés qui permettent de reconnaître la variété cellulaire. Elle peut être complète, la cellule a résorbé tous ses produits de différenciation, elle devient un mononucléaire moyen ou grand (macrophage) ou un plasmode indifférencié, rien ne la distingue plus des éléments venus par diapédèse. Ce stade de *régression* est comparable à l'état embryonnaire; aussi donne-t-on souvent à ces cellules enflammées indifférenciées, l'épithète inexacte de cellules embryonnaires.

Lorsque la réparation se fait, les cellules enflammées, autrefois différenciées, maintenant indifférenciées, qui ont survécu, peuvent revenir à leur état antérieur : le protoplasma refabrique de la substance différenciée, osséine, s'il s'agit de cellule osseuse, collagène, s'il s'agit de fibroblaste, etc., c'est le phénomène de restauration. Mais il n'en est pas toujours ainsi. Tantôt la cellule indifférenciée reste indifférenciée, à l'état de moyen ou de grand mononucléaire, elle peut passer par diapédèse dans la circulation lymphatique, sanguine. Tantôt, la cellule indifférenciée redevient différenciée, mais elle prend une autre différenciation que celle qu'elle possédait auparavant : une cellule musculaire devient fibroblaste et élabore du tissu scléreux (cicatrice musculaire), un ostéoblaste devient cellule adipeuse (infiltration graisseuse), des cellules fixes deviennent ostéoblastes (plaques osseuses dans les parois des grosses artères : Mönckeberg; dans les valvules cardiaques : Rohmer). C'est le phénomène de la *métaplasie.*

La **métaplasie** est donc la transformation d'un tissu différencié en un autre tissu différencié, la transformation de cellules d'un certain type en cellules d'un type différent.

C'est encore là une des lois les plus générales de l'anatomie pathologique : elle s'applique fréquemment aux épithéliums. Sous l'influence d'irritations lentes, tantôt les épithéliums prennent un type moins différencié (phénomène de régression) : les tubuli rénaux, après ligature de l'uretère se dilatent et l'épithélium cylindrique des tubili contorti distendus devient un simple endothélium; dans les cirrhoses, les trabécules hépatiques régressent et se transforment en canalicules biliaires. Tantôt les épithéliums prennent une forme de résistance, les épithéliums cylindriques deviennent épithéliums pavimenteux stratifiés. Les exemples en sont nombreux : l'épithélium cylindrique de la partie supérieure du rectum dans l'intestin, l'épithélium du corps de l'utérus dans les métrites, l'épithélium cylindrique des bronches dans les bronchites chroniques et dans les dilatations des bronches deviennent pavimenteux stratifiés; l'épithélium des alvéoles pulmonaires forment des boyaux cellulaires analogues à des acini glandulaires. Ce processus de défense peut dépasser le but et par transition insensible aboutir à la prolifération anarchique du cancer. Le cancer né d'un épithélium pavimenteux sera un épithélioma pavimenteux et non un épithélioma cylindrique; la métaplasie prémonitoire du cancer explique donc le développement d'épithélioma pavimenteux stratifié et même corné sur des muqueuses normalement revêtues d'un épithélium cylindrique.   *GOUGEROT.*

MÉTATARSALGIE. — On connaît sous le nom de métatarsalgie, ou *maladie de Morton*, un syndrome douloureux localisé à la région métatarsienne antérieure.

On l'observe de préférence chez la femme, à l'âge adulte, quelquefois après un surmenage du pied, un traumatisme. La blennorragie, le rhumatisme, la goutte, la neurasthénie sont des facteurs importants.

Les articulations métatarso-phalangiennes sont relâchées, d'où affaissement de la partie antérieure de la voûte plantaire ; la radiographie montre de l'ostéite condensante des têtes métatarsiennes qui généralement sont hypertrophiées. Pour expliquer les douleurs, on a invoqué la compression des nerfs et des parties molles péri-métatarsiennes rendue possible par le relâchement des articulations. Il est possible que certains cas reconnaissent pour cause une névralgie ou névrite des nerfs plantaires.

Le début de l'affection est brusque ou insidieux. La douleur est d'intensité variable et peut aller jusqu'à la syncope. Dans l'intervalle des accès, l'absence de douleur est complète. Celle-ci siège généralement au niveau de l'articulation métatarso-phalangienne du quatrième orteil ; il suffit de presser sur cette région pour provoquer une crise. Mais la douleur irradie souvent dans les autres articulations métatarsiennes et peut même s'étendre à tout le pied. La flexion réitérée des orteils soulage souvent les malades. Dans les cas graves la marche devient impossible.

On prescrira aux malades de porter des chaussures larges à semelles convexes. Quand les douleurs sont trop vives, il faut réséquer les têtes métatarsiennes ou faire l'amputation de l'orteil. *V. VEAU.*

MÉTATARSE (FRACTURES). — V. Pied (Fractures).

MÉTAUX COLLOÏDAUX. — V. Argent colloidal.

MÉTÉORISME. — V. Intestinale (Occlusion).

MÉTHODES. — Dans la littérature médicale, on fait souvent mention de méthodes thérapeutiques, chirurgicales ou médicales, désignées par un nom propre.

Voici la liste de ces dénominations les plus usuelles :

Méthode de **Anel-Hunter**. — Traitement des anévrismes artériels (v. c. m.) circonscrits par ligature au-dessus du sac.

— **Antyllus**. — Traitement des anévrismes par l'incision du sac, après la ligature préalable de l'artère au-dessus et au-dessous de lui.

— **Apostoli**. — Traitement des affections utérines, notamment du fibrome, par les courants galvaniques.

— **Baccelli**. — Traitement du tétanos (v. c. m.) par injections hypodermiques d'une solution d'acide phénique.

— **Bain**. — Dans la respiration artificielle, on appuie les pouces sur les clavicules, en plaçant les quatre autres doigts de chaque main dans le creux axillaire correspondant.

— **Beer**. — Dans la respiration artificielle, on fait une friction rythmée (selon le rythme respiratoire) avec un morceau de glace sur les lèvres et la muqueuse buccale.

— **Beck**. — Injection de pâte bismuthée dans les trajets fistuleux.

Méthode de **Bellingham**. — Traitement des anévrismes (décubitus horizontal prolongé, alimentation modérée mais nutritive, abstinence presque absolue des liquides (le malade ne. doit absorber que 250 c. c. de boisson par jour).

— **Belmas**. — (Méthode alsacienne). Traitement de l'anévrisme artériel circonscrit par compression entre le cœur et le sac anévrismal diminuant le courant sanguin sans l'interrompre.

— **Bier**. — Traitement par l'hyperémie artificiellement provoquée (V. Bier).

— **Bier**. — Anesthésie partielle obtenue par injection dans le canal rachidien d'une solution de cocaïne (v. c. m.) (V. Anesthésie).

— **Boudin**. — Administration de l'arsenic à doses élevées, mais fractionnées (50 à 100 gr. de liqueur de Boudin en vingt-quatre heures).

— **Brand**. — Bains froids à 12 ou 18°, durant 10 à 15 minutes, toutes les trois heures, jour et nuit, dès le début, dans la fièvre typhoïde et dans les principales infections.

— **Brasdor**. — Traitement de l'anévrisme artériel (v. c. m.) circonscrit par ligature immédiatement au-dessous du sac.

— **Brehmer**. — Traitement de la tuberculose pulmonaire (repos, cure d'air, hydrothérapie, suralimentation et gymnastique respiratoire).

— **Bretonneau et Trousseau**. — Dans le paludisme (v. c. m.), la quinine est administrée en une fois, après l'accès.

— **Brissaud**. — Traitement des tics par la discipline psycho-motrice (v. c. m.).

— **Brown-Séquard**. — Médication générale par les extraits organiques (V. Opothérapie).

— **Bülau**. — Pour le traitement de l'empyème. Ponction avec un gros trocart dont on remplace la tige par un drain ; la gaine du trocart est retirée ensuite. Au drain qui demeure en place on adapte un tube plongeant dans un récipient rempli d'eau, de façon à constituer une sorte de siphon qui facilite l'écoulement du pus.

— **Calot**. — Traitement des gibbosités du mal de Pott (v. c. m.). Réduction en un seul temps, sous chloroforme, de la gibbosité par extension et contre-extension de la colonne vertébrale, et par pressions directes au niveau de la gibbosité. La réduction est maintenue par application d'un corset plâtré.

— **Celse**. — Autoplastie. Dissection et mobilisation par glissement des téguments voisins d'une brèche cutanée.

— **Czerny-Trunecek**. — Traitement de l'épithélioma cutané, par badigeonnages de sa surface, préalablement curettée, avec une solution d'acide arsénieux [V. Peau (Tumeurs)].

— **Chervin**. — Pour la cure du bégaiement (v. c. m.).

Méthode de **Chipault**. — Traitement des gibbosités par réduction sous chloroforme, puis laçage au fil d'argent des apophyses épineuses.

— **Chipault**. — Traitement du mal perforant plantaire (v. c. m.) par élongation du nerf tibial postérieur.

— **Ciniselli**. — Traitement des anévrismes par galvanopuncture.

— **Delmas**. — Traitement des anévrismes (v. c. m.) par la compression totale, continue et alternative.

— **Debove**. — Traitement de la fièvre typhoïde; favoriser la diurèse en faisant absorber au malade de 6 à 7 litres de liquide par vingt-quatre heures.

— **Duhrssen**. — Incisions (de 3 à 5) pratiquées sur le col de l'utérus jusqu'à l'insertion du vagin, pour hâter l'accouchement.

— **Dunan**. — Pour la réduction du cordon ombilical procident.

— **Duplay**. — V. Epispadias.

— **Durante**. — Dans la tuberculose chirurgicale. Injections hypodermiques d'iode, soit dans le foyer, soit autour du foyer, dans l'épaisseur des muscles. Dose : de 0 gr. 02 à 0 gr. 05 d'iode par jour; à répéter de 20 à 50 fois.

— **Esmarch**. — Procédé d'hémostase. Suppression de la circulation artérielle et veineuse dans un membre par compression avec une bande de caoutchouc après refoulement du sang.

— **Ferran**. — Traitement préventif et curatif du choléra (v. c. m.) par un sérum.

— **Finsen**. — Application de la lumière au traitement des affections cutanées (V. Photothérapie).

— **Flechsig**. – - Traitement bromuro-opiacé de l'épilepsie (v. c. m.).

— **Fleiner**. — Traitement de l'ulcère rond de l'estomac par de hautes doses de sous-nitrate de bismuth au moyen de la sonde œsophagienne.

— **Fochier**. — Production d'un abcès de fixation (v. c. m.) par injection sous-cutanée d'essence de térébenthine.

— **Frenkel**. — Traitement de l'ataxie des tabétiques par la rééducation (V. Tabes).

— **Fricke**. — Enveloppement dans un drap mouillé dans les pyrexies.

— **Guersent**. — Contre le prolapsus du rectum, limité à la muqueuse seule; application de quatre pointes de feu aux limites de l'anus et de la peau. Réduction du prolapsus et constipation pendant 8 jours.

— **Hegar**. — Traitement mécanique de la sciatique (v. c. m.).

— **Holländer**. — Traitement des dermatoses par l'air chaud.

— **Howard**. — Dans la respiration artificielle, compression de la base du thorax avec les mains, suivie de relâchement brusque (10 fois par minute).

Méthode de **Janet**. — Traitement de l'urétrite blennorragique par les grands lavages au permanganate de potasse.

— **Kelly**. — Pour l'examen de la véssie (v. c. m.) et la découverte des orifices des uretères.

— **Kirstein**. — Examen de la cavité du larynx sans laryngoscope.

— **Kneipp**. — Pratiques hydrothérapiques (lotions, bains, compresses et maillots humides, vêtements spéciaux).

— **Krönlein**. — Pénétration dans l'orbite par la fosse temporale en mobilisant l'os malaire.

— **Laborde**. — Tractions rythmiques de la langue ayant pour but de réveiller le réflexe respiratoire.

— **Lannelongue**. — Injections de chlorure de zinc dans les tissus, pour favoriser la formation du tissu fibreux.

— **Leroux**. — Tamponnement contre les hémorragies du placenta prævia, pendant le travail.

— **Lister**. — Antisepsie des plaies par l'acide phénique employé avec un ensemble de précautions spéciales.

— **Marshall-Hall**. — Dans la respiration artificielle on roule alternativement sur le dos et sur le ventre le malade primitivement placé sur le côté.

— **Naunyn et Minkowski**. — Exploration du rein (v. c. m.) après distension du côlon par un lavement gazeux.

— **Œrtel**. — Traitement des maladies du cœur (diminution des boissons, bains chauds, massage, gymnastique).

— **Pétrescu**. — Traitement de la pneumonie (v. c. m.) par la digitale à doses massives.

— **Pravaz**. — Traitement de la luxation congénitale de la hanche (v. c. m.) par l'extension continue.

— **Pitres**. — Traitement des tics par la gymnastique respiratoire (V. Tics).

— **Purmann**. — Méthode de traitement des anévrismes (v. c. m.) par l'extirpation du sac. Aurait été déjà employée par Philagrius.

— **Puzos**. — Dans les placenta prævia : rupture des membranes.

— **Rasori**. — Traitement de la pneumonie (v. c. m.) par l'émétique à doses fractionnées.

— **Reid**. — Compression élastique générale dans le traitement des anévrismes artériels circonscrits (v. c. m.).

— **Riberi**. — Dans le traitement des fractures de l'extrémité supérieure de l'humérus (v. c. m.).

— **Rizzoli**. — Ostéotomie avec résection d'un fragment d'os.

— **Sayre**. — Traitement orthopédique du mal de Pott (v. c. m.), au moyen d'un corset plâtré embrassant le tronc des hanches aux aisselles, et que l'on met en place, le malade étant suspendu par la nuque, le menton et les aisselles.

— **Scarpa**. — Traitement de l'anévrisme artériel (v. c. m.) par une ligature faite très loin au-dessus du sac.

Méthode de **Schapman**. — Application locale de glace concassée.

—   **Schroth**. — Traitement des épanchements pleurétiques par la diète (V. Pleurésie).

—   **Sciolla**. — Badigeonnages au gaïacol à titre d'antipyrétique.

——   **Sehrwald**. — Traitement de la tuberculose pulmonaire (v. c. m.) par l'injection directe dans la trachée de substances antiseptiques (sublimé, acide borique, acide salicylique).

—   **Sennet-Baccelli**. — Traitement des kystes hydatiques (v. c. m.) du foie, par aspiration du liquide hydatique et injection d'une quantité égale de substance médicamenteuse.

— ·   **Soupart**. — Amputation dans laquelle l'incision est faite obliquement par rapport à l'axe du membre.

—   **Stiller**. — Traitement de la colique hépatique (v. c. m.) par le salicylate de soude.

—   **Sylvester**. — Pour la respiration artificielle. Les membres supérieurs du patient, saisis au-dessous des coudes, sont tirés fortement en haut, puis abaissés doucement en comprimant en même temps la base du thorax.

——   **Théden**. — Traitement des grands hématomes traumatiques et des anévrismes (v. c. m.) par la compression totale du membre faite au moyen d'un bandage roulé.

—   **Thiersch-Pozzi**. — V. Epispadias.

—   **Todd**. — Traitement par l'alcool de la pneumonie (v. c. m.) et de certaines infections aiguës.

—   **Trousseau**. — V. Bretonneau et Trousseau.

—   **Tuffier**. — V. Bier.

—   **Tyndall**. — Stérilisation par une élévation de température faible (60°), mais répétée pendant plusieurs jours.

—   **Valsalva**. — Traitement des anévrismes (v. c. m.) par des saignées répétées et une diète rigoureuse.

—   **Vidal**. — Scarification des lupus (v. c. m.).

—   **Wardrop**. — Traitement de l'anévrisme artériel (v. c. m.) circonscrit par ligature à distance au-dessous du sac.

—   **Widal**. — (V. Séro-diagnostic).

—   **Wood**. — Cure des hernies (v. c. m.) réductibles par la suture sous-cutanée.

MÉTHYLARSÉNIATE DE SOUDE. — V. Arsenic.

MÉTRITE. — La métrite est l'inflammation de l'utérus. C'est là une définition un peu vague. Aujourd'hui, qui dit inflammation dit infection. Or, si certaines métrites sont des métrites infectieuses, il en est d'autres qui semblent plutôt être sous la dépendance d'un état congestif, comme on en rencontre chez les arthritiques; il y a là des phénomènes de sclérose utérine qui ont pu être déterminés ou aggravés par une infection, mais qui peuvent persister en dehors de toute participation microbienne. Ce sont là, d'ailleurs, des considérations théoriques sur lesquelles nous n'avons pas ici le loisir de nous étendre.

Quoi qu'il en soit, la métrite est d'une extrême fréquence. Elle peut être *aiguë* et succéder à une infection *puerpérale*, due presque toujours au streptocoque, ou à une infection *blennorragique*, mais elle est le plus souvent *chronique*, que cette chronicité soit consécutive à une infection aiguë ou qu'elle se soit installée d'emblée sans avoir été précédée de phénomènes bruyants. C'est ainsi qu'on voit assez souvent, à la suite de couches et sans qu'il y ait eu de phénomènes d'infection appréciables par le thermomètre, l'utérus subir une involution défectueuse, rester volumineux et présenter indéfiniment tous les phénomènes d'inflammation chronique qui constituent la métrite.

Cette métrite atteint d'ailleurs inégalement les diverses parties de l'utérus. Elle peut avoir son maximum dans le corps de l'utérus; elle peut, et le fait est beaucoup plus commun, siéger dans le col, beaucoup plus accessible à l'infection. Ces divisions en *métrite du corps* et en *métrite du col* ne sont point les seules. Parfois la muqueuse seule est malade, c'est l'*endométrite* pure. Parfois la sclérose et l'inflammation s'étendent au muscle utérin, c'est la *métrite parenchymateuse*, qui peut devenir *totale*, lorsque l'utérus tout entier, corps et col, muqueuse et muscle lui-même, participent à l'inflammation.

On conçoit que les *lésions* de la métrite varient beaucoup suivant les circonstances. Presque toujours, sauf dans quelques métrites des vieilles femmes, dites *métrites séniles* et dans lesquelles l'utérus est atrophié, sclérosé, diminué de volume, presque toujours dans les métrites communes, l'augmentation de l'utérus est manifeste. Dans certaines métrites aiguës, il est rouge, épaissi, saignant et friable, le péritoine même qui le recouvre est dépoli, parfois ecchymotique. La muqueuse est épaissie, rouge, tomenteuse et saignante, recouverte d'un enduit muqueux qui souvent se concrète et prend le caractère de véritable pus. La paroi musculaire est plus épaisse, plus rouge, et du côté des vaisseaux et des éléments conjonctifs, on trouve les lésions histologiques qui caractérisent l'inflammation et sur lesquelles je ne puis m'étendre. Le col, lui aussi, est rouge, enflammé, son orifice est souvent exulcéré, les saillies de l'arbre de vie sont augmentées de volume et les glandes de la muqueuse, dans lesquelles on peut rencontrer des micro-organismes pathogènes, sécrètent un mucus abondant.

Dans la métrite chronique, l'utérus est encore augmenté de volume, mais sa rougeur, sa friabilité ont disparu. Parfois même, surtout chez les vieilles femmes, et lorsque ce sont les phénomènes de sclérose qui dominent la scène, il est plus gros et plus résistant qu'à l'état normal et les travées conjonctives sont plus abondantes et plus épaisses. La muqueuse peut être exfoliée, son épithélium a souvent perdu ses cils vibratiles; il est cubique ou même aplati. La muqueuse fait corps avec la musculeuse et n'en peut être nettement distinguée. Les glandes sont souvent atrophiées, mais dans le col, plus souvent encore, elles sont au contraire hypertrophiées, leurs culs-de-sac sont plus nombreux, plus ramifiés. Il y a des proliférations épithéliales abondantes, si bien qu'il est parfois difficile de saisir la limite histologique qui sépare la métrite chronique de l'épithéliome au début.

C'est dans la métrite du col que les lésions sont le plus accentuées et le plus intéressantes. L'hypertrophie est souvent considérable, l'orifice est largement ouvert et les lèvres sont éversées, leur épithélium est desquamé, presque toujours même disparu et une ulcération plus ou moins large, mais qui reste toujours superficielle, part de l'orifice cervical comme centre pour s'étendre souvent fort loin sur les lèvres hypertrophiées. Les glandes sont malades et leur orifice s'oblitère, donnant ainsi naissance à de petits kystes, dont le volume varie de celui d'un grain de mil à celui d'un petit pois et qui ont reçu le nom d'*œufs de Naboth*. Ils sont souvent très nombreux et peuvent cribler littéralement le col, auquel ils donnent un aspect bosselé en venant transparaître sous la muqueuse. Très souvent, enfin, la métrite chronique s'accompagne de phénomènes de sclérose ou d'inflammation chronique du côté des annexes.

Symptômes. — La *métrite aiguë* présente des caractères généraux qui lui donnent les allures de toutes les infections aiguës des organes pelviens. La fièvre, les douleurs hypogastriques, l'état général ne présentent rien de particulier, mais il y a quelques signes qui permettent de localiser plus spécialement à l'utérus une infection évidente. Ces signes varient, d'ailleurs, suivant les conditions dans lesquelles s'est développée la métrite. Si celle-ci est consécutive à un accouchement, le volume de l'utérus est naturellement considérable, mais l'utérus devient sensible, douloureux, et surtout il présente un écoulement purulent, souvent fort abondant. Le col est gros, fongueux, largement ouvert et présente en un mot toutes les apparences d'une vive inflammation. Mais ce sont les phénomènes généraux qui dominent la scène, et de beaucoup. Entre la métrite puerpérale et l'infection puerpérale proprement dite, il n'y a pas de ligne de démarcation, et toute infection puerpérale commence par une métrite. Sans doute les phénomènes de réaction utérine peuvent être plus ou moins importants, par rapport aux phénomènes septicémiques généraux, mais ils existent toujours au début [V. Puerpérale (Infection)].

Lorsque la métrite aiguë succède à une infection *blennorragique*, l'utérus, bien entendu, ne présente pas de lésions comparables. Il est un peu augmenté de volume, mais c'est là un signe souvent peu apparent, surtout au niveau du corps. C'est le col qui est gros, enflammé, rouge à son orifice, laissant échapper un liquide glaireux, dont la composition se rapproche de plus en plus de celle du pus. L'état général est ici fort peu altéré, souvent, à l'inverse de ce qui se passe dans la métrite puerpérale, la fièvre est nulle et il y a à peine un léger malaise. Mais, en revanche, il y a presque toujours une vaginite plus ou moins intense, et souvent aussi l'infection utérine se complique d'infection tubo-ovarienne, qui peut devenir l'origine de suppurations chroniques, mais qui, quelquefois, se communique au péritoine pelvien, au point d'amener des accidents qui peuvent emporter les malades d'une façon aussi foudroyante que les pires infections d'origine puerpérale.

La *métrite chronique* est très commune, soit qu'elle succède à une métrite aiguë, soit, plus souvent encore, qu'elle s'établisse d'emblée à la suite d'une infection légère, compliquée des phénomènes de congestion et de sclérose auxquels j'ai fait allusion plus haut.

Les *symptômes* de la métrite chronique sont bien simples. Avant tout, c'est la *douleur*. Elle peut manquer, mais elle existe généralement, sourde, siégeant à l'hypogastre, dans les cuisses, les fesses et surtout dans les reins. Elle est calmée par le repos et le séjour au lit; augmentée, au contraire, par la marche et les fatigues de toutes sortes. Elle n'a pas une grande valeur au point de vue du diagnostic, car toutes les affections de la zone génitale ou pelvienne sont douloureuses, et les douleurs qu'elles provoquent ont à peu près le même caractère; cependant les douleurs salpingo-ovariennes sont plus franchement latérales, et généralement plus aiguës.

Les *écoulements utérins* sont un signe de premier ordre. Ce sont les *pertes blanches* des femmes. Elles sont constituées par du mucus, du muco-pus et du pus véritable en plus ou moins grande abondance. Il est difficile de faire la part de ce qui revient au vagin, souvent enflammé lui aussi, au col ou au corps, mais ces écoulements sont pour ainsi dire constants. Ils se compliquent de pertes sanguines. Les règles sont, en effet, généralement troublées, presque toujours augmentées comme durée et comme abondance. Parfois les femmes perdent d'une façon presque constante et présentent dans ces conditions une véritable *métrite hémorragique*.

Le corps de l'utérus est un peu augmenté de volume, mais c'est là un signe dont il est presque toujours difficile de se rendre compte avec quelque précision, même par l'hystérométrie, lorsqu'on juge indispensable de la faire. Du côté du col les phénomènes sont beaucoup plus nets. Il est souvent hypertrophié, élargi, allongé même. Ses lèvres, rouges et parfois violacées, sont épaisses, souvent excoriées. L'orifice est large, béant et laisse échapper un liquide muqueux ou même franchement purulent. Enfin, le col est presque toujours ulcéré. Cette *ulcération* est un signe de beaucoup d'importance. Elle intéresse pour ainsi dire toujours l'orifice cervical, d'où elle part pour s'étendre plus ou moins loin sur les lèvres du col. Il n'est pas rare de voir ainsi une ulcération très étendue qui peut recouvrir la totalité même du col, souvent élargi et dont les lèvres sont éversées. Mais, fait capital, cette ulcération, ordinairement grenue, recouverte de bourgeons de bon aspect, est souple et ne présente pas cette induration qui est pour ainsi dire caractéristique de la dégénérescence cancéreuse.

Parfois, surtout dans les vieilles métrites du col, celui-ci est rempli de ces petits kystes auxquels on donne le nom d'œufs de Naboth, et qui ne sont que des glandes devenues kystiques par oblitération de leur canal ou par un processus plus actif.

En somme, l'ensemble des phénomènes par lesquels se traduit la métrite ne présente rien de caractéristique. Les douleurs sont celles qui accompagnent tous les états inflammatoires de la zone génitale. Sans doute, dans les salpingites bien nettement localisées, les douleurs sont plus latérales, mais ce sont là des signes qui n'ont rien de pathognomonique, et le diagnostic de métrite ne se fait souvent que parce qu'on ne rencontre pas de signes bien nets d'une affection plus précise. Quand une femme souffre, quand elle perd, et quand nous ne lui trouvons rien du côté des annexes, ni comme douleur localisée, ni comme tuméfaction, nous rangeons son affection dans la catégorie des métrites, et nous avons raison.

Le seul signe bien net, facile à contrôler, facile à voir, ce sont les altérations du col, augmentation du volume, ulcérations, écoulement glaireux ou muco-purulent. Aussi la métrite du col est-elle facile à reconnaître et à affirmer; la métrite du corps, qui l'accompagne souvent, et qui n'existe guère isolée, sans métrite du col, est beaucoup plus obscure dans ses manifestations objectives.

La métrite est une affection rebelle. En l'absence de complications annexielles, qu'il faut toujours prévoir et redouter, elle n'est pas vraiment grave par elle-même, mais elle constitue pour les femmes qui en sont victimes une cause de souffrances constantes, une entrave de tous les jours. Elle est souvent longue, très longue et très difficile à guérir. Il faut pour y parvenir plus de patience que d'énergie et, en dehors de quelques cas par trop rebelles, c'est surtout au traitement médical que nous devons avoir recours.

Traitement. — La *métrite aiguë*, consécutive à l'infection puerpérale, doit être traitée sans retard. Les accidents puerpéraux dus à une rétention placentaire nécessitent un curettage immédiat, soit au doigt, soit à la curette, si le curettage digital est insuffisant ou impossible. Mais ce nettoyage utérin, absolument nécessaire, n'implique pas qu'il faille se servir de la curette pour gratter et dilacérer inutilement la muqueuse. Lorsque l'utérus est enflammé, en dehors des accidents de rétention placentaire et des grands accidents d'infection puerpérale, qui peuvent rendre nécessaires des opérations sérieuses et même l'hystérectomie, il faut, au contraire, s'abstenir de toute intervention active. C'est le repos, la glace sur le ventre, et surtout les injections intra-utérines qui constitueront la base du traitement. Les injections intra-utérines, avec plusieurs litres d'eau très chaude, seront très utiles, mais il faut se méfier ici de l'additionner de substances toxiques et en particulier de sublimé, qui peut donner lieu à de graves empoisonnements. Cependant, dans les cas de septicémie grave, le biiodure de mercure à 1/1000, le permanganate de potasse à 1/1000 sont à recommander; mais l'irrigation continue est préférable. Elle a donné de très nombreux succès. L'eau à 18° ou 20°, baignant sans cesse la cavité utérine, constitue un milieu à température basse, dans lequel le développement des micro-organismes pathogènes se fait fort mal. Le lavage et l'expulsion mécanique des germes font le reste. Quelle que soit d'ailleurs l'explication qu'on puisse donner de son action, l'irrigation continue est une méthode excellente.

Les douleurs sont calmées par le repos au lit, par des lavements laudanisés, des suppositoires morphinés ou belladonnés par l'application de compresses humides ou de cataplasmes chauds, au besoin par des scarifications sur le col. Avec des injections émollientes (décoctions de pavots et de racines de guimauve) à 40°. Sous l'influence de ce traitement et de l'évolution naturelle, la métrite aiguë ne tarde pas à se calmer, soit pour guérir complètement, soit, ce qui n'est que trop commun, pour passer à l'état chronique.

Le traitement de la *métrite chronique* est beaucoup plus délicat. On a beaucoup abusé des moyens chirurgicaux et en particulier du *curettage*; celui-ci ne doit pas être proscrit, car il conserve des indications, mais il ne doit être employé qu'à bon escient, et dans des cas assez exceptionnels. Il est bien entendu qu'il ne saurait en être question qu'en cas de métrite du corps. Quand le col seul est malade, il est pour le moins inutile. Quand le corps est atteint, quand l'utérus est gros, suppurant et infecté dans toute l'étendue de sa muqueuse, il y a mieux à faire qu'à promener sur celle-ci une curette qui met à vif tout l'intérieur de la cavité utérine et qui, sans pouvoir la stériliser, risque de provoquer des infections annexielles et lymphangitiques, qui ne sont pas rares et qui sont parfois redoutables.

Pour guérir une *métrite du corps*, il faut parvenir à stériliser la muqueuse. La première chose à faire est la *dilatation* de la cavité, soit extemporanément par les bougies de Hégar, soit, ce qui vaut mieux, lentement, par l'introduction de laminaires de diamètre croissant, qui agissent d'une façon beaucoup moins brutale, beaucoup moins offensante pour la muqueuse, et qui, en outre, la ramollissent et la préparent à subir l'action des médicaments. A la dilatation doit succéder le *drainage*, avec des drains appropriés qui restent en place dans l'utérus, et qui permettent en même temps de faire de fréquentes injections intra-utérines et des lavages au permanganate, à l'eau iodée. Les attouchements à la résorcine, au naphtol camphré, au chlorure de zinc au dixième, les pansements avec des crayons médicamenteux, et en particulier avec l'ichtyol, sont encore des moyens très employés.

On peut aussi, sans dilatation préalable, ou plus tard lorsque, l'utérus étant revenu sur lui-même, la cavité n'est plus dilatée, faire des instillations intra-utérines avec la seringue de Braun. Delbet a obtenu des résultats excellents du chlorure de zinc à 20, 50 et même 40 pour 100, dont on injecte 1 ou 2 c. c. Quelques injections espacées de 2 à 8 et 10 jours suffisent souvent à la guérison.

On a beaucoup vanté le traitement par l'ébouillantement, en dirigeant dans l'intérieur de l'utérus, avec des instruments appropriés, de la vapeur d'eau surchauffée. Ce traitement est peu usité en France, peut-être à tort, car il est très rationnel, et on comprend que, bien appliqué, il puisse produire une stérilisation efficace de la muqueuse utérine. J'en dirai autant de l'injection d'air porté à une haute température, rendue facile aujourd'hui, grâce à l'outillage perfectionné fourni par les appareils à air chaud.

Ce n'est que lorsqu'un traitement basé sur ces indications aura échoué, et surtout dans certaines métrites hémorragiques ou fongueuses par trop rebelles, qu'on aura recours au *curettage*, qui, pour être bien fait, doit être exécuté sous l'anesthésie générale. S'il n'en faut user qu'avec une grande modération, il faut cependant reconnaître qu'il peut donner de beaux succès. Il sera précédé d'une dilatation suffisante avec les bougies de Hégar. On l'exécutera avec soin, en promenant la curette dans toutes les parties de l'utérus qu'on doit nettoyer jusqu'au muscle, qu'il faut sentir crier sous l'instrument. Le curettage sera immédiatement suivi d'une irrigation à l'eau bouillie, parfois d'une cautérisation à la créosote ou à la teinture d'iode qui peut agir sur les culs-de-sac glandulaires restés inaccessibles à la curette. Pendant la guérison, il faut laisser l'utérus au repos et se borner à prescrire de larges irrigations vaginales.

Les métrites du corps, avec ou sans curettage, peuvent parfois se prolonger indéfiniment, sont souvent très soulagées par certaines eaux miné-

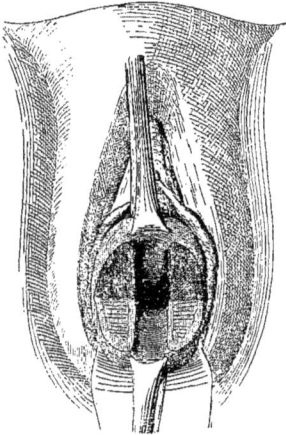

Fig. 86. — Procédé de Schrœder.
Incision bilatérale du col.

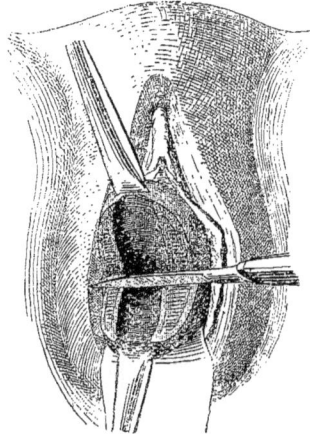

Fig. 87. — Procédé de Schrœder.
Taille du lambeau.

rales (Saint-Sauveur, Luxeuil, etc.) et par le massage utérin, dont l'action est parfois tout à fait remarquable.

Dans la *métrite du col*, ce qu'il faut soigner, c'est le col. Tous les traitements intra-utérins, à commencer par le curettage, seront donc proscrits. Il est évident que dans le doute, car il peut souvent être difficile d'être exactement fixé sur l'état du corps de l'utérus, on agira comme si le col seul était malade, et, si le col est très altéré, on peut être certain que la plupart des troubles disparaîtront après sa guérison, soit que la métrite du corps s'améliore spontanément, soit que la maladie soit restée cantonnée dans le col.

Pour modifier le col malade, on a employé des pansements très variés. Pansements à la glycérine, très avide d'eau et qui fait au niveau du col, une

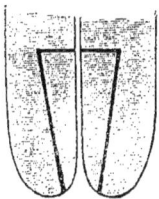

Fig. 88. — Taille correcte des lambeaux pour l'opération de Schrœder (Monod et Vanverts).

véritable saignée blanche ; à l'ichtyol, qu'on ajoute à la glycérine dans la proportion de 1/10ᵉ ; au thigénol à 1/3 ou 1/5ᵉ ; à l'iodoforme à 1/10ᵉ ; à la résorcine à 1/10ᵉ. Pansements à la teinture d'iode iodurée, à l'acide lactique à 5 pour 100. Au lieu de tampons glycérinés, on peut employer des poudres sèches : iodoforme, dermatol, aristol, airol, alun, tan-

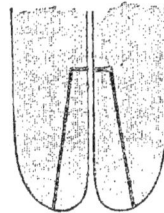

Fig. 89. — Mauvaise taille des lambeaux (Monod et Vanverts).

nin, etc., maintenues par des tampons et laissées en place pendant 24 heures.

Mais tous ces traitements n'ont guère qu'une action très lente. Il y a souvent mieux à faire, et les cautérisations au fer rouge et les pointes de feu profondes ont un effet beaucoup plus certain et beaucoup plus rapide. Il est un traitement très vivement recommandé par Richelot dans ces dernières années et dont j'ai vu moi-même de très bons effets. C'est le traitement par

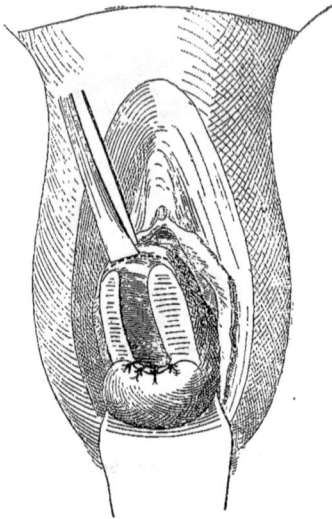

le caustique Filhos. De temps en temps, tous les huit jours en moyenne, on applique sur le col malade un crayon qu'on laisse au contact des parties malades pendant quelques instants jusqu'à ce que la surface cautérisée soit recouverte d'une escarre

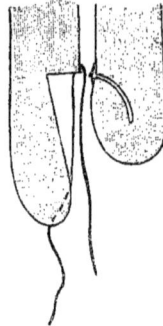
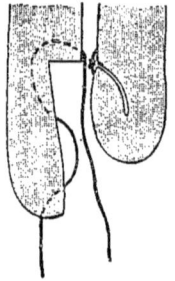

Fig. 90.   Fig. 91.   Fig. 92.

Fig. 90. — Amputation du col, procédé de Schrœder.
Fig. 91. — Disposition des sutures dans le procédé de Schrœder (Monod et Vanverts).
Fig. 92. — Disposition des sutures. Modifications de Doleris (d'après Monod et Vanverts).

noirâtre. Dans l'intervalle des cautérisations, l'escarre tombe, il y a une

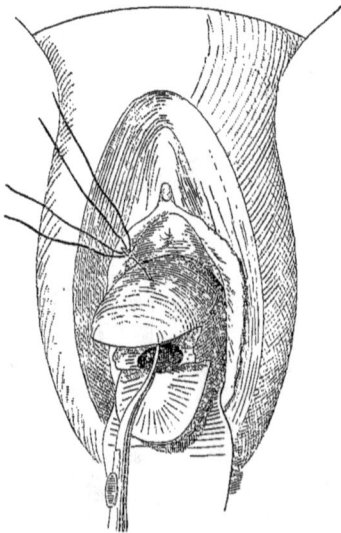

perte de substance au niveau des parties intéressées. Les glandes sont détruites dans toute leur épaisseur, et il est assez commun de voir, après quelques cautérisations, le col reprendre un aspect presque normal.

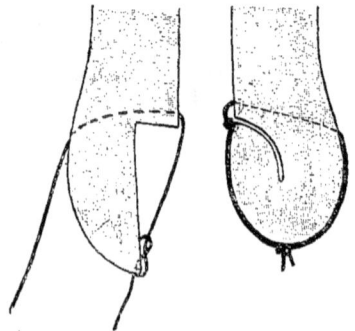

Fig. 93.   Fig. 94.

Fig. 93. — Amputation du col. Variante de Houzel (Proust).
Fig. 94. — Coupe schématique montrant la disposition des sutures dans le procédé de Houzel (Proust)

Lorsque les altérations du col sont considérables et qu'on veut guérir rapidement la malade, le mieux est encore d'avoir recours à l'opération.

Rien ne vaut, pour rendre au col malade sa disposition à peu près normale,
l'**opération de S:hrœder**, qui a subi de nombreuses et insignifiantes modifications; elle consiste dans l'abrasion de la muqueuse malade et la reconstitution du col avec la muqueuse vaginale saine.

Le col attiré à la vulve est saisi avec deux pinces, l'une antérieure, l'autre
postérieure, amarrées sur les lèvres correspondantes. Il est alors, d'un coup
de ciseaux donné dans chaque commissure, divisé en deux valves (fig. 86).
D'un coup de bistouri, on enlève alors toute la muqueuse malade d'une des
valves, la postérieure, par exemple, en la dédoublant (fig. 87). La perte de
substance doit être assez profonde pour enlever la muqueuse dans toute son
épaisseur, jusqu'aux culs-de-sac glandulaires. La lèvre postérieure n'est plus

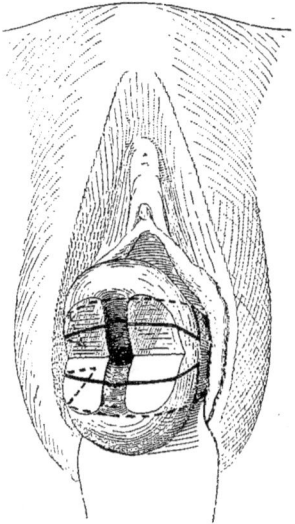

Fig. 95.   Fig. 96.

Fig. 95. — Amputation du col à deux lambeaux. Procédé de Simon Marckwald.
Tracé des incisions (Proust).
Fig. 96. — Disposition des sutures (Proust).

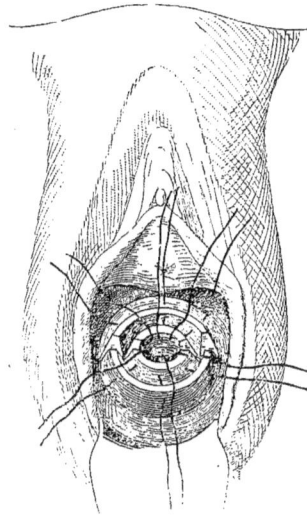

constituée que par la muqueuse vaginale extérieure doublée d'une certaine
épaisseur de tissu musculaire, épaisseur qui doit être plus considérable au
niveau du museau de tanche qu'à la base du lambeau, vers l'orifice intérieur
du col, de façon à ce qu'il puisse se replier plus facilement au moment
de la suture (fig. 88, 89). Il reste alors à plier ce lambeau sur lui-même en
amenant par des sutures appropriées l'extrémité libre du lambeau au niveau
de l'orifice interne du col (fig. 90). On peut employer divers modes de
sutures (fig. 91, 92), dont le meilleur me paraît être celui de Houzel. Ces
sutures, que les figures ci-jointes feront comprendre mieux que toutes les
descriptions, seront faites au catgut (fig. 93, 94).

Dans certains cas, lorsque les lésions ne sont pas très importantes, on peut,
comme le faisait Bouilly, se borner à enlever la muqueuse malade sans sectionner les commissures et sans diviser le col en deux valves.

C'est là une opération excellente et qui donne, lorsqu'elle est bien faite, de très bons résultats.

Lorsque le col est très malade et que la muqueuse vaginale est elle-même enflammée, on peut faire l'amputation totale des deux lèvres au-dessous de l'insertion vaginale. C'est l'amputation cunéiforme à deux lambeaux de Simon Marckwald. Les figures ci-jointes la représentent fort bien (fig. 95, 96 et 97).

Enfin, dans certaines formes avec allongement hypertrophique du col, on pourra être conduit à l'enlever en totalité, en pratiquant l'amputation sus-

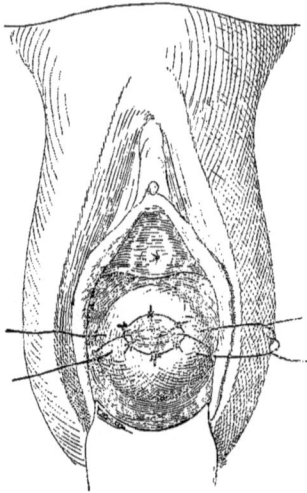

Fig. 97. — Opération terminée, sauf les fils de commissures (Proust).

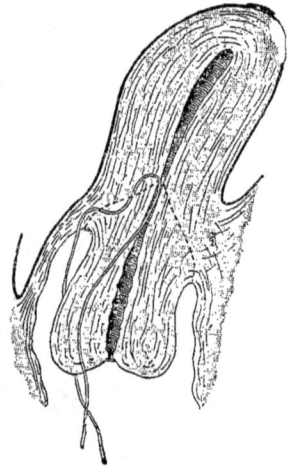

Fig. 98. — Amputation supra-vaginale. Trajet des sutures (Monod et Vanverts).

vaginale du col (fig. 98). Ces diverses opérations, en décongestionnant l'utérus, ont aussi une action considérable sur la métrite du corps.

Enfin, dans quelques cas exceptionnels de métrites invétérées avec hémorragies incoercibles, on pourra être contraint d'avoir recours à l'*hystérectomie*.

J.-L. FAURE.

MÉTRORRAGIE. — Les métrorragies sont des *hémorragies utérines*. Lorsque ces hémorragies se produisent au moment des règles, dont elles semblent être une simple exagération, on dit qu'il y a *ménorragie*. Dans tous les autres cas, les pertes sanguines venant de l'utérus sont des métrorragies.

C'est un accident des plus communs et l'histoire des métrorragies résume pour ainsi dire toute la pathologie utérine.

On les trouve en effet dans presque toutes les affections de l'utérus, métrite du col et du corps, néoplasmes et en particulier fibromes, et dans les affections annexielles, kystes de l'ovaire, salpingo-ovarites aiguës ou chroniques. On les rencontre dans l'avortement, parfois au cours de la grossesse normale, où elles prennent une signification particulière, presque toujours dans la grossesse ectopique au moment de la rupture ou de l'avortement tubaire; on les trouve souvent à la ménopause, par suite de causes diverses et qu'il est souvent difficile de démêler; on les trouve dans certaines maladies du cœur ou du foie qui produisent des congestions passives, dans les néphrites, dans les pyrexies, dans les intoxications, etc. Elles peuvent être légères ou abondantes, espacées ou subintrantes, rares ou répétées, constituées par du sang très fluide ou par des caillots épais.

La métrorragie n'est donc qu'un symptôme, et souvent le premier de tous, celui qui attirera l'attention et mettra sur la voie d'une affection de la zone génitale. Mais l'apparition d'une métrorragie éveillera des idées différentes suivant les circonstances dans lesquelles elle se produira. Chez une femme jeune, il faut toujours songer à la possibilité d'un avortement, ou même d'une grossesse tubaire en voie de rupture. Un interrogatoire et un examen attentif de la malade renseigneront vite sur ce point. Si la malade n'est pas enceinte, et qu'elle soit encore jeune, si ses hémorragies sont anciennes et reparaissent à chaque instant, on songera à de l'endométrite hémorragique, à la présence d'un polype ou d'un fibrome utérin. A la ménopause enfin, et surtout après, si l'on voit reparaître des métrorragies chez une femme dont les règles avaient disparu, il faudra toujours songer au cancer, et c'est lui, malheureusement, que l'on trouvera bien souvent.

Les métrorragies doivent être combattues, car leur abondance et leur répétition peuvent devenir dangereuses. Il faudra, bien entendu, en rechercher la cause, et lorsqu'on l'aura trouvée s'appliquer à la supprimer et, si possible, à la guérir. Le curettage dans la métrite hémorragique et dans les hémorragies de l'avortement, l'extirpation d'un polype, le nettoyage d'un col envahi par le cancer sont des moyens d'une efficacité certaine. Le traitement général dans les maladies du cœur, le radium dans certains cas encore mal déterminés, l'hydrothérapie dans les métrorragies de la puberté, le repos absolu dans celles qui surviennent pendant la grossesse ont également des indications évidentes.

Mais lorsque la cause des métrorragies sera inconnue, et qu'on ne pourra, en conséquence, la combattre directement, il faudra s'attaquer à l'hémorragie elle-même. Le traitement le plus simple et le plus efficace consiste dans les irrigations vaginales abondantes avec de l'eau à une température aussi élevée que possible, 45° à 50° et même 55°, si les malades peuvent la supporter; certaines substances comme l'alun et le tannin peuvent avoir une influence favorable, mais c'est à l'action thermique elle-même que seront dus les résultats les plus importants.

A ce traitement local, qui, combiné avec le repos complet, est très efficace, on pourra associer le traitement interne, en premier lieu l'ergotine en injections sous-cutanées, ou les diverses préparations d'ergot de seigle, l'extrait fluide d'hydrastis canadensis ou d'hamamelis virginica, qui peuvent réussir parfois, mais qui n'ont pas la valeur de l'ergotine.

Enfin, lorsque l'écoulement sanguin ne s'arrêtera pas, il reste encore une ressource provisoire, mais très efficace, le tamponnement du vagin.

J.-L. FAURE.

MICROBES. — Nous nous contenterons d'esquisser ici les caractères essentiels des principaux microbes pathogènes, que le praticien, muni d'un microscope, pourra être amené à colorer dans ses préparations (V. BACTÉRIOLOGIE PRATIQUE).

Dans les planches ci-jointes, nous reproduisons, d'après l'excellent *Précis de microbiologie clinique* de Fernand Bezançon, les aspects sous lesquels ces microbes se présentent. Nous devons ajouter que la morphologie des microbes est sujette à certaines variations; nous avons représenté les formes les plus caractéristiques.

BACILLES PATHOGÈNES. — **Charbon.** — La bactéridie charbonneuse se présente généralement dans le sang, sous forme de bâtonnets, longs et larges, isolés ou placés bout à bout. Est assez facile à voir, même sans coloration. Prend le Gram.

Colibacille. — C'est un bacille mobile. Sur frottis, il se présente habituellement sous la forme d'un bâtonnet, moyennement long, à extrémités arrondies; mais il est très polymorphe et sa forme peut varier entre celle d'un coccus allongé et celle d'un long filament. Parfois ses pôles se montrent surcolorés. Il ne prend pas le Gram.

On a décrit un assez grand nombre de variétés, dont on a discuté les rapports exacts de parenté avec le colibacille type, dont ils diffèrent par certains caractères plus ou moins stables.

Par leur morphologie, on ne saurait les distinguer.

Diphtérie. — Le bacille diphtérique présente trois variétés : le bacille court, dont la longueur égale deux ou trois fois la largeur, laquelle est un peu moindre que 1 μ; le bacille long, qui est au moins deux fois plus long que le précédent; le bacille moyen, qui est intermédiaire. Ajoutons que ce bacille est le plus souvent granuleux (c'est-à-dire inégalement coloré), surtout dans ses formes longues, si l'on emploie pour le colorer du bleu de méthylène, et que l'on s'arrange de manière que la coloration ne soit pas trop intensive; en outre, il est souvent un peu incurvé et ses extrémités sont parfois renflées en massues.

Le bacille diphtérique prend le Gram, mais il ne faut pas pousser trop loin la décoloration par l'alcool.

Quand on recherche les bacilles diphtériques dans une fausse membrane, il faut d'abord bien laver celle-ci, puis assécher avec du papier buvard; ensuite on en met un fragment entre deux lames de verre, et on le dissocie par une friction énergique. Les frottis ainsi obtenus sont colorés les uns au bleu, les autres au Gram. L'examen direct de ces frottis, au microscope, permettra souvent de reconnaître la diphtérie, presque avec certitude, lorsque les bacilles ont une forme typique, et sont seuls ou presque seuls. D'autres fois, on hésitera. De toute manière, il faut compléter l'examen par la culture sur sérum solidifié.

Souvent, surtout chez les enfants, il n'est pas facile de se procurer une fausse membrane; on frotte alors assez vigoureusement, sur l'exsudat, un petit tampon d'ouate ou plusieurs successivement. Pour recueillir ensuite les parcelles d'exsudat qui adhèrent à l'ouate, on peut poser le tampon

d'ouate sur une lame de verre et racler la surface du tampon avec le bord
d'une autre lame; les deux lames utilisées auront été préalablement essuyées
et flambées. Si l'on se contente de frotter le tampon sur une lame de verre,
on obtient un frottis trop souvent pauvre et insuffisant, tandis qu'en opérant comme nous l'avons dit, la récolte est bien plus complète, et l'on a
chance de recueillir de minuscules fragments de fausses membranes, qui,
autrement, resteraient fixés au coton. Or, si l'examen ne porte pas sur un
débris, si petit soit-il, de fausse membrane, l'abondance des bactéries
banales de la gorge est souvent telle, que les bacilles diphtériques, relativement clairsemés, laissent difficilement soupçonner leur identité.

Nous devons dire qu'en cette matière, une certaine habitude, un certain
entraînement sont nécessaires, et encore un diagnostic certain ne peut-il
guère être obtenu que moyennant l'épreuve des cultures.

On frotte l'exsudat en place dans la gorge même, ou bien le produit
recueilli sur tampon, avec une petite spatule métallique *ad hoc*, et l'on
promène cette spatule sur la surface du sérum solidifié contenu dans un
tube, en traçant (sans appuyer fort, de manière à ne pas trop égratigner le
sérum) successivement deux stries parallèles. Avant de servir, cette spatule
aura été stérilisée, à la flamme; il est essentiel d'attendre qu'elle soit *bien
refroidie* avant de l'utiliser; pour réaliser immédiatement ce refroidissement,
il suffit de la plonger un instant dans l'eau de condensation qui se trouve
généralement dans les tubes de sérum à ensemencer. On recommence l'opération sur un autre tube, sans recharger la spatule. De cette manière,
même dans les cas où les microbes sont abondants, il ne s'en dépose qu'un
petit nombre sur les deux dernières stries et les colonies qui naîtront, étant
plus clairsemées, seront plus typiques et plus faciles à examiner séparément, s'il y a lieu. On met les tubes ensuite à une température de 57°.
Le bacille diphtérique pousserait plus lentement à une température plus
basse, à 30° par exemple.

Nous ne pouvons nous étendre sur les caractères des colonies qu'il
forme. Contentons-nous de dire qu'à 37", sur un bon milieu de sérum pur
ou de sérum gélatiné, les colonies sont le plus souvent des plus nettes après
seize heures. Les autres microbes ne poussent, en général, que beaucoup
plus lentement sur ce milieu. Toutefois, il faut bien savoir que certains
microbes non diphtériques peuvent former, dans ce même délai, des colonies nombreuses et nettes; aussi est-il absolument nécessaire (nous y insistons) de soumettre la culture obtenue au contrôle de l'examen microscopique. Quand on constate ainsi que les colonies sont constituées, en tout ou
en partie, par des bacilles prenant le Gram (souvent disposés parallèlement,
en palissades, surtout dans les formes moyennes et longues), on conclut à la
diphtérie. Mais il arrivera, assez souvent, que l'on trouve uniquement des
staphylocoques, prenant ou ne prenant pas le Gram, ou encore des bacilles
qui ne prennent pas le Gram, et qui, dès lors, ne sont pas diphtériques.

On a vu des cas où les bacilles diphtériques, quoique présents, ne se
révélaient point, même par culture; il a fallu recommencer l'épreuve pour
les mettre en évidence. Ces cas sont rares. Il est arrivé, par contre, que les
bacilles bactériologiquement constatés n'étaient point diphtériques, mais

seulement pseudo-diphtériques. Les recherches que nous avons indiquées ne sont donc pas absolument infaillibles ; toutefois elles trompent bien peu souvent, elles sont donc d'un intérêt considérable, sans que la clinique pure ait à abandonner ses droits.

Grippe. — Le bacille de Pfeiffer n'est pas le seul agent capable de déterminer cet état, d'ailleurs imparfaitement défini, auquel s'applique le terme de grippe ; d'autre part, il peut se rencontrer sans qu'il y ait état grippal.

C'est un bâtonnet très fin et généralement très court, parfois groupé en diplobacilles et qui se rencontre de préférence dans la grippe, ou du moins en certains cas de grippe. Il forme, dans les frottis de crachat, des groupes, des traînées, des constellations partiellement intracellulaires. Les bacilles, étant très fins, passeraient aisément, l'œil n'étant point prévenu, pour des granulations du fond de la préparation, d'autant plus qu'ils se colorent assez faiblement. La liqueur de Ziehl convient pour les colorer. Ils ne prennent pas le Gram.

Pneumobacille de Friedlaender. — Ce microbe est sous forme de bâtonnets dont la longueur est variable, le plus souvent faible : deux fois la largeur. Ces bâtonnets sont le plus souvent accouplés en diplobacilles. Ils sont encapsulés. Contrairement aux pneumocoques, ils ne prennent pas le Gram.

Proteus vulgaris. — Le *Proteus*, comme le colibacille, est un bacille très polymorphe, dont la longueur est tantôt très faible, tantôt considérable. A l'inverse du colibacille et du bacille typhique, il prend le Gram, mais pas très fortement.

Typhique. — Par un simple examen usuel sur frottis, il serait impossible de différencier le bacille typhique du colibacille.

Tuberculose. — Nous avons indiqué (V. Bactériologie pratique) la méthode de coloration par laquelle on met en évidence le bacille de la tuberculose ou bacille de Koch. Nous avons dit dans un autre article (V. Inoscopie) comment on arrive à le trouver plus sûrement que par recherche immédiate, dans les exsudats où il est en très faible abondance.

Un procédé ingénieux, récemment décrit, consiste dans l'emploi de la ligroïne, précédée, s'il y a lieu, de l'hémogénéisation par l'antiformine. On agite le produit avec la ligroïne ; les bacilles de Koch adhèrent aux gouttelettes de la ligroïne ; celles-ci, ensuite, remontant à la surface, les entraînent avec elles, et par suite les rassemblent en une couche mince.

Parfois, la présence du bacille ne se décèle que par la méthode des inoculations ; le cas est fréquent pour l'urine, soit que les bacilles échappent à la recherche sur frottis parce qu'ils sont extrêmement clairsemés, soit aussi parce qu'ils ont perdu leurs réactions de coloration. Ce dernier cas se présente notamment quand l'urine est devenue alcaline. L'absence de constatation de bacilles de Koch, dans un examen sur frottis, n'est donc pas toujours une raison suffisante pour exclure la tuberculose.

D'autre part, on peut rencontrer, surtout dans l'urine, et plus spécialement dans l'urine de femme, des bacilles qui se colorent à la façon des bacilles de Koch, et qui sont de simples saprophytes : les bacilles *acido-*

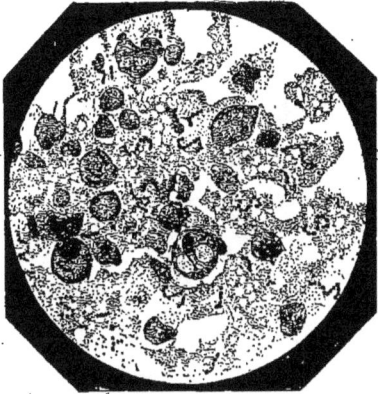

Fig. 1. — *Streptocoque dans le pus.*

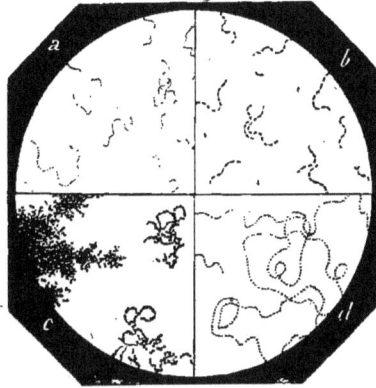

Fig. 2. — *Aspects divers de streptocoques.*

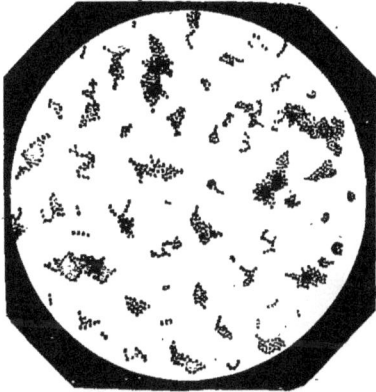

Fig. 3. — *Staphylocoque.*

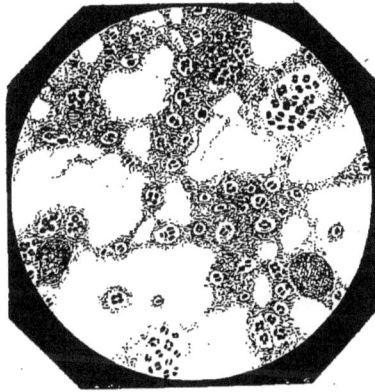

Fig. 4. — *Tétragène (péritonite expérimentale).*

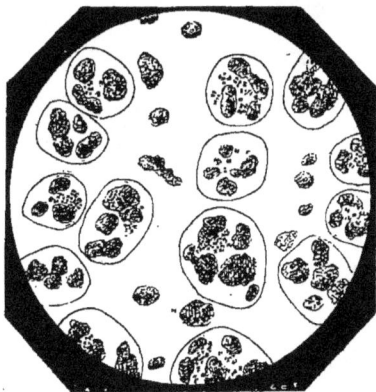

Fig. 5. — *Gonocoque (pus blennorragique).*

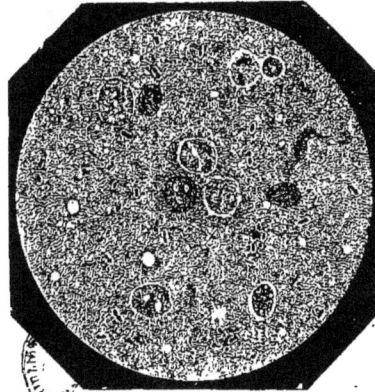

Fig. 6. — *Pneumocoque.*

(Figures extraites du *Précis de Microbiologie clinique* de F. BEZANÇON
et du *Précis de Microbie* de THOINOT et MASSELIN.)

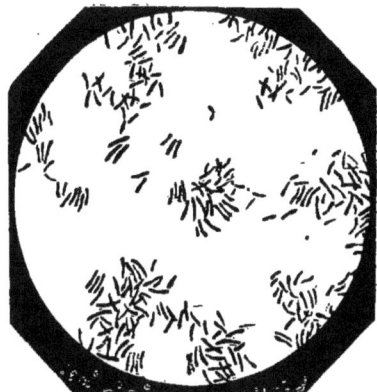

Fig. 7. — *Bacille diphtérique long.*

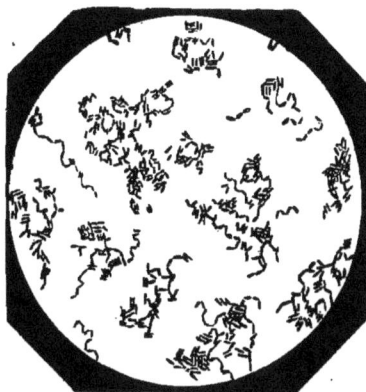

Fig. 8. — *Bacille diphtérique court.*

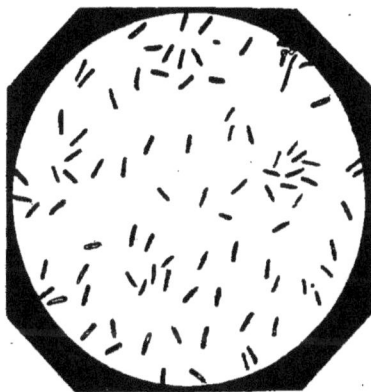

Fig. 9. — *Colibacille.*

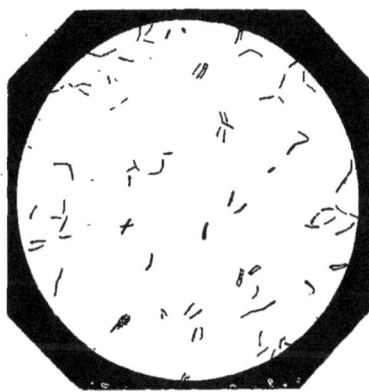

Fig. 10. — *Bacille de Koch.*

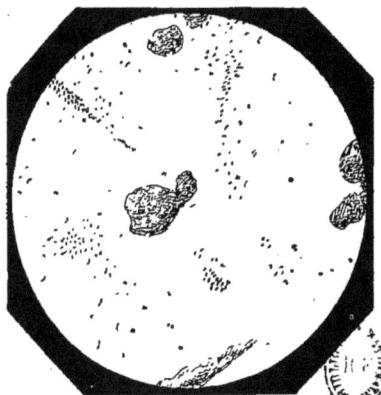

Fig. 11. — *Bacille de Pfeiffer (grippe).*

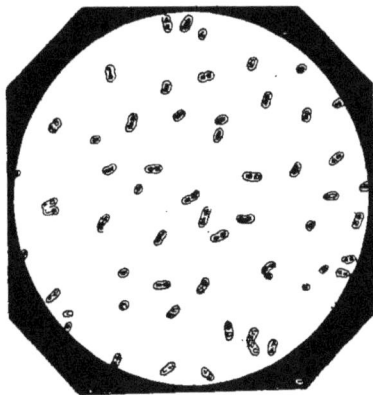

Fig. 12. — *Pneumobacille de Friedlander.*

(Figures extraites du *Précis de Microbiologie Clinique* de F. Bezançon
et du *Précis de Microbie* de Thoinot et Masselin.)

résistants. Nous ne pouvons insister ici sur tous les détails par lesquels, d'habitude, ces derniers se différencient du bacille de Koch authentique : souvent ils se présentent par amas, englobés dans une matière graisseuse (smegma) qui s'est incomplètement décolorée elle-même sous l'influence de l'acide et de l'alcool; ils ne sont pas granuleux, mais plutôt homogènes; ils n'ont pas la gracilité du bacille de Koch, etc. Insistons surtout sur ce fait qu'en général, ils résistent moins bien que leur sosie pathogène à la décoloration suffisamment prolongée (V. BACTÉRIOLOGIE PRATIQUE) par l'acide et surtout par l'alcool. Au besoin, l'épreuve de l'inoculation au cobaye lèverait les doutes.

Pour l'inoculation, on injecte, sous la peau d'une cuisse ou dans la cavité péritonéale, le liquide suspect, autant que possible après avoir permis aux éléments figurés, dont font partie les bacilles, de se sédimenter par le repos (à défaut de machine à centrifugation); c'est le dépôt obtenu que l'on injecte. Pour notre part, nous inoculons systématiquement deux cobayes à la fois, l'un dans le péritoine, l'autre à la cuisse. On sacrifie les animaux au bout de 3 à 4 semaines. Comme les lésions tuberculeuses ainsi provoquées sont en rapport topographique avec le siège des inoculations, les résultats obtenus sont diversement répartis chez chaque animal, et on évite l'erreur qui pourrait être due à une tuberculose spontanée (fait qui est, il est vrai, excessivement rare). En outre, si un de ces animaux succombe, entre temps, à une infection non tuberculeuse, l'autre survit et l'expérience n'échoue pas.

MICROCOQUES PATHOGÈNES. — **Gonocoques.** — Le gonocoque a la forme d'un diplocoque formé de deux éléments incurvés, réniformes, ou en grains de café, qui se regardent par leur concavité. Rarement on trouve les diplocoques isolés; le plus souvent ils sont groupés par amas. Ils ont une très grande tendance à être inclus dans des cellules, surtout dans des leucocytes. Le gonocoque ne prend pas le Gram.

La réunion de ces divers caractères est souvent nécessaire pour que l'on ait le droit d'affirmer la présence du gonocoque dans une préparation. Se baser, par exemple, sur la forme en grains de café pour porter ce diagnostic, c'est s'exposer à l'erreur. La non-coloration par la méthode de Gram est un caractère essentiel, quoique insuffisant aussi à lui seul.

Il faut savoir aussi que d'autres microbes ressemblent énormément au gonocoque, ce sont : le *micrococcus catarrhalis*, fréquent dans certaines inflammations des voies respiratoires, notamment en cas de grippe, et le méningocoque (V. ci-après).

Méningocoques. — On a distingué plusieurs espèces de méningocoques.

Le méningocoque de Weichselbaum, par ses caractères morphologiques et ses aptitudes colorantes, ressemble beaucoup au gonocoque; comme lui, il ne prend pas le Gram.

Le méningocoque de Bonome est un microcoque prenant le Gram, qui se présente soit isolé, soit en diplocoque, soit en courte chaînette, et se revêt d'une capsule à la façon du pneumocoque, dont il est peut-être une espèce.

Pneumocoque. — Le pneumocoque, tel qu'on le rencontre dans les exsudats pathologiques, a la forme d'un coccus ovoïde, lancéolé, dont un bout est effilé et l'autre arrondi. La plupart de ces cocci sont groupés en diplocoques, parfois en chaînettes. Ils sont encapsulés. Dans la plupart des milieux de culture, ils perdent leur capsule et ressemblent au streptocoque.

Le pneumocoque prend le Gram.

Streptocoque. — La principale espèce pathogène est le streptocoque pyogène. Dans sa forme typique, il forme des chaînettes à grains arrondis, mais il est en réalité très polymorphe; souvent, surtout dans le pus, il se présente sous forme de diplocoques, qu'il serait impossible, à la vue, de différencier du staphylocoque pyogène, quand celui-ci affecte un groupement par simples couples. Parfois les grains du streptocoque sont ovalaires au lieu d'être ronds. Le streptocoque pyogène prend le Gram.

Il y a d'autres streptocoques pathogènes pour l'homme : celui de l'érysipèle, celui de certaines angines, celui qui habite la bouche normale et peut se montrer virulent. On tend à voir là plusieurs races d'une même espèce, plutôt que des espèces distinctes.

Staphylocoques. — Les staphylocoques pyogènes sont représentés par des microcoques disposés en amas ou en grappes dans les cultures, mais souvent à l'état de simples diplocoques ou en groupes de trois ou quatre éléments dans le pus. Parfois, au bleu de méthylène, le grain rond qui caractérise le coccus typique se montre scindé en deux éléments qui ont l'aspect de gonocoques. Mais les staphylocoques pyogènes se différencient des gonocoques de toute manière, par ce caractère, qu'ils prennent le Gram.

Les staphylocoques sont très répandus, notamment à la surface de la peau, même normale.

Il y a plusieurs espèces de staphylocoques pyogènes, ou plutôt peut-être de simples races d'une même espèce. Entre les staphylocoques pathogènes et certains staphylocoques non pathogènes, la limite n'est pas nettement tracée.

Tétragène. — Le tétragène est constitué par des microcoques qui tendent à se grouper en tétrades, c'est-à-dire à se disposer quatre à quatre. Ils sont encapsulés, sur les préparations qui en contiennent un assez grand nombre. On juge très bien de leur mode de multiplication que l'on peut se représenter comme il suit : un coccus arrondi se divise en deux hémisphères, dont chacune, formera une sphère ou une masse ovoïde, puis se subdivisera à son tour. Au moment où il vient de se diviser, le coccus offre un aspect comparable à celui du gonocoque. De là une confusion qui, dans les écoulements uréthraux par exemple, nous paraît être assez souvent commise.

La différence d'aspect entre les deux espèces microbiennes est d'ordinaire bien apparente pour un œil exercé, mais il importe surtout de savoir que le tétragène, à l'inverse du gonocoque, prend le Gram.

Encore est-il bon de faire cette réserve que les grains du tétragène sont souvent inégaux, et que certains d'entre eux, les plus petits, peuvent prendre mal le Gram. *HALLION et CARRION.*

MICROCÉPHALIE. — V. Encéphalopathies infantiles, Idiotie.

MICROPHTALMIE CONGÉNITALE (*Atrophie. Phtisie du globe oculaire*). —
L'œil peut être simplement réduit dans toutes ses mesures, de petite dimension (œil en miniature), ou bien être au-dessous de son volume normal, parce
qu'il est atteint de malformations par arrêt de développement, ou par lésions
inflammatoires développées pendant la vie intra-utérine. *C'est l'œil microphtalme.*

L'arrêt de développement oculaire dépendant d'une origine centrale
explique certaines complications de la microphtalmie (hémiatrophie faciale,
développement incomplet de la moitié correspondante du corps, troubles
intellectuels et nerveux).

L'origine inflammatoire aboutissant à un processus de désorganisation
rend compte de certaines lésions cornéennes, du tractus uvéal, de la rétine
et du nerf optique.

D'autres complications telles que kystes orbitaires [V. ORBITE (TUMEURS'
KYSTES CONGÉNITAUX AVEC MICROPHTALMIE ET ANOPHTALMIE], ectasie de la sclé-

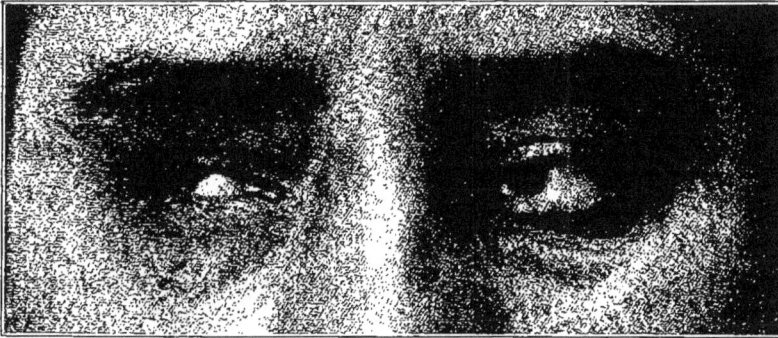

Fig. 99. — Microphtalmie bilatérale congénitale (Péchin).

rotique, présence de cartillage dans la sclérotique et la cornée et de fibres
musculaires dans la sclérotique, colobomes de l'iris, de la rétine, du nerf
optique, aphakie, cataracte, ectopie du cristallin, nystagmus, strabisme
concomitant ou paralytique, absence ou malformation de l'iris, colobome
ciliaire et choroïdien, le développement atypique du corps vitré, la persistance de l'artère hyaloïdienne et du canal de Cloquet sont d'une interprétation pathogénique difficile.

Plusieurs enfants de la même famille peuvent être atteints.

La réduction du volume de l'œil a des degrés variés.

La cornée peut être transparente ou trouble. Le trouble a divers aspects
selon qu'il s'agit d'arrêt de développement ou de kératites. Dans le premier
cas, la sclérotique semble empiéter sur la cornée.

La cavité orbitaire ainsi que la saillie du sourcil ont subi, en général, un
arrêt de développement.

L'hypermétropie est fréquente, non constante. L'œil microphtalme peut
être myope.

L'affection est unilatérale ou bilatérale (fig. 99).

Un globe est dit atrophique lorsqu'il est aveugle, hypotone et diminué de volume.

L'atrophie survient après une irido-cyclite plastique et, en général, après toute endophtalmie septique ; elle est la conséquence de l'organisation des exsudats plastiques du vitré ; elle survient fréquemment à la suite de plaies perforantes de la sclérotique avec exsudats de l'iris et du corps ciliaire, de plaies scléroticales avec pincement de la choroïde et de la rétine dans la cicatrice ; elle peut être la conséquence de plaies accidentelles ou opératoires. On l'a vu survenir à la suite d'extraction de corps étrangers magnétiques par l'électro-aimant. Les tumeurs intra-oculaires et surtout le sarcome se terminent parfois par atrophie du globe. C'est aussi la terminaison habituelle du cysticerque qui évolue dans le vitré.

L'œil est diminué de volume ; cette diminution se fait progressivement par suite de la rétraction des exsudats. La forme sphéroïde du globe disparaît ; la forme carrée la remplace ; cette forme est due à la pression des muscles droits sur un œil hypotone.

La cornée est plus petite, souvent opaque, parfois transparente, aplatie, courbée, plissée. L'iris est atrophié, appliqué contre la chambre antérieure. Celle-ci peut encore exister, mais derrière elle l'iris forme un diaphragme irien et pseudo-membraneux. Le cristallin est opacifié, ratatiné ; le nerf optique atrophié. Les membranes de l'œil sont conservées, mais altérées, ossifiées parfois, tiraillées par l'exsudat qui se rétracte. La rétraction se maintient dans des limites moyennes. L'œil est sensible au toucher tant que l'atrophie se poursuit ; toute douleur disparaît dès que l'atrophie est complète. Il est exceptionnel que des douleurs surviennent à moins que l'œil ne contienne un corps étranger. Les récidives inflammatoires sont toujours à craindre. Cet œil est un danger permanent, car il peut occasionner une ophtalmie sympathique, aussi le mieux est-il de l'énucléer.

La *phtisie* de l'œil est différente de l'atrophie. L'œil arrive dans son involution à des dimensions moindres, il peut être excessivement réduit, car les membranes sont presque entièrement détruites par la suppuration. Il n'y a plus de danger d'ophtalmie sympathique. Il s'agit, en effet, d'un processus différent de celui de l'atrophie ; il y a eu rétraction brusque, rapide, par dégénérescence purulente du contenu oculaire ; écoulement de pus par une ouverture de la sclérotique ; évacuation purulente après panophtalmite. L'œil phtisique peut être conservé.

PÉCHIN.

MIEL ET MELLITES. — Le miel est laxatif et peut être employé comme tel aux doses de 50 à 60 gr. ; il sert surtout à sucrer les tisanes, à préparer les *mellites*.

Dans la préparation de ceux-ci, les liquides qui servent à dissoudre le miel sont l'eau (*mellite simple*) ou des solutions médicamenteuses diverses (mellite de mercuriale, mellite de rose rouge) ; quand ces solutions sont le vinaigre ou un vinaigre médicinal, les mellites portent le nom d'oxymellites (*oxymel scillitique*).

E. F.

MIGRAINE. — La migraine est un syndrome qui se reproduit par accès. Le signe capital est une *céphalalgie* intense, ordinairement *unilatérale* et localisée dans la région *orbito-temporale*. Elle s'accompagne souvent de *photophobie*, de *malaise nauséeux, vertigineux,* et même de *vomissements.*

Quelquefois héréditaire, la migraine survient de préférence chez les sujets neuro-arthritiques, de vie sédentaire. Elle débute ordinairement à l'âge de l'adolescence, se prolonge dans l'âge mûr, et cesse à l'approche de la vieillesse, chez la femme avec la ménopause.

Les accès de migraine sont séparés les uns des autres par des intervalles de santé parfaite; ils se reproduisent avec une périodicité plus ou moins régulière, et l'on peut prévoir le retour des accès, hebdomadaires ou mensuels. Cependant les accès peuvent être moins fréquents et irréguliers.

Migraine simple. — Il n'est pas rare que la veille ou l'avant-veille de son accès, le migraineux éprouve une sensation de mieux-être, d'alacrité, une plus grande facilité pour le travail, qu'il ait grand appétit, qu'il soit plus gai, plus loquace, plus « vivant ». Beaucoup, avertis par l'expérience, redoutent cette euphorie qui présage une dépression prochaine.

Le « jour de migraine », suit de près la phase d'alacrité prémonitoire; il débute par un mauvais réveil, une sensation de *malaise général* qui va croissant. Bientôt apparaît la *douleur,* d'abord limitée en un point de la tempe, de la région sourcilière, ou du globe de l'œil, puis envahissant peu à peu toute une moitié du crâne, d'où le nom d'*hémicranie.*

Les caractères de cette douleur varient suivant les sujets et suivant les accès; on la qualifie selon les cas de compressive, lancinante, térébrante. Elle atteint bientôt son acmé et c'est alors qu'apparaissent les *nausées,* les *vomissements.* Ceux-ci calment momentanément la douleur. Mais l'accès ne cesse pas toujours avec eux. Le migraineux reste plusieurs heures dans un état de malaise nauséeux, incapable d'agir, de penser. Tantôt son visage est pâle (*migraine blanche*), tantôt au contraire vultueux (*migraine rouge*). Céphalalgie et vomissements se succèdent; le malade passe par des alternatives de mieux et de pire.

Enfin, les phénomènes aigus s'atténuent; les vives douleurs sont remplacées par une fatigue extrême, un grand accablement et un violent besoin de sommeil. Le migraineux s'endort. Le lendemain, il s'éveille encore mal à son aise, courbaturé, sans entrain. Mais à l'ordinaire, dès qu'il a mangé, tout se dissipe comme un mauvais rêve, il reprend sa vie coutumière.

Telle est l'allure coutumière de l'accès de migraine simple. Mais les variantes sont innombrables. Chaque migraineux a *sa* migraine, à lui, qui n'est calquée sur aucune autre. Celui-ci souffre toujours du côté droit, cet autre du côté gauche, un troisième tantôt à droite, tantôt à gauche. Quelques-uns ne vomissent jamais; certains sont soulagés par les repas, d'autres non. D'aucuns ne peuvent rester couchés, d'autres ne peuvent ouvrir les yeux sans que leur malaise ne redouble, etc., etc.

Voilà la *migraine simple, commune,* dont chacun sait faire le diagnostic, les malades tout les premiers.

Mais souvent à ces symptômes primordiaux s'ajoutent des phénomènes plus graves qui semblaient autrefois n'avoir aucun rapport avec l'accès migraineux proprement dit. On a reconnu depuis qu'ils lui étaient intimement liés et l'on donne aujourd'hui à cet ensemble symptomatique le nom de *migraine accompagnée*.

Les troubles oculaires étant les plus fréquents, on a décrit la *migraine ophtalmique* et même une forme plus grave, la *migraine ophtalmoplégique* (V. OPHTALMOPLÉGIES).

Migraine accompagnée. — Les accidents accompagnateurs de la migraine sont nombreux.

On a noté plusieurs fois la *paralysie faciale*.

Demicheri a observé une femme de 64 ans, dont les accès migraineux s'accompagnaient d'une paralysie oculaire alternante, de diplopie, de ptosis, et aussi de paralysie faciale. Rossolimo a rapporté l'observation d'une paralysie faciale accompagnant des crises migraineuses, au moment des règles. La paralysie faciale siégeait tantôt à droite, tantôt à gauche, et était précédée de douleurs auriculaires.

Ces paralysies faciales transitoires peuvent laisser un résidu parétique permanent; un des côtés de la face, même dans l'intervalle des crises, se montre souvent moins mobile, moins expressif que le côté opposé.

Quelquefois aussi la peau d'une moitié droite de la face est le siège d'une infiltration qui rappelle celle qu'on observe souvent à la main des syringomyéliques et qui a été décrite par Marinesco sous le nom de *main succulente*. Semblables infiltrations œdémateuses sont fréquentes dans l'hémiplégie et peuvent siéger aussi bien aux membres inférieurs qu'aux membres supérieurs (Lœper et Crouzon).

La *face succulente* a été observée par Pierre Bonnier chez un malade de 70 ans, atteint de crises de vertige droit, avec dérobement hémiplégique à droite, chute à droite, bourdonnement, surdité, névralgie faciale avec douleur vive dans l'oreille et dans l'œil, *paralysie de la VII⁰ et de la VI⁰ paires* du côté droit, avec *poussées congestives douloureuses de la face*, et *œdème chaud* de toute la région. Cet œdème, d'abord paroxystique, s'installa définitivement, peu sensible le matin, extrêmement prononcé le soir, abondant dans les parties déclives de la face qu'il rendait transparente. Pour Bonnier, tous ces accidents sont l'indice d'un ramollissement bulbaire, intéressant les centres moteurs de l'œil, les centres vaso-moteurs et thermiques.

L'*œdème palpébral* a été noté par Möllendorf dans plusieurs cas de migraine. H. Meige a observé chez deux sujets atteints de *spasme facial* une *succulence faciale* analogue, sorte de trophœdème symptomatique.

Il est hors de doute que les crises migraineuses s'accompagnent fréquemment de troubles vaso-moteurs ou sécrétoires. On a parlé de *migraines rouges* et de *migraines blanches* (Eulenburg). On a décrit des crises de larmes et de salivation. On a signalé des troubles pupillaires. Aussi a-t-on pu considérer, non sans de bonnes raisons, que les accidents migraineux pouvaient être d'origine sympathique (Du Bois-Raymond).

Tout aussi bien on peut admettre l'existence d'un trouble circulatoire passager survenant dans la région bulbaire, au voisinage des centres vaso-moteurs et vaso-sécrétoires (Pierre Bonnier).

L'*aphasie migraineuse transitoire* a été bien analysée par Charcot. « Le malade éprouve un engourdissement de la main ; l'engourdissement monte ; il envahit la face ; il occupe la commissure labiale du même côté ; la langue s'engourdit ; au bout d'un certain temps, on veut parler et on ne peut plus ; on ne sait plus… on dit volontiers « monsieur » pour « madame » ; cependant l'intelligence est à peu près conservée…. »

On connaît également, depuis Piorry, les *accidents paresthésiques* et *parétiques* signalés par les migraineux : fourmillements dans les membres supérieurs, engourdissement de la main, ébauche d'épilepsie sensorielle, parésie d'un bras.

La plupart des crises migraineuses s'accompagnent de *parésies palpébrales*. Dans les « petites migraines », la *lourdeur des paupières* est toujours signalée. Dans les cas plus sévères il s'agit d'un véritable *ptosis*, qui, d'abord transitoire, cessant avec l'accès, peut devenir permanent, et même se compliquer d'autres paralysies oculaires, préludant à l'apparition de la *migraine ophtalmoplégique*.

On a signalé aussi, quoique très rarement, des phénomènes convulsifs palpébraux (Calmeil, Féré) et même des contractions des muscles de la face, du cou et de l'épaule (Kovalevsky). S'agit-il de *spasmes* provoqués par une irritation passagère du noyau ou du tronc du facial par le trouble circulatoire migraineux ? Ou bien faut-il voir là des spasmes réflexes répondant à l'irritation des voies sensitives, comme dans l'affection qualifiée de *tic douloureux* de la face ? Les deux hypothèses sont également plausibles. Enfin, ces phénomènes convulsifs peuvent n'être que des tics surajoutés (H. Meige).

D'une façon générale, les troubles moteurs de la migraine accompagnée sont surtout paralytiques (parésies ou paralysies de la face, des membres, de la langue, des muscles oculaires), ce qui s'accorde avec l'hypothèse d'un déficit vasculaire passager. Dans la migraine prédomine l'*angiospasme*, qui diminue le volume des voies circulatoires et leur apport sanguin, et dont l'action sur les territoires nerveux est comparable à celle d'un processus ischémique par oblitération. De là les phénomènes paralytiques.

Migraine ophtalmique. — Aux signes de la migraine ordinaire s'ajoutent les accidents oculaires suivants :

1° *Hémiopie périodique.* — Au cours de son accès, le migraineux s'aperçoit tout d'un coup en fixant un objet, qu'une moitié de cet objet lui devient invisible. L'accès terminé, l'hémiopie disparaît généralement.

2° *Scotome scintillant.* — Pendant l'accès, le malade, qu'il ferme ou qu'il ouvre les yeux, voit un dessin lumineux, coloré, zigzaguant, imitant, comme on dit, « une ligne accidentée de fortifications à la Vauban », qui se déplace avec le regard. Sur chaque objet qu'il fixe, le migraineux voit ces lignes lumineuses bordées de bandes multicolores. La durée du phénomène varie de quelques minutes à quelques heures.

3° *Amblyopie migraineuse.* — Plus rare, et très variable dans sa forme et son intensité, elle va du simple obscurcissement à la cécité complète ; elle dure en général quelques minutes, mais peut résister une journée entière.

Selon Féré, on observe chez les migraineux des phénomènes d'épilepsie sensorielle et même motrice. L'accès de migraine, comparable en cela à l'accès épileptique, peut être précédé de rêves pénibles, terrifiants. Chez un malade qui rêvait d'incendie et voyait le feu à sa droite, le lendemain s'était produit un scotome scintillant du même côté. De ces *rêves hémianopsiques* dans l'épilepsie, qu'on peut rapprocher des *hallucinations hémianopsiques* signalées par Lamy, il n'est pas sans intérêt de rapprocher également l'*hémianopsie migraineuse.*

Migraine ophtalmoplégique. — Enfin, certains accès migraineux se compliquent d'une paralysie transitoire des nerfs moteurs de l'œil (paralysie récidivante de la troisième paire). Les récidives tendent à devenir de plus en plus persistantes et après un certain nombre d'accès, l'ophtalmoplégie peut être définitive (V. OPHTALMOPLÉGIES).

Troubles psychiques. — La coexistence de *troubles psychiques* avec la migraine ophtalmique est certaine.

Parmi les phénomènes prodromiques, on a signalé à juste titre des singularités mentales qui, chez certains sujets, acquièrent une assez grande intensité. En général, il s'agit de phénomènes d'excitation ; un besoin immodéré de parler, de s'agiter, de tourner au comique les événements de la vie courante (Guido Guidi); bien plus rarement prédomine l'irritabilité ou la dépression : les malades se montrent tristes, défiants, pleurards, ils recherchent l'isolement. Mais ces manifestations cyclothymiques n'appartiennent pas aux seuls migraineux.

On décrit communément la *photophobie dans la migraine*, et avec raison. Si l'on entend par là que le sujet éprouve une sensation pénible à regarder la vive lumière, ce phénomène est presque constant. Mais il ne s'agit que rarement d'une *phobie*, au sens psychiatrique du mot. La crise terminée, le malade ne souffre plus des impressions lumineuses; il n'y songe même point. Exceptionnellement, la sensation pénible provoquée par la lumière au moment de la crise, peut se compliquer d'une véritable *phobie*, qui persiste en dehors des accès, même sans cause, dans l'obscurité.

Ces phobies, dont on a souvent signalé des exemples, s'accompagnent parfois de phénomènes angoissants. La distinction entre l'*angoisse* et l'*anxiété* sur laquelle Brissaud a insisté avec raison est ici très difficile à établir.

Mangazzini a défendu l'existence d'une *psychose hémicranique*, dont l'autonomie est combattue par von Kraft-Ebing.

On admet sans difficulté qu'un trouble circulatoire encéphalique capable de produire tous les désordres sensoriels et moteurs qui font cortège à la migraine puisse déterminer également des désordres psychiques, transitoires d'abord, et qui, par leur répétition, peuvent devenir définitifs. Mais est-il nécessaire d'invoquer une psychose migraineuse spécifique?

Enfin, Charcot, Brissaud ont montré que, dans certains cas, le syndrome de la migraine ophtalmique pouvait être le prélude d'une périencéphalite diffuse.

Diverses observations permettent de supposer qu'il existe entre la migraine et l'*épilepsie* quelques liens de parenté; l'une pourrait se transfor-

mer en l'autre (d'Abundo); mais ces faits sont rares. Rodiet admet qu'il
s'agit alors d'accidents relevant d'une auto-intoxication d'origine intestinale. Le régime végétarien aurait pour effet d'atténuer les crises migraineuses comme les crises épileptiques.

Nature et Pronostic. — Il semble hors conteste aujourd'hui que les
phénomènes douloureux, vertigineux, nauséeux, l'aphasie, l'hémianopsie, le
scotome, les ophtalmoplégies, les parésies et les paresthésies de la face et
des membres, signalés dans les cas de migraine accompagnée, soient liés
à un trouble vasculaire : vaso-dilatations et vaso-constrictions transitoires,
capables de produire sur telle ou telle région encéphalique une action irritative ou un déficit nutritif, passagers il est vrai, mais provoquant néanmoins, pendant qu'ils existent, des symptômes comparables à ceux qui relèvent des lésions graves et durables de l'appareil circulatoire de l'encéphale.

« On admet, disait Charcot, que c'est un spasme temporaire des vaisseaux
sylviens, avec anémie transitoire de toute la région, qui comprend les
diverses localisations des quatre éléments du langage et quelques régions
sensitives relatives aux bras et à la face, et qui sont situées en arrière des
circonvolutions ascendantes. »

Le migraineux, atteint pendant quelques heures d'aphasie ou de dysarthrie,
se trouverait ainsi, du fait de l'angiospasme qui rétrécit passagèrement le
calibre d'une des branches de sa sylvienne, dans les mêmes conditions qu'un
sujet dont le même vaisseau aurait été rendu imperméable par une embolie
ou une thrombose.

Du siège, de l'étendue, de l'intensité et de la durée du spasme vasculaire
dépendent la nature, le nombre, l'intensité et la durée des symptômes
« accompagnateurs ».

Certaines ressemblances cliniques avec l'hémiplégie progressive peuvent
donner à penser que les troubles circulatoires peuvent aussi se produire
dans la région capsulaire. D'ailleurs, les angiospasmes passagers risquent
de produire des désordres irrémédiables. « Les spasmes vasculaires, a dit
encore Charcot, ne peuvent durer longtemps; ils sont transitoires, c'est
vrai. Mais il n'y a pas un seul des phénomènes de cette migraine qui ne
puisse s'établir à l'état permanent, si ce n'est peut-être le scotome scintillant.... Les vaisseaux peuvent finir par s'altérer; la maladie peut alors
rentrer dans la catégorie des affections permanentes.... Voilà comment la
migraine ophtalmique peut se transformer en affection organique. » Et
voilà aussi pourquoi le tableau clinique de l'hémiplégie progressive peut
être réalisé par de vieux migraineux.

On conçoit donc que si la migraine simple ne présente en soi aucune
gravité pronostique, il faut toujours faire des réserves au sujet des phénomènes accompagnateurs qui, de transitoires, peuvent devenir permanents.
D'autre part, il faut se rappeler que la migraine peut disparaître complètement, après avoir duré quelques années. Elle est d'ailleurs souvent remplacée par une manifestation métastatique du neuro-arthritisme : asthme,
urticaire, eczéma, etc.

Avec Du Bois-Raymond, Hartenberg considère la migraine comme une
névrose vasculaire liée à une excitation du sympathique cervical.

Tandis qu'on admet généralement que l'angiospasme provoque la douleur en irritant les terminaisons sensitives dans les parois artérielles, il suppose que cette douleur relève de l'irritation primitive du sympathique : les variations vasculaires et les sensations douloureuses seraient subordonnées à cette même cause.

Un certain nombre d'ophtalmologistes tendent à considérer la migraine comme un syndrome réflexe sous la dépendance d'un trouble de l'appareil visuel, tout spécialement l'*asthénopie*. Tantôt il s'agirait d'une asthénopie accommodative, ayant pour conséquence la fatigue et les douleurs oculaires avec irradiations dans la région frontale, l'hypérémie de la conjonctive et la photophobie. Tantôt l'asthénopie serait due à une insuffisance des muscles moteurs de l'œil, notamment le droit interne : de là la diplopie et la céphalée occipitale (L. Lopez).

D'autres auteurs rattachent la migraine à des *vices de réfraction* (G. L. Walton, Bradford, Katz, Alger). Leur traitement a pu dans certains cas faire disparaître les accès migraineux; mais on ne saurait y voir une preuve que la migraine est toujours sous la dépendance de troubles oculaires.

On a également rattaché la migraine à des *désordres gastriques*. Selon L. Jacquet et Jourdanet « la migraine est une crise d'hyperesthésie objective de la substance cérébrale et en particulier du cortex, avec irradiation nerveuse variable, le tout sous la dépendance de l'excitation émanée d'organes divers, au premier rang desquels figure l'estomac surirrité ». Cette pathogénie hypothétique n'est certainement pas applicable à tous les cas de migraine. Mais il est certain que les migraineux gros mangeurs, se trouvent bien d'un régime peu riche en viande et de la suppression de l'alcool.

Enfin dans ces derniers temps la migraine a été rattachée à un trouble d'*origine thyroïdienne*.

Pour Hertoghe, la céphalalgie figure au premier rang des symptômes produits par l'hypothyroïdie chronique bénigne, et il fait intervenir dans la pathogénie l'insuffisance arsenicale. Léopold Lévi et H. de Rotshchild croient aux bons effets du traitement thyroïdien dans la migraine. De fait, il existe quelques rapports entre la sécrétion thyroïdienne et les phénomènes migraineux; on connaît l'influence salutaire de la grossesse sur certaines migraines (Brissaud); on sait également que la migraine disparaît fréquemment avec la ménopause; enfin on a vu la céphalalgie migraineuse cesser avec l'apparition du syndrome de Basedow.

On a rattaché également la migraine à d'autres troubles glandulaires : l'ovaire, l'hypophyse, ont été mis en cause.

A l'heure actuelle, il suffit de signaler ces hypothèses. Aucune d'elles ne peut être acceptée sans réserve. On se gardera surtout d'en tirer des conclusions thérapeutiques univoques et d'appliquer systématiquement à tous les migraineux le traitement thyroïdien ou toute autre forme d'opothérapie.

Diagnostic. — La migraine simple se reconnaît immédiatement à la description qu'en donnent les malades. Elle doit être différenciée des autres *céphalées* et des *névralgies* faciales (v. c. m.) (V. NEURASTHÉNIE).

Plus délicat est le diagnostic de la migraine accompagnée. Chacun de ses symptômes accompagnateurs doit être étudié avec soin; leur caractère transitoire, leur coexistence avec les phénomènes de la migraine commune permettront de les rattacher à leur véritable cause. On éliminera ainsi les accidents encéphaliques graves qui peuvent produire une *aphasie*, une *hémiplégie* (hémorragie, ramollissement cérébral, tumeurs cérébrales) (v. c. m.). Quant aux troubles oculaires, c'est encore leur périodicité, leur apparition passagère, qui permettront de les différencier des autres causes d'*amblyopie*, de *diplopie*, d'*ophtalmoplégie* (v. c. m.).

Traitement. — Les migraineux étant de la famille neuro-arthritique, la première indication thérapeutique doit être une observance rigoureuse de l'hygiène et du régime.

Traitement général. — On proscrira tous les excitants et tous les toxiques : le tabac, l'alcool, l'alimentation trop riche en viandes. On conseillera d'éviter les fatigues, les veilles, le surmenage intellectuel ou physique ; par contre, un exercice quotidien, modéré, au grand air, sera toujours favorable.

Aux migraineux dyspeptiques, constipés, goutteux, neurasthéniques, seront prescrits les régimes préconisés contre la dyspepsie, la goutte, la neurasthénie (v. c. m.). Dans tous les cas, on pourra recommander des purgations légères, les sels de Vichy et de Carlsbad pour favoriser la digestion ; le lait, le thé très léger, pour faciliter les éliminations.

Dans le même but prophylactique on a indiqué comme un remède efficace l'*extrait solide de chanvre indien*, en pilule de 0,01 centigr. Commencer par 5 pilules par jour et augmenter progressivement jusqu'à 15 centigrammes.

On peut aussi ordonner, tous les soirs, pendant plusieurs mois, une *pilule de Debout* :

    Sulfate de quinine. . . . . 5 grammes.
    Poudre de digitale . . . . 1 gr. 50
    Sirop de sucre . . . . Q. S.
Diviser en 50 pilules.

Chez les goutteux, soumis d'autre part à un régime sévère, on prescrira une des pilules suivantes à prendre chaque soir avant le repas ou trois heures après, avec un verre d'eau de Vichy :

    Valérianate de quinine. . . . . 1 gramme.
    Extrait de colchique . . . . 20 à 45 centigr.
    Extrait de digitale 20   —
    Aconit 10   —
Pour 10 pilules.

Pour le migraineux neurasthénique, conseiller l'emploi des glycéro-phosphates, alternés avec l'arsenic (liqueur de Fowler).

La *quinine* est également très recommandable.

    Bisulfate de quinine. . . . . 1 gramme.
    Nitrate de strychnine . . . . 2 centigr.
    Acide phosphorique. . . . . 4 grammes.
    Pyrophosphate de chaux . . . . ⎫ āā 1 gramme.
    Pyrophosphate de manganèse . . . . ⎭
    Teinture de kola . . . . 20 grammes.
    Sirop simple 300   —
F. S. A. un sirop ; prendre 2 fois par jour une cuillerée à café après les repas dans un demi-verre d'eau.

Chez les névropathes, l'hydrothérapie, le massage, l'électrothérapie, la mécanothérapie rendront aussi des services.

Les stations thermales de Pougues, Vittel, Contrexéville, Vichy, seront, suivant les cas, recommandées aux migraineux.

Traitement de l'accès de migraine. — Malgré toutes les médications préventives, la crise de migraine peut éclater. Plusieurs médicaments réussissent à la calmer : la *teinture de cannabis indica* à la dose de XX ou XXV gouttes ; en cas d'insuccès, augmenter la dose de quelques gouttes, au prochain accès. Si le calme n'est pas obtenu, inutile d'insister ; le médicament demeurera inactif ; c'est une question d'idiosyncrasie.

On pourra essayer alors de la combinaison suivante (Hirtz) :

> Extrait de cannabis indica . . . . 15 milligr.
> Phénacétine. . . . . 5 centigr.
> Acétanilide. . . . . 5 milligr.
> Excipient. . . . . Q. S.

Pour une pilule ; F. S. A., 50 semblables. Prendre une de ces pilules tous les quarts d'heure jusqu'à soulagement. Ne pas dépasser 10 pilules ; la migraine cesse en général après l'absorption de la 5e pilule.

L'*antipyrine* ou *analgésine* est, par excellence, le médicament efficace contre l'accès douloureux. Les doses sont essentiellement individuelles ; un cachet de 0 gr. 50 peut suffire, et l'on doit commencer par cette faible dose ; mais souvent il faut augmenter jusqu'à 2 et 3 gr. qu'on fait prendre par cachets de 1 gr., espacés de demi-heure en demi-heure.

Pour éviter l'intolérance gastrique, on fera bien d'associer l'antipyrine au bicarbonate de soude.

Lorsque l'état nauséeux est très prononcé, on a eu recours aux injections sous-cutanées d'antipyrine ; mais celles-ci sont très douloureuses et l'on doit toujours se méfier des conditions imparfaites d'asepsie. L'antipyrine peut aussi s'administrer en lavements (3, 4 ou 5 gr. d'antipyrine dans un quart de lavement). Se méfier toujours des susceptibilités individuelles, des éruptions, de l'intolérance gastrique, dès qu'on dépasse la dose de 1 gr. d'antipyrine.

Aux personnes rebelles à l'action de l'antipyrine, on peut prescrire l'*acétanilide* à dose fragmentaire, 5 ou 6 cachets de 0 gr. 20 centigr. par jour, à une heure d'intervalle.

On peut l'associer à d'autres médicaments.

> Acétanilide. . . . . 20 centigr.
> Phénacétine. . . . . 10 —
> Valérianate de quinine . . . . 5 —

M. S. A. pour un cachet ; 5 semblables à prendre en deux heures.

Ici encore, plus même que pour l'antipyrine, éviter les doses élevées qui peuvent déterminer de sérieux troubles circulatoires. Même remarque pour l'*exalgine*.

La *caféine* donne parfois de remarquables succès. Le *pyramidon*, l'*aspirine* également.

Le *nitrite d'amyle*, en inhalations de quelques gouttes, a été conseillé à titre de vaso-dilatateur, et inversement l'ergot de seigle comme vasoconstricteur. Ces médicaments n'ont qu'une action problématique et leur emploi doit être très surveillé.

Le *salicylate de soude* réussit quelquefois.

L'aconitine, la morphine sont à déconseiller.

Dans les cas de *migraine accompagnée*, le *bromure de potassium* donne d'excellents résultats, à la dose de 2 à 5 gr. Il ne faut jamais négliger de le conseiller avant tout autre médicament (Charcot). Et l'on peut même le faire prendre à titre préventif quelques jours avant le retour probable de l'accès.

A titre d'adjuvant, on peut avoir recours à une médication externe : frictions temporo-frontales au mentol, massage local, et mieux, compresses d'eau froide, d'eau chaude, d'eau de Cologne, d'eau sédative, sur le front.

Enfin, on insistera toujours sur l'action sédative du repos de la tête et du corps, du repos des yeux. Le *lit*, le *silence*, l'*obscurité* soulagent tous les migraineux.   *HENRY MEIGE et E. FEINDEL.*

MIGRAINE OPHTALMIQUE. — SCOTOME SCINTILLANT. — TEICHOPSIE. — AMAUROSE PASSAGÈRE.

— Sous ces divers noms on comprend une cécité passagère, d'origine centrale, une forme spéciale de migraine dans laquelle prédominent les troubles oculaires. Les troubles visuels sont souvent précédés d'une sorte d'aura consistant en une sensation de vertige, ou de défaillance dans la région épigastrique. Certains malades se plaignent de rêves précurseurs de la migraine ophtalmique, rêves hémianopsiques du même côté que le scotome et qui sont à rapprocher des hallucinations hémianopsiques. Le trouble visuel revêt des formes diverses, le champ visuel se trouble, l'atmosphère paraît en mouvement, comme les couches d'air qui entourent un poêle trop chaud, ou bien encore le malade a la sensation d'une tache, d'un scotome qui s'étend rapidement en même temps qu'il apparaît bordé par une ligne plus ou moins brisée, en forme de zigzag (*teichopsie*). Cette bordure est lumineuse, vibrante, d'où le nom de *scotome scintillant*. Le scotome scintillant n'est pas un symptôme nécessaire de la migraine ophtalmique. Les accès non scintillants peuvent alterner avec des accès scintillants, et on peut observer tous les degrés intermédiaires entre le scotome scintillant et le scotome non scintillant. La présence ou l'absence de scintillement n'implique pas une nature différente de la maladie. Les troubles sont habituellement limités à une moitié du champ visuel (hémianopsie à type homonyme); ils durent de 15 à 50 minutes, persistent quelquefois d'une demi-heure à 2 heures, se répètent à intervalles variables, puis disparaissent en laissant la vision intacte et sont suivis de céphalée à forme hémicranienne et quelquefois de nausées et de vomissements. La douleur siège parfois dans l'œil et s'accompagne d'une certaine tension oculaire (faux glaucomes).

La migraine ophtalmique peut revêtir un caractère d'alternance. Il est rare que l'on observe le fond de l'œil pendant un accès; toutefois, on a pu noter, dans certains cas, un rétrécissement des artères rétiniennes du côté de l'hémisphère atteinte par le mal de tête, et homonyme à la moitié rétinienne affectée. Telle est la *migraine ophtalmique simple*, celle qu'on trouve chez les sujets fatigués, déprimés, les surmenés par le travail intellectuel, les névropathes, et qui paraît due à de simples troubles circulatoires. Fréquente chez les jeunes gens, elle apparaît comme une manifestation de la céphalée de croissance. On l'a signalée comme une maladie congénitale et héréditaire, et aussi chez les arthritiques, les diabétiques, les malades atteints de troubles digestifs, et aussi les malades en puissance d'affections cérébrales. Dans la forme dite *accompagnée*, d'autres accidents viennent s'ajouter au scotome scintillant; tels que phénomènes paralytiques, aphasiques, perte de connaissance, attaques épileptiformes, etc.... Dans ces cas,

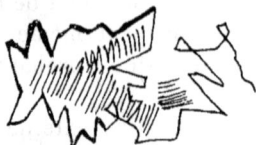

Fig. 100. — Scotome scintillant dans la migraine ophtalmique.

le scotome scintillant n'est plus un simple trouble circulatoire d'un pronostic favorable, il devient le signe d'une affection centrale grave (tumeur cérébrale, lésions basilaires, syphilis cérébrale, paralysie générale).

La *valeur séméiologique* de la migraine ophtalmique n'a pas de précision en raison de la multiplicité des causes qui peuvent lui donner naissance; aussi, est-ce surtout par l'étude des signes concomitants qu'on pourra se guider pour faire le diagnostic étiologique.

Un accès de glaucome irritatif peut ressembler à un accès de migraine ophtalmique; le caractère distinctif est l'absence pendant l'accès de troubles oculaires irritatifs tels qu'on les trouve dans le glaucome (hyperémie de la conjonctive bulbaire, aspect terne, gris de la cornée, anesthésie cornéenne, immobilité et dilatation pupillaires, hypertonie, œil inéclairable).

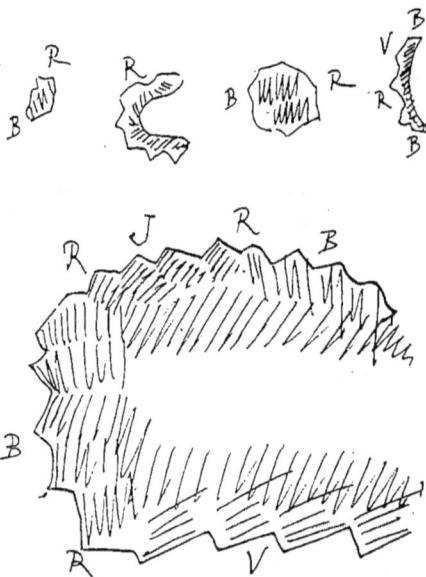

Fig. 101. — Différentes phases du scotome scintillant dessinées par un malade. Les lettres indiquent les diverses colorations (rouge, bleu, etc...).

Le **pronostic** doit toujours être réservé, car la migraine ophtalmique, *même non accompagnée*, peut être le signe précurseur d'une grave affection cérébrale qui évoluera dans un temps plus ou moins éloigné. Chez les syphilitiques notamment, il n'est pas rare de voir le simple scotome scintillant précéder de quelques années de graves lésions cérébrales auxquelles ils peuvent succomber.

Traitement. — Le traitement de l'attaque de migraine ophtalmique est pour ainsi dire nul. On devra s'attacher à rechercher la cause et à établir un traitement qui variera avec elle (V. MIGRAINE).

PÉCHIN.

<u>MIKULICZ</u> (**MALADIE DE**). — **Hypertrophie symétrique des glandes sali-
vaires et lacrymales**. — Mikulicz a décrit le premier, en 1892, cette
curieuse affection, dont la nature exacte est encore discutée et dont il
n'existe, à l'heure actuelle, qu'une trentaine d'observations.

Étude clinique. — La maladie, qui survient, sans cause appréciable,
chez des sujets généralement âgés de 20 à 50 ans, se caractérise par un
gonflement symétrique des glandes salivaires et des glandes lacrymales
(fig. 102). Ce gonflement évolue lentement,
pendant des mois et des années, sans poussée aiguë ; il reste toujours assez modéré,
ne dépassant guère le double du volume
normal des glandes atteintes ; les deux
côtés sont pris simultanément et symétriquement, sans que cependant l'augmentation de volume soit toujours exactement
égale dans les deux glandes de même
nom. Parmi les glandes salivaires, les plus
grosses, parotides, sous-maxillaires et sublinguales, peuvent être seules envahies ;
mais on a vu aussi, dans quelques cas,
l'hypertrophie des petites glandes disséminées sous la muqueuse buccale (glandes de Nühn-Blandin, glandules du palais
et des lèvres). ·

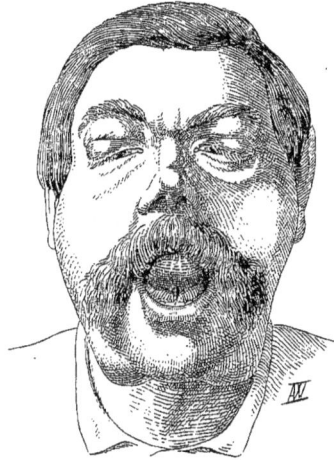

Fig. 102. — Hypertrophie symétrique des
glandes salivaires et lacrymales (Mikulicz).

Les glandes envahies sont uniformément hypertrophiées et conservent leur
forme normale ; elles sont lisses ou légèrement lobulées, indépendantes de la
muqueuse ou de la peau et des plans profonds, parfaitement indolentes ;
leur consistance est généralement ferme, parfois molle, jamais fluctuante.

Les *troubles fonctionnels* sont rares et purement mécaniques, relevant du
volume même des tumeurs : gène de la mastication (parotides), refoulement
en bas de la paupière supérieure et gène de la vision (glandes lacrymales).
On trouve aussi signalée dans quelques observations de la sécheresse de la
bouche ou de la conjonctive, qui dépendrait de la diminution des sécrétions
glandulaires.

Les tumeurs continuent à s'accroître lentement, puis, à un moment
donné, demeurent stationnaires ; exceptionnellement, elles peuvent régresser
sous l'influence du traitement ou d'une maladie fébrile intercurrente (péritonite, pneumonie, érysipèle).

L'état général reste bon, bien qu'on ait observé parfois un peu d'hypertrophie des ganglions ou de la rate. La formule hématologique est normale ; il n'y a jamais de leucocytose. Jamais on n'a noté de métastases, ni
de généralisation ; les tumeurs glandulaires enlevées complètement ne récidivent jamais. La maladie de Mikulicz ne présente donc aucun caractère de
malignité et elle se distingue absolument, à ce point de vue, du lymphadénome, avec lequel elle a été quelquefois confondue.

Anatomie pathologique. — Les *lésions histologiques* des glandes hypertrophiées sont connues par l'examen de pièces enlevées opératoirement et par deux autopsies (Hœckel, Kulbs). Elles consistent essentiellement dans une infiltration embryonnaire extrêmement abondante, qui entoure les acini glandulaires et les étouffe jusqu'à en amener la disparition complète ; parfois la préparation présente des follicules lymphatiques typiques. L'aspect des lésions est très analogue à celui des amygdales hypertrophiées ou des végétations adénoïdes du pharynx (Tietze). Mais, si l'on en croit les recherches récentes de Hirsch, cette infiltration embryonnaire diffuse ne serait que le premier stade de l'affection et, dans une seconde période, on verrait la transformation des cellules embryonnaires en éléments du tissu conjonctif, d'où la sclérose de la glande.

On ne connaît pas encore, avec certitude, la nature exacte de la maladie de Mikulicz : la plupart des auteurs qui s'en sont occupés, la regardent comme le résultat d'une infection chronique, d'origine indéterminée, à point de départ probablement bucco-naso-pharyngien. D'autres veulent établir une relation entre la maladie de Mikulicz et le lymphadénome (dont ils admettent également l'origine infectieuse), et ils décrivent des formes intermédiaires à ces deux affections ; il semble que l'évolution clinique, toujours maligne dans le lymphadénome, toujours bénigne dans la maladie de Mikulicz, rende difficilement acceptable cette assimilation, malgré la ressemblance des aspects histologiques.

Traitement. — Deux méthodes thérapeutiques, le *traitement arsenical* à l'intérieur et la *radiothérapie*, ont, dans quelques cas, donné des succès, amenant un arrêt dans l'accroissement, quelquefois même une rétrocession des tumeurs glandulaires ; il sera facile de les combiner.

Le volume modéré des hypertrophies glandulaires, leur multiplicité, leur bénignité constante feront écarter, dans la plupart des cas, l'idée d'une intervention chirurgicale active. Ce n'est que dans l'éventualité de troubles mécaniques véritablement gênants qu'il faudrait discuter l'utilité d'une ablation totale (glandes lacrymales, sous-maxillaires, sublinguales) ou partielle (parotides) des tumeurs les plus volumineuses.

CH. LENORMANT.

MILIAIRES. — On donne le nom de *miliaires* à des éruptions formées de petites vésicules qu'on voit apparaître sur les téguments après des sueurs abondantes.

Laissant de côté la *fièvre miliaire* ou *suette miliaire* (v. c. m.), qui fait partie du groupe des fièvres éruptives, on peut diviser les éruptions miliaires en deux catégories :

1° Les *sudamina* ;

2° Les *miliaires* proprement dites.

I. **Sudamina**. — Les sudamina sont représentées par de petites vésicules claires qui apparaissent, indépendamment de tout phénomène inflammatoire, chez les sujets atteints d'infections générales graves (septicémie puerpérale, fièvre typhoïde, endocardite, etc.).

Ces vésicules surviennent sans aucun signe prémonitoire, sans prurit. Elles ont en général les dimensions d'une tête d'épingle, d'un grain de semoule ; elles fusionnent parfois pour former de petites phlyctènes. Leur contenu est toujours limpide. Après une durée éphémère, elles se dessèchent, desquament et disparaissent sans laisser de trace. Les téguments qu'elles parsèment ne présentent aucun signe de réaction inflammatoire.

Elles siègent principalement sur les flancs, le thorax, le bas-ventre et les côtés de la flexion des membres. Elles procèdent souvent par poussées successives.

On ne leur oppose d'ordinaire aucun traitement.

II. **Miliaires proprement dites**. — Dans les miliaires proprement dites, une légère réaction inflammatoire accompagne la formation des fines vésicules.

Ces éruptions sont très fréquentes dans les pays tropicaux. Mais on les observe aussi dans nos climats. Elles constituent le *prickly heat* des Anglais, les *calori* des Italiens, la *gale bédouine* des Algériens; on les nomme vulgairement *bourbouilles* dans nos colonies. Willan les décrivait sous le nom de *lichen tropicus*.

Les éruptions miliaires débutent parfois par quelques phénomènes généraux, par des sensations subjectives assez vives, picotements, brûlures, prurit. Puis apparaissent de larges plaques érythémateuses où se forment de toutes petites papules rouges, qui deviennent vésiculeuses par la suite.

Les vésicules, d'abord transparentes (*miliaire cristalline*), se troublent (*miliaire blanche*) et prennent parfois l'aspect purulent (*miliaire jaune*) ; elles forment alors de vrais petits abcès intra-dermiques, sous lesquels le derme est très enflammé. Ces lésions miliaires, très prurigineuses, sont d'ordinaire vite excoriées; il ne persiste alors qu'une éruption érythémato-papuleuse, avec traces de grattage, qui ressemble à certains lichens aigus.

Les miliaires peuvent se compliquer d'autres dermatoses; c'est ainsi que le malade, en se grattant, infecte ses vésicules et crée des pyodermites qu'il inocule à l'infini.

Les sièges de prédilection des miliaires sont l'abdomen, la poitrine, les parties latérales du tronc, le cou et les bras. Elles sont exceptionnelles à la face.

Elles évoluent souvent par poussées successives, dont la durée est éphémère. Mais les poussées se succèdent souvent pendant plusieurs mois, devenant graves chez les enfants à peau fine, chez les débilités, chez les accouchées, que le prurit prive de tout repos.

Pathogénie. — Miliaires et sudamina possèdent la même pathogénie. Ce sont, pour la plupart des auteurs, de petits kystes sudoripares par rétention, qui se forment à l'orifice des glandes dont le canal est bouché par une couche d'épiderme.

La formation de ces kystes est intimement liée à la production de sueurs abondantes; néanmoins, tous ceux qui transpirent abondamment n'en sont pas nécessairement atteints.

Traitement. — Les individus sujets aux miliaires doivent apporter le plus grand soin à la propreté générale de leur tégument : tubs quotidiens ou douches froides, suivis de frictions sur tout le corps. L'éruption déclarée, on saupoudrera les parties atteintes de poudres inertes et aseptiques

(mélange à parties égales d'oxyde de zinc, d'acide borique et d'amidon).
Les lotions phéniquées calmeront les démangeaisons.

Dans les pays chauds, il faut observer soigneusement l'hygiène spéciale
à ces contrées. Après le tub, Janselme conseille de frictionner le tégument
avec du jus de citron. Les colons interposeront à leur matelas et à leurs
draps une natte en rotin et feront usage d'un oreiller également en natte.
La ventilation sera activée par les mouvements d'un punkah.

FERNAND TRÉMOLIÈRES.

MILIAIRE (ANÉVRISME). — V. Cérébrale (Hémorragie).

MILIUM. — On désigne sous le nom de *milium, grutum, acné cornée,* des grains
durs, arrondis, d'un blanc mat, gros comme une tête d'épingle, enchâssés
dans la peau de la face et surtout de ses parties supérieures (paupières,
tempes, etc.). Aucun phénomène inflammatoire ne les accompagne; ils se
développent en plus ou moins grand nombre, isolés ou groupés, pouvant
parfois atteindre le volume d'un pois et se calcifier. Ordinairement ils
persistent indéfiniment sans modification; ils peuvent disparaître spontanément en s'énucléant. C'est une affection fréquente à tout âge, qui n'a
d'importance qu'au point de vue esthétique. Des grains analogues accompagnent fréquemment le lupus du visage; ils peuvent exister sur des cicatrices de provenance quelconque. On les observe à la suite des affections
bulleuses et surtout du pemphigus héréditaire à kystes épidermiques
(Darier).

Les granulations sont énucléables, et le microscope les montre formées
de cellules cornées imprégnées en bulbes d'oignon : il s'agit de petits
kystes cornés développés aux dépens des follicules pileux ou sudoripares.
« Le milium primitif est une sorte de nœvus kystique. — le milium des
cicatrices, une tumeur par rétention. » (Darier).

Traitement. — Il consiste dans l'extirpation du noyau à l'aide d'une
petite curette ou d'un scarificateur, ou la cautérisation au galvano-cautère.

M. SÉE.

MILLARD-GUBLER (SYNDROME). — V. Hémiplégie, Ophtalmoplégie.

MINÉRAUX (POISONS). — V. Poisons minéraux.

MINEURS (ANÉMIE). — V. Ankylostomiase.

MIRINGITE. — V. Tympan.

MIROIR (CONTRÔLE). — L'emploi du miroir comme moyen de contrôle destiné
à la correction des gestes anormaux et des attitudes vicieuses a pris place
parmi les méthodes de rééducation motrice.

Le *contrôle du miroir* a été conseillé et employé avec succès par Henry
Meige pour la correction des tics.

Ce procédé permet au malade d'apprécier, de leurs propres yeux, les
incorrections de leurs gestes et de leurs attitudes.

Le malade est placé devant une glace pendant qu'il exécute des mouvements méthodiques ou qu'il garde l'immobilité complète. « Le miroir est un maître impeccable, inexorable; il ne laisse passer aucune faute inaperçue. Les renseignements erronés que possède le sujet sur ses anomalies de l'attitude ou du geste sont toujours et immédiatement complétés par la vue de son image: il apprend beaucoup plus vite à corriger ses erreurs. Il prend l'habitude de faire cette correction devant le miroir d'abord; progressivement, elle lui devient de plus en plus facile. Puis il essaye de répéter les mouvements correcteurs qu'il faisait devant le miroir, lorsqu'il n'est plus devant lui. L'habitude prise lui facilite cette tâche et les progrès en sont notablement accrus. » (H. Meige.)

Pour rendre plus efficace le contrôle des gestes et des attitudes, H. Meige recommande de tracer sur le miroir deux lignes, l'une verticale, l'autre horizontale, placées de telle façon que le sujet, étant assis devant la glace, ses deux pupilles se trouvent sur la même ligne horizontale, la ligne verticale coupant l'image de la face en deux parties égales, droite et gauche. De la sorte toute déviation d'une partie quelconque du visage est facilement aperçue. Pour les tics de la face, de la tête, des épaules, pour les torticolis convulsifs ce procédé est indispensable.

Le contrôle du miroir rend aussi de réels services pour la correction des attitudes vicieuses de l'enfance. On l'emploie avec avantage pour les scoliotiques, les cyphotiques, dans les atrophies musculaires, les hémiplégies infantiles. Il rend aussi service aux hémiplégiques, aux ataxiques.

D'une façon générale, on peut dire qu'un grand nombre de gestes intempestifs ou de positions vicieuses passent inaperçus de celui qui en est victime. Il est essentiel de lui en faciliter la constatation : la correction devient plus aisée; lorsque le sujet peut la faire journellement *de visu* par la répétition d'exercices correcteurs contrôlés par la vue, on arrive plus rapidement à réformer les actes ou les habitudes nuisibles.

Le contrôle du miroir est un excellent procédé pour obtenir ces résultats.

E. FEINDEL.

MISERERE (COLIQUES . - V. Coliques, Intestinale (Occlusion).

MITRAL (LÉSIONS DE L'ORIFICE). — L'orifice auriculo-ventriculaire gauche peut être déformé suivant trois modes : il y a *rétrécissement* quand, par des adhérences valvulaires ou des épaississements de l'anneau fibreux, l'orifice a perdu ses dimensions normales; il y a *insuffisance* quand les valvules, partiellement détruites ou rétractées, ne remplissent plus leur rôle de soupape; enfin, il y a *rétrécissement et insuffisance combinés* ou *maladie mitrale* dans les cas complexes où sont associées les deux lésions précédentes.

E. DE MASSARY.

MITRALE (INSUFFISANCE). — L'inocclusion de la valvule mitrale pendant la systole ventriculaire laisse refluer une certaine quantité de sang du ventricule dans l'oreillette; tel est le fait capital d'où découlent les différentes modifications anatomiques et les divers troubles fonctionnels de l'insuffisance mitrale.

Le plus souvent, cette inocclusion résulte de lésions de la valvule ou de ses piliers; mais elle peut encore, quoique beaucoup plus rarement, être créée par la dilatation pure et simple du ventricule. Les lésions sont les cicatrices d'une ancienne endocardite aiguë, subaiguë ou chronique; les valves sont alors épaissies, rétractées, pendant que les cordages sont raccourcis, parfois soudés les uns aux autres, bridant ainsi les valves qu'ils attirent vers les parois ventriculaires. L'athérome peut également déformer la valvule, l'indurant ou l'infiltrant de sels calcaires. Enfin, mais très rarement, les lésions sont traumatiques, par rupture, non de la valvule elle-même, mais des cordages tendineux. Quant à l'insuffisance par dilatation ventriculaire, elle se caractérise par une énorme dilatation de l'orifice, et plus encore par le raccourcissement relatif des muscles papillaires et des cordages, devenus ainsi trop courts pour permettre la juxtaposition des valves. On a enfin décrit une dernière variété d'insuffisance mitrale par contracture spasmodique des muscles tenseurs de la valvule; cette dernière variété serait purement fonctionnelle et transitoire, elle apparaîtrait dans les névroses et peut-être également dans les premières phases des endocardites.

La conséquence inévitable du reflux du sang à chaque systole est une dilatation, puis une hypertrophie de l'oreillette; la régurgitation auriculo-ventriculaire se fait ensuite sentir dans les veines pulmonaires et en dernier lieu dans le ventricule droit. Tant que ce dernier résiste, la lésion reste compensée; quand il se dilate à son tour, l'asystolie apparaît. Tout ceci ne diffère guère des conséquences anatomo-pathologiques du rétrécissement mitral, mais cependant l'aspect du cœur n'est pas identique : dans les deux affections il y a dilatation et hypertrophie de l'oreillette gauche, puis du ventricule droit, mais tandis que, dans le rétrécissement, le ventricule gauche est petit, dans l'insuffisance, au contraire, recevant pendant la diastole une ondée sanguine qui dépasse la normale, il subit de ce fait une augmentation de volume, qui, cependant, n'est jamais considérable.

Symptômes. — *Signes physiques.* — Le reflux du sang du ventricule dans l'oreillette par inocclusion de la valvule mitrale constitue, avons-nous vu, le trouble par excellence de l'insuffisance mitrale; ce trouble ne se manifeste que par un symptôme formel : *le souffle systolique de la pointe du cœur*, souffle qui commence exactement au moment où devrait se produire le premier bruit du cœur, atteint d'emblée son maximum d'intensité et se prolonge en s'atténuant pendant la durée du petit silence; il prédomine à la pointe, se propage vers l'aisselle et dans le dos, vers l'angle de l'omoplate; ce souffle est plus ou moins intense suivant la rigidité des valves, suivant la dimension de l'orifice, suivant l'énergie des contractions ventriculaires; d'après la comparaison classique, il ressemble le plus souvent à un jet de vapeur; enfin ce souffle est constant, se retrouvant toujours avec le même timbre, la même intensité, tant que le myocarde conserve sa vigueur.

A part un *frémissement cataire systolique*, de même nature que le souffle, perçu par la palpation, les autres modes d'investigation ne donnent aucun résultat; c'est à peine, en effet, si la percussion indique une augmentation de la matité précordiale.

Tant que la lésion est bien compensée, que le myocarde est sain, ce

souffle systolique est le seul témoin attestant l'insuffisance mitrale. Quand
une endocardite plastique rhumatismale est la cause de la lésion valvulaire,
le souffle systolique apparaît pendant la convalescence, au moment où s'accomplit le travail de cicatrisation; si l'insuffisance mitrale est le résultat
d'une infiltration athéromateuse, le souffle naît progressivement et met de
longs mois à devenir définitif; enfin, dans l'insuffisance mitrale par dilatation ventriculaire, le souffle suit les variations de la dilatation; toujours peu
intense, ce souffle d'insuffisance par dilatation est inversement proportionnel
à l'état de la tonicité du myocarde, caractère qui le différencie nettement
du souffle de l'insuffisance par lésions valvulaires, souffle directement proportionnel à l'état de la tonicité du myocarde; ce n'est, en somme, que dans
l'insuffisance mitrale par rupture des cordages que le souffle apparaît brutalement, mais il passe au second plan, masqué par des phénomènes
plus bruyants : douleur subite, angoisse, cyanose, dyspnée, syncope.

Les **troubles fonctionnels** qui traduisent l'insuffisance mitrale sont de
gravité très variable. On peut même dire que dans certains cas ils sont
absents, c'est qu'alors la lésion orificielle est parfaitement compensée par
un myocarde vigoureux. Le plus souvent la lésion valvulaire entraîne une
certaine *insuffisance cardiaque*. L'insuffisance cardiaque n'est pas l'asystolie, elle est seulement l'expression d'une diminution de la capacité du travail du cœur. La force du cœur est dite *suffisante* quand le jeu de toutes
les fonctions s'accomplit d'une façon normale sans oppression ni fatigue;
elle est dite *insuffisante* quand le sujet ne peut faire d'effort, accélérer le
pas, monter une côte, sans éprouver de malaises qui traduisent la faiblesse
du muscle cardiaque et l'évacuation incomplète de ses cavités.

Outre la détermination de la lésion valvulaire, détermination que permettra de faire l'examen physique du cœur, surtout l'auscultation, il faudra
donc apprécier la **capacité fonctionnelle** de cet organe. Or, c'est par
l'épreuve du travail et par l'étude des réactions que ce travail détermine sur
le cœur, que cette capacité peut être appréciée. Les réactions que le travail
détermine sur le cœur ont d'ailleurs une valeur inégale.

Les **réactions physiques de travail** sont incertaines : ce sont l'*accélération des battements du cœur*, sous l'influence du travail physique, la *facile
dilatabilité du cœur*, les *modifications de la pression artérielle*.

L'accélération des battements du cœur, dont le degré peut être variable,
dont la durée est plus ou moins longue, dépend plus de l'excitabilité nerveuse du sujet, de la sensibilité de l'appareil nerveux du cœur, que de la
faiblesse du muscle cardiaque.

La facile dilatabilité du cœur sous l'influence de l'effort, constitue un signe
plus important; cependant l'accoutumance est une cause d'erreur, car tel
effort, habituel, ne causera aucune dilatation, tandis que tel autre, inusité,
entraînera une dilatation plus ou moins grande.

Les variations de la pression artérielle sont sous la dépendance de facteurs multiples : de l'énergie des systoles cardiaques, du volume de l'ondée
sanguine que ces dernières propulsent, des résistances périphériques dues
à des obstacles accidentels ou aux variations de la contractilité des artérioles. Il ne faut donc pas considérer la pression artérielle comme unique-

ment dépendante de la force du cœur, mais au contraire rechercher quel est le facteur prédominant quand on constate une pression anormale. Ce n'est que dans quelques cas que ce facteur prédominant doit être trouvé dans une modification de l'énergie cardiaque.

Les **réactions fonctionnelles de travail**, dénotant l'insuffisance cardiaque, sont plus importantes.

La *dyspnée d'effort* est certainement. parmi les troubles fonctionnels en relation avec l'insuffisance cardiaque, le plus significatif. Elle est causée par la stase sanguine qui tend à diminuer la capacité des vésicules pulmonaires sous l'influence de la distension des capillaires. Il en résulte qu'il y a à la fois plus de sang à hématoser et moins d'air pour l'hématose. La dyspnée d'effort est une dyspnée facile, que provoquent l'effort ou même la marche, les émotions, les repas, le passage de la position verticale à la position horizontale, le premier sommeil, les premiers mouvements faits après le lever, etc.

La constatation de ces différentes réactions du cœur au travail renseigne sur la capacité fonctionnelle de cet organe. Dans l'insuffisance mitrale, cette capacité est toujours réduite, mais plus ou moins suivant le degré de l'énergie compensatrice du myocarde : poser le pronostic revient donc plus à interroger la force du muscle qu'à déterminer, si cela était possible, l'étendue et la forme de la lésion valvulaire.

Insuffisance mitrale fonctionnelle. — On a beaucoup discuté, d'abord, sur la possibilité d'une insuffisance mitrale fonctionnelle, ensuite, sur la pathogénie de cette insuffisance. L'existence en est maintenant admise par tous les auteurs et la pathogénie en est très éclairée par un récent travail de Lian. L'insuffisance mitrale fonctionnelle est due à l'élargissement de l'anneau mitral accompagnant la dilatation du ventricule gauche, et il n'y a pas lieu d'admettre une insuffisance mitrale fonctionnelle par spasme ou par parésie des piliers de la valvule.

Ces considérations pathogéniques sont importantes, car elles conduisent à rechercher en clinique des troubles qui traduisent d'une part l'insuffisance ventriculaire gauche, prélude de la dilatation cardiaque, et d'autre part l'insuffisance mitrale fonctionnelle, aboutissant de l'insuffisance ventriculaire.

Le **syndrome d'insuffisance ventriculaire gauche** est bien connu, grâce aux travaux de Merklen, puis de Lian. Les troubles fonctionnels qu'entraîne la défaillance du ventricule gauche constituent une triade symptomatique assez caractéristique : *dyspnée, palpitations* et *douleurs angineuses.*

La *dyspnée*, dyspnée d'effort ou dyspnée de décubitus, est en somme un symptôme banal d'insuffisance cardiaque.

Les *palpitations* s'observent avec trop de fréquence chez les faux cardiaques pour avoir une valeur en elles-mêmes; elles ne comptent que quand elles sont associées aux autres symptômes cardiaques.

Les *douleurs angineuses* sont plus importantes; elles comprennent, non seulement l'angine de poitrine, mais toutes les sensations douloureuses précordiales, rétrosternales ou épigastriques, accompagnées d'irradiations périphériques dans les régions cervico-brachiales, surtout à gauche, et coexistant avec une certaine angoisse. Ces douleurs relèvent, d'après Merklen et

J.-P. Tessier, de la distension du cœur gauche, distension qu'il ne faut pas confondre avec dilatation, la distension impliquant toujours un certain degré de réaction du myocarde ; les douleurs angineuses disparaissent quand le cœur ne réagit plus, quand la distension fait place à la dilatation (V. ANGINE DE POITRINE).

Ces douleurs angineuses surviennent quand le cœur, préalablement affaibli, doit subir un surmenage brusque ; ce surcroît de travail exige de sa part un surcroît d'effort qu'il ne peut donner facilement, il se crispe douloureusement contre l'obstacle. Pour peu que les accès douloureux se répètent, la dilatation cardiaque sera presque fatale.

Après cette triade, méritent d'être placés au premier plan l'*asthme cardiaque* et l'*œdème aigu du poumon*.

L'*asthme cardiaque*, qui rappelle l'asthme vrai, n'est peut-être qu'une ébauche d'œdème aigu du poumon, c'est-à-dire qu'un accès de dyspnée avec nombreux râles fins dans toute la poitrine, mais sans expectoration de sérosité sanglante.

L'*œdème aigu du poumon* (v. c. m.) est également une complication de l'insuffisance ventriculaire gauche, car si l'on a beaucoup discuté sur sa pathogénie, il semble cependant probable que la cause de cet œdème réside dans la rupture de l'équilibre entre l'énergie du ventricule gauche brusquement affaiblie et celle du ventricule droit restée normale. Ainsi s'explique la fréquence des crises d'œdème aigu du poumon dans l'insuffisance ventriculaire gauche.

A côté de tous ces troubles fonctionnels l'examen du cœur fait constater la *dilatation hypertrophique du ventricule gauche* (pointe abaissée mais restant sensiblement sur la ligne mamelonnaire). De plus, on entend un *bruit de galop*, signe d'un degré atténué d'affaiblissement du ventricule gauche.

Ce syndrome d'insuffisance ventriculaire gauche s'observe dans tous les cas où le myocarde en état d'infériorité (altérations, imprégnation toxique) doit fournir un surcroît de travail. Ces circonstances se trouvent surtout réalisées dans l'artério-sclérose, la néphrite urémigène (surtout à l'occasion de l'urémie), les affections aortiques (en première ligne la maladie de Hogdson mais aussi, quoique moins souvent, dans la maladie de Corrigan).

L'insuffisance ventriculaire gauche peut évoluer suivant deux modes : tantôt elle s'installe lentement et se caractérise alors par de la dyspnée d'effort, des palpitations, un bruit de galop, tantôt au contraire elle atteint brusquement un degré marqué et compte alors parmi ses symptômes les douleurs angineuses, l'asthme cardiaque, l'œdème aigu du poumon.

L'insuffisance mitrale fonctionnelle vient couronner le syndrome d'insuffisance ventriculaire gauche et traduit la faillite, définitive ou passagère, de ce ventricule. Les palpitations, les douleurs angineuses, l'asthme cardiaque, les crises d'œdème aigu du poumon, tout cela disparaît. Seule la dyspnée persiste et s'accentue. Le bruit de galop fait place à un souffle, le plus souvent doux, systolique, siégeant à la pointe du cœur, se prolongeant dans l'aisselle ; il présente des variations qui sont inversement proportionnelles à l'état de tonicité du myocarde. Le retentissement sur le système veineux est discret, un peu de stase à l'extrémité des membres inférieurs et aux bases pulmonaires, pas de gonflement ni de battements des jugulaires, pas de tuméfaction hépatique.

En général, l'insuffisance fonctionnelle ainsi constituée ne dure que quelques semaines, mais cependant elle peut persister avec des variations, des rémissions complètes plus ou moins prolongées, pendant des mois, voire même des années.

Évolution. — Pronostic. — L'insuffisance mitrale ne reste pas toujours compensée, la sclérose, primitivement périorificielle, se dissémine dans le myocarde, c'est alors que se montrent les grands troubles fonctionnels, *dyspnée d'effort, palpitations, asystolie continue ou à répétition.* Un symptôme peut faire prévoir cette période de non-compensation, c'est l'état du pouls : petit, mais régulier pendant la période d'insuffisance mitrale pure, il devient irrégulier quand le myocarde va fléchir; cette notion capitale règle le pronostic. L'insuffisance mitrale sans troubles fonctionnels est compatible avec les obligations d'une existence active et permet une survie prolongée; au contraire, lorsque l'insuffisance se complique de myocardite, la moindre cause fait naître des troubles fonctionnels plus ou moins graves; le malade n'est plus qu'un infirme cardiaque qui chemine vers l'asystolie (v. c. m.).

Traitement. — Pendant la première période, des conseils hygiéniques sont seuls utiles à donner; peut-être cependant pourra-t-on, au début, espérer la résolution de la cicatrice par la médication iodurée à petites doses et longtemps continuée, ou par des cures thermales (Bourbon-Lancy, Néris, Royat, etc.). Mais ce n'est que lorsque l'insuffisance se complique que la thérapeutique doit devenir active et prévoir l'asystolie (V. ENDOCARDITE et ASYSTOLIE). *E. DE MASSARY.*

MITRAL (**RÉTRÉCISSEMENT**). — Normalement, la circonférence de l'orifice mitral mesure 9 à 11 centimètres, le pouce y pénètre facilement; à l'état morbide, cet orifice peut être rétréci à tel point que l'extrémité du petit doigt ou un crayon y sont à peine admis. Dans le rétrécissement mitral pur, par suite des adhérences des valves et de la rétraction des cordages tendineux, l'appareil valvulaire prend un aspect infundibuliforme ressemblant ainsi à un entonnoir plongeant dans le ventricule. Il est facile de comprendre comment cette lésion, empêchant le libre écoulement du sang à travers l'orifice auriculo-ventriculaire, détermine une rétrostase, dont l'aboutissant fatal est la dilatation avec hypertrophie de l'oreillette gauche; l'augmentation de tension de la petite circulation forme la seconde étape de la rétrostase; le ventricule droit lutte ensuite contre cet obstacle permanent; il s'hypertrophie, puis fatigué, se laisse dilater : la dilatation de l'orifice tricuspide annonce alors, en dernier terme, l'asystolie. Les lésions secondaires au rétrécissement mitral sont donc en résumé : une dilatation de l'oreillette gauche, une stase pulmonaire, une hypertrophie puis une dilatation du ventricule droit; signalons enfin une rétraction du ventricule gauche par diminution de travail, et nous aurons une idée complète du cœur dans le rétrécissement mitral pur.

Étiologie. — Le rétrécissement pur s'observe surtout pendant l'adolescence, il est plus fréquent chez la femme que chez l'homme; voilà les deux seules notions indiscutables que nous possédons sur l'étiologie de cette affection; toutes les autres sont encore sujettes à discussion. Certes, l'hérédité joue un rôle : hérédité directe de transmission de la lésion, dont on connaît plusieurs exemples; ou hérédité indirecte : des parents tarés (tuberculeux, syphilitiques) engendrant des enfants dystrophiques ; le rétrécissement mitral pur accompagne alors ou prépare l'infantilisme.

Hormis ces faits, comment expliquer le rétrécissement mitral apparaissant vers 15 ans chez un sujet normal, issu de parents sains? Peut-être un rhumatisme sans localisations articulaires manifestes a-t-il, pendant l'enfance, lésé l'endocarde? Durozier l'admettait pour la moitié des cas. Peut-être enfin le rétrécissement n'est-il, comme le pensent Potain et Pierre Teissier, qu'une conséquence d'une tuberculose pulmonaire chronique dont les toxines, charriées par le sang, produiraient sur l'endocarde valvulaire une altération lente et progressive?

Enfin il faut savoir que le rétrécissement mitral pur n'est pas l'apanage exclusif de l'adolescence; il se rencontre encore, quoique plus rarement, dans la vieillesse, étant alors simple lésion concomitante d'une néphrite interstitielle ou de l'artério-sclérose.

Symptômes. — Si la pathogénie du rétrécissement mitral pur est encore discutée, l'aspect clinique par contre est nettement connu, grâce à la description qu'en fit Duroziez en 1877.

Toutefois, les premiers *troubles fonctionnels* observés ne servent qu'à égarer le diagnostic : un adolescent peu développé, resté infantile même, se plaint d'essoufflement facile, de palpitations, de troubles digestifs, de troubles nerveux; il a des épistaxis nombreuses; si c'est une jeune fille, ses règles s'établissent mal ou irrégulièrement. Tous ces symptômes font penser soit à une chlorose, soit à une tuberculose, soit à des manifestations hystériques ou neurasthéniques, et ce n'est en somme que l'examen méthodique du cœur qui vient indiquer la cause de ces différents troubles.

Les *signes physiques* sont multiples. Les principaux résultent de la vibration qui se produit quand le sang traverse pendant la diastole ventriculaire l'orifice mitral rétréci; au début de la diastole, cette vibration est légère et augmente brusquement à la fin, quand l'oreillette se contracte. Le palper et l'ouïe perçoivent également cette vibration. Au voisinage de la pointe, la main appliquée sur le thorax sent un *frémissement cataire diastolique* avec *renforcement présystolique*; de même que l'oreille appliquée au même endroit entend un *roulement diastolique* avec *souffle présystolique*.

A ces deux ordres de signes directs du rétrécissement mitral s'ajoutent des signes indirects, relevant des conséquences anatomiques du rétrécissement mais non du rétrécissement lui-même :

1° La valvule mitrale représente un infundibulum scléreux, ayant par conséquent perdu sa souplesse normale; sa fermeture se fait donc brutalement, d'où résulte une vibration systolique très nette perçue par la main qui explore la région précordiale : c'est la *vibration mitrale*. L'oreille qui ausculte entend de même un *éclat*, une *dureté du premier bruit*. Voilà une première catégorie de signes indirects.

2° Les variations de tension qui existent dans la circulation pulmonaire détruisent le synchronisme normal de la chute des sigmoïdes pulmonaires et aortiques ; le second bruit, au lieu d'être net et bien frappé, se trouve par conséquent dédoublé. Ce *dédoublement du second bruit*, perceptible à la base, constitue ainsi le meilleur et le plus constant des signes indirects du rétrécissement mitral.

En réunissant tous les signes, directs ou indirects, fournis par l'auscultation, Duroziez décrivit le rythme mitral et le représenta par une onomatopée devenue classique : *rrou-ffout-tata*; *rrou* simule le roulement diastolique, *ffout* le souffle présystolique, *tata* le dédoublement du second bruit.

La percussion du cœur ne donne généralement que des résultats négatifs ; la matité cardiaque n'étant déformée que lorsque l'asystolie est imminente. On peut trouver alors une zone de matité en arrière entre le bord spinal de l'omoplate gauche et le rachis, entre la 5e et la 10e vertèbre dorsale ; matité qui indique une énorme dilatation de l'oreillette. Quant à l'hypertrophie du ventricule droit, beaucoup plus facilement constatable, elle se manifeste par l'extension vers la droite de la matité précordiale.

Dans le rétrécissement mitral pur, le pouls est régulier. Comme caractère spécial, il ne présente que sa petitesse due à la faible ondée qui pénètre dans les artères à chaque systole ventriculaire ; l'arythmie, que l'on constate quelquefois, tient soit aux lésions concomitantes du myocarde, soit à des caillots dans l'oreillette, soit à des troubles nerveux.

Évolution. Complications. Pronostic. — Le rétrécissement mitral pur peut rester latent pendant de longues années. Suivant une expression classique, le cœur est réglé pour un petit travail ; tant que ce travail n'est pas exagéré la lésion reste compensée. Il est évident cependant que cette lésion cardiaque, apparaissant vers la puberté, s'accompagne fréquemment d'un *retard* ou même d'un *arrêt de développement*, d'un *retard* ou de *difficultés de la menstruation* : les sujets porteurs de cette lésion restent *infantiles*. Mais comme trouble fonctionnel véritable, il n'y a guère à citer qu'une *dyspnée* facile, apparaissant au moindre effort. Il faut signaler cependant encore des *hémorragies* possibles, *épistaxis*, *hémoptysies* et même *métrorragies*; enfin des *troubles nerveux*, *précordialgie*, *crises douloureuses pseudo-angineuses*.

Si tous ces troubles fonctionnels peuvent manquer, il n'en est pas moins vrai que l'équilibre cardiaque est le plus souvent précaire : qu'un travail exagéré soit fourni, qu'une complication survienne, immédiatement l'équilibre se trouve rompu, le cœur fléchit sous la tâche, se laisse dilater, l'asystolie apparaît avec ses principaux accidents : œdème périphérique, congestion pulmonaire, congestion hépatique, etc. Parmi ces complications une surtout est fréquente dans le rétrécissement mitral, et tient à l'énorme dilatation auriculaire gauche avec stagnation et coagulation du sang : c'est *l'embolie*. Lancé dans la grande circulation, l'embolus prend, dit-on, le plus souvent la voie de la carotide gauche et va se perdre dans l'artère sylvienne du même côté ; si le malade survit, une hémiplégie droite avec aphasie est la conséquence obligée du ramollissement cérébral ainsi créé ; mais ce n'est pas toujours l'hémisphère gauche qui est lésé, car dans une statistique intéressante, Thévenet trouva 79 embolies dans l'hémisphère gauche du cerveau contre 76 embolies dans l'hémisphère droit. La différence ne vaut donc pas la peine qu'on s'y arrête. L'hémiplégie, droite ou gauche, évolue ensuite avec ses complications habituelles, contractures, quelquefois athétose et atrophie des membres paralysés, surtout s'il s'agit d'un adolescent.

Ces différentes complications du rétrécissement mitral surviennent sous l'influence soit d'une fatigue exagérée, soit d'une perturbation apportée au fonctionnement des autres organes ; parmi ces perturbations, il y en a de pathologiques, telles que la grippe et les différentes affections bronchitiques ou pulmonaires, qui, augmentant la tension dans la petite circulation, détruisent l'équilibre circulatoire ; mais il y en a aussi de physiologiques, et la grossesse en est la principale ; la pléthore sanguine qui résulte de la grossesse accroît le travail du cœur, et les accidents qui surviennent sont faciles à comprendre. Ces accidents, appelés *gravido-cardiaques* par Peter, consistent en œdème aigu du poumon ou en asystolie rapide ; ils sont sous l'influence de la pléthore de la grossesse, des efforts du travail, de l'hypertension de la délivrance, et comportent généralement un pronostic très sombre. Mais ils ne se produisent que dans les cas où la sténose est très prononcée ou compliquée de lésions plus ou moins profondes du myocarde. Les statistiques, dressées sur les conseils de Merklen par Pouliot, démontrent en effet la possibilité de grossesses régulières et normales chez des malades atteintes de sténose mitrale moyenne.

Telles sont les différentes complications qui peuvent précipiter l'évolution du rétrécissement mitral vers l'asystolie, terme fatal et presque inévitable ; mais ce qu'il faut savoir c'est que, dans le rétrécissement mitral plus encore que dans les autres lésions valvulaires, c'est de l'état du myocarde que dépend le pronostic. (V. MITRALE INSUFFISANCE ; appréciation du degré de l'insuffisance cardiaque par les réactions du cœur à l'épreuve du travail).

Diagnostic. — Si, lorsque tous les signes physiques sont au complet, le diagnostic est facile, il n'en est pas de même dans certains cas où ces signes sont absents ou dissociés ; dans les sténoses très serrées, ils peuvent manquer complètement, la lésion n'est alors qu'une découverte d'autopsie. Quand les signes sont dissociés, ceux qui existent sont capables de prêter à confusion : le roulement diastolique, le plus caractéristique de ces signes physiques directs, peut être simulé par le souffle diastolique de l'insuffisence aortique ; le dédoublement du second bruit n'a de valeur que quand il est constant, il se distingue ainsi du dédoublement physiologique lié, comme l'a montré Potain, aux mouvements respiratoires. Une analyse minutieuse de ces symptômes physiques est donc, dans tous les cas, nécessaire.

Traitement. — Lorsque la lésion cicatricielle est créée, il ne faut pas espérer la faire disparaître, le seul but à atteindre est de faire vivre le malade avec et malgré sa lésion cardiaque ; pour cela, il suffit de se rappeler que le fonctionnement du cœur *peut se régler pour un travail diminué.* Les préceptes *hygiéniques* constituent donc le seul traitement de la période d'état. Aucune fatigue ne peut être permise; il faut conseiller des occupations sédentaires, une vie calme et régulière, un régime sobre. Tout ceci est facile. Mais une question plus délicate est souvent posée : faut-il permettre le mariage à une jeune fille atteinte de rétrécissement mitral? Peter répondait formellement non; il semble cependant que cette rigueur est excessive; car Pouliot a pu réunir de nombreuses observations de sténoses mitrales moyennes avec accouchements répétés sans aucune conséquence fâcheuse.

Quand la lésion n'est plus compensée, apparaissent des complications qui toutes comportent des indications thérapeutiques nouvelles (V. EMBOLIE, ASYSTOLIE). *E. DE MASSARY.*

MITRAL (RÉTRÉCISSEMENT AVEC INSUFFISANCE), MALADIE MITRALE. — Les deux lésions associées, insuffisance et rétrécissement, résultent d'une altération profonde et étendue de l'appareil valvulaire; les valves sont rétractées, indurées, épaissies; elles sont accolées par leurs bords; les cordages tendineux sont scléreux et raccourcis; bref la valvule est transformée en un entonnoir épais, dont l'orifice se réduit aux dimensions de l'extrémité du petit doigt ou d'un tuyau de plume. Cette double lésion mitrale s'observe surtout après l'endocardite rhumatismale; elle peut donc être associée à d'autres lésions orificielles ou péricardiques, faisant alors partie du grand cœur rhumatismal de Duroziez (endo-myo-péricardite chronique rhumatismale).

Les conséquences anatomiques d'une telle lésion sont celles que nous connaissons déjà, mais poussées à l'extrême : dilatation de l'oreillette, stase pulmonaire, dilatation du ventricule droit.

Quant aux symptômes, ce sont également ceux du rétrécissement associés à ceux de l'insuffisance, avec une gravité multipliée; les signes physiques permettent seuls l'appréciation exacte de la lésion : au souffle systolique de l'insuffisance s'ajoutent le roulement présystolique et le dédoublement du second bruit du rétrécissement. Les signes fonctionnels sont précoces et particulièrement récidivants; les crises d'asystolie sont fréquentes, de sorte que la maladie mitrale ne conserve pas longtemps une individualité propre (V. ASYSTOLIE). *E. DE MASSARY.*

MOBILIER HYGIÉNIQUE. — V. HABITATION (HYGIÈNE).

MOBILIER SCOLAIRE. — V. HYGIÈNE SCOLAIRE.

MOELLE (COMPRESSIONS). — C'est bien actuellement une question médico-chirurgicale que celle des compressions médullaires. On ne saurait, en effet, hésiter, dans certains cas déterminés, à s'adresser à la chirurgie, et à une chirurgie délicate qui demande un diagnostic *précis* de localisation.

Cette étude est donc d'un intérêt pratique, au premier chef.

Le clinicien qui *soupçonne* une compression médullaire doit s'attacher, au lit même du malade, à résoudre les six propositions suivantes :

1° *Réalité de la compression;*

2° *Sa localisation. Son étendue en hauteur, en largeur, en profondeur;*

5° *Intégrité ou altération de la moelle ou des racines sous-jacentes ;*

4° *Point de départ de la compression;*

5° *Sa nature ;*

6° *Efficacité possible ou inefficacité de l'intervention opérative.*

Considérations générales. — Sur toute la hauteur de la moelle, de l'atlas à la deuxième vertèbre lombaire (limites supérieure et inférieure de la moelle), une ou plusieurs compressions peuvent s'exercer. Ce sont les *compressions médullaires proprement dites.*

Au-dessous de la deuxième vertèbre lombaire, dans le canal rachidien inférieur, la moelle a fait place aux éléments de la queue de cheval. Les compressions, à ce niveau, portent donc, non sur la moelle, mais sur les racines inférieures (queue de cheval) émanées de la moelle. Ce sont les *compressions radiculaires de la queue de cheval* (V. QUEUE DE CHEVAL).

Rappelons encore que la moelle est directement protégée par des membranes et un cylindre osseux.

Les membranes sont de dedans en dehors: la pie-mère, l'arachnoïde, la dure-mère. Entre la pie-mère et l'arachnoïde est située la cavité à liquide céphalo-rachidien.

Le cylindre osseux est constitué par des vertèbres rachidiennes. De chaque côté du revêtement vertébral osseux, et au niveau de l'accolement de deux vertèbres, sont sériés

Fig. 103. — Schéma de topographie unilatérale des méninges spinales. — A, moelle; B, pie-mère accolée à la moelle ; C, espace arachnoïdo-pie-mérien à liquide céphalo-rachidien ; D, feuillet interne de l'arachnoïde ; E et F, feuillet externe de l'arachnoïde accolé à la dure-mère ; F, G, espace épidural riche en tissu graisseux et en vaisseaux sanguins ; H, colonne osseuse vertébrale.

des trous dits de conjugaison, qui donnent asile et échappée aux troncs nerveux radiculaires formés par l'intrication des deux racines antérieure et postérieure de la moelle.

Entre le cylindre osseux et les membranes péri-médullaires est un espace dit « espace épidural », riche en tissu *graisseux* et en vaisseaux veineux.

Le point de départ de la compression peut naître d'une quelconque de ces parties *environnant* la moelle. Mais on ne doit pas compter au nombre des compressions médullaires celles qui s'exerceraient pour ainsi dire de dedans en dehors, dont la genèse serait, par exemple, intra-médullaire (syringomyélie), ou au niveau du canal épendymaire. Également, un processus méningo-myélitique simple peut exercer un certain degré de compression sur le parenchyme médullaire, mais ce n'est pas là non plus de la compression médullaire, surtout au point de vue médico-chirurgical.

I. Réalité de la compression. — Aucun doute, dans certains cas, sur la réalité de la compression médullaire. La preuve est là, presque sous les yeux de l'observateur. Ce sont les *compressions médullaires après traumatisme.*

Chez d'autres sujets, au contraire, la réalité de la compression est beau-

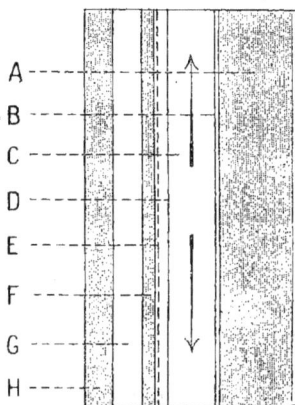

coup plus difficile à établir : ce sont les *compressions médullaires médicales, d'origine intrinsèque, par tumeur.*

1° **Compressions médullaires après traumatisme, accompagnées ou non de contusion, de section médullaire. Leurs signes. Leur évolution. Conduite thérapeutique.** — La compression médullaire après traumatisme est le type des compressions *brusques.* C'est à la suite d'un trauma vertébral, d'une chute, d'un coup de couteau, d'une balle de revolver que le malade est devenu paraplégique. Il est tombé brutalement. Il n'a pu se relever.

La compression médullaire est ici évidente, mais s'accompagne-t-elle de *lésion* médullaire? *d'écrasement* de la moelle? Voilà les points importants à établir.

Évidemment, il faudra tenir compte, pour la solution immédiate de ces problèmes, de l'importance du trauma, des signes de luxation ou de fracture de la colonne vertébrale, de l'intensité de la paraplégie, de l'état de shock du malade; mais, en règle générale, il *faut savoir attendre* avant de se prononcer sur la gravité des lésions et sur leur pronostic. Il ne faut pas se presser non plus chirurgicalement. Une intervention opératoire, dans de telles conditions, immédiatement après le traumatisme, serait pour le moins inutile, sinon dangereuse. Plus tard, suivant l'évolution de la paraplégie et surtout, en cas de luxation ou de fracture, avec l'aide de la *radiographie,* on discutera à meilleur escient.

Le malade sera placé sur un matelas d'eau, sa vessie sera sondée avec toutes les précautions aseptiques (la rétention vésicale avec ou sans priapisme étant fréquente), des injections de sérum seront pratiquées, et la température du blessé sera prise régulièrement.

La marche ultérieure des phénomènes paraplégiques est variable.

A) **Dans les formes graves,** à arrêt de mort presque fatal, la paraplégie sensitivo-motrice est absolue avec anesthésie osseuse au diapason; *les réflexes tendineux, cutanés, du gros orteil sont abolis*; les phénomènes trophiques sont précoces; *les escarres fessières,* talonnières, hâtives dans leur apparition, s'étendent rapidement en surface et en profondeur; la fièvre s'allume ; l'incontinence des réservoirs fait place à la rétention du début; *l'infection vésicale ou vésico-rénale est la règle, quelque précaution que l'on ait prise*; et le malade, fébricitant à grandes oscillations thermiques, est emporté dans le coma en deux, quatre, six jours.

On peut être assuré, avec une telle évolution, que la moelle n'a pas seulement été *comprimée,* mais profondément adultérée, contusionnée, *écrasée* sur une étendue de segment plus ou moins grand.

Supposons, au lieu de cet écrasement médullaire, une *section nette et complète* de la moelle par un coup de couteau, une balle de revolver, par exemple; la paraplégie *flasque* sensitivo-motrice absolue s'affirmera avec la même évidence, mais les troubles trophiques seront moins terriblement rapides et envahissants, et l'issue mortelle — quoique *toujours* fatale — pourra être retardée de quelques semaines.

B) **Dans les formes moins graves,** les signes de paraplégie sensitivomotrice du début s'atténueront, les troubles trophiques seront moins accusés, la flaccidité n'aura été que temporaire, et fera place à un *état spasmodique*; les réservoirs reprendront une certaine obéissance.

C) *Dans les formes légères*, rapidement en quelques jours, quelques semaines, le retour à la motilité, à la sensibilité s'observe. Le malade ne garde comme reliquat de sa compression médullaire qu'un certain degré de raideur musculaire, et de clonus, le plus souvent associé au signe de Babinski, phénomènes qui ne s'opposent pas, du reste, à une stabilité relativement correcte des membres inférieurs. Progressivement, la marche peut redevenir assurée et normale.

Il faut être prévenu de ce fait : une paraplégie, terminée par une guérison quasi-complète, peut s'être présentée, *au début même* des accidents, sous la forme d'une paraplégie sensitivo-motrice à grand fracas, paraissant témoigner d'une gravité considérable. Or, dès les premiers jours consécutifs, le pronostic est plus rassurant, et il va s'affirmer tel dans la suite, jusqu'à la guérison complète. Comment interpréter ces faits ? On a invoqué la rupture d'une artériole, anémiant, ischémiant d'une façon brusque, mais heureusement toute momentanée (à cause d'une circulation de suppléance, et cela malgré le caractère terminal des artères de la moelle), un segment médullaire. On a surtout invoqué la production d'une hémorragie dans le canal rachidien, au niveau de l'espace épidural ou de la poche arachnoïdo-pie-mérienne (hématorachis, hémorragie méningée). Ce caillot n'exercerait sur le parenchyme médullaire qu'une action compressive et non destructive. Sa désagrégation libérerait la moelle.

Conclusions thérapeutiques. — De l'ensemble de ces considérations, il faut admettre que l'intervention chirurgicale (laminectomie immédiate après l'accident) doit être rejetée, et que la ponction lombaire, ponction anodine et utile, puisqu'elle cherche à évacuer au dehors une partie tout au moins de l'épanchement sanguin rachidien, est indiquée *deux ou trois jours* après le trauma, alors que la source de l'hémorragie est tarie.

Il est bien évident que toute plaie extérieure sera aseptisée *et commandera l'injection de sérum antitétanique*, et qu'on procédera à l'extraction des corps étrangers, restés implantés dans la plaie vertébrale et facilement énucléables. Il n'y a pas lieu d'aller à la recherche immédiate d'une balle de revolver profondément enclavée; dans ce cas, aussi bien que dans celui de fracture ou de luxation vertébrale, on discutera plus tard, à l'aide de la *radiographie*, l'urgence d'une laminectomie.

2° **Compressions médullaires par néoplasies. Leurs signes. Leur évolution.** — La réalité d'une telle compression est parfois difficile à prouver. Je ne parle pas du mal de Pott (V. Pott), avec gibbosité, paraplégie spasmodique, etc., dont le diagnostic s'impose. Je fais allusion à ces cas dont la confusion est possible avec la méningo-myélite syphilitique ou non syphilitique, et avec la *sclérose en plaques*, avec la myélite primitive.

En règle générale, plaideront en faveur d'une compression médullaire les signes suivants, début *lentement* progressif des phénomènes paraplégiques : paraplégie sensitivo-motrice : — *sensitive*, sous forme *subjective* de crises douloureuses névralgiques *avec sensation de constriction thoracique ou abdominale*, et sous forme *objective* de bandes hypoesthésiques ou anesthésiques radiculaires ; — *motrice*, en réalisant le syndrome *spasmodique* avec contractures, exagération des réflexes tendineux, clonus, extension du gros orteil, spasmo-réflectivité (réflexe de défense). Les troubles des réservoirs, les troubles trophiques et surtout le syndrome de Brown-Séquard (voir plus loin) appartiennent encore à cette série morbide.

A côté de cette évolution lentement progressive, certaines néoplasies comprimant la moelle peuvent brûler les étapes et provoquer les signes d'une compression *subaiguë*. Dans ces conditions, les phénomènes décrits précédemment s'exagéreront, les crises de douleur aiguë, paroxystique, et les troubles trophiques, escarres du décubitus acutus, escarres talonnières, seront au premier plan de cette lamentable situation, à laquelle succombera le malade, à moins qu'une intervention médicamenteuse (mercure, au cas de gomme méningée), ou chirurgicale (laminectomie et ablation de la tumeur) ne parvienne à conjurer les accidents.

II. **Localisation radiculo-médullaire de la compression. Sa topographie régionale. Son étendue en hauteur, en largeur, en profondeur.** — *Considérations générales.* — La compression, avec ou sans altération de la moelle, a été jugée réelle. Dès lors, il faut délimiter le siège de cette compression et aller à la recherche des points de repère qui vont servir à cette localisation topographique.

On devra tenir compte du retentissement douloureux à la percussion de telle ou telle vertèbre ; de la saillie, de la déformation de certaines apophyses épineuses ; de la radiographie dans quelques cas. Mais *rien ne peut suppléer à la recherche de la zone de limite supérieure de l'anesthésie :* elle seule doit décider en dernier ressort. Prenons un exemple, on a délimité une bande anesthésique la plus élevée, et elle passe par l'ombilic. On sait qu'une telle ligne anesthésique correspond à peu près à la *onzième racine* dorsale ; il suffit alors de se rappeler que cette racine prend naissance dans la moelle, au niveau de la *huitième vertèbre* dorsale pour topographier aussitôt « *apophysairement* » la lésion.

N'oublions pas, en effet, que les racines médullaires s'échappent obliquement *de la moelle*, pour s'évader ensuite après intrication, plus bas, au niveau *des trous de conjugaison*, relativement loin, par conséquent, de leur centre d'origine médullaire. L'obliquité des racines, presque négligeable dans la région cervicale supérieure, va s'accentuant de plus en plus lorsqu'on considère les régions médullaires inférieures (région lombo-sacrée).

Par suite de cette disposition anatomique (qui s'explique par le remaniement embryonnaire), deux lésions, supposées placées en deux *points extrèmes* du trajet d'une racine, donneront, à peu de chose près, naissance aux mêmes signes cliniques de sensibilité, de motricité, ou de sensitivomotricité. On comprend donc, dans certains cas où l'hésitation se pose, par exemple, entre une compression médullaire lombo-sacrée et une compression radiculaire de la queue de cheval, les difficultés parfois insurmontables d'un tel diagnostic topographique. Cependant, il faut avouer que la note exclusivement radiculaire, au cas de tumeur *péri-médullaire*, est rare ; il s'y ajoute fréquemment des signes médullaires proprement dits (syndrome de Brown-Séquard), qui trahissent la lésion de l'ensemble d'un segment de

Nerf du droit latéral
Nerf du petit droit ant.
Anastomose p. l'hypoglosse

C.I

Anastomose du vague
N. du grand droit ant
Br. mastoïdienne
Br. auriculaire
Br. cervicale transverse
Nerfs du trapèze de l'angulaire et du rhomboïde

Br. sus-claviculaire
Br. sus-acromiale
N. phrénique
N. de l'angulaire
N. du rhomboïde
N. sous-scapulaire
N. du sous-clavier

SEGMENTS CERVICAUX

I II III IV V VI VII VIII

D.I

N. du grd pectoral

Nerf du Grand dentelé

N. circonflexe

N. musculo-cutané
N. médian
N. radial
N. cubital
N. brachial cutané interne
son accessoire

SEGMENTS DORSAUX

I II III IV V VI VII VIII IX X XI XII

SEGMENTS LOMBAIRES

I II III IV V

SEGMENTS SACRÉS

I II III IV V

SEGMENT COCCYGIEN

L.1

Grand abdomino-génital
Petit abdomino-génital

Fémoro-cutané
Génito-crural

Crural
Obturateur

L.S.
S.I

N. du fessier supérieur

N. du releveur de l'anus
N de l'obturateur interne
N. du sphincter
N. honteux interne

Co.I

N. du pyramidal
N. du jumeau supérieur
N. du jumeau inférieur
N. du carré crural
N. petit sciatique
N. grand sciatique

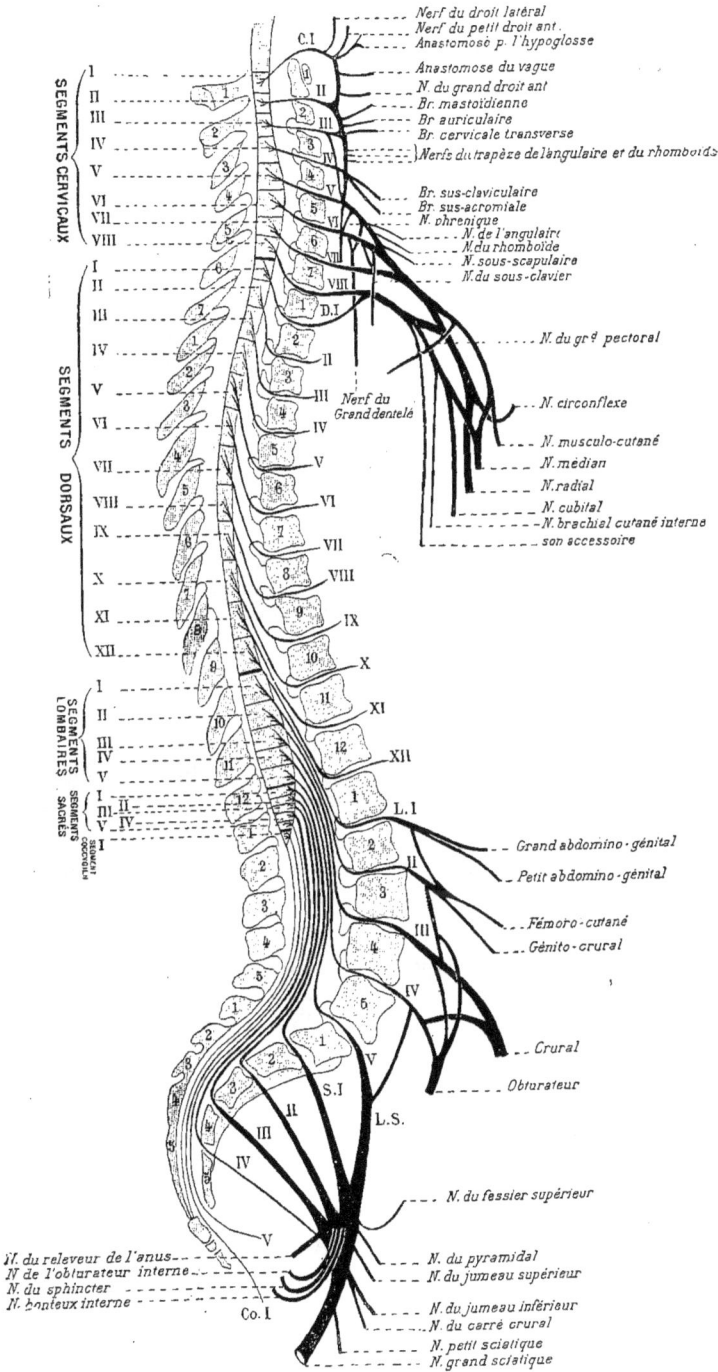

Fig. 104. — Constitution radiculaire des plexus. (Dejerine).

moelle avec ses racines émergentes, d'un segment radiculo-médullaire.

On verra sur le schéma ci-joint (fig. 104), les concordances topographiques entre les segments médullo-radiculaires, les apophyses épineuses vertébrales (partie la plus accessible à l'exploration clinique) et les points de sortie des racines au niveau des trous de conjugaison. Il suffit de méditer ce schéma pour être à même de résoudre à peu près correctement la plupart de ces problèmes diagnostiques.

Voici, à ce sujet, les indications que donne Chipault. Chez l'adulte, à la région cervicale, il faut ajouter le chiffre *un* au numéro d'une apophyse déterminée pour avoir le numéro des racines qui naissent à son niveau (exemple : sur le même plan que la 4ᵉ apophyse cervicale prennent naissance les 5ᵉ racines qui vont s'échapper plus bas par les trous de conjugaison, entre la 4ᵉ et la 5ᵉ vertèbre cervicale). A la région dorsale supérieure il faut ajouter le nombre *deux*; à partir de la 6ᵉ apophyse dorsale jusqu'à la 11ᵉ, il faut ajouter le chiffre *trois*; la partie inférieure de la 11ᵉ et l'espace interépineux sous-jacent répondent aux trois dernières paires lombaires; la 12ᵉ apophyse dorsale et l'espace sous-jacent correspondent aux paires sacrées.

Il me semble plus logique, puisque c'est de l'examen des projections radiculaires sensitives tégumentaires que l'on déduit la racine incriminée pour remonter de là à la topographie apophysaire, de retrancher les chiffres ci-dessus, au contraire de Chipault qui les additionne. Ainsi, si la limite transversale supérieure de la paraplégie anesthésique correspond à la 11ᵉ *racine* dorsale, on comptera $11 - 3 = 8$, c'est-à-dire que le segment d'*émergence radiculo-médullaire* de la 11ᵉ racine dorsale sera placé au niveau de la 8ᵉ *apophyse vertébrale dorsale*. Dans cinq cas que nous avons eu l'occasion de faire opérer, la néoplasie, le corps du délit, siégeait toujours à 1 ou 2 centimètres plus haut, au-dessus du point de localisation diagnostiqué d'après le schéma précédent. Au cours de la laminectomie, il sera donc utile d'inviter le chirurgien, dont les recherches seraient vaines, à scruter les parties *sus* et non sous-jacentes.

Localisations régionales. — *Compression cervicale.* — Elle provoquera du torticolis douloureux, de la douleur le long du phrénique, des troubles de la motricité de la tête, et du diaphragme, et une tétraplégie sensitivo-motrice possible.

Compression cervico-dorsale. — C'est la compression de la moelle brachiale avec paralysie sensitivo-motrice des membres supérieurs, et souvent aussi des membres inférieurs. Dans cette région se trouve le centre cilio-spinal (8ᵉ cervicale et 1ʳᵉ dorsale) dont la lésion d'excitation sera suivie de mydriase, et dont la lésion de destruction provoquera du côté correspondant, le myosis, la rétraction du globe oculaire, le rétrécissement de la fente palpébrale, et l'aplatissement de la joue.

Compression dorsale et dorso-lombaire. — Ce sont elles que nous avons prises comme type de description (voir pages précédentes).

Compression de la moelle sacrée. — La moelle sacrée mesure une étendue de 1 centimètre et demi de hauteur et correspond au corps de la première vertèbre lombaire. Elle donne naissance à la dernière paire lombaire, et aux deux premières paires sacrées. Les compressions de cette région entraîneront des troubles de la sensibilité des faces postérieure et externe du membre inférieur (plante des pieds comprise), et de la motricité (parésie de la rotation en dehors, de la flexion de la jambe, et de l'extension du pied).

Compression du cône médullaire (v. c. m.). — Les anatomistes assignent comme limite supérieure au cône médullaire l'espace compris entre la dernière paire sacrée et la 1re paire coccygienne. Les cliniciens y comprennent les deux (Raymond) ou les trois (Grasset) dernières paires sacrées. Le cône médullaire est donc la partie la plus inférieure de la moelle d'où naissent les trois dernières paires sacrées (3e, 4e, 5e) et les nerfs coccygiens.

Pour retenir philosophiquement la distribution des nerfs du cône, dit le professeur Grasset, il faut placer l'homme à quatre pattes; alors, au domaine sensitif de ces nerfs appartient le plan le plus postérieur du corps (sacrum, coccyx, anus, périnée): et au domaine moteur, les muscles des régions postérieures analogues.

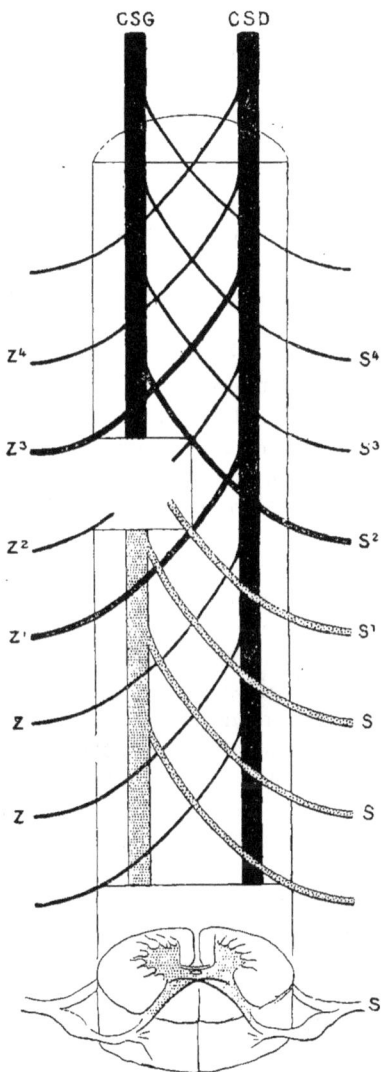

Fig. 105. — Syndrome de Brown-Séquard. — Représentation schématique de la moelle vue de dos (coupe longitudinale). — CSG, colonne sensitive gauche; CSD, colonne sensitive droite; A, B, C, D, section portant sur la moitié gauche de la moelle; S, S, S¹ S², S³, S⁴, racines sensitives du côté droit, s'entre-croisant sur la ligne médiane pour se rendre à la colonne sensitive CSG du côté gauche; Z, Z, Z¹, Z², Z³, Z⁴, racines sensitives du côté gauche. — Les trois racines Z¹, Z³ et S² (représentées par des traits plus forts) sont simplement *irritées* en C, A et B, leur territoire d'innervation périphérique est *hyperesthésié*. — A la racine Z², *sectionnée*, correspond une bande d'*anesthésie* du côté de la lésion. — A la racine S¹, *sectionnée* également, et à toutes les racines inférieures S, S (représentées en pointillé) qui aboutissent à la colonne sensitive gauche interrompue par la section, correspond un territoire *anesthésié*, du côté opposé à la lésion, et au-dessous d'elle (d'après Brissaud).

Compression de la queue de cheval (v. c. m.). — Le syndrome de la moelle sacrée est souvent fort difficile à distinguer du syndrome de la queue de cheval.

Pour le diagnostic différentiel entre ces compressions *nucléaires* et ces compressions *radiculaires*, Raymond, Grasset ont donné les signes cliniques suivants *a*) Les signes objectifs et souvent extérieurs, douleurs spontanées ou provoquées, tumeur, déplacements osseux.

b) La dissociation, dite syringomyélique (v. c. m.), est un bon signe d'origine médullaire.

c) Également le syndrome Brown-Séquard prouve l'origine médullaire.

Localisations transversales. Syndrome de Brown-Séquard (fig. 105). — La lésion d'une moitié latérale d'un segment de médullaire donne naissance au syndrome de Brown-Séquard caractérisé essentiellement par la paralysie motrice et l'hyperesthésie *du côté de la lésion* et l'anesthésie *du côté opposé*. La physiologie pathologique de ce syndrome reste encore d'une interprétation très difficile et très discutée, malgré les travaux qu'elle a suscités dans ces dernières années (Brissaud, Raymond, Grasset, Dejerine et Thomas).

III. **Intégrité ou altération de la moelle ou des racines**. — Au cours de toute compression médullaire il faut s'efforcer de savoir si la moelle et les racines sont simplement comprimées ou si elles sont au contraire adultérées, si les faisceaux pyramidaux sont dégénérés?

Je me hâte de dire que ce problème est souvent délicat à résoudre.

L'intensité des troubles parétiques et *surtout sensitifs* objectifs, l'étendue des *troubles trophiques*, la spasmo-réflectivité (mouvements réflexes spontanés ou provoqués, dits de défense), plus encore que la spasmodicité et l'exagération des réflexes, seront les témoins de la gravité de la lésion médullaire[1].

A la longue, une compression *même lente*, pourvu qu'elle soit *progressive*, peut amener une section complète de la moelle. Dans ce cas, les symptômes cliniques vont-ils varier? et une paraplégie flaccide va-t-elle succéder à la paraplégie spasmodique?

Les auteurs ne sont pas d'accord sur ce point et la discussion tout entière (Congrès de Limoges, 1901) porte sur l'état des réflexes tendineux; les uns (Charcot) soutenant que, dans la section médullaire, même complète, il y a toujours exagération des réflexes au-dessous de la lésion; les autres (Bastians, Bruns) avançant que, lorsque la section médullaire s'est affirmée *totale*, la paralysie devient flasque et les réflexes s'abolissent. Brissaud a tranché ce débat en montrant qu'il fallait, avant tout, dans l'examen de ces faits, tenir compte de la *brusquerie* ou de la *lenteur* de la section médullaire. Raymond et Cestan ont apporté, à ce point de vue, des observations confirmatives.

Ainsi, *dans la section médullaire brusque* (traumatisme), on peut affirmer que la paraplégie est flaccide *et restera éternellement flaccide jusqu'à la mort*. Dans la section médullaire, suite *d'une longue période* (mois, années) *de compression lente*, la paraplégie s'installe, au contraire, spasmodique,

---

1. J'ajoute que la ponction lombaire peut donner des renseignements de grande valeur. Dans un cas de traumatisme avec écrasement médullaire et mort rapide consécutive, j'ai trouvé, au quatrième jour de la paraplégie, un liquide céphalo-rachidien très riche en leucocytes polynucléaires, granuleux. Ces éléments étaient des témoins de la lutte phagocytaire qui se passait au niveau d'un parenchyme médullaire *détruit*. Peut-être, dans certains cas, au début, pourrait-on déceler dans ce liquide de véritables cellules nerveuses (Sabrazès).

persiste à l'état spasmodique et ne devient pas flaccide, à moins qu'elle ne se complique, grâce à l'infection, *de névrites périphériques* (Brissaud).

IV. **Point de départ de la compression médullaire.** — Le point de départ d'une compression médullaire (en dehors des cas de traumatisme) est presque toujours osseux ou méningé, rarement épidural. Le point de départ osseux se fait le plus souvent au niveau du corps vertébral. Les produits néoplasiques (cancer, tuberculose) peuvent comprimer directement la moelle de dehors en dedans à travers les méninges; ou, au contraire, proliférer d'abord au dehors du cylindre osseux et, rampant sur ses côtés, s'insinuer, se glisser à travers les trous de conjugaison (Sicard et Cestan) jusque dans le canal vertébral où ils viendront accomplir leur œuvre de compression.

V. **Nature de la compression.** — La *tuberculose* (mal de Pott), la *syphilis* (syphilis osseuse vertébrale, mal de Pott syphilitique de Portal, gomme méningée), les *tumeurs* dites bénignes ou malignes sont les trois grandes causes de compression médullaire. Accessoirement il peut s'agir de kystes hydatiques, d'anévrismes, d'abcès, etc.

Après le mal de Pott tuberculeux, les *tumeurs des méninges* sont de beaucoup les plus fréquentes. Nées sur la face interne de la dure-mère, sessiles ou pédiculées, leur volume peut varier d'un haricot à un œuf de pigeon et même plus. La forme anatomique la plus fréquente est le *sarcome* sous ses diverses variétés : *sarcome fuso-cellulaire, globo-cellulaire, angiolithique* ou psammome. Les psammomes ne se rencontrent que sur les méninges: ils forment des tumeurs pédiculées, encapsulées, d'origine arachnoïdienne. Les tumeurs s'incrustent le plus souvent de sels calcaires et sont vasculaires, d'où le nom de « angiolithiques ». Viennent ensuite, par ordre de fréquence, les fibromes, les noyaux cancéreux secondaires à un cancer du sein, de l'utérus, etc., les lipomes, les myxomes, les kystes hydatiques, les lymphangiomes (Cestan).

VI. **Intervention opératoire.** — Décider une opération chirurgicale en matière de compression médullaire, c'est assumer une grave responsabilité, d'autant plus que, comme le dit très justement Brissaud : « la chirurgie de la moelle épinière est pleine de promesses, comme l'enfer est pavé de bonnes intentions ».

Cependant, quand le diagnostic de compression médullaire paraît s'imposer légitimement et qu'il ne permet pas de conclure à des lésions trop prononcées des racines et du parenchyme; quand tout traitement médicamenteux a échoué, que le mercure et l'iodure ont été donnés sous toutes les formes et à toutes les doses, que l'hygiène, le repos horizontal, l'aération, les arsenics ont été suffisamment prolongés sans résultat, quand le malade est voué à une paraplégie irrémédiable, aux tourments de crises douloureuses incessantes et à une cachexie progressive due à la morphinomanie ou aux infections vésicales, pourquoi ne pas tenter, si la région s'y prête (en dehors par conséquent d'une localisation cervicale trop supérieure), une laminectomie? pourquoi ne pas aller à la recherche de la tumeur supposée et viser son ablation?

Je sais qu'on s'expose à bien des mécomptes, mais les succès, pour si rares soient-ils, compensent ces insuccès. On peut avoir la satisfaction de pratiquer l'ablation d'un fibrome, d'un psammome, d'un kyste hydatique, et de libérer ainsi une moelle apte de nouveau à reprendre ses fonctions quasi normales.

L'hésitation n'est pas possible dans le cas de compression osseuse persistante après traumatisme. Avec l'aide de la radiographie, le chirurgien fera presque toujours œuvre utile.

Au cas d'une marche rapidement envahissante de généralisation cancéreuse vertébrale secondaire, on se résignera évidemment à l'expectation chirurgicale, mais la *radiothérapie* pourra souvent rendre des services.

Nous avons eu recours quatre fois à l'intervention chirurgicale au cours de compressions médullaires. En voici les résultats :

1° *Fibro-sarcome très vasculaire* de la région cervico-dorsale chez un jeune homme de 22 ans. Laminectomie. Ablation de la tumeur. Hémorragie extrêmement abondante. Mort trois heures après l'opération. Shock ? hémorragie ?

2° *Sarcome méningé de la région dorso-lombaire chez une femme de 41 ans.* — Laminectomie. Ablation. Guérison partielle de la paraplégie. La marche est redevenue possible. *Survie pendant deux ans.* — Généralisation des tumeurs. Mort.

3° Jeune homme de 28 ans, fracture de la 11e vertèbre dorsale après une chute, paraplégie complète. La paraplégie persiste, à l'état partiel, durant 16 mois. Radiographie. On aperçoit la 11e vertèbre tassée et pivotante. Laminectomie. Ablation des facteurs de compression, c'est-à-dire des lames osseuses de la 11e vertèbre dorsale. *Guérison totale.* Le malade a été présenté avec M. Raymond à la Société de Neurologie. Aujourd'hui, quatre ans après l'intervention, la guérison s'est maintenue complète.

4° Homme de 48 ans, avec les signes d'une compression médullaire dans la convalescence d'une fièvre typhoïde (paraplégie extrêmement douloureuse). La ponction lombaire décèle un foyer purulent à bacilles d'Eberth au niveau de l'espace épidural. Laminectomie. Drainage du foyer. Guérison progressive, *et complète aujourd'hui*, cinq mois après l'intervention (*Soc. méd. des Hôp.*, 17 nov. 1905, avec M. Raymond).

Nous pourrions citer bien d'autres observations qui suffisent à légitimer, dans certains cas, les tentatives d'intervention chirurgicale.

Enfin, il nous paraît indiqué d'utiliser la radiothérapie et de projeter, à travers la brèche osseuse laminectomisée, les rayons curateurs. Nous avons montré, en effet, avec Bauer (*Revue Neur.*, p. 905, 1907), que les centres nerveux cérébraux ou médullaires présentaient physiologiquement une résistance suffisante pour pouvoir entreprendre sans danger une telle cure.

J.-A. SICARD.

MOELLE (HÉMORRAGIES). — V. HÉMATOMYÉLIE.

MOELLE (INFLAMMATIONS). — V. MYÉLITES.

MOELLE (PLAIES). — Les lésions médullaires font toute la gravité des traumatismes de la colonne vertébrale.

Étiologie. — Les instruments piquants et tranchants atteignent la
moelle généralement entre les lames vertébrales, aussi ces accidents sont-ils
beaucoup plus fréquents à la région cervicale. Les plaies par balle s'observent dans toutes les régions ; il n'est pas rare que la balle arrive à la moelle
par sa face antérieure après avoir traversé le corps de la vertèbre. Dans ces
conditions, il existe en même temps des lésions abdominales ou thoraciques
qui entraînent souvent la mort du malade. La balle peut traverser la moelle
sans s'y arrêter. Elle peut se fixer dans le sac dure-mérien en plein tissu
nerveux; quelquefois elle descend dans le canal vertébral à distance de son
point de pénétration.

Les plaies par élongation de la moelle méritent d'être bien connues car
elles sont d'une gravité considérable; on les observe dans les luxations temporaires (diastasis) de la colonne ; la moelle se rompt toujours là où la mobilité de la colonne est le plus considérable (région cervicale inférieure).

Mais c'est dans les fractures ou luxations de la colonne (v. c. m.) qu'on
observe le plus souvent les plaies de la moelle.

Lésions. — Les lésions de la moelle sont des plus variées. — Il y a
hémato-rachis. L'agent vulnérant a lésé un vaisseau de la colonne vertébrale,
le sang comprime la moelle. Cette collection sanguine peut être extra-
durale, les symptômes sont alors très passagers, ou intra-durale : la collec_
tion est rarement bien localisée, elle diffuse à distance, la ponction lombaire
permet de retirer quelquefois du sang pur. L'*hématomyélie* (v. c. m.), ou
collection sanguine intra-médullaire, est plus rare. Les *blessures superficielles* de la moelle peuvent être produites directement par l'agent vulnérant
qui a traversé la dure-mère, souvent elles sont occasionnées par une contusion à travers la dure-mère intacte. Les *blessures partielles* consistent en
sections localisées d'un des faisceaux : on a observé des hémi-sections. Les
bords de la section s'écartent peu, ils restent au contact; c'est ce qui
explique la facilité d'accolement avec guérison. Les *sections totales* sont les
plus fréquentes. Les lèvres de la plaie sont formées par du tissu nerveux,
plus ou moins contusionnées, elles s'écartent de 2 à 30 millimètres ; aussi il
est à peu près prouvé que la moelle sectionnée ne peut se régénérer. Les
sections des racines peuvent s'observer isolément ou avec des altérations
médullaires.

Les lésions primitives entraînent des lésions secondaires. Les dégénérescences sont fatales, elles se font suivant les lois ordinaires [V. Moelle (Compression)]. L'infection est une complication très fréquente (V. Myélite).

Symptômes. — Quel que soit le siège de la lésion, les plaies de la
moelle sont faciles à reconnaître par un ensemble de symptômes communs
auxquels s'ajoutent, suivant le siège, des signes particuliers.

Signes communs. — La paralysie est constante en aval du point sectionné. Elle est complète ou incomplète suivant le siège des lésions de la
moelle, elle s'accompagne généralement de soubresauts, de contractures.

Les troubles de la sensibilité sont très variables; celle-ci peut être abolie,
exagérée, pervertie. En général l'anesthésie est complète dans la région
innervée par les filets de la moelle nés en aval de la lésion, l'hyperesthésie
répond à la région qui reçoit ses nerfs de la zone traumatisée. Quelquefois

les irradiations douloureuses s'étendent à distance (anesthésies douloureuses). Le syndrome de Brown-Séquard qui caractérise les hémi-sections de la moelle est constitué par l'anesthésie du côté opposé à la lésion, et la paralysie avec hyperesthésie du côté correspondant aux altérations médullaires.

Les modifications des réflexes ont été beaucoup étudiées, car on avait pensé y trouver une indication sur la nature des lésions et l'opportunité d'une intervention. Il est classique de dire en physiologie que la section de la moelle entraîne une exagération des réflexes, car les réflexes sont d'origine médullaire. Des travaux anglais (Bastian, Boulby) tentèrent de renverser cette théorie. Les réflexes auraient une origine cérébrale ou cérébelleuse (van Gehuchten), la section médullaire serait accompagnée d'abolition des réflexes. Ce symptôme commanderait l'abstention dans les traumatismes médullaires.

Malheureusement, il n'en est pas ainsi ; Delbet a bien montré que l'étude des réflexes ne peut pas nous fixer avec certitude sur l'état de la moelle, car la moelle séparée de l'encéphale est encore capable de produire des réflexes et leur suppression totale ne prouve pas que la moelle est complètement sectionnée.

En pratique, nous n'avons aucun signe pour porter un pronostic aussitôt après l'accident ; c'est par l'évolution seule que nous pouvons être fixés sur l'étendue des lésions médullaires.

Les troubles trophiques peuvent porter sur tous les tissus. On donne le nom de « décubitus acutus » à la formation d'escarres au niveau des points comprimés : sacrum, talon, malléoles. L'évolution en est rapide, ces escarres infectées sont le point de départ de complications graves. Les troubles des fonctions urinaires ne sont pas moins importants ; le plus souvent, il y a rétention d'urine, puis, incontinence par regorgement, l'infection de la vessie est à peu près fatale : les microbes arrivent par la circulation ou sont portés par un cathéter septique. Ces tissus altérés dans leur vitalité sont la proie facile de la moindre affection. La pyélite, la néphrite succèdent rapidement à la cystite. La parésie intestinale peut être suivie d'incontinence des matières.

Symptômes propres à chaque région. — a) *Plaies de la région lombaire.* — Si le traumatisme porte au-dessous de la 2ᵉ lombaire, les nerfs de la queue de cheval seuls sont atteints : la paralysie n'est jamais ni complète ni définitive. La sensibilité est conservée au niveau des organes génitaux ; il n'est pas rare d'observer des zones hyperesthésiques au niveau de la cuisse ou du scrotum et des grandes lèvres. Les fonctions du rectum et de la vessie sont généralement respectées.

Quand la lésion porte sur le renflement lombaire, la paraplégie est souvent complète et surtout l'anesthésie s'étend aux organes génitaux ; c'est là un signe très important. La rétention d'urine est la règle.

b) *Plaies de la région dorsale.* — Les troubles de la respiration sont constants, les muscles de l'abdomen sont toujours paralysés, les muscles intercostaux sont d'autant plus atteints que la lésion siège plus haut, le thorax tout entier peut être immobilisé, l'inspiration ne se fait plus que par le diaphragme et les muscles du cou, l'expiration n'est produite que par l'élasticité pulmonaire, la toux est impossible, la paraplégie est complète.

L'anesthésie s'étend jusqu'à l'épigastre, la douleur en ceinture ne manque jamais. Les troubles urinaires sont constants, mais variables ; le priapisme est moins fréquent que dans les plaies cervicales.

c) *Plaies de la région cervicale.* — A tous ces symptômes s'ajoute la paralysie des membres supérieurs. La paralysie du diaphragme s'observe quand la lésion siège au-dessus de la 4e vertèbre ; alors la mort est très rapide. La sensibilité peut être abolie complètement. Mais si la lésion porte au-dessous de la 5e vertèbre, la zone du musculo-cutané (face externe du bras et de l'avant-bras) peut conserver sa sensibilité. La déglutition est difficile. Il y a rétention ou incontinence des matières fécales. La rétention d'urine est la règle ; il y a de l'oligurie ou même de l'anurie : la glycosurie a été notée.

L'érection est un signe très important ; elle est du reste variable en durée et en intensité.

Les troubles oculo-pupillaires sont dus aux lésions des centres du sympathique cervical. Le resserrement de la pupille est plus fréquent que sa dilatation.

On observe souvent une température élevée (jusqu'à 45°) produite non par l'infection, mais par des altérations de centres calorifiques.

Si la blessure siège au-dessus de la 5e vertèbre cervicale, la mort est presque instantanée.

Évolution. Pronostic. — Le blessé est exposé à une mort rapide par le choc nerveux, l'asphyxie. Généralement le malade succombe après 30 à 40 jours par infection (décubitus acutus, pyélonéphrite) (V. Myélite).

La guérison est possible quand la section médullaire n'est que partielle ou quand la plaie porte au-dessous de la 2e lombaire. Les symptômes immédiats sont souvent les mêmes que dans les sections complètes ; c'est pour cela qu'il est impossible de porter un pronostic aussitôt après l'accident. Le temps nécessaire à la guérison est toujours très long (plus de 6 mois), et souvent persistent des troubles nerveux (anesthésie, paralysies isolées, troubles trophiques, pied bot), quelquefois même apparaissent à une époque très tardive des troubles trophiques tels que arthropathie, maux perforants.

Diagnostic. — La *commotion* médullaire peut provoquer des accidents précoces qui rappellent beaucoup les signes que nous avons indiqués, mais la guérison en est généralement rapide. On décrit encore comme commotion médullaire de nombreux cas qui ressortissent de l'hystérie et des névroses traumatiques (v. c. m.).

La plaie reconnue, il faudra en rechercher la nature. Dans les plaies par balle on ne manquera pas de faire un examen radioscopique et de fixer le siège du projectile par les méthodes habituelles (stéréoscopie, appareils de Contremoulin).

Quant à l'étendue de la lésion, nous avons vu que dans les cas graves (paralysie, anesthésie) il était impossible d'être affirmatif pendant la première semaine.

Traitement. — Nous sommes bien désarmés dans de pareils cas. Il faudra empêcher le mieux possible la compression (employer pour cela un matelas d'eau). On ne saurait trop recommander l'asepsie la plus rigoureuse pour les cathétérismes, puisque c'est d'infection urinaire que meurent souvent les malades ; les escarres seront pansées soigneusement.

L'intervention serait indiquée si on pouvait penser que la moelle est lésée par un fragment osseux, que le corps étranger est resté au contact du tissu médullaire ou que les lésions portent principalement sur les racines rachidiennes. Devant l'incertitude du diagnostic, en raison de la gravité de l'affection, de nombreux chirurgiens ont tenté une opération. On résèque les lames, on ouvre la dure-mère, on explore la moelle. On retire le corps étranger. On tente une suture de la moelle ou des nerfs. Ces interventions n'ont presque jamais réussi. *VICTOR VEAU.*

MOELLE (SYPHILIS). — La syphilis de la moelle et de ses enveloppes est acquise ou héréditaire.

1. — SYPHILIS ACQUISE. — **Lésions.** — Il est rare que la moelle soit atteinte à la suite d'une carie spécifique des vertèbres (v. c. m.). Il n'est pas très fréquent d'assister au développement de gommes volumineuses au nombre d'une, de deux ou de plusieurs ; les signes sont alors ceux d'une tumeur spinale [V. MOELLE (COMPRESSION)]. Ce que l'on rencontre communément c'est la *méningomyélite syphilitique* sous des aspects divers. Le processus syphilitique étant essentiellement diffus, il n'existe guère, au point de vue anatomique, de pachyméningite, de méningite (arachnite et piemérite), de myélite, de radiculite, de phlébite ou d'artérite syphilitique isolée. Les lésions prédominent seulement sur l'un de ces points, et donnent à l'évolution clinique une allure différente suivant les cas. Ce qu'on peut dire, c'est que, dans la syphilis de la moelle, les méninges sont toujours plus ou moins intéressées, et cela dès la période aiguë initiale de la maladie. Les lésions méningo-vasculaires (fig. 106 et 107) paraissent commander les altérations médullaires, bien qu'on se soit demandé si le tréponème pâle n'exerce pas directement une action nécrosante sur le parenchyme. Le ramollissement par oblitération artérielle se voit dans la forme aiguë ; quand la marche est lente, le processus aboutit à la sclérose. En général, la sclérose, qui se constitue à la période d'état, la myélite transverse syphilitique, a été précédée d'une période d'infiltration embryonnaire (méningo-médullaire avec ou sans gommes miliaires) qui a pu passer inaperçue. Mais il existe aussi une forme de sclérose combinée systématique (des faisceaux latéraux, associée à celle du faisceau cérébelleux direct et du cordon de Goll), qui serait chronique d'emblée. Entre la méningo-myélite syphilitique vulgaire, quelle que soit sa forme, et la sclérose syphilitique primitive il y a une différence énorme, suivant certains auteurs, c'est que la première guérit merveilleusement sous l'influence du traitement mercuriel institué à temps avant l'apparition des lésions secondaires irrémédiables nécrobiotiques, hémorragiques et scléreuses, tandis que la sclérose primitive, bien que d'origine syphilitique, résiste au traitement et serait assimilable dans une certaine mesure au tabes et à la paralysie générale, dont le processus parasyphilitique n'est pas en réalité de nature syphilitique.

Étiologie. — La syphilis médullaire peut apparaître à partir du troi-

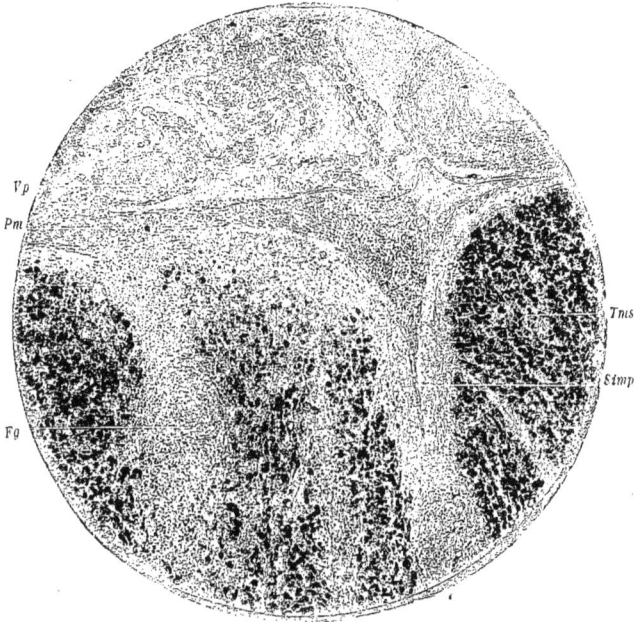

Fig. 106. — *Méningo-myélite syphilitique*. Coupe transversale de la moelle à la région dorsale supérieure. (Brissaud, d'après H. Lamy). — *Simp*. Septum médian postérieur élargi et infiltré de cellules rondes; *Tms* : tissu médullaire sain; *Fg* : petit foyer gommeux intra-médullaire émané de la pie-mère; *Vp* : veinule de la pie-mère oblitérée; *Pm* : pie-mère épaissie.

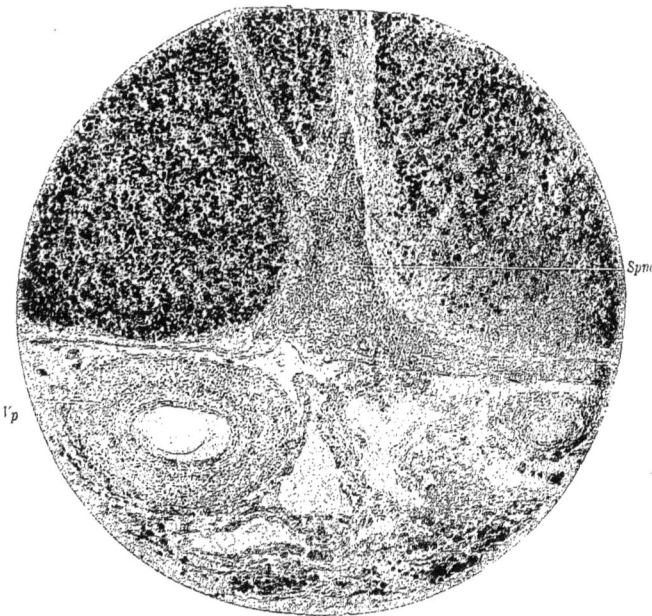

Fig. 107. — *Méningo-myélite syphilitique* (même région). *Spm* : Septum médian infiltré; *Vp* : une veine dont les parois sont épaissies et modérément infiltrées. (Brissaud, d'après H. Lamy.)

sième mois de l'infection. Elle atteint son maximum de fréquence dans la deuxième année, est un peu moins fréquente dans la troisième et devient rare après la dixième. Sans être nécessairement liée aux syphilis graves précoces, puisque les syphilis légères mal soignées fournissent un fort contingent, l'association ou plutôt la succession des accidents sérieux cutanéo-muqueux et nerveux est possible. Il est relativement rare que la coexistence des manifestations externes secondaires ou tertiaires servent au diagnostic de nature de la myélopathie. Les hommes sont particulièrement atteints, surtout de 20 à 40 ans, et sans doute parmi eux les nerveux, les surmenés. C'est une affection assez fréquente même en dehors des services spéciaux. Elle est d'autant plus importante à connaître que souvent les malades, à l'hôpital comme en ville, dissimulent ou ignorent la syphilis pour des raisons diverses. Le médecin ne peut compter que sur lui, et sa responsabilité est d'autant plus grande qu'un retard d'un jour, de quelques heures, apporté au traitement suffit pour aggraver notablement la maladie.

Formes symptomatiques. — Il y a lieu d'abord de distinguer la méningo-myélite aiguë ou subaiguë de la forme chronique d'emblée ou paraplégie spasmodique du type d'Erb. La méningo-myélite aiguë peut passer par trois stades successifs de méningite spinale, de myélite aiguë et de myélite transverse chronique; elle peut s'arrêter au premier, commencer par le second, ou même ne présenter qu'une période aiguë initiale fruste : d'où autant de variétés évolutives. Suivant que la maladie se porte de préférence sur telle ou telle région de la moelle, les symptômes seront surtout cervicaux ou lombaires. Enfin il existe des variétés atypiques qui se distinguent par des symptômes peu habituels : c'est la variété pseudo-tabétique et la variété amyotrophique; la paralysie syphilitique radiculaire, la paralysie ascendante aiguë.

D'une façon générale, quand il s'agit de faire le diagnostic de syphilis médullaire, il y a des signes qu'il faut toujours rechercher. C'est d'abord la douleur rachidienne nocturne irradiée dans les membres; ce sont aussi les prodromes cérébraux, surtout la céphalée nocturne et la diplopie, et aussi le signe d'Argyll Robertson. Dans quelques cas où les symptômes cérébraux sont plus accentués, on peut dire que la syphilis est véritablement cérébro-spinale. La localisation prédominante se fait généralement à la région *dorsale*; ce qui explique le syndrome paraplégique sans atrophie. Parfois cependant les régions lombaire, cervicale et même bulbaire, sont intéressées plus particulièrement. Il y a lieu de décrire séparément, pour les souligner, les types cliniques suivants : méningite spinale ou cérébro-spinale; méningo-myélite; myélite centrale aiguë; myélite chronique transverse; paralysie spastique d'Erb; enfin les variétés rares.

Méningite spinale ou cérébro-spinale syphilitique. — La syphilis des méninges (pie-mère) suit une marche descendante. Aussi voit-on quelquefois les manifestations spinales précédées de paralysies oculaires, d'hémiplégie, de névrite optique, de paralysie faciale, de névralgie du trijumeau ou de convulsions. Le plus habituellement tout se borne à la *céphalée nocturne*, prélude de la *rachialgie nocturne* qui annonce l'atteinte de la moelle.

Cette rachialgie, cervicale (douleur de nuque) ou le plus souvent lombaire, ne se distingue guère du torticolis ou du lumbago vulgaire que par la recrudescence nocturne des douleurs. Or, bien qu'inconstante, elle a une importance symptomatique énorme en ce sens que, dans la méningo-myélite syphilitique véritablement aiguë, les phénomènes se précipitent. Il n'y a pas de temps à perdre pour établir le diagnostic et instituer le traitement. Chez les malades qui s'observent, cependant, on remarque que la rachialgie s'installe progressivement de façon à devenir parfois, au bout de quelques jours seulement, atroce. Le retour régulier des paroxysmes chaque nuit met en évidence son caractère nocturne. Elle est d'abord *unilatérale* et devient ensuite bilatérale. Il faut savoir que l'intensité de la douleur, même la nuit, n'est pas toujours excessive.

Deux autres caractères importants s'ajoutent bientôt aux précédents. La colonne vertébrale devient *raide* au niveau de la région atteinte (raideur de la nuque); les mouvements sont pénibles et la pression est parfois douloureuse : signes qu'il ne faudrait pas mettre sur le compte d'une arthrite vertébrale. Enfin, comme dans certains lumbagos, on constate le signe de Kernig, et la *douleur s'irradie* dans les membres correspondants : dans les épaules et les bras, ou bien autour de la ceinture (d'un ou des deux côtés) et dans les membres inférieurs (méningite dorso-lombaire). Ces irradiations offrent aussi un caractère d'intensité qui n'est pas banal, avec mêmes paroxysmes nocturnes. Ce sont des *pseudo-névralgies* donnant lieu à des élancements, à une sensation de brûlure ou de froid dans la continuité et la profondeur des membres, non sans localisation cependant, comparables aux douleurs fulgurantes, et comme elles d'origine radiculaire. Le fait que certains mouvements, comme la marche, réveillent la douleur, ne doit point faire croire à des arthropathies, et la sensibilité à la pression du mollet, qu'on peut observer, ne doit pas être mise sur le compte d'une névrite, mais d'une certaine hyperesthésie superficielle. L'apyrexie est la règle pendant cette phase et les suivantes. C'est à la *méningo-radiculite* que se borne dans certains cas tout le processus morbide ; c'est à elle qu'appartient le plus souvent la sciatique syphilitique (sciatique radiculaire); on sait que la toux, l'éternuement peuvent provoquer des douleurs dans les racines atteintes, que la ponction lombaire révèle l'existence de la lymphocytose : on trouve dans le liquide céphalo-rachidien, à la période d'activité de la syphilis, non seulement des lymphocytes, mais encore des grands mononucléaires, des plasmazellen et parfois des polynucléaires.

Enfin la méningite syphilitique peut être absolument *latente*, passer à l'état chronique en restant latente, et ne se révéler que par l'évolution ultérieure des lésions parasyphilitiques du tabes ou de la paralysie générale devenues inaccessibles au traitement spécifique, alors que traitée plutôt, à la phase vraiment syphilitique, elle eût guéri. D'où l'utilité incontestable du traitement préventif des accidents de la syphilis, tel qu'il est classiquement institué.

Malgré ses caractères distinctifs, la méningite syphilitique, surtout subaiguë, passe souvent inaperçue jusqu'à l'atteinte de la moelle, soit qu'il y ait des rémissions spontanées, soit que la recrudescence nocturne n'existe pas, soit que les douleurs soient peu marquées, ce qui est encore assez fréquent. Quand apparaissent les troubles moteurs et sphinctériens, les troubles objectifs de la sensibilité, les modifications des réflexes, on dit qu'il y a méningo-myélite.

Méningo-myélite syphilitique aiguë ou subaiguë. — La méningo-myélite syphilitique s'arrête au stade initial de méningite quand un traitement intensif intervient à temps. Sinon apparaissent, quelquefois très rapidement au bout de 2 ou 3 jours, ou davantage, des *troubles moteurs* ou *sphinctériens*.

Ceux-ci, quand ils sont les premiers en date, sont propres à égarer le diagnostic et conduisent certains malades aux spécialistes des voies urinaires, soit qu'ils aient de l'*incontinence vraie* sans distension de la vessie, par faiblesse du sphincter, soit qu'ils aient de la rétention. Ou bien ces phénomènes sont moins accentués, et il y a simplement difficulté à uriner ou miction impérieuse ; aux troubles sphinctériens se joignent des *troubles génitaux* : dépression ou impuissance.

Les *troubles de la motilité*, qui se montrent surtout et d'abord aux membres inférieurs, sont annoncés par de l'engourdissement, de la lourdeur avec lassitude générale. Puis apparaît la *raideur* et la maladresse d'un côté d'abord ; il y a une jambe qui traîne plus que l'autre, le pied frotte sur le sol, il butte contre les obstacles. Il survient quelquefois un *dérobement* passager des jambes ou même un véritable effondrement.

Quand on examine ces malades on constate qu'ils n'ont aucune paralysie ; ils résistent très bien aux mouvements passifs, trop bien même, ce qui tient à un certain degré de contracture. Très vite apparaissent des modifications des réflexes : on trouvera, par exemple, une *exagération* bilatérale du *réflexe rotulien* avec prédominance d'un côté et *clonus* du pied de ce même côté. Cette contracture plus ou moins latente, avec ou sans démarche spasmodique, suffit, jointe à la douleur de la première période, à établir le diagnostic. Il n'y a pas, à proprement parler, de paraplégie, ou du moins elle n'est que spasmodique. Les malades, dans cette maladie essentiellement aiguë, ne prennent pas le lit ; il faut le leur conseiller ; ils sont à peine parétiques.

Les *troubles objectifs de la sensibilité*, au contraire des précédents, ne sont pas constants : ils sont souvent peu accusés et doivent être recherchés. Ils se présentent très souvent sous forme de syndrome de Brown-Séquard, simple ou double, au moins esquissé. On trouvera, du côté opposé à celui où les phénomènes spasmodiques sont le plus accentués, de l'hypoesthésie ou simplement de la diminution de la sensibilité à la chaleur, au froid et à la douleur, sans altération du tact. Il y a véritablement alors hémiparaplégie spasmodique croisée avec une *hémi-dissociation* de la sensibilité de type syringomyélique (fig. 108, 109). La parésie spasmodique est plus marquée du côté où la lésion est prédominante, où la rachialgie avait débuté et était le plus intense. De ce même côté on peut constater de l'hyperesthésie au toucher (surmontée d'une bande d'anesthésie radiculaire), et plus tard des troubles vaso-moteurs ou trophiques ; parfois le sens musculaire est aboli. Du côté opposé se trouve l'anesthésie ou la dissociation (surmontée d'une bande radiculaire d'hyperesthésie).

Cette évolution et cette distribution sont sujettes à variations. Ainsi une de nos malades avait, le 2 octobre, des douleurs dans les reins et dans la jambe gauche ; le 6, des douleurs dans la jambe droite. Puis l'exagération du réflexe se dessinait plus forte à droite le 10 ; et, malgré le traitement commencé le 8, le lendemain du premier examen, il restait le 31 un peu de

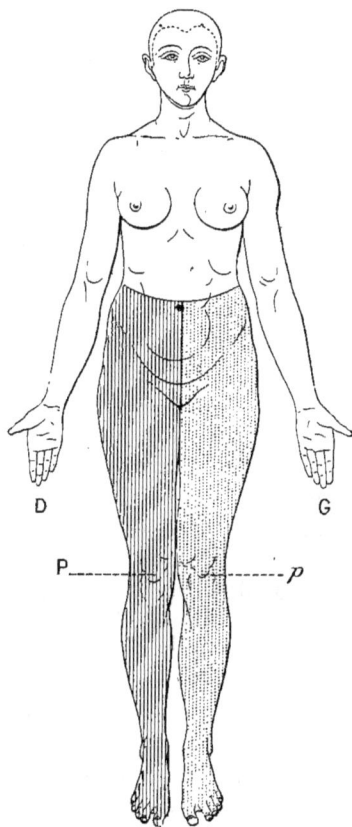

Fig. 108.   Fig. 109.

Syndrome de Brown-Séquard.

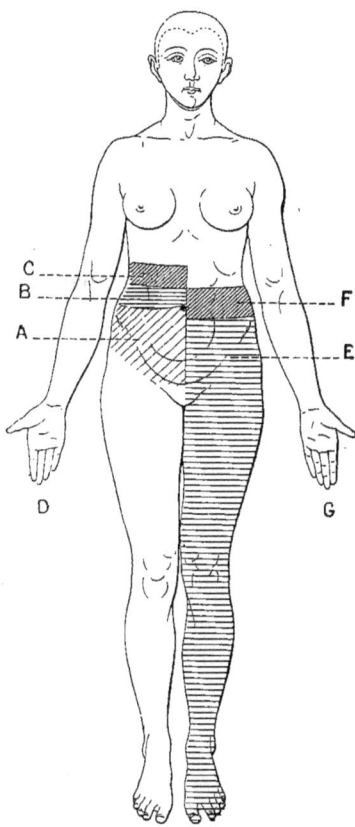

Troubles de la motilité. — Côté droit : P, hémiparaplégie totale et spasmodique. — Côté gauche : p hémiparésie légère.
Troubles de la sensibilité. — Côté droit : A, hyperesthésie sous tous ses modes. — B, bandes d'anesthésie. — C, bande d'hyperesthésie. — Côté gauche : E, anesthésie totale. — F, bandes d'hyperesthésie situées moins haut que celle du côté opposé. (Brissaud, *Leçons sur les maladies nerveuses*, Salpêtrière, 1893-1894).

parésie à droite avec de l'œdème remontant jusqu'au genou à gauche. Ultérieurement la guérison se parachevait sauf la persistance de l'exagération des réflexes. On peut observer des variations dans l'intensité de la parésie ou de l'état spasmodique. C'est en somme une *paraplégie* ou *hémi-paraplégie aiguë spasmodique d'emblée* avec pseudo-névralgies et rachialgie.

Cette méningo-myélite est au moins aussi souvent subaiguë qu'aiguë à proprement parler. Un de nos malades, pris de céphalée occipitale et de diplopie en 1890, éprouve en 1892 des courbatures dans un bras puis dans l'autre ; un mois plus tard il est obligé de faire effort pour uriner. Un mois après il ressent une sorte de chaleur dans la jambe droite ; enfin la *rachialgie lombaire gauche* apparaît le mois suivant. Au bout de 3 jours il a de la *faiblesse de la jambe gauche* ; il marche en fauchant, il a une *hémi-paraplégie spasmodique gauche*. Au membre inférieur droit on trouve intacte la sensation du contact. Mais le pincement est perçu comme un chatouillement. Un vase contenant de l'eau à 70° ne donne qu'une sensation de chaleur tiède ; à 50° il ne perçoit que le contact ; l'hémi-paraplégie s'accompagne d'une *hémi-dissociation croisée*, ébauche de syndrome de Brown-Séquard. Après 10 jours de traitement le malade marchait presque tout à fait bien.

Myélite syphilitique aiguë. — La myélite aiguë syphilitique qu'on attribue à un ramollissement médullaire par artérite est essentiellement caractérisée, contrairement à la forme précédente, par une paralysie des membres inférieurs, une *paraplégie flasque vraie*, motrice et sensitive, qui débute plus ou moins rapidement, parfois brusquement, précédée ou non de prodromes atténués ou négligés. Ces prodromes sont les signes cérébraux et spinaux de méningite déjà signalés, les troubles sphinctériens, la dépression génitale, l'engourdissement et l'effondrement passager des jambes. Alors survient une *attaque de paraplégie* avec chute sans perte de connaissance en général : c'est la *myélite aiguë apoplectiforme*. Parfois le malade se réveille le matin paralysé. Parfois la paralysie complète ne se réalise pas d'emblée : il y a paralysie rapidement progressive avec ou sans ictus successifs. Cette paraplégie brusque ou rapide est toujours flasque d'abord. Elle s'accompagne toujours de rétention ou d'incontinence d'urine par regorgement. Les troubles de la sensibilité varient de l'hyperesthésie ou de l'hypoesthésie à l'anesthésie absolue (le syndrome de Brown-Séquard peut exister). Leur intensité et leur persistance sont en rapport avec la gravité du pronostic. Intenses ils s'accompagnent de troubles trophiques : escharres sacrée, trochantérienne, talonnière. On constate l'abolition des réflexes tendineux et cutanés. Il n'y a pas de fièvre.

Quand la guérison, toujours incomplète, survient, la contracture secondaire apparaît et la paralysie s'atténue ; la paralysie flasque devient spasmodique peu à peu presque toujours.

Mais la mort est possible dans l'espace de quelques jours, soit par suite des accidents du décubitus aigu (v. c. m.), avec infection urinaire (cystite purulente), fièvre pyohémique, diarrhée et broncho-pneumonie, soit par paralysie ascendante avec paralysie bulbaire aiguë terminale : il y a de la dyspnée, des vomissements, de la tachycardie. C'est en peu de jours, quelquefois en moins d'une semaine, qu'évoluent ces accidents, terminés parfois par la mort subite.

En l'absence de commémoratifs ou de syphilides coexistantes, le diagnostic avec la myélite aiguë vulgaire est difficile. On ne saurait trop répéter qu'à tout propos, chez un adulte, jeune surtout, il faut penser à la syphilis. Certains auteurs ont douté, en raison de l'impuissance du traitement dans certains cas, de la nature purement syphilitique de cette variété. En tous cas, il n'y a aucun doute sur la nécessité du traitement intensif immédiat.

Myélite transverse syphilitique. — Elle n'est que le résultat des formes précédentes, non traitées ou traitées avec un insuccès au moins relatif parce que trop tardivement. Elle consiste dans une *paraplégie spasmodique chronique secondaire* avec impotence confinant le malade au lit, ou au contraire ne causant que de la raideur. On conçoit toutes les variétés cliniques que peut revêtir, suivant l'intensité de la contracture, la myélite transverse syphilitique. Car, bien qu'à la contracture puisse se joindre un certain degré de paralysie, portant surtout sur les fléchisseurs, on peut dire que l'impotence est surtout fonction de cette contracture, qui tantôt ne se manifeste qu'à l'occasion des mouvements passifs et surtout actifs, tantôt persiste au repos au point d'immobiliser complètement les membres inférieurs. L'allure de la démarche varie quelque peu suivant la prédominance du spasme sur tels ou tels muscles : elle est traînante ou saccadée, sautillante ou en canard. Après les extensions les adducteurs sont les plus touchés. Les genoux sont accolés. Les jambes sont généralement contracturées en extension, ainsi que le gros orteil ; le pied est en varus équin ; la pointe ne pouvant être relevée pendant la marche frotte sur le sol. Les troubles sphinctériens sont habituels, bornés parfois à une envie impérieuse d'uriner. Les troubles sensitifs sont à cette période nuls ou peu marqués. Il n'y a pas d'atrophie musculaire.

Alors même qu'ils sont en apparence respectés, il n'est pas rare d'observer de l'exagération des réflexes tendineux aux membres supérieurs.

La coexistence d'accidents cérébraux (paralysies oculaires), d'altérations papillaires ou pupillaires (signe d'Argyll Robertson), facilite le diagnostic rétrospectif.

On peut avoir à discuter le diagnostic entre le mal de Pott et la paraplégie spasmodique d'origine syphilitique.

Paraplégie spastique d'Erb. — C'est une paraplégie spasmodique d'emblée chronique. Peut-être n'est-elle qu'une forme de méningo-myélite chronique syphilitique plus ou moins systématisée. En tous cas, elle consiste surtout et presque uniquement en une rigidité musculaire ou contracture latente lentement progressive. Elle s'établit en plusieurs mois ou plusieurs années, précédée ou non de quelques douleurs très légères, ou plutôt d'engourdissement, de crampes, de tiraillements, de sensation de fatigue. C'est surtout dans cette forme à début progressif que l'on a observé le phénomène décrit sous le nom peut-être impropre de claudication intermittente de la moelle. Il s'agit d'impotence de l'un ou des deux membres inférieurs, se manifestant après quelques instants de marche, disparaissant après un temps de repos et se renouvelant après une période de fonctionnement de plus en plus courte. Au moment où survient l'impotence on verrait se produire le signe de Babinski, et s'exagérer les réflexes rotuliens, d'une façon transitoire d'abord. Il n'y a, bien entendu, aucun trouble circulatoire, ni vaso-moteur périphérique : c'est ce qui sépare complètement ce syndrome de la claudication intermittente vraie, qui peut être aussi d'origine syphilitique (v. c. m.). La marche devient de plus en plus lourde, les pieds traînant sur le sol ; puis elle se fait sur la pointe du pied en sautillant, les jambes serrées, en tous cas avec raideur. Il y a du clonus. Il existe habituellement de légers troubles urinaires ; envies impérieuses ou miction lente ; plus tard il y a même rétention d'urine. Il y a aussi une diminution plus ou moins complète des fonctions génitales (éjaculation, érection). Les signes négatifs sont importants ; ce sont : l'absence de paraplégie vraie, d'atrophie musculaire évidente et de troubles objectifs de la sensibilité du moins accusés. Il y aurait pourtant parésie des fléchisseurs en général, et en particulier du pied sur la jambe, de la jambe sur la cuisse et de la cuisse sur le bassin. On trouve les réflexes du poignet et du coude exagérés. Ultérieurement la maladie n'est pas nécessairement progressive ; elle est sujette à une amélioration spontanée toute relative, ou reste stationnaire. Que le type d'Erb, caractérisé par la paraplégie spasmodique très lentement progressive, et par l'absence presque complète de troubles objectifs et subjectifs de la sensibilité, soit vraiment distinct anatomiquement ou non, il est certain qu'un malade porteur depuis longtemps d'une paraplégie spasmodique ancienne d'origine syphilitique ne peut bénéficier de l'efficacité habituelle du traitement spécifique.

La localisation, un peu différente suivant les cas, de l'infiltration gommeuse, explique que la syphilis spinale réalise tour à tour l'aspect d'une myélite centrale (parartérite) avec ramollissement, d'une méningo-myélite, annulaire ou unilatérale et même d'une méningo-myélite antérieure (type d'Erb) ou postérieure.

Variétés rares. — *Pseudo-tabes.* — On a publié, sous le nom de pseudo-tabes syphilitique, des observations assez disparates et complexes, dans lesquelles la méningo-myélite syphilique prédominait à la face postérieure de la moelle. L'incoordination avec signe de Romberg, l'abolition des réflexes s'ajoutaient dans certains cas aux douleurs pseudo-névralgiques, aux troubles sphinctériens pour simuler un tabes à marche aiguë. Le traitement spécifique est nettement curatif.

Tabes combiné. — Ailleurs, on voit s'associer aux phénomènes spasmodiques l'ataxie et le signe de Romberg : c'est alors une sorte de tabes combiné. Ce syndrome se complique encore parfois de troubles psychiques rappelant la paralysie générale.

Forme amyotrophique. — L'atrophie musculaire qui est nulle ou peu marquée en général devient quelquefois le phénomène prédominant. Elle affecte surtout les petits muscles de la main (éminences thénar et hypothénar, inter-osseux) ou du pied, ou bien les muscles de l'épaule. Le renflement cervical ou lombaire se trouve alors intéressé. L'atrophie musculaire s'explique au moins dans certains cas par une compression radiculaire qui serait comparable à celle de la pachyméningite hypertrophique. Et de fait il existe une *pachyméningite* cervicale syphilitique. Il y a souvent alors quadriplégie. A cette forme amyotrophique on peut rattacher le syndrome de la paralysie labio-glosso-laryngée qu'on a rencontrée aussi dans la syphilis.

Hémorragie méningée. — L'artérite syphilitique est une des causes de l'hémorragie méningée [V. CÉRÉBRALE (SYPHILIS) et PONCTION LOMBAIRE].

Forme associée. — Le tremblement intentionnel et le nystagmus peuvent se rencontrer exceptionnellement dans la syphilis cérébro-spinale et simuler la sclérose en plaques. De plus, on a vu la sclérose syphilitique s'associer à la sclérose en plaques.

Diagnostic. — On connaît l'extrême importance d'un diagnostic causal immédiat. En face d'une paraplégie non névritique, quelle que soit pour ainsi dire sa forme (aiguë ou chronique, flasque ou spasmodique, douloureuse ou non), comme en face d'une hémiplégie, chez un adulte, le médecin pensera toujours et d'abord à la syphilis. En l'absence de commémoratifs, la peau, les muqueuses, les os (ostéo-périostite syphilitique), les ganglions seront l'objet d'un examen minutieux. On constatera parfois des cicatrices orbiculaires ou festonnées, ou une éruption presque éteinte, quelques rares papules cuivrées. Si l'on trouve seulement un peu de céphalée ou de rachialgie nocturne, et même si l'on ne trouve rien, pour peu qu'il y ait doute, un traitement d'essai sera institué.

Le danger n'est pas tant de méconnaître la nature spécifique d'une paraplégie évidente que d'attacher trop peu d'importance aux accidents légers ou insidieux qui préludent à la paraplégie proprement dite. Tel malade, se sachant syphilitique, me racontait sur le boulevard, en sortant de table, et sans en témoigner d'inquiétude, qu'il éprouvait quelques douleurs nocturnes dans l'épaule et le bras droits depuis plusieurs jours ; mais il n'établissait aucun rapport entre ces douleurs et la syphilis, et, sans une rencontre fortuite, il ne m'en eût pas parlé : pourtant le traitement spécifique le guérit, à cette phase de méningo-radiculite. Il en est de même de la céphalée syphilitique qui passe si souvent inaperçue, parce qu'elle est isolée et sujette à rémission spontanée. Reconnaître et traiter les petits accidents précoces, c'est mettre le malade complètement à l'abri, du moins dans les formes moyennes, des grands accidents médullaires, qui peuvent évoluer très rapidement, mais qui, pour ainsi dire toujours, s'annoncent au malade par quelque avertissement.

Le diagnostic est à faire, à cette période prémonitoire, avec la *neurasthénie*, fréquente chez les syphilitiques. Or, le syphilitique en imminence d'accidents nerveux organiques se plaint relativement peu, contrairement au neurasthénique dont les plaintes sont continuelles et multiformes. On peut avoir recours, non seulement à la ponction lombaire, mais aussi à la réaction de Wassermann.

En présence du lumbago le plus vulgaire en apparence il faut penser à la syphilis (v. c. m.).

A la période de myélite le diagnostic est à faire avec les *paraplégies flasques aiguës* (*hématomyélie*, compression médullaire brusque, *myélite aiguë* non syphilitique avec fièvre et frisson initial) ; — ou avec les *paraplégies spasmodiques* (*mal de Pott*, et autres causes de compression médullaire lente, sclérose en plaques, sclérose latérale amyotrophique, tabes dorsal spasmodique, syringomyélie, etc.) ; — enfin avec l'*hystérie* qui ne donne jamais lieu au vrai clonus du pied ; — les atrophies musculaires du type Duchenne-Aran, etc.

Il ne faut pas compter absolument sur l'épreuve thérapeutique pour confirmer le diagnostic, puisque la myélite transverse est incurable.

Pronostic. — La gravité du pronostic est inversement proportionnelle à la précocité du diagnostic et du traitement, pour chacune des formes décrites. Les formes les plus rapides et les plus graves paraissent être aussi celles qui surviennent le plus tôt à partir de l'accident primaire, ou chez les malades dont l'état général laisse le plus à désirer.

La variété d'Erb, la plus bénigne quant au pronostic *quoad vitam*, est pourtant rebelle au traitement. Dans la myélite suraiguë le traitement peut être impuissant.

Traitement. — La conduite à tenir est assez différente suivant qu'on a affaire à des accidents aigus ou chroniques.

Période aiguë. — Dans la *myélite suraiguë* il s'agit d'un *traitement d'urgence* ; dans la méningo-myélite aiguë, le traitement doit être commencé le jour même ; dans la forme subaiguë il faut l'entreprendre dès le lendemain.

Dans tous les cas le traitement sera *intensif* et *mixte*, c'est-à-dire fondé sur l'emploi simultané du mercure et de l'iodure de potassium. Pendant les premiers jours, le médecin devra à son malade une visite tous les jours ou tous les deux jours pour surveiller la mise en train et la susceptibilité du sujet au mercure ; celle-ci importe en quelque sorte plus que la dose, qui, d'après la tolérance, sera variable. Pour cette raison essentielle, nous préférons aux préparations insolubles les solutions de sels mercuriels ; et toutes les fois que la friction est acceptée, nous la préférons aux injections. La méthode la plus simple et la plus inoffensive nous paraît toujours la meilleure : les injections répétées de sels solubles sont ici particulièrement indiquées puisqu'il faut suivre de près le malade. On fera donc d'abord soit des frictions mercurielles, soit des injections de biiodure ou plutôt de benzoate de mercure ou de sublimé. La *méthode des frictions* sera appliquée par le médecin lui-même ou en sa présence (du moins pour la première), sinon, à moins d'avoir affaire à un malade ou un infirmier déjà exercé, il vaut mieux y renoncer. On prend 5 grammes (environ gros comme une noisette) à 10 grammes d'onguent napolitain pour chaque friction, qui sera précédée d'un savonnage du pli articulaire (aine, creux poplité et mollet, pli du coude, aisselle et paroi du thorax) adopté ; la région sera bien essuyée au préalable. La friction sera faite avec le doigt durant 10 à 15 minutes, jusqu'à absorption d'une grande partie de la pommade qui vire au noir. Celle-ci est laissée en place, la friction étant faite le soir, jusqu'au lendemain matin, sous un morceau de flanelle bien assujetti par un bandage, car il faut éviter que l'onguent ne macule les draps. Le matin seulement la place est nettoyée. La friction est faite, chaque jour dans une région différente de la veille, pendant 10 à 20 jours de suite.

Le malade devra, bien entendu, se brosser soigneusement les dents 2 fois par jour et se lotionner la bouche 4 à 6 fois, soit avec la solution de chlorate de potasse à 20 ou 40 pour 1000, soit avec l'eau oxygénée à 12 vol. coupée de 5/4 eau bouillie.

Il faut, chez certains malades, surveiller de près les gencives pour éviter la stomatite.

Si l'on adopte les *injections*, on utilisera par exemple la formule (Gaucher) ci-dessous :

Benzoate d'hydrargyre.	0 gr. 20
Chlorure de sodium chimiquement pur	0 gr. 50
Eau distillée bouillie.	20 grammes.

dont on injectera 2 centimètres cubes (soit 2 centigrammes de benzoate) ;
ou la suivante (A. Robin).

> Sérum physiologique . . . .   100 grammes.
> Benzoate de mercure . . . .   2 grammes.

dont on injecte 1 ou 2 centimètres cubes.
On a employé le sublimé :

> Bichlorure d'hydrargyre . . . .   0 gr. 10
> Chlorure de sodium chimiquement pur. . . . .   0 gr. 25
> Eau stérilisée . . . .   10 grammes.

dont 1 centimètre cube peut suffire.
Le biiodure se formule ainsi :

> Biiodure de mercure . . . . ⎱
> Iodure de sodium pur . . . . ⎰ ãā 0 gr. 20
> Chlorure de sodium pur . . . .   0 gr. 075
> Èau stérilisée. . . . .   10 gr.

dont on injecte 1 ou 2 centimètres cubes.

On se servira d'une aiguille fine en platine irridié, de 2 centimètres 1/2,
qu'on enfoncera simplement, mais profondément, dans le tissu cellulaire
sous-cutané de la fesse (1/3 supéro-externe). Aiguille et seringue seront
préalablement bouillies. Les injections seront faites suivant les cas tous
les jours ou tous les 2 ou 3 jours.

L'*iodure de potassium* sera prescrit à la dose de 4 à 10 grammes par jour.
Au bout de 15 à 20 jours on suspendra le traitement pendant 5 à 10 jours,
Mais il arrive que l'on soit obligé de l'interrompre plus tôt en cas de sto-
matite. On reprend ensuite pendant 5 à 6 mois.

Pendant toute la période aiguë ou suraiguë, le malade, pour peu qu'il
soit asthénique, sera maintenu au *lit*, alors même qu'il ne le réclamerait
pas. Les premiers jours on le mettra à un *régime* lacté partiel, sans boisson
fermentée et sans viande, pour faciliter l'élimination du mercure.

Période chronique. — Au bout de 15 à 30 jours, le traitement peut être
confié à un tiers, et au bout de 2 à 3 mois, on peut avoir recours à un traitement interne s'il est facilement supporté, ou bien aux injections d'huile
grise à 40 pour 100 (2 à 4 gouttes, ou 2 à 4 divisions de la seringue de
Pravaz tous les 8 jours), qui devront être faites profondément dans les
muscles. (L'huile grise homogène à 40 pour cent contient 0,50 de mercure
par centimètre cube.) On ne peut considérer les injections d'huile grise ou
de calomel (1/2 c. c. d'une émulsion à 1/10) comme inoffensives : leurs
véritables indications sont restreintes.

Si on a affaire à une myélite transverse ancienne ou chronique, on peut
avoir recours d'emblée à l'huile grise ou à des injections de sels solubles
tous les 2 ou 3 jours. Mais le traitement, moins intensif, sera prolongé 3 à
5 mois, bien entendu avec les intervalles de repos nécessaires à tout traitement spécifique. D'ailleurs, un malade atteint d'accidents médullaires doit
faire 2 à 3 ans de cures mercurielles de fréquence décroissante, soit en tout
6 à 12 mois de traitement, pour éviter un retour offensif de la maladie. En
dehors du traitement initial qui dure 2 à 3 mois, on n'administrera donc
qu'une dose d'entretien pendant les mois suivants. L'iodure de fer pourra se

trouver indiqué au cours du traitement, ainsi que les injections de cacodylate de soude ou d'hectine (benzo-sulfo-para-amidophénylarsinate de soude). On a employé récemment l'hectargyre (benzo-sulfone-para-amidophénylarsinate de mercure) contenant 0,005 milligrammes de mercure pour 0,10 d'actine. L'arsénobenzol d'Erhlich (dioxy-diamido-arsénobenzol) malgré ses succès est une médication encore trop discutée et n'existe pas dans le commerce. Remarquons que l'atoxyl (anilarsinate de soude) est déjà abandonnée. Ces nouveaux produits ne supplanteront probablement pas le traitement habituel de la syphilis : ils peuvent le compléter.

Le traitement véritablement abortif reste à trouver, ou du moins, pour en juger, il faut une longue expérience : l'hectine a été employée localement dans ce but, autour du chancre ; il suffirait d'une injection d'arsénobenzol dans la fesse pour guérir la syphilis au début (v. c. m.) : ce fait, disons-le, est infirmé.

Dans la paraplégie spasmodique chronique (myélite transverse et type d'Erb) un traitement mercuriel trop poussé pourra devenir plus nuisible qu'utile ; mais un traitement peu intense et prolongé met à l'abri des aggravations.

II. — SYPHILIS HÉRÉDITAIRE. — *Syphilis héréditaire tardive.* — On peut l'invoquer pour expliquer chez l'enfant ou l'adulte (depuis 2 ans jusqu'à 50 ans) une paraplégie ou quadrilégie spasmodique à marche progressive ; il peut s'agir de myélite transverse, de gomme ou d'exostose (compression médullaire). On a signalé une forme amyotrophique et une forme pseudo-tabétique. Ces formes sont superposables à celles de la syphilis acquise. Il y a de plus une maladie de Little syphilitique, c'est-à-dire une paraplégie spasmodique d'origine hérédo-syphilitique qui évolue comme l'agénésie du faisceau pyramidal (abstraction faite de la diplégie par dystocie). Cependant elle débuterait tardivement après 4 ans ; elle s'accompagne de déficit intellectuel, parfois de troubles oculaires (signes d'Argyll-Robertson ou ophtalmoplégie interne), qui servent à établir le diagnostic ainsi que la kératite parenchymateuse parfois constatée. Elle ressemble au type décrit par Erb chez l'adulte, bien qu'on n'y signale ni les troubles sphinctériens, ni aucun trouble de la sensibilité ; elle résiste aussi au traitement mercuriel, peut-être parce que celui-ci n'est pas assez précoce, étant donnée l'insidiosité du début (V. SYPHILIS).

Syphilis héréditaire précoce. — La syphilis des centres nerveux serait fréquente chez les nouveau-nés hérédo-syphilitiques ; mais il s'agit le plus souvent d'accidents cérébro-spinaux, où dominent les troubles encéphaliques (idiotie, épilepsie, paralysies oculaires, paralysie faciale, hémiplégie). Cependant on a cité des cas de quadriplégie ou de monoplégie par lésions méningo-médullaire ou radiculaire. Ces manifestations pourraient survenir non seulement pendant les premiers mois, mais jusqu'à un an et plus. Est-il besoin de rappeler le diagnostic avec la *pseudo-paralysie syphilitique de Parrot*? Il peut y avoir dans les premiers mois coexistence d'autres accidents syphilitiques, qu'il faut toujours rechercher.

Pour le *traitement*, qui naturellement doit être institué et prolongé dans toute sa rigueur, V. SYPHILIS. Les récidives seraient fréquentes.

P. LONDE.

MOELLE (TUBERCULOSE). — V. Moelle (Compression), Pott (Mal de).

MOELLE (TUMEURS). — V. Moelle (Compression), Rachis (Tumeurs), et Pott (Mal de).

MÔLE VÉSICULAIRE. — La môle vésiculaire est constituée par une dégénérescence kystique des villosités choriales, dégénérescence qui est, elle-même, secondaire à une prolifération du revêtement épithélial des villosités, cellules de Langhans et syncitium.

Souvent, la môle étant expulsée par lambeaux plus ou moins volumineux, on ne peut en examiner que des fragments constitués par des grappes de

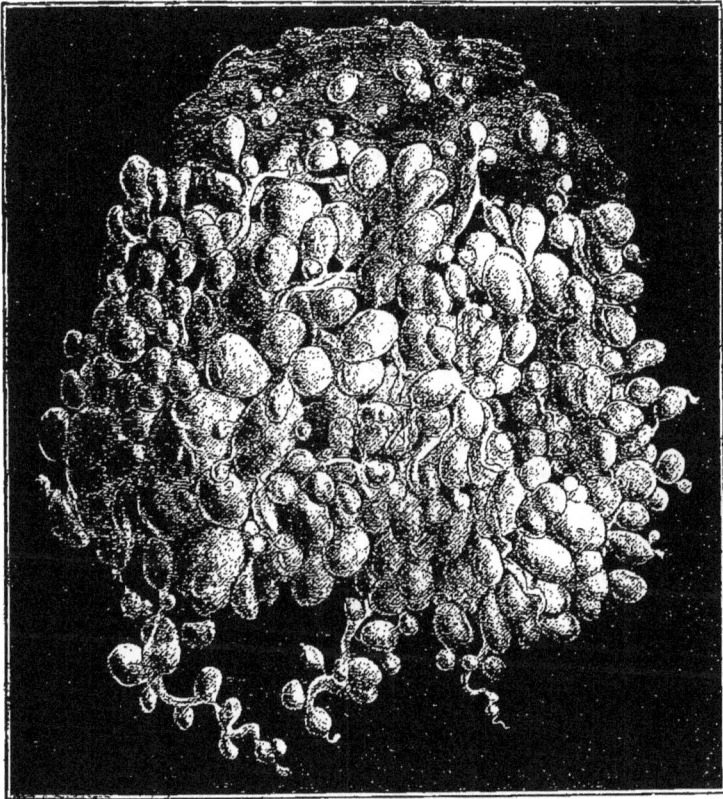

Fig. 110. — Môle vésiculaire. (Pozzi.)

vésicules reliées à une membrane rougeâtre, plus ou moins épaisse, qui est la caduque. Les vésicules, remplies d'un liquide citrin ou rosé, sont de volume très varié, allant de celui d'un grain de mil à celui d'un œuf de pigeon. Un pédicule grêle les relie les unes aux autres (fig. 110).

Dans les cas où la môle est expulsée en bloc, elle peut être complètement entourée par une membrane rougeâtre, épaisse, formée par la caduque hypertrophiée; mais il n'est pas rare de constater que, par endroit, sur une étendue plus ou moins grande, la caduque a disparu, usée, pour ainsi dire et détruite par les vésicules qui viennent ainsi au contact de la paroi musculaire de l'utérus.

La môle, d'ailleurs, ne se limite pas toujours à la cavité utérine. Les vésicules peuvent, soit envahir les sinus utérins, soit pénétrer, en les disséquant, entre les faisceaux musculaires de la paroi utérine et proliférer jusque sous le revêtement péritonéal, constituant ainsi ce qu'on appelle la môle interstitielle dont le cas de Wolkmann est l'un des plus beaux exemples (fig. 111).

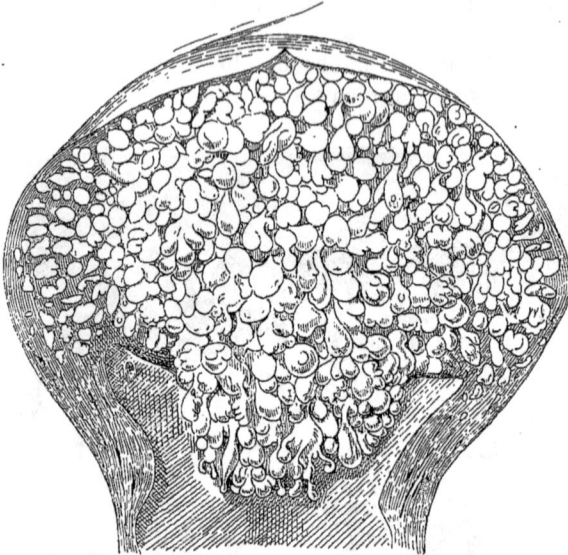

Fig. 111. — Môle interstitielle (d'après Volkmann). Les vésicules ont envahi la paroi de l'utérus et en infiltrent le fond. Une grappe de vésicules pend dans la cavité utérine.

La môle interstitielle peut même aboutir à une perforation complète de l'utérus, avec hémorragie péritonéale (cas de Wilton).

La dégénérescence atteint, le plus souvent, toutes les villosités choriales. Le plus souvent, aussi, on ne trouve au milieu des vésicules aucune trace de l'œuf. C'est la *môle pleine*.

Dans d'autres cas, cas exceptionnels, on peut retrouver, au milieu des vésicules, une poche amniotique ne contenant pas d'embryon — *môle creuse* — ou contenant un embryon plus ou moins développé, *môle embryonnée*.

Enfin, on a cité des faits dans lesquels une partie seulement des villosités choriales a dégénéré — *môle partielle* — et d'autres dans lesquels, au cours d'une grossesse gémellaire, un seul œuf a été atteint par la dégénérescence. Ce sont là des cas tout à fait exceptionnels.

Ce qui importe, surtout, c'est la notion, à l'heure actuelle nettement établie, de la marche envahissante de la môle, capable de pénétrer la caduque, le muscle utérin, le système vasculaire. Si toutes les môles ne se comportent pas ainsi, il n'en reste pas moins que cette marche envahissante est assez fréquente pour que la môle ait pu, à juste titre, être considérée comme une tumeur maligne.

Symptômes. Marche. Terminaison. — Les trois symptômes les plus importants de la môle vésiculaire sont : les *pertes séro-sanguinolentes*, le *développement anormal de l'utérus*, l'*état cachectique*. Les pertes débutent, le plus souvent, vers le deuxième ou le troisième mois. Elles se produisent à l'improviste, sans cause appréciable et se répètent à intervalles variables. Dans quelques cas, on a signalé des hémorragies continuant sans interruption jusqu'à l'expulsion de la môle. Parfois, on observe des alternatives de pertes sanguines et de pertes aqueuses. Dans d'autres cas, l'hémorragie est précédée ou suivie d'un écoulement séreux ou séro-sanguinolent plus ou moins abondant ; ou bien, encore, le sang n'est jamais pur ; mais il se produit un écoulement séro-sanguinolent continu (Depaul-Pinard). L'hémorragie ne fait presque jamais défaut. Les cas de grossesse môlaire sans hémorragie sont absolument exceptionnels.

Le palper fait constater, généralement, que l'utérus est beaucoup plus volumineux que ne le comporte l'âge présumé de la grossesse. A 3 mois et demi, 4 mois, on trouve l'utérus développé comme il devrait l'être à 6 ou 7 mois de grossesse. Exceptionnellement, on a vu l'utérus rester plus petit qu'il ne l'eût été dans une grossesse normale ou, même, se développer normalement.

La consistance de l'utérus est très variable. Le plus souvent, la paroi est flasque, facilement dépressible ; dans quelques cas, la consistance est normale ; dans d'autres, l'utérus a été trouvé dur, en état de tension permanente. Enfin, quelques accoucheurs ont signalé des saillies, des bosselures attribuées à la pénétration des vésicules dans la paroi utérine.

L'auscultation ne permet d'entendre, au début, que le bruit de souffle maternel. Plus tard, après le quatrième mois, on constate l'absence persistante des bruits du cœur fœtal.

Le toucher n'apporte guère de renseignements. Il ne fait constater que le ramollissement du col et le développement du segment inférieur de l'utérus.

Outre les signes et les symptômes locaux, il faut noter *un état cachectique* que n'explique pas la faible intensité de l'hémorragie (Pinard) et, dans certains cas, l'*intensité toute particulière des phénomènes d'auto-intoxication gravidique* : vomissements, albuminurie, phénomènes nerveux, symptômes qui, pour n'être pas constants, n'en ont pas moins, quand ils existent, une importance considérable.

Dans l'immense majorité des cas, la grossesse môlaire est interrompue précocement, et l'expulsion de la môle se produit entre le troisième et le sixième mois. Le séjour de la môle dans l'utérus peut, toutefois, se prolonger jusqu'au terme de neuf mois et même au delà de ce terme.

L'expulsion de la môle se fait soit en bloc, soit, plus fréquemment, par fragments plus ou moins volumineux. Elle s'accompagne habituellement d'hémorragies extrêmement abondantes, capables d'amener la mort de la femme et qui s'expliquent facilement par les rapports de la môle avec la caduque et la paroi utérine.

Ces rapports sont souvent, aussi, la cause de la rétention d'une partie importante de la caduque ou de débris plus ou moins volumineux de la môle. De là, pendant les suites de couches, la fréquence des hémorragies secondaires et des phénomènes infectieux.

Diagnostic. — Les hémorragies qui débutent de très bonne heure et qui peuvent affecter une certaine régularité ont, parfois, fait croire à la persistance des règles, d'où méconnaissance de la grossesse et diagnostic de tumeur de l'utérus entraînant l'hystérectomie. Le diagnostic est, en effet, dans certains cas, extrêmement difficile, à cause de l'absence des signes de grossesse. Un interrogatoire très serré permettra, cependant, le plus souvent, de préciser les caractères des hémorragies et de songer à la grossesse. Le diagnostic pourra être assuré par le toucher intra-utérin.

Les tumeurs utérines ne se développent d'ailleurs pas, habituellement, avec la même rapidité que la môle vésiculaire. Le développement insolite de l'utérus, succédant à un retard plus ou moins prolongé des règles, coïncidant avec des hémorragies et avec l'absence de tout signe d'origine fœtale, constitue l'élément le plus important du diagnostic et doit faire songer à l'existence d'une môle.

C'est également le volume excessif de l'utérus qui permet d'écarter le diagnostic d'hémorragies par insertion du placenta sur le segment inférieur, cas dans lesquels, en outre, les différents moyens d'exploration obstétricale permettent de constater la présence d'un fœtus dans l'utérus.

Restent les cas de môle partielle, dans lesquels le fœtus peut vivre, une partie seulement des villosités choriales ayant dégénéré; mais dans ces cas, d'ailleurs tout à fait exceptionnels, le diagnostic est presque impossible. Seule, l'expulsion de grappes de vésicules permet, alors, de porter un diagnostic qui arrive un peu tard, car l'expulsion complète de la môle suit généralement de très près l'expulsion de vésicules isolées.

Pronostic. — Le pronostic est presque fatal pour *le fœtus* qui ne continue à vivre que dans les cas de dégénérescence partielle très limitée et encore, même dans ce cas relativement favorable, sa vie est-elle très menacée.

L'état cachectique, les phénomènes d'auto-intoxication gravidique, les hémorragies, l'infection, la rupture utérine produite par la marche envahissante de la môle rendent le pronostic immédiat très sérieux pour *la mère*.

Ce pronostic est encore aggravé par la possibilité du développement ultérieur d'un déciduome malin (v. c. m.).

Traitement. — 1° *Pendant la grossesse.* — La complication redoutable au premier chef, c'est l'hémorragie, et le seul moyen de venir à bout des hémorragies, c'est l'*évacuation de l'utérus* qui s'impose dès que le diagnostic de môle a été porté de façon ferme. Attendre, en employant des palliatifs, d'ailleurs impuissants, tels que les injections chaudes ou le tamponnement, c'est laisser la femme s'affaiblir et s'intoxiquer progressivement, et la môle poursuivre sa marche envahissante. L'évacuation décidée, le mieux est d'introduire dans l'utérus un ballon de Champetier de Ribes, *petit modèle*. Un cas malheureux a pu faire accuser ce ballon d'être dangereux et capable de produire la rupture de l'utérus; mais la valeur de cette accusation est loin d'être démontrée.

2° *Pendant l'expulsion.* — Provoquée ou spontanée, l'expulsion de la môle sera accompagnée de nouvelles hémorragies. Si ces hémorragies sont peu abondantes, les injections chaudes pourront suffire pour les modérer, exciter les contractions utérines et hâter l'expulsion, au cours de laquelle il faudra bien se garder d'exercer des tractions sur la portion de môle faisant saillie hors de l'orifice utérin.

Si les hémorragies sont très abondantes ou si une partie de la môle est retenue dans l'utérus, l'extraction s'impose. Mais cette extraction doit être *manuelle* et non *instrumentale* autant que possible. La curette est ici dangereuse et peut facilement produire la perforation de la paroi utérine, souvent fort amincie. Les pinces ne sont pas moins dangereuses que la curette. Enfin, les doigts, seuls, permettent de s'assurer de l'évacuation complète de l'utérus. Si le col est insuffisamment ouvert, la dilatation suffisante pour l'introduction des doigts sera facilement obtenue, soit à l'aide du petit ballon de Champetier, soit avec les bougies dilatatrices d'Hégar.

5° *Pendant les suites de couches.* — Les deux complications principales, hémorragies et infection sont dues, le plus souvent, à la rétention de débris plus ou moins volumineux de caduque ou de môle. L'exploration manuelle et le curage digital permettront de reconnaître et de retirer ces débris et seront employés de préférence au curettage qui présente, comme nous l'avons dit plus haut, de graves inconvénients. Contre l'infection, il y a lieu d'employer, en outre, les injections intra-utérines et l'irrigation continue.

Si l'emploi de ces moyens n'amène pas une amélioration rapide, si la fièvre et les hémorragies continuent, si l'état général s'aggrave, on est autorisé, étant donné le danger immédiat et les risques graves d'avenir dus à la fréquence du déciduome malin succédant à la môle, à s'adresser à une thérapeutique radicale et à pratiquer l'hystérectomie (v. c. m.), hystérectomie abdominale de préférence à la vaginale.   *M. OUI.*

MOLLUSCUM CONTAGIOSUM. — On distingue sous le nom de *molluscum contagiosum* (Bateman), d'*acné varioliforme* (Bazin), d'*élevures folliculeuses* (Rayer), etc., une dermatose essentiellement caractérisée par l'existence de petites tumeurs globuleuses, plus rarement aplaties, d'un blanc mat rosé, qui peuvent naître dans toutes les régions où se trouvent des follicules sébacés nombreux.

Symptômes. — L'élément éruptif apparaît sous forme d'une saillie minuscule, marquée d'un point central, tout à fait indolente et qui s'accroît avec une extrême lenteur.

A son stade adulte, il forme une petite tumeur grosse d'ordinaire comme un grain de millet ou un pois, rarement comme une noisette, hémisphérique ou sphérique, sessile ou parfois pédiculée. Cette tumeur lisse et tendre, est blanche, ou blanc rosé, quelquefois, translucide ou jaunâtre. Caractère constant et précieux pour le diagnostic : elle est marquée en son centre par un ombilic (d'où le nom d'*acné varioliforme*), véritable trou qui se prolonge dans sa masse. La pression peut faire sourdre par cet ombilic le contenu de la tumeur sous la forme d'une masse à moitié solide d'un blanc laiteux.

Les éléments éruptifs sont le plus souvent isolés, discrets, au nombre de deux ou trois, disséminés sur la face, en particulier sur les paupières, sur le cou, la région mammaire ou les parties génitales. Parfois, ils sont fort abondants et deviennent confluents; ils peuvent prendre un grand développement, s'allonger, se déformer par pression réciproque. Dans des cas très rares, l'éruption peut être généralisée.

Le molluscum contagiosum est d'ordinaire indolent. Cependant, quand les tumeurs sont nombreuses et occupent la zone génitale, elles occasionnent un prurit qui, par le grattage, détermine des excoriations et dissémine les éléments éruptifs.

Aucune réaction cutanée inflammatoire n'accompagne le molluscum contagiosum : la peau avoisinante est parfaitement normale.

L'éruption peut durer indéfiniment. Parfois la guérison survient spontanément par issue au dehors du contenu de la poche. D'autres fois la petite tumeur s'enflamme, suppure, puis disparaît en laissant une petite cicatrice superficielle.

Pathogénie. — On a beaucoup discuté sur la nature et l'origine des tumeurs du molluscum contagiosum.

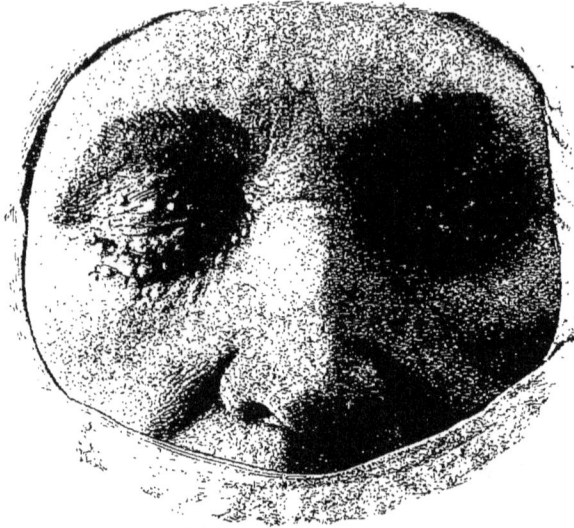

Fig. 112. — Molluscum contagiosum des paupières.
(Musée de l'hôpital Saint-Louis, n° 1672. Thibierge, 1892).

Pour Hebra, Renaut, Gaucher et Sergent, les lésions sont nettement localisées dans les glandes sébacées.

Pour Neisser, ce sont des épithéliomas provenant des couches profondes du réseau de Malpighi et causés par des parasites de l'ordre des grégarines.

La plupart des histologistes s'entendent pour nier l'existence des grégarines dans les tumeurs du molluscum contagiosum. Mais il semble prouvé cependant que celles-ci sont d'origine parasitaire, car de nombreux faits cliniques ont montré qu'elles sont contagieuses et l'on a pu les inoculer expérimentalement à l'homme.

Quelle que soit la localisation des lésions du molluscum contagiosum, on peut, avec Bodin, considérer cette dermatose comme due essentiellement à un processus de dégénérescence du type corné des cellules épithéliales, évolution anormale se produisant sous l'influence d'un agent extérieur d'ordre parasitaire, sur la nature duquel nous ne possédons aucun renseignement précis, mais dont l'existence est démontrée par des faits positifs.

Étiologie. — Si la contagion du molluscum contagiosum ne peut être niée, il s'en faut que nous en connaissions les diverses conditions.

Cette dermatose se rencontre surtout dans l'enfance et la jeunesse.

D'après certains auteurs, l'eczéma, le prurigo, des sueurs abondantes, la macération de la peau, sont favorables à son éclosion.

Les grattages jouent un certain rôle dans la dissémination des éléments éruptifs.

Traitement. — La thérapeutique du molluscum contagiosum se résume dans l'extirpation de l'élément éruptif.

On peut exprimer la tumeur entre les doigts ou entre les mors d'une pince, de façon à vider complètement la poche que l'on cautérise ensuite avec la pointe d'un crayon de nitrate d'argent ou une allumette appointée et imbibée de teinture d'iode.

Mais le procédé de choix consiste à énucléer la tumeur avec une curette. La peau étant bien tendue, un seul coup d'une curette tranchante à la base de l'élément suffit à l'enlever dans sa totalité ; on applique ensuite un pansement ouaté qui arrête en quelques minutes la petite hémorragie causée par le traumatisme, ou, si l'on craint d'avoir laissé un fragment de la tumeur ou de voir l'hémorragie persister, on cautérise légèrement au nitrate d'argent ou mieux encore à la pointe fine du thermo-cautère. Les petites plaies guérissent sans laisser de cicatrices si les tumeurs ne sont pas trop volumineuses. Pour éviter qu'elles s'infectent, on prescrit des lotions antiseptiques faibles (sublimé à 1 p. 1000), ou l'on applique des emplâtres adhésifs (emplâtres à l'oxyde de zinc, emplâtre rouge de Vidal).

Si le nombre des tumeurs est considérable, il faut procéder par séances successives.

Si l'éruption est constituée par de petits éléments très nombreux, on peut obtenir de bons résultats des lotions astringentes, avec des solutions d'alun, de sulfate de zinc, de sulfate de fer, ou des lotions irritantes à l'aide de préparations de sublimé, d'ammoniaque, d'huile de cade, de teinture d'iode, etc.   *FERNAND TRÉMOLIÈRES.*

MOMIFICATION. — V. Embaumement, Fœtus (Mort).

MONGOLISME (IDIOTIE MONGOLIENNE). — On donne le nom d'*idiotie mongolienne* à un syndrome *congénital* caractérisé chez le jeune enfant, de race blanche, par *l'association de signes d'arriération physique et psychique à l'aspect mongolien* du visage (idiotie congénitale mongolienne) (V. Idiotie).

Nosologie. — C'est bien en effet d'un type d'idiotie et d'idiotie vulgaire qu'il s'agit, ne méritant pas vraisemblablement d'être individualisé à titre autonome, comme l'idiotie myxœdémateuse par exemple. Il existe des idiots *type mongol* aux yeux petits, aux paupières obliques et bridées, comme il existe des idiots, *type simiesque*, aux oreilles détachées, au nez épaté, au menton prognathe, ou encore des idiots, *type négroïde* au front étroit, à la région occipitale saillante, au crâne brachycéphale et aux lèvres lippues, etc. L'idiotie doit rester dans tous ces cas la caractéristique dominante. Les signes objectifs du seul facies spécial ne sauraient déterminer à eux seuls l'étiquette morbide. Je connais deux jeunes enfants (bien entendu de race blanche), à l'aspect mongoloïde typique, porteurs anciens de végétations adénoïdes, et qui, très intelligents, sont à la tête de leur classe. On ne retrouve chez aucun des ascendants de leurs familles respectives le type mongolien.

Je n'insiste pas. Il faut donc parler non pas de mongolisme, mais d'*idiotie* mongolienne, et je renvoie le lecteur à l'article Idiotie pour tout ce qui a trait à l'étiologie, à l'anatomie pathologique, au traitement.

Description clinique. — La caractéristique du visage mongoloïde de ces petits idiots se résume dans les particularités suivantes : les yeux sont petits, les fentes palpébrales sont obliques en bas et en dedans, elles sont *bridées*, étroites et limitées, souvent par un repli cutané semi-lunaire (epicanthus). C'est en somme l'aspect classique des yeux et des paupières de la *poupée chinoise ou japonaise*. Le crâne est brachycéphale (de βραχυς court), c'est-à-dire large et court, le menton est légèrement prognathe, les pom-

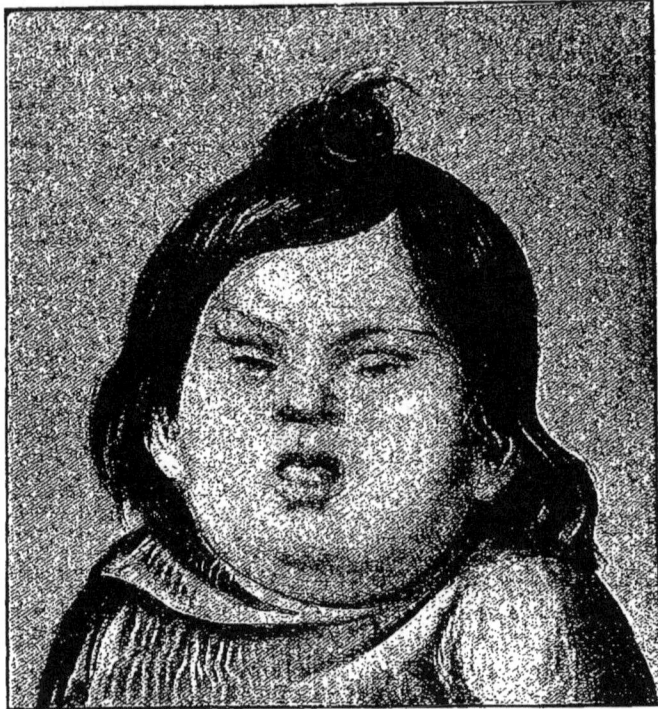

Fig. 113. — Type de mongolisme infantile (J. Comby).

mettes sont aplaties, le nez peut cependant n'être ni petit, ni épaté. Les végétations adénoïdes sont constantes. La bouche reste ouverte (fig. 113, 114). Les fontanelles ne s'obturent que vers l'âge de trois ans. Les autres stigmates de *dégénérescence physique* s'affirment par la conformation de la voûte palatine, les troubles de dentition, le retard de la croissance, la déformation du thorax, la fréquence de la hernie ombilicale, la laxité des articulations (Kassovitz), les malformations cardiaques, l'apparition d'une langue scrotale vers la 10e, 12e année (Comby).

Les signes d'*arriération psychique* sont des plus évidents. *Les facultés intellectuelles instinctives et morales restent à l'état extrêmement rudimentaire*, non susceptibles ou à peine susceptibles de perfectibilité. Ces jeunes anormaux ne sont sensibles et ne paraissent écouter avec quelque complaisance que les sons d'instruments vocaux, comme tous les idiots du reste.

Évolution. — Les idiots mongoliens, également comme leurs congénères non mongoliens, [dépassent rarement l'âge adulte. Ils succombent souvent dans l'adolescence à des affections pulmonaires, et surtout à la tuberculose.

Diagnostic. — L'idiot myxœdémateux doit être séparé de l'idiot à type mongolien, simiesque, négroïde, etc. Celui-là est amélioré, parfois d'une façon surprenante, par le traitement thyroïdien : ceux-ci sont au contraire insensibles à l'action thérapeutique de cette opothérapie (Kassovitz, Comby). On peut parfois observer un certain degré d'apparence myxœdémateuse associé à l'idiotie mongolienne (V. Myxœdème).

Traitement. — V. Idiotie.

J. A. SICARD.

MONOMANIE. — V. Obsessions, Phobies, Folie du doute, Folie du toucher.

MONOPLÉGIE. — V. Hémiplégie, Hystérie, Motilité (Troubles).

MONSTRES. — V. Ectromélie, Phocomélie.

MORBIDE (IMMINENCE). — V. Prodromes.

MORBUS COXÆ SENILIS. — V. Hanche (Coxalgie).

MORPHÉE. — V. Sclérodermie, Lèpre.

MORPHINE. — V. Opium.

MORPHINE (INTOXICATION). — Il ne s'agit ici que de l'intoxication aiguë.

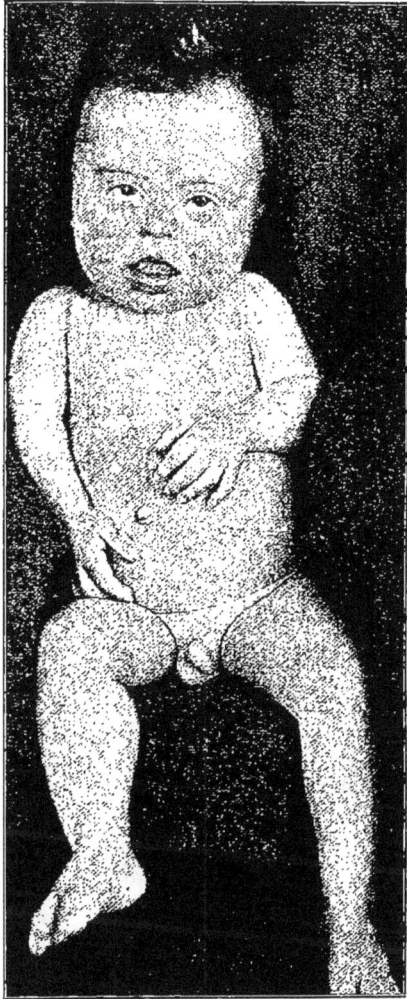

Fig. 114. — Type de mongolisme infantile
(J. Brudzinski).

Les premiers symptômes apparaissent généralement au bout d'une demi-heure. Il existe d'abord une excitation psychomotrice agréable, puis la tête devient douloureuse, des sensations vertigineuses compromettent l'équilibre, le pouls augmente de fréquence, l'ouïe et la vue sont hyperesthésiées, des nausées pénibles se manifestent. Le malade voit tout au travers d'un voile, les pupilles sont punctiformes, parfois à peine perceptibles. Le sommeil s'installe enfin, puis le coma. Cette évolution progressive d'un coma associé à un myosis extrême et ne s'accompagnant pas de diarrhée a une grande valeur diagnostique. Le visage est vers la fin cyanosé, la peau froide, visqueuse, le cœur irrégulier; avant la mort peuvent survenir quelques convulsions. S'il y a guérison, la convalescence est traînante, et les troubles intellectuels témoignent longtemps de l'imprégnation toxique. La guérison n'est parfois qu'apparente, et la mort survient tout à coup, inattendue. On peut également observer des cas anormaux où l'issue fatale survient en pleine période d'excitation, sans qu'aucune tendance au sommeil se soit révélée.

Dans cet empoisonnement plus que dans tout autre, on luttera contre la dépression menaçante; on forcera le malade à marcher, seul ou soutenu; on stimulera le cœur; on lavera l'estomac au permanganate, etc. (V. OPIUM). Il conviendrait de laver l'estomac avec soin, même si quelque vomissement abondant l'avait exonéré de son contenu, car la muqueuse stomacale élimine la morphine comme elle élimine l'alcool. Enfin, respiration artificielle et atropine (1/2 à 1 m/m 1/2).   *FRANÇOIS MOUTIER.*

MORPHINISME, MORPHINOMANIE. — Le morphinisme est l'ensemble des troubles consécutifs à l'emploi habituel de la morphine; la morphinomanie est le désir, le besoin irrésistible de l'alcaloïde. Les morphinomanes se recrutent de deux façons: parmi les malades et parmi les dégénérés (morphinomanie passionnelle, c'est-à-dire des gens dont le goût ne se développe que par désœuvrement, curiosité ou entraînement, et ne se légitime par aucune souffrance à apaiser).

On devient morphinomane après deux mois d'injections, souvent beaucoup moins; c'est une question d'individu. Il ne faut pas oublier qu'au début le morphinomane recherche seulement la sédation d'une douleur. Cette poursuite thérapeutique est vite négligée, ou passe au second plan, et ce que veut le toxicomane est seulement le renouvellement des sensations euphoriques provoquées par chaque injection.

Pendant une première période, le morphinomane éprouve peu de malaises; il a quelques démangeaisons, une soif impérieuse, des nausées fugaces, un appétit capricieux, mais ses facultés cérébrales sont excitées, l'imagination est vive, la mémoire prompte. « Travailler est une volupté » (Thomas de Quincey); l'intelligence semble régner dans un monde d'idées sereines et tranquilles (Ch. Richet).

Peu à peu s'installe le besoin de plus en plus absolu de la morphine, en même temps que l'euphorie consécutive à l'injection va s'atténuant. Les doses injectées peuvent être énormes; elles atteignent couramment 1 à 2 grammes par jour, mais des doses de 3 et 4 grammes ne sont pas absolument exceptionnelles. Le morphinomane se reconnaît facilement à cette période, c'est un vieillard anticipé auquel la piqûre redonne pour un instant de plus en plus passager sa vivacité et son intelligence anciennes. L'aspect est cachectique; la peau blanche, sèche, froide, souvent marbrée d'éruptions ortiées, est le siège de fourmillements tenaces, qui peuvent être l'origine d'hallucinations zoopsiques. Elle est criblée de ponctuations fines, tatouage que laissent après elles les multiples atteintes de la seringue de Pravaz. Bien souvent l'état du tégument est plus lamentable : ce ne sont que nodules cicatriciels, abcès gros comme une noisette, cicatrisant rapidement après incision et issue d'un pus jaune et fétide. Le malade arriv à ne plus savoir où enfoncer son aiguille.

Les cheveux sont prématurément blanchis et rares, les ongles cassants. Le facies est terne, les yeux excavés ; souvent les mains tremblent et les jambes coordonnent mal leurs mouvements, l'insomnie est de règle. Le psychisme est profondément modifié, la volonté s'efface et du plus honnête homme l'intoxication fera un amoral, un aboulique, un menteur éhonté.

Cette duplicité se crée et s'entretient par les difficultés et les ruses avec lesquelles le malade doit compter pour se procurer la morphine. La mémoire est paresseuse ; en un mot, l'asthénie atteint tous les systèmes. Des vertiges, des angoisses répétées, une émotivité parfois excessive accusent le tableau mental, et des accès de délire aigu peuvent dans quelques cas simuler absolument le delirium tremens d'un alcoolique. Par ailleurs, l'affectivité est diminuée : égoïste et violent, ou indifférent et apathique, le morphinomane s'isole de plus en plus de la vie de famille.

La sensibilité est émoussée ou exaltée, maintes fois abolie ; les réflexes sont très faibles, nuls souvent ; les pupilles elles-mêmes réagissent lentement, la vue est abaissée. Toutes les sécrétions, sauf les sueurs, sont diminuées ; de là proviennent la sécheresse de la bouche, l'atonie gastrique et l'anorexie, la constipation opiniâtre. Les règles peuvent être supprimées, et le priapisme du début est remplacé par de l'impuissance. Les sphincters sont paresseux.

Les urines sont rares, renferment du sucre ou de l'albumine ; le cœur est faible et irrégulier, surchargé de graisse, fréquemment dégénéré ; le pouls est filiforme. La respiration est pénible, la dyspnée fréquente, ainsi que les douleurs angineuses.

Si une médication définitive n'intervient pas, le morphinomane est voué à la mort par cachexie ou par complications : diabète, brightisme, tuberculose. Au bout de deux à trois ans, l'organisme est déjà bien atteint, et une fin subite interrompt souvent cette évolution. L'accoutumance aux doses de morphine est rapide et la tolérance énorme ; mais il est rare que le malade se fixe longtemps à une ration constante ; il tend à augmenter sans cesse, éprouvant quand il ne peut satisfaire son appétit, l'anxiété de tout obsédé et l'angoisse qui trahit un besoin organique, angoisse accompagnée de faiblesse du pouls, de dyspnée, de baillements, de sueurs froides.

Enfin, quand pour des raisons diverses, le morphinique est privé de poison, l'*abstinence* provoque un état d'agitation terrible, avec hallucinations affectant la forme d'accès maniaque ou de crise convulsive. A ce moment, le malade peut se suicider, ou se rendre coupable de vols ou de faux pour se procurer l'alcaloïde Au point de vue somatique, on note de l'excitation génitale impulsive, de la faiblesse cardiaque, des vomissements incoercibles, de la diarrhée.

Traitement de la morphinomanie. — *Examen du malade et précautions générales*. — Interné d'office pour troubles mentaux secondaires à l'intoxication chronique, ou placé volontairement à l'asile ou dans une clinique privée, le morphinomane sera soigneusement isolé. On le maintiendra au lit, et l'on ne laissera à sa portée que des objets incapables de dissimuler une cachette, incapables également de se transformer en armes offensives. L'isolement sera rigoureux, au début du moins ; le malade ne recevra aucune visite et ne pourra se lier avec les autres malades, ses voisins ; par surcroît de précautions, on ne lui laisse aucun argent.

Le côté moral du traitement est de prime importance. Le médecin doit avoir la confiance de son malade. Celui-ci n'a-t-il pas consenti librement à son isolement? On le rassurera sur les inconvénients de la démorphinisation. On lui démontrera que les guérisons demeurent définitives et que l'intégrité intellectuelle peut être pleinement récupérée.

L'examen du cœur, du rein, de l'estomac et de l'intestin, des fonctions nerveuses renseigneront, avant le début du traitement, le médecin sur la méthode à suivre et les dangers à redouter.

On aura soin de ne jamais commencer une cure de démorphinisation au cours d'une maladie fébrile aiguë.

Les différentes cures de démorphinisation. — *Médications adjuvantes et méthodes substitutives.* — Le repos au lit prolongé, l'hydrothérapie sont des adjuvants indispensables de la cure proprement dite. Les médicaments toniques, cardiaques ou sédatifs rencontreront également de fréquentes indications. On a beaucoup prôné en certains pays les heureux effets de l'emploi quotidien et simultané de la strychnine et de l'atropine. En revanche, les médications substitutives seront formellement repoussées. L'emploi de la cocaïne, de l'héroïne, de l'hyoscine ne fait que remplacer une intoxication par une autre, et le malade ne gagne pas forcément au change (V. plus loin Héroïnomanie).

Méthodes de sevrage. — Avant d'exposer ces différentes méthodes de sevrage, il est indispensable de rappeler qu'il n'existe aucun moyen de supprimer radicalement les désordres morbides provoqués par la suppression du poison. Il existe donc un temps dit période d'abstinence, pendant lequel éclatent, pour disparaître ensuite progressivement, les désordres que nous avons décrits plus haut. C'est à diminuer les dangers et les souffrances de cette période que tendent les différents procédés imaginés. On saura d'ailleurs que la *convalescence* est toujours longue, coupée de crises d'asthénie cardiaque, de gastro-entérite. Mais le malade engraisse, et le retour du sommeil et des forces annonce la perfection de la guérison. On doit cependant prolonger à l'excès la surveillance du malade. Les rechutes sont faciles, surtout au sortir de la maison de santé. Or, le pronostic est beaucoup plus sombre lors d'une rechute, et les chances de guérison diminuent notablement. Il est donc nécessaire d'écarter du convalescent les souvenirs qui lui rappelleraient son ancienne passion : le changement d'appartement est un acte judicieux à ce point de vue. Enfin, une hygiène rigoureuse, l'abstention de toute préoccupation morale et de tout surmenage intellectuel seront particulièrement indiquées.

Sevrage lent, progressif. — On supprime quotidiennement une faible quantité de morphine, un centigramme en général. Ce procédé diminue les souffrances physiques, mais ne les supprime pas complètement. Il exposerait plus que d'autres aux récidives. C'est en revanche le plus facile à suivre, en clientèle de ville notamment.

Sevrage dissimulé, demi-lent de Joffroy. — On commence par gagner la confiance du malade en le laissant s'habituer à son nouvel état; on lui laisse donc pendant un nombre de jours ou de semaines variable avec son état de santé, la quantité de morphine qu'il a réclamée, fixée à son entrée, en la répartissant en un nombre de piqûres également fixé par lui. Puis, sans le prévenir et sans modifier l'horaire ou le nombre des piqûres, on supprime brusquement le tiers ou le quart de la dose toxique initiale, et l'on diminue ensuite progressivement les doses quotidiennes.

Sevrage dissimulé de Sollier. — On part d'une solution d'un titre donné. Chaque fois que l'on puise dans le flacon, on remplace la quantité de solution toxique prélevée par une égale quantité d'eau stérilisée (ou mieux de sérum). Les doses de morphine injectée décroissent ainsi lentement. Il reste toujours cependant de la morphine dans le flacon; il convient donc de faire à la fin des injections de sérum pur.

Méthode rapide d'Erlenmeyer. — Après quelques jours de repos et d'observation pendant lesquels le malade requiert ses doses coutumières, on lui supprime brusquement la moitié du toxique. Puis chaque jour amène la suppression de la moitié de la dose de la veille.

Méthode mixte de Magnan. — On commence le traitement par la suppression brusque du tiers ou de la moitié de la dose, puis on diminue d'un centigramme la dose quotidienne, en faisant porter la diminution de préférence sur l'injection du matin. Quand le malade ne reçoit plus que deux centigrammes de morphine par jour, il lui est attribué deux centigrammes d'extrait thébaïque. On augmente l'extrait de deux centigrammes par jour. Le jour où le malade reçoit vingt centigrammes d'extrait se trouve être également le jour où la morphine est supprimée. On diminue ensuite l'extrait thébaïque de deux centigrammes par jour jusqu'à suppression complète.

Méthode brusque de Lewenstein. — Dès l'entrée du malade dans la maison de santé, la morphine est radicalement supprimée. Un médecin doit être de garde auprès du malade, et sans se laisser effrayer par les souffrances du malade, être prêt à parer par une injection de morphine à toute menace sérieuse de collapsus cardiaque.

Les méthodes demi-lentes ou mixtes sont en général satisfaisantes. La méthode brusque, supérieure en théorie à toutes les autres, n'est guère applicable qu'à des morphinomanes moyennement intoxiqués, résolus, vigoureux, entourés d'un personnel particulièrement stylé.

Héroïnomanie. — On a créé l'héroïnomanie en voulant délivrer certains malades de la morphine. On a fait simplement une substitution; elle n'est malheureusement pas indifférente. L'héroïne est en effet beaucoup plus toxique et moins bien supportée que la morphine. Elle provoque une cyanose et une dépression plus intenses, une cachexie plus rapide. La torpeur mentale est précoce, et il n'y a jamais de phase préalable brillante. Enfin, la morphine agissait sur le cœur et l'on enrayait assez facilement le collapsus cardiaque; l'héroïne produit des troubles respiratoires dont le traitement est beaucoup plus aléatoire, ce qui amène au cours du sevrage des dangers beaucoup plus redoutables.

On a signalé également des *dioninomanes*. Dans tous ces cas, le traitement de la morphinomanie devra être appliqué.

Prévention de la morphinomanie. — On ne doit employer la morphine qu'après insuccès répétés de tous les autres analgésiques. La solution et la seringue ne seront sous aucun prétexte confiés au malade ou à son entourage. Enfin, toute ordonnance de délivrance de morphine devra porter, *au-dessus de la signature du médecin*, la mention « à ne pas renouveler ». Ces réserves ne s'appliquent naturellement en aucune façon aux maladies désespérées, aux affections chroniques incapables de régression.

Employée à bon escient, la morphine rend encore les plus grands services. Elle peut, elle doit être utilisée. Il faut au besoin savoir la faire accepter aux malades. Par suite en effet de campagnes de presse maladroitement menées, d'articles de vulgarisation mal interprétés par le grand public, beaucoup de personnes refusent énergiquement de se laisser faire une piqûre, une seule. Elles s'imaginent en effet que cette piqûre unique les expose à la morphinomanie, et que d'ailleurs on réserve ces injections aux seuls cas désespérés. Le praticien peut avoir à l'heure actuelle à lutter contre ces crédulités. *FRANÇOIS MOUTIER.*

MORPION. — V. Phtiriase.

MORSURES. — V. Plaies.

MORT (SIGNES). — On divise les signes de la mort, suivant le moment de leur apparition, en signes immédiats et en signes non immédiats ou tardifs.

Les *signes immédiats* sont l'abolition de l'intelligence et de la sensibilité, l'arrêt de la respiration, l'arrêt de la circulation (en liant un doigt à la base de la dernière phalange, on voit celle-ci rester blanche si la circulation ne se fait plus, l'ouverture d'une artère superficielle permet aussi de reconnaître si la circulation a cessé), et les modifications de l'œil (insensibilité de la cornée, dilatation puis rétrécissement de la pupille, toile glaireuse, affaissement et mollesse du globe oculaire).

La réunion de ces divers signes permet d'affirmer la mort ; les signes tardifs lèveront les doutes qui pourraient encore subsister.

Parmi les *signes tardifs*, les plus importants sont les suivants : le *refroidissement cadavérique* — la *cessation de la contractilité musculaire* (en général les muscles des membres perdent leur contractilité 7 à 8 heures après la mort), — la *rigidité cadavérique* (elle commence à la mâchoire inférieure où elle apparaît de 2 à 6 heures après la mort ; elle est généralisée en 18 à 24 heures et cesse après 36 ou 48 heures, mais ces indications n'ont rien d'absolu) ; — les *lividités cadavériques*, taches d'un rouge plus ou moins violacé qui résultent de l'accumulation du sang dans les parties déclives ; — le *parcheminement de la peau*, aux endroits où elle a été dépouillée de son épiderme avant ou après la mort ; — le *relâchement des sphincters* — la *tache verte de l'abdomen*, premier signe de *putréfaction* (chez les noyés et les nouveau-nés, les premiers signes de putréfaction apparaissent à la tête).

A l'aide de ces signes on peut dans les conditions ordinaires et si la température n'est pas élevée, fixer de la façon suivante l'*époque de la mort*

(Vibert) : le corps est encore chaud et souple : la mort ne remonte pas à
plus de 24 heures. — Le corps a la même température que le milieu
ambiant, la rigidité cadavérique n'existe nulle part : la mort ne remonte pas
à plus de 56 heures. — La rigidité cadavérique est bien développée,
quelques hypostases existent : la mort date de 12 heures à 3 ou 4 jours. —
La rigidité a disparu complètement ou en partie, le cadavre présente des
hypostases très prononcées; la mort date de 4 à 5 jours. — Il existe une
teinte verte de l'abdomen, les veines superficielles se dessinent en traînées
livides, des gaz commencent à se développer sous la peau : la mort date de
5 à 6 jours. — Au delà de cette période, la date de la mort ne peut être
évaluée qu'avec une très large approximation et à la condition que l'on
connaisse aussi bien que possible les influences auxquelles a été exposé le
cadavre.   *A. BAUER.*

MORT APPARENTE DU NOUVEAU-NÉ. — V. Nouveau-né (Mort).

MORT SUBITE (MÉDECINE LÉGALE). — Un individu tombe brusquement sur la
voie publique, on s'approche, la respiration est stertoreuse, bientôt il ne
donne plus signe de vie. C'est là ce que l'on entend par mort subite.

Le médecin est requis pour examiner le malade et rédiger le certificat de
décès, en vertu des art. 81 du C. C. et 44 du C. I. C.

Si l'événement s'est passé devant témoins, les renseignements qui lui
sont fournis lui permettent de dire qu'il s'agit d'une mort subite, et l'examen du cadavre que la mort est certaine. Inutile de porter sur ce certificat un diagnostic de la cause du décès. Rien ne permet de supposer et
il est toujours dangereux d'affirmer que la mort est due à une embolie,
à une hémorragie ou à une rupture d'anévrisme. L'étiquette de mort subite
suffit à l'officier de l'état civil qui est chargé de la vérification des décès.

La tâche du médecin n'est pas toujours aussi facile. Si la mort subite a
frappé un individu dans un endroit écarté, en l'absence de tous témoins;
si le cadavre porte des ecchymoses ou traces de violences, un doute existe,
l'autopsie seule peut permettre de fixer exactement les causes du décès.

Nous allons montrer que les morts subites sont assez fréquentes et que
leurs causes occasionnelles sont très variables.

La statistique en France indique par an un total d'environ 2000 morts
subites sur lesquelles on compte en moyenne trois quarts d'hommes et
un quart de femmes. Ne sont pas comprises dans ces morts subites les
morts brusques après absorption d'un toxique (cyanure de potassium), les
morts rapides par action mécanique (chute accidentelle, coups). La mort
subite est particulièrement fréquente aux âges extrêmes de la vie : chez les
enfants et les vieillards.

En 1854, à Londres, sur un total de 627 cas de mort subite, on a trouvé
272 cas chez des enfants âgés de moins de 5 ans, et parmi ceux-ci 126
n'avaient pas un an.

Les saisons ont une influence sur l'éclosion de ces morts subites, elles
sont plus fréquentes pendant les mois les plus froids.

Pathogénie. — Quelles sont donc les causes de ces morts subites?

Retracer, même très rapidement, toutes les lésions qui ont été trouvées dans les cas de mort subite, serait vouloir faire une revue de pathologie inutile. Il vaut mieux, croyons-nous, examiner la question dans son ensemble et chercher, au milieu de cette multitude de lésions, la cause habituelle qui détermine un pareil accident, et au point de vue médico-légal étudier aux trois grandes périodes de la vie (enfants, adultes, vieillards) les conditions dans lesquelles on observe la mort subite.

Si l'on jette un coup d'œil d'ensemble sur les observations qui ont été publiées, on est frappé par trois grands faits.

Les organismes qui meurent subitement sont très souvent des organismes tarés par une infection aiguë latente, ou par une affection chronique du cœur, des vaisseaux et des glandes annexes, une poly-sclérose qui détermine des accidents auto-toxiques et la mort.

Dans l'un et l'autre cas, la mort subite est le résultat d'une intoxication dont le dernier stade est caractérisé par un affaiblissement brusque de l'organe le moins résistant, ou le plus fortement atteint. Les uns meurent par les reins, les autres par les poumons, par le cœur, par le cerveau. C'est ainsi que les différents observateurs ont voulu fixer comme causes de la mort subite l'influence prédominante de tel ou tel organe. Comme le dit le professeur Lacassagne : tout l'organisme est malade, la plupart des organes ont été atteints successivement. Une autopsie très minutieuse et très complète est nécessaire pour permettre de saisir toutes les altérations et de les subordonner les unes aux autres.

Enfin, pour que ces infections et ces intoxications occasionnent la mort subite, il semble bien, d'après les observations récentes, qu'il faille que les sujets présentent une prédisposition héréditaire syncopale dont nous ignorons encore la cause organique et qui serait la déterminante de la mort subite.

La mort subite du nouveau-né et de l'enfant. — Les cas les plus fréquents de mort subite chez les enfants relèvent, pour de nombreux auteurs, de l'hypertrophie du thymus ; or, il est incontestable que l'hypertrophie du thymus comprimant partiellement la trachée et les nerfs environnants, détermine ce qu'on appelle l'asthme thymique. Mais le mécanisme de la mort subite n'est pas aussi facile à expliquer. On ne trouve pas, en effet, à l'autopsie, les signes de la suffocation par compression de la trachée. On a invoqué alors un trouble fonctionnel du thymus qui déterminerait une intoxication par hyperthymisation du sang.

L'hypertrophie du thymus, pour Paltauf et les auteurs allemands, loin d'être la cause directe de la mort subite, n'aurait d'importance que comme partie intégrante de tout un ensemble d'altérations qu'il désigne sous le nom d'*état lymphatique*. Il se traduirait par une hyperplasie généralisée à tout l'appareil lymphatique (splénomégalie avec adénopathies ganglionnaires diverses, tuméfaction des amygdales et du tissu adénoïde du rhinopharynx, hypertrophie des follicules clos de l'intestin et des plaques de Peyer).

Mais dans beaucoup d'autopsies de mort subite des nourrissons, on a noté l'hypertrophie du thymus sans hyperplasie du tissu lymphoïde. Un fait certain et bien observé actuellement, c'est que dans certaines familles de nombreux enfants meurent subitement et au même âge. On a noté dans les antécédents héréditaires l'alcoolisme, la syphilis, la tuberculose, la consanguinité. On suppose que, comme chez certains dégénérés, chez lesquels la mort subite est fréquente (Cullerre), il existe des anomalies héréditaires de l'innervation cardio-vasculaire et peut-être des troubles fonctionnels des glandes à sécrétion interne (thymus, surrénal).

En résumé, nous en sommes encore réduits à des hypothèses sur le mécanisme de ces morts brusques des nourrissons. Un seul fait reste, c'est leur caractère souvent familial. Nous le retrouverons à propos de la mort subite chez l'adulte.

Au nombre des causes occasionnelles, il faut citer les convulsions, et aussi chez les nourrissons de 1 à 6 mois la bronchite capillaire ou catarrhe suffocant de Laënnec. Un enfant qui se portait bien le soir est trouvé mort le matin dans son berceau : on accuse la mère, la nourrice, de l'avoir étouffé en le couchant à leur côté. L'autopsie montre l'existence d'une bronchite diffuse avec exsudation muco-purulente dans les bronches.

La mort subite se produit aussi chez l'enfant à l'occasion d'une infection : la fièvre typhoïde (5 cas de Vibert), la scarlatine, la diphtérie, la grippe. Hutinel et Rivet ont attiré l'attention sur la mort subite ou rapide chez les nourrissons atteints d'eczéma suintant de la face avec ou sans impétigo du cuir chevelu (V. Nouveau-né).

La mort subite chez l'adulte. — Chez l'adulte comme chez l'enfant, la mort subite est souvent consécutive à une infection aiguë latente ou à une auto-intoxication par diathèse ou altérations organiques acquises.

Dans le premier groupe il faut citer en première ligne la fièvre typhoïde (Dieulafoy), puis la syphilis (Fournier), puis la tuberculose, la pleurésie, le rhumatisme articulaire aigu, la scarlatine (Gouget), l'érysipèle de la face, la grippe, etc.

Dans le second groupe nous trouvons : la néphrite chronique, la goutte, le diabète, l'alcoolisme, l'hémophilie, avec les accidents brutaux que ces diathèses déterminent : urémie, œdème aigu du poumon, cardiopathie artérielle, rupture vasculaire et hémorragie.

Enfin il existe des morts subites pour lesquelles l'autopsie la plus complète ne dénote aucune altération organique manifeste.

Pourquoi les infections et les auto-intoxications dont nous venons de parler s'accompagnent-elles chez certains individus de cette terminaison brusque alors que la plupart du temps elles suivent une marche toute différente? Nous entrons ici dans le domaine des hypothèses. Pour Sergent et Bernard, les lésions des surrénales seraient fréquentes et la mort subite ferait partie du syndrome surrénal qu'ils ont décrit.

Une autre donnée bien intéressante a été fournie par l'étude de l'hérédité des gens frappés de mort subite. Cullerre a insisté sur la fréquence de la mort subite dans les familles de dégénérés. Gilbert et Baudouin ont montré, par des observations longuement suivies, que certains membres d'une même lignée sont sujets à des tendances syncopales qui tout à coup déterminent la mort subite. Les descendants de ceux-ci présentent les mêmes phénomènes sans que nous sachions au juste à quelle altération organique rattacher pareil accident. Gilbert et Baudouin en font une véritable *diathèse de mort subite.*

Cette prédisposition héréditaire, peut-être plus fréquente qu'on ne l'a signalé jusqu'ici, permet d'expliquer les cas de mort subite où l'autopsie est négative, et aussi comment, sous l'influence occasionnelle d'une infection ou d'une auto-intoxication, la vie cesse brusquement chez certains individus.

Mort subite chez les vieillards. — Le vieillard meurt très souvent subitement. Sous l'influence de causes occasionnelles minimes, ces organismes usés s'affaissent brusquement. Ils sont très susceptibles au froid, et les intoxications les plus légères les sidèrent radicalement. En hiver, comme nous avons essayé de le démontrer avec MM. Lacassagne et Nicloux, de nombreux vieillards succombent à des intoxications oxy-carbonées méconnues. Ils restent au coin du feu, couchent dans des pièces chauffées par des poêles défectueux. Ils meurent brusquement. Comme des émanations très minimes d'oxyde de carbone suffisent à les tuer rapidement et qu'il n'existe sur le cadavre aucune lésion caractéristique de cette intoxication, elle est très souvent méconnue.

La cause la plus fréquente de la mort subite des vieillards, c'est la pneumonie. L'affection, comme l'ont montré Dechambre et Charcot, évolue d'une façon tout à fait latente et sans fièvre ou avec de l'hypothermie. Le vieillard mène sa vie habituelle, puis tout à coup s'affaisse, il est mort. A l'autopsie, on trouve une pneumonie en pleine évolution.

Le catarrhe suffocant ou l'œdème aigu du poumon qui les frappent rapidement ont surtout pour cause la dégénérescence sénile des reins et du myocarde.

Certains individus de la même famille succombent à un âge avancé à l'hémorragie cérébrale. Dieulafoy a insisté sur cette hérédité de l'hémorragie cérébrale.

A côté des infections et des intoxications, il existe de nombreuses causes occasionnelles de la mort subite : les excès de table, de coït chez les vieillards, la fatigue, le surmenage, le froid et les modifications brusques de la pression barométrique. Pour M. Lacassagne, les adhérences pleurales étendues et la réplétion de l'estomac joueraient un rôle considérable.

Interprétation des résultats de l'autopsie. — **La docimasie hépatique dans les cas de mort subite.** — D'après ce que nous venons de dire, on voit donc que l'autopsie, dans certains cas de mort subite, peut être complètement négative. La syncope mortelle, saisissant un organisme en pleine santé, ne laisse aucune trace sur le cadavre. Mais l'épreuve de la docimasie hépatique (v. c. m.) positive est une indication dont le médecin expert doit tenir le plus grand compte. Le foie est gorgé de glycogène et de glucose, il n'y a pas eu intoxication lente de l'organisme, ni souffrance prolongée.

Lorsqu'on découvrira, au contraire, une infection latente ou une intoxication progressive par altération des reins, du foie, etc., on aura, par la recherche des matières sucrées dans le foie, l'indication que la mort subite a été la terminaison soudaine et imprévue d'une maladie aiguë ou chronique en évolution. On ne trouvera pas une glande hépatique totalement dépourvue de matières sucrées, il y aura du glucose, très souvent absence de glycogène ou des traces difficiles à mettre en évidence. Contrairement à ce qui se voit à la suite des longues agonies, la glande avait encore des réserves sucrées, peu abondantes il est vrai, au moment où la syncope mortelle est survenue.

En résumé, il est impossible par la levée de corps de fixer exactement les causes de la mort subite. La levée de corps permet cependant d'éliminer l'hypothèse de mort violente, en montrant l'absence d'ecchymoses ou de blessures extérieures. L'autopsie seule peut fixer les causes du décès, et encore il ne faut pas oublier qu'il existe des cas où ses données sont absolument négatives dans l'état actuel de nos connaissances.

ÉTIENNE MARTIN.

MORT SUBITE DE LA FEMME ENCEINTE. — V. Grossesse.

MORTON (MALADIE DE). — V. Métatarsalgie.

MORVAN (MALADIE DE). — V. Panaris, Syringomyélie.

MORVE. — La morve est une maladie contagieuse, commune à l'homme et aux animaux, et due à la présence au sein des tissus d'un bacille spécifique en forme de bâtonnet à extrémités arrondies; sa culture sur pomme de terre donne, au bout de trois jours, une coloration chocolat caractéristique.

Étiologie. — Les chevaux et les ânes en sont souvent atteints. L'animal morveux présente deux ordres de symptômes, la *morve*, qui se traduit par des sécrétions nasales, fétides et abondantes, le *jetage*, et le *farcin*, caractérisé par des boutons, tubercules, abcès et ulcères de la peau et des muscles, parfois généralisés; le système lymphatique est le siège primitif du mal, les ganglions sont engorgés, c'est le *glaudage*; il y a souvent gonflement testiculaire précoce. Tout animal suspect doit être soumis à l'épreuve de la *malléine*, qui est au bacille morveux ce que la tuberculine est au bacille de Koch.

Les sécrétions nasales et le pus des ulcères farcineux sont les causes de contagion habituelles; la viande est dangereuse, à cause des débris de moelle osseuse et de lymphatiques qui peuvent s'y trouver mêlés, et sont riches en bacilles, et on a signalé la transmission de la maladie à la suite de sa consommation. Mais le plus souvent c'est par inoculation cutanée que l'homme s'infecte; les palefreniers, les gardeurs de bestiaux, les bouchers y sont surtout exposés; les morsures de chevaux morveux sont particulièrement dangereuses. On a observé des cas de morve sans solution de continuité des téguments, le bacille, très virulent, pénétrant par les follicules pileux, s'y développe, et détermine l'angioleucite initiale. Enfin les peaux, les cuirs, les crins des animaux malades peuvent pendant longtemps rester des objets de contagion.

Symptômes. — Morve et farcin peuvent se succéder et coexister, l'un et l'autre, à l'état aigu ou chronique; mais la morve est le plus souvent aiguë et le farcin chronique. Aussi n'aurons-nous que ces deux formes en vue dans notre description.

Morve aiguë. — Elle débute comme toute infection par de graves phénomènes généraux ; puis se montre, au bout de quelques jours, une rougeur érysipélateuse de la face, sans bourrelet, sans limites précises : elle est tachetée de plaques violacées qui peuvent se gangréner ; chez quelques malades, elles se généralisent, en donnant une éruption dont l'aspect rappelle la variole. Puis le malade ressent une gêne dans la région naso-pharyngienne, tandis qu'apparaît le signe pathognomonique, le jetage. Il consiste en une abondante sécrétion nasale, muco-purulente, sanieuse, sanguinolente ; les fosses nasales ulcérées sont encombrées de muco-pus ; la déglutition devient douloureuse. En même temps, les lèvres et les gencives s'ulcèrent, deviennent fuligineuses, l'haleine est d'une odeur repoussante, les glandes salivaires sont tuméfiées, les voies respiratoires se prennent, on perçoit les signes d'une pneumonie, le malade expectore des crachats sanguinolents et fétides.

L'état général devient précaire, diarrhée profuse, fièvre intense, céphalalgie, délire. Quatre à cinq jours après le début de la maladie, la mort survient dans le coma. La guérison est exceptionnelle.

Farcin chronique. — Il débute par des accidents généraux mal caractérisés et des douleurs rhumatoïdes ; de la plaie d'inoculation part une traînée lymphangitique, les ganglions sont tuméfiés ; bientôt se montrent à distance des ulcérations rebelles, dues à l'ouverture d'abcès profonds, musculaires, péri-articulaires, quelquefois généralisés. Les ulcères sont rebelles, suintants, phagédéniques. La marche est lente, dure plusieurs mois. De temps en temps, de nouvelles tumeurs sous-cutanées se développent, s'abcèdent et s'ulcèrent, et les malades finissent par succomber dans le marasme et par fièvre hectique. Cependant la guérison est plus fréquente que pour les formes aiguës, la maladie pouvant, en effet, se localiser à la région blessée.

Au cours du farcin chronique peut se déclarer la *morve chronique*, avec son jetage et ses ulcérations naso-pharyngiennes caractéristiques, ou bien le farcin peut passer à l'*état aigu* ; la fièvre est intense, rappelle la fièvre typhoïde, les abcès multiples évoluent rapidement, indolents, contenant un pus sanguinolent ; des plaques gangreneuses se montrent de place en place, et le malade meurt au milieu de symptômes ataxo-adynamiques.

Le *diagnostic* de cette affection est relativement facile ; on pourrait, au début, penser à une fièvre typhoïde, à un rhumatisme articulaire, à un érysipèle de la face, à une syphilide ulcéreuse des fosses nasales, suivant la forme que prend la maladie. Il faudrait alors recourir à l'inoculation au cobaye des produits morveux ; cette inoculation est suivie très rapidement d'une orchite avec vaginalite aiguë, à laquelle l'animal succombe au bout de peu de jours. Les conditions étiologiques doivent toujours être recherchées.

Traitement. — Le traitement prophylactique est de grande importance ; tous les foyers de contagion doivent être supprimés, les animaux abattus, les cadavres incinérés ou enfouis à une grande profondeur. Toute plaie suspecte chez les individus en contact avec des animaux morveux doit être immédiatement cautérisée au fer rouge. Quand la maladie est déclarée, il faut cautériser, faire des attouchements à la teinture d'iode, gratter et panser les plaies antiseptiquement. On a essayé l'iode à l'intérieur, les frictions mercurielles sans grand profit; quant au traitement spécifique de cette affection, il attend encore des recherches sérothérapiques qui, chez les animaux, n'ont donné que des résultats inconstants.

AMÉDÉE BAUMGARTNER.

MOTILITÉ (EXAMEN). — L'examen de la motilité comprend à la fois l'étude de l'état des muscles et leur examen fonctionnel.

État des muscles. — L'*inspection* du sujet révélera des anomalies dans la morphologie des muscles et montrera souvent au premier coup d'œil l'*atrophie* ou l'*hypertrophie* musculaires. Quelquefois l'atrophie ou l'hypertrophie musculaires sont légères, et il est nécessaire alors de recourir à la mensuration circonférentielle des membres, de palper les muscles par comparaison avec les muscles sains, de rechercher l'état de la contractilité faradique et galvanique des nerfs et des muscles.

L'*atrophie musculaire* (v. c. m.) peut être alors l'indice d'une maladie du muscle (myopathie), de la moelle (poliomyélite, sclérose latérale amyotrophique, atrophies myélopathiques, syringomyélie), des nerfs (névrites alcooliques) ou du cerveau (atrophie des hémiplégiques).

L'*hypertrophie musculaire* (v. c. m.) peut se rencontrer aussi dans les myopathies, dans les myosites primitives ou consécutives aux lésions vasculaires, etc.

L'inspection révèle aussi les *tremblements* (v. c. m.), et l'examen attentif permet de découvrir les *tremblements fibrillaires*, secousses brusques du muscle qui provoquent des ondulations sous la peau et qui révèlent souvent un processus pathologique du muscle en évolution et se voient en particulier dans les amyotrophies d'origine spinale. Enfin les *attitudes* des membres mettent sur la voie d'altérations et de troubles fonctionnels musculaires.

La *palpation* du muscle permet non seulement d'en vérifier le volume dans les atrophies ou hypertrophies, mais encore d'en apprécier la consistance (contracture, tumeurs, myosite ossifiante).

La *percussion* ou le pincement brusque du muscle provoque quelquefois une contraction idiomusculaire ou *myœdème* qui peut s'observer dans les infections (en particulier dans la fièvre typhoïde), ou dans les intoxications.

Les troubles fonctionnels des muscles peuvent se révéler à l'occasion de la mise en activité du muscle (paralysies) ou bien pendant l'activité continue du muscle. Dans ce dernier cas, ce sont des troubles portant sur le tonus : contracture, hypertonie, tremblements, etc.

1° Troubles dans l'activité volontaire des muscles. — Nous rechercherons les *paralysies* aux membres inférieurs, à la face, au thorax et à l'abdomen, puis aux membres supérieurs.

A) Étude de la démarche. — C'est dans la *démarche* que se révèlent les troubles paralytiques des membres inférieurs. C'est le plus souvent par cet examen de la démarche que se reconnaît la paralysie chez un malade qui se présente pour une première fois au médecin.

La *démarche de l'hémiplégique* est caractérisée, dit Tod, par une allure particulière qui a pour but de porter la jambe paralysée en avant. L'hémiplégique porte son tronc sur le côté opposé à la paralysie et repose le poids du corps sur la jambe saine, puis il jette en avant la jambe paralysée et lui fait décrire un mouvement de circumduction en arc en cercle. C'est la démarche *en fauchant* ou la démarche *hélicopode* (pied qui tourne en hélice). La démarche de l'*hystérique* hémiplégique est cependant différente : ce n'est plus la démarche en fauchant, c'est la démarche *en draguant*, le pied traîne après le membre paralysé, on l'appelle encore la démarche *helcopode* (pied qui traîne). Cependant d'après les études photographiques et cinématographiques de Néri, on ne peut admettre qu'il y a une démarche hystérique. La démarche des hystériques est essentiellement paradoxale.

Quelquefois, une paralysie peu évidente d'un membre inférieur peut être révélée par la marche de flanc (Schüller, C.-M. Campbell et Crouzon).

La *démarche des lacunaires* c'est-à-dire des malades dans le cerveau duquel se trouvent des foyers lacunaires (Pierre Marie) est une *démarche à petits pas*. Albert Charpentier, a cependant signalé une démarche à petits pas qu'il considère comme une phobie hystérique de la marche.

La *démarche du tabétique* est caractérisée par le lancement des jambes et le talonnement. La description détaillée en est donnée ailleurs (V. TABES). Pour révéler ces troubles, il faut quelquefois recourir à certaines manœuvres (marche au commandement, signe de l'escalier), que l'on désigne sous le nom d'*exercice à la Fournier*.

La *démarche des scléroses combinées tabétiques* est différente de celle du tabes, dans un certain nombre de cas (Pierre Marie et Crouzon). Il s'agit non plus d'une démarche ataxique, mais d'une sorte de démarche paraplégique avec *traînement des jambes*.

La *démarche des paralytiques généraux* est raide, gauche, trébuchante, incertaine, mal équilibrée, faite de mouvements brusques, de décharges saccadées (E. Dupré). Paul Blocq la compare à l'allure conventionnelle des acteurs dans une obscurité supposée.

La *démarche spasmodique* est caractérisée par la peine infinie qu'a le malade à détacher le pied du sol ; l'extrémité des orteils frotte faiblement quand le malade porte son pied en avant. Quand cette démarche spasmodique n'existe qu'à un faible degré, elle donne au malade l'allure sautillante. Elle est commune à toutes les paraplégies spasmodiques : *sclérose en plaques, compression de la moelle, syringomyélie* (v. c. m.). Dans la *paraplégie syphilitique*, on l'observe également, mais elle est produite là par la paralysie des fléchisseurs de la cuisse et de la jambe (Pierre Marie).

Dans la *maladie de Little*, il y a, à l'état statique, une rigidité musculaire avec rotation en dedans des membres, adduction permanente des cuisses et un certain degré d'équinisme des pieds. Pendant la marche, la pointe du pied traîne sur le sol en décrivant un arc de cercle en même temps que le tronc s'incline du côté opposé. Les deux cuisses frottent l'une contre l'autre. La partie supérieure du tronc s'incline en avant et les pas se précipitent.

La *démarche cérébelleuse* est caractérisée par la titubation : le malade avance à petits pas, lourdement, en s'écartant d'une ligne droite tracée devant lui, festonnant à droite et à gauche. Il éprouve également de la peine à se tenir debout et écarte les jambes : il se retourne avec peine et perd l'équilibre : c'est là une démarche commune aux *affections cérébelleuses*, et à certaines maladies de *l'oreille* qui provoquent des troubles de l'équilibre. La démarche cérébelleuse peut être associée à la démarche spasmodique : c'est la démarche cérébello-spasmodique qui se rencontre dans la *sclérose en plaques*.

Dans *l'asynergie cérébelleuse* (v. c. m.), la démarche est différente : le malade s'avance en talonnant pendant que le haut du corps reste renversé en arrière.

La *démarche dans la maladie de Parkinson* est caractérisée le plus souvent par la propulsion : le malade court après son centre de gravité (Trousseau). Si le malade veut avancer, il se porte sur la partie antérieure du pied et sur les orteils, et, en danger de tomber à chaque pas sur la face, il se voit contraint d'adopter le pas de course (Parkinson). Il choisit un but peu éloigné et court s'y accrocher, et repart après avoir choisi un autre but. Cette propulsion n'est pas toujours aussi accentuée et peut exister à un moindre degré. Elle peut faire défaut et être remplacée par la rétropulsion ou la latéropulsion.

La *démarche dans les névrites* des membres inférieurs est désignée depuis Charcot sous le nom de *steppage* : le malade, ne pouvant fléchir le pied par suite de la paralysie des muscles antéro-externes de la jambe, est obligé, pour éviter de heurter la pointe contre le sol, de faire un mouvement exagéré de flexion de la cuisse sur le bassin et d'élever le genou.

La *démarche des myopathiques* est caractérisée par un dandinement qui est dû à une chute du bassin du côté de la jambe oscillante et à une inclination compensatrice du tronc du côté opposé : c'est la *démarche de canard*.

La *démarche des choréiques* ressemble à un sautillement perpétuel (Trousseau) : ou bien le sujet lève une jambe plus haut qu'il ne faudrait ou la jette de côté, ou bien il précipite sa marche, puis la ralentit. Dans les chorées hystériques, la marche peut être encore plus troublée et prendre le type saltatoire.

La *démarche de l'astasie-abasie* peut être choréiforme, trépidante ou sautillante.

La *démarche de la maladie de Thomsen* est difficile dès le départ : le malade éprouve un retard pour se lever, le premier pas tarde à se produire par suite de la raideur musculaire, puis les pas suivants sont déjà plus libres et enfin la marche devient normale. Les mêmes troubles apparaissent si le malade accélère ou ralentit son allure.

B) **Examen fonctionnel des groupes musculaires du membre inférieur.** — La démarche vient de nous permettre un diagnostic approximatif des troubles musculaires des membres inférieurs. Il est nécessaire de préciser les groupes musculaires atteints. Pour cela, on fera exécuter au malade un certain nombre de mouvements simples et on s'opposera à ces mouvements ou bien on tentera de changer la position d'un segment de membre en demandant au malade de s'opposer à ce mouvement : *flexion et extension de la cuisse sur le bassin, flexion et extension de la jambe sur la cuisse,* *flexion et extension du pied sur la jambe.* Prenons comme exemple une paraplégie syphilitique spasmodique d'Erb : si le malade fléchit la cuisse sur le bassin et si l'observateur tente d'abaisser le genou du malade en étendant cette cuisse, il le fait très facilement : il y a paralysie des fléchisseurs de la cuisse. Si le malade étend vigoureusement la cuisse sur le bassin, l'observateur tentera vainement de fléchir la cuisse, les extenseurs sont conservés. Ainsi apparaît la localisation aux fléchisseurs de la paraplégie syphilitique (Pierre Marie). On procédera de même pour les autres groupes musculaires de la jambe et du pied.

C) **Examen fonctionnel des muscles abdominaux et thoraciques.** — Les muscles abdominaux peuvent être paralysés, dans l'hémiplégie par exemple (Sicard). Pour mettre en évidence cette paralysie, il faut recourir à certains artifices : respiration ample, toux répétée, acte de rentrer le ventre, palpation de l'orifice inguinal. De même l'ampliation thoracique peut être diminuée : elle est mesurée par l'excursion du diaphragme et par le phénomène de Litten (jeu d'ombres sur les côtés du thorax, allant de haut en bas pendant l'inspiration et de bas en haut pendant l'expiration).

D) **Examen fonctionnel de la motilité du membre supérieur.** — On appréciera la motilité du membre supérieur en commandant un acte simple,

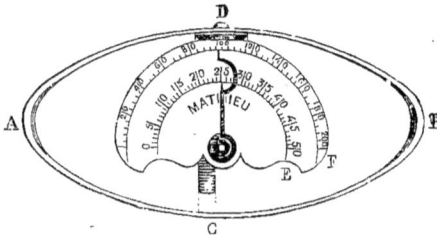

Fig. 115.

par exemple, celui du serrement de main. La force musculaire déployée dans ce mouvement pourra être mesurée au dynamomètre (fig. 115).

On pourra aussi mesurer la motilité en faisant exécuter au malade, non pas un seul mouvement de serrement de la main, mais une série de mouvements jusqu'à épuisement de la force musculaire. On pourra ainsi établir une moyenne et apprécier la rapidité de l'épuisement.

On pourra commander au malade un acte plus compliqué, par exemple celui de boutonner un vêtement ou une chemise. C'est là une épreuve souvent décisive pour l'appréciation d'une hémiplégie légère, comme celle des lacunaires (Pierre Marie). L'acte de boutonner un vêtement nécessite une série de mouvements qui mettent en jeu les muscles court abducteur du pouce, opposant du pouce, etc., qui sont parmi les plus atteints dans l'hémiplégie. Les troubles de la motilité seront aussi révélés par l'écriture.

Enfin le trouble musculaire du membre supérieur étant constaté, il faut, comme pour le membre inférieur, apprécier les groupes musculaires touchés par la paralysie. Prenons comme exemple la paralysie radiale (v. c. m.), on mettra facilement en évidence l'impossibilité de l'extension des doigts et de la main. On mettra en évidence la paralysie du long supinateur en constatant que le muscle reste flasque lorsqu'on commande au malade de fléchir le coude, l'avant-bras étant en pronation.

E) **Examen fonctionnel de la motilité de la face.** — La *paralysie* *faciale* (v. c. m.) sera appréciée par l'attitude que prend le visage par suite de l'état de relâchement de la moitié de la face et par la déviation de la langue, par l'impossibilité de faire certains actes : siffler, souffler, fermer l'œil, articuler les labiales, etc.

Cependant dans l'*hémiplégie* (v. c. m.), la paralysie faciale se présente avec intégrité apparente de l'orbiculaire des paupières : pour apprécier l'atteinte légère de ce muscle, il faudra rechercher l'abaissement du sourcil, le ptosis, l'impossibilité de fermer isolément l'œil du côté paralysé.

Enfin à la paralysie faciale se rattache le *signe du peaucier* (Babinski) : quand le malade ouvre la bouche grande, ou quand il fléchit la tête et s'oppose au mouvement d'extension qu'on cherche à lui imprimer, le peaucier se contracte à l'état normal : sa contraction fait défaut à l'état pathologique.

F) **Mouvements associés (syncinésie).** — Quand on s'est assuré de l'état fonctionnel des muscles, il faut rechercher l'existence des mouvements associés. Ces mouvements associés s'observent le plus souvent dans les hémiplégies infantiles. Pendant que le membre sain exécute un mouvement, le membre malade reproduira en réduction le même mouvement ou un autre mouvement : le mouvement associé peut se produire dans le pied alors que le mouvement primitif résidait dans la face ou dans le membre supérieur ou inversement. Ces mouvements associés n'ont aucune signification particulière : on les explique par une hyperexcitabilité particulière de la substance grise de la moelle.

Toutefois certains d'entre eux ont une certaine importance diagnostique : tels sont la *flexion combinée de la cuisse et du tronc* de Babinski et le *phénomène de Strumpell* qui se rencontrent dans l'hémiplégie de l'adulte et des enfants.

La *flexion combinée de la cuisse et du tronc* de Babinski se recherche de la façon suivante : le malade est étendu sur le dos, les bras croisés, les jambes écartées, on lui commande de s'asseoir sans s'aider de ses mains : si, au cours de l'effort qu'il fait, la cuisse paralysée ou parésiée se fléchit fortement et, si tout le membre du même côté s'élève au-dessus du sol, c'est là un signe d'hémiplégie organique.

Le *phénomène de Strumpell* a la même signification : quand le malade est couché sur un plan dur et qu'on lui demande de fléchir la jambe sur la cuisse, si l'on s'oppose à ce mouvement en exerçant une pression sur la cuisse, il se produit un mouvement d'élévation du bord interne du pied et de rotation en dedans : le pied prend l'attitude du varus par contraction du jambier antérieur.

Tout récemment, Pierre Marie et Foix viennent de signaler dans les lésions organiques du faisceau pyramidal le phénomène du retrait de la jambe qui se produit par la flexion forcée des orteils. Enfin, dans le même ordre d'idées, Grasset et Gaussel ont signalé dans la paralysie organique des membres inférieurs l'impossibilité où se trouve le malade de maintenir soulevés en même temps les deux membres.

L'étude des muscles à l'état d'activité volontaire comprendrait encore l'étude des troubles de la coordination, c'est-à-dire de l'*ataxie* (v. c. m.), de l'*asynergie* (v. c. m.), de l'*équilibre*, du *vertige* (v. c. m.), de la *latéro-pulsion*, de la *chorée* (v. c. m.). Nous renvoyons aux descriptions qui ont été faites de chacun de ces troubles.

2° **Troubles dans l'activité continue du muscle.** — Les troubles dans l'activité continue du muscle consistent dans l'exagération ou la diminution du tonus musculaire. La diminution produit l'*hypotonie musculaire* (v. c. m.) qui s'observe dans les maladies nerveuses; l'abolition du tonus ou résolution musculaire s'observe dans les comas.

L'exagération du tonus peut se traduire par la *trépidation épileptoïde* (V. Clonus du pied) par les *secousses* (v. c. m.), les *tremblements* (v. c. m.), l'*athétose* (v. c. m.), la *contracture* et la *catalepsie*.

Nous ne ferons ici que l'étude de la *contracture* et de la *catalepsie*.

Contracture. — La contracture est l'état pathologique du muscle caractérisé par sa raideur involontaire et durable (Paul Blocq).

La contracture est facilement reconnue par l'attitude qu'elle donne aux membres : flexion permanente aux membres supérieurs, extension aux membres inférieurs. Elle est caractéristique de l'hémiplégie (v. c. m.), deux à trois mois après son début; elle est caractéristique des paraplégies spasmodiques; elle s'observe enfin dans les anciennes paralysies faciales (v. c. m.).

Elle est reconnue de la façon suivante :

1° Si l'on palpe les muscles contracturés, on trouve leur consistance augmentée;

2° Les mouvements actifs sont diminués. Les mouvements que l'on imprime au membre sont également difficiles ou modifiés : on a la sensation de la résistance d'un ressort dur, mais élastique;

3° L'auscultation du muscle contracturé a montré à Brissaud une différence avec l'auscultation du muscle normal. Alors que, dans ce dernier cas, on entend avec le microphone, un roulement régulier et sonore, dans le muscle contracturé, on entend un son faible et inégal;

4° La contracture s'accompagne d'exagération des réflexes tendineux, de trépidation épileptoïde (clonus du pied au membre inférieur) et du signe de Babinski;

5° La contracture n'est pas constante : elle est plus ou moins marquée, suivant les jours ou les périodes; elle peut s'exagérer sous l'influence de certains médicaments;

6° La contracture disparaît par l'application de la bande d'Esmarch qui amène l'ischémie du membre. Elle disparaît enfin par l'anesthésie générale;

7° Enfin la contracture est rarement localisée et par son évolution tend à se généraliser.

Diagnostic de la contracture. — La contracture ne doit pas être confondue avec la *pseudo-contracture* des rétractions fibreuses ou tendineuses, telles que celles qu'on observe dans la myopathie atrophique progressive (Landouzy, Dejerine) ou chez les parkinsoniens.

A tous les caractères de la contracture vraie que nous avons énumérés, nous pouvons opposer ceux de cette fausse contracture :

1° La résistance des muscles aux mouvements passifs est d'une dureté invincible;

2° La pseudo-contracture s'accompagne d'abolition des réflexes tendineux ;

3° Elle est constante ;

4° Elle ne disparaît pas par l'application de la bande d'Esmarch, ni sous le sommeil chloroformique;

5° Enfin elle est et reste localisée.

On ne confondra pas davantage la contracture avec les *crampes* qui sont passagères et douloureuses, avec la contraction persistante de la *maladie de Thomsen* (v. c. m.) qui ne se produit qu'à l'occasion de mouvements volontaires qui ne durent que quelques secondes : c'est une décontraction lente et non une contracture.

Variétés de contracture. — La contracture peut être provoquée par une lésion osseuse (le mal de Pott cervical peut provoquer le torticolis), par une lésion articulaire (coxalgie, tarsalgie, tumeur blanche du genou).

Elle peut reconnaître encore une origine réflexe : tel le *blépharospasme* dans les affections oculaires; tel le *vaginisme*.

La contracture peut être l'indice d'une irritation spinale : le *signe de Kernig* en est un exemple. Si le malade est dans le décubitus dorsal, on peut étendre ses jambes et les maintenir étendues sans rencontrer la
moindre résistance musculaire, si l'on
fait asseoir le malade, les jambes se
fléchissent sur les cuisses et les cuisses sur le tronc : c'est une contracture
de flexion. On peut encore rechercher
le signe de Kernig par la manœuvre
de Lasègue : le sujet étant étendu,
on soulève ses membres inférieurs en
fléchissant ses cuisses sur le bassin,
on cherche à maintenir les jambes
étendues sur la cuisse : invincible-

Fig. 116. — Signe de Kernig (Dieulafoy).

ment, les jambes se fléchissent quand on fléchit la cuisse sur le bassin. Ce signe de Kernig est l'indice d'une participation des méninges médullaires dans une méningite aiguë cérébro-spinale ou tuberculeuse (Dieulafoy).

La contracture s'observe dans les *paraplégies* (v. c. m.), dans l'*hémiplégie* (v. c. m.). Elle peut faire partie des signes somatiques de la *paralysie générale*; enfin, dans la période d'apoplexie de l'*hémorragie cérébrale* (v. c. m.), elle est un bon signe d'inondation méningée ou ventriculaire.

La *contracture généralisée* est un symptôme du *tétanos* (v. c. m.) ou de la *tétanie* (v. c. m.).

Enfin la contracture s'observe dans l'*hystérie* (v. c. m.). Elle apparaît brusquement, disparaît brusquement, spontanément ou sous l'influence de la suggestion.

Il est enfin des contractures dues aux infections et aux intoxications, telle la contracture du *tétanos*, telle la contracture tétanique des affections gastro-intestinales.

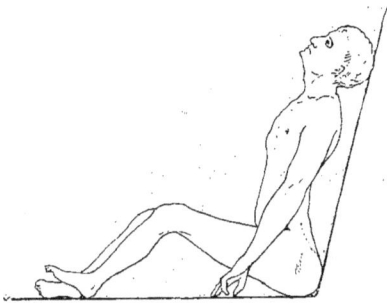

Catalepsie (v. c. m.). — La catalepsie est un trouble caractérisé par la coexistence de la perte de la contraction volontaire des muscles et de l'aptitude à conserver l'attitude qu'on leur imprime.

Le sujet cataleptique est immobile : ses membres ont conservé leur souplesse et sont maniables *comme la cire*, ils conservent les attitudes qu'on leur donne, sauf incompatibilité avec les lois de l'équilibre. Quelquefois ils continuent les mouvements alternatifs de flexion et d'extension qui ont été amorcés.

La catalepsie s'observe dans l'*hystérie* (v. c. m.), dans certaines maladies infectieuses.

Il existe un type d'aliénation mentale avec catalepsie auquel on donne le nom de *catatonie* (v. c. m.) : on l'observe au cours de certains états mélancoliques et dans la *démence précoce*.

O. CROUZON.

MOULES (INTOXICATION). — Les moules donnent fréquemment lieu à des accidents d'intoxication. La substance active ou *mytilotoxine* jouit de propriétés voisines de celles du curare.

Les *symptômes* sont variables : tantôt ils éclatent brusquement, peu d'instants après l'ingestion des mollusques, tantôt trois ou quatre heures après le repas. Ce sont des douleurs épigastriques avec tension abdominale, oppression, anxiété; parfois les vomissements surviennent promptement. Le visage est vultueux, tuméfié, parfois cyanosé, généralement couvert de sueurs froides. Des frissons surviennent, accompagnés d'une vive sensation de froid, surtout aux extrémités. Les battements du cœur sont mal frappés : le pouls est petit, dépressible; il y a rapidement tendance aux syncopes.

Sur la peau se prononce une éruption urticarienne, plaques blanches puis rouges, parfois petites, souvent fort étendues avec sensations de démangeaison et de cuisson plus ou moins vives. On a quelquefois observé des convulsions, surtout chez l'enfant. Dans les cas les plus graves, du délire, du coma, parfois la mort en quelques heures et même en moins d'une heure ont été rencontrés. — Chez un grand nombre d'intoxiqués, les vomissements peuvent ne survenir qu'au bout de quelques heures et sont accompagnés d'évacuations colliquatives abondantes; les symptômes généraux sont en ces cas moins accusés, et le malade se trouve guéri au bout de quelques heures, d'un jour au plus; dans les cas graves persistent au contraire pendant plusieurs jours des troubles gastro-intestinaux avec dépression générale.

Traitement. — Si les accidents sont précoces, un vomitif s'impose avec ou sans purgatif; un lavement peut être indiqué par la suite. On peut avoir recours au lavage de l'estomac; les boissons acidulées (citron, vinaigre), paraissent favorables. L'éther rend de réels services (une cuillerée à café dans un peu d'eau sucrée). Le thé, le café, l'eau-de-vie sont indiqués dans les formes dépressives, ainsi qu'éventuellement les injections de caféine et d'éther.

D'autres coquilles, les **huîtres**, certains **cardiums** comestibles, les **patelles**, les **coquilles Saint-Jacques**, etc., peuvent provoquer les mêmes accidents que les moules.

FRANÇOIS MOUTIER.

MOUSSE D'IRLANDE. — V. CARRAGAHEEN.

MOUSSE DE CORSE. — Elle est fournie par le thalle de l'*Alsidium Helmintho-corton* (Floridées) mélangé à d'autres algues marines.

La mousse de Corse est employée comme vermifuge, contre les oxyures principalement. On l'administre sous forme de poudre (1 à 10 gr.), de sirop, de gelée, de décocté, de lavement.

Poudre.

Mousse de Corse
pulvérisée . . . . 1 à 10 grammes.
Délayer dans du lait ou de l'eau sucrée ou mélanger à de la confiture.

Potion vermifuge.

Mousse de Corse. . . 5 grammes.
Faire infuser dans du
lait bouillant (1 quart
d'heure). . . . . . 100 —
Et ajouter sucre . . . 20 —
A faire prendre le matin à jeun (enfant de deux ans).

Sirop de mousse de Corse (Codex).

Mousse de Corse mon-
dée. . . . . 200 grammes.
Eau distillée bouil-
lante. . . . . Q. S.
Sucre blanc . . . . . 1000 grammes.

Décocté pour lavement.

Mousse de Corse. 5 à 20 grammes.
Eau. . . . . . . 125 —
Faire bouillir pendant 1 quart d'heure et passer à travers un linge.

E. F.

MOUSTIQUES. — Depuis quelques années, le rôle des moustiques a pris une importance capitale dans l'étiologie de certaines maladies parasitaires : la filariose, la malaria, le paludisme. Ils ne peuvent pas être considérés à proprement parler comme le simple véhicule de l'agent spécifique, car les parasites subissent dans leur organisme des modifications indispensables à leur évolution et transmission. Les moustiques sont l'intermédiaire obligé entre le malade et l'individu sain.

Ce sont les *culicides*, vulgairement appelés « cousins », qui sont incriminables dans ce rôle de propagateurs. Mais tous n'y sont pas aptes. On admet actuellement que parmi les culicides, le genre *culex*, le genre *anopheles*, et le genre *stegomyia* s'acquittent de ces fonctions, chacun d'eux se chargeant des transformations de certains parasites à l'exclusion d'autres. Les uns transmettent la malaria, d'autres la fièvre jaune, d'autres la filariose.

Quelles que soient les différences morphologiques qui les séparent les uns des autres, ils présentent tous des mœurs biologiques que l'hygiéniste doit connaître, car ce sont elles qui doivent lui servir pour établir les bases d'une prophylaxie rationnelle.

Mœurs biologiques. — Les moustiques sont des insectes dont la vie active se révèle au crépuscule et durant la nuit. Ils piquent l'homme surtout à partir de la tombée de la nuit, jusque vers le lever du soleil. Dans les genres énoncés ci-dessus, la femelle seule se charge de piquer, de sucer le sang et de s'en gorger; le mâle se nourrit du suc des fleurs et des fruits. Pendant le jour, ils restent cachés dans des haies, des bosquets, des hangars, des écuries, des maisons en choisissant de préférence les endroits sombres, qu'ils quittent le soir pour s'attaquer à l'homme. Ils s'écartent habituellement peu de la surface du sol : les moustiques n'aiment pas l'altitude; dans les maisons on les trouve au rez-de-chaussée et aux étages inférieurs, jamais aux étages supérieurs; dans les pays accidentés, c'est dans les vallées, les plaines basses qu'ils élisent domicile, on ne les trouve jamais sur la hauteur.

Certains genres se font remarquer par leur aptitude à pulluler de préférence dans les milieux urbains (*culex pipiens*, *stegomyia*); d'autres au contraire (*anophèles*) se rencontrent de préférence aux alentours des villes, ou mieux encore loin des villes, dans les campagnes, les bois, les forêts, les marécages.

Tous ces moustiques demandent pour vivre une certaine température. Dans les pays tempérés, ils naissent au printemps et meurent à la fin de l'automne; toutefois, certaines femelles fécondées se retirent en hiver sous un abri, et pondent au printemps. Dans les pays chauds, les moustiques abondent toute l'année, car la température leur est favorable à tout moment; ils se renouvellent constamment. La façon dont ils se posent sur une paroi verticale est différente, suivant telle ou telle

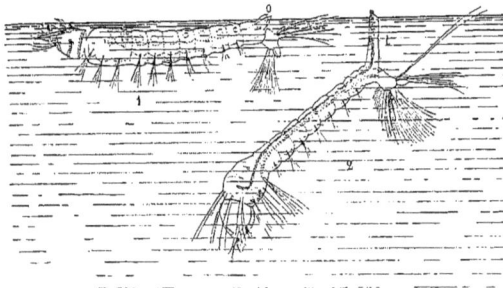

Fig. 117. — 1. larve d'anophèles. — 2. larve de culex.
(Laveran.)

variété; cette particularité permet parfois de les reconnaître. L'anophèles a le corps perpendiculaire à la paroi, les culex, les stegomyia se tiennent parallèlement (fig. 117).

La ponte s'effectue dès le matin à la surface des eaux stagnantes : marais, étangs, mares, marigots, flaques d'eau, citernes découvertes, etc., vases à fleurs, ustensiles de ménage contenant une petite quantité d'eau, etc. L'eau courante ne leur convient pas; la moindre agitation de la surface de l'eau est préjudiciable au développement ultérieur de l'œuf. Les plantes aquatiques ne sont pas nuisibles : certaines rizières donnent asile à des essaims considérables de moustiques. Pour pondre, la femelle se pose à la surface de l'eau ou d'une feuille. Les œufs des *culex* se disposent en nacelles ou radeaux; ceux des *anophèles* sont isolés, ou disposés en rubans, ou en étoiles.

Deux jours après la ponte, la larve éclot; pour respirer elle est incapable d'utiliser l'oxygène qui se trouve en dissolution dans l'eau; elle respire en nature l'air atmosphérique au moyen de trachées; elle se tient alors à la surface de l'eau; la provision d'air faite, elle plonge vers la profondeur. Quand elles se tiennent à la surface de l'eau, elles prennent une position différente suivant le genre auquel elles appartiennent; les larves d'anophèles font flotter leurs corps parallèlement à la surface; celles de culex lui sont presque perpendiculaires.

Les larves de culex habitent toutes les eaux, pures ou fangeuses, voire même les fosses d'aisances. Celles d'anophèles se trouvent dans les eaux pures, ensoleillées. Après une période qui varie, suivant la température, entre 20 et 45 jours, la larve se transforme en nymphe, qui, au bout de 2 à 5 jours, deviendra insecte ailé ; celui-ci s'échappe alors dans l'air atmosphérique. C'est vers la fin de juin ou le début de juillet que les jeunes générations commencent à piquer.

Rôle du moustique dans l'étiologie des maladies parasitaires qu'ils transmettent. — Le rôle du moustique dans la transmission de la malaria et de la fièvre jaune est démontré par un faisceau de preuves convaincantes :

1° **Parallélisme entre les mœurs du moustique et les conditions étiologiques des maladies qu'ils propagent.** — C'est le genre *anophèles* qui véhicule l'hématozoaire du paludisme ; différentes variétés en sont capables. Partout où l'on a trouvé du paludisme, on a trouvé des *anophèles*. Il est vrai qu'on a signalé des régions où l'*anophèles* vivait et où il n'existait pas de paludisme ; mais pour assurer l'endémicité palustre, il faut des paludéens où le moustique puisse puiser le sang infecté par l'hématozoaire.

C'est le *stegomyia fasciata*, ou *culex fasciatus*, ou *culex tæniatus*, etc., qui propage la fièvre jaune. Les mêmes considérations émises sur la malaria au point de vue de sa répartition sur le globe et de celle des anophèles, sont de mise en ce qui concerne la fièvre jaune.

Pour ces deux infections d'ailleurs, il existe un parallélisme absolu entre les mœurs biologiques des moustiques et les conditions étiologiques qui règlent l'endémie de chacune d'elles :

Elles sévissent pendant les mois les plus chauds de l'année ; c'est à cette époque aussi que les moustiques sont les plus abondants.

Comme les moustiques, leurs foyers de prédilection sont les côtes basses, humides et chaudes.

L'altitude a une action d'arrêt sur la malaria et la fièvre jaune ; les moustiques sont rares sur les hauteurs.

La malaria a une prédilection variée pour les régions incultes ; il en est de même pour les *anophèles*. La fièvre jaune sévit de préférence dans les milieux urbains ; c'est en effet dans les lieux habités que les *stegomyia* abondent.

En ce qui concerne la filariose, ces conditions étiologiques sont mal connues ; d'ailleurs de nombreux moustiques pullulant dans de multiples régions se chargent de transmettre la filaire : *Culex fatigans*, *Anopheles Rossii*, *Stegomyia fasciata*, *Anopheles funestis*, *nigerrimus*, etc. Le parallélisme précédent ne peut donc être démontré ; mais l'examen du corps du moustique incriminé montre toutes les métamorphoses que le parasite y subit.

2° **Infestation du moustique. — Évolution du parasite dans le moustique. — Preuves expérimentales.** — Quelle que soit l'infection parasitaire en cause (filariose, malaria, fièvre jaune), le moustique s'infecte en piquant l'homme malade, dont il suce le sang, et avec lui les formes parasitaires qu'il héberge.

Malaria. — Un *anophèles* vient à sucer le sang d'un paludéen contenant des corps sphériques et des corps en croissants (V. PALUDISME), dans l'estomac du moustique, les corps en croissants s'arrondissent, deviennent sphériques et se différencient : les uns restent intacts; ce sont les *macro-gamètes* (éléments femelles); les autres se munissent de prolongements longs et grêles (corps flagellés). Les flagelles se séparent bientôt, deviennent libres, ce sont les *microgamètes* (éléments mâles). La fécondation s'effectue : un flagelle pénètre dans un corps sphérique libre; le corps né de cette union (*zygote*) grandit, puis s'enkyste, et vient faire saillie à la face externe de l'estomac. Le contenu du kyste se divise alors en une quantité infinie d'éléments fusiformes (*sporozoïtes*). La paroi du kyste se rompt, et les sporozoïtes libres tombent dans la cavité générale, d'où ils se dirigent vers les glandes salivaires et pénètrent dans leurs cellules. Quand le moustique pique un sujet sain, il déverse dans la plaie ces sporozoïtes qui sont entraînés dans le torrent circulatoire où ils pénètrent dans les hématies et produisent ainsi au bout de quelque temps le premier accès de fièvre. Ces transformations demandent 10 à 12 jours pour s'effectuer.

Ces notions sont appuyées par la célèbre expérience de P. Manson sur son fils, qu'il fit piquer à Londres par des *anophèles* infectés venant d'une région insalubre d'Italie.

Fièvre jaune. — C'est par le même mécanisme que le moustique s'infecte en suçant le sang d'un malade atteint de fièvre jaune. Mais on ignore tout sur l'évolution des parasites dans le corps du moustique, ce parasite étant inconnu. On sait seulement que le moustique ne s'infecte que s'il pique le malade pendant les deux premiers jours de la fièvre; on sait encore que le moustique n'est apte à donner la fièvre jaune qu'après une période de 12 jours après son infestation propre (Expériences sur l'homme des missions américaine, française et anglaise).

Filariose. — Un moustique suce pendant la nuit le sang d'un sujet charriant dans son sang des embryons de *Filaria nocturna*. Dans l'estomac de

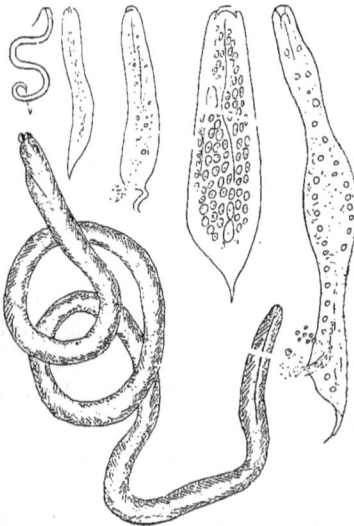

Fig. 118.   Fig. 119.

Fig. 118. — Métamorphose de la filaire dans le moustique (d'après Manson).
Fig. 119. — Filaire dans la tête et la trompe du moustique (Ed. et El. Sergent).

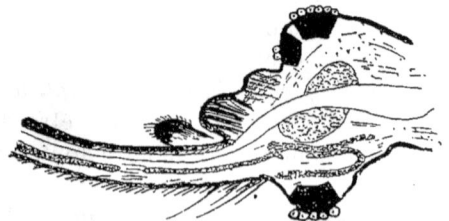

l'insecte, le sang devient visqueux, et l'embryon perce sa gaine. Animé de mouvements rapides, il pénètre dans le tissu musculaire thoracique, qui entoure l'estomac. Il augmente de taille, et au bout de 16 à 20 jours la filaire est formée, présentant déjà un tube digestif (fig. 118). Elle émigre petit à petit vers la cavité générale, puis jusque dans le labium. Que le moustique vienne à piquer l'homme, ce sont les maxilles et les mandibules qui s'en acquittent, le labium se recourbe et les filaires perçant ce dernier se trouvent immédiatement dans la plaie, cheminent dans le tissu cellulaire d'où elles gagnent les faisceaux lymphatiques, pour y atteindre l'âge adulte où elles donneront naissance aux embryons qui seront charriés par le sang circulant (fig. 119).

Prophylaxie. — S'attaquer aux moustiques, c'est s'opposer dans la grande majorité des cas, à la propagation des parasites dont ils assurent les transformations. On y arrivera différemment suivant qu'on entravera leur développement, qu'on les détruira, ou qu'on protégera l'homme, sain ou malade, contre ses piqûres. L'hygiéniste tirera parti de ses connaissances sur les mœurs biologiques de ces insectes, pour établir les règles de cette prophylaxie. Ces dernières conviendront à toutes les espèces infectantes, leur biologie n'étant pas très sensiblement différente.

1° **Mesures destinées à entraver le développement du moustique.** — La seule mesure à mettre en vigueur est la *suppression des eaux stagnantes* dont les moustiques ont besoin pour se reproduire.

Elle sera assurée par le desséchement des marais, notamment des marais salants, des mares, des marigots qui sont de véritables nids pour ces insectes; il en sera de même pour les flaques d'eau qui persistent souvent longtemps au bord des étangs ou des cours d'eau après les inondations. On y arrivera par le drainage du sol, par la construction de canaux qui assureront l'écoulement des eaux.

Une mention toute spéciale doit être faite pour la suppression, dans les habitations et jardins, de tout récipient pouvant contenir et retenir l'eau, versée intentionnellement, ou y séjournant après les pluies (réservoirs d'eau, tonneaux, baquets, puits abandonnés, seaux, débris de vaisselle, etc.). Ces objets sont des repaires de moustiques, il importe de les supprimer ou de les assécher. Il en est de même des citernes, qui doivent être couvertes pour empêcher les insectes de venir pondre à la surface de l'eau.

On pourra encore substituer les eaux courantes aux eaux stagnantes; le moustique n'arrive pas à éclosion dans une eau présentant le moindre mouvement. Aussi les pièces d'eau, les bassins qui ornent souvent les jardins devront-elles contenir une eau dont l'écoulement, si minime soit-il, sera constant. Un simple jet d'eau, en leur milieu, arrive, par le mouvement qu'il imprime à la surface, à entraver le développement du moustique.

L'assèchement des marais, mares, flaques d'eau, etc., devra être complété, une fois obtenu, par la culture intensive. Les plantations de pins, sapins, eucalyptus, la culture de la vigne remplissent ce desideratum. Sans chasser le moustique, elles ne favorisent pas leur séjour comme les haies, les arbres touffus dont il faut éviter la présence au voisinage des habitations.

2° **Destruction des moustiques.** — Quand les moyens préventifs qui précèdent ne peuvent être utilisés, la destruction des moustiques s'impose: elle peut s'effectuer vis-à-vis de l'insecte ailé, ou mieux de la larve.

Destruction des larves. — Les larves viennent respirer l'oxygène à la

surface de l'eau : il suffit dès lors d'empêcher l'accès de l'air dans les trachées de ces animalcules.

On y arrive en répandant à la surface de l'eau de l'huile de pétrole ou un
mélange d'huile de pétrole et de goudron (15 c. c. par mètre carré sont
nécessaires). Pour effectuer cette pratique, il suffit de verser directement
le produit; il est préférable, pour en utiliser de moins grandes quantités,
d'agir comme il suit : fixer au bout d'une perche un morceau de chiffon, le
tremper dans le pétrole et le promener à la surface de l'eau; le pétrole
s'étend ainsi facilement.

Pour être efficace, cette opération doit être pratiquée avant que la larve
ne se transforme en insecte ; le moment propice sera donc le printemps ; de
plus, elle demande à être renouvelée tous les quinze jours jusqu'à l'apparition des premiers froids, à cause de la rapidité d'évaporation du pétrole.

Elle sera utilisée aussi bien pour les marais, étangs, etc., que pour l'eau
qui séjourne dans les récipients de ménage. Si ces derniers contiennent de
l'eau destinée à la boisson ou aux usages culinaires, il conviendra, pour
l'usage, de décanter le liquide par la partie inférieure du récipient, grâce à
un robinet placé *ad hoc* : ou bien encore, au lieu du pétrole, on emploiera
l'huile ordinaire.

Divers autres procédés ont été préconisés : ce sont des antiseptiques
(sublimé, acide phénique, permanganate de potasse) dont l'emploi doit être
éliminé en raison des dangers que leur présence dans une eau comporte
pour l'homme ou l'animal. La poudre de fleurs de chrysanthèmes, répandue
à la surface de l'eau, tue les larves par asphyxie mécanique comme le pétrole
et sans altérer la composition du liquide, mais c'est un produit moins
répandu que le pétrole et plus coûteux.

Certaines espèces de poissons vivant dans un étang, une pièce d'eau,
détruisent les larves de moustiques ; de même les larves de tritons s'attaquent aux larves de moustiques. Ce sont des moyens inférieurs à celui qui
consiste à répandre l'huile de pétrole à la surface de l'eau.

Destruction de l'insecte ailé. — Moins aisée est la destruction de l'insecte
ailé. Presque impossible dans l'air libre, on peut la tenter dans les habitations. Le meilleur procédé consiste à faire brûler des cônes de pyrèthre : un
peu avant de se coucher, fermer les fenêtres, allumer un cône de pyrèthre ;
la fumée irritante qui se dégage engourdit les moustiques, mais ne les tue
pas : les recueillir avec un balai ou un linge et les incinérer. Le même résultat
peut être obtenu par la combustion d'une poudre composée de fleurs de
chrysanthèmes ou de racines de valériane. L'acide sulfureux, produit par la
combustion du soufre, n'est guère utilisable dans les maisons ; dans les
navires, au contraire, son emploi donne de bons résultats (appareil Clayton).

En réalité, ces procédés ne donnent qu'une sécurité temporaire.

Pour les moustiques qui volent autour des habitations, certains pays ont
eu recours au pouvoir destructeur des libellules, de certaines mouches
piquantes qui en font leur proie. Ce sont des procédés notoirement insuffisants.

5° **Protection contre les moustiques.** — Les moustiques n'ont pu être
détruits par les procédés suivants, ou bien les mesures ont été prises, mais

leurs résultats ont été insignifiants ; l'homme peut néanmoins se protéger contre ces insectes : il faut les éviter et éviter leurs piqûres.

Moyens pour éviter les moustiques. — Le moyen le plus efficace consiste sans contredit, dans un choix judicieux de l'habitation : choisir avant tout une habitation située sur une colline, et loin de marécages ou de plaines basses, car le moustique n'aime pas l'altitude. Habiter les étages supérieurs d'une maison. Éviter le voisinage de bois ou forêts, ou même de jardins touffus. Éviter les quartiers indigènes où les enfants sont presque tous atteints de paludisme, constituant ainsi un grave foyer d'infection.

Dans les habitations, il est bon d'installer des ventilateurs mécaniques, qui, par l'agitation qu'ils communiquent à l'air, écartent les moustiques (ventilateurs électriques, grands éventails). Cette mesure peut être utile mais elle n'est pas radicale.

Éviter de coucher en plein air, les moustiques abondant et piquant tout particulièrement pendant la nuit.

Protection contre les piqûres de moustiques. — Cette mesure s'adresse aussi bien à l'individu sain qui veut éviter l'infection, qu'au malade capable de la propager par l'intermédiaire du moustique.

Fig. 120. — Maison garnie de châssis métalliques, s'adaptant aux portes et aux fenêtres (Laveran).

Le moyen le plus efficace est la *moustiquaire*, installée dans de bonnes conditions ; elle est utilisable surtout pour la nuit : le lit est surmonté d'un cadre qui soutient une étoffe de tulle à mailles ni trop larges (pour arrêter les insectes), ni trop étroites (pour ne pas entraver la circulation de l'air). La partie inférieure de cette moustiquaire ne doit pas traîner à terre, ni s'arrêter librement à quelque distance du sol, elle doit être rentrée sous le matelas, de telle façon que le lit se trouve complètement isolé. Il est indispensable que cette moustiquaire ne soit ni déchirée, ni décousue. Il importe de détruire les moustiques qui, malgré ces précautions, ont pu s'introduire à l'intérieur.

Ce n'est pas encore suffisant : la moustiquaire ne protège que lorsqu'on

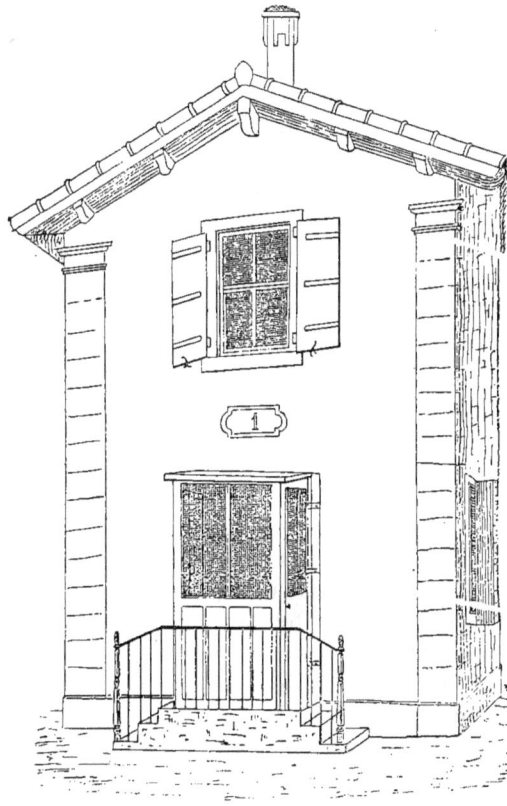

est au lit ; la protection de toute l'habitation s'impose ; elle sera réalisée par l'adaptation aux orifices de la maison de *châssis de toile métallique* dont l'usage dispense de moustiquaires ; ils permettent le soir d'allumer une lampe sans être incommodés par les moustiques et de vivre la vie d'intérieur sans avoir à les craindre ni jour ni nuit. Ces châssis doivent être apposés aux fenêtres, aux portes, voire même aux soupiraux et aux cheminées. De plus les portes demandent à être disposées en « tambour » ; elles seront à fermeture automatique ; ce tambour sera d'une largeur suffisante pour que la première porte soit refermée quand on ouvre la seconde (fig. 120).

Ces châssis seront démontables, pour pouvoir être enlevés au moment de la saison fraîche, et être replacés lors de la saison dangereuse.

Un bon conseil à donner à tout individu sain pour éviter les infections propagées par les moustiques, est d'éviter de sortir le soir dès la tombée de la nuit, les insectes commençant en général à piquer à partir de ce moment. Les occupations de chacun peuvent cependant exiger cette sortie en plein air à ce moment dangereux ; soldats, douaniers, employés des chemins de fer, etc., y sont journellement exposés. Pour les protéger, faire usage encore d'une moustiquaire, mouchoir de gaze dont les extrémités peuvent se fermer par une coulisse élastique ; fermer ainsi l'une d'elles à la coiffure, l'autre au cou ; le visage est ainsi complètement à l'abri. Pour les mains, faire usage de gants ; pour les chevilles employer des guêtres et serrer le pantalon à sa partie inférieure.

On peut même s'enduire le corps de diverses substances réputées à tort ou à raison pour faire fuir les moustiques : pommades au camphre, au menthol, à l'acide valérianique, savons à l'essence de térébenthine, etc. Ces moyens ne valent assurément pas les précédents.

Moyens pratiques pour la détermination des culicides. — La détermination de tel ou tel genre de culicides peut avoir son importance en pratique. On peut rapidement, sans être zoologiste, les différencier de la façon suivante :

Insecte parfait. — Tous sont caractérisés par une petite tête munie d'une trompe destinée à sucer le sang, ou les sucs des fleurs et des fruits. Les appendices offrent des caractères qui varient suivant qu'on observe un culex ou un anophèle (fig. 121).

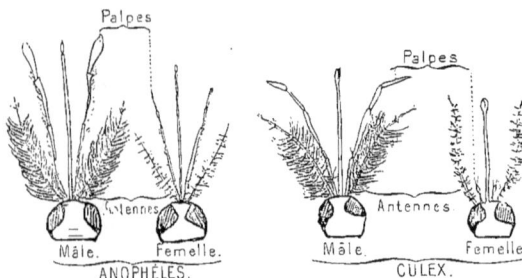

Fig. 121. — Extrémité céphalique des moustiques.
(Ed. et Et. Sergent.)

Chez les *culex* et les *stegomyia*, les palpes sont aussi longs ou plus longs que la trompe quand il s'agit du mâle ; les palpes de la femelle sont courts. Chez les *anophèles*, les palpes présentent sensiblement la même longueur que la trompe dans les deux sexes.

L'aspect des antennes dans l'un et l'autre de ces genres permet de reconnaître le sexe : les antennes qui s'ouvrent en dehors des palpes sont garnies de poils très courts chez la femelle, longs au contraire, en forme de panache, chez le mâle.

Les anophèles présentent, au niveau de leurs ailes, des taches siégeant le long des nervures qui les sillonnent.

Les *stegomyia* se séparent des *culex* par l'aspect particulier présenté par le thorax, l'abdomen et les pattes. Ces parties du corps montrent des anneaux blancs et des lignes blanches caractéristiques, qu'on retrouve chez le mâle et la femelle. Les écailles, longues, plates, recouvrant la tête, achèvent de les différencier.

Œufs. — Les œufs d'*anophèles* se montrent sous forme de traînées irrégulières ou d'étoiles. Ils sont elliptiques. Ceux des *culex* sont allongés, ovales, et restent accolés les uns aux autres en radeau (fig. 122).

Larves. — Dans la larve de *culex*, il existe un siphon respiratoire, absent chez la larve d'*anophèles*. Ces larves prennent pour respirer la position inclinée plus haut.

Fig. 122. — 1, œufs de culex accolés ; 2, 2, œufs de culex grossis 3, œufs d'anophèles en étoile ; 4, un œuf d'anophèle fortement grossi (Laveran).

A l'aide de ces caractères, rapidement énumérés, on peut déterminer les types de moustiques qui sévissent dans une région, et par là même, prévoir l'importation possible d'une des maladies infectieuses dont ils sont aptes à transmettre le germe ; la prophylaxie préventive ne peut que gagner de la connaissance de ces notions.

Capture des moustiques. — La technique de la capture des moustiques soit à l'état d'insecte parfait, soit à l'état larvaire, doit être connue pour pouvoir en étudier à loisir les caractères essentiels.

Capture des moustiques adultes. — Prendre un tube à essai, le tenir perpendiculairement au plan du mur sur lequel l'insecte est posé ; en appliquer l'ouverture sur lui. Le moustique se dirige vers le fond du tube. Écarter légèrement le tube du mur et boucher l'orifice avec le doigt.

Si le moustique est posé au plafond ou dans les parties les plus élevées d'un mur, se servir d'un filet à papillon dont le tulle soit assez souple pour retomber de lui-même sur le cercle métallique qui soutient l'étoffe, et puisse contribuer ainsi à emprisonner momentanément l'insecte. On peut facilement aussi les attraper au vol.

Pour l'étude il est bon de les tuer : dans un tube à essai verser quelques gouttes de cyanure de potassium ; le moustique ne tarde pas à étendre ses ailes et à mourir.

Capture des larves. — Enfoncer de biais, dans l'eau, un filet troubleau constitué par un cercle métallique auquel est cousu un sac en étoffe perméable solide. Retirer ce filet en rasant la surface de l'eau, au besoin en cognant les tiges des plantes où se trouvent souvent ces larves. L'eau passe à travers l'étoffe, et s'écoule lentement ; les larves reviennent rapidement à la surface ; il est facile de les recueillir avec une pipette compte-gouttes ordinaire, dont on a sectionné la partie effilée.   *CH. DOPTER.*

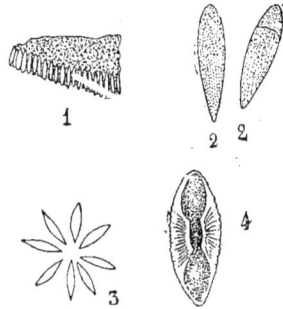

MOUTARDE BLANCHE. — Les graines de *Sinapis alba* (Crucifères), blanches et lisses, sont utilisées comme laxatif mécanique aux doses de 1 ou 2 cuillerées à soupe le matin à jeun ou avant les repas.

Leur usage habituel pouvant encombrer l'intestin, des purgatifs périodiques sont rendus nécessaires de ce fait.   E. F.

MOUTARDE NOIRE. — Les *graines de Brassica nigra* (Crucifères), plus petites que les précédentes, brunes et chagrinées, dégagent, lorsqu'on les triture dans l'eau, une odeur très piquante excitant le larmoiement. La saveur des graines mâchées est amère, puis brûlante.

Appliquée sur la peau sous forme de bouillie épaisse (*sinapisme*) ou semée sur un cataplasme (*cataplasmes sinapisés*), la farine de moutarde détermine une rougeur intense avec sensation de brûlure qui s'exaspère au bout de 5 à 10 minutes ; si la durée du contact est prolongée, une bulle peut même se produire.

La *farine de moutarde* constitue donc un révulsif rubéfiant énergique, offrant l'avantage d'agir vite et sur une surface aussi étendue qu'il est nécessaire ; 150 gr. de farine de moutarde délayés dans 3 à 5 litres d'eau tiède donnent un *pédiluve sinapisé* ; le *bain sinapisé* est obtenu par l'immersion dans l'eau du bain d'un sachet de linge rempli de 200 gr. (enfants) ou 1000 gr. (adultes) de farine de moutarde.   E. F.

MUCORMYCOSES. — On comprend sous ce nom toutes les mycoses dues à des champignons de la famille des Mucorinées : *Mucor corymbifer*, *Rhizomucor parasiticus*. Ces parasites ont pour caractères communs : « mycélium ramifié continu, très rarement cloisonné ; spores endogènes produites à l'intérieur d'un appareil distinct, le sporange ; œufs formés par isogamie ». Barthelat a fait une excellente étude (thèse, Paris, 1903) de ces mycoses plus fréquentes chez les animaux (oiseaux) que chez l'homme.

Les mucorinées ont été surtout incriminées dans des affections auriculaires et pulmonaires ; ces parasites sont si répandus dans le monde extérieur que, lorsqu'on les décèle dans une lésion communiquant avec l'extérieur, on doit se demander s'ils ne sont pas des surinfections banales d'une lésion antérieure de toute autre nature ; c'est ainsi que les otomycoses mucoréennes ne sont pas admises par la plupart des auteurs, et que certaines mucormycoses pulmonaires sont à contrôler.

Les observations incontestables sont exceptionnelles : Fürbringer a trouvé dans les poumons un mucor (*Mucor mucedo* ou plutôt *Mucor corymbifer*, d'après Lindt) à deux autopsies, l'une d'un cancer généralisé, l'autre d'emphysème avec entérite chronique : les poumons présentaient des infarctus contenant le mycélium et les sporanges caractéristiques des mucor. — Podak a retrouvé le même parasite dans les coupes d'un soi-disant endothéliome de la plèvre. — Paltauf a rapporté un cas remarquable et démonstratif de mucormycose généralisée due au *Mucor corymbifer* ; la malade, âgée de 52 ans, succomba à un ictère infectieux typhoïde, neuf jours après son entrée à l'hôpital ; l'autopsie révéla un phlegmon laryngopharyngé, des hémorragies et onze ulcérations de l'intestin, une péritonite pyofibrineuse ; les lésions du tube digestif semblent avoir été les premières en date, elles trahissent la période d'inoculation du parasite; puis l'infection s'est généralisée, créant des foyers métastatiques dans les poumons, les plèvres, le cerveau, le cervelet; ces lésions montraient toutes à l'examen direct des filaments mycéliens et aux poumons de rares sporanges. — Lucet et Costantin ont isolé un parasite nouveau, le *Rhizomucor parasiticus*, des crachats d'une malade atteinte d'une affection chronique qui simulait la tuberculose pulmonaire au premier degré. Cette malade semble avoir été guérie par l'iodure de potassium et l'arsenic.

Sauf le cas de Lucet, les mucormycoses ont été jusqu'à présent des découvertes d'autopsie. Le diagnostic sera fait par l'examen direct des lésions des crachats... et par les cultures. L'examen direct par frottis, écrasement et imprégnation par la potasse montre le mycélium continu caractéristique et parfois des spores. Les cultures faites en milieux sucrés (décoctés de fruits ou de légumes), sur liquide de Raulin, à l'étuve à 37°, permettent l'étude complète du parasite et leur diagnose. On devra contrôler que la mucorinée existe seule dans la lésion et qu'elle est pathogène pour les animaux, en l'inoculant dans les veines ou dans le péritoine du lapin.

Les mucormycoses semblent des infections graves; il faut pourtant se souvenir que le malade de Lucet a guéri par l'administration combinée d'iodure de potassium et d'arsenic.   *H. GOUGEROT.*

MUGUET. — V. Stomatites.

MUGUET. — La plante fleurie contient deux principes de nature glucosidique; la *convallamarine* soluble dans l'eau et dans l'alcool, la *convallarine* presque insoluble dans l'eau.

C'est à la première de ces substances que le muguet doit ses propriétés toni-cardiaques; la convallarine est un drastique.

Le muguet, d'action infidèle, ne saurait toutefois remplacer la digitale; il est surtout utilisé dans les intervalles des cures digitaliques, dans les arythmies simples, contre les palpitations, dans l'insuffisance aortique.

L'*extrait de muguet*, préparation de choix, se prescrit à la dose de 1 à 5 gr., en potion ou en pilules; l'extrait fluide à la dose de 2 à 5 gr.; on donne la convallamarine à la dose de 5 à 10 centigr. par jour, en plusieurs fois.

Potion.			*Pilules.*	
Extrait de muguet . .	10 grammes.		Extrait de muguet.	0 gr. 15
Sirop d'écorce d'oran-			Sulfate de spartéine.	0 gr. 05
ges amères. . . .	200	—	Pour une pilule; 2 à 3 par jour, pendant	
Sirop diacode.	30	—	2 à 4 semaines, dans l'intervalle des cures	
5 cuillerées à soupe par jour.			digitaliques.	

Potion.	
Convallamarine	0 gr. 25
Extrait fluide de muguet.	25 grammes.
Hydrolat de menthe	90 —
Sirop d'écorce d'oranges amères.	80 —
2 à 5 cuillerées à soupe par jour.	

                                                                       E. F.

<u>**MUSC.**</u> — C'est le produit sécrété par une glande spéciale du chevrotin porte-musc (*Moschus moschiferus*, Ruminants). Le musc est à la fois un antispas-modique et un stimulant qui peut être prescrit contre les convulsions, contre les troubles ataxo-adynamiques des pyrexies, dans les délires fébriles et dans la plupart des complications nerveuses graves. Ce médicament a beaucoup perdu de sa vogue d'autrefois.

La poudre de musc se donne à la dose de 20 centigr. à 1 gr. par jour à l'adulte ; aux enfants on prescrit de 2 à 5 centigr. par année d'âge. La dose de teinture pour l'adulte est de 1 à 4 gr.; pour l'enfant, de X à LX gouttes par jour.

Potion.

Musc.	1 gramme.
Alcool à 95°.	4 grammes.
Sirop de valériane . . .	80 —
Eau distillée de fleurs d'oranger.	90 —

Cuillerée à soupe toutes les heures.

Pilules.

Musc.	āā 10 centigr.
Extrait de valériane . .	
Extrait thébaïque. . .	5 —

Pour une pilule; 1 ou 2 par jour.

Potion (Dans la coqueluche, en cas de délire, Comby).

Teinture de musc. . . .	X gouttes.
Sirop de fleurs d'oranger.	20 grammes.
Eau distillée	40 —

Par cuillerées à café.

Lavement dans les convulsions, lorsque l'enfant ne peut avaler.

Musc	0 gr. 20
Hydrate de chloral . .	0 gr. 50
Camphre	1 gramme.
Jaune d'œuf.	10 grammes.
Eau distillée.	100 —

E. F.

<u>**MUSCADE.**</u> — La *noix muscade* est la semence du *Myristica fragrans* (Myristi-cacées) privée de son tégument.

Elle contient une matière grasse qui peut être extraite par expression à chaud; c'est le *beurre de muscade*. Il est de couleur jaune brun, et dégage une odeur forte et aromatique.

La muscade entre dans les formules de l'alcoolat de Fioravanti, de l'al-coolat de Garus, de l'alcoolat de mélisse composé.

Le beurre de muscade fait partie constituante du Baume nerval et du Liniment de Rosen.   *E. F.*

<u>**MUSCLES**</u> (**CONTUSIONS**). — Les contusions des muscles, très fréquentes, sont dues le plus souvent à un choc extérieur, coup de pierre ou de bâton, pas-sage d'une roue de voiture, tamponnement, etc., dans ce cas, la peau, très élastique, cède sans se rompre. Plus rarement, la contusion se produit de dedans en dehors, les muscles étant alors blessés par les fragments déplacés d'une fracture, ou par les extrémités d'un os luxé.

La contusion des muscles peut déterminer des lésions de degré variable : 1° l'infiltration sanguine avec ruptures fibrillaires ou ecchymose des muscles, le sang infiltré s'étend en stries rouges entre les fibres charnues sous forme de foyers sanguins; 2° la rupture partielle avec hématome; 5° la rupture totale. Si le choc a été violent et a porté sur une surface étroite, la rupture est nette et franche (rupture traumatique); si, au contraire, la contusion a porté sur une large surface, c'est un écrasement, un broiement complet qui produit une véritable bouillie musculaire sous une peau en apparence encore intacte.

La rupture partielle avec épanchement sanguin se traduit par une douleur sourde, profonde, contusive, qui s'exaspère par la pression et les mouvements; il y a impotence du muscle, le membre prend souvent une attitude spéciale qui diminue la douleur en relâchant le muscle lésé; la peau est normale ou ecchymosée, parfois on sent au niveau du point contus un relief arrondi dû aux fibres rompues et surtout au sang épanché. La rupture totale par contusion donne lieu aux mêmes signes que la rupture par contraction [V. Muscles (Ruptures)].

Le plus souvent, ces lésions disparaissent rapidement et la rupture se cicatrise. Plus rarement on observe de la myosite, de la suppuration; il peut aussi y avoir des désordres lointains, infiltrations sanguines, écoulements tendineux, puis des troubles fonctionnels, des contractures, de la paralysie et de l'atrophie consécutives.

Le *traitement* est en général très simple : les ruptures avec infiltration sanguine ou petit hématome guérissent rapidement sous l'influence du repos et du massage. Lorsqu'il y a un épanchement sanguin volumineux, l'immobilisation du membre dans une gouttière en position élevée et une compression ouatée modérée constituent le meilleur mode de traitement; dès que la partie liquide est résorbée, le massage retrouve toutes ses indications. Lorsqu'il y a un hématome très considérable qui ne se résorbe pas, on peut ouvrir le foyer, le débarrasser de ces caillots, et faire la suture des parties musculaires rompues.   *PIQUAND.*

MUSCLES (HERNIES). — Sous le nom de hernies musculaires, on désigne une tumeur formée par une portion de muscle intact engagée à travers une boutonnière aponévrotique accidentelle de dimension variable.

Ainsi entendue la hernie musculaire est rare, beaucoup plus souvent on a affaire à une pseudo-hernie formée par un muscle rompu partiellement ou totalement engagé à travers son aponévrose, également déchirée.

La *pseudo-hernie* reconnaît les mêmes causes que la rupture musculaire, elle se produit à la suite de mouvements brusques et violents entraînant la déchirure du muscle et de son aponévrose, aussi la voit-on surtout chez les portefaix, les lutteurs, les forgerons, les bateliers.

La *hernie musculaire vraie* survient au contraire à la suite de mouvements prolongés et répétés, la pression et le frottement du muscle contracté amenant progressivement l'usure, puis la rupture de l'aponévrose, elle s'observe surtout chez les cavaliers au niveau des muscles adducteurs de la cuisse; quelquefois cependant la hernie musculaire vraie peut apparaître brusquement à la suite de déchirure accidentelle ou de section chirurgicale de l'aponévrose qui recouvre le muscle.

La hernie musculaire vraie apparaît lentement et insidieusement, et n'est souvent découverte qu'au bout de plusieurs mois; c'est une petite tumeur arrondie qui grossit progressivement en provoquant de la pesanteur, de la gêne et de l'affaiblissement des mouvements. Dans l'attitude du repos, la tumeur est molle, réductible, et on peut sentir les contours de sa boutonnière aponévrotique. Si on distend passivement le muscle, la tumeur disparaît pour reparaître lorsqu'on le relâche; si le sujet contracte volontairement son muscle, la tumeur durcit, mais sans grossir, elle disparaît même complètement lors d'une violente contraction musculaire, surtout si on s'oppose à l'effet utile de cette contraction.

La pseudo-hernie présente des caractères notablement différents : à la suite d'un mouvement violent le sujet éprouve une vive douleur, sent une sorte de craquement et voit apparaître au niveau du muscle une petite tumeur accompagnée bientôt d'ecchymoses; lors de la distension passive du muscle, la tumeur ne se réduit pas ; lors de la contraction active, elle durcit, augmente de volume et remonte, si on s'oppose au mouvement du membre produit par la contraction, la tumeur grossit et durcit plus encore et reste immobile.

La hernie musculaire, fausse ou vraie, est habituellement sans aucune gravité : au bout de peu de temps la douleur, les troubles fonctionnels, l'affaiblissement musculaire disparaissent rapidement sous la simple influence d'un bandage compressif qui maintient la hernie réduite. Dans quelques cas accompagnés de troubles fonctionnels intenses, on a pratiqué la cure radicale consistant à découvrir la tumeur, à exciser la plus grande partie du tissu musculaire hernié, puis à suturer soigneusement les lèvres de la déchirure aponévrotique de façon à fermer complètement l'orifice herniaire. *PIQUAND.*

MUSCLES (PLAIES). — Les plaies des muscles peuvent être produites par un instrument piquant, coupant ou contondant; leur direction est longitudinale, transversale ou oblique; elles sont complètes ou incomplètes : les piqûres, les plaies longitudinales, les sections incomplètes ne présentent d'ordinaire que peu d'intérêt, l'hémorragie est toujours peu abondante et l'écartement des fibres divisées peu considérable. Les plaies transversales complètes et les plaies contuses sont plus importantes.

Les *plaies transversales complètes* donnent lieu à deux accidents principaux : 1° l'*hémorragie*, due à la section des vaisseaux intra-musculaires, elle s'arrête en général assez vite, la rétraction des fibres musculaires produisant l'hémostase; 2° l'*écartement des deux tronçons musculaires*, dû à la tonicité et à la contraction, il est d'autant plus considérable que la section est plus complète et que le muscle est plus long.

Les *plaies contuses* présentent une gravité particulière en raison de leur irrégularité, de leurs anfractuosités et de la présence fréquente de corps étrangers (poussières, débris de vêtements, projectiles des armes à feu); de plus la plaie s'infecte facilement et peut donner lieu à une myosite suppurée et même à un phlegmon diffus.

Les *plaies musculaires par instruments tranchants* se réunissent presque toujours par première intention, habituellement il se fait entre les deux bouts une cicatrice de tissu fibro-conjonctif plus ou moins large transformant le muscle en une sorte de muscle digastrique : dans quelques cas, malheureusement douteux, on a signalé la réunion par régénération de fibres musculaires sans interposition de tissu fibreux.

Les plaies contuses ne se réunissent habituellement que par seconde intention, il se fait toujours une cicatrice fibreuse qui peut adhérer à la peau et aux tissus voisins, surtout aux os, gênant ainsi considérablement le fonctionnement du membre. Lorsque l'écartement des deux parties du muscle est par trop grand, chacune se cicatrise isolément, il reste une énorme dépression au niveau de la plaie et l'impuissance est définitive.

Traitement. — Il faut placer le membre dans l'attitude qui rapproche le mieux les deux bouts du muscle coupé, suturer ceux-ci et immobiliser : pour que le muscle ne coupe pas, il faut prendre dans la courbure de l'aiguille une certaine épaisseur de tissu musculaire et faire une suture à étages, c'est-à-dire commencer par réunir les surfaces de section du muscle dans la profondeur, puis, plan par plan, arriver jusqu'aux portions superficielles : une suture aussi soigneusement faite permet souvent la réunion immédiate du muscle par régénération des fibres musculaires sans interposition de tissu fibreux.

Dans les plaies contuses, infectées, menaçant de se sphacéler, il ne faut pas faire de sutures qui ne tiendraient pas et ne serviraient qu'à aggraver les accidents infectieux; on se bornera à désinfecter la plaie, à la recouvrir d'un pansement antiseptique, puis on immobilisera le membre par un appareil plâtré dans l'attitude qui permettra le mieux le rapprochement des muscles sectionnés. Dès que la cicatrice commencera à être solide on aura recours au massage et à l'électrisation.   *PIQUAND.*

MUSCLES (RUPTURES). — Sous le nom de rupture musculaire on désigne uniquement les solutions de continuité produites par une contraction énergique des muscles.

Les ruptures musculaires peuvent se produire dans deux circonstances bien distinctes : tantôt le muscle qui se rompt était un muscle déjà malade (ruptures pathologiques), tantôt et plus souvent le muscle était normal. Les ruptures pathologiques s'observent habituellement chez des sujets atteints ou convalescents d'une maladie infectieuse, surtout de la fièvre typhoïde : dans ces maladies, en effet, on observe fréquemment, en particulier au niveau du muscle grand droit de l'abdomen, une dégénérescence spéciale (dégénérescence cireuse) de la fibre striée. Cette altération préalable du muscle favorise beaucoup la rupture qui peut alors se produire à l'occasion du moindre effort (quinte de toux, action de se lever ou de s'asseoir dans son lit). De même que les maladies infectieuses, l'alcoolisme, l'ataxie locomotrice, la syphilis et le rhumatisme paraissent prédisposer aux ruptures en déterminant une altération des fibres musculaires.

Les ruptures vraies sans altération primitive du muscle sont beaucoup plus fréquentes que les ruptures pathologiques, elles se produisent presque toujours chez des individus très vigoureux et très bien musclés, et s'observent avec une fréquence toute particulière chez les jeunes soldats de la cavalerie; leur cause habituelle est la contraction brusque et excessive d'un muscle chez un sujet vigoureux qui, par manque d'habitude, ne dose pas sa force et dépense soudainement une vigueur excessive. Les ruptures musculaires peuvent également s'observer dans les crises convulsives de l'épilepsie, de l'éclampsie, du tétanos, dans les mouvements incoordonnés inspirés par une terreur subite.

D'après les statistiques, ce sont les muscles longs (grand droit de l'abdomen, droit antérieur de la cuisse, biceps brachial) qui sont le plus souvent le siège d'une rupture musculaire; celle-ci peut siéger sur la portion charnue, sur la portion musculo-tendineuse, sur le tendon lui-même. D'après Nélaton, les muscles fléchisseurs se rompent surtout au niveau de leur portion charnue, les muscles extenseurs au niveau de leur portion musculo-tendineuse. Les ruptures sont totales ou partielles, elles intéressent une épaisseur variable du muscle, soit à la superficie, soit au centre de la masse charnue. La surface de rupture est irrégulière et dentelée; l'écartement des deux bouts est variable : dans les ruptures partielles il est presque nul; dans les ruptures totales il est d'autant plus considérable que les fibres charnues du muscle sont plus longues, dans le foyer de rupture on trouve du sang coagulé et des débris de fibres musculaires. Le processus de réparation a été bien étudié par Durante qui a montré que la régénération musculaire est insignifiante, et que c'est par une cicatrice fibreuse, formée uniquement de tissu conjonctif, que se réunissent les muscles striés rompus. Les dimensions de cette cicatrice dépendent exclusivement du degré d'écartement des deux segments musculaires : si ces segments restent en contact ou y sont ramenés par une suture, il se fait une cicatrice très courte, parfois presque linéaire; au contraire, si les deux bouts du muscle s'écartent fortement, la cicatrice fibreuse peut être très étendue. Lorsque la rupture est complète, le bout inférieur du muscle privé de ses connexions nerveuses s'atrophie et dégénère; au contraire, sur le bout supérieur qui a conservé son innervation, les fibres ne dégénèrent pas et conservent leurs propriétés contractiles.

Symptômes. — Les premiers signes d'une rupture musculaire sont : une douleur brusque, une sensation d'arrachement, de déchirure; le mouvement commencé s'arrête et le malade s'immobilise dans une attitude qui diminue la douleur en relâchant le corps musculaire lésé; le muscle rompu est complètement impotent. Localement, trois signes indiquent la rupture : l'ecchymose, l'encoche musculaire, la tumeur musculaire.

L'*ecchymose* existe surtout en cas de rupture portant sur un muscle superficiel et intéressant l'aponévrose, elle apparaît tardivement ou même peut manquer dans les cas de rupture d'un muscle profond dont l'aponévrose reste intacte. La formation d'une collection sanguine est pourtant constante, elle se traduit par une tuméfaction d'abord diffuse et pâteuse, puis qui se circonscrit et se durcit de plus en plus jusqu'à acquérir la consistance du bois.

L'*encoche musculaire* se traduit sous forme d'une sorte de gouttière creusée entre les deux bouts du muscle, d'autant plus profonde que le muscle est plus épais, d'autant plus large qu'il se rétracte davantage. D'ordinaire on constate facilement par la palpation cette encoche lorsque la rupture est complète ou presque complète; au contraire, on ne la retrouve que difficilement en cas de rupture incomplète légère.

La *tumeur musculaire* est formée par un relief arrondi que l'on trouve immédiatement au-dessus de l'encoche musculaire, ce relief répond au bout supérieur du muscle rompu qui s'écarte du bout inférieur et tend à remonter vers son insertion. Au repos cette tumeur musculaire est molle, peu saillante, malléable, on peut en l'étirant la rapprocher plus ou moins du fragment inférieur; pendant la contraction musculaire la tumeur grossit, durcit et remonte vers l'insertion supérieure du muscle.

Pour les *ruptures partielles*, une déformation aussi caractéristique n'existe pas, plusieurs cas peuvent d'ailleurs se présenter : si la rupture est transversale et intéressant les faisceaux les plus superficiels du muscle, on constate assez facilement l'encoche musculaire avec ses deux berges et le diagnostic est facile; d'autres fois les seuls symptômes sont une douleur fixe exaspérée souvent par les mouvements, une ecchymose à apparition souvent tardive, et un gonflement souvent peu accusé que provoque la contraction volontaire ou l'électrisation du muscle. Les signes se réduisent à la douleur et à l'empâtement dans les ruptures partielles et centrales, le tour de rein, la diastase musculaire.

Lorsque la rupture intéresse à la fois les faisceaux les plus superficiels du muscle et l'aponévrose qui les recouvre, elle donne lieu à des symptômes très particuliers; au niveau de la rupture, on ne trouve ni écartement, ni encoche, mais seulement une tumeur plus ou moins arrondie, très analogue à une hernie musculaire (pseudo-hernie); à l'état de repos cette tumeur est molle, dépressible et réductible; parfois on peut sentir autour d'elle le contour plus ou moins net d'un orifice aponévrotique. Dans l'extension passive, lorsqu'on écarte les deux extrémités du muscle, la tumeur diminue de volume et reste molle; dans la contraction libre du muscle, la tumeur grossit, durcit et remonte; dans la contraction entravée avec obstacle au mouvement du membre elle durcit plus encore, grossit et reste immobile.

Évolution et complications. — Les ruptures musculaires s'accompagnent rarement de complications. Les suppurations étendues sont absolument exceptionnelles, sauf cependant pour les ruptures du psoas qui, dans un certain nombre de cas, peuvent donner lieu à des psoïtes suppurées; les hémorragies interstitielles abondantes sont également exceptionnelles.

Lorsque la rupture siège en certaines régions, au niveau de la paroi abdominale par exemple, on peut voir survenir secondairement une éventration par insuffisance de la paroi au point lésé. La production d'un ostéome (v. c. m.), au niveau d'une rupture musculaire, n'est pas rare.

Habituellement l'évolution est simple : les ruptures partielles guérissent en quinze jours ou trois semaines avec persistance assez longue d'un noyau induré. Dans les ruptures totales, il faut un mois et demi à deux mois pour que les mouvements aient repris leur force et leur amplitude ; il n'est pas rare qu'ils ne recouvrent jamais leur intégrité. Si le muscle s'atrophie, il reste à jamais impuissant; il en est de même si la bride cicatricielle est trop longue ou si les deux bouts se cicatrisent isolément, dans ce cas le tronçon inférieur s'atrophie et se sclérose. Le pronostic dépend donc en grande partie du degré d'écartement des deux bouts du muscle rompu.

Traitement. — Dans la majorité des cas le traitement consiste simplement en repos dans une position qui maintienne le muscle relâché et ses extrémités rapprochées, avec compression ouatée légère et soutenue pour aider à la résorption du sang ; au bout de quelque temps, lorsque l'épanchement est résorbé, il faudra s'efforcer de prévenir l'atrophie qui constitue le point noir du pronostic, pour cela on s'efforcera d'activer la restauration fonctionnelle par les frictions, le massage, les douches et surtout l'électrisation : courants continus descendant dans les ruptures totales, courants induits dans les ruptures partielles, surtout des muscles du tronc, avec injection de morphine si la réaction est trop douloureuse.

Lorsque les deux bouts du muscle sont très écartés, il est préférable d'intervenir chirurgicalement, surtout s'il y a un volumineux hématome susceptible de s'infecter et de suppurer : une longue incision parallèle à la direction des fibres musculaires permettra d'évacuer complètement le foyer de rupture ; ensuite, s'il est possible de rapprocher les bouts musculaires, on les réunira par une suture soignée en étages, en ayant soin de comprendre une épaisseur suffisante de muscle pour éviter sa déchirure : si les deux bouts du muscle extrêmement écartés ne pouvaient être rapprochés, on pourrait, dans quelques cas, les suturer à un muscle voisin d'action analogue.

PIQUAND.

MUSCLES (SYPHILIS). — La syphilis produit sur les muscles deux ordres de lésions : les unes secondaires superficielles et passagères, les autres tertiaires plus profondes altérant fortement le muscle dans sa structure.

1° **Syphilis secondaire.** — La syphilis atteint assez rarement les muscles à la période secondaire ; elle se montre sous forme de douleurs et de contractures spéciales.

Les *douleurs*, les *myosalgies* sont quelquefois généralisées, plus souvent localisées aux muscles du dos et du cou ; vives surtout pendant la nuit, elles disparaissent souvent avec les mouvements et la marche et passent fréquemment d'un muscle à un autre ; elles durent de quelques jours à quelques semaines et cèdent rapidement au traitement spécifique.

Les *contractures musculaires* apparaissent habituellement à la période secondaire, mais elles peuvent également se montrer à la période tertiaire, elles coïncident le plus souvent avec la myosalgie ; tous les muscles du tronc et des membres peuvent être atteints, on a même signalé la contracture des muscles de l'œil, et celle des fibres musculaires de l'œsophage et du rectum ; toutefois, la contracture syphilitique a pour siège de prédilection le biceps huméral. L'affection débute insidieusement, peu à peu l'avant-bras se fléchit sur le bras, à la palpation on sent le biceps plus gros, roulé en boule, dur, tendu, avec tendon rétracté et saillant ; si on cherche à étendre l'avant-bras on provoque une douleur vive, et si malgré la résistance musculaire on arrive à l'extension, la flexion première se rétablit en quelques minutes. L'évolution est extrêmement irrégulière, dans la plupart des cas la contracture cesse rapidement sous l'influence du traitement spécifique.

2° **Syphilis tertiaire.** — La myosite tertiaire est moins rare, elle est surtout un accident de la syphilis acquise, cependant on a observé des gommes musculaires dans l'hérédo-syphilis précoce ou tardive ; les lésions musculaires apparaissent habituellement au stade moyen de la période tertiaire de la troisième à la huitième année, exceptionnellement on les a signalées au cinquième mois; elle a pour lieu d'élection les muscles longs de la cuisse, de l'avant-bras, de la jambe, le sterno-mastoïdien, les pectoraux, les muscles de la paroi abdominale, les fessiers; dans quelques cas on l'a vue atteindre le sphincter de l'anus, les muscles de la langue, des lèvres, du voile du palais, le cœur. Elle peut revêtir les deux formes de myosite scléreuse et de myosite gommeuse; les deux processus étant d'ailleurs souvent associés sous forme mixte de syphilis scléro-gommeuse :

La *myosite scléreuse* est caractérisée par la formation de travées fibreuses qui remplacent peu à peu les fibres musculaires; elle se traduit cliniquement par des douleurs surtout nocturnes, des contractures, une tuméfaction diffuse du corps musculaire, des attitudes vicieuses, surtout torticolis dans la myosite syphilitique du sterno-mastoïdien, ou contracture des mâchoires par sclérose des muscles masticateurs. Parfois la myosite scléreuse a une allure aiguë et presque inflammatoire; plus souvent elle évolue lentement, presque silencieusement; si le traitement n'arrête pas son évolution, elle finit par transformer le muscle en une sorte de cordon fibreux dur, rétracté, complètement inextensible; sous l'influence du traitement spécifique l'affection guérit assez rapidement, même quand la déformation est établie depuis longtemps.

La *myosite gommeuse* évolue très insidieusement, on observe parfois au début quelques douleurs et de la gêne dans les mouvements, puis on sent une tumeur arrondie, régulière, de consistance ferme, immobile dans le corps charnu; tantôt il n'y a qu'une seule gomme, tantôt, particulièrement au niveau de la langue, il y en a plusieurs, parfois même un grand nombre, séparées les unes des autres par du tissu sain. D'abord très dure la gomme se ramollit et finit par s'ulcérer, laissant une perte de substance profonde, régulière, taillée à pic, à bords non décollés, à fond grisâtre recouvert d'un enduit jaune et de débris de bourbillon; souvent la cicatrice consécutive affaiblit la contractilité du muscle et rend même permanentes les rétractions et les attitudes vicieuses.

Le *pronostic* de la syphilis musculaire dépend à peu près exclusivement du traitement qui, institué assez tôt, permet d'éviter presque sûrement les rétractions et les déformations; d'emblée il faut donner 1 à 2 gr. d'iodure de potassium et arriver jusqu'à 5 et 6 gr. par jour : plus tard, s'il y a des déformations persistantes, on cherchera à les faire disparaître par le massage, l'électrisation, le port d'un appareil orthopédique.   *PIQUAND.*

MUSCLES (**TUBERCULOSE**). — La tuberculose des muscles peut être primitive ou secondaire :

La *tuberculose secondaire* se rencontre à la suite des ulcères tuberculeux de la langue, du pharynx, de l'anus, autour des arthrites ou des ostéites tuberculeuses ainsi que des abcès par congestion.

La *tuberculose primitive* rare succède presque toujours à une infection sanguine, exceptionnellement à une inoculation directe par piqûre ou par plaie pénétrante. On peut rencontrer dans le muscle malade soit un foyer circonscrit de tuberculose, soit plus rarement une infiltration tuberculeuse diffuse.

Dans le premier cas, il se forme dans le muscle malade un tuberculome typique formé d'abord par du tissu solide, puis qui se caséifie et se ramollit progressivement pour aboutir à un abcès froid intra-musculaire constitué par une paroi fibreuse assez épaisse, renfermant un contenu séro-purulent, et entourée par du tissu conjonctif et des fibres musculaires en voie de sclérose. Tantôt il y a un seul abcès, tantôt le muscle renferme plusieurs noyaux de volume variable à divers stades de leur évolution.

La forme diffuse consiste au début en une infiltration de tout le tissu conjonctif inter-fasciculaire par des follicules tuberculeux, puis secondairement les fibres musculaires s'atrophient, dégénèrent et sont finalement remplacées par du tissu conjonctif scléreux.

Symptômes. — L'évolution clinique de la tuberculose musculaire est toujours lente et insidieuse : un ou plusieurs noyaux durs apparaissent dans l'épaisseur du muscle, et grossissent peu à peu en déterminant une gêne plus ou moins marquée des mouvements; au bout d'un certain temps la tumeur se ramollit et devient fluctuante pendant le relâchement du muscle, pour reprendre lorsqu'on le fait contracter une consistance ferme. Le tissu cellulaire sous-cutané finit par être atteint, la peau adhère et prend une teinte lie de vin; l'aspect est très analogue à celui de la gomme syphilitique, mais si on ouvre la collection ou si elle ulcère les téguments, les caractères du liquide et de l'ulcération cutanée sont ceux de l'abcès froid. Il n'y a pas d'adénopathie, et les symptômes généraux sont d'ordinaire à peu près nuls; cependant, lorsqu'il y a des lésions multiples, la température s'élève à 38 ou à 38°,5 avec de grandes oscillations et rapidement on voit apparaître des manifestations pleuro-pulmonaires.

La forme diffuse avec infiltration tuberculeuse, puis transformation scléreuse étendue à tout un muscle, est d'un diagnostic très difficile en raison de sa rareté, et du manque de signes caractéristiques : l'étude des antécédents du malade et l'examen complet des viscères permettront seuls de la distinguer d'une myosite chronique banale.

Traitement. — Les divers modes de traitement des abcès froids sont applicables à la tuberculose musculaire, mais, en raison de la multiplicité fréquente des lésions, les injections d'éther iodoformé et même le curettage sont fréquemment suivis de récidive ou de persistance de fistules; aussi, il est préférable d'inciser largement de façon à bien explorer l'état du muscle malade ; si on trouve une gomme ou un abcès enkysté au milieu d'un muscle ayant conservé sa souplesse on fera le curettage ; si, au contraire, on reconnaît l'existence d'une infiltration étendue, d'une véritable myosite tuberculeuse, on n'hésitera pas à enlever tout le muscle malade. S'il s'agit de tuberculose secondaire ou bien s'il y a des lésions pulmonaires avancées on se bornera à des injections d'éther iodoformé et au traitement général de la tuberculose qui ne devra jamais être négligé.   *PIQUAND.*

MUSCLES (TUMEURS). — Les kystes hydatiques représentent à peu près la totalité des tumeurs liquides des muscles ; rares d'une façon absolue, ils sont assez fréquents relativement aux autres tumeurs musculaires. Leur étiologie et leur structure ne présentent aucune particularité, l'infection échinococcique se fait toujours par voie sanguine, sauf dans le cas exceptionnel de greffe opératoire. Ils ont comme lieu d'élection les muscles du tronc (région lombaire, pectorale et dorsale), du membre inférieur (adducteurs, couturier, triceps, fessier), du membre supérieur (pectoraux, trapèze, deltoïde, biceps), à la tête on n'a guère signalé de kystes que dans le muscle temporal.

Le **kyste hydatique musculaire**, complètement indolent, se développe insidieusement et reste presque toujours pendant longtemps absolument latent, ce n'est que par hasard ou bien par suite d'une compression nerveuse de voisinage que le malade s'aperçoit de la présence d'une tumeur : celle-ci, en général assez volumineuse, présente une forme arrondie ou ovoïde, elle est lisse, régulière, complètement indolente à la palpation : sa consistance, habituellement élastique et résistante, peut être très dure; la fluctuation est le plus souvent impossible à sentir à cause de la tension de la poche ou de son siège profond. La tumeur, plus ou moins mobile quand le muscle est relâché, s'immobilise complètement par la contraction musculaire.

Le diagnostic est toujours difficile, on peut surtout confondre l'affection avec un abcès froid, une gomme et un lipome musculaire ; dans la plupart des cas, la ponction exploratrice et le jaillissement d'un liquide clair comme de l'eau de roche lèveront seuls les doutes.

L'évolution est toujours très lente, assez rarement le kyste s'infecte et suppure, ses symptômes sont alors ceux d'un volumineux abcès intra-musculaire.

La ponction simple ou suivie d'injection de liquide médicamenteux est un mode de traitement insuffisant, souvent suivi de récidive; il en est de même de l'incision simple, et l'extirpation totale est le procédé de choix; cependant, si l'adhérence du kyste à des organes vasculo-nerveux, ou son infiltration entre les faisceaux musculaires entravent l'énucléation régulière, on peut réséquer aussi largement que possible la paroi du kyste, puis pratiquer à la curette un raclage soigné de tous les culs-de-sac.

Les **tumeurs solides des muscles**, bien que rares, peuvent présenter un grand nombre de variétés histologiques.

Les **lipomes musculaires** sont assez fréquents, on les observe surtout au niveau de la langue et des muscles des membres, ils naissent surtout dans le tissu conjonctif interstitiel du muscle qui renferme toujours à l'état normal une certaine quantité du tissu adipeux : ils forment des tumeurs bien circonscrites, difficiles à distinguer des abcès froids et des kystes hydatiques. Quelquefois ils sont multiples et peuvent présenter une disposition symétrique.

Les **angiomes musculaires**, plus rares, sont presque toujours des angiomes caverneux presque toujours congénitaux, ils peuvent siéger un peu partout, surtout au niveau des muscles des membres; ils forment des tumeurs intra-musculaires mal limitées, souvent partiellement réductibles; dans quelques cas, ils s'accompagnent de tumeurs érectiles cutanées dont la présence facilite beaucoup le diagnostic. Les lymphangiomes ont été observés dans les muscles du tronc et des membres.

L'existence de **fibromes** est problématique, les faits publiés se rapportent pour la plupart à des sarcomes, ou à des scléroses consécutives à une myosite chronique. Les **myomes** revêtent la forme des leïo-myomes à fibres lisses qui se trouvent surtout à l'utérus, et de rhabdo-myomes à fibres striées qui ne se rencontrent guère que dans les tumeurs complexes d'origine congénitale.

Le **sarcome** est la moins rare des tumeurs solides des muscles, il atteint de préférence les gros muscles, surtout le droit antérieur de la cuisse, les muscles de l'avant-bras, ceux du mollet; il peut revêtir les deux formes de sarcome dur fasciculé à cellules fusiformes, et de sarcome mou à cellules rondes; le développement des cellules sarcomateuses peut résulter de la transformation soit des cellules conjonctives du tissu interstitiel, soit des cellules endothéliales des parois vasculaires, soit des fibres musculaires lisses; le plus souvent, ces divers processus sont associés, et le développement du sarcome est dû à la transformation embryonnaire et au développement des éléments de tous les tissus qui constituent le corps musculaire.

A côté des diverses tumeurs primitives que nous venons de signaler, les muscles sont beaucoup plus souvent envahis par des tumeurs secondaires, sarcome ou épithélioma; la propagation néoplasique se fait soit par continuité, soit par métastase sanguine (sarcome), ou lymphatique (épithélioma).

Symptômes. — Les diverses tumeurs qui peuvent se développer dans les muscles ont un certain nombre de symptômes communs : on sent plus ou moins profondément, en un point qui correspond au siège connu d'un muscle, une masse de consistance variable qui suit les mouvements du corps charnu; immobile lorsque le muscle est contracté, elle est mobile latéralement lorsque le muscle est au repos, mais, même à ce moment, le chirurgien ne peut la déplacer dans le sens vertical suivant l'axe du muscle. Quand le néoplasme est au milieu même du muscle et recouvert par des fibres, il semble durcir dès que le corps charnu se contracte, et son exploration devient des plus difficiles.

Le *diagnostic* est toujours très délicat : les antécédents du malade, la durée de l'évolution, le volume et la consistance de la tumeur permettent, dans quelques cas, d'éliminer le syphilome, la gomme tuberculeuse, l'épanchement sanguin enkysté, le kyste hydatique, et d'arriver au diagnostic de tumeur musculaire solide. Quant au diagnostic histologique des tumeurs primitives, il est presque toujours impossible avant extirpation ; cependant, lorsqu'il s'agit d'un sarcome déjà avancé dans son évolution et ayant envahi les parties molles avoisinantes, le diagnostic devient possible par les bosselures de la tumeur, sa consistance variable suivant les points et le développement de la circulation veineuse collatérale sous-cutanée.

Traitement. — L'extirpation totale doit être pratiquée toutes les fois que la tumeur devient volumineuse ou gênante : on pénètre dans le muscle en écartant les faisceaux de façon à ne couper que le minimum de fibres, puis on dissèque la tumeur et on l'extirpe en respectant autant que possible le corps musculaire. En cas de tumeur maligne, de sarcome, il faut au contraire pratiquer l'extirpation de tout le paquet musculaire et même l'amputation du membre surtout dans le cas de sarcome mou globo-cellulaire où les récidives rapides sont beaucoup plus à craindre.

PIQUAND.

MUSCULAIRE (ATROPHIE). — V. Amyotrophie et Myopathie.

MUTILATIONS. — I. **Les mutilations volontaires chez les aliénés.** — Les aliénés se mutilent sous l'influence soit d'idées érotiques, soit d'idées mystiques; et, à ces dernières, se mêle d'habitude un élément génital. L'acte peut être dicté par une hallucination. Les mutilations portent presque toujours sur les organes génitaux : amputation de la verge, castration. Les malades sont tantôt des mélancoliques mystiques, tantôt des délirants systématisés mystiques; les premiers se mutilent par sentiment d'indignité, d'expiation, comme châtiment d'une lubricité réelle ou imaginaire; les seconds par esprit de purification. Des sectes religieuses s'imposent, dans ce but, la castration (Skoptski). Chez la femme, les blessures volontaires des organes génitaux sont peu fréquentes.

Les mutilations des membres sont rares. Mais elles sont aussi parfois très compliquées : un aliéné, par exemple, se met lui-même en croix après s'être fait les plaies légendaires du Christ (délire systématisé mystique).

Certaines blessures sont faites par des hypocondriaques; on cite des cas où le malade s'ouvrit le ventre pour en extraire un ver rongeur, une tumeur imaginaire, etc. Un mélancolique se comprima la langue avec ses dents et mourut de l'œdème consécutif. D'autres se griffent le visage, le cou. Toutes ces mutilations seraient incompréhensibles sans une anesthésie souvent très profonde.

Les auto-mutilations peuvent être pratiquées par inconscience (des déments se déchirent la lèvre inférieure avec les dents dans un mâchonnement automatique) ou à la suite d'une anesthésie (nous avons surpris un jour une paralytique qui, au sortir d'une attaque, se déchirait la main à belles dents du côté hémiplégique insensible). Les idiots s'excorient très fréquemment le visage avec les ongles.

La notion des mutilations volontaires chez les aliénés est très importante, tant au point de vue clinique qu'en raison des responsabilités qu'elles peuvent faire encourir aux personnes qui soignent ceux-ci et qui sont exposées à être accusées de violences.

Les hystériques sont sujets aux auto-mutilations. Dieulafoy a proposé la dénomination de *pathomimes* pour les malades qui se font des blessures parfois dans le but de se faire opérer et cela d'une façon opiniâtre (amputations multiples pour gangrène récidivante due à l'application de caustique.)

II. **Mutilations volontaires chez les soldats, les prisonniers, les ouvriers.** — Les mutilations portent sur les membres et plus exactement les doigts; les conscrits se coupent le pouce pour être réformés; les prisonniers se blessent de même pour éviter des corvées (un condamné militaire se fit crever les deux yeux par un camarade pour être libéré), les ouvriers pour obtenir les avantages des lois d'assurances sur les accidents du travail (V. Blessures, Simulation, Aliénés dans l'armée, Accidents du travail).

M. TRÉNEL.

MUTITÉ. — V. Surdi-Mutité.

MYASTHÉNIE. — **Myasthénie grave pseudo-paralytique (syndrome d'Erb-Goldflam).** — La paralysie bulbaire asthénique comporte, comme symptômes essentiels, des signes de paralysie bulbaire, ou bulbo-protubérantielle, associés souvent à de la paralysie des membres (ce syndrome est en réalité bulbo-spinal, et même bulbo-spino-protubérantiel, plutôt que bulbaire). Elle s'observe surtout de 18 à 50 ans; dans les observations publiées, le malade le plus âgé avait 55 ans, et le plus jeune 12 ans; Taylor dit en avoir vu un cas à 8 ans. L'influence du sexe est douteuse : toutefois les femmes sont peut-être un peu plus atteintes que les hommes. La paralysie bulbaire asthénique survient souvent sans aucune cause appréciable; ou bien elle succède à une maladie infectieuse (grippe, fièvre typhoïde, scarlatine, tuberculose), à une intoxication alimentaire, — succède ou s'associe à une autre affection nerveuse (paralysie saturnine, goitre exophtalmique, neurasthénie, hystérie); elle a été provoquée parfois par la grossesse, les émotions, le surmenage, les traumatismes. On l'a vue atteindre plusieurs membres d'une même famille.

L'anatomie pathologique en est inconnue : Goldflam avait déjà signalé l'absence de lésions importantes; on a trouvé, d'une manière inconstante, quelques altérations cellulaires des noyaux bulbaires; dans un cas, Dejerine et Thomas ont constaté, d'une part l'intégrité du bulbe, et d'autre part des lésions frappant les circonvolutions motrices et le pied du pédoncule cérébral du côté gauche, et les faisceaux pyramidaux des deux côtés : il y a une analogie avec ce qu'on observe chez les pseudo-bulbaires. Si les lésions nerveuses sont très inconstantes et variables, les altérations des muscles sont habituelles : foyers lymphocytiques entre les fibres, dégénérescence hyaline, dégénérescence graisseuse des faisceaux musculaires.

De nombreux auteurs considèrent la paralysie bulbaire asthénique comme le résultat d'une intoxication (auto- ou hétéro-intoxication); Brissaud admet qu'elle n'est que le degré le plus léger des polio-encéphalomyélites; et, de fait, on trouve entre les deux types morbides de nombreux intermédiaires cliniques, ainsi que le remarque Raymond. Pour Massalongo, il en faut chercher la cause première dans un trouble du développement des cellules des noyaux bulbaires ou des cornes antérieures de la moelle : chez un sujet ainsi prédisposé, il suffit d'une cause minime, intoxication ou simplement fatigue, pour faire apparaître le syndrome. A l'appui de cette conception, on pourrait invoquer l'association (signalée dans quelques observations) de diverses anomalies de développement avec le syndrome d'Erb. Il s'agit, selon plusieurs auteurs (Joly, Strumpell, Steinert), d'une maladie frappant primitivement les muscles; Klippel et Villaret, s'appuyant sur certaines analogies cliniques et sur l'inconstance des lésions nerveuses, pensent que la paralysie bulbaire asthénique est le premier degré de la myopathie, et appartient à la même famille que la maladie de Thomsen.

Symptômes. — Au début, les malades ne se plaignent souvent que de troubles fonctionnels : céphalée généralisée ou localisée à la nuque ou à la région occipitale, névralgies des nerfs craniens, vertiges. Mais bientôt apparaît la paralysie des muscles de la face et de la nuque; dans des cas rares, les muscles des membres sont pris les premiers.

Quelle que soit sa localisation, la paralysie affecte dans sa marche une allure très particulière, qui est un des meilleurs signes de l'affection : *les troubles s'exagèrent par l'exercice, s'atténuent par le repos.* Dans les premiers temps, tous les muscles fonctionnent presque normalement le matin au réveil; mais bientôt, le malade éprouve quelque peine à contracter certains groupes musculaires : ce n'est encore là qu'une sensation de fatigue, simple *myasthénie*, qui, en quelques heures, fait place à l'impotence complète, véritable *paralysie*; le patient se repose-t-il, les mouvements deviennent possibles de nouveau. C'est en s'appuyant sur cette allure spéciale des troubles que l'on a donné au syndrome d'Erb les dénominations cliniques de *myasthénie*, ou de *paralysie asthénique*.

A la face, les territoires du moteur oculaire commun et du facial (facial supérieur et facial inférieur) sont les plus atteints.

Un des premiers symptômes est le *ptosis*, ordinairement double, quelquefois unilatéral, qui peut apparaître d'une manière subite : d'ordinaire il est intermittent dans les premières phases de la maladie, et n'existe pas le matin au réveil. Pour y remédier, les malades élèvent les sourcils en contractant les muscles frontaux.

Les muscles moteurs du globe oculaire se prennent souvent : l'ophtalmoplégie externe est d'ordinaire partielle, et se caractérise par du strabisme et de la diplopie; plus rarement elle est totale, et le malade présente le facies d'Hutchinson [V. OCULAIRES (PARALYSIES)]. Quant à la musculature interne de l'œil, elle est presque toujours respectée, et les modifications pupillaires sont exceptionnelles.

La paralysie faciale atteint surtout le facial supérieur; les muscles et les plis normaux du visage s'effacent, la physionomie est peu expressive, et les malades ont un air pleurard,

Si le facial inférieur se prend, ce qui, quoique moins constant, est assez fréquent, les muscles des lèvres (orbiculaire, muscles élévateurs de la lèvre inférieure, carré et triangulaire des lèvres) étant paralysés, le malade garde la bouche entr'ouverte, laisse écouler sa salive; veut-il rire, les commissures des lèvres s'écartent transversalement sans se relever (rire en travers) : c'est en somme le même facies que dans la paralysie labio-glosso-laryngée.

Les muscles innervés par la branche motrice du trijumeau, par le glosso-pharyngien et par le spinal sont presque toujours touchés : aussi l'alimentation devient-elle fort difficile en raison de l'atteinte des masticateurs, et des troubles de déglutition déterminés par la parésie des muscles du voile du palais et du pharynx.

La langue est paralysée, le plus souvent d'une façon incomplète. Quant aux muscles du larynx, ils sont presque toujours respectés; toutefois, la parésie des cordes vocales a été quelquefois observée. D'ailleurs, même en cas d'intégrité du larynx, la voix est toujours modifiée par suite du mauvais fonctionnement du voile du palais et de la langue : la parole est mal articulée, traînante, nasonnée, et ces modifications, peu apparentes au début, s'accentuent de plus en plus vers la fin de la conversation.

Un des signes les plus importants de la maladie est la *paralysie des muscles de la nuque* et du cou : dans la première période, il n'existe qu'une sensation de fatigue extrême, mais plus tard, il y a impotence fonctionnelle complète; la tête n'est plus soutenue du tout, retombe sans cesse, en avant ou en arrière; quant aux mouvements de rotation, ils sont quelquefois conservés; mais très souvent ils deviennent impossibles, les muscles sterno-cléido-mastoïdiens se prenant à leur tour.

La *paralysie des membres*, quoique inconstante, est fréquente; elle est toujours plus marquée à la racine qu'aux extrémités; les muscles abdominaux ne restent pas toujours indemnes. Lorsque les muscles des membres et du tronc sont ainsi pris, les malades restent couchés, presque incapables de faire aucun mouvement.

Tels sont les symptômes les plus frappants de la paralysie bulbaire asthénique : les troubles sont purement moteurs, les sphincters sont toujours respectés; il n'y a jamais d'altérations de la sensibilité objective. Il faut noter que, d'une manière générale, il n'existe ni tremblement fibrillaire, ni atrophie musculaire. Toutefois, cette règle comporte des exceptions : l'atrophie musculaire a été signalée dans quelques observations; et, de même qu'il existe des cas de polio-encéphalo-myélite sans atrophie, de même il existe des cas de paralysie bulbaire asthénique avec atrophie, et c'est là précisément une des raisons pour lesquelles certains auteurs admettent qu'il n'y a pas de différence de nature entre les deux affections.

Les résultats de l'*examen électrique* sont importants; on constate en effet une réaction spéciale, *réaction myasthénique* de Jolly : chaque excitation faradique détermine une contraction de plus en plus faible et qui finit par devenir complètement nulle, tandis que, à l'état normal, le courant faradique provoque une tétanisation qui se répète avec la même intensité à chaque excitation; la réaction myasthénique de Jolly, phénomène d'épuisement musculaire, s'oppose à la réaction myotonique de la maladie de Thomsen : alors la faradisation détermine un tétanos musculaire qui persiste quand on cesse l'excitation.

La réaction myasthénique n'est d'ailleurs pas constante, et elle peut s'observer, quoique rarement, dans d'autres maladies.

Marche. Durée. Terminaison. — L'évolution de la maladie en est un des caractères les plus importants : elle met toujours plusieurs semaines ou plusieurs mois à atteindre son développement complet, et frappe symétriquement les divers groupes musculaires.

Mais surtout il faut insister d'une part sur l'accentuation des symptômes après tout exercice musculaire, sur leur diminution après le repos et, d'autre part, sur les alternatives de rémission et d'aggravation de la paralysie.

Dans les premières périodes, les troubles sont à peine marqués le matin, et s'exagèrent vers le soir; en outre, de temps à autre, tous les symptômes s'améliorent, et l'on peut croire à une guérison qui n'est que passagère, la maladie reprenant bientôt sa marche progressive.

La guérison, en effet, est exceptionnelle; la mort est la règle; elle est déterminée par des troubles cardiaques ou respiratoires; elle est quelquefois subite, survenant dans une syncope. Les troubles de la déglutition peuvent entraîner la pénétration de particules alimentaires dans les voies aériennes, d'où accès de suffocation, ou broncho-pneumonie.

La durée est en général de plusieurs années; quelquefois la maladie affecte une marche aiguë, et la mort survient alors en quelques mois.

Pronostic. — Le pronostic est, on le voit, des plus graves; toutefois la guérison complète semble avoir été obtenue dans quelques cas; et, d'autre part, des rémissions prolongées, durant plusieurs mois, sont assez souvent observées, de telle sorte qu'on est en droit d'espérer au moins une longue survie.

Diagnostic. — La paralysie des muscles à innervation bulbaire et surtout du territoire de la troisième paire et des muscles de la nuque, l'exagération de tous les troubles sous l'influence du repos, les alternatives de rémission et d'aggravation, la réaction myasthénique constatée à l'exploration électrique : tels sont les principaux éléments sur lesquels s'appuie le diagnostic de la paralysie bulbaire asthénique.

Au début, on pourrait la confondre avec la *migraine ophtalmoplégique* : mais dans celle-ci, les douleurs sont unilatérales, ainsi que l'ophtalmoplégie ; au contraire, les troubles sont d'ordinaire symétriques dans la paralysie bulbaire asthénique.

Dans la *paralysie labio-glosso-laryngée* de Duchenne, la paralysie frappe surtout le domaine du facial inférieur, n'atteint guère le moteur oculaire commun; l'atrophie musculaire, les tremblements fibrillaires, qui appartiennent à cette maladie, sont exceptionnels dans la paralysie bulbaire asthénique; enfin l'évolution fatalement progressive de la paralysie labioglosso-laryngée, qui ne comporte aucune rémission, ne saurait laisser bientôt place au doute.

De même, dans les *ophtalmoplégies nucléaires progressives*, la marche de la maladie, l'absence de paralysie des muscles masticateurs et des muscles de la nuque, ne permettront guère l'erreur.

Le *vertige paralysant* de Gerlier peut s'accompagner de ptosis et de paralysie des muscles de la nuque, mais les accidents surviennent par accès; la durée de chacun de ces accès ne dépasse pas une dizaine de minutes, mais ils peuvent se reproduire par séries pendant plusieurs heures.

Enfin, il faut toujours songer à l'*hystérie*, qui se distingue facilement de la paralysie bulbaire asthénique par l'évolution des accidents; dans la *neurasthénie*, l'épuisement musculaire n'a ni la même intensité ni les mêmes localisations que dans le syndrome d'Erb; mais on ne doit pas oublier que celui-ci peut très bien survenir chez un hystérique ou un neurasthénique, et que son association avec d'autres maladies nerveuses n'est nullement exceptionnelle.

Traitement. — Le traitement est purement symptomatique. Le repos absolu au lit s'impose, puisque les troubles s'aggravent par tout exercice musculaire. L'électrisation, soit faradique, soit galvanique, paraît dangereuse. Le massage, les divers médicaments, strychnine, arsenic, opothérapie surrénale, thymique ou thyroïdienne, etc., ne paraissent avoir aucun effet. Il faut donner aux patients une alimentation aussi substantielle que possible, en leur recommandant de manger doucement afin d'éviter les troubles de déglutition. Si la paralysie du voile du palais et des muscles du pharynx est très marquée, on peut être obligé de recourir à la sonde œsophagienne pour nourrir les malades.   *H. GRENET.*

MYATONIE CONGÉNITALE. — L'affection qu'Oppenheim a récemment découverte et décrite sous ce nom est rare. On n'en connaît qu'une vingtaine de cas. Elle est d'une égale fréquence dans les deux sexes : 5 garçons et 6 filles sur 11 cas où le sexe est indiqué (Baudouin); elle a été observée sous la forme familiale (Sorgente).

Symptômes. — Elle se caractérise par une atonie musculaire qui dans les cas légers rend les mouvements lents, faibles, peu étendus, et dans les cas extrêmes donne lieu à une paralysie complète; dans ces derniers cas, l'enfant est immobile, affalé, dans la flaccidité la plus complète; de sorte que si on le soulève en le tenant couché sur la main, il laisse pendre la tête et les membres comme une poupée à demi vide. On peut imprimer à tous les membres des mouvements passifs d'une amplitude exagérée sans éprouver de résistance; cependant Kundt a constaté chez son malade que l'extension complète des membres inférieurs n'était pas possible. L'atonie domine aux membres inférieurs et à la racine des membres, les mouvements volontaires des doigts persistant les derniers. Les muscles du cou sont fréquemment pris, plus rarement ceux du tronc. Les muscles innervés par les nerfs craniens sont généralement intacts, mais non toujours, d'où possibilité de strabisme, difficulté de téter, etc. Les muscles de la vie végétative restent indemnes. Les muscles sont mous, mais non pas extrêmement atrophiés. Oppenheim a constaté que par la palpation on arrive à réveiller la tonicité musculaire, au point que les réflexes tendineux abolis peuvent réapparaître pendant l'examen. Variot a remarqué qu'un petit malade faisait quelques mouvements volontaires dans le bain.

L'excitabilité électrique des muscles est diminuée ou abolie; il n'y a pas de réaction de dégénérescence.

Quelquefois il y a un œdème dur, qui peut être très marqué (Baudouin). Il n'y a pas de troubles viscéraux, ni sphinctériens.

L'intelligence ne paraît pas atteinte; l'enfant suit la lumière, manifeste ses besoins dans la limite où cela lui est possible.

Marche. — L'affection est congénitale et la faiblesse est rapidement reconnue par la mère. Elle atteint d'emblée son acmé, mais a une tendance habituelle à l'amélioration et à la guérison. On n'a pas encore de données certaines sur le sort des survivants (un cas observé à 5 ans et 8 mois, Gastonguay). La mort survient généralement par affection pulmonaire favorisée par l'atonie des muscles respiratoires, ou par cachexie, au bout de quelques jours, quelques semaines, quelques mois.

Étiologie et lésions. — Oppenheim supposait que l'affection était uniquement musculaire sans éliminer cependant le rôle du système nerveux. La myatonie serait de la famille des dystrophies musculaires. Les autopsies sont rares (Spiller, Baudouin). Baudouin a trouvé les muscles très sclérosés, dissociés; les fibres sont les unes amincies d'autres, hypertrophiées; les figures rappellent les dystrophies musculaires progressives; les nerfs étaient peu myélinisés, les racines antérieures aussi, et deux fois moins volumineuses que normalement. Il y avait une agénésie considérable des cellules des cornes antérieures, des lésions du noyau de la VIe paire; les cellules du lobe paracentral étaient normales mais moindres de nombre.

Bing a supposé une agénésie des voies cérébelleuses comme cause de l'atonie musculaire.

Le thyroïde et le thymus sont sclérosés, d'où l'on peut supposer un rôle des glandes à sécrétions internes (Baudouin) et même rapprocher la myatonie du myxœdème (Berti, Zanetti).

Diagnostic. — Rien dans la grossesse ne fait prévoir la maladie du fœtus ; néanmoins, dans quelques cas, la mère se rappelle qu'elle n'a pas senti les mouvements fœtaux. — Le diagnostic est à établir avec la paralysie infantile que fait éliminer la notion de congénitalité, mais avec laquelle les ressemblances extérieures sont grandes. L'idiotie amaurotique (v. c. m.), présente une atonie analogue, mais l'arrêt de développement intellectuel, la lésion oculaire typique la font reconnaître.

On éliminera facilement la pseudo-paralysie douloureuse, le sclérème (en cas d'œdème), la polynévrite, les paralysies par inhibition du jeune âge (Vierordt, Hagenbach).

Traitement. — On instituera un traitement électrique et on soignera l'alimentation.   *J. TRÉNEL.*

MYCÉTOME. — Le *mycétome, pied de Madura* ou *pérical*, a pour cause un champignon radié, voisin de l'actynomyces, qui creuse des galeries et des fistules dans les parties molles du pied ou de la main.

Cette affection est endémique dans un grand nombre de districts de l'Inde anglaise ; elle est assez fréquente en Sénégambie ; on en a signalé quelques rares exemples en Algérie, en Italie, en Cochinchine, à Madagascar, aux États-Unis et dans l'Amérique du Sud.

Description. — Le champignon du mycétome entre dans l'organisme par une plaie des parties découvertes mise au contact de la vase ; aussi les agriculteurs, qui marchent pieds nus, sont-ils le plus souvent atteints.

La lésion initiale occupe d'ordinaire la plante du pied, surtout celle du pied droit. Tout d'abord, un gonflement diffus, indolent et ferme, envahit lentement la région inoculée. Cette tuméfaction tend à se circonscrire ; au bout d'un temps variable, elle se condense en un noyau de 1 ou 2 centimètres de diamètre. Celui-ci, après un ou plusieurs mois, se ramollit et laisse, en s'ouvrant, suinter un liquide sanieux, fétide, contenant des corps granuleux comparables à des œufs de poisson, gris ou jaunes, ou bien noirâtres, ou exceptionnellement roses ou rouges. Un trajet fistuleux succède à l'ouverture du nodule primitif.

Peu à peu, d'autres nodules apparaissent ; ils se ramollissent à leur tour et expulsent leur contenu sanieux mélangé de grains diversement colorés. Graduellement, le pied s'accroît, surtout en épaisseur, double ou triple de volume, et se déforme. La plante est convexe, très bombée ; les orteils, souvent déviés en divers sens, ne touchent plus le sol ; la peau est inégale, raboteuse, soulevée par des élevures de diverses tailles, dures ou ramollies, et percée de nombreux orifices fistuleux.

Le pied prend une consistance élastique. Sa tuméfaction contraste avec l'atrophie de la jambe.

La main peut, mais plus rarement que le pied, être envahie par le mycétome; le genou, la cuisse, la mâchoire et le cou le sont aussi par exception.

S'il existe des adénites, elles relèvent d'infections secondaires.

Pronostic. — Le mycétome persiste pendant de longues années. Il est tout à fait incurable, mais ne compromet pas par lui-même l'existence. Les individus qui en sont atteints succombent au bout de dix ans, vingt ans et même davantage, épuisés par une longue suppuration, par une diarrhée chronique, à moins qu'une infection intercurrente ne les emporte en cours d'évolution.

Étiologie. — On a d'abord décrit comme germe du mycétome un champignon radié, analogue à celui de l'actinomycose constituant la totalité des

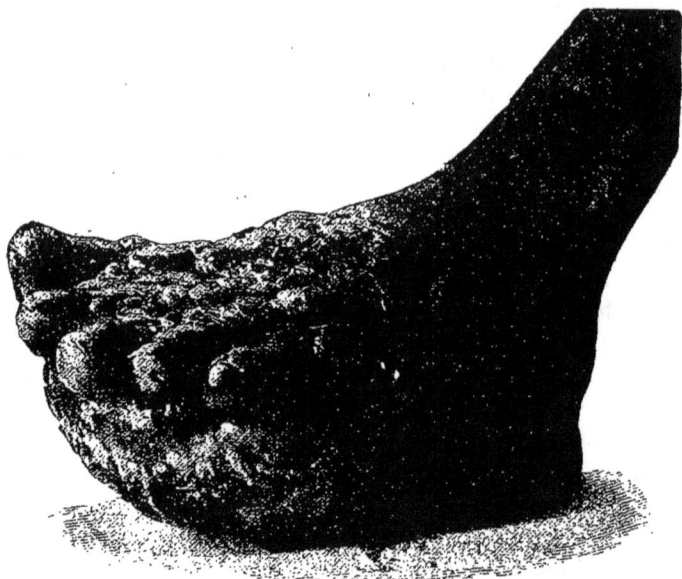

Fig. 123. — Pied de Madura. — Provenance : Madagascar (Jeanselme, phot. du Dʳ Fontoynont).

grains contenus dans le liquide des nodosités ramollies ou dans les cavités des tissus. On en a distingué deux variétés : l'une blanche ou *ocroïde*, la mieux connue, étudiée par Vincent, et par lui nommée, d'après ses caractères, *Discomyces Maduræ*, l'autre noire, ou *truffoïde*, dont Brumpt, A. Laveran ont donné la description.

Mais Jeanselme a émis l'hypothèse que plusieurs variétés momentanément fixées du parasite, ou même que plusieurs espèces cryptogamiques peuvent produire le pied de Madura. On admet maintenant que cette maladie est due à diverses espèces de mucédinées et notamment de streptothrix voisines de l'actinomyces.

Diagnostic. — L'aspect du mycétome est si caractéristique que son diagnostic ne souffre guère de difficultés.

Pourtant l'*actinomycose*, l'*éléphantiasis*, la *lèpre*, la *tuberculose* et la *syphilis* du pied peuvent tromper un observateur non prévenu. La localisation de la maladie, la couleur des grains du parasite empêchent le diagnostic de s'égarer.

Traitement. — Le praticien est à peu près désarmé contre le mycétome. On ne connaît pas de médication capable de l'influencer. Les bains hyperthermiques, préconisés par Legrain, semblent cependant améliorer les malades. Le traitement curatif est, en réalité, d'ordre chirurgical.

Si le patient se présentait au début de l'affection, celle-ci pourrait être enrayée par le raclage, l'ablation au bistouri ou la cautérisation ignée du nodule initial et des tissus environnants.

Mais, quand le malade se décide à réclamer les soins du médecin, les lésions sont déjà étendues. L'amputation des segments atteints reste alors la seule ressource. L'excision d'un orteil suffit parfois; mais très souvent c'est à l'amputation du pied qu'il faut recourir. Elle doit être pratiquée bien au-dessus de la lésion pour éviter les récidives dans le moignon. A cette condition, la guérison est définitive, car le mycétome respecte les ganglions et les viscères. *FERNAND TRÉMOLIÈRES.*

MYCOSES. — Depuis Virchow, on désigne sous ce nom les infections dues à des *champignons pathogènes*.

Autrefois les maladies mycosiques, à l'exception des teignes si bien étudiées par Sabouraud, étaient considérées comme des curiosités peu importantes en pratique. Aujourd'hui, au contraire, depuis que les travaux de De Beurmann et Gougerot ont fait connaître la sporotrichose, les mycoses nous apparaissent de plus en plus fréquentes, les observations se multiplient et l'on découvre de nouvelles mycoses : hémisporose, oosporoses, oïdiomycose....

L'importance pratique, diagnostique et thérapeutique des mycoses est devenue considérable, car plusieurs d'entre elles sont bénignes et curables par l'iodure, alors que les maladies qu'elles simulaient, ont un pronostic autrement grave. En effet, nombre de ces malades mycosiques étaient regardés autrefois comme syphilitiques ou tuberculeux et ils supportaient toutes les conséquences de ce diagnostic erroné. Pris pour des syphilitiques, on ne les guérissait que si, revenant à l'ancienne pratique, on associait l'iodure au mercure ; mais ils gardaient la menace terrible d'accidents tardifs nerveux syphilitiques ou parasyphilitiques ; on les soumettait à des cures mercurielles systématiques et répétées, toujours inutiles et souvent nuisibles. Pris pour des tuberculeux, on les condamnait au repos, à la cure d'air, à la suralimentation: les caustiques appliqués localement restaient sans action, on désespérait de les guérir. Une malade sporotrichosique de Ravaut de Civatte, était ainsi à l'hôpital depuis 7 mois; en 6 semaines elle a été guérie par l'iodure dès que le diagnostic exact a été porté. Il faut ajouter que ces malheureux malades se voyaient encore sous le coup des interdictions sociales de mariage, de profession, qu'on impose si justement aux syphilitiques et aux tuberculeux. Parfois même on les exposait à des mutilations irréparables. Plusieurs malades dont les observations sont relatées par Duque, par Jeanselme ont ainsi subi des amputations. Un malade de Moure, atteint d'ostéomyélite sporotrichosique du tibia, traînait depuis trois ans d'hôpital en hôpital, ayant subi 4 opérations, restées inefficaces; en désespoir de cause, on lui proposait l'amputation; le diagnostic de sporotrichose fut alors soulevé, immédiatement vérifié et le malade guérissait complètement en moins de 2 mois par l'iodure, sans opération ; cet ouvrier était rendu à la vie commune, alors que depuis de longs mois lui et sa famille étaient à la charge de l'Assistance. On voit quels peuvent être les bienfaits d'un diagnostic exact de mycose.

Ce sont là des questions de pratique si importantes pour le malade que le praticien ne peut plus les négliger.

Le praticien doit penser à une mycose devant toute affection nodulaire et suppurative cutanée osseuse, viscérale, qui autrefois n'éveillait dans son esprit que l'idée de syphilis ou de tuberculose, de suppurations coceiennes chroniques. Il serait d'autant plus coupable de négliger ces diagnostics que plusieurs d'entre eux, celui de sporotrichose surtout, sont des plus faciles à vérifier bactériologiquement : la culture à froid sur gélose glycose peptonée de Sabouraud, suivant la technique aujourd'hui classique de De Beurmann et Gougerot dans la sporotrichose, est à la portée de tous, loin de tout laboratoire ; elle est aussi simple, aussi rapide que la recherche qualitative du sucre ou de l'albumine dans les urines (V. Sporotrichose). Le sérodiagnostic mycosique Widal et Abramir ̤sə aussi facile que le sérodiagnostic de la fièvre typhoïde (V. Sporoagglutination) aujourd'hui universellement pratiqué.

Le diagnostic de mycose comporte une sanction pratique immédiate : le traitement iodo-ioduré général et local. On ne saurait donc trop insister sur l'importance pronostique et thérapeutique du diagnostic des mycoses, souvent aisé à faire, même pour le clinicien isolé.

Les symptômes et les lésions des mycoses sont si variés, si polymorphes, qu'il est impossible d'en donner une description d'ensemble. Est-il rien de plus dissemblable cliniquement que l'épidermite squameuse d'une teigne microscopique et les « tubercules » pulmonaires de l'actinomycose. Dans une même mycose, la sporotrichose de De Beurmann, par exemple, ne peut-on pas observer les manifestations les plus diverses : depuis la gomme sous-cutanée et l'ostéite, jusqu'à la dermite verruqueuse, la bulle pemphigoïde et le simple pityriasis ? Il faut donc se reporter à la description de chacune des mycoses.

Voici la liste des plus importantes des mycoses humaines :

Sporotrichoses (v. c. m.), infections dues à des sporotrichum : *Sporotrichose de Schenk*, due au *Sporotrichum Schenki* ; *Sporotrichose de De Beurmann*, due au *Sporotrichum Beurmanni* ; *Sporotrichose de Dor*, due au *Sporotrichum Dori*. Alors qu'on ne connaît que deux observations de la première, une observation de la troisième, la *Sporotrichose de De Beurmann* compte plus de deux cents observations : lorsqu'on parle de « sporotrichose », c'est donc celle-ci que l'on a en vue. Depuis, on a encore signalé des observations isolées dues au *Sporotrichum Gougeroti*, *Sporotrichum Jeanselmei*.

Botrytimycose d'Auché et Le Dantec, due au *Botrytis pyogenes* (proche des sporotrichoses, v. c. m.).

« **Blastomycoses** » (v. c. m.) ou *mieux* **Exascoses**, infections dues à des exoascées (saccharomyces, atelosaccharomyces, parasaccharomyces, zymonema, endomyces, parendomyces, cryptococcus, etc...)

1º *Saccharomycoses* dues à des *saccharomyces* et *atelosaccharomyces* : Saccharomycose de Troisier et Achalme, S. de Busse Buschke, S. de Curtis, etc... et **Parasaccharomycoses**, dues à *des parasaccharomyces* ;

2º *Zymonématoses*, dues à des *Zymonema*, la mieux connue étant la mycose de Gilchrist ou zymonematose de Gilchrist ;

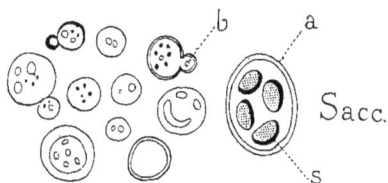

Fig. 1. — **Exoascées :** Saccharomyces. *Cellules arrondies isolées bourgeonnantes* (b), *ou levures, se reproduisant par bourgeonnement ou par spores* (s), *dites ascospores parce qu'elles sont contenues dans un asque* (a).

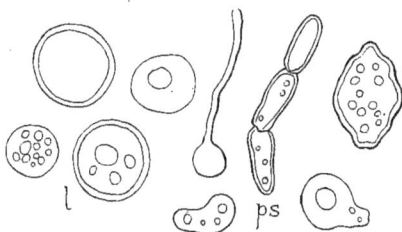

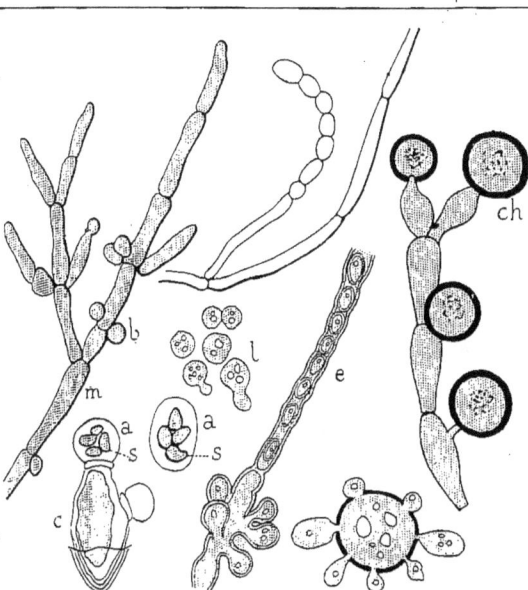

Fig. 4. — **Endomyces albicans** (muguet). *Articles mycéliens* (m) *droits ou incurvés arrondis aux extrémités, ramifiés et bourgeonnants* (b) *émettant des formes levures ; formes levures isolées* (l) *; endoconidies (spores internes) globuleuses contenues à l'intérieur d'un filament* (e) *; grosses chlamydospores sphériques, à membrane épaisse, terminales* (ch) *; asque* (a) *formé latéralement sur un article court* (c) *et contenant quatre ascospores aplaties* (s).

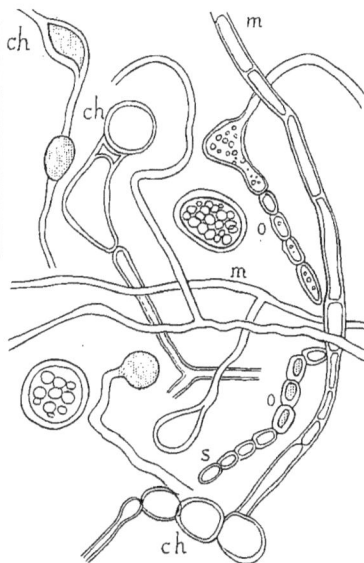

Fig. 2 et 3. — **Zymonema Gilchristi** *(ou oïdiummyces des Américains ou cryptococcus des mycologues français), mélange de formes levures arrondies* (l), *d'ébauches filamenteuses* (ps), *de filaments longs et ramifiés* (m) *avec files oïdiennes* (o) *de spores rectangulaires* (s) *nées par cloisonnement du filament ; avec formes de résistance et chlamydospores* (ch).

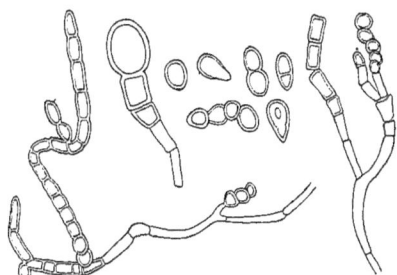

Fig. 5. — **Oïdium cutaneum :** *Mycélium ramifié cloisonné. Spores nées à l'extrémité d'un filament et par cloisonnement de ce filament.*

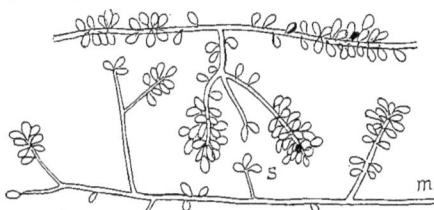

Fig. 6. — **Sporotrichum Beurmanni.** *Filaments de 2 μ de large, hyalins ramifiés* (m). *Spores* (s) *ovoïdes de 3 à 4 sur 5 à 6 μ, pigmentées brunâtres. Les spores s'attachent isolément, une à une, par un court pédicule sur le filament ; elles sont tantôt disséminées irrégulièrement, tantôt agglomérées le long d'un filament ; à l'extrémité des filaments elles se groupent en bouquets de 2 à 30 et plus.*

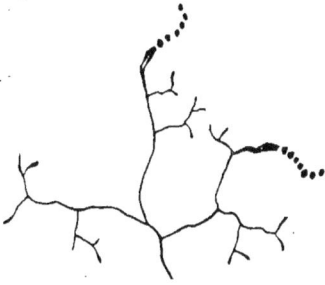

Fig. 1. — Oospora continues (Synonymie : Discomyces, Nocardia, Streptothrix, Actinomycète, etc.), *mycélium de calibre inférieur ou au plus égal à 1 μ, ramifié dichotomiquement. Filaments terminaux souvent renflés, quelques-uns terminés par une chaînette de spores rondes nées par étranglement de l'extrémité de ces filaments.*

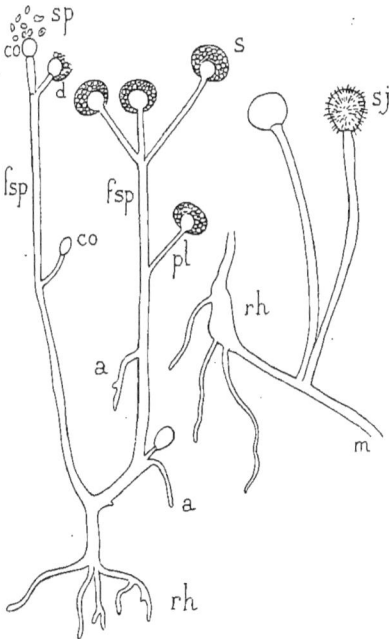

Fig. 2. — Hemispora Stellata *(d'après Vuillemin). Mycélium hyalin fin, cloisonné, ramifié. Tubes fertiles, ramifiés à la base : chaque rameau conidiophore* (c) *se termine par une vésicule (protoconidie)* (p) *précédée d'un étranglement annulaire* (e) *à paroi épaissie brune rigide. La vésicule se transforme, en tout ou en partie, en une série de segments sporiformes (deutero-conidies)* (d) *granuleux.*

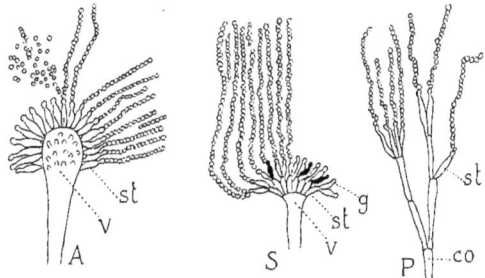

Fig. 4. — Aspergillés : Aspergillus. (V), *vésicule renflée portant au sommet, soit directement, soit par l'intermédiaire de petits rameaux simples nommés basides* (st), *des chaînettes de conidies.*

Il en est de même chez les Sterigmatocystis, *mais la vésicule ovoïde* (V) *est recouverte de basides* (st) *qui sont surmontés chacun de deux ou plusieurs rameaux plus petits nommés* stérigmates (g), *produisant chacun une chaînette de conidies. Dans les* Penicillium *les conidiophores* (co) *dressés sont ramifiés à plusieurs degrés.*

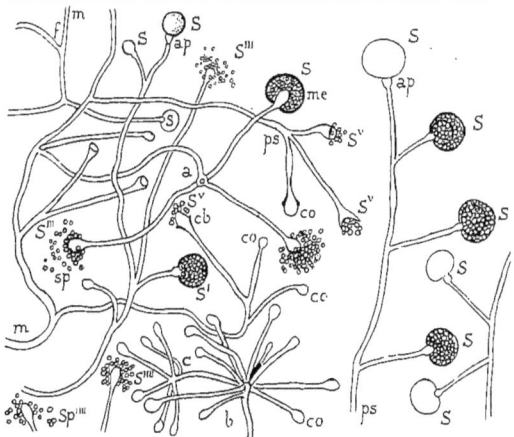

Fig. 3. — Rhizomucor parasiticus. *Filaments mycéliens ramifiés continus* (m), *munis de stolons et de rhizoïdes irréguliers* (rh) ; *pédoncules sporangifères ramifiés* (fsp) *terminés par des sporanges* (s) *dont la columelle* (co) *est ovoïde. Lors de la déhiscence du sporange, les spores sont mises en liberté* (sp) *et des débris de la membrane sporangiale* (d) *forment une collerette à la base de cette columelle. Les pédoncules sporangifères sont munis à leur base de rhizoïdes* (a).

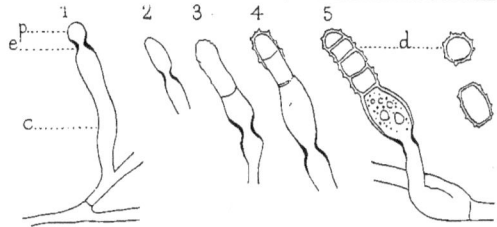

Fig. 5. — Mucorinées : Mucor corymbifer. *Mycélium ramifié continu* (m) ; *pédoncules sporangifères* (ps) *ramifiés en grappe corymbifère et terminés par un ou plusieurs sporanges* (s) *contenant des spores nombreuses. A l'intérieur des sporanges* (s) *l'extrémité du filament se renfle en une columelle* (co). *Le sporange laisse échapper ses spores qui se disséminent au loin.*

3° *Endomycoses*, dues à des endomyces : Muguets et *Parendomycoses*, dues à des *parendomyces* : Parendomycose de Queyrat et Laroche...

Restent des faits inclassables ou inclassés à l'heure actuelle, que cliniquement on peut appeler, faute de mieux, du terme vague de blastomycose, leur parasite portant le nom de *cryptococcus*.

Oïdiomycoses (v. c. m.). infections dues à des *o"dium* vrais de Link. Oïdiomycose de Babès, due à l'*Oïdium subtile*. Oïdiomycose de De Beurmann, Gougerot-Vaucher, due à l'*Oïdium cutaneum*.

Oosporoses (v. c. m.). *Synonymie : Discomycose, Nocardoses, Micromycoses* ou *Microsiphonoses*), infections dues à des parasites caractérisés par le *microsiphon* de Vuillemin et dont la synonymie embarrassante doit être connue pour éviter toute erreur : *Oospora, discomyces, nocardia, actinomyces, streptothrix, micromyces*, etc.

1° **Actinomycoses**, actinomycose de Harz, due au *Discomyces Bovis*. Discomycose de Wolf Israël, due au *Discomyces Israëli*. Discomycose de Ravaut et Pinoy, due au *Discomyces Thibiergi*; Oosporoses à grains jaunes de Roger ou pseudo-actinomycose de Poncet et Dor, etc...

2° **Mycétomes** ou **Pied de Madura**. Mycétome de Vincent, due au *Dyscomyces Maduræ*, etc.

3° *Discomycose d'Eppinger*, due au *Discomyces asteroïdes* d'Eppinger.

4° *Oosporoses* diverses : Oosporose buccale de Roger, due à l'*Oospora bucralis*, oosporose pulmonaire de Roger, due à l'*Oospora pulmonalis*, etc.... Discomycose de Carougeau due au *Discomyces Carougei* de Gougerot.

Hemisporose, de Gougerot et Caraven (v. c. m.), due à l'*Hemispor astellata* Vuillemin.

Mucormycoses (v. c. m.), infections dues à des Mucorinées. Mucormycose de Paltauf, due au *Mucor corymbifer*. Rhizomurcomycose de Lucet, due au *Rhizomucor parasiticus*.

Aspergilloses, infections dues à des aspergillés (Aspergillus, Penicillum, Sterig-matocystis).

Aspergilloses, dues à des aspergillus : Aspergillose pulmonaire due à l'*Aspergillus fumigatus* et ses variétés (V. ASPERGILLOSE); Tokelau, dû à l'*Aspergillus Tokelau* ou *Lepidophyton*. Tribondeau (V. TOKELAU); Caratés, due à des *Aspergillus* ou *Aspergelloïdes*. très variés, de Montoya y Flores (V. CARATÉ).

Trichophyties (V. TEIGNES). D'après la classification récente et si lumineuse de Sabouraud il faut distinguer :

Trichophyton endothorix pur. *Trichophyton crateriforme.*

        T. acuminatum.

        T. violaceum.

T. neoendothrix (conservation des filaments jeunes autour du cheveu signalant la période d'envahissement). *T. cerebriforme.*

T. ectothrix	microïde . .	Trichophyton du groupe *gypseum.*
		T. du groupe *niveum.*
	mégaspores.	duveteux. . {*T. rosaceum.* / *T. equinum.*
		faviformes . *T. ochraceum.*

Microscopories (V. TEIGNES). M. dues au *Microsporum Audouini* (type humain), au *Microsporum lanosum*, au *M. Canis* (type animal).

Favus (v. c. m.) F., dû à l'*Achorion Schönleini* (type humain), à l'*Achorion gallinæ*, *Achorion gypseum* (type animal).

Erythrasma (v. c. m.), dû à l'*Oospora minutissima* (Sabouraud), (ex. microsporon minutissimum).

Pityriasis versicolor, dû au *Microsporon Furfur*.

Piedra ou trichospories, dues à des *Trichosporum* (V. PIEDRA).

(La nature mycosique de l'affection humaine appelée *bothryomycose* (v. c. m.) est très discutée; pour beaucoup d'auteurs les lésions humaines décrites sous ce terme ne sont pas dues à des champignons (botryomyces), mais à des *cocci pyogenes*.

L'étude des mycoses se complète et l'on comprend mieux leur mécanisme. Autrefois, on avait cru pouvoir les opposer aux infections bactériennes.

Aujourd'hui, on voit que rien ne les distingue des infections bactériennes : tuberculoses, diphtérie, tétanos, streptococcie, fièvre typhoïde. Au contraire, on peut dire que par la richesse des manifestations cliniques et des lésions histologiques, par la variété de leur évolution et de leur pronostic, par tous les détails de leur étiologie et de leur pathogénie, par la sécrétion de toxines même des endotoxines, par la présence des réactions humorales d'agglutination, de fixation, de précipitation, par les réactions aux toxines mycosiques, les infections mycosiques et les infections bactériennes s'homologuent constamment et vont souvent même jusqu'à s'identifier. Les plus superficielles, les mieux limitées des mycoses, peuvent créer les mêmes réactions humorales que les infections bactériennes généralisées : c'est ainsi que le muguet, les trichophyties, bien que très localisées, déterminent les réactions agglutinantes et fixatrices (Widal, Abrami, Joltrain) ; une lésion dermo-épidermique trichophytique peut conférer l'immunité de tout le tégument (Bruno Bloch). Loin d'opposer les infections mycosiques aux infections bactériennes, il faut, au contraire, les rapprocher et éclairer les unes par les autres.

Grâce aux travaux de ces dernières années, les mycoses conquièrent enfin, en pathologie infectieuse, la grande place qui leur est due.

H. GOUGEROT.

MYCOSES DE GILCHRIST. — V. Blastomycoses.

MYCOSIS FONGOÏDE. — Le mycosis fongoïde, découvert par Alibert et décrit par Bazin, est une affection diffuse de la peau qui se révèle tantôt par une érythrodermie généralisée, tantôt par des manifestations circonscrites épidermo-dermiques, d'abord superficielles, plus tard largement végétantes et néoplasiques. Il a une évolution très irrégulière et présente la plus haute gravité (Leredde).

Étiologie. — On ignore presque tout de son étiologie ; on sait seulement qu'il se développe lentement chez des hommes arrivés à l'âge moyen de la vie et en parfait état de santé.

Symptômes. — Le mycosis fongoïde s'annonce souvent par du prurit diffus ou généralisé, intense et rebelle, d'assez longue durée. Les malades peuvent présenter dès cette époque des éruptions variées : érythèmes, bulles, urticaire surtout. Hallopeau aurait observé dans presque tous les cas une localisation initiale : tache érythémateuse, purpuracée, croûteuse ou ulcéreuse, ou bien plaques rouges arrondies, indurées ou mollasses, ordinairement saillantes. Cependant, la maladie semble constituer dès son début une affection générale de l'organisme.

Forme circonscrite. — Les plaques érythémateuses peuvent inaugurer la période des lésions véritablement spécifiques. Elles prennent bientôt l'aspect eczémateux, se recouvrent de squames fines et sèches, et, de temps à autre, d'un suintement opalin, gommeux. Les *lésions eczématoïdes*, de toutes dimensions, semblent débuter de préférence par les parties supérieures du tronc ; la face, mais bientôt toutes les régions supérieures du corps sont envahies indifféremment. Des bulles isolées apparaissent souvent ; des agents pyogènes les infectent souvent.

Les lésions, jusque-là superficielles, deviennent plus profondes. On voit apparaître, soit au centre des plaques eczématiformes, soit à leur périphérie, soit même d'emblée sur la peau saine, des infiltrations œdémateuses d'un rouge brique, qui se plissent difficilement entre les doigts. Ainsi prennent naissance des *plaques lichénoïdes*, irrégulières, mamelonnées, rugueuses, plus ou moins étendues, diffuses ou circonscrites. Elles guérissent sans laisser de traces ou s'ulcèrent superficiellement.

Très rapidement, des *nodules* apparaissent, tantôt extrêmement petits et ne se révélant qu'à la palpation ou à une inspection attentive, tantôt plus volumineux et saillants, fermes, élastiques, et d'une coloration allant du rose au brun. Ils se développent et confluent pour former des *tumeurs* grosses d'ordinaire comme des noix, mais pouvant dépasser le volume d'une orange. Ces tumeurs peuvent se résorber; souvent elles présentent une ulcération circulaire superficielle ou profonde, qui se recouvre de végétations ou s'infecte.

La coalescence des nodosités, des tumeurs, des lésions d'infiltration diffuse, crée des masses irrégulières, parfois extrêmement étendues, pouvant constituer une sorte de cuirasse; ces tumeurs conglomérées sont capables de guérison.

On observe souvent chez le même malade des lésions aux différents stades, plaques eczématiformes et lichénoïdes, tumeurs isolées ou conglomérées.

Le mycosis fongoïde peut atteindre tous les points des téguments. Cependant il se fixe de préférence sur les régions où la peau est fine, comme les régions de flexion, et surtout sur celles où le système lymphatique est développé, telles que la face, la racine des membres, la région mammaire. A la face en particulier, les lésions, infiltrations diffuses ou tumeurs, modifient la physionomie du sein, le mamelon est très souvent envahi.

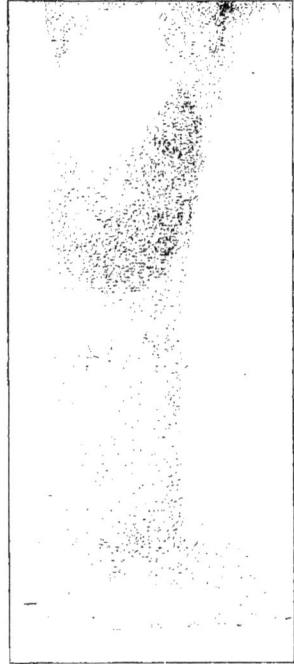

Fig. 121. — Mycosis fongoïde. — Deux tumeurs d'emblée, non ulcérées et en voie de régression. Au-dessous, on distingue deux macules, reliquats de tumeurs plus petites guéries par la radiothérapie (Darier, *Précis de Dermatologie*. Malade de Jeanselme).

Le cuir chevelu, habituellement respecté par les tumeurs mycosiques, est souvent le siège d'un état pityriasique ou d'une alopécie.

Les poils du corps tombent, surtout à une période avancée de la maladie.

Les ongles sont normaux ou épaissis, parfois striés transversalement.

A toutes ses périodes, sauf de rares exceptions, le mycosis fongoïde s'accompagne d'un prurit en général intense, rebelle, exagéré, lors des poussées éruptives, qui provoque l'insomnie, et est l'origine d'infections secondaires, pustules péri-folliculaires, ecthyma, furoncles, etc. Certains malades accusent en même temps un état douloureux de la peau, des sensations de brûlure, des picotements très pénibles.

Des adénopathies complètent le tableau clinique; elles suivent l'évolution des poussées cutanées.

La rate et le foie sont souvent augmentés de volume.

On a signalé des accidents testiculaires.

L'état général des malades reste longtemps satisfaisant. Cependant il finit par s'altérer; de l'amaigrissement, des troubles gastro-intestinaux, surtout une diarrhée profuse, des phénomènes fébriles surviennent. Au bout de 4 à 5 ans, le malade meurt d'affaiblissement progressif ou succombe à des complications infectieuses, pleurésie, broncho-pneumonie, néphrite, érysipèle.

On ne connaît que deux ou trois cas de guérison spontanée.

Forme érythrodermique. — Dans cette forme, l'éruption apparaît sous forme de taches rouges, isolées, très prurigineuses, qui s'étendent et finissent par confluer; en général le tégument entier est envahi.

La rougeur de la peau est foncée, scarlatiniforme; elle est maxima dans les plis et les régions où s'exercent des pressions.

La peau est constamment épaissie; devenue trop large pour les parties sous-jacentes en raison de l'amaigrissement et des lésions du réseau élastique, elle forme dans les aines, les aisselles, sur le bas-ventre, des bourrelets volumineux.

Le cuir chevelu est habituellement squameux, même un peu rouge. La face, tuméfiée, indurée, prend un aspect étrange. La peau du tronc est sèche, lisse ou légèrement desquamante. Certains malades ont des accès de sueurs profuses, d'autres un suintement eczématiforme. Les poils tombent de toutes parts.

Le prurit est un des signes fondamentaux; il est généralisé, continu, intense et rebelle; il provoque toutes sortes de complications cutanées.

Aux lésions mycosiques s'ajoutent des lésions cutanées accessoires : lésions de grattage, condylomes, taches pigmentaires, bulles, etc.

Les adénopathies sont constantes; elles peuvent atteindre le volume d'un œuf de poule. La rate et le foie sont habituellement volumineux. La fièvre est fréquente. L'amaigrissement devient parfois excessif. La mort survient avec des phénomènes de cachexie analogues à ceux de la forme vulgaire.

A côté du mycosis à forme érythrodermique, on peut classer l'affection décrite par Kaposi sous le nom de *lymphodermie pernicieuse*. Dans cette dermatose, les téguments peuvent se prendre dans leur totalité : le malade est d'un rouge bistre de la tête aux pieds; la peau est infiltrée et donne au toucher la sensation d'un œdème dur, plus ou moins accentué suivant les régions. Par places, il se produit de véritables tumeurs aplaties en gâteau. Le prurit est intolérable. Le malade finit par mourir dans le marasme. Dès que la mort est survenue, toutes les lésions cutanées s'évanouissent. Entre les divers types que nous venons de décrire, il existe de nombreuses variétés intermédiaires.

Lésions. — **Pathogénie.** — Les recherches histologiques ont révélé l'infiltration du derme par de nombreuses cellules, surtout par des cellules conjonctives et lymphatiques; sous leur poussée, le tissu conjonctif se transforme en tissu réticulé. Avec les progrès de la maladie, l'épiderme peut s'altérer. Les tumeurs mycosiques sont dues principalement à l'accumulation des cellules, qui devient considérable dans le derme cutané.

Les recherches expérimentales, microbiologiques et autres n'ont pas encore révélé la nature de la maladie.

Les théories anatomo-pathologiques du mycosis peuvent être classées en trois chapitres :

1° Le mycosis est une forme de sarcomatose (Kaposi, Siredey). Il semble démontré aujourd'hui que le mycosis n'a aucune parenté avec les sarcomes de tout ordre.

2° Le mycosis est une forme de lymphadénie (Ranvier, Darier, Leredde). (V. Lymphadénie et Leucémie, Sang.)

5° Le mycosis constitue une espèce pathologique indépendante.

La cause réelle de la maladie nous échappe entièrement. Son origine infectieuse paraît bien probable : elle se rapproche de la lèpre et de la syphilis par ses manifestations diffuses, comparables aux lésions secondaires, et par ses lésions tardives, plus graves, plus importantes que les lésions initiales (Leredde). Cependant le mycosis n'est pas contagieux.

Diagnostic. — Le diagnostic du mycosis fongoïde à **forme circonscrite** est facile à la période des infiltrations diffuses et des tumeurs. Il l'est moins au début de la maladie. Un prurit rebelle survenant vers l'âge de quarante ans. s'accompagnant plus tard d'accidents érythémateux ou urticariens, doit faire soupçonner le mycosis.

Des lésions eczémateuses disséminées et persistantes et accompagnées de prurit prolongé et d'adénopathies dénoncent aussi la maladie.

A une période plus avancée, on peut penser à une *sarcomatose* à distribution irrégulière. Les sarcomes ont une évolution lente, mais progressive ; ils ne s'ulcèrent presque jamais ; l'examen microscopique dissipe tous les doutes.

Le mycosis sous ses **formes érythrodermique** et **lymphodermique** simule les érythrodermies exfoliantes primitives et secondaires et le pityriasis rubra.

Les *érythrodermies exfoliantes primitives*, où l'on voit une exfoliation abondante et continue, ne s'accompagnent pas de prurit, ni d'adénopathies importantes ; l'examen des urines y révèle de l'hypoazoturie.

Les *érythrodermies exfoliantes secondaires* s'accompagnent d'une exfoliation encore plus marquée que les précédentes ; le prurit y est inconstant, les adénopathies minimes ; l'urée est diminuée dans les urines.

Le *pityriasis rubra* ne s'accompagne ni d'épaississement du derme, ni de suintement et aboutit à une période d'atrophie cutanée.

L'examen microscopique peut toujours servir à différencier ces maladies du mycosis fongoïde.

Gaucher, Joltrain et Brin ont appliqué la pratique de la réaction de Wassermann au *séro-diagnostic* du mycosis fongoïde, en employant des extraits alcooliques ou alcoolo-acétoniques de tumeurs mycosiques, en dilution au dixième dans l'eau physiologique. Les résultats obtenus ont été des plus nets.

Traitement. — On ne connaît encore aucun traitement pathogénique du mycosis fongoïde.

Traitement interne. — Le traitement arsenical possède à son actif des améliorations indéniables. On ne devra y renoncer qu'après insuccès constaté. L'injection d'arséniate de soude à doses croissantes, jusqu'à 30 milligrammes par jour, peut amener, suivant Wolters, la résorption des infiltrats et des tumeurs. Brocq a prescrit avec succès le cacodylate de soude à doses progressives de 20 à 60 centigr. par jour. Tous les composés arsenicaux peuvent également être utilisés.

Les préparations iodiques, l'iodure de potassium en particulier, semblent aussi avoir donné quelques résultats.

On tâchera, en outre, de soutenir les forces du malade en lui faisant suivre une hygiène rigoureuse, en lui donnant des toniques, quinquina, fer, etc. On combattra la diarrhée dès son apparition.

Traitement local. — Le but du traitement local est de maintenir les téguments en état d'asepsie suffisante, de réduire les lésions dans la mesure du possible et surtout de calmer le prurit.

Le malade sera pansé dans les formes érythrodermiques et les formes étendues au moyen de corps gras, axonge *fraîche*, vaseline. cold-cream, huiles stérilisées (Leredde).

Vidal, Brocq ont amélioré l'éruption en appliquant des pommades à l'acide pyrogallique au dixième ou au cinquième.

Les préparations phéniquées, salicylées, les poudres à l'aristol, au sous-nitrate de bismuth, peuvent être appliquées sur les tumeurs avant l'ulcération profonde.

Quand l'ulcération d'une tumeur est suivie de suppuration abondante, il est indiqué d'intervenir chirurgicalement et de pratiquer l'ablation au bistouri ou au thermocautère.

Les phénomènes pruritiques, souvent très rebelles, nécessitent l'emploi de pommades au salicylate de méthyle à 5 ou 10 pour 100, renouvelées deux fois par jour, des pommades phéniquées, ichthyolées, mentholées, de l'hydrothérapie tiède, etc. (V. PRURIT).

Tout en ne constituant pas une médication héroïque du mycosis fongoïde, puisque, même dans les cas heureux, on est obligé de tenir constamment les malades en surveillance, la *radiothérapie* donne cependant dans cette affection des résultats fort satisfaisants.

On a récemment essayé les applications de radium avec quelque succès.

Aussi le mycosis fongoïde dans ses formes généralisées devant toujours échapper à l'action chirurgicale, peut-on dire avec Brocq que son traitement par la *radiothérapie* dans les formes généralisées, par la *radio* ou la *radium-thérapie* dans les formes circonscrites, est une des plus belles et des plus indiscutables applications de ces méthodes.   *FERNAND TRÉMOLIÈRES.*

MYDRIASE. — V. PUPILLE.

MYÉLITES AIGUËS. — L'inflammation aiguë de la moelle est secondaire à une infection ou à une intoxication. Les autres causes ne jouent que le rôle de causes prédisposantes.

Elle survient dans le cours d'une infection générale (variole, rougeole, fièvre typhoïde, rage, grippe, etc.; syphilis, tuberculose) ou locale (amygdalite, panaris, cystite, etc.). Les lésions de voisinage (abcès osseux) s'accompagnent plutôt de méningo-myélites à évolution subaiguë ou chronique. Les microbes qui abordent la moelle, soit par voie sanguine, soit par les lymphatiques des nerfs périphériques (névrite ascendante), ou qui agissent à distance par leurs toxines, n'ont rien de particulier; ils appartiennent à l'infection causale ou à une infection associée.

Les intoxications (plomb, arsenic, alcool, oxyde de carbone, ergot de seigle, etc.) produisent plutôt des lésions subaiguës ou chroniques.

Symptomatologie. — Les symptômes varient, non d'après l'infection ou l'intoxication causales, mais d'après la localisation de la lésion et sa rapidité d'évolution.

On distinguera : 1° les myélites cantonnées dans les cornes antérieures de la substance grise ou *poliomyélites antérieures aiguës*;

2° Les myélites occupant un territoire restreint mais prenant la plus grande partie de la coupe ou *myélites aiguës transverses*;

5° Les myélites s'étendant sur une grande hauteur de la moelle ou *myélites aiguës diffuses*;

4° Les myélites avec foyer disséminés dans la moelle, le bulbe, la protubérance ou *myélites aiguës disséminées*;

5° Les *myélites aiguës à localisations rares*.

Pour les *myélites syphilitiques* [V. MOELLE (SYPHILIS)].

1° **Poliomyélites antérieures aiguës.** — (V. PARALYSIE INFANTILE, POLIOMYÉLITES.)

2° **Myélites aiguës transverses.** — Deux grandes variétés suivant le siège.

a) Myélite dorso-lombaire. — Après un début, parfois très court, de quelques heures (myélite apoplectiforme), généralement de quelques jours, avec des douleurs rachialgiques et irradiations dans les membres inférieurs, de la faiblesse des membres inférieurs, quelquefois de la difficulté pour uriner, quelquefois de la fièvre, arrive la période d'état caractérisée :

Par une paraplégie flasque, complète. Les réflexes rotuliens sont abolis, les réflexes cutanés exagérés, le réflexe des orteils se fait en extension. La participation des sphincters se traduit au début par de la rétention, plus tard par une incontinence d'abord consciente, puis inconsciente.

Par des troubles de la sensibilité subjective (douleurs violentes dans les lombes, en ceinture, dans les membres inférieurs), objective (diminution, quelquefois dissociation ou retard, exceptionnellement hyperesthésie).

Par des troubles trophiques et vaso-moteurs : tendance à l'érythème et à la mortification de la fesse, de la région trochantérienne, du talon, de la face interne des genoux, *tendance à l'escarre sacrée* (decubitus acutus); refroidissement, cyanose, œdème des membres paralysés.

La myélite peut suivre une marche ascendante (mort par accidents bulbaires, par infection consécutive à une escarre, une cystite, par broncho-pneumonie); ou suivre une évolution chronique (apparition de la contracture, de phénomènes spasmodiques), ou régresser.

b) Myélite cervicale. — Les douleurs siègent surtout dans la nuque et les membres supérieurs. Ceux-ci sont paralysés; les réflexes radiaux et olécraniens sont abolis, les réflexes rotuliens sont conservés, souvent exagérés. Cette myélite s'accompagne généralement d'accidents bulbaires; quelquefois elle suit une marche descendante [V. MOELLE (SYPHILIS)].

5° **Myélite diffuse. Paralysie ascendante aiguë. Maladie de Landry.** — Si, cliniquement, la maladie de Landry est assez bien définie par son évolution rapide et sa marche ascendante, sa nature exacte reste discutée; on doit la considérer comme un syndrome que l'on rapportera tantôt à une myélite aiguë soit diffuse (avec réaction méningée et réaction ganglionnaire), soit localisée aux cornes antérieures, tantôt à une polynévrite. Elle serait plus fréquente chez les hommes, surtout chez les adultes.

Le début est analogue à celui de la myélite transverse dorso-lombaire, seulement il ne dure pas plus d'un ou deux jours et s'accompagne souvent de phénomènes généraux plus marqués : fièvre, 38° à 39°, nausées, vomissements.

La paraplégie est rapidement complète; elle est flasque avec abolition des réflexes rotuliens. Les sphincters sont tantôt intéressés, tantôt indemnes. Les troubles de la sensibilité sont variables, tantôt nuls, tantôt consistant en douleurs vives ou en fourmillements, en anesthésie incomplète ou même en hyperesthésie. Les troubles trophiques ou vaso-moteurs sont également variables et, si la peau rougit en certains endroits, l'atrophie et les escarres n'ont pas le temps de se développer. Les réactions électriques sont normales. Presque toujours il y a de la fièvre, 39° à 40°, le pouls est à 120.

La paralysie gagne rapidement les membres supérieurs; c'est encore une paralysie flasque, avec abolition des réflexes olécraniens et radiaux. Le cou est pris à son tour : la tête tombe inerte sur l'oreiller.

Bientôt apparaissent des phénomènes bulbaires. La respiration, rapide et superficielle, est à type costal supérieur, irrégulière et suspirieuse, parfois elle prend le type de Cheyne-Stokes. Le malade parle lentement, à voix basse, presque aphone. La déglutition est difficile, la langue et les lèvres se paralysent, la salive s'écoule au dehors. Le réflexe massétérin est aboli; on a signalé exceptionnellement la déviation de la face d'un côté, la chute d'une paupière. L'intelligence est intacte, sauf quelquefois à la fin, où peut survenir un délire tranquille.

Le pouls devient filiforme : le malade meurt par asphyxie en 5 à 12 jours. On a signalé des cas avec régression, le malade pouvant être emporté plus tardivement par une broncho-pneumonie, et même des cas avec guérison : il s'agirait alors vraisemblablement de polynévrites, plutôt que de myélites. Exceptionnellement la maladie peut débuter par les membres supérieurs et suivre soit une marche ascendante, soit à la fois une marche ascendante et descendante. La lymphocytose du liquide céphalo-rachidien n'est pas exceptionnelle dans le syndrome de Landry; dans les formes graves on peut même observer une réaction polynucléo-lymphocytique.

4° **Myélites aiguës disséminées.** — Deux variétés :

a) La *forme paraplégique*, qui se présente comme une myélite transverse dorso-lombaire, mais avec en plus des symptômes de foyers bulbaires et protubérantiels : troubles bulbaires, paralysie des muscles des yeux, lésions des nerfs optiques.

b) L'*ataxie aiguë* (Westphal), qui rappelle la sclérose en plaques. L'ataxie prend d'emblée les quatre membres, avec parfois de la prédominance d'un côté; il s'agit plutôt de parésie et de lenteur dans les mouvements que d'une véritable paralysie. Il n'y a ni troubles des sphincters, ni de la sensibilité. Les réflexes tendineux sont exagérés, les cutanés diminués. Il existe du tremblement spontané ou intentionnel des membres et de la langue, du nystagmus horizontal. La parole est traînante et scandée; les pupilles réagissent mais sont parfois inégales et irrégulières; on peut trouver des troubles psychiques : altération de la mémoire, modification de l'état mental pouvant aller jusqu'à la démence.

Après un début aigu ou subaigu, la maladie évolue avec des alternatives de rémission et d'aggravation et aboutit souvent au tableau de la SCLÉROSE EN PLAQUES (v. c. m.).

5° **Myélites aiguës à localisations rares.** — Trois variétés principales :

a) La *myélite annulaire*, qui est localisée surtout à la substance blanche. Elle s'accompagne plutôt de phénomènes spasmodiques, d'exagération de réflexes, sans troubles sphinctériens, sensitifs ou trophiques, et tend à la chronicité.

b) La *myélite centrale* ou *péri-épendymaire*. — La paralysie est flasque avec atrophie musculaire; les troubles sensitifs sont intenses avec parfois dissociation syringomyélique.

c) La *myélite unilatérale* [V. MOELLE (SYPHILIS)] s'accompagne du syndrome de Brown-Séquard plus ou moins complet : hémiparaplégie du côté de la lésion avec hémianesthésie du côté opposé et zone d'hyperesthésie au-dessus.

Diagnostic. — En dehors du diagnostic avec les polynévrites, le diagnostic différentiel des myélites est généralement facile; le point le plus délicat est souvent le diagnostic étiologique : quand il est incertain, on doit toujours penser à la possibilité de la syphilis. On doit éliminer :

Les *polynévrites* : on sera parfois réduit à des probabilités, dans le cas de syndrome de Landry notamment. Un début par des troubles subjectifs de la sensibilité, l'envahissement simultané des nerfs craniens et des nerfs des membres inférieurs, une inégale répartition des troubles moteurs avec prédominance sur les muscles extenseurs, l'intensité des phénomènes sensitifs subjectifs et objectifs, la douleur à la pression des troncs nerveux, l'intégrité des sphincters, la rétrocession et une guérison complète feront plus penser à une polynévrite qu'à une myélite.

La *paralysie hystérique*, qui s'accompagne de troubles variables de la sensibilité d'origine suggestive, sans modification des réflexes, sans troubles des sphincters, sans phénomènes trophiques.

Les *paralysies intermittentes chez les anciens paludéens*, avec troubles de la sensibilité et des sphincters, qui durent quelques heures et disparaissent dans une crise sudorale, et les *paralysies périodiques*, qui débutent brusquement la nuit chez des individus bien portants, par une paralysie flasque des quatre membres et du tronc, avec intégrité de la sensibilité et des sphincters, et se terminent vers midi; les accès peuvent être quotidiens, hebdomadaires, etc.

La *méningite spinale*, où les douleurs rachialgiques et irradiées sont surtout intenses, tandis que les paralysies, l'anesthésie, les troubles sphinctériens, l'abolition des réflexes manquent ou sont tardifs.

Traitement. — [V. Moelle (Syphilis)]. Pendant la période aiguë : immobilisation complète au lit; révulsion le long de la colonne (ventouses scarifiées, glace), purgatifs (calomel). L'ergot de seigle a été préconisé.

Après la période d'augment. : révulsion le long de la colonne (pointes de feu, teinture d'iode); galvanisation prudente de la moelle et des nerfs. La faradisation et le massage des muscles ne sont généralement pas indiqués. L'iodure de potassium et surtout les toniques sont souvent ordonnés.

Contre les douleurs on utilisera : l'opium, la morphine, l'antipyrine, le salicylate de soude, les bromures, le chloral, etc., les bains chauds.

Les soins de propreté constituent la partie la plus importante du traitement. L'asepsie de la région sacrée, le matelas d'eau permettant quelquefois d'éviter l'escarre qui, quand elle est constituée, sera pansée avec une pommade à l'iodoforme ou à la poudre de Lucas-Championnière. En cas de rétention, le cathétérisme vésical sera pratiqué avec les plus grandes précautions d'asepsie. Tout début d'infection vésicale sera combattu par des lavages à l'eau boriquée et au nitrate d'argent.

BRÉCY et BAUER.

MYÉLITES CHRONIQUES. — Le plus souvent chroniques d'emblée, quelquefois secondaires aux myélites aiguës, les myélites chroniques ont la même étiologie que ces dernières.

Ce chapitre devrait comprendre toutes les maladies chroniques de la moelle, systématiques ou non, à l'exception des maladies familiales ou néoplasiques, mais, comme les plus importantes sont décrites comme des entités morbides [V. Tabes, Sclérose en plaques, Scléroses combinées, Sclérose latérale amyotrophique, Atrophie musculaire progressive, etc., ou dans d'autres articles : V. Moelle (Syphilis, Compression), Mal de Pott], il se trouve en réalité des plus réduits.

On a décrit plusieurs formes de myélites chroniques :

La *myélite chronique transverse* dorso-lombaire ou cervicale, dont la symptomatologie sera donnée à propos de sa variété la plus importante, la myélite syphilitique chronique.

La *myélite annulaire*, qui est plutôt une méningo-myélite, et la *myélite hémilatérale*, avec syndrome Brown-Séquard, qui sont généralement d'origine syphilitique.

La *myélite cavitaire*, dont l'individualité clinique est très discutée et qui s'accompagnerait des mêmes symptômes que la syringomyélie.

La *myélite chronique diffuse*, dont il existerait deux variétés, l'une qui serait la forme chronique de la maladie de Landry, l'autre, paralysie générale spinale diffuse de Duchenne, avec signes de myélite et de poliomyélite antérieure, qui paraît n'être en réalité qu'une polynévrite.

Traitement. — Si la syphilis existe, appliquer le traitement spécifique [V. Moelle (Syphilis)].

On a préconisé contre le processus chronique, la révulsion le long de la colonne, la galvanisation de la moelle, l'iodure de potassium, les eaux de Lamalou.

Contre les douleurs, on utilisera tous les analgésiques (antipyrine, acétanilide, exalgine, opium et dérivés, pulvérisations de chlorure de méthyle, etc.); contre les anesthésies, les frictions, les bains excitants, l'électricité.

Les troubles moteurs flasques seront combattus par l'électrisation, massage, l'hydrothérapie, la strychnine; les troubles moteurs avec contracture par le massage, la gymnastique avec rééducation, les solanées et les opiacés; les rétractions tendineuses par une intervention chirurgicale.

Les troubles trophiques seront l'objet des plus grands soins : propreté des régions du décubitus, usage de la poudre de quinquina ou de Lucas-Championnière, emploi du matelas d'eau; pansement antiseptique des escarres.

Contre les rétentions d'urine, on aura recours au cathétérisme pratiqué aussi aseptiquement que possible; contre l'incontinence, à l'urinal ou même parfois à la sonde fermée à demeure; contre la cystite, aux lavages à l'eau boriquée et au nitrate d'argent; contre la constipation, aux purgatifs et aux lavements.

Enfin le traitement général ne sera pas négligé (bonne alimentation, glycéro-phosphates, ferrugineux, huile de foie de morue, arsenic, cacodylate, kola, etc.).   *BRÉCY.*

MYOCARDE (**INFARCTUS**). — Les artères coronaires, largement anastomosées vers la base du cœur, affectent vers la pointe le type terminal. Qu'une thrombose due à une artérite oblitérante, qu'une embolie, fait beaucoup plus rare, viennent oblitérer une artériole, l'absence d'anastomose empêchera la circulation de se rétablir dans un territoire circonscrit du muscle cardiaque; une nécrobiose des éléments constituants sera la conséquence de cet arrêt brusque de l'apport sanguin. Ce foyer de nécrose peut amener la rupture du cœur ou se laisser envahir par la sclérose et guérir par une sorte de cicatrice ou de plaque fibreuse, favorisant à son tour le développement d'un anévrisme partiel du cœur.

L'infarctus du cœur ne peut guère être soupçonné en clinique. La thrombose coronarienne peut tuer brusquement par syncope. Parfois des crises d'angine de poitrine par athérome des coronaires sont des phénomènes prémonitoires; ces crises sont plus ou moins fréquentes, peuvent être subintrantes et se terminer par la mort, soit lentement par insuffisance du myocarde, soit subitement par syncope.

Quelquefois, par contre, l'infarctus ne se manifeste par aucun trouble fonctionnel ou physique et la plaque fibreuse qui en résulte reste latente.

Enfin, l'infarctus peut ne se révéler cliniquement que par les symptômes de la rupture du cœur, ou ultérieurement par l'apparition d'un anévrisme [V. Cœur (Rupture), Anévrisme].   *E. DE MASSARY.*

MYOCARDITES. — Seul de tous les muscles striés, le myocarde accomplit un travail qui ne comporte aucun repos. Cette activité continue nécessite une large irrigation, apportant à la fibre musculaire les matériaux destinés à soutenir son énergie et emportant les déchets provenant d'une combustion intense. Cette large irrigation sanguine est donc la sauvegarde du myocarde à l'état physiologique. Par contre, lorsqu'une affection quelconque apporte une modification à la composition du sang, soit en l'infectant par des germes, soit en y introduisant des toxines, le myocarde est un des premiers organes qui en ressent les effets. Cette voie d'infection ou d'intoxication n'est pas la seule. Placé entre deux séreuses, dont les causes d'inflammation sont fréquentes, le péricarde et l'endocarde, intimement uni à ces séreuses par des communications lymphatiques, le muscle cardiaque n'est jamais indemne quand ces séreuses sont malades, soit isolément, soit surtout simultanément. Toujours en effet la péricardite ou l'endocardite, ou mieux l'endo-péricardite, s'accompagnent d'une inflammation plus ou moins accentuée du myocarde ; il y a donc inflammation diffuse de tout l'appareil cardiaque : il y a *pancardite* a-t-on dit. Mais il est juste d'ajouter que rares sont les cas où une de ces triples lésions ne prédomine pas.

Le mot de *myocardite* entraîne l'idée d'*inflammation*. Est-ce à dire que la pathogénie des accidents que l'on décrit sous ce nom soit univoque et relève toujours d'un processus phlegmasique ? La question n'est pas encore résolue, sauf pour la *myocardite suppurée*, affection rare d'ailleurs, dont la nature inflammatoire n'est pas discutée. Pour tous les autres cas, de beaucoup les plus nombreux, les anatomo-pathologistes, s'appuyant sur des preuves histologiques également sérieuses, affirment, les uns qu'il ne s'agit que d'un processus de dégénérescence ou de nécrose, les autres au contraire, qu'un véritable travail irritatif est la cause première des lésions observées,

Ces discussions, en somme, ne comportant pas de sanction pratique, importent peu. Ce qu'il faut savoir c'est que, comme tout organe, le myocarde est composé de cellules actives entourées d'une gangue celluleuse.

En général, le processus pathologique frappe ces deux éléments, mais à des degrés inégaux. Quand c'est la cellule musculaire qui succombe la première, la myocardite est dite *parenchymateuse* ; les symptômes sont alors précoces et l'évolution rapide ; cliniquement donc, la myocardite est *aiguë*. Quand, au contraire, la gangue celluleuse est la plus atteinte, la myocardite est dite *interstitielle* ; après une phase aiguë possible, mais non constante, le développement exubérant du tissu conjonctif, tissu banal de soutien, étouffe les éléments actifs, les cellules musculaires ; mais, en ce cas, l'évolution est longue, insidieuse et torpide ; cliniquement, la myocardite est *chronique*. Entre ces deux formes extrêmes existent des transitions nombreuses. Les limites ne sont donc aucunement tranchées. D'ailleurs telle myocardite peut, comme la myocardite diphtérique, par exemple, passer par une phase aiguë initiale, et se terminer ultérieurement avec les allures plus lentes d'une affection devenue chronique (V. Myocardite aiguë, Myocardite chronique).

E. DE MASSARY.

MYOCARDITE AIGUË. — Donner une définition anatomique précise de l'inflammation aiguë du myocarde est difficile. Si, en effet, les lésions macroscopiques des myocardites sont caractéristiques, les modifications histologiques sont diverses et les théories pathogéniques qui tentent de les expliquer sont contradictoires.

A l'autopsie le cœur est mou, flasque ; il s'étale sur la table comme un linge mouillé (Louis) ; sa coloration est pâle, feuille morte (Laënnec) ; des ecchymoses sous-péricardiques marbrent sa surface. A un examen plus minutieux, on découvre des stries jaunâtres alternant avec des lignes violacées.

Enfin ses cavités dilatées contiennent des caillots nombreux.

Mais quelle est la cause intime de ces modifications macroscopiques ? La solution de ce problème a suscité des discussions qui ne sont pas encore épuisées. Jadis, dès 1852, Virchow pensait que la myocardite était due à une inflammation purement parenchymateuse. Plus tard, en 1870, Hayem attribuait à l'inflammation du tissu conjonctif une part prépondérante. Ces deux théories, également exclusives, eurent depuis chacune leurs défenseurs. En réalité, elles contiennent toutes deux une part de vérité : qu'une infection ou une intoxication frappe le myocarde, les deux éléments constitutifs réagissent chacun pour leur propre compte : la cellule musculaire subit des modifications comme la cellule conjonctive : il est vrai d'ajouter, cependant, que, suivant des causes, soupçonnées actuellement, mais encore peu précises, tantôt les lésions sont prédominantes sur la fibre musculaire, tantôt, au contraire, c'est le tissu conjonctif dont les réactions sont les plus marquées. On peut donc décrire, un peu schématiquement il est vrai, la *myocardite aiguë parenchymateuse*, la *myocardite aiguë interstitielle*.

Pathogénie et étiologie. — Pour comprendre la genèse de ces diverses variétés de myocardites aiguës, il faut tenir compte de la virulence des agents pathogènes, de la résistance plus ou moins grande de l'organisme et du muscle cardiaque, facteurs opposés ou alliés suivant les cas.

Si, dans quelques observations, il fut possible de mettre en évidence des bacilles d'Eberth ou des pneumocoques dans des coupes de myocardites aiguës, il n'en est pas moins vrai que ces constatations sont cependant restées des exceptions. Par contre, reproduire par expérimentation des myocardites aiguës typiques, en injectant simplement des toxines (toxine diphtérique ou toxine pyocyanique), est chose facile. Dans ces expériences furent produites des lésions, à la fois irritatives et dégénératives des fibres musculaires et du tissu cellulaire ; mais quelquefois cependant se montrèrent certains symptômes de la myocardite, sans qu'ultérieurement furent constatées des lésions du myocarde ; on admet dans ces cas que la fibre musculaire est atteinte fonctionnellement, mais non organiquement ; dans d'autres cas, enfin, la toxine exerce son action nocive, non plus sur le muscle cardiaque, mais sur les nerfs du cœur et les centres vaso-moteurs.

En clinique toutes les infections ou toutes les intoxications peuvent retentir sur le muscle cardiaque ; mais quelques-unes ont une action prédominante.

La *fièvre typhoïde*, surtout lorsqu'elle a une certaine gravité, se complique fréquemment, dans le cours du deuxième ou troisième septennaire, de myocardite aiguë.

La *diphtérie*, surtout la diphtérie toxique, frappe souvent le cœur, soit pendant la période d'état, soit, peut-être plus fréquemment, pendant la convalescence.

Des infections diverses, comme l'*érysipèle* grave, l'*infection puerpérale*, la *grippe*, la *pneumonie*, les *fièvres éruptives*, et particulièrement la *scarlatine*, les *fièvres palustres graves*, etc., sont à signaler.

Enfin le *rhumatisme articulaire aigu*, dans ses formes graves et prolongées frappe non seulement les séreuses, l'endocarde et le péricarde, mais encore quelquefois le myocarde.

Parmi les *intoxications*, il faut citer surtout l'*alcool*, l'*oxyde de carbone*. Quant aux *auto-intoxications*, elles sont représentées soit par le *surmenage cardiaque*, soit par les diverses *dyscrasies*.

L'action de toutes ces causes efficientes est favorisée par une faible résistance de l'organisme, ou par une tare cardiaque antérieure résultant de l'hérédité, du surmenage ou d'une lésion ancienne.

Symptômes. — Toujours secondaire et apparaissant dans le cours ou dans la convalescence d'états graves, infectieux ou toxiques, la myocardite aiguë est une affection dont le début se cache derrière les symptômes plus accentués de la maladie primitive.

Les **troubles fonctionnels** qui peuvent la démasquer sont vagues ; ils sont communs à toutes les lésions cardiaques : *dyspnée* plus ou moins intense, *palpitations* avec ou sans angoisse, *douleurs précordiales* simulant parfois de véritables crises angineuses, produites probablement par distension aiguë du cœur.

Tous ces symptômes sont inconstants ; la myocardite peut se manifester uniquement par une complication brusquement mortelle, ou n'être reconnue que par un examen systématique du cœur.

Les **signes physiques** par contre sont caractéristiques. Le résultat immédiat de la myocardite est de diminuer la force de contraction du muscle cardiaque. Cette diminution se manifeste en clinique par plusieurs signes : d'abord le *premier bruit est affaibli*, puis il disparaît, le second bruit persiste, quoique moins éclatant que normalement. L'*impulsion cardiaque est diminuée*, et la palpation ne fait plus percevoir qu'une ondulation vague. Le cœur se laisse distendre, d'où augmentation de la matité, et quelquefois même apparition d'un souffle systolique doux, à la pointe, d'insuffisance mitrale par dilatation ; ce souffle disparaît quand la faiblesse du myocarde augmente.

Le rythme est modifié ; le plus souvent existe de la *tachycardie*, avec ou sans intermittences. Lorsque l'accélération est très rapide, le rythme cardiaque rappelle celui du fœtus ; égale est l'intensité des deux bruits, égale la durée des deux silences ; ainsi est constitué ce que Stokes dénommait *rythme fœtal*, ce que Huchard désigne par le néologisme *embryocardie*.

Le pouls est très petit, faible, rapide, intermittent, quelquefois incomptable. La circulation veineuse se fait mal, mais les œdèmes n'apparaissent que dans les cas complexes.

La durée de la myocardite aiguë est variable suivant des facteurs multiples : gravité de la maladie causale, résistance du sujet, thérapeutique suivie. Cette durée peut être interrompue par des complications graves : *collapsus cardiaque, syncope*.

Les crises de *collapsus* sont annoncées par la cyanose des lèvres, la pâleur du visage, le refroidissement des extrémités, les sueurs, l'affaiblissement du choc précordial, la disparition du pouls; ces crises peuvent durer de quelques minutes à quelques heures, elles cessent par le rétablissement progressif des fonctions du cœur, mais peuvent reparaître plus ou moins fréquemment. Trop souvent d'ailleurs les fonctions cardiaques cessent progressivement et la mort en résulte par asphyxie.

Dans d'autres cas, une *syncope* enlève brusquement le malade, sans phénomènes prémonitoires, sans cause, ou à l'occasion d'un simple mouvement.

Le **pronostic** est donc singulièrement grave, mais non désespéré; si les complications peuvent être évitées, le muscle cardiaque reprend peu à peu sa vigueur primitive, et la guérison peut être complète, guérison apparente cependant, car le tissu conjonctif, hyperplasié par cette atteinte aiguë, s'organise, amorçant ainsi une myocardite scléreuse, menace sérieuse pour l'avenir.

Diagnostic. — Les troubles fonctionnels ne sauraient suffire à caractériser la maladie : les troubles du rythme cardiaque, bradycardie, tachycardie, arythmie, sont fréquents dans le cours des maladies aiguës, et surtout pendant la convalescence; ils ne signifient pas que la fibre musculaire soit touchée. Si discutée que soit encore leur pathogénie, ces troubles du rythme cardiaque semblent relever surtout de l'action des toxines sur le système nerveux cardiaque, central ou périphérique, bulbaire ou névritique. Il en est ainsi très probablement dans la grippe, maladie dont le retentissement sur le système du pneumogastrique est si particulier.

Le diagnostic ne peut donc se faire que par la constatation des signes physiques : affaiblissement du premier bruit, dilatation cardiaque avec augmentation de la matité; ces deux signes pourraient faire croire également à une péricardite avec épanchement, mais, dans ce dernier cas, la matité s'accroît plus rapidement et devient beaucoup plus étendue; de plus, le rythme cardiaque ne rappelle pas le rythme fœtal, si spécial à la myocardite aiguë.

Traitement. — Traiter d'abord la maladie causale, telle est la première indication. Dans la fièvre typhoïde, la méthode des bains, tièdes ou froids, a puissamment contribué à rendre très rare la myocardite, si fréquente jadis. De même, dans la diphtérie, les injections précoces de sérum font éviter les complications cardiaques.

Quand la myocardite est crainte, il faut recommander l'immobilité la plus absolue, éviter tout mouvement inutile; s'il est nécessaire de donner des bains, ne le faire qu'avec prudence.

Contre la myocardite elle-même, un des remèdes les plus efficaces est l'application sur la région précordiale d'une vessie de glace, application permanente, ou application avec intermittences. L'action tonique du froid est supérieure à celle des révulsifs cutanés qui mettent en jeu l'excitabilité de la région précordiale pour agir sur les centres nerveux cardio-vasculaires. Les frictions, le tapotage de la région précordiale, le massage vibratoire, ne seront donc que des adjuvants, devant être employés d'ailleurs avec prudence.

Quant aux médicaments toniques du cœur, ils ne seront utilisés qu'avec une grande surveillance ; la digitale, par exemple, peut ralentir simplement un cœur faible et dilaté sans le tonifier. D'une action plus sûre sont les autres toniques : caféine, spartéine, huile camphrée, éther. Ces médicaments devront être administrés en injections hypodermiques.

L'état général sera soutenu soit par des injections sous-cutanées de sérum artificiel, soit par des toniques généraux : alcool, acétate d'ammoniaque, etc.

Ces différentes médications seront continuées longtemps, et ce n'est qu'avec de grandes précautions que l'on autorisera les premiers mouvements.   *E. DE MASSARY.*

MYOCARDITE CHRONIQUE. — La myocardite chronique existe rarement isolée, elle fait en général partie d'un syndrome anatomo-clinique, mal défini d'ailleurs, l'*artério-sclérose.* Cependant, la myocardite chronique a par elle-même des caractères anatomiques et des manifestations cliniques qui permettent de lui attribuer, dans l'artério-sclérose, ce qui lui revient en propre.

Lésions. — La myocardite chronique est caractérisée anatomiquement par la sclérose et l'hypertrophie du muscle cardiaque, avec association fréquente mais non constante de la dilatation des cavités.

L'augmentation de volume du cœur est quelquefois considérable. Le cœur, qui normalement pèse 270 grammes, atteint le poids de 400, 700 et 900 et même 1000 grammes dans les hypertrophies considérables. Son aspect est globuleux ; sa consistance dure, résistante ; sa coloration gris pâle ; tels sont les caractères généraux. Mais, à un examen plus attentif, on voit que la sclérose n'est pas uniformément répartie, elle se présente sous forme de *foyers,* tantôt en traînées linéaires, tantôt en îlots étoilés ; ces foyers sont en nombre variable, peu nombreux dans la *myocardite discrète* ou *circonscrite,* ils sont au contraire confluents dans la *myocardite diffuse.* Suivant leur âge, suivant leur vascularité, on les divise en foyers de *sclérose molle* et en foyers de *sclérose dure.*

Les foyers de sclérose siègent de préférence dans les parois du ventricule gauche et dans le septum interventriculaire ; ils déforment fréquemment les piliers charnus de la valvule mitrale.

Comme lésions concomitantes, et de même nature, on trouve fréquemment : de l'aortite chronique avec ou sans insuffisance et rétrécissement aortique ; des coronarites, et enfin des plaques opalescentes, scléreuses, sur l'endocarde ou le péricarde. Les plaques scléreuses de l'endocarde acquièrent une importance capitale lorsqu'elles siègent, ce qui est fréquent d'ailleurs, sur un appareil valvulaire ; c'est ainsi que la grande valve de la mitrale, particulièrement vulnérable, peut être déformée, d'où résulte une double lésion : insuffisance mitrale et rétrécissement sous-aortique par sclérose du canal mitro-aortique.

L'*examen microscopique* révèle des altérations des vaisseaux, du tissu conjonctif interstitiel, des fibres musculaires.

Les *vaisseaux intra-myocardiques* sont atteints de péri-artérite et d'endartérite ; au centre d'un îlot scléreux on voit quelquefois des artères oblitérées, reconnaissables uniquement par leurs tuniques élastiques; par contre, existent des foyers scléreux avec vaisseaux perméables.

Le *tissu conjonctif interstitiel* est représenté par des travées plus ou moins épaisses, des cercles tantôt périvasculaires, tantôt périfasciculaires; il est fibroïde dans la sclérose dure, riche en éléments lymphatiques et parcouru par des veinules et des capillaires dilatés dans la sclérose molle.

Quant aux *fibres musculaires*, celles qui sont dans le voisinage des îlots scléreux ou surtout celles qui sont encerclées par des bandes fibreuses, présentent différents types de dégénérescence; les plus lointaines sont au contraire hypertrophiées.

Pathogénie. — Peu de questions furent plus discutées. La plupart des auteurs attachèrent aux lésions vasculaires une importance primordiale; d'autres au contraire firent de la myocardite le résultat d'une inflammation lente et même chronique portant simultanément sur les vaisseaux, le tissu conjonctif et la fibre musculaire.

Dans le premier groupe se rangent les défenseurs de la doctrine des *scléroses régionales d'origine ischémique*. Hippolyte Martin pensait qu'après une oblitération vasculaire les fibres musculaires dégénéraient et que la trame conjonctive s'hypertrophiait pour prendre la place des fibres musculaires disparues par malnutrition : c'était une *sclérose dystrophique*. Ziegler fit des îlots scléreux des cicatrices d'*infarctus nécrosiques*.

Ces théories pathogéniques, qui peuvent expliquer la production de foyers isolés de sclérose, ne sauraient rendre compte de la production des foyers confluents de sclérose diffuse. Dans ces cas, la théorie de Brault est plus satisfaisante : il ne s'agirait plus de lésions dystrophiques, mais bien de lésions irritatives par *action directe des agents sclérogènes* sur la trame conjonctive du myocarde, action de même ordre que celle qui détermine les lésions artérielles. La disparition des fibres musculaires marche parallèlement à l'envahissement du tissu conjonctif et cette disparition résulte également de l'action directe des agents pathogènes.

A côté de ces deux ordres de causes de sclérose il en existe une troisième : la *sclérose diffuse par stase*, sclérose due à la stase veineuse et à l'œdème persistants du myocarde sous l'influence des crises répétées et prolongées d'asystolie.

Étiologie. — De même que l'artério-sclérose, qui coïncide si fréquemment avec elle, la myocardite chronique a comme facteurs étiologiques principaux les *intoxications* et les *infections*. Parmi les agents toxiques, il faut citer en première ligne : l'alcool, le plomb, le tabac. Puis viennent les auto-intoxications : goutte, diabète, l'arthritisme en général, le mal de Bright. Toutes les maladies infectieuses peuvent retentir sur le myocarde : fièvre typhoïde, scarlatine, grippe, diphtérie, pneumonie, syphilis, etc.; et même le rhumatisme articulaire aigu, qui non seulement affecte une prédilection toute particulière pour les séreuses cardiaques (endocarde et péricarde), mais encore peut créer une myocardite tendant à devenir chronique. Ces diverses infections agissent soit directement par leurs agents microbiens, soit indirectement par leurs toxines; il est probable que, dans ces cas, la myocardite chronique n'est que le reliquat cicatriciel d'une myocardite aiguë antérieure.

Les maladies organiques du cœur, causées elles-mêmes par une maladie infectieuse, s'accompagnent fréquemment de sclérose cardiaque. Dans ces cas, le fonctionnement anormal du muscle, sa vascularisation défectueuse, sont autant de causes qui entretiennent et développent la sclérose primitivement toxique ou infectieuse.

Enfin la myocardite scléreuse s'observe fréquemment chez le vieillard; le cœur sénile n'étant que l'aboutissant d'intoxications ou d'infections multiples, subies dans le cours de l'existence.

Telles sont les différentes causes efficientes de la myocardite chronique. Leur action est d'autant plus forte qu'elles frappent sur des sujets prédisposés dont le cœur est en état de moindre résistance soit par une hérédité vicieuse, soit parce qu'il est déjà lésé par des atteintes antérieures.

Symptômes. — L'évolution de la myocardite chronique est très lente; la durée peut être de plusieurs années. Pendant ce temps la maladie passe par des phases successives, très différentes les unes des autres.

Pendant une *première période*, la plus longue, n'existent que des troubles relevant de l'*hypertension artérielle*. Le malade n'accuse encore que des troubles transitoires : des palpitations, de la précardialgie, quelquefois de véritables crises d'angine de poitrine de pathogénie discutée, des vertiges. Enfin, on note, assez souvent même, quelques troubles des fonctions rénales : polyurie, albuminurie légère avec indices de dépuration urinaire insuffisante : céphalée, bourdonnements d'oreille, mouches volantes, troubles digestifs, crises de dyspnée. Bref, le malade éprouve tous les signes de l'*artério-sclérose*. Si on examine son appareil cardio-vasculaire, on trouve le cœur souvent arythmique, par crises, impulsif, en état d'éréthisme, mais non encore hypertrophié. Le pouls est tendu, le sphygmomanomètre indique une tension élevée.

Souvent enfin existent les symptômes physiques d'une affection concomitante, aortite, lésions valvulaires diverses.

Cette première période procède assez fréquemment par poussées successives, et les différents symptômes fonctionnels apparaissent sous l'influence d'une cause passagère : trouble digestif, émotion, fatigue physique ou cérébrale, maladie intercurrente. Entre les poussées aiguës, calmées par un régime approprié, peuvent se montrer des rémissions, quelquefois très longues.

Pendant la *période d'état*, les symptômes cardiaques et les symptômes artériels coexistent : c'est la *période cardio-artérielle* de Huchard. Les signes fonctionnels se précisent, deviennent plus fréquents, plus sérieux.

La *dyspnée* est le plus important : d'abord dyspnée d'effort se produisant par intervalles, avec des alternatives de recrudescence et de rémission, ou pouvant durer des mois. Elle simule quelquefois l'asthme. Comme pendant la première période, ces accès de dyspnée ont une cause : écarts de régime, émotion, fatigues, etc; mais il suffit alors d'une cause des plus légères. Quant à l'origine même de la dyspnée, il est difficile de la préciser : troubles cardio-pulmonaires par dilatation d'un myocarde scléreux succombant sous un surcroît de travail; spasme vasculaire périphérique par action de toxines alimentaires (*dyspnée toxi-alimentaire* de Huchard); diminution de la perméabilité rénale (dyspnée urémique); troubles dyspeptiques agissant par réflexe sur la circulation pulmonaire; poussée aiguë d'aortite, etc.

L'examen du cœur fait percevoir des modifications importantes portant sur le volume. Il y a *cardiomégalie*. C'est donc plus par la palpation que par l'auscultation que se fera le diagnostic. La pointe du cœur est déplacée en bas et en dehors, elle vient battre dans le sixième ou même le septième espace intercostal, à 6 ou 7 centimètres en dehors de la ligne mamelonnaire.

Le choc de la pointe est en général énergique, et soulève vigoureusement la paroi costale.

La percussion dénote une augmentation notable de la matité cardiaque et, par sa forme générale, indique que l'hypertrophie frappe surtout le ventricule gauche.

L'auscultation fait percevoir la *fréquence* et souvent l'*irrégularité des battements* du cœur. En outre, les bruits sont modifiés : le rythme à trois temps ou *bruit de galop* par dédoublement du premier bruit, s'entend aussi fréquemment que dans la néphrite interstitielle chronique. Le deuxième bruit est claqué, clangoreux même, soit par hypertension artérielle, soit par induration sigmoïdienne.

Tels sont les signes physiques, appartenant en propre à la myocardite chronique, que permet de constater l'examen méthodique du cœur. A ceux-ci s'ajoutent quelquefois les signes d'affections valvulaires dont la coexistence est possible; insuffisance mitrale par dilatation cardiaque, ou par athérome de la grande valve; rétrécissement mitral; insuffisance aortique.

Le pouls contraste avec l'éréthisme cardiaque; il n'est pas vif, bondissant, car les oscillations de la tension sont minimes, l'hypertension étant constante. En outre, le pouls est souvent accéléré, arythmique.

La *troisième période*, ou *phase asystolique*, s'annonce par une diminution des forces des contractions cardiaques et par une stase vasculaire. Cette *asthénie cardio-vasculaire* se traduit par des symptômes fonctionnels dont les deux principaux sont la diminution des urines et la dyspnée. Pendant la période d'état, le malade atteint de myocardite chronique est un polyurique; quand le cœur faiblit, la stase rénale qui en résulte a pour conséquence une diminution notable de la quantité d'urine.

Quant à la dyspnée, elle devient continue et n'est plus, comme précédemment, sans lésions anatomiques : une congestion des bases la légitime, mais en partie seulement.

Bientôt enfin apparaissent les œdèmes, les congestions viscérales et, particulièrement, la stase hépatique.

Le cœur se laisse dilater; sa force de contraction diminue, ses battements deviennent insensibles, la matité augmente encore; le bruit de galop disparaît; le premier bruit s'éteint ou, si le myocarde a encore quelque vigueur, est remplacé par un souffle systolique d'insuffisance valvulaire par dilatation.

Cette asystolie s'installe progressivement ou par poussées successives; cette dernière éventualité est plus fréquente; les premières crises d'asystolie, favorisées par des causes minimes, sont vite enrayées par le repos, le régime lacté et quelques toniques cardiaques. Mais, peu à peu, les crises deviennent plus rapprochées, plus longues, et le malade peut rester plusieurs mois en subasystolie ou en asystolie, ou mourir dans la cachexie avec phénomènes d'urémie lente se traduisant par le délire, l'anorexie et les vomissements, la dénutrition progressive et l'hypothermie.

Complications. — De nombreuses complications peuvent surgir pendant l'évolution de la myocardite chronique (V. ASYSTOLIE).

La *mort subite* est toujours à craindre, soit par angine de poitrine, soit par rupture du cœur consécutive à un infarctus cardiaque, soit par syncope.

La *mort rapide* peut être le fait d'une crise d'œdème aigu du poumon, d'une embolie pulmonaire résultant de coagulations sanguines intra-cardiaques, d'une thrombose cardiaque.

Mais c'est la *mort lente* qui est la terminaison la plus habituelle, soit après plusieurs mois d'une asystolie irréductible, soit par urémie lente, soit par complications du côté des séreuses, péricardite ou pleurésie.

Toutes ces complications, toujours possibles dans le cours de la myocardite, assombrissent le pronostic. Si l'affection suivait son cours normal, sa durée pourrait être très longue. « Elle procède par poussées et par rémissions; des périodes de tolérance de plusieurs années succèdent à des séries d'accidents qui semblaient devoir compromettre l'existence à brève échéance » (P. Merklen).

Diagnostic. — Les troubles fonctionnels isolés ne peuvent avoir une valeur diagnostique suffisante; chacun d'eux doit être suspect.

Les palpitations, les douleurs précordiales, les altérations du rythme cardiaque, relèvent beaucoup plus fréquemment de névroses, ou sont beaucoup plus fréquemment l'aboutissant d'un acte réflexe parti d'un organe splanchnique, que le résultat d'une myocardite chronique.

Il faut donc, de toute nécessité, avant de porter le diagnostic de myocardite scléreuse, constater en même temps que des troubles fonctionnels, des signes physiques indubitables : le premier en date est l'*hypertension artérielle permanente*, le second est l'*augmentation, également permanente, du volume du cœur*. Quand troubles fonctionnels et cardiomégalie permanente sont associés, le diagnostic est certain.

La confusion ne pourrait se faire qu'avec le *cœur gras* dont les symptômes rappellent ceux de la myocardite : dyspnée d'effort, œdème facile des bases, intermittences et arythmie; augmentation de volume du cœur; mais, points essentiels, il y a diminution de tension artérielle, diminution de l'énergie ventriculaire; phénomènes en contradiction absolue avec ceux qui caractérisent la myocardite scléreuse, au moins à son début et dans sa période d'état.

Une fois la myocardite chronique reconnue, il faudra déterminer si elle est isolée ou associée à d'autres lésions. Elle complique en effet la plupart des affections chroniques du cœur et de ses dépendances.

On la retrouve dans la *symphyse rhumatismale* du péricarde; on la trouve

également dans toutes les *cardiopathies valvulaires d'origine rhumatismale.*
Elle atteint donc son plus complet développement quand péricarde et endo-
carde sont simultanément lésés, dans le *grand cœur rhumatismal* de
Duroziez.

Enfin, la myocardite scléreuse n'étant en somme qu'une partie d'un syndrome plus complexe, l'artério-sclérose, il faut examiner le système artériel
périphérique et l'état des différents organes, particulièrement du rein, le
premier et le plus profondément touché.

Traitement. — Dans les deux premières périodes, tant que prédomine
l'hypertension artérielle, deux indications principales doivent être remplies :
enrayer les progrès de la sclérose cardiaque, diminuer la tension artérielle
pour diminuer par cela même le surcroît de travail du cœur.

De la première indication découlent principalement des règles hygiéniques. La myocardite chronique étant l'aboutissant de l'action de toxines
sur le cœur, il faut d'abord diminuer la production de ces toxines, et favoriser ensuite l'élimination de celles qui existent. C'est par le *régime alimentaire* que ce double but peut être atteint. Interdiction absolue de l'alcool
sous toutes ses formes; interdiction absolue des viandes faisandées de toute
nature; diminution ou même suppression momentanée des viandes; alimentation surtout végétarienne, avec régime lacté partiel. Mais il ne faut pas
maintenir trop longtemps ce régime, évidemment débilitant; pendant les
rémissions, une alimentation carnée, comportant toujours une quantité plus
considérable de légumes et particulièrement de féculents, peut être permise, à la condition formelle que les viandes, blanches ou rouges, soient
absolument fraîches. Faut-il permettre l'usage du sel? oui, mais en petite
quantité, dans les intervalles de bonne santé relative; non, pendant les
crises surtout si des œdèmes surviennent. D'ailleurs il sera bon de faire
faire, de temps en temps, des cures de régime déchloruré.

Il faut en plus, par une hygiène physique et morale rigoureuse, faire
éviter au malade les efforts, les fatigues, le surmenage cérébral et les
émotions.

A ces préceptes hygiéniques, il est utile de joindre un traitement médicamenteux. Les *iodures*, à faibles doses, sont à la fois des résolutifs employés
contre les lésions interstitielles néoformatives et des modificateurs de la circulation; ils diminuent la tension artérielle et par cela même rendent plus
facile le travail du cœur.

Les *massages*, les *frictions générales* au gant de crin, le *massage abdominal*, agissent dans le même sens. Enfin les *cures thermales* sont, à cette
médication, un adjuvant puissant. Parmi celles-ci il faut surtout citer :
Bourbon-Lancy, Royat, Néris, Luxeuil.

Moyennant toutes ces précautions, le malade atteint de myocardite scléreuse peut vivre avec son mal sans trop de désagrément. Mais il faut le surveiller. Pratiquement, il est de toute nécessité de connaître fréquemment
le taux de l'élimination urinaire. C'est la variation de ce taux qui doit guider
le traitement. Tant que l'élimination est normale, les complications restent
éloignées. Les urines viennent-elles à diminuer, l'albuminurie apparaît-elle,
les éliminations chlorurées ou azotées ont-elles tendance à devenir insuffi-

fisantes, il faut immédiatement prescrire le repos, un régime strict, lacté ou déchloruré. C'est en pareille circonstance qu'une cure à *Évian* trouve son maximum d'utilité.

Enfin, lorsque la troisième phase de la maladie est confirmée, apparaissent les indications tirées de l'état asystolique. Favoriser la circulation périphérique par le *repos*, le *régime lacté*, les *purgatifs*, telle est l'indication primordiale. Ensuite, et suivant les cas, deux autres indications surgissent : si la tension artérielle reste élevée, ne pas donner de toniques cardiaques, mais abaisser d'abord cette tension, véritable barrage apporté à la circulation; pour arriver à ce résultat, les diurétiques, et particulièrement la *théobromine*, sont les médicaments de choix. Si, au contraire, la tension artérielle est tombée au-dessous de la normale, ce sont les toniques cardiaques qu'il faut employer : *caféine, huile camphrée*, etc.

Reste à discuter l'opportunité de la *digitale*. Ce médicament, quand le cœur s'est laissé distendre pendant de longs mois, est souvent dangereux. « Donnée trop tôt, la digitale ralentit quelquefois le cœur, sans relever son énergie et sans le diminuer de volume, pouvant même augmenter momentanément sa dilatation, la cyanose et l'asphyxie. » (P. Merklen). C'est dire qu'il faudra, dans la myocardite comme dans maintes cardiopathies, préparer l'action de la digitale en favorisant primitivement une débâcle urinaire et intestinale; lorsque la surcharge du cœur a, pour ce fait, disparu, le muscle cardiaque, aidé par la digitale, peut retrouver son énergie.

Les complications, qui menacent le cardio-scléreux, ont toutes leurs indications thérapeutiques spéciales.[V. Angor pectoris, Syncope, Poumon (Œdème), Pulmonaire (Embolie), Urémie, Asystolie].

E. DE MASSARY.

MYOCARDITE SUPPURÉE. — Cette myocardite est caractérisée par la formation, dans l'épaisseur des parois du cœur, de véritables abcès. Tantôt le pus est simplement infiltré dans les interstices des fibres musculaires; tantôt il est collecté en nombre plus ou moins considérable de petits foyers miliaires; tantôt enfin existent des foyers plus volumineux mais plus rares. Lorsque ces abcès s'ouvrent, ils déterminent soit une péricardite suraiguë, soit, plus souvent, une endocardite ulcéreuse.

L'*étiologie* de cette affection est des plus obscures. La myocardite suppurée est rare; elle est habituellement consécutive soit à une maladie infectieuse, soit à la suppuration d'une région ou d'un organe voisins ou éloignés. Il faut en plus évidemment une prédisposition singulière du muscle cardiaque.

Les *symptômes* qui révèlent la myocardite suppurée sont de deux ordres : des symptômes généraux graves, analogues à ceux de l'endocardite aiguë, groupés de façon à représenter soit l'*état typhique*, soit l'*état pyohémique*; des symptômes locaux souvent intenses, tels que *douleurs précordiales* très vives, avec irradiations dans le dos et l'abdomen, accompagnées d'angoisse extrême.

Les contractions cardiaques perdent toute énergie, les bruits s'affaiblissent, le pouls est filiforme.

L'*évolution* est rapide, la durée n'est que de quelques jours; la mort est la conséquence soit de l'asthénie cardiaque, soit d'une complication embolique.

Le *diagnostic* repose sur la coïncidence de phénomènes cardiaques douloureux avec les phénomènes généraux graves de l'état typhique ou de l'état pyohémique. Il est d'ailleurs difficile de distinguer la myocardite suppurée de l'endocardite ulcéreuse.

Le *traitement* doit remplir plusieurs indications : combattre les infections primitives par des moyens propres à chacune d'elles; combattre la septicémie par le collargol (V. Endocardites aiguës); calmer les douleurs précordiales par l'application locale de la glace; soutenir le muscle cardiaque par la caféine, le sérum artificiel, l'huile camphrée.

E. DE MASSARY.

MYOCLONIES (CHORÉES ÉLECTRIQUES, PSEUDO-CHORÉES). — Sous le nom de myoclonies ou de chorées électriques, on désigne des contractions musculaires brusques, involontaires, semblables aux secousses provoquées par le choc électrique, non systématisées, tantôt localisées et tantôt disséminées, se répétant à intervalles variables. Le terme de myoclonie, encore que mal précisé, est préférable à celui de chorée électrique, ce dernier risquant de créer une confusion, et les secousses myocloniques étant très différentes des mouvements désordonnés, mais toujours assez amples, de la chorée de Sydenham ou de la chorée chronique.

Nous donnons ici une étude générale des myoclonies; nous dirons plus loin quelques mots des types les mieux différenciés.

Remarquons tout d'abord que le cadre des myoclonies est beaucoup moins étendu qu'on ne le croit souvent : un très grand nombre de cas étiquetés myoclonies se rapportent, en effet, à des tics, et quelques-uns à la chorée chronique. Nous ajouterons que la myoclonie n'est nullement une maladie; c'est un simple *syndrome*, se produisant sur un terrain spécial, à l'occasion de causes souvent mal déterminées.

Le *terrain* favorisant l'éclosion des myoclonies est la *dégénérescence*, dont on retrouve des stigmates chez presque tous les malades; souvent on note la coexistence avec d'autres affections nerveuses (épilepsie, hystérie, maladie des tics, paralysie générale, neuro-fibromatose, spondylose rhizomélique, etc.). La *cause provocatrice* des accidents peut être une *maladie infectieuse*, dans la convalescence ou à la suite de laquelle apparaissent les secousses musculaires, ou une intoxication gastro-intestinale, ou le surmenage, ou une émotion vive. Le rôle de l'*hystérie* semble être assez important ici. Dans quelques cas, les secousses myocloniques apparaissent comme symptômes d'une lésion méningée (Varist et Papillon, Papillon et Gy).

Quant aux lésions des myoclonies, elles sont inconnues; et d'ailleurs il paraît évident que le syndrome, variable dans ses manifestations et dans ses causes, doit ressortir à des altérations variables elles aussi, et même être très souvent un simple trouble fonctionnel de nature hystérique.

Symptômes. — Ce qui caractérise les myoclonies, ce sont des *troubles moteurs*, convulsions *toniques*, *cloniques*, *tétaniques* et *fibrillaires*. Le type *clonique* est le plus fréquent : les secousses apparaissent subitement, dans un ou plusieurs muscles, qui se contractent, puis se relâchent presque aussitôt; elles sont instantanées et involontaires, se produisent souvent sans cause appréciable, ou bien sont provoquées par un choc léger, un simple frôlement, ou le fait de relever les couvertures du lit où est couché le malade. Leur variété est telle que parfois elles ne produisent pas de déplacement notable des membres, et que, dans d'autres cas, elles déterminent des effets locomoteurs. D'ordinaire, elles débutent par un groupe spécial de muscles (muscles des membres inférieurs dans le type Friedreich) pour se généraliser ensuite; elles épargnent le plus souvent la face, mais peuvent aussi l'atteindre, peuvent se limiter à une moitié du corps. Heldenberg a décrit un type spécial dans lequel, à l'occasion d'un mouvement involontaire, survient dans les muscles antagonistes une contraction brusque susceptible d'empêcher ou d'arrêter le mouvement : le malade saisit-il un objet en contractant les fléchisseurs des doigts, aussitôt se produit dans les extenseurs une secousse assez brusque pour faire lâcher l'objet. Le plus souvent, les convulsions cessent pendant le *sommeil*, mais quelquefois elles persistent, ou, se reproduisant soudain, réveillent le malade; la *volonté* les arrête souvent, et reste parfois sans influence; les *émotions* les exagèrent toujours; la *percussion* des muscles et des tendons, et les diverses *excitations périphériques* les provoquent facilement. Au moment des convulsions, on entend, à l'auscultation des muscles, un bruit de rouet assez particulier.

Les contractions *toniques* sont plus durables et plus intenses; elles se produisent parfois en séries séparées par des intervalles tellement courts qu'elles acquièrent l'apparence *tétanique*. Quant aux contractions *fibrillaires*, elles ressemblent complètement aux trémulations fibrillaires des atrophies musculaires myélopathiques.

Les réflexes paraissent tantôt exagérés et tantôt diminués.

D'après Bastianelli, on noterait, dans certains cas, une augmentation inconstante de l'excitabilité électrique, avec persistance constante de la contraction après l'excitation; mais cette réaction électrique serait le propre d'un type spécial de myoclonie.

La sensibilité n'est pas atteinte, au moins dans les cas purs; il n'en est pas de même lorsque la myoclonie est associée à l'hystérie, ou mieux est d'origine hystérique.

L'intelligence n'est pas troublée du fait de la myoclonie; mais elle peut l'être du fait de l'affection causale.

La *marche* de la myoclonie est progressive, et sa durée peut être extrêmement longue; le pronostic reste pourtant assez favorable : l'amélioration est la règle, la guérison complète n'est pas exceptionnelle; mais les récidives sont fréquentes.

Diagnostic. — On voit combien la myoclonie peut varier dans sa forme; un élément seul persiste, constant, et caractérisant le syndrome : c'est la secousse musculaire, la convulsion, fibrillaire ou non, surtout clonique.

La brusquerie des mouvements permet de distinguer les myoclonies des *chorées* : dans celles-ci, les mouvements sont plus « ronds », ont une plus grande amplitude. C'est surtout avec les *tics* qu'il importe de ne pas les confondre, d'autant plus que l'association des deux affections n'est pas exceptionnelle, et que, « les tics eux-mêmes ayant été englobés dans les myoclonies, il faudrait passer en revue toutes les observations publiées sous ce titre, pour en extraire celles qui appartiennent vraiment aux tics » (Meige et Feindel). Les caractères différentiels principaux consistent en ce que les tics sont coordonnés et représentent ordinairement la répétition d'actes volontaires ou réflexes, qu'ils figurent des mouvements systématisés, tandis qu'au contraire les mouvements myocloniques sont tout à fait incoordonnés. Les troubles mentaux ne sont pas aussi habituels dans les myoclonies que chez les tiqueurs. Malgré ces éléments, le diagnostic reste d'autant plus difficile que le groupe des myoclonies englobe des faits disparates, et que sous ce nom on a réuni à tort un certain nombre d'observations de tics.

Il ne faut pas d'ailleurs se tenir pour satisfait lorsqu'on a porté un diagnostic de myoclonie : la myoclonie n'a que la valeur d'un symptôme ; et, de même que l'on ne se contente pas de reconnaître l'existence d'un souffle cardiaque ou d'une ascite, mais que l'on cherche à rattacher à une maladie définie le souffle ou l'ascite, de même il ne suffit pas de reconnaître la myoclonie, et l'on en doit rechercher la cause : ce diagnostic étiologique est beaucoup plus délicat, et nécessite une étude attentive des stigmates de dégénérescence et de l'ensemble du système nerveux ; il faut encore s'assurer que la myoclonie n'est pas la conséquence d'une maladie infectieuse ou n'est pas liée à des troubles gastriques, le traitement pouvant différer suivant la cause des accidents.

Types cliniques. — I. **Paramyoclonus multiplex de Friedreich.** — Ce type assez particulier est caractérisé par la prédominance habituelle des secousses myocloniques aux membres inférieurs. Il est étudié dans un article spécial (V. Paramyoclonus).

II. **Chorée fibrillaire de Morvan.** — Cette variété de myoclonie ne se distingue guère du paramyoclonus multiplex que parce qu'il s'agit de contractions fibrillaires, et non de contractions de tout le muscle comme dans le type de Friedreich. Ce caractère ne semble pas suffisant pour justifier la création d'une forme spéciale, étant donné que la répartition des secousses et l'évolution de l'affection sont les mêmes dans les deux cas.

III. **Chorée électrique de Bergeron-Hénoch.** — Ce syndrome appartient aux myoclonies et ne mérite pas le nom de chorée. Il est spécial à l'enfance, et se rencontre surtout chez des garçons déjà grands, à hérédité névropathique chargée.

La chorée électrique se manifeste par des secousses involontaires, brusques, rapides, n'empêchant pas les mouvements volontaires, disparaissant pendant le sommeil, et le plus souvent généralisées. A la tête les spasmes déterminent de brusques mouvements d'extension ou de flexion. Le tronc s'incline rapidement en avant ou en arrière : les épaules s'élèvent et s'abaissent en un instant, puis les bras se rapprochent et s'écartent du tronc. Les secousses sont tellement vives et fréquentes que d'ordinaire le malade doit renoncer à toute occupation. Parfois elles s'organisent en véritables paroxysmes, dans l'intervalle desquels s'observe un calme relatif. Les muscles respiratoires peuvent participer aux spasmes, et il en résulte des bruits involontaires, parfois des sortes d'éructations. Les mouvements sont exagérés par les émotions de toute nature.

Les secousses peuvent se localiser à la tête et aux membres.

Les convulsions ne s'accompagnent d'aucun autre trouble. La force dynamométrique, les réactions électriques des muscles sont indemnes. La sensibilité de la peau reste normale. Parfois l'état mental est légèrement affecté, et l'on constate de la tristesse ordinaire ou de l'angoisse au moment des accès. Les divers appareils ne présentent pas d'altérations : toutefois la dilatation de l'estomac existe souvent, et l'auto-intoxication qui en résulte a été parfois considérée comme représentant la cause des accidents.

L'affection débute d'ordinaire brusquement, souvent à la suite d'une frayeur ou d'une émotion. En général, elle évolue rapidement et se termine par la guérison, surtout sous l'influence de la suggestion. Elle ne représente, au moins dans la très grande majorité des cas, qu'une manifestation hystérique.

IV. **Myoclonie familiale avec crises épileptiformes, type Unverricht.** — Il semble bien qu'il s'agisse là d'une maladie à évolution spéciale. Elle n'est connue ni dans sa nature, ni dans ses lésions, aussi ne peut-on la désigner que par le nom de ses deux symptômes les plus frappants : la *myoclonie* et les *crises épileptiformes* ; mais, au contraire des autres myoclonies, ce type clinique, isolé par Unverricht, paraît avoir une véritable autonomie : c'est une maladie, et non un simple syndrome.

Les conditions étiologiques de l'affection sont constituées surtout par son caractère familial ; elle évolue sur un terrain de dégénérescence ; l'hérédité alcoolique a été signalée.

Toujours il s'agit d'enfants ayant eu des convulsions épileptiformes dans leur jeune âge ; les crises ne s'accompagnent pas forcément de perte de connaissance. Vers dix ou quinze ans, elles deviennent moins fréquentes, et peuvent disparaître alors que se développe la myoclonie : celle-ci est caractérisée par des secousses musculaires, marquées surtout aux membres et au tronc, moins nettes à la face. Comme Unverricht, Seppili a signalé des troubles du langage (bégaiement). Il a constaté en outre l'absence d'altérations de l'excitabilité électrique et mécanique des muscles. Dans quelques cas, les crises épileptiques persistent indéfiniment, et les secousses musculaires sont fortes et fréquentes, surtout avant les accès, pour diminuer ensuite.

Les malades finissent par être complètement immobilisés au lit, et par mourir dans la cachexie. Le pronostic est donc sévère.

Schupfer admet qu'il s'agit là d'une affection très spéciale, différente de la maladie des tics, du paramyoclonus de Friedreich ; seule l'hystérie peut la simuler. Elle aurait des liens étroits avec la maladie de Dubini, toutes deux étant d'origine infectieuse ou toxique, toutes deux pouvant se présenter de façon endémique.

V. **Nystagmus-myoclonie.** — Lenoble et Aubineau ont fait connaître, en 1906, un nouveau syndrome, qu'ils ont observé souvent en Bretagne, et qui est caractérisé avant tout par le *nystagmus*. Cette affection est *congénitale*, souvent *héréditaire et familiale*, et dure toute la vie avec les mêmes caractères. En voici les symptômes principaux :

Nystagmus essentiel (c'est-à-dire indépendant de toute lésion évolutive ou pathologique des yeux et de toute affection nerveuse acquise), ordinairement latéral, plus ou moins prononcé, parfois intermittent;

Secousses musculaires, fasciculaires ou fibrillaires, intéressant un muscle ou un groupe musculaire, pouvant survenir spontanément et être maîtrisées par la volonté, ne mettant pas obstacle à l'exécution des actes ordinaires de la vie, provoquées par le froid et, mieux encore, par la percussion. Ces secousses, ordinairement irrégulières, sont susceptibles de se généraliser à tout le corps ou à la moitié supérieure du corps; à la tête, elles peuvent être rythmiques et régulières (mouvements pendulaires de la tête);

Exagération fréquente des réflexes tendineux, surtout des réflexes patellaires; parfois des réflexes cutanés;

Sensibilité normale;

Troubles vaso-moteurs (rougeur, sueurs locales), assez fréquentes;

Coexistence habituelle d'anomalies de développement et de stigmates de dégénérescence.

Lenoble et Aubineau distinguent cinq types de nystagmus-myoclonie : 1° nystagmus essentiel, manifestation isolée; 2° nystagmus essentiel avec symptômes variables surajoutés (tremblement de la tête, asymétrie faciale, inégalité papillaire); 3° nystagmus essentiel avec symptômes nerveux spéciaux (exagération des réflexes, trépidation épileptoïde, signe de Babinski); 4° forme complexe, avec, en plus des signes précédents, des troubles trophiques, vaso-moteurs, intellectuels; 5° manifestation héréditaire et familiale du nystagmus essentiel, isolé ou associé aux autres signes déjà signalés.

La maladie frappe surtout les individus du sexe masculin, à hérédité chargée (alcoolisme, névropathies). Elle constitue un type intermédiaire aux myoclonies à tremblement fibrillaire (chorée de Morvan) et aux myoclonies à grandes secousses (paramyoclonus multiplex).

L'autopsie, faite dans un cas, n'a montré que des lésions nerveuses banales.

Traitement. — La myoclonie n'étant qu'un syndrome, il importe avant tout de traiter la maladie causale. Comme elle est souvent de nature hystérique, la suggestion peut avoir une heureuse influence; il en est de même de l'isolement et de l'alitement. L'hydrothérapie ne paraît pas convenir dans la cure des myoclonies : pour la majorité des auteurs, les douches, tièdes ou froides, de même que les bains, seraient contre-indiqués.

Il ne faut pas oublier le rôle étiologique que peuvent jouer les troubles gastriques, et, lorsqu'ils sont en cause, la myoclonie peut guérir en même temps que la dyspepsie, sous la seule influence du traitement de l'estomac (Massalongo).

La médication externe la plus usitée est l'électrisation (bains statiques prolongés ou franklinisation). Les résultats, souvent bons, sont inconstants.

De nombreux médicaments ont été préconisés, et peu ont répondu aux espérances qu'on avait fondées sur leur emploi : l'alcool, le valérianate de zinc, l'ésérine et le sulfate d'atropine en injections sous-cutanées, sont à peu près abandonnés. Les bromures ne paraissent pas avoir d'effets utiles. En dehors de l'hyoscine, efficace, mais dangereuse à manier, la cocaïne, proposée par Vanlair, aurait une influence réelle : on l'emploierait méthodiquement, à doses très faibles, en injections répétées. Lemoine pense qu'on pourrait essayer l'antipyrine et les médicaments analogues, qui ont fait leurs preuves dans la chorée.

La psychothérapie (v. c. m.) peut rendre aussi de réels services. (V. Tics, Discipline psychomotrice.) *H. GRENET.*

MYOKYMIE. — La myokymie (ou myochymie) a été étudiée par Kny et par Schultze, auquel elle doit son nom. Elle consiste en des secousses fibrillaires continues, qui se produisent dans les mollets, les muscles des extrémités et du tronc. En même temps, on note souvent des douleurs et de l'hyperhydrose. La myokymie est compatible avec une parfaite santé ; elle dure pendant des années, sans jamais altérer l'état général.

Comme les myoclonies, la myokymie, telle que l'ont décrite Kny et Schultze, ne paraît avoir aucune autonomie ; elle est symptomatique d'affections nerveuses diverses évoluant chez des dégénérés.

D'ailleurs la myokymie ne se localise pas seulement aux groupes musculaires signalés par les auteurs précédents : Bernhardt, Newmark et Frenkel l'ont vue limitée au territoire du facial. Dans le cas de Frenkel, il n'y avait ni douleurs, ni troubles vaso-moteurs. Ce même observateur a signalé une augmentation de l'excitabilité mécanique des muscles, une légère diminution de l'excitabilité faradique des muscles, et surtout du nerf, sans modifications qualitatives au courant galvanique. *H. GRENET.*

MYOMECTOMIE. — C'est l'extirpation d'un ou de plusieurs noyaux fibreux utérins avec conservation de l'utérus. Elle peut être *vaginale* ou *abdominale*, suivant que l'extirpation se fait par le vagin ou après laparotomie. Elle a été décrite et discutée ailleurs [V. Utérus (Fibrome)]. *J. L. F.*

MYOMES. — V. Tumeurs en général et les différents organes.

MYOPATHIE PRIMITIVE PROGRESSIVE. — La *myopathie primitive progressive* ou *dystrophie musculaire progressive* (Erb) est une affection héréditaire, familiale, à évolution progressive, caractérisée par l'affaiblissement et l'atrophie de certains groupes de muscles.

Cette affection n'a pas été érigée d'emblée en une entité clinique : la conception que nous nous faisons d'elle actuellement n'est que la synthèse d'une série de types cliniques décrits isolément et répondant pour la plupart à des localisations différentes de la maladie. Ces types morbides topographiques n'ont pas d'existence propre et rentrent dans la description générale de la myopathie primitive progressive.

Le premier de ces types avait été observé par Duchenne en 1861 : c'est la *paralysie pseudo-hypertrophique* ou myosclérosique, ou *paralysie hypertrophique de l'enfance*. Les travaux de Duchenne et d'Aran firent connaître ensuite l'atrophie musculaire progressive, dont la nature myélopathique fut plus tard démontrée et dont on tira divers types d'amyotrophie spinale. Dès lors la distinction était faite entre les amyotrophies avec lésions médullaires et les myopathies.

Mais, quoique l'autonomie des myopathies ait été démontrée par Landouzy et Dejerine, ces auteurs décrivirent un type de myopathie *facio-scapulo-humérale*, Erb isola une *forme juvénile*, puis apparurent les types *Leyden-Möbius* et *Zimmerlin*.

La synthèse de tous ces types, pour la plupart basés sur la topographie de l'atrophie musculaire, fut faite par Charcot et Erb qui démontrèrent l'*unité de la myopathie primitive progressive*. « Aussi, après avoir morcelé à l'extrême les amyotrophies primitives, est-on revenu aujourd'hui à une conception plus synthétique : on tend à les englober toutes sous la dénomination générale de myopathie primitive progressive (Brissaud). »

Notre description sera donc d'abord une synthèse de toutes les formes qu'on a décrites de cette maladie. Ces formes ne sont que des variantes que nous mentionnerons ensuite.

Étiologie. Pathogénie. — La myopathie primitive progressive est une maladie assez rare : Erb dans son mémoire de 1891 n'en compte que 100 cas. Elle survient surtout dans le jeune âge, rarement après 20 ans. La notion fondamentale qui domine son étiologie est l'*hérédité*; c'est le plus souvent une hérédité *similaire* : on peut trouver dans une même famille des types topographiques divers de la myopathie. L'hérédité se transmet en effet soit en ligne directe, soit en ligne collatérale : c'est donc une maladie familiale. Les autres notions étiologiques sont vagues : quelquefois, la maladie est apparue après une infection de l'enfance, souvent après la rougeole. Elle a pu éclore à l'occasion ou à la suite de fatigues excessives.

On ne connaît guère de cette affection que les lésions musculaires : le muscle atteint peut être supérieur, égal ou inférieur à la normale. Sur un muscle, normal en apparence, on peut voir disposées irrégulièrement des fibres atrophiées ou hypertrophiées. Les deux processus ne sont donc pas distincts; ils sont en rapport direct : le plus souvent l'hypertrophie précède l'atrophie. Le tissu interstitiel peut être hypertrophié ou riche en graisse. On a constaté des lésions des nerfs périphériques.

Ces lésions tendent à faire de la maladie une affection musculaire primitive dégénérative (Charcot, Landouzy, Dejerine). Cependant, une autre opinion admet l'origine centrale de l'affection qui serait une trophonévrose musculaire (Erb).

Description. — En général, le myopathique vient consulter le médecin parce qu'il s'inquiète de la faiblesse de ses membres; plus rarement il s'étonne de l'amaigrissement de certaines parties de son corps. Le médecin qui l'examinera sera frappé tout d'abord des modifications des formes extérieures : il pourra constater ensuite les caractères généraux de la maladie.

Formes extérieures des myopathies. — *Facies myopathique.* — On est frappé tout d'abord par la physionomie inerte et froide, sans expression, par l'air bêta et stupide que présente le malade. On a fait sur cette première impression bon nombre d'erreurs de diagnostic en prenant ces malades pour des imbéciles (Brissaud).

Le front est lisse, il a un *poli d'ivoire* (Landouzy, Dejerine).

L'œil est grand ouvert : l'occlusion des paupières est quelquefois impossible et la cornée remonte en haut. Cette occlusion incomplète est constante pendant le sommeil. Il existe aussi un certain degré d'exophtalmie (Pierre Marie et Guinon), mais ce n'est là pour Brissaud qu'un *pseudo-exorbitisme*

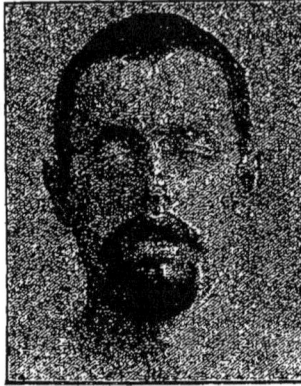

Fig. 125.   Fig. 126.

Fig. 125. — Myopathie progressive. Facies. Occlusion incomplète des yeux et de la bouche.
(Brissaud.)
Fig. 126.   Myopathie progressive. Déformation des lèvres. (Brissaud.)

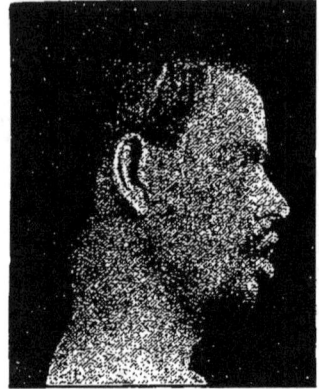

dû à l'arrondissement de la fente palpébrale par atrophie de l'orbiculaire. Un ou deux sillons curvilignes circonscrivent en bas le bord de la paupière inférieure (fig. 125, 126).

Les lèvres sont saillantes et forment un *museau*, un *groin* (Brissaud) qui donne à la physionomie une apparence bestiale. Quelquefois elles sont éversées « en bords de pot de chambre ». La lèvre supérieure peut être seule saillante et éversée, elle surplombe alors l'orifice buccal : c'est la *lèvre de tapir*. Ces différents aspects des lèvres sont dus à l'hypertrophie, mais si les lèvres sont au contraire atrophiées, elles sont amincies, la bouche est élargie : elle peut être ouverte au milieu en *moue* si l'atrophie prédomine en ce point ; elle peut au contraire prendre l'aspect *d'un huit de chiffre* si la partie médiane est respectée et si l'atrophie n'existe que sur les parties latérales (Brissaud). D'une façon générale, la bouche est élargie : en dehors des commissures, on constate une *fossette profonde* (Brissaud) ou un sillon *en coup de hache*.

Si l'on demande au malade de siffler, les lèvres se contractent, mais inégalement de chaque côté : il y a une asymétrie manifeste. Quand il se met à rire, il a une bouche « en cul-de-poule », ou bien l'asymétrie lui donne un « rire en travers », un rire jaune (Boix). Il a constamment l'air d'être vexé (Pierre Marie et Guinon).

Le *crâne* présente une conformation spéciale décrite par Pierre Marie et Onanoff et étudiée depuis par Regnault : il s'agit d'un aplatissement postérieur dû à une malformation de l'os occipital et à l'atteinte des muscles des gouttières vertébrales.

Le *cou* semble allongé (Brissaud); le trapèze est atrophié et, par suite, l'angle du bord externe du cou et du bord supérieur de l'épaule est très obtus et donne cette apparence d'allongement du cou (fig. 127). Les muscles du cou ne compensent plus mutuellement leur action et la *tête* s'incline à droite ou à gauche. Les *épaules* sont fuyantes en dehors, les bords spinaux des omoplates se détachent de la paroi thoracique (*scapulæ alatæ*). Quand le malade soulève les bras, les omoplates viennent faire saillie dans les creux susclaviculaires (Brissaud) (fig. 128, 129 et 130).

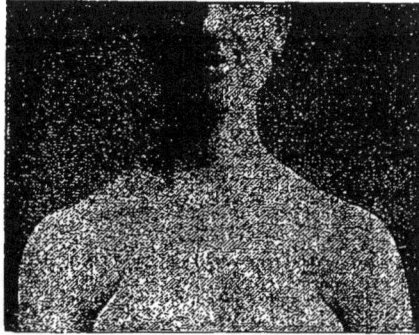

Fig. 127. — Myopathie progressive. Allongement apparent du cou. (Brissaud.)

Si l'on découvre le haut du **thorax**, on voit que sa face antérieure forme une surface plane ou quelquefois légèrement concave; les clavicules sont horizontales. Cet aspect est dû à l'atrophie des muscles de la paroi et surtout des pectoraux. Le diamètre antéro-postérieur du thorax est aplati. La circonférence inférieure de la cage thoracique présente un aspect spécial décrit par Pierre Marie sous le nom de *taille de guêpe* : au niveau des hypocondres, la base du thorax forme un angle rentrant qui resserre la taille et lui donne une petite circonférence.

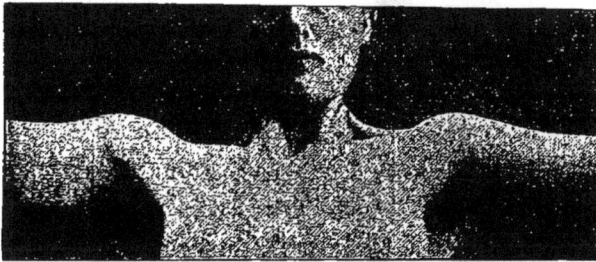

Fig. 128.

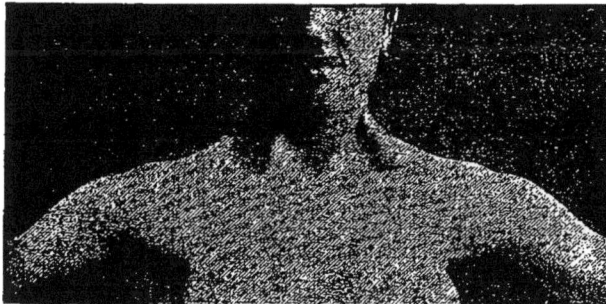

Fig. 129.

Fig. 128 et 129. — Myopathie progressive. Déformation du cou dans l'extension horizontale des bras. L'angle supéro-interne de l'omoplate vient faire saillie dans le triangle sus-claviculaire. (Brissaud)

Les *membres supérieurs* sont inertes, ballants; les avant-bras contrastent par leur volume plus considérable que celui des bras. Les mains sont le plus souvent indemnes.

Les *muscles de l'abdomen* permettent un renversement permanent du tronc en arrière : il en résulte une *ensellure lombaire* très marquée et une saillie des fesses, une croupe volumineuse qu'on a comparée à celle de la Vénus Callipyge ou à celle des femmes boschimanes (fig. 131).

La *démarche* des myopathiques rappelle la *démarche de canard* (Paul Richer et Marinesco) : c'est un dandinement dû à l'inclination du bassin du côté de la jambe oscillante et à l'inclination latérale du tronc du côté opposé.

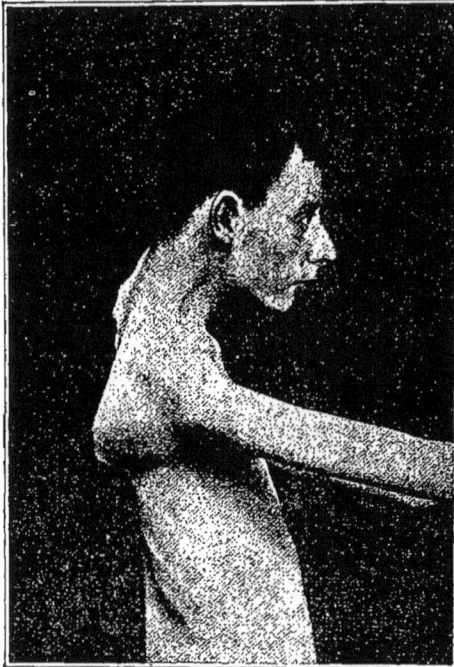

Fig 130. — *Scapulæ alatæ.* (Dejerine.)

Dans la *station debout*, les différents segments du corps sont situés obliquement les uns par rapport aux autres (Paul Richer) (fig. 132). La *station sur les talons* devient absolument impossible (H. Meige). Quelquefois on observe la *cyphoscoliose*.

Quand le malade est étendu par terre et cherche à se mettre debout, ses mouvements de *relèvement* sont caractéristiques : il se retourne sur le ventre, s'arcboute sur les pieds, puis ses mains viennent à la rencontre de ses pieds. Le malade fait alors un effort brusque sur les bras; il fléchit son bassin et s'aide des mains qui « grimpent le long de ses jambes ». L'aspect extérieur que nous venons de décrire suffit le plus souvent à poser un diagnostic dont on demandera la confirmation à l'étude des caractères de la myopathie.

Caractères de la myopathie primitive progressive. — L'étude analytique de la myopathie révèle les caractères suivants :

1º **Examen des muscles.** — L'inspection et la palpation feront reconnaître les modifications suivantes :

a) Atrophie musculaire. — Elle est presque toujours *localisée* et *élective*; il y a défaut d'harmonie entre les membres supérieurs et inférieurs, la *racine* des membres est surtout atteinte, l'amyotrophie est *symétrique*.

Aux membres supérieurs, elle atteint les muscles petit et grand pectoral sauf leur partie claviculaire, le grand dorsal, le grand dentelé, le rhomboïde, les muscles longs du cou, fléchisseurs du bras, biceps, brachial antérieur, long supinateur. Les muscles de l'avant-bras, surtout les fléchisseurs, sont respectés.

Aux membres inférieurs, ce sont les muscles fessiers, quadriceps fémoral, tenseur du fascia lata, péroniers, jambier antérieur.

A la face, l'ensemble des muscles de la *mimique* faciale est atteint : les masticateurs et les muscles de la langue sont en général respectés. Cependant il existe à Bicêtre, dans le service de Pierre Marie, un myopathique atteint de ptosis et d'atrophie des masticateurs.

b) Hypertrophie musculaire. — Elle est bien moins fréquente que l'atrophie. Elle peut coexister avec elle dans un même muscle; on peut, par exemple, dans les muscles deltoïdes et dans ceux de la cuisse, constater des saillies musculaires *en boule* dues à des faisceaux musculaires intacts (Dejerine). Quand l'hypertrophie est très marquée, elle siège surtout aux membres inférieurs (muscles fessiers, muscles des mollets), plus rarement aux membres supérieurs (deltoïde et triceps brachial), jamais à la face.

c) L'absence complète de tissu musculaire a été constatée par Erb, Landouzy et Dejerine.

d) On peut encore rencontrer un *état ferme* et *dur* dans les parties scléreuses ou la prédominance de *tissu adipeux*. On constatera également la *brièveté des corps charnus* (Brissaud).

e) Il y a *absence de contractions fibrillaires* à l'inverse de ce qu'on observe dans les amyotrophies spinales. Il y a cependant un certain nombre d'exceptions à cette règle.

f) Les *rétractions tendineuses* font partie du tableau clinique

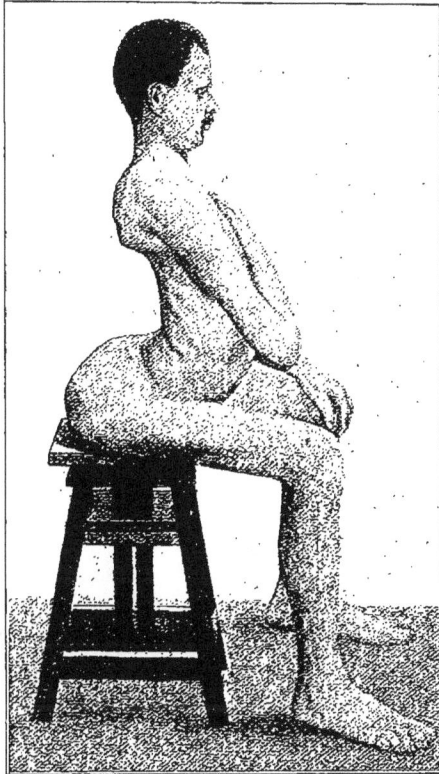

Fig. 131. — Myopathie progressive. Cambrure excessive dans la station assise (cas de Souques).

de la myopathie dans bon nombre de cas : la rétraction du tendon du biceps entraîne l'impossibilité de l'extension de l'avant-bras sur le bras. Au membre inférieur, on constate la griffe des orteils, le pied bot équin par rétraction du tendon d'Achille entraînant l'impossibilité de se tenir sur les talons.

2° **Examen des réflexes.** — Les *réflexes sont normaux*. Ils ne disparaissent que lorsque l'atrophie est extrême, en raison directe du volume des masses musculaires (Landouzy et Dejerine). Cependant on a constaté la disparition des réflexes, même au niveau des muscles non atrophiés (Léri).

3° **Examen électrique.** — La *réaction de dégénérescence est absente* (Erb). Il y a cependant des exceptions. Mais, en dehors de cette loi, il existe des altérations quantitatives : diminution de l'excitabilité galvanique et faradique en rapport avec le degré d'atrophie. Cependant on a constaté parfois des réactions électriques normales chez les myopathiques (Brissaud et Allard).

4° **Malformations squelettiques.** — Nous avons déjà décrit plus haut l'aplatissement postérieur du crâne, la cyphoscoliose. On peut constater, en dehors de ces malformations, la fragilité osseuse, les fractures spontanées (Hallion, Pierre Marie et Crouzon). Merle et Raulot-Lapointe ont montré par les radiographies la fréquence et l'importance de ces lésions osseuses chez les myopathiques.

5° **Etat mental.** — Quelquefois l'état mental est défectueux chez les myopathiques ; il faut regarder ces troubles intellectuels comme un stigmate de dégénérescence.

6° **Évolution** très lente de la maladie.

Types de la myopathie primitive progressive. — On a décrit un grand nombre de types de cette affection : le plus important est le type pseudo-hypertrophique de Duchenne, les autres sont des types topographiques, basés sur la localisation de l'affection.

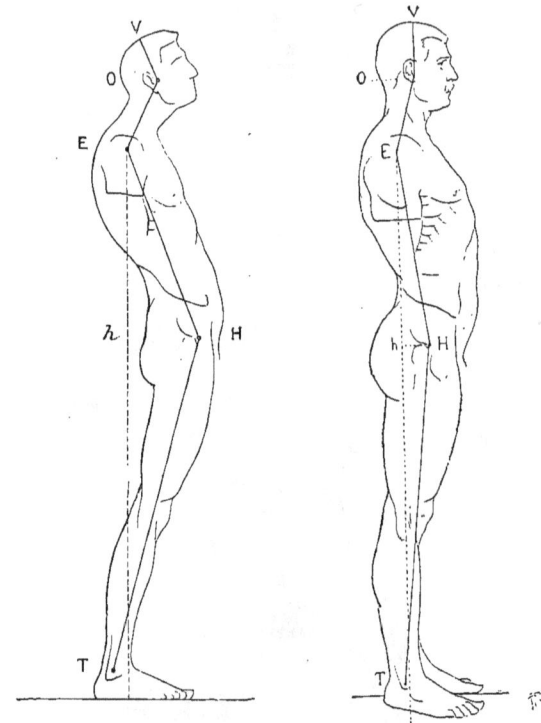

Fig. 152 et 153. — Disposition des segments du corps chez le myopathique et chez l'homme normal. — Chez le premier, l'obliquité des segments les uns sur les autres est augmentée. (D'après Paul Richer.)

1° *Type pseudo-hypertrophique* (Duchenne). — Il survient pendant la première enfance. Il est caractérisé par une pseudo-hypertrophie des muscles du mollet et de la jambe (jumeaux, soléaire, péroniers, jambier antérieur), de la cuisse (triceps et biceps crural) et des fessiers. Le malade a des *jambes de colosse* (fig. 154).

En même temps, on constate souvent l'atrophie des membres supérieurs. Quoi qu'il en soit, à l'hypertrophie des membres inférieurs succède l'atrophie. Quelquefois elle survient très rapidement ; l'hypertrophie n'existe que très peu de temps ; il s'agit dans ce cas d'une modalité fruste du type Duchenne.

2° *Type Leyden-Mobius.* — Il s'observe dans la deuxième enfance. L'affection débute par les membres inférieurs. L'évolution topographique est la même que celle du type pseudo-hypertrophique, mais il n'y a ici aucune hypertrophie. Dejerine identifie ce type avec le type de Duchenne.

3º *Type facio-scapulo-huméral* (Landouzy, Dejerine). — Ce type, dans l'enfance, débute le plus souvent par la face, et c'est alors surtout que le facies myopathique permet de faire le diagnostic. Il se généralise par les membres supérieurs.

4º *Type scapulo-huméral (juvénile d'Erb)*. — Il débute dans l'enfance, ou à la puberté. Tout récemment, cependant, Sézary, Chevet et Jumentié en ont mentionné un cas qui a débuté à 60 ans, au niveau de la ceinture scapulaire ou des muscles du bras. Les muscles de l'avant-bras et de la main sont respectés. La face est prise tardivement.

5º *Type Zimmerlin* — Il débute à la puberté par les muscles thoraciques et brachiaux.

6º *Type Eichhorst et Brossard*. — C'est une myopathie qui débute par les muscles de la cuisse et de la jambe.

Évolution. — L'affection a une évolution progressive, comme l'indique son nom même. L'évolution est très lente et peut être entrecoupée de rémissions. La progression est différente suivant les cas, et c'est cette progression qui a déterminé la différenciation des types topographiques. L'époque de la terminaison varie suivant l'âge auquel l'affection a débuté : les myopathies à début précoce, comme le type pseudo-hypertrophique, entraînent la mort en général avant 20 ans. Quand le début s'est fait tard, les myopathiques peuvent arriver à un âge avancé.

La mort survient le plus souvent par une affection pulmonaire : pneumonie ou tuberculose.

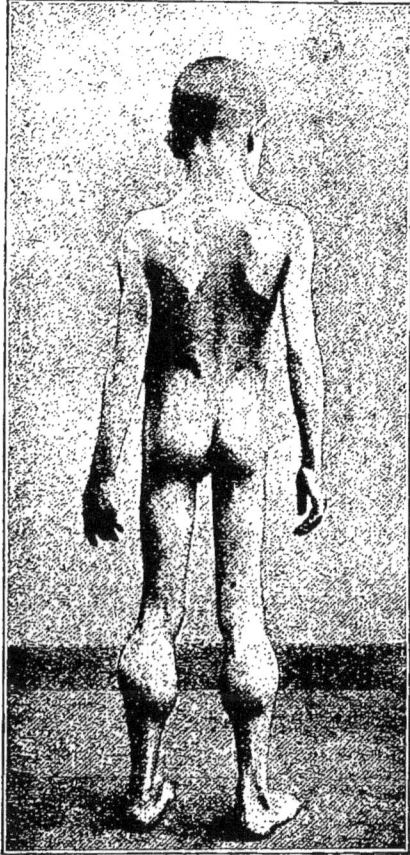

Fig. 134. — Type pseudo-hypertrophique de la myopathie (Dejerine).

Diagnostic. — Le diagnostic de la myopathie primitive progressive se fait, comme nous l'avons vu le plus souvent, par l'impression que donnent les formes extérieures du malade. Cependant, tout à fait au début, une atrophie localisée devra faire penser aux *amyotrophies* (v. c. m.) névritiques, réflexes, spinales, etc. Ce sont surtout les *amyotrophies spinales* (v. c. m.) ou myélopathiques qui prêteront à confusion. C'est alors que l'analyse des symptômes de la myopathie en donnera les caractères différentiels : les amyotrophies spinales s'accompagnent de contractions fibrillaires, de troubles des réflexes, de réaction de dégénérescence ; elles débutent à l'extrémité des membres; elles surviennent en général chez les adultes et ne sont pas héréditaires, sauf l'*amyotrophie Charcot-Marie* (v. c. m.).

Le diagnostic de la *myopathie pseudo-hypertrophique* devra être fait avec l'*obésité*, la *maladie de Thomsem* (v. c. m.), qui ne s'accompagne pas d'hypertrophie, mais de décontraction lente du muscle, avec la *luxation congénitale de la hanche* (v. c. m.), à cause de l'attitude du malade et de sa démarche.

Traitement. — Le traitement des myopathies est avant tout un traitement hygiénique : on évitera les fatigues, on recommandera les toniques. La médication opothérapique sera peut-être indiquée : il n'en a été fait encore que quelques essais.

Le traitement électrique devra être conseillé et pourra, sinon enrayer, du moins retarder la marche de l'affection. (V. Amyotrophies, Électrothérapie.)

O. CROUZON.

MYOPIE — Le plan focal principal de l'appareil dioptrique de l'*œil myope* (brachymétrope) est situé en deçà de la rétine. L'œil est trop long pour son appareil réfringent, ou bien l'appareil de réfraction est devenu plus puissant dans un œil de longueur normale. Les rayons parallèles venant de l'infini se réunissent en avant de la rétine (fig. 136).

L'image d'un objet placé à l'infini se fait en avant de la rétine et ne donne sur celle-ci qu'une image confuse due aux cercles de diffusion. Aussi le myope, afin de diminuer le nombre des rayons parallèles les plus excentriques et par conséquent les cercles de diffusion, cligne-t-il, d'où le nom de myopie (μύειν, cligner).

Si l'objet se rapproche, il émet des rayons divergents et l'image qui se forme en F (fig. 135) recule; lorsque cette image se formera exactement sur

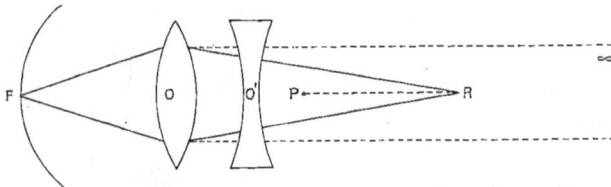

Fig. 135.

la rétine, elle sera au point conjugué de l'objet, et celui-ci sera au punctum remotum R (fig. 136). La myopie sera plus ou moins grande selon que ce punctum remotum R sera plus ou moins éloigné de l'œil. Si l'objet continue à se rapprocher, son image se fera mathématiquement en arrière de la rétine, toujours en un point qui sera, pour celui où se trouve l'objet, un foyer conjugué; mais l'accommodation intervenant, l'image restera sur la rétine, quel que soit le point où sera situé l'objet. Pourtant l'accommodation a des limites et il arrivera un moment où l'objet, se rapprochant sans cesse, ne pourra plus avoir son image sur la rétine; à ce moment l'objet sera au punctum proximum (P). Le myope voit donc au punctum remotum (R) sans accommodation, et au punctum proximum (P) avec accommodation.

La lentille divergente (O') qui rend parallèles les rayons convergents provenant de (P) indique le degré de myopie. La distance de R à P est le parcours d'accommodation et la puissance maxima d'accommodation mise en jeu pour voir nettement l'objet placé au proximum (P) est l'amplitude d'accommodation (A). Pour mesurer cette amplitude, on ajoutera à la lentille correctrice (O') une nouvelle lentille dont on augmentera la force réfringente jusqu'à ce que l'œil cesse de voir nettement à l'infini. Le verre divergent le plus puissant qui permettra encore la vision nette à l'infini donnera la mesure de l'amplitude d'accommodation.

La myopie est faible ou forte; les myopes faibles ont une vision très satisfaisante pour les besoins ordinaires, ils ont en plus l'avantage de ne pas être incommodés par la presbytie ou de ne porter des verres convexes que tardivement. La myopie faible va jusqu'à 2 dioptries, la myopie moyenne jusqu'à 5 ou 6 dioptries, et la myopie forte part de ce dernier chiffre. Ces limites dans les degrés n'ont, bien entendu, rien d'absolu. Si le myope n'a pas ou peu à souffrir, il n'en est plus de

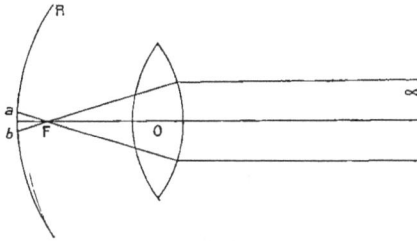

Fig. 136.

même des myopes forts qui ont souvent de l'asthénopie nerveuse et musculaire, du strabisme divergent périodique, sans compter que la situation est aggravée par les lésions du fond de l'œil, staphylome postérieur, choriorétinites et par des opacités du vitré, graves lésions qui peuvent encore se compliquer de cataracte et de décollement de la rétine.

La myopie peut survenir à la suite de lésions traumatiques de la cornée, de taies, d'iritis, de choroïdite, de modifications du cristallin au début de la cataracte; le diabète, la syphilis, le rachitisme, en sont vraisemblablement la cause dans certains cas.

Les données actuelles concernant l'*étiologie* et la *pathogénie* de la myopie n'ont aucune précision; elles doivent être admises avec réserve, car certaines ont tendance à consacrer des théories nullement prouvées. L'hérédité paraît avoir une certaine influence. Il est rare que l'enfant naisse myope, il est habituellement hypermétrope ou emmétrope, et il est probable qu'après avoir passé de l'hypermétropie à l'emmétropie, il passe de même à la myopie par une évolution toute naturelle, évolution qui se fait à l'âge où l'enfant va à l'école, et que l'on a, pour ce fait de coïncidence, appelé myopie scolaire. Cette dernière n'est pas prouvée. Il est certain au contraire que beaucoup d'enfants et de jeunes gens sont myopes, bien qu'illettrés. Donc, les théories de la myopie acquise par la scolarité et par les travaux qui nécessitent la vision rapprochée ne sont encore qu'hypothétiques.

La myopie peut être le résultat d'un pouvoir réfringent trop grand par conformation spéciale de la cornée ou du cristallin, quand elle n'est pas simplement axile, c'est-à-dire consécutive à un allongement dans le sens antéro-postérieur, allongement pur et simple, sans lésions.

Le *pronostic* est subordonné à l'étiologie. La myopie sans lésion, par simple conformation ou évolution, sans état pathologique, n'a que l'inconvénient de rendre nécessaire le port de verres, pour peu qu'elle soit prononcée. Au contraire, la myopie forte avec lésions du fond de l'œil est grave, parce qu'elle est souvent progressive et expose à de graves complications.

Le *diagnostic* est des plus faciles, soit par l'examen subjectif avec les verres, soit surtout chez les enfants, par la skioscopie. L'erreur à éviter est de confondre la myopie avec le spasme de l'accommodation.

Prophylaxie. Traitement. — Ce que nous avons dit de l'étiologie nous fait déjà pressentir combien on a exagéré les mesures de prophylaxie, soit par certaines méthodes d'écriture, soit par la recommandation de certaines attitudes, soit par un mobilier scolaire spécial. Assurément, il y a une hygiène oculaire qui consiste principalement dans un bon éclairage, dans l'absence de surmenage oculaire, l'œil fatigué pouvant souffrir comme tout autre organe du surmenage. Le reste est bien accessoire.

On corrigera la myopie par le verre le plus faible qui rend l'œil emmétrope et même par un verre plus faible encore si ce dernier est mal supporté. Pour la myopie faible au-dessous de quatre dioptries, les verres pour la vision éloignée sont seuls nécessaires ; au-dessus de quatre dioptries, des verres sont nécessaires pour la vision rapprochée afin d'éviter une trop grande convergence. La correction entière de la myopie peut être tentée, surtout chez des sujets jeunes ; elle est indiquée chez ceux qui la supportent bien. La myopie forte est justiciable de la cure chirurgicale par extraction du cristallin transparent chez les sujets jeunes, et lorsqu'elle atteint de 18 à 20 dioptries, et dans les cas où les lésions du fond de l'œil ne sont pas très accusées. *PÉCHIN.*

MYOSIS. — Rétrécissement de la pupille (V. Pupille).

MYOSITES. — I. MYOSITES AIGUËS. — Les inflammations aiguës des muscles sont toujours consécutives à une infection ; dans les myosites dites secondaires la manière dont se fait l'infection est évidente, ainsi on observe souvent à la suite de plaies exposées et infectées des muscles des myosites aiguës dont la pathogénie est facile à comprendre ; plus souvent encore les muscles sont infectés par contiguïté, c'est le cas notamment dans les myosites consécutives à un phlegmon des membres ou à un abcès par congestion, et aussi dans les psoïtis qui succèdent à un abcès périappendiculaire.

D'autres fois il s'agit d'une infection métastatique par voie sanguine ; à la suite d'une infection générale, la fièvre typhoïde surtout, l'infection puerpérale, les fièvres éruptives, l'érysipèle, la blennorragie, on peut voir apparaître dans un muscle, le grand droit de l'abdomen par exemple, un foyer de myosite suppurée : dans ces cas l'infection par voie sanguine est favorisée fréquemment par l'existence de lésions des fibres musculaires.

Le mode d'infection est beaucoup plus difficile à préciser dans les myosites dites primitives qui apparaissent sans causes appréciables et que les auteurs classiques attribuent au froid, au surmenage, aux mouvements forcés, ces myosites primitives se rencontrent presque exclusivement chez l'homme, surtout chez les sujets adultes et vigoureux se livrant à un métier pénible ;

les muscles travailleurs sont les plus souvent atteints, entre autre les
extenseurs de la jambe et du pied, les deux biceps, le psoas, les adducteurs
du bras, les pectoraux, le deltoïde; les inflammations du pectoral gauche
chez les forgerons ont été signalées avec une fréquence particulière ; dans
ces divers cas il paraît bien certain que le froid et surtout les contusions
ou les mouvements forcés jouent un rôle prédisposant important, mais une
infection n'en est pas moins nécessaire : dans quelques cas il s'agit sans
doute d'une infection générale passée inaperçue; le plus souvent la porte
d'entrée de l'agent infectieux doit être recherchée soit dans une petite
ulcération cutanée, soit dans une affection microbienne sans rapport apparent avec la myosite ; c'est ainsi qu'on a vu un abcès dentaire, un panaris,
un simple furoncle être suivis au bout de quelque temps d'une myosite suppurée dont le pus renfermait le même agent infectieux que la lésion initiale.

Lésions. — Les myosites aiguës peuvent être inflammatoires ou suppurées :

La *myosite inflammatoire* est caractérisée essentiellement par le développement de cellules embryonnaires qui se multiplient activement et
infiltrent tout le tissu interfasciculaire; les fibres musculaires entourées et
comprimées par ce tissu inflammatoire s'altèrent rapidement, se chargent
de granulations graisseuses et finissent par se résorber plus ou moins
complètement: le muscle ainsi altéré prend une teinte grisâtre, devient dur
et cassant, plus tard il se ramollit et prend l'aspect d'une sorte de bouillie
jaunâtre ; si les lésions ne vont pas trop loin, les fibres musculaires peuvent
se régénérer, mais souvent la destruction des fibres est complète, et le
tissu musculaire est remplacé par du tissu conjonctif inflammatoire qui se
transforme progressivement en tissu fibreux.

La *myosite suppurée* succède souvent à la forme précédente, la prolifération des leucocytes aboutit à la formation de nappes de pus jaunâtre,
qui, d'abord infiltré et disséminé dans le tissu musculaire, peut se collecter
pour former un abcès. D'autres fois, surtout dans les myosites consécutives
à une maladie infectieuse, le pus se forme dans un foyer sanguin infecté et
l'abcès se collecte autour d'un caillot ou d'une veine oblitérée. Les altérations des fibres musculaires sont les mêmes que dans la forme précédente,
mais elles sont toujours plus avancées et la guérison ne s'obtient jamais que
par formation d'une cicatrice fibreuse.

Symptômes. — La myosite aiguë s'annonce par une douleur fixe lancinante ou térébrante, et par une contraction musculaire qui imprime à la
région une déformation caractéristique : le membre se place dans une
attitude de flexion, les muscles voisins se contractant de façon à immobiliser et à relâcher le muscle enflammé qui dessine son relief sous la peau
souvent rouge et œdématiée. A la palpation, le muscle contracté donne la
sensation d'une masse dure qui résiste sous le doigt comme du bois ou de
l'os ; les mouvements spontanés sont impossibles, les mouvements commu-
niqués sont très pénibles et arrachent des cris au malade. Les phénomènes
généraux sont d'habitude peu marqués, c'est à peine si on note une fièvre
légère, de la soif, de l'inappétence, un peu d'embarras gastrique. Tous ces
accidents peuvent disparaître du dixième au trentième jour: la douleur

s'atténue, le muscle reprend peu à peu sa consistance et ses fonctions, restant seulement un peu douloureux pendant un certain temps ; d'autres fois le muscle subit une dégénérescence fibreuse donnant lieu à des rétractions et à des attitudes vicieuses permanentes qui peuvent entraîner une impotence fonctionnelle plus ou moins complète du membre.

Lorsque la suppuration se produit, les phénomènes généraux (fièvre, frissons, troubles digestifs) sont plus marqués, mais s'il s'agit d'une myosite secondaire, ces phénomènes, confondus avec ceux de la maladie causale, peuvent passer complètement inaperçus. Localement on constate, comme précédemment, de la douleur et de la contracture musculaire, puis l'abcès se collecte lentement formant une tuméfaction douloureuse, rouge et fluctuante au centre, œdémateuse ou indurée à la périphérie.

Chez les sujets affaiblis et déprimés à la suite de maladies, d'intoxications, de fatigues, de misère physiologique, la myosite suppurée peut revêtir la forme beaucoup plus grave de *myosite phlegmoneuse diffuse*, caractérisée par la diffusion des lésions, et l'intoxication profonde de tout l'organisme ; dès le début la maladie affecte les allures d'une infection générale grave, la température monte à 39 ou 40°, il y a des frissons répétés, des troubles digestifs, des troubles cérébraux intenses qui peuvent égarer le diagnostic, puis les phénomènes locaux apparaissent, au niveau du muscle on trouve une zone douloureuse, empâtée qui se ramollit progressivement et devient fluctuante. Les foyers de myosites diffuses peuvent être isolés ou multiples, mais dans tous les cas l'infection est très grave et la mort peut survenir rapidement comme dans les phlegmons diffus les plus graves avant que le pus soit collecté ; dans les cas moins grave, le pus se collecte, et si des incisions précoces sont pratiquées la guérison peut survenir, mais toujours lentement et après élimination de la plus grande partie du muscle, aussi la convalescence est toujours longue et pénible ; l'atrophie musculaire, la rétraction fibreuse et les attitudes vicieuses consécutives sont de règle.

Traitement. — Dans la myosite inflammatoire, le traitement très simple consistera seulement en repos, en immobilisation avec compression légère et applications émollientes ; lorsque la douleur sera calmée, le massage et l'électrisation seront indiqués pour aider à la régénération du muscle et prévenir la rétraction fibreuse.

Dans la myosite suppurée, dès que l'on sentira une collection fluctuante, il faudra ouvrir l'abcès et drainer largement de façon à donner une issue facile au pus et à éviter les décollements à distance : tant que la suppuration n'est pas tarie, faire journellement de grands lavages et des pansements aseptiques ; plus tard, lorsque la perte de substance est réparée, il faudra avoir recours au massage, à l'immobilisation, à l'électrisation pour prévenir les rétractions fibreuses.

Dans la forme de myosite phlegmoneuse diffuse, il faudra avant tout s'efforcer de remonter l'état général : les toniques, l'alcool à hautes doses, le sulfate de quinine, surtout les grandes injections de sérum pourront rendre de grands services : localement il faut aussitôt que possible inciser largement et drainer comme dans le phlegmon diffus.

II. — MYOSITES CHRONIQUES. — Il en existe deux variétés : la myosite scléreuse et la myosite ossifiante.

a) **Myosite scléreuse.** — La myosite scléreuse peut, comme nous l'avons vu, succéder à une myosite aiguë ; plus souvent elle succède à l'inflammation chronique d'un organe avoisinant le muscle ; c'est ainsi qu'on l'observe dans le voisinage des foyers de suppuration, autour des vieilles lésions d'ostéite suppurée ou d'arthrite chronique, sur le trajet des fistules stercorales, au contact des cancers ulcérés, etc. — Les lésions consistent en une véritable cirrhose à point de départ vasculaire ; les vaisseaux sanguins et lymphatiques présentent des lésions d'inflammation chronique, leur paroi s'épaissit, s'entoure d'une sorte d'anneau fibreux, puis ce tissu fibreux se développe et envahit le tissu musculaire qui s'atrophie et disparaît peu à peu. — Des lésions absolument analogues peuvent s'observer sur les muscles en cas de paralysie ainsi que dans certaines lésions congénitales (torticolis, pieds bots, etc.); toutefois, il s'agit alors de lésions de dégénérescence et d'atrophie et non d'inflammation chronique.

b) **Myosite ossifiante.** — Cette variété affecte deux formes : une forme circonscrite et une forme généralisée.

Myosite ossifiante circonscrite ou ostéome musculaire. — 1° La myosite ossifiante localisée, désignée par la plupart des auteurs sous le nom d'ostéome, se rencontre presque exclusivement chez les hommes jeunes et succède presque toujours à un traumatisme : ce traumatisme peut être unique et intense, c'est par exemple une luxation du coude qui est suivie de l'apparition d'un ostéome dans le muscle brachial antérieur déchiré au moment de la luxation : plus souvent il s'agit de traumatismes minimes, mais fréquemment répétés, ainsi chez les *cavaliers* on observe fréquemment des ostéomes développés dans les muscles adducteurs de la cuisse à la suite des contusions répétées de ces muscles pendant l'équitation, de même chez les fantassins le choc répété de la crosse du fusil contre l'épaule peut être suivi d'ossification musculaire du deltoïde. Beaucoup plus rarement les ostéomes musculaires se rencontrent en dehors de tout traumatisme autour des articulations atteintes d'arthrite sèche, les tendons s'ossifient les premiers, puis l'ossification gagne le corps charnu du muscle.

La myosite ossifiante localisée peut s'observer sur tous les muscles, cependant les adducteurs au niveau de leurs insertions pubiennes, et le brachial antérieur sont de beaucoup les plus souvent atteints, viennent ensuite par ordre de fréquence le deltoïde, le grand pectoral, le quadriceps fémoral, le triceps crural, les fessiers.

L'ossification intra-musculaire siège le plus souvent tout près de l'insertion osseuse des muscles empiétant même souvent sur le tendon, beaucoup plus rarement elle siège à distance des insertions en plein corps charnu du muscle, elle forme une tumeur de consistance extrêmement dure, de forme et de volume très variables, le plus souvent allongée dans le sens des fibres musculaires, et présentant à sa surface des points et des saillies irrégulières ; une sorte de coque conjonctive l'entoure et la sépare des fibres musculaires voisines. L'examen histologique montre que le foyer de myosite ossifiante est formé par de l'os vrai et que tout autour les fibres musculaires présentent des lésions de sclérose souvent très marquées.

La *pathogénie* de ces ossifications musculaires traumatiques est mal connue : on admet généralement que ces productions osseuses ont pour point de départ des lambeaux périostiques détachés du squelette et implantés dans le muscle à la suite d'une violente contraction ; cette théorie explique bien les faits de beaucoup les plus nombreux dans lesquels l'ossification intra-musculaire est juxta-osseuse ; pour les ossifications qui se produisent en plein corps musculaire loin de toute insertion osseuse, la plupart des auteurs admettent qu'il s'agit plutôt d'une myosite avec ossification secondaire *in situ* sans participation du périoste.

L'évolution clinique est très simple ; à la suite d'un traumatisme violent ou de petites contusions répétées on voit apparaître dans la masse d'un muscle, presque toujours au voisinage d'une de ses insertions, une tuméfaction un peu douloureuse à la pression ; d'abord assez vague cette tuméfaction devient bientôt très dure et bien limitée, on peut l'isoler par la palpation et la mobiliser légèrement sur l'os voisin quand le muscle est relâché, mais elle s'immobilise complètement par contraction musculaire ; ce signe très important permet de distinguer l'ostéome musculaire d'une exostose ou d'un enchondrome de l'os, le diagnostic est d'ailleurs rendu facile par la radiographie qui montre l'ombre formée par l'ostéome au milieu du muscle transparent et permet de préciser ses rapports avec le squelette.

Les *symptômes fonctionnels* sont presque toujours très peu marqués, les douleurs sont habituellement presque nulles, il y a plutôt gêne de certains mouvements que douleurs véritables ; cependant certains ostéomes peuvent s'accompagner de douleurs assez vives dues à la compression d'un nerf voisin, et d'une certaine impotence résultant de la limitation des mouvements de l'articulation voisine ; ainsi les ostéomes du brachial antérieur peuvent entraîner une grande gêne des mouvements de l'articulation du coude et les douleurs névralgiques dans la sphère du médian.

Une fois formée la tumeur osseuse reste habituellement stationnaire et persistante, dans des cas exceptionnels on a observé la disparition spontanée ou au contraire l'inflammation et la suppuration au niveau d'un ostéome musculaire.

2° La *myosite ossifiante progressive diffuse* s'observe surtout chez les jeunes gens ; elle débute habituellement par les muscles de la nuque, du dos, du thorax, puis s'étend aux membres et peut envahir tous les muscles striés ; seuls le cœur, la langue, le diaphragme, les sphincters, les muscles du larynx et du périnée ne sont pas signalés dans les observations. L'ossification débute non dans la fibre musculaire, mais dans le tissu conjonctif péri-fasciculaire ; il se fait d'abord une infiltration embryonnaire de ce tissu conjonctif, puis une induration fibreuse qui aboutit à l'ossification par noyaux ou plaques fusionnées.

La maladie débute habituellement dans le jeune âge depuis les premiers mois de la vie jusque vers la vingtième année, elle atteint presque exclusivement les individus du sexe masculin. Les premiers symptômes apparaissent au niveau des muscles du dos et de la nuque ; sans cause apparente les masses musculaires se tuméfient et deviennent douloureuses, tandis qu'à leur niveau la peau prend une teinte violacée ; au bout d'un certain temps les muscles primitivement gonflés se rétractent et deviennent durs, puis peu à peu les plaques d'ossification apparaissent, les apophyses épineuses du cou se tuméfient, la tête s'infléchit sur le côté, le cou devient raide et immobile, par la palpation on sent dans les muscles vertébraux une série de tumeurs arrondies et irrégulières qui font corps avec la masse charnue et rendent de plus en plus difficiles les mouvements de la colonne vertébrale ; parfois, au niveau de ces saillies, la peau s'irrite et se mortifie par compression, d'où des abcès et des escarres.

Malgré des arrêts souvent de plusieurs années dans son évolution, l'ossification progresse et finit par envahir toute la musculature du tronc, des membres et même les muscles masticateurs, les mouvements deviennent presque impossibles, et le jeu de la respiration est gêné par l'ossification des muscles thoraciques ; cette gêne de la respiration finit dans certains cas par entraîner des bronchites répétées, des congestions pulmonaires qui peuvent devenir mortelles. Le pronostic est extrêmement grave ; cependant dans quelques cas on aurait pu observer la guérison.

Traitement. — Le traitement des myosites chroniques devra surtout avoir pour but de s'opposer à l'atrophie et à la rétraction fibreuse du muscle : le massage, l'électrisation, les bains chauds, les bains sulfureux donneront souvent de bons résultats ; lorsque la myosite a abouti à une ankylose complète du membre en position vicieuse, il est souvent indiqué de sectionner le muscle malade, de remettre le membre en bonne position, puis de mobiliser et de masser aussitôt que possible pour éviter une nouvelle ankylose.

Dans la *myosite ossifiante circonscrite*, si la tumeur osseuse est gênante, il faut en faire l'ablation : l'ostéome faisant corps avec le muscle, il faut le sculpter en plein tissu en créant souvent une large brèche, une cavité anfractueuse et saignante que l'on pourra tamponner, mais dont il sera préférable de rapprocher les parois par un ou plusieurs surjets, une fois l'hémostase soigneusement faite.

Dans la *myosite ossifiante progressive*, en raison de la multiplicité des lésions, il est impossible de pratiquer une intervention chirurgicale complète, qui d'ailleurs n'arrêterait pas l'évolution du processus ossifiant ; il faut se borner à enlever celles des tumeurs qui provoquent des douleurs trop vives ou des gênes fonctionnelles trop accusées. Le traitement général par l'acide chlorhydrique et surtout par l'iodure de potassium à hautes doses ne donne habituellement que des résultats bien lents et bien peu appréciables.   *PIQUAND.*

MYOTONIE CONGÉNITALE. — V. Thomsen (Maladie de).

MYTHOMANIE. — Sous le terme général de mythomanie, Ernest Dupré désigne la tendance morbide constitutionnelle de certains sujets à l'altération de la vérité, au mensonge, à la simulation et à la fabulation. Cette tendance peut être considérée comme physiologique chez l'enfant normal. Chez l'anormal, enfant ou adulte, c'est vraiment une manifestation psychopathologique ; son intensité, sa persistance, et ses associations avec diverses tares psychopathiques sont communes, principalement avec la vanité, la malignité et les diverses formes de la perversité. On peut considérer plusieurs variétés : la *mythomanie vaniteuse* (hâblerie fantastique, auto-accusation), la *mythomanie maligne* (fabulation malicieuse, hétéro-accusation), simulation d'attentats surtout génitaux, etc.), la *mythomanie perverse* (fabulation des escrocs, des vagabonds, des pervertis).

Lorsque la mythomanie s'exerce dans le domaine de la pathologie, on a affaire à cette variante que Dieulafoy a désignée par le terme de *pathomimie*.

Le médecin, dans sa pratique et non pas seulement auprès des grands psychopathes, se trouve souvent en présence de cas analogues allant de la simple altération de la vérité à la fabulation la plus fantastique, souvent reliés entre eux par la communauté de leur étiologie, de leur symptomatologie, de leurs affinités cliniques et évolutives.

« Le rapport qui existe entre les faits mythopathiques et les faits hystériques permet de poser le problème de la nature de l'hystérie d'une manière plus large et plus conforme à la réalité clinique, en n'opposant plus l'hystérie à la simulation, au nom de l'absence ou de l'intervention de la conscience et de la volonté dans le processus morbide. L'étude de la mythomanie montre, en effet, que l'élément conscience et volonté constitue dans le syndrome un facteur variable, contingent, et, partant, très accessoire (Dupré). »

Au point de vue médico-légal surtout, ces faits ne doivent pas être ignorés du praticien. Dans tous les cas où l'hypothèse de la simulation se trouve soulevée, le rôle de la mythomanie doit être discuté. (V. Hystérie, Neurasthénie, Simulation, Sinistrose.) *HENRY MEIGE.*

MYXŒDÈME. — Entrevu par Gull, qui signala en 1873 un « état crétinoïde survenant chez les femmes à l'âge adulte », le myxœdème fut décrit 4 ans plus tard par Ord, puis longuement étudié par Charcot, qui lui donna aussi le nom de *cachexie pachydermique*. Bourneville traça ensuite le tableau de l'*idiotie myxœdémateuse*. Enfin, de leur côté, Reverdin, Kocher ont fait connaître le *myxœdème opératoire* ou *cachexie strumiprive*.

Nosographiquement, ces différentes dénominations s'adressent à une seule et même maladie. Mais il est d'usage, et d'ailleurs conforme à la clinique, de considérer plusieurs types de myxœdème.

I. **Myxœdème spontané des adultes. Cachexie pachydermique de Charcot.** — Son début est lent, insidieux, sauf dans quelques cas exceptionnels où les accidents ont apparu rapidement à la suite d'hémorragies abondantes ou après une infection.

Arrivé à sa période d'état, le myxœdème se reconnaît à trois symptômes cardinaux : l'*épaississement des téguments*, les *troubles intellectuels*, l'*atrophie du corps thyroïde*.

Le myxœdémateux est un être bouffi, qu'on dirait insufflé de partout.

Une face pâle, cireuse, large, ronde, en « pleine lune », avec des paupières boursouflées, qui laissent à peine entrevoir de petits yeux enfouis, un nez camard, épaté, des lèvres épaisses, retombantes, pâles ou violacées; sur le front des rides nombreuses; mais des joues larges, bouffies, tremblotantes, jaunâtres, parfois marbrées de rouge (fig. 137).

Si l'on ajoute à ce signalement que le masque demeure immobile, inexpressif, comme hébété, on comprendra que ce dernier eût suffi, à défaut d'autres signes, pour justifier le qualificatif de *crétinoïde*.

Sur le corps, les téguments sont de même épaissis, infiltrés, pâles, jaunâtres; cependant la pression du doigt n'y produit pas le godet significatif des œdèmes cardiaques et rénaux : c'est un faux œdème, dur et élastique. Les extrémités sont un peu cyanosées et refroidies : pieds larges, « pachydermiques », mains épaisses, en « bêches », doigts boudinés.

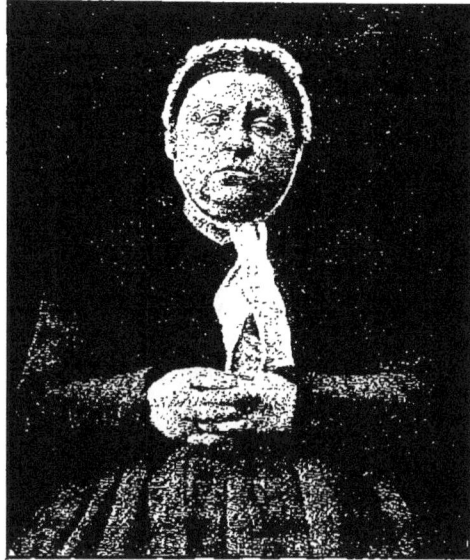

Fig. 137. — Facies myxœdémateux (Souques).

Dans les régions sus-claviculaires et axillaires, on trouve parfois des masses étalées, molles, rappelant les pseudo-lipomes des arthritiques.

Car la bouffissure des téguments ne relève pas toujours de l'œdème dur. elle tient dans quelques cas à une véritable infiltration adipeuse.

Les ongles sont cassants, striés, souvent atrophiés; les cheveux secs, rares, ainsi que les sourcils, les cils, les poils des aisselles et du pubis. La peau devient sèche et squameuse, car les sécrétions sudorale et sébacée se tarissent.

Comme la peau, les muqueuses sont tuméfiées, pâles et sèches. L'hypertrophie de la langue, l'épaississement des muqueuses bucco-laryngées et laryngées expliquent, pour une bonne part, la dysphagie et la dysphonie des myxœdémateux.

A côté du *type bouffi* qui est la règle, on a décrit un *type maigre* dans lequel la peau ridée, trop large, terne, sans aucune espèce d'infiltration, rappelle la *gérodermie* (v. c. m.) et qu'on observe assez souvent chez les crétins.

Les *troubles intellectuels* des myxœdémateux se traduisent surtout par la torpeur cérébrale; l'idéation est engourdie, la mémoire obnubilée. Ils sont apathiques, parlent très peu, répondent avec effort, d'un air las, ahuri. Par contre, ils sont souvent aussi grincheux et irritables. Ils somnolent pendant le jour, mais ont la nuit des cauchemars, des insomnies.

La *torpeur mentale* engendre la *torpeur physique*. Les myxœdémateux ont le mouvement en horreur : ils restent la journée entière immobiles, taciturnes, la tête penchée, les mains inertes. S'ils se déplacent, c'est difficilement et lentement; ils sont malhabiles et incapables de travaux délicats; cependant ils n'ont pas de paralysie véritable. Ce sont des engourdis.

L'*atrophie thyroïdienne* est la règle. Il n'est pas très rare cependant de constater au début un gonflement de la thyroïde, gonflement qui peut persister. Il est vrai d'ajouter que l'infiltration des téguments du cou rend souvent cette recherche difficile.

Ces symptômes cardinaux suffisent à caractériser le myxœdème.

Il existe aussi toute une série de *signes accessoires*.

On a signalé la faiblesse des battements cardiaques, la fréquence, la petitesse et l'irrégularité du *pouls*. Les hémorragies, les métrorragies surtout, sont fréquentes. La température centrale est habituellement abaissée (35°, 35° et même au-dessous).

Le *sang* des myxœdémateux a les caractères du sang infantile et fœtal (augmentation du diamètre des hématies et hématies à noyaux).

La *voix* est lente, monotone, sans timbre, ou nasonnée.

On a noté la carie ou l'absence de dents ; la déglutition est souvent gênée et la constipation habituelle.

D'ordinaire les *urines* sont rares, renfermant peu d'urée, et parfois albumineuses.

Pas de désordres moteurs. Pas de troubles de la sensibilité objective ; mais les malades se plaignent assez souvent de céphalalgie, de bourdonnements d'oreilles, de vertiges, de surdité. Avant tout et constamment, ils souffrent du *froid*, sensation plus marquée l'hiver que l'été, et due vraisemblablement à l'abaissement de la température du corps. Les réflexes rotuliens sont conservés, quoique généralement affaiblis.

Söderbergh a tout récemment attiré l'attention sur la présence chez les myxœdémateux de phénomènes qu'on observe chez les sujets atteints de lésions de l'appareil cérébelleux, notamment l'adiadococinésie et la catalepsie, la lenteur des mouvements, l'asthénie générale, les vertiges. D'autre part, dans ces dernières années, on a signalé plusieurs faits où l'atrophie thyroïdienne s'accompagnait d'une hypertrophie de la pituitaire.

Évolution. — Le myxœdème évolue lentement et de façon progressive, avec des rémissions plus ou moins longues (sous l'influence de la chaleur de l'été). Mais, malgré ces accalmies temporaires, la maladie progresse et aboutit à une *cachexie* fatale.

Plus souvent, il est vrai, la mort est causée par une complication pulmonaire (tuberculose), rénale ou cérébrale.

Vers la fin de la vie, l'infiltration des téguments tend à diminuer et peut même disparaître. Le myxœdémateux se *démyxœdématise* (Brissaud). Cette régression a pu, dans quelques cas, faire méconnaître la véritable nature de l'affection.

Il existe d'ailleurs des *formes frustes*, dont le diagnostic n'est pas toujours aisé (V. plus loin).

II. **Myxœdème congénital. Idiotie myxœdémateuse de Bourneville.** — On ne découvre généralement le myxœdème congénital qu'après l'époque du sevrage. En effet, l'habitus du nouveau-né n'est pas sans analogie avec celui du myxœdémateux : myxœdème et infantilisme ont des caractères morphologiques communs (fig. 138).

Mais, vers la fin de la première enfance, le myxœdème devient aisément reconnaissable. Il se traduit par arrêt de développement physique et mental, qui devient de plus en plus frappant au fur et à mesure qu'augmentent les années. L'enfant ne grandit pas : c'est un *nain* (v. c. m.). A 20 ans, il peut avoir encore la taille et l'aspect d'un bébé de 4 ans ; mais d'un vilain bébé.

Son crâne, volumineux par derrière, est étroit par-devant ; son front est bas, aplati latéralement ; la fontanelle antérieure persiste. Le nez est camus ; la bouche entr'ouverte laisse passer la langue épaissie et couler la salive ; les dents sont mal implantées, la seconde dentition incomplète, retardée et irrégulière. Un cou gros et court, un ventre proéminent de batracien, des bras, des jambes avortés. Peu de cheveux, mais gros, rudes, roux ; pas de poils, des organes génitaux rudimentaires ; aucun présage de puberté. Qu'on ajoute à cet habitus l'*absence de corps thyroïde* et l'infiltration des téguments, et « l'on aura une idée approximative de la laideur physique des myxœdémateux congénitaux » (Souques).

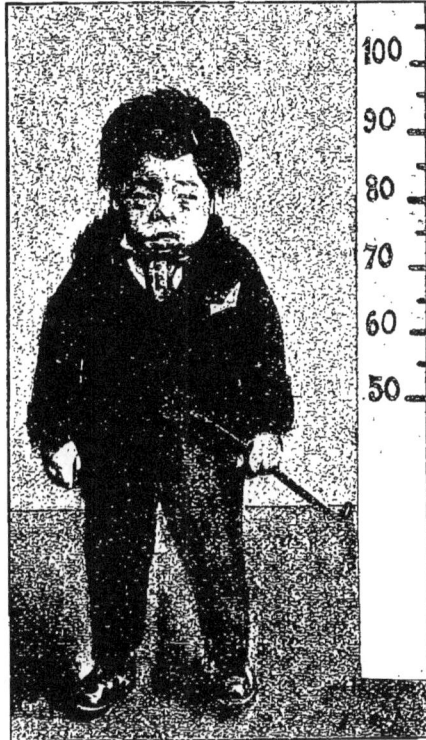

Fig. 138. — Idiotie myxœdémateuse.
(Bourneville.)

Intellectuellement, ce sont des idiots (v. c. m.). Ils sont toutefois moins profondément atteints que les idiots par lésions cérébrales. Ils n'ont ni les grimaces, ni les tics, ni l'onanisme, ni la salacité de ces derniers. Ils sont susceptibles de quelque attention et de quelque mémoire ; ils deviennent propres, apprennent à manger à peu près seuls, à se laver. Leur caractère est doux. Ils semblent capables d'affection (Bourneville).

Le myxœdème congénital peut être moins complet : taille un peu moins petite, arrêt moins marqué du développement des organes génitaux, état intellectuel de l'imbécile et du débile plutôt que de l'idiot.

Dans son évolution, le myxœdème congénital suit une marche très lente. Ces malheureux « condamnés à l'enfance à perpétuité » (Brissaud) peuvent vivre jusqu'à quarante ans et au delà ; ils succombent d'habitude à des complications pulmonaires.

III. **Myxœdème infantile. Infantilisme myxœdémateux de Brissaud.**

— Quand le myxœdème apparaît au cours de la seconde enfance ou l'adolescence, on a affaire au myxœdème infantile. C'est l'*infantilisme de Brissaud* (V. INFANTILISME). L'arrêt de développement physique et psychique dépend, et de l'âge auquel a été frappé le sujet, et du degré de l'insuffisance thyroïdienne. Tous les degrés sont possibles; mais les stigmates de l'infantilisme alliés à ceux plus ou moins accusés du myxœdème permettent toujours de reconnaître l'affection. Ces sujets conservent indéfiniment les formes extérieures de l'enfance; les caractères sexuels secondaires n'apparaissent pas. Ils sont généralement petits; quelquefois, cependant, ils présentent d'excessives poussées de croissance (V. GIGANTISME). La plupart restent dodus, joufflus, avec une face lunaire, des membres potelés, un gros ventre, un système pileux imparfait, une mentalité de jeunes gamins, pleurards, peureux, capricieux (V. INFANTILISME).

IV. **Myxœdème opératoire.** — C'est en quelque sorte un myxœdème expérimental (V. GOITRE EXOPHTALMIQUE). Il apparaît généralement trois ou quatre mois après une opération sur la glande thyroïde (v. c. m.); exceptionnellement dix jours après (Stokes). Cette apparition est annoncée par de la lassitude, de la faiblesse, suivies d'une sensation de froid, quelquefois en hiver d'engelures aux extrémités. Les membres deviennent lourds, les mouvements lents et maladroits. Peu à peu les téguments s'infiltrent et se décolorent, les fonctions de la peau se suppriment, les poils tombent. La torpeur cérébrale se montre avec son cortège de troubles mentaux et physiques. Bientôt le tableau du myxœdème spontané des adultes se trouve entièrement réalisé (Souques).

Cette variété clinique est susceptible de rémissions assez longues, peut-être même de rétrocession définitive. Dans la majorité des cas, elle affecte cependant une marche progressive. Il existe toutefois des formes légères et guérissables, relevant sans doute soit d'une *extirpation partielle* de la glande, soit du développement des glandes accessoires, soit enfin de la suppléance possible de certaines glandes vasculaires sanguines.

La gravité de cette affection est intimement liée à l'âge des opérés; elle est en rapport inverse de cet âge. Ce qui revient à dire que, si on extirpe la glande thyroïde pendant la période du développement, chez un *enfant* goitreux, par exemple, on arrête ce développement. L'enfant cesse de grandir, et, en outre, de graves troubles intellectuels surviennent. Il devient, sous tous les rapports, comparable aux idiots myxœdémateux (Souques).

Dans le myxœdème opératoire on a signalé des accidents convulsifs et tétaniformes; ces accidents seraient liés non pas à la suppression de la thyroïde, mais à celle des parathyroïdes.

V. **Myxœdème endémique ou crétinisme.** — Le crétinisme est connu de longue date; mais ses étroites relations avec le myxœdème n'ont été démontrées que le jour où l'on a reconnu que la fonction thyroïdienne était supprimée par la lésion goitreuse.

Le crétinisme (v. c. m.) n'a de spécial que son origine endémique. On y retrouve toutes les formes du myxœdème. Il ne se distingue donc plus du myxœdème dont il partage l'origine thyroïdienne et les aspects cliniques, variables suivant l'âge auquel est survenue l'altération de la thyroïde et le degré de cette altération (Souques).

Diagnostic. — Dans la majorité des cas, le diagnostic de myxœdème s'impose. Seules les formes frustes peuvent passer inaperçues ou prêter à confusion.

La lipomatose généralisée, les lipomes symétriques, l'adipose douloureuse, la gérodermie génito-dystrophique, la sclérodermie, la neurofibromatose, le trophœdème, l'acromégalie, l'achondroplasie (v. c. m.), ne sauraient plus être confondus aujourd'hui avec le myxœdème. La difficulté commence avec les cas où le myxœdème est allié à d'autres affections dystrophiques. Les altérations simultanées de plusieurs glandes vasculaires sanguines ont été plusieurs fois constatées, et les dystrophies hybrides qui en résultent méritent d'être attentivement analysées. Les effets du traitement thyroïdien seront dans ce cas un utile critérium.

Il existe aussi une variété de myxœdème décrite par Brissaud qui serait liée à une lésion non pas de la thyroïde, mais des glandes parathyroïdes. Le principal caractère différentiel est l'intégrité de l'état mental. Les sujets sont vifs et intelligents. Certains atteignent la taille de l'adulte ou à peu près ; d'autres restent de petite taille. Avec ceux-ci, si l'on emploie le traitement thyroïdien, on échoue complètement,

Le diagnostic du myxœdème devra toujours être précisé. Il importe de rechercher la cause de la dysthyroïdie, de distinguer un myxœdème endémique d'un myxœdème sporadique. Il importe également de déterminer la date d'apparition de la maladie, de savoir si elle remonte à la naissance, à l'enfance, à l'âge adulte. Outre les commémoratifs, la taille du sujet, le développement de son appareil génital, celui de son intelligence, fourniront ces renseignements.

« Il est souvent malaisé, en présence d'un enfant retardataire, d'affirmer s'il s'agit d'un myxœdémateux ou d'un *infantile anangioplasique* (type Lorain) d'un *obèse*, d'un *dégénéré*, d'un *sénile précoce*. Chez l'obèse retardé, l'adipose est généralisée ; chez le dégénéré on trouve au niveau du crâne, de la face, des oreilles, des dents, les stigmates de la dégénérescence ; chez le sénile précoce la question est pendante de savoir si les troubles morbides relèvent d'une insuffisance thyroïdienne atténuée ou bien d'une altération primitive des organes génitaux (Souques). »

Traitement. — Si le mécanisme pathogénique du myxœdème laisse place encore à des incertitudes, du moins peut-on affirmer son origine : il est la conséquence de l'insuffisance de la fonction thyroïdienne. Ce fait, auquel les chirurgiens ont donné toute la valeur d'une expérience de laboratoire, permit d'instituer une méthode de traitement essentiellement rationnelle et merveilleusement efficace pour une affection qui semblait demeurer inaccessible à toutes les médications.

L'*opothéraphie thyroïdienne* a été du même coup l'initiatrice de toute une série de tentatives thérapeutiques dont plusieurs ont déjà fait aujourd'hui leurs preuves (V. Opothérapie).

Schiff, le premier, obtint la survie de lapins thyroïdectomisés en greffant au préalable un fragment de glande dans le péritoine.

Horsby proposa d'essayer la greffe animale chez un homme thyroïdectomisé et Lannelongue tenta l'expérience. Les résultats furent encourageants.

Puis Murray eut l'idée de substituer à la greffe des injections hypodermiques de suc thyroïdien.

Howitz (de Copenhague) traita et guérit une myxœdémateuse par l'ingestion de petits pâtés préparés avec des glandes thyroïdes. Presque en même temps Mackenzie et Fox firent des essais analogues. L'ingestion de glande thyroïde donne des résultats surprenants entre les mains de Pierre Marie et Guerlain, Brissaud et Souques, de Hertoghe. Elle est aujourd'hui universellement employée.

« On choisit habituellement la glande thyroïde du mouton, qui se compose de deux lobes séparés, situés sur les côtés de la trachée et connus, en terme de boucherie, sous le nom de « glandes du cornet ». On peut la faire ingérer à l'état d'extrait sec (tablettes, capsules, poudre), ou en nature dans du bouillon par exemple, après s'être assuré de sa provenance et de sa fraîcheur. On peut l'administrer de la manière suivante : un lobe quotidien ou sa valeur en extrait pendant les quatre ou cinq premiers jours, puis un lobe tous les deux jours durant deux ou trois semaines. Cette méthode n'a rien d'absolu : elle est avant tout subordonnée aux effets obtenus.

« Depuis la découverte de Baumann, l'*iodothyrine* tend à se substituer à l'ingestion de la glande thyroïde en nature ou en extrait. L'iodothyrine a l'avantage d'être un produit stable et régulièrement dosable, avantage que ne possèdent pas les lobes thyroïdiens ni par suite les extraits. En effet, les lobes sont inégaux en poids, les uns pesant 5 à 7 gr., les autres 1 gr. à peine ; ils sont inégaux en valeur, leur tenant en iode variant notablement suivant l'âge et l'alimentation de l'animal. D'autre part, il est souvent difficile de les obtenir frais, et il faut, en outre, les débarrasser des kystes et abcès qu'ils pourraient contenir. L'iodothyrine se prescrit à la dose de 50 à 60 centigr. par jour, pendant quinze jours, par exemple, puis on donne une dose tous les deux jours pendant quelque temps. Elle produit les mêmes résultats que la glande thyroïdienne ingérée en nature ou sous forme d'extrait ; elle a même eu, dans certains cas, plus de succès que l'extrait de corps thyroïde pur.

« Sous l'action de ce traitement, on voit très rapidement des modifications survenir. Souvent, dès le second jour, la température centrale s'élève, atteint et dépasse même de quelques dixièmes le chiffre normal. Le pouls devient fréquent et la polyurie s'établit. L'infiltration des téguments commence à diminuer, et la démyxœdémisation se fait, pour ainsi dire, sous les yeux de l'observateur. Les bourrelets œdémateux du visage et du corps s'effacent progressivement et assez rapidement. Et même, si l'on est obligé pour une raison quelconque d'interrompre le traitement, la démyxœdémisation continue à s'effectuer. En quelques semaines, la métamorphose est complète, l'œdème a disparu, le malade a perdu quelques kilogrammes de son poids. En outre, la peau reprend ses fonctions, les sécrétions cutanées se rétablissent, les poils et les ongles repoussent. La torpeur psychique et physique s'atténue ou disparaît, suivant les cas ; les troubles des divers appareils s'effacent. On a même vu une albuminurie et une glycosurie préexistantes diminuer et guérir. Dans le myxœdème infantile la taille s'élève : parfois, après quatre ou cinq ans de traitement, l'enfant a grandi de 30 et même de 40 centimètres!

« Une fois la démyxœdémisation obtenue, un ou deux jours de traitement par semaine semblent nécessaires pour maintenir la guérison, car, ce traitement est purement palliatif et demande à être continué toute la vie. Si, en effet, on en suspend quelque temps l'application, on voit les divers symptômes myxœdémateux réapparaître. La récidive est fatale. C'était à prévoir, puisque la glande thyroïde exerce ses fonctions pendant toute l'existence.

« Cette médication thyroïdienne demande, précisément en raison de son énergie, à être employée avec prudence et surveillée avec soin. Très souvent se montrent, à un moment donné, parfois dès le début, des phénomènes d'intoxication. Ceux-ci sont tantôt légers, tantôt sérieux, quelquefois même mortels. Ce sont de la céphalalgie, de l'insomnie avec malaise, coliques abdominales et douleurs dans les membres. Il suffit, d'habitude, d'interrompre le traitement deux ou trois jours pour les voir s'évanouir. La médication doit ensuite être continuée à plus faible dose. D'autres fois on a constaté de l'albuminurie, de l'angor pectoris, des syncopes, etc..., et divers auteurs, comme Murray, Vermehren, etc., ont vu la mort survenir plus ou moins vite. La possibilité de pareils accidents commande donc de tâter le terrain avec des petites doses et de surveiller le traitement de très près. Il ne faut pas hésiter à le suspendre à la moindre alerte, d'autant que cette suspension n'offre aucun inconvénient.

« Tous les cas de myxœdème, quelque anciens et graves qu'ils soient, sont justiciables de cette méthode (Souques). »

Les crétins, eux aussi, peuvent en retirer un bénéfice appréciable (Gaide).

Schrœder a conseillé les grands bains chauds de 15 à 20 minutes, débutant à 36° et allant jusqu'à 45°; ils auraient pour effet d'augmenter la fluidité du sang et sa richesse en hémoglobine.

L'efficacité incontestable du traitement thyroïdien a singulièrement transformé le pronostic du myxœdème. Employé de bonne heure, soit dans le myxœdème infantile, soit chez de jeunes goitreux thyroïdectomisés, il permet d'éviter ou tout au moins d'atténuer l'arrêt de développement mental et physique qui fait la haute gravité de cette affection.

                                                 HENRY MEIGE et FEINDEL.

MYXOMES. — V. Tumeurs en général.

N

NAISSANCE (MÉDECINE LÉGALE).

L'article 56 du Code civil dit que la naissance d'un enfant doit être déclarée par le père, ou à défaut du père, par les docteurs en médecine, sages-femmes, officiers de santé ou autre personne qui aurait assisté à l'accouchement, et lorsque la mère aura accouché hors de son domicile, par la personne chez qui elle sera accouchée.

On exige dans beaucoup de villes que la personne qui fait la déclaration à l'officier de l'état civil apporte un certificat médical dans lequel l'accoucheur indique l'heure et le jour de l'accouchement, le sexe du nouveau-né. Ce certificat doit être rédigé sur papier libre.

L'article 55 dit que cette déclaration doit être faite dans les trois jours de l'accouchement : le jour de l'accouchement n'est pas compris dans ce délai.

Si la déclaration de naissance n'est pas faite dans les délais légaux, l'officier de l'état civil ne doit pas recevoir l'acte : celui-ci ne peut être inscrit qu'en vertu d'un jugement.

A défaut de *père légitime* présent à l'accouchement et en état de faire la déclaration, le médecin ou la sage-femme qui ont pratiqué l'accouchement sont tenus de faire la déclaration sous peine (article 346 du Code pénal) d'un emprisonnement de six jours à six mois et d'une amende de 16 à 300 francs.

Le nom de la mère et son domicile n'ont pas besoin d'être indiqués par le médecin au moment de sa déclaration si le secret lui est demandé.

Les décisions des tribunaux et les arrêts de Cours ont définitivement tranché la question. Il suffit que le médecin déclare à l'officier de l'état civil qu'il a mis au monde tel jour, à telle heure, dans le ressort de sa juridiction, un enfant, en précisant le sexe. (Cour de cassation, 1844. Affaire Romieux. — Jugement du tribunal de la Seine, 1875. Affaire du docteur Berrut.)

Le nouveau-né décédé aussitôt après l'accouchement, les mort-nés doivent être déclarés à l'état civil.

Mais doit-on déclarer les fœtus et les embryons? A Paris, le préfet de la Seine a prescrit, en 1881, la déclaration de tous les fœtus au-dessus de six semaines.

La jurisprudence admise par les arrêts de Cour indique que la déclaration ne doit être faite que pour les enfants nés après six mois révolus de gestation (terme de la viabilité légale).   *ETIENNE MARTIN.*

NÆVUS. — Le mot de *nævus maternus*, d'abord réservé aux taches colorées que présente la peau d'un grand nombre de nouveau-nés (*envies*), a été

étendu par Rayer à toutes les altérations congénitales, circonscrites, de la couleur ou de la texture cutanée. Mais il est hors de doute que nombre de ces altérations considérées comme congénitales, et qui sont réellement d'origine héréditaire ou embryonnaire, n'apparaissent qu'un certain temps et même longtemps après la naissance, à 18 ans et plus tard. En somme, il vaut mieux dire, avec Brocq, que le nom de *nævi* s'applique à toutes les difformités cutanées circonscrites. On peut les diviser en *nævi pigmentaires* purs, *nævi tubéreux* non vasculaires, *nævi vasculaires*. Certaines tumeurs cutanées (adénomes) pourraient y être ajoutées; elles sont décrites ailleurs [V. PEAU (TUMEURS)].

1º **Nævi pigmentaires.** — Les nævi pigmentaires lisses (*nævi spili*) sont punctiformes, lenticulaires (*lentigo*, grain de beauté), ou rarement étendus à une région plus ou moins vaste (*taches hépatiques*). Petits, ils sont ovalaires; grands, irréguliers. Leur couleur peut offrir toutes les teintes, du café au lait clair au noir brunâtre ou bleuâtre. Ils sont presque toujours multiples, distribués irrégulièrement; dans quelques cas rares, on les a vus affecter une disposition zoniforme (*nævi spili zoniformes* ou nerveux).

Très souvent, au lieu d'être absolument lisses, les nævi pigmentaires sont indurés à leur base, font une certaine saillie : c'est presque la règle pour les lentigines. Un grand nombre portent un bouquet de poils anormalement développés (*nævi pilaires*) : ces productions se rapprochent des nævi verruqueux mous (voir ci-dessous).

C'est à tort qu'on a distingué des nævi les taches de lentigo accrues ou devenues apparentes plus ou moins tardivement : même les *éphélides* solaires, taches de rousseur), dont la lumière occasionne l'apparition, reconnaissent pour cause première une disposition congénitale et doivent être rapprochées des nævi.

Nous verrons ailleurs que certains nævi pigmentaires peuvent dégénérer en tumeurs malignes (*lentigo malin*) [V. PEAU (TUMEURS)].

2º **Nævi tubéreux.** — Entre les lentigines et les nævi saillants de tout ordre, existent toutes les transitions possibles. Les nævi tubéreux sont durs ou mous; à ceux-ci se rattachent les tumeurs du molluscum.

a) **Nævi verruqueux durs.** — Contrairement aux nævi mous, ce sont de simples proliférations épidermiques, sur un derme à peine épaissi (*nævi cornés* ou *kéradotermiques, hyperkératoses congénitales circonscrites, ichtyoses partielles*, etc.). Elles forment des saillies aplaties, à contours irréguliers, dures, rugueuses, dont la couleur varie de celle de la peau normale au jaune grisâtre ou au brun noirâtre. Tantôt ce sont de petits papillomes cornés gros comme une lentille, tantôt des placards larges comme la main. Nombre de nævi linéaires ou systématisés appartiennent à ce groupe (V. pl. fig 1).

On peut en rapprocher la *kéradotermie symétrique des extrémités* (V. KÉRATODERMIES) et une forme molle de kératose hypertrophique familiale décrite récemment par Ehlers sous le nom de *maladie de Meleda* (côte de Dalmatie).

b) **Nævi verruqueux mous.** — Ce sont des tumeurs saillantes, lisses ou parfois mamelonnées, mollasses, pigmentées ou non. Elles sont lenticulaires (*verrues molles*) ou plus étendues, voire *géantes*, et souvent alors systématisées. Elles peuvent être recouvertes de poils, et les *nævi pilaires* déjà mentionnés n'en sont qu'un cas particulier.

NÆVI

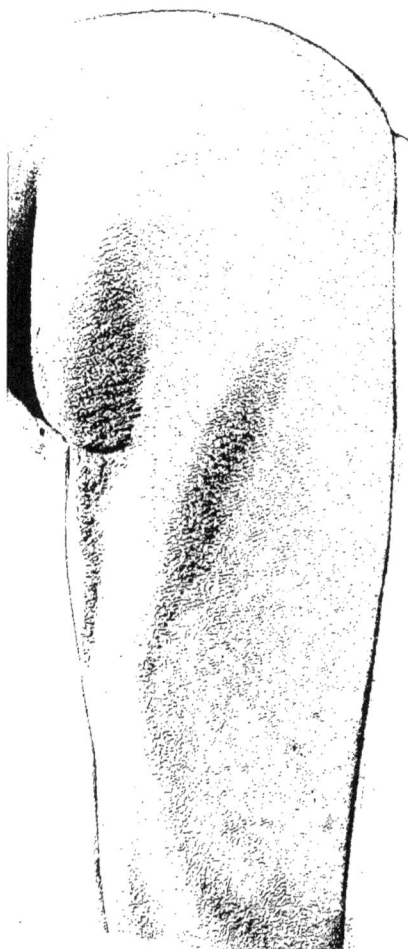

Fig. 1. — *Nævus verruqueux.*
Malade de Besnier. Musée de St-Louis. (Rist.)

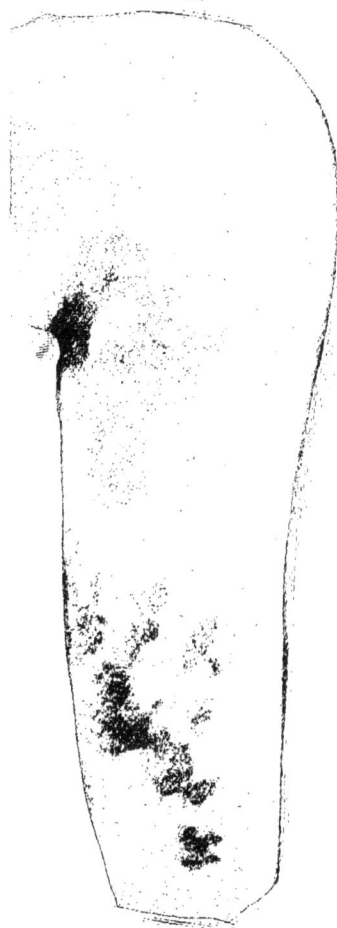

Fig. 2. — *Nævus vasculaire systématisé.*
Malade de Hallopeau. Musée de St-Louis. (Rist.)

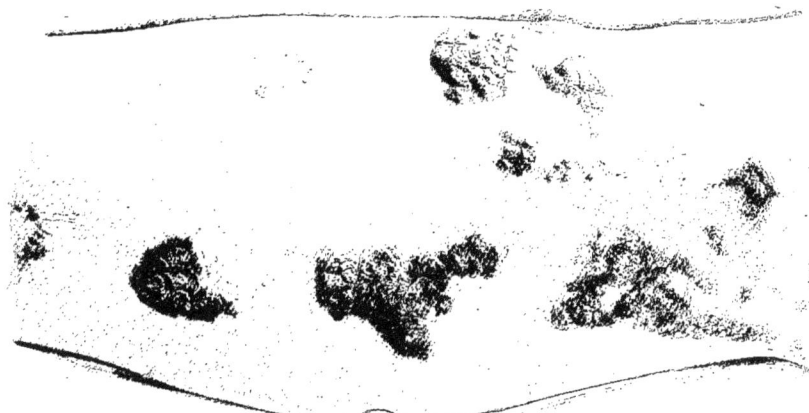

Fig. 3. — *Nævus vasculaire tubéreux. Malade de Hallopeau. Musée de Saint-Louis.* (Rist.)

Anatomiquement, elles représentent des épithéliomes bénins (Unna), caractérisés par des cellules polyédriques spéciales, épithélioïdes (*cellules næviques*); on conçoit qu'elles puissent dégénérer en tumeurs malignes et devenir l'origine du *nævo-carcinome* [V. PEAU (TUMEURS)].

· c) **Nævi molluscoïdes.** — Les *nævi molluscisformes, molluscum simple* ou *pendulum, fibroma molluscum*, sont des tumeurs saillantes, de volume oscillant en général entre celui d'une tête d'épingle et celui d'une noisette, mais quelquefois beaucoup plus grosses, qui peuvent siéger sur tous les points de la peau, souvent au voisinage des nævi mous. Ils sont généralement pédiculés, recouverts d'une peau presque normale, un peu amincie, ridée. Leur consistance est molle, pâteuse, parfois avec des points plus résistants. Quelques-uns sont plus durs (*molluscum fibrosum*). Ils renferment parfois des cordons durs et noueux qui sont des *névromes plexiformes*.

Presque toujours multiples, ces nævi deviennent dans certains cas extrêmement nombreux; ils s'associent alors à d'autres nævi de tout ordre et à des neuro-fibromes, pour constituer la *maladie de Recklinghausen* (V. NEURO-FIBROMATOSE). Il n'est pas rare que certaines tumeurs (*tumeurs majeures*) prennent un développement considérable. On doit rapprocher de ces tumeurs majeures les prolongements cutanés bizarres, pendant à la façon de sacs flasques ou de volants, que l'on décrit sous le nom de *dermatolysie* (c'est à tort qu'on a appliqué ce nom à l'extensibilité exagérée, mais élastique et temporaire, du tégument : *cutis hyperelastica*).

3° **Nævi vasculaires.** — Les uns sont d'origine sanguine, les autres d'origine lymphatique.

a) **Hémangiomes.** — Les *nævi vasculaires lisses* sont généralement en petit nombre chez un même sujet; leurs sièges de prédilection sont la région céphalique et surtout occipitale (le petit nævus de la nuque existe chez un sujet sur dix); au niveau des lèvres, ils empiètent volontiers sur la muqueuse. Ils forment des taches tantôt minimes, tantôt étendues (V. pl. fig. 2) et constituant une difformité désagréable lorsqu'elle siège à la face. Leur couleur est soit rouge vif, soit rouge violacé ou bleue; on a cru pouvoir de ce fait les diviser en *artériels* et *veineux*, mais on sait aujourd'hui que la différence provient uniquement d'une circulation plus ou moins rapide, les dilatations n'intéressant jamais que les veines. Les taches s'effacent à la pression, mais incomplètement; toutes les causes de congestion céphalique les rendent plus visibles. Parfois elles pâlissent et même s'effacent lorsque le sujet avance en âge.

Les *nævi télangiectasiques ponctués, stellaires*, sont de petites ponctuations d'un rouge vif, un peu saillantes, autour desquelles rayonnent des dilations vasculaires ramifiées (fig. 138 *bis*). Chez les nouveau-nés, cette variété doit être, ainsi que la suivante, traitée le plus tôt possible après la naissance, car tous les nævi saillants ont tendance à se développer rapidement (Pinard). Les angiomes

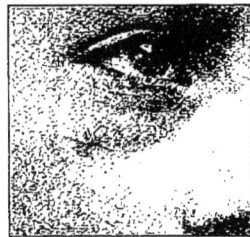

Fig. 138 *bis*. — Angiome stellaire (Darier, *Pr. d: Derm.*).

stellaires apparaissent souvent vers la puberté ou plus tard encore.

Nævus.

Les *nævi vasculaires tubéreux* (*angiomes caverneux* de Virchow) peuvent succéder aux nævi plans, épaissis sur tout ou partie de leur surface, ou se montrer tels dès la naissance. Comme les précédents, ils sont rouges, violets ou bleus ; ce ne sont parfois que de petites tumeurs pédiculées, multilobées en « fraises » ; d'autres fois ce sont des nappes irrégulières, partiellement réductibles, devenant turgescentes pendant les efforts (tumeurs érectiles) (V. pl. fig. 3) ; ils peuvent être énormes et constituer des difformités épouvantables.

Darier décrit une forme rare d'*angiomes multiples progressifs* qu'il a observés sur la figure ou les extrémités de sujets jeunes : ce sont des nodosités d'abord sous-cutanées, qui soulèvent ensuite la peau en même temps qu'elles se multiplient, et l'envahissent enfin sous forme de bourgeons violacés et saignants, d'un volume variant entre celui d'un grain de chènevis et celui d'une grosse noisette. Le diagnostic est difficile avec la sarcomatose pigmentaire de Kaposi, les sarcomes télangiectasiques ou le nævo-carcinome. Mais une biopsie montre qu'il s'agit d'angiomes caverneux, et le traitement électrolytique a facilement raison de ces tumeurs.

Enfin, chez les individus ayant dépassé la quarantaine, se développent souvent de petits angiomes punctiformes, en nombre plus ou moins grand (*points rubis*) qui sont des nævi vasculaires tardifs. On a voulu en faire un signe de cancers viscéraux, opinion que rien ne semble justifier.

b) **Lymphangiomes.** — Les *nævi vasculaires lymphatiques* se développent souvent sur un nævus préexistant. Ils forment un amas de vésicules claires, grosses comme une tête d'épingle ou un grain de chènevis, recouvertes d'un épiderme un peu épaissi et verruqueux, ou au contraire aminci et lisse ; ouvertes, elles laissent échapper un liquide clair, albumineux, contenant des globules blancs, plus abondant qu'on ne s'y serait attendu, et dont l'écoulement s'arrête de lui-même.

Traitement des nævi. — Le traitement des nævi ne répond guère qu'à des considérations esthétiques : il ne doit donc être pratiqué qu'à la condition de ne pas créer une cicatrice plus visible que le mal. De plus, il faut se souvenir que certains nævi, les pigmentaires notamment, sont capables de dégénérer et que les irritations répétées favorisent cette dégénérescence : il faut s'abstenir de multiplier sur eux les essais incomplets de traitement.

Les topiques médicaux proprement dits n'ont guère d'action sur les nævi. Quelques hyperkératoses peuvent se trouver justiciables des mêmes thérapeutiques que les kératodermies (v. c. m.), mais elles constituent une exception, et en règle, les moyens à employer ressortissent à la petite chirurgie ou à la physiothérapie.

1° **Nævi pigmentaires.** — Le traitement des nævi pigmentaires est assez peu satisfaisant. On les attaque par les *caustiques* (acide phénique pur, pâte de Vienne), dont il faut soigneusement surveiller l'action pour éviter des cicatrices vicieuses, — par le *thermo-* ou le *galvano-cautère*, — par l'*électrolyse* négative avec laquelle on tatoue la tache à plusieurs reprises (Brocq). L'*excision* chirurgicale, lorsqu'elle est possible, est le moyen de choix ; dès qu'il y a la moindre menace de dégénérescence, l'ablation précoce et large est le seul moyen à conseiller ; encore n'arrête-t-elle pas toujours le mal. Peut-être y aurait-il lieu de la faire suivre d'un traitement radiumthérapique.

Quoi qu'il en soit, la *radiothérapie* est sans grande action sur les taches pigmentaires simples; de même le *radium*. On n'obtient par lui que des décolorations incomplètes; les saillies verruqueuses, les hypertrichoses surtout sont par contre grandement améliorées (Wickham et Degrais).

C. Cohn, cité par Brocq, aurait fait disparaître des nævi pigmentaires en les touchant deux fois par jour avec une goutte d'*eau oxygénée* à 100 volumes, puis en les recouvrant (l'eau une fois séchée) d'emplâtre à l'oxyde de zinc.

2° **Nævi tubéreux.** — Des considérations analogues sont applicables aux nævi tubéreux. L'*excision* y reste le meilleur procédé, et le procédé obligatoire dans les excroissances à tendance maligne. A côté d'elle trouvent place le *raclage* à la curette, l'excision aux *ciseaux* (molluscum pédiculé), la *galvano-caustique* (préférable au curettage pour les nævi verruqueux durs). Cohn a appliqué aux verrues molles sa méthode exposée plus haut. Contre celle-ci, l'*électrolyse* est pour Brocq le procédé de choix (l'excision mise à part); elle réussit d'autant plus mal que l'élément pigmentaire prédomine davantage, et a son maximum d'action sur l'élément pileux, vis-à-vis duquel on opère comme dans les cas d'hypertrichose simple (V. Poils); les nævi mous hypertrophiques sont traversés de part en part, à leur base, par une aiguille fine où l'on fait passer un courant de 2 à 3 milliampères.

3° **Nævi vasculaires.** — Les nævi vasculaires surtout ont été attaqués par les méthodes les plus variées. L'*ablation* chirurgicale vient encore en première ligne pour les petits nævi. La *vaccination* a été employée contre des nævi de petites dimensions, sur lesquels et à la périphérie desquels on faisait des piqûres, espacées environ de 1 centimètre. La *compression* longtemps prolongée a atténué certaines tumeurs vasculaires; elle est le plus souvent inefficace. — Les *caustiques* peuvent donner des résultats peu esthétiques; on a recommandé les badigeonnages avec du collodion au sublimé (5 à 15 p. 100), qui produit une inflammation violente, le collodion au chlorure de zinc (5 à 10 pour 100) (Neumann), etc. La *galvano-puncture* (pointes ou grilles) a remplacé en grande partie les autres méthodes de cautérisation. Une pointe de feu détruit facilement les nævi stellaires. Quant aux *scarifications* linéaires quadrillées, elles réussissent rarement. Plus récemment, on a utilisé sous forme de douche l'*air surchauffé*, envoyé par des appareils spéciaux, et au moyen duquel on obtiendrait des cicatrices parfaites. Le *froid*, sous forme de crayons d'acide carbonique solidifié, permettrait aussi la destruction esthétique des taches de naissance. Ces méthodes encore à l'étude, remplaceront peut-être un jour, au moins dans certains cas, celle dont nous allons parler, et que le praticien n'a pas toujours à sa disposition.

L'*électrolyse* compte à son actif de nombreux succès. Contre les angiomes tubéreux, on préfère généralement le pôle positif, relié à des aiguilles que l'on implante d'abord à la périphérie de la tumeur; il faut un courant de 20 à 25 milliampères. Contre les nævi plans avec télangiectasies, Brocq recommande l'électrolyse positive, tatouant en quelque sorte l'étendue de la tache avec une aiguille traversée par un courant plus faible (2 ou 3 milliampères). Enfin, le même auteur attaque les nappes uniformes par l'électrolyse bipolaire (5 à 10 milliampères, suivant les régions, 5 à 8 millimètres de distance entre les points d'implantation des deux aiguilles).

Les *rayons X* n'agissent qu'au prix de réactions qui laissent des traces peu esthétiques.

Radiothérapie. — Un immense progrès a été réalisé dans la thérapeutique des nævi vasculaires, depuis que Wickham et Degrais en ont réglé le traitement par le *radium*. On emploie des appareils à sel collé (plaques métalliques ou toiles), dont les caractéristiques connues, combinées avec le temps d'application, permettent de graduer rigoureusement l'action. Dans les angiomes plans, on peut procéder par doses massives, au moyen d'applications directes et courtes de puissants appareils, et rechercher ainsi un certain degré de réaction curative; ou par doses faibles et prolongées, obtenues au moyen d'écrans étalonnés. — Dans les tumeurs fluctuantes, il faut employer des doses ne produisant que peu ou point d'inflammation de surface, ce qu'on obtient soit par des indications courtes mais fréquentes, soit par des filtrages; la méthode du « feu croisé » (Wickham et Degrais) trouve ici souvent son application : on sait qu'elle consiste en l'application d'appareils se faisant vis-à-vis de façon que les rayons très pénétrants se croisent à l'intérieur de la tumeur, qui est ainsi influencée plus énergiquement que la surface. Les résultats de la radiumthérapie sont particulièrement remarquables dans les cas d'angiomes saillants, de tumeurs parfois monstrueuses, où l'on a constamment des améliorations remarquables et toujours très supérieures à ce que donnent les autres procédés. Il faut être très réservé en ce qui concerne les nævi plans, surtout s'ils sont pâles et faciles à dissimuler par des artifices cosmétiques; une action trop forte peut laisser des surfaces déprimées. Avec du doigté, on obtient parfois, dans les formes très colorées, le retour à l'aspect normal; même si la peau est un peu plus lisse, privée de duvet, le résultat a encore sa valeur. Absolument indolore (condition précieuse lorsqu'il s'agit d'enfants, que l'on a pu traiter pendant le sommeil), applicable même aux paupières où des séances courtes et répétées sont sans danger pour la conjonctive, la radiumthérapie est la méthode de choix. L'électrolyse et le galvano-cautère conservent leur droit dans les nævi stellaires, les petites télangiectasies sans nappes uniformes (celles notamment que laisse parfois le traitement par le radium), la radiumthérapie s'impose dans les grands nævi et surtout dans les angiomes saillants.

Pour terminer, voici les indications précises que donnent Wickham et Degrais pour les médecins qui voudraient pratiquer eux-mêmes la méthode : *a*) Nævi plans superficiels, non saillants : On applique sur chaque tache des appareils d'activité 500 000, supportant de 1 milligr., 5 à 2 milligr. de radium par unité de surface — 1 heure à 1 heure 1/2 en 2 ou 5 séances pour les nævi très clairs, 1 heure 1/2 à 2 heures en 5 ou 4 séances pour les nævi colorés rouge, 2 heures à 2 heures 1/2 en 2 séances pour les nævi colorés violet. — *b*) Nævi plans infiltrés à une grande profondeur : 5 heures à 5 heures 1/2 en 5 ou 4 séances; quand les nævi sont très colorés et très profonds, procéder par traitements successifs. — *c*) Nævi plus ou moins surélevés : ils sont traités comme précédemment, mais parfois offrent une grande résistance; les premières applications ne réussissant qu'à les niveler à la peau; on les traite alors comme des nævi plans.

Lymphangiomes. — Les lymphangiomes extirpés complètement récidivent rarement. On peut encore employer contre eux le galvano-caustique, l'électrolyse. La radiothérapie ne donne que des améliorations passagères (Darier).   *M. SÉE.*

NANISME. — L'étude des géants et des nains qui fut pendant longtemps l'apanage des seuls anthropologistes, s'est introduite depuis peu dans les ouvrages de pathologie. Pour le gigantisme (v. c. m.), cette adjonction date du jour où furent établis ses rapports avec l'acromégalie et avec l'infantilisme. Quant au nanisme, on peut, à la vérité, faire remonter les études proprement médicales qui le concernent à celle du rachitisme (v. c. m.); mais c'est surtout depuis la connaissance du myxœdème et de l'achondroplasie que les médecins ont été amenés à s'intéresser aux nains.

Cette immixtion dans le domaine de l'anthropologie n'a rien d'abusif. Nanisme et gigantisme ne sont pas seulement des produits tératologiques, mais bien des syndromes cliniques, dont on peut saisir les relations avec des perturbations physiologiques et même de véritables altérations organiques, par exemple, les lésions thyroïdiennes ou pituitaires.

Nous ne nous attarderons pas à discuter les causes et la nature du nanisme. L'étude des nains doit être avant tout morphologique.

D'abord, qu'est-ce qu'un nain?

Un nain est un individu de très petite taille par comparaison avec la moyenne des individus du même âge et de la même espèce. — Cette définition est la seule qui soit applicable à tous les individus communément qualifiés de nains. Il est superflu de faire remarquer que le nanisme ne saurait être défini numériquement. De même que le gigantisme n'a pas de limite inférieure, le nanisme n'en a pas de supérieure. D'ailleurs, une mesure mathématique n'est nullement nécessaire pour reconnaître un nain. Point n'est besoin de toise pour voir qu'un individu est beaucoup plus petit que la moyenne de ses congénères.

Mais, il y a nains et nains.

D'une façon générale, le nanisme est le résultat d'un arrêt de développement de l'individu; or, les arrêts du développement peuvent porter sur la totalité des organes, ou bien ne frapper que certaines parties du corps.

De là, deux sortes de nains : ceux qui sont des réductions à l'échelle de l'homme moyen, bien proportionnés dans leur petitesse et exempts de difformités; et ceux qui, capricieusement rapetissés, offrent des proportions insolites, auxquelles viennent s'ajouter des malformations corporelles plus ou moins disgracieuses.

I. — Nous parlerons brièvement de ces derniers, encore qu'ils soient les plus fréquents et les mieux étudiés. Ils ont leur place en nosographie dans différentes affections dystrophiantes bien définies. De ces nains peu harmonieux les plus connus sont les suivants :

Les **nains rachitiques** (V. RACHITISME) (fig. 139), aux jambes torses, en parenthèse ou en X, avec des nouures aux genoux, des côtes tourmentées, un gros ventre, un crâne capricieux aux bosses frontales proéminentes, surplombant un visage rabougri et chiffonné. Ce sont en général des nains maigres et maladifs.

Les *nains myxœdémateux* (fig. 140) (V. Myxœdème) sont, au contraire, de gros nains, bouffis plutôt que gras, dont le corps semble gonflé d'œdème.

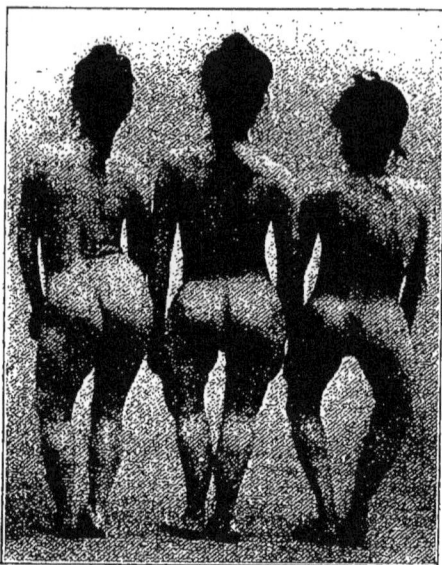

Fig. 139. — Naines rachitiques (Ceston).

Ils ont une face en pleine lune, avec des paupières boursouflées, peu de cheveux, pas de poils, des attributs sexuels imparfaits. Ce sont des dysthyroïdiens, aux gestes lents, à l'esprit torpide, leur développement mental est souvent rudimentaire. Parmi eux se recrutent les *nains idiots*, les *nains crétins*, les *nains goitreux*, dont les échantillons abondent dans certains pays de montagnes. Avec l'âge, ou sous l'influence de l'opothérapie thyroïdienne, certains de ces nains myxœdémateux tendent à perdre de leur boursouflure; leur visage s'amincit, mais se sillonne de rides; ils ont l'air de petits enfants vieillots ou de petits vieillards à la face poupine.

Les *nains achondroplasiques* (fig. 141) (V. Achondroplasie), constituent un troisième groupe dont les caractères morphologiques sont encore mieux tranchés. Ce sont des nains à grosse tête, à long torse, mais à courtes jambes et à tout petits bras, avec des mains carrées. Ils sont généralement bien musclés, bien poilus, bien sexués, vigoureux, alertes d'esprit et de corps.

Tels sont les trois types de nains qui, à l'heure actuelle, peuvent être immédiatement reconnus d'un simple coup d'œil. Le rachitisme, le myxœdème et l'achondroplasie représentent donc les trois principales dystrophies où les nains se recrutent.

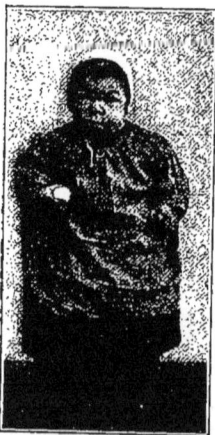

Fig. 140.
Naine myxœdémateuse.

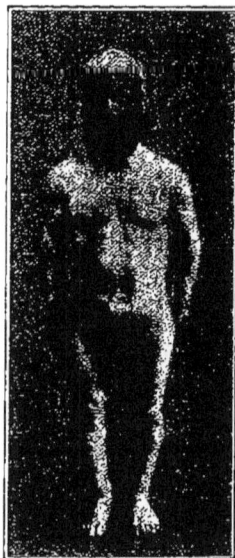

Fig. 141.
Nain achondroplasique
(Dide et Leborgne).

Mais ce ne sont pas les seuls. On rencontre souvent des individus de très petite taille, chez lesquels les caractères du rachitisme, ou du myxœdème, ou de l'achondroplasie, ne sont pas toujours aussi facilement reconnaissables. Ces différentes dystrophies ne se révèlent que par l'un quelconque de leurs stigmates, et chez le même sujet ces stigmates peuvent se combiner entre eux. Il peut s'y joindre d'autres malformations corporelles, osseuses, articulaires, musculaires, cutanées. Ce sont des *nains complexes*, qu'on peut arbitrairement rattacher à telle ou telle forme nosographique, encore qu'il soit préférable de les ranger dans un cadre d'attente.

La tuberculose fabrique aussi des nains, et notamment le mal de Pott; mais ce sont des *nains bossus*, et qui souvent ne méritent d'être qualifiés de nains que parce qu'ils sont bossus. La petitesse de leur taille dépend surtout de leur déformation vertébrale qui peut réduire de plus de moitié la hauteur du tronc, alors que les membres conservent des proportions normales, ou peu s'en faut (fig. 142). Ces nains bossus sont donc souvent de faux nains. Si l'on pouvait étirer leur colonne vertébrale, on leur rendrait une taille et des proportions quasi normales. Il y a cependant de vrais *nains pottiques*, nains par le tronc, nains aussi par les membres.

Ce sont également de faux nains que les électromèles dont les membres inférieurs se réduisent à de courts moignons. Ils rentrent dans la misérable cohorte des *culs-de-jatte*.

Tous ces avortons et tous ces infirmes sont les nains qui ont attiré les premiers l'attention des médecins, en raison même des difformités qu'ils présentent et des relations évidentes de ces difformités avec des dystrophies ou des malformations tératologiques déjà connues.

II. — Voyons maintenant l'autre espèce de nains, qui n'est pas la plus fréquente, mais qui, si l'on peut dire, est la plus parfaite.

Ce sont des spécimens réduits de l'espèce humaine, qui ne présentent, en dehors de leur exiguïté, aucune malformation corporelle importante et qui restent bien proportionnés. Ce sont de petits hommes ou de petites femmes, ressemblant à des adultes vus par le gros bout d'une lorgnette, miniatures humaines dont la plastique reste conforme au type moyen. Leur tête n'est pas trop grosse, leur tronc n'est pas trop long, comme chez les achondroplasiques; leurs membres ne sont pas tortueux, comme chez les rachitiques; leur visage et leurs téguments ne sont pas bouffis, comme chez les myxœdémateux. Chez eux, le développement normal de toutes les parties constituantes de l'organisme semble avoir été enrayé par un arrêt global; squelette, muscles, peau, tous les appareils, les viscères même, ont subi une réduction à l'échelle des proportions de l'homme moyen.

Ces nains-là sont des nains complets, leur nanisme est le *nanisme total*.

L'existence du nanisme total ne saurait être mise en doute. Déjà l'histoire avait célébré ces « abrégés des merveilles des cieux », mais l'on pouvait suspecter à bon droit les éloges des chroniqueurs. Plusieurs exhibitions récentes dont les nains ont eu les honneurs ne permettent plus de douter de la réalité de cette espèce de nains, qui est vraiment le *prototype du nanisme*.

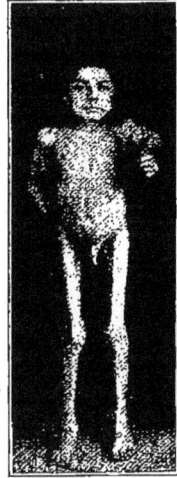

Fig. 142.
Nain pottique.

On connaissait la description de nains « merveilleusement proportionnés », comme le célèbre Joseph Borulawski, nain du roi de Pologne, comme la naine de Mlle d'Orléans, « réduction parfaite de l'espèce humaine ». De nos jours, on a pu voir, dans les différentes capitales de l'Europe, une collection sensationnelle de centaines de nains, parmi lesquels se trouvaient des spécimens vivants du nanisme total. Dans ce « royaume de Lilliput », peuplé surtout de myxœdémateux et d'achondroplasiques, il y avait aussi des nains chez lesquels il était impossible de retrouver aucun des stigmates des dystrophies connues. On pouvait y voir, notamment, de tout petits hommes et de toutes petites femmes, les plus petits et les plus petites

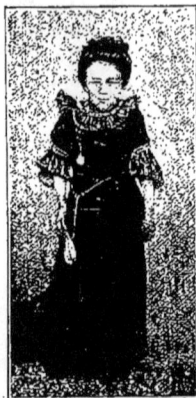

Fig. 143.
Nanisme total.

de la colonie, qui, en dehors de leur incomparable petitesse, ne présentaient pas de malformations disgracieuses (fig. 143 et 144). Leur taille était celle d'enfants de 3 à 4 ans, et cependant les proportions de la tête, du corps et des membres n'étaient nullement celles de l'enfance, mais bien celles d'*adultes exagérément réduits*. Tout était petit en eux, et tout était harmonieusement petit : petits bras, petites jambes, mains fluettes, petits crânes et petits visages, avec de petits yeux, une ombre de nez, un soupçon de bouche. Ils avaient aussi un petit filet de voix infiniment grêle, mais nullement enfantine. Et

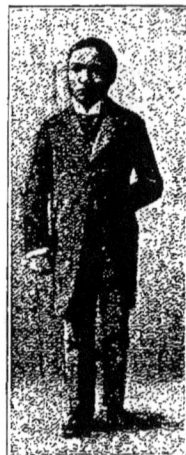

Fig. 144.
Nanisme total.

ce n'étaient pas non plus de petits vieux : leurs figures n'avaient pas de rides. Ce n'étaient que des nains.

Il ne faudrait point exagérer la perfection plastique de ces diminutifs de l'espèce humaine. De telles réductions ne se réalisent pas sans quelques erreurs morphologiques : la symétrie du corps et les proportions respectives ne sont pas à l'abri de la critique. Cependant, dans l'ensemble, il s'agit vraiment d'un arrêt du développement portant sur toutes les parties constituantes de l'individu.

Il existe donc un *nanisme total*. Et les nains de cette catégorie sont les plus nains de tous les nains.

Les causes et la pathogénie de ce nanisme total demeurent encore hypothétiques. Mais on est naturellement tenté de rapprocher ces miniatures humaines des sujets qui présentent, bien qu'à un degré beaucoup moins accentué, une diminution proportionnée de tous les éléments constitutifs de l'organisme. Parmi ces sujets figurent en première ligne ceux qui ont été décrits par Brissaud sous le nom d'*infantiles du type Lorain* (V. INFANTILISME), et que l'un de nous plus récemment a proposé de ranger sous l'étiquette de *chétivisme* (v. c. m.). — « Débilité, gracilité, et petitesse du corps, sorte d'arrêt de développement qui porte plutôt sur la masse de l'individu que sur un appareil spécial..., conservation des proportions relatives du corps, *proportions qui ne sont nullement celles de l'enfant, mais celles de l'adulte…* La forme définitive du sujet semble fixée comme en un moule de petit calibre » : telles sont, selon Brissaud, les caractéristiques du type Lorain. Ce sont celles du *chétivisme*, qui englobe des sujets « de petite taille, de faible constitution, se présentant souvent sous l'apparence d'adultes grêles et délicats ». Ce sont bien aussi celles du *nanisme total*.

A ce propos, il importe d'éviter une cause de confusion. La désignation d'*infantilisme*, appliquée au type Lorain, est capable d'induire en erreur, puisque, comme le faisait remarquer Brissaud, dans cette forme on ne retrouve pas les caractères morphologiques ni les proportions appartenant à l'enfant, mais bien une réduction de la plastique des *adultes*. D'ailleurs, nanisme et infantilisme ne sont nullement synonymes. Il y a des *nains infantiles* : ce sont les nains myxœdémateux qui représentent le plus haut degré de l'infantilisme de Brissaud. Mais il y a des nains qui ne sont *nullement infantiles*, comme les achondroplasiques, dont les attributs sexuels primordiaux et secondaires sont fort complets, et qui en témoignent par leur pouvoir procréateur indéniable.

Ceci dit, si l'on se rapporte à la description du type Lorain on voit qu'elle est entièrement applicable au nanisme total. Bien plus, le *nanisme total apparaît comme le superlatif du type Lorain*, de la même façon que l'infantilisme myxœdémateux représente le superlatif du myxœdème. De même, nanisme total n'est pas moins étroitement apparenté au chétivisme.

Les mêmes causes vicariantes qui ont été invoquées pour expliquer l'arrêt de la croissance dans le type Lorain et dans le chétivisme sont capables sans doute, en agissant de façon plus précoce, plus intense ou plus élective, de déterminer l'arrêt de croissance plus accentué encore que réalise le nanisme total. Infections ou intoxications de toutes sortes, la syphilis, la tuberculose, le paludisme, l'alcoolisme, le saturnisme, etc., toutes ces causes peuvent être invoquées pour expliquer un arrêt général de la croissance de tous les tissus et de tous les organes, sans que d'ailleurs on puisse préciser davantage le mécanisme pathogénique (glandulaire? anangioplasique?), qui entraîne une misère anatomique et physiologique aussi accentuée que celle du nanisme total.

En se basant sur les seules données de l'observation objective, il est incontestable qu'on doit réserver une place à part aux cas de nanisme dans lesquels les proportions relatives des segments corporels sont conservés. L'achondroplasique avec son long torse, sa grosse tête, ses petites jambes, ses bras courts, le rachitique, avec son thorax globuleux, ses membres incurvés, son crâne bosselé; le myxœdémateux avec ses boursouflures, forment un groupe de nains disproportionnés. Dans le nanisme total, au contraire, les proportions normales de l'homme moyen sont conservées. mais elles sont réduites à une petite, toute petite échelle.

En ce qui concerne leurs attributs sexuels, les nains de cette catégorie sont en général maigrement dotés. On a pu se demander si la dystrophie orchidienne n'était pas la cause première de l'arrêt de la croissance, mais il semble bien que cette misère génitale fasse partie intégrante de la misère

générale de tout leur organisme : celle-ci ne dépend pas de celle-là. Si petits
sont les organes qu'imperceptibles sont leurs fonctions.

Traitement. — L'étude des nains n'offre pas seulement un intérêt de
curiosité clinique : elle a une portée pratique. Sans doute, la médecine reste
désarmée en présence du nanisme total, des nanismes rachitique ou achondroplasique ; elle ne peut que chercher à prévenir l'éclosion de ces avortons
en répétant à leur propos des conseils d'hygiène et de prophylaxie concernant la tuberculose, la syphilis, l'alcoolisme, etc. Il n'en est pas de même
pour le nanisme myxœdémateux. Ici, le médecin a le rare privilège de
pouvoir métamorphoser une monstruosité. Les nains myxœdémateux ne sont
plus condamnés au nanisme à perpétuité. Ils doivent à l'opothérapie thyroïdienne un singulier bienfait ; grâce à elle, ils peuvent grandir (V. INFANTILISME,
OPOTHÉRAPIE). *HENRY MEIGE.*

NAPHTOLS. — Ce sont les phénols correspondant au naphtalène.

Naphtol β. — Il est employé en thérapeutique à l'exclusion du naphtol α
dont les propriétés sont cependant analogues. Le naphtol β se présente sous
forme de lamelles brillantes, fusibles à 125°, peu solubles dans l'eau froide
(1 pour 1000), plus solubles dans l'eau bouillante (1 pour 75), très solubles
dans l'alcool.

Le naphtol est irritant pour les muqueuses ; il est toxique lorsqu'il est
introduit dans la circulation ; il doit donc être manié avec précaution
(*A séparer*) ; chez les enfants même et chez certains malades, on aura plutôt
recours au benzonaphtol (v. c. m.).

Le naphtol β est utilisé en dermatologie en raison de son pouvoir antiseptique et antiparasitaire (séborrhée du cuir chevelu, phtiriase, gale, etc.
(v. c. m.).

A l'intérieur, il est employé comme antiseptique intestinal (fièvre
typhoïde, dysenterie, etc., v. c. m.) ; la dose journalière à prescrire est de
50 centigr. à 2 gr., en plusieurs fois.

Lotion.	
Naphtol β.	1 gramme.
Alcool à 80° . . .	150 grammes.
Alcoolat de mé-	
lisse	
Teinture de roma-	
rin	ãā 20 —
Teinture de jabo-	
randi.	

Séborrhée du cuir chevelu (Manquat).

Pommade.	
Naphtol β. . . .	5 à 10 grammes.
Savon noir. . .)	
Soufre précipité.	
Craie préparée .	ãā 25 —
Lanoline	

Gale (Brocq).

Solution.	
Naphtol β.	1 gramme.
Alcool à 90°.	50 grammes.
Eau	950 —

Pour lotions ou injections.

Cachets.	
Naphtol β	
Salicylate de bis-	ãā 4 grammes.
muth.	
Magnésie anglaise. .	

Diviser en 12 cachets ; 5 à 6 par jour
(diarrhées).

Cachets.	
Naphtol β.	ãā 50 centigr.
Salicylate de bismuth.	

Pour un cachet : 4 par jour (fièvre typhoïde).

Cachets.	
Naphtol β.	0 gr. 20
Carbonate de chaux.	0 gr. 30
Charbon pulvérisé.	0 gr. 40

Pour un cachet, n° 10.

Naphtol camphré. — Liquide épais et onctueux résultant de la combinaison à chaud et à l'abri de l'air de 2 parties de camphre avec une partie de naphtol (Desesquelle). C'est un antiseptique énergique, mais irritant et d'une certaine toxicité : il n'est pas employé à l'intérieur.

Le naphtol camphré est soluble dans l'alcool, l'éther, les huiles. Il est appliqué en badigeonnages contre les angines, la diphtérie, les ulcérations tuberculeuses (v. c. m.) : mais c'est surtout dans la tuberculose des os et des articulations et dans la tuberculose péritonéale qu'il trouve une utilisation fréquente. On fait usage d'un mélange, à parties égales, de naphtol camphré et d'huile stérilisée dont on injecte, au plus, 4 ou 5 c. c. au point malade.

Benzoate de naphtol. — V. BENZONAPHTOL.

Salicylate de naphtol (*Bétol*). — Se dédouble dans l'intestin ; est utile comme antiseptique intestinal et dans le rhumatisme : 1 à 3 gr. en cachets de 50 centigr. ou en suspension dans un sirop.

Naphtolate de bismuth (*Orphol*). — Poudre grise contenant 70 pour 100 de bismuth, 2 pour 100 de naphtol et 5 pour 100 d'eau. Antidiarrhéique ; 50 centigr. à 10 gr. en cachets ou en suspension dans une potion gommeuse.   *E. F.*

NARCÉINE. — V. OPIUM.

NARCOLEPSIE. — La narcolepsie est un besoin subit et irrésistible de dormir, survenant en dehors du moment habituel du repos, par accès fréquents et de courte durée (Gélineau, Ballet).

Le narcoleptique s'endort brusquement au milieu de ses occupations, au milieu des repas, d'un sommeil plus ou moins profond, pouvant durer d'une minute à plusieurs heures, en moyenne de 10 à 30 minutes. Les accès se répètent avec une fréquence très variable, une à deux fois par mois au moins, généralement plusieurs fois par jour (200 fois par jour dans un cas de Gélineau).

Décrite par Gélineau en 1880 comme une névrose essentielle, la narcolepsie est considérée actuellement plutôt comme un syndrome lié à un trouble de nutrition (Ballet) ou à une intoxication de la cellule nerveuse (Furet), et pouvant se rencontrer dans les affections les plus diverses. On l'observe surtout chez les diabétiques et les obèses, mais elle a également été signalée dans des maladies infectieuses (fièvre typhoïde, grippe, typhus, paludisme), dans des intoxications (alcoolisme), dans des maladies de l'appareil digestif (dyspepsie, cirrhose, congestion hépatique) et dans des maladies nerveuses (hystérie, épilepsie, neurasthénie, chorée, maladie des tics, paralysie générale, démence). (V. HYSTÉRIE, LÉTHARGIE.)

Le *pronostic* varie avec l'affection concomitante. Améliorée rapidement dans le diabète ou l'obésité par le traitement de ces maladies, la narcolepsie serait au contraire d'un mauvais présage dans les affections hépatiques (Hanot et Lévi). Les malades sont généralement affectés de leur infirmité qui souvent les empêche d'exercer leur métier. Aussi chez des prédisposés peut-il en résulter des troubles psychiques graves.

Diagnostic. — Une des formes de *l'attaque de sommeil hystérique* ressemble beaucoup au syndrome précédent. Dans la *pseudo-narcolepsie hystérique* (Parmentier), la résolution musculaire serait incomplète ; on trouverait une sorte d'hyperexcitabilité musculaire, de petites vibrations des paupières qui ne se laissent écarter que difficilement, de la contracture des muscles de l'œil dont le globe est convulsé en dedans, du trismus, de la contracture des sourcils, de l'irrégularité du pouls, des mouvements convulsifs à la pression des zones hystérogènes.

Le diagnostic est des plus délicats avec certaines *attaques larvées d'épilepsie*. La narcolepsie pourrait exister chez les épileptiques (Féré), quelquefois alternant avec les crises et s'améliorant avec elles. Dans la narcolepsie, le malade sait qu'il va s'endormir et a conscience d'avoir dormi ; le réveil ne s'accompagne ni d'hébétude, ni de courbature ; il n'y a ni perte d'urine, ni émission de matières fécales : ces caractères permettent de la distinguer des crises larvées d'épilepsie où l'amnésie est de règle.

Le diagnostic pourra encore se poser avec la MALADIE DU SOMMEIL, la POLIO-ENCÉPHALITE SUPÉRIEURE (v. c. m.).

Traitement. — Le traitement se confond avec celui de la maladie causale, diabète, obésité, etc.   *BRÉCY.*

NARCOSE. — V. ANESTHÉSIE.

NASILLEMENT, NASONNEMENT. — V. PRONONCIATION (TROUBLES).

NASO-PHARYNGIENS (POLYPES). — Les polypes naso-pharyngiens sont des tumeurs fibreuses ou fibro-sarcomateuses, qui naissent sur les parois de la cavité naso-pharyngienne, et qui sont remarquables par leurs tendances à la récidive et à l'envahissement de toutes les cavités de la face.

Étiologie. — Ils ont deux particularités essentielles :

1° Ils se développent presque *exclusivement dans le sexe masculin*.

2° Ils apparaissent *dans l'adolescence* vers l'âge de 10 à 15 ans, quelquefois plus tôt, rarement plus tard, et souvent régressent spontanément vers 25 ans.

Chez la femme, ils sont très rares et s'observent à tout âge.

Anatomie pathologique. — *Origine.* — Les polypes naso-pharyngiens naissent aux dépens du tissu fibreux abondant qui double la muqueuse du pharynx nasal.

Nélaton et ses élèves ont soutenu qu'ils s'inséraient toujours sur le trousseau fibreux qui recouvre la surface sphéno-basilaire ; Cruvelhier, Michaux, Robert, Gosselin et Virchow ont montré qu'ils pouvaient naître en bien d'autres points de la cavité naso-pharyngienne. Actuellement, on tend à admettre que *dans la majorité des cas*, ils s'implantent non *sur l'apophyse basilaire* ou sur la face antérieure des vertèbres cervicales, mais au voisinage de *l'orifice postérieur des fosses nasales*, soit à la partie supérieure des choanes, dans la région sphéno-ethmoïdale, soit sur l'aile interne de la ptérygoïde, sur le vomer, sur le palatin, sur le toit nasal.

Aspect. — La tumeur, en général unique, a une surface lisse et mamelonnée, une consistance dure, peu élastique, ligneuse, une coloration grisâtre ou jaunâtre sur le cadavre, rouge foncé sur le vivant. Son volume est comparable d'abord à celui d'une noix ou d'un œuf, mais peut atteindre celui du poing et même davantage. Son pédicule est presque toujours très court; elle est presque sessile.

Ce qui caractérise, au point de vue anatomique, le polype naso-pharyngien, ce sont *ses prolongements*. Dès que la tumeur est un peu volumineuse, elle émet des prolongements qui déplacent, usent, perforent et détruisent les os et pénètrent dans toutes les cavités de la face et même dans le crâne.

Le polype prend ainsi des *insertions secondaires* par adhérence aux muqueuses voisines; ce sont des insertions fausses moins solides que l'insertion primitive en général, mais présentant quelquefois cependant une telle résistance qu'elles peuvent être confondues : on peut les sectionner seulement sans les détruire, lors de l'exérèse chirurgicale.

Structure. — La structure de ces tumeurs se rapproche suivant leur degré de malignité, tantôt

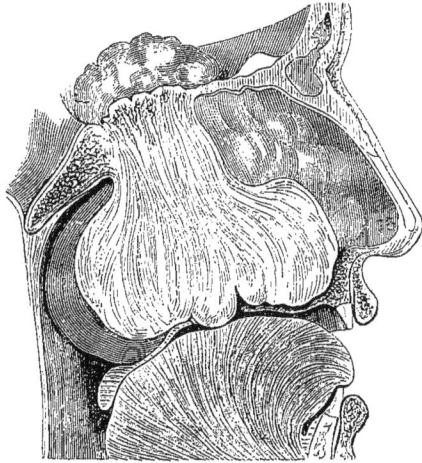

Fig. 145. — Polype naso-pharyngien. Insertion et mode d'extension (O. Weber.)

de celle du fibrome, tantôt de celle du sarcome. Ils sont constitués :

1° Par des *fibres* perpendiculaires au point d'insertion et d'abord parallèles, puis se disposant en tourbillons dans l'intérieur de la tumeur;

2° Par des *cellules* jeunes, rondes ou plus souvent fusiformes, analogues à celles du sarcome;

3° Par des *vaisseaux sanguins* extrêmement abondants, d'où la tendance aux hémorragies.

Évolution. — Les polypes naso-pharyngiens subissent rarement la dégénérescence graisseuse, kystique ou calcaire; plus souvent ils évoluent progressivement, usant les os, déformant les organes sans les envahir; la régression spontanée qu'on peut observer après l'arrêt de la croissance serait due à la *dégénérescence hyaline du tissu conjonctif*.

Symptômes. — On observe surtout ces tumeurs chez des jeunes garçons de la campagne de 12 à 16 ans : leur évolution clinique se divise assez naturellement en trois périodes.

1. *Période de début*. — La tumeur est *d'abord complètement latente*, tant qu'elle n'a pas atteint un certain volume. Au bout de quelques temps lorsqu'elle commence à obstruer les choanes, elle se manifeste par des symptômes de *coryza chronique*, le malade se plaint d'une gêne respiratoire légère, d'un enchifrènement plus ou moins prononcé, mais durable, d'un écoulement séreux ou muqueux abondant par les narines.

Mais dès cette période de début, deux symptômes doivent attirer l'attention :

1° Les *épistaxis* passagères, fréquentes, pas très abondantes;

2° La *céphalée* sourde, tenace, localisée.

2. *Période des troubles fonctionnels*. — La tumeur augmentant de volume,

obstrue complètement le naso-pharynx et pénètre même dans les fosses nasales.

Les malades ont constamment la sensation de corps étranger dans les fosses nasales; la respiration est gênée, ils ont parfois des accès de suffocation, puis l'insuffisance nasale devenant plus manifeste, ils ne respirent plus que la bouche ouverte, ce qui amène rapidement des phénomènes d'irritation des amygdales et du pharynx, et ils éprouvent une grande difficulté à se moucher. .

La voix est nasonnée.

L'odorat est supprimé et par conséquent le goût très émoussé.

L'audition est compromise d'un ou des deux côtés par suite de l'obstruction de la trompe d'Eustache et de l'insuffisance de l'aération tubo-tympanique qui en résulte.

L'écoulement nasal devient très abondant, muco-purulent, quelquefois fétide.

Les épistaxis sont plus fréquentes et plus redoutables, la céphalée frontale intense.

5. *Période des déformations*. — Le polype envahit les régions voisines soit par les orifices et les fentes naturelles, soit à travers les os qu'il use; il remplit les fosses nasales, déforme le nez et peut faire hernie par les narines; souvent il pénètre de bonne heure dans le sinus sphénoïdal et par là dans le crâne; il entre dans le sinus maxillaire et soulève la joue; il obstrue les voies lacrymales: il envahit la fosse zygomatique et empâte la région parotidienne; il refoule le voile du palais et obstrue la gorge; il s'insinue dans l'orbite, déloge et atrophie le globe oculaire et vient prendre sa place entre les paupières; enfin il perfore les os, arrive dans le crâne et atteint le cerveau.

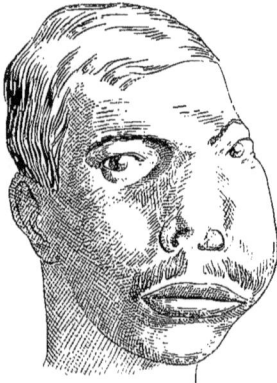

Fig. 146. — Déformation de la face produite par un polype naso-pharyngien (d'après Gradenigo).

Les malheureux défigurés avec le nez déformé, les joues tuméfiées, les yeux saillants, sont en proie à une céphalée incessante, à des douleurs névralgiques dues à la compression des branches du trijumeau. Le goût, l'odorat, l'ouïe sont très affaiblis ou disparus, la vue est fortement compromise: la déglutition est difficile, la respiration est très gênée, et cependant malgré les hémorragies, malgré les écoulements purulents, l'état général reste bon pendant longtemps: peu à peu cependant apparaissent l'anémie, l'amaigrissement et seule la mort met un terme à l'épouvantable supplice du malade qui succombe par hémorragie, par inanition, par asphyxie ou par accidents cérébraux. « A cette période, la mort ne peut être conjurée que par des opérations chirurgicales si graves, que parfois, elles n'ont d'autre résultat que de la hâter. » (Lermoyez). .

L'*évolution* du polype naso-pharyngien est d'autant plus rapide que le sujet est plus jeune et que la structure de la tumeur est plus voisine de

celle du sarcome. En général, les troubles fonctionnels graves apparaissent
un ou deux ans après les premiers symptômes, et la *mort* ne tarde guère
plus.

On a cité des cas de *guérison* par gangrène spontanée et élimination
consécutive : ils sont si rares qu'il n'en faut pas tenir compte.

Tous les auteurs classiques admettent *l'arrêt d'accroissement du polype
vers l'âge de 20 ans* et sa *disparition possible à l'âge adulte*; cette régression
serait possible, surtout après un traitement chirurgical même incomplet.
Or, d'après les observations récentes, il semble que l'atrophie spontanée de
ces tumeurs soit mal démontrée, et quelques chirurgiens pensent même que
les fibromes naso-pharyngiens sont d'ordinaire insensibles au passage de
la vingtième année qui, loin d'en amener la régression, n'en détermine pas
toujours l'arrêt et parfois n'en arrête même pas la dégénérescence précoce
ou tardive (Jaboulay).

Diagnostic. — Le diagnostic du polype naso-pharyngien, doit être fait
d'une façon précoce : il ne faut pas attendre pour le reconnaître, qu'il ait
pénétré dans toutes les cavités de la face et déformé les traits. Chez un
jeune garçon, les écoulements nasaux persistants, la céphalée, et surtout
les épistaxis répétées doivent y faire penser, et il faut de suite faire un
examen complet du naso-pharynx.

L'inspection de la bouche, au début, ne révèle aucune particularité,
mais assez rapidement *le voile du palais est déformé*, abaissé en masse
ou d'un seul côté, et plus tard le polype vient faire saillie en arrière et
au-dessous du voile sous forme d'une tumeur mamelonnée rosée ou
rouge.

Le *toucher pharyngien* pratiqué doucement avec le doigt recourbé derrière le voile, fait reconnaître l'existence d'une tumeur remarquable par *sa
fixité* et *sa dureté ligneuse*. La surface en est lisse ou légèrement mamelonnée. Lorsqu'elle est peu volumineuse, le doigt peut s'insinuer entre elle
et les parois du pharynx et aller reconnaître son insertion à la voûte ;
lorsqu'elle remplit complètement le naso-pharynx, le doigt ne peut plus
en faire le tour ; il peut reconnaître les insertions secondaires s'il en existe :
quelquefois, en s'aidant d'un stylet introduit par les fosses nasales, on peut
arriver à se rendre compte du siège et de l'étendue de l'insertion. Toutes
ces explorations doivent être très prudentes : elles provoquent souvent des
hémorragies.

La *rhinoscopie postérieure* doit être faite dès le début : à cette période
initiale, elle permet de reconnaître la tumeur rosée ou rouge, lisse ou mamelonnée appendue à la voûte du pharynx, de préciser sa forme, son volume,
ses connexions avec les fosses nasales. C'est souvent, grâce à cette méthode
d'exploration, que l'on peut faire un diagnostic précoce : plus tard elle
devient impossible.

La *rhinoscopie antérieure* est surtout utile lorsque le polype a envahi les
fosses nasales pour reconnaître le volume et les rapports de ces prolongements.

Les prolongements dans les différentes cavités de la face ne peuvent
guère être reconnus que par les déformations qu'ils provoquent. Il n'y a pas

de signe certain des prolongements intra-craniens : les troubles visuels, la somnolence, les vertiges, doivent les faire craindre.

Si l'on a soin de faire un examen complet, le diagnostic du polype naso-pharyngien est facile.

Les *végétations adénoïdes* donnent au toucher une sensation très spéciale, molle et lobulée; il faut cependant s'en défier, car elles coexistent parfois avec le fibrome et sont superposées à lui.

Les *polypes fibro-muqueux* nés sur l'extrémité postérieure des cornets peuvent prendre dans le naso-pharynx, mais ils sont *très mobiles* et *pédiculés*; en soulevant la masse pharyngée, on imprime des mouvements à la masse intra-nasale; on peut circonscrire leur pédicule avec l'index introduit dans le naso-pharynx. Ils ne provoquent pas d'hémorragie.

Les *tumeurs du voile du palais* siègent sur sa face antérieure et laissent libre le cavum.

L'*épithélioma du naso-pharynx* ne s'observe que chez l'adulte, s'ulcère rapidement et s'accompagne d'engorgement ganglionnaire.

Pronostic. — Le pronostic est d'autant plus grave que le sujet est plus jeune; à mesure que le sujet approche de l'âge adulte, on peut espérer, disent les classiques, le guérir par des opérations palliatives grâce à la régression spontanée : il n'y faut pas trop compter.

Le pronostic est d'autant plus grave que la tumeur est plus volumineuse et plus envahissante, que sa marche est plus rapide, que son tissu est plus riche en éléments embryonnaires.

Traitement. — Les polypes naso-pharyngiens doivent être assimilés aux tumeurs malignes et exigent une intervention radicale, faite dès que le diagnostic est posé. Il n'est guère comme contre-indications opératoires, en dehors de complications particulières, que l'envahissement de la cavité cranienne.

Méthodes opératoires. — Elles sont nombreuses : les unes *méthodes simples*, attaquent le néoplasme par les voies naturelles; les autres *méthodes composées*, permettent grâce à des opérations préliminaires de l'observer par une voie plus large. Aujourd'hui ces méthodes composées sont employées plus rarement, parce que le diagnostic est fait d'une façon plus précoce (rhinoscopie postérieure) et parce que l'instrumentation a été perfectionnée.

Il faut, pour l'anesthésie, faire le tubage du larynx ou employer un appareil spécial (appareil de Pierre Delbet).

1° Les *méthodes simples*. — L'ablation du polype par les voies naturelles peut être réalisée par plusieurs procédés.

a) *Cautérisation*. — Elle n'est guère employée que comme complément d'une autre méthode : elle se fait au galvano-cautère.

b) *Électrolyse*. — On fait l'électrolyse bipolaire au moyen de longues aiguilles enfoncées dans la tumeur sous le contrôle du miroir. Il faut des séances nombreuses.

c) *Arrachement et rugination*. — L'arrachement est pour un grand nombre de chirurgiens la méthode de choix parce qu'il amène plus sûrement les prolongements de la tumeur (Sébileau). Il se pratique soit avec une grosse et large pince à mors creux, soit avec l'anse froide.

La *rugination* s'effectue par les voies naturelles avec des instruments spéciaux.

Elle peut être faite *avec les pinces coupantes* spéciales de Doyen et d'Escat : on engage les deux mors le long des gouttières postérieures du pharynx jusqu'à la région des choanes et en les rapprochant, tandis qu'on les maintient contre la voûte, on sectionne en 5 ou 4 coups le pédicule. Cette opération peut être faite sous anesthésie locale sur des sujets courageux.

L'ablation *à la rugine* nécessite l'anesthésie générale : elle se fait avec les rugines spéciales d'Escat agissant latéralement et transversalement. La rugination est dangereuse, parce qu'elle expose à laisser des prolongements de la tumeur source d'hémorragies quelquefois mortelles.

L'opération doit être faite rapidement, avec un bon éclairage ; l'hémorragie toujours notable est arrêtée par un tamponnement serré, lorsque l'ablation est complète ; on peut faire préventivement la ligature des 2 carotides externes.

d) *Ablation à l'anse galvano-caustique*. — On fait passer, ce qui est souvent très difficile, une anse galvanique autour du pédicule de la tumeur, et on le sectionne progressivement par carbonisation sans traction.

2° Les *méthodes composées*. — Elles sont uniquement destinées à ouvrir une large voie d'accès sur la tumeur, dont l'ablation se fait par une des méthodes précédentes, le plus souvent la rugination ou l'arrachement.

Quelle que soit la voie suivie pour enlever le néoplasme, on ferme ensuite la brèche d'accès (sections ou résections temporaires), ou bien on la maintient ouverte pour pouvoir surveiller les récidives ; on complète par des cautérisations une extirpation incomplète.

On peut suivre 5 voies pour s'ouvrir accès vers la cavité naso-pharyngienne.

1° *La voie palatine* qui comporte la section simple du voile du palais ou la section du voile combinée à la résection de la voûte palatine osseuse. Elle ne laisse pas de cicatrices extérieures, elle donne un jour suffisant pour l'ablation de polypes déjà volumineux ; l'opération doit être suivie d'une restauration immédiate ou secondaire du voile.

2° *La voie nasale*. On s'ouvre accès vers le naso-pharynx soit en rabattant le nez latéralement (Eug. Desprez), soit en le rabattant de haut en bas (Ollier).

5° *La voie maxillaire*. La résection définitive du maxillaire supérieur crée une mutilation faciale inutile, il faut la rejeter. La résection partielle combinée à la résection d'une partie du squelette du nez permet d'aborder facilement le naso-pharynx : c'est la *voie maxillo-nasale*. (J.-L. Faure.)

Indication des différentes méthodes. — Actuellement les méthodes composées sont assez rarement indiquées parce que les méthodes simples ont bénéficié du diagnostic plus précoce et des perfectionnements apportés à l'instrumentation.

L'ablation d'un polype naso-pharyngien doit être faite en un seul temps et complètement.

Les polypes limités au naso-pharynx doivent toujours être enlevés par les méthodes simples : de préférence par arrachement, parce qu'on amène ainsi plus sûrement les prolongements (sinus sphénoïdal) ; la rugination expose à laisser une partie de la tumeur, source d'hémorragies.

Les méthodes simples peuvent encore être employées lorsque le polype a envahi les fosses nasales : il arrive souvent que des prolongements même volumineux sont extraits avec la masse principale ; si on ne peut les enlever en même temps, il faut en faire l'ablation ultérieure en les arrachant avec une pince spéciale ou en les sectionnant avec l'anse galvanique.

Les méthodes composées doivent être réservées aux cas de plus en plus rares où le polype a envahi les différentes cavités de la face, et dans ces conditions, il faut avoir recours à la voie maxillo-nasale ou à la voie palatine.

Résultats opératoires. — Le grand danger des opérations dirigées contre les polypes naso-pharyngiens, c'est *l'hémorragie* qui a pu dans certains cas amener la mort : les hémorragies graves sont toujours dues à une ablation incomplète. Ce sont les prolongements abandonnés qui saignent.

Les *récidives*, si fréquentes autrefois qu'on les considérait comme la règle, ne sont le plus souvent que des repullulations dues à une ablation incomplète : il faut cependant surveiller de près les malades pour enlever ces récidives dès qu'elles se produisent.   *PIERRE MOCQUOT.*

NAUSÉE. — On constate dans les classiques, non sans étonnement, l'absence presque constante du moindre paragraphe consacré à la nausée. Ce symptôme est pourtant fréquent. Il peut être le seul indice des maladies qui le provoquent, et ce n'est jamais un signe négligeable, quelque difficile qu'en puisse être souvent l'interprétation.

La nausée est de ces troubles que l'on ne saurait définir : il n'importe, tout le monde comprend ce que l'on entend par là. Dans le vulgaire, signalons que ce terme noble est peu courant, et qu'il correspond à ce que l'on désigne par les expressions de « mal de cœur » ou de « cœur embarbouillé ».

Il est rare que la nausée soit de courte durée ; il peut en être ainsi quand elle précède un vomissement. Le plus souvent existe un *état nauséeux* plus ou moins prolongé, que ne termine pas obligatoirement le vomissement, nausée et vomissement étant deux phénomènes fréquemment mais non toujours indissolublement liés.

La nausée peut survenir après le repas, le vomissement l'accompagne souvent en ce cas et peut la faire disparaître. Mais elle se manifeste tout particulièrement à jeun dans un grand nombre de maladies, dans les intoxications notamment. Elle va généralement alors s'atténuant vers la fin de la journée, l'alimentation pouvant être ou non gênée par ce phénomène. Les nausées sont fréquemment influencées par la position du malade ; elles s'atténuent dans le décubitus horizontal, reparaissent ou s'exagèrent dans la position assise et surtout la station verticale. Un certain degré de vertige coexiste souvent avec elles. Ajoutons que le chimisme gastrique ne paraît pas influencé par l'état nauséeux (Boas).

La nausée peut s'observer dans un nombre de maladies vraiment considérable. Pour ne point nous borner à une énumération forcément monotone, nous nous efforcerons de mettre en relief les facteurs principaux du symptôme étudié.

Tout d'abord il est une idée fausse dont il importe de se débarrasser : on croit généralement que tout état nauséeux doit immédiatement orienter les recherches du côté de l'estomac; rien n'est moins exact. De fait, si les nausées s'observent fréquemment dans les affections gastriques, elles sont loin d'être un signe habituel de ces maladies. On ne les observe pour ainsi dire jamais dans l'ulcère de l'estomac; on les rencontre rarement dans le cancer de l'estomac, à moins qu'il n'y ait *sténose pylorique*. Dans ce cas, et de même toutes les fois qu'il y a dilatation notable de l'estomac, la nausée s'observe fréquemment, elle peut même être permanente. Il existe cependant une véritable *forme nauséeuse du cancer de l'estomac* (A. Mathieu), où, sans vomissements, s'observe de façon presque constante le trouble étudié. La *gastrite éthylique* est une des affections où l'on rencontre le plus souvent la nausée au réveil; cet état s'atténue en général dans le courant de la matinée, mais peut, comme nous l'avons déjà signalé, se prolonger pendant la plus grande partie de la journée.

Les nausées s'observent plus fréquemment peut-être dans les maladies de l'intestin que dans les affections gastriques. On les rencontre dans les *sténoses de l'intestin*, dans la *constipation chronique*, chaque fois, en un mot, que peut se produire une intoxication d'origine stercorale. Enfin, dans toutes les affections *coliques aiguës ou chroniques*, dans l'*entéro-côlite membraneuse*, dans l'*appendicite chronique*, dans la *sigmoïdite*, le réflexe nauséeux présente une extrême fréquence (A. Mathieu). Les *adhérences de l'intestin aux organes voisins*, et notamment chez la femme les tractus unissant aux organes pelviens le cæcum ou l'appendice, sont également une cause de nausée. Celle-ci se présente habituellement encore au début des *ictères infectieux*, au cours de l'évolution d'un certain nombre de *cirrhoses*. Elle fait partie intégrante des syndromes douloureux paroxystiques de l'abdomen, *appendicite aiguë, colique hépatique, colique néphrétique*. On a pu attribuer enfin certains états nauséeux accidentels ou permanents aux *ptoses abdominales*, notamment à la *néphroptose* et à l'*entéroptose*.

En présence d'états nauséeux permanents, surtout chez des individus jeunes, émaciés, il convient tout particulièrement de songer à l'*inanition* relative, à la restriction de l'alimentation, souvent volontaire, ainsi qu'il est banal de l'observer chez un si grand nombre de dyspeptiques. Rapprochons de la nausée par inanition la nausée par *anémie* qu'il est donné d'observer après toutes les *hémorragies* un peu importantes, quelle que soit leur cause.

Chez l'adulte et le vieillard, on songera également à l'*insuffisance rénale*, à l'*urémie*. Du reste tout état nauséeux commande particulièrement l'examen des urines.

L'*insomnie* provoque souvent un état de fatigue permanente avec inappétence et nausée. La nausée enfin peut être d'origine réflexe; il en est ainsi de la nausée liée à la présence d'*entozoaires* et notamment du *tænia*. Peut-être à vrai dire s'agit-il ici d'une simple intoxication. Déterminent également les nausées un grand nombre de *médicaments*, même à dose thérapeutique banale. Les *morphinomanes* sont très sujets aux nausées quand se fait sentir le besoin de la morphine : cet état nauséeux contribue à faire répéter les injections et intensifie le besoin du poison. Le *tabac* est également responsable d'états nauséeux prolongés, et ce syndrome peut survenir chez les fumeurs avec le même horaire et les mêmes particularités que chez les éthyliques. Accompagné d'une céphalée vive, le phénomène étudié peut encore mettre sur la voie d'une intoxication ignorée par l'*oxyde de carbone*, le *gaz d'éclairage*. Enfin, pour en finir avec les intoxications, rappelons la fréquence de la nausée, plus ou moins rapidement suivie de vomissements, dans les *empoisonnements d'origine alimentaire*. Il est du reste possible, dans l'indigestion, que l'état nauséeux soit lié surtout à l'intoxication intestinale.

La nausée est d'observation banale dans la *grossesse*, dans toutes les maladies des *organes génitaux de la femme*, notamment dans les déviations utérines accusées, dans les salpingites, etc. On peut la retrouver également dans la *rétention d'urine*. Elle est un symptôme fréquent dans un grand nombre d'affection nerveuses, paroxystiques comme la *migraine*, aiguës comme les *méningites*, chroniques comme les *tumeurs cérébrales*, les maladies *cérébelleuses* ou les *affections labyrinthiques*; les états nauséeux étaient également fréquemment compris dans l'ancien syndrome *hystérique*. — Les troubles de la circulation cérébrale, peut-être aussi un certain degré d'intoxication, doivent être tenus pour responsables du *mal de montagne* et d'une façon générale de tous les accidents nauséeux liés à la diminution de la pression atmosphérique. — Mentionnons enfin, pour terminer cette énumération des nausées d'origine nerveuse, les *nausées réflexes* provoquées par les *odeurs fétides* (ne parle-t-on pas couramment des « odeurs nauséabondes? ») et par la vue d'objets répugnants (charognes, cadavres) ou de spectacles impressionnants (plaies, sang, opérations, accidents).

On a pu signaler des nausées dites idiopathiques (Boas) chez la femme, soit à l'époque de la puberté, soit aux environs de la ménopause.

En résumé, examinant un malade présentant un état nauséeux, on se rappellera que les causes banales de cet état sont les affections sténosantes du pylore et les gastrites toxiques, les maladies chroniques de l'intestin, les intoxications, l'inanition. On devra donc remédier à la stase gastrique et laver au besoin l'estomac; un seul lavage peut faire disparaître un état nauséeux de date ancienne. On instituera un régime suffisant et désintoxiquant; on luttera contre la constipation. En pensant toujours à l'urémie, en songeant à l'éventualité toujours possible d'une légère intoxication par un système d'éclairage ou de chauffage défectueux, on portera souvent de très heureux diagnostics.

Il n'existe aucun médicament spécifique de la nausée, le *traitement* étant celui de la maladie causale. Les lavages d'estomac seront ainsi prescrits lorsqu'il y a sténose pylorique et stase gastrique; les vomitifs (v. c. m.) pourront être utiles dans les intoxications. Nous venons de signaler l'importance du régime; ajoutons qu'en maintenant les malades allongés, la tête basse, on remédie parfois rapidement à un état extrêmement pénible. On se montrera sobre dans l'administration des médicaments. Peu sont efficaces contre les états nauséeux permanents : les bromures, l'eau chloroformée peuvent rendre quelques services, accessoirement le chloral. On se défiera des opiacés qui, en général, augmentent plutôt l'état nauséeux quand ils ne le provoquent point.

Nous avons peu de chose à dire sur la *nausée provoquée*. Celle-ci se manifeste à l'attouchement du fond de la gorge, et l'on connaît l'intérêt des variations du réflexe pharyngien. La nausée peut être également provoquée chez certaines névropathes par la pression du creux épigastrique ou des ovaires. Enfin, on connaît le syndrome mixte de vertige et de nausée associés que déterminent une gyration rapide sur soi-même ou les oscillations d'un navire (V. Mal de mer), ainsi que la balançoire et, chez certaines personnes, le fait d' « aller en arrière » en voiture ou en wagon.

La nausée par elle-même n'est point dangereuse. Il faut seulement prévenir les malades qu'ils ne doivent point s'efforcer à se faire vomir : les vomissements provoqués par le malade lui-même ne pouvant guère le soulager que dans les sténoses pyloriques avec stase abondante. Encore est-il que dans ces cas, nous l'avons déjà dit, seul le lavage de l'estomac assure une évacuation suffisante et partant un soulagement complet.

FRANÇOIS MOUTIER.

NÉCROSE. — V. Ostéite, Machoire.

NÉGATION (IDÉES ET DÉLIRE). — Les idées de négation sont une des expressions les plus singulières de la transformation délirante de la personnalité. La genèse de ces idées est tout à fait obscure, néanmoins on les rattache à une anesthésie psychique, terme lui-même assez vague.

On doit distinguer les idées de négation et de délire des négations. Les premières forment un syndrome, le second est une forme spéciale de délire systématisé évolutif.

Les *idées de négation*, décrites en premier lieu dans la paralysie générale par Baillarger, qui les regardait comme caractéristiques, consistent presque uniquement en idées se rapportant aux fonctions des viscères. Le malade déclare qu'il ne peut plus manger parce qu'il n'a plus de bouche, de gosier, d'estomac, d'anus ; il est bouché, les aliments passent à côté ; il ne respire plus, son pouls ne bat plus, il n'a plus de cœur, plus de poumon, plus rien. Un paralytique avancé ne prononçait plus que ce mot indéfiniment répété : « Rien, rien, rien... ». Les idées de négation peuvent se montrer sporadiquement, ou, au contraire, se prolonger assez longtemps ; nous les avons vues se présenter sous la forme circulaire.

Dans la paralysie générale, les idées de négation revêtent le caractère de niaiserie habituel. Dans la folie périodique, ces idées se rencontrent éventuellement comme fond de la phase mélancolique, et, dans ce cas, affectent toujours la même allure à chaque accès. Elles peuvent ressembler à celles de la paralysie générale, ou être plus perfectionnées, analogues même aux idées du délire des négations systématisé. Une de nos malades voyait l'univers entier s'effondrer, elle-même n'était plus rien. Cette variété de mélancolie périodique est relativement rare.

Les idées de négation se retrouvent dans la mélancolie vulgaire ; elles s'ébauchent par la sensation de vide qu'éprouvent certains mélancoliques ; ceux-ci déclarent ne pas pouvoir penser, de là à n'avoir plus de pensée, plus de cerveau il n'y a qu'un pas ; d'autres ont de l'anesthésie ou de la cécité psychique, la perte de la vision mentale : ils ne peuvent plus aimer leur famille, ne sentent plus aucun sentiment affectif ou bien sont incapables de se représenter les visages connus, leur propre figure ; de là encore à la négation de leur propre existence, de celles de l'entourage, du monde extérieur, il n'y a qu'un faible degré à franchir.

C'est le fait du *délire systématisé des négations ou syndrome de Cotard* (Régis, Séglas). Le délire commence soit par une période de mélancolie, soit par une période de délire de persécution. Après un temps assez court, le vague malaise du malade s'oriente vers un état hypocondriaque, mais d'une hypocondrie spéciale. Le malade se sent tout changé, ses organes fonctionnent mal, ils ne fonctionnent plus, ils n'existent plus ; son corps n'a plus de consistance ou, au contraire, il n'est qu'un bloc insensible, il est en pierre, en verre, ou d'une substance indestructible, il ne peut périr, il ne mourra pas, il est immortel, il a toujours existé, il est éternel ; du délire de négation naît, et lui succède *un délire d'énormité, d'immortalité*, non de cette immortalité bienheureuse que l'on rencontre dans l'idée de grandeur du délire systématisé chronique, mais une immortalité douloureuse, horrible, celle du Juif errant ou du Hollandais volant, aliénés négateurs que la légende a presque déifiés. C'est pour les punir de quelque crime que parfois ils ignorent eux-mêmes et qu'ils sont certains cependant d'avoir commis, que ces malades restent d'incessants gémisseurs, en proie à une torture morale d'autant plus affreuse qu'elle dure depuis des temps indéfinis et qu'elle ne finira jamais. Il en est qui font des tentatives de suicide, quoique certains de ne pouvoir mourir ; d'autres pour la même raison refusent toute nourriture ; d'autres enfin vont errer à la façon d'Isaac Laquedem, portant éternellement le long des routes le poids écrasant de leur douleur sans fin.

Il est remarquable que la négation ne se limite pas aux êtres vivants, aux objets concrets, mais s'étend aux abstractions comme on peut le voir par l'énumération que nous venons de faire. Certains philosophes niant la réalité du monde sensible, certains hérétiques niant tel ou tel dogme, n'ont été peut-être que des aliénés négateurs.

Dans les cas bien complets on constate une anesthésie cutanée, avec laquelle coexiste sans nul doute une anesthésie viscérale. Cette anesthésie entraîne les malades à des mutilations (castration). Elle n'est pas absolument constante.

Les idées et le délire des négations se combinent souvent avec les idées de possession, de zoopathie interne.

Diagnostic. — Le délire systématisé des négations est une maladie relativement rare, très bien caractérisée cependant.

Les idées de négation des paralytiques sont beaucoup plus fréquentes. *Chez tout négateur on doit penser d'abord à la paralysie générale* ; on se rappellera cependant la possibilité d'une folie périodique ou d'une mélancolie simple. En général, le caractère absurde et contradictoire du délire paralytique le fait facilement reconnaître. Nous avons signalé la différence des idées d'énormité dans le délire systématisé de négation, des idées de grandeur dans le délire systématisé vulgaire.

Le **pronostic** ne comporte pas de gravité spéciale, en dehors du refus possible de nourriture, conséquence logique des idées de négation somatiques (estomac bouché, tube digestif disparu), dans la paralysie générale, et la folie périodique. Dans la mélancolie il doit être réservé, en raison de la possibilité du passage à l'état chronique. Le délire systématisé est essentiellement chronique et se stéréotype rapidement. En outre de la sitiophobie, les mutilations, les tentatives de suicide sont à craindre.

Il n'y a pas à parler de **traitement**; dans tous les cas le placement à l'asile s'impose en raison des nécessités de la surveillance de ces délirants. Souvent l'alimentation par la sonde est nécessaire par suite du refus obstiné de toute nourriture. La plupart des négateurs sont aussi des négativistes (V. Négativisme) et présentent la résistance la plus opiniâtre à tous les soins.

M. TRÉNEL.

NÉGATIVISME. — Ce mot, emprunté à la terminologie allemande, correspond à la *folie d'opposition* des auteurs français. Il a l'avantage d'être plus bref, quoique faisant moins image. Il désigne cet état particulier dans lequel les malades résistent à tout ce qu'on veut obtenir d'eux : le lever, le coucher, l'habillage, le déshabillement, la toilette, le repas, les selles, etc., le moindre changement de place, le moindre mouvement ne peut être obtenu qu'après une véritable lutte. La résistance est parfois presque impossible à vaincre; le malade se raidit et se refuse à tout violemment.

Il s'agit, dans la plupart des cas, soit de mélancoliques, soit de déments de toutes catégories, surtout de déments précoces et de paralytiques généraux, quelquefois de paranoïques. Le symptôme s'accompagne le plus souvent de mutisme, sauf chez les persécutés qui expriment dans leurs discours la volonté de résister à leurs persécuteurs.

Chez les mélancoliques, le négativisme est dû aux hallucinations terrifiantes et à la conviction que tout mouvement peut être cause d'une catastrophe. Chez les déments c'est une opposition irraisonnée.

Diagnostic. — Le négativisme ne peut être confondu qu'avec la catatonie (v. c. m.); les auteurs ne voient même souvent là qu'un seul et même phénomène; mais il nous semble qu'il n'y a pas d'état myotonique dans la folie d'opposition, où la résistance musculaire, quelque immuable qu'elle soit, est réellement voulue.

Pronostic. — Il dépend uniquement de la maladie en cause; le négativisme indique une grande intensité des phénomènes hallucinatoires et délirants. Le pronostic s'aggrave quand il y a refus de nourriture et quand il coexiste quelque affection chirurgicale nécessitant des pansements, toujours difficiles à faire dans ces cas.

Le négativisme est continu ou plus souvent passager. Il peut durer des heures, des jours, des mois, des années. Il peut se produire à propos de tout, ou exclusivement à propos de certains actes (le repas par exemple).

Traitement. — L'indication immédiate est l'alitement qui évite de pénibles luttes entre le malade et son entourage. Il réduit au minimum les mouvements à exiger du malade et facilite beaucoup l'empire qu'on peut prendre sur lui. La balnéation est un utile adjuvant. L'alimentation à la sonde peut devenir nécessaire et parfois pendant des semaines ; mais dans ce cas, il ne faut pas se décourager, mais tenter chaque jour de persuader au malade de manger naturellement. *M. TRÉNEL.*

NÉOLOGISMES. — On entend par néologismes, en médecine mentale, l'emploi par les aliénés de mots, de constructions grammaticales, d'un langage, forgés soit de toutes pièces, soit au moyen de termes détournés de leur sens ordinaire.

Les aliénés néologistes sont tous des délirants systématisés ou des déments précoces (ceux-ci appartenant à la forme paranoïde de la démence précoce, dont la place nosologique est loin d'être déterminée).

D'après la complexité des néologismes on peut distinguer :

Le néologisme verbal.

Le néologisme syntactique.

La langue néologique.

Dans le premier cas, le malade se borne à n'employer que quelques mots forgés par lui, répondant à la nécessité de désigner des idées, des objets nouveaux, et à ce sujet, nous reproduirons d'après Séglas la classification de Tanzi en ajoutant quelques exemples :

1° Noms faisant allusion à des personnes ou des êtres symboliques : les *Nécromanciens*, les *Flamiques*, le *Possédé*.

2° Noms faisant allusions à des agents ou des états physiques : les *Invisibleurs*, les *Frappeurs*, la *Ficelle*, la *Pression*.

3° Noms faisant allusion à des agents ou des états physio-pathologiques de caractère hallucinatoire : la *Hantise*, la *Polytechnique*, la *Mentale*, les *Sous-voix*. — Termes analogues mais avec une qualification sexuelle : les *Petites Sondeuses* ; une malade dit qu'on veut la *cérémoniser*.

4° Conjurations, formules d'exorcisme, évocations : *Lemotammatomel* (qui peut se lire dans les deux sens ; d'après un dessin édité par Rogues de Fursac).

5° Auto-dénominations : la *Fortunière*, *Impératrice Burgraweess*, *Bachelier de Patrie*.

6° Néologismes asystématiques et absurdes : *Sphère Domaniale* (titre d'une poésie). *Hors familles spars de Mac-Mahon.*

Dans le néologisme syntactique, le malade étend son invention, des mots aux rapports des mots dans la phrase. Dans les cas simples cela se borne à parler de soi à la 3e personne ou au pluriel.

A un degré plus avancé, la construction des phrases est bouleversée d'une façon plus ou moins complète, ou bien certaines catégories de termes sont supprimées plus ou moins systématiquement (articles, noms, verbes...).

En dernier lieu le langage devient entièrement néologique tant pour les termes que pour la syntaxe et est ainsi incompréhensible. Dans cette dernière catégorie les mots se suivent d'une façon plus ou moins incohérente comme dans les vers suivants, début d'une poésie intitulée *Dextérité*.

Comme, fascine, loin, prospérité future ;
Elément naturel y berce la mesure,
Allusif intérêt cadence fier niveau,
Colifichet exact autorise tableau !

> Puisque. divùlgue sèns, imaginale fiche,
> Inoffensif èmoi gârde rôle peu chiche,
> Et, chaque fixe pàs erre, magîque dòl,
> Linament recherché, malgrè sincère sòl !

C'est la *salade de mots* avec laquelle la poésie décadente n'est pas sans quelque analogie ; les vers sont tirés de l'œuvre réellement immense d'un paranoïde.

C'est, on le voit, dans les formes paranoïdes qu'on retrouve les plus beaux types d'écrits néologiques, dont voici un autre exemple :

> Votre apel sord caserne de
> luxs à la pépinière, recompenses courageuses
> couronnes supérieurs
> gueres indépendantes. Siologies voisinages
> hommes français ayants traversé les hautes correligions
>   corsmaires surs coutmances
> deplacements scienctifiques.

Le suprème degré de la langue néologique se trouve dans l'exemple suivant, où tout est fabriqué de toutes pièce et entièrement néoformé :

> Serlesvinii chires Oeurlanisec naire reus Oaises nairdes peljaig vousqeur oriphurie veux raichise desaix Lenene qeusueveasgure desroirveusedas Oenjosouslais rolis feuscais calinie senvous apeusrdve rosi Oieizries mairles osicus Oisaye.

Le *langage des diables* au moyen âge était sans doute quelque élucubration de ce genre.

L'emploi de néologismes est un symptôme que l'on considère comme lié à des périodes avancées des psychoses. Cependant dans quelques cas le langage néologique apparaît d'une façon assez précoce et nous serions tenté de donner une place à part à toute une catégorie de cas, où la transformation néologique du langage vient dès l'abord au premier plan et présente une surprenante richesse : ces cas sont actuellement étiquetés comme démence paranoïde et en sont même considérés comme le type le plus pur.

Nous hésiterons à formuler un diagnostic entre les manifestations néologiques des délires systématisés et la démence précoce, la tendance présente étant de confondre ces deux ordres de faits. Néanmoins, jusqu'à nouvel ordre, on peut rattacher aux premiers les cas où les néologismes sont simples, répondent à la systématisation des idées délirantes, à la seconde ceux où les néologismes sont complexes, asystématiques.

M. TRÉNEL.

NÉOPLASMES. — V. Tumeurs en général et les différents organes.

NÉPHRECTOMIE, NÉPHROTOMIE, NÉPHROPEXIE. — V. Rein.

NÉPHRÉTIQUES. — V. Coliques.

NÉPHRITES AIGUËS. — L'évolution des néphrites est dans un rapport direct avec la puissance destructive et la durée d'action de l'agent pathogène. Il pourra donc y avoir néphrite aiguë dans deux cas : ou bien lorsque l'infection ou l'intoxication causales sont atténuées, de courte durée, et les désordres anatomiques légers et fugaces.

Ou bien lorsque la cause pathogène au maximum de virulence frappe de façon brusque et énergique le parenchyme rénal.

On peut opposer à ces deux modes de production des néphrites aiguës massives et néphrites aiguës passagères et fugaces, les cas où l'agent nocif, intervenant d'une façon lente mais continue, arrive à créer les lésions et le tableau clinique de la néphrite chronique.

Aussi entre ces deux termes, *néphrites aiguës* et *néphrites chroniques*, existe-t-il des cas mal définis, compris par bien des auteurs sous le nom de *néphrites subaiguës*; formes mixtes tenant de par leur symptomatologie et leurs lésions anatomiques aux deux grandes classes de néphrites.

Lorsque l'agent destructeur, après avoir produit des lésions aiguës très notables sur le parenchyme rénal, en limite son effet tout en le prolongeant, la néphrite aiguë peut dégénérer en véritable néphrite subaiguë et les lésions ressembler à celles produites par les infections et intoxications lentes; c'est pourquoi, sans multiplier à l'infini les formes de néphrites subaiguës, montrerons-nous comment celles-ci peuvent être l'aboutissant d'une néphrite aiguë tout en faisant remarquer ici que cette néphrite subaiguë peut débuter d'emblée comme telle sans emprunter tout d'abord le tableau clinique de la néphrite aiguë.

Pour arriver à comprendre cette classification des néphrites, il suffira de se rappeler qu'elle doit avoir pour base l'idée étiologique du degré de virulence et de prolongation d'action de l'agent causal; il faudra se libérer complètement des vieilles théories anatomo-pathologiques de Virchow, Beer et Traube, admettant les néphrites parenchymateuses et les néphrites interstitielles; elles entretiennent encore aujourd'hui une confusion regrettable; l'anatomie pathologique ne peut servir de base absolue à une classification des néphrites, les lésions étant toujours plus ou moins diffuses.

Lésions. — Les lésions du rein au cours des néphrites aiguës sont habituellement *bilatérales*, cependant la lésion peut être *unilatérale*. Lorsque l'infection se fait par voie ascendante, la néphrite est assez souvent unilatérale. Quant aux néphrites par infection descendante ou sanguine, si elles sont suppurées elles peuvent être unilatérales; si ce sont des néphrites non suppurées, l'unilatéralité des lésions est exceptionnelle, elle peut cependant se rencontrer. On peut rapprocher de ces néphrites non suppurées unilatérales les néphrites par traumatisme unilatéral. Dans ces cas d'unilatéralité de la lésion, le rein du côté opposé peut finir par s'altérer et cela par un mécanisme complexe (néphrotoxine; Castaigne et Rathery).

Toute néphrite aiguë porte son champ d'action à la fois sur le tissu interstitiel et sur les éléments cellulaires; c'est une néphrite diffuse. *Macroscopiquement* le rein est gros, lisse, blanchâtre ou rouge, souvent marbré, avec de petites taches ecchymotiques. *Histologiquement tout l'appareil glandulaire* est lésé, mais il l'est *inégalement*; les lésions sont toujours *insulaires* : les portions situées entre les îlots atteints peuvent être, suivant l'intensité du processus, soit absolument saines, soit lésées mais à un moindre degré que les tubes voisins.

Les portions les plus altérées sont les segments sécréteurs du rein : *tubuli contorti* et *glomérules*; les segments excréteurs (tubes droits), beaucoup plus résistants, sont fréquemment intacts.

Au niveau des *tubuli contorti*, les lésions fondamentales sont représentées par deux types de lésions parfois associées : a) la *cytolyse protoplasmique* des 1er, 2e et 3e degrés (Castaigne et Rathery), dans laquelle il existe soit une raréfaction des granulations entre la bordure 'en brosse et la membrane basale, soit une dislocation presque complète des cellules ; la bordure en brosse étant le segment de la cellule qui persiste le plus longtemps.

b) La nécrose cellulaire avec homogénéisation et fragmentation du protoplasma.

Les lésions d'abrasion cellulaire, de desquamation épithéliale, de dégénérescence vacuolaire sont le plus souvent des altérations cadavériques ou de fixation, et on se souviendra qu'il est impossible, le plus ordinairement, de lire sur une coupe de rein, recueilli 24 heures après la mort, les altérations réelles des cellules des tubuli contorti.

A côté de ces lésions de cytolyse, signalons la dégénérescence graisseuse, la présence de cylindres dans les tubes.

Le *glomérule* présente de la congestion des anses capillaires, de la diapédèse leucocytique ; l'espace semi-lunaire est rempli par un coagulum albumineux ; on note de plus de l'endocapsularite stratifiée avec prolifération de la couche rameuse périvasculaire.

Le *tissu interstitiel* est rarement dans les formes franchement aiguës, le siège de prolifération fibrillaire conjonctive, bien que ce dernier tissu se développe beaucoup plus rapidement qu'on ne le croit généralement. Il existe parfois, mais non toujours de l'*infiltration leucocytique* péritubulaire, périglomérulaire ; dans ce dernier cas, les éléments migrateurs forment autour de l'artère afférente un manchon cylindrique ou un croissant. On peut trouver parfois de véritables petits abcès collectés ou des infarctus pyoseptiques.

Les *capillaires* de la substance corticale sont dilatés, parfois même rompus, d'où irruption de sang dans le glomérule, dans les tubuli contorti et formation de placards hémorragiques.

Toutes ces lésions ont été classées par Cornil et Brault en différents types qu'il nous suffira de nommer : type congestif, type lymphomateux, type dégénératif. Nous les diviserions plus volontiers en lésions aiguës passagères (congestives, diabétiques, hémorragiques), lésions suraiguës surtout dégénératives et lésions subaiguës. Nous insisterons un peu sur l'évolution de ces lésions anatomiques.

Les lésions cellulaires des tubuli contorti peuvent très probablement subir une *restitutio ad integrum* si l'atteinte n'a pas été trop rude ; sinon le revêtement cellulaire du tube contourné subit une modification complète : il devient aplati, non granuleux, la bordure en brosse en est absente ; et l'on voit ainsi de véritables îlots composés par des tubes ainsi transformés ; il s'agirait peut-être là de lésions cicatricielles expliquant les cas d'albuminurie permanente malgré une guérison complète.

Les glomérules ont une capsule de Bowmann plus ou moins épaissie, les artérioles présentent des lésions d'endo et de périartérite ; enfin le tissu conjonctif fibrillaire peut se développer par placards enserrant les glomérules et les tubes contournés et déterminant à la longue une *atrophie* de ces derniers (Castaigne et Rathery). Nous nous acheminons ainsi vers les lésions types de la *néphrite chronique* (V. Néphrite chronique).

Nous signalerons au cours de certaines néphrites subaiguës la présence de *granulations* à la surface de l'organe, qui seraient pour Chauffard de véritables hypertrophies compensatrices.

Étiologie. — Toute néphrite, pour se produire, demande un terrain prédisposé et un agent provocateur.

Le *terrain* joue un rôle très important dans l'éclosion des accidents (débilité rénale de Castaigne et Rathery; *quant à l'agent*, nous distinguerons deux sortes de néphrites aiguës : les néphrites de causes générales (néphrites ordinairement non suppurées) et les néphrites suppurées.

A) **Néphrites de causes générales** : 5 *grandes causes* :

1° Les *infections.* — Les microbes peuvent léser le rein; a) *par leur présence* (Bouchard). Il peut s'agir (Enriquez) soit de l'organisme spécifique, soit de microbes d'infections secondaires s'éliminant à travers les épithéliums des tubes contournés. Ce mode d'action semble le moins fréquent; b) par *leurs toxines.* C'est le mécanisme le plus ordinaire, le degré de virulence et la dose du poison circulant expliquent les variations de la réaction organique et l'intensité différente des lésions (Claude). Les *antitoxines* ne sont ordinairement pas toxiques pour le rein; mais la tuberculine serait douée d'un pouvoir lésionnel assez marqué.

Toutes les infections peuvent se compliquer de néphrite aiguë (les microbes anaérobies eux-mêmes peuvent provoquer de la néphrite); nous signalerons celles où la localisation rénale est la plus fréquente.

a) *Maladies infectieuses spécifiques* :

La *scarlatine* occupe de beaucoup le premier rang; la fréquence de la localisation rénale varie suivant la gravité des épidémies; la vraie néphrite scarlatineuse est *tardive* et survient du 2e au 3e septénaire. Le passage à la chronicité est bien démontré (Lecorché et Talamon).

La variole, la varicelle, la rougeole, etc., se compliquent, mais plus rarement, de néphrite aiguë.

La *grippe* est après la scarlatine l'infection qui se complique le plus fréquemment de néphrite.

La *pneumonie* peut s'accompagner de néphrite dès le début (Caussade); on peut en rapprocher les angines pneumococciques, avec détermination rénale.

La *diphtérie*, l'*érysipèle*, surtout dans leurs formes graves, se compliquent de localisation sur le rein.

La *néphrite typhoïdique* est très commune, souvent grave; elle peut passer à la chronicité. Citons enfin le choléra qui dans ses formes graves se complique toujours de lésions rénales aiguës.

Nous ne ferons que signaler la *tuberculose* et la *syphilis* (v. c. m.).

b) *Maladies infectieuses non spécifiques.* — Le point de départ de l'infection peut être quelconque; ainsi s'expliquent les néphrites aiguës après les *angines phlegmoneuses*, les *lésions intestinales* (étranglement interne, dysenterie, entérites, etc.), les *suppurations pulmonaires* (bronchites purulentes, pleurésies purulentes), les *infections cutanées*, les *phlegmons sous-cutanés*, les *endocardites infectieuses*, etc., etc.

2° Les *intoxications.* — Elles sont de deux sortes :

a) Poisons exogènes. Les plus importants sont la cantharide (vésicatoire), le sublimé, le phosphore. Puis viennent l'arsenic, le cuivre, les acides forts; l'alcool a un rôle très discuté. La ricine et l'abrine sont plutôt des poisons expérimentaux. Beaucoup moins nocifs sont les balsamiques, les sels de potasse, le sulfonal.

La néphrite mercurielle mérite une place à part; le sublimé est très souvent ingéré dans un but criminel, parfois cependant l'intoxication est involontaire et le mercure administré dans un but thérapeutique (injections utérines des jeunes accouchées, traitement antisyphilitique par les sels insolubles) provoque des phénomènes de néphrite suraiguë mortelle.

b) Poisons endogènes. Ainsi s'expliquent les néphrites dans les dermatoses (eczéma, psoriasis, lichen), les brûlures étendues, les cachexies, les auto-intoxications hépatiques, gravidiques.

5° Le *froid.* — Le refroidissement brusque n'agit qu'indirectement soit en provoquant une septicémie microbienne, soit par auto-intoxication (exagération des produits de désassimilation, etc.), soit même pour certains auteurs par voie réflexe.

B) **Néphrites suppurées.** — Nous ne ferons que les citer : néphrites calculeuses [V. REIN (LITHIASE)], néphrites ascendantes, pyélonéphrites spontanées (V. PYÉLONÉPHRITES), enfin néphrites d'origine embolique (p. ex. : néphrites typhiques avec abcès miliaires ou véritables pyélonéphrites suppurées).

Symptômes. — Nous décrirons *trois types* de néphrite aiguë : la néphrite *suraiguë*, la néphrite *aiguë passagère*, la *néphrite aiguë* proprement dite.

Néphrite suraiguë. — Le type de cette forme est la néphrite mercurielle. Un sujet a ingéré une grosse dose de sublimé. Le seul symptôme pendant 5 et 6 jours est *l'anurie*, pas d'œdème, pas de signe d'urémie, pas d'hypertension. Le 5e ou le 6e jour un signe capital se déclare, de la diarrhée sanglante, puis deux éventualités pourront se produire ou bien la mort sans œdème, sans signe d'urémie convulsive, avec ou sans délire, dans le coma. Ou bien les urines réapparaissent d'abord en minime quantité, 75 à 100 grammes, augmentant progressivement de volume. Les premières urines émises ne sont pas toujours hautes en couleur, hématuriques, fortement albumineuses; parfois elles sont absolument claires comme de l'eau et ne renferment qu'une petite quantité d'albumine. Les cylindres urinaires par contre sont constamment retrouvés, ils sont abondants, particulièrement les cylindres granuleux. A la période d'anurie, il existe une rétention chlorurée et urique marquée.

Néphrite aiguë passagère. — C'est un type de néphrite extrêmement fréquent et qui souvent passe inaperçu. Elle se caractérise surtout par la présence d'une légère quantité d'albumine dans les urines, celles-ci sont diminuées de quantité, parfois légèrement sanglantes; leur sédiment renferme des leucocytes et des cylindres granuleux; il existe un léger trouble de la perméabilité rénale. En dehors de ces symptômes, on ne relève aucun autre trouble morbide. Cette néphrite passagère se termine habituellement par la guérison, nous verrons cependant qu'elle peut être l'origine d'une néphrite chronique.

Néphrite aiguë. — La forme de néphrite aiguë la plus typique et la plus complète, est la néphrite scarlatineuse, observée au début de la convalescence. Elle peut survenir dès la fin de la période d'état ou après 10 à 20 jours d'apyrexie; le terme de 40 jours serait la limite extrême (Roger).

Le *début* peut se faire *à grand fracas* par un *frisson* avec élévation de la température à 40°, dyspnée violente et convulsions. Plus fréquemment, la première manifestation se présente sous la forme de bouffissure de la face, de douleurs lombaires, d'hématurie. D'autres fois enfin, nul symptôme ne vient révéler l'atteinte du rein, si le médecin n'a soin d'examiner chaque jour l'urine de son malade.

A la *période d'état*, il existe deux grands symptômes : l'*anasarque* et l'*état des urines*.

L'*anasarque* est constitué par une infiltration générale des tissus. L'œdème, d'abord limité aux paupières, envahit sans ordre les membres, la paroi abdominale : il est mou, très mobile, conserve l'empreinte du doigt, et donne aux téguments une coloration d'un blanc mat caractéristique. Au niveau des séreuses, on observe l'*hydrothorax*, l'*ascite*; les viscères sont également atteints, d'où l'œdème pulmonaire, les bronchites albumineuses. Il faut encore signaler l'*œdème de la papille* avec neuro-rétinite, déterminant de l'amblyopie ou de l'amaurose, l'*œdème glottique*.

L'*état des urines* est caractéristique : peu abondantes (moins d'un demi-litre), très foncées (couleur bouillon sale), troubles, rougeâtres, parfois franchement hémorragiques, de densité élevée, les urines laissent déposer un sédiment abondant et renferment de l'albumine en quantité notable.

L'*anurie* totale peut s'observer pendant plusieurs jours sans se terminer par la mort. Le taux de l'*albumine*, surtout à la période moyenne de la maladie, n'aurait pas une valeur pronostique absolue, bien que des quantités de 3 à 4 grammes indiquent ordinairement un processus sérieux. La persistance de cette albuminurie aurait bien plus d'importance; nous n'insisterons pas ici sur le rapport respectif des variétés d'albumine (sérine et globuline) (V. ALBUMINURIE) dont la valeur séméiologique est aujourd'hui très contestée.

Le *sédiment urinaire* renferme des cylindres hyalins, cireux, hématiques, épithéliaux; les *cylindres granuleux* seuls auraient une valeur diagnostique réelle; on retrouve également des globules blancs et rouges en quantité variable.

La composition *chimique* de l'urine est modifiée : les courbes de l'*urée*, de l'urine et de l'œdème se superposent en général; on peut admettre qu'une diminution notable et permanente de l'urée avec une alimentation suffisante a toujours une signification fâcheuse. Achard et Lœper, Widal ont insisté sur la fréquence de la *rétention des chlorures* au cours des néphrites aiguës. Rétention de l'urée et rétention des chlorures ne marchent pas toujours parallèlement. Nous verrons l'importance de ces constatations pour le traitement des néphrites aiguës.

La *perméabilité rénale* a donné des résultats contradictoires en apparence. Bard a montré que le bleu de méthylène était éliminé d'une façon massive, d'où sa théorie du *filtre percé*; cependant, le rein devient imperméable aux substances qu'il doit physiologiquement éliminer. On doit admettre aujourd'hui que la perméabilité du rein peut être dissociée. Nous ne dirons rien de la cryoscopie qui ne donne pour les néphrites aiguës que peu d'indications. La toxicité urinaire serait accrue.

Notons ici le phénomène de la *lactescence* du sérum dont Castaigne a montré la fréquence dans les néphrites aiguës.

En dehors de ces deux grands symptômes, nous signalerons rapidement une *série de manifestations accessoires*, dépendant soit de l'infection, soit de l'intoxication urémique.

Cardiaques. — On note de l'asthénie cardiaque, de l'affaiblissement du premier bruit, de la dilatation des cavités; le bruit de galop, l'hypertrophie du cœur sont plutôt le fait des néphrites subaiguës ou chroniques.

Digestives. — On observe des vomissements, de la diarrhée avec abaissement de la température; de l'hypertrophie de la rate, de la sécheresse de la langue.

Pulmonaires. — En dehors des épistaxis qui sont fréquentes, il faut signaler les râles sous-crépitants, secs ou humides des bases, les crises de dyspnée avec ou sans Cheyne-Stokes.

Nerveuses. — La céphalalgie, le délire, peuvent être les seules manifestations nerveuses; mais il n'est pas rare de voir survenir des crises *éclamptiques*, épileptiformes; elles sont toujours de pronostic fâcheux, car elles peuvent se terminer par le coma et la mort; plus les crises sont rapprochées, plus elles sont graves. Cependant leur apparition ne doit pas faire conclure nécessairement à une issue fatale.

Signalons enfin l'état de la température qui est rarement normale et l'existence de douleurs lombaires parfois très intenses.

Marche. Complications. Terminaison. — La durée de l'affection est variable, elle est de six semaines environ, elle peut être entrecoupée de complications, se terminer par la mort, la guérison complète, la guérison incomplète.

Complications. — Nous signalerons seulement la pleurésie, la péricardite, la pneumonie, les érysipèles, les abcès, parotidites, etc.

Mort. — La mort peut être le fait des complications précédentes ou d'accidents urémiques : c'est une terminaison relativement rare.

Guérison complète. — Elle est fréquente, mais très souvent la convalescence est très longue, 4 mois et plus, le malade reste pâle, affaibli pendant des mois. Cette guérison peut se produire sous forme de crises (polyurie, sueurs, etc.).

Guérison incomplète. — *Elle est le fait de beaucoup de néphrites aiguës*, et le clinicien devra toujours surveiller avec la plus grande attention ses malades convalescents; au cas contraire, il laissera s'installer insidieusement une néphrite subaiguë se révélant brusquement, un long laps de temps après la pseudo-guérison, par une crise d'anasarque ou d'urémie.

Ces guérisons incomplètes se manifestent sous des formes cliniques, multiples :

Rechute. — Sous l'influence de la reprise du régime carné, de la marche, de nouveaux symptômes de néphrite aiguë font leur apparition.

Albuminurie résiduale. — L'albuminurie persiste, soit à l'éta *permanent,* nullement influencée ni par le régime, ni par la marche, la station debout, soit à l'état *intermittent* mais *irrégulier*, soit enfin sous *forme intermittente régulière* à maximum diurne.

Ces albuminuries résiduales, ordinairement peu intenses, ne s'accompagnent d'aucun trouble de la santé générale. Ce seraient des albuminuries cicatricielles, et J. Teissier admet même qu'on peut les considérer comme des albuminuries de guérison. Il note en principe que lorsque la quantité d'albumine n'est plus influencée par la généralité des causes secondes (fatigue, régime, etc.), on peut regarder les malades comme guéris. Dans le cas contraire, « il est prudent de s'abstenir et de considérer la lésion comme étant toujours en évolution ». Cette manière de voir n'est du reste pas adoptée par tous les cliniciens, bien qu'il ne répugne pas à l'esprit d'admettre que, dans certains cas, les albuminuries cicatricielles vraies puissent exister, mais ce n'est qu'après un examen très approfondi du malade, après l'avoir suivi pendant un long temps qu'on pourra émettre avec certitude un pronostic favorable. Cette question est d'un intérêt primordial pour le médecin lorsqu'il aura à se prononcer sur une question d'assurance ou de mariage. Il faudra toujours considérer le malade présentant cette albuminurie cicatricielle comme atteint de débilité rénale, la lésion pourra rester indéfiniment latente, mais parfois sous l'influence d'une infection, d'une intoxication ou sans cause explicable, une néphrite chronique pourra révéler son existence restée latente jusque-là; on voit dès lors l'impossibilité où se trouve le médecin d'affirmer l'évolution ultérieure probable de la lésion.

On peut faire rentrer dans la classe des albuminuries résiduales les albuminuries orthostatiques. Roger et Aubertin les ont signalées à la période terminale de la néphrite scarlatineuse.

De l'existence de ces albuminuries résiduales découleront pour le praticien la *règle absolue* de toujours examiner les urines de ses malades convalescents de néphrite aiguë, en ayant soin de faire des prises fractionnées et de noter avec soin l'influence du régime, de la marche, etc., sur l'apparition du symptôme.

Albuminurie permanente avec énormes oscillations. A peine sensible le matin, très prononcée au milieu du jour, très facilement accentuée par la moindre fatigue. *Cette forme indique toujours une lésion en activité.* On voit du reste peu à peu survenir de l'hypertrophie cardiaque, du bruit de galop, des phénomènes d'hypertension artérielle; la quantité d'urine augmente, elle est pâle, son poids spécifique est peu élevé, elle contient de l'albumine mais en faible quantité. L'anasarque, après avoir persisté pendant plusieurs années, finit par disparaître, mais le faciès reste pâle et, tôt ou tard, au bout de plusieurs années, des accidents urémiques emportent le malade.

Ces cas peuvent servir de formes de transition entre la néphrite aiguë et la néphrite chronique. Le passage à celle-ci peut se faire encore plus insidieusement mais non moins sûrement.

Formes cliniques. — Nous ne nous occuperons ici que des néphrites aiguës non suppurées [V. Pyélonéphrites, Rein (Abcès, Tuberculose)].

1° *Suivant le siège* de la néphrite on doit décrire la néphrite bilatérale et la néphrite unilatérale.

Les *néphrites unilatérales*, rares du reste, se caractérisent par la localisation de la douleur; le tableau clinique ressemble assez à celui d'une infection abdominale aiguë : douleur ventrale subite, contraction musculaire localisée, vomisssements, température élevée, pouls fréquent. L'examen des urines permettra seul de trancher le diagnostic; parfois on voit survenir un œdème unilatéral. L'intérêt de ces néphrites c'est la possibilité de lésion secondaire de l'autre rein, à plus ou moins brève échéance.

2° *Formes de l'enfant.* La néphrite aiguë revêt chez l'enfant des caractères assez spéciaux (Hutinel). L'anasarque est très fréquente, sous forme d'œdème mou ou dur, particulièrement marqué au rebord orbitaire dans la région scrotale ou prépubienne, il s'accompagne d'œdème des séreuses et relève de la rétention chlorurée. D'autre part, il existe ainsi que l'ont montré Nobécourt, Darre et Harerer des phénomènes cardiaques qui sont rares chez l'adulte; ils sont caractérisés par de l'hypertension artérielle, du bruit de galop et de la dilatation cardiaque avec coma corollaire de l'hépatomégalie. La néphrite aiguë infantile peut se compliquer d'urémie, elle revêt souvent alors la forme convulsive généralisée ou localisée (fureur, strabisme), et le pronostic de cette forme est loin d'être toujours mortel : d'autres fois, on constate de l'œdème aigu pulmonaire, de l'amaurose relevant de l'hypertension.

On distingue deux formes de néphrite aiguë infantile, l'une avec anasarque, forte albuminurie, oligurie, rétention chlorurée et uréique; son pronostic est bon, l'autre avec albuminurie et œdème de moyenne intensité, l'oligurie est toute relative, les hématuries, par contre, sont fréquentes, le pronostic est plus réservé.

D'une façon générale, le pronostic de la néphrite aiguë est meilleur chez l'enfant que chez l'adulte.

On a décrit chez l'enfant des albuminuries massives, subites et curables avec œdème et oligurie mais sans cylindrerie; on n'est pas fixé sur la valeur séméiologique de ce syndrome.

3° *Suivant la cause* de la néphrite on peut décrire trois grandes formes : dans chacune de ces formes du reste on peut voir survenir l'un des trois types des néphrites aiguës décrites plus haut.

A) **Au cours des maladies infectieuses.** Il faut distinguer trois variétés de néphrites aiguës.

a) *Néphrites passagères du début.* — Ces néphrites sont extrêmement fréquentes; elles ne s'accompagnent souvent que de la seule présence de l'albumine dans l'urine, décelable par l'examen quotidien. Peu marquée, pouvant atteindre parfois quelques grammes, celle-ci disparaît très rapidement en cinq ou six jours.

D'autres fois, elles s'accompagnent de troubles fonctionnels : rachialgie, hématurie, mais leur terminaison par la guérison, à part des cas rares, est la règle. On ne doit pas regarder comme une manifestation de néphrite aiguë les cas d'anurie complète et passagère du début des maladies infectieuses; il s'agirait là de phénomènes bulbaires (Roger). La principale cause d'erreur dans l'appréciation de la valeur pronostique de cette albuminurie du début, serait de confondre cette manifestation bénigne avec une véritable poussée de néphrite aiguë venant se greffer sur un rein déjà atteint de néphrite chronique ; la situation est alors toute autre, et la vie du malade peut être en danger.

Le grand intérêt pathogénique de ces albuminuries du début des maladies infectieuses serait d'expliquer les cas de néphrite chronique de cause inconnue, se développant chez un individu après une série de maladies infectieuses en apparence bénigne. La sommation de ces diverses atteintes du rein, légères et sans gravité quand elles sont isolées, pourrait aboutir à la constitution de lésions étendues et durables.

b) *Néphrite aiguë à type de néphrite scarlatineuse de la convalescence*. — Roger insiste sur ce fait que la néphrite aiguë, au moins chez l'adulte, fait souvent partie d'un véritable syndrome infectieux : fièvre, angine, érythème, adénopathies.

c) *Néphrites hypertoxiques se terminant rapidement par la mort avec anurie*. — Elles ont été signalées dans la fièvre typhoïde, la diphtérie, la pneumonie, etc. ; elles peuvent constituer une véritable forme rénale de l'affection.

L'apparition de cette forme de néphrite peut déceler l'intensité de l'intoxication microbienne (diphtérie).

B) **Au cours des intoxications et auto-intoxications.** — Nous prendrons comme type la néphrite dans l'empoisonnement aigu par le sublimé.

La forme la plus typique est la néphrite suraiguë, mais celle-ci ne constitue pas la seule forme de néphrite mercurielle ; on peut voir survenir par exemple de la néphrite aiguë passagère au cours d'un traitement mercuriel se caractérisant par de l'albumine passagère avec cylindrurie.

On peut faire rentrer dans ces albuminuries toxiques, les albuminuries de la *grossesse* ; les primipares ont souvent des néphrites superficielles résolutives, mais il faudra craindre le rein gravidique à répétition et l'éclampsie (V. ÉCLAMPSIE et ALBUMINURIE DE LA GROSSESSE). On ne confondra pas ces manifestations rénales avec les néphrites post-partum dues soit à une cystite avec infection ascendante, soit à une septicémie puerpérale.

C) **Néphrite a frigore.** — Elle se présente ordinairement sous la forme clinique de la néphrite de la convalescence de la scarlatine. Elle a souvent le début à grand fracas. Au moment de sa terminaison, on voit fréquemment survenir de véritables phénomènes critiques. Comme la néphrite scarlatineuse, elle peut évoluer à longue échéance vers la néphrite chronique.

Diagnostic. — Nous n'insisterons pas sur ce dernier : l'albumine, l'état des urines (troubles, rares, sédimenteuses), la coexistence d'anasarque distinguent nettement la néphrite aiguë de la néphrite chronique ou de l'amylose rénale.

Le diagnostic étiologique peut être d'une importance capitale pour établir un traitement rationnel. Nous ne signalerons ici qu'un fait, c'est la présence d'une très grosse albuminurie survenant chez un individu jeune, sans cause apparente ; il faut alors songer à la syphilis : l'usage du mercure en pareil cas amène souvent la guérison, tandis qu'il est tout à fait contre-indiqué dans les autres formes de néphrite aiguë.

Traitement. — Nous étudierons le traitement médicamenteux, le régime, le traitement chirurgical.

Traitement médicamenteux. — Il faut donner au malade atteint de néphrite aiguë *le minimum de médicaments*; ces derniers n'ont souvent qu'un effet nocif sur le rein et le simple établissement d'un régime et d'une hygiène bien compris amènera la guérison.

Tout au plus pourra-t-on appliquer des ventouses sèches ou scarifiées sur la région lombaire, donner des purgatifs avec prudence (eau-de-vie allemande ou même purgatifs plus doux), des lavements froids, pratiquer des frictions générales de la peau.

En cas d'anurie, on fera une large saignée; on sera très réservé sur les injections de sérum artificiel que l'on prescrivait autrefois en abondance; le chlorure de sodium ayant par lui-même des effets nocifs réels sur le rein, comme nous le verrons plus loin [V. ANURIE (TRAITEMENT)].

On conseillait autrefois le tannin et l'acide gallique; ils sont inutiles dans la néphrite aiguë, car leur action est très problématique. On a recommandé également soit l'essence de térébenthine (15 à 25 gouttes prises en 3 fois dans du lait), soit la teinture de cantharide, soit le chlorure de calcium.

Nous ne ferons que citer la médication opothérapique qui aurait donné, dans les mains de Renaut et d'autres auteurs, d'excellents résultats. Nous conseillons d'être encore très réservé sur l'emploi de cette méthode qui n'a pas encore fait ses preuves.

Régime. — Le régime et l'hygiène des néphritiques ont subi, depuis les travaux d'Achard, Widal et leurs élèves, des modifications complètes. Aussi insisterons-nous un peu sur eux; ils forment en effet la base du traitement des néphrites aiguës.

A la période précédant l'apparition de la néphrite, au cours de certaines pyrexies comme la scarlatine, on avait coutume autrefois de prescrire le régime lacté. Or, il semble que dans la scarlatine le régime déchloruré met à l'abri de la néphrite aussi bien et même mieux que le régime lacté absolu, qui est très débilitant.

A la période de néphrite confirmée, le malade au repos au lit sera mis au régime lacté exclusif. Il pourra y avoir intérêt, dans certains cas graves, à mettre le malade momentanément à l'eau pure.

A la période de convalescence, le régime est plus délicat à établir.

La rétention des chlorures doit être recherchée, dans toute néphrite aiguë, par l'épreuve de la chlorurie alimentaire, « en faisant le bilan des entrées et des sorties on verra si le taux de l'excrétion reste notablement inférieur à celui de l'ingestion ». Cette rétention des chlorures sera fréquemment retrouvée au cours des néphrites aiguës; elle explique notamment la production des œdèmes; le chlorure de sodium peut, du reste, à lui seul, léser le rein, agissant par osmonocivité (Castaigne et Rathery). Cette recherche de la rétention chlorurée devra être faite de façon très prudente; il peut être dangereux de donner à un sujet, même pendant 24 heures, une

alimentation trop riche en sel, ainsi pourra-t-on se contenter, le malade
étant mis au régime lacté, de doser la quantité de sel éliminé [V. Rein
(Examen des fonctions)]. Le traitement de la rétention chlorurée consistera
donc dans l'absence de toute ingestion de sel; le régime lacté, prescrit
autrefois dans les néphrites aiguës, agit comme régime hypochlorurant,
cependant il introduit encore 1 gr. 50 à 1 gr. 80 de NaCl par litre, ce qui
fait, chez les malades qui prennent 3 litres par jours, 4 à 5 grammes; or,
cette dose « est encore excessive dans certains cas où la déchloruration est
particulièrement urgente » (Achard). Widal a montré la supériorité d'action
du régime déchlorurant chez ces malades; on peut suivre ses effets sur la
résolution des œdèmes par l'usage quotidien de la pesée.

Dans la pratique, le régime déchloruré permet le choix d'un assez grand
nombre d'aliments. Voici les principaux, d'après Achard :

Viande crue : 100 à 200 grammes par jour.

Végétaux : farineux surtout (riz, pommes de terre, maïs, gruau, haricots
verts, poireaux, carottes, petits pois).

Fromages frais, beurre frais.

Sucre.

Thé, café, chocolat, eau potable.

Le pain ordinaire doit être interdit; on pourra prescrire du pain privé
de sel.

Avant d'établir du reste un régime définitif, il faudra tâter les susceptibilités individuelles du malade.

A côté de la rétention des chlorures, la *rétention de l'urée* peut jouer un
rôle important. Or, ces deux rétentions ne marchent pas toujours de pair et
il faudra parfois établir un traitement pour combattre cette dernière. Elle
est caractérisée par la présence d'urée en excès dans le sang et cliniquement
par deux symptômes : l'inappétence et la torpeur (Widal). On remédiera à
cette rétention en évitant l'ingestion d'albuminoïdes en excès. Lorsque les
malades sont sous le coup des grands accidents urémiques, c'est la diète
hydrique ou la diète lactosée qui doit être imposée (100 à 150 gr. de lactose);
on ne peut cependant priver l'organisme pendant longtemps de matières
albuminoïdes; on aura soin de ne permettre qu'une dose moyenne, mais
suffisante, d'albumine (3 litres de lait représentent un chiffre trop élevé
d'albumine); le régime lacto-végétarien ou amylacé avec, suivant les circonstances, 100 à 200 gr. de viande crue constitue un régime excellent (Widal).

Nous voyons donc, en résumé, que le traitement de la néphrite aiguë est
surtout diététique et hygiénique et *qu'on ne saurait l'établir avec fruit
qu'après un examen raisonné et approfondi du malade.*

Traitement chirurgical. — On peut avoir à discuter, dans certains cas,
sur l'opportunité d'une *intervention chirurgicale.* Nous ne parlerons pas ici
des néphrites suppurées (V. Rein, Abcès, Pyélonéphrites), mais simplement
des néphrites aiguës non suppurées. L'unilatéralité des lésions, exceptionnelle, lorsqu'il s'agit de néphrite toxique, se rencontre au contraire dans les
formes infectieuses, microbiennes pures. Il faudra alors rechercher quel est
le rein atteint (cystoscopie, cathétérisme des uretères, division des urines,
épreuve du bleu, etc.). Pousson préconise la néphrotomie plutôt que la

néphrectomie (v. c. m.), il en a cité de bons résultats dans des néphrites colibacillaires, gonococciques, scarlatineuses, etc.). Tous les chirurgiens ne sont pas du reste d'accord sur les bienfaits de semblable opération au cours des néphrites bilatérales.   *F. RATHERY.*

NÉPHRITES CHRONIQUES. — **Divisions.** — La néphrite chronique peut n'être que la suite d'une néphrite aiguë. Elle peut aussi être d'emblée chronique, en débutant insidieusement, et arriver peu à peu, insensiblement, à la période d'état. Enfin elle est souvent le résultat de poussées successives de néphrites passagères d'abord, survenues sous l'influence de causes diverses qui portent une atteinte chaque fois plus grave au fonctionnement des reins. La néphrite chronique, comme la néphrite aiguë, effecte le plus souvent les deux reins; mais il y a aussi des néphrites chroniques unilatérales soit descendantes, comme la néphrite chronique hématurique, soit ascendantes et alors compliquées de pyélite : c'est la *pyélo-néphrite* (v. c. m.).

Au cours de cette étude, on trouvera une opposition constante entre deux types anatomo-cliniques bien distincts, du moins pendant la première partie de leur évolution : c'est, d'une part, la *néphrite parenchymateuse* ou épithéliale, œdémateuse ou albumineuse; c'est, d'autre part, la *néphrite interstitielle* ou scléreuse d'emblée. La première a été dite hydropigène, la seconde urémigène.

Tandis que le premier acte morbide de la néphrite parenchymateuse porte sur le rein, la néphrite interstitielle commence, en apparence du moins, par des troubles cardio-vasculaires, les mêmes qui caractérisent l'artériosclérose, hypertension et hypertrophie du cœur, troubles qui annoncent une insuffisance rénale toute relative et latente, jusqu'au jour où le cœur, surmené, se laisse dilater : alors éclate l'urémie, désormais progressive et presque irrémédiable à partir du jour où le bruit de galop est apparu. L'artériosclérose est compliquée de sclérose rénale; c'est l'atrophie primitive du rein. La néphrite parenchymateuse n'aboutit que secondairement à l'atrophie rénale; mais, pour peu qu'elle se prolonge, cette évolution est fatale : on voit peu à peu se développer l'hypertension, le bruit de galop et l'urémie chronique. Les troubles cardio-vasculaires sont ici le résultat tardif de la néphrite, tandis que, dans l'artériosclérose, ils la précèdent.

On peut donc dire que toute néphrite chronique aboutit à la sclérose du rein, à l'atrophie rénale, à l'urémie chronique, sauf interruption du cours de la maladie par l'urémie aiguë ou par une complication intercurrente. La différence d'évolution des deux types cliniques précédents tient aux conditions étiologiques dans lesquelles est née la maladie.

Étiologie. — *Débilité rénale.* — La néphrite chronique dépend de deux ordres de facteurs qui sont la cause prédisposante et la cause occasionnelle. La première est la débilité rénale congénitale; il y a une hérédité rénale. La seconde est multiple : c'est l'intoxication, l'auto-intoxication et l'infection.

Intoxications et auto-intoxications. — Parmi les intoxications, le *saturnisme* tient la première place : il mène à la néphrite interstitielle par l'intermédiaire de l'artériosclérose. Cette subordination n'est pas anatomiquement vraie, mais elle reste exacte si l'on s'en tient à la valeur clinique des mots. Puis vient l'*alcoolisme* qui, en créant l'hypertension chronique, aboutit au même résultat, mais seulement chez les prédisposés. La *goutte*, le diabète, l'obésité, compliqués d'artériosclérose, conduisent aussi à la sclérose rénale. La *goutte* surtout réalise, de même que l'intoxication par le plomb, le type le plus frappant de l'atrophie rénale primitive.

Infections. — Les *infections à action prolongée* comme la syphilis, l'impaludisme, la tuberculose, interviennent dans le développement de la néphrite parenchymateuse ou interstitielle avec une fréquence variable. La *syphilis* se retrouve très souvent dans les antécédents des malades atteints de néphrite interstitielle.

Les *infections aiguës*, depuis l'angine érythémateuse jusqu'à la fièvre typhoïde, devront être aussi recherchées. Mais de toutes, c'est incontestablement la *scarlatine* qui joue le principal rôle.

Les infections aiguës ou même chroniques (exception faite de la syphilis) sont beaucoup plus souvent causes de néphrite parenchymateuse que de néphrite interstitielle; il en est ainsi de la néphrite de la diphtérie, du rhumatisme articulaire aigu, des oreillons, de la varicelle, de la néphrite *a frigore*. Ces néphrites, vraiment infectieuses, évoluent généralement, au début, suivant le mode aigu ou subaigu.

Néphrites de l'adolescence, de l'âge adulte, de la vieillesse. — A l'origine de la néphrite parenchymateuse, chronique d'emblée, comme de la néphrite interstitielle, on ne trouve pas toujours de cause exogène bien appréciable et bien certaine. On en est réduit à incriminer, alors, l'évolution défectueuse de l'organisme. La néphrite épithéliale se rencontre, de préférence, chez les *adolescents* ou les jeunes gens dont le développement se fait mal. La néphrite scléreuse d'emblée est beaucoup plus fréquente à l'âge *adulte*, de 40 à 55 ans, à l'âge où le surmenage, l'alcoolisme, la syphilis attaquent coup sur coup le rein et le système circulatoire. Dans les deux cas, une aplasie artérielle absolue ou relative rendra le rein ou les vaisseaux plus vulnérables.

Chez les *vieillards*, exposés sans doute aussi à la néphrite aiguë ou chronique, ce que l'on voit surtout, c'est le rein sénile atrophié, à capacité fonctionnelle réduite, mais suffisante pour la nutrition, également réduite, de la dernière étape de la vie.

Rôle des troubles digestifs. — Dans tous ces cas, qu'il s'agisse d'infection, d'intoxication ou d'auto-intoxication, le rôle de l'intestin est très important. L'insuffisance intestinale plus ou moins latente, relative ou absolue, avec ou sans excès de régime, mais renforcée par une alimentation inopportune, en jetant sans doute dans la circulation des produits mal élaborés, vient augmenter le travail du rein et prépare l'insuffisance rénale. Même dans les néphrites infectieuses, l'auto-intoxication intestinale, par viciation sécrétoire, joue un rôle étiologique, peut-être le plus important. D'où cette conclusion thérapeutique que nous retrouverons : c'est, avant tout, par le régime que se traitent les néphrites.

Anatomie et physiologie pathologiques. — *La lésion dépend de l'évolution plutôt que de la cause.* — Il n'y a aucun rapport nécessaire et

exclusif entre une des causes précédemment énumérées et une variété anatomique quelconque de la néphrite chronique. Ce qui détermine l'aspect
des lésions, en général, c'est bien plus le *mode d'action de la cause*, que la
cause elle-même. Cette loi de pathologie générale s'applique même, dans
une certaine mesure, aux maladies exogènes spécifiques. Elle est indispensable à connaître pour la compréhension des néphrites chroniques dans la
genèse desquelles l'état humoral a la plus grande part. La même infection,
la syphilis, par exemple, donnera, suivant les conditions du terrain, à telle
ou telle période de la maladie, une albuminurie passagère, une néphrite
aiguë ou subaiguë à grand œdème, ou une néphrite chronique à type interstitiel.

Néphrite diffuse et atrophie rénale secondaire. — Les mots de néphrite
parenchymateuse et de néphrite interstitielle méritent d'être conservés,
bien qu'inexacts, parce qu'ils désignent deux types évolutifs. Dans la première, la lésion est massive, le fonctionnement du rein est plus vite compromis; dans la seconde, il semble que chaque parcelle de rein ne soit
détruite pour la fonction que successivement. En sorte que l'on s'explique
assez bien que l'albuminurie soit abondante dans l'une et minime dans
l'autre. Dans celle-ci, la cause n'agit qu'à très petite dose, avec une lenteur
extrême, mais aussi avec une persistance indéfinie. Dans celle-là, la lésion
est beaucoup plus vite envahissante, et quoique superficielle d'abord, plus
grave, si une régression rapide ne se fait pas sous l'influence d'un traitement précoce.

L'épithélium des tubes contournés et les glomérules sont touchés d'abord
dans les néphrites aiguës et subaiguës. Mais très vite, par exemple, dans la
néphrite scarlatineuse, le tissu conjonctif s'infiltre de leucocytes, si bien
que, si la maladie se prolonge, la sclérose survient, aussi bien intertubulaire
que glomérulo-capsulaire. Si la néphrite a été assez intense et diffuse pour
déterminer la mort au bout de quelques mois, on trouve un *gros rein blanc*
(dégénérescence épithéliale, prolifération cellulaire dans la cavité glomérulaire). Si la mort, plus tardive, arrive au bout de plusieurs années, s'il a
fallu des poussées successives de néphrite moins massives pour annihiler le
rein, on aura un *petit rein blanc* granuleux (sclérose intertubulaire et glomérulaire).

Atrophie rénale primitive et artériosclérose. — Enfin le *petit rein rouge*
granuleux est le type anatomique de la néphrite interstitielle; la capsule
est adhérente à la substance corticale dont l'épaisseur est très réduite. En
certains points, les glomérules atrophiés sont fibreux, les tubes sont
affaissés et rétrécis, le tout compris dans une bande de sclérose; à côté se
trouve une partie relativement saine, capable encore de fonctionner. C'est à
cette forme que s'associent parfois mais non toujours, les lésions cardio-
vasculaires et l'artériosclérose.

Variations des éliminations urinaires. — La persistance des parties saines
dans le parenchyme rénal explique que la néphrite interstitielle s'accommode pendant longtemps d'une polyurie trompeuse, qui est en rapport avec
l'hypertension; il y a un véritable surmenage des glomérules restés intacts,
puisque les éliminations restent longtemps au-dessus de la normale. Une

compensation s'établit jusqu'au jour où le cœur cède, ou bien jusqu'à l'apparition d'une maladie intercurrente comme la grippe, qui, par un nouvel apport de toxines, rompt l'équilibre longtemps maintenu. Quoi qu'on en ait dit, c'est dans la néphrite dite parenchymateuse que le rein est physiologiquement le plus imperméable, tant au point de vue des matériaux solides, cristalloïdes ou colloïdes, que de l'eau. La perméabilité au bleu de méthylène, qu'on a trouvée exagérée dans certaines néphrites subaiguës, ne peut être comparée à la sécrétion des substances excrémentielles; cependant cette épreuve rendrait assez bien compte de la capacité sécrétoire du rein pour l'urée. Si l'urée passe en quantité plus abondante dans la néphrite parenchymateuse, c'est que sa formation n'est pas entravée dès le début, comme dans la néphrite interstitielle. D'ailleurs, dans un cas donné, il y a de grandes variations dans l'élimination urinaire, d'un moment à l'autre, aussi bien dans la néphrite parenchymateuse, où l'on voit des crises polyuriques et albuminuriques, que dans la néphrite interstitielle, où l'on voit dans la première période des phases d'élimination exagérée alterner avec des phases d'insuffisance relative; ces alternatives s'expliquent par la suspension par fatigue de la fonction glandulaire : après une période de repos nécessité par le surmenage préalable, l'activité du rein méiopragique reprend spontanément. La rétention chlorurée dans les tissus, dont la courbe est parallèle à celle de l'œdème dans la néphrite parenchymateuse, ne joue pas un moindre rôle dans la néphrite interstitielle. La rétention uréique dans le sang, plus forte dans la néphrite interstitielle, est parfois manifeste, parfois peu marquée : au lieu de 0 gr. 20 à 0 gr. 50 par litre, on trouve 0 gr. 50 à 1, 2, 3 et 4 grammes. Elle est facilement praticable. La mesure de la toxicité de l'urine est d'une appréciation beaucoup plus difficile; on sait seulement que dans l'urémie les urines sont peu toxiques. L'étude cryoscopique, comparée du sang et de l'urine, ne peut fournir que des renseignements complémentaires, s'il est vrai que le degré de concentration du sérum n'est pas toujours en rapport avec l'intensité des lésions du rein, ni avec le degré de l'insuffisance rénale (V. CRYOSCOPIE); il faut tenir compte du mécanisme régulateur de la composition du sang. En général cependant, il y a une relation (Straus) entre l'abaissement du point cryoscopique, avec excès de concentration moléculaire du sérum, et la rétention azotée, — la rétention chlorurée dans le sang étant, pour ainsi dire, toujours passagère. Dans les sérosités la proportion d'urée est plus faible que dans le sang. Dans le liquide céphalo-rachidien, au contraire, la quantité d'urée est à peu près la même que dans le sang. On y a rencontré la polynucléose dans l'urémie, fait à rapprocher de la leucocytose légère constatée dans le sang. Le taux des albumines coagulables du sérum sanguin serait inférieur à la normale, contrairement à ce qu'on voit chez les cardiaques.

En résumé, il n'y a pas à compter pour le diagnostic anatomo-clinique sur les nouvelles méthodes d'exploration rénale. Utilisables comme moyens d'étude, elle ne peuvent entrer qu'accessoirement dans la pratique. Leur emploi est surtout justifié quand il s'agit, pour poser des indications opératoires, de comparer les urines des deux reins. Les conclusions contradictoires des auteurs doivent, en tous cas, nous mettre en garde contre la généralisation hâtive des résultats obtenus. La comparaison des quantités d'urée et de chlorures, contenues dans le sang et l'urine, avec la composition du régime et la courbe de poids est surtout propre à fournir des renseignements utiles (V. URÉMIE).

On a invoqué l'existence d'une sécrétion interne du rein pour expliquer les particularités de la néphrite parenchymateuse; cette hypothèse n'est pas nécessaire pour expliquer la différence qui la sépare de la néphrite interstitielle. Ce qui caractérise la première, c'est la diffusion des lésions à tout le parenchyme, alors que ces lésions permettent cependant un fonctionnement imparfait des glomérules et des tubes contournés. Dans la seconde, au contraire, il y a adaptation de l'organisme à une diminution de la capacité fonctionnelle du rein, celle-ci étant due à la sclérose atrophique de certaines individualités glandulaires, complètement annihilées, alors que les autres secrètent normalement ou d'une façon exagérée.

Indépendance de l'œdème, de l'albuminurie et de l'urémie. — L'œdème de la néphrite parenchymateuse est sans doute une réaction de défense du système nerveux qui rejette hors de la circulation une certaine quantité des poisons que le rein ne pourrait éliminer en temps utile. Aussi la résorption brusque de l'œdème, sans élimination compensatrice, est-elle suivie d'accidents urémiques. L'intensité de l'œdème, comme de l'albuminurie, est directement en rapport avec la lésion glandulaire. Mais, tandis que l'albuminurie peut persister alors que la phase d'activité de la néphrite est depuis longtemps terminée, l'œdème disparaît toujours si la maladie rétrocède. L'albuminurie veut dire lésion glomérulaire plus ou moins étendue; *l'œdème est l'équivalent d'un phénomène urémique.* Dans la néphrite interstitielle, l'œdème n'a lieu que lors des poussées aiguës. Dans l'anurie calculeuse, où la fonction rénale est abolie, alors que la glande est intacte ou à peu près, l'urémie survient sans œdème en général.

Symptômes. — Les *symptômes fondamentaux* de la néphrite chronique sont : l'albuminurie, l'œdème, l'urémie sous une forme quelconque, et le bruit de galop qu'on peut considérer dans une certaine mesure comme un symptôme d'urémie. L'*association de deux de ces signes* suffit en général à établir le diagnostic de néphrite. Ainsi la constatation de l'albuminurie, fût-elle légère, chez un malade souffrant de céphalée ou de dyspnée, en révèle, le plus souvent presque à coup sûr, la cause rénale. Aucun de ces symptômes n'est pathognomonique, ni l'albuminurie, ni aucun des phénomènes les plus communs de l'urémie; pourtant une albuminurie très abondante, l'œdème pâle de la face, une dyspnée que rien n'explique, une céphalée persistante et pénible sans lésion intra-cranienne, un bruit de galop gauche bien frappé avec tachycardie fixeront le médecin avant l'examen de l'urine, qui devra d'ailleurs être toujours pratiqué. Aucun de ces symptômes n'existe nécessairement. L'albuminurie elle-même peut faire défaut au début et à certaines périodes de la néphrite interstitielle. Mais on peut dire que chacun d'eux se présente à un moment donné dans toute néphrite chronique qui évolue vers son terme naturel, l'atrophie rénale.

La notion de *chronicité* ne peut guère être acquise, en dehors des commémoratifs, que par le bruit de galop qui permet d'affirmer non pas toujours, mais presque toujours, que la néphrite est ancienne.

Cela posé, envisageons successivement pour les opposer, la néphrite parenchymateuse et la néphrite interstitielle. Ces deux termes défectueux pourraient être remplacés par ceux de néphrite chronique tout court et d'atrophie rénale. Car ce ne sont pas deux maladies différentes : ces deux processus peuvent se combiner de diverses façons, se succéder l'un à l'autre dans un ordre quelconque. Bien souvent ce ne sont que *deux phases* de la même maladie, celle-ci pouvant être constituée, du moins en apparence, par l'une quelconque de ces deux phases.

A) **Néphrite parenchymateuse chronique.** — *Début aigu ou insidieux.* — Quand elle ne fait pas immédiatement suite à une néphrite aiguë *a frigore*, scarlatineuse, syphilitique, etc., la *néphrite parenchymateuse ou albumineuse* (à cause de l'intensité de l'albuminurie) *chronique* débute insidieusement; c'est ce qui en fait la gravité. Elle s'installe sans grand bruit, et, quand le médecin la reconnaît, très souvent sans avoir été consulté, elle existe déjà depuis longtemps.

En allant voir un malade dans une famille, vous remarquez un jeune homme, ou peut-être plus souvent une jeune fille, pâle, d'une *pâleur excessive* avec un air de souffrance en rapport avec l'asthénie, le *mal de tête* et quelques troubles digestifs. On vous demande incidemment de prescrire quelque tonique, sans même vous proposer d'examiner la malade. Ne cédez jamais à pareille provocation. Il existe des flots d'albumine dans l'urine, et l'œdème des jambes, déjà très accentué, remonte à plusieurs mois. Vous apprenez que le matin la *figure est bouffie*, après le décubitus horizontal de la nuit, mais cela se dissipe dans la journée. Vous recherchez l'origine de cette néphrite; vous ne trouvez ni la scarlatine, ni aucune infection évidente, du moins récente. Dans un passé plus lointain qui remonte à plusieurs années, on vous signalera une angine ou une indisposition passagère quelconque avec laquelle il est possible que l'affection rénale ait quelque relation. Mais ce qui est certain, c'est que depuis longtemps, depuis plusieurs années, le malade se plaint de temps en temps, mais mollement, comme un sujet de peu de vitalité, de maux d'estomac, de céphalée, de diarrhées passagères, de fatigue inexpliquée, parfois de frissonnements ou de toux, tous symptômes qui indiquent l'origine lointaine de la maladie. Et c'est là ce qui est important; car on en déduit l'évolution chronique de la néphrite, et, plus la maladie est invétérée, plus elle est grave.

Le régime lacté aura bien une influence favorable sur l'œdème, l'albuminurie diminuera, subira des variations; mais, sauf quelques trop rares exceptions, la maladie est irrémédiable. Pourtant rien ne distingue cette néphrite chronique de la néphrite œdémateuse aiguë; et on est en droit de supposer que, dépistée plus tôt, la malade eût guéri. Cette néphrite, devenue chronique, n'était pas nécessairement chronique d'emblée. Malheureusement, elle a passé inaperçue à cause de la réaction torpide du sujet. Elle est grave, non pas parce qu'elle a débuté sans bruit, mais parce qu'elle a été trop longtemps méconnue.

Quand on passe à l'étude détaillée des symptômes, voici ce qu'on observe.

Urines. — Les urines sont en quantité à peu près normale, ou quelque peu supérieure à la normale (soit 1200 à 1800 gr.) au cours de la maladie, sauf avant tout traitement, au début, où elles sont peu abondantes, au-dessous d'un litre, avec une teinte brun sale. La quantité d'*albumine* par 24 heures oscille de 5 à 20 gr. et 50 gr.; elle varie suivant l'état général et l'état des fonctions digestives, la constipation, les émotions; elle augmente plutôt à l'approche des règles; les variations en sont souvent inattendues; les changements de régime n'ont pas d'influence durable.

L'*urée*, augmentée au début du traitement, va en diminuant, à mesure que l'affection progresse, avec des variations, l'augmentation correspondant à une rémission. Il en est de même de l'acide urique. Les décharges azoturiques avec culot de nitrate d'urée au fond du verre de Gubler, après addition d'acide nitrique, seraient de bon augure s'il s'en produisait.

On trouve dans le dépôt des *cylindres* soit transparents, soit opaques, ceux-ci plus importants au point de vue du pronostic, et plus abondants au moment des recrudescences. Il y a aussi des leucocytes, quelques globules rouges et des cristaux d'urates et de phosphates.

Le taux des chlorures de l'urine varie essentiellement suivant le régime, suivant la diminution ou l'accentuation de l'œdème.

Œdème. — L'œdème varie suivant la rétention chlorurée, le régime déchloruré, comme le régime lacté, ayant une influence beaucoup plus marquée sur l'œdème que sur l'albuminurie. Aussi voit-on par période l'œdème disparaître à peu près complètement. La disparition de l'œdème n'indique pas nécessairement une amélioration; car l'atrophie rénale peut progresser sans accentuation de l'œdème. Il faut en tous cas le chercher aux paupières, à la face et aux lombes le matin, aux jambes le soir; si la malade se lève ou reste assise, il subit dans une certaine mesure l'influence de la déclivité. Il se déplace et varie notablement d'un jour à l'autre. Les mains peuvent se prendre. Pour apprécier exactement l'œdème, il faut avoir recours à la balance. Car les variations n'en sont pas toutes visibles : il faut tenir compte de l'œdème profond latent qui précède presque toujours l'œdème superficiel.

Pendant la première période de la maladie, il y a un *œdème persistant,* quelquefois total (anasarque) avec épanchements articulaires, ascite, hydrothorax, œdème pulmonaire et même péricardique. Mais, en somme, la maladie est torpide, et d'une monotonie qui rend la tâche du médecin d'autant plus difficile, qu'il n'a que des conseils d'hygiène à donner pendant de longs mois. Plus tard, l'œdème tend à disparaître, probablement sous l'influence de la réaction vasculaire qui se produit (hypertension et hypertrophie cardiaque), et le danger est ailleurs. Les phénomènes urémiques s'accentuent.

Urémie. — Ce sont des crampes aux mollets, quelquefois de la main en forme de tétanie passagère, des vertiges, de l'amblyopie avec ou sans rétinite albuminurique (v. c. m.), de la céphalée, des douleurs rhumatoïdes, du prurit, de la diarrhée, des *vomissements* qui reviennent comme par crises pendant quelques jours à de longs intervalles. Les vomissements amènent une rémission dans les phénomènes urémiques. Le malade ne vit que

menacé perpétuellement d'urémie, et celle-ci tend à revenir chaque fois
que, pour lutter contre l'affaiblissement et l'anémie qui progressent, il
cherche à augmenter son alimentation. L'anorexie du début a fait place à
un état normal de l'appétit, parfois avec fringales, malgré un état saburral
habituel, avec haleine fétide.

Complications infectieuses. — Ces malades ont parfois des frissons, assez
souvent des accès de fièvre. Ils sont sujets d'ailleurs à contracter des
maladies intercurrentes (érysipèle, pneumonie, grippe, pleurésie, phlébites)
ou des infections broncho-pulmonaires, bronchites à répétition ou broncho-
pneumonies qui hâtent la mort; les séreuses : péritoine, péricarde, plèvres
et méninges, déjà altérées par l'intoxication, peuvent, aussi s'infecter. Ils ont
de la stomatite, voire des parotidites, quelquefois des fluxions ou des abcès
dentaires. Ils sont sensibles au moindre coup de froid, au moindre écart de
régime, à la moindre secousse morale, à la moindre fatigue.

Troubles cardio-vasculaires tardifs. — Mais toute complication un peu
importante eût-elle été évitée, la mort est à peu près inévitable; la néphrite,
qui dure indéfiniment, aboutit nécessairement à l'urémie par atrophie
secondaire du rein, si elle n'a pas amené une cachexie plus précoce. A la
période de début, il y a quelquefois de la dilatation cardiaque simple avec
une pression artérielle moyenne; il y a du souffle jugulaire; l'anémie est
intense. A la période terminale, des troubles cardio-vasculaires viennent
compliquer l'atrophie secondaire tardivement; ce sont les mêmes qui
annoncent l'insuffisance rénale absolue dans l'atrophie dite primitive de la
néphrite interstitielle. Alors la *pression artérielle s'élève*, le pouls s'accélère,
le *bruit de galop*, après s'être manifesté passagèrement, ne disparaît plus.
C'est l'urémie terminale de la néphrite chronique œdémateuse, qu'il faut
opposer à l'urémie précoce de la néphrite scléreuse avec artériosclérose.
Dans les deux cas, la défaillance cardiaque se traduit de la même façon,
d'abord par le bruit de galop, puis par l'*asystolie* la plus caractérisée avec
foie cardiaque, œdème, apoplexie pulmonaire, etc. La *péricardite* (voir plus
loin) brightique ou urémique, si elle survient, accélère encore la déchéance
terminale. Cette déchéance amène une certaine détente, et même du bien-
être, après les angoisses dyspnéiques de la période où s'installe le bruit de
galop. Il n'est pas rare de voir des hémorragies par diverses voies. Le
moindre aliment ingéré est rendu. L'organisme fait des efforts suprêmes
pour se débarrasser des poisons qui l'encombrent de plus en plus, et le
malade, répandant une odeur infecte, succombe épuisé dans le coma, avec
ou sans accidents convulsifs. Aux accidents vasculaires se rattache la rétinite ou *chorio-rétinite* albuminurique (v. c. m.). Suivant la localisation des
lésions, elle s'accompagne ou non de troubles fonctionnels.

Il est inutile de détailler cette période que nous retrouverons identique
dans la forme suivante.

B) **Néphrite interstitielle ou atrophie rénale.** — *Début latent progressif.* — Elle pourrait être appelée néphrite urémique d'emblée par
opposition à la néphrite albumineuse, ou néphrite avec artériosclérose, ou
simplement *atrophie rénale.* On la rencontre de préférence chez l'adulte
« hypertendu »: il s'agit souvent d'un alcoolique, d'un saturnin ou d'un

syphilitique. Son début est encore plus insidieux et plus difficile à fixer que
dans la forme précédente. Elle évolue sans doute pendant de longues années
avant de se révéler, soit par une crise d'orthopnée, soit par du délire de
persécution (folie brightique), soit par un accès d'œdème aigu de la glotte,
soit par la défaillance cardiaque avec bruit de galop. Pendant toute la
période prémonitoire de ces grands accidents urémiques ou cardio-vasculaires, les signes que l'on peut déceler chez le malade sont ceux que l'on
qualifie de petits signes de brightisme. Ces signes sont communs à la petite
urémie et à l'artériosclérose, si bien que, pendant toute cette période, on ne
peut dire si le danger à venir est au cœur, au cerveau ou aux poumons. Les
caractères des urines eux-mêmes ne sont pas distinctifs; on les retrouve
identiques chez bon nombre d'artérioscléreux dont la maladie évoluera
ultérieurement de façons très différentes. Aussi est-il peut-être exagéré
d'attribuer l'hypertension exclusivement à l'insuffisance rénale (V. Artério-
sclérose).

*Petits signes de brightisme, d'artériosclérose ou d'urémie précoce avec
insuffisance rénale toute relative.* — Les symptômes prémonitoires de la
néphrite interstitielle sont peut-être plus fréquents et plus marqués chez les
artérioscléreux dont les reins comporteront une plus longue période de
tolérance.

Ils consistent en troubles auditifs (bourdonnements d'oreilles, surdité, etc.),
vertiges; troubles visuels (amblyopie ou hémiopie passagère); troubles circulatoires périphériques (sensation de doigt mort, fourmillements dans les
extrémités, inquiétudes dans les jambes avec besoin de déplacement,
cryesthésie, asphyxie locale des extrémités); troubles cutanés (sécheresse,
prurit). Il y a des *crampes* du mollet ou du cou, des douleurs lombaires, des
palpitations, de la *dyspnée d'effort*, de la *céphalée* (migraine tardive suspecte),
de l'asthénie, de l'irritabilité. Il y a en résumé un petit mal d'angoisse, un
malaise général assez marqué parfois pour mériter le nom d'état neurasthénique prémonitoire. Le teint est souvent pâle, quelquefois terreux. A cette
période appartiennent les *épistaxis récidivantes*, souvent interminables surtout chez les malades âgés; les métrorragies, le *purpura, dit des artérioscléreux*, qui siège à la face interne du tibia (avec ou sans œdème vespéral),
sous forme d'un piqueté couleur de rouille, ou sous forme d'ecchymose à la
face dorsale de la main ou des doigts. On voit enfin des *hématuries ou
hémoglobinuries*, du saignement des gencives, des hémorragies *rétiniennes*
(rétinite albuminurique), des hémoptysies ou des hémorragies gastro-intestinales; on voit des *hémorragies cérébrales*. Tous ces symptômes sont plus
fréquents chez les vieillards, chez lesquels la maladie se prolonge le plus, et
chez lesquels il y a des lésions accentuées des petits vaisseaux. Au contraire,
l'état de mal d'hypertension est plus intense et plus soudain chez les sujets
plus jeunes; car chez eux les vaisseaux sont sains, ou à peu près, et résistent
mieux à la poussée d'hypertension, ne laissant pas de soupape de sûreté à
la pléthore.

Urines. — La pollakiurie est un bon signe précoce, mais non pas absolument constant. La polyurie est la règle, en rapport avec une soif exagérée.
Les urines atteignent 2 et 5 litres ou plus; elles sont pâles sans dépôt, sans

cylindres. A cette période la faible densité de l'urine tient simplement à leur dilution; les éliminations sont plutôt exagérées, aussi bien pour les chlorures, les phosphates, l'acide urique que pour l'urée, même alors qu'il existe une albuminurie à peu près permanente, mais faible. A ce moment l'artériosclérose prime la lésion rénale.

L'albuminurie est inconstante, légère; on n'en trouve parfois que des traces; elle est souvent tardive à se produire après addition d'acide nitrique. Il est prudent d'attendre 2 à 5 minutes avant de se prononcer; sinon l'albumine peut n'être visible qu'après le départ du malade. La réaction de Gubler révèle souvent un disque d'acide urique au-dessus du disque opalescent albumineux, en même temps qu'une coloration rouge ou rosée au-dessous. La teinte rosée (d'un joli rose fleur de pêcher), attribuée à l'urohématine(?) est presque constante. Elle est due à l'oxydation par l'acide nitrique du chromogène de l'urobiline. En cas d'imperméabilité rénale, l'urobiline ne passe que peu, ou pas du tout, dans l'urine. Son chromogène plus diffusible s'y retrouve. Par contre, le pigment jaune (sérochrome), dernier terme de transformation du pigment biliaire, augmente dans le sérum qui est alors hypercoloré. Certains pensent que la couleur rose « urohématine » n'est due qu'à la dilution dans une urine plus aqueuse du pigment rouge brun des urines normales.

La réaction de Gubler donne donc plus de renseignements que la précipitation de l'albumine par la chaleur après addition d'une goutte d'acide acétique dans le tube à expérience. Il est bon de corroborer les renseignements donnés par ces deux procédés.

Il ne faut pas se fier exclusivement à l'analyse d'urine pour faire le diagnostic de néphrite interstitielle, même avec imminence d'urémie. Ainsi voici les chiffres fournis par un brightique, dans une période d'accalmie et de régime déchloruré relatif, plus de 15 jours après une crise d'urémie, avec asystolie annoncée par un bruit de galop typique.

Volume total par 24 heures : 1700 — Albumine = 0	PAR LITRE	PAR 24 HEURES	PAR KILO CORPOREL EN 24 HEURES	
			Normale.	Malade.
Total des éléments dissous	40,50	68,85	0,85	1,04
Matériaux organiques	25,00	42,50	0,59	0,64
— minéraux	15,50	26,35	0,26	0,40
Urée	18,27	31,05	0,40	0,47
P. de l'Az. urée en 24 heures	»	14,47	0,179	0,220
— total	»	16,92	0,211	0,256
Acide urique	0,52	0,54	0,008	0,0082
— phosphorique total	2,50	4,25	0,04	0,064
— — uni aux alcalis . . .	1,90	3,23	0,05	0,049
— — — terres . . .	0,60	1,02	0,01	0,015
Chlore total	4,20	7,14	0,102	0,108
Cl. en chlorure de sodium	7,00	11,90	0,169	0,180
Acidité en P^2O^5	1,68	2,85	0,050	0,043

Densité = 1,016.

	NORMALE	MALADE
Rapport azoturique.	85	85,5
— des éléments minéraux aux éléments totaux. .	30 %	58,2 %
— de l'acide urique à l'urée	1/50	1/57
— de l'acide phosphorique à l'Az. total.	18 %	25,1 %
— du chlore à l'Az. total	18 %	42 %
— de l'acide phosphorique à l'urée.	1/10	117,5
Urine émise en 24 heures par kilo corporel	21 c. c.	25,7

Poids = 66 kilos.

On voit des malades qui vivent de longues années avec des traces d'albumine et de bonnes éliminations urinaires. On en voit qui, albuminuriques ou non, vivent longtemps avec des éliminations faibles concernant l'urée, l'acide urique, les phosphates et même les chlorures. Les uns sont des artérioscléreux florissants, les autres sont méiopragiques.

Période d'état. Insuffisance rénale absolue. — Dans la période d'état de la néphrite interstitielle, au contraire, l'urée est toujours notablement diminuée ainsi que les chlorures. L'acide urique n'est plus dosable. Le passage de la période de tolérance, ou d'insuffisance rénale relative, à la période d'insuffisance rénale absolue se fait à la faveur d'une émotion, d'une grippe, du surmenage, d'un régime inopportun, chez les malades dont la vie n'est pas adaptée à leur méiopragie organique, et qui, semblant avoir des sensations internes émoussées, accusent peu de troubles fonctionnels à la première période.

Troubles cardio-vasculaires : hypertension, bruit de galop. — L'apparition du bruit de galop est le symptôme solennel par excellence. Il indique que l'équilibre est rompu, que l'urémie sera sinon absolument progressive, du moins irrémédiable. A la période prémonitoire, les troubles cardio-vasculaires n'ont rien qui les distingue de ceux de l'artériosclérose pure et simple ; ce sont : le *pouls dur mais ample*, *l'hypertrophie du ventricule gauche*, avec abaissement du choc de la pointe du cœur, dans le 6e, 7e ou même 8e espace intercostal, *le retentissement du 2e bruit à la base* plus éclatant qu'à l'état normal. Pourtant une pression artérielle supérieure à 20 est habituelle ; elle peut s'élever à 50 et au-dessus.

Chez un artérioscléreux, en dehors du diabète, une *pression artérielle* qui dépasse 25 éveille l'idée de néphrite avec imminence d'accidents graves. Ces accidents, qu'il s'agisse d'hémorragies, d'œdème aigu du poumon ou de dilatation cardiaque avec bruit de galop, sont en somme en grande partie causés par l'excès de tension. Les *accès d'angoisse* sous forme d'orthopnée ou d'angine de poitrine ne sont que des *crises d'hypertension*, qui se terminent par œdème aigu du poumon, ou par asystolie, ou qui se calment par le repos et le régime (V. Urémie et Angor pectoris). L'hypertension variable est la clé de la physiologie pathologique de ces phénomènes, de même que l'angoisse est la clé de leur expression clinique.

Il y a là une période des plus pénibles pour l'artérioscléreux brightique ; c'est le moment qui précède la dilatation cardiaque.

Dès que le cœur droit s'est laissé dilater, et surtout si le foie se gonfle (il peut devenir énorme), l'angoisse est beaucoup moindre. Or, le bruit de galop est précisément le signe précurseur de la faillite du cœur. Souvent dès cette période, la pointe du cœur n'est pas seulement abaissée dans le 6ᵉ ou 7ᵉ espace, elle se reporte au-dessous ou un peu en dehors du mamelon ; le choc du cœur est augmenté en étendue et en intensité. *Le pouls*, toujours très tendu, est non plus ample, mais serré, plus petit, et surtout plus rapide ; il y a une véritable *tachycardie* aux environs de 100 ou 120. Il y a de la dyspnée au moindre effort et de la gêne précordiale.

Le *bruit de galop* a son maximum un peu au-dessus de la pointe du cœur, mais il s'entend souvent dans toute la région précordiale ; il donne une sensation à la fois tactile et auditive (d'où le nom de bruit-choc) dont le rythme est constitué par deux brèves et une longue. Le bruit surajouté aux bruits normaux du cœur, précède de peu le 1ᵉʳ bruit et correspond à la diastole ventriculaire, qui est plus brusque et plus violente qu'à l'état normal, ce qui explique la sensation tactile éprouvée ; la situation auditive est sourde et s'entend très mal avec le stéthoscope. Ce bruit de galop, présystolique ou diastolique, est donc l'exagération d'un phénomène à peu près silencieux à l'état normal. On admet qu'il indique la disproportion qui existe entre la pression artérielle et l'énergie du myocarde, qui a cédé devant une ondée sanguine d'une tension excessive. Mais il n'y a pas dans le bruit de galop qu'une distension ventriculaire brusque ; il y a exagération de l'activité de l'oreillette et des muscles papillaires, phénomène essentiellement nerveux, qui se développe évidemment sous l'influence de l'urémie. On a reproduit le bruit de galop par section de la moelle ou par section du pneumogastrique. C'est donc une réaction nerveuse de défaillance, d'abord passagère, puis permanente, qu'on peut considérer comme pathognomonique au moment où elle se produit, c'est-à-dire en pleine hypertension, alors que la néphrite n'a encore donné lieu qu'à des phénomènes d'excitation.

Il ne faut pas confondre ce bruit de galop avec celui de la première période de la péricardite, fréquente chez les brightiques. Celui-ci, sans rapport d'ailleurs avec le frottement, serait dû à la distension brusque du myocarde affaibli sous la séreuse enflammée. Il ne se distingue du galop de la néphrite interstitielle que par sa moindre intensité ; l'absence d'hypertrophie ventriculaire et d'hypertension n'est un signe distinctif que chez les sujets non brightiques.

Enfin le galop des brightiques est complètement différent du redoublement du 1ᵉʳ bruit de l'aortite (v. c. m.).

L'auscultation du bruit de galop chez un brightique peut être gênée par la coexistence d'une sclérose orificielle aortique ou mitrale (insuffisance ou rétrécissement). Le dédoublement du second bruit du rétrécissement mitral simule très bien parfois le bruit de galop, et l'on peut être embarrassé pour interpréter un rythme à trois temps, chez un sujet atteint à la fois de rétrécissement mitral et de néphrite scléreuse.

Enfin on constate parfois un souffle mitral systolique passager, en rapport avec une insuffisance mitrale fonctionnelle par simple dilatation cardiaque.

Angoisse urémique. — On s'explique, étant donnée la valeur du bruit de galop, qu'on se trouve souvent en présence, quand on le constate, d'un état de subasystolie ou même d'asystolie. Mais cette asystolie ne se fait pas d'emblée. Il y a une période de lutte pendant laquelle le cœur du brightique avec bruit de galop suffit à sa tâche. C'est alors un véritable signe révélateur, surtout chez les malades qui, n'éprouvant qu'un peu de dyspnée d'effort sans céphalée, sans œdème périphérique, sans grande angoisse, ne s'inquiètent pas assez de leur état morbide. Puis la dyspnée augmente avec ou sans œdème du poumon : le moindre effort, la moindre émotion, la moindre conversation l'exaspère. La parole est entrecoupée et l'angoisse est extrême avec une sensation de barre épigastrique horrible.

C'est l'*angoisse urémique*, qui va constituer un état de mal jusqu'à la déchéance finale, empêchant absolument le malade de s'allonger dans le décubitus dorsal, et l'obligeant à une veille presque constante. Il en résulte au bout de peu de jours, une tension nerveuse excessive ; on le voit tombant de fatigue, la tête penchée sur l'épaule, et secouée par des pulsations artérielles, les temporales tendues, d'une pâleur qui s'accentue ou bien tourne au teint jaunâtre. Puis tout d'un coup il se réveille en sursaut dyspnéique : c'est déjà l'ébauche de la respiration de Cheyne-Stokes (V. Dyspnée et Urémie).

Asystolie. — Chez d'autres malades, avec ou sans œdème des jambes, ce ne sont pas les phénomènes urémiques qui dominent, c'est l'asystolie. On trouve une matité cardio-hépatique plus ou moins grande ; il y a de l'œdème accentué des membres inférieurs. L'augmentation de volume du foie permet de mesurer en quelque sorte la défaillance du cœur droit; on le trouve parfois très gros; plus souvent il déborde seulement les fausses côtes de 2 à 3 travers de doigt, et, si la palpation exacte est difficile à cause de la dyspnée et de la tension de la paroi abdominale, il suffira de réveiller de la douleur quand on déprime l'hypocondre droit pour affirmer presque à coup sûr le *foie cardio-rénal*.

Quand l'asystolie est accentuée, le diagnostic de l'origine rénale des accidents est délicat : le bruit de galop peut être confus, imperceptible ou absent; il peut arriver que l'auscultation soit presque impossible à cause de l'angoisse, de l'agitation et des gémissements du malade. Chez de tels sujets, il y a presque toujours cardiosclérose en même temps que sclérose rénale. Il s'agit d'artérioscléreux chez lesquels la quantité d'urine reste parfois relativement élevée, avec une quantité d'albumine minime, avec un œdème des jambes modéré, avec une hypertension artérielle plus ou moins persistante à 20, 22 ou davantage, sans cyanose. Il serait inexact, dans ces cas, de vouloir trop préciser le diagnostic. Un malade peut être surtout un rénal avec un foie cardiaque énorme, ou inversement, surtout un cardiaque avec une crise d'urémie passagère. Dans l'artériosclérose, la maladie peut commencer par le rein et finir par le cœur ou inversement, pour ne parler que de ces deux viscères. En tous cas, c'est l'auto-intoxication qui, après l'hypertension, est le plus grand danger, et si le gonflement du foie amène un soulagement à l'hypertension, et partant à l'angoisse, il augmente l'urémie en compromettant les fonctions hépatiques.

Péricardite. — Parmi les complications cardiaques, l'angine de poitrine du début (ou mieux angoisse par hypertension) a été signalée; l'asystolie à laquelle contribue peut-être une *myocardite urémique* vient d'être étudiée; il reste à parler de la péricardite brightique.

Celle-ci est généralement sèche, indolore, apyrétique, et d'autant plus insidieuse qu'elle s'installe tardivement chez un sujet déjà dyspnéique. Un peu de dysphagie, une recrudescence d'orthopnée, des lipothymies, ou encore des vomissements, annoncent son entrée en scène. D'autres fois, elle coïncide avec une sensation de bien-être qui succède à l'angoisse des premiers jours. A vrai dire, elle passerait absolument inaperçue sans l'auscultation qui révèle un gros frottement, véritable raclement ou bruit de cuir neuf, souvent double en va-et-vient, s'entendant dans toute la région précordiale, et même dans le dos. A son début, il demande à être recherché avec soin, soit à la région moyenne (5e esp. à g. du sternum), soit à la base, soit à la pointe. Plus tard son intensité dépend peut-être de l'hypertrophie du cœur. Bien qu'elle reste le plus souvent adhésive, cette péricardite accélère la marche de la maladie.

Pourtant elle est parfois séreuse, hémorragique ou purulente; dans ce dernier cas elle est certainement infectieuse, à pneumocoques par exemple. La cyanose avec gonflement des jugulaires, la disparition du choc à la pointe, l'abaissement de la matité cardiaque au-dessous de la pointe, l'apparition d'une zone de matité de chaque côté des trois dernières vertèbres dorsales sont les meilleurs signes de l'épanchement péricardique, même si le frottement ne disparaît pas (V. Péricardite).

Troubles respiratoires. — Les troubles pulmonaires du mal de Bright sont parmi les premiers symptômes qui le révèlent. La dyspnée d'effort, l'accès d'orthopnée sont des manifestations initiales. Les *bronchites albuminuriques* de Lasègue, fébriles ou non, avec foyers mobiles et discrets de râles crépitants, correspondant à des bouffées d'œdème congestif qui siègent parfois au sommet, sont fréquemment l'occasion d'erreurs de diagnostic. La toux persistante la plus banale avec expectoration bronchitique impose dans certaines conditions un examen d'urine. L'*emphysème* est souvent associé à la néphrite interstitielle. Enfin la pleurésie, la pneumonie et toutes les complications pulmonaires de l'asystolie, en particulier la *congestion œdémateuse passive* et l'apoplexie, trouvent place ici. De toutes ces complications, la plus redoutable par sa violence est l'*œdème aigu du poumon* (v. c. m.), dont on peut rapprocher l'*œdème aigu de la glotte*; on a signalé aussi le spasme de la glotte sans œdème. La plus fâcheuse au point de vue du pronostic est la *respiration de Cheyne-Stokes* (V. Dyspnée), elle s'établit progressivement dans les derniers jours ou les dernières semaines de l'urémie ou de l'asystolie des artérioscléreux.

Urémie terminale. — La mort est hâtée, dans certains cas, par des phénomènes d'*urémie gastro-intestinale* (vomissements, diarrhée, hémorragies), ou par des *hémorragies* multiples, véritables hémorragies urémiques : l'altération du sang explique le retard de la coagulation qu'on a constaté. Chez d'autres malades, des *accidents nerveux* divers (convulsions, délire, paralysies) dominent la scène quelquefois dès le début (V. Urémie). Tous les

accidents en somme, sauf quelques complications infectieuses (certaines
péricardites, péritonites, pleurites et peut-être méningites), sont causés par
l'hypertension et l'empoisonnement urémique qui amènent la *cachexie*, de
plus en plus profonde, chaque fois que l'organisme fait un effort pour éliminer les poisons. Vomissements, dyspnée, hémorragies, tous ces phénomènes ne sont que l'expression d'une réaction nerveuse centrale dont le
premier acte a été l'hypertension initiale. Au déclin de la maladie, il y a une
sorte d'équilibre vasculaire instable qui fait qu'à des jours d'hypertension
succèdent des jours d'hypotension relative. Et il est curieux de constater
qu'à la crise d'hypertension, toujours accompagnée d'angoisse, succède un
bien-être relatif coïncidant avec l'hypotension.

En somme, il existe jusqu'aux derniers jours des perturbations vaso-
motrices considérables qui sont la conséquence de l'urémie progressive
(V. Urémie).

C) **Néphrite chronique atténuée ou fruste.** — C'est une forme purement clinique, caractérisée par une évolution longtemps stationnaire,
avec insuffisance rénale toute relative. L'œdème fait en général défaut;
l'urémie est atténuée et les signes en sont parfois presque nuls, ou en tout
cas frustes. Cette albuminurie insidieuse, sans autre cause apparente que
des troubles digestifs plus ou moins appréciables, disparaît ou diminue considérablement sous l'influence du traitement. Elle est dans le mode subaigu
ou chronique comparable à l'albuminurie passagère des fièvres : elle est peu
abondante et elle est bénigne; mais non traitée elle s'aggrave. C'est l'immobilisation à la première période, grâce au traitement, d'une néphrite qui,
abandonnée à elle-même, progresserait fatalement. Elle est distincte dans
une certaine mesure de l'albuminurie résiduale, albuminurie continue, stationnaire, qui, assez notable, est compatible avec la vie ordinaire, parce
qu'elle représente un processus éteint, sans tendance à l'aggravation, sauf
nouvelle atteinte du rein, bien entendu.

Il y en a trois variétés, l'une plus fréquente chez l'adulte, du type de la
néphrite parenchymateuse diffuse; une autre plus fréquente chez le vieillard, du type de la néphrite interstitielle avec artériosclérose prédominante;
la troisième, avec albuminurie intermittente chez les jeunes sujets. Ces
trois variétés peuvent se succéder chez le même malade; mais on voit aussi
des rechutes aggraver la maladie et amener la mort par urémie progressive
avant la vieillesse.

Néphrite chronique atténuée de l'adulte. — Elle se réduit souvent à deux
symptômes : la céphalée et l'albuminurie légère ou notable; il s'y joint parfois des étourdissements et quelques troubles digestifs : manque d'appétit,
flatulence, constipation, angoisse épigastrique. La conclusion est qu'une
céphalée frontale ou occipitale ou siégeant au vertex, diffuse, ou localisée
avec hémicranie, avec ou sans recrudescence nocturne, et tenace, nécessite
l'examen des urines; presque toujours, si elle n'est pas syphilitique, elle est
urémique.

Il existe de nombreux intermédiaires entre cette urémie fruste et l'urémie
la mieux caractérisée. Elle se prolonge des mois avant de s'aggraver.
Traitée, elle s'améliore et guérit facilement, mais récidive de même à la

moindre occasion (exemple : la première grossesse) (V. ALBUMINURIE).

Telle est la variété céphalalgique, accompagnée parfois d'un peu d'œdème des paupières ou des malléoles. Elle peut revêtir différents aspects, de pseudo-rhumatisme subaigu, de faux embarras gastrique à répétition avec vomissements (V. URÉMIE). L'albuminurie peut persister ou disparaître dans l'intervalle des poussées.

Néphrite chronique atténuée du vieillard. — Ici ce ne sont pas les signes propres à l'urémie qui dominent, mais plutôt ceux qui appartiennent à l'artériosclérose : il y a hypertension à 25, hypertrophie du cœur, mais sans véritable bruit de galop, hémorragies récidivantes soit sous forme d'épistaxis, parfois profuses, soit sous forme de purpura de la face interne des jambes avec ou sans œdème léger. L'albuminurie est toujours légère ; la pollakiurie peut exister. Cette variété peut rétrocéder comme la précédente ou du moins rester longtemps stationnaire, le malade conservant un aspect floride ; généralement l'albuminurie persiste.

Néphrite chronique atténuée de l'adolescence avec albuminurie intermittente. — Elle apparaît souvent à la suite d'une angine, d'une grippe, ou d'une scarlatine, ne se manifestant que le soir après les fatigues et les repas de la journée. Mais toujours fruste, elle n'est pas toujours nettement postinfectieuse, ou du moins on n'en trouve pas toujours de cause bien nette, en dehors de quelques troubles digestifs avec colite, de la céphalée, du nervosisme, de l'hypotension artérielle, de l'anémie, de la cholémie et de l'asthénie générale. Il y a, en somme, en même temps que débilité générale au moment de la croissance, *débilité rénale* d'autant mieux accusée qu'elle est *familiale* (V. ALBUMINURIE). Cette variété, qui peut durer 2 et 3 ou 4 ans, guérit très bien avec un repos et un régime approprié ; mais il est possible qu'un certain nombre de néphrites œdémateuses, aggravées faute de traitement, commencent ainsi ; et elle passerait tout à fait inaperçue si on n'examinait que les urines du réveil, ou même les urines de 24 heures, urines totales, dans lesquelles l'albumine serait trop diluée. Il faut examiner comparativement deux échantillons d'urine : l'un du réveil, l'autre de l'après-midi. Dans le verre de Gubler, on trouve généralement de l'indican, de l'acide urique et quelquefois un culot de nitrate d'urée.

L'albuminurie intermittente des jeunes sujets indique en tout cas un *état d'imminence morbide* qui peut s'accuser dans un sens ou dans l'autre ; elle peut même être suivie de tuberculose. Faut-il en distinguer l'albuminurie exclusivement orthostatique ? Cela nous semble douteux.

Néphrite hématurique monosymptomatique. — Ce type de néphrite chronique à début hématurique est caractérisé surtout par une hématurie prolongée pendant plusieurs mois ou même plusieurs années (4 ou 5 ans), par des douleurs lombaires, inconstantes d'ailleurs, vagues ou violentes, par son apparition soudaine, sans aucun signe de mal de Bright pendant une longue période. Elle est à distinguer de la lithiase rénale, de la tuberculose et du cancer du rein. Pourtant une réserve est à faire au sujet de la tuberculose, car on a eu, dans quelques cas, la preuve de la tuberculose par inoculation ou par examen microscopique, alors que la lésion prédominante était la sclérose du rein. C'est par l'étude des urines séparées des deux reins que l'on a constaté l'unilatéralité de l'hémorragie récidivante, qui a fait proposer et adopter le traitement chirurgical (néphrotomie). Mais la guérison spontanée est possible ; et le côté atteint peut être soupçonné grâce à la douleur spontanée ou provoquée. Enfin, ce qui porte à n'adopter le traitement chirurgical qu'avec réserve, c'est que la lésion n'est pas nécessairement unilatérale, alors même que le saignement ne vient que d'un côté. On a trouvé des lésions parcellaires des deux côtés. Ultérieurement l'évolution pourrait être celle d'un mal de Bright, alors qu'au début il n'existait aucun symptôme d'urémie, ni traces d'albuminurie dans l'intervalle des hématuries.

D'ailleurs dans le mal de Bright ordinaire, on peut voir au cours de la maladie des poussées de congestion rénale se traduire par l'*hémoglobinurie* (v. c. m.).

D) **Variétés.** — *Néphrite ascendante.* — La néphrite ascendante, quand elle est chronique, se confond avec la pyélonéphrite (v. c. m.). C'est la néphrite scléreuse des urinaires.

Néphrite anurique (V. ANURIE, URÉMIE). — On la rencontre dans certaines infections (scarlatine) ou intoxications massives (sublimé), ou à la période terminale de l'urémie chronique, ou dans la lithiase urinaire.

Forme cachectique. — Elle appartient à la vieillesse et éveille l'idée de cancer latent de l'estomac à cause de l'amaigrissement, joint à des troubles digestifs : anorexie, dégoût de la viande, vomissements répétés ; la cachexie, avec un teint jaunâtre, est si prononcée qu'il apparaît de l'œdème des membres inférieurs. Tandis que cette variété est assez fréquente. la néphrite à forme d'*anémie pernicieuse* est exceptionnelle.

E) **Néphrites chroniques spécifiques.** — Nous faisons allusion aux néphrites : tuberculeuse, syphilitique et paludéenne. En ce qui concerne la syphilis et la tuberculose, en dehors des lésions spécifiques proprement dites, on voit des altérations inflammatoires associées à la dégénérescence amyloïde qui, pour la syphilis, sont justiciables du traitement spécifique. Ces néphrites amyloïdes ressemblent à la néphrite parenchymateuse chronique à laquelle s'associent généralement des symptômes d'amylose hépatique et splénique (hypertrophie) ou intestinale (diarrhée).

D'autre part, des lésions spécifiques sont souvent associées à une sclérose rénale dont les signes diffèrent peu de la forme banale. Il y a souvent à la fois sclérose du foie et des reins [V. REIN (SYPHILIS, TUBERCULOSE)].

Enfin la sclérose rénale peut être paraspécifique ; le tableau clinique n'offre rien de spécial et le traitement spécifique est impuissant.

L'urémie chez les tuberculeux donne généralement lieu aux accidents digestifs et respiratoires plutôt qu'aux accidents nerveux. Le coma est possible, l'épilepsie urémique exceptionnelle.

Diagnostic. — Il peut être égaré par la diversité des symptômes urémiques, par l'intensité des retentissements lointains que provoque la néphrite chronique, ou, au contraire, par son insidiosité. Aussi la néphrite chronique est-elle beaucoup plus souvent méconnue qu'admise à tort. Il faut se garder cependant d'attribuer une valeur exagérée aux petits signes de l'urémie ou de la néphrite, qui se rencontrent chez des neurasthéniques, des dyspeptiques, des artérioscléreux. Il n'y a pas de signe isolé pathognomonique : le diagnostic ne sera affirmé que sur la constatation d'un syndrome. Le bruit de galop gauche présystolique lui-même n'est pas pathognomonique : nous l'avons rencontré en tant qu'accident post-traumatique passager.

La multiplicité des problèmes qui peuvent se poser dans la pratique est infinie : la congestion pulmonaire du sommet des brightiques peut en imposer pour la tuberculose ; une pneumonie avec albuminurie a pu faire croire à une néphrite chronique avec congestion pulmonaire ; il n'est pas rare de rencontrer une albuminurie passagère, même en dehors des fièvres, à propos de troubles gastro-hépatiques (lithiase biliaire) ou gastro-intestinaux (dyspepsie, diarrhée). L'erreur serait ici de considérer cet épiphénomène comme un signe de premier plan. Si l'albuminurie suffit à établir le trouble rénal (fait contesté d'ailleurs), elle est absolument insuffisante, à elle seule, à prouver le diagnostic clinique de néphrite ; elle est surtout utile à constater pour la confirmation de ce diagnostic. Celui-ci doit être complété par la recherche de la cause spécifique (syphilis) ou non. En général, pour établir le diagnostic, il suffit d'y penser.

Quant à la valeur séméiologique de l'albuminurie, il faut faire cette réserve qu'elle peut ne pas apparaître d'emblée, qu'elle est capable de disparaître par périodes, et qu'elle peut persister alors que le malade est en état de guérison relative ou incomplète. Il y a une distinction à établir entre l'*albuminurie résiduale*, suite de néphrite sans aucune manifestation urémique imminente, ni aucun autre signe fonctionnel général ou physique, l'albuminurie avec les troubles légers de la néphrite atténuée, et l'albuminurie en rapport avec une néphrite en évolution pouvant donner lieu d'un moment à l'autre à l'urémie la plus grave. L'étude clinique de la néphrite chronique doit être complétée par celle de l'urémie (V. Urémie), dont tous les accidents n'ont pu trouver place ici.

C'est en somme l'urémie qui distingue la néphrite de ce qu'on a appelé les *albuminuries dyscrasiques précoces* de la goutte, du diabète, de la tuberculose (y compris les albuminuries phosphaturiques), ou *tardives* des états cachectiques. En réalité, il n'y a pas là de différence essentielle, et chez tout albuminurique, il faut surveiller l'état des reins, dont le fonctionnement risque tôt ou tard d'être compromis (V. Albuminurie).

Le diagnostic est à faire encore avec le *rein amyloïde* (v. c. m.). Les dégénérescences graisseuse et amyloïde sont souvent associées à la néphrite, notamment au gros rein blanc.

Pronostic. — Le pronostic se déduit du diagnostic de la variété de néphrite chronique à laquelle on a affaire. Dans la néphrite invétérée, parenchymateuse ou interstitielle, le résultat du traitement sera tout relatif ; et le médecin ne pourra que prolonger le malade en parant aux complications toujours imminentes. Dans les néphrites atténuées, au contraire, on peut faire bénéficier le malade docile d'une survie presque indéfinie ; si l'on obtient la disparition de l'albuminurie, il ne faudra pas se hâter de relâcher le régime : il sera bon d'y revenir ensuite par périodes. Il faut pour cela que le médecin ait pour son client une sollicitude constante, ce qui n'est pas possible si celui-ci se croit trop tôt guéri. La difficulté est là : faire comprendre au patient que l'à-propos du conseil le plus simple lui rend un service énorme, en prévenant une complication telle que l'urémie ou l'asystolie.

Traitement. — **Traitement médical. Prophylaxie.** — Il y a une véritable prophylaxie de la néphrite chronique. Elle consiste, d'une part, à traiter chez le prédisposé les infections intercurrentes avec un soin méticuleux, en imposant, le temps nécessaire, le régime le moins toxique possible pendant la maladie et la convalescence. Le prédisposé, même en état de santé, doit éviter à tout prix le surmenage gastro-intestinal, les fatigues excessives, les émotions déprimantes, la sédentarité. Les auto-intoxications associées comme la goutte et le diabète réclament une attention spéciale.

Chez l'adolescent, l'asthénie ou l'anémie prolongée sera traitée avec sévérité par le repos au lit.

L'adulte ou le vieillard artérioscléreux devra compter avec sa méiopragie générale, surtout s'il est saturnin, alcoolique ou syphilitique.

L'évolution de la néphrite chronique, quelle que soit sa forme, nous apprend, qu'avant de se manifester par des signes fonctionnels rénaux, elle est précédée d'une longue période de préparation, dans laquelle domine une modification de l'état général; ce qui a fait dire que le mal de Bright était avant tout une dyscrasie.

Régime. — La base du traitement des néphrites, et des néphrites chroniques en particulier, est dans le régime, et ce régime sera le même, quoique avec des variantes, dans presque toutes les formes. On conçoit d'ailleurs fort bien qu'il en soit ainsi. L'absorption intestinale jetant dans la circulation des produits différents suivant les aliments élaborés, le rein malade supportera mieux tel ou tel régime. Telle substance sera nuisible, parce qu'en augmentant le travail de la glande malade elle favorisera l'extension de la maladie. C'est une loi générale que le repos fonctionnel soit la première condition de la guérison, qu'il s'agisse d'ulcère variqueux, de cardiopathie ou de dyspepsie.

Régime lacté absolu. — Or, tout malade atteint de néphrite chronique sera soumis à un *régime lacté exclusif* plus ou moins prolongé. Le lait, sauf de très rares exceptions quelque peu douteuses, est l'aliment de facile digestion qui ménage les forces de l'organisme; c'est l'aliment de l'enfant; il a l'avantage de diminuer la toxicité et la virulence des fermentations microbiennes intestinales; enfin, en tant que diurétique, il a dans l'urémie l'avantage de favoriser les éliminations. Outre la polyurie qu'il provoque, il amène parfois une diarrhée salutaire. Parfois aussi il donne de la constipation; mais c'est presque toujours dans les cas où il est le moins indiqué.

Le régime lacté doit être bien réglé ; sinon il risque de provoquer des malaises gastriques. Il en est de même chez le nourrisson. Comme chez l'enfant, 4 à 6 repas suffisent, 1 toutes les 3 ou 4 heures, chacun se composant d'un quart à un demi-litre de lait pris par petites gorgées dans l'espace d'une demi-heure. Au total le malade prendra 1 litre 1/2 à 2 litres 1/2, ou même 3 litres de lait, chaud ou froid, cru ou bouilli, en commençant de bonne heure, à 7 heures du matin en moyenne. Il sera utile d'écrémer légèrement le lait les premiers jours. Il est bon de ne pas prescrire cette dose

d'emblée, et de n'y arriver qu'au bout de 5 à 8 jours suivant la tolérance du
malade. Mais en général, à ce moment, il y a avantage à mettre le malade
au régime déchloruré tout en continuant le lait. En effet, un litre de lait
contient 35 à 39 gr. environ de matières albuminoïdes; le lait de la traite du
soir en contient 2 à 3 gr. de moins que le lait du matin. Le lait de chèvre ne
contiendrait pas plus de 300 gr. de matières albuminoïdes par litre; il contient un peu plus de lactose que le lait de vache et un peu moins de beurre :
il est donc tout indiqué pour un malade. Il avait autrefois l'avantage de
pouvoir être consommé à l'état cru avec plus de sécurité; mais il faut tenir
compte aujourd'hui de la fièvre de Malte et on doit le faire bouillir.

Certains malades préfèrent prendre le lait toutes les 2 heures ou même
toutes les heures. A cela il n'y a qu'avantage, quand ils sont au repos
absolu : la multiplicité des repas les occupe. Ils prendront par exemple
100 gr. à 200 gr. de lait toutes les 2 heures, soit un grand verre, de 6 heures
du matin à 8 heures ou 10 heures du soir. Il faut savoir, au besoin, s'en tenir
à des doses faibles pour commencer, par exemple 100 gr. Même avec ces
doses faibles, il sera prudent d'espacer les repas davantage les premiers
jours.

Il est nécessaire que la bouche soit rincée à l'eau pure, à l'eau de Vichy
ou à l'eau boriquée après chaque prise de lait.

Pour faire supporter le lait, chez les malades rebelles, on peut l'aroma-
tiser avec le sirop de fleur d'oranger, la vanille, une quantité minime de
café ou de thé, ou de tisane de queues de cerises. On peut aussi l'additionner de sucre ou de lactose (50 gr. par litre), ou enfin d'eau de Vichy
(Célestins) ou d'eau de chaux (une cuillerée à soupe ou deux). On a encore
comme ressource le lait complètement écrémé (lait maigre), le lait d'ânesse
ou le kéfir.

Pendant les grandes crises d'urémie (v. c. m.) on devra instituer la diète
hydrique, avec une minime quantité d'eau pour commencer. La restriction
des boissons est salutaire pour juguler une crise d'hypertension ou une
poussée d'œdème. On n'autorisera le lait pur qu'après avoir essayé du lait
coupé de 3/4, de 1/2, puis 1/4.

Régime lacté mitigé avec potages farineux. — Le *second degré* du régime
permis aux brightiques est composé de potages, sucrés ou à l'oignon, au
lait, mélangé de tapioca ou de pâtes (vermicelle) ou de farines légères tels
que la crème d'orge, la crème de riz, l'arrow-root, la farine d'avoine (ou
malt d'avoine), la farine de gruau de blé, la farine de lentilles, et même le
racahout composé (faible en cacao), etc. On y joindra le lait de poule (jaune
d'œuf délayé dans l'eau sucrée ou le lait), ou des crèmes liquides (sans
blanc d'œuf). Le riz au lait, les gâteaux de riz ou à la semoule varieront les
mets déjà suffisamment nombreux. Les aliments hydrocarbonés sont avec
le lait ceux que doit préférer le brightique : ce régime lui permet d'éliminer
le sel et les matières azotées qu'il a accumulées en excès. Rappelons que la
pomme de terre ne contient que 1 à 2 pour 100 d'albuminoïdes tandis que
les meilleures farines à ce point de vue (riz, froment, avoine) en renferment
6 à 9 pour 100. Les potages seront préparés au bouillon de légumes ou au
lait coupé sans beurre d'abord. Les aliments les plus courants seront souvent

les plus appréciés; cependant, pour varier le menu, on pourra faire usage des produits que l'industrie s'est ingéniée à multiplier. Le jaune d'œuf sera ensuite employé comme liaison.

Régime ovo-lacto-végétarien déchloruré. — Le *troisième degré* du régime comportera un peu de pain sans sel, soit 50 gr., pour manger des purées de légumes farineux, décortiqués, également sans sel, tels que pommes de terre, pois, lentilles, haricots, ou de légumes verts : chicorée ou laitue cuites, pissenlit cuit, poireaux à la crème; on pourra permettre les haricots verts, les petits pois nouveaux très tendres, le céleri-rave, les artichauts. Il n'y a aucun inconvénient à faire usage du bouillon de légumes sans sel et sans viande (poireau, oignon, carotte, navet, panais, céleri, légumineuses).

Le lait sera continué autant que possible à la dose de 1 à 2 litres.

On usera du fromage blanc ou du Yohourth, du kéfir, ou du simple lait caillé par une fermentation spontanée à l'état cru.

Ce régime lacto-végétarien sera complété, suivant les cas, par l'addition d'œufs mollets sans sel, ou pochés sur des légumes verts ou de la pomme de terre en purée. C'est alors le régime ovo-lacto-végétarien. Un œuf contient environ 6 gr. d'albuminoïdes.

Les nouilles rentrent encore dans ce régime ainsi que les fruits cuits, les compotes (pommes, pruneaux passés).

Régime carné restreint. — On ne passera au *quatrième degré* que lorsqu'il sera bien avéré que le *troisième degré* aura été bien supporté. L'alimentation carnée restreinte sera permise. On autorisera d'abord un plat de viande au déjeuner tous les deux jours. Ce sera du poulet rôti pour commencer, puis de l'agneau rôti ou grillé; la cervelle, les rognons de mouton en brochette, le ris de veau sont proscrits par certains médecins, ainsi que le foie, mais on peut en faire un usage restreint; le porc frais (recommandé sans doute parce que la viande grasse ne renferme que 14,54 pour 100 de matières albuminoïdes) variera de temps en temps le régime : en dernier lieu on en viendra au veau, mais seulement l'hiver, ou au filet de bœuf rôti ou grillé. La viande ne fera jamais partie du dîner. Le mouton renferme 17 gr. pour 100 et le filet de bœuf ou le poulet 18 pour 100 d'albuminoïdes.

La quantité de pain ne sera pas fixée mais restera modérée.

Parmi les poissons, la perche, le merlan ou la sole (sans la friture) paraissent les plus légers, à la condition absolue d'être de première fraîcheur; on les proscrit parfois d'une façon trop absolue. Il en est de même des grenouilles. La sole contient 17 pour 100, la carpe 15 pour 100, l'anguille 12 pour 100 d'albuminoïdes.

Tous ces aliments du 2ᵉ, du 3ᵉ et du 4ᵉ degré seront assaisonnés, sans sel, avec de l'oignon ou du citron, ou du beurre cru ou fondu sans sel. Le régime déchloruré ne sera mitigé que plus tard s'il y a lieu. On peut cependant permettre le pain ordinaire, 1/2 livre correspondant à 0 gr. 50 de sel; le pain sans sel n'est pas accepté par tous les malades, aussi bien que la viande et les légumes sans sel. Il est bon de rappeler que 3 litres de lait donnent 5 gr. 40 de sel.

Les fruits seront permis, cuits ou même crus, surtout la prune et le raisin dès le 3ᵉ degré. Au 4ᵉ degré, on usera des autres fruits avec modération.

La boisson restera le lait, ou l'eau ou la tisane (tilleul, camomille, maté, stigmates de maïs) jusqu'au 3e degré. Au 4e degré seulement, on accordera un peu de vin blanc, 30 à 50 gr., ou bien une bière de malt coupée de moitié eau. Le thé très léger ne sera pas exclu.

Aliments proscrits. — Les aliments qui seront pour ainsi dire toujours *proscrits* sont les suivants :

Gibier, viandes, poissons ou légumes de conserve; bœuf bouilli (permis par certains médecins); charcuterie; le veau, l'été; les poissons, sauf ceux du genre précédemment indiqué; les crustacés; les mollusques; les asperges, les radis, les choux, la choucroute, le cresson, l'oseille, les truffes, les champignons; les fromages fermentés; les sauces, les épices, la moutarde, les graisses, la friture; — le vin rouge, le cidre, la bière forte, les boissons gazeuses, les liqueurs, etc. Le bouillon de viande ne sera proscrit complètement que dans les trois premiers degrés.

Indications. — L'œdème, les hémorragies (épistaxis, hématurie), l'asystolie, l'urémie imposent le régime lacté un temps plus ou moins long; il en est de même de l'oligurie absolue ou relative. L'urémie est l'indication maîtresse ainsi que l'œdème de date récente. Il a aussi une action favorable très manifeste sur l'albuminurie, mais seulement au début. L'albuminurie n'est pas par elle-même une indication formelle. L'albuminurie de la néphrite chronique parenchymateuse, à sa période d'état, l'albuminurie intermittente, l'albuminurie résiduale ne sont guère modifiées par le régime lacté, qu'il faut cependant à notre avis toujours prescrire d'abord.

Hygiène. — Le repos absolu au lit sera presque toujours conseillé pour commencer, sauf dans les cas de néphrite atténuée de l'adulte et du vieillard, où il n'est pas nécessaire. Le froid est tout à fait contraire aux brightiques. Aussi un bon nombre d'entre eux doivent passer l'hiver à la chambre, en se mettant à l'abri des variations thermiques.

Pour concilier cette indication avec l'effet favorable de l'oxygène et du grand air, on facilitera l'aération; on conseillera l'installation d'une chambre de jour et d'une chambre de nuit. Dans la belle saison la fenêtre restera constamment ouverte, du moins le jour.

Les frictions sèches, au gant de coton, seront recommandées, à moins d'anasarque.

Toute fatigue sera évitée, même lorsque les promenades ne seront contre-indiquées ni par l'urémie, ni par l'œdème, ni par aucun autre accident aigu.

Médications. — *Purgatifs et laxatifs.* — C'est la seule médication indiscutablement utile chez les brightiques. Elle a pour but de remédier au défaut d'élimination rénale par une sécrétion biliaire et intestinale supplémentaire.

Parmi les premiers, les drastiques seront réservés aux grands accidents de la néphrite interstitielle et de l'hypertension. L'eau-de-vie allemande, avec ou sans sirop de nerprun, à la dose de 10 à 20 gr. dans une tasse de thé léger le matin à jeun est d'un emploi classique.

A défaut d'eau-de-vie allemande, on prescrira 15 à 30 gr. de sulfate de soude à prendre dissous dans un grand verre d'eau tiède en deux fois; — ou bien 15 gr. de sulfate de soude et 15 gr. de sulfate de magnésie à prendre mélangés de la même façon. Il ne semble pas y avoir grand inconvénient à prescrire les eaux purgatives naturelles même salées (Montmirail, Carabaña, etc.). Nous donnons la préférence à l'eau-de-vie allemande à la dose de 5 à 6 gr., répétée tous les 2 ou 5 jours ou toutes les semaines suivant le besoin. Elle provoque des flux biliaires compensateurs de l'élimination rénale insuffisante; elle favorise indirectement la diurèse en dégorgeant le foie congestionné.

Les laxatifs devront être fréquemment utilisés dans l'urémie chronique ou au cours de la néphrite parenchymateuse chronique.

On prescrira deux à trois fois par semaine, du moins par périodes, une ou deux des pilules suivantes au premier ou dernier repas :

Aloès. . . . .   4 centigrammes.
Scammonée . . . .)
Jalap. . . . . } $\overline{aa}$ 2   —
Gomme-gutte . . . .)
Sav. médic. q. s. pour une pilule.
Faire 25 pilules.

On peut remplacer la gomme-gutte par le turbith végétal, qui fait partie de l'eau-de-vie allemande ; mais il y a danger de le confondre avec le turbith minéral. On peut prescrire, sous la même forme pilulaire, l'aloès, la scammonée, le jalap (la résine) à la dose de 4 centigr. chaque, ou simplement le jalap et la scammonée à la dose de 6 centigr. Les pilules d'aloès de 5 centigr. réussissent mieux chez certains sujets, notamment chez les femmes en tant qu'emménagogues. L'aloès est contre-indiqué en cas d'hémorroïdes.

Médications interdites; médications tolérées. — Il n'y a pas d'autre médication nécessaire à mettre en œuvre dans le traitement de la néphrite chronique. En revanche, il y a des médicaments dont il ne faut jamais faire usage chez les brightiques; ce sont : la scille, l'opium, le calomel, les iodures, les bromures ; le salicylate de soude, le chlorate de potasse ou de soude, l'antipyrine, la belladone ou l'atropine, le sulfonal, le trional ; certains disent les sels de potasse ; les extraits de viande et de poudre de viande ; le vésicatoire très dangereux chez le moindre albuminurique, brightique ou urémique chronique.

Parmi ces substances, il y en a que l'on serait tenté d'employer dans certaines circonstances, pour combattre certains symptômes excessifs ou dans les cas de néphrites atténuées.

Ainsi contre la *dyspnée*, après le sirop d'éther (50 à 60 gr.), on sera autorisé à employer, dans certains cas, de petites doses de bromure de sodium sinon de potassium (0 gr. 50 à 1 gr.).

Contre l'*insomnie*, on essayera le chloral à la dose de 0 gr. 50 à 1 gr., de préférence en lavement, si le traitement rationnel n'a pas apporté de soulagement. Dans l'état de mal d'angoisse de la dyspnée de Cheyne-Stokes seulement, on fera usage de doses minimes de morphine, 2 à 5 milligr. en suppositoire ou en injections sous-cutanées (1/4 à 1/2 c. c. de la solution au centième). La morphine atténue les crises vasculaires, diminue l'angoisse. L'albuminurie n'est pas une contre-indication absolue à l'emploi de l'iodure de potassium ou au moins de sodium chez un artérioscléreux ; mais il faudra toujours s'en méfier. Il en est de même du calomel, qui, en tous cas, doit être tout à fait proscrit dans la néphrite avérée.

Règle générale, il faudra s'abstenir de ces médications douteuses.

Quant aux *diurétiques*, ils ne sont vraiment indiqués que dans l'urémie. (V. Urémie, pour tous les accidents urémiques.)

Révulsion. — L'application réitérée de ventouses sèches ou même *scarifiées* sur les reins est utile dans les moindres poussées aiguës. Le vésicatoire est absolument proscrit.

Variétés. — *Néphrite parenchymateuse.* — Jusqu'à la période urémique et pendant toute la période d'état, en dehors du régime de l'hygiène et des laxatifs, le médecin devra doser avec réserve l'espérance à son malade. Tous ses efforts doivent porter à éviter ou à retarder des complications fatales ; et pourtant il n'est jamais plus utile qu'ici, où ses conseils devront s'inspirer de la plus extrême prudence. Pour ces malades le régime déchloruré, végétarien ou même carné, est d'une ressource inestimable. L'albuminurie sera dosée tous les jours, ou tous les 8 jours au moins, avec l'albuminimètre d'Esbach, la quantité d'urine soigneusement notée ; et on alternera les régimes précédemment indiqués suivant l'importance de l'œdème, l'état du tube digestif et des urines. On exigera de temps en temps des cures de lait. Nous ne croyons pas à l'utilité d'une médication systématique : on a conseillé le tannin, la teinture de cantharides, le chlorure de calcium, le lactate de strontium, etc..

Néphrite interstitielle. — Tout cela s'applique également à la néphrite interstitielle, dans laquelle des nouvelles indications sont à retenir relativement à l'état du cœur. Lorsque l'asystolie s'ébauche, après une période d'hypertension excessive (28 et plus) lorsqu'on se trouve en présence d'un malade qui, avec ou sans bruit de galop, avec ou sans œdème des jambes, a le foie gros, la base de l'un des poumons congestionnée, — l'intervention la plus heureuse que l'on puisse faire — en dehors d'une saignée générale qui n'est pas toujours indiquée — c'est de pratiquer de larges saignées locales sur le foie, sur le poumon, sur les reins, sur le cœur dilaté à l'aide des ventouses scarifiées (5 à 6 chaque jour successivement dans chacune des régions). Sous l'influence de ces émissions sanguines, des purgatifs et du régime aqueux ou lacté, on voit l'hypertension diminuer, l'angoisse disaparaître et le sommeil, disparu depuis plusieurs jours, revenir.

C'est dans ces cas de dilatation cardiaque secondaire au mal de Bright que l'on a pu, même avant tout accident asystolique, discuter l'emploi de la digitale. Mais, quand bien même le bruit de galop disparaîtrait, sous l'influence de la digitale, il ne s'ensuivrait pas que la digitale fût ici réellement utile. Ce à quoi il faut viser c'est à diminuer l'hypertension sans nuire à la diurèse. Il est donc plus prudent de commencer par des émissions sanguines et de ne prescrire la digitale qu'à bon escient. La théobromine n'agit guère que lorsque le rein est peu touché, dans les accidents cardiaques avec œdème des artérioscléreux.

Dans la néphrite interstitielle le dosage fréquent de l'albumine est inutile ; on assistera par périodes à sa disparition.

Néphrite atténuée. — 1° *De l'adulte* : elle est le triomphe du régime lacté ou déchloruré aidé de quelques laxatifs, et d'un repos tout relatif : les malades n'ont pas besoin de cesser toute occupation.

2° *Du vieillard* : on se bornera à conseiller l'abstention des liqueurs, du tabac et une grande sobriété.

Le troisième degré du régime alternera avec le quatrième.

Albuminurie intermittente. — Elle est bénigne mais tenace. Le repos au lit sera exigé en même temps qu'un régime fractionné (un repas toutes les 4 heures) composé de potages et de lait d'abord, puis lacto-végétarien, puis ovo-lacto-végétarien, enfin carné restreint. Plus tard, on autorisera les courtes promenades. Les études seront interrompues. Les eaux de Saint-Nectaire rendront à quelques-uns de ces malades de grands services.

Néphrite hématurique. — Il est bon de mettre le malade au repos prolongé au lit et de le soumettre à la gradation de régime indiquée. Mais il ne faut pas s'attendre à une modification prochaine des urines. L'arsenic sous forme d'injection de cacodylate de soude, l'extrait de feuilles de noyer à la dose de 2 à 4 gr., le sirop d'iodure de fer sont les meilleurs toniques à essayer pour remédier à la perdition sanguine, surtout si l'on soupçonne une tuberculose fruste.

Traitement des complications. — Certaines d'entre elles sont dans une certaine mesure salutaires : telles les hémorragies, la congestion passive du foie, et même l'œdème. L'épistaxis prévient parfois une hémorragie cérébrale ; le foie cardiaque par la déplétion qu'il exerce sur la masse sanguine circulante soulage l'angoisse, évite une crise d'œdème pulmonaire ; l'œdème équivaut aussi à une saignée en retirant de la circulation une certaine quantité de poisons : on a vu une résorption rapide d'œdème être suivie d'accidents urémiques. Il faudra donc se garder des interventions thérapeutiques violentes ou prématurées.

Contre l'épistaxis trop abondante on aura recours aux irrigations douces d'eau oxygénée à 12 vol. coupés des 3/4 d'eau bouillie ou même pure. Pour en prévenir le retour, on continuera les mêmes lavages à 1/10 et on ne tolérera que des aliments semi-liquides pour éviter les mouvements de déglutition : le malade subira une demi-diète.

Pour favoriser la sécrétion biliaire du foie congestionné, on pourra conseiller le benzoate de soude à la dose de 0 gr. 50 à 1 gr. par jour.

Enfin, en cas d'œdème chez les artérioscléreux brightiques, c'est la théobromine qui réussit le mieux. On donnera 3 cachets de 0,50 à une heure d'intervalle, 3 jours de suite, pour cesser et puis reprendre.

Pour les autres complications, on se reportera aux articles correspondants (V. Urémie. — Œdème de la glotte. — Œdème aigu du poumon, etc.). On y trouvera l'indication de la saignée.

Période terminale. — Il n'y a pas à lutter contre l'affaiblissement progressif du malade sous peine de réveiller l'angoisse. Les soins de la bouche et de la peau seront minutieux.

Opothérapie et sérothérapie. — Le traitement opothérapique et sérothérapique des néphrites, dérivé des expériences de Brown-Séquard, s'adresse à l'intoxication urémique plutôt qu'à la lésion rénale elle-même (V. Urémie).

Traitement hydro-minéral. — Il est ordinairement contre-indiqué chez les brightiques. Cette règle est absolue pour les néphrites avec œdème ou avec bruit de galop; pour les vieillards quel que soit leur état; en un mot pour les néphrites avérées.

Les exceptions sont les suivantes : on peut envoyer à Saint-Nectaire non-seulement les jeunes sujets atteints d'albuminurie intermittente, mais les albuminuriques uricémiques et phosphaturiques sans grande hypertension, ainsi que les convalescents d'albuminurie post-infectieuse. L'excès d'acide urique chez les goutteux peut justifier Contrexéville, Vittel, Pougues et même Vichy.

On enverra les obèses à Brides; les nerveux à Plombières, Néris; les débilités à Bourbonne ou Bourbon-Lancy.

Comme on le voit, ces indications toutes relatives et secondaires s'adressent plutôt aux albuminuries dites dyscrasiques qu'à la néphrite en évolution à proprement parler.

Traitement chirurgical. — L'intervention chirurgicale dans la néphrite chronique a été proposée, en dehors de l'hématurie, dans le but soit de décomprimer le rein congestionné étranglé par la capsule épaissie (néphrotomie) (v. c. m.), ou bien par son enveloppe cellulo-adipeuse adhérente (néphrolyse), soit d'établir une circulation collatérale entre le rein décapsulé et cette enveloppe cellulo-adipeuse (décapsulation et recapsulation). On recommande de pratiquer la décapsulation bilatérale en une seule séance. Malgré les résultats encourageants publiés par certains auteurs, malgré l'aveu des contre-indications telles que la rétinite albuminurique et la dilatation du cœur, ces tentatives ne sont pas à recommander dans la généralité des cas. L'avenir dira si la statistique du chirurgien américain, qui compte 9 cas de guérison complète et durable (20 mois à 10 ans) sur 51 opérations, est vraiment basée sur des faits de néphrite chronique progressive. Ces résultats sont très contestables si l'on considère l'opinion du plus grand nombre. On ne doit pas, en tous cas, entreprendre pareille intervention sans être édifié sur la valeur fonctionnelle de chaque rein. L'anurie persistante et l'hématurie profuse en seraient les deux seules indications un peu précises. Les douleurs tenaces ont été aussi considérées comme un motif suffisant d'intervention; mais elles sont plutôt le fait des néphrites ascendantes ou lithiasiques. Pour ce qui concerne la néphrite suppurée chronique (néphrite des urinaires, néphrite chirurgicale) nous renvoyons le lecteur aux articles de chirurgie sur la *pyélonéphrite*, la *pyonéphrose*, etc. L'intervention est encore justifiée dans la néphrite tuberculeuse associée à des tubercules fibro-caséeux enkystés [V. REIN (TUBERCULOSE)].   *P. LONDE.*

NÉPHROPTOSE. — V. PTOSES et REIN.

NERFS (COMPRESSION ET CONTUSION). — La compression des nerfs peut se produire d'une façon lente ou rapide :

Les *compressions lentes* sont causées le plus souvent par des cicatrices, des cals vicieux ou des tumeurs. Au niveau des cicatrices ce sont en général les filets terminaux, rarement le tronc principal du nerf, qui se trouvent comprimés, il en résulte des douleurs très vives au niveau de la cicatrice, les accidents étant dus d'ailleurs non seulement à la compression mécanique du nerf, mais encore aux troubles de circulation, à l'irritation du nerf, à la névrite consécutive. Certains nerfs sont particulièrement exposés, de par leur situation, à être comprimés dans un cal vicieux, ce sont le radial dans la gouttière de torsion de l'humérus, le cubital derrière l'épitrochlée, le médian au poignet, enfin le plexus brachial; la compression peut se faire de plusieurs façons, parfois le nerf est interposé entre les fragments de l'os fracturé et peut être une cause de pseudarthose, plus souvent il est comprimé par un cal exubérant qui le refoule en dehors et finit par l'entourer d'une gaine osseuse ou ostéo-fibreuse. Les nerfs peuvent être comprimés par des tumeurs voisines surtout quand celles-ci se développent dans une cavité osseuse, à la sortie d'un conduit osseux traversé par le nerf ou dans des points tels que le nerf soit situé entre la tumeur et un plan sous-jacent résistant, osseux ou aponévrotique. La plupart des tumeurs compriment le nerf mécaniquement et extérieurement, au contraire l'épithélioma peut s'infiltrer dans l'épaisseur du nerf et comprimer directement les tubes nerveux. Certaines conditions anatomiques favorisent la compression en rendant impossible le déplacement du nerf : c'est ce qui explique la fréquence et l'intensité des douleurs dans le cancer secondaire du rachis où les racines nerveuses sont comprimées au niveau des trous de conjugaison sans pouvoir se déplacer; de même dans le mal de Pott les nerfs peuvent être comprimés à leur passage à travers les méninges épaissies; de même aussi le facial, dans les otites chroniques, peut être comprimé au niveau du canal pétreux.

Les *compressions rapides* des nerfs comprennent toute une série de cas désignés autrefois sous le nom de paralysies a *frigore*, dans lesquels les symptômes observés sont dus à une compression d'un nerf entre un corps extérieur et un os sous-jacent : c'est ainsi que la paralysie radiale rhumatismale est due le plus souvent à une compression du nerf par la tête appuyée sur le bras durant le sommeil; de même la paralysie des porteurs d'eau est due à une compression du radial par l'anse des cruches, la paralysie des boiteux est due à une compression du plexus brachial par le manche de la béquille, etc. Les *paralysies post-chloroformiques* qui portent presque exclusivement sur le membre supérieur peuvent en général s'expliquer soit par la compression du plexus brachial entre la clavicule et la première côte, soit par la compression du radial dans la gouttière de torsion, le bras étant fort serré contre le bout de la table. Au cours des accouchements les paralysies de l'enfant sont habituellement dues à une compression nerveuse par les branches du forceps, par une tumeur, ou par les parois d'un bassin rétréci; de même chez la mère on peut observer des paralysies dues à la compression du crural, de l'obturateur et surtout du sciatique serrés entre les parois osseuses du bassin et la tête du fœtus ou les cuillers du forceps.

La *contusion des nerfs* est toujours le fait d'un traumatisme; dans bien des cas, elle se confond avec la compression rapide. Les causes de contusion des nerfs sont de deux ordres. Tantôt la contusion est de cause externe, un corps extérieur animé d'une certaine vitesse vient frapper le nerf qui se trouve pris entre lui et le plan osseux sous-jacent. Tantôt la contusion est de cause interne : elle est produite par un os luxé ou fracturé qui vient frapper fortement un nerf voisin : ainsi dans les luxations de l'épaule la tête humérale peut contusionner les branches du plexus brachial, dans les luxations du coude le cubital peut être blessé; de même on a observé la blessure du radial dans la fracture du col de l'humérus, et celle du sciatique poplité externe dans la fracture de la tête du péroné.

Les lésions de la compression rapide et de la contusion des nerfs diffèrent assez notablement de celles de la compression lente : dans la compression rapide et la contusion les lésions consistent en déchirure d'un nombre plus ou moins considérable de fibres nerveuses, et en blessure de petits vaisseaux donnant lieu à un épanchement sanguin qui décolle le périnèvre et s'infiltre entre les tubes nerveux; ultérieurement les fibres nerveuses rompues dégénèrent absolument comme dans le cas de plaie des nerfs.

Dans le cas de compression lente, le nerf présente une couleur grisâtre et une consistance molle; très aplati au niveau du point comprimé, il est au contraire renflé au-dessus. A l'examen histologique, on constate la disparition de la myéline puis la dégénérescence progressive des cylindres-axes; dans les compressions très serrées et très anciennes, le nerf peut se transformer complètement en un corps fibreux.

Symptômes. — 1° *Compressions lentes.* — Les symptômes peuvent se diviser en deux périodes : 1° une période d'augmentation qui commence avec la compression et dure autant qu'elle; 2° une période de déclin qui apparaît lorsque la compression cesse. Au début de la première période tout se borne à des fourmillements et à des picotements avec sensation de chaleur, ensuite survient une phase d'hyperesthésie au tact et à la température à laquelle fait suite peu à peu une anesthésie progressive avec paralysie musculaire qui devient bientôt complète. A la deuxième période, lorsque la compression a cessé, les phénomènes précédents durent encore quelque temps, puis on observe, en sens inverse, la succession des symptômes de la première période : la motilité et la sensibilité reparaissent peu à peu, il y a une phase d'hyperesthésie de retour qui disparaît en laissant seulement des fourmillements, des picotements avec sensation de gêne et de pesanteur des mouvements; finalement tout rentre dans l'ordre si la compression n'a pas été trop longue et trop serrée.

2° *Compressions rapides et contusions.* — La *contusion légère* se manifeste par une douleur passagère plus ou moins vive accompagnée de fourmillements et d'engourdissement du membre. Ces phénomènes ne sont généralement pas de longue durée et peu à peu tout rentre dans l'ordre : cependant, même dans ces cas où les symptômes sont très peu marqués, on a vu parfois apparaître à une époque éloignée des troubles graves, des douleurs, de l'atrophie musculaire. Dans les *contusions graves*, la douleur du début est habituellement très vive et s'accompagne de paralysie motrice et sensitive dans le territoire innervé par le nerf lésé. Dans les compressions rapides, cette douleur du début manque souvent et l'apparition de la paralysie est le premier et l'unique symptôme de la lésion. L'évolution est variable suivant la gravité des lésions ; dans les cas favorables, la sensibilité puis la motilité reparaissent plus ou moins rapidement et tout rentre dans l'ordre ; la contractilité électrique se rétablit avant les mouvements volontaires, et le retour des fonctions se fait de la racine du membre vers son extrémité. Dans les contusions graves, dans les écrasements, la paralysie peut persister et bientôt elle se complique d'atrophie, de contractures musculaires, et de déformations dues à l'action prépondérante des antagonistes des muscles paralysés ; de plus, la névrite avec tous ses accidents consécutifs vient encore souvent assombrir le pronostic.

Traitement. — Dans les *compressions lentes*, le traitement devra d'abord avoir pour but de faire cesser la cause de la compression ; on arrivera à ce résultat par des moyens très variables suivant le cas : lorsque la compression est due à une cicatrice ou à un cal vicieux, il faudra aller à la recherche du nerf, le libérer des tissus qui l'entourent ; dans le cas de compression d'un nerf par une tumeur, il faudra en pratiquer l'ablation toutes les fois qu'elle sera possible : si le nerf est non seulement comprimé mais envahi par la tumeur, comme cela a lieu pour le cancer, l'opération n'offre plus les mêmes ressources et on devra se borner, si la tumeur est inextirpable, à pratiquer la névrotomie pour calmer les douleurs du malade. Dans quelques cas, des moyens très simples, tels que le port de béquilles rembourrées, la suppression des bretelles d'une hotte suffiront à faire cesser la cause de la compression. Une fois la compression supprimée, il faudra s'efforcer d'obtenir la régénération fonctionnelle complète du nerf, au moyen d'un traitement local basé surtout sur l'emploi de l'électricité, complété par le massage, les mouvements provoqués, l'hydrothérapie locale.

Dans les *contusions*, le traitement très simple consistera au début en repos avec compression légère, parfois l'intensité de la douleur nécessite l'emploi de la morphine. Au bout de quelques jours, on aura recours à l'électricité, aux bains, aux douches, au massage, pour lutter contre la paralysie et améliorer la nutrition du membre. Dans quelques cas, des douleurs très vives et persistantes dues à la névrite secondaire peuvent nécessiter ultérieurement la résection du nerf blessé.   *PIQUAND.*

NERFS (DISTENSION ET DÉCHIRURE). — La distension des nerfs peut être lente ou brusque : elle est lente lorsqu'une tumeur, en se développant dans le voisinage d'un nerf le refoule et le distend graduellement. La distension brusque peut se produire dans un mouvement forcé ; ainsi dans la flexion forcée de la cuisse sur le bassin, le nerf sciatique peut être distendu, dans ce cas la distension est toujours très modérée ; elle devient plus intense dans les fractures et les luxations et peut même alors aboutir à la déchirure et à l'arrachement du nerf. Ces arrachements, d'ailleurs très rares, se rencontrent surtout dans les luxations de l'épaule et du coude ; exceptionnellement la distension et l'arrachement peuvent se produire au moment même de la luxation par suite du grand déplacement des surfaces articulaires ; dans la majorité des cas l'arrachement se produit plus tard, lors des tentatives de réduction de la luxation, surtout lorsqu'il s'agit d'une luxation ancienne dont la réduction nécessite l'emploi d'une force considérable, dans ce cas la rupture est facilitée par la production d'adhérences qui fixent les nerfs et les empêchent de glisser dans le tissu celluleux. L'arrachement des nerfs peut encore s'observer dans les plaies par arrachement des membres, ou bien dans certaines plaies contuses produites par un instrument en forme de crochet, ou par une pièce de machine qui, en tournant autour de son axe, accroche les tissus et les entraîne dans son mouvement de rotation : dans ces cas, il est à remarquer que l'arrachement des nerfs se fait souvent à un niveau plus élevé que celui des autres tissus et en certains points assez fixes pour chaque nerf. Chez les nouveau-nés, on observe parfois l'élongation ou même la rupture des racines du plexus brachial à la suite de tractions sur le cou ou le membre supérieur pendant un accouchement difficile.

Les expériences de Tillaux ont montré que les nerfs ont une grande extensibilité et qu'une force considérable est nécessaire pour les rompre : le médian ou le cubital peuvent s'allonger de 15 à 20 centimètres sans se rompre, il faut en moyenne une force de 30 kg. pour rompre le médian, de 58 kg. pour rompre le sciatique; aussi les ruptures nerveuses sont tout à fait exceptionnelles et presque sans intérêt pratique.

La distension, l'élongation violente d'un nerf constitue un accident beaucoup plus fréquent et plus intéressant, qui s'observe surtout comme complication des luxations, de celle de l'épaule notamment; on admet en effet aujourd'hui que les accidents nerveux si souvent observés à la suite des luxations de l'épaule sont dus, non à la compression des branches du plexus brachial par la tête humérale déplacée, mais bien à l'élongation des racines du plexus.

Dans les cas de distension légère, les lésions histologiques très minimes consistent seulement en hyperémie avec hémorragies capillaires plus ou moins abondantes; dans la distension forte il y a toujours rupture d'un certain nombre de faisceaux nerveux ; dans le cas de rupture totale, on observe tous les phénomènes de dégénérescence consécutifs à la section des nerfs (V. Plaies des nerfs).

Les accidents consécutifs à la distension d'un nerf présentent une symptomatologie extrêmement variable ; tantôt ce sont les phénomènes d'anesthésie qui dominent ; tantôt des paralysies et des troubles trophiques viennent compliquer le tableau clinique et assombrissent beaucoup le pronostic; en général, une distension légère amène un arrêt de la conductibilité nerveuse avec anesthésie plus ou moins complète et parésie musculaire dans le territoire du nerf atteint, ces phénomènes se dissipent peu à peu. Une distension forte produit une paralysie complète et immédiate de la sensibilité et du mouvement, et il faut souvent attendre de longs mois avant de voir réapparaître la sensibilité puis la mobilité dans le territoire des nerfs ou racines lésés; parfois même il persiste une impotence définitive du membre.

Dans le cas de déchirure totale, la paralysie et l'anesthésie persistent définitivement et peuvent se compliquer de névrite; si l'arrachement nerveux a retenti sur la moelle, des phénomènes graves (V. Myélite traumatique, Mort subite) peuvent survenir.

Traitement. — Dans la distension simple, on immobilisera et on électrisera le nerf atteint. La rupture du nerf peut donner lieu à diverses interventions, sutures ou anastomoses nerveuses [V. NERFS (PLAIES)]. Souvent enfin on aura à traiter des accidents secondaires relevant de la névrite.

PIQUAND.

NERFS (ÉLONGATION). — La distension chirurgicale des nerfs ou élongation a été employée fréquemment dans diverses affections. Elle consiste, le nerf étant mis à nu au moyen d'une incision appropriée, à le soulever sur un crochet, ou sur le doigt, ou bien au moyen d'un élongateur muni d'un dynamomètre ; beaucoup de chirurgiens préfèrent saisir le nerf entre deux pinces, et en étendre un segment en combinant l'élongation à la névrotripsie.

L'élongation a été pratiquée dans un grand nombre d'affections très diverses. On y a eu recours dans l'ataxie, les myélites, le tétanos, dans des cas de paralysie périphérique, dans certaines formes d'anesthésie, dans l'épilepsie, etc., les résultats ont été nuls ou peu satisfaisants. L'élongation a également été employée dans des cas de contracture (entre autres dans le tic convulsif de la face) avec des résultats variables, mais plutôt défavorables. Par contre, l'élongation a fourni un certain nombre de succès dans les névralgies rebelles ou les névrites (névralgie sciatique, névralgie du trijumeau, névralgie des moignons d'amputation), elle a également donné des résultats dans certains troubles trophiques, en particulier dans les maux perforants.

PIQUAND.

NERFS (LUXATION). — La luxation des nerfs est une affection rare ; un nerf contenu dans une gouttière ostéo-fibreuse peut, sous certaines influences, être expulsé de sa loge ; dans les observations publiées il s'agit à peu près constamment du nerf cubital qui, chassé de la gouttière rétro-épitrochléenne, vient se placer au-devant de l'épitrochlée. Cliniquement, on peut distinguer deux variétés de luxation du nerf :

1° La *luxation habituelle ou congénitale*, dans laquelle le nerf qui possède une mobilité anormale passe tour à tour en arrière et en avant de l'épitrochlée dans les mouvements de flexion et d'extension. Les symptômes sont peu accusés, il n'y a pas de douleur, mais le membre se fatigue vite pendant le travail.

2° La *luxation traumatique* succède à un choc violent sur le coude, à une fracture de l'épitrochlée, à une violente contraction du triceps lorsque l'épitrochlée est peu saillante et la gouttière rétro-épitrochléenne peu profonde. Le nerf déplacé peut habituellement être facilement réintégré dans sa gouttière lorsque le membre est en extension, mais il en sort dès que le malade fléchit l'avant-bras ; on sent, au-devant de l'épitrochlée, le nerf cubital sous forme d'un cordon fusiforme, assez gros, roulant sous le doigt ; sa compression produit des fourmillements, de l'engourdissement de la main et surtout des deux derniers doigts ; les mouvements du bras produisent les mêmes phénomènes et en outre des commotions douloureuses à chaque déplacement du nerf, de sorte que le membre est réduit à l'impotence ; de plus, le nerf déplacé est souvent atteint de névrite, ce qui aggrave le pronostic.

Traitement. — Si l'accident est récent, on s'efforcera de réduire le nerf, le bras étant en extension, puis on immobilisera pendant au moins un mois; si la récidive survient, il est indiqué de découvrir le nerf par une longue incision, de refaire une gouttière en arrière de l'épitrochlée en disséquant les tissus fibreux qui la remplissent, puis de tailler aux dépens de ce tissu et de l'aponévrose des muscles épitrochléens un lambeau fibreux qu'on rabat par-dessus le nerf préalablement remis en place, et qu'on suture à l'aponévrose du triceps.   *PIQUAND.*

NERFS (PLAIES). — Les plaies des nerfs, très fréquentes, peuvent se diviser en piqûres, coupures et plaies contuses.

Les *piqûres* peuvent être produites par les instruments les plus divers (aiguilles, fleurets, esquilles d'os, etc.), il faut signaler spécialement les piqûres par lancette fréquentes dans les saignées, et aussi les piqûres par l'aiguille d'une seringue à injection, dans ce cas la blessure peut présenter une gravité spéciale par suite de la diffusion intra-nerveuse d'un liquide irritant contenu dans la seringue. Une piqûre, même par un instrument très fin, produit toujours la déchirure d'un certain nombre de fibres nerveuses, le plus souvent il n'en résulte que des accidents insignifiants se réduisant à une douleur vive mais peu durable, plus rarement il y a des névralgies rebelles qui peuvent n'apparaître qu'un certain temps après la blessure : la piqûre étant d'ailleurs une lésion ouverte et, par suite susceptible d'infection, on peut voir ici, comme après la section des nerfs, se développer les complications dues à l'infection, surtout la névrite.

Les *coupures* sont les plus fréquentes des plaies nerveuses, elles peuvent être produites par tous les instruments tranchants (couteau, sabre, éclat de verre, etc.) ; une mention spéciale doit être faite pour les sections chirurgicales, les unes volontaires (névrotomie), les autres accidentelles survenant au cours d'une opération (section du cubital dans une résection du coude, section du facial dans la trépanation de la mastoïde, etc.).

Les *plaies contuses* se rencontrent surtout dans les grands traumatismes, par exemple dans l'écrasement d'un membre par une voiture lourdement chargée, dans les accidents de chemin de fer, dans les broiements des membres par une machine : les nerfs résistent habituellement mieux que les autres tissus, dans quelques cas le membre complètement rompu ne tient plus que par ses nerfs et ses tendons.

Dans les *plaies par arme à feu*, les nerfs peuvent parfois, grâce à leur mobilité, échapper à l'action des projectiles arrondis animés d'une faible vitesse (revolvers, fusils de chasse, etc.) et être seulement contusionnés sans être rompus : il n'en est plus de même avec les projectiles animés d'une grande vitesse des armes de guerre qui produisent parfois une section nette du cordon nerveux, plus souvent une solution de continuité irrégulière à bouts inégaux et meurtris, dans laquelle les tubes nerveux sont déchirés à des hauteurs variables : dans quelques cas on peut voir les gros troncs nerveux, tels que le sciatique, simplement perforés par les petites balles des fusils de guerre.

Les plaies par armes à feu, ainsi que certaines plaies contuses, s'accompagnent parfois de la présence de corps étrangers (grains de plomb ou fragments de balle, éclats de verre ou de porcelaine, esquilles osseuses, fragments de lames, etc.). Enfin, dans certains traumatismes par arrachement, de même que dans certaines· opérations, telles que l'ablation des tumeurs, on peut voir une dénudation de troncs nerveux importants sur une certaine étendue. Si la plaie guérit sans suppuration cette dénudation a peu d'inconvénients, mais si la plaie suppure on peut voir survenir des douleurs névralgiques, ou même des accidents graves de névrite susceptibles d'aboutir à la nécrose de toute la partie dénudée.

Les nerfs les plus souvent atteints de plaie sont ceux des membres, en particulier ceux du membre supérieur, surtout le médian et le cubital au niveau du poignet et de l'avant-bras; au membre inférieur c'est à la cuisse le sciatique et le crural, au genou le sciatique poplité externe, à la jambe le tibial postérieur que l'on trouve le plus souvent blessés. Les plaies s'accompagnent habituellement de sections tendineuses et de blessures artérielles ou veineuses.

Si la section est incomplète, les deux bouts du nerf, restant unis par un pont plus ou moins large de substance nerveuse, ne s'écartent pas l'un de l'autre, aussi la réunion et la cicatrisation sont faciles; mais lorsque la plaie est infectée, ces sections incomplètes s'accompagnent fréquemment de névrite.

Si la section nerveuse est complète, les deux extrémités du nerf s'écartent en raison de leur élasticité, l'écartement est très variable, en moyenne 1 à 2 centimètres, parfois bien davantage; le bout supérieur se rétracte toujours plus que l'inférieur. Bientôt les deux bouts du nerf sectionné se renflent, prennent une teinte grisâtre et s'entourent d'une gangue cicatricielle intimement adhérente aux tissus voisins: du renflement supérieur (névrome de régénération) partent des tractus fibreux qui se développent progressivement; si les deux segments du nerf ne sont pas trop éloignés, un de ces tractus atteint le bout périphérique, puis s'épaissit graduellement, prend une coloration blanche et finalement rétablit macroscopiquement la continuité du nerf.

Les phénomènes histologiques qui suivent une section nerveuse sont encore assez mal connus et les recherches les plus récentes semblent avoir complètement modifié les conceptions admises sans conteste depuis 30 ans. Les auteurs classiques décrivent deux phases distinctes aux phénomènes histologiques consécutifs à la section d'un nerf: 1° Phase de dégénérescence; 2° Phase de régénération.

La *phase de dégénérescence* est caractérisée essentiellement par la destruction du cylindre-axe; l'enveloppe de myéline disparaît également, de sorte que la fibre nerveuse n'est plus représentée que par sa gaine de Schwan. Ces lésions dégénératives s'étendent à toute l'étendue du bout périphérique du nerf sectionné jusqu'aux plaques motrices intra-musculaires pour les fibres motrices, jusqu'aux terminaisons sensitives du corps muqueux de Malpighi pour les fibres sensitives; sur le segment central du nerf dont les cylindres-axes sont restés en rapport avec leur cellule d'origine, ces lésions de dégénérescence sont très limitées, elles ne dépassent pas le premier étranglement annulaire, le reste du bout central ne présente aucune lésion.

La *phase de régénération* débute par l'hypertrophie des cellules nerveuses centrales dont la substance chromophyle reparaît plus abondante, et plus facilement colorable qu'avant la dégénérescence, puis les cylindres-axes du bout central restés intacts s'hypertrophient et bourgeonnent en donnant naissance chacun à un ou deux cylindres-axes nouveaux qui se dirigent vers le bout périphérique, l'atteignent s'il n'est pas trop éloigné, pénètrent dans les gaines de Schwan vides de leur contenu et les suivent jusqu'à la périphérie : d'abord nus ces jeunes cylindres-axes s'entourent bientôt de cellules embryonnaires qui se développent, se chargent de myéline et se soudent de façon à former une enveloppe continue ; la régénération de la fibre nerveuse est ainsi complète. Deux conditions sont nécessaires à cette régénération : la proximité des bouts nerveux et l'existence d'un segment intermédiaire ; un écartement ou une perte de substance de plus de 5 à 6 centimètres sont un obstacle absolu à la régénération spontanée du nerf, les cylindres-axes ne pouvant faire un trajet plus long sans l'aide des gaines directrices vides.

De nombreuses recherches récentes ont montré que cette théorie classique était passible de nombreuses objections.

D'abord l'étude histologique des nerfs et de la moelle d'amputés a montré qu'après une section le bout central du nerf ne reste pas intact mais présente des lésions très nettes ; ces lésions sont représentées par l'apparition de grains noirs, puis par des modifications de la myéline et l'atrophie des tubes nerveux, on trouve des lésions analogues au niveau des racines rachidiennes, les cellules centrales de la moelle elles-mêmes sont toujours lésées, présentant d'abord une disparition de la substance chromophyle, puis l'apparition de grains noirs et enfin l'atrophie simple progressive du neurone.

De plus, et surtout, il paraît aujourd'hui démontré que le bout périphérique d'un nerf coupé peut se régénérer d'une façon autonome sans intervention des cylindres-axes, du bout central cette régénération se fait suivant le processus suivant :

Après section d'un tronc nerveux le segment périphérique dégénère, comme nous l'avons vu, de sorte que ce segment finit par être réduit à des éléments protoplasmiques indifférents inclus dans la gaine de Schwan. Au début de la régénération on voit les noyaux contenus dans cette gaine se multiplier et s'entourer d'une mince couche de protoplasma, ces masses protoplasmiques s'allongent et finissent par arriver au contact, formant ainsi une série de boyaux protoplasmiques, véritables névroblastes juxtaposés les uns à la suite des autres. Dans un deuxième stade au niveau de la partie centrale de chacun de ces boyaux protoplasmiques, on voit apparaître des stries allongées suivant le grand axe de la cellule, ce sont des fibrilles cylindre-axiles qui, d'abord isolées dans chaque cellule, s'unissent les unes aux autres et rétablissent ainsi la continuité des cylindres-axes. Pendant ce temps, des gouttelettes de myéline apparaissent dans le protoplasme qui entoure ces fibrilles et la fibre nerveuse est ainsi complètement reconstituée.

Lorsque le bout périphérique du nerf n'a pas été suturé au bout central cette régénération autogène due à la formation de nouveaux cylindres-axes

et de nouvelles gaines myéliniques par les névroblastes, reste faible et lente
dans son évolution ; si au contraire le bout périphérique est suturé au bout
central, la régénération autogène est beaucoup plus active et plus rapide, et
grâce à la réunion de cylindres-axes néoformés et des anciens cylindres-axes
du bout central la continuité anatomique et physiologique du nerf est peu
à peu rétablie.

Symptômes. — Ils peuvent se diviser en : 1° symptômes immédiats ;
2° symptômes éloignés.

1° Les *symptômes immédiats* qui accompagnent la blessure d'un nerf
consistent d'abord en une douleur plus ou moins vive de caractère variable :
parfois cette douleur s'irradie au territoire de nerfs voisins et se fait sentir
en des régions éloignées de la blessure ; elle est vive dans les sections, mais
peut manquer dans les plaies contuses et les plaies par armes à feu. Elle
s'accompagne souvent de phénomènes généraux plus ou moins graves de
choc traumatique, celui-ci s'observe surtout dans les plaies de guerre ;
parfois survient immédiatement un délire traumatique plus ou moins
violent. Localement, les fonctions du nerf sont troublées dans leurs différents
modes, sensibilité et motilité. Au moment du traumatisme la sensibilité et la
motilité peuvent être entièrement abolies non seulement dans le territoire
du nerf blessé, mais encore dans le territoire des nerfs voisins ; toutefois, il
s'agit là de phénomènes d'ébranlement nerveux à distance qui durent peu et
au bout de quelques heures les troubles moteurs et sensitifs se limitent au
territoire du nerf blessé.

Les *troubles sensitifs* consistent alors le plus souvent en anesthésie de
toute la région innervée par le nerf sectionné. Cette anesthésie est totale
(c'est-à-dire qu'il y a à la fois anesthésie au toucher, à la chaleur, à la
douleur) mais elle ne présente pas partout les mêmes caractères ; souvent on
peut observer une anesthésie à disposition anormale ne suivant pas exactement la distribution du nerf blessé, parfois même on observe une absence
complète d'anesthésie.

Ces faits en apparence paradoxaux s'expliquent assez facilement. Tout
d'abord lorsqu'un nerf est sectionné l'anesthésie n'est jamais complète dans
tout le territoire cutané innervé par ce nerf ; il y a toujours au centre du
territoire innervé une zone d'anesthésie complète où la sensibilité disparaît
immédiatement pour ne reparaître que très tard, c'est la zone innervée
uniquement par des filets venant du nerf coupé ; au contraire, à la limite du
territoire innervé par le nerf coupé, on observe toujours une anesthésie
incomplète qui correspond à la zone innervée par des filets venant les uns
du nerf coupé, les autres des nerfs voisins.

Lorsque l'anesthésie manque complètement après section d'un nerf il faut
pour expliquer ce fait anormal invoquer d'une part les anomalies de distribution nerveuse qui ne sont pas rares, d'autre part et surtout les anastomoses entre les divers troncs nerveux, ces anastomoses particulièrement
développées au niveau des nerfs de la main et des doigts se font à la fois
entre les troncs et entre les terminaisons nerveuses (anastomoses en arcades),
leur existence permet d'expliquer l'absence fréquente d'anesthésie surtout
au niveau de la main et des doigts après sections nerveuses ; les expériences

d'Arloing et Tripier, en effet, ont montré que pour anesthésier un doigt de la patte d'un chien il fallait couper les quatre nerfs collatéraux de ce doigt, la conservation d'un seul nerf suffisant à suppléer les trois autres et à maintenir la sensibilité intacte.

Parfois, surtout dans les plaies anciennes, on observe une dissociation de la sensibilité consistant en anesthésie au tact avec hyperesthésie à la douleur : cette hyperesthésie, qui se rencontre surtout dans les piqûres et les sections incomplètes, indique le développement d'une névrite secondaire. Exceptionnellement, une plaie nerveuse peut déterminer des névralgies intermittentes.

Les *troubles moteurs* consistent en paralysie accompagnée bientôt d'atrophie musculaire : la paralysie atteint d'ordinaire tous les muscles innervés par le nerf sectionné, ces muscles ne peuvent plus se contracter, ils restent flasques, ne font plus saillie sous la peau ; le membre se déforme et se place dans une position vicieuse due à l'action des muscles antagonistes restés actifs. Parfois la section complète d'un nerf laisse subsister la motilité dans quelques-uns, ou même dans la totalité des muscles qu'il innerve normalement ; ces faits, en apparence paradoxaux, peuvent habituellement s'expliquer par des anomalies de distribution nerveuse, ou par l'existence d'anastomoses anormales : une anastomose entre le cubital et le médian, au tiers supérieur de l'avant-bras, explique, par exemple, que le médian soit sectionné sans que les muscles épitrochléens soient paralysés. De plus, chaque mouvement étant dû à la collaboration de plusieurs muscles, l'inertie des muscles innervés par le nerf sectionné peut être compensée par l'action d'autres muscles innervés par un nerf voisin : ainsi, après section du médian, le poignet peut encore se fléchir sous l'action du cubital antérieur ; souvent cette motilité suppléée se développe beaucoup sous l'influence de contractions énergiques et répétées.

2° *Symptômes tardifs.* — Les symptômes tardifs d'une plaie nerveuse consistent en des troubles de la sensibilité, troubles de la motilité, troubles électriques et troubles trophiques.

Les *troubles sensitifs tardifs* consistent comme les troubles immédiats en analgésie, anesthésie tactile et thermo-anesthésie : ces divers troubles persistent définitivement s'il n'y a pas régénération nerveuse et même lorsqu'il y a régénération ils peuvent persister pendant très longtemps au niveau de la zone d'anesthésie maxima. En même temps que l'anesthésie on peut observer dans la région innervée par le nerf coupé une hyperesthésie très marquée, pouvant devenir horriblement douloureuse et indiquant qu'une névrite vient compliquer la blessure nerveuse.

Les troubles moteurs tardifs sont la paralysie qui persiste tant que les fibres nerveuses ne sont pas régénérées et l'atrophie des muscles innervée par le nerf coupé : celle-ci apparaît très vite, parfois moins de huit jours après la blessure les muscles présentent déjà une diminution de volume appréciable ; cette atrophie musculaire jointe à la paralysie entraîne des déformations et des attitudes vicieuses très prononcées ; parmi les plus caractéristiques on peut citer à la suite de section du nerf médian la main de singe avec pouce en extension et en adduction, la main pendante et fléchie de la paralysie radiale, la main en griffe après section du cubital.

Les troubles électriques accompagnent l'atrophie musculaire et en indiquent l'évolution : après section nerveuse, la contractilité faradique et galvanique du nerf disparaît; la contractilité faradique du muscle diminue pour disparaître complètement si la régénération ne se fait pas; la contractilité galvanique est également d'abord diminuée, puis elle augmente pour revenir à son état normal si la régénération a lieu; non seulement la contractilité galvanique est augmentée, mais il y a inversion de sa formule, c'est-à-dire qu'à la fermeture du courant on obtient une contraction musculaire plus intense au pôle positif qu'au pôle négatif; c'est la réaction de dégénérescence d'Erb qui indique, quand elle persiste, que le nerf et le muscle ne sont pas en voie de régénération.

Les troubles trophiques peuvent porter sur tous les tissus, mais surtout sur les téguments, ils n'apparaissent, en général, qu'assez longtemps après la section nerveuse, et sont surtout marqués lorsqu'il existe des accidents de névrite.

La peau devient par endroits rouge, lisse, luisante, rappelant l'aspect d'une engelure chronique (glossy-skin), presque toujours le malade se plaint d'une sensation de brûlure extrêmement vive au niveau de ces plaques (plaques de cosalgie). Souvent aussi l'épiderme se fendille et s'effrite sous forme de petites écailles sèches qui se détachent lentement, et il se produit des éruptions de bulles ou de vésicules herpétiformes qui peuvent siéger sur le trajet des branches nerveuses comme dans le zona, ces vésicules une fois perforées laissent le derme à nu et peuvent être suivies d'ulcérations fongueuses très douloureuses et très rebelles. Aux doigts et aux orteils il n'est pas rare d'observer de véritables panaris analgésiques, ou des maux perforants, ou encore des escarres noires de gangrène sèche superficielle.

Les poils, les ongles, les glandes sudoripares sont presque toujours altérés, les poils tombent, ou bien, au contraire, poussent avec exubérance et blanchissent, les ongles amincis ou épaissis, deviennent écailleux, cassants, la sécrétion sudorale est quelquefois exagérée, plus souvent elle est diminuée ou même complètement abolie, et la peau donne au malade une sensation de sécheresse très pénible. La température locale est en général augmentée immédiatement après la section nerveuse, notablement abaissée au bout de quelque temps.

Le tissu cellulaire est souvent le siège d'œdème intermittent, de bosselures sous-cutanées qui rappellent l'érythème noueux; parfois cet œdème s'accompagne de rougeur superficielle des téguments et peut faire croire au développement d'un phlegmon. Les os et les articulations peuvent également être altérés, les os subissent une atrophie progressive avec ostéite raréfiante qui diminue leur résistance et prédispose aux fractures; les articulations, par suite de l'atrophie musculaire et des rétractions tendineuses consécutives, s'ankylosent dans des positions vicieuses qui peuvent aboutir à des subluxations et à des déformations définitives, parfois on peut observer de véritables arthropathies trophiques.

Marche et terminaison. — L'évolution des plaies des nerfs est assez variable, suivant que la régénération du nerf a lieu ou fait défaut, et suivant que la lésion traumatique se complique ou non de névrite ; on peut distinguer les trois formes : curable, atrophique, dystrophique.

Dans la forme curable, la régénération des éléments nerveux se fait, soit spontanément, soit à la suite d'une intervention : les accidents disparaissent peu à peu, la sensibilité revient la première, puis la motilité, en même temps que l'atrophie musculaire et les troubles trophiques s'atténuent.

Dans la forme atrophique, la régénération nerveuse n'a pas lieu, la paralysie, l'anesthésie, les troubles trophiques sont définitifs.

La forme dystrophique est caractérisée par le développement d'une névrite ; elle se rencontre surtout dans les plaies contuses infectées suppurant longtemps, ou bien encore lorsqu'il y a un corps étranger au contact du nerf ; non seulement la fonction est perdue sans retour et les troubles trophiques sont toujours très marqués, mais encore on peut voir apparaître toutes les complications de la névrite ascendante (V. Névrites).

Traitement. — Tout nerf coupé doit être suturé ; lorsque les deux segments sont peu éloignés, la suture abrège considérablement le temps nécessaire à la restauration du nerf ; lorsque les deux segments sont distants de plus de 4 à 5 centimètres, la suture est absolument indispensable pour que cette restauration puisse se faire : avec l'ancienne conception de la régénération du nerf par le bout central, la suture avait pour but de diriger les cylindres-axes vers le bout périphérique et de les mettre au voisinage immédiat des gaines directrices de ce bout dégénéré ; avec la conception actuelle de régénération autogène la suture reste toujours indispensable pour permettre l'union des cylindres-axes néoformés dans le bout périphérique avec ceux du bout central. Autant que possible la suture doit être faite de suite après l'accident, c'est une opération d'urgence, cependant, en cas de plaie fortement infectée, il sera plus prudent de ne pas tenter la suture immédiate car elle échouerait très probablement à cause de la suppuration, il vaut mieux alors laisser la plaie se fermer, puis immédiatement après la cicatrisation, découvrir les deux bouts du nerf et les rapprocher ; de même en présence d'une plaie ancienne entraînant des troubles moteurs et sensitifs qui indiquent que la régénération nerveuse ne s'est pas faite, il est indiqué d'inciser, de découvrir les deux bouts du nerf et de les suturer.

La suture nerveuse peut donc être faite dans deux conditions différentes : 1° *Pour une plaie nerveuse récente* ; 2° *Pour une plaie ancienne.*

Les instruments nécessaires sont : une aiguille à suture intestinale ou à son défaut une aiguille fine de couturière destinée à suturer le nerf, du catgut 00, un bistouri, des ciseaux, deux écarteurs, une douzaine de pinces hémostatiques, plus des crins ou des agrafes pour la suture de la peau. Autant que possible employer exclusivement l'asepsie, et éviter de toucher la plaie avec le sublimé ou l'acide phénique.

1° En *cas de plaie récente* l'opération est habituellement facile, car les deux bouts ne sont pas éloignés et se découvrent facilement : après mise à nu des deux extrémités du nerf on les avivera soit transversalement, soit mieux obliquement, de façon à augmenter les surfaces de contact, ensuite on fera la suture au moyen de deux séries de fils, fils d'appui qui traversent toute l'épaisseur du nerf à distance de la surface de section, et fils d'affrontement qui sont passés très près et ne traversent que le névrilème ; l'affrontement devra être fait avec le plus grand soin, de façon à ce que les deux extrémités du nerf soient bien juxtaposées bout à bout. Après avoir suturé, on s'efforcera de reconstituer par un fin surjet au catgut une enveloppe cellulo-fibreuse au nerf ainsi réuni, de façon à lui former une gaine isolante qui le mettra autant que possible à l'abri des constrictions cicatricielles. Pour le même motif, on tâchera que la ligne de suture cutanée ne soit pas immédiatement en regard de la ligne de suture nerveuse. Dans tout le cours de l'opération, il faudra éviter de saisir le nerf avec la pince, ou du moins ne le faire qu'avec de grands ménagements. Le plus souvent, il sera prudent de drainer les plans superficiels par crainte que la plaie n'ait été infectée par le traumatisme ; on appliquera un pansement sec légèrement compressif pour éviter les petites hémorragies intersticielles, et on maintiendra le membre pendant une quinzaine de jours dans la position la plus favorable au relâchement du nerf ; au bout de ce temps on commence à masser et à électriser les muscles pour empêcher que leur atrophie se produise avant que le nerf recommence à fonctionner. En général, c'est seulement au bout d'un temps assez long, au moins deux ou trois mois (souvent bien davantage, six mois, un an et même plus) que la régénération est suffisamment avancée pour que la sensibilité d'abord puis la mobilité reparaissent : chez les sujets jeunes, les signes de régénération après suture apparaissent presque toujours plus rapidement que chez les sujets âgés.

2º En *cas de plaie ancienne*, la suture secondaire est toujours plus difficile que la suture immédiate, car les deux bouts du nerf sont habituellement écartés, déformés et entourés de tissu cicatriciel : il est utile d'appliquer une bande d'Esmarch sur le membre, puis on incise largement dans la direction normale du nerf en sectionnant la gangue cicatricielle dans laquelle il est enfoncé et presque toujours difficile à trouver. Une fois les deux bouts trouvés, il faut habituellement les aviver beaucoup plus largement qu'en cas de plaie récente : si ces bouts sont peu déformés on fera comme précédemment un avivement oblique ; si le bout central présente un névrome volumineux, il y aura avantage à l'inciser à sa partie moyenne de façon à obtenir une fente dans laquelle on introduira le bout inférieur taillé en coin : si les deux bouts sont réunis par un cordon fibreux on pourra dédoubler ce cordon et suturer en le plissant de chaque côté à la façon d'un accordéon.

Assez fréquemment les extrémités du nerf sectionné sont trop éloignées pour qu'on puisse les suturer directement : l'élongation du bout central, que l'on saisit entre les doigts et que l'on étire lentement et progressivement suivant son axe, pourra suffire s'il manque peu d'étoffe ; dans le cas contraire, il faudra faire la suture à distance au moyen de deux ou trois anses de catgut ou de fil qui seront tendues de l'un à l'autre bout et pourront servir de conducteur à la régénération nerveuse, ensuite on reconstituera du mieux possible une gaine continue autour du nerf et de ses fils d'anastomose : cette intervention très simple donne habituellement des résultats supérieurs aux procédés plus complexes de dédoublement, d'anastomose et de transplantation nerveuse.

Après les sutures tardives, les fonctions du nerf ne reparaissent le plus souvent qu'après un temps assez long, plus long qu'après les sutures immédiates; cependant dans un nombre assez considérable de cas on a pu voir à la suite de suture d'un nerf coupé depuis longtemps la sensibilité réapparaître presque immédiatement, puis un peu plus tardivement, mais encore en un temps fort court, la motilité : la théorie de la régénération autogène permet de comprendre ces faits complètement inexplicables avec la théorie classique de la régénération exclusive par le bout central, il suffit, en effet, d'admettre que durant le temps qui s'est écoulé depuis la blessure, le bout périphérique s'est régénéré, incomplètement il est vrai, mais suffisamment cependant pour transmettre l'influx nerveux lorsqu'il se trouve réuni par la suture aux cylindres-axes du bout central.   *PIQUAND.*

NERFS (TUMEURS). — 1° **Tumeurs primitives**. — Les tumeurs primitives des nerfs peuvent se présenter sous trois aspects différents : tantôt il s'agit d'une tumeur isolée siégeant sur un tronc nerveux d'aspect normal sur tout le reste de son trajet; tantôt l'altération néoplasique porte sur tout un territoire nerveux (névromes plexiformes); tantôt enfin elle semble se généraliser à tout le système nerveux périphérique, et se présente sous forme de nodules multiples échelonnés sur le trajet des nerfs dont les segments intermédiaires sont d'ailleurs presque toujours plus ou moins hypertrophiés (polynévromes).

I. *Tumeurs limitées ou mononévromes*. — Les tumeurs limitées des nerfs peuvent se diviser en deux variétés : dans l'une, la tumeur est formée d'éléments nerveux, c'est le névrome proprement dit. Dans l'autre, le néoplasme tire son origine de la gaine conjonctive du nerf et se développe en dissociant et en comprimant les fibres nerveuses sans faire corps avec elles, c'est le pseudo-névrome.

a) *Névromes vrais*. — Ils peuvent présenter trois variétés histologiques : 1° névromes myéliniques dont les éléments ne diffèrent pas de ceux des nerfs périphériques; 2° névromes amyéliniques composés exclusivement de fibres de Remak; 3° névromes ganglionnaires formés de cellules ganglionnaires et de nombreuses fibres myéliniques et amyéliniques.

Les névromes vrais constituent des tumeurs qui se développent surtout sur les nerfs des membres, en particulier sur les nerfs du membre supérieur. Les névromes de moignons d'amputation sont spécialement intéressants pour le chirurgien; les bouts nerveux sectionnés peuvent former dans le moignon des renflements globuleux, où l'on reconnaît par dissociation des tubes nerveux enlacés et sinueux; ce sont des tubes de nouvelle formation poussés du bout central des nerfs qui, ne pouvant se diriger vers la périphérie, se replient et s'emmêlent; il ne s'agit donc pas à proprement parler d'un néoplasme, mais simplement d'un phénomène de régénération physiologique.

b) *Pseudo-névromes*. — La nature exacte de ces tumeurs est très discutée, en effet, si la plupart des auteurs en font des tumeurs banales développées aux dépens de la gaine conjonctive des nerfs, d'autres, notamment Durante admettent que ce sont de véritables tumeurs d'origine nerveuse développées aux dépens des cellules de Schwan ayant subi une déformation considérable après atrophie et disparition du cylindre-axe correspondant. Quoi qu'il en soit, ces tumeurs peuvent révéler les formes de névro-fibromes, névro-myxomes, névro-lipomes et névro-sarcomes.

Les *fibromes* sont les plus fréquentes des tumeurs primitives des nerfs. Les fibromes siègent surtout sur les nerfs des membres, plus souvent au membre supérieur, particulièrement sur le médian; ils sont souvent multiples sur le même tronc nerveux. Habituellement gros comme une noisette, les fibromes des nerfs dépassent rarement le volume d'une noix; tantôt ils siègent au milieu du nerf et se développent en écartant les fibres nerveuses; tantôt au contraire ils se développent à la périphérie et peuvent alors entourer le nerf d'une sorte de gaine fibreuse. Quelquefois ils se ramollissent et se creusent de cavités kystiques formant des tumeurs fluctuantes que l'on désigne improprement sous le nom de kystes des nerfs.

Les *myxomes*, plus rares, forment des tumeurs souvent volumineuses, bosselées, de consistance mollasse, laissant écouler à la coupe un liquide gélatineux.

Le *lipome* n'existe pas à l'état de pureté dans les nerfs. Le sarcome est quelquefois primitif; le plus souvent il résulte de la dégénérescence d'un fibrome et revêt la forme de fibro-sarcome.

2° *Névromes plexiformes.* — Le névrome plexiforme est caractérisé par l'extension de la prolifération névromateuse à tout le territoire d'un nerf ou de plusieurs nerfs contigus. Le plus souvent congénital, il siège surtout au niveau de la tête (paupière, cuir chevelu, nuque), plus souvent au niveau des membres, du périnée ou de l'abdomen. Il se présente sous forme d'une masse inégale et bosselée, tantôt circonscrite, tantôt diffuse, qui donne à la palpation une sensation analogue à celle d'un varicocèle. Lorsqu'on dissèque cette masse, on voit qu'elle est formée d'un plexus de cordons enroulés, réunis entre eux par un tissu cellulaire assez lâche; ces cordons d'un calibre irrégulier, souvent moniliformes ont une consistance molle et gélatineuse, à la coupe ils paraissent formés d'un tissu gris blanchâtre, transparent, plus pâle au centre; la peau qui recouvre la tumeur est habituellement épaissie et comme éléphantiasique. Histologiquement, le névrome plexiforme est formé essentiellement par un épaississement extrêmement marqué de la gaine conjonctive des nerfs, c'est en somme une sorte de neuro-fibromatose mais localisée à un territoire de distribution nerveuse; son évolution est ordinairement lente, et son pronostic bénin, cependant exceptionnellement on a vu le névrome plexiforme prendre l'évolution d'une tumeur sarcomateuse et se généraliser.

3° *Polynévrome généralisé.* — Le polynévrome, maladie de Reiklinghausen ou neuro-fibromatose généralisée (v. c. m.), est caractérisé par la dissémination de la prolifération névromateuse sur tout le système nerveux périphérique. Ses lésions fondamentales sont constituées : 1° par des néoplasmes multiples échelonnés sur le trajet des troncs nerveux, surtout sur les nerfs des membres; 2° par des tumeurs également multiples, siégeant au niveau des téguments; 3° par les zones de pigmentation de la peau.

Symptômes. — Tant qu'un névrome ne comprime pas les filets nerveux, il ne donne lieu à aucun symptôme fonctionnel et se traduit exclusivement par des signes physiques : on trouve sur le trajet connu d'un nerf une tumeur, en général peu volumineuse, mobile dans le sens transversal, immobile dans le sens longitudinal; cette tumeur est arrondie ou ovoïde, de consistance tantôt ferme et solide (fibrome ou sarcome), tantôt élastique, molle et même pseudo-fluctuante (lipome ou myxome). D'ordinaire la peau est intacte et mobile sur la tumeur.

Lorsque la tumeur, devenue plus volumineuse, étrangle les filets nerveux, on voit apparaître les symptômes habituels de la compression des nerfs : le malade se plaint de douleurs, d'élancements, de secousses douloureuses qui se propagent le long du nerf jusqu'à ses branches terminales; ces douleurs ont d'ailleurs une intensité très variable, depuis de simples fourmillements jusqu'à des douleurs fulgurantes extrêmement pénibles. La pression sur la tumeur aggrave la douleur qui s'irradie tout le long du nerf; au contraire, la compression du nerf au-dessus de la tumeur fait souvent disparaître toute douleur.

Les troubles moteurs et trophiques sont habituellement très peu marqués et n'apparaissent que tardivement; en effet, les tubes nerveux, refoulés et comprimés par le développement de la tumeur, persistent pendant très longtemps et ne sont détruits que très tard. L'évolution de ces tumeurs est d'ailleurs ordinairement très lente, mais dans un certain nombre de cas (7 pour 100 d'après Thomson) on peut observer leur dégénérescence maligne.

Traitement. — Le traitement chirurgical nous paraît indiqué dans tous les cas de tumeurs présentant un certain volume en raison de la possibilité de leur formation maligne; à plus forte raison l'intervention est indiquée lorsque la tumeur est douloureuse ou que l'on soupçonne un sarcome. Dans le cas de tumeur bénigne, il faut autant que possible s'efforcer de ménager la continuité du nerf; lorsque la tumeur est périphérique, on peut presque toujours la détacher du cordon nerveux dont la sépare une couche de tissu celluleux; plus rarement, l'adhérence est si intime qu'il faut en quelque sorte sculpter le nerf.

Lorsque la tumeur est centrale, on pourra souvent la disséquer et l'énucléer en conservant la continuité du tronc nerveux; lorsque les connexions du nerf et de la tumeur sont trop intimes, surtout lorsqu'on a affaire à une tumeur maligne, à un sarcome, il faut pratiquer l'ablation complète de la tumeur en sectionnant le nerf à une certaine distance au-dessus et au-dessous du néoplasme; ensuite, si la perte de substance est assez petite pour qu'on puisse amener au contact les extrémités nerveuses sectionnées, on fera la suture du nerf immédiatement après la résection; si l'écartement des deux bouts est trop grand, et s'il n'a pas été possible de conserver entre eux quelques fibres nerveuses pouvant servir de conducteurs, on aura recours à la suture à distance (V. Nerfs, Plaies).

Pour le cas de névrome plexiforme l'ablation est également le seul mode de traitement à conseiller. L'extirpation complète de la lésion est généralement impossible, surtout lorsque la tumeur siège au niveau du crâne ou de la face, mais les extirpations incomplètes donnent souvent de bons résultats, les parties de la tumeur laissées en place restant souvent indéfiniment stationnaires.

Pour le cas de maladie de Recklinghausen, l'intervention chirurgicale n'est généralement pas indiquée, cependant on peut être amené à enlever une ou plusieurs des tumeurs soit dans un but esthétique, soit pour éviter des troubles de gêne et de compression, soit enfin par crainte d'une transformation maligne.

II. **Tumeurs secondaires**. — Les nerfs peuvent être envahis secondairement par les tumeurs malignes (sarcome et surtout épithélioma) développées dans des organes voisins : ainsi le cancer de l'utérus peut se propager aux branches du plexus sacré, le cancer du sein au plexus brachial, le cancer de la langue au lingual et à l'hypoglosse; de même un épithéliome développé sur un membre peut envahir les nerfs sur une étendue parfois considérable. Tantôt l'invasion du nerf se fait par propagation immédiate, tantôt les cellules épithéliales, entraînées par la voie lymphatique, vont former embolie dans un nerf et donner lieu à un foyer d'épithéliome secondaire éloigné du néoplasme primitif.

Cette invasion des nerfs entraîne des névralgies extrêmement douloureuses qui rendent très pénible la fin des cancéreux. La morphine est, en général, le seul traitement à leur opposer. *PIQUAND.*

NERPRUN. — Les baies de *Rhamnus cathartica* (Rhamnacées) fournissent un suc vert violacé qui sert à préparer le *sirop de nerprun* (V. Purgatifs).

Le sirop de nerprun est purgatif à la dose de 30 à 60 gr.; on l'administre le plus souvent avec l'eau-de-vie allemande (hydropisies cardiaques ou rénales, urémie) (v. c. m.).

Mixture purgative.	*Potion purgative.*
Poudre de cascara. . . 1 gramme.	Eau-de-vie allemande. . 10 grammes.
Sirop de nerprun. . . . 40 grammes.	Sirop de nerprun. . . . 30 —
A prendre en une fois.	A prendre en une fois.

E. F.

NEURASTHÉNIE. — La neurasthénie, — *maladie de Beard*, du nom de l'auteur américain qui a proclamé l'autonomie clinique de cette affection, — est une psycho-névrose, caractérisée essentiellement par une diminution de l'énergie nerveuse et se manifestant par des troubles fonctionnels multiples, dont l'élément douloureux est surtout constitué par des cénesthopathies. Tous ces phénomènes sont fréquemment amplifiés par une disposition mentale où prédominent les tendances nosophobiques.

Si Beard est vraiment le premier nosographe de la neurasthénie, la plupart des symptômes de cette dernière avaient été entrevus avant lui et même décrits sous les étiquettes morbides les plus diverses : hypochondrie, mélancolie, nervosisme, névralgie protéiforme, névropathie cérébro-cardiaque, etc. La diminution du « potentiel nerveux », qui constitue le fond même de la maladie et qui se traduit par le déséquilibre de la plupart des fonctions, a suggéré les noms d' « éréthisme nerveux », d' « épuisement nerveux », d' « irritation spinale », de « faiblesse irritable », sous lesquels ont été classés un grand nombre de faits appartenant à la neurasthénie.

Charcot, en schématisant la description de Beard, en s'efforçant de séparer l'hystérie de la neurasthénie, a puissamment contribué à vulgariser la connaissance de cette dernière.

Depuis trente ans déjà, la neurasthénie fait partie du répertoire nosologique. Elle a été l'objet de travaux nombreux, trop nombreux même, car beaucoup d'entre eux ont eu pour conséquence d'adultérer le type morbide primitivement isolé. Enfin, le mot est tombé dans le domaine public où il eut un succès inattendu. La neurasthénie est devenue la maladie à la mode; elle est encore de mise, bien qu'à la vérité sa vogue tende à péricliter. Ce qui ne veut pas dire que les neurasthéniques soient ni moins nombreux ni moins dignes de pitié aujourd'hui qu'autrefois.

En raison même de la popularité dont jouit encore la neurasthénie, et étant donné le polymorphisme de ses manifestations, il règne une certaine confusion dans les causes, la nature, les signes propres à cette psychonévrose. Il est bon d'en être averti, car des notions superficielles et souvent inexactes sur la neurasthénie peuvent être l'origine de regrettables erreurs de diagnostic; plus sérieuses encore sont leurs conséquences au point de vue thérapeutique et dans certaines questions médico-légales que le praticien est fréquemment appelé à résoudre.

Il importe avant tout de circonscrire le domaine de la neurasthénie et de le débarrasser des éléments parasites qui y ont été indûment introduits.

On aurait peine à énumérer tous les désordres physiques dont elle a été rendue responsable. Et que dire des troubles mentaux! A lire certaines descriptions, il semble que la neurasthénie synthétise la psychiatrie tout entière.

Mais, si l'on s'en tient aux grandes lignes, si l'on n'attache [de valeur qu'aux symptômes les plus fréquents et les mieux caractérisés, le tableau nosographique de la neurasthénie, conforme aux enseignements de l'observation clinique, a conservé toute son authenticité.

Nous nous abstiendrons dans cet article de considérations pathogéniques dont la variété même dénote l'insuffisance et dont l'intérêt purement doctrinal n'aurait qu'une utilité secondaire pour le praticien. Nous nous efforcerons surtout de dépeindre les neurasthéniques, de décrire leurs malaises, leur état mental, et de donner des conseils pratiques pour leur traitement.

Tableau clinique. — Le phénomène qui domine tout le tableau clinique de la neurasthénie, celui d'où dérive son nom, et qui, à lui seul, mérite une description nosographique, c'est l'*asthénie*, c'est-à-dire la difficulté de l'effort musculaire, la paresse d'agir, la nonchalance générale de l'individu, de son corps, de son esprit, de ses organes et de leurs fonctions.

« Cette asthénie, dit Brissaud, est le fond même de la maladie. Ainsi l'entendait Beard, lorsqu'il décrivait une névrose nouvelle, foncièrement dynamique, caractérisée par l'insuffisance du potentiel nerveux, parfois affectant la totalité du système nerveux, parfois se limitant à tel ou tel de ses départements, variable d'ailleurs chez le même sujet d'un jour à l'autre, selon les circonstances extérieures, hygrométriques, barométriques ou thermométriques, enfin et surtout selon les mille imprévus de la vie. Quelle que soit la circonstance qui l'a fait naître, la neurasthénie consiste nécessairement en une diminution de l'énergie nerveuse, soit dans les petits appareils périphériques des viscères, soit dans les grands appareils centraux de la moelle et du cerveau. »

Cliniquement, cette asthénie nerveuse se traduit par une sensation de fatigue permanente, insurmontable, qui apparaît dès le réveil, et surtout au réveil ; intense pendant la matinée, elle s'atténue généralement avec les repas et reparaît à divers moments de la journée. Une dépression générale paralyse toute l'activité de l'individu, au physique comme au moral, sans que d'ailleurs on constate chez lui aucun phénomène paralytique, au sens nosologique de ce mot.

Quand l'asthénie atteint son apogée, le malade est incapable du plus léger effort, musculaire ou intellectuel. Le moindre mouvement, l'acte le plus banal, lui paraissent irréalisables ; il n'arrive pas à rassembler ses pensées, il a grand'peine à trouver ses mots pour les exprimer. La réflexion comme l'action ne s'opèrent qu'avec une lenteur extrême et au prix de tentatives maintes fois réitérées, souvent infructueuses.

L'impuissance n'est pas seulement physique. Rien n'est plus pénible pour le neurasthénique que de prendre une décision, si futile soit-elle. Se lèvera-t-il ? restera-t-il couché ? Prendra-t-il ce vêtement ou cet autre ? Ira-t-il à tel endroit ou demeurera-t-il chez lui ? Mangera-t-il ? Et de quel plat ? Et combien de bouchées ? etc…. Autant de problèmes anodins qui se présentent devant son esprit comme des énigmes insolubles. Aussi reste-t-il souvent dans l'expectative, reculant sans cesse le moment de se décider, déconcerté par sa propre aboulie et douloureusement affecté de la stérilité de ses efforts.

Le fait d'observation courante est donc l'incapacité d'agir unie à l'incapacité de penser. Lorsque l'une et l'autre se reproduisent à l'occasion d'actes qui, à l'ordinaire, semblent insignifiants, à propos des moindres événements de la vie courante, cette constatation engendre bien vite une véritable torture morale. Le malade ne tarde pas à se demander lui-même, et beaucoup se demandent avec lui, lequel des deux, du moral ou du physique, doit être rendu responsable de cet état.

L'asthénie musculaire est indubitable, il serait puéril de nier sa réalité. Mais, dans ce phénomène, quelle part revient aux perturbations organiques ou fonctionnelles ? Quelle autre au délabrement mental ? La sensation de fatigue est certaine, la déchéance de la volonté ne l'est pas moins. Celle-ci dépend-elle de celle-là, ou inversement ? Questions insolubles, et au surplus oiseuses, si l'on veut s'en tenir, comme c'est ici le cas, aux notions de la clinique.

Parvenu à ce degré de dépression physique et morale, le neurasthénique est contraint de renoncer à toutes ses occupations ; travail manuel ou travail intellectuel lui devient positivement impossible. Il se traîne lamentablement, uniquement préoccupé de ses misères, se répandant en doléances auprès de son entourage, essayant sans conviction tous les régimes et tous les traitements, incapable d'ailleurs de suivre avec régularité les uns ou les autres.

De temps en temps, apparaît comme une lueur d'activité renaissante, bientôt éteinte, il est vrai; pendant quelques instants le malade peut se croire guéri, mais ce ne sont que des éclairs. Cependant, en présence d'un événement insolite, nécessitant une décision immédiate, le neurasthénique peut agir, et même agir avec énergie. Toutefois il n'est capable que d'impulsions brèves, et non pas d'un effort soutenu; l'épuisement apparaît toujours très vite, même pour les actes les plus simples, même pour ceux qui, normalement, s'exécutent de façon automatique et inconsciente.

Les manifestations de l'asthénie sont d'ailleurs variables dans leur intensité et dans leurs formes suivant les sujets. Chacun est asthénique à sa manière, selon sa nature, ou, comme on disait jadis, suivant son tempérament. Chez les femmes, la dépression physique atteint son maximum. Beaucoup finissent par renoncer à tout mouvement; elles restent couchées des jours, des semaines entières; « femmes à chaise longue » qui font le désespoir de leur entourage et qui sont elles-mêmes dignes de commisération. Dans cette espèce, il faut le dire, on connaît aussi « bon nombre d'hommes qui sont femmes ».

Asthénie générale, asthénie physique, asthénie mentale, asthénie morale. Telle est la caractéristique de l'état neurasthénique. Et cette asthénie se manifeste de mille façons, par l'affaiblissement et le ralentissement de toutes les fonctions de l'organisme. Nous verrons bientôt comment.

Mais, d'ores et déjà, il importe de mettre en évidence le rôle amplificateur des préoccupations mentales dans la neurasthénie.

État mental. — Quelle que soit la cause première de la maladie, la note dominante est donnée par les doléances qu'inspire un trouble de cette sensibilité organique profonde, et encore mystérieuse, à laquelle on a donnée le nom de *cénesthésie*. Les neurasthéniques sont par excellence des *cénesthopathes*, selon la terminologie judicieusement proposée par E. Dupré.

Brissaud avait très exactement analysé la genèse, la nature et les manifestations cliniques de ces troubles de la cénesthésie :

« Le malade éprouve des sensations qu'il avait jusqu'alors ignorées, sensations toujours pénibles, le renseignant confusément sur telle ou telle partie endolorie de son être. Il se crée alors à lui-même une anatomie et une physiologie pathologiques que le médecin ne reconnaît pas, mais qu'il ne doit pas se presser de tourner en ridicule, car cette anatomie et cette physiologie obéissent à de certaines lois où l'imagination du neurasthénique n'est pour rien.

« Le système nerveux périphérique est-il en cause d'abord? Ou bien subit-il simplement l'ébranlement parti primitivement des centres supérieurs? On ne saurait le dire. Ce qui est certain, c'est que le malade devient chaque jour plus attentif aux phénomènes intérieurs qu'il n'avait d'abord perçus que très vaguement. Maintenant, il les étudie, il s'en représente le jeu caché, il assiste à leur développement progressif; et se perfectionnant dans l'art de s'observer, ne laissant plus rien échapper de ce qu'il voit se passer en lui, ramenant toutes ses pensées et subordonnant tous ces actes à sa personne physique, il décuple, il centuple l'intensité de son malaise ou de sa souffrance. Il passe même pour en être responsable aux yeux de ceux qui, ne se doutant pas de ce qu'il endure, sont plus tentés de le blâmer que de le plaindre.

« Voilà comment se constitue cette sorte de maladie mentale secondaire qui, faisant suite à une perturbation primitive du système nerveux, est la neurasthénie confirmée et complète. »

Là se bornent les troubles cénesthopathiques qui, s'ils n'appartiennent pas à la seule neurasthénie, sont cependant très accentués dans cette psychonévrose.

Mais le désordre mental va souvent plus loin. Des accidents psychopathiques plus sérieux, plus tenaces, apparaissent et finissent par dominer le tableau clinique. Ce sont des idées d'insécurité, de doute, d'impuissance, des obsessions, des phobies, des crises d'anxiété, des états confus, mélancoliques ou hypochondriaques, manifestations vésaniques qu'on doit considérer comme des complications mentales fréquentes dans la neurasthénie, mais qu'on a trop souvent le tort d'incorporer parmi ses symptômes fondamentaux. La clinique psychiatrique contredit formellement cette manière de voir.

De toutes les manifestations mentales qu'engendrent les cénesthopathies, la plus frappante, celle qui en est presque inséparable, est la *nosophobie*, la préoccupation obsédante de la maladie, avec toutes ses conséquences.

« C'est d'abord et surtout un état d'insécurité singulière, qui fait que le malade n'ose plus compter ni sur lui-même, ni sur personne, ni sur rien. Il a donc perdu toute confiance en sa santé, en sa force, en son intelligence, en ses affections, et il est incapable de surveiller ses intérêts les plus pressants, qui le préoccupent beaucoup moins que l'empâtement de sa langue, la faiblesse de ses reins, la lenteur de ses digestions, la douleur vague et obsédante qui lui comprime la nuque comme un casque trop étroit, etc., etc. Il ne pense plus qu'à sa bête, et tout le reste du monde lui serait indifférent s'il ne tenait à mettre ses contemporains au courant de ses tortures. Surtout à ceux qui le touchent de près, aux parents, à la femme, aux enfants, qui sont ses confidents de tous les instants, il répète et ressasse avec force soupirs et gémissements les mêmes récits de malaises inexprimables, de douleurs intolérables, d'angoisses indéfinissables, etc., etc. Et quoiqu'il éprouve, en effet, tout cela, on doute un peu de sa véracité, on le soupçonne du moins d'exagérer, et on cherche à lui prouver, par des arguments empruntés « à la plus saine logique », qu'il se figure la plupart des choses dont il se lamente, comme s'il était un malade imaginaire. Voilà ce qui le révolte! Les discussions qui s'en suivent ne sont pas seulement inutiles ou ridicules, elles ont presque toujours un effet déplorable.

« En présence du médecin, le neurathénique a deux préoccupations : la première est de ne rien omettre des multiples sensations qu'il éprouve et des étranges phénomènes qu'il voit, comme par transparence, se manifester en lui. Aussi en apporte-t-il la liste écrite. Il en donne lecture, faisant suivre chaque titre énoncé d'un commentaire interminable. Si on le laisse parler, il ne s'arrête pas; il a toujours quelque chose à ajouter à ce qu'il a déjà dit, et son récit se poursuit dans un désordre déjà très significatif. Sa seconde préoccupation est la crainte que le médecin ne saisisse pas bien la nature de sa maladie, ne se doute pas de l'intensité et de la continuité de ses douleurs, en un mot ne prenne pas la chose au sérieux....

« Car ces malades ont tous, sans exception, une variété de fatuité qui consiste à croire que personne, ou peu s'en faut, depuis la création du monde, n'a pu souffrir autant qu'eux. Ils se flattent d'être des exceptions, des cas extraordinaires, et, lorsqu'on leur dit qu'ils sont neurasthéniques, tout bonnement, tout simplement, de deux choses l'une : ou bien ils ne veulent pas admettre qu'il ne s'agisse que de cela; ou bien ils se croient perdus, étant persuadés que la neurasthénie est incurable et se termine invariablement par le gâtisme, le ramollissement, ou « la maladie de la moelle épinière »....

« Le neurasthénique consulte dix, quinze, vingt médecins qui lui donnent dix, quinze, vingt explications différentes de sa maladie : « Vous êtes neurasthénique parce que vous avez l'estomac dilaté ; vous êtes neurasthénique parce vous avez une entéroptose; parce que vous avez une néphroptose, une gastroptose, une hépatoptose; parce que vous êtes hyperchlorhydrique; parce que vous êtes hypochlorhydrique ; parce que vous êtes surmené; parce que vous avez eu la vérole et que vous êtes un parasyphylitique, etc., etc. » Bref, vous êtes sur la sellette parce qu'il faut bien que vous y soyez pour quelque chose. Et le malade croit volontiers qu'il est neurasthénique pour toutes ces raisons réunies et peut-être même pour beaucoup d'autres encore que, selon lui, le médecin méconnaît ou ignore....

« Et comme la cause du mal réside en lui, et comme il la cultive, la développe et la renouvelle, il se sent bien, selon la pittoresque locution du Berry, « malade de soi-même ».

Cependant, le vrai neurasthénique, s'il est le prototype du nosophobe, n'est ni un mélancolique ni un hypochondriaque : il craint d'être malade, il s'en plaint, il s'en vante même, mais il n'en a pas la certitude et ne demande qu'à être rassuré. Au plus fort de son désarroi et de ses lamentations, il conserve une lueur de confiance dans le lendemain; il s'efforce de la dissimuler, sans y parvenir complètement. Si cette lueur est éteinte, la neurasthénie n'est plus en cause. Tant qu'elle persiste, on peut faire d'heureux présages. Tous les efforts du médecin doivent tendre à l'aviver : car c'est la flamme de la « foi qui sauve ».

Ainsi la neurasthénie apparaît comme un mal frappant triplement l'individu : dans son activité physique, dans son intelligence et dans son moral.

On a tenté vainement d'établir des catégories suivant la prédominance de tel ou tel symptôme. On s'est efforcé de distinguer une neurasthénie physique et une neurasthénie mentale. Les uns ont voulu subordonner la première à la seconde et les autres inversement. Tout paraît arbitraire dans ces distinctions. Chaque théorie trouve pour sa défense des arguments dignes de crédit, et cependant nulle n'est inattaquable. La vérité est qu'ici, et plus encore ici qu'ailleurs, rien n'est malaisé comme le départ entre les phénomènes objectifs et les subjectifs. Il y a toujours témérité à décréter qu'une douleur est réelle ou qu'elle est imaginaire, que le mal vient du corps ou procède de l'esprit. Chez le neurasthénique, le corps et l'esprit sont atteints simultanément.

Lorsque l'observation met en évidence un trouble organique dûment contrôlé, il faut l'enregistrer dans le dossier clinique de la maladie. Et pareillement, s'il s'agit d'un trouble franchement psychopathique.

Mais il est plus que jamais nécessaire de faire dans le domaine de la neurasthénie des élagages. Une foule de désordres fonctionnels lui ont été attribués qui n'ont avec elle que des liens conventionnels, pour ne pas dire illusoires. Plus nombreuses encore sont les perturbations mentales dont on l'a gratifiée avec une libéralité qui s'explique et s'excuse par la méconnaissance des enseignements de la psychiatrie. Si celle-ci, à l'heure actuelle, ne permet pas de dissiper toutes les obscurités, elle autorise du moins à soutenir que tel ou tel trouble psychique ne saurait être considéré comme appartenant en propre à la neurasthénie, lorsque ce trouble est de ceux qu'on peut observer isolément ou au cours d'autres psychoses.

Ces réserves faites, il faut reconnaître qu'il existe chez la majorité des neurasthéniques une série d'accidents qui semblent bien appartenir en propre à cette affection. Méritent-ils, comme le disait Charcot, le nom de *stigmates*? Ce mot a l'inconvénient d'attribuer à ces symptômes une valeur diagnostique trop absolue. Mais ce serait aller à l'encontre des enseignements de la clinique que de mettre en doute leur existence.

Nous allons passer en revue ceux qui se manifestent le plus communément, par ordre d'importance et de fréquence.

Symptômes. — Céphalée neurasthénique. — La céphalée est le symptôme qui doit retenir d'abord l'attention du médecin, car il importe de ne pas la confondre avec les céphalées symptomatiques de lésions encéphaliques graves.

Le type classique est la *céphalée en casque*, sensation de constriction autour de la tête avec prédominance dans la région occipitale (plaque occipitale) ou frontale.

La douleur est rarement aiguë, en quoi elle diffère de celle de la céphalée migraineuse ou des céphalées des tumeurs cérébrales; d'ailleurs, elle ne s'accompagne pas de nausées ni de vomissements. Les malades accusent surtout des sensations de constriction, de plénitude, de pesanteur; d'autres, il est vrai, se plaignent d'avoir la tête vide; « leur cerveau, disent-ils, ballotte dans leur crâne ».

Il est rare que cette céphalée soit continue : elle présente, d'un jour à l'autre et dans la même journée, des alternatives d'accroissement et de diminution, sans qu'il soit possible d'en préciser les causes. Généralement, le repas a pour effet de l'atténuer; il en est de même des distractions. Mais c'est une règle presque générale que la céphalée neurasthénique est surtout intense le matin au lever; par contre, elle cesse ordinairement pendant la nuit, ce qui la distingue de la céphalée syphilitique. Le travail intellectuel, les préoccupations, et d'une façon générale tout ce qui peut survenir d'ennuyeux ou de désagréable font reparaître ou exacerbent les sensations céphaliques. Quelquefois, celles-ci s'accompagnent d'une hyperesthésie du cuir chevelu qui devient sensible au plus léger attouchement; cependant d'autres malades frottent incessamment leur crâne avec leur main comme pour se débarrasser de la constriction qui les gêne. Certains signalent des craquements dans les articulations de la tête et du cou, phénomène banal auquel une tendance nosophobique toujours vigilante attache une signification pessimiste.

L'existence de la céphalée neurasthénique est indiscutable, et il est vrai qu'elle représente un des symptômes les plus pénibles de cette affection, car elle entrave toutes les occupations, physiques ou intellectuelles. Mais la douleur de tête est, en général, tolérable; elle ne devient exaspérante que par sa prolongation. Enfin, et surtout, elle est, pour le malade, enclin à toutes les appréhensions, un incessant rappel de préoccupations : possibilité d'une affection cérébrale grave, peur de devenir fou, etc.

Rachialgie. — Presque aussi fréquente que la céphalée, comme cette dernière, la rachialgie ne se traduit pas par de violentes douleurs, mais par des sensations de compression ou de pesanteur, siégeant en différentes régions de la colonne vertébrale. La région cervicale, la région lombaire, la région sacrée sont des lieux d'élection. On a décrit une *plaque lombaire*, une *plaque sacrée*, que quelques-uns considèrent comme caractéristiques de la neurasthénie. Les mêmes variations d'intensité ou de siège s'observent dans ces sensations rachialgiques que dans la céphalée, suivant les jours et suivant les circonstances. Elles donnent lieu à des inquiétudes psychopathiques analogues : le malade redoute les affections médullaires dont il connaît vaguement les noms et les méfaits : maladies de la moelle épinière, paralysies, ataxie, etc.

Algies des membres. — Les *douleurs* siégeant dans les autres parties du corps, notamment dans les membres sont fréquentes également. Ce sont des *topoalgies* (Blocq), rapportées aux os, aux articulations ou aux muscles. Tantôt il s'agit d'arthralgies, tantôt de fourmillements ou d'engourdissements dans les membres, tantôt enfin d'hyperesthésie cutanée. Quelquefois ces phénomènes sont du type névralgique, simulant même les douleurs fulgurantes. Ils sont essentiellement variables; aucun d'eux n'est aussi caractéristique que la céphalée ou la rachialgie.

En pratique, il est assez malaisé de reconnaître, au premier examen, si de tels troubles douloureux appartiennent à la neurasthénie ou sont symptomatiques d'une affection localisée. Mais d'une manière générale, les doléances des neurasthéniques manquent de précision, lorsqu'ils parlent du siège et des caractères de leurs accidents douloureux. Brissaud recommandait avec sagesse d'exiger que le patient montrât avec un doigt, un seul, l'emplacement précis de sa douleur. Le neurasthénique hésite presque toujours à répondre et paraît éprouver de la difficulté à faire cette délimitation. Il indique le siège de sa douleur « à pleine main », et souvent en promenant sa main sur plusieurs régions du corps ou des membres. Ses douleurs ne sont pas de celles qu'on peut montrer au doigt.

L'insomnie, ordinaire chez les neurasthéniques avérés, n'est pas absolument constante; certains dorment leur nuit entière d'un sommeil très suffisant; ceux qui somnolent dans la journée sont rares.

L'insomnie neurasthénique, fort tenace et fort pénible, revêt des formes très différentes. Tantôt, après s'être endormi normalement, le malade se réveille au bout de deux ou trois heures et reste une large partie de la nuit sans sommeil; tantôt, demeurant longtemps éveillé, il n'arrive à s'endormir qu'au matin; tantôt enfin il se réveille longtemps avant le jour.

Quant la nuit a été mauvaise, c'est au matin, à l'heure du lever, qu'apparaît le besoin de dormir; mais cette somnolence matinale est plus pénible que reposante.

Pendant leur insomnie, les neurasthéniques se plaignent de toutes sortes de malaises : douleurs, élancements, picotements, fourmillements, engourdissements; ils s'agitent, ils s'énervent dans leur lit, se lèvent, se recouchent. S'ils s'assoupissent, ils ont des rêves pénibles, des cauchemars; plus souvent, ils demeurent dans un état de demi-sommeil qui ne suffit pas pour faire disparaître les préoccupations qui les hantent. Le silence et l'obscurité ne font qu'aggraver leurs préoccupations nosophobiques. Le réveil est toujours difficile, et les heures qui le suivent sont les plus mauvaises de la journée.

Les **vertiges** sont parmi les phénomènes les plus difficilement supportés. Leur cause et leur nature demeurent hypothétiques. On les a rattachés à des troubles digestifs; plus vraisemblablement, il s'agit d'un phénomène d'origine encéphalique de la même famille que l'anxiété, très fréquente elle aussi. Il n'est pas rare de voir les sensations vertigineuses se combiner avec une série d'appréhensions, voire même de phobies, comme la peur de l'espace (agoraphobie), ou inversement celle de la claustration (claustrophobie).

Les formes que revêtent ces vertiges sont encore très variables. Au plus faible degré il s'agit d'une sensation de « vide cérébral », d'une sorte d'impuissance à contrôler les mouvements des membres inférieurs, d'où une certaine incertitude de la démarche, parfois même de la titubation; plus rarement les malades ont l'impression que le sol se dérobe sous eux, ou, exceptionnellement, que les objets qui les environnent se mettent à tournoyer. Ils peuvent avoir l'impression d'un effondrement, d'une chute en avant, comme dans le vertige de Ménière; mais s'ils ont, très intense, la peur de choir, du moins ne tombent-ils jamais.

Enfin des sensations visuelles de toutes sortes peuvent s'y ajouter : tache noire, mouche volante, etc.

Quel que soit le mode de ces manifestations vertigineuses, elles s'accompagnent toujours d'une répercussion psychique, l'*anxiété*, plus pénible elle-même que la sensation éprouvée. Et l'on peut dire que si les neurasthéniques vertigineux semblent plus particulièrement affectés de leur mal, c'est parce qu'ils sont des anxieux.

Troubles digestifs. — Les troubles digestifs rattachés à la neurasthénie tiennent une place considérable dans son histoire. Ils ont attiré tout spécialement l'attention des cliniciens, leur étude a fourni matière à de volumineux traités et a fait éclore plusieurs doctrines. Le succès de celles-ci a été variable. Beaucoup admettent encore que la neurasthénie est sous la dépendance d'une auto-intoxication d'origine gastro-intestinale; tous les autres phénomènes seraient d'ordre secondaire. Chacun connaît le rôle étiologique retentissant qui fut attribué à la dilatation de l'estomac ou aux ptoses viscérales; on les a rendues responsables, non seulement des désordres digestifs, mais des accidents, circulatoires, nerveux et mentaux. A d'autres, les modifications du chimisme gastrique parurent suffisantes pour tout expliquer.

Il n'y aurait qu'un faible intérêt et que fort peu d'utilité pratique à remémorer la série de théories imaginées et défendues en faveur de l'origine auto-toxique ou de l'origine chimique de la neurasthénie, non plus qu'à l'envisager comme névrose primordiale du grand sympathique. D'ailleurs, à l'heure actuelle, on s'accorde à reconnaître l'insuffisance de chacune de ces conceptions. L'observation clinique a montré que la stase gastrique s'observe chez nombre de sujets, sans s'accompagner du cortège symptomatique de la neurasthénie. Le chimisme stomacal donne des résultats contradictoires chez les neurasthéniques avérés; on en trouve d'hyperpeptiques et d'hypopeptiques; le même malade peut être hyperpeptique aujourd'hui et hypopeptique demain.

Ce qui reste exact, cliniquement, c'est l'existence chez les neurasthéniques d'une atonie gastro-intestinale qui fait partie de l'asthénie générale et qui se traduit par des troubles dyspeptiques, d'ailleurs infiniment variables. Cet état, bien décrit par Bouveret, est désigné par Mathieu sous le nom de dyspepsie nervo-motrice.

Quelque nom qu'on leur donne, et quelque cause qu'on leur assigne, ces troubles digestifs ne sont nullement contestables. Nous allons les remémorer brièvement.

D'abord, la *langue*. Le neurasthénique a la langue sale : c'est un fait assez constant, d'ailleurs banal en soi. Ce qui l'est moins, c'est le souci que cause au malade l'état de sa langue. Cent fois par jour, il la regarde; il s'arrête devant chaque miroir pour se tirer la langue. On en voit qui, dans la rue, font halte devant les glaces des magasins pour passer l'inspection de leur langue; beaucoup ont un miroir de poche qui leur permet de satisfaire ce besoin en quelque endroit qu'ils se trouvent. Le matin, le soir, plusieurs fois par jour, ils font la toilette de leur langue, la grattent, la décapent. Le léger état saburral qu'elle présente ne justifie pas cette préoccupation; c'est de la *glossophobie*.

La *pesanteur épigastrique* peut donner lieu aux mêmes remarques. Elle est certaine, et s'accompagne ou non de ballonnement et de clapotement stomacal. Mais, ici encore, si on voit tant de neurasthéniques occupés à palper leur épigastre et à provoquer un banal glouglou, c'est surtout en raison de la signification pessimiste qu'ils attachent à ces symptômes à la suite de lectures ou de conversations inconsidérées. Ils éprouvent assurément des sensations désagréables de tension viscérale, mais non pas de réelles douleurs. Très rarement se produisent des phénomènes d'éructation, de pyrosis après les repas. Cependant les digestions sont presque toujours lentes et laborieuses, à moins qu'une occupation ou une distraction imprévue ne survienne.

Les **troubles intestinaux** participent aux mêmes caractères. La *constipation* par atonie de l'intestin est la règle. Elle peut être opiniâtre, nécessitant l'emploi de laxatifs ou de lavements journaliers; les matières sont dures, entourées de glaires ou de fausses membranes (entéro-névrose muco-membraneuse). Il existe aussi des douleurs abdominales, non pas aiguës, mais tenaces, siégeant surtout sur le trajet du côlon, s'accompagnant ou non de flatulences; quelquefois la constipation alterne avec des crises diarrhéiques. Aucun de ces symptômes ne peut être considéré comme caractéristique de la neurasthénie. On ne peut pas dire qu'il existe une variété particulière de neurasthénie gastro-intestinale; il n'y a que des neurasthéniques chez qui les troubles gastro-intestinaux sont prévalents.

Dans ces dernières années, tous les troubles fonctionnels de l'intestin ont été enrégimentés sous le vocable d'*entérite*. Le mot fait désormais partie de la langue courante : c'est dire qu'il a perdu toute signification nosologique. Car l'entérite est, par excellence, la maladie à la mode. Il est du meilleur ton de souffrir d'une entérite, de soigner son entérite; on en parle à tout venant, dans les salons, et surtout à table, non sans quelque fierté. Tout naturellement, les neurasthéniques, très friands de conversations pathologiques, jouent les premiers rôles dans ce concert de lamentations intestinales. L'entérite est toute leur maladie. Pour s'en guérir, ils s'astreignent à des régimes suppliciants; leur plus grande joie est de faire des prosélytes; ils en trouvent d'ailleurs à foison, car si l'entérite n'est pas contagieuse, la manie de l'entérite l'est grandement. Elle n'épargne même pas les enfants que les parents condamnent à partager une impitoyable cuisine.

On ne saurait assez réagir, en thèse générale, contre cette mode néfaste qui conduit à bien des erreurs de diagnostic et de traitement. Elle est déplorable surtout pour les neurasthéniques dont elle fixe les préoccupations nosophobiques sur des troubles mal définis et souvent anodins, qu'ils analysent et amplifient comme à plaisir. C'est justement le contraire qui leur serait utile : détourner de leur esprit cet épouvantail dont le souci, aggravé par le traitement diététique en vogue, est foncièrement débilitant.

Car le désordre des fonctions digestives et la phobie qui s'y adjoint se traduisent vite par des **troubles nutritifs** généraux. L'amaigrissement en est la conséquence, malgré que l'appétit soit quelquefois conservé et l'alimentation suffisante. La maigreur peut devenir extrême. Les malades s'en inquiètent. Comme pour leur langue, ils s'adressent encore au miroir afin de contrôler à chaque instant l'émaciation de leur visage et de leur corps. Ces neurasthéniques-là ont besoin d'un repos absolu et même de l'isolement.

Troubles circulatoires. — Moins constants que les précédents, ils sont extrêmement variés. Les *palpitations* figurent en première ligne; leur réalité n'est pas douteuse, mais les patients en exagèrent bien souvent l'importance. Exceptionnellement, elles rappellent celles qu'on observe dans la maladie de Basedow ou s'accompagnent d'irradiations simulant l'angine de poitrine. On se méfiera des descriptions que donnent eux-mêmes les malades; souvent ceux-ci ne font que traduire, en les amplifiant, les lectures qu'ils ont faites dans les ouvrages de médecine qu'ils recherchent avidement et interprètent tout de travers.

Des *troubles vaso-moteurs* peuvent aussi s'observer, soit à la face, soit aux extrémités : poussées de rougeur ou phénomènes d'acrocyanose. C'est ce qui a permis de supposer que la neurasthénie était une sorte de névrose vaso-motrice (Angel) dont les différents symptômes pouvaient être rattachés à des perturbations vaso-motrices des centres nerveux.

Les renseignements fournis par l'examen de la *pression artérielle* sont trop variables pour qu'on puisse en faire état; ces variations s'observent non seulement d'un sujet à l'autre, même chez le même sujet d'un instant à un autre. Il n'est donc guère possible de diviser les neurasthéniques en hypertendus et hypotendus, comme on a tenté de la faire. On doit pourtant tenir compte de l'état vasculaire dans l'institution du traitement.

Troubles génitaux. — Ceux-ci ne sont pas de règle absolue; mais on a été entraîné à leur attribuer une importance toute particulière, car ce sont ceux qui paraissent affecter le plus vivement certains malades. On a même décrit à part une forme spéciale de neurasthénie, la *neurasthénie génitale*. Il n'est pas démontré que les manifestations asthéniques se localisent spécialement sur l'appareil génital. Ce qui est vrai, c'est que, parmi les préoccupations nosophobiques, celles qui touchent au fonctionnement génital sont l'objet de doléances particulières.

Chez l'homme, l'asthénie génitale se traduit par une dépression des fonctions sexuelles comme de toutes les autres fonctions de l'individu, et cliniquement les malades constatent avec justesse, une frigidité insolite, l'impuissance même, malgré des pollutions nocturnes assez fréquentes. Mais le fait lui-même est peu de chose à côté de la crainte qu'éprouvent les patients de se voir privés d'un privilège, qui, à juste titre, leur est cher. Si l'on tient à conserver l'expression de neurasthénie génitale, il faut entendre par là une forme de neurasthénie dans laquelle les préoccupations nosophobiques sont particulièrement orientées vers la dépression des fonctions génitales.

Chez la femme, on observe toutes sortes de désordres de l'appareil utéro-ovarien; aucun d'eux ne peut être considéré comme appartenant en propre à la neurasthénie. Il s'agit le plus souvent de troubles dysménorrhéiques, avec sensation de pesanteur dans le bas-ventre, et irradiations plus ou moins pénibles. L'approche de la ménopause favorise à la fois ces troubles objectifs comme aussi les troubles subjectifs qui s'y rattachent. Car, chez la femme comme chez l'homme, les phénomènes psychopathiques qui se greffent sur des sensations réelles contribuent à exagérer l'importance des désordres génitaux.

Troubles urinaires. — Tantôt il s'agit de mictions trop fréquentes, de polyurie essentiellement nerveuse, tantôt au contraire d'une difficulté d'uriner qui ne va d'ailleurs jamais jusqu'à la rétention complète. Les très nombreux travaux qui ont été consacrés à l'examen des urines ont donné des résultats essentiellement contradictoires.

Troubles sensoriels. — La neurasthénie s'accompagne d'une infinie variété de troubles sensoriels. Suivant les sujets, tel ou tel sens paraît plus ou moins atteint, sous les formes les plus disparates.

Les *troubles de la vue* sont parmi les plus constants. Ils se traduisent communément par une difficulté de l'accommodation qui apparaît surtout à l'occasion de la lecture; cette *asthénopie accommodative* se manifeste par une sensation de voile ou de brouillard devant les yeux, rendant la vision nette très difficile, sauf au prix d'un réel effort, vraiment pénible. Il peut s'y joindre une sensation de tension douloureuse dans les globes oculaires, des picotements de la conjonctive, et même du larmoiement. On a parlé de rétrécissement du champ visuel; ce n'est ici qu'un rétrécissement de fatigue dépendant de l'asthénie générale.

L'*ouïe* est troublée moins fréquemment. Les malades se plaignent surtout de bourdonnements d'oreille, ou bien, ce qui n'est pas rare, d'une hyperesthésie auditive leur rendant insupportables les bruits les plus légers qui, d'ordinaire, passent inaperçus.

Réflexes. — Les réflexes, dans la neurasthénie, ne présentent aucune perturbation significative. Tantôt exagérés, tantôt amoindris, suivant les cas ou suivant les jours, leurs variations sont comparables à celles qu'on observe chez les sujets normaux d'un sujet à l'autre ou d'un jour à l'autre. L'absence complète des réflexes tendineux, du réflexe patellaire notamment, doit toujours retenir l'attention et faire songer à une affection nerveuse organique; mais on n'oubliera pas que, surtout chez les malades dont la vigilance est excessive au moment des examens médicaux, les réflexes tendineux sont souvent difficiles à mettre en évidence, par suite de contractions involontaires des muscles antagonistes. Inversement, certains sujets sont enclins à exagérer les déplacements de la jambe quand on percute leur tendon rotulien; il ne faut pas se laisser duper par cette apparence. Au surplus, les troubles de la réflectivité n'ont de valeur diagnostique certaine que s'ils sont très nets ou s'il existe une différence marquée entre les deux côtés du corps. Quant au réflexe de Babinski, on ne l'observe jamais dans la neurasthénie. L'extension de l'orteil indique toujours une perturbation du système pyramidal.

Étiologie. — La neurasthénie est une maladie fréquente; mais il est impossible de donner un chiffre, même approximatif, de cette fréquence; elle est assurément beaucoup moins commune que ne le laisseraient supposer les statistiques, l'étiquette de neurasthénie étant appliquée trop souvent à la légère.

Il semble bien qu'on l'observe plus souvent chez l'homme que chez la femme. Chez l'enfant, la neurasthénie confirmée n'existe pas. Les phénomènes qui ont pu donner le change sont des manifestations épisodiques sans caractères précis, ou bien ils appartiennent à des affections encéphaliques ou à des troubles psychopathiques tout différents et infiniment plus graves : méningisme, démence précoce, etc. Chez le vieillard, les syndromes qui peuvent en imposer pour de la neurasthénie appartiennent plutôt à des psychoses séniles. La neurasthénie s'observe surtout à l'âge où l'activité de l'individu atteint son maximum, entre 20 et 50 ans. Elle paraît plus répandue dans les classes aisées, chez les sujets cultivés qui s'adonnent à des travaux intellectuels intensifs, et surtout dans les milieux où se traitent les affaires. Mais la neurasthénie s'observe aussi chez des sujets frustes, dénués d'instruction, à la campagne comme à la ville, et dans tous les pays du monde.

On l'a rattachée à l'hérédité neuro-arthritique. Et de fait il n'est pas rare de voir alterner les manifestations arthritiques et les manifestations nerveuses chez un même neurasthénique comme chez ses ascendants ou descendants.

Un facteur étiologique important a été bien mis en évidence par Beard, le *surmenage mental*. Il est exact que les excès de travail intellectuel favorisent l'apparition des crises de neurasthénie; on peut la voir survenir à la suite de la préparation intensive d'un examen ou d'un concours; mais le mal vient beaucoup moins de l'intensité même des efforts cérébraux que de la préoccupation d'obtenir une sanction souhaitée et surtout du dépit causé par un insuccès.

La vérité est que la neurasthénie ne naît pas nécessairement d'un excès d'occupations, mais elle est, dans la majorité des cas, la conséquence d'un surcroît de *préoccupations*.

Toutes les causes capables d'ébranler les facultés affectives sont aussi capables de créer la neurasthénie; les chagrins, les deuils, les soucis prolongés sur la santé ou l'avenir d'êtres chers, les contrariétés en amour, sont des facteurs certains de la neurasthénie. Et, plus encore, les soucis d'affaires, les revers de fortune, les désirs ambitieux non satisfaits. Un choc émotionnel brutal provoque moins souvent la neurasthénie que des tracas incessants ou les complications interminables d'une existence difficile. Elle est moins le fait des grands traumatismes moraux que des piqûres d'épingle harcelantes qui, comme on dit, « empoisonnent la vie ». Chacune de ces piqûres serait insuffisante en soi pour faire éclore la maladie, tandis que leur sommation est d'un effet déplorable.

Il s'en faut cependant qu'on soit d'accord sur le rôle étiologique des *émotions* dans la neurasthénie. Cette question a été l'objet d'une importante discussion à la Société de Neurologie de Paris en 1909-1910, mais les orateurs n'ont pas abouti à des conclusions univoques. Si Dejerine, Sollier, considèrent l'émotion comme la cause principale, sinon unique, du développement de la neurasthénie (et notamment les émotions lentes, prolongées), tandis que le surmenage, les infections, les intoxications, ne joueraient qu'un rôle étiologique très secondaire, la plupart des auteurs continuent à admettre que « les émotions, si intenses ou si répétées qu'elles puissent être, ne sont pas capables d'engendrer par leur seule action cette affection avec le cortège de symptômes qu'on lui attribue » (Claude).

On a accusé un peu trop volontiers les *excès génitaux*, et surtout l'onanisme. La faute en est aux malades eux-mêmes qui attachent une importance exagérée aux conséquences de ces abus, à la suite de lectures inconsidérées. Mais il est clair que le *ne quid nimis* est toujours de mise ici comme en toutes choses.

Le *surmenage physique* favorise aussi l'apparition de la neurasthénie au même titre que le surmenage intellectuel, c'est-à-dire lorsque les dépenses musculaires exagérées sont accompagnées de la préoccupation d'une réussite ou des tracas d'un insuccès.

Existe-t-il une neurasthénie d'origine *toxique* (alcoolique, tabagique, saturnine, etc.)? Cette étiologie a ses partisans, encore qu'elle ne soit pas étayée de façon définitive.

Par contre, le rôle étiologique des *maladies infectieuses* paraît mieux démontré. On a pu se demander, sans trop de paradoxe, en présence de certaines recrudescences de neurasthénie. si quelque agent épidémique. n'était pas la cause nécessaire et suffisante de la maladie. En tête figure la *grippe*, affection essentiellement « neurasthénisante », en raison de ses localisations préférées sur le système nerveux. La fièvre typhoïde peut aussi avoir des séquelles de forme neurasthénique.

Quant à l'existence d'une neurasthénie exclusivement d'origine *syphili-tique* [et même on a parlé d'une neurasthénie hérédo-syphilitique (Kowa-lewsky)] elle est au moins discutable. On rencontre les symptômes de la neurasthénie aussi bien chez les syphilitiques que chez ceux qui ne le sont pas. Parmi les nosophobies, la *syphilophobie* est une des plus fréquentes : mais les phobies n'appartiennent à la neurasthénie qu'à titre de compli-cations psychopathiques. D'ailleurs, on a souvent confondu avec la neuras-thénie des accidents qui relèvent de la syphilis elle-même, la céphalée notamment.

Enfin, existe-t-il une *neurasthénie traumatique*, constituant une forme vraiment spéciale et méritant une description à part ? Beaucoup d'auteurs anglais et américains ont défendu cette thèse, moins en vogue aujourd'hui. Il est logique d'admettre qu'un traumatisme, en ébranlant les centres ner-veux, soit capable d'engendrer un syndrome neurasthénique ; mais il n'est pas certain que le traumatisme, à lui seul, soit suffisant.

Quant à l'association de la neurasthénie avec l'hystérie — *hystéro-neuras-thénie* — elle a pu avoir une signification nosologique à l'époque où l'on admettait que l'hystérie comme la neurasthénie se révélaient par des stig-mates pathognomoniques. La conception qu'on se fait aujourd'hui de l'hys-térie et celle qu'on peut se faire de la neurasthénie font envisager diffé-remment cette forme clinique. Les éléments qui la constituent doivent être rattachés à une série de phénomènes d'origine suggestive ou d'origine émotive, apparaissant sur un fond constitutionnel où dominent les cénes-thopathies et la mythomanie. et sur lequel peuvent se greffer une foule d'accidents psychopathiques secondaires, obsessions, phobies, états confu-sionnels, mélancoliques, etc.

Dans ce qu'on appelle « neurasthénie traumatique », un élément s'ajoute souvent, qui finit par prédominer dans le tableau clinique : c'est un trouble psychopathique qui dépend moins du traumatisme lui-même que de ses conséquences pour l'avenir du traumatisé. Cette forme est particulièrement fréquente chez les accidentés du travail où les désordres nerveux causés par l'accident retiendraient moins l'attention s'ils n'étaient accompagnés d'un état mental singulier où dominent les idées de revendication et auquel Brissaud a donné le nom significatif de *sinistrose*. Dupré à très exactement résumé les différentes étapes de la psycho-névrose traumatique dans la formule suivante : *commotion, émotion, suggestion, exagération, simulation, revendication.* Tous ces degrés ne sont pas nécessairement franchis, mais leur succession paraît être la règle.

L'étude étiologique a tout naturellement conduit à considérer deux formes de neurasthénie : l'une *constitutionnelle*, l'autre *accidentelle* ; en pratique le départ entre ces deux formes est assez malaisé. Il serait puéril de nier que certains sujets sont, par leur constitution, prédisposés à la neurasthénie ; il est également aventureux d'affirmer qu'une cause accidentelle peut suffire à produire la neurasthénie si le sujet ne présente pas une prédisposition antérieure. On ne peut mieux dire que Régis : « Toute cause congénitale ou acquise, constitutionnelle ou accidentelle, et susceptible de troubler profondément la nutrition en général et celle du système nerveux en particulier, est susceptible aussi de produire la neurasthénie. »

Il n'y aurait guère qu'un intérêt historique à rappeler toutes les formes de la neurasthénie qui ont été successivement décrites. On a considéré une *neurasthénie cérébrale* ou *cérébrasthénie*, — rebaptisée *psychasthénie*, — une *neurasthénie cérébro-spinale*, une *neurasthénie spinale* ou *myélasthénie*, une *hémi-neurasthénie* (Beard, Charcot) et même une *neurasthénie monosymptomatique* (Pitres). On a décrit aussi une neurasthénie *féminine* (Weir Mitchell), une neurasthénie *dyspeptique*, une neurasthénie *cardiaque*, une neurasthénie *génitale*, etc. On a établi une distinction entre la *neurasthénie vraie*, maladie autonome, les *états neurasthéniques* constitutionnels et les *syndromes neurasthéniformes* qui accompagnent certaines maladies organiques.

En réalité, comme le dit Brissaud, « il y a surtout une neurasthénie banale, sans autre qualificatif, et qui est le fond commun et en quelque sorte le canevas sur lequel chacun brode au gré de sa fantaisie personnelle ».

Diagnostic. — Un diagnostic de neurasthénie se porte facilement, trop facilement. Souvent, comme on dit, il « crève les yeux ». Quand le tableau clinique est complet, la façon dont le malade se présente, sa démarche, son attitude, l'exorde soigneusement préparée de son discours, bientôt suivie du long chapitre de ses doléances, le « petit papier » qu'il ne tarde pas à sortir de sa poche pour y lire, par crainte d'omission, la litanie de ses maux, tout cela est tellement caractéristique qu'on serait tenté de ne pas poursuivre l'examen plus avant. Et, quand le malade énumère avec complaisance sa céphalée, sa rachialgie, son insomnie, ses vertiges, ses troubles digestifs, son entérite, puis l'interminable série de ses algies et de ses cénesthopathies, quand il ne tarit pas en lamentations sur sa fatigue, son incapacité, son insécurité, quand enfin il fait la confidence de toutes ses appréhensions nosophobiques,... aucun doute possible, c'est bien un neurasthénique, et ce n'est qu'un neurasthénique.

Si évident que paraisse ce diagnostic, le médecin ne doit jamais s'en contenter avant d'avoir procédé à un examen plus approfondi. Qui sait si, parmi tant de plaintes, une d'elles n'est pas justifiée ? Et quelle faute on commettrait en négligeant de s'en enquérir ! C'est un devoir strict que de passer en revue tous les signes qui permettent de dépister l'existence d'une lésion, où qu'elle siège, quelle qu'elle soit. Tous les viscères seront donc soigneusement examinés : le cœur, les poumons, le foie, les reins, l'intestin ; on vérifiera l'état de la motilité, de la sensibilité, des réflexes ; on fera l'examen des urines ; on se renseignera sur l'état du pouls, de la pression artérielle ; et s'il existe des troubles sensoriels, on exigera un examen des yeux, de l'oreille et du nez. Ceci fait, si tous les renseignements sont négatifs, on pourra conclure définitivement à l'exactitude du diagnostic de neurasthénie. Le malade d'ailleurs se prête volontiers à ces investigations multiples. Il a plus de confiance en un médecin qui cherche pendant long- temps la cause du mal, qu'en celui qui, d'autorité, lui applique une étiquette dont il a déjà trop entendu parler, et trop inconsidérément. Et l'on sait que la confiance est une condition indispensable pour le succès du traitement.

Le médecin a aussi le devoir, en procédant à ces examens, d'éviter toute parole imprudente, toute mimique malencontreuse, qui pourraient attirer l'attention du patient sur un trouble dont il n'aurait pas encore songé à se plaindre. Un terme nosologique employé mal à propos peut être l'origine d'une phobie nouvelle. Les noms seuls de « gastroptose », d'« artériosclé- rose », d'« entérite », etc., ont fait plus de mal aux neurasthéniques que les accidents causés par ces affections.

Mais il arrive souvent que le diagnostic demeure incertain, surtout le diagnostic symptomatique.

L'asthénie s'observe dans d'autres affections, telles que la myasthénie, la maladie d'Addison, le diabète, la goutte, le cancer, la tuberculose. Il faut de toute nécessité les éliminer.

La céphalalgie peut être simplement migraineuse, ou, ce qui est grave, symptomatique d'une syphilis cérébrale, d'une tumeur encéphalique, de l'urémie, etc. Les algies des membres et les douleurs viscérales peuvent appartenir au tabes, les vertiges à des affections labyrinthiques, les troubles gastriques ou intestinaux peuvent être des perturbations organiques de causes multiples. Il en est de même des troubles de l'appareil génital, sur- tout chez la femme. Ce n'est donc qu'après un long examen physique qu'on pourra diagnostiquer la neurasthénie avec certitude. Et souvent plusieurs examens consécutifs sont nécessaires.

Là ne doit pas se borner la tâche du clinicien. Il faut encore qu'il pénètre dans le domaine mental et qu'il sépare de la neurasthénie les troubles psychopathiques qui peuvent la simuler ou s'y surajouter. Il faut mettre à leur place exacte les obsessions, les phobies, les idées d'incapacité, de doute, lorsqu'elles dominent le tableau psychique ; il faut savoir si elles ne sont survenues qu'à titre épisodique, ou si elles font partie d'un fond psychopathique constitutionnel. Enfin, il faut nettement distinguer de la neurasthénie les états hypocondriaques et les états mélanco- liques, en raison des conséquences graves que peuvent avoir ces formes vésaniques : le suicide est du nombre. Cette distinction est souvent difficile : entre un neurasthénique morne, abattu, enclin à la désespérance, sujet à des crises d'anxiété, et un mélancolique, surtout un mélancolique conscient, on demeure parfois longtemps dans l'incertitude, hésitation d'autant plus légitime que le début de la mélancolie n'est pas sans analogies avec la phase avancée de la neurasthénie. Dans d'autres cas, surtout chez de jeunes sujets, on devra songer à la confusion mentale et même à la démence précoce.

Le diagnostic le plus délicat est celui de la neurasthénie avec la période prodromique de la *paralysie générale*. Dans cette dernière, les phénomènes douloureux (céphalée, rachialgie, topoalgie) sont rares, l'insomnie est moins tenace, les troubles gastro-intestinaux font généralement défaut ; mais cette règle est loin d'être absolue. Un examen attentif et prolongé de l'état mental permet aussi d'entrevoir dans la paralysie générale *incipiens*, un certain désordre des fonctions intellectuelles, qui n'est pas seulement de la paresse ou de l'aboulie, mais le présage d'une désintégration mentale plus profonde ; les réponses sont plus vagues, plus contradictoires ; on découvre des lacunes qui vont croissant, et bientôt une certaine incohérence dans le langage et dans les actes. L'inégalité pupillaire permanente, l'état des réflexes et les troubles dysarthriques qui sont parmi les plus précoces, constituent de précieux éléments de diagnostic. Pour les encéphalopathies d'origine syphilitique, l'hésitation peut aussi se prolonger. Elle est très excusable ; on doit toujours prévoir cette éventualité, et partant ne jamais négliger l'examen du liquide céphalo-rachidien. En tout état de cause, les états neurasthéniques prolongés doivent être envisagés avec circonspection.

Pronostic. — En général, la neurasthénie n'est pas une affection grave, mais si le pronostic *quoad vitam* est bénin, il est toujours sérieux au point de vue de l'avenir social du malade. Comme l'affection est souvent de longue durée, comme les rechutes ne sont pas rares, comme, malgré le peu de gravité de chacun de ses éléments, le syndrome neurasthénique apporte une entrave à toutes les occupations, la neurasthénie ne peut pas être considérée comme une maladie indifférente. Quand elle se prolonge, elle est, pour les riches l'occasion de tourments indéfinis et peut les obliger à déserter leur milieu, à abandonner toutes leurs affaires ; chez les pauvres, la neurasthénie devient un mal redoutable, car elle risque de les priver de leur gagne-pain.

Mais les formes épisodiques sont assurément les plus fréquentes et les rechutes sont loin d'être la règle. Beaucoup de neurasthénies guérissent complètement, sans qu'il en reste aucune trace. Cependant un neurasthénique doit toujours être averti de la possibilité d'une récidive ; celle-ci d'ailleurs est généralement mieux supportée, elle peut même être évitée. Averti par l'expérience, le patient se met en garde contre les causes aggravantes dont il connaît les dangers ; connaissant mieux son mal, il le soigne mieux, et peut « faire bon ménage » avec lui.

L'intensité des signes physiques n'aggrave pas le pronostic ; il en est tout autrement des troubles psychopathiques. Lorsque ceux-ci s'exagèrent et lorsque leur durée se prolonge, il faut faire des réserves pour l'avenir.

Traitement. — Quelle que soit la cause de la neurasthénie, quel que soit le neurasthénique, la base même du traitement est la *psychothérapie*. Elle est nécessaire, sans toutefois être suffisante.

Ce mot de *psychothérapie* prête à l'équivoque. On est tenté de l'appliquer à une méthode scientifiquement établie sur des règles immuables et quelque peu mystérieuses. Rien n'est plus faux. La psychothérapie érigée en système est une utopie. Ainsi conçue, elle devient plus nuisible que profitable.

La psychothérapie n'est que l'ensemble des moyens infiniment variés auxquels on est en droit de recourir pour « remonter le moral » d'un malade,

quel qu'il soit. Une explication encourageante, un exemple réconfortant :
c'est de la psychothérapie. Une diversion amusante, une réprimande, la
menace d'un danger : c'est encore de la psychothérapie. Les douces paroles,
les ordres formels, les sanctions sévères, c'est toujours de la psychothérapie,
et de la meilleure. En vérité, peut-on songer à mettre la psychothérapie en
formules? Elle est à la portée de tout le monde. Elle exige, pour être mise
en pratique et pour devenir efficace, moins de science que de bon sens, de
l'à-propos, de la patience, une commisération exempte de faiblesse, une
sollicitude ingénieuse, et l'art d'inspirer la confiance par les seules ressources
du savoir allié à la franchise et à la bonté.

Telle est la vraie psychothérapie, celle dont bénéficient tous les malades,
les neurasthéniques tout les premiers.

Brissaud en a magistralement décrit le but et les applications. Le praticien devra méditer ces enseignements :

« Un malade « de soi-même » ne peut espérer sa guérison que de soi-
même : voilà donc le premier axiome de la thérapeutique pathogénique,
et il n'est pas un neurasthénique qui ne doive en être immédiatement
instruit.

« La difficulté lui paraît d'abord insurmontable, mais la collaboration du
médecin promise et assurée d'avance encouragera ses premiers efforts. Ce
ne sera pas, à la vérité, sans quelques récriminations, toujours les mêmes et
comme récitées par cœur : « Croyez-vous que ce soit par plaisir?... Si je ne
souffrais pas, je ne me plaindrais pas?... Je ne vois pas comment la volonté
peut agir sur des sensations parfaitement matérielles, etc., etc.... » On fera
comprendre cependant à ce neurasthénique que ses maux de tête, de nuque,
de reins, d'estomac, d'entrailles, de cœur, ne peuvent pas être soignés à
l'aide d'autant de médicaments distincts; qu'il faut éviter autant que possible la multiplicité des drogues; que le proverbe a raison qui dit : « A trop
récurer son chaudron, on l'use »; que le but est de raviver l'énergie par
tous les stimulants de la tonicité nerveuse; que les agents chimiques, physiques et mécaniques de la stimulation nerveuse n'ont de chance de produire
de bons effets que s'ils sont employés méthodiquement, sans interruptions,
sans caprices, sans découragements prématurés, suivant une règle invariable
et une discipline de jour en jour plus exigeante, constituant ce que l'on
appelle l'entraînement.

« L'exécution de ce programme nécessite, comme il va de soi, le consentement préalable du malade et sa docilité à l'exécuter, quoiqu'il se dise
« incapable de vouloir »; mais son rôle étant presque exclusivement passif,
il n'aurait qu'à accepter une tutelle. C'est à obtenir cette passivité du
malade que le médecin devra s'appliquer d'abord; il n'y réussira pas toujours du premier coup, car il a affaire à des gens butés, n'employant leur
force d'inertie qu'à ne pas vouloir se laisser faire.

« La méditation inquiète des organes, l'insécurité pénible de tout l'être
qui fait le fond de la névrose, entraînent un certain défaut de confiance
générale à l'égard des personnes et des choses. Le médecin devra donc
éviter bien soigneusement tout ce qui pourrait diminuer le petit reste de
cette confiance que le malade veut bien lui accorder encore conditionnel-

lement. Il est sûr d'atteindre son but en ne disant que la vérité, en disant même toute la vérité. Si le neurasthénique découvre qu'il a été trompé, il n'admet pas même la bonne intention pour excuse ou circonstance atténuante. Il constate simplement qu'on le trompe, par exemple en lui annonçant que sa maladie guérira dans tel délai, alors que ce délai est depuis longtemps expiré et que la maladie dure encore. Et il en conclura que c'est lui qui a raison en se déclarant incurable ; que, d'ailleurs, il le sait bien, que ce médecin n'y entend rien, ne connaît pas le premier mot de sa maladie, comme tous ceux qu'il a déjà consultés ; et il ira sur-le-champ en consulter un autre. Tout sera à recommencer.

« Pour forcer la confiance d'un sujet méfiant par définition, il faut séance tenante lui apporter la preuve qu'on sait aussi bien que lui ce qu'il croit lui seul savoir. Jusqu'ici, dans son entourage, on l'avait taxé de malade imaginaire, on allait jusqu'à lui reprocher d'exagérer ses maux, son médecin lui-même l'avait plaisanté.... Au lieu de cela, il s'entend dire qu'il est vraiment bien misérable, que ses doléances ne sont que trop justifiées, qu'on doit le plaindre sincèrement d'être en proie à des symptômes si pénibles, en partie celui de l'angoisse paroxystique, qui est bien une des plus atroces sensations qu'un mortel puisse endurer.... Enfin, voilà donc un médecin qui le comprend !

« Et lorsque le même médecin, qui sait « toute l'horreur de la situation », affirme que rien n'est perdu, la tentation de croire à sa parole est bien grande. Non seulement il faut qu'il dise la vérité, mais il faut qu'il ait le talent de persuader qu'il l'a dite. Car le médecin n'est pas toujours cru, même la disant avec cet accent auquel on ne se tromperait pas si l'on n'était pas malade.

« Donc s'il annonce la guérison, il doit aussi annoncer la rechute, car la rechute est presque inévitable. Mais puisqu'il est toujours sincère, il doit prédire que cette rechute ne sera rien auprès de la première atteinte. Bien plus, la seconde guérison n'est quelquefois pas la bonne, la toute dernière est définitive. Une seconde récidive peut encore se produire au moment où l'on se croyait garanti pour toujours. Mais la seconde récidive ne sera rien, il faut l'affirmer. Du reste, elle n'est pas inévitable, et, en tout cas, rien n'en ferait prévoir la date lointaine. Le malade se soucie peu des crises de l'avenir tant que dure celle du présent. Cependant, il ne peut s'empêcher d'ajouter foi, tout bas, aux prophéties de celui qui connaît si bien l'étendue de ses misères.

« Le médecin doit à son malade toute la vérité ; mais il ne lui doit que la vérité. C'est-à-dire que, la confiance commençant à renaître, lorsque celui-ci demande indiscrètement : « Combien de temps cela durera-t-il ? » le médecin n'a rien à répondre, si ce n'est qu'il n'en sait rien. La présomption d'une convalescence prochaine n'est fondée que sur certaines concessions du malade lui-même, certains aveux qui sont de bon augure. S'il accorde que tels ou tels symptômes se sont amendés, il faut prendre acte de sa déclaration et lui en faire valoir la très grande importance. Il l'appréciera si on le lui apprend — et s'il veut bien croire — que tous les neurasthéniques, dans la période d'état de la névrose, c'est-à-dire lorsqu'une tendance à la convalescence ne s'est pas encore manifestée, affirment immanquablement qu'ils vont de plus en plus mal, et cela, même lorsqu'ils mangent, boivent, dorment et engraissent. Au malade qui n'a encore constaté aucun changement dans son état, et qui continue de se plaindre, le médecin n'a pas à répondre qu'il se trompe et qu'il va mieux; car après tout il n'y a là rien de contestable, les phénomènes en question ne s'extériorisent pas et ce malade est seul bon juge de ses malaises. En revanche, on doit encore et toujours à la vérité de le rassurer sur le fonctionnement de ses organes, et se garder de lui inspirer des doutes en formulant une médication de complaisance.

« Si la confiance du malade en son médecin est la première condition de la guérison, ne s'ensuit-il pas que le médecin ne sera pour rien dans la guérison, car la confiance, dit le proverbe, ne se commande pas?

« Le proverbe a tort. La sincérité absolue finit par entraîner une confiance qui suffit presque toujours. Et si le malade arrive à ce degré de confiance qui équivaut à « la foi qui guérit », il reconnaît que l'espoir lui revient un peu. Il n'en continue pas moins à éprouver les sensations qui avaient été le point de départ de sa dépression morale, et il demande encore à en être soulagé. C'est le moment où sa collaboration devient nécessaire, la psychothérapie réclamant pour condition indispensable la soumission entière et aveugle du patient. Il faut alors lui imposer une ligne de conduite, en général inverse à celle qu'il pensait devoir suivre et que le commun des mortels se croit en droit de conseiller.

« Le problème de l'*emploi du temps* est, dans la pratique, un des plus difficiles à résoudre, et c'est aussi celui sur lequel on est le plus souvent interrogé, le plus instamment pressé. Le malade est-il, oui ou non, en état de continuer l'exercice de ses fonctions, la gestion de ses affaires, la direction de son commerce? Et si la question n'est pas posée dans ces termes, elle l'est dans les suivants, encore plus impératifs : « Est-il bon, est-il mauvais que le malade se livre à ses occupations habituelles? » La réponse est très simple lorsqu'il s'agit de certaines occupations qui n'entraînent aucune responsabilité, qui admettent un certain laisser aller, qui ne périclitent pas, si, selon les circonstances, « on en prend et on en laisse ». Alors c'est au malade lui-même de décider. On l'engage à faire tout ce qu'il croit pouvoir faire à condition de ne se créer ni ennuis, ni fatigues, ni scrupules, ni remords. Mais si la continuation des occupations ordinaires produit l'un quelconque de ces résultats, si la tâche paraît chaque jour plus lourde, si la neurasthénie s'exagère en raison directe des efforts accomplis, il n'y a pas à hésiter; il faut couper court. Nouveau prétexte de récriminations nouvelles : « On n'est plus bon à rien, on est mis en tutelle, c'est l'acheminement rapide vers la fin, etc., etc. » Il faut laisser dire ; toutefois, comme l'oisiveté est mauvaise conseillère, on exigera des malades une tâche nouvelle, une besogne qu'il ignore et qui nécessite un petit apprentissage. Tout cela sera subordonné aux aptitudes de chacun. Il en est qui savent employer leurs ressources intellectuelles à des travaux pour lesquels ils n'étaient nullement préparés, et ils s'en acquittent à souhait, au vu et au su de tous.

« Mais comme ils n'ont plus confiance en leurs moyens, ils se refusent à croire qu'ils ont atteint le but et il faut les encourager sans trêve pour qu'ils n'abandonnent pas la partie. Pour le plus grand nombre ce sont les petits travaux matériels, les occupations des doigts qu'il vaut mieux conseiller, car ils sont à la portée de tous et l'on n'a que l'embarras du choix. Un ordre du jour à peu près invariable devra réserver quelques instants à ces sortes d'ouvrages; il sera même bon de les varier afin qu'ils ne soient pas exécutés par trop machinalement. Bref, il faut chaque jour, à chaque instant, fournir au malade la preuve qu'il n'est pas l'incapable, l'inutile, le « ramolli » qu'il doit être. Il faut qu'il se réhabilite à ses propres yeux. »

Repos. Distractions. — A tous les neurasthéniques le repos est salutaire.

Le *repos physique* doit être la règle au début du traitement, mais à des degrés divers et pour un temps plus ou moins long. Son utilité apparaît évidente *a priori*, si l'on admet, ce qui est vrai dans l'immense majorité des cas, que le surmenage, quel qu'il soit, joue un rôle étiologique. Ce repos physique n'implique pas nécessairement l'absence totale de mouvements, il ne vise qu'à l'économie des dépenses musculaires. Cependant, dans les formes de neurasthénie qui s'accompagnent d'amaigrissement rapide, il faut prescrire un repos sévère. Si le séjour absolu au lit n'est pas indispensable, la chaise longue est souvent indiquée, aussi bien pour les hommes que pour les femmes. Cette cure de repos ne doit d'ailleurs pas être prolongée à l'extrême; elle est bientôt suivie d'une période d'entraînement sagement graduée.

Quant au *repos mental*, et surtout au *repos moral*, il est, lui, dans tous les cas, indispensable. S'il présente en pratique des difficultés d'application liées aux conditions mêmes de la vie du malade, à son métier, à sa profession, à sa situation de fortune, il faut, tout en tenant compte de ces considérations, engager toujours un neurasthénique à suspendre temporairement son travail coutumier. Il devra établir une coupure aussi absolue que possible avec les affaires dont il s'occupe et qui le préoccupent. Plus prompte sera la coupure, plus rapide seront les progrès. Et cependant rien n'est plus difficile que d'obtenir cette sage détermination dont les patients s'exagèrent toujours les conséquences et que leur aboulie, leur tendance à l'hésitation et au doute, les poussent toujours à retarder.

Le médecin doit s'efforcer de vaincre toutes ces tergiversations et de provoquer au plus vite la décision radicale, la seule salutaire.

Le repos de l'esprit doit donc être prescrit dans le but d'arracher le malade aux tracas qui l'obsèdent. Cela ne veut pas dire qu'il doit être sevré de toute occupation. Il faut l'engager au contraire à suivre un régime mental, si l'on peut ainsi parler; mais il en est de ces régimes de l'esprit comme de ceux du corps : aucune règle ne peut être préétablie. Chacun, suivant son caractère, son degré de culture, ses goûts intellectuels, doit être orienté vers telle ou telle occupation capable de faire diversion aux idées nosophobiques. Heureux les neurasthéniques qui ont de la fantaisie, ou quelque innocente passion, comme les collectionneurs, ou de la curiosité, le goût de certaines recherches, l'amour des arts! En développant chez eux l'une et l'autre de ces tendances, on réalise les plus heureuses dérivations.

Aux autres, on conseille souvent, par une formule banale, de chercher des distractions. « Les neurasthéniques sont révoltés de s'entendre dire à satiété« qu'il faut se distraire, s'amuser, aller au concert, au théâtre, voyager, etc. » Ils sont absolument incapables de jouir d'un plaisir conseillé ou prescrit. Nul autre spectacle ne les captive que celui qu'ils se donnent à eux-mêmes de leur pauvre personnalité souffrante. Ils semblent s'y absorber à tel point qu'on est tenté de croire qu'ils s'y complaisent. De fait, quoiqu'ils vivent dans un bien vilain cauchemar, ils ne font rien pour s'y dérober. Est-ce à dire qu'on ne doive pas les encourager à chercher une diversion? — Assurément si; mais, le faisant, on leur laissera encore la liberté absolue de choisir. On les engagera surtout à ne jamais fuir les occasions qui se présentent, sans être cherchées.

« La distraction non voulue, non achetée, celle qui vient du hasard et à laquelle on ne peut pas plus échapper qu'à une rencontre fortuite, celle-là est bienfaisante. C'est la bonne fortune qui s'offre, qui se donne; il faut succomber à sa douce violence. Mais puisque seul le hasard la fournit, comment compter sur elle? Voilà précisément où les voyages deviennent quelquefois utiles, car ils sont faits d'aspects et d'incidents imprévus, parmi lesquels les plus désobligeants ne sont pas les moins salutaires. Tout ce qui peut raviver des sentiments éteints, provoquer une surprise ou une révolte, écarte forcément la pensée de son objet habituel, et la guérison ne s'accomplit que par une désaccoutumance progressive. » (Brissaud.)

Exercices. — Exception faite pour les formes graves de neuras-thénie avec dénutrition profonde, qui exigent le repos, on peut dire que, d'une façon générale, les exercices sont salutaires. Mais ici encore la diffi-culté consiste en pratique dans le choix et le dosage de ces exercices. C'est une maladresse de dire à un neurasthénique : « Allons! secouez-vous : faites de l'exercice! » sans plus. Il répond invariablement : « C'est facile à dire, mais non à faire. Si j'étais en état de faire tout cela, je ne serais pas malade. » Et il a raison.

« Vouloir imposer à un neurasthénique des exercices physiques auxquels il se refuse, c'est méconnaître la nature même de sa maladie, c'est le lancer sur un obstacle insurmontable, c'est lui prescrire un remède nuisible. L'effort dont il se jouerait dans l'état de santé normal va le harasser, et doubler, tripler, décupler peut-être sa fatigue. Il n'y a donc pas de plus mauvais conseil à lui donner que celui d'oublier son mal par l'entraînement physique. L'épuisement neurasthénique ne s'oublie pas ainsi sur commande : le résultat ne se ferait pas attendre. Le malade aurait une fois de plus la démonstration de son incapacité, et sa neurasthénie morale s'en accroî-trait d'autant.

« Mais il ne s'ensuit pas que la névrose exige de tels ménagements qu'on doive se plier à tous les caprices du malade et lui interdire le moindre travail musculaire. Il n'y consentirait pas, pour la simple raison qu'il redoute la solitude et qu'il trouverait encore moyen de « se traîner » à la recherche d'un secours. Il faut traiter avec lui, et se garder de lui demander le plus pour obtenir le moins. C'est à la tâche minime qu'il souscrira, et c'est cette tâche d'une exiguïté ridicule qu'on lui conseillera d'augmenter chaque jour, très lentement, très prudemment, sans chercher jamais à dépasser le programme convenu, sous prétexte d'aller plus vite. Rien ne vaut cette règle lorsqu'elle est ponctuellement observée ; car le malade qui se taille à lui-même sa propre besogne ne saurait reprocher au médecin d'avoir trop exigé de lui. Comme les gens les plus sains d'esprit, il est mieux disposé à recevoir des encouragements que des ordres. Il se créera donc une habitude nouvelle, celle de certains efforts, et il n'en supprimera jamais rien, de façon que le progrès acquis soit définitif. » (Brissaud.)

Il faut donc s'ingénier à trouver les exercices qui plaisent et il faut en préciser les doses.

Chacun a ses prédilections. La marche convient à tous. D'autres se trouveront bien de l'escrime, du cheval, de la bicyclette, du tennis, du golf, etc. Il n'est pas jusqu'à l'automobile qui ne puisse rendre de réels services aux neurasthéniques : la douche d'air pur est souvent plus efficace que la douche d'eau ; c'est un précieux stimulant de l'appétit ; les agréments du voyage en campagne avec ses épisodes imprévus y ajoutent leurs effets réconfortants.

Voyages. Cures. — Car, on conseille volontiers les voyages aux neuras-théniques, et, en principe, on a raison ; ils trouvent là d'utiles stimulants : la distraction d'abord, ensuite le changement d'air et de nourriture. Mais il ne suffit pas de dire au malade : « Voyagez ». Il faut lui tracer un programme de voyage. Pour beaucoup, le voyage est une source de complications et de préoccupations, sans parler des fatigues de toutes sortes, surmenage détestable pour ceux qui ont besoin avant tout du repos. Le voyage dit « circulaire », où l'on va de ville en ville, accumulant les promenades et les visites de monuments ou de musées, où l'on mange à la hâte, où l'on dort mal dans des lits toujours différents, fera rarement du bien à un neurasthénique. Par contre, le dépaysement lui sera générale-ment salutaire. Il ira s'installer dans un climat agréable, dans un local confortable, où il pourra se soigner à son aise, faire des promenades peu fatigantes, être éloigné surtout du siège de ses préoccupations, sans avoir à penser à autre chose qu'à se laisser vivre. Que cette cure ait lieu sur la montagne ou dans la plaine, il importe peu ; on tiendra compte des préfé-rences individuelles, l'essentiel étant que le malade se trouve lui-même dans de bonnes conditions de vie. Le séjour au bord de la mer dont on a tant médit n'offre pas d'inconvénients sérieux. Et il n'est nullement indis-pensable d'aller chercher à l'étranger ce qu'on peut trouver en France dans les régions les plus variées, avec autant de profit.

Une question que les malades ne manquent guère d'adresser à leur médecin : « Ce séjour aura-t-il lieu dans un hôtel quelconque ou dans un établissement spécialement consacré aux cures de ce genre » ? Ici encore, tout système serait déplorable. Aux uns, convient une certaine liberté d'action, d'autres au contraire ont besoin d'une discipline permanente. Ceux-ci trouvent à l'exécution d'un programme tracé à l'avance des avan-tages incontestables ; ceux-là bénéficient de leur indépendance. Mais à ceux-ci comme à ceux-là, une surveillance médicale est nécessaire, cette surveillance ayant pour effet de dispenser plus d'encouragements que de drogues.

Hydrothérapie. — De tous les agents physiques, l'hydrothérapie est celui qu'on a le plus employé pour combattre la neurasthénie. C'est aussi l'un des plus actifs. Mais il faut se garder de le prescrire à la légère.

L'*eau froide* a été dispensée avec excès. Elle a eu des partisans zélés, comme Priessnitz et Kneipp. « Les malades avaient beau protester, il fallait que la douche froide leur fît du bien, toujours la même douche froide. » (Brissaud.) On n'a pas tardé à s'apercevoir des inconvénients de ce système ; certains sujets supportent fort mal l'eau froide et la réaction brutale qu'on leur inflige ainsi est plus nuisible qu'utile.

La *douche chaude* ne leur vaut guère mieux. Par contre, la *douche tiède* est un des meilleurs sédatifs de la neurasthénie. On la donnera à la température dite *indifférente*, c'est-à-dire telle que les malades n'éprouvent aucune sensation de chaud ni de froid. Cette douche sera en jet brisé, d'une durée de 2 ou 3 minutes, portant sur tout le corps, sauf la tête. Lorsqu'il existe des douleurs limitées en telle ou telle région du corps, on peut prolonger sur ces régions l'action du jet brisé.

La *douche écossaise* réussit à quelques-uns. On pourra l'employer pour préparer à la douche froide, si celle-ci est exceptionnellement indiquée, comme c'est le cas pour les neurasthéniques anxieux, cette douche froide étant d'ailleurs de très courte durée, de 5 à 10 secondes au maximum.

Ce qu'il ne faut jamais perdre de vue, c'est qu'il est impossible de prescrire à l'avance telle ou telle forme de douche à telle ou telle température avec la certitude qu'elle sera efficace. Le coefficient individuel joue ici un rôle de premier ordre : le médecin dans sa prescription, le doucheur dans l'exécution de cette dernière, procéderont par tâtonnements et, s'il le faut, varieront leurs formules.

Les *bains* ne semblent pas agir très utilement sur les neurasthéniques. Par contre, le tub, le *tub tiède* surtout, leur rend de grands services. On le prescrira, suivant les cas, tantôt le matin au lever, tantôt le soir avant le coucher, 2 heures après le dernier repas. Le tub sera toujours suivi d'une forte friction au gant de crin ou à la serviette, soit à sec, soit avec un peu d'eau de Cologne.

Électrothérapie. — « L'électrothérapie est la méthode de traitement la plus répandue, la plus en faveur auprès des profanes, on pourrait dire la plus populaire. Cela tient à ce qu'elle a son mystère, celui du fluide et des effluves. Mais elle est infiniment moins sûre, moins constante dans ses effets que l'hydrothérapie. » (Brissaud.) Il semble bien en effet que l'action de l'électricité soit surtout suggestive. « Beaucoup de spécialistes à cet égard se suggestionnent encore plus que leurs malades. C'est une espèce de probité qui vaut mieux que trop de scepticisme. »

Et cependant, il est permis de recourir à l'électrothérapie, sous quelque forme que ce soit, « d'abord parce que l'électricité agit peut-être par elle-même. Qui sait?... Et puis, parce qu'il ne faut rien négliger de ce qui peut aider à guérir, et l'auto-suggestion est une ressource providentielle; il suffit de la cultiver. » (Brissaud.)

Massage. — Parmi les agents mécaniques, le massage rend souvent service aux neurasthéniques, non pas un massage violent, brutal, tel que l'affectionnent les athlètes, mais un massage doux, léger, capable de stimuler la sensibilité cutanée sans l'émousser ni l'exaspérer, activant la circulation périphérique, assouplissant les téguments, les muscles et les jointures, décapant l'épiderme et favorisant sans l'exagérer la sudation.

Médicaments. — Peut-on compter sur les agents médicamenteux pour combattre l'asthénie générale qui constitue la base même de la neurasthénie? — Oui, dans une certaine mesure, et à la condition de ne pas demander aux médicaments plus qu'ils ne peuvent donner. Certains d'entre eux, à n'en pas douter, exercent une action stimulante sur les fonctions de l'organisme; mais on sait combien sont variables leurs effets suivant les sujets, que ceux-ci soient ou non neurasthéniques. On aurait tort d'attacher *a priori* trop de confiance à telle ou telle préparation; même si l'on a la certitude qu'elle a pu produire des améliorations évidentes dans un certain nombre de cas, il ne faut jamais en conclure qu'elle sera efficace dans tous les autres. Ici, plus que partout ailleurs, le tâtonnement thérapeutique est nécessaire; bien entendu, il est de la plus élémentaire sagesse de ne pas laisser entrevoir cette incertitude à un malade qui a plus grand besoin de réconfort que de réconfortants. Chaque pilule ou chaque potion doit être accompagnée d'une ample dose de stimulant psychothérapique.

Surtout, on se gardera de multiplier les formules médicamenteuses. Le premier devoir du thérapeute est de respecter les fonctions de l'estomac. Il a affaire à des malades dont le désir de guérir est grand, mais dont la pondération n'est pas la qualité maîtresse. Dans leur hâte de mettre fin à leurs tourments, ils sont enclins à pousser jusqu'à l'abus l'emploi de toutes les médications. Aussi faut-il toujours les mettre en garde en leur représentant les inconvénients, pour ne pas dire les dangers, d'un tel excès.

On évitera donc de prescrire sur une même ordonnance une grande variété de drogues. Mais on pourra donner de nombreux détails sur la façon de les administrer. Le neurasthénique a besoin d'un traitement qui l'occupe. Lorsqu'il est absorbé par sa cure, il souffre moins de ses maux, et c'est l'acheminer doucement vers la guérison que d'exiger de lui des occupations thérapeutiques régulières et persévérantes.

Il s'entraîne de la sorte, et sans s'en douter, à l'effort soutenu, qui pour lui est si difficile. C'est aussi une manière de distraction. C'est enfin, si l'on peut ainsi dire, de l'*auto-psychothérapie*, et de la meilleure. Il va sans dire qu'il appartient au médecin de modérer et de régulariser cette cure, en évitant que le patient, ce qui n'est pas rare, soit obsédé par le souci de sa médication.

Pour remédier à l'*asthénie* générale on s'est adressé à bien des médicaments.

Les *ferrugineux* d'abord. « Ce n'est pas que l'anémie, prise dans son sens le plus général, soit le point de départ de la névrose. D'une façon exclusivement empirique, il est acquis que le fer agit comme stimulant simple, et il n'est guère de neurasthéniques chez qui cette action stimulante ne devienne apparente en très peu de temps. » (Brissaud.) Bien entendu, on

tiendra compte des tolérances individuelles. Le fer, sous quelque préparation que ce soit, est difficilement supporté par certains sujets. En pareil
cas, on pourra lui substituer le *manganèse*, qui paraît avoir les mêmes
vertus stimulantes, sans présenter les mêmes inconvénients.

Il semblerait logique de recourir aux médicaments réputés *toniques* par
excellence, tels que la kola, la coca, le maté, etc. Malheureusement, la plupart des préparations sont passibles de divers reproches : d'abord, les propriétés de ces substances dépendent de leur degré de fraîcheur ; ensuite,
leur action stimulante est assez passagère et il peut y avoir quelque danger
à stimuler exagérément un système nerveux déséquilibré. Enfin, la plupart
des liqueurs ou élixirs qualifiés de reconstituants sont à base d'alcool. Il
faut se méfier à la fois de la qualité de cet alcool et de la quantité que les
malades peuvent être amenés à absorber ; sous prétexte d'ingurgiter un
tonique on absorbe un poison, et, ce qui est peut-être plus grave, on prend
l'habitude de ce poison.

On a beaucoup utilisé l'*acide phosphorique*, les *glycéro-phosphates* de
chaux ou de fer, les *préparations arsenicales*, le *cacodylate de soude* ou de
fer, et l'on ne peut nier dans leurs bons effets certains cas. Il est permis
de recourir également aux injections de *sérum artificiel* ou *d'eau de mer*,
qui comptent à leur actif d'heureuses réussites.

Mais, d'une façon générale, ce n'est pas dans la matière médicale qu'on
doit chercher les meilleurs toniques. Les agents physiques atteignent mieux
ce but.

La thérapeutique de la neurasthénie doit être avant tout générale, mais
elle doit aussi s'adresser aux symptômes prédominants suivant les sujets.
« Mieux vaut se résigner à une thérapeutique symptomatique presque
toujours utile que d'hésiter indéfiniment avant de prendre un parti, c'est-
à-dire avant d'inaugurer une thérapeutique prétendue rationnelle. Le
malade n'admet pas ces lenteurs et, s'il souffre des entrailles, de l'estomac
ou de la tête, il demande à être soulagé sans retard. La thérapeutique
symptomatique a encore du bon dans la neurasthénie ; la démonstration en
est faite. » (Brissaud.)

La *céphalée* est un des symptômes sur lesquels les agents médicamenteux peuvent avoir l'influence sédative la plus efficace. Mais rien n'est plus
variable que les effets des divers médicaments usuels, et l'on peut dire que
chaque neurasthénique est sensible à l'un d'entre eux, à l'exclusion de tous
les autres. Le médecin, comme on dit, doit tâter le terrain. Il est rare
qu'après deux ou trois essais il n'arrive à trouver le médicament efficace et
sa dose suffisante. On commencera par l'*antipyrine* à doses modérées, par
fractions de 50 centigr. sans dépasser 1 gr. 50, 2 gr. au plus par jour,
en plusieurs prises, toujours au moment des repas. En cas d'insuccès on
s'adressera au *pyramidon*. Plus exceptionnellement à la *phénacétine* ou à
l'*exalgine*. Souvent aussi on associera dans une même prescription deux de
ces produits. Mais d'une façon générale on évitera de prolonger leur emploi
pendant plus d'une ou deux semaines. Pour ces substances « lorsqu'elles
n'agissent pas, il est inutile de continuer plus longtemps l'expérience et
lorsqu'elles agissent il faut encore en limiter l'usage, car elles ne sont pas

sans inconvénients pour l'estomac et pour le rein. On connaît malheureusement trop d'exemples d'intoxications produites par leur emploi prolongé.... La plupart du temps, la faute en est aux neurasthéniques eux-mêmes qui, malgré les avertissements, prennent l'habitude vicieuse de telles substances dangereuses, comme ils prendraient celle de la morphine, si on les laissait faire. » (Brissaud.)

D'ailleurs, si, dans un assez grand nombre de cas, les médicaments en question atténuent et font même disparaître la céphalée neurasthénique, ce ne sont que des palliatifs temporaires. Les effets curatifs durables appartiennent davantage à la thérapeutique physique et à la thérapeutique psychique.

Quant à la *rachialgie*, proche parente de la céphalée neurasthénique, elle est plus rarement influencée par les drogues. Par contre, le repos l'atténue généralement.

Les préparations médicamenteuses sont plus efficaces contre l'*insomnie*. On peut faire dormir presque tous les neurasthéniques et c'est un devoir que de leur procurer ce sommeil qui est le meilleur reconstituant d'un système nerveux ébranlé. « Car ce sont les bonnes nuits qui font les bons lendemains. »

Quatre ou cinq préparations se partagent l'honneur de procurer ce bienfait. Mais ici encore les idiosyncrasies, comme on disait autrefois, sont fréquentes. Le sulfonal, le trional, le tétronal, le véronal, ont chacun leurs partisans.

D'une façon générale, et sans en faire une règle absolue, on admet que le *véronal* à la dose de 50 centigr. procure un sommeil suffisamment réparateur.

Dans les cas de réveil tardif, après un sommeil de quelques heures, le *sulfonal*, pris le soir au coucher, doit être recommandé, car son action est lente. Au contraire, on prescrira le *trional* à ceux qui tardent définitivement à s'endormir. Le *tétronal* conviendrait mieux dans les cas où le réveil a lieu de très bonne heure.

De ces trois médicaments on peut prescrire 1 gr. pour débuter. Une plus faible dose serait insuffisante. Mais on ne doit pas dépasser 1 gr. 50, surtout pendant plusieurs jours consécutifs. Et, quelles que soient les doses, il est sage de faire suspendre de temps à autre l'emploi du médicament afin d'éviter la saturation ou l'accoutumance.

L'*hydrate d'amylène* donne de bons résultats; à la dose de 2 à 5 gr., procure au bout d'une demi-heure un sommeil d'assez longue durée; mais il faut augmenter bientôt la dose jusqu'à 6 et 8 gr.

Si, exceptionnellement, aucun de ces soporifiques n'agissait, on pourrait recourir au *paraldéhyde*, au *somnol*, au *dormiol*, enfin au *chloral* ou au *chloralose*; mais on proscrira l'opium et tous ses dérivés, les neurasthéniques ayant trop de tendance à prendre l'habitude des poisons. Il est superflu d'ajouter qu'en aucun cas on ne recourra à la morphine, quelles que soient les doléances des malades et de leur entourage.

Quant aux bromures, dont on a usé et abusé, ils ne rendent aucun service aux neurasthéniques.

Si, malgré l'emploi de tous les soporifiques, l'insomnie demeure rebelle, c'est qu'il s'agit d'une forme tenace de la neurasthénie et qui sera de longue durée; le diagnostic lui-même peut être ébranlé, car une telle insomnie peut dépendre d'une affection encéphalique plus grave.

Les *vertiges*, phénomène le plus angoissant de la neurasthénie, sont malheureusement de ceux contre lesquels la thérapeutique est la plus désarmée. Seule, la *noix vomique* paraît exercer une action sédative. On la prescrira sous forme de teinture ou d'extrait, à faibles doses d'abord, et, si elle est bien tolérée, on augmentera progressivement ces doses, pour les réduire ensuite de façon décroissante et recommencer à nouveau, s'il y a lieu.

Ce que nous avons dit des *troubles digestifs* observés chez les neurasthéniques permet de prévoir la difficulté, pour ne pas dire l'impossibilité, d'établir une thérapeutique médicamenteuse efficace. De fait, il sera toujours préférable de s'abstenir de médicaments, leur action sur les troubles digestifs étant souvent illusoire. Tout au plus, se permettra-t-on quelques prescriptions anodines ayant surtout pour but de donner satisfaction au malade.

L'asthénie digestive sera combattue avec plus de succès par les stimulants d'ordre physique, comme les exercices méthodiques, l'électrothérapie, le massage. Nous parlerons plus loin du régime alimentaire.

Les mêmes remarques sont applicables aux *troubles intestinaux*. Toutefois, lorsque la constipation est grande, lorsqu'elle se prolonge, il est bon de la combattre. Mais il est de la plus haute importance de s'opposer à l'emploi permanent des laxatifs et surtout d'un même laxatif. Les neurasthéniques ont toujours tendance à en abuser. Très préoccupés de leurs selles, ils se complaisent à en mesurer la quantité et à en apprécier la qualité. La moindre irrégularité les déconcerte et les inquiète; pour assurer un fonctionnement intestinal qui les satisfasse, ils augmentent les doses de laxatif ou ils en prolongent indéfiniment l'emploi. Ce n'est pas sans dommage pour la muqueuse de l'intestin ni pour ses réactions. Enfin, le même laxatif longtemps employé tend à perdre de son efficacité et l'on ne peut impunément en augmenter les prises.

Il faut surveiller attentivement le fonctionnement intestinal d'un neurasthénique. Sans ajouter trop de crédit à la théorie de l'auto-intoxication d'origine intestinale, on ne perdra jamais de vue le vieil adage médical qui recommande d'« assurer la liberté du ventre ». Le neurasthénique doit être délivré de ce souci, d'autant qu'il s'agit souvent d'une véritable *phobie de la constipation*.

On conseillera donc les laxatifs, mais à doses modérées, avec de fréquentes interruptions, et surtout on s'ingéniera à les varier. Mieux encore : on alternera l'emploi des *laxatifs*, des *suppositoires* et des *lavements*, en représentant au malade la faute qu'il commettrait en n'usant que des uns ou des autres, sans laisser reposer son intestin. De temps à autre, un bon purgatif n'est pas inutile : eau de Montmirail, eau de Rubinat, sans oublier l'huile de ricin, de préférence aux poudres drastiques qui, sous formes de pilules ou de cachets faciles à prendre, risquent de passer à l'état d'habitude.

Mieux encore que les médicaments, les massages abdominaux et les exercices, la marche notamment, remédieront à la constipation. Et, par-dessus tout, une discipline méthodique de la défécation est en mesure de ramener la régularité des selles.

Régime. — Des volumes ont été consacrés au régime des neurasthéniques. Une telle abondance de recettes diététiques suffit à prouver qu'aucune d'elles n'est vraiment efficace. L'observation clinique le confirme amplement.

D'abord, il n'existe pas un régime applicable à tous les neurasthéniques. Bien plus, il n'est nullement démontré que tout neurasthénique doive être soumis à un régime.

« Le régime alimentaire n'a certainement rien de sacramentel, comme le voudraient les partisans fanatiques de la méthode. Il peut et doit subir des modifications suivant les cas; rien de dangereux comme les systèmes. » (Brissaud.)

Cependant, jamais on ne vit prôner davantage les régimes. Aujourd'hui, tout le monde au régime : c'est une mode, une tyrannie. Il est temps de s'insurger contre une pratique, qui n'est pas seulement abusive, mais dont on constate souvent les méfaits. On doit d'autant plus énergiquement réagir, qu'à l'heure actuelle les malades, — et même les gens bien portants, — avec ou sans l'assentiment médical, montrent une avidité singulière pour les régimes. Il y aurait plus que de la faiblesse à encourager ce snobisme thérapeutique, sorte d'épidémie psychopathique aux atteintes de laquelle les neurasthéniques sont tout spécialement exposés, et qui ne peut avoir pour eux que de fâcheuses conséquences, au physique comme au moral.

On aura donc la franchise de leur dire que les condamnations aux nouilles, aux purées, aux compotes à perpétuité, prononcées si libéralement aujourd'hui, et acceptées d'ailleurs avec une résignation merveilleuse, paraîtront aussi démodées demain que les prescriptions de l'antique pharmacopée où figuraient la corne de cerf et la poudre de vipère.

Est-ce à dire que le neurasthénique ne doit pas être dirigé dans son alimentation? Bien au contraire, cette direction est indispensable; mais elle doit être appropriée à chaque cas particulier; c'est affaire de jugement, et non de système. Exiger la régularité des repas, accorder à chacun d'eux le calme et le délai nécessaires pour que la mastication, l'insalivation, la digestion soient correctes, prohiber les aliments indigestes, la surabondance des plats, les mets trop épicés, les viandes faisandées, en un mot, éviter le surmenage d'un tube digestif incapable, comme l'individu tout entier, d'efforts durables et soutenus. Mais se borner à ces grandes règles et, en tenant compte des répulsions et des préférences individuelles, s'ingénier à varier l'alimentation pour stimuler l'appétit du malade, pour égaliser le fonctionnement glandulaire et favoriser les échanges nutritifs. En traçant son programme diététique, le médecin ne doit pas rougir de paraître s'entendre à la cuisine. Qu'il donne même des recettes pour la préparation de tel ou tel plat, qu'il établisse, d'accord avec le malade, des menus à l'exécution desquels ce dernier prenne de l'intérêt. C'est un bienfait que de dériver l'attention d'un neurasthénique de ses maux vers sa nourriture. Autant de pris sur l'ennemi.

Cette tâche est souvent malaisée; elle exige à coup sûr plus de réflexion, plus d'ingéniosité que la prescription automatique d'un régime préétabli, sinon tout imprimé à l'avance. Et il y a plus de mérite pour le médecin, comme aussi plus d'avantages pour le malade, à procéder de la sorte. De ce régime-là, le neurasthénique tire plus de profit qu'à ingurgiter, systématiquement, des kilomètres de macaroni arrosé de bouillon de légumes.

La surveillance de l'alimentation est surtout nécessaire lorsque les troubles de la nutrition générale sont très accentués. Si l'amaigrissement est rapide, si l'appétit fait complètement défaut, si l'asthénie générale est extrême, il est de toute urgence d'y porter remède. C'est alors qu'on peut parler de suralimentation, à condition, bien entendu, que celle-ci soit réglée de façon progressive, car on s'entraîne à manger comme à toutes choses. Le neurasthénique a grand besoin d'être soutenu dans cet entraînement. Le difficile au début est d'obtenir de la régularité, ensuite de la persévérance. On y parvient à grand renfort d'encouragements.

Lorsque à la suralimentation on ajoute le repos absolu et même la claustration, on réalise le traitement prôné par Weir-Mitchell qui, dans les formes graves où prédomine l'atonie gastro-intestinale, donne des résultats excellents. C'est le *régime de l'épinette*, comme disait Brissaud, qui réussit toujours lorsqu'on veut provoquer un engraissement rapide en peu de temps.

A l'égard des boissons on s'est montré aussi trop sévère. Éviter les excès d'alcool, c'est un conseil universellement profitable aux neurasthéniques comme à tout le monde; mais supprimer systématiquement le vin à ceux qui ont l'habitude d'en boire modérément, c'est une privation imposée souvent sans motif valable. Le vin sera donc permis, coupé d'eau et en faible quantité, comme aussi la bière ou le cidre, sauf indications spéciales. Et de même pour le café, après le repas de midi; de même aussi pour le thé s'il est une boisson ordinaire. Bien entendu, le soir, surtout chez les insomniques, les excitants seront supprimés; on les remplacera par des infusions calmantes de tilleul ou de camomille qui serviront à faire absorber les soporifiques.

Quant au tabac, il est clair que l'abstention est préférable; mais si le malade se contente de fumer modérément après ses repas, et si l'état du cœur ou des voies respiratoires n'est pas une objection formelle, on se montrera indulgent pour cette distraction favorite dont la privation serait plus attristante que salutaire. L'abus seul doit être condamné.

Isolement. — Dans les formes graves de la neurasthénie, surtout quand les troubles psychopathiques prennent une importance croissante, quand les phobies se multiplient, quand le « malade s'immobilise, s'annihile et impose à tous la tyrannie de son encombrante passivité, qu'il n'a plus de volonté ni d'énergie pour rien, si ce n'est pour se plaindre et rabâcher les mêmes interminables doléances, alors l'isolement s'impose (Brissaud) ». En tout cas, il devient indispensable de séparer le malade de son entourage, indispensable pour celui-ci comme pour celui-là. Les neurasthéniques profondément déprimés, les anorexiques, les phobiques, les anxieux doivent être isolés sans retard et la séparation du milieu familial s'impose d'autant plus que ce milieu donne plus de preuves, « soit d'une tendresse exagérée, soit d'une indifférence désobligeante, soit d'une inintelligence irritante de ses malaises et de ses souffrances (Ballet) ».

Cet isolement peut être absolu dans un établissement où le neurasthénique sera soumis en même temps aux traitements physiques ou médicamenteux qui lui sont nécessaires, et où des interventions psychothérapiques permanentes hâteront les progrès de sa guérison. Car, quoi qu'on fasse, et quel que soit le neurasthénique, le traitement moral retrouve toujours ses droits. Il n'est pas permis de méconnaître l'adjonction fréquente aux troubles fonctionnels d'un élément psychopathique contre lequel il faut lutter, lutter sans trêve, en prodiguant les bons conseils et les encouragements. *HENRY MEIGE.*

NEURASTHÉNIE (TRAITEMENT ÉLECTRIQUE). — Le traitement électrique de la neurasthénie doit comprendre un traitement général, de fond, et un traitement symptomatique ; ce dernier ne doit pas être négligé à cause de l'importance que le neurasthénique attache à ses symptômes prédominants.

Traitement général. — Au premier rang, il faut placer la *franklinisation* ou électrisation à l'aide des machines statiques. On commencera toujours par des séances courtes de bain ou de douche statiques ; 5 à 6 minutes avec un faible débit ; ces séances auront lieu d'abord tous les jours, puis, lorsqu'on aura tâté la susceptibilité du malade à ce mode d'électrisation, si les premières séances sont bien supportées, on arrivera progressivement à des séances de 15 et même 20 minutes, qu'on fera tous les deux jours après le premier mois de traitement. L'électricité statique est un tonique du système nerveux qui réussit dans la majorité des cas. Sous son influence, le sommeil s'améliore rapidement, la fatigue du matin cède ; l'électrisation statique seule suffit souvent à faire disparaître la céphalée, l'asthénie cérébrale et musculaire, les vertiges. Quelques électrothérapeutes remplacent l'électrisation statique par l'*effluvation bipolaire de haute fréquence.*

Lorsque le neurasthénique accuse des symptômes dépendant d'un trouble de la circulation périphérique ou de la sensibilité de la peau, il est préférable d'utiliser comme traitement général le *bain hydroélectrique* où tout le corps est en contact avec l'eau électrisée (courant galvanique, faradique ou sinusoïdal) ou le *bain à 4 cellules* si ces troubles sont localisés aux extrémités des membres.

Chez les neurasthéniques, avec hypertension artérielle consécutive à l'auto-intoxication, il sera préférable d'employer comme traitement général les courants de haute fréquence sous forme d'*autoconduction.* Les séances seront d'une durée de 5, 10 puis 15 minutes, au bout d'une semaine. Après un traitement de 15 à 20 séances, on constate une accélération des échanges organiques, une élimination plus grande par le rein des produits de déchet, une diminution de la tension artérielle. Par ces effets hypotensifs, les courants de haute fréquence sous forme d'autoconduction constituent, par excellence, le traitement préventif de la sclérose artérielle des neurasthéniques arthritiques.

Traitement symptomatique. — Dans le choix du traitement général nous avons dû nous occuper déjà des symptômes dominants; il en est de plus certains auxquels il faut opposer une thérapeutique spéciale.

Contre la *cérébrasthénie* on emploiera le *courant galvanique* stable avec deux électrodes placées l'une sur la nuque, l'autre sur le front : intensité, 2 à 3 milliampères pendant 5 minutes. Les troubles gastro-intestinaux seront traités par le courant galvanique, la faradisation ou l'électricité statique suivant le cas et d'après la technique indiquée dans le chapitre spécial à ces affections.

L'*impuissance génitale* sera traitée par les frictions et les étincelles statiques faites le long de la colonne vertébrale et au niveau du périnée. On peut aussi utiliser l'action du courant galvanique ou sinusoïdal dans le bain périnéal hydro-électrique ou le bain à 5 cellules.

Toutes ces applications locales doivent compléter chaque séance d'électrisation générale.

Le traitement électrique appliqué avec méthode donne dans le traitement de la neurasthénie des résultats remarquables. Mais le traitement doit être suivi avec une grande régularité pendant un mois dans les formes légères, pendant deux et trois mois dans les formes plus graves. Dans les cas rebelles où, après trois mois, on n'a obtenu qu'une amélioration, il est bon d'interrompre le traitement pour le reprendre après un mois de repos. Mais souvent l'amélioration s'accentue pendant cette période de repos.   *F. ALLARD.*

NEUROFIBROMATOSE GÉNÉRALISÉE (MALADIE DE RECKLINGHAUSEN). — Affection congénitale et souvent héréditaire caractérisée par un syndrome cutané (tumeurs de la peau, tumeurs des nerfs superficiels, pigmentation), s'accompagnant presque toujours d'insuffisance psychique ou de troubles fonctionnels, et quelquefois de déformations osseuses susceptibles d'atteindre un degré extrême.

Les *tumeurs de la peau* sont en nombre très variable; il peut y en avoir plusieurs centaines. La plupart sont de petits fibromes mollasses, sessiles, correspondant ou non aux extrémités des nerfs.

Souvent l'une de ces tumeurs acquiert des dimensions considérables (*tumeur majeure*); certaines peuvent être accompagnées d'un épaississement pachydermique des téguments devenus brunâtres et verruqueux; dans quelques cas rares, les téguments épaissis forment des replis atteignant jusqu'à 20 et 50 centimètres de hauteur (*dermatolyse*).

Il peut y avoir des fibromes des muqueuses.

Les *tumeurs des nerfs superficiels* (nerfs intercostaux, nerfs des membres) sont des nodules fibreux ordinairement de petite dimension. Souvent ils ne soulèvent que faiblement ou même pas du tout les téguments et leur constatation est difficile (inspection à jour frisant, palpation attentive). Souvent même ils n'existent absolument pas, ce qui a fait contester la légitimité du terme de neurofibromatose; beaucoup d'auteurs préfèrent appeler l'affection maladie de Recklinghausen (1882); cette dénomination ne préjuge rien quant à la localisation des fibromes ni quant à la nature si discutée de la maladie.

Par contre, il peut arriver que les tumeurs des nerfs prennent un notable développement et occasionnent, par la compression qu'ils exercent sur le nerf, des douleurs et quelquefois des troubles de la motricité ou de la sensibilité objective.

Les névromes, au lieu de former simplement des nodules individualisés, peuvent envahir la continuité du nerf et de ses branches. Le processus aboutit à la constitution d'une masse fibromateuse plus ou moins considérable englobant un réseau de nerfs épaissis et noueux. Cette masse entraîne, bien entendu, les téguments qui la recouvrent. On a comparé le tout à des paquets de vers, à de la ficelle pelotonnée, que l'on pourrait palper à travers les parois d'un sac (*neurofibromatose plexiforme*, P. Marie).

La *pigmentation cutanée* se présente sous la forme de *nævi* pigmentaires planes, de couleur café au lait, rarement pileux. Ces taches ont quelquefois un rapport évident avec l'innervation. Leur dimension ne dépasse ordinairement pas quelques centimètres carrés; mais quelques-unes peuvent avoir une étendue plus considérable; on a même vu cette *mélanodermie* recouvrir la plus grande partie de la surface du dos (Feindel), de la surface du corps (Joffroy).

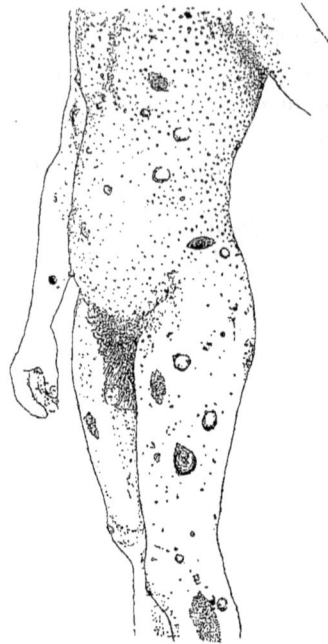

Fig. 147. — Neurofibromatose.

Il existe en outre une pigmentation lentigineuse qui couvre d'une ponctuation serrée la nuque et les aisselles. La ponctuation est plus lâche sur le reste du corps qui peut présenter par contre encore des nævi autres que les pigmentaires.

Le lentigo de la neurofibromatose épargne le visage, qui offre souvent une coloration terreuse ou jaunâtre très spéciale.

Les *symptômes cérébraux* consistent en une asthénie générale, en un développement insuffisant de l'intelligence et de la mémoire. Parfois des anomalies psychiques et même des troubles délirants ont été notés.

Les *troubles fonctionnels* doivent être distingués en général (attaques hystériformes ou apoplectiformes, etc.) et en effets pouvant être rapportés à la compression exercée par des fibromes sur des parties profondes du système nerveux. On a observé le syndrome des tumeurs cérébrales du fait de neurofibromes à l'origine des nerfs craniens (Raymond et Cestan), la paraplégie par neurofibromes médullaires (Spillmann), le syndrome sclérose latérale amyotrophique du fait de neurofibromes étagés sur la série des racines spinales (Zinna), des phénomènes variés dus à la présence de fibromes sur les gros nerfs (sciatique, etc.).

La *dystrophie osseuse* semble être assez générale quoique ordinairement peu marquée. Souvent on remarque seulement que les sujets sont de petite taille, qu'ils sont légèrement cyphotiques ou scoliotiques. Mais on a vu la déformation osseuse atteindre un degré considérable, et en même temps la consistance du squelette modifiée d'une façon telle qu'on pouvait la comparer à ce qui se produit dans l'ostéomalacie.

Il y a peut-être lieu de rapprocher ces troubles squelettiques d'une certaine hypofonction génitale se manifestant par la frigidité manifestée par beaucoup de neurofibromateux de l'un et de l'autre sexe.

Diagnostic. — Il se fait d'après le syndrome cutané; il n'offre aucune difficulté dans les cas complets; il suffit de penser à l'existence de la maladie de Recklinghausen pour la reconnaître.

Mais les cas frustes sont extrêmement fréquents; en l'absence de tumeurs, la pigmentation, jointe à des symptômes accessoires, permet encore de fixer le diagnostic (Thibierge).

Celui-ci n'est souvent utile que pour préciser la nature des symptômes étrangers en apparence à la neurofibromatose; c'est d'ailleurs dans ces cas qu'il est susceptible de présenter son plus grand intérêt. On aura occasion de le faire en recherchant la nature d'une tumeur encéphalique qu'on aura localisée à la base, ou lorsqu'on s'efforcera de démontrer que certaines néoformations cutanées sont des névromes plexiformes. La transformation d'un neurofibrome en sarcome est une éventualité fréquente; la constatation de quelques éléments séméiologiques de la maladie de Recklinghausen. servira à expliquer pourquoi un innocent fibrome, opéré parce que simplement gênant, aura récidivé sous une allure maligne avec une déplorable facilité.

Nature. — Les conceptions anciennes concernant la nature de la maladie de Recklinghausen n'ont pas entraîné la conviction. Son origine nerveuse, son origine ectodermique (Brissaud), ses relations avec une diathèse fibreuse hypothétique, etc., ont été soutenues par les uns et en même temps combattues par les autres.

Peut-être y a-t-il lieu de concevoir autrement la nature de l'affection. En raison du trouble constant de la pigmentation qu'on y observe, on s'est demandé s'il n'y aurait pas de rapport entre elle et les surrénales (Révilliod); la frigidité des sujets d'une part, les altérations du squelette de l'autre, posent la question de quelque altération ovarienne ou testiculaire; enfin le fait dûment constaté de la coexistence de la neurofibromatose et du myxœdème (Meige et Feindel) font entrevoir la possibilité d'une dysthyroïdie. Toutes ces considérations prises ensemble tendraient à faire considérer la maladie de Recklinghausen comme une *dystrophie d'origine polyglandulaire*, opinion probablement conciliable avec les théories précédemment soutenues.

Ces considérations ne sont pas dépourvues d'intérêt au point de vue du traitement, au moins prophylactique, de la neurofibromatose (traitement des parents, traitement des sujets devant être opérés d'un fibrome cutané, traitement de l'arriération mentale chez des enfants mélanodermiques ou neurofibrodermiques, etc.). Il serait ainsi possible de réduire de prétendus stigmates physiques et psychiques de la dégénérescence chez des individus notoirement inférieurs qui ne sont peut-être que de simples dystrophiés.

E. FEINDEL.

NÉVRALGIES. — Les névralgies sont des douleurs plus ou moins violentes que l'on observe sur le trajet d'un nerf sensitif ou d'un nerf mixte. Cette définition s'applique surtout aux nerfs céphalo-rachidiens, les viscéralgies étant généralement décrites à part. Tantôt liées à des altérations anatomiques des nerfs ou des centres, tantôt rapportées à de simples troubles dynamiques, les névralgies ne doivent pas être considérées comme des entités morbides, mais seulement comme des syndromes. Le nerf trijumeau, les nerfs intercostaux, le nerf sciatique sont les plus fréquemment intéressés.

Symptomatologie. — Débutant généralement brusquement, quelquefois précédée par des phénomènes de paresthésie, la douleur occupe toute la sphère de distribution d'un nerf ou seulement une branche soit en totalité, soit plus rarement par points séparés; c'est une douleur essentiellement *paroxystique*. Pendant les paroxysmes, tantôt continue, tantôt constituée par une série d'élancements, elle prend dans certaines névralgies (N. du trijumeau, N. du sciatique) une intensité extrême, comparée par les malades à une sensation de rongement, de broiement, ou de brûlure. Ces crises spontanées ou provoquées par un mouvement, un effort de toux, une pression, un frôlement de la peau, une sensation de froid, etc., durent de quelques minutes à plusieurs heures.

Entre les crises, il reste généralement un endolorissement profond, des sensations de fourmillement ou de picotement; parfois, dans le domaine du nerf, on trouve des zones d'hyperesthésie ou même des zones d'hypoesthésie ou d'anesthésie dans le cas de névralgies anciennes. Certains points sont particulièrement douloureux à la pression (Valleix); ils correspondent aux endroits où :

1° Un tronc nerveux émerge d'un canal osseux;

2° Un filet nerveux traverse un muscle ou une aponévrose pour se rapprocher de la peau;

3° Un nerf devient très superficiel et repose sur un plan résistant contre lequel il peut être aisément comprimé;

4° Le nerf se divise et abandonne un ou plusieurs rameaux;

5° Les rameaux terminaux d'un nerf viennent s'épuiser dans la peau.

On a décrit également un point apophysaire, au niveau de l'apophyse épineuse de la vertèbre au-dessous de laquelle sort le nerf atteint (Trousseau).

Ces points douloureux sont inconstants. D'ailleurs les névralgies ne se présentent pas toujours sous un aspect aussi schématique; souvent la douleur ne suit pas rigoureusement le tronc nerveux et, surtout au moment des crises, envahit le territoire de nerfs voisins ou éloignés. Dans la névralgie intercostale, elle ne correspond pas toujours au trajet du nerf intercostal, et dans la névralgie sciatique, par exemple, il n'y a pas toujours superposition entre les territoires douloureux et la distribution de ce nerf (Pitres et Vaillard).

Aux troubles de la sensibilité, qui constituent essentiellement le syndrome névralgie, peut se joindre une série d'autres phénomènes. Pendant les crises on observe parfois des troubles vaso-moteurs et sécrétoires, pâleur, puis rougeur de la peau avec sensation de chaleur, augmentation de sécrétions glandulaires (larmoiement, salivation dans la N. de la 5e paire), ralentissement du pouls, émission d'urines nerveuses, et des troubles moteurs, secousses musculaires, crampes dans des muscles innervés par le même nerf (nerf mixte) ou par un nerf voisin. Dans les cas anciens, plus rarement dans les cas aigus, peuvent survenir des troubles trophiques, décoloration des poils, pigmentation de la peau, œdème, éruptions (V. Zona), hypertrophie du périoste et des os, atrophie musculaire, etc. : il s'agit plutôt de symptômes de névrite que de symptômes de névralgie proprement dits.

Evolution. — L'évolution est des plus variables, tantôt limitée à un rameau, tantôt prenant successivement toutes les branches d'un nerf ou même d'un plexus, la névralgie peut suivre une marche aiguë ou chronique. La guérison est annoncée par la diminution de fréquence ou d'intensité des paroxysmes : les récidives ne sont pas rares. C'est une affection apyrétique; les phénomènes généraux, quand ils existent, dépendent de la maladie qui lui a donné naissance.

Le pronostic varie avec l'affection causale; souvent très bénin, il sera dans certains cas très réservé, la persistance de la douleur pouvant rendre le malade impotent ou entraîner des désordres intellectuels (fréquence du suicide dans la névralgie du trijumeau).

Diagnostic. — On devra faire le diagnostic avec différentes manifestations douloureuses du tronc ou des membres.

Les *douleurs pseudo-névralgiques*, douleurs permanentes avec paroxysmes, que l'on observe surtout dans les compressions de la moelle et de ses racines, sont fréquemment *bilatérales*, tandis que les névralgies sont plutôt *unilatérales*; elles suivent moins les troncs nerveux et ne présentent pas les points de Valleix. Le diagnostic est souvent des plus difficiles.

Les *douleurs fulgurantes* (tabes, polynévrite, compression de la queue de cheval) sont généralement bilatérales. Elles consistent, ainsi que *les douleurs en ceinture* ou *en broche* des tabétiques, en une série d'élancements qui suivent rarement dans toute sa longueur le trajet d'un nerf déterminé. Les points de Valleix manquent.

La *rachialgie* (méningites spinales aiguës, variole), surtout marquée dans la région lombaire de chaque côté de la colonne vertébrale, sans les points de Valleix, a une localisation trop spéciale, même quand elle s'accompagne d'irradiations à type pseudo-névralgique dans les membres inférieurs, pour être confondue avec une névralgie.

Les *algies centrales* (v. c. m.) des neurasthéniques (topoalgie de Blocq, algies centrales ou psychiques de Huchard) sont des douleurs continues avec exacerbations à la suite d'un changement d'attitude, d'une émotion, ou sans cause appréciable, siégeant en un point très limité, ou occupant une zone de quelques centimètres de diamètre (tête, coccyx, cou, colonne vertébrale, etc.). Elles ne répondent à aucun territoire limité anatomiquement ou physiologiquement et ne sont généralement pas augmentées par la pression. La pression des nerfs de la région n'est pas douloureuse. Dans l'*akinesia algera* (Mœbius) (v. c. m.), syndrome observé chez les neurasthéniques et les hystériques, les sensations douloureuses ne se produisent qu'à l'occasion de mouvements volontaires.

Dans les *myalgies* (lumbago, pleurodynie, torticolis, rhumatisme musculaire), les douleurs siègent sur le trajet d'un muscle et sont augmentées par sa contraction.

Les *douleurs ostéocoques* des syphilitiques sont souvent symétriques et présentent des exacerbations nocturnes.

Le diagnostic étiologique des névralgies est des plus importants, puisque de lui dépendent le pronostic et le traitement. La névralgie n'est qu'un syndrome : aussi n'acceptera-t-on le diagnostic de névralgie essentielle que sous toutes réserves.

La névralgie peut reconnaître une cause locale portant sur le tronc ou sur les branches du nerf (plaies, traumatismes, compressions, dilatation variqueuse des veines, tumeurs, névrites), ou sur les racines et sur les centres (plutôt pseudo-névralgies). D'autres fois on la rattachera à l'état général du malade : altération du sang (chlorose, cachexie, convalescences), goutte, tuberculose, rhumatisme, maladies infectieuses (impaludisme, fièvres éruptives, fièvre typhoïde, grippe, syphilis, leucémie, blennorragie), intoxications (mercure, plomb, tabac), neurasthénie et hystérie (topoalgies à type névralgique).

Enfin certaines névralgies ont pour point de départ des lésions d'organes éloignés. Head a montré que des affections viscérales pouvaient donner lieu à des douleurs ou à de l'hyperesthésie de la peau dans des régions définies sous forme de points ou de bandes bien délimitées; mais ces zones sympathiques, dont l'existence est très discutée, ne sont nullement superposées aux champs de distribution des nerfs périphériques.

Pitres a indiqué le moyen de reconnaître, par des injections de cocaïne, le siège exact des altérations matérielles ou dynamiques d'où partent les excitations qui provoquent et entretiennent la névralgie et dont la connaissance est souvent d'une importance capitale pour le traitement. Quand l'irritation algésiogène part des extrémités terminales des nerfs de la région endolorie, l'injection pratiquée *loco dolenti* suspend momentanément la douleur. Quand les douleurs résultent de l'irritation des troncs nerveux, elles ne sont pas modifiées par les injections pratiquées sous la peau des régions endolories ou sur le trajet du nerf malade au-dessous du point où il est altéré, elles s'apaisent au contraire si l'injection atteint le nerf audessus de ce point. Les névralgies d'origine radiculaire ou médullaire ne sont pas influencées par les injections précédentes; quand elles siègent dans la moitié inférieure du corps, elles sont momentanément suspendues par les injections intra-arachnoïdiennes lombaires. Dans les névralgies réflexes, les injections, sans action *loco dolenti* ou le long du tronc nerveux, calment rapidement la douleur quand elles sont faites dans les points où se trouvent les foyers d'irritation qui l'entretiennent par voie réflexe, bien que souvent ces points ne soient pas douloureux (névralgie faciale calmée par le badigeonnage avec une solution de cocaïne de végétations adénoïdes par exemple). Dans les topoalgies neurasthéniques ou hystériques, cette méthode donne des résultats trop contradictoires pour qu'on puisse en tirer une conclusion.

Le réveil de la douleur par la palpation du tronc nerveux serait plutôt le fait d'une N. d'origine périphérique que d'une N. d'origine radiculaire ou médullaire. Enfin son exacerbation sous l'influence des *secousses de la toux*, notamment dans le cas de N. cervico-brachiale ou de N. sciatique, fera penser à une localisation radiculaire de la lésion (Dejerine, Sicard).

Traitement. — Indications générales. — Traiter la maladie causale : chlorose (ferrugineux), paludisme (quinine et arsenic), rhumatisme (salicylate de soude), nervosisme (antispasmodiques, hydrothérapie), diabète, syphilis, etc.

Traitement symptomatique. — Contre le symptôme douleur :

Révulsion : froid : sachets de glace, pulvérisations d'éther, chlorure de méthyle en pulvérisations (en surface et non en profondeur) ou en stypage (pulvérisation sur un tampon de ouate que l'on applique sur la peau (quelques secondes), pulvérisations de chlorure d'éthyle.

Chaleur : compresses chaudes, sac d'eau chaude, cataplasmes. Bains de chaleur radiante lumineuse (appareils de Dowsing).

Ventouses sèches et scarifiées, pointes de feu, électricité.

Sinapisme, thapsia, vésicatoire.

Teinture d'iode, nitrate d'argent.

Topiques, calmants ou irritants : pommades, liniments : belladone, jusquiame, ciguë, chloroforme, térébenthine, camphre, menthol, gaïacol, salicylate de méthyle.

Médication endermique : morphine (un centigramme sur le derme dénudé par un vésicatoire).

Médication hypodermique : morphine, cocaïne, antipyrine, chloroforme (injections profondes), eau bouillie, sérum, bleu de méthylène. Injections sous-cutanées d'air (1/5 à 1/2 litre).

Injections intra-arachnoïdiennes dans la région lombaire. Injections épidurales : cocaïne (0 gr. 005 à 0 gr. 015), sérum (pour névralgie sciatique).

Médication interne : opium et morphine, antipyrine, exalgine, phénacétine, acétanilide, pyramidon, aspirine, acide salicylique, salicylate de soude, aconit et aconitine, gelsemium sempervirens, piscidia erythrina, valériane, oxyde de zinc, phosphure de zinc, bromhydrate et valérianate de quinine, café, caféine.

Hypnotiques : chloral, hypnal, sulfonal, trional, véronal.

Électricité ; galvanisation. Employer de larges électrodes et des courants de faible intensité. On peut soit faire passer des courants ascendants ou descendants le long du nerf, une des électrodes étant placée le plus près possible de son origine, l'autre à la périphérie, soit mettre le pôle positif au niveau du point douloureux et le pôle négatif dans une région indifférente.

Faradisation, soit en mettant les électrodes aux extrémités du nerf, soit en excitant la peau avec le pinceau métallique (très douloureux, à éviter si on craint des lésions de névrite).

Électricité statique avec souffle électrique, étincelle. Bain hydro-électrique. Courants de haute fréquence.

Radiothérapie.

Massage, massage vibratoire.

Hydrothérapie : sudation en étuve sèche et douche froide en pluie (Fleury), douche écossaise (Beni-Barde).

Stations thermales : Néris (hystérie, nervosisme), Bagnères-de-Bigorre (neuro-arthritisme, irritabilité nerveuse), Luxeuil (chlorose, anémie), Plombières (nervosisme, rhumatisme), Eaux-Chaudes (rhumatisme), Aix (goutte), Luchon (goutte, syphilis, herpétisme), Lamalou (tabes), Bourbonne (traumatisme), Bourbon-l'Archambault (rhumatisme), Cauterets (rhumatisme), Dax (rhumatisme), La Bourboule (anémie, paludisme), Saint-Gervais (nervosisme), Saint-Sauveur (nervosisme).

Traitement chirurgical : Névrotomie, névrectomie, élongation, hersage.

BRÉCY.

NÉVRALGIES (TRAITEMENT ÉLECTRIQUE). — Le traitement est différent suivant qu'il s'agit d'une névralgie franche aiguë, ou d'une névralgie chronique.

Dans *la névralgie aiguë,* qui survient en général à la suite du froid humide, il faut utiliser l'électricité comme moyen *de révulsion.* L'électricité sous différentes formes constitue, en effet, le révulsif le plus parfait, tant par son innocuité absolue que par la facilité avec laquelle on peut en graduer l'action. Le moyen le plus simple est le pinceau faradique qu'il faut appliquer sur une peau bien desséchée par une poudre absorbante (amidon ou lycopode). On utilise comme pôle actif le pôle négatif qui est le plus excitant ; on promène le pinceau sur tout le territoire innervé par le nerf malade, en utilisant un courant progressivement augmenté jusqu'à la limite de la tolérance ; l'opération ne peut être prolongée au delà de quelques minutes ; elle produit un soulagement qui peut durer 8 à 12 heures, puis la douleur réapparaît modifiée, moins vive et souvent déplacée ; l'opération est renouvelée le lendemain.

Mais il existe d'autres modes de révulsion électrique ; les étincelles frankliniennes, les étincelles des courants statiques induits, les effluves de haute fréquence et de haute tension.

On a donc le choix entre plusieurs procédés de révulsion électrique ; le premier (le pinceau faradique) donne des résultats moins rapides, mais il a pour lui la simplicité ; il est à la portée de tous les médecins et peut être appliqué au lit du malade ; les autres procédés sont d'une efficacité plus constante et plus rapide, mais exigent une installation particulière et le transport du malade au cabinet du médecin électricien.

Ces procédés de révulsion, applicables sur les membres et le tronc, ne sont pas tolérés sur la tête.

Il faut alors avoir recours soit au souffle statique qui produit souvent une action sédative remarquable, soit à l'application de rayons violets et ultraviolets (V. PHOTOTHÉRAPIE).

Névralgie chronique. — Il faut d'abord s'assurer que l'on se trouve en présence d'une névralgie essentielle et non de douleurs névritiques. L'examen électrique nous renseignera sur l'état de la contractilité neuro-musculaire et fixera le diagnostic. Le traitement doit être général et local. Parmi les causes qui ont provoqué ou qui entretiennent la névralgie, il en est plusieurs pour lesquelles un traitement électrique est indiqué (V. le traitement électrique des névroses, des maladies par ralentissement de la nutrition).

Localement c'est le courant galvanique stable qu'il faut appliquer en utilisant l'action sédative du pôle positif.

Une électrode souple de grande surface (300 à 400 centimètres carrés) est appliquée au niveau de la racine du nerf sensitif atteint, c'est l'électrode indifférente. La plaque active couvrira la majeure partie du territoire cutané correspondant au nerf malade ; pour les membres, le moyen le plus simple consiste à les immerger dans l'eau d'un bac communiquant avec le pôle positif ; pour la face on découpe une plaque d'étain suivant la silhouette du malade et on la modèle sur la face en interposant un feutre absorbant épais ou plusieurs couches d'ouate hydrophile bien humectée. On augmente progressivement l'intensité sans variations brusques ; si les douleurs sont violentes, il faudra faire usage d'une intensité moyenne de 0,5 milliampères par centimètre carré d'électrode active et prolonger l'application pendant 30 et même 40 minutes après quelques jours. Si les douleurs sont subaiguës. on peut porter l'intensité à 1 milliampère par centimètre carré d'électrode active, mais ne pas dépasser 20 minutes comme durée d'application.

Séances quotidiennes pendant 5 à 6 jours, puis tous les deux jours.

Ce traitement réussit en général rapidement et complètement, si l'affection n'est pas trop ancienne. Dans les cas rebelles il faut, après un mois de traitement, interrompre pendant 8 à 10 jours pour laisser reposer le malade et juger de l'effet produit pendant cette période de repos : c'est souvent à ce moment que l'amélioration se manifestera ; s'il est nécessaire, on reprendra ensuite le traitement à raison de 3 séances par semaine.

Ce traitement est applicable aux névralgies des nerfs sensitifs ; à la *névralgie du trijumeau*, à la névralgie *cervico-occipitale* et *cervico-brachiale* ; aux névralgies *intercostales*, *lombaires* et *sacrées* (sciatique), et aux *névralgies du grand sympathique* ; sympathique abdominal (*entéralgies*), sympathique ovarien (*ovaralgies*), *névralgie du testicule* qui serait à la fois névralgie sensitive lombo-abdominale et névralgie du sympathique.

F. ALLARD.

NÉVRITES. — Par définition même, la névrite est la réaction des éléments constitutifs du nerf à la toxi-infection. Accessoirement, la réaction est sous la dépendance d'une cause mécanique, d'un traumatisme, d'une compression. La *névrite* ne se différencie de la *polynévrite* (v. c. m.) que par son caractère de localisation, de limitation et par sa *topographie régionale*.

Étiologie. — Pourquoi, chez certains sujets, alors que l'étiologie est la même, le processus toxi-infectieux localise-t-il ainsi ses effets sur un tronc nerveux au lieu de les diffuser, de les éparpiller sur l'ensemble des troncs nerveux périphériques? Sans doute faut-il voir, dans cette électivité un peu spéciale, le résultat d'absorption locale du poison (diphtérie, plomb, etc.), peut-être aussi l'état de moindre résistance, par adultération antérieure du tronc nerveux.

En tout cas, il est logique, au point de vue étiologique, de scinder les névrites en deux grands groupes : les *névrites d'origine traumatique*, *névrites chirurgicales* et les *névrites dites médicales*. Celles-ci sont les plus nombreuses et les plus intéressantes.. Ce sont tantôt les microbes eux-mêmes (bacilles de Hansen dans la lèpre), tantôt les toxines élaborées par les microbes (diphtérie, fièvre typhoïde, tuberculose, pneumonie, grippe. etc.), qui sont responsables des lésions névritiques. C'est encore la longue liste des poisons tels que l'alcool, le plomb, l'arsenic, le sulfure de carbone, etc.

D'*exogène*, l'intoxication peut devenir *endogène*, et se produire alors sous l'influence de certains états morbides, diabète, albuminurie, cachexie, etc.

Lésions. — Les troncs nerveux périphériques sont constitués par des tubes nerveux (fig. 148), groupés en plus ou moins grand nombre. Une gangue conjonctive encercle ces tubes, les maintient en faisceaux, et leur assigne leur topographie cordonale, tronculaire ou ramusculaire. Tissu conjonctif, vaisseaux sanguins, vaisseaux lymphatiques, voisinent donc au contact du tissu nerveux tubulaire.

A) *La réaction violente, brutale*, de ce tissu conjonctif, *la diapédèse vasculaire* rouge et blanche, *l'hypertrophie* des troncs nerveux, l'altération *secondaire* des tubes nerveux, telles sont les lésions histologiques qui caractérisent la *névrite interstitielle*, d'origine traumatique, par infection directe, suite d'une plaie septique et suppurée, par exemple.

B) Au contraire, la désagrégation *primitive* de la gaine de myéline (fig. 149), la *prolifération des noyaux* segmentaires, l'amin-

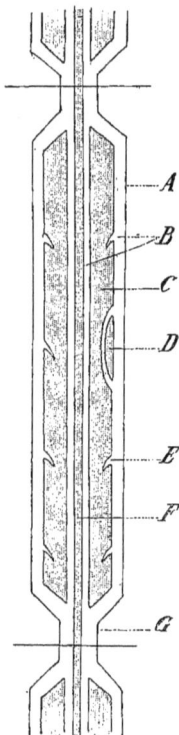

Fig. 148. Fig. 149.

Fig. 148. — Schéma d'un segment inter-annulaire d'un tube nerveux périphérique : *A*, gaine de Schwann ; *B*, protoplasma ; *C*, myéline (protoplasma sélectionné); *D*, noyau; *E*, incisures de Lantermann (enclavement du protoplasma au sein de la myéline ; *F*, cylindraxe; *G*, étranglement inter-annulaire (arrêt de la myéline, continuité du protoplasma et du cylindraxe).

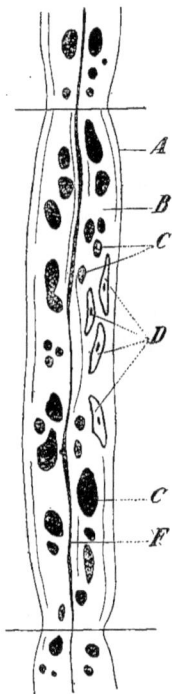

Fig. 149. — Névrite dégénérative, type wallérien. Figure très schématique destinée à montrer la prolifération des noyaux *D*, la fragmentation de la myéline en boules *C*, l'altération et les flexuosités du cylindraxe *F* au niveau d'un segment inter-annulaire.

cissement, la *fragmentation du cylindraxe*, avec *peu de réaction conjonctivo-vasculaire*, sont les signes histologiques, témoins d'une *névrite paren-*

chymateuse dégénérative, type wallérien — forme la plus commune.

On a assigné comme processus de première étape à cette névrite dégénérative le processus dit de *névrite segmentaire périaxile* (Gombault). L'altération se limite sur une même fibre, sur un même tube, à un ou quelques-uns des *segments inter-annulaires* (d'où le nom de segmentaire), et n'intéresse que le protoplasma et la gaine de myéline *respectant le cylindraxe*, d'où l'épithète de périaxile).

Les processus de réparation. — Quand les lésions ne sont pas irrémédiablement destructives (section, écrasement, toxi-infection brutale), les processus de réparation apparaissent au bout d'un temps variable, de quelques semaines à quelques mois. C'est aux dépens des cylindraxes eux-mêmes du bout central supérieur, et non par différenciation intra-protoplasmique des cellules de Schwan, que se fait la régénération. Les cylindraxes poussent des pointes (cônes d'accroissement), qui vont à la recherche des gaines de Schwan anciennes, et s'en servent comme tuteurs directeurs. La théorie opposée de l'auto-régénération des nerfs, c'est-à-dire de la régénération aux dépens du bout périphérique privé du trophisme de sa cellule d'origine, ne paraît reposer sur aucune base bien solide (Ramon y Cajal, *Soc. de Biologie*, 11 nov. 1905). (Voir, au chapitre POLYNÉVRITE, les considérations sur le neurone).

Il était intéressant d'insister sur ces faits histologiques. Ils nous montrent le mécanisme pathogénique de la curabilité fréquente des névrites périphériques, et nous permettent de soupçonner *la diversité des types cliniques* suivant la nature de l'agent d'attaque, la durée de l'action agressive, son intensité, etc.

Quelques types cliniques. — Nous n'en synthétiserons que quelques-uns, ceux qui, par leur étiologie ou leur localisation, présentent une certaine autonomie et sollicitent, d'autre part, par leur fréquence, l'attention du praticien.

La névrite saturnine. — La paralysie est une forme commune de l'intoxication chronique par le plomb. Ordinairement bilatérale et symétrique, elle siège avec une remarquable prédilection sur les membres supérieurs, et tout particulièrement sur l'avant-bras (extenseurs). *Le long supinateur reste intact*, et il n'existe aucun trouble de la sensibilité subjective et objective; c'est un type de névrite motrice et amyotrophique, non sensitive.

En raison de ces deux faits : névrite exclusivement motrice, et conservation du long supinateur, il est vraisemblable que la lésion d'origine ne siège pas dans le radial périphérique, mais qu'il faut la reporter plus haut, dans les centres médullaires cervico-dorsaux (Brissaud).

Traitement. — Suppression de la cause toxique. Bains sulfureux. Iodure de potassium à petites doses. Électrothérapie et massage. La guérison est la règle en quelques semaines, quelques mois.

Les mesures prophylactiques seront de rigueur, si le malade ne peut se soustraire à cette source d'intoxication.

La névrite diphtérique. — Les névrites post-diphtériques sont un des symptômes de l'intoxication diphtérique. Elles surviennent généralement chez l'homme deux ou trois semaines après le début de la diphtérie. On peut les réaliser chez l'animal par l'injection de la toxine seule (Roux).

A côté de la *modalité polynévritique*, il existe une forme *localisée au voile palatin* qui est la plus fréquente. « Ce qui caractérise essentiellement la paralysie diphtérique, c'est le rapport remarquable que l'on observe, dans la majorité des cas, entre le siège de l'inoculation diphtérique primitive et celui de la paralysie consécutive, les paralysies localisées frappant toujours la région primitivement atteinte par la diphtérie, les paralysies généralisées débutant le plus souvent par cette région. » (Babonneix, Th. Paris, 1904.)

Au point de vue anatomo-pathologique, les lésions peuvent être à prédominance périphérique ou centrale, ou encore réaliser le type de la cellulonévrite (V. Polynévrite).

Traitement. — Une telle paralysie post-diphtérique est-elle justiciable de l'emploi des injections de sérum, alors même que la sérothérapie aurait été pratiquée antérieurement au moment même de la période angineuse aiguë? Oui, pour la majorité des pédiastres, et suivant l'âge de l'enfant. On ne craindra pas, à moins d'accidents d'intolérance ou d'anaphylaxie, d'injecter de hautes doses de sérum, 20 à 50 c. c. quotidiennement, et durant plusieurs jours consécutifs jusqu'à la rétrocession de la paralysie. Chez un adulte atteint de polynévrite paralytique diphtérique généralisée, à tendance extensive bulbaire, nous avons pu, avec M. Barbé, obtenir la guérison des troubles morbides par l'injection en moins de 30 jours de plus de 600 c. c. de sérum antidiphtérique.

Concurremment à ce traitement intensif sérothérapique, l'électrisation de la région cervicale du vague, ainsi que les injections sous-cutanées de strychnine et les solutions phosphatées seront des adjuvants utiles.

En règle générale, les paralysies vélo-palatines, bien localisées, guérissent en quelques semaines. Mais leur pronostic doit être beaucoup plus réservé si elles sont associées à des signes trahissant les troubles de la fonction bulbaire (arythmie, tachycardie, dysphagie).

La névrite sciatique. — V. Sciatique (Névralgie).

La névrite du trijumeau. — V. Faciale (Névralgie).

La névrite traumatique. — A la suite d'un traumatisme des membres, d'un écrasement, d'une plaie locale infectée, les troncs nerveux avoisinants peuvent s'enflammer. Le processus de névrite interstitielle se déclare, déchaînant à sa suite des crises paroxystiques extrêmement douloureuses.

Avec l'asepsie et l'antisepsie de la région, qui amènent la disparition des phénomènes de suppuration, l'orage peut se calmer, et la guérison se faire, à moins qu'un autre processus ne s'individualise à la suite, celui dit « de la névrite ascendante ».

La névrite ascendante. — Il faut envisager la névrite ascendante, comme le soutient Brissaud, au sens où l'entend Weir-Mitchell qui l'a, le premier, décrite et étudiée (1866), c'est-à-dire d'une névrite ascendante consécutive à un traumatisme suppurant, à une amputation septique, à une plaie extérieure localisée. « C'est *un syndrome de région* d'origine locale, toxi-infectieuse, à marche extenso-progressive, lente et ascensionnelle de la périphérie vers les centres nerveux, avec possibilité cependant de régression et de guérison; syndrome dont sont responsables, au point de départ, le ou les nerfs tributaires du segment traumatisé, et *dont le caractère le plus constant est de s'accompagner de douleurs d'une acuité extrême à crises paroxystiques.* » (Sicard, *Rapport sur la névrite ascendante. Congrès de neurologie,* Rennes, 1905.)

L'ascension névritique reste en règle générale *limitée à quelques centimètres,* 10 à 15 centimètres au-dessus du point causal, et ne gagne pas la moelle, s'il s'agit par exemple de névrite ascendante des doigts, cas le plus fréquent.

Pour expliquer, chez certains sujets, l'intensité croissante des douleurs, leur extension, le branle-bas communiqué aux plexus avoisinants, nous avons invoqué *l'hypothèse d'une action à distance sur les ganglions rachidiens correspondants.* Ce sont ces centres ganglionnaires qui, modifiés, irrités à distance, vont entretenir et étendre les phénomènes douloureux.

Et comme les neurones sont solidaires, au moins fonctionnellement, les uns des autres, *le retentissement sur l'écorce cérébrale* de ces douleurs périphériques viendra ajouter son action au retentissement ganglionnaire rachidien, perpétuant ces algies si épouvantablement douloureuses, et les doublant de phénomènes fréquents d'angoisse et d'anxiété.

Les malades deviendront des phobiques, des obsédés de cure chirurgicale, avec un état mental particulier auquel s'associeront bientôt les troubles psychiques d'une morphinomanie presque inévitable.

Traitement. — Le traitement de la névrite ascendante déclarée est plus d'ordre médical que chirurgical. Cependant, puisque, à son origine, on retrouve surtout les plaies septiques, la première indication est *d'éviter avec un soin tout particulier l'infection du foyer primitif,* et, s'il y a suppuration, de combattre celle-ci aussi hâtivement que possible. Il faut recommander *d'user modérément d'antiseptiques, surtout d'antiseptiques forts au contact des troncs nerveux.* C'est encore au chirurgien de veiller à ne pas emprisonner un tronc ou une branche nerveuse dans une ligature, à rechercher la présence de tout foyer infectieux ou de tout corps étranger au niveau de la plaie, et de procéder à son extraction. La radiographie sera souvent ici d'un utile secours.

Mais quand, après extinction du foyer primitif et cicatrisation de la plaie, les douleurs persistent ou se révèlent avec une intensité progressive, *une opération sanglante ne sera autorisée* qu'au cas de cal hypertrophique, d'hyperostose, de chéloïde volumineuse, de névromes terminaux facilement appréciables au palper. En dehors de ces indications chirurgicales nettement déterminées, le traitement doit rester médical. Toute autre intervention *serait suivie, à peu près fatalement, ou d'échec complet, ou de récidive douloureuse, à brève échéance,* sans parler des délabrements définitifs et des troubles trophiques permanents, consécutifs à ces opérations. La liste lamentable de ces malheureux névritiques obsédés par l'idée fixe de cure chirurgicale témoigne de ces interventions les plus variées : élongation nerveuse, névrotomie (section simple), névrectomie (résection), amputations successives des segments du membre et même résection des racines postérieures.

Si, en désespoir de cause, une décision chirurgicale devait être prise, et

une névrectomie tentée, il faudrait, après mise à nu, explorer minutieusement le nerf, s'assurer par le palper de son état de souplesse ou de dureté,
et ne sectionner le tronc *qu'en partie saine et jamais en région malade*. La
résection des racines postérieures est une opération d'une telle gravité,
avec pourcentage de mortalité immédiate post-opératoire si élevée, que
M. Chipault lui-même semble avoir renoncé à la défendre.

Comment diriger le *traitement médical?*

Soumettre le membre atteint au repos le plus complet, au besoin dans un
pansement approprié; électrothérapie sagement dosée; injections locales
de stovaïne (voir plus haut); opium, aspirine, pyramidon, véronal contre la
douleur et l'insomnie.

La névrite lépreuse. — La constatation des bacilles lépreux, dans l'épaisseur même des nerfs, ne laisse aucun doute sur la cause originelle de ces
névrites. Au cours de *la forme nerveuse*, le lépreux peut présenter, soit des
névrites multiples, souvent bilatérales et symétriques, soit des névrites
localisées au membre supérieur ou au membre inférieur. Les troubles trophiques consécutifs, phlyctènes, mutilations; l'atrophie musculaire de la
main, type Aran-Duchenne; les troubles d'anesthésie si accusés; l'hypertrophie des troncs nerveux; l'exploration du cubital, nerf de réaction de la
lèpre, sont autant de signes qui permettront d'affirmer l'existence d'une
névrite lépreuse.

Traitement. — Ce sera celui de la lèpre en général (v. c. m.), et celui des
névrites douloureuses en particulier.   J.-A. SICARD.

Névrites périodiques. — V. Grossesse (Pathologie).

NÉVRITES (TRAITEMENT ÉLECTRIQUE). — A part le traitement causal qui est
variable suivant la nature de la névrite, le traitement de la paralysie et de
l'atrophie musculaire est le même, quels que soient le nerf atteint et la cause
de la névrite. Le traitement électrique doit répondre à deux indications
primordiales : 1° agir sur le nerf pour hâter sa restauration ; 2° exciter les
muscles pour empêcher leur atrophie, de telle façon que le nerf une fois
régénéré puisse transmettre l'influx nerveux à des muscles capables d'y
répondre.

Dès le début des accidents, après la période pyrexique quand elle existe,
il faut instituer le traitement électrique qui ne présente aucun danger si
l'on a soin de se conformer aux principes que nous allons formuler. On appliquera d'abord le courant galvanique stable ; une plaque large de 100 à 150 c. q.
de surface reliée au pôle positif sera placée dans la partie supérieure du dos
ou dans la région lombaire suivant que la névrite siège à la partie supérieure
ou à la partie inférieure du corps. le pôle négatif sera soit une électrode
ordinaire de forme convenable très humide, soit, quand ce sera possible, un
bain électrode dans lequel on plongera le membre malade de telle façon que
le nerf et les muscles de son territoire soient parcourus par un courant descendant. On amènera progressivement l'intensité à 10 ou 15 et même 20 milliampères suivant la région, pendant 15 à 20 minutes. Si l'atrophie musculaire
est très prononcée on remplacera le courant galvanique stable par le courant alternatif sinusoïdal appliqué dans les mêmes conditions.

On complétera la séance par une application locale sur les points moteurs des nerfs et des muscles. C'est dans cette application qu'il faut être prudent et se laisser guider par le résultat de l'exploration électrique qui devra toujours précéder un traitement de névrite. — Nous avons montré dans le chapitre électro-diagnostic l'importance de l'exploration électrique pour le diagnostic et le pronostic; nous avons aussi signalé les ressources que ces renseignements peuvent fournir dans le choix du courant thérapeutique.

Si le syndrome de dégénérescence est complet avec réaction longitudinale (réaction à distance), on place l'électrode active à la partie inférieure des muscles et l'on excite avec le pôle qui produit le mieux la contraction en faisant des interruptions rythmées au métronome. Si les muscles ont conservé leur excitabilité galvanique au point moteur ou lorsqu'elle revient en cours de traitement, on placera l'électrode active pendant 5 ou 4 minutes sur chaque muscle, en produisant des interruptions rythmées avec, comme pôle actif, celui qui à l'examen électrique avait montré une action prédominante. Enfin, si les muscles répondent encore à l'excitation faradique ou lorsque cette excitabilité apparaît au cours du traitement, on se servira d'une bobine induite à gros fil et avec des interruptions lentes on produira la contraction musculaire pendant 5 minutes sur chaque muscle, en ayant soin de laisser une période de repos égale à la période de contraction.

On s'est bien trouvé aussi dans certains cas de névrites des applications directes de courant de haute fréquence. On se sert du petit solénoïde dont une des extrémités est reliée à une plaque d'étain appliquée sur le groupe de muscles paralysés. Intensité 400 à 500 ma.; durée 10 minutes.

Les séances d'électrisation doivent être faites tous les jours au début, puis tous les deux jours. Dans les cas graves de polynévrites où le traitement doit être continué pendant une ou plusieurs années, on donnera 10 jours de repos complet tous les deux mois.

Le pronostic dépend de la nature de la névrite et du résultat de l'exploration électrique. Les névrites toxiques guérissent en général assez facilement après disparition de la cause et à la suite d'un traitement électrique institué de bonne heure et bien conduit.

Les résultats sont d'autant plus favorables que le traitement a été commencé plus tôt, de suite après la période de pyrexie, quand elle s'est produite. — Il ne faut jamais désespérer du résultat et continuer le traitement, des années s'il le faut; on est toujours largement récompensé de sa persévérance.   *F. ALLARD.*

NÉVRODERMITE. — Brocq a séparé du groupe confus des lichens le processus morbide général de la *lichénification*.

La lichénification consiste dans une infiltration plus ou moins accentuée de la peau, avec exagération de ses plis naturels qui forment une sorte de quadrillage. C'est une lésion banale qui se développe, dans le cours d'une dermatose quelconque ou sans dermatose antérieure, aux points qui sont soumis à d'incessants traumatismes chez des individus prédisposés.

La lichénification, quand elle est secondaire à d'autres lésions cutanées, doit être décrite avec elles.

Primitive ou pure, elle mérite une étude spéciale. Brocq et L. Jacquet l'ont dénommée *Névrodermite*. On peut en distinguer, au point de vue objectif et évolutif, deux variétés, selon qu'elle est *circonscrite* ou *diffuse*.

I. **Névrodermite chronique circonscrite.** — *Lichen simplex chronique* de Vidal.

La névrodermite chronique circonscrite débute par un prurit limité en un point quelconque du corps presque toujours intermittent. Tout d'abord, aucune lésion cutanée n'est visible. Peu à peu, les téguments s'altèrent sous l'influence des grattages; ils prennent une teinte à la fois bistre et rosée, un aspect finement grenu et chagriné; déjà apparaissent par places des minuscules pseudo-papules aplaties, mal délimitées, légèrement brillantes. Ces lésions s'accentuent progressivement.

A la période d'état, la névrodermite chronique circonscrite a la forme générale d'une plaque plus ou moins étendue, de dimensions très variables, où l'on peut distinguer trois zones :

La *zone externe* est rosée ou brun jaunâtre; à son niveau, les papilles du derme ont subi une hypertrophie notable, ce qui lui donne un aspect velvétique : l'on y voit un quadrillage fin et serré constitué par deux séries de sillons parallèles qui se croisent à angle droit ou aigu de façon à limiter des carrés ou des losanges minuscules. Cette zone se confond en dehors avec la peau saine. Elle peut manquer.

La *zone moyenne* est garnie de petits éléments papuleux irréguliers, le plus souvent arrondis, et hérissés de toutes petites saillies correspondant au sommet des papilles du derme hypertrophiées et accolées. Ils sont acuminés ou brillants et aplatis comme des éléments de lichen plan, ou encore recouverts de squames grisâtres, ou d'une croûtelle due au grattage. Roses ou brunâtres, grosses tout au plus comme des têtes d'épingles, ces papules sont disséminées ou confluent pour former une plaque d'infiltration.

La *zone interne* montre le plus haut degré de la lésion. Caractérisée par une infiltration et un épaississement marqués des téguments, elle est rouge ou pigmentée, marquée d'un quadrillage et recouverte d'excoriations ou de squames blanchâtres et adhérentes.

Ces plaques, uniques ou multiples, se développent en un point quelconque du corps, mais surtout sur le cou, la partie supérieure et interne des cuisses, les coudes, le pli interfessier, la partie supérieure et interne de la jambe, le scrotum, les grandes lèvres, la ceinture, etc.

Le caractère majeur de ces lésions est un *prurit* intense, parfois incessant, plus souvent intermittent, qui préexiste toujours à l'éruption et la provoque par l'intermédiaire du grattage. Cette influence du grattage, suite du prurit, sur la production de l'éruption est telle qu'il suffit, comme l'a montré L. Jacquet, d'envelopper la partie malade et de la soustraire pendant quelque temps à toute action des agents extérieurs, pour voir les lésions s'affaisser rapidement.

Quand la plaque disparaît spontanément, le prurit s'atténue, puis cesse, les tissus redeviennent minces et souples.

Les névrodermites chroniques circonscrites durent au moins plusieurs mois, souvent plusieurs années. Elles procèdent par poussées successives. Les récidives sont fréquentes.

Telles sont les *névrodermites pures*, caractérisées par un prurit circonscrit avec lichénification. Mais souvent les névrodermites se compliquent, grâce aux grattages, de diverses pyodermites, impétigo, ecthyma, folliculites, furoncles, abcès profonds, etc.

D'autres fois, les névrodermites se développent secondairement sur

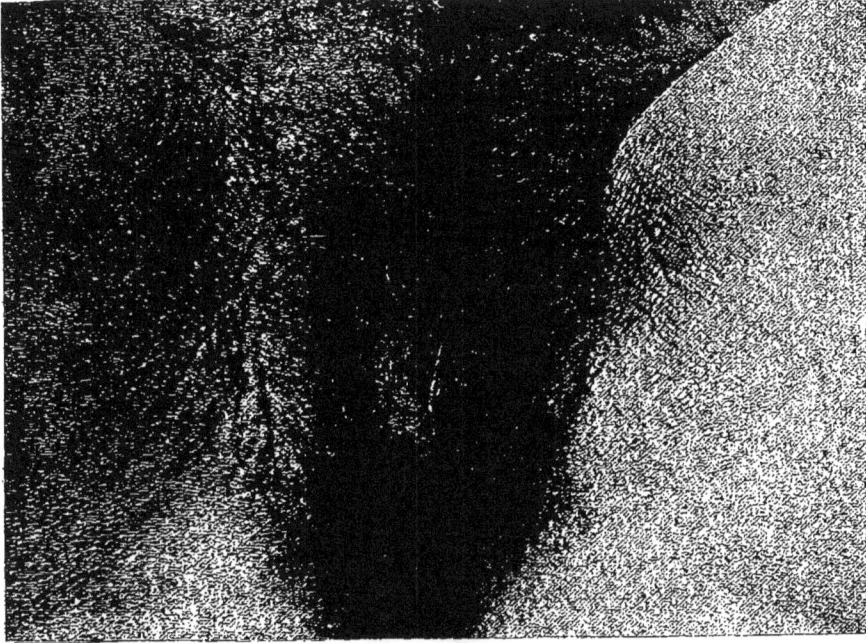

Fig. 150. — Névrodermite chronique symétrique des faces supérieures et internes des cuisses, datant de dix-huit ans. — Spécimen de lichénifications pures sans la moindre complication. (Photographie sans retouches, prise par Sottas, service de L. Brocq, à l'hôpital Broca.)

d'autres dermatoses : impétigo, eczéma vrai et surtout séborrhéide pityriasique ou psoriasiforme.

Elles coexistent assez souvent avec le vitiligo. Elle peuvent enfin affecter une disposition zoniforme.

II. **Névrodermite diffuse.** — Il s'agit toujours bien de la même maladie que le type précédent. Mais le prurit prééruptif, occupant des segments entiers du corps, parfois même presque toute l'étendue des téguments, détermine une éruption diffuse. En outre, le prurit semble perdre en durée et en ténacité ce qu'il gagne en étendue et en violence.

Les lésions cutanées, qui se manifestent comme dans les névrodermites circonscrites, consistent en placards de lichénification assez peu accentués, très étendus, à limites peu précises ; çà et là sont disséminées des pseudo-papules bistrées ou brunâtres, brillantes, assez semblables à celles du lichen plan, qui marquent le début du processus lichénifiant. Les téguments ne sont que très légèrement épaissis.

D'ordinaire, les lésions siègent sur les bras, les avant-bras, les cuisses, la partie supérieure du thorax; mais les parties latérales du tronc, du bas-ventre, le dos et les jambes peuvent aussi être envahis.

Cette névrodermite diffuse, presque toujours aiguë ou subaiguë, beau-coup plus rarement chronique, se produit soit chez des sujets indemnes de toute autre dermatose, soit chez des sujets déjà atteints de névrodermite chronique circonscrite.

Étiologie. — Les névrodermites, où l'on ne rencontre que de simples lésions d'inflammation banale, se développent surtout chez des névropathes ayant des professions sédentaires, sous l'influence de violentes perturbations du système nerveux, de chagrins, d'émotions, de frayeurs, des changements de saisons, des fortes chaleurs, d'intoxications diverses, etc. Elles peuvent coïncider avec des névroses bien définies telles que l'hystérie.

Les sujets qui en sont atteints présentent le plus souvent un tempérament arthritique; on constate même parfois des alternances entre les lésions cutanées et certaines déterminations viscérales, névralgies, bronchites, accès d'asthme, etc.

Diagnostic. — Ainsi, les névrodermites qui apparaissent chez des neuro-arthritiques sont de simples dermites sèches, en placards plus ou moins étendus, évoluant par crises successives.

Elles diffèrent de l'*eczéma* vulgaire par leur mode d'apparition, par la priorité du prurit, la sécheresse absolue de l'éruption; du *lichen plan*, par le peu de netteté de leurs papules, qui ne sont pas polygonales, peu ou pas brillantes et nullement localisées; du *prurigo d'Hebra*, par la fixité de leurs plaques, l'absence de papules pseudo-urticariennes et par leur localisation.

Les névrodermites diffuses ont des rapports étroits avec le *prurit sénile*, qui s'en distingue par l'absence de réaction cutanée; mais, au bout de plu-sieurs années, le prurit sénile peut se compliquer de lésions de lichénifi-cation diffuse pure.

Traitement. — Les indications du *traitement général* des névrodermites peuvent, d'après Brocq, se résumer de la manière suivante :

1° Éviter tout ce qui, dans le genre de vie ou l'alimentation du malade, peut exciter le système nerveux ;

2° Calmer l'excitabilité du système nerveux par des moyens appropriés:

5° Interdire aux malades atteints de névrodermite l'usage du café, du thé, du vin, des liqueurs, de la charcuterie, des poissons conservés, des crustacés, etc. Il est souvent nécessaire d'imposer pendant assez longtemps le régime lacté absolu.

Le malade évitera les émotions, les secousses nerveuses et gardera autant que possible le repos intellectuel. Souvent le séjour à la campagne ou mieux encore dans la montagne à de hautes altitudes suffira pour amender la névrodermite.

Quand le malade ne peut pas changer d'existence ni de milieu, Brocq conseille de le soumettre à un *traitement électrique*, consistant en bains statiques secs, bains à courants sinusoïdaux et surtout effluves de haute fréquence, ou à un *traitement hydrothérapique*, douches sédatives selon la méthode de L. Jacquet.

Les médicaments internes ne donnent pas d'ordinaire de bons résultats. Dans certains cas cependant, d'après Brocq, des préparations de *valériane* et les divers *valérianates* amènent, surtout chez les femmes, une certaine sédation du système nerveux. Les *polybromures* sont parfois nécessaires en temps de crise.

Dans les cas de névrodermite chronique circonscrite, sans indications précises, Brocq conseille l'*arsenic*, administré pendant fort longtemps sous forme de liqueur de Fowler ou de solution d'arséniate de soude :

Arséniate de soude.	10	grammes.
Teinture de belladone	L	gouttes.
Eau distillée de laurier-cerise.	50	grammes.
Eau distillée.	200	—

On atténue le prurit par les moyens habituels (V. Prurit).

Enfin, un traitement général de l'arthritisme, de l'hygiène et les médicaments appropriés, est, dans beaucoup de cas, logique et efficace.

Si l'état de nervosité des malades est vraiment fort accentué, il faut les envoyer aux eaux faiblement alcalines ou à peine minéralisées : Néris, Bagnères-de-Bigorre, Luxeuil, Plombières, etc. Les arthritiques seront soignés à Évian, Contrexéville, Vittel, Martigny, etc. En cas de tendance marquée à des accidents d'eczématisation brusque à type inflammatoire, Saint-Gervais doit être conseillé.

Traitement local. — Pour les névrodermites, les meilleurs topiques sont ceux qui, tout en exerçant sur les parties malades une action médicamenteuse, les couvrent hermétiquement et évitent toute excitation venue de l'extérieur (Brocq).

Quand les surfaces malades sont enflammées, suintantes, croûteuses, il faut les nettoyer et calmer l'irritation soit par des cataplasmes de fécule de pomme de terre, faits à chaud, appliqués froids, soit par des enveloppements humides à l'eau bouillie.

Quand la névrodermite est pure, on prescrit des emplâtres à l'huile de foie de morue appliqués exactement sur les régions malades en bandelettes imbriquées et changés plus ou moins souvent selon que la peau est peu ou pas irritée. On peut incorporer à ces emplâtres 1/10 ou 1/20 de naphtol ou d'ichtyol, ou 1/40 ou 1/60 d'acide phénique.

Si ces emplâtres sont irritants, il faut, après avoir calmé les téguments par les pansements humides ou les cataplasmes, recourir aux emplâtres à l'oxyde de zinc pur, ou salicylés au 1/50, ou ichtyolés au 1/10, etc.

Si, au contraire, ils sont inefficaces, on les remplacera par l'emplâtre rouge de Vidal, des emplâtres à la résorcine au 1/20, à l'huile de cade, à l'acide pyrogallique.

On substitue avantageusement aux emplâtres les colles à la gélatine et à l'oxyde de zinc, dans lesquelles on peut incorporer des substances actives contre le prurit, ou d'épaisses pommades adhérentes par-dessus lesquelles on poudre avec de la poudre d'amidon et, dans les plis, avec du lycopode, du talc ou du sous-nitrate de bismuth.

On peut encore prescrire le glycérolé tartrique de Vidal ou la pommade aux trois acides de Brocq :

Acide tartrique. . . . .   3 grammes.
Acide salicylique.   2   —
Acide phénique   7   —
Glycérolé d'amidon à la glycérine neutre pure (de Price). 74   —

Si ces topiques restent inertes, on peut avec précaution employer les diverses pommades mercurielles à base de calomel ou d'oxyde jaune, les préparations d'huile de cade, d'acide pyrogallique, etc.

Sur les plaques de névrodermite circonscrite, L. Jacquet a essayé avec succès les scarifications linéaires quadrillées pratiquées régulièrement. Lorsque ces plaques se fissurent, on les badigeonne avec des solutions de nitrate d'argent au 1/20, puis on les enduit de lanoline.

Par la radiothérapie, Scholtz a procuré à quelques malades atteints de prurit avec lichénification un réel soulagement.

Les courants de haute fréquence calment aussi beaucoup le prurit.

Dans les névrodermites diffuses, ce qui réussit souvent le mieux, ce sont des onctions simples avec l'axonge fraîche, du cold-cream frais, du cérat sans eau, ou de la vaseline extrêmement pure, suivant les susceptibilités cutanées individuelles.   *FERNAND TRÉMOLIÈRES.*

NÉVROMES. — V. Tumeurs en général et les différents organes.

NÉVROSES TRAUMATIQUES. — Les névroses traumatiques deviennent très fréquentes depuis la loi de 1898 sur la réparation pécuniaire des accidents. Elles donnent lieu à des expertises souvent fort délicates. On sait aujourd'hui que l'hystérie, la neurasthénie et l'hystéro-neurasthénie dites traumatiques ne sont que de l'hystérie ou de la neurasthénie vraies, provoquées, révélées ou aggravées, soit par un traumatisme physique, soit, comme dans les accidents de chemins de fer, les explosions, les effondrements de construction, par le choc moral, l'angoisse, la peur du danger. Quelquefois, les symptômes n'apparaissent qu'après une période de « méditation », huit, dix, vingt jours et même davantage (V. Hystérie), alors que tout danger a disparu et que le sujet n'a pas été blessé.

Exemple : un maçon, huit jours après une luxation de l'épaule réduite immédiatement, fait une monoplégie hystérique persistant pendant dix mois et disparaissant trois jours après la fin du procès qui lui accorde 2000 francs d'indemnité. Autre exemple d'hystéro-neurasthénie : ce chauffeur qui, dans un déraillement, projeté de sa locomotive dans un champ fraîchement labouré, se relève sans aucun mal et sans avoir perdu connaissance, porte secours aux voyageurs, aide à les transporter à la gare voisine, rentre se coucher, reprend son service, et, trois jours après, se réveille en proie à des hallucinations professionnelles où il se voit ensanglanté sur le lieu de l'accident, éprouve une céphalalgie et une rachialgie violentes et devient rapidement un hystéro-neurasthénique incapable de tout travail.

En somme, le facteur *traumatisme* corporel ou psychique peut déterminer, même rétrospectivement, une perturbation nerveuse et psychique qui aboutira soit à un accident hystérique local, soit à une neurasthénie (à prédominance myélasthénique ou cérébrasthénique), soit à une hystéro-neurasthénie, de durée impossible à prévoir. Mais il ne faut pas oublier que, parmi les névroses traumatiques, on range souvent des malades atteints de troubles dus à des lésions de commotion cérébrale ou médullaires, lésions qui peuvent guérir spontanément ou amorcer une maladie du système nerveux, comme le tabes, une myélite, la paralysie générale, la maladie de Parkinson, etc. Et Brissaud insiste sur cette distinction qui n'est pas suffisamment établie dans les recueils de faits publiés par Vibert et Blum : « Les grands traumatismes sont capables de produire à la fois des troubles liés aux lésions matérielles de la commotion et des phénomènes de pure névrose relevant de la neurasthénie simple ou de l'hystéro-neurasthénie. » De sorte que, dans une expertise, il y a trois questions à résoudre pour permettre une solution équitable du procès : 1° le sinistré est-il atteint de névrose pure ou d'une affection hystéro-organique? 2° quel rôle a joué l'accident dans la production de cette névrose? 3° l'affection doit-elle être considérée comme une incapacité temporaire susceptible de guérir complètement, ou doit-on l'assimiler à une infirmité, sous la réserve de reviser le procès et de supprimer la rente en cas de guérison?

1° **Diagnostic différentiel des névroses traumatiques avec les affections organiques.** — Avant de porter le diagnostic de névrose traumatique il faut éliminer : 1° la simulation; 2° une affection organique.

La simulation (v. c. m.) ne peut souvent être dépistée qu'après plusieurs examens minutieux et la mise en observation du sinistré dans un service d'hôpital.

Quant aux maladies organiques, on les éliminera après l'examen complet et méthodique du malade, en insistant sur la recherche des symptômes qui sont presque toujours pathognomoniques d'une lésion et que la volonté est impuissante à reproduire, en particulier : l'œdème de la papille, l'abolition du réflexe pupillaire à la lumière, l'enophtalmie, l'exophtalmie, les réflexes cutanés, les troubles trophiques (circulatoires et sécrétoires), les modifications de l'excitabilité galvanique et faradique des nerfs et des muscles (réaction de dégénérescence).

Les cas d'hystéro-traumatisme donnent lieu aux expertises les plus difficiles (V. Hystérie, Neurasthénie) : voici schématiquement résumés les caractères différentiels des accidents hystéro-traumatiques les plus fréquents (paralysie, contracture, arthropathie) et des mêmes syndromes d'origine organique.

Paralysie par lésion d'un nerf.	*Paralysie hystéro-traumatique.*
Produite par névrite, section ou compression d'un nerf. Suit immédiatement la lésion.	Apparaît après une période de méditation à la suite d'un trauma léger et quelquefois superficiel, distant d'un tronc nerveux.
Paralysie flasque des muscles innervés par le nerf intéressé. Déviation du segment de membre paralysé par action des muscles antagonistes (griffes, etc.).	*Paralysie flasque* ne groupant pas tous les muscles innervés par un nerf, mais limitée à un segment de membre (bras, avant-bras), ou à tous les muscles associés pour certains mouvements d'une articulation (paralysie d'une fonction et non d'un territoire).
Pas de contractures, sauf pour le nerf facial.	*Contractures* précoces, intermittentes ou permanentes.

Paralysie par lésion d'un nerf (Suite).	*Paralysie hystéro-traumatique* (Suite).
Abolition des réflexes, des mouvements associés et des mouvements automatiques (paralysie du phrénique suivie de l'impotence du diaphragme).	*Réflexes* conservés ou exagérés.
Anesthésie et surtout *hyperesthésie* dans le territoire cutané d'un nerf mixte, moins étendue que sa zone de distribution. Disparaît souvent très vite ou peut manquer dès le début.	*Anesthésie* à tous les modes et de tous les tissus. Anesthésie segmentaire, c'est-à-dire indépendante de la topographie nerveuse : elle est limitée par des lignes circulaires d'amputation. Anesthésie en maillot, en gigot, en brodequin, en manchette, en gant.
Troubles trophiques : peau violacée, cyanosée par places. Glossy-Skin.	Pas de troubles trophiques.
Atrophie musculaire rapide. Réaction de dégénérescence. Fixité ou disparition progressive.	Pas de D. R. Mobilité, disparition subite. Transfert.
Paralysie radiculaire totale du plexus brachial.	*Monoplégie brachiale hystéro-traumatique.*
Suit immédiatement un brusque abaissement ou une hyperélévation forcée du bras (luxation de l'épaule, chute sur la main, le bras en abduction, etc.).	Apparaît seulement plusieurs jours après un trauma léger, quelquefois avec peur intense (contusion du bras ou de l'épaule, contusion de l'aisselle, etc.).
Paralysie motrice de tout le membre supérieur, y compris les muscles de la ceinture scapulo-thoracique. Le seul mouvement possible est l'élévation du moignon de l'omoplate par le trapèze (spinal) et l'angulaire de l'omoplate.	*Paralysie flasque* de tout le membre qui pend inerte le long du tronc.
Réflexes conservés.	Réflexes normaux ou exagérés.
Anesthésie à tous les modes du membre supérieur, sauf de la partie supérieure du moignon de l'épaule (domaine innervé par la branche acromiale du plexus cervical) et de la face interne du bras qui est innervée par des rameaux sensitifs des 2e et 3e paires dorsales. Douleurs irradiées le long des troncs nerveux ou exagérées par une pression exercée sur les racines malades.	*Anesthésie à tous les modes* limitée par une ligne d'amputation à la partie supérieure du bras (anesthésie en gigot). Transfert possible.
Troubles oculo-pupillaires : myosis, rétrécissement de la fente palpébrale, rétraction du globe oculaire, dus à la lésion de la première racine dorsale avant le point où elle donne un rameau pour le grand sympathique.	Manquent.
Troubles trophiques très marqués : atrophie musculaire et réaction de dégénérescence.	Exceptionnels. Pas de réaction de dégénérescence. Disparition possible de l'anesthésie par l'application d'aimant. Restauration de la motilité par l'exercice méthodique au dynamomètre qui évoque l'image du mouvement.

Hémiplégie organique par lésion cérébrale en foyer.	Hémiplégie hystéro-traumatique.
Chez des vieillards, par hémorragie cérébrale ou ramollissement (syphilis, cardiopathies).	A tout âge, quelquefois après un coup sur la tête. L'hémiplégie survient du côté contusionné, après quelques jours de méditation.
Ictus apoplectique ou non. Ictus annoncé parfois à l'avance par des vertiges, des parésies, troubles de la mémoire, etc.	Deux périodes : première phase de paralysie flasque qui peut guérir ou passer progressivement à la phase de contractures.
Ictus apoplectique rare. L'hémiplégie survient au réveil, ou progressivement à l'état de veille.	Ces deux phases ne se succèdent pas comme dans les hémiplégies organiques. La contracture apparaît dès le début ou n'apparaît jamais. Il y a quelquefois alternative d'un jour à l'autre de flaccidité et de spasme.
Paralysie flasque de tous les muscles du côté du corps opposé à la lésion, avec intégrité des muscles à mouvements latéraux synergiques (yeux, larynx, thorax, viscères). Paralysie du facial inférieur : le malade ne peut ni siffler, ni souffler. La langue tirée hors de la bouche est attirée du côté paralysé par l'action du génioglosse sain.	Pas de paralysie du facial inférieur (important). La déviation de la face et de la langue est due à l'hémispasme glossolabié.
Le membre inférieur est moins frappé que le supérieur.	Le membre inférieur est plus frappé que le membre supérieur.
La phase de contracture est annoncée par l'exagération des réflexes, et s'accompagne de trépidation épileptoïde.	
Tout hémiplégique arrivé à la phase de contractures peut marcher. Il marche en fauchant, le pied rasant le sol par son bord interne et sa pointe, comme un amputé de cuisse muni d'un appareil (Dejerine).	Le malade marche en draguant (Charcot). Le malade traîne son pied après lui, la pointe du pied et le dos des orteils frottant sur le sol.
Hémi-anesthésie sensitivo-sensorielle complète rare. Elle diminue progressivement d'intensité en remontant de l'extrémité des membres vers leur racine.	Souvent complète. Diminue par segments de membre.
Pas de troubles visuels.	Troubles visuels. Œil hystéro-traumatique.
Aphasie dans l'hémiplégie droite.	Pas d'aphasie dans l'hémiplégie droite.
Troubles trophiques, quelquefois à apparition très rapide : escarres fessières ou sacrées, arthropathies, etc.	
Signe de Babinski : en chatouillant le bord interne du pied, on détermine l'extension du gros orteil (signe de lésion organique).	Manque.
Signe d'Hœsslin. Si l'on soulève le bras d'un hémiplégique organique et qu'on l'abandonne brusquement, le bras retombe immédiatement.	Si l'on fait la même manœuvre chez un hystérique, surtout en détournant son attention, le bras reste en l'air et ne tombe que lentement.

Hémiplégie organique par lésion cérébrale du foyer (Suite).	*Hémiplégie hystéro-traumatique* (Suite.)
Flexion combinée de la cuisse et du tronc (phénomène de Babinski). Si l'on fait placer un hémiplégique organique dans le décubitus dorsal sur un plan horizontal, les bras croisés sur la poitrine, et qu'on lui ordonne de se lever, il se soulève plus ou moins, et le pied du côté paralysé quitte le plan du lit et s'élève plus haut que le pied du côté sain.	L'hémiplégique hystérique exécutant le même mouvement ou bien se met sur son séant, et ses deux jambes restent dans le même plan, ou bien fait exécuter à ses membres inférieurs divers mouvements dans tous les sens.

Paraplégie par lésion médullaire.	*Paraplégie hystéro-traumatique.*
Fracture de la colonne vertébrale.	Trauma léger sur le dos ou chute sur les pieds ou le siège.
Début immédiat, par paraplégie complète.	Début tardif, plusieurs jours ou plusieurs semaines après, par symptômes isolés.
Paraplégie flasque des deux membres inférieurs.	Double monoplégie crurale et non paraplégie à proprement parler.
Anesthésie complète remontant plus ou moins haut sur le tronc.	Anesthésie en double gigot.
Paralysie des sphincters vésical et anal.	Pas de troubles des sphincters.
Escarres sacrées à marche rapide.	Pas d'escarres.
Réflexes exagérés ou supprimés suivant le siège de la lésion médullaire.	Réflexes normaux.
Troubles génitaux.	Manquent.

Coxalgie organique.	*Coxalgie hystérique.*
Début lent, insidieux, par douleur dans le genou, et claudication (signe du maquignon).	*Début* immédiat après le traumatisme, ou après plusieurs jours ou semaines de « méditation ». L'affection s'établit alors brusquement le matin au réveil, ou progressivement en plusieurs jours.
ÉTAT.	ÉTAT.
Douleur spontanée, intermittente, cessant par le repos, limitée à la jointure. Pied et genou normaux.	*Douleur* très vive empêchant le moindre mouvement de la hanche et même de tout le membre inférieur.
Pas de douleurs musculaires ou cutanées. Le malade crie avant qu'on le touche. La douleur réveille souvent le malade pendant son sommeil.	La douleur occupe toute la cuisse, la fesse, et remonte jusqu'à la crête iliaque. Elle occupe la peau et les tissus profonds. Il y a hyperesthésie cutanée (signe de Brodie). Mais la douleur ne réveille jamais les malades.
Contracture surtout limitée aux adducteurs. L'abduction est le premier mouvement limité et douloureux.	Contracture diffuse, étendue à tous les muscles péri-articulaires, quelquefois à tout le membre. Mouvements actifs et passifs impossibles.
Attitude vicieuse : abduction et rotation en dehors. Adduction et rotation en dedans ensuite.	*Attitude vicieuse* variant suivant l'étendue de la contracture. Le membre est rigide comme une « jambe de bois », si tous les muscles sont contracturés.

Coxalgie organique (Suite).	Coxalgie hystérique (Suite).
Atrophie musculaire précoce et très marquée prédominant sur les extenseurs.	Atrophie musculaire rare, quelquefois étendue à tout le membre ou localisée seulement aux muscles du pied.
Exploration sous le chloroforme : la réduction est difficile; la contracture et la rétraction persistent. (Dans une coxalgie organique au début, l'examen sous le chloroforme est souvent négatif.)	La contracture disparaît, l'articulation est mobile dans tous les sens; pas de craquements.
Pas de stigmates hystériques.	Existence de stigmates hystériques.
État général souvent mauvais.	Conservation parfaite de la santé générale.

2° **Applications médico-légales**. — Les névroses traumatiques doivent-elles être considérées comme des incapacités temporaires ou comme des incapacités permanentes? — Lorsque, comme pour les voyageurs de chemin de fer, il s'agit d'accidents soumis à la juridiction du droit commun, le médecin-expert peut demander un long délai avant de fournir un pronostic d'après lequel on indemnisera la victime selon sa situation sociale et les circonstances de l'accident. Il n'y a pas de règles fixes.

Pour les sinistrés couverts par la loi de 1898, la question se complique. La loi n'a prévu que les incapacités temporaires et les incapacités perma_ nentes(V. Accidents du travail, Expertise médico-légale, Incapacités). Or, si les névroses traumatiques doivent rentrer dans la catégorie des incapacités temporaires, il ne serait guère avantageux, dans le double intérêt du patron et du blessé, d'attendre le jour de la guérison, en payant le demi-salaire à la victime. Il s'agit, en effet, de maladies psychiques qui « se fixent » et s'aggravent sous l'influence du retard apporté à la solution de l'affaire. Tous ces blessés, consciemment ou non, convoitent une indemnité pécuniaire qu'ils considèrent comme de légitimes dommages-intérêts; et plus on les fait attendre, plus leurs troubles s'accentuent et plus la neurasthénie inhibe leur intelligence et leur volonté; les hésitations du médecin ne font que confirmer la certitude qu'ils ont de ne jamais guérir. La multiplicité des enquêtes, des examens, des consultations, des expertises développe et entretient chez eux la conviction que leur mal déroute et déconcerte les savants les plus avisés. Si, par malheur, ils sont l'objet d'une démonstration clinique, ils se considèrent, par surcroît, comme des « cas extraordinaires », et cette singulière vanité, qui complique leur névrose, les rend encore plus réfractaires à la psychothérapie de simple bon sens qui doit être la base du traitement (V. Hystérie, Psychothérapie).

Le médecin qui commet la faute de présenter à un public d'étudiants un accidenté du travail rend à celui-ci le pire service. Il pratique sur lui et à ses dépens l' « hystériculture ». C'est ainsi qu'à une époque, encore peu lointaine, où les problèmes de l'hystérie traumatique étaient à l'étude, on avait poussé l'hystériculture à ce point que tous les blessés atteints de cette névrose pouvaient passer à juste titre pour frappés d'incapacité permanente absolue. Au lieu d'affecter, en leur présence, l'espoir, la confiance et la sécurité qu'il convenait et qu'il importait de leur faire partager, on insistait sur la persistance et la gravité de leurs troubles fonctionnels; on s'appliquait à prouver que la paralysie hystérique du bras droit, par exemple, équivalait, au point de vue de la réduction de capacité ouvrière, à la désarticulation de l'épaule droite; on donnait, en un mot, une prime à l'hystérie. Et les sinistrés, victimes du médecin plus que de l'accident, faisaient douter l'expert lui-même de son propre diagnostic; ils tombaient finalement dans un tel état de déchéance physique et morale, qu'on avait beaucoup de peine à ne pas les confondre avec des malades atteints d'une affection organique. Au contraire, comme le dit Brissaud, et cela est surtout vrai de la neurasthénie traumatique, ces névroses guérissent « comme par enchantement, *dans le plus grand nombre des cas*, lorsque les sinistrés touchent l'indemnité que le tribunal leur alloue sur le certificat d'incurabilité délivré par le médecin expert ». Car les rentes inférieures à 100 francs sont rachetables moyennant le capital correspondant, et le blessé préférera recevoir 1000 ou 2000 francs en une seule fois, qu'une pension trimestrielle de 20 ou 50 francs (V. Rentes aux blessés assujettis a la loi de 1898).

Pour que le blessé ait plus de chances de guérir complètement et rapidement, il faut donc le considérer comme atteint d'incapacité permanente, *dès que le diagnostic est confirmé*. Le médecin expert n'hésitera donc pas à évaluer la réduction de capacité ouvrière à 2, 3, 4, 6, 10 pour 100, et très exceptionnellement davantage suivant les cas; et il fixera le jour de la « consolidation » (v. c. m.) de la blessure au jour où son examen lui a permis de considérer l'affection comme médicalement incurable. Mais l'expert fera bien d'émettre une restriction dans le paragraphe de son rapport où le diagnostic sera discuté et de la rappeler dans les conclusions. Afin que cette explication soit intelligible pour les juges et les hommes d'affaires, on pourra s'exprimer ainsi : « *L'affection présentée par le blessé n'est pas causée par une altération anatomique, mais par un trouble de fonctionnement du système nerveux dont il est impossible de prévoir les suites, mais qui peut disparaître spontanément*; en effet, la guérison du trouble dont il s'agit est subordonnée à la bonne volonté et aux efforts du patient. Tout traitement médical ou chirurgical est devenu inutile. Le seul traitement efficace est la reprise du travail qui doit être progressive, méthodique, patiente et soutenue. Dans ces conditions le blessé peut espérer la guérison complète et définitive. Mais il ne saurait l'attendre que de lui-même. »

L'affaire ainsi réglée, comme la revision du procès est ouverte pendant un délai de 3 ans (V. la loi de 1898 à l'article Accidents du travail), de trois choses l'une : le blessé guérit, son état demeure stationnaire ou s'aggrave. Ces deux dernières éventualités, tout à fait exceptionnelles, ne sont à prévoir que pour les sujets âgés.

Dans ce dernier cas, le sinistré peut demander et obtenir une augmentation de pension. Mais s'il guérit quelque temps après la solution du litige, l'assureur doit-il demander la revision? Nous pensons que non, parce que, à la nouvelle qu'il va soutenir un nouveau procès, le sinistré retombera fatalement malade et l'assureur en sera pour ses frais de procédure. Cependant lorsqu'une paralysie ou une contracture hystéro-traumatique guérit spontanément après obtention d'une rente viagère, le responsable a tout intérêt à demander la revision, car la récidive ne se produira pas fatalement avant l'expiration du délai légal des trois ans.

La jurisprudence française a accepté cette interprétation de la loi de 1898 sur ce point délicat des « incapacités qu'on ne peut affirmer ni temporaires, ni permanentes », et les neurologistes, dont l'avis devait guider les médecins et les juges dans cette question, sont unanimes : Brissaud, Grasset, Babinski, et bien d'autres, ont insisté sur la nécessité de régler ces litiges rapidement et de considérer les névroses traumatiques comme des incapacités permanentes, sauf à reviser ensuite le procès, si la guérison survient complète dans le délai prévu par la loi (V. SINISTROSE).

FORGUE et JEANBRAU.

NEZ (EXAMEN). — L'exploration des parties externes du nez se fait comme celle de toutes les parties apparentes du corps. Celle des parties internes constitue la rhinoscopie soit antérieure, soit postérieure. Elle exige un fort éclairage qu'on réalise au moyen du miroir concave fixé au front par un bandeau ou par un ressort (fig. 151).

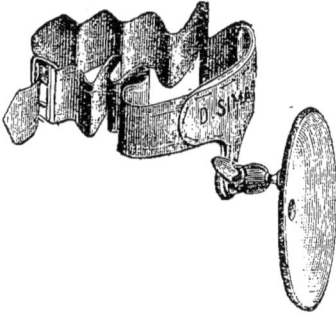

Fig. 151. -- Miroir à bandeau frontal.

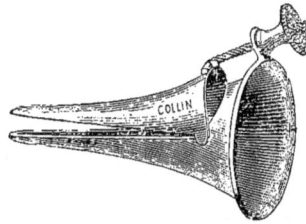

Fig. 152. — Spéculum de Duplay.

La rhinoscopie antérieure exige l'écartement de l'orifice nasal par un spéculum spécial (fig. 152).

L'appareil doit être introduit doucement, d'abord pour ne pas offenser la muqueuse, souvent très susceptible, et aussi pour que rien n'échappe à l'examen des parties externes de la muqueuse, qui sont les plus exposées à l'irritation de cause extérieure, et par suite souvent la cause de phénomènes pénibles dont se plaint le malade.

Le spéculum introduit doit être dilaté lentement et progressivement; le regard explore ainsi la cloison et ses différents aspects, les cornets, les méats, et, dans certains cas, les parties profondes des fosses nasales et le cavum.

La rhinoscopie postérieure se pratique comme l'examen laryngien. Un miroir laryngoscopique, légèrement incurvé, est introduit derrière la luette, glace en haut, la langue étant abaissée par une cuiller ou un abaisse-langue; puis le patient est prié d'émettre le son *ân*, qui abaisse le côté du palais et découvre l'orifice postérieur des fosses nasales ou choanes. On aperçoit le dos du voile du palais, le bord postérieur du vomer, les queues des cornets, la partie postérieure des méats, la base du crâne, la région sphénoïdienne, l'amygdale pharyngée et les orifices des trompes (fig. 153, 154).

Le *toucher* digital du pharynx nasal est assez pénible; il exige une entière asepsie de l'ongle, car la muqueuse pharyngée supérieure est presque inévitablement excoriée, certaines de ses parties étant très tendres et friables Les parties qu'il importe d'explorer, dans les cas de végétations adénoïdes, sont précisément celles qui entrent en contact avec l'ongle, la moins sensible et la plus dure partie du doigt. Cet examen trompe sou-

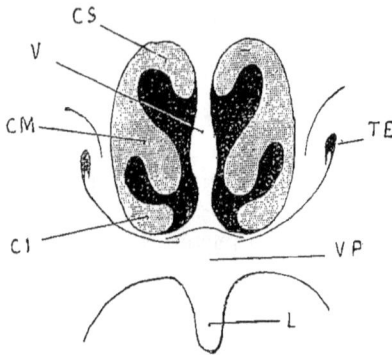

Fig. 153.

Fig. 154.

Fig. 153. — Orifice postérieur des fosses nasales : CS, CM, CI, Cornets supérieur, moyen, inférieur; V, Vomer; TE, Orifice de la trompe d'Eustache; VP, Voile du palais; L, Luette.

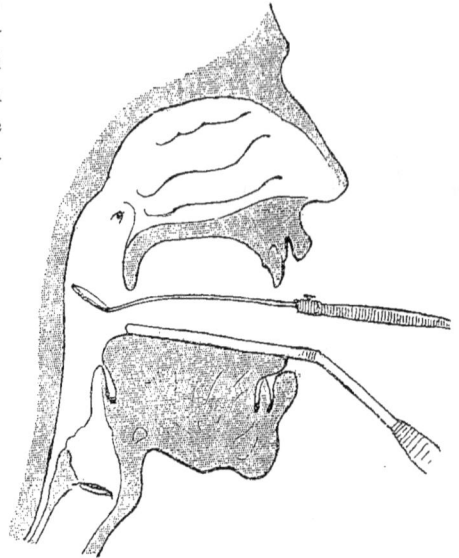

vent quand on n'en a pas une grande habitude, car rien n'est plus variable que le calibre du pharynx nasal et la résistance de ses parois.

Examen des sinus. (V. Sinusites.)

Nez (Réflexes). — Les diverses irritations de la muqueuse nasale peuvent produire, par voie réflexe, l'hydrorrhée, c'est-à-dire la sursécrétion fluide, très abondante, de toute la muqueuse nasale, et même de la muqueuse bronchique, comme dans l'asthme nasal, le rhume des foins, ou inversement une dessiccation très sensible de ces muqueuses, avec tendance aux picotements, à la toux, à l'aphonie, et, par viciation des sécrétions, de l'ozène.

De même, le larmoiement et la congestion de l'œil sont souvent produits par l'irritation nasale.

La *toux réflexe* est fréquemment provoquée par la moindre excitation des parties antérieures du nez.

On a signalé également des troubles dyspeptiques et des troubles utérins, des dysménorrhées purement réflexes d'origine nasale, et inversement (V. Epistasies).

Toux nasale. — L'irritation ou l'attouchement de certains points antérieurs du septum nasal, au niveau du méat moyen, provoquent une toux réflexe, très fréquente dans la rhino-bronchite spasmodique, qui ne cède qu'au traitement (cautérisation sous cocaïne) des points tussigènes et qui est rebelle à tout autre traitement (V. Asthme). *PIERRE BONNIER.*

NEZ (CAUTÉRISATIONS NASALES). — Le nerf trijumeau traverse le bulbe dans toute sa hauteur et se trouve en rapport avec la plupart des centres nerveux régulateurs de la vie végétative.

La muqueuse nasale est donc le lieu d'élection pour l'application de cautères, ou mieux de galvanocautérisations destinées à actionner de façon ou d'autre ces centres bulbaires. Mais les grandes cautérisations nasales, l'expérience le montre, irritent localement le nez et restent sans action sur les régulateurs bulbaires. Au contraire, les petites, superficielles et légères cautérisations peuvent produire, l'expérience l'a également montré, des effets durables et considérables sur l'activité de ces centres. On peut voir ainsi se modifier profondément ou disparaître presque subitement des affections chroniques (V. ÉPISTASIE) comme les entérites, métrites, gastrites, catarrhes bronchiques, nasaux, pharyngiens, migraines, anxiétés, palpitations, rougeurs, troubles cardiaques, hépatiques, urinaires, diabète, albuminurie, œdème, asthmes, troubles cutanés, incontinence d'urine, dysménorrhées, épilepsie, etc.; les troubles moraux et mentaux associés à certains troubles viscéraux, souvent beaucoup moins apparents, disparaissent avec eux; beaucoup de neurasthénies sont dans ce cas.

L'important est que la cautérisation soit très légère; il en faut souvent plusieurs consécutivement. D'une façon générale, plus le centre bulbaire visé est situé bas dans le bulbe, plus la cautérisation doit se faire dans les régions antérieures du nez.   *PIERRE BONNIER.*

NEZ (CORPS ÉTRANGERS).

On a trouvé dans les fosses nasales les corps étrangers les plus divers. Ils sont introduits le plus souvent — chez les enfants — par l'orifice antérieur. Mais ils peuvent aussi pénétrer par l'orifice postérieur — chez les enfants et chez les adultes — dans le vomissement et dans les troubles de la déglutition consécutifs aux paralysies du voile du palais post-diphtériques. Plus rarement, il s'agit d'un corps étranger traumatique. Enfin, exceptionnellement, on a observé des rhinolites formés sur place, véritables calculs des fosses nasales.

Ils siègent le plus souvent dans la partie inférieure large des fosses nasales, s'ils sont introduits par les narines et dans le méat moyen, s'ils ont pénétré par les choanes. Certains corps étrangers peuvent augmenter de volume; on a vu des graines germer. La muqueuse irritée est atteinte d'inflammation chronique; elle peut suppurer; d'autres fois, elle forme des concrétions calculeuses autour du corps étranger, qui constituent des rhinolites secondaires.

Symptômes et diagnostic. — Les symptômes sont au début peu accusés, et souvent le corps étranger est oublié et méconnu pendant des mois et des années. Plus ou moins tardivement apparaissent les signes d'un coryza chronique ulcéreux, fétide, unilatéral, avec obstruction de la fosse nasale, troubles de l'olfaction, de l'audition, douleurs à type névralgique. L'examen rhinoscopique permet alors d'apercevoir, ou de toucher, avec un stylet explorateur, le corps étranger, plus ou moins caché par la muqueuse elle-même altérée. Souvent, plusieurs examens seront nécessaires; la radiographie pourra quelquefois être précieuse pour ce diagnostic. Il y a, dans certains cas, de réelles difficultés de diagnostic et on a pu penser à de l'ozène, à des lésions syphilitiques ou tuberculeuses de la muqueuse, à des tumeurs malignes, à des polypes, surtout à des séquestres osseux pariétaux.

Chez l'enfant, quand personne n'a assisté à l'accident, le diagnostic peut être d'autant plus difficile, que l'enfant cache soigneusement son méfait, lorsqu'il a lui-même introduit le corps étranger dans son nez. Quelques jours après, le nez gonfle, se tuméfie, ainsi que la paupière et la joue ; en même temps apparaît un jetage muco-purulent fétide ; tous ces phénomènes sont unilatéraux. Il faut alors, non seulement interroger l'enfant, mais encore explorer la fosse nasale, où le stylet découvre le corps étranger, au besoin après badigeonnage à la cocaïne, qui facilite l'examen rhinoscopique.

Traitement. — Certains corps étrangers peuvent être extraits directement avec une pince droite ou courbe, une petite curette, un petit crochet. Au besoin, on pourra le repousser vers les choanes, en évitant qu'au moment de sa chute il soit dégluti. Toutes ces manœuvres doivent être très prudentes.

Chez l'enfant, en particulier, l'extraction indirecte peut rendre de très grands services, soit par la simple douche d'air, soit surtout par la douche d'eau. Il suffit d'injecter de l'eau bouillie tiède dans la narine opposée. Au début, il faut assurer un écoulement d'eau très lent, pour que le voile du palais s'élève et se tende et pour que la trompe se ferme ; peu à peu, on augmente la pression et le corps étranger est bientôt repoussé d'arrière en avant par le courant d'eau et refoulé vers la narine d'où il est bientôt projeté. Une seringue, ou un laveur avec canule mousse, seront employés pour cette manœuvre (Félizet).

Enfin, dans des cas exceptionnels, le corps étranger est très solidement immobilisé et on est contraint de l'extraire par une intervention sanglante, en incisant dans le sillon naso-génien pour dissimuler ultérieurement la cicatrice. *PIERRE DESCOMPS.*

NEZ (COUPS DE FEU). — Les armes de fort calibre, les armes de guerre, provoquent par leurs projectiles des lésions qui sont en général d'emblée irrémédiables ; la force de pénétration et la force explosive sont telles, que la mort est rapide, quelquefois immédiate.

Les armes ordinaires de la pratique civile produisent des lésions très diverses, plus ou moins profondes, du nez, des fosses nasales et des régions voisines. Le projectile pénètre, dans les fosses nasales, soit directement, soit indirectement, après avoir parcouru des régions voisines ; il traverse les fosses nasales ou bien s'y arrête. Les désordres qu'il entraîne frappent, de manière variable, squelette, muqueuse, vaisseaux, nerfs. L'étendue et la gravité des lésions diffère, avec le mode de pénétration et le trajet du projectile, sa force de pénétration, la nature de l'arme, la direction et la profondeur du traumatisme et tout spécialement avec la pénétration ou la non-pénétration dans le crâne et l'encéphale.

Symptômes et diagnostic. — Il importe, au point de vue clinique, de rechercher d'abord, aussi exactement que possible, les circonstances précises dans lesquelles l'accident a eu lieu; des conditions dans lesquelles la blessure a été produite, on tire en effet les premiers éléments du pronostic.

Il faut, d'autre part, pratiquer sans retard l'examen local, prudent, des fosses nasales et des régions voisines, pour apprécier, autant que faire se peut, l'étendue des lésions; l'inspection au besoin aidée par l'éclairage et l'examen au spéculum nasi, la palpation, le toucher, seront immédiatement pratiqués. On examinera ainsi les téguments, les cavités, le ou les orifices du projectile, les matières liquides ou solides qui s'en écoulent : sérosité, sang, liquide céphalo-rachidien, débris osseux, matière cérébrale. Mais on ne saurait trop insister sur la nécessité absolue d'un examen prudent. Il faut donc se garder de toute exploration profonde au stylet, ou ne pratiquer cette manœuvre qu'après avoir nettoyé les surfaces traumatisées et toutes les parties ambiantes. Si, au cours de cette exploration, le projectile se présente, on constate sa position; s'il ne se présente pas on n'a pas à le poursuivre. Dans ce cas, en effet, il s'agit non de rechercher le projectile, mais de vérifier d'urgence les désordres qu'il a produits, de désinfecter le foyer traumatique et d'y faire l'hémostase s'il y a lieu. La première indication consiste à ne pas provoquer, par des manœuvres inutiles et dangereuses vers la profondeur, la propagation de l'infection vers des parties peut-être indemnes. Où donc est le projectile? Où s'arrête la traînée septique qu'il laisse derrière lui? A ce moment, il est quelquefois très difficile de le savoir. Certains projectiles arrivant à fin de course peuvent s'arrêter dans la cavité même du nez, s'enclaver par exemple dans les méats. D'autres fois, c'est dans les sinus voisins qu'ils sont allés se perdre : cellules ethmoïdales, sinus frontal, sinus sphénoïdal et surtout sinus maxillaire. Plus tard, lorsque les premiers accidents seront passés, on pourra, s'ils provoquent des troubles, chercher à localiser les projectiles par la radiographie et au besoin les extraire.

Enfin, les signes fonctionnels et généraux peuvent, au moment de l'accident, aider, dans une certaine mesure, à compléter le diagnostic et le pronostic d'urgence. Il faut savoir qu'ils peuvent être très trompeurs; cela dépend des circonstances et surtout du blessé lui-même. Ici, comme dans toutes les blessures graves, il ne faudrait pas établir essentiellement le pronostic sur le degré d'état de shock post-traumatique. En revanche, la permanence et l'aggravation de cet état nerveux sont des symptômes de premier ordre.

Traitement. — En présence d'un blessé atteint d'un coup de feu du nez, que faut-il faire?

S'il existe un état de shock marqué, il y a là une indication d'extrême urgence qui prime toutes les autres et sur laquelle nous n'avons pas à insister ici. On se comportera comme dans tous les grands traumatismes et spécialement ceux de la face et du crâne.

Au point de vue local, l'indication à remplir est très simple : il faut parer à l'hémorragie, si elle est abondante et permanente, et il faut désinfecter le foyer traumatique aussi complètement que possible. S'il y a une forte hémorragie, il est indispensable d'aller lier les vaisseaux qui saignent, lorsque, surtout après pansement, on reconnaît que le tamponnement est insuffisant. Dans des cas particulièrement graves, on a dû aller lier les vaisseaux après débridements et résections osseuses ; c'est ainsi que, dans certains coups de feu de la racine du nez, on a été conduit à faire le rabattement antérieur du nez pour arriver jusqu'à la voûte des fosses nasales et avoir accès sur les vaisseaux de la lame criblée, des cornets ethmoïdaux et de la cloison. Quant à la désinfection du foyer, elle peut nécessiter quelques débridements pour assurer un bon nettoyage et un bon drainage du foyer traumatique ; ce temps du pansement doit se confondre avec l'exploration de la plaie. Si, au cours de ces manœuvres, le projectile se présente, on l'enlève ; mais il ne faut pas le poursuivre systématiquement. Pour désinfecter ce foyer, il faut faire de fréquents lavages, 8 ou 10 fois par 24 heures, par grandes irrigations d'eau bouillie, chaude, mélangée d'un antiseptique, par exemple d'eau oxygénée. Ce lavage s'étendra au nez, aux fosses nasales, au pharynx, à la bouche. On pourra terminer par un tamponnement très peu serré et un pansement sec occlusif. Il est utile de surveiller le pansement de très près, d'examiner chaque fois les liquides et débris divers qui s'éliminent et dont la nature peut aider à compléter le diagnostic et le pronostic.

Les premiers accidents conjurés, il est permis de penser au projectile. S'il reste silencieux et ne provoque aucun trouble, il ne semble guère indiqué de s'en préoccuper. Quelquefois, au bout de plusieurs mois et même de plusieurs années, on voit certains projectiles donner, tout à coup et quelquefois sans raisons apparentes, des accidents tardifs qui nécessitent l'extraction. C'est ainsi qu'on a observé des sinusites maxillaires suppurées, des ethmoïdites purulentes, des ostéites plus ou moins étendues du massif facial. Après radiographie, il faut alors se décider à aborder ces foyers pour enlever le projectile et drainer. *PIERRE DESCOMPS.*

NEZ (FRACTURES). — 1º **Fractures des os propres.** — Les os propres du nez sont rarement atteints dans les traumatismes. Lorsqu'il y a fracture elle est le plus souvent bilatérale et comminutive. Dans les grands traumatismes tout le massif de la racine du nez peut être intéressé en même temps que les os propres, c'est-à-dire le maxillaire supérieur, l'unguis, l'ethmoïde. Le type le plus fréquent est la fracture ouverte avec déchirure de la muqueuse et souvent déchirure des téguments externes, quelquefois écrasement total du nez.

Les symptômes caractéristiques sont : l'épistaxis, l'œdème et l'emphysème sous-cutané de la région et des régions voisines. La déformation est manifeste. La palpation permet de mieux préciser les déplacements ; la mobilité anormale et la crépitation ne seront recherchées qu'avec une extrême prudence pour ne pas augmenter la déformation. Dans les fractures simples, avec minime déplacement et surtout sans déplacement, la recherche des points douloureux permettra de faire le diagnostic avec la contusion simple. Des complications possibles, celles qui sont particulièrement redoutables sont : l'infection, la fracture concomitante de la lame criblée de l'ethmoïde. Des complications éloignées sont à signaler : troubles de la voix, nasonnement, troubles de l'odorat, rétrécissement du canal lacrymo-nasal s'il y a eu fracture de tout le massif de la racine du nez, enfin et surtout déformation. Celle-ci peut être telle, que le nez affecte la forme du nez en lorgnette de la syphilis.

Dans les fractures simples à déformation minime, il n'y a qu'à faire des lavages fréquents des fosses nasales et du massage léger. Dans les fractures à grand fracas, quand la racine du nez est effondrée, il faut soulever, coapter, réduire au mieux les fragments osseux, tamponner après lavage, faire de fréquents pansements pour éviter l'infection et commencer rapidement le massage en surveillant les déplacements secondaires.

2º **Fractures de la cloison.** — Le vomer et la lame perpendiculaire de l'ethmoïde se fracturent très rarement; on observe surtout la fracture du cartilage de la cloison.

La fracture simple du cartilage (Jarjavay), mieux nommée luxation du cartilage sur le vomer (Mollière), consiste en une disjonction de la symphyse qui unit le cartilage médian au vomer. Le glissement de ce cartilage, d'avant en arrière et de haut en bas, sur l'une des faces du vomer, entraîne la disjonction des cartilages latéraux qui se séparent des os propres. Il suit de là que la déformation caractéristique consistera en un aplatissement du nez au-dessous des os propres, avec déjettement latéral de la pointe. L'examen rhinoscopique et l'exploration au stylet confirment le diagnostic. Il est souvent déjà bien établi par la déformation post-traumatique, la constatation d'un défaut de résistance et d'une mobilité anormale du dos du nez, quelquefois même la perception d'une crépitation spéciale du cartilage mobilisé sur le vomer. La douleur, l'épistaxis, les lésions des téguments et de la muqueuse, sont des symptômes d'ordre banal, comme dans tous les traumatismes du nez.

La fracture du cartilage sans déplacement consiste en une fissuration sur place du cartilage médian, formant à droite et à gauche un double hématome, un dans chaque fosse nasale. Ces hématomes suppurent souvent et peuvent entraîner de ce fait des déformations secondaires.

Assurer la désinfection du foyer traumatique, par lavages antiseptiques des fosses nasales en douches répétées, par tamponnement peu serré et fréquemment renouvelé : telle est la première indication. Corriger les déplacements et bien assurer le maintien de la correction : telle est la seconde indication. Elle n'est pas toujours aussi facile à remplir que la première; on a imaginé de nombreux appareils de contention, le plus simple est encore le tamponnement qui sert de support. Le massage sera commencé de bonne heure.   *PIERRE DESCOMPS.*

NEZ (INFLAMMATION). — V. Coryza.

NEZ (LUPUS). — V. Lupus.

NEZ (MALFORMATIONS). — Un grand nombre de malformations peuvent s'observer qui ne sont justiciables d'aucun traitement. Mais les deux cas les plus importants sont l'imperforation et l'atrésie.

L'*imperforation* congénitale peut être due à une membrane qui obstrue l'orifice postérieur des fosses nasales ou à des synéchies. L'introduction du trocart suffit à la vaincre le plus souvent chez le nouveau-né.

L'*atrésie* peut être due à l'insuffisance même du calibre des fosses nasales par arrêt de développement, à l'aplatissement du nez dans le sens vertical ou transversal. Cette atrésie produit les mêmes inconvénients que l'obturation nasale par les végétations adénoïdes (v. c. m.) et est la cause de fréquentes erreurs de diagnostic. Le nez non utilisé par la respiration ne s'est pas développé parallèlement aux autres parties de la face, le pharynx nasal est tout petit, sans aucune végétation, et s'obture en quelque sorte de lui-même à la moindre bouffissure de sa muqueuse.

L'atrésie est encore souvent due à des *déviations* de la cloison, qui, très rarement droite et plane, peut, dans certains cas, surtout par suite de traumatismes datant du jeune âge, être tout à fait déjetée d'un côté, ou formant un S et obturant les deux fosses nasales à des étages différents, ou à des profondeurs différentes. Quelquefois la cloison est *dilatée* en ampoule, tantôt sur ses deux faces, tantôt sur une seule. Très fréquemment, les synéchies sont dues à la rhinite gonococcique qui complique l'ophtalmie ; les rétractions des parties molles de l'avant-nez donnent alors parfois à cet organe l'aspect de l'hérédo-syphilis, quand la croissance du squelette de la face laisse ces parties en retrait.

Dans tous les cas il y a obturation nasale et il faut y obvier. On y arrive par l'excision des parties saillantes, en détachant des copeaux d'os ou de cartilage sous la muqueuse relevée et rabattue ensuite.

PIERRE BONNIER.

NEZ (SYPHILIS). — A) **Chancre de la peau.** — Il a les caractères ordinaires de l'accident primitif, et siège le plus souvent à la partie moyenne du dos du nez, là où le verre appuie quand on boit, aux narines, dans le sillon naso-labial, au bout du nez, sur les ailes du nez. Suivant le siège, l'adénopathie est unilatérale ou bilatérale et se recherche à l'angle de la mâchoire. Il est en général indolent.

Au début, le chancre peut se prendre pour un furoncle, mais l'allure aiguë de ce dernier ne laissera pas s'égarer le diagnostic ; l'épithélioma du nez évolue au contraire beaucoup plus lentement et l'adénopathie est tardive.

B) **Chancre de la muqueuse nasale.** — Il se fixe le plus ordinairement sur la cloison médiane ou sur le rebord de la narine aux points où se font les inoculations et les excoriations par toucher unguéal. Il peut encore se produire au niveau du méat de la trompe d'Eustache ; l'inoculation est directe et due à des sondes contaminées. Le chancre de la muqueuse, peu apparent quand il est postérieur, déforme en général sensiblement le nez quand il est antérieur et forme une masse grise, en champignon, ou au contraire sanguinolente et cratériforme. — Il est souvent douloureux, avec irradiations. — Ici encore l'adénopathie de l'angle de la mâchoire est constante ; et le diagnostic avec le furoncle, d'ailleurs fréquent, du nez, ou le néoplasme, repose sur les mêmes caractères que pour le chancre des téguments.

Le traitement est celui du chancre en général.

C) **Syphilides secondaires de la peau.** — Elles présentent tous les caractères de syphilides cutanées et ne se distinguent par aucun caractère spécial des syphilides des autres parties du visage, qui les accompagnent le plus souvent.

D) **Rhinite syphilitique.** — Chez l'adulte, c'est un catarrhe avec croûtes souvent abondantes au point d'obstruer les fosses nasales et de troubler la respiration.

Chez le nouveau-né, le même coryza se montre dans le mois qui suit la naissance, gênant la respiration nasale et empêchant même la succion. Le catarrhe nasal, quelquefois sanguinolent, irrite les téguments au voisinage des narines, développe de petites ulcérations croûteuses, mais ne déforme qu'exceptionnellement le nez, par lésions de la cloison ou par infiltration des tissus.

D'autres manifestations syphilitiques sur le corps de l'enfant permettront de fixer le diagnostic et d'instituer au plus tôt non seulement le traitement spécifique, mais aussi les mesures prophylactiques indispensables pour la nourrice et pour l'entourage.

E) **Syphilis tertiaire de la peau.** — De petits tubercules syphilitiques s'accumulent, se fusionnent au point de se prendre en masse sur le nez et sur les parties voisines du visage; l'infiltration se fait silencieusement, pendant des mois le nez s'empâte sans trop se déformer d'abord ; les téguments se teintent plus ou moins vivement de rouge, avec desquamation ; les tubercules peuvent s'indurer, se corner, et se résorber, mais le plus souvent le processus aboutit à la fonte, à l'ulcération (*syph. tuberculo-crustacées, tuberculo-ulcéreuses*). Le tissu gommeux se ramollit en général rapidement ; sous les croûtes épaisses, adhérentes, brunes, l'ulcération se fait, parfois profonde, mais indolente presque toujours, laissant après elle des destructions qui peuvent être considérables, défigurant définitivement, tant par la perte de substance elle-même que par le travail cicatriciel.

F) **Syphilis tertiaire des fosses nasales.** — Les lésions tertiaires de la muqueuse attirent peu l'attention, car elles ne sont pas douloureuses et ne provoquent qu'une sensation d'enchifrènement analogue à celui de la rhinite hypertrophique, des polypes ou des végétations adénoïdes du pharynx nasal. Les troubles de la sécrétion muqueuse favorisent souvent l'apparition de l'ozène.

Mais sous cette gêne purement fonctionnelle de la respiration nasale, la charpente du nez peut subir de profondes destructions que le malade ne soupçonne pas, d'une part à cause de leur indolence et, d'autre part, parce que les diverses parties du squelette nasal étant immobiles, rien ne vient signaler leurs défaillances ni même leur destruction, jusqu'au moment où des séquestres s'éliminent, tantôt sans aucune réaction, tantôt, suivant la région, avec de violentes névralgies ou de grands vertiges.

Les perforations de la cloison cartilagineuse sont l'accident le plus fréquent, ainsi que celles du vomer et les lésions de l'ethmoïde. Les parois externes sont rarement affectées. Il faut se rappeler que ces perforations de la cloison peuvent être dues à la tuberculose, ce qui est rare, et aussi à l'érysipèle de la face, à la rougeole et à la fièvre typhoïde.

Plus rarement la sous-cloison est détruite, avec fusion des deux narines et chute de la pointe du nez.

Quand les os propres du nez sont nécrosés, c'est la partie élevée du nez qui s'affaisse, comme aplatie par un coup de marteau sur le plan des joues; la pointe du nez se relève perpendiculairement à la direction de la racine.

Si la cloison cartilagineuse est détruite, le nez s'enfonce dans les fosses nasales, « en lorgnette », tout en restant mobile, mais rétracté par le raccourcissement cicatriciel et le bridement même des téguments. Les synéchies consécutives à la rhinite gonococcique du nouveau-né peuvent réaliser à divers degrés cette déformation qu'accentue la croissance.

La perforation de la voûte palatine est un accident relativement fréquent de la syphilis nasale, et qui peut se manifester presque subitement, le travail de destruction et de séquestration restant parfaitement latent sous la rhinite concomitante. Souvent il y a une sorte d'abcès de la voûte, indolent, que l'on ouvre ou qui s'ouvre de lui-même, et la communication entre la bouche et le nez s'établit quelquefois subitement, sous la poussée de la langue pendant la mastication. La voix est nasonnée, les liquides jaillissent de la bouche dans les fosses nasales.

Ces perforations siègent ordinairement vers la partie moyenne de la voûte, tant dans le sens sagittal que dans le transversal. Elles sont d'abord assez petites, mais grandissent vite et, dans ce cas, le traitement spécifique ne leur permet pas de se combler. Il faut une prothèse ou une opération.

Les exostoses du nez peuvent fermer le canal nasal et provoquer une tumeur lacrymale.

La *syphilis ethmoïdale* peut rester indolente ou au contraire très pénible tant par les irradiations névralgiques que par le vertige. L'ozène est rare dans ces formes de syphilis nasale. La méningite, la phlébite des sinus éclatent parfois avec un appareil formidable, presque soudainement.

Diagnostic. — Les déformations de l'appareil nasal sont assez caractéristiques, mais certaines demandent un examen délicat et elles peuvent rarement se prévoir. La rhinite, en effet, peut être à peine manifeste, tandis que de grands délabrements se préparent. En elle-même, elle n'est guère diagnostiquée que par le contexte d'autres manifestations syphilitiques, ou par l'élimination de fragments de squelette osseux. L'ozène, quelquefois extrêmement prononcé, n'est pas spécifique. Comme dans beaucoup de cas, c'est le traitement qui permet d'affirmer la nature réelle de l'affection, car, s'il est imposé avec une énergie suffisante, il tranchera la question plus vite que toute observation du mal en évolution et pourra éviter un désastre.

Traitement. — V. Syphilis. *PIERRE BONNIER*.

NEZ (TRAUMATISMES). — Les *contusions* du nez n'ont d'effet nuisible que quand elles portent sur la portion rigide, d'abord parce que leur violence retentit sur les organes profonds, et aussi parce qu'elles peuvent donner lieu à des épistaxis abondantes, des ecchymoses étendues, des bosses sanguines et des *fractures* (v. c. m.). Celles-ci se traduisent par un gonflement énorme et rapide, du saignement et quelquefois de l'emphysème. En déplaçant le nez avec les doigts on perçoit souvent de la crépitation; mais le chevauchement des os propres est rare; quand la fracture est horizontale, il y a enfoncement

de la base du nez. La fracture peut s'étendre à la lame criblée de l'ethmoïde,
à la partie montante du maxillaire supérieur, à l'unguis. Ces fractures ne
sont pas rares chez l'enfant, et elles semblent se guérir spontanément, mais
en laissant des déformations internes que la croissance exagérera souvent.

Le traitement consiste à arrêter l'hémorragie et à reconstituer la charpente nasale au moyen de tubes introduits dans les narines, de lamelles de
bois maintenant la cloison, et surtout à aseptiser les fosses nasales pour
prévenir la pénétration profonde des fusées purulentes. Les *plaies* n'ont
de gravité que si elles sont produites par des objets pénétrant sous la voûte
cranienne, ou si elles produisent des décollements considérables avec déformation. La suturation est en général facile. Ces plaies, quand elles sont
profondes, se compliquent facilement d'emphysème. [V. Nez (Coups de feu,
Corps étrangers)].   *PIERRE BONNIER.*

NEZ (TUMEURS). — 1° *Polypes muqueux, myxomes.* — Ces polypes sont généralement implantés à la partie supérieure des fosses nasales et au niveau du
cornet moyen ; ils ne se développent pas sur la cloison médiane, mais peuvent s'y souder par synéchie. Ils sont ordinairement multiples, parfois kystiques, obturent les méats et peuvent émerger par l'orifice antérieur des
fosses nasales, ou même par leur orifice postérieur. Ils sont dus à de la rhi-
norrhée chronique, à du coryza profond et se développent aux dépens du tissu
sous-muqueux, souvent sur un point d'ostéite. Ils gênent la respiration et l'empêchent parfois totalement ; ils sont très hygrométriques et se moulent dans
la cavité nasale, provoquant de sérieux troubles respiratoires, et une foule
de réflexes nasaux (v. c. m.), particulièrement l'asthme et l'emphysème.

Le diagnostic du polype des fosses nasales est en général facile, grâce au
bruit spécial de flottement, de drapeau, que lui imprime la respiration.
L'examen rhinoscopique le révèle assez facilement quand les fosses nasales
ne sont pas trop étroites ou qu'il n'y a pas de fortes déviations de la cloison.

Le pronostic n'est fâcheux que par la facilité des récidives ; il faut aussi
savoir que la reproduction rapide des polypes muqueux est parfois symptomatique d'une poussée ostéo-sarcomateuse sous-jacente.

Le seul traitement est l'ablation au moyen du polypotome, en plusieurs
séances si les polypes sont nombreux, car l'hémorragie vient bientôt combler
le champ opératoire. Les polypes enlevés, il faut cautériser le point d'implantation soit au galvano-cautère, soit avec une solution de nitrate d'argent
ou de chlorure de zinc. Il faut aussi traiter correctement le coryza chronique.

2° *Fibromes.* — Même traitement que les myxomes.

3° *Ostéomes.* — Leurs symptômes sont ceux des polypes, au début ; c'est
en plus des névralgies parfois violentes. Quand la tumeur, dans sa croissance, atteint l'orifice des fosses nasales, sa consistance la distingue du
polype. Sa progression lente, mais continue, défigure peu à peu et produit
des troubles plus ou moins marqués du côté des canaux lacrymaux. Pour
les extirper, ce qu'il faut faire au plus tôt, il faut commencer par les isoler
des tissus voisins, et les extraire à l'aide du davier.

4° Les *exostoses* sont le plus souvent syphilitiques, ou consécutives à la
fièvre typhoïde.

5° Les *enchondromes*. — Tumeurs rares, s'observent surtout chez les sujets jeunes : même traitement que les ostéomes.

6° *Tumeurs malignes. Épithélioma. Sarcome.* — L'épithélioma pavimenteux s'observe surtout au-dessus de la lèvre, à l'entrée des fosses nasales, parfois sur la cloison, ce qui distingue ces tumeurs des polypes tout d'abord. L'ostéosarcome siège plus profondément sur toutes les parois. Les hémorragies sont parfois abondantes et le diagnostic se fera souvent par l'adénopathie de l'angle de la mâchoire.

Leur marche est envahissante et, quand le diagnostic est posé, l'opération est par elle-même déjà très dangereuse, mais elle doit être toujours largement pratiquée. *PIERRE BONNIER.*

NICOTINISME. — V. Tabagisme.

NITRATE D'ARGENT. — V. Argent.

NITRATE DE POTASSE. — Le *salpêtre* est surtout employé comme diurétique ; on l'administre à la dose de 50 centigr. à 6 gr. en cachets et surtout dans une quantité suffisante, 1 litre ou 2, d'une tisane diurétique (chiendent, pariétaire, queues de cerise, etc.). Le salpêtre entre dans un grand nombre de formules diurétiques.

Le *papier nitré* dégage en brûlant une fumée qui soulage la dyspnée des asthmatiques.

Poudre diurétique, poudre des voyageurs (Codex).

Poudre d'azotate de potassium. . . . . 10 grammes.
Poudre de gomme. . . 60 —
 — de guimauve. . 10 —
 — de réglisse. . . 20 —
 — de sucre de lait. 60 —

Faire des paquets de 10 gr. ; délayer, au moment du besoin, un paquet dans un litre d'eau et on agite pour prendre en même temps la poudre mélangée à l'eau.

Cachets diurétiques composés.

Azotate de potasse. . . . 25 centigr.
Poudre de muguet. . . . 15 —
Poudre de fleurs de genêt. 25 —
Pour un cachet ; 4 à 10 par jour.

Tisane diurétique composée.

Azotate de potasse. . . . . } āā 2 gr. 5
Acétate de potasse. . . . . }
Oxymel scillitique. . . . . . . 50 grammes.
Sirop des cinq racines. . . . . 60 —
Infusé de baies de genièvre à 5 0/0. 200 —
En 4 à 6 fois dans la journée.

Cachets diurétiques.

Azotate de potasse. . . . . 50 centigr.
Poudre de digitale. . . . . 05 centigr.
Poudre de scille . . . . . 05 centigr.
Pour un cachet ; 10 à 4 par jour.
E. F.

NITRITE D'AMYLE. — V. Amyle (Nitrite).

NITRITE DE SODIUM. — Agit, par son acide nitreux, sur l'hypertension artérielle ; son effet est plus tardif que celui du nitrite d'amyle, mais il est plus persistant. S'administre à la dose de 5 à 10 centigr. par prise, 5 à 10 fois dans les 24 heures, en solution ou en potion fraîchement préparées.

Solution.

Nitrite de sodium. . . 0 gr. 50
Nitrate de potassium. 1 gramme.
Bicarbonate de sodium. 2 grammes.
Eau distillée . . . . . 150 —
A prendre par cuillerées à soupe dans les 24 heures.

Potion.

Nitrate de sodium. . . 1 gramme.
Eau distillée . . . . . 120 grammes.
Sirop d'écorce d'oranges amères . . . . . 25 —
2 à 3 cuillerées à soupe par jour.
E. F.

NITROGLYCÉRINE (*Trinitrine*). — Sédatif efficace de l'hypertension artérielle (au début des crises d'angine de poitrine, par exemple).

Le médicament étant extrêmement toxique, on ne fait usage que de sa solution alcoolique au centième dont on administre quelques gouttes seulement par jour par voie buccale ou voie hypodermique.

Potion.	*Solution pour injection hypodermique.*
Solution alcoolique de trinitrine au 1/100° . . . . . . XXX gouttes.	Solution alcoolique de trinitrine au 1/100°. . . . . . . XXX gouttes.
Eau distillée . . . . 500 grammes.	Eau distillée . . . . . 10 grammes.
2 à 3 cuillerées à soupe par jour.	Injecter 1/4 de c. c. deux ou trois fois par jour.

E. F.

NOIX VOMIQUE. — V. Strychnées et Strychnine.

NOMA. — V. Stomatites.

NOSOPHOBIE. — Les préoccupations concernant la santé, la maladie et la mort, sont de celles qui viennent le plus souvent assaillir l'esprit des prédisposés. Elles donnent lieu à des paroxysmes d'insécurité anxieuse dont l'intensité varie depuis la simple crainte insuffisamment motivée jusqu'aux phobies les plus obsédantes. Elles sont souvent reliées à des *cénestopathies* (v. c. m.).

Le nosophobe ne craint généralement pas la maladie en soi; il n'est pas *pantophobe* dans le domaine pathologique. Au contraire, il localise sa phobie à quelque cause de maladie (peur des microbes), à un symptôme (*algophobie*, peur de la douleur) (V. Algies), *trémophobie* (v. c. m.), à un effet (*dysmorphophobie*, peur d'être difforme ou défiguré), à certaines maladies (*syphilophobie*, *phtisiophobie*, *lyssophobie*, peur de la rage). Cependant les préoccupations morbides peuvent aussi se rapporter à la mort en général (*thanatophobie*). On observe aussi la *taphéphobie*, crainte d'être enterré vivant.

Toutes ces phobies peuvent dans quelques cas, heureusement très rares, avoir des conséquences extrêmes. Féré a cité un syphilophobe qui finit par se suicider, malgré les assurances les plus formelles que lui donnaient les nombreux spécialistes qu'il avait consultés.

A côté de ces grands nosophobes, nombre de prédisposés sont sans cesse préoccupés de leur santé; ils en arrivent à accepter les remèdes les plus bizarres, même des interventions sanglantes injustifiées. A ces malades le praticien peut rendre de grands services; mais sa tâche sera souvent malaisée.

La difficulté commence avec le diagnostic même de la nosophobie. La plupart des sujets qui se plaignent exagérément de leurs maux sont trop facilement qualifiés de neurasthéniques. Beaucoup même ne dévoilent leur crainte qu'avec répugnance, s'ils ne cherchent pas à la dissimuler. Il faut multiplier les interrogatoires, et, bien entendu, ne se prononcer pour la psychopathie qu'après un examen somatique complet et réitéré (V. Neurasthénie).

On fera aussi des enquêtes discrètes auprès des personnes de l'entourage, en se gardant d'accepter leurs dires sans contrôle, car il y a des familles de phobiques, et surtout des *nosophobies familiales*.

Au point de vue thérapeutique, un premier devoir s'impose : ne point donner de remèdes de complaisance. Ce conseil n'est pas superflu : on peut, en effet, avec les meilleures intentions du monde, se laisser aller à faire des prescriptions anodines dont on escompte l'effet psychothérapique, quand ce n'est pas par amour-propre, pour ne pas paraître désarmé. Mauvaise tactique : tôt ou tard le patient perdra la confiance qu'on cherche à lui inspirer, et ce faisant on risque en outre d'aggraver ses préoccupations nosophobiques.

Ce qui importe, c'est de l'instruire. Il faut lui démontrer l'inanité de ses appréhensions par des explications et par des faits empreints de la vérité scientifique. S'attacher à déraciner de son esprit les erreurs que des racontars ou des lectures maladroites y ont fait germer. Les *idées fixes*, — et la nosophobie est de ce nombre, — ont presque toujours pour point de départ des *idées fausses*. C'est faire œuvre de thérapeutique de s'efforcer de les détruire (V. Psychothérapie).

Les nosophobes, il ne faut pas l'oublier, sont toujours à l'affût des renseignements qui peuvent intéresser leur santé ; ils se mettent en quête des médications les plus nouvelles, les plus fantaisistes. Ils sont une proie toute désignée aux guérisseurs de mauvais aloi. On a le devoir strict de les en avertir.

En définitive, le médecin doit mettre le nosophobe en garde contre lui-même et contre les autres, contre les conseillers bien intentionnés, contre les prôneurs de médicaments merveilleux, contre les médicaments fétiches, en un mot contre toutes les causes qui peuvent exagérer la peur de la maladie et l'appétit immodéré des remèdes.

HENRY MEIGE et E. FEINDEL.

NOURRICE, NOURRISSON. — V. Allaitement.

NOUURES. — V. Rachitisme.

NOUVEAU-NÉ. — Le lecteur se reportera au livre de Pinard sur la *puériculture* du premier âge. Il y trouvera tout ce qui peut être dit sur ce sujet si important dans son apparente simplicité. On ne trouvera ici qu'un résumé de cet enseignement.

I. **Soins à donner immédiatement après la naissance.** — Dès que l'enfant est expulsé, il est classique d'attendre avant de lier le cordon que les battements de celui-ci aient disparu. Aussi l'on prendra garde que le bébé ne se refroidisse pas, car *le froid est l'ennemi du nouveau-né* (Pinard). Sortant de l'utérus, où la température était de 37°, il est subitement plongé dans une atmosphère de 18 ou 20° ; la peau humide est prête pour le refroidissement. Il faudra donc l'envelopper immédiatement. S'il fait froid, on aura allumé du feu dans la chambre de la femme et dans celle de l'enfant, où sera donné le bain et où sera faite la toilette.

Examen de l'enfant. — En attendant la ligature, le médecin s'assurera que tout est normal. Il vérifiera s'il n'existe aucune malformation des membres, des doigts, de la face, de la bouche, des parties génitales et de l'anus ou de la peau. S'il en découvre quelqu'une, il *se gardera bien de l'annoncer à la mère* ; il le dira tout à l'heure à quelque personne de la famille.

Toilette des yeux. — Les yeux seront savonnés légèrement avec du coton et un savon de toilette doux ; puis, après avoir entr'ouvert les paupières avec deux doigts, on fera couler dans les cavités des conjonctives quelques gouttes de jus de citron ou de solution ou d'acide citrique à 5 pour 100, ou de nitrate d'argent à 1 pour 150, ou d'aniodol à 1 pour 1000. Pas de poudre antiseptique comme l'iodoforme.

L'enfant se mettra à crier vigoureusement, mais ces cris se calmeront très rapidement. Ensuite on procédera à la ligature du cordon, et le bébé étant séparé, on l'enveloppera dans une couverture doublée d'un linge sec et on le confiera à quelqu'un de la famille, pas trop près d'un feu de coke ou de charbon, le nouveau-né étant aussi très sensible à la chaleur rayonnante. Ne pas abandonner l'enfant sur un fauteuil de peur que, comme le disait Pajot, quelqu'un ne vienne à s'asseoir sur lui.

Dès que la maman pourra se passer de soins, on procédera au nettoyage, au bain, à l'habillage et au coucher du petit enfant.

Nettoyage et bain. — Il faut que la personne qui se chargera des premiers soins de propreté à donner à l'enfant connaisse d'abord la *manière de le prendre*. Il ne faut le saisir ni par le ventre, ce qui pourrait le meurtrir, ni par les membres supérieurs et inférieurs, ce qui laisserait la tête sans soutien. La meilleure façon de le porter est de saisir les deux jambes d'une main et de placer l'autre sous la nuque, de façon que les doigts arrivent jusqu'à l'épaule et que la petite tête repose sur le poignet et l'avant-bras. On portera le bébé dans sa chambre, où l'on aura allumé du feu si la température n'atteint pas 20°. Allumer du feu de bois autant que possible et supprimer tous les appareils à feu lent, continu ou autre, qui sont dangereux, et, dans tous les cas, n'ont pas le grand avantage de produire une aération de la chambre. La garde aura fait chauffer devant ce feu deux grosses serviettes-éponge et les pièces du maillot qui doivent être en contact avec la peau. Elle se sera procuré une chaise basse et aura posé, à sa portée, une baignoire très propre pleine au tiers d'eau stérilisée à environ 35°, une balance et ses poids, une boîte de coton hydrophile stérilisé, un tube ou pot de vaseline pure stérilisée, un morceau de savon doux dit de bain. Elle posera sur ses genoux le nouveau-né de façon que la tête de celui-ci soit un peu élevée, et son siège tombant entre ses deux jambes, pour qu'aucune chute ne soit possible. Puis, débarrassant le petit corps des linges souillés, on commence le nettoyage par l'*enlèvement de l'enduit sébacé* qui le recouvre, particulièrement dans tous les plis ou creux naturels et sur le cuir chevelu. Cet enduit très adhérent ne pourrait être enlevé par un simple savonnage ; il faut, auparavant, le dissoudre avec un corps gras facilement enlevable, tel que vaseline, huile d'olive ou jaune d'œuf. Il est plus propre de se servir de vaseline stérilisée en tube. On frottera donc tout le corps avec ce corps gras déposé sur un morceau de coton sec, en évitant soigneusement de toucher aux yeux de l'enfant, déjà savonnés et cautérisés tout à l'heure. Donner un soin particulier au cuir chevelu (le nettoyage est plus difficile), et aux organes génitaux de la petite fille.

Bain. — Ce n'est qu'à ce moment qu'on procédera au savonnage dans le bain. *On saisira l'enfant* de la façon suivante : la main gauche placée sous la nuque supportant la tête et la tenant solidement entre les doigts formant Y; la main droite saisissant les deux jambes. L'enfant sera ainsi porté dans l'eau et soutenu seulement par la main gauche, les jambes libres; la main droite procédant au savonnage très rapidement effectué sans toucher aux yeux. Puis, reprenant l'enfant de la même façon, on le roulera dans la serviette-éponge chaude préparée tout à l'heure et préalablement déposée sur les genoux. Quand tout le corps sera bien sec, on procédera au pesage.

Pesage. — La tare du pèse-bébé, ou panier spécial vissé à la place de l'un des plateaux, étant soigneusement faite (car presque toutes les erreurs initiales de pesées viennent de cette tare), on pèsera l'enfant tout nu, ayant simplement recouvert le panier d'une serviette tarée avec celui-ci. La tare se fera avec du plomb ou des morceaux de métal, ou des sous, ou un verre plein d'eau, mais non avec des poids pour éviter toute confusion. On inscrira soigneusement le chiffre obtenu, qui servira de point de départ à la feuille d'accroissement.

Habillement. — Quand l'enfant sera bien sec, on le poudrera avec une poudre fournie par le pharmacien et non par l'épicier. Les tissus de l'enfant sont tendres, se laissent facilement attaquer par les acides gras de la sueur et des produits d'excrétion; c'est ainsi qu'on observera, surtout pendant la grande chaleur, des éruptions miliaires, des érythèmes, des coupures des plis naturels favorisés par la suppression des bains jusqu'à la chute du moignon de cordon. Il faut donc, autant que possible, mettre cette peau à l'abri des fermentations et des inflammations superficielles, de nombreux états infectieux les reconnaissant comme point de départ. Les lavages fréquents vont à l'encontre du but proposé, et il faudra se dispenser de mouiller trop souvent les téguments. Le poudrage aura pour effet de rendre plus facile le glissement des membres dans les premiers vêtements, de donner à la peau plus de résistance aux liquides, et, en certains endroits du corps, comme le siège, d'empêcher la macération trop rapide. Il faudra donc choisir une poudre telle que l'amidon du commerce, qui ne fera pas trop vite un enduit épais. La meilleure (Pinard) est un mélange à parties égales de talc et de carbonate de magnésie finement pulvérisé; ce produit est alcalin, se dissout en partie dans les liquides en les modifiant, et donnera de bons résultats surtout pour le siège. On se trouvera bien également d'enduire ce siège et les parties génitales d'un corps gras non rapidement fermentescible tel que la vaseline simple stérilisée, ou mieux de la lanoline, plus adhérente, avec laquelle la poudre fera une sorte de pâte protectrice.

Deux systèmes de maillot se partagent les faveurs du public médical français. Le maillot dit français et le maillot dit anglais. Dans ces deux systèmes, la partie supérieure du corps est habillée de la même façon : d'une chemisette de toile fine, d'une brassière de flanelle que l'on supprimera en été, et d'une brassière de coton ou de piqué. Le tout sera recouvert d'un petit corset souple qui ne comprimera pas la poitrine, laissera libres les mouvements de la respiration et servira à fixer la petite robe et la partie inférieure du maillot. Jamais les bras ne seront nus, même pendant les mois chauds.

Dans le *maillot français*, après avoir garanti le siège au moyen d'une couche de toile, recouverte d'un carré de tissu éponge destiné à se laisser pénétrer par le liquide, on recouvre les membres inférieurs et le ventre d'un lange de coton doublé d'un lange de laine épinglé au corset, puis replié sur les jambes et fermé au moyen d'épingles de nourrice. Ce système n'est pas mauvais s'il n'est pas trop serré, si les petites jambes sont bien libres dans leurs mouvements. Il aura même l'avantage, la nuit, d'empêcher l'enfant de se refroidir s'il n'est pas changé très souvent.

Avec le *maillot anglais*, au contraire, le bébé sera mis en culotte dès le premier jour : culotte de flanelle, jamais compliquée d'une culotte de caoutchouc qui empêche l'évaporation. Cette culotte recouvrira et fixera les langes, attachés autour du corps et ramenés en pointe entre les jambes et entourant les cuisses. On habillera les jambes et les petits pieds de bas de laine épinglés à la culotte et de petits chaussons tricotés. La seule difficulté du premier habillage sera le passage, dans les manches, des petits membres mous et mobiles. Pour le faire sans grandes difficultés, il faudra les bien poudrer, puis on préparera les brassières l'une dans l'autre et, coiffant les petites mains d'un cornet de papier un peu fort, on fera passer le tout dans la manche. Quand le cornet sera passé, les mains ne pourront s'accrocher, et il sera facile de les saisir. Les personnes expérimentées se passeront facilement de ce moyen en introduisant l'index et le pouce dans la manche par le poignet en plissant fortement les manches et en allant pincer ainsi la petite main.

Quand le haut du corps sera habillé, on *pansera le cordon* (V. Cordon) avec du coton stérilisé sec et on finira l'habillage. Quand le bas du corps sera vêtu, on recouvrira le tout d'une robe souvent double : robe de flanelle et robe de toile. Puis on croisera sur la poitrine un petit fichu souple, ou on attachera autour du cou une petite bavette. On ne met plus actuellement de bonnet.

Berceau. — Ainsi vêtu, le bébé sera porté dans sa chambre. Il vaut mieux qu'il ne soit pas à côté de sa maman pendant un certain temps. Celle-ci a besoin de repos et de tranquillité. Il faudra que cette chambre soit chauffée en hiver jusqu'à 19 ou 20° environ, qu'elle soit sèche et propre.

Puis nous coucherons l'enfant dans son berceau. Ce berceau ne pourra pas bercer. Il ne faut pas donner à l'enfant la mauvaise habitude du mouvement de va-et-vient inutile et insupportable pour les habitants de la maison. Ce berceau ou petit lit aura des rideaux très légers, assez pour laisser circuler l'air pur, d'un tissu assez serré pour empêcher les insectes de s'attaquer au petit corps très sensible aux piqûres.

Éviter soigneusement que l'enfant soit couché à côté de sa mère en dehors des heures de tétée.

Il y aura dans le berceau un matelas de crin, varech, balle d'avoine ou feuille de fougère. Puis un oreiller garni de la même façon. Sur le matelas, une toile imperméable et un drap assez fin. La plaque de feutre est mauvaise, elle se laisse pénétrer d'urine, qui en séchant laisse une vilaine tache jaune et devient ainsi un foyer de saleté malodorante. Au-dessus un autre drap et une ou deux couvertures avec couvre-pieds. On aura chauffé le petit lit avec une boule d'eau chaude soigneusement enveloppée pour qu'elle ne puisse brûler l'enfant.

S'il fait très froid et si le bébé est petit ou prématuré, on mettra plusieurs boules sur les côtés.

Ne jamais coucher le bébé sur le dos, car en dormant il peut vomir et, s'il est sur le dos, risquera de s'étouffer en faisant passer les matières vomies dans sa trachée. Il faura donc le mettre sur le côté en variant de temps en temps la position.

II. **Soins à donner dans les jours qui suivent la naissance.** — Tout ce qui vient d'être dit pour le coucher, l'habillage, le bain, etc., sera naturellement continué pendant les jours qui suivent la naissance.

Alimentation. — On trouvera ailleurs toutes les règles qui doivent présider à l'allaitement, à la façon de régler les tétées pendant les premiers jours, etc. Cependant on ne saurait trop insister sur le danger d'une alimentation trop rapide. Quand l'enfant tète sa mère, surtout si celle-ci en est à son premier allaitement, il ne trouve de nourriture abondante que lorsque la montée laiteuse s'est opérée, c'est-à-dire après le troisième jour au moins. Jusque-là il ne trouve dans le sein que du colostrum. Corps gras, nullement purgatif comme on le croit généralement, mais nourrissant sous un petit volume. Il se trouve que cette période de pauvreté du sein maternel correspond avec l'issue du méconium qui dure deux, trois ou quatre jours. Ce méconium, résidu de cellules épithéliales de l'intestin, de desquamation de muqueuse, de graisse et de bile, doit être expulsé complètement avant que l'intestin puisse digérer. On voit qu'il y a une corrélation étroite entre les deux phénomènes. Pourquoi donc vouloir nourrir artificiellement l'enfant, plus que ne le veut la nature? Pourquoi de l'eau sucrée, de la fleur d'oranger, du lait stérilisé, etc., etc.? Laissons le bébé jeûner ou du moins ne pas prendre plus qu'il ne pourrait trouver au sein de sa mère. Du reste, cette prétendue sollicitude pour l'enfant cache presque toujours l'égoïsme de la garde ou de l'entourage, énervés par les cris. Il faut bien savoir que la suralimentation des premiers jours peut être l'origine d'accidents extrêmement graves.

On réglera donc le bébé dès le premier jour suivant les règles données à l'article ALLAITEMENT.

Méconium. — Le méconium commencera à être rendu tout de suite après la naissance et même quelquefois pendant la dernière période du travail. Il sera rendu pendant deux, trois ou quatre jours, d'abord pur, puis mélangé de quelques caillots caséeux, à mesure que la quantité de lait ingéré augmentera. Il en sera expulsé deux ou trois cents grammes suivant la grosseur de l'enfant, et sera pour lui la cause d'une diminution du poids net. Il ne faudra commencer à nourrir vraiment l'enfant que quand tout le méconium aura été rendu. Ce méconium très adhérent à la peau ne sera facilement enlevé qu'avec un coton enduit de vaseline, les bains étant généralement déconseillés pendant les premiers jours, comme je le verrai tout à l'heure.

Bains et soins de propreté. — On conseille généralement d'attendre que le cordon soit complètement desséché et tombé avant de commencer les bains journaliers. Quand, donc, la cicatrice ombilicale sera complètement faite, on mettra tous les jours le bébé dans un bain chaud, avec les précautions déjà dites plus haut. Il arrive que dans certains cas le bébé a peur dans

l'eau et pousse des cris effrayants tant que l'on ne l'a pas retiré. Ce sentiment de peur vient de ce que les jambes ont été lâchées (Pinard) et il suffit
presque toujours, pour le faire disparaître, de plonger dans l'eau, pas trop
chaude, l'enfant entouré d'une serviette, qui lui donnera le sentiment de la
sécurité.

Change. — Les personnes expérimentées qui soignent le nouveau-né arri-
veront à habituer très rapidement celui-ci à rendre ses matières dans un
vase. Mais cela est l'exception. Ce qui est plus facile à apprendre c'est de
reconnaître, à certains mouvements ou à certains cris, quand le bébé est
sale et réclame d'être changé. Un enfant bien soigné doit être changé
chaque fois qu'il a sali sa couche d'urine ou de matière, et la nuit
il faudra au moins une fois renouveler les couches et le mettre bien
à sec.

Le bébé doit uriner souvent et donner deux ou trois selles dans les
24 heures, selles liées, non liquides, non mélangées de glaires ni de grumeaux. Pour faire le change, il faut mettre l'enfant sur ses genoux, ayant à
côté de soi une cuvette d'eau tiède, du coton, le tube de lanoline et la
poudre, plus toutes les pièces d'un maillot sec.

On essuiera la peau souillée avec du coton sec, ou enduit de vaseline s'il
faut enlever du méconium, puis rapidement on passera un coton humide
pour enlever les dernières malpropretés, sans laver à grande eau, la peau
des nouveau-nés se macérant rapidement. La lanoline facilitera singulièrement l'enlèvement des matières qui n'auront pas adhéré à la peau grasse et,
presque toujours, après un simple essuyage, le siège est net comme s'il
avait été lavé. On remettra donc de la lanoline chaque fois et de la poudre
en surveillant attentivement le pansement du cordon qui ne devra jamais
être souillé d'urine.

Matin et soir le bébé sera savonné légèrement, avec du coton. Ses yeux
seront lavés avec une eau spéciale contenue dans un vase très propre. Puis
il sera soigneusement séché avant d'être rhabillé. On prendra un soin spécial de tous les plis, du cou, des organes génitaux, si souvent le siège d'érythèmes et de coupures. Tous les linges qui viennent d'être enlevés seront
déposés dans une corbeille ou mieux dans un seau émaillé spécial, et non
jetés tout sales sur le marbre de la cheminée, le parquet ou même le tapis :
tous ces linges sales finiraient par infecter le sol de la chambre. Cette précaution hygiénique sera bien plus nécessaire encore si l'enfant a de la diarrhée ou une maladie quelconque.

Constipation. — Le bébé doit se salir une ou deux fois par jour. S'il était
constipé, on varierait la nourriture de la nourrice ou on couperait le lait
d'eau de Vals ou d'eau bouillie, si l'enfant est au régime mixte ou artificiel ;
on n'aurait recours, qu'à la dernière limite, aux lavements d'eau bouillie,
d'huile d'olives, ou aux suppositoires de beurre de cacao simple. Jamais de
glycérine et peu ou point de médicaments laxatifs par l'estomac à moins
d'une indication particulière.

Accroissement pendant les premiers jours. — Pesées. — Nous savons
que le bébé diminuera de poids, de toute la quantité de méconium rendue
dans les premiers jours. Les plus gros enfants en rendant une plus grande

quantité perdront davantage ; ceux qui l'auront expulsé pendant le travail ou avant la première tétée, perdront moins.

C'est ainsi que toutes les courbes d'accroissement présentent une chute, du reste très variable suivant les cas, mais constante. Cette diminution pourra atteindre 400 gr. sans cesser d'être physiologique.

Puis le 3e, 4e, 5e jour, chez un enfant alimenté et non suralimenté, on verra la ligne remonter de 10, 20, 30 et même 40 gr. par jour. Que l'on sache bien que, pendant les premiers jours surtout, les grosses augmentations ne sont pas à désirer : elles viennent presque toujours de quantités trop grandes de lait ingéré, qui finiront par fatiguer l'estomac et l'intestin du bébé et aboutiront à la suralimentation. Sachez donc exactement combien vos bébés prennent de lait et, si la feuille d'accroissement n'est pas normale, faites peser quelques tétées et vous découvrirez presque toujours la cause.

Ne laissez pas trop longtemps l'enfant au sein. Si tout est normal il doit avoir pris la quantité nécessaire en 15 minutes au maximum. Les tétées plus longues fatiguent la mère et dégoûtent l'enfant.

Très souvent aussi ce temps est beaucoup trop long et en quelques instants la tétée sera complète. Il y a donc là une étude assez importante qui sera faite pour chaque cas particulier.

On se trouvera souvent bien de peser l'enfant tous les jours pendant quelque temps. C'est la pratique que l'on suit dans les hôpitaux où l'on s'en trouve bien, cela rendant la visite du médecin très facile et le renseignant exactement. Mais en ville certains inconvénients pourront naître de la demi-science des parents et de la nervosité de l'accouchée ou de son entourage. C'est ainsi que j'ai vu toute une famille très inquiète parce que le poids du bébé, tout en étant progressif d'une façon continue, donnait une courbe un peu inférieure à la ligne rouge de la courbe officielle que toutes les mères ont entre les mains. Je répondis à cet affolement en supprimant les pesées et en ne les permettant qu'une ou deux fois par semaine.

En effet il est très facile, sans la courbe, de voir si un enfant se développe bien, s'il est suffisamment nourri et s'il est bien portant. En particulier, l'état de la fontanelle antérieure, ni trop peu ni trop tendue, celui de la suture sagittale dont les os peuvent se toucher, mais non chevaucher, vous renseigneront tellement bien que Pinard appelle la fontanelle antérieure la *balance du pauvre*. Puis quand on pèse tous les jours un bébé il peut arriver qu'on le pèse sans qu'il ait uriné, ou avant une garde-robe ; d'où une augmentation énorme ; le lendemain au contraire la vessie et l'intestin étant vides, il y aura une diminution du poids brut sur la veille, quoique le poids net ait augmenté d'une vingtaine de grammes. On obtiendra ainsi une courbe capricieuse et l'enfant paraîtra malade, alors qu'il sera très bien portant. C'est pour ces raisons que, voyant les enfants tous les jours et les surveillant attentivement, je ne les fais peser que deux fois par semaine, ce qui me donne des moyennes d'augmentation se rapprochant davantage de la réalité.

Desquamation. — Les téguments de l'enfant qui vient de passer neuf mois dans un liquide doivent se transformer pour vivre dans l'air. Ils ont été

protégés pendant cette longue période par une très grande abondance de
graisse déposée à leur surface, mais après la naissance, l'épiderme, n'étant
pas accommodé à sa nouvelle fonction, se dessèche et tombe par plus ou
moins grandes plaques de desquamation. Ce fait est naturel, constant et ne
s'accompagne jamais d'aucun phénomène pathologique.

Sommeil, cris. — Pendant les premiers jours de la vie, l'enfant dort
tout le temps qu'il n'emploie pas à téter, et généralement s'il ne peut dormir
pour une cause quelconque, il crie. L'énergie que l'on mettra à régler
l'enfant pour les heures de tétées sera récompensée par un sommeil plus
régulier et plus tranquille. Certains enfants, mal dressés dès les premiers
jours, crieront des heures entières pour réclamer une tétée supplémentaire
ou pour qu'on les prenne et qu'on les promène dans les bras, ou pour qu'on
les berce : toutes choses mauvaises. Quand un enfant dort, il faut éviter qu'il
ait froid, mais aussi qu'il ait trop chaud ; ne pas accumuler les couvertures,
les édredons, les douillettes, les camisoles de laine, etc. Il ne faut pas qu'en
dormant la tête transpire : si vous voyez des gouttes de sueur sur sa figure,
c'est qu'il est trop couvert. Les heures de sommeil doivent être réglées pour
que la maman nourrice puisse se reposer, c'est-à-dire qu'un enfant bien
portant dormira toute la nuit, avec une ou deux interruptions pour la tétée
de la nuit et le change.

Comme le nouveau-né ne connaît que le langage des cris, il protestera
violemment chaque fois qu'il aura quelque chose à demander ou quand il
souffrira. Si donc un enfant, bien réglé d'habitude, a pris sa dose de lait
normale, et pas trop abondante, si ses couches sont d'une bonne couleur,
et que néanmoins il crie, c'est qu'il a froid, ou trop chaud, qu'il est trop
serré dans son maillot, ou qu'une épingle le pique, etc. Si rien de tout cela
n'est reconnu, c'est qu'il y a une cause de cris anormale que le médecin
devra découvrir. Je parle naturellement des enfants bien réglés dès les
premiers jours ; les autres crient souvent et sans cause. Mais pour arriver à
cette régularité du sommeil, et surtout pour que le nouveau-né ne s'habitue
pas à faire du jour la nuit, il faudra beaucoup de patience de la part de tout
l'entourage, et beaucoup d'énergie. Mais si on sait résister à ces cris, les
bonnes habitudes sont venues, généralement, après quelques jours.

Doit-on craindre que les cris prolongés amènent des hernies ? Évidemment
celles-ci se développent sous l'influence des poussées ; mais elles ne sont
que l'occasion et non la cause. Les hernies se présenteront chez les enfants
prématurément ou insuffisamment développés et dans tous les cas guériront
presque toutes spontanément dans le courant de la première année.

Éviter surtout de donner à l'enfant des médicaments pour régulariser le
sommeil, par exemple le bromure de potassium plus ou moins déguisé sous
des étiquettes ronflantes : l'enfant n'a pas besoin de bromure pour dormir :
gardez cela pour les convulsions.

Ne mettez pas non plus dans la bouche une tétine de caoutchouc ou le
pouce du bébé comme le font certaines gardes peu patientes.

Tout au plus, avec certains enfants agités, donnerez-vous avant le
coucher un bain tiède de tilleul, suivi d'une friction sèche. Quelquefois
cette agitation de la nuit reconnaît comme cause l'alimentation de la

nourrice : supprimez donc le vin, toute boisson alcoolique, le thé, le café et tous les excitants.

Hygiène de la nourrice. — C'est dire que la nourrice doit avoir une hygiène sévère. On la trouvera décrite à l'article Allaitement.

Frein de la langue. — Certains médecins abusent un peu de la section du frein de la langue. Il faut savoir que cette section est très rarement nécessaire et même utile : on a vu à la suite de cette opération des hémorragies très difficiles à arrêter et des infections graves.

Vaccination. — Il vaut mieux que l'enfant soit vacciné avant de sortir, pour éviter toute chance de contamination. On peut vacciner l'enfant en toute saison et aussitôt après la naissance, à moins qu'il ne soit prématuré et trop faible pour supporter un traumatisme même léger (V. Vaccination).

Sorties de l'enfant, voitures. — On attendra, pour la première sortie, que le cordon soit tombé et la cicatrice complète, c'est-à-dire environ une dizaine de jours. En hiver on choisira un jour de soleil sans brouillard, ni trop grand froid ; ne jamais sortir un nouveau-né par une température inférieure à 10° (Pinard). Plus tard, il sortira plus régulièrement, mais jamais quand il gèlera. Pendant l'été, on évitera aussi la trop grande chaleur.

Les jours de pluie, de brouillard sont mauvais ; le vent également. Il faudra vêtir le bébé d'une façon différente, suivant les différentes saisons, ou le temps qu'il fait. La douillette sera plus ou moins lourde et chaude, mais toujours il faudra un voile léger, à mailles serrées pour éviter la poussière, lutter contre le vent. La nourrice prendra le bébé dans les bras, pour les premières sorties, quoique la voiture bien suspendue, recouverte d'une capote, telle qu'on la fait aujourd'hui, ne puisse en aucune façon nuire à l'enfant. Quand on aura à sa disposition une bonne voiture douce et qu'on évitera les cahots, elle pourra servir dès les premières sorties ; elle aura même l'avantage de pouvoir être chauffée de boules d'eau, ce qui est utile pendant l'hiver,

Pour les promenades en voiture à chevaux, éviter tous les cahots, les secousses et le trop grand courant d'air.

Nourrices. — La personne qui soignera l'enfant en dehors de sa maman, porte le nom de nourrice, même quand elle est sèche. Le médecin aura à surveiller attentivement la soi-disant expérience de cette femme, qui n'est souvent faite que d'un empirisme grossier. On se méfiera des recettes contre la constipation, contre les boutons, etc... et on exigera d'elle une obéissance absolue. La principale qualité d'une bonne nourrice sèche, c'est une très grande propreté doublée d'obéissance et de patience (V. Allaitement).

Voyages, campagne, mer. — On vous demandera souvent à quel âge un nouveau-né pourra voyager. Il pourra le faire à peu près en même temps que sa maman, c'est-à-dire au bout de quelques semaines. Les voyages seront courts autant que possible. On prendra le plus grand soin de ne pas coucher l'enfant directement sur les coussins, toujours contaminés par des contacts suspects. Certaines personnes possèdent même des lits ou hamacs de voyage. Le plus simple sera que la nourrice ne quitte pas son nourrisson, si le voyage n'est pas trop long.

La campagne lui sera bonne pendant l'été avec les règles d'hygiène particulières à chaque localité, suivant l'exposition, le vent, la chaleur, les plantations, le climat, etc.... A la montagne, ne pas dépasser une altitude moyenne de 800 mètres.

La mer ne réussit presque jamais, surtout le bord immédiat de la mer, et surtout sur les plages peu abritées, où il y a du vent. Si quelque circonstance force un bébé à être à la mer dans les premiers jours de sa vie, on fera bien de ne jamais le conduire sur la plage. Les jours de vent et de pluie, il restera complètement à la maison. On le promènera seulement dans un endroit abrité de la campagne, et il devra toujours être rentré au moins deux heures avant le coucher du soleil.   *BOUFFE DE SAINT-BLAISE.*

NOUVEAU-NÉ (**CORDON OMBILICAL**). — Dès qu'il est né l'enfant crie ; s'il ne crie pas ou s'il crie mal on enlève les mucosités du fond de sa gorge, et on le frotte jusqu'à ce que son cri soit strident. Ce cri fait dans le poumon atélectasié un appel d'air énorme, la circulation pulmonaire s'établit immédiatement et le sang, qui passait par le trou de Botal et le canal artériel, prend le chemin de l'artère pulmonaire, et la veine ombilicale devient inutile. Théoriquement, la ligature du cordon est donc inutile : c'est pour ce motif que certains la déconseillèrent. Cependant, si pour une raison quelconque la circulation pulmonaire se trouve gênée, si l'enfant est trop serré dans son maillot, si des mucosités ou de la salive obstruent l'arrière-gorge, aussitôt le sang peut reprendre sa route ancienne et l'on a vu des hémorragies ombilicales secondaires se produire plusieurs heures après la naissance : on liera donc le cordon.

Dès que la tête sera sortie, l'accoucheur introduira un doigt vers la nuque, pour s'assurer qu'il n'y a pas de circulaire autour du cou; s'il en existe un il l'attirera doucement et le fera passer, si cela est possible, au-dessus de l'occiput et du front; si le cordon est trop tendu on s'efforcera de faire passer les épaules dans son anse, sans qu'il y ait rupture ou, si celle-ci est possible, il coupera immédiatement la tige sans se préoccuper de la pincer ou de la lier; puis, dès que l'enfant sera extrait, il pincera avec le doigt l'extrémité ombilicale sans que celui-ci ait perdu une quantité appréciable de sang.

On lavera les conjonctives de l'enfant et puis on lui instillera quelques gouttes de jus de citron ou de solution de nitrate d'argent à 1 pour 50 ou de solution d'oniodol à 1 pour 1000, etc.

Ligature. — L'accoucheur aura préparé un fil de soie, s'il a pu l'ordonner chez un pharmacien ou du chanvre, tel qu'un fil de Bretagne. Il sera naturellement nécessaire que ce fil soit parfaitement aseptique. Si on ne l'a pas préparé d'avance dans un flacon fermé, il suffira de le faire bouillir pendant 20 minutes dans l'eau : ne pas employer d'antiseptiques, surtout le sublimé ou l'acide phénique que le nouveau-né ne supporte pas. Cette stérilisation mal faite pourrait entraîner des accidents très graves. « Pour placer la ligature (Depaul) voici comment on s'y prend en général. La partie moyenne du fil est placée sous le cordon, les deux bouts sont ramenés en haut; l'un d'eux est passé deux fois à l'entour de l'autre et noué de façon à écraser la gélatine, et à oblitérer les parois des vaisseaux. On pourrait faire un autre nœud et s'en tenir là ; mais il est préférable d'entourer encore le cordon, de serrer de nouveau et de terminer par deux nœuds l'un sur l'autre. La compression doit être telle, que le fil se perde dans un sillon profond, au fond duquel n'existe pour ainsi dire que les membranes et les parois vasculaires. » Il faut donc que le fil soit assez fin : le meilleur est la grosse soie plate, n° 4.

On pratiquera la ligature assez loin de l'attache ombilicale, pour pouvoir en replacer une plus rapprochée si la ficelle incisait la gélatine. Avoir soin également d'éviter l'anse intestinale qui peut se glisser quelquefois dans le cordon à travers l'anneau.

Je ne parle pas des procédés compliqués de ligature et de section du cordon. On a inventé des procédés particuliers pour le cordon trop épais : le procédé de l'allumette, du lien caoutchouté, du moignon, de la pince. J'ai vu bien des fois la gélatine écrasée par le fil, et j'avoue ne pas m'en être préoccupé. Ces cordons-là ne s'infectaient pas plus que les autres, la gélatine ne contenant pas de lymphatiques et l'infection se produisant par la couronne de lymphatiques située à la limite de la peau, dans cette zone légèrement rougeâtre qui se continue par la gélatine.

Puis on sectionnera à 1 centimètre du fil avec des ciseaux flambés.

S'il y avait un arrachement du cordon à l'attache ombilicale, et qu'il y eût un léger écoulement de sang, il suffirait dans presque tous les cas de faire un peu de compression ouatée et de surveiller l'enfant ; si le sang ne s'arrêtait pas, on pourrait faire une suture à la peau autour du débris du cordon.

Dans la grossesse gémellaire après la sortie du premier enfant, la ligature du bout placentaire du cordon est d'usage.

Pansement. — 1° Le pansement sera *sec* (Pinard) ; 2° il sera *aseptique*. Le meilleur est le plus simple : un petit placard d'ouate au milieu duquel passe le cordon, puis un autre petit carré de la même ouate qui recouvre le tout et que l'on entoure avec une bande de flanelle. Le pansement sec favorise la dessiccation aseptique du cordon et hâtera sa chute. On emploiera du coton stérilisé simple, la peau du nouveau-né n'aimant pas les antiseptiques chimiques. On changera cette ouate aussi souvent qu'elle sera souillée et on évitera de tremper cette région dans l'eau d'un bain.

Aussitôt après la ligature, le bout adhérent commence à se dessécher. Toute chose, par conséquent qui empêchera ou retardera cette dessiccation sera mauvaise. Cette dessiccation complète demande un temps variable ; en général 4 jours, d'autres fois 6, 7, 8, 9, et même 11 jours. En général la chute tardive serait d'un médiocre pronostic pour la constitution de l'enfant. C'est ainsi qu'elle se produit tardivement chez les hérédo-syphilitiques et sa chute laisse souvent après elle des ulcérations ou des bourgeons assez longs à guérir.

Cette dessiccation, ce sphacèle ne sont pas aseptiques ; on trouve dessus du streptocoque et des staphylocoques. Ceux-ci seraient plus abondants quand le sphacèle est humide.

Quand le moignon de cordon est desséché il tombe par un mécanisme bien discuté. Il se dessèche et quand la dessiccation a gagné la profondeur, et surtout les vaisseaux au niveau de la peau, il se détache.

Le but à se proposer est donc de hâter le plus possible cette dessiccation : on évitera les bains, on ne lavera pas le moignon, on se contentera de l'essuyer avec de l'ouate sèche ; on évitera aussi soigneusement que possible que les petits garçons mouillent d'urine le pansement. Tous les jours on remplacera le coton sali et, en élevant le cordon perpendiculairement au ventre, on glissera dans le sillon ombilical une petite couronne d'ouate, qui tiraillera légèrement les vaisseaux en train de sécher et maintiendra le pansement propre.

Souvent le débris séché ne tiendra plus que par un mince filament presque toujours artériel, il n'y aura aucun inconvénient à le couper ; cela permettra de panser à plat. Certains sphacèles s'accompagnent de mauvaise odeur : on pourra alors panser avec une poudre telle que le quinquina ou le tannin qui supprimerait immédiatement cet inconvénient.

Si, après la chute, il subsistait un bourgeon rouge vasculaire, on pourrait le toucher une ou deux fois au nitrate d'argent ; éviter de toucher au nitrate le bord cutané de l'orifice ombilical, qui s'ulcère avec facilité. De même, si on introduisait le crayon pour toucher profondément le petit cratère qui quelquefois suppure pendant des semaines, il faudrait, avec un peu de coton, bien essuyer le fond, car le pus dissolvant le sel caustique viendrait mouiller la peau et y déterminerait des ulcérations et même du sphacèle comme j'en ai observé un cas.

Accidents et complications. — Hémorragies. — L'enfant nouveau-né est un organisme qui ne peut perdre de sang, même en petite quantité, sans danger. J'ai dit comment une hémorragie survenait : presque toujours à la suite d'une ligature insuffisamment serrée, surtout dans le cordon épais et quand on a voulu ménager la gélatine. Celle-ci se dessèche ou fond rapidement après la section, la ligature se desserre et les vaisseaux redeviennent béants. D'où le précepte de surveiller attentivement le bébé dans les heures qui suivent la naissance. S'il était survenu une hémorragie, on referait une nouvelle ligature dans le même sillon, et on n'hésiterait pas, si l'enfant était pâle, à lui injecter du sérum salé par 20 ou 25 grammes à la fois sous la peau des lombes.

Hémorragies secondaires. — Quelquefois, au moment de la chute du cordon, les vaisseaux quoique coupés par la ligature ne sont pas obturés, et il se produit une hémorragie par le moignon vasculaire. Tantôt aussi c'est le pourtour péri-ombilical qui saigne, quelquefois en nappe suffisante pour donner lieu à des accidents. Ces hémorragies devront toujours faire penser à une diathèse héréditaire. On aura souvent beaucoup de difficultés pour arrêter le sang directement : on a essayé de placer des tampons sur le bord saignant ou de faire une suture du bord cutané ; la meilleure conduite sera d'appliquer un pansement obturant : amadou stérilisé, poudres, eau gélatinée sur un tampon, adrénaline à toute petite dose.

Infections. — Fréquentes surtout chez les prématurés débiles : j'ai vu comment un pansement obturateur, absolument aseptique, était impossible. L'agent pathogène peut venir du fil, des coussins, des mains, du linge sur lequel on pose l'enfant, du coton, du bain, des éponges, dont se servent encore certaines gardes, et surtout de la contamination d'un autre cas d'infection par la garde, la religieuse ou la nourrice dans un service hospitalier (Épidémie arrêtée en passant à l'étuve tout le linge des enfants). La mère pourra aussi infecter son enfant par une plaie suppurante des mains, par exemple. Autrefois les épidémies d'érysipèle ombilical étaient très fréquentes : ces épidémies coïncidaient avec celles de fièvre puerpérale, naturellement (fièvre puerpérale des nouveau-nés de Lorain).

La voie de l'infection lui est fournie par les lymphatiques du bourrelet cutané qui entoure le cordon, et qui, dans presque tous les cas, même le plus ordinaire, est un peu rouge et le siège d'un léger degré de lymphangite. Escherich croit que l'infection se fait par les canaux d'excrétion des glandes sudoripares.

Lymphangite. — Rougeur assez diffuse de la région péri-ombilicale avec un peu d'œdème, souvent la température est peu élevée et le pansement humide légèrement alcoolisé et chaud guérit la complication en quelques heures.

Omphalite. — Ou bien cette lymphangite gagne la profondeur, l'œdème augmente, la température s'élève et il se forme un phlegmon qui peut être peu étendu, ou au contraire gagner toute la profondeur et même le péritoine. Ou bien les vaisseaux ombilicaux s'enflamment, et il survient une septicémie générale presque toujours mortelle. Traitement des abcès chauds, d'abord antiphlogistique, puis chirurgical.

Gangrène et ulcère. — Cette complication ne se voit plus guère. On observait autrefois, autour du cordon tombé par sphacèle humide, des gangrènes par thrombose des vaisseaux des téguments. Il existait parfois des pertes de substances assez considérables et des infections générales. Traitement : poudre de quinquina, de tannin, vin aromatique, etc. Se souvenir que les tissus de cet âge n'aiment pas les antiseptiques.

Érysipèle péri-ombilical. — On voit apparaître une zone rouge autour du bourrelet ombilical, zone nette de contour, mais présentant rarement un bourrelet net comme chez l'adulte, cependant se différenciant très facilement de la simple lymphangite; œdème sous-jacent, quelquefois très considérable. Cette zone gagne en surface et l'érysipèle se généralise, ou bien au contraire il se localise dans la zone péri-ombilicale. Quelquefois le tissu cellulaire s'enflamme et il se forme un phlegmon : Bouchut et Trousseau le considéraient comme de bon augure pour le pronostic. Il peut aussi survenir du sphacèle par thrombose. La peau se couvre de phlyctènes qui s'escarrifient. La température de l'enfant est très élevée, et le pronostic est très grave, à moins que l'affection ne reste tout à fait locale [V. NOUVEAU-NÉ (MALADIES)]. Cet accident peut exister sous forme d'épidémies dans les services hospitaliers. Dans ce cas, pour l'arrêter, il faudra isoler complètement les enfants, rechercher le point de départ, faire passer à l'étuve les objets de pansement, layette, literie, etc. Le traitement local sera celui de l'érysipèle : pansement humide, sérothérapie(??).   *BOUFFE DE SAINT-BLAISE*.

NOUVEAU-NÉ (MORT APPARENTE). — Tant que l'œuf est intact, avec une bonne présentation du sommet, suffisamment fixé au-dessus du détroit supérieur, les contractions utérines n'ont sur le fœtus qu'un retentissement peu important, même si le travail dure depuis longtemps. Il n'en est pas de même si les membranes se sont rompues prématurément ou si celles-ci ne s'étant rompues qu'à la dilatation complète, la période d'expulsion se prolonge. Tous les praticiens connaissent en effet la transformation que subit le rythme des pulsations fœtales pendant et quelque temps après la contraction : elles diminuent de nombre dans la proportion de 140 à 80, pour redevenir normales après quelques instants : tellement que les personnes inexpérimentées prennent peur et que beaucoup d'interventions ont été faites sans véritable indication. On comprendra facilement qu'à la longue le fœtus souffrira. La circulation fœto-placentaire s'altérera ; ne pouvant faire pénétrer de l'air dans les poumons, les mouvements d'inspiration, s'ils se produisent, introduiront dans la trachée des mucosités, des corps étrangers, qui s'opposeront après l'expulsion au rétablissement de la respiration. De même si la tête n'étant pas engagée ou fixée, s'il se produit une procidence ou une compression quelconque du cordon, les mêmes phénomènes asphyxiques se reproduiront.

Viendront ensuite les causes traumatiques, suites d'une intervention, d'un rétrécissement du bassin, d'une extraction difficile de la tête dernière, etc.

Enfin, dans certains cas, l'enfant naît en état de mort apparente sans qu'on puisse en déterminer la cause, et les accidents surviennent avec une telle rapidité qu'ils sont impossibles à prévenir. Quoi qu'il en soit, toute personne qui surveille un accouchement doit connaître les signes de la souffrance de l'enfant et se tenir prête, aussitôt après son expulsion, à le ranimer par les moyens classiques.

Signes de la souffrance de l'enfant pendant le travail et l'extraction. — A) **Pendant le travail.** — J'ai dit que quand la poche était intacte et le sommet engagé ou fixe, il ne pouvait que très difficilement survenir un accident : par exemple une tête s'engageant en face avec un circulaire, le cordon étant comprimé entre la tête défléchie et le dos, ou bien encore ce que Pinard appelle l'insertion vicieuse du cordon sur le placenta inséré vicieusement.

Donc si la tête n'est pas fixée, si on a affaire à une grande multipare, avec un fœtus très mobile, ou à une présentation transversale avec laquelle il est difficile de ramener la tête et de la fixer, se méfier d'une procidence possible, surveiller attentivement la présentation dès le début du travail et ausculter très fréquemment. Dans certains cas même, il sera indiqué de rompre la poche après avoir fait fixer la tête par un aide.

Une fois la poche rompue, tant que les bruits du cœur restent normaux, au-dessus de 100, tant que le liquide qui s'écoule n'est pas teinté de vert, l'enfant ne court aucun danger, mais si l'un de ces signes survenait (ne pas oublier qu'en présentation du siège, le fœtus rend du méconium pendant tout le travail), on surveillerait plus attentivement et on se préparerait à intervenir dès que les bruits du cœur le commanderaient.

L'intervention à cette période est délicate : elle peut être la dilatation manuelle si l'orifice cervical est souple et déjà dilaté dans une certaine mesure. Si, au contraire, cet orifice ne peut être dilaté rapidement sans danger de rupture, et si la compression du cordon se fait par la partie qui s'engage, on n'a d'autre ressource que le ballon Champetier de Ribes.

B) **Pendant l'expulsion.** — C'est à cette période qu'il faudra surveiller
l'enfant avec un soin incessant. On auscultera le cœur toutes les 5 ou
6 minutes, car ici, la tête bouchant l'ouverture, le méconium n'apparaîtra
pas. On pratiquera l'extraction immédiate de l'enfant si les bruits du cœur
se ralentissaient dans le voisinage de 100, dans l'intervalle des contractions
utérines.

Divers aspects que peut présenter l'enfant. — Il peut être,
comme on dit : simplement *étonné* ; c'est-à-dire qu'au lieu de crier immédia-
ment et de présenter cette coloration rouge vif, qu'ont les enfants bien
portants, il est flasque, bleu, immobile, son thorax est immobile, mais l'on
voit distinctement le cœur soulever rapidement la poitrine et les ondulations
du creux épigastrique sont très fortes. Il suffira, dans ce cas, de quelques
frictions sur les membres et surtout sur la colonne vertébrale pour faire
crier l'enfant et le ranimer. Si ces simples moyens ne réussissent pas, il
faudrait, avec le tube de l'insufflateur, aspirer les mucosités de la trachée.
On sera souvent étonné de leur abondance. Toujours l'enfant se mettra à
tousser, et criera immédiatement après.

Quand l'enfant sera en état de **mort apparente**, il pourra extérieurement
avoir deux aspects différents, ou il sera *bleu*, ou il sera *blanc*. On a essayé
de tirer un pronostic de cette coloration au point de vue de la cause de la
mort apparente. Mais j'ai ranimé des enfants pâles et j'ai perdu des enfants
bleus, malgré des soins prolongés. Cependant, je dois dire que j'aime mieux
essayer de ranimer un enfant qui ne présente pas cette pâleur cireuse de la
mort véritable. Mais s'il me fallait diviser les enfants à ranimer, immédiatement après leur expulsion, je préférerais les distinguer d'après ce grand
signe qui prime tout : l'état du cœur, et à moins de lésion cérébrale ou
d'hémorragie centrale avec fracture, ce qui n'empêche pas toujours de
ranimer les enfants, mais les tue secondairement, je dirais : quand un
enfant naît en état de mort apparente, il sera d'autant plus facile à ranimer
que son cœur bat plus vigoureusement, quand les battements sont impossibles à sentir, la mort n'est plus apparente, quoiqu'on nous raconte que certains enfants aient été ranimés néanmoins. Dans tous les cas, cela est une
exception rare.

Voici donc un enfant qui a été expulsé ou qu'on a extrait, bleu ou blanc,
mais flasque ou en demi-rigidité, avec cette mobilité particulière de la tête
sur le tronc que connaissent bien les praticiens ; les yeux sont fermés ou
mi-clos, les narines sont embarrassées de mucosités, le corps est souillé de
sang et de méconium, et malgré les excitations cutanées, les frictions
sèches ou à l'alcool, les fustigations, la respiration ne s'établit pas.

(Un conseil en passant : on fera bien de ne pas fustiger trop vigoureusement l'enfant, surtout en le tenant par les pieds la tête en bas ; car s'il
existe une lésion hémorragique, on voit tout de suite la conséquence de ces
procédés sauvages.)

D'abord couper le cordon entre deux pinces, ou après une ligature
première rapide ; car dans l'affolement de la situation, j'ai vu arracher
l'attache ombilicale. Puis poser l'enfant sur un oreiller recouvert de linges
chauds, le corps étendu et la tête un peu en bas ; si on le peut, le cou sur un

petit bourrelet, pour favoriser l'introduction du tube de l'insufflateur. Car *cette manœuvre est absolument nécessaire*, quand bien même on ne serait pas partisan de l'insufflation, quand bien même on aurait une confiance aveugle dans le procédé des tractions rythmées de la langue; il faut avant tout enlever les corps étrangers de l'arbre aérien pour ouvrir la porte à l'air extérieur, et en second lieu pour éviter les inflammations secondaires à la présence de corps organiques, véhicules et terrains de culture d'organismes infectants.

A ce moment, on commencera à mettre en pratique l'un des différents procédés classiques: l'immersion alternative et brusque dans l'eau froide et dans l'eau chaude, la projection douce d'une douche froide sur la poitrine. Tous ces moyens réussissent dans les cas simples, mais dans les cas graves, ils sont inactifs.

Dans les cas graves, deux moyens doivent être employés : la respiration artificielle, les tractions de la langue.

Tractions de la langue. Procédé de Laborde. — On tiendra la langue avec un mouchoir fin, ou avec une pince spéciale qui ne peut déchirer les tissus friables. J'ai vu un cas dans lequel une pince à forcipressure avait déchiré l'artère du frein, et l'enfant, qu'on avait ranimé, présenta une hémorragie qu'on ne put arrêter qu'avec une suture de la face dorsale de la langue. Vous tirerez sur la langue toutes les deux ou trois secondes, quelquefois lentement. Tarnier, Pinard, Budin et d'autres ont vu le procédé échouer alors que la respiration artificielle ranimait le cœur immédiatement. Il pourra cependant rendre des services dans le cas où l'on n'aurait pas d'insufflateur et dans les cas peu graves.

Respiration artificielle. — Quand on n'aura pas d'insufflateur, on pourra employer le procédé de Sylvester par les mouvements des bras comme chez l'adulte, ou le procédé de Schulze, qui décrit ainsi son procédé : « L'accoucheur debout, le haut du corps légèrement penché en avant, les jambes écartées, les bras étendus vers le bas, tient l'enfant suspendu à ses index passés d'arrière en avant sous les creux axillaires et recourbés en crochet, les pouces reposent doucement sur le sommet de la face antérieure du thorax fœtal, les trois derniers doigts de chaque main appliqués dans une direction oblique en bas et en dedans sur la face postérieure du thorax.

La tête de l'enfant, qui tend à tomber inerte en arrière, trouve un point d'appui sur les bords cubitaux tournés l'un vers l'autre, et sur une partie de la face palmaire des mains. C'est la position d'inspiration, dans laquelle l'enfant ne doit pas être maintenu pour le moment. Sans perdre un instant, l'accoucheur tourne l'enfant en avant et en haut; quand les bras de l'accoucheur ont un peu dépassé l'horizontale, ils arrêtent leurs mouvements doucement, de façon que l'extrémité inférieure du corps de l'enfant se rapproche progressivement du corps de l'accoucheur par une flexion de la colonne vertébrale. Ce mouvement de flexion amène une compression du ventre de l'enfant par le poids de son extrémité pelvienne.

Dans ce balancement par en haut, il faut particulièrement prendre garde : que la flexion de la colonne vertébrale se produise non pas dans le segment thoracique, mais dans la région lombaire, que le soulèvement des bras jusqu'à l'horizontale ait lieu d'un mouvement brusque et vigoureux, se fasse dans l'articulation scapulo-humérale, afin que l'élévation du bras se fasse de plus en plus lentement. » Ce procédé, un peu brutal, sera néanmoins très actif quand on sera livré à ses seules forces.

La respiration artificielle par l'insufflation est le procédé de choix.

On a voulu pratiquer cette insufflation de bouche à bouche, ou à l'aide d'un stéthoscope dont le pavillon recouvre la bouche et le nez de l'enfant : mais par ce procédé on insuffle également l'estomac et on n'atteint aucun résultat appréciable. Sans compter que le procédé est malpropre et peut être dangereux pour l'opérateur.

L'insufflateur a des inconvénients, mais peu importants quand il est bien manié et avec prudence, et il rend des services inappréciables.

L'instrument préférable est l'insufflateur de Ribemont-Dessaignes (fig. 155). Il se compose d'un tube recourbé dont la courbe a été copiée sur un moulage en plâtre de la bouche et de l'arrière-bouche d'un enfant moyen.

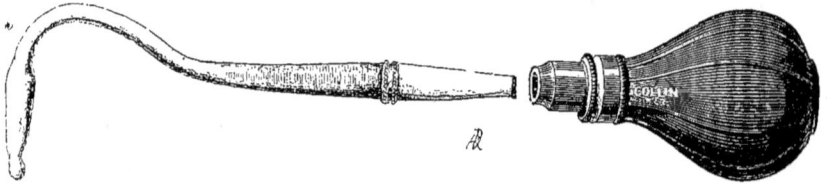

Fig. 155. — Insufflateur de Ribemont-Dessaignes.

L'extrémité trachéale est renflée pour obturer complètement le larynx et son orifice latéral pour que l'extrémité mousse ne puisse érafler la muqueuse délicate ou faire une fausse route. Son extrémité libre se termine par un ajutage sur lequel s'applique une poire en caoutchouc, dont le volume est calculé sur celui du poumon d'un enfant normal. La partie supérieure de cette poire est percée d'un orifice entouré extérieurement d'un rebord de caoutchouc sur lequel le pouce de l'opérateur s'appuiera pour obturer la poire et faire pression.

L'opération est composée de deux manœuvres essentielles : l'inspiration ou aspiration des mucosités et corps étrangers de la trachée, et l'insufflation proprement dite.

Comment introduit-on le tube dans la trachée? Cela doit être presque machinal; car la manœuvre sera répétée plusieurs fois aussi rapidement que possible; en effet, il est de règle absolue de ne jamais pousser dans le poumon le contenu de la poire, aussi longtemps que l'on entendra dans le tube le moindre gargouillement.

L'opérateur introduira dans la bouche de l'enfant l'index de sa main gauche, et, abaissant légèrement la langue, il ira reconnaître le gros orifice postérieur, ou orifice de l'œsophage, qu'il faudra bien sentir, pour ne rien y introduire. Puis, ramenant le doigt légèrement en avant, il sentira en retroussant l'épiglotte l'orifice de la glotte terminé en arrière par deux petites pointes dures très nettes, les deux cartilages arythénoïdes. C'est sur la pulpe du doigt, ainsi placé, sentant bien la face postérieure du larynx, que sera glissée la portion courbe du tube soigneusement aseptisée que l'on ramènera entre les deux petites pointes dures au-devant du doigt et en ayant soin qu'il y ait entre ce doigt et l'instrument, la petite membrane ou paroi laryngo-œsophagienne. Puis, avec la poire vidée d'air, à laquelle on laissera reprendre sa forme, quand elle aura été ajustée et obturée avec le doigt; ou même avec la bouche, car ce sera souvent fort difficile de vaincre l'adhérence des mucosités très épaisses, on attirera dans le tube les corps étrangers muqueux ou liquides que les inspirations prématurées de l'enfant auront introduites dans les voies aériennes; on enlèvera une fois, deux fois, trois fois l'insufflateur pour le vider, puis quand on jugera la trachée bien débarrassée, on commencera l'insufflation. Celle-ci peut se faire avec la bouche; on répond ainsi aux contradicteurs qui accusent l'insufflation d'être un moyen aveugle qui détermine presque toujours de l'emphysème. *Il est bien certain que cette critique est juste pour tous ceux qui pratiquent l'insufflation d'une façon brutale.* La poire en caoutchouc contient bien une quantité d'air calculée mathématiquement; mais nous savons que dans les poumons qui n'ont pas encore respiré, les portions atélectasiées ne sont pas perméables et le tiers ou la moitié des vésicules seul devra emmagasiner tout l'air inspiré. D'où emphysème : c'est à cela que répond le procédé de l'insufflation par la bouche et le tube; mais ce procédé est fatigant et ne peut être prolongé longtemps, et on peut, avec la poire, en la vidant très lentement, et en cessant la pression dès qu'on sent la moindre résistance, éviter tout accident.

Mais que l'on emploie l'un ou l'autre procédé, on commencera par quelques inspirations assez espacées. Il sera même curieux d'observer qu'après quelques mouvements inspiratoires, il reviendra dans le tube quelques mucosités dont il faudra encore se débarrasser. Puis enfin, la trachée étant libre, on pourra ne plus s'interrompre. Il faudra donc aller très lentement, 20 à 25 fois par minute à peine. On verra presque aussitôt, même dans les cas graves, le cœur accélérer ses battements; on verra alors ces mouvements vermiculaires du creux épigastrique qui sont pour Pinard d'un si bon augure. Puis, après quelque temps, quelquefois longtemps, une heure peut-être, surviendra la première inspiration, saccadée, spasmodique, diaphragmatique, suivie d'un long soupir. Puis cette inspiration se renouvelle, il en arrive deux, puis trois, qui se rapprochent petit à petit, toujours saccadées, purement réflexes; enfin, entre ces inspirations spasmodiques, surviennent des mouvements respiratoires réguliers. L'insufflation est devenue inutile. On donnera à l'enfant un bain chaud, puis on l'habillera.

Quand on aura ainsi ranimé l'enfant, sera-t-on toujours tout à fait victorieux? Non pas! Tout ira bien s'il n'y a pas de lésion cérébrale; dans le cas contraire, l'enfant respirera, mais sera atteint de convulsions, ne criera pas, et finalement mourra. Mais ce pronostic n'est pas fatal et j'ai vu des enfants, atteints d'enfoncements du crâne et ranimés à grand'peine, guérir complètement.

Voilà pour les cas heureux. Il n'en est pas toujours ainsi. Souvent l'insufflation, prolongée fort longtemps, entretiendra bien les mouvements du cœur, mais ne pourra ramener le réflexe respiratoire. On voit même des enfants qui, au sortir de l'utérus, ont fait une ou deux inspirations, puis sont morts sans que rien n'ait pu les ranimer.

Notre devoir est de continuer l'insufflation tant qu'il reste dans l'enfant une étincelle apparente de vie. Rappelons-nous les cas classiques dans lesquels un enfant abandonné, soi-disant cadavre, sous un lit ou sur le bord d'une fenêtre, a été retrouvé vivant, malgré tout, et s'étant ranimé tout seul, avait fait sa première inspiration plusieurs heures après sa naissance. Cela serait une défaite pour notre amour-propre médical.

BOUFFE DE SAINT-BLAISE.

NOUVEAU-NÉ (OPHTALMIE). — Il est d'usage de se servir de cet ancien terme d'ophtalmie pour désigner les différentes formes d'inflammation de la muqueuse oculaire du nouveau-né. Ces inflammations sont causées par des infections diverses. La nature de l'infection a une grande importance car c'est elle qui régit les conditions de production et la gravité de l'ophtalmie. L'infection gonococcique est la cause de la moitié des cas d'ophtalmie du nouveau-né ; cette *ophtalmie gonococcique* est presque toujours le résultat de la transmission d'une infection utéro-vaginale maternelle, et nous verrons l'intérêt que présente cette notion à propos de la prophylaxie de l'ophtalmie blennorragique du nouveau-né. L'autre moitié des cas d'ophtalmie du nouveau-né est produite par des infections diverses, les unes nettement définies, les autres encore incomplètement déterminées. Il ne semble pas que l'origine maternelle de l'infection puisse être invoquée pour ce groupe d'ophtalmies que l'on peut ranger sous la désignation d'*ophtalmies non blennorragiques du nouveau-né*. Nous envisagerons donc successivement les symptômes, la prophylaxie et le traitement de ces deux groupes d'ophtalmies.

OPHTALMIE BLENNORRAGIQUE. — **Symptômes**. — Il est classique de dire que l'ophtalmie blennorragique se manifeste le 5e jour après la naissance. C'est en effet un mode de début fréquent, mais il ne faudrait pas accorder une importance exagérée à cette question de date, et si l'on fait le relevé d'un assez grand nombre de cas, on voit que la plus grande fréquence de début est comprise entre le 1er et le 5e jour : l'apparition au 6e ou 7e jour étant par contre exceptionnelle.

Il est très rare que la suppuration conjonctivale existe dès la naissance. Il suffit de savoir que le fait a été observé et qu'il paraît en rapport, au moins dans quelques cas, avec une très grande lenteur dans l'expulsion. Cette précocité de la suppuration conjonctivale n'en modifie d'ailleurs nullement le pronostic.

Le début de l'ophtalmie apparaît toujours au réveil et se traduit par du gonflement des paupières et par la présence d'une sécrétion plus ou moins concrète au niveau des bords ou des commissures des paupières. L'affection peut se développer dans les deux yeux simultanément. Écarte-t-on les paupières, on en voit s'échapper une goutte de sérosité ou de pus jaunâtre ou verdâtre toujours plus fluide les premiers jours et formant sur le linge des taches jaunâtres empesées. Après avoir enlevé la sécrétion avec des boulettes d'ouate, on peut inspecter la muqueuse oculaire ; elle est plus injectée et paraît souvent comme infiltrée de sérosité jaune. La suppuration se reproduit très rapidement et s'accumule dans le sac conjonctival distendu. Pendant toute la durée de la période active de l'inflammation, l'enfant ne peut ouvrir spontanément les paupières ; le retour des mouvements d'ouverture palpébrale est le premier signe qui indique la guérison prochaine de la suppuration conjonctivale. Les paupières présentent habituellement une coloration plus violacée qu'à l'état normal. On sent fréquemment au-devant de l'oreille une petite saillie arrondie produite par l'hypertrophie du ganglion préauriculaire. L'état général de l'enfant peut rester bon, mais les petits malades sont généralement grognons, et leur sommeil est parfois troublé.

Il est souvent difficile, pendant les premiers jours, d'écarter les paupières de manière à permettre l'inspection du globe oculaire et de la cornée. Cette inspection est cependant nécessaire, car le grand danger de l'ophtalmie blennorragique réside dans la fréquence et la gravité des complications du côté de la cornée (V. CORNÉE : EXAMEN CLINIQUE). Si l'on a recours aux écarteurs de Desmarres pour entr'ouvrir les paupières, on aura soin d'introduire très délicatement la cuiller et de la glisser sur la face interne de la paupière, en évitant le contact direct avec la cornée. Il y aurait un très gros inconvénient à traumatiser, même légèrement, l'épithélium de la cornée intacte, car la petite érosion qui en résulterait pourrait devenir le point de départ d'une ulcération cornéenne.

Complications. — L'*ulcération cornéenne*, au cours de l'ophtalmie blennorragique débute le plus souvent par la périphérie de la cornée et surtout dans le segment inférieur. C'est d'abord une perte de substance superficielle qui peut rester inaperçue : si les couches profondes de la cornée conservent leur transparence, cette perte de substance n'apparaît qu'à un examen attentif, en s'aidant de l'éclairage oblique, ou si l'on instille une goutte d'une solution saturée de fluorescéine. La fluorescence verte de la solution apparaît sur toute l'étendue de la surface ulcérée alors que dans les parties saines la cornée ne prend pas la couleur. D'autres fois la cornée est infiltrée, ce qui se traduit par une tache grisâtre ou blanchâtre plus ou moins étendue. Le danger de ces ulcérations résulte de leur tendance extensive. En même temps qu'elles s'étendent en surface, elles gagnent en profondeur, et l'on assiste parfois à la perforation très rapide de la cornée. Lorsque cette perforation s'est produite, on aperçoit dans le fond de l'ulcère une petite zone noirâtre ou brunâtre produite par l'iris, qui s'accole à la surface postérieure de la cornée et vient ainsi oblitérer la perforation. Lorsque la perte de substance cornéenne est étendue et que la perforation se fait brusquement, on peut voir le cristallin sortir par la plaie, ainsi qu'une certaine quantité de corps vitré. Cet accident se produit parfois au moment où l'on entr'ouvre les paupières pour inspecter la cornée. La vision est alors le plus souvent définitivement compromise, mais le globe oculaire peut conserver sa forme.

Au moment où se produit la perforation de la cornée, on constate souvent une modification très manifeste de la suppuration conjonctivale. La sécrétion diminue notablement en même temps que le gonflement palpébral, et après quelques jours on ne voit plus persister que les altérations cornéennes dont la cicatrisation est toujours beaucoup plus longue.

Lorsque la lésion de la cornée a été limitée, la région qui a été le siège de l'ulcération et de l'infiltration se cicatrise en conservant une teinte blanche ou grise à laquelle on donne le nom de *leucome*. Ce leucome est parfois étendu à toute la cornée au point que toute vision paraît définitivement perdue. Dans la suite, au cours des premiers mois et même des premières années, on peut voir l'étendue de ce leucome diminuer, et les parties périphériques reprendre une certaine transparence. C'est à cette amélioration que l'on doit de pouvoir pratiquer plus tard une iridectomie optique (pupille artificielle) qui permettra un certain degré de vision. L'amélioration est parfois considérable, mais il ne faut cependant pas trop y compter, car, à côté de ces cas relativement heureux dans leur évolution, il en est beaucoup où la gravité des cicatrices cornéennes et surtout la participation étendue de l'iris au processus cicatriciel entraînent des modifications dans la circulation des liquides oculaires. La tension oculaire augmente et la cornée transformée en tissu de cicatrice se déforme et fait une saillie anormale entre les paupières : c'est la lésion cicatricielle décrite sous le nom de *staphylome opaque de la cornée*. Le développement exagéré de ce staphylome nécessite souvent des interventions chirurgicales (iridectomie, sclérotomie) dont le seul but est d'atténuer les inconvénients dus à l'augmentation de volume de l'œil. Dans ces cas, la perte de vision est habituellement complète, et comme il est fréquent que les deux yeux aient été atteints simultanément et avec la même intensité, la *cécité complète* est trop souvent encore la conséquence d'une ophtalmie blennorragique du nouveau-né.

Lorsqu'au cours de l'évolution aiguë de l'ophtalmie et des complications cornéennes, l'iris et le corps ciliaire ont été gravement atteints, dans les cas notamment où les pertes de substance de la cornée ont été très étendues, la cicatrisation peut encore se faire, mais le trouble de sécrétion des humeurs intra-oculaires a pour conséquence une diminution de volume, une *atrophie* ou *phtisie du globe*. L'œil est réduit à l'état de moignon sur lequel on distingue à peine l'emplacement de la cornée : la défiguration résultant de cette atrophie pourra rendre la prothèse nécessaire.

En dehors de ces complications locales, l'ophtalmie blennorragique du nouveau-né peut encore se compliquer de manifestations blennorragiques à distance : les *arthrites blennorragiques* survenant au décours de l'ophtalmie ne sont pas extrêmement rares. Elles ont une évolution assez bénigne.

Marche. Durée. — L'ophtalmie blennorragique n'est monoculaire qu'une fois sur quatre environ. Lorsque les deux yeux ne sont pas affectés simultanément d'emblée, il ne s'écoule guère plus de 1 à 5 jours entre le début et l'atteinte du second œil. La durée de la suppuration est extrêmement variable. Elle peut osciller entre 8 jours et 2 mois au plus. Un traitement convenable l'influence d'autant plus qu'il est appliqué d'une manière précoce après le début de l'infection. Ce sont les cas où l'affection a été traitée par le nitrate d'argent dès le premier jour de la suppuration qui ont la durée la plus courte et l'évolution la plus bénigne.

Diagnostic. — On ne peut confondre l'ophtalmie qu'avec la *dacryocys-*

tite des nouveau-nés. Cette affection est en général unilatérale. La sécrétion est moins abondante et l'injection de la muqueuse à peine marquée. En pressant sur la région lacrymale on fait sortir une goutte de pus par le point lacrymal. Les *traumatismes obstétricaux* portant sur les paupières et la cornée ne donnent pas lieu à une sécrétion, et il en est de même de la *kératite interstitielle* ou du *glaucome infantile*.

Ces trois affections entraînent des modifications passagères de la transparence cornéenne mais ne s'accompagnent pas de symptômes réactionnels manifestes du côté de la conjonctive.

On peut, par contre, se méprendre sur la nature de l'ophtalmie du nouveau-né, et confondre l'ophtalmie blennorragique avec une ophtalmie non blennorragique. L'examen microscopique du pus et la constatation si facile du gonocoque (diplocoque à siège intracellulaire prédominant, ne prenant pas le Gram) permettra toujours d'être très rapidement fixé. Cela a d'autant plus d'importance que la nature de l'ophtalmie en commande le pronostic. C'est le seul caractère sur lequel on puisse baser un diagnostic certain.

Pronostic. — A l'hôpital, le quart des cas d'ophtalmie blennorragique présente des complications cornéennes, et chez le vingtième environ l'affection est suivie de la cécité de l'un ou des deux yeux. Cela tient le plus souvent aux conditions dans lesquelles les malades se présentent, les enfants ne recevant des soins qu'après plusieurs semaines et lorsque les lésions cornéennes sont déjà en voie d'évolution. Dans la clientèle particulière, les désastres sont exceptionnels, parce que les soins sont plus précoces. Il faut savoir néanmoins que malgré le traitement le mieux conduit, il peut survenir des lésions cornéennes lorsque l'infection est extrêmement virulente ou l'état général de l'enfant très défectueux. Cette menace aggrave singulièrement le pronostic de l'ophtalmie blennorragique. On sera autorisé à porter un pronostic d'autant plus réservé que l'enfant est un prématuré, malingre et porteur de tares hérédo-syphilitiques.

Prophylaxie. — La prophylaxie découle des connaissances étiologiques précises que nous avons déjà rapidement indiquées, et sur lesquelles il importe que nous nous étendions encore un peu.

Sauf de très rares exceptions, l'on peut affirmer que l'ophtalmie gonococcique du nouveau-né relève toujours d'une infection maternelle transmise au moment du passage de la tête dans le canal cervico-vagino-vulvaire. L'infection maternelle peut être très peu manifeste.

Il s'agit bien souvent d'une de ces métrites blennorragiques latentes et chroniques dont la sécrétion inoffensive pour la muqueuse urétrale se montrera néamoins infectieuse pour une muqueuse plus sensible, comme l'est la muqueuse oculaire du nouveau-né.

Il y a lieu d'accorder une importance plus grande qu'on ne le fait habituellement au symptôme flueur blanche. Toute femme ayant des pertes blanches, tachant légèrement son linge ou l'ayant taché à un moment donné, sera considérée comme suspecte d'infection blennorragique, et l'on devra procéder au traitement prophylactique dont les bases ont été posées dès 1807 par Gibson. Cet auteur se proposait :

1° De faire disparaître les flueurs blanches chez la mère pendant la grossesse;

2° En cas d'insuccès d'en débarrasser le vagin pendant l'accouchement ;

5° D'en débarrasser par des lavages les yeux de l'enfant aussitôt après la naissance.

. Ce sont ces idées, avec quelques variantes dans les moyens employés, qui régissent, de nos jours encore, la prophylaxie de l'ophtalmie. Pour le premier point, je renvoie à l'article consacré à la métrite blennorragique.

Avant l'accouchement on cherchera à obtenir une désinfection relative du vagin et de la vulve par un savonnage et des injections abondantes.

Aussitôt après l'accouchement on fait la toilette de la face avec des boulettes d'ouate et un nettoyage des paupières avec de l'eau bouillie. Cela fait, on écarte délicatement les paupières et, sans mettre les doigts en contact avec la muqueuse oculaire, on instille avec un compte-gouttes, une goutte de collyre au nitrate d'argent à 2 pour 100 (Crédé).

> Eau distillée. . . . . 5 grammes.
> Nitrate d'argent. . . . . 10 centigr.

On laisse les paupières se refermer, puis avec une boulette de coton hydrophile on enlève l'excès de nitrate d'argent qui reflue sur le bord des paupières.

Il faut veiller à ce que les mains chargées de ces soins soit savonnées aussitôt avant l'instillation. Si l'on baigne l'enfant après, on évitera de lui projeter l'eau du bain sur les paupières, car la contamination pourrait se faire dans ces conditions et l'instillation prophylactique serait sans effet. L'instillation sera faite avant la section du cordon.

On a proposé de remplacer la solution de nitrate d'argent par d'autres solutions ou substances antiseptiques, mais aucun autre des moyens proposés ne peut justifier sa supériorité par des statistiques comparables à celles obtenues par l'emploi de la solution de Crédé. C'est pour cette raison qu'il est préférable de s'en tenir à son emploi, d'autant qu'il ne présente aucun inconvénient.

Il importe néanmoins de savoir que l'instillation d'une goutte du collyre à 2 pour 100 (l'effet est sensiblement le même avec les solutions à 1 ou 1/2 pour 100) provoque, pendant les deux premiers jours qui suivent l'application, une légère réaction conjonctivale. La muqueuse est un peu injectée et parfois, sans qu'on puisse savoir pourquoi, il se produit une très légère sécrétion. Mais injection et sécrétion ont toujours disparu en 48 heures. Il ne faudra pas se méprendre sur la nature de cette réaction chimique et ne pas croire à un début d'ophtalmie. Si l'on avait quelque hésitation, la recherche microscopique des gonocoques dans la sécrétion permettra toujours de se renseigner exactement.

Traitement. — Aussitôt l'ophtalmie déclarée, l'enfant doit être traité et placé sous la surveillance médicale quotidienne. C'est le médecin qui devra faire lui-même une partie essentielle du traitement : la cautérisation de la muqueuse par l'instillation du collyre au nitrate d'argent.

Il faut absolument rejeter l'emploi du crayon de nitrate d'argent pur ou mitigé. Les escarres résultant de son emploi ont été trop souvent la cause de lésions cornéennes irréparables ou de déviations des paupières.

Les collyres au quarantième ou au cinquantième peuvent être maniés sans aucun danger.

Eau distillée.	10 grammes.
Nitrate d'argent.	20 à 25 centigr.

L'enfant est présenté de telle sorte que sa tête repose sur les genoux du médecin. Celui-ci débarrasse le sac conjonctival et les paupières de la sécrétion à l'aide de petites boulettes de coton; puis il renverse les paupières pour mettre à nu la face tarsienne de la muqueuse. Il fait tomber deux à trois gouttes de collyre qui baignent la conjonctive et les paupières. Il laisse alors les paupières se refermer et enlève le liquide qui reflue avec un tampon d'ouate, ce qui rend inutile la neutralisation avec le chlorure de sodium.

Avant chaque cautérisation, on aura soin de se rendre compte de l'état des cornées.

Les cautérisations seront faites une fois par jour si l'ophtalmie est de moyenne intensité. Si la suppuration est très abondante et se renouvelle très vite, on pratiquera deux cautérisations par jour; une le matin et l'autre le soir. Exceptionnellement, et dans le cas d'inflammation extrêmement vive, on pourra se servir pour l'une de ces cautérisations d'un collyre plus concentré.

Eau distillée.	10 grammes.
Nitrate d'argent	30 centigr.

On a fait grand bruit autour des nouveaux sels d'argent : protargol, argyrol, etc. Aucune de ces préparations ne s'est montrée aussi active que le nitrate d'argent, en ce qui concerne l'ophtalmie blennorragique. Néanmoins, on peut associer leur action à celle du nitrate d'argent et faire toutes les deux heures une instillation d'un collyre au protargol ou à l'argyrol.

Eau distillée.	10 grammes.
Protargol ou argyrol.	50 centigr.

Ce traitement appliqué par le médecin est complété par des lavages extrêmement fréquents, qui ont pour but d'éloigner la sécrétion du sac conjonctival aussi souvent que cela est nécessaire. Les lavages sont faits à l'aide d'un bock et sous faible pression (25 centim. au plus au-dessus de la tête de l'enfant). On se servira d'eau bouillie tiède, d'eau boriquée tiède, de solutions d'oxycyanure de mercure au 1/8000.

Les lavages sont renouvelés toutes les heures pendant les premiers jours. La nuit ils seront espacés toutes les trois ou quatre heures.

Les solutions d'acide phénique, de sublimé, même très étendues, doivent être absolument proscrites.

Kalt préconise les solutions de permanganate de chaux ou de potasse à 1/5000.

Il formule de la manière suivante :

Eau distillée.	500 grammes.
Permanganate de potasse ou de chaux.	20 —

(Une cuillerée à café dans un litre d'eau à 25 degrés).

On fait quatre fois par jour une irrigation avec un litre de cette solution. A l'extrémité du tube de caoutchouc est adapté un petit pavillon en verre qui doit être introduit entre les paupières pour que le liquide pénètre dans les culs-de-sac.

Je ne suis pas partisan de ce petit appareil dont l'introduction, même lorsqu'elle est faite par une main experte, risque toujours de créer un petit traumatisme épithélial de la cornée.

L'enfant est maintenu sur les genoux de la garde, la tête placée au-dessus d'un seau de toilette. L'infirmière écartera les paupières avec les doigts et fera couler le jet en ayant soin d'éviter les éclaboussures et en évitant de contaminer le second œil si l'affection est monoculaire.

Dans l'intervalle des lavages ou des cautérisations, il est préférable de ne pas appliquer de pansement occlusif. Celui-ci augmente en effet la macération épithéliale des paupières et ne présente d'avantages que lorsque l'affection est monoculaire et que l'on craint l'écoulement de la sécrétion sur le second œil.

Les cautérisations seront continuées jusqu'à arrêt complet de la sécrétion conjonctivale; quant aux lavages, on en diminuera la fréquence à mesure que la suppuration deviendra moins abondante.

Les complications cornéennes ne sont pas une contre-indication à ce même traitement, et c'est à lui que l'on doit souvent de pouvoir enrayer l'évolution de l'ulcération. Si celle-ci s'étend rapidement, on pourra recourir à la cautérisation légère du bord avec le galvano-cautère; on instillera en outre deux fois par jour un collyre myotique.

> Eau distillée. . . . . 5 grammes.
> Nitrate de pilocarpine. . . . . 10 centigr.

Si l'iris fait hernie, il sera souvent utile de le réséquer par un coup de pince-ciseaux, ou de le cautériser avec la pointe du galvano-cautère.

Nous avons signalé, à propos des complications cicatricielles ultérieures, l'utilité de quelques interventions (iridectomie, sclérotomie, etc.).

Il y a utilité souvent à ne pas trop attendre pour pratiquer une iridectomie. Il faut cependant que la suppuration conjonctivale ait pris fin. Cette iridectomie précoce est indiquée lorsqu'il y a eu une lésion cornéenne étendue et que l'on a des raisons de redouter des lésions iriennes avec glaucome secondaire.

Lorsque la phase inflammatoire est achevée, on recourt aux applications chaudes et aux douches oculaires de vapeur pour hâter l'éclaircissement relatif de la cornée.

Pendant l'évolution de l'ophtalmie on se préoccupera aussi de l'état général, en réglementant l'allaitement maternel, et en instituant un traitement antisyphilitique, s'il y a lieu.

Ophtalmie non blennorragique. — Je serai très bref sur l'ophtalmie non blennorragique qui reconnaît pour causes d'autres infections (pneumocoque, bacille de l'influenza, etc.) et dont le caractère clinique essentiel, qui la différencie de l'ophtalmie blennorragique, réside dans une bénignité presque constante.

Les symptômes peuvent être les mêmes et l'aspect de la suppuration fait croire parfois à la présence du gonocoque. D'une manière générale cependant, la réaction conjonctivale et palpébrale est moins intense. Le début peut se faire dans les 12 à 15 premiers jours après la naissance, et l'on peut dire que, parmi les ophtalmies qui débutent après le 6e jour, le plus grand nombre sont des ophtalmies non blennorragiques. La durée est essentiellement variable. Certains enfants guérissent en six à huit jours alors que d'autres conservent pendant un mois ou deux une très légère sécrétion. Les lésions de la cornée sont tout à fait rares et n'offrent jamais un caractère de gravité. Il ne s'agit que de lésions superficielles guérissant complètement sans perforation. Il ne semble pas que les mesures prophylactiques prises contre la transmission de l'infection maternelle (instillation de nitrate d'argent, soins maternels) aient modifié la fréquence de ces ophtalmies comme elles ont modifié celle de l'ophtalmie gonococcique.

Le traitement par l'instillation de nitrate d'argent donnera d'excellents résultats. On ne fera qu'une cautérisation par jour et, après 2 ou 3 jours, on pourra se servir d'un collyre à 1 pour 100.

Dans les formes très légères on obtient quelquefois un résultat plus rapide avec un collyre au sulfate de zinc.

> Eau distillée. . . . . 10 grammes.
> Sulfate de zinc. . . . . 20 centigr.

Faire une instillation une fois par jour.

Quant aux lavages, on les espacera suivant l'intensité de la sécrétion conjonctivale.   *V. MORAX.*

NOUVEAU-NÉ (**PATHOLOGIE**). — On étudiera dans cet article :

I. *Malformations congénitales.*

> *Tête et rachis* : Hydrocéphalie. — Encéphalocèle. — Bec-de-lièvre. — Spinabifida.
> *Thorax et abdomen* : Hernie diaphragmatique. — Fistules et kystes de l'ombilic. — Hernie inguinale congénitale. — Imperforations de l'anus et du rectum. — Rétrécissements du pylore et de l'œsophage.
> *Organes génito-urinaires* : Vices de conformation. — Exstrophie de la vessie. — Hypospadias. — Epispadias. — Phimosis. — Ectopie testiculaire. — Hydrocèle congénitale. — Kyste du cordon.
> *Membres* : Luxations congénitales. — Amputations congénitales. — Fractures intra-utérines. — Absence totale ou partielle du squelette d'un membre. — Polydactylie. — Syndactylie. — Main et pied bots.

II. *Lésions consécutives à des traumatismes intra-utérins pendant la grossesse.*

> Fractures.
> Contusions. — Plaies.
> Plaies par manœuvres abortives.

III. *Lésions consécutives au traumatisme de l'accouchement.*

> Bosse séro-sanguine. — Céphalématome. — Hématome du sterno-mastoïdien. — Torticolis congénital et obstétrical.
> *Lésions osseuses par rétrécissement du bassin ou à la suite d'opérations.* — Enfoncement du crâne sans fracture. — Fractures du crâne.
> *Hémorragies méningées et cérébro-spinales.*
> *Fractures des membres.*

Lésions articulaires.
Paralysies périphériques, faciale, du membre supérieur.
Paralysies centrales.
Convulsions.

IV. *Lésions dues à un développement insuffisant; enfants prématurés.*

Hémorragies ombilicales. — Hernies. — Catarrhe conjonctival des prématurés. — Débilité congénitale. — Cyanose. — Sclérème.

V. *Hémorragies.*

A. *Organes génitaux de la petite fille.*
B. *Hémorragies provenant d'une gêne respiratoire et circulatoire.* — Hémorragies gastro-intestinales. — Hémorragies ombilicales.
C. *Hémorragies dépendant d'un état général grave de l'organisme.* — Purpura. — Scorbut.
D. *Hémorragies traumatiques.*

VI. *Maladies à début ou évolution intra-utérins.*

Syphilis. — Achondroplasie. — Conséquences sur le nouveau-né des maladies infectieuses de la mère. — Conséquences sur le nouveau-né de certaines maladies générales ou de certaines intoxications.

VII. *Infections du nouveau-né.*

Peau : Érythèmes. — Tourniole. — Pemphigus. — Éruptions simples. — Éruptions sudorales. — Furoncles. — Érysipèle. — Abcès. — Abcès multiples des nourrissons.
Muqueuses : Conjonctivite. — Érythème de la vulve.
Appareil digestif. Bouche : Muguet. — Ulcérations. — Sphacèle. — *Pharynx* : Muguet. — *Glandes salivaires.* — *Pharynx* : Abcès. — *Estomac, intestin.* — *Foie* : Abcès, gommes, ictères.
Reins.
Péritoine.
Ombilic.
Appareil pulmonaire.
Système nerveux. — Méningites, abcès.
Œil.
Oreille.
Os.
Infections générales.
Fièvre intermittente.

VIII. *Maladies non infectieuses.*

Tube digestif : Diarrhée simple. — *Foie* : Ictère biliaire.
Système nerveux. — *Seins.* — *Peau.*

Il est impossible de traiter complètement suivant le plan qui nous est tracé toute la pathologie du nouveau-né. Du reste, chacun des chapitres que nous traiterons trouvera son complément dans des articles séparés, auxquels le lecteur devra se reporter.

La nomenclature en est longue, et, pour les étudier dans un ordre déterminé, il faudra les ranger d'une façon un peu artificielle. Je laisserai volontiers sous silence tout ce qui ne sera pas spécial au nouveau-né et ne comportera pas un traitement particulier.

I. — MALFORMATIONS CONGÉNITALES.

A) Tête et rachis.

Hydrocéphalie. — Elle est constituée par une exagération dans la quantité du liquide céphalo-rachidien normalement contenu dans les ventricules. Cette maladie, qui peut donner lieu à des accidents très graves de dystocie, peut exister au moment de la naissance ou n'apparaître que dans les jours ou les mois qui la suivent. Elle peut être liée à une diathèse héréditaire telle que la syphilis, et, quand elle est très abondante, les lésions cérébrales sont telles qu'elles sont incompatibles avec une longue vie et un développement normal. En effet, le tissu cérébral, dans ces cas, est réduit à une coque d'une minceur extrême, les ventricules ayant pris un développement colossal par la sécrétion qui les dilate, le tissu nerveux n'ayant pu se développer et étant devenu le siège de lésions atrophiques irrémédiables.

Les enfants, par conséquent, qui naissent vivants avec un degré d'hydrocéphalie insuffisant pour avoir nécessité une embryotomie, mais néanmoins assez considérable, sont voués à une mort à peu près certaine sans qu'aucun traitement puisse arrêter les accidents.

Pour ceux qui naissent avec un léger degré d'hypersécrétion ventriculaire n'ayant déterminé qu'une légère transformation du crâne, des sutures et fontanelles, les lésions peuvent guérir, et l'on est autorisé chez eux à appliquer le traitement spécifique sous une forme quelconque.

Chez certains enfants, l'hydrocéphalie n'apparaît qu'après la naissance, surtout chez les prématurés (V. Encéphalopathies infantiles).

Lésions. — Le liquide est plus ou moins abondant, d'habitude un ou deux litres ; on en a vu dix à douze. Le cerveau est atrophié, comprimé contre la paroi osseuse. La séreuse est très vascularisée. Les os du crâne, très écartés les uns des autres, subissent quelquefois une hypertrophie en surface et en épaisseur. Tantôt au contraire les os sont minces et donnent la sensation d'un morceau de parchemin dépressible. L'aspect du fœtus est caractéristique, par la petitesse de la face par rapport au volume énorme du crâne qui, au palper, donne l'impression d'une énorme poche d'eau, tellement les sutures et les fontanelles sont élargies. Quand l'hydrocéphalie est congénitale, il n'est pas rare d'observer en même temps des malformations par dystrophie.

Enfin le tronc et les membres sont presque toujours d'un développement normal et même quelquefois considérable.

Diagnostic. — Pinard, le premier, a fait le diagnostic de l'hydrocéphalie intra-utérine par le palper abdominal. On pourra être appelé à le faire quand la tête est en bas, par l'énorme volume du pôle fœtal inférieur et son défaut de proportion avec la surface du détroit supérieur. Dans la présentation du siège, le diagnostic est plus difficile ; il a été cependant fait en suivant les règles ordinaires du palper. On a même pu mesurer le grand diamètre de la tête avec un compas

Pendant le travail, on le fera par l'examen des sutures et des fontanelles (V. Dystocie foetale) ou par le volume exagéré de la tête dernière.

Fréquence. — Une fois sur deux ou trois mille accouchements.

Pronostic. — Presque fatal pour l'enfant. S'il survit, presque jamais plus d'un an, il présente tous les signes de l'idiotie ; on n'a donc pas à protéger sa vie pendant le travail. Dans les cas d'hydrocéphalie peu accentuée et surtout dans ceux où elle se développe après la naissance, on pourra espérer la régression des accidents surtout s'ils sont d'origine spécifique.

Traitement. — Si le diagnostic est fait pendant la grossesse, on donnera le traitement spécifique à la mère ; ce traitement sera même appliqué pendant les grossesses suivantes. On y soumettra également l'enfant dans les cas moyens, à moins qu'elle ne soit manifestement due à une autre cause, telle que : le spina-bifida opéré, la naissance avant terme, etc.

Encéphalocèle. — Tumeur du crâne qui renferme du liquide céphalo-rachidien ou en même temps de la substance cérébrale (méningo-encéphalocèle) ; tumeur réductible à pédicule plus ou moins volumineux siégeant au niveau de la ligne médiane, ou de l'occiput ou du front. Quand la tumeur est très volumineuse, on pourra la ponctionner avec succès quoiqu'elle récidive presque toujours (V. Encéphalocèle).

Bec-de-lièvre. — Division congénitale des lèvres et de la voûte palatine par défaut de développement et de réunion de leurs bourgeons embryonnaires. Il est simple ou complexe, suivant qu'il s'étend ou non au squelette.

Siège. — Il peut consister simplement dans une encoche latérale du bord de la lèvre. Cette encoche peut être plus profonde et aller jusqu'au nez, elle peut être double et se prolonger par une fente osseuse jusqu'au bord membraneux du voile du palais (V. Bec-de-lièvre).

Diagnostic et conduite à tenir. — Le diagnostic s'impose ; il faudra simplement reconnaître à quelle variété il appartient et jusqu'à quel niveau il se prolonge. Quand il est simple et peu accentué, il gênera peu la succion ; s'il est profond et surtout double, l'enfant ne pourra téter. On sera obligé de favoriser la succion avec des tétines assez longues. Dans le bec-de-lièvre compliqué (gueule-de-loup), non seulement la tétée sera impossible, mais la déglutition se fera avec beaucoup de difficulté ; on nourrira alors l'enfant à la cuiller et par toutes petites quantités en portant le lait sur la base de la langue. Il faudra déconseiller l'opération chez le nouveau-né si celui-ci n'est pas d'une santé parfaite. Le bec-de-lièvre simple peut être opéré de bonne heure quand l'enfant se porte bien. Les interventions portant sur la voûte du palais ne doivent guère être pratiquées qu'après la cinquième année.

Spina-bifida. — Ouverture anormale du canal rachidien et tumeur contenant la moelle et ses enveloppes. D'habitude dans la région dorso-lombaire, d'aspect bosselé, recouverte par la peau et les méninges, à parois plus ou moins épaisses, quelquefois très minces, presque toujours fluctuantes et s'accompagnant de paralysies des sphincters, d'incontinence d'urine, etc. L'enfant, dans certains cas, peut vivre, avec de la paraplégie, des troubles trophiques, contractures, hydrocéphalie, etc. La mort arrive d'habitude par sphacèle des enveloppes, écoulement du liquide céphalo-rachidien et infection (V. Spina-bifida).

Dans certains cas où la peau est solide et saine, on peut pratiquer la cure radicale, la fermeture du canal rachidien, la reconstitution des plans, mais les résultats ne sont pas brillants ; le plus souvent, on voit apparaître une hydrocéphalie peu spinative.

B) **Thorax et abdomen.**

Hernie diaphragmatique. — Malformation du diaphragme qui laisse les organes abdominaux s'introduire dans la cavité thoracique. Cet orifice peut être plus ou moins considérable, il existe d'habitude en arrière le long des vertèbres. On peut trouver dans la cage thoracique tous les organes de l'abdomen. Ils repoussent devant eux et compriment le cœur et les poumons, et cette compression donne lieu à des phénomènes caractéristiques : ou l'enfant ne peut être ranimé à sa naissance, ou bien il crie, mais se cyanose et cesse de respirer presque aussitôt. Le cri est particulier et la respiration s'accompagne d'une sorte de tirage sternal inoubliable quand on l'a observé une fois. Il existe aussi une voussure de la cavité thoracique avec une dépression épigastrique. Aucun traitement ne peut être appliqué, mais le diagnostic peut être fait pendant la vie.

Fistules et kystes de l'ombilic. — On peut rencontrer à la naissance des fistules résultant d'un arrêt de développement : telle est le *diverticule de Meckel*, persistance du canal omphalo-mésentérique. Il peut en résulter une fistule stercorale de l'ombilic ; on voit aussi la *persistance de l'ouraque* donnant lieu à une fistule urinaire.

L'ouraque distendu par l'urine peut encore former un kyste.

Hernie inguinale congénitale. — Une anse d'intestin ou d'épiploon peut pénétrer pendant la vie intra-utérine dans le canal inguinal ou le scrotum et y persister après la naissance. C'est grâce au canal péritonéovaginal perméable que cette hernie peut exister pendant la vie utérine. Le testicule peut être à sa place ou au contraire en ectopie (V. Hernie inguinale).

Dans ce cas, il est souvent très difficile de maintenir en bas le testicule et il suit l'intestin dans son mouvement de rentrée.

A mesure que le canal tend à s'oblitérer, il repousse la hernie dans l'abdomen ; c'est le mode spontané de guérison qui est très fréquent, mais la réduction peut être impossible et la hernie peut même s'étrangler. Il faudra maintenir l'intestin réduit à l'aide d'un bandage. Kirmisson conseille l'emploi d'une pelote de caoutchouc insufflée d'air, pelote beaucoup plus propre chez les nouveau-nés et moins dure pour les tissus délicats. Après quelques mois on pourra prendre le bandage ordinaire. L'appareil peut déterminer des douleurs par compression du testicule adhérent. Dans ce cas la cure radicale pourrait être indiquée.

Malformations de l'anus et du rectum. — Cette malformation par arrêt de développement de l'intestin, de l'anus, ou, par défaut de soudure du rectum au sphincter, est peu fréquente (V. Anus).

J'ai dit ailleurs avec quel soin il faut examiner les orifices de l'enfant qui vient de naître ; on reconnaîtra ainsi facilement l'imperforation anale. Pour l'intestin, surtout dans les cas où il existe un cul-de-sac rectal plus ou moins long, le diagnostic sera toujours plus tardif et ne sera fait que par les symptômes généraux : ventre dur, ballonné ; anses intestinales apparentes, cris, vomissements, etc., et même dans certains cas le médecin pourra être abusé par l'issue de glaires plus ou moins colorées ressemblant à une garde-robe. Cependant, si après 24 heures il n'est pas sorti de méconium bien net, le médecin sera autorisé (Broca) à pratiquer le toucher rectal avec le petit doigt pour s'assurer qu'il n'existe pas une imperforation plus ou moins élevée, mais néanmoins accessible.

Variétés. — Rétrécissements, abouchements anormaux, imperforations. Certains rétrécissements peuvent passer inaperçus très longtemps quand ils sont suffisamment perméables, sinon ils peuvent être étudiés avec les imperforations.

Les imperforations anales sont elles-mêmes à distinguer. Dans l'une le périnée ne présente aucun orifice, même si l'anus est indiqué par un tubercule, ou bien l'anus est formé mais ne communique pas avec l'intestin. La chose importante (Broca) est de savoir s'il y a, oui ou non, une ampoule rectale dans le petit bassin.

Les abouchements anormaux présentent des variétés nombreuses dont les principaux sont les abouchements à la vulve ou au vagin chez la fille et les abouchements dans l'urètre ou dans la vessie chez le garçon.

Traitement. — (Broca). Pour les rétrécissements, il est indiqué d'opérer quand il se produit des accidents qui peuvent être tardifs ou qui peuvent coïncider avec le sevrage lorsque les matières fécales deviennent plus consistantes. Les abouchements anormaux peuvent être tolérés par la fille, mais chez le garçon l'orifice est presque toujours insuffisant. L'opération consistera dans l'ouverture de l'anus si celui-ci n'existe pas, dans la recherche de l'ampoule rectale et dans sa suture à l'anus. Quand par l'exploration on aura reconnu que le périnée bombe pendant les cris et les poussées, c'est à cet endroit que l'on trouvera l'ampoule. Au contraire, si l'on ne constate aucune saillie, ou si le doigt introduit dans l'anus formé ne sent aucune poussée, on pourra explorer la vessie et rechercher si le cathéter arrive directement sur la surface osseuse du sacrum ou si quelque chose d'épais l'en sépare. Quoi qu'il en soit, c'est par le périnée qu'il faudra rechercher l'ampoule rectale et on ne pratiquera l'anus iliaque qu'après que ces recherches auront été vaines. L'enfant étant couché sur le dos, les cuisses repliées sur le ventre pour tendre le périnée, on fera une incision médiane allant de la racine des bourses ou de la fourchette jusqu'au coccyx, en ménageant soigneusement les voies urinaires chez le garçon. L'emploi du trocart est donc absolument interdit. Si le péritoine était ouvert, cela n'aurait pas d'inconvénient avec les méthodes antiseptiques, et il ne pourrait être contaminé dans la suite de l'opération si, avant d'inciser l'ampoule, on l'abaissait avec une pince ou un fil passé dans sa paroi. Après l'avoir incisée on la suture immédiatement aux lèvres de la plaie cutanée. Il faut avec le plus grand soin obtenir la réunion immédiate de la muqueuse et de la peau pour éviter les atrésies consécutives; la réunion par seconde intention donnera aussi du tissu cicatriciel continuellement en voie de rétrécissement. Chaput est partisan de l'anus iliaque d'emblée à cause de l'antisepsie impossible dans la région périnéale, mais cette antisepsie ne sera plus facilement réalisée après l'ouverture de l'intestin. Du reste, les résultats de l'opération périnéale sont bons; ce n'est que lorsque la recherche de l'intestin aura échoué que l'on fera sur l'S iliaque l'anus de Littre par le procédé opératoire ordinaire. Ensuite après guérison on pourra, comme le conseille Lannelongue, introduire par la plaie abdominale une sonde demi-molle pour tâcher de faire saillir le bout inférieur de l'intestin.

Rétrécissements du pylore et de l'œsophage. — Même pathogénie que pour les malformations ano-rectales. Le rétrécissement de l'œsophage peut laisser passer les aliments liquides et ne donner lieu qu'à quelques régurgilations, mais il peut être aussi très serré et empêcher l'alimentation. On a noté des rétrécissements du pylore suffisants pour ne permettre à aucune parcelle alimentaire de passer dans l'intestin. Les opérations tentées dans ces cas n'ont pas été suivies de succès. Il ne faut pas confondre avec ces rétrécissements vrais certaines contractures spasmodiques du pylore très certainement en rapport avec la quantité exagérée ou la qualité de l'alimentation, comme Méry et moi-même en avons publié des cas. Dans cette maladie, les enfants, après avoir digéré tant bien que mal quelque temps, se mettaient à vomir tout aliment sans qu'il en passât une parcelle dans l'intestin et cela pendant des semaines entières, à tel point que la mort paraissait imminente par inanition. Dans les cas que nous observâmes, les enfants guérirent spontanément. Le traitement pourrait être l'emploi des anti-spasmodiques, l'électricité statique, la révulsion sur le creux épigastrique et la diète.

C) Organes génito-urinaires.

Vices de conformation de la vulve et du vagin. — Ces malformations n'ont pas d'importance immédiate; on peut noter l'imperforation de l'hymen, l'absence du vagin, le vagin double, l'existence d'un canal vaginal sans communication avec l'utérus, etc. Tous ces accidents, dont il sera bon de faire le diagnostic immédiat, s'il est possible, sans se livrer à des examens difficiles ou dangereux, n'appelleront pas de traitement pendant la première enfance (V. VULVE).

Exstrophie de la vessie. — La paroi antérieure de la vessie fait défaut. L'abdomen est ouvert et laisse apercevoir la muqueuse vésicale de la partie postérieure sous la forme d'une tumeur rougeâtre, brillante, du volume d'une orange, sur laquelle on constate les orifices des uretères. Cette muqueuse peut être excoriée sous l'influence des frottements, et l'urine qui s'écoule continuellement irrite et ulcère la peau. Ces enfants meurent d'habitude de pyélo-néphrite ascendante. Les interventions tentées dans ces cas sont nombreuses. Tuffier a tenté d'aboucher les uretères dans le rectum, Segond rabat la muqueuse vésicale devant les orifices des uretères et forme une sorte de canal devant lequel on applique un appareil collecteur d'urine (V. VESSIE).

Hypospadias. — C'est l'ouverture anormale de l'urètre dans un point quelconque de son trajet à sa paroi inférieure. Il peut donc être balanique, pénien, pénoscrotal, périnéo-scrotal et périnéal. Dans l'hypospadias balanique, l'orifice est à la base inférieure du gland et le gland peut présenter une gouttière qui continue le canal; il peut même exister dans le gland un cul-de-sac faisant suite à un méat normal. Il faut, pour guérir ces malformations, reconstituer le canal en se servant des fractions de canal existantes; ce sont l'hypospadias scrotal et périnéo-scrotal qui, à cause de la division du scrotum de l'ectopie testiculaire double, fait croire à l'hermaphrodisme (V. HYPOSPADIAS).

Epispadias. — C'est une division congénitale de la partie médiane de la face supérieure de la verge et de l'urètre qui s'accompagne assez souvent d'atrophie de la verge et même d'exstrophie de la vessie chez les filles; si le sphincter vésical n'est pas divisé, il n'y aura pas d'incontinence.

Phimosis. — On appelle ainsi le rétrécissement du prépuce à travers l'orifice duquel on ne peut faire sortir le gland. Cette impossibilité entraîne de gros inconvénients; il peut se former des concrétions calcaires, des adhérences à la muqueuse du gland, des suppurations (balanites). Dans certains cas on pourra décalotter, mais le retour du prépuce sera impossible, la verge sera étranglée, il y aura *paraphimosis*. Deux procédés de traitement : la dilatation et la circoncision [V. Circoncision chez le nouveau-né (Phimosis)].

Ectopie testiculaire. — Nous avons vu tout à l'heure le testicule remonté par une anse intestinale qui s'était introduite dans le canal vaginal. Il peut encore ne pas occuper sa situation normale, sans hernie, soit parce que sa migration a été irrégulière, soit parce qu'il s'est arrêté dans un des points du trajet qu'il doit parcourir. Le testicule peut être mobile ou fixé par des adhérences à la paroi du canal vagino-péritonéal. Le diagnostic se fait facilement par l'absence du testicule dans le scrotum; on le trouve généralement dans le canal inguinal où sa présence détermine une douleur à la pression. Il est fréquent de voir le testicule ectopié descendre petit à petit à la place qu'il doit occuper. Il ne faut donc pas se hâter d'opérer; plus tard on le fixera dans le scrotum à l'albuginée après l'avoir isolé soigneusement d'avec le cordon. Enfin, on évitera surtout de le comprimer par un bandage s'il existe en même temps une hernie qu'on veuille tenir réduite.

Hydrocèle congénitale. — On constate très souvent à la naissance chez le garçon un épanchement plus ou moins abondant dans la tunique vaginale avec tous les signes de l'hydrocèle ordinaire. On devra toujours penser, dans ce cas, à la possibilité de l'hérédo-syphilis. Cet accident guérit le plus souvent spontanément dans les semaines qui suivent la naissance. Le traitement par ponction ou cure radicale a été très rarement pratiqué (V. Hydrocèle).

Kystes du cordon. — Ce sont des restes d'hydrocèle enkystés ou des collections séreuses pouvant même se réduire par le canal vaginal. Leur guérison spontanée est fréquente. S'ils étaient douloureux, volumineux, et si la tendance à la guérison ne se montrait pas, on pourrait être amené à en faire la cure radicale (V. Cordon).

D) **Membres.**

Luxations congénitales. — Nombreuses théories pathogéniques : traumatisme abdominal, position vicieuse du fœtus, arthrite intra-utérine, rétraction musculaire par lésion nerveuse, paralysie musculaire, etc. On admet aujourd'hui plus généralement un arrêt de développement des surfaces articulaires et en particulier de la cavité cotyloïde dans la luxation congénitale de la hanche, qui est la plus fréquente. On l'observe cependant au coude, au doigt, exceptionnellement à l'épaule.

La luxation congénitale de la hanche peut être uni- ou bi-latérale presque toujours chez les filles. Il existe dans ces cas un arrêt de développement plus ou moins complet de toute l'articulation. La cavité cotyloïde est plate, sans bourrelets et incapable de maintenir en elle la tête fémorale également déformée et séparée du col de l'os par un col à peine indiqué.

Signes. — N'est presque jamais reconnue au moment de la naissance.

Elle est généralement inconnue avant la marche à cause de la situation normale des os l'un par rapport à l'autre; mais, à mesure que l'enfant cherche à marcher, ils se déplacent; le fémur, n'étant pas retenu par la cavité, glisse en arrière; si l'on n'y prend garde, il se forme là une pseudo-articulation et la lésion est définitivement constituée. Il est inutile ici de décrire tous les signes de cette malformation, que l'on trouvera dans un article spécial (V. HANCHE); cependant l'accoucheur qui suit l'enfant jusqu'à son sevrage pourra avoir son attention appelée sur de tels cas à leurs débuts. Il devra donc y penser s'il voit un enfant qui se tient difficilement sur ses jambes à un âge ou il devrait marcher; l'examen plus attentif des membres inférieurs lui montrera un léger raccourcissement avec rotation du pied en dedans.

Conduite à tenir. — La radiographie pratiquée à ce moment permettra de reconnaître, si la lésion est unilatérale, les anomalies particulières dans les points d'ossification et la conformation des surfaces osseuses de l'articulation. Le diagnostic a été fait plus tôt par Lepage, le lendemain de la naissance, dans un cas où le glissement articulaire s'était déjà produit. Dès que l'on se doutera de la maladie, on mettra en œuvre les procédés de massage, de gymnastique et de mécanothérapie à l'aide desquels il est actuellement possible de creuser artificiellement la cavité cotyloïde et de donner aux muscles et aux ligaments de l'articulation la force et le volume normaux. On évitera naturellement de laisser marcher l'enfant et même de le laisser s'appuyer sur le membre malade avant que l'on soit sûr qu'il ne pourra plus se produire de déplacement des os.

Ankyloses. — Lésion très rare qu'il ne faut pas confondre avec des contractures ou des attitudes vicieuses des membres longtemps immobilisés dans une certaine situation (V. ANKYLOSES).

Amputations congénitales. — On les voit surtout sur les doigts et les orteils; elles existent cependant sur les membres. L'amputation peut être incomplète, il peut n'exister qu'un simple sillon plus ou moins profond ou au contraire le segment de membre peut être complètement détaché. Quand il n'existe qu'un sillon de compression, la partie inférieure du membre est plus ou moins atrophiée et diminuée de volume.

Elles seraient dues à un processus morbide analogue à celui qui amène l'amputation spontanée dans certaines races, mais le plus souvent elles sont causées par l'enroulement d'une bride amniotique qui a servi de lien compressif.

Fractures intra-utérines : — 1° *Traumatiques.* Par cause directe ou indirecte; ces causes pouvant être spontanées. — 2° *Avec arrêt de développement ou vice de conformation.* Elles seraient dues au rachitisme intra-utérin, siégeant presque toujours au tibia. — 3° *D'origine rachitique.* Les os plus friables céderaient à une contraction musculaire ou utérine. — 4° *D'origine syphilitique.* — 5° *Dues à une fragilité particulière des os.*

Absence totale ou partielle du squelette d'un membre ou d'un segment de membre. — (V. ECTROMÉLIE, MAIN BOTE ET PIEDS BOTS CONGÉNITAUX.) Le traitement du pied bot congénital doit être commencé peu de temps après la naissance (Broca) avec ou sans section du tendon d'Achille.

II. LÉSIONS CONSÉCUTIVES A DES TRAUMATISMES INTRA-UTÉRINS PENDANT LA GROSSESSE.

__Fractures.__ — Voir le chapitre précédent.

__Contusions et plaies.__ — On a noté des contusions avec ecchymoses, épanchements, et même des plaies du fœtus déterminées par des coups reçus par la femme sur l'abdomen. Leur mécanisme serait le même que pour les décollements du placenta par foyer hémorragique. Ces traumatismes peuvent même n'avoir laissé sur la peau de la femme qu'une trace très passagère.

__Plaies par manœuvres abortives.__ — On a noté sur le fœtus des plaies pénétrantes par instrument piquant et consécutives à l'introduction de pointes coupantes. Ces instruments peuvent avoir pénétré dans la cavité abdominale ou le crâne; elles peuvent avoir intéressé un vaisseau important. Quand le fœtus n'est pas viable, elles n'ont d'autre gravité que d'avoir causé l'avortement; quand il est viable elles sont plus rares, mais peuvent avoir un autre résultat (V. AVORTEMENT).

III. LÉSIONS CONSÉCUTIVES AU TRAUMATISME DE L'ACCOUCHEMENT. — Celui-ci fait subir à la tête fœtale des transformations en rapport avec la dimension du bassin et la proportion qui existe entre ce bassin et les diamètres de la tête. Il se produira donc des changements dans la forme de la tête, plus ou moins importants suivant que le bassin sera plus étroit, la tête plus grosse, les tissus de la femme moins distendus par un accouchement antérieur, l'accouchement plus long.

Un autre facteur de déformation réside encore dans le plus ou moins d'ossification des os du crâne, certaines têtes permettant aux pariétaux de chevaucher l'un sur l'autre d'une façon considérable.

A) __Bosse séro-sanguine.__ — C'est une lésion vulgaire caractérisée par un épanchement sanguin de toute la portion de tissus formant la paroi de la tête, y compris les os et les méninges, qui a été en rapport avec l'orifice de dilatation. Il est important de constater que cet œdème sanguin pénètre les tissus de telle sorte que, si l'autopsie est pratiquée dans les heures qui suivent la naissance, on pourra croire à un traumatisme assez grave pour avoir déterminé une hémorragie méningée.

Cet épanchement sera lui aussi plus ou moins considérable suivant le temps qu'aura duré l'accouchement et surtout la période d'expulsion. Elle siégera sur les endroits divers suivant la présentation. Dans le sommet, c'est la pointe de l'occiput et la fontanelle postérieure qui seront complètement recouvertes, et la tête en sera allongée de telle sorte qu'elle deviendra effrayante pour les personnes non prévenues. Dans la présentation de la face, la lésion sera encore plus développée, les tissus étant plus mous et reposant sur du tissu cellulaire plus lâche, d'où la laideur particulière des enfants nés par la face, les joues, les lèvres, les paupières étant bleues, tuméfiées et pouvant même présenter des phlyctènes. Dans la présentation du siège, les parties génitales seront presque toujours très augmentées de volume, de là des erreurs dans le diagnostic du sexe. Le médecin devra donc prendre les plus grandes précautions quand il pratiquera le toucher et que son doigt effleurera la partie fœtale ; il aura soin de toucher avec la pulpe du doigt sans que l'ongle puisse blesser les tissus. Quand il aura reconnu la face, qu'il veille à ne pas ouvrir les phlyctènes des paupières et qu'il borne autant que possible son examen à la petite pyramide nasale, seul signe caractéristique de la présentation. Quand l'enfant sera né, on résistera aux demandes de la famille de masser la tête pour ramener une forme normale ; on saura répondre que celle-ci évoluera spontanément, que la couleur des tissus changera, que les os qui chevauchaient l'un sur l'autre plus ou moins, reprendront leur place, que le front deviendra moins fuyant et que l'épanchement sanguin se résorbera sans aucun manœuvre. On fera même bien de prévenir la famille, en particulier dans la présentation de la face, de l'aspect que pourra présenter l'enfant.

Dans les jours qui suivront l'accouchement, s'il existe une solution de continuité de la peau, on en prendra le plus grand soin, on la recouvrira d'un pansement, car il faut savoir qu'elle peut être le point de départ d'infections graves, telles que l'érysipèle. Ne jamais employer de préparation phéniquée.

B) **Céphalématome.** — C'est une tumeur constituée par un épanchement sanguin entre le périoste et la surface externe d'un des os du crâne.

Elle est due à une ossification incomplète des os du crâne (Broca, Féré) dont les lames osseuses ne garantissent pas complètement les vaisseaux sanguins. Dans ces conditions, le traumatisme de l'accouchement ou des instruments tiraillant ces vaisseaux particulièrement friables, peut causer ainsi une hémorragie qui mettra quelque temps à se collecter et déterminera la tumeur dans les jours qui suivent la naissance. Toutes les causes qui occasionneront un frottement plus considérable pourront être facteurs du céphalématome ; on le verra donc plus souvent chez les enfants à grosse tête ou à longs cheveux (Pinard), dans les bassins rétrécis, après les applications de forceps, ou chez les prématurés dont les os sont plus faibles et moins ossifiés. Enfin il peut être aussi déterminé par une chute ou un coup sur la tête.

Siège. — Le plus fréquemment il existe à la partie postérieure du pariétal ou à la pointe de l'occipital, ou, s'il est multiple, ce qui est moins fréquent, on peut le rencontrer en même temps sur différents os, et même sur le même os.

Signes. — Quelquefois il existe à la naissance, mais plus fréquemment il commence à apparaître le second, le troisième ou le quatrième jour de la vie. On perçoit sur la surface du crâne une déformation plus ou moins importante, le plus souvent large à peu près comme une pièce de 5 francs, molle et fluctuante. La tumeur est nettement délimitée et, si on la touche presque immédiatement après sa formation, on ne sent pas autre chose sur le pourtour ; l'examen ne cause aucune douleur, les tissus superficiels paraissent normaux, il n'y a aucune inflammation de la peau (V. Céphalématome).

Mais le signe caractéristique est le siège de la tumeur. En effet, quel qu'en soit le nombre, quelle qu'en soit l'étendue, jamais les sutures ne sont occupées, jamais il n'existe de communication entre un céphalématome du pariétal, par exemple, et un céphalématome de l'autre pariétal ou de l'occipital. Cela est bien naturel, puisque la tumeur est située sous le périoste absolument adhérent au bord des os. Dans les jours qui suivent, la bosse paraît augmenter de volume, elle se tend davantage et en même temps apparaît le signe tout à fait caractéristique du diagnostic : le bourrelet osseux.

Ce bourrelet est causé par une prolifération de cellules osseuses partant du point de séparation du périoste d'avec l'os. Le périoste n'étant plus appliqué directement sur lui pousse à sa face interne une lame de tissu osseux qui va gagner petit à petit le centre, recouvrira complètement l'épanchement sanguin et, lorsque celui-ci sera résorbé, se soudera à l'os sousjacent dont il formera un feuillet. Ce bourrelet osseux sera très nettement senti après quelques jours, il s'accentuera de plus en plus, de telle façon que le doigt circonscrivant cette couronne croira sentir un enfoncement de l'os. Plus tard, la lamelle osseuse constituée au-dessus du caillot pourra être déprimée et donner lieu à une sensation de crépitation parcheminée. Enfin tout rentrera petit à petit dans l'ordre, et, après quelques semaines, on ne percevra même plus d'épaississement osseux.

Complications. — Depuis que les médecins sont d'accord pour ne pas exercer le traitement actif dans cette affection, il n'existe plus de complications inflammatoires. Cependant, si l'on était amené à une intervention, celle-ci pourrait être la cause des accidents ordinaires. Le volume énorme que peut atteindre cette tumeur (car j'en ai vu une occuper toute la surface des deux pariétaux) peut être la cause d'une anémie profonde de l'enfant par perte de sang, et nous savons que le nouveau-né ne peut perdre de sang impunément.

Diagnostic. — On ne peut guère confondre le céphalématome avec une autre tumeur : la bosse séro-sanguine est constituée à la naissance, elle recouvre les os sans délimitation nette, les sutures et les fontanelles sont occupées, enfin elle disparaît très rapidement. Un épanchement de sang sous-cutané traumatique s'accompagnerait d'une coloration de la peau et disparaîtrait vite. L'encéphalocèle est réductible et ne pourrait être confondu qu'avec un céphalématome en bouton de chemise avec communication intracranienne, ce qui est d'une rareté extrême. Enfin les collections purulentes donnent lieu à des symptômes généraux importants et, dans tous les cas, le bourrelet osseux n'existe dans aucune autre maladie.

Traitement. — Le céphalématome guérira toujours spontanément si l'on n'intervient pas, comme autrefois, par incision ou ponction, même quand il a été causé par un traumatisme qui en même temps a fait une plaie plus ou moins contuse du cuir chevelu. Si cette plaie s'infecte, il peut se faire que l'épanchement suppure. Il est donc absolument contre-indiqué de faire aucune intervention, la compression elle-même ne sert à rien, pas plus que les topiques ou les émollients; on pourra cependant, dans certains cas, traiter l'anémie par hémorragie par des injections très peu importantes de sérum salé.

Pronostic. — A moins d'accident imprévu, la guérison sera toujours parfaite, mais la disparition de la tumeur n'est complète qu'après plusieurs mois, quelquefois une année.

C) **Hématome du sterno-mastoïdien.** — Quand le fœtus sort la tête la
dernière, la manœuvre de Mauriceau et les tractions sur les épaules, surtout
quand des efforts assez violents ont été nécessaires, peuvent déterminer des
déchirures musculaires ou sous-aponévrotiques des muscles du cou et en
particulier du sterno-mastoïdien, qui donnent lieu à des épanchements sanguins. Ce muscle peut aussi être déchiré quand, la tête étant sortie la première, des tractions violentes sont faites sur elle pour l'engagement des
épaules; dans la présentation de la face, la déflexion forcée peut aussi
tirailler le muscle; enfin on la remarque encore dans les cas où une application de forceps a été nécessaire pour achever la rotation intra-pelvienne
de la tête.

Les recherches de Couvelaire ont démontré que l'hématome pouvait
s'observer à la suite d'accouchements faciles.

De plus, cet auteur a, dans 4 cas, étudié histologiquement des altérations
congénitales du tissu musculaire. Il s'agirait donc le plus souvent de lésions
traumatiques portant sur un muscle congénitalement altéré.

L'épanchement sanguin consécutif est plus ou moins étendu, suivant la
lésion qu'il a occasionnée; le plus souvent égal au volume d'une noisette, il
peut atteindre celui d'un œuf de poule, repoussant ainsi la tête qui prend
une attitude penchée caractéristique. On constatera au début les signes
ordinaire de l'épanchement sanguin sous-aponévrotique; il déterminera des
douleurs spontanées et à la pression, et s'accompagnera très fréquemment
de contractures des muscles du cou et des bras ou de leur paralysie si le
traumatisme a été considérable (V. plus loin). Enfin, la guérison arrivera
lentement, et très souvent il persistera pendant plusieurs années sur la surface du muscle un noyau dur, qui finira par se résorber.

Le traitement de l'épanchement sanguin lui-même sera nul, mais il faudra
se préoccuper des signes concomitants de paralysie ou de parésies musculaires, surtout de contractures pouvant entraîner concomitivement des attitudes vicieuses de la tête, et que l'on traitera avec plus ou moins de succès
par l'électrisation, le massage, l'immobilisation, ou au contraire la mobilisation articulaire, etc.

D) **Torticolis.** — *a) Torticolis congénital.* — Il apparaît chez des enfants
qui n'ont subi aucun traumatisme après la naissance; on ne le constate
presque jamais que dans les semaines ou les mois qui suivent, et il est
causé le plus généralement par l'hématome que nous venons d'étudier; il
est tout simplement la contracture consécutive au traumatisme qui a causé
l'épanchement et du même ordre que les paralysies que nous étudierons
plus tard (V. Torticolis).

Le véritable torticolis congénital qui existe à la naissance est, lui, causé
soit par une lésion congénitale du muscle sterno-mastoïdien ou des centres
nerveux, soit par un arrêt de développement, et il s'accompagne presque
toujours d'une asymétrie faciale caractéristique.

b) Torticolis obstétrical. — Toujours la suite d'une traumatisme subi à la
naissance; il a la même origine que l'hématome du sterno. Celui-ci, qui siège
presque toujours à la partie moyenne du muscle, s'accompagne d'une assez
forte réaction inflammatoire, d'où torticolis, parce que les mouvements sont

douloureux; puis, à mesure que le muscle se répare, du tissu cicatriciel se forme qui, s'il est très abondant, pourra donner lieu à une impotence musculaire, mais le torticolis n'est pas la conséquence forcée de l'hématome.

Cette pathogénie a été combattue par Couvelaire. Pour lui le torticolis permanent serait sous la dépendance de lésions congénitales du muscle associées ou non à une lésion traumatique obstétricale.

c) Transformation fibreuse du sterno-mastoïdien. — Suivant l'abondance du tissu cicatriciel, le tissu musculaire peut être plus ou moins remplacé par du tissu fibreux; le sterno devient donc un tendon rigide et inextensible.

Le torticolis inguérissable est alors constitué, il n'est pas douloureux spontanément et ne s'accompagne d'aucune inflammation.

L'aspect du malade est caractéristique; le muscle encore vivant du côté opposé laisse la tête s'incliner sur le côté rétracté, tandis que le menton se tourne du côté opposé. On sent sous la peau la corde fibreuse qui se tend quand la tête essaye de se redresser. Quelquefois cette rétraction fibreuse n'atteint qu'une portion du muscle, celui-ci gardant quelques-unes de ses fonctions, et l'attitude de la tête se trouvant ainsi modifiée. En même temps l'épaule remonte, attirée vers la tête qui semble vouloir se coucher sur elle. Il existe aussi une atrophie de la moitié correspondante de la face et une lésion de scoliose de la colonne vertébrale attirée du même côté. Cette scoliose est fausse et n'est qu'une attitude vicieuse (Kirmisson).

Traitement. — L'hématome sera donc suivi avec le plus grand soin puisqu'il peut entraîner des conséquences aussi graves; on tâchera de faciliter la résorption de l'épanchement par des pansements émollients, le massage, etc., surtout si l'on s'aperçoit qu'il est compliqué de contracture. Dans le cas de torticolis secondaire, tardif, existant depuis longtemps, et quand on pourra se douter d'une transformation fibreuse du muscle ou de l'une de ses parties, il faudra diagnostiquer, autant que possible, quelles portions du muscle sont dégénérées ou saines. La ténotomie de l'un des chefs inférieurs pourra rendre à l'organe sa fonction. Si la dégénérescence était complète ou trop importante, il faudrait tenter sous chloroforme le redressement forcé qui serait maintenu par un appareil plâtré.

E) Lésions osseuses par rétrécissement du bassin ou à la suite d'opération. — *Enfoncement du crâne sans fracture.* — Il arrive qu'à la suite du passage de la tête fœtale dans un bassin juste, surtout quand le rétrécissement est annelé avec un promontoire pointu, l'enfant naît avec un enfoncement de la région pariéto-temporale dans laquelle l'os maternel a marqué un sillon plus ou moins profond. On en a vu de 13 millimètres de profondeur, et cela sans qu'il y ait de fracture. La tête du fœtus, dans certains cas très malléable, a permis cette déformation sans que les tables osseuses aient cédé; cependant, les méninges et la matière cérébrale comprimées peuvent avoir donné une hémorragie avec toutes ses conséquences. Quand cette complication n'existe pas, la forme de la tête peut redevenir parfaite spontanément après plusieurs jours. Il peut ne subsister aucun trouble paralytique ou atrophique, et quand elle guérit, la lésion se répare avec une très grande rapidité. Dans le cas contraire, il existe des symptômes de compression hémorragique.

Il faut surtout se garder de se laisser entraîner à des manœuvres chirurgi-cales ; on a essayé de redresser les os enfoncés, mais sans bon résultat, le nouveau-né ne pouvant subvenir aux frais de l'hémorragie opératoire et ne pouvant supporter son traumatisme.

Cette lésion arrive fréquemment dans l'extraction de la tête dernière, quand la manœuvre de Mauriceau nécessite un effort considérable pour engager la tête ou, quand, en pratiquant la manœuvre de Champetier de Ribes, l'aide appuie sur la tête d'une façon un peu brutale.

Fractures du crâne. — Elles se produisent par le même mécanisme que procédemment ou à la suite de tractions par le forceps ou de mauvaises prises de cet instrument, en particulier quand, mal appliqué dans des régions asymétriques du crâne, il arrive à déraper. Aussi ces fractures se rencontrent surtout sur le pariétal et le frontal postérieurs. On les rencontre cepen-dant aussi sur tous les autres os ; j'ai observé un crâne d'enfant qui présentait 17 traits de fractures répandus sur les différents os. Leur diagnostic se fera par les signes d'épanchement sanguin interne ou externe, la crépitation des os sera fréquente, mais peu marquée ; du reste on pourra rencontrer cette crépitation quand les os, chevauchant l'un sur l'autre, se froisseront même sans fracture. Le pronostic en sera naturellement variable, suivant leur siège et suivant l'effet qu'elles auront produit. Cependant, certains enfants ont guéri avec des lésions qui paraissaient considérables. L'un des éléments de pronostic les meilleurs sera le cri et la respiration ; dans certains cas, l'épanchement méningé aura causé la mort apparente de l'enfant à sa naissance ; des soins intelligents auront pu même le ranimer et faire naître des mouvements spontanés de respiration. Mais, si cette respi-ration reste saccadée, coupée de temps en temps par des spasmes du diaphragme, surtout si l'on n'a pu amener des cris violents et si l'enfant reste mou, flasque, il ne tardera pas à succomber. Quand celui-ci s'est mis à respirer immédiatement, s'il ne crie pas et si, habillé et mis dans son berceau, il pousse de temps en temps un petit gémissement ou un soupir, le pronostic sera aussi très sombre, mais non fatal. En effet, petit à petit, la résorption du caillot peut se produire. Le réflexe de succion n'arrivera que plus tard ; mais celui de la déglutition pourra s'établir assez tôt pour que l'enfant puisse se nourrir, et si l'on a soin de faire couler goutte à goutte le lait dans sa bouche, surtout si on ne lui fait faire aucun mouvement pour ne pas augmenter l'hémorragie, on pourra espérer la guérison. Cependant les lésions peuvent laisser quelques traces au point de vue du développement cérébral. Ici encore le redressement instrumental des os ne peut être conseillé d'une façon habituelle.

F) **Hémorragies méningées et cérébro-spinales.** — Elles sont la conséquence des lésions qui viennent d'être étudiées. Plus fréquentes chez les enfants spécifiques ou prématurés par la friabilité particulière des vaisseaux, on les rencontre dans tous les points du système nerveux central (Marfan). Cependant les plus fréquentes sont les hémorragies méningées : celles-ci peuvent siéger entre les os du crâne et la dure-mère ou entre cette dure-mère et le feuillet viscéral de l'arachnoïde ; ou bien entre l'arachnoïde et la pie-mère. Dans ce cas le sang se mélange au liquide céphalo-rachidien, se coagule sur la surface des lobes, dans les veines de la pie-mère et les sinus de la dure-mère.

Enfin l'hémorragie peut être ventriculaire, mais elle se joint d'habitude aux autres hémorragies, qui ne sont presque jamais limitées. Le sang peut également s'épancher dans la moelle et dans ses enveloppes, où il peut être collecté en foyer.

Quand l'enfant naît en état de mort apparente et qu'il ne se ranime pas rapidement, il est presque toujours atteint d'hémorragie méningée, surtout s'il est cyanosé en contracture ou s'il présente des convulsions. On observe chez lui les mêmes signes que tout à l'heure dans les cas de fractures. Le pronostic sera le même.

Dans les lésions de la moelle, on verra de la raideur de la nuque et du tronc, du trismus, de la dysphagie, etc.

Dans les cas de guérison, les enfants paraissent sains, mais Little, Schultz, Couvelaire, ont montré que ces lésions laissaient des traces.

D'après Couvelaire, les hémorragies cérébrales seraient surtout observées chez les prématurés, les hémorragies bulbaires et médullaires seraient observées chez les enfants nés à la suite d'accouchements laborieux, en particulier à la suite des applications laborieuses du forceps.

On ne confondra pas les raideurs ou les paralysies causées par un foyer hémorragique avec les paralysies qui suivront une lésion des nerfs d'un membre, ou les contractures du tétanos.

On se guidera sur la température de l'enfant pour lui donner des bains calmants, ou au contraire le mettre en couveuse, et l'on se comportera comme nous l'avons dit dans les cas de fractures. Mais la fréquence des hémorragies chez les prématurés sera une des raisons prédominantes qui feront avant tout éviter l'accouchement avant terme et prendre de grandes précautions dans l'application du forceps, l'extraction du siège et l'accouchement dans les bassins rétrécis.

G) **Fractures des membres.** — Les membres sont fracturés par des manœuvres volontaires ou maladroites de l'accoucheur pendant l'extraction du siège, ou à la suite d'une version interne, ou encore après l'expulsion de la tête quand on éprouve de grandes difficultés pour l'extraction des épaules. On les rencontre sur la clavicule et les os longs des membres.

Clavicule. — Sa fracture est souvent ignorée et se produit, d'après Küstner, par cause indirecte en la prenant comme point d'appui pour abaisser le moignon de l'épaule pendant l'extraction du siège, ou par cause indirecte en exagérant sa courbure pendant l'abaissement du bras. Il arrive qu'on entende un craquement au moment de l'abaissement du bras, et si l'accoucheur non prévenu recherche simplement la fracture sur l'humérus, l'accident reste inconnu et plus tard la difformité qui en résultera sera plus accentuée et plus désagréable surtout si l'enfant est une fille. On s'en apercevra facilement par la douleur que déterminera l'exploration et le déplacement des fragments de l'os. On se contentera dans ce cas d'immobiliser simplement le bras le long du corps avec une bande.

Humérus. — C'est l'os le plus fréquemment atteint. Il se fracture quand on abaisse le bras sans suivre le précepte de Pajot, qui consiste à ne pas quitter le contact de la face pendant cette manœuvre, en imitant le geste de moucher le fœtus. C'est d'habitude le premier bras abaissé qui sera cassé.

Il arrivera aussi que devant une difficulté insurmontable dans la dystocie des épaules et plutôt que de laisser mourir l'enfant, l'accoucheur fracturera l'os *volontairement* pour l'abaisser plus facilement, gagner du temps et ménager les manœuvres brutales, qui déterminent des inspirations prématurées. Dans ce cas le médecin préviendra d'avance la famille de l'accident possible pour mettre sa responsabilité à couvert. Il annoncera aussi la facilité de la réduction et de la guérison. Cette manœuvre a été vulgarisée par Ribemont-Dessaignes et rendra des services quand l'enfant est gros ou le bassin rétréci. Il faudra donc, après une extraction de siège ou une version, s'assurer toujours de l'intégrité des os pour les réduire immédiatement si l'on constate une fracture, car le traitement sera très simple ; il suffira de mettre sur le bras une petite attelle de carton et d'épingler sur la poitrine l'avant-bras à angle droit sur le bras.

On observe peu de fractures des os de l'avant-bras et de la jambe. Pourtant ceux-ci ont été fracturés dans une observation à la suite de tractions inconsidérées sur le pied.

Le *fémur* peut se fracturer pendant l'emploi des crochets et des lacs sur le pli de l'aine, mais ces manœuvres sont presque abandonnées. On les produira pendant l'abaissement du premier pied dans le siège décomplété, mode des fesses, ou, celui-ci étant abaissé, pendant les tractions pour l'abaissement du second. La réduction et le maintien des fragments seront plus difficiles que pour le bras. On veillera à ce que l'attelle soit le moins possible souillée d'urine ; le membre sera maintenu dans la position rectiligne, car il n'est pas possible de se servir d'appareils à extension continue. D'après Crédé, il faudrait fixer le membre inférieur en flexion sur le bassin à l'aide d'une bande, mais cette situation est très difficile à maintenir.

Du reste, ces fractures sont presque toujours sous-périostées, leur consolidation se fait très rapidement sans cal important, ni déformation.

Les fractures du bassin sont fort rares, on ne les rencontrerait qu'après les manœuvres brutales des crochets.

H) Lésions articulaires. — On les observe surtout à l'articulation tibio-tarsienne à la suite de tractions violentes sur le pied pour l'abaissement du tronc, ou, quand ce pied étant très difficile à abaisser, on a posé un lacs sur l'extrémité inférieure de la jambe ; dans ce cas le lacs peut déterminer au cou-de-pied un sillon hémorragique. Il pourra s'être produit une hémorragie intra-articulaire par élongation des ligaments. On observe alors le lendemain et les jours suivants un œdème assez considérable de la région. Ces lésions guérissent d'habitude très vite avec la simple application d'un pansement humide ou ouaté.

On a noté également des contusions ou des luxations de la mâchoire à la suite de la manœuvre de Mauriceau.

I) Paralysies périphériques.

Paralysie faciale. — Se voit fréquemment à la suite des applications de forceps un peu obliques, surtout quand la cuiller postérieure descend sur la région parotidienne. Varnier en a vu une spontanée par inclinaison de la tête sur l'épaule. Elle peut être localisée à l'une des branches du nerf et guérit d'habitude très vite. Si la guérison n'apparaissait pas très rapidement, il faudrait craindre des lésions de dégénérescence et recourir aux courants continus.

Paralysies des nerfs du membre supérieur. — D'habitude c'est une paralysie radiculaire du plexus brachial qui porte sur les muscles deltoïdes, biceps, brachial antérieur et long supinateur. Elles sont produites par des tiraillements trop violents des membres pendant la version, ou au contraire par des tractions sur la tête expulsée quand les épaules sont volumineuses. Il peut aussi exister une compression du plexus brachial par exagération du diamètre bi-acromial. C'est le type des paralysies obstétricales. Fieux a montré que les nerfs des muscles intéressés proviennent des 5e et 6e paires cervicales et a prouvé qu'elles étaient toujours la conséquence de la traction du cou.

Le plexus brachial ayant la forme d'un cône dont la base répond à la colonne cervicale et le sommet dans le creux de l'aisselle, les deux racines supérieures sont plus élevées dans le cou que les inférieures. Les premières sont donc plus tiraillées que les secondes si l'on tire sur la tête en l'inclinant de côté. Cette constatation donne l'explication de tous les cas cliniques. Dans ces cas également la guérison arrivera vite, à moins que l'élongation exagérée n'ait causé la rupture d'un nerf. On pourra avoir recours aux courants continus et au massage.

J) **Paralysies centrales.** — Sont beaucoup plus graves, car elles sont causées presque toujours par des foyers hémorragiques ou des fractures. On peut constater une hémiplégie faciale ou une hémiplégie complète, et souvent la mort en est la conséquence. Leur traitement sera celui de l'hémorragie qui les a causées.

Pseudo-paralysies syphilitiques. — Elles ont été décrites avec soin par Bednar, et Parrot a montré qu'elles ne sont qu'apparentes et que l'impotence des membres est causée par une lésion osseuse (V. Syphilis).

K) **Convulsions.** — Si l'on est appelé pendant l'attaque, on étendra l'enfant sur un lit et le médecin le déshabillera lui-même complètement, il constatera ainsi comment l'enfant était emmaillotté, si aucune épingle ne le piquait, s'il était trop serré, si la peau est chaude et sèche comme au début des maladies fébriles, ou froide comme dans les intoxications, s'il existe quelque éruption, quelque brûlure, quelque plaie qui, douloureuses, détermineraient le réflexe convulsif. Ensuite il examinera les caractères de l'attaque, il constatera le regard fixe, les mouvements des yeux, le strabisme, le facies contracté, les contractions des muscles du visage et les grimaces, l'écume des lèvres, la tête renversée en arrière, les mouvements des membres, le râle particulier causé par la contraction des muscles du larynx, l'émission d'urine ou de matières, l'abolition de la connaissance et de la sensibilité.

Les pupilles d'abord contractées se dilatent, le pouls s'accélère, puis l'attaque se termine avec un léger stertor, et l'enfant souvent s'endort ou reste dans le coma jusqu'à la prochaine attaque. Les trois périodes du syndrome éclamptique ne sont pas toujours aussi nettes et chez les nouveau-nés il se produit un mélange de tonisme et de clonisme qui se succèdent sans régularité avec une perte de connaissance constante.

L'étude des caractères de l'attaque aidera le diagnostic. La convulsion a-t-elle été d'emblée généralisée? Y a-t-il eu des symptômes prémonitoires? Quelque contracture a-t-elle persisté après l'attaque ou au contraire quelque paralysie? C'est ainsi que l'on pourra reconnaître la cause des accidents et porter un pronostic. On interrogera ensuite les parents et cet interrogatoire sera le seul élément de diagnostic si l'on n'a pu assister à l'attaque. Les accidents sont-ils survenus brusquement? La bouche, le pharynx, l'œsophage, sont-ils normaux? Ne contiennent-ils pas un corps étranger? Chez le nouveau-né il ne pourra être question de la dentition, mais on examinera la tête au point de vue de l'hydrocéphalie. Si la température est élevée on pourra penser à l'invasion d'une maladie aiguë à prodromes convulsifs et l'on pensera à la pneumonie, la rougeole, la scarlatine, la variole même et les accidents de la vaccination. On a dit avec raison que la convulsion remplaçait chez l'enfant le frisson de l'adulte. Puis on examinera le ventre en pensant à la rétention d'urine, au testicule ectopié, à la hernie ombilicale étranglée, on examinera les oreilles au point de vue du corps étranger. Certaines hémorragies peu importantes, comme celle qui se produit après la section du frein de la langue ou l'avulsion d'une dent congénitale, peuvent déterminer des convulsions et la mort. Enfin les antécédents et la santé des parents et de la nourrice devront être examinés au point de vue des accidents palustres, de l'alcoolisme, de la *syphilis* (v. c. m.), d'une intoxication possible comme par le plomb, les vapeurs de charbon, etc. On examinera ensuite le nouveau-né au point de vue du traumatisme obstétrical en pensant à un foyer hémorragique méningé cérébral ou spinal. On pensera aussi au tétanos du nouveau-né qui peut être la conséquence d'une infection directe presque toujours du cordon ou compliquer l'athrepsie (Parrot).

Traitement de l'attaque. — Commencer par administrer un lavement huileux ou glycériné, puis, titiller la luette avec une plume pour amener des vomissements. Si vous le pouvez, administrez un vomitif pour débarrasser l'estomac et l'intestin; le nouveau-né pouvant comme l'enfant avoir une indigestion. Verser sur un mouchoir de l'éther ou du chloroforme pour calmer le système nerveux. Puis plonger l'enfant sans crainte dans un bain sinapisé; celui-ci, en effet, dérive l'afflux sanguin vers les téguments et très souvent ramène la connaissance. Certains auteurs craignent la révulsion cutanée, on pourra donc se contenter du bain tiède simple ou de tilleul. On a conseillé aussi la compression des carotides (Trousseau), les émissions sanguines, le chloral, très dangereux chez le nouveau-né, les antispasmodiques, mais le bromure de sodium (jusqu'à 3 grammes chez le nouveau-né), est bien plus actif et ne présente pas les dangers du bromure de potassium (Bouchard).

Le traitement de la cause sera évidemment très variable suivant les cas. Jules Simon ordonnait dans les jours qui suivent un petit vésicatoire sur la nuque. Le Gendre y a mis des pointes de feu. L'enfant sera isolé, dans le silence, pour éviter les excitations périphériques et cérébrales; on fera fonctionner l'intestin soigneusement, on interdira tous les excitants, séjour à la mer, bains salés, etc., et l'on surveillera l'évolution d'une maladie possible dont les convulsions auraient été le premier symptôme.

IV. LÉSIONS DUES A UN DÉVELOPPEMENT INSUFFISANT. — LÉSIONS DES PRÉMATURÉS.

A) **Hernie ombilicale.** — Il est très fréquent de constater dans les jours, le plus souvent dans les mois, qui suivent la chute du cordon une petite hernie que les parents attribuent aux cris de l'enfant. Cette hernie se voit particulièrement, comme toutes les autres, chez les prématurés qui n'ont pas leurs orifices suffisamment fermés à la naissance (Pinard). Cependant on les rencontre également chez de gros enfants paraissant complètement développés.

Elle se différencie de la hernie embryonnaire dans laquelle il y a un véritable arrêt de développement de la paroi qui existe avant la naissance et s'accompagne presque toujours d'une éventration plus ou moins considérable et d'autres malformations. Elle est toujours petite, augmentant peu pendant les cris; comme l'anse intestinale peut s'avancer légèrement dans le cordon, il faut au moment de la ligature éviter de la pincer, mais cela est rare et, le plus souvent, l'orifice ira en se rétrécissant à mesure que l'on s'éloignera du début de la vie, la guérison spontanée étant la règle à moins que l'on n'ait empêché l'anneau de se fermer par des pelotes et de mauvais appareils compressifs. Il suffira de maintenir sur le ventre de l'enfant, pendant quelques mois, une bande de caoutchouc fenêtré ou tout simplement une bande de flanelle médiocrement serrée pour supporter l'effet des efforts.

B) **Hernies.** — J'ai déjà dit combien les hernies inguinales étaient fréquentes, accompagnées ou non de l'ectopie testiculaire chez le garçon. Mais elles sont bien plus fréquentes chez les prématurés. J'ai observé un enfant qui présentait des hernies ombilicale et inguinale doubles ; le plus souvent elles guériront spontanément en les maintenant simplement réduites par un bandage tenu très proprement. On continuera l'usage de ce bandage longtemps et même plusieurs années après la disparition des hernies; ne pas oublier que ces hernies peuvent s'étrangler.

C) **Catarrhe conjonctival des prématurés.** — Ceux-ci, surtout quand ils sont mis en couveuse, présentent un état catarrhal des conjonctives qu'il faut distinguer des ophtalmies purulentes vraies [V. NOUVEAU-NÉ (OPHTALMIE)]. L'écoulement est abondant, jaune pâle, épais, la conjonctive est recouverte de villosités, et cet état peut durer longtemps sans aggravation apparente et sans que la cornée soit atteinte. Cette affection est en rapport avec la gravité de l'état général de l'enfant, elle en est même un signe certain. On conseille les irrigations antiseptiques, les badigeonnages au terpinol et même les instillations bi-quotidiennes avec une solution d'aldéhyde formique à 1 ou 1/2 pour 100 (Valude).

D) **Débilité congénitale.** — Les prématurés peuvent être suffisamment avancés dans leur développement pour s'élever comme des enfants nés avant terme et petits. Ils ne présentent alors rien de particulier qu'une grande tendance aux hernies et une moindre résistance aux infections. D'autres enfants, d'un poids moyen et nés à terme, peuvent du reste présenter les signes de la débilité quand une tare héréditaire ou une maladie de la grossesse a retenti sur leur organisme; cependant, les enfants nés à la fin du septième ou au commencement du huitième mois ont un aspect particulier que l'on désigne sous le nom de débilité ou faiblesse congénitale.

Caractères. — Leurs organes sont inachevés, leur poids varie de 600 (limite extrême) à 1500 ou 2000 gr., ils sont maigres, petits, sans que le degré de débilité corresponde exactement à leur poids ou à leur taille. La peau est mince, ridée, rouge, couverte de duvet, les ongles sont minces, presque pelliculaires, la tête est petite, la face plissée, simiesque, le sang est très peu abondant, le trou de Botal est ouvert, les poumons en atélectasie partielle. Quand ils peuvent vivre, toutes leurs fonctions s'exécutent lentement, ils sont donc exposés à tous les dangers d'une nutrition imparfaite et ne peuvent résister aux infections. C'est ainsi que les cris sont peu vigoureux, la respiration est peu sensible, le territoire pulmonaire actif étant très petit. Du reste, la vie de l'enfant est dans un rapport direct avec la quantité de parenchyme pulmonaire apte à l'hématose, ce qui explique que quelques-uns relativement plus gros meurent plus vite.

E) **Cyanose.** — Quand cette hématose est incomplète et ne devient pas rapidement abondante, l'enfant présente la *cyanose des nouveau-nés.* Il bleuit, se refroidit, s'œdématie. Cette cyanose doit être distinguée de la maladie bleue. Cet état sera traité par l'insufflation pulmonaire, les bains chauds, les frictions excitantes. Enfin, la respiration peut mettre un certain temps à s'établir, c'est la vie sans respiration qu'il ne faut pas confondre avec la mort apparente des nouveau-nés. Ce phénomène explique que certains enfants aient été abandonnés comme morts et qu'on les ait retrouvés vivants quelques heures après. Le cœur bat très faiblement, il se produit souvent des œdèmes du bas-ventre et des membres, en même temps la température baisse et la mort arriverait si l'enfant n'était réchauffé dans une couveuse.

Il ne peut téter, soit qu'il n'en ait pas la force, soit que le réflexe de la succion ne s'établisse pas, la digestion est délicate, la formule d'alimentation difficile à trouver et quand la vie persiste, le tube digestif reste la partie la plus délicate de l'organisme même avec une nourrice au sein, surveillée de très près. Les prématurés sont prédisposés à la dyspepsie gastro-intestinale des nourrissons (Marfan) (V. Gastro-entérite des nourrissons).

Il ne faut pas confondre avec l'œdème que nous venons d'étudier la sclérème des nouveau-nés (V. plus loin). Le rein est souvent le siège d'infarctus uratiques qui le rendent insuffisant et peuvent se terminer par de l'urémie. La nutrition et la croissance sont ralenties, les feuilles de poids sont irrégulières (V. Allaitement). Il faut se méfier des grandes augmentations de poids qui sont souvent l'avant-coureur d'accidents graves. On peut constater de la rigidité spasmodique congénitale ou maladie de Little (v. c. m.).

Traitement. — La chaleur; on mettra l'enfant dans une couveuse, étudiée ailleurs. Son emploi devra être surveillé suivant les principes déterminés et en prenant la température matin et soir. Ils y seront emmaillotés ou, s'ils sont trop faibles, simplement enveloppés d'ouate. La couveuse sera difficilement remplacée par la chambre chauffée dans laquelle on ne peut atteindre la température de 52° ou 55° nécessaire. Il faudra aussi, en même temps, stimuler la peau par des frictions légères et des pétrissements des masses musculaires, on prescrira des bains chauds ou de vin, des frictions à l'alcool, au baume Nerval, etc. Enfin, l'alimentation sera particulièrement surveillée ;

on sera très souvent obligé de faire couler dans la bouche du lait de femme ou du lait d'ânesse non bouilli coupé d'eau. Il faudra même, si le réflexe de déglutition n'est pas établi, pratiquer le gavage avec une sonde molle. Quand l'enfant est très petit, 5 à 10 grammes de liquide suffisent pour un repas. On augmentera cette quantité suivant son poids et on lui fera faire 10 à 12 repas en 24 heures. Quand le gavage sera nécessaire, on se servira d'une sonde molle dont on introduira environ 15 centimètres et qui se terminera par une cupule ou entonnoir de verre qu'il faudra soigneusement asepsier à chaque service. Il faut savoir que le prématuré est très sujet à la suralimentation. La bouffissure en est le meilleur signe; il faudra dans ce cas diminuer la quantité et le nombre des repas.

Tarnier disait que ce qui réussit le mieux c'est de donner peu et souvent. Pour que le gavage réussisse, il faut que les glandes pepsiques soient actives. Si elles sont insuffisantes, on se trouvera bien d'ajouter au lait une petite pincée de pepsine ou de pancréatine et si la dyspepsie gastro-intestinale s'est établie, il faudra la soigner sans retard (V. DYSPEPSIE, GASTRO-ENTÉRITE DES NOURRISSONS).

F) **Sclérème**. — C'est une induration des téguments et de la couche cellulo-graisseuse sous-cutanée habituellement localisée aux extrémités des membres.

Chez le prématuré les fonctions de la peau s'accomplissent mal, les battements du cœur sont moins énergiques, la circulation moins active, sa température est donc inférieure à la normale. Les tissus s'œdématient facilement, puis, la graisse sous-cutanée est plus riche en acides gras qui se solidifient facilement quand la température baisse, d'où le sclérème gras ou dur. C'est ainsi qu'on peut observer des prématurés chez qui le thermomètre ne peut monter plus haut que 22°. Ces enfants dorment presque continuellement et leur nutrition est très ralentie. C'est dire que c'est surtout l'hiver qu'on observera cette complication. On l'observe rarement après le 15e jour; il commence au niveau des jambes, s'étend aux pieds et aux cuisses, aux mains, aux avant-bras. Les membres et les doigts sont transformés en boudins, sans plis, recouverts de tissu lardacé blanc jaunâtre ou au contraire bleuâtre et livide. Le pouls est quelquefois très lent de même que la respiration; les forces ont disparu, l'enfant ne peut plus crier ni téter et la déglutition est difficile. Cette maladie est complètement différente de l'œdème des nouveau-nés qui siège également sur les extrémités et ne présente jamais la dureté du sclérème. Les œdèmes infectieux du pourtour ombilical s'en distingueront également par la couleur, le siège et la température.

On s'efforcera donc d'élever la température de l'enfant, ce qui est devenu facile depuis l'emploi des couveuses. Le pronostic s'est ainsi considérablement amendé et actuellement on arrive très facilement à faire disparaître cette complication en y joignant les frictions stimulantes, le gavage et le massage.

V. — HÉMORRAGIES DU NOUVEAU-NÉ.

A) **Organes génitaux de la petite fille.** — L'écoulement sanguin que l'on observe chez la petite fille dans les jours qui suivent la naissance n'a jamais la gravité d'une hémorragie; il serait des règles précoces et dans tous les cas ne peut être considéré comme un phénomène sérieux. Le sang vient de la muqueuse utérine et Pinard a trouvé sur un ovaire un follicule de de Graefe qui venait de se rompre. Dans certains cas, il coïncide avec d'autres hémorragies de l'ombilic, de la peau, etc. Et alors le pronostic est grave.

B) **Hémorragies provenant d'une gêne respiratoire et circulatoire.** — *a) Hémorragies ombilicales.* — On a discuté au sujet de l'opportunité de la ligature du cordon car la circulation ombilicale s'arrête presque immédiatement après l'expulsion de l'enfant à la condition que la respiration s'établisse normalement et on observe beaucoup de cas dans lesquels la ligature a glissé et où néanmoins il ne s'est pas produit d'hémorragies. Cependant, si pour une raison quelconque, maillot trop serré, cris violents, mauvaise position, etc., l'hématose pulmonaire est entravée, le sang reprend le chemin de l'ombilic et il peut se produire une hémorragie mortelle. Le même phénomène peut se passer quand on veut étouffer l'enfant. Cette hémorragie se fait par la veine ombilicale, quelquefois même par les artères et en dehors de ces cas physiologiques elle peut se produire dans certaines malformations du cœur gauche (Herrgott), ou d'anomalies des vaisseaux. Il faut donc surveiller attentivement l'enfant pendant quelques heures, le démailloter plusieurs fois pour constater l'état de la ligature car c'est presque toujours par hasard que l'on s'aperçoit de cet accident si grave. On y pensera si l'on voit l'enfant pâlir, se décolorer et son cri devenir plus faible. On le déshabillera aussitôt et la cessation de cette compression arrêtera presque toujours l'écoulement du sang. On resserrera immédiatement la ligature et si l'hémorragie a été assez abondante pour amener des symptômes graves on les combattra par les moyens usuels : petites injections de sérum salé, lavement d'eau salée, chaleur, frictions, bains chauds.

L'hémorragie peut se produire au moment de la naissance par l'arrachement du cordon au ras de l'ombilic; il arrive aussi que, une ligature faite trop près de la peau et avec du fil trop fin, incise le cordon au moment où on la serre. Dans ce cas, ne pas perdre la tête, prendre le moignon entre deux doigts pour arrêter le jet de sang, préparer ou faire préparer une ligature d'un fil plus gros ou double, et la poser sur le sillon qui sépare la peau du tissu muqueux. Cela ne présente aucun inconvénient. Si le cordon a été arraché par brièveté anatomique acquise ou toute autre cause, on sera quelquefois obligé de lier isolément chaque vaisseau et de pratiquer une suture de la peau.

Le pronostic varie d'abord suivant la cause de l'hémorragie et naturellement aussi suivant son abondance. Le nouveau-né possède peu de sang, il n'a pas le droit d'en perdre, et le moindre écoulement peut mettre sa vie en danger. S'il s'est passé un certain temps avant qu'on s'aperçoive de l'accident, l'enfant peut être saigné à blanc sans qu'on puisse le ranimer.

Il faudra donc surveiller très attentivement la ligature, la refaire au bout de quelque temps si l'abondance du tissu muqueux peut faire craindre, quand il sera rétracté, que le fil ne se desserre. Le procédé des pinces ne présente pas plus de sûreté car elles peuvent se détacher. On évitera évidemment aussi toutes les causes qui pourront gêner la respiration. Dès qu'on aura reconnu l'écoulement, on se comportera comme nous l'avons dit tout à l'heure et on mettra l'enfant le plus vite possible au sein d'une bonne nourrice et s'il est trop faible on fera couler du lait dans sa bouche ou on le gavera.

b) Hémorragies gastro-intestinales. — Ces hémorragies surviennent dans les premiers jours après la naissance ; elles peuvent être fausses, car l'enfant peut déglutir du sang du mamelon en tétant, ou bien en avoir avalé pendant son expulsion et ce sang, vomi ou rendu dans les selles, effrayera tout l'entourage. Ou bien encore, il peut s'être produit une rupture de vaisseau dans la bouche, le nez, le pharynx, sur le frein de la langue. Mais il existe d'autres hémorragies, gastro-intestinales vraies, et dans ce cas, presque toujours une maladie générale peut être incriminée.

On ne trouve dans ces cas qu'une congestion très vive des muqueuses que l'on a attribuée à une ligature tardive du cordon, au froid, à des accidents asphyxiques se continuant un certain temps après la naissance, à des malformations du cœur, à la rétention du méconium, à l'ingestion prématurée du lait, à l'action irritante des purgatifs que certaines matrones donnent à l'enfant pour faire expulser le méconium (sirop de chicorée), à des lésions des centres nerveux pendant un accouchement laborieux (Promorski).

Les ulcérations de la muqueuse peuvent être dues aussi à une embolie ayant pour point de départ la veine ombilicale ou le canal artériel, ou les petits hématonodules de Parrot qu'on trouve sur le bord libre des valvules auriculo-ventriculaires. On a incriminé les traumatismes de l'abdomen pendant l'accouchement, la syphilis, l'hémophilie héréditaire, l'infection du tube digestif. Quelle qu'en soit la cause, les hémorragies du nouveau-né sont toujours symptomatiques d'un état morbide général ou local.

Elles se produisent le plus souvent dans les trois premiers jours et peuvent avoir lieu par la bouche ou par l'anus ou bien l'hématémèse peut s'accompagner de melæna. Le sang peut être rouge ou coagulé et noirâtre. Quand il est rendu par l'anus dans ce dernier état, il ne faut pas le confondre avec le méconium. Elles sont rarement uniques, mais d'habitude ne durent pas plus de 48 heures et suivant leur abondance s'accompagnent ou non de symptômes généraux, tels que la pâleur, la perte des forces, la rapidité du pouls, la respiration spasmodique et le refroidissement. Cependant la température au lieu de s'abaisser peut s'élever quand l'hémorragie est liée à un état infectieux. On recherchera ensuite les signes de la maladie causale telle que la syphilis ou d'autres phénomènes du même genre comme le purpura. L'estomac devient généralement intolérant et l'alimentation difficile, ce qui rend plus lente ou impossible la réparation des forces. Le *diagnostic* devra donc être fait différemment dans chaque cas ; on examinera soigneusement les lésions possibles de la nourrice, la bouche et le pharynx de l'enfant, le frein de la langue, le nez, la température, les téguments qui peuvent être ictériques, le cordon ; on se préoccupera également de l'état de santé des parents et si l'on ne peut faire un diagnostic net étiologique, le *pronostic* restera forcément hésitant. Cependant, en dehors de la gravité plus ou moins grande de la cause, il est certain que l'abondance du sang perdu en sera le facteur principal. Il faut savoir aussi que beaucoup d'enfants qui n'ont pas présenté immédiatement de symptômes graves, restent faibles, anémiés, difficiles à nourrir et se développent mal. Il faudra dans le *traitement* surveiller l'alimentation du premier jour car, dit Ribemont, éviter au tube digestif un travail trop actif semble dans une certaine mesure continuer un traitement préventif de l'hémorragie intestinale. Après l'hémorragie, il faudra desserrer les langes, réchauffer l'enfant, décongestionner l'intestin, activer la circulation cutanée; l'enfant enveloppé de ouate sera mis en couveuse à moins qu'il n'ait de la fièvre. Si l'on n'a pas de couveuse, on pratiquera l'enveloppement dans l'ouate chauffée; on y joindra les frictions générales avec de l'alcool en évitant son évaporation directe sur la peau, car l'évaporation s'accompagne toujours de refroidissement. On usera encore de bains chauds à 57°. On évitera ensuite de surmener l'estomac et de surcharger l'intestin, et pour ménager les forces, on fera couler dans la bouche, toutes les heures, une cuillerée à café de lait de femme glacé, qu'on additionnera ou non de quelques gouttes d'eau-de-vie. Quelques médecins se sont servis, sans qu'on puisse dire si c'est avec succès, de 20 à 50 centigr. d'ergotine ou de 2 à 3 gr. d'extrait de ratanhia, mais les astringents sont irritants et avant tout l'intestin demande le repos. Par la voie sous-cutanée, on pourra peut-être agir plus utilement, mais la méthode des lavements astringents ou même émollients doit être absolument abandonnée, car ils éveillent toujours des contractions intestinales et ne peuvent agir sur un foyer d'hémorragie situé dans l'intestin grêle ou l'estomac. Cependant, dans un cas où le sang sortait de l'anus tellement rutilant et où aucune cause générale ne pouvait être incriminée, je pensai que ce sang pouvait être émis par la partie terminale de l'intestin et je me trouvai bien d'un lavement d'eau gélatinée. Pour combattre le collapsus et l'anémie aiguë, on aura recours aux ventouses sèches, aux injections d'éther, à la respiration artificielle et même aux inhalations d'oxygène. Le sérum salé (7 gr. pour 1000) sera administré à très petites doses de 10 c. c. à peine toutes les 8 heures, enfin on administrera le traitement général et mercuriel s'il y a lieu.

C) **Hémorragies dépendant d'un état général grave de l'organisme.** — Dans ce cas, on observera la multiplicité des foyers, leur tendance à la récidive, et il sera très difficile de les arrêter. On trouvera dans la page précédente l'étude complète de cet accident et de ses causes. Il est sous la dépendance de l'hémophilie héréditaire, de la syphilis, d'une maladie infectieuse, pyohémie, septicémie, d'une maladie hépatique, de l'atrepsie; c'est ainsi que pourra naître une véritable *diathèse hémorragique* dans laquelle l'enfant perdra du sang en même temps par l'ombilic, la peau, le tube digestif, la bouche, les gencives, les lèvres, la langue, les doigts, l'oreille, la vessie, les reins, etc. Mais aussi l'hémorragie peut être localisée, et le plus habituellement c'est l'ombilic qui saignera, soit sur le pourtour de l'attache du cordon avant sa chute, soit par le bourgeon charnu qui subsistera après sa dessiccation. Cet écoulement peut être peu abondant, il se fera presque toujours en nappe, mais deviendra inquiétant par sa durée.

Il sera impossible de pincer aucun vaisseau, on a essayé d'entourer le bourrelet ombilical de serre-fines, on a bourré le cratère de poudres astringentes comme le tannin, on l'a recouvert et bourré d'amadou, tout cela sans grand résultat. La plus grande chance de succès résidera dans l'emploi du traitement spécifique. La diathèse peut aussi se manifester simplement par du *purpura* ou des hémorragies gastro-intestinales comme je l'ai déjà vu ; et le traitement par frictions sera appliqué immédiatement. Si le purpura s'accompagne d'ecchymoses, d'ictère, d'autres suintements sanguins, l'état sera très grave, l'hémorragie devenant un symptôme secondaire ; le petit malade sera en danger du fait de son état général, plus encore que de son hémorragie, et la mort surviendra en dix ou quinze jours (85 pour 100) (V. Purpura).

Pour l'ombilic on a employé, pour arrêter ces suintements sanguins, tous les topiques, les poudres, les liquides hémostatiques, le collodion, mais, ce qui réussit le mieux, c'est la cautérisation au thermo-cautère ou la ligature séparée ou en masse des vaisseaux du tubercule ombilical. Cependant cette ligature, de même que leur pincement sont difficiles à cause de la friabilité des vaisseaux. On rencontre encore chez le nouveau-né une complication hémorragique analogue au *scorbut* ou *maladie de Barlow* toujours en rapport, avec l'emploi exclusif de lait stérilisé mort (V. Scorbut). Cet accident, qu'on attribue à *tort* à l'usage du lait stérilisé, qui survient rarement dans les premières semaines, sera presque toujours facilement combattu par l'emploi du lait de femme, le bouillon ou jus de végétaux (V. Allaitement).

D) Hémorragies traumatiques. — Certaines petites opérations peuvent chez quelques enfants être suivies d'hémorragies longues et graves. Il faudra donc s'informer des antécédents héréditaires hémophiliques ou diathésiques, se méfier de l'état général, examiner soigneusement l'enfant avant de faire la moindre plaie. On a vu des écoulements sanguins incoercibles à la suite de la vaccination, la section du frein, la circoncision, etc.

Il est rare qu'une blessure puisse atteindre un nouveau-né ; dans tous les cas, leur traitement ne présente rien de particulier.

VI. — MALADIES A DÉBUT OU ÉVOLUTION INTRA-UTÉRINS.

A) Syphilis. — Les lésions syphilitiques que peut présenter l'enfant à sa naissance sont très variées et nombreuses, aussi bien sur la peau que dans les viscères. J'ai déjà vu plus haut certains accidents hémorragiques qui en sont la conséquence. On trouvera cette diathèse héréditaire complètement décrite à l'article Syphilis. Mais il faut savoir qu'un enfant peut naître tout à fait sain en apparence, et présenter, quelques jours et quelques semaines après, des lésions ou des accidents caractéristiques. L'exacte pesée du placenta (Pinard) sera donc un renseignement précieux pour dépister une syphilis ignorée, dans le cas par exemple où il s'agirait de donner à l'enfant une nourrice mercenaire. Les lésions qui seront apparues au moment de la naissance seront d'un pronostic plus grave que les autres ; le traitement devra être administré immédiatement. Mais le petit malade, chez qui il est impossible d'apercevoir aucune lésion, et dont le placenta était hypertrophié, doit être observé avec le plus grand soin et considéré comme étant en puissance de maladie.

B) **Rachitisme intra-utérin.** — Achondroplasie ou rachitisme fœtal.
— Parrot n'admet pas cet état comme une entité morbide, aussi lui refuse-
t-il le nom de rachitisme pour lui donner celui d'achondroplasie. Porak
divise ainsi les anomalies du système osseux qui peuvent se produire pendant la vie intra-utérine : 1° une hypertrophie, ou rachitisme fœtal différant
du rachitisme vrai et héréditaire; 2° le rachitisme vrai, commun chez le
fœtus; 3° la syphilis osseuse ou rachitisme vrai, dans lequel les os se ramollissent et peuvent se fracturer, et qui continue à évoluer après la naissance.
La caractéristique de l'achondroplasie est la petitesse des segments de
membres par rapport au développement du torse. Les lésions en ont été
très bien étudiées par Durante. On fera bien de procéder à une enquête
soigneuse des antécédents héréditaires et même, sans reconnaître de
syphilis avérée, on pourra administrer le traitement à l'enfant et aux
parents pour les conceptions futures.

C) **Conséquences sur le nouveau-né des maladies infectieuses de la
mère.** — Je n'ai pas à passer en revue les accidents que peuvent déterminer
chez le fœtus les maladies infectieuses de la mère [V. Grossesse (Pathologie)], il me suffit d'examiner dans quel état naîtra un enfant vivant et
quelle conséquence cette gestation particulière pourra avoir sur lui pendant
le premier temps de sa vie. Toutes les maladies fébriles peuvent avoir sur
l'enfant un retentissement tel, qu'il meure. On observe en effet ce résultat
dans la scarlatine, la fièvre typhoïde, la pneumonie, l'appendicite suppurée,
l'érysipèle, la variole, etc. Les maladies pulmonaires, etc., n'auront généralement sur l'enfant qu'un retentissement secondaire, et si la femme est
guérie lors de sa naissance, aucune trace ne subsistera chez lui. On a
discuté longuement pour savoir si le nouveau-né dans ces conditions était
vacciné contre la maladie maternelle, ou s'il fallait l'isoler de suite après sa
naissance pour lui éviter la contamination. En résumé, deux cas différents
peuvent se produire : 1° on a vu des enfants naître avec les caractères de la
maladie maternelle; 2° l'enfant naît indemne et, dans ce cas, il paraît
vacciné et l'on ne cite pas d'exemple qu'il ait eu dans les premiers mois, la
même fièvre éruptive par exemple que celle de sa mère. Il sera néanmoins
bon d'isoler l'enfant dans les cas où une infection secondaire pourrait se
propager à lui, par exemple dans l'érysipèle, la scarlatine, etc.

La tuberculose chronique ne paraît avoir sur l'enfant qu'un retentissement
général, mais ici l'allaitement par la mère sera complètement contre-indiqué
et la séparation s'imposera quand la maladie sera dans la troisième période.

D) **Conséquences sur le nouveau-né de certaines maladies générales
ou de certaines intoxications.** — L'albuminurie n'aura directement aucun
effet sur l'enfant; la dyscrasie sanguine, cause des infarctus et foyers
hémorragiques, retentira sur la nutrition, par l'intermédiaire de cette
diminution dans la quantité de cotylédons aptes à l'hématose. L'enfant, s'il
n'est pas tué, naîtra maigre (enfants araignées de Pinard). Mais il se déve-
loppera bien et son poids augmentera d'autant plus rapidement qu'il était
d'abord moins élevé.

Le diabète sucré aura quelquefois des conséquences très sérieuses. C'est
ainsi qu'on a attribué à cette maladie la cécité congénitale.

L'alcoolisme aigu pendant lequel les enfants d'ouvriers sont si souvent conçus aura lui aussi des suites graves. On sait son importance dans la production de l'épilepsie, de l'idiotie, de la chorée, etc. Comme accidents immédiats on a signalé la faiblesse congénitale par petitesse du fœtus et développement incomplet, certaines entérites et gastro-entérites. De même pour les autres intoxications : plomb, tabac, etc.

VII. — INFECTIONS DU NOUVEAU-NÉ. — Tout le chapitre de la syphilis sera omis puisqu'il existe dans une autre partie de l'ouvrage (V. SYPHILIS). Je ne parlerai donc que des infections communes très souvent streptococciques ou staphylococciques. On trouve aussi à cet âge les infections, par coli-bacilles, pneumocoques, les bacilles hémorragiques spécifiques.

Étiologie. — Le nouveau-né, par la composition du sang, la petite quantité de ses globules de défense, oppose peu de résistance à l'invasion des micro-organismes. Ces infections peuvent lui venir des poussières extérieures et de l'air de la chambre où il vit. Ses aliments peuvent aussi l'infecter même quand il est nourri au sein, par les fissures, crevasses plus ou moins enflammées, par la qualité du lait d'animal souvent employé sans stérilisation préalable.

Les couveuses, l'eau des bains peuvent aussi être la source d'infections.

L'enfant peut encore s'infecter dans l'utérus de la femme lorsque la poche des eaux s'est rompue prématurément, que l'air a pénétré dans sa cavité et que l'accouchement tarde à se faire. Puis, en traversant le vagin qui peut renfermer des microbes pathogènes, le gonocoque ou le streptocoque, il pourra également se contaminer et y contracter une ophtalmie, une rhinite, une stomatite ou une lésion du cordon. J'ai dit plus haut en quelques mots le rapport qui pouvait exister entre une maladie infectieuse de la femme et les conséquences qu'elle pouvait avoir sur l'enfant. Puis celui-ci peut trouver en lui-même la source de son infection car il est entouré de germes qui se développent sur sa peau et dans tous les orifices de son corps dès qu'il est né. La virulence de ces germes s'exaltera suivant le terrain sur lequel ils se trouveront. Plus un enfant sera faible ou prématuré, plus sa température sera basse, moins en un mot il sera apte à se défendre, meilleur sera le terrain de culture, surtout si l'emploi d'une couveuse et l'existence d'une atmosphère ambiante surchauffée viennent augmenter la vitalité des micro-organismes.

Symptômes. — Il est impossible de décrire chaque forme d'infection; celle-ci s'attaque à tous les organes et sur le même organe de diverses façons. Le même micro-organisme peut causer des infections très différentes et suivant sa virulence ou la réaction du corps des phénomènes bien différents se montreront.

Le signe le plus important qu'il faudra observer au début de toute infection, sera la température. Elle peut s'élever considérablement ou au contraire, s'abaisser au-dessous du niveau normal dans certains cas graves et à marche rapide.

Nous allons passer rapidement en revue quelques-unes de ces infections :

A) **Peau**. — *Érythèmes.* — Ce sont presque toujours des érythèmes polymorphes qui envahissent toutes les régions du corps et particulièrement les plis du cou, de l'aine, du siège, le bas du ventre, les reins et le haut de la poitrine. Parmi ces érythèmes on distingue l'érythème formé de bulles qui se rompent et laissent une ulcération à bords nets (V. Érythèmes).

Les *tournioles* sont de petites bulles suppurées dues au staphylocoque et que l'on rencontre autour des ongles. Il faut s'en occuper avec soin pour qu'elles ne soient pas le point de départ d'autres infections (V. Panaris).

Le *pemphigus* non syphilitique et quelquefois contagieux. Son pronostic dépend de l'état de l'enfant (V. Pemphigus).

L'*érythème simple* peut revêtir un caractère grave quand il est très étendu et qu'il est mal soigné. Il a toujours pour point de départ le siège et les organes génitaux et vient de l'action excitante des matières et de l'urine. Il peut quelquefois s'accompagner d'ulcérations et causer par l'infection du derme des infections des ganglions et du tissu cellulaire (V. Érythème).

Souvent aussi la peau est le siège d'une *éruption sudorale miliaire* sur la face, le cou et les membres. Cette éruption peut être confluente et sera traitée par les lavages émollients chauds, l'application d'une pommade à l'oxyde de zinc et le poudrage à la poudre du même sel.

On rencontre aussi des lésions hémorragiques (voir plus haut) des *érysipèles*, des *furoncles*, des *abcès* (v. c. m.).

Abcès multiples des nourrissons. Ils peuvent occuper tous les points du corps et se distinguent essentiellement des abcès froids des scrofuleux, on les voit surtout à la face, au cou et aux membres. Ils évoluent lentement, sans grande fièvre et s'ils s'ouvrent spontanément; la peau se perfore en plusieurs points qui se réunissant donnent issue à un bourbillon caséeux. La fistule subsiste longtemps. Ils se distinguent des abcès diathésiques de Bouchut et des gommes suppurées. Enfin, ces abcès multiples peuvent avoir comme origine une infection vulgaire de la peau. Il ne faudra pas les laisser s'ouvrir spontanément et dans le cas de diathèse on appliquera le traitement général.

B) **Muqueuses.** — Elles s'infectent facilement, les plus fréquentes sont les *conjonctivites* (v. c. m.). Je verrai tout à l'heure les infections de la muqueuse buccale. La muqueuse génitale chez la petite fille peut être le siège d'érythème avec écoulement et même de gangrène (V. Noma).

C) **Appareil digestif.** — On peut constater dans la bouche des ulcérations de stomatite qui quelquefois se recouvrent de fausses membranes; elles sont d'habitude symétriquement situées sur les bords ptérygoïdiens de la voûte palatine, Il se produit aussi du sphacèle du bord du maxillaire inférieur (V. Stomatites).

Le **Muguet** est un ensemencement de la cavité buccale par un parasite, l'oïdium albicans, qui se développe dans les milieux acides et est consécutif à l'emploi des bouts de seins ou téterelles en caoutchouc, on le rencontre spécialement chez les prématurés débiles qui ne sont pas nourris par une femme. On voit sur toute la surface de la bouche et le voile du palais des petits points blancs difficiles à détacher et qui ressemblent à des grumeaux de lait. Cette complication peut être observée même chez les enfants vigoureux et en apparence bien portants, nourris artificiellement. Son pronostic pourra donc varier suivant l'état général de l'enfant, et son traitement consistera surtout dans l'emploi d'une nourrice au sein et dans toutes les précautions antiseptiques prises avant et après les tétées. On peut ensuite nettoyer la bouche de l'enfant avec des alcalins, le bicarbonate de soude, le borax et même une solution de nitrate d'argent à 1 pour 100. Hutinel conseille même le lavage de l'estomac avec de l'eau de Vichy (V. Muguet).

La *parotide* et la *glande sous-maxillaire* peuvent s'infecter par les canaux excréteurs (v. c. m.).

On observe dans le pharynx les *abcès rétro-pharyngiens* (v. c. m.) : l'enfant ne peut avaler, et si on regarde la gorge, on aperçoit la tuméfaction. La fièvre est élevée et la mort survient si l'on n'opère pas. L'estomac et l'intestin peuvent s'infecter également si l'enfant a avalé du liquide amniotique putréfié. S'il survient de la fièvre, la mort peut arriver rapidement.

Si la mère a du pus dans les seins, il faut surveiller attentivement les tétées et supprimer l'allaitement de ce côté, car des *accidents intestinaux* ne tarderaient pas à se montrer.

Enfin, l'allaitement mal conduit, le régime mixte ou le biberon nocif par sa conformation, la difficulté que l'on a à le nettoyer et la qualité du lait employé déterminent surtout pendant les mois chauds, des accidents quelquefois très graves de *gastro-entérite*, d'entérite aiguë, de choléra infantile, etc., qui seront étudiés ailleurs (V. Allaitement).

D) **Foie.** — Les altérations du foie sont presque toujours consécutives aux maladies de l'intestin. Le nouveau-né peut présenter des *ictères* plus ou moins graves. L'ictère bénin si fréquent dans les premiers jours de la vie est considéré par beaucoup d'auteurs comme un ictère infectieux léger. Il serait dû à la stagnation du méconium, à une alimentation trop abondante ou trop hâtive. Quoi qu'il en soit, cette complication est presque toujours légère et ne donne lieu à aucune indication thérapeutique. Il faut seulement se garder d'alimenter l'enfant abondamment.

On peut rencontrer aussi dans le foie des *abcès* ou des *gommes* qui suppurent; c'est ici que les antécédents et le poids du placenta pourront renseigner utilement et qu'un traitement actif sera quelquefois utile [V. Foie (Abcès)].

Mais on voit des ictères beaucoup plus graves que le précédent accompagnés d'un état général grave, de somnolence, d'anorexie, de diminution du poids, d'une fièvre assez élevée qui se termine par la mort, dans la moitié des cas environ (V. Ictère du nouveau-né).

On peut observer encore la *maladie bronzée hématique des nouveau-nés* qui est une cyanose ictérique apyrétique avec hémoglobinurie, maladie très rare, probablement une infection staphylococcique, il y a pronostic presque fatal. Elle est contagieuse (Winckel).

E) **Rein.** — Le rein, comme le foie, peut s'infecter secondairement par le passage trop répété des toxines ou dans le cas d'infection sanguine. On a trouvé chez lui des abcès consécutifs à des érysipèles, des septicémies et d'autres infections générales. L'albuminurie constatée quand on pourra recueillir de l'urine, l'hématurie, l'anurie seront des complications très graves des maladies principales.

F) **Péritoine.** — La péritonite (v. c. m.) est fréquente : elle succède presque toujours à une infection ombilicale, ou bien elle n'est qu'une complication d'une infection spécifique du foie, ou des ganglions mésentériques. On en a vu d'origine herniaire. Elle est d'un pronostic très grave.

G) **Infections ombilicales.** [V. Cordon (Soins)]. — La plus grave de ces infections est l'érysipèle. C'est presque toujours une infection streptococcique et il est très souvent consécutif à des suites de couches fébriles de la mère. Il peut avoir aussi comme point de départ une plaie ou un traumatisme instrumental sur la face ou le crâne. Les pansements antiseptiques du cordon, l'abandon du pansement gras, l'emploi d'un fil aseptique et l'isolement de l'enfant d'avec sa mère malade, ont singulièrement diminué la fréquence de cet accident. Il est caractérisé par une rougeur intense de la peau circonscrivant d'habitude complètement la cicatrice ombilicale et descendant presque toujours vers le pubis qui est le siège d'un œdème dur et douloureux. Le sillon de séparation d'avec la peau saine est moins marqué que chez l'adulte. La cicatrice ombilicale n'est pas complète; on voit souvent au fond du cratère un bourgeon grisâtre qui suppure légèrement.

La température est élevée, l'excitation quelquefois considérable, puisqu'il peut survenir des convulsions, et si l'enfant n'est pas très vigoureux, il pourra succomber sans autre complication. Ces complications seront : la généralisation de l'érysipèle, les abcès ou phlegmons de l'aine, les péritonites, les complications pulmonaires, les convulsions, et le pronostic leur empruntera une gravité plus grande encore. On a conseillé tous les topiques antiseptiques, mais, outre que la peau du nouveau-né est très délicate et très sujette à s'ulcérer, l'envahissement de la maladie ne paraît pas devoir être arrêté par ce moyen. Le plus simple et peut-être le plus utile sera seulement l'enveloppement dans des compresses mouillées d'eau de guimauve ou de sureau très chaude. On fera en outre le traitement des complications, en se servant particulièrement des bains tièdes si la température est considérable, le sommeil nul, l'agitation extrême. De même, on pourra conseiller des bains excitants et même l'alcool, si l'enfant perd ses forces. L'emploi du sérum antistreptococcique est encore trop peu étudié.

H) **Appareil respiratoire.** — L'infection la plus fréquente est celle des fosses nasales et le *coryza simple* peut être une gêne considérable pour l'allaitement. Il peut être causé par un simple refroidissement, ou au contraire par une diathèse existant à la naissance. Dans ce cas, les fosses nasales sont remplies de croûtes, d'ulcérations plus ou moins saignantes et l'écoulement est purulent. Il faudra dans tous les cas faire l'antisepsie du nez avec de l'huile mentholée à 1 pour 100, et des irrigations avec de l'eau boriquée tiède, ou même du permanganate de potasse à 1 pour 5000 (V. Coryza).

Le coryza simple pourra causer une dyspnée tellement intense qu'elle s'accompagnera de tirage et que l'idée du croup pourra venir à l'esprit. Bouchut a même signalé une complication capable de produire l'asphyxie, c'est l'aspiration et le retrait de la langue en arrière. Il faudra dans ce cas la tirer en avant avec une pince de Laborde et débarrasser les fosses nasales de leurs mucosités. On a noté aussi exceptionnellement des convulsions choréiformes à point de départ nasal. Le meilleur moyen d'éviter le coryza simple sera de ne pas sortir l'enfant dans la saison pluvieuse et de ne pas lui laver la tête maladroitement.

Les *broncho-pneumonies* du nouveau-né sont fréquentes. Elles suivent presque toujours l'introduction dans l'arbre respiratoire de produits septiques pendant l'expulsion ou l'extraction. Ces broncho-pneumonies accompagnent aussi fréquemment la gastro-entérite, et peuvent être l'accident ultime de l'athrepsie. Enfin, elles peuvent compliquer les infections streptococciques et staphylococciques. Elles peuvent revêtir différentes formes : une forme torpide sans élévation et même quelquefois avec abaissement de température, comme cela arrive dans l'athrepsie, ou bien au contraire on observera des phénomènes analogues à ceux qui existent chez l'enfant plus âgé : dyspnée, toux, respiration fréquente, température élevée, anorexie, facies pâle et tiré, cyanose, foyer de souffle et de râles sous-crépitants fins, matité. Chacun de ces signes pourra être traité par les moyens ordinaires. Les meilleurs seront les enveloppements chauds, les cataplasmes sinapisés, les bains tièdes de 30 à 35°, et l'alimentation artificielle. Le pronostic en est très grave, surtout si on a affaire à un enfant débile. (V. Broncho-pneumonie.)

Une *pleurésie* pourra compliquer la broncho-pneumonie ; elle est d'habitude un accident septique et sera souvent méconnue (V. Pleurésie).

I) **Système nerveux.** — On rencontre assez souvent des *méningites, abcès du cerveau, phlébites des sinus* (v. c. m.), etc., d'origine septique, et quelquefois le tétanos, comme je l'ai déjà dit ; la caractéristique de ces maladies sera l'existence de convulsions (V. plus haut) ou de contractures.

J) **Infections oculaires.** — V. Nouveau-nés (Ophtalmie).

K) **Appareil auditif.** — *Otites.* — On les observe à la suite du coryza. L'oreille peut se mettre à couler, et le pus être même fétide. L'otite moyenne s'accompagnera de cris, de fièvre, de symptômes méningitiques, et sera difficile à diagnostiquer. On les soignera par les lavages antiseptiques, les pansements à l'huile mentholée et la ponction du tympan (V. Otites).

L) **Système osseux.** — On a observé une *ostéomyélite* (v. c. m.) chez le nourrisson, qui paraît avoir été causée par une lésion infectieuse de la peau ou des muqueuses. Cette lésion serait fréquente dans les premiers mois de la vie, et l'on a noté des cas subaigus, aigus et même foudroyants. Cette maladie cause très fréquemment des décollements épiphysaires et des séquestres, et il en est souvent résulté des suppurations du rein, du foie, des otites, des mastites, des broncho-pneumonies. Il faudra évidemment, quand on pourra en faire le diagnostic, trépaner l'os et le curetter.

M) **Infection générale. Septicémie.** — La cause en est souvent le streptocoque, et l'origine la plus fréquente une lésion de la peau. Cette lésion primitive sera une dermatose quelconque, eczéma, miliaire, érysipèle, etc., et l'envahissement de l'organisme pourra être foudroyant. On sera averti par une aggravation de l'état général, de la fièvre presque toujours, des troubles digestifs, vomissements et diarrhée, des hémorragies superficielles ou viscérales, des éruptions. Cette maladie peut emporter les enfants très rapidement (V. Septicémie).

N) **Fièvre intermittente.** — Le nouveau-né peut-il être infecté par sa nourrice, et même contracter l'impaludisme dans le sein de sa mère? La question est douteuse (V. Paludisme). Quoi qu'il en soit, on a vu des enfants présentant des accès de fièvre intermittente dans les jours qui suivaient la naissance. Le diagnostic s'imposait dans ces cas par l'examen de leur rate et leurs antécédents héréditaires, de même que les conditions physiques de l'habitation où ils étaient. On les traitera par la poudre de quinquina et même les sels de quinine en suppositoires.

Traitement de ces infections. — Il faudra faire tous ses efforts *pour les éviter.* On prendra donc toutes les précautions possibles pour que l'enfant ne s'infecte pas dans l'utérus. S'il a pu avaler quelques substances étrangères, on les retirera autant que possible de l'arbre respiratoire avec l'insufflateur et on lavera l'arrière-bouche et la bouche avec un tampon et de l'eau alcaline. On savonnera les yeux et on les cautérisera avec un caustique léger. On savonnera tout le corps soigneusement pour éviter toute contamination. Les bains seront donnés seulement après la chute du cordon, avec de l'eau bouillie, et dans un grand bain de pieds de faïence, plus facile à nettoyer qu'une baignoire de métal. On prendra les plus grandes précautions s'il existe ou s'il survient quelque solution de continuité de la peau. On s'occupera sérieusement des érythèmes, éruptions légères, boutons, et, dans le cas d'épidémie, on n'hésitera pas à faire passer à l'étuve tout ce qui touche directement à l'enfant : linge de corps, couches, linge de lit, pansements. Inutile de dire avec quel soin on traitera le moignon de cordon.

Enfin, on tiendra le nourrisson soigneusement isolé s'il existe chez sa mère ou chez sa nourrice quelque maladie ou quelque infection.

D'une façon générale, on aura surtout à craindre, dans les infections du nouveau-né, la faiblesse de son organisme, congénitale ou acquise, et l'un des éléments les plus importants du traitement sera de soutenir ses forces par l'alimentation naturelle ou artificielle s'il n'a plus la force de téter, les frictions stimulantes, les bains, l'alcool; les injections de sérum salé pourront relever l'état général.

VIII. — MALADIES NON INFECTIEUSES.

A) **Tube digestif.** — Presque tous les troubles digestifs des premières semaines, dyspepsie, vomissements, diarrhée simple, entérite simple, digestions incomplètes, viendront de la suralimentation (V. Allaitement). On trouvera dans ce chapitre les règles pour l'alimentation des premiers temps. On a même étudié une forme de dyspepsie gastrique avec spasme du pylore venant de la même cause (V. Gastro-entérite des nourrissons).

La trop grande abondance du liquide ingéré produira également des phénomènes de dilatation de l'estomac.

La *diarrhée simple* sera traitée par la diète qui réussira toujours (V. Diarrhée).

La *constipation* (v. c. m.), au contraire, sera consécutive à la nature trop riche en caséine du lait employé. C'est ce qui la rend si fréquente dans le régime mixte ou artificiel. On pourra essayer, pour la combattre, de l'introduction dans l'anus d'un corps étranger aseptique, tel que la cuvette du thermomètre. On pourra aussi introduire dans le rectum de petits suppositoires de beurre de cacao ou quelques gouttes d'huile d'olive ou quelques cuillerées d'eau bouillie. Éviter soigneusement l'emploi de la glycérine, du savon et de tous les excitants. En même temps, on coupera le lait avec un tiers ou un quart d'eau de Vals ou d'eau bouillie, et, si l'enfant est nourri au sein, on donnera à la nourrice une alimentation plus végétale et quelques laxatifs. On a encore conseillé chez le nouveau-né l'entéroclyse, qui produit un lavage du gros intestin et de la dernière partie de l'intestin grêle où se produisent les fermentations et où restent stagnants des grumeaux de caséine, de graisse, des matières putrides, des glaires et des gaz.

B) **Foie.** — Les produits de ces fermentations sont résorbés et transportés au foie. Celui-ci réagit par des poussées biliaires colorant les selles en vert. De même, sa suractivité pourra déterminer un ictère, comme je l'ai déjà dit au chapitre des infections.

L'ictère d'origine biliaire est généralement causé par des obstructions congénitales des voies biliaires; il s'accompagnera de la présence de matières colorantes de la bile dans le sang et de décoloration des matières fécales. (V. Ictère.)

Quelquefois, à la suite de suralimentation, la polycholie pourra le faire naître également, mais alors le pronostic est sans gravité, au contraire de ce qui arrive pour les obstructions des voies biliaires.

C) **Poumon.** — Le nouveau-né peut contracter des bronchites aiguës *a frigore* sans infection. Ces bronchites, peu graves, ne sont presque toujours que des rhumes dans lesquels on entend à l'auscultation quelques râles des grosses bronches. Cependant il faudra éviter soigneusement qu'une infection vienne se greffer sur cette maladie simple, et qu'elle ne dégénère en congestion pulmonaire, hémo-bronchite de Woillez, broncho-pneumonie, bronchite capillaire, etc. (v. c. m.).

D) **Système nerveux.** — (V. Encéphalopathies infantiles).

E) **Seins.** — Très fréquemment, le nouveau-né présente une fluxion considérable de ses glandes mammaires. C'est la poussée laiteuse des nouveau-nés qui se complique souvent de mammite. Ce petit accident, aussi fréquent chez le garçon que chez la fille, n'a généralement aucune importance. La région devient tuméfiée, fluctuante, douloureuse. Si l'on presse sur la tumeur, on fait sourdre du mamelon un jet de lait, mais la suppuration sera très rare, à moins que, par des manœuvres maladroites, on n'infecte la cavité. Il faudra donc éviter de faire sourdre le lait qui s'écoulera spontanément s'il en est besoin, et, si la tension est trop forte, on recouvrira les seins d'un pansement chaud et humide.

F) **Peau.** — Comme je l'ai déjà dit, la peau de l'enfant est très délicate, et, même sans la présence de microbes, elle pourra rougir et s'ulcérer au contact des liquides organiques [V. Nouveau-nés (Soins)]. Une autre lésion très fréquente est l'eczéma impétigineux sec ou humide, très fréquent sur le cuir chevelu et la face. Ces éruptions très fatigantes pour l'enfant, par les démangeaisons qu'elles provoquent et l'écoulement qui les accompagne souvent, seront très difficiles à combattre. Les simples « croûtes de lait » seront enlevées facilement en appliquant le soir un corps gras et en savonnant légèrement la tête le matin. Pour l'eczéma humide qui peut être confluent et atteindre une partie considérable du corps et toute la face, on se verra quelquefois obligé de recouvrir les portions malades avec des bandes de caoutchouc pour déterger les croûtes et calmer les démangeaisons. Enfin, cette maladie pourra ne guérir que lorsque l'enfant sera suffisamment âgé pour se passer de lait dans son alimentation.

Conclusion. — Presque toute la pathologie du nouveau-né est, comme on vient de le voir, sous la dépendance de deux grands faits. Les infections, et, en particulier, la syphilis et l'état physique plus ou moins satisfaisant qu'il présente à sa naissance. Les efforts du médecin seront donc dirigés : 1° contre la syphilis héréditaire par tous les moyens d'usage prophylactiques et curatifs ; 2° contre la naissance avant terme et le développement insuffisant de l'enfant.					*BOUFFE DE SAINT-BLAISE.*

NOUVEAU-NÉ (TRAUMATISMES OCULAIRES). — Ces lésions sont fort rares, surtout dans l'accouchement normal. Dans l'accouchement artificiel elles se produisent un peu plus fréquemment et résultent d'un traumatisme causé par le forceps.

Symptômes. — Après l'accouchement normal on observe assez souvent des *ecchymoses palpébrales ou palpébro-conjonctivales*, caractérisées par une teinte rouge violacé. Lorsque l'accouchement a été laborieux, l'enfant présente parfois un *œdème* considérable des paupières et de la conjonctive au point que l'examen de l'œil peut être rendu difficile aussitôt après la naissance. Des examens anatomiques ont montré que les *hémorragies rétiniennes* se produisent assez fréquemment au cours de l'accouchement (Kœnigstein les a rencontrées dans 10 pour 100 des cas examinés à Schleich dans 52 pour 100 des cas). Ces hémorragies rétiniennes ne se traduisent par aucun symptôme extérieur et, comme l'examen ophtalmoscopique n'est guère facile au cours des premières semaines, elles passent inaperçues. Je ne les signale qu'en raison de l'importance hypothétique qu'on a voulu leur attribuer dans la production de certaines amblyopies congénitales.

Les traumatismes oculaires et palpébraux observés dans les accouchements au forceps peuvent présenter un caractère plus grave.

Les *excoriations* intéressent surtout la région sourcilière ou la paupière supérieure. Les *ecchymoses* et l'*œdème palpébral* sont parfois très accusés.

La *cornée* porte, dans quelques cas rares, les marques d'une contusion directe. L'épithélium peut être enlevé sur une plus ou moins grande étendue ; la cornée a perdu son reflet brillant et présente même une coloration grisâtre pouvant faire penser à une kératite interstitielle congénitale, à un glaucome infantile ou à un processus ulcératif infectieux. Cette dernière confusion est d'autant plus facile que la conjonctive bulbaire est soulevée par une suffusion sanguine qui lui communique une coloration rouge sombre. On ne cite qu'un cas d'*arrachement du globe* au cours de l'extraction.

L'application brutale du forceps peut encore provoquer une *fracture orbitaire* qui se traduira surtout par des symptômes hémorragiques. L'hémorragie orbitaire aura pour conséquence la protrusion du globe et l'œdème palpébral. Il est possible que ce traumatisme orbitaire soit la cause de certaines *paralysies oculo-motrices* se reconnaissant au ptosis, au strabisme, observés dès la naissance. Ces troubles sont néanmoins beaucoup plus rares que le *lagophtalmos* par paralysie de la paupière inférieure accompagnant la paralysie faciale.

Les hémorragies rétiniennes ne paraissent pas plus fréquentes que dans l'accouchement normal.

Diagnostic. — En présence des différents troubles énumérés, il importe avant tout de ne pas les confondre avec une ophtalmie du nouveau-né, ce qui conduirait à une thérapeutique d'autant plus intempestive, que presque toujours les symptômes diminuent puis disparaissent spontanément en quelques jours. La confusion peut surtout être faite lorsque la cornée a été directement lésée, mais l'absence de sécrétion manifeste, les modifications simultanées des téguments de la face ou du front joints aux commémoratifs rendent le diagnostic des plus faciles.

Pronostic. — Le pronostic des lésions palpébrales ou superficielles du globe est en général extrêmement bénin et le plus souvent, après 8 à 12 jours, il ne reste plus aucune trace des ecchymoses ou des excoriations.

Le traumatisme cornéen a parfois laissé un état cicatriciel, affaiblissant plus ou moins la vision. Dans certains cas où l'opacité immédiate inspirait d'assez vives inquiétudes, on a vu, après quelques semaines, la cornée reprendre une transparence parfaite.

Le pronostic des fractures orbitaires est infiniment plus grave, et, dans la plupart des cas d'hémorragie orbitaire, la mort s'est produite dans les premiers jours, en raison sans doute de lésions traumatiques simultanées produites dans l'encéphale.

Traitement. — On s'abstiendra surtout de toute intervention thérapeutique. S'il y a solution de continuité des paupières ou de la cornée, on se contentera d'une toilette aseptique des paupières et de l'œil, et de l'application d'une rondelle de lint aseptique maintenue par un pansement léger. *V. MORAX.*

NOYÉS. — V. Submersion.

NUCLÉINES. — V. Phosphore.

NUTRITION (EXAMEN CLINIQUE). — La *fonction de nutrition* comprend l'ensemble de ces actes d'assimilation et de désassimilation qui se passent dans tout organisme vivant et qui ont pour but la *conservation ou l'accroissement de l'individu*, le *maintien de sa température constante* et la *production d'énergie* qu'il dépense au travail.

Le corps humain, composé essentiellement d'albumine, de graisse, d'eau et de matières minérales, subit une usure régulière et a besoin de se réparer. Il faut lui fournir des matériaux de constitution en proportion convenable; on a calculé que l'ingestion quotidienne de 1 gr. d'albumine par kilogr. de poids du corps était la dose plus favorable.

Le corps rayonne de la chaleur et en perd par évaporation. Il en perd d'autant plus que sa surface corporelle; et par suite son poids, est plus considérable; pour que sa température reste à 57°, il lui faut donc des matériaux de combustion en quantité proportionnelle à son poids.

Enfin le corps dépense de l'énergie, dans les mouvements de la vie organique et dans ceux de la vie de relation. Comme à une machine à vapeur, il faut lui apporter des matériaux combustibles aux dépens desquels il produira l'énergie. Son besoin de combustible est en rapport avec le travail qu'il fournit, par conséquent avec la vie que mène l'individu.

Les besoins calorifiques et énergétiques de l'organisme peuvent s'apprécier en calories. D'une série d'observations et de calculs, on peut déduire qu'un homme de corpulence moyenne :

Ayant une profession séden-
taire a besoin de. . . . . 35 calories par kilogr. de poids corporel.
Effectuant un travail manuel
modéré, a besoin de . . . 40   —   —   —
Effectuant un travail de
force, a besoin de 45   —   —   —

Ce sont les *aliments* qui sont destinés à *couvrir les besoins de l'organisme*. Ils apportent l'albumine et les autres matériaux de constitution et de réparation ; ils fournissent, en brûlant dans le corps, la chaleur et l'énergie nécessaires.

Or, l'analyse chimique nous indique les proportions d'albumine, de graisses, d'hydrates de carbone et de matières minérales contenues dans les divers aliments ; d'autre part, les recherches calorimétriques nous ont appris la quantité de chaleur que dégage la combustion des aliments dans l'organisme. D'après Atwater :

1 gr. d'albumine produit. . . . . 5,68 calories.
1 gr. de graisse 8,65   —
1 gr. d'hydrate de carbone. 5,88   —

Connaissant la composition chimique et la valeur énergétique des aliments, il est facile de composer le régime qui est capable de satisfaire aux besoins de l'organisme dans chaque cas particulier.

L'organisme d'un adulte sain ne fait ni gains ni pertes. Ses recettes équivalent à ses dépenses. La quantité d'azote que les aliments lui apportent sous forme d'albumine est égale à celle qu'il excrète sous forme de déchets par les urines et les matières fécales. La quantité des chlorures introduite par l'alimentation est égale à celle des chlorures rejetés. L'*organisme normal est dans un état d'équilibre nutritif.*

Il n'en est plus de même *à l'état pathologique* ; l'organisme subit alors des déperditions ; ou bien il fait des rétentions et accumule des réserves. Bref, ses recettes ne sont plus identiques à ses dépenses. L'*équilibre nutritif est rompu.*

Pour apprécier l'état de la nutrition d'un individu, le clinicien a plusieurs *méthodes* à sa disposition ; toutes ont pour but d'établir la comparaison entre les recettes et les dépenses de l'organisme et de rechercher si l'équilibre nutritif est conservé. Les plus importantes sont : 1° la courbe du poids de l'individu ; 2° l'analyse chimique des urines ; 3° l'analyse des matières fécales ; 4° je ne parle pas de la mesure des échanges respiratoires qui représente une méthode très délicate ne pouvant être employée que pour certaines recherches de laboratoire.

La *courbe des poids* établie, par des pesées quotidiennes, nous indique si le sujet reste en état d'équilibre nutritif; malgré son manque de précision, c'est cependant un moyen fort utile pour apprécier l'état général des individus et l'effet des régimes.

C'est *l'analyse des urines* qui fournit les renseignements les plus précis, pourvu qu'elle soit faite dans des conditions convenables et qu'elle soit rationnellement interprétée [V. URINES (EXAMEN)].

Dans les conditions de la pratique ordinaire, l'analyse des urines fournit des chiffres d'élimination que l'on cherche à comparer à une soi-disant moyenne physiologique n'ayant aucune existence réelle : c'est un acte à peu près inutile.

Certains auteurs, pour apprécier les éliminations urinaires, tiennent compte du poids du corps. Pensant que les principes urinaires résultent de la désintégration régulière des éléments cellulaires, ils rapportent les éliminations au kilogramme de poids corporel, et comparent les chiffres obtenus chez les sujets sains et chez les malades.

Mais on sait aujourd'hui que la désintégration organique est minime et qu'elle se trouve, dans les conditions normales d'alimentation et de santé, toujours compensée par l'apport alimentaire, de sorte que les principes urinaires proviennent, pour une faible part seulement, de la destruction organique, et pour la majeure partie, de l'alimentation.

Les éliminations urinaires ne sont pas en rapport avec le poids du corps, mais avec le régime alimentaire suivi. On les fait varier, à volonté, en modifiant le régime. Donc elles ne nous renseignent pas sur la désintégration organique, mais sur la quantité et la qualité de l'alimentation; elles nous disent seulement que l'individu est gros mangeur ou petit mangeur, carnivore ou végétarien, amateur de sel ou non.

Pour qu'une analyse nous apprenne quelque chose sur la nutrition, il faut comparer les éliminations urinaires, non au poids du corps, mais au régime alimentaire. C'est ainsi que l'on établit le *bilan de la nutrition*.

La méthode la plus simple consiste à imposer au sujet en observation un régime d'épreuve, qu'il suit durant trois jours, et à recueillir les urines émises pendant le troisième jour du régime.

Voici le régime que nous utilisons avec Henri Labbé :

Régime d'épreuve.

Petit déjeuner du matin.

Il se compose : de pain, de beurre, avec soit du chocolat au lait, soit du café au lait.
I. Pain : 70 gr.
II. Beurre : 16 gr.
III. (*Recette du chocolat.*) Faire fondre 31 gr. de chocolat dans un peu d'eau, évaporer jusqu'à consistance de pâte, ajouter 130 gr. de lait et faire bouillir.
(*Recette du café au lait.*) Moudre 8 gr. de café torréfié. Faire passer de l'eau sur ce café dans un filtre, ajouter 200 gr. de lait, sucrer avec 25 gr. de sucre.

Déjeuner de midi.

Il se compose de : pain, un plat de viande, un plat de légumes, confitures, desserts. Comme boisson : de l'eau ou bien de l'eau additionnée de 10 centilitres de vin rouge ou blanc à chaque repas.

I. *Pain.* — 100 gr.

II. *Plat de viande.* — Il se compose de 80 gr. (pesés crus) de bifteck ou rôti de bœuf maigre, additionné de 10 gr. de beurre; ou bien de 100 gr. (pesés crus) de veau maigre, cuit avec 10 gr. de beurre.

III. *Légumes.* — Le plat de légumes se compose, soit de :
1° Pommes de terres crues (150 gr.), qu'on cuit à l'eau et assaisonne avec 15 gr. de beurre.
Soit de : 2° Riz cru et sec (50 gr.), qu'on cuit à l'eau et assaisonne avec 10 gr. de beurre.

IV. *Confitures.* — 25 gr. d'une gelée ou d'une marmelade au choix.

V. *Fruits.* — En été, fruits frais.
  a) 50 gr. de pommes ou poires (pesés après pelage).
  b) Ou 50 gr. de grains de raisin (sans branche).
En hiver, fruits secs.
  a) 30 gr. de figues sèches (déchets non comptés).
  b) Ou 35 gr. de grains de raisin sec (sans branches).

VI. *Boisson.* — Eau pure : 50 centilitres.
Ou 40 centilitres d'eau additionnée de 10 centilitres de vin rouge.

Dîner.

Il se compose de : pain, un plat de viande, un plat de légumes, un entremets, un peu de fruits frais ou secs.

I. *Pain.* — 75 gr.

II. *Potage.* — 25 centilitres de bouillon de viande dégraissé.

III. *Plat de viande.* — Il se compose de 80 gr. (pesés crus) de viande de mouton sans déchets ou de poulet désossé. Le mouton est servi rôti dans son jus.

IV. *Légumes.* — Soit : nouilles ou macaroni, 30 gr. de pâte assaisonnés après cuisson et égouttage avec 15 gr. de beurre.
Soit : lentilles, 30 gr. assaisonnées avec 15 gr. de beurre après cuisson.

V. *Entremets.* — 50 gr. d'entremets dans la composition duquel on fait entrer les matières suivantes :

Lait	150	grammes.
Farine de riz	10	—
Sucre	55	—
Œuf complet	40	—
Beurre	5	—
Total	245	grammes.

VI. *Dessert.* — Raisin sec : 20 gr.; ou pommes, ou poires : 50 gr.

Boisson. — Mêmes quantités qu'au repas de midi.

Assaisonnement au sel marin. Faire cuire tous les aliments ci-dessus sans sel. Peser à l'avance 12 gr. de sel pour toute la journée qui seront répartis dans les aliments au gré du malade, mais qui devront être employés entièrement.

Recommandation générale. — Noter soigneusement toutes particularités ou toutes divergences au régime ci-contre qui auraient pu se produire pendant les deux jours qui précèdent et le jour qui accompagne l'analyse.

Le régime apporte :

Albumine	77	grammes.
(Azote	12 gr. 50)	
Graisse	64	grammes.
Matières hydrocarbonées	272 gr. 5	
Acide phosphorique	2 gr. 47	
Chlorure de sodium	11 gr. 82	

Imposé à des sujets sains, de poids, d'âge et de sexe différents, le régime d'épreuve nous a donné des chiffres d'élimination urinaire très voisins. Il y a donc une moyenne d'élimination physiologique qui lui correspond. Elle est représentée par les chiffres suivants :

Azote total	11 gr. 61
Azote de l'urée	10 grammes.
Urée	21 gr. 6
Phosphates (exprimés en P^2O^5)	2 gr. 16
Chlorures (en NaCl)	11 gr. 5
Acide urique et bases puriques	0 gr. 55
Rapport azoturique	86 pour 100.

Ayant ainsi une base d'appréciation précise, on peut comparer les éliminations urinaires d'un individu quelconque à celles des sujets sains.

Mais, sans avoir besoin de recourir à cet examen, plus difficile, on peut, avec notre régime d'épreuve, mesurer approximativement le coefficient d'absorption intestinale par le rapport $\dfrac{\text{Az total urinaire}}{\text{Az alimentaire}}$, qui est, à l'état normal, égal à 0,95.

Si l'analyse d'urine, incomplète, comme elles le sont très souvent, n'indique point le chiffre d'azote total et ne fournit que le chiffre de l'urée, on peut encore se rendre compte de la valeur de l'absorption intestinale, en se souvenant du coefficient de transformation uréique des albumines $\dfrac{\text{albumine alimentaire}}{\text{urée urinaire}}$ qui est, avec notre régime d'épreuve, à l'état normal, égal à 0,26.

Le chiffre d'excrétion des chlorures nous indique si l'individu fait des rétentions ou des excrétions supplémentaires. De même pour l'acide phosphorique et pour l'acide urique. D'ailleurs, pour être bien fixé sur le métabolisme des chlorures et de l'acide urique, des épreuves supplémentaires spéciales sont nécessaires.

Le chiffre de l'azote total urinaire est-il supérieur à la moyenne normale, on en peut conclure que le sujet fait une excrétion supplémentaire d'azote ; est-il au contraire inférieur, on peut croire à une rétention azotée, surtout si le sujet augmente de poids ; plus souvent, ce chiffre inférieur d'azote urinaire indique un défaut d'absorption azotée au niveau de l'intestin ; l'examen des matières fécales permettrait de préciser ce fait et de mesurer le coefficient d'absorption intestinale.

Pour établir le bilan des *chlorures*, utile pour l'institution du régime alimentaire des brightiques, on place le sujet en observation à un régime constant dont on connaît la teneur en chlorures ; ce qui s'obtient très simplement en faisant cuire les aliments sans sel et en mettant chaque jour à la disposition du sujet un paquet de 1 gr. ou 5 gr. de sel au moyen duquel il assaisonnera ses aliments ; puis on dose durant plusieurs jours les chlorures urinaires : on compare ensuite l'excrétion à l'ingestion. L'épreuve de l'ingestion chlorurée se pratique en faisant ingérer durant un ou deux jours, à un sujet qui était auparavant maintenu au régime hypochloruré ou déchloruré, 10 gr. de sel marin, et en recherchant la manière dont celui-ci est éliminé par les urines.

Pour l'*acide urique*, dont l'élimination est surtout intéressante à considérer chez les malades soupçonnés de goutte, le sujet est placé d'abord à un régime sans purines, jusqu'à ce que l'excrétion urique tombe à un minimum à peu près constant qui représente le taux de l'acide urique endogène. On pratique ensuite l'épreuve de l'ingestion de viande, en faisant prendre au sujet, durant deux ou trois jours, 500 gr. de viande en supplément, et en recherchant comment se comporte l'excrétion urique.

La liste des *coefficients urinaires*, dont on charge en général les analyses d'urines, n'offre aucune valeur diagnostique et ne peut qu'induire en erreur, lorsque l'individu n'a pas été soumis à un régime d'épreuve. Chez les sujets sains, les coefficients sont, en effet, influencés par le genre d'alimentation. Ainsi le *rapport azoturique* s'élève avec un régime carné, s'abaisse avec un régime végétal; à l'état normal et avec notre régime d'épreuve, il est égal à 0.86 : le rapport de *l'acide urique à l'urée* varie suivant la nature des matières albuminoïdes ingérées par le sujet, les unes fournissant plus de purines que les autres ; le coefficient dit de *déminéralisation* varie aussi avec l'alimentation et avec la dose des chlorures ingérés; il est élevé chez les végétariens, et bas chez les carnivores, parce que le premier régime fournit proportionnellement plus de matières minérales que le second.

Toutes ces variations sous l'influence de l'alimentation sont plus étendues que les variations sous l'influence de la maladie. On ne pourra donc tirer quelques renseignements des coefficients urinaires qu'à condition de les calculer chez des individus soumis à un régime d'épreuve toujours identique; peut-être alors certains coefficients, comme le rapport azoturique, prendront-ils une valeur diagnostique remarquable.

L'analyse chimique des matières fécales complète les données de l'analyse des urines. Elle est indispensable pour établir un bilan azoté complet et pour calculer exactement le coefficient d'absorption des albumines, des graisses, des hydrates de carbone et des sels. C'est elle qui nous renseigne le mieux sur la valeur fonctionnelle digérante et absorbante de l'intestin (V. Fèces).

Mais cette analyse est délicate et l'on ne saurait y recourir fréquemment. Dans les conditions ordinaires de la clinique, l'*examen histologique* des matières fécales suffit à l'étude de la digestion; il permet d'apprécier la proportion des fibres musculaires, des graisses et de l'amidon qui échappent à l'absorption intestinale; cet examen a d'autant plus de valeur qu'il a été pratiqué à la suite d'un régime d'épreuve toujours le même.

MARCEL LABBÉ.

NYCTALOPIE. — V. Héméralopie.

NYSTAGMUS. — Mouvements rythmiques du globe oculaire, indépendants de la volonté, inconscients pour le malade. C'est une sorte de tremblement rythmique de petite amplitude, tremblement associé, conjugué des yeux. Les mouvements sont courts, rapides, ne varient pas. Lorsque les oscillations ont lieu dans le sens horizontal, le nystagmus est dit *horizontal*, alors qu'il est *vertical* lorsque le mouvement oscillatoire a lieu de haut en bas, et *oblique* lorsqu'il se fait dans le sens intermédiaire; enfin, le nystagmus est dit *rotatoire* lorsque le globe oculaire subit des mouvements de rotation autour d'un axe antéro-postérieur (dextrorsum ou sinistrorsum).

Le plus souvent bilatéral, il est parfois unilatéral ou plus accentué sur l'un des yeux.

Lorsqu'il est lié à des lésions oculaires (rétinite pigmentaire, aniridie, colobome, opacités cornéennes, cataracte) ou à une forte amétropie, on le dit *congénital*, mais il n'est pas prouvé qu'il soit en ce cas d'origine oculaire, les lésions de l'œil pouvant être au nystagmus ce que l'amétropie est au strabisme, une simple cause prédisposante.

Les lésions oculaires peuvent faire défaut et l'on a le nystagmus d'*origine cérébrale* proprement dite, avec siège de la lésion dans les tubercules quadri jumeaux, les couches optiques, les corps restiformes, le cervelet et les centres labyrinthiques. Bonnier a appelé l'attention sur le nystagmus, avec spasme abducteur du côté de l'oreille atteinte, dans l'insuffisance et surtout l'irritation labyrinthique. On l'observe notamment dans la méningite aiguë, la sclérose en plaques, la maladie de Friedreich, la syringomyélie, le syndrome pédonculaire supérieur, les irritations dans le domaine du triju-meau, l'hémianesthésie alterne avec ptosis, la maladie de Parkinson, la maladie de Little et en général dans toutes les lésions qui atteignent le centre coordinateur des mouvements oculaires qui est situé dans la protu-bérance, que ce centre soit atteint directement ou tardivement par lésions (hémorragie, tumeur, du VIe ventricule).

On a observé un nystagmus spécial chez les houilleurs qui travaillent dans les fosses à charbon, surtout chez les abatteurs (*nystagmus des mineurs*). La pathogénie de ce nystagmus est obscure. En tous cas, il est intéressant d'observer avec Rutten et Ioteyko que les mineurs atteints sont parfois déchus au point de vue physique et psychique et que le trouble oculo-moteur revêt les caractères des tics et des crampes professionnelles. Mais cette théorie comporte des réserves. Les mineurs nystagmiques peuvent, en effet, devenir des névrosés; la névrose est ainsi postérieure aux accidents oculaires, elle en est la conséquence, mais non la cause. Les objets paraissent être sans cesse en mouvement parce que le malade attribue les déplacements des images rétiniennes aux mouvements des objets eux-mêmes. Ce phénomène, qu'on ne trouve pas dans les autres formes de nystagmus, détermine du vertige.

Le nystagmus des mineurs peut guérir à condition de cesser le travail. On s'attachera à faire la rééducation motrice et psychique, à développer l'hygiène du mineur, à alterner son travail et à ne pas le confiner dans une nuit perpétuelle aux prises avec un travail monotone.   *PÉCHIN.*

O

OBÉSITÉ. — Il est bien difficile de définir l'obésité, quel que soit, du reste, le point de vue auquel on se place, étymologique, social ou scientifique.

L'obésité (de *ob* et *edere*, manger) est, pour Littré, *un excès d'embonpoint*, et l'embonpoint, pour Littré encore, représenterait « le bon état du corps; se disant surtout des personnes un peu grasses » (*en bon point*, XVIᵉ siècle, c'est-à-dire en excellent état général).

Dans la définition commune, l'obésité est un état de conformation disgracieux du corps, *dysharmonie des formes esthétiques*, caractérisé par un embonpoint poussé à l'extrême.

Enfin, au point de vue scientifique, on ne se compromet pas en disant que l'obésité est *un trouble de nutrition*, s'affirmant non seulement par l'accumulation de graisse dans l'organisme, mais surtout par l'*hypertrophie généralisée du tissu cellulo-adipeux* (Javal, Th., Paris, 1900).

Pour Maurel (Congrès de médecine, 1905), l'obésité serait *un des moyens employés par l'organisme pour éviter les inconvénients de la surnutrition*. Ce terme de *surnutrition* est différent de celui de *suralimentation*. Il signifie état de l'organisme dans lequel *les aliments absorbés dépassent les besoins*, la suralimentation, étant, au contraire, fonction de l'état des organes digestifs, de *la puissance fonctionnelle de ces organes* vis-à-vis des aliments ingérés. Le mot de *polysarcie* (de σάρξος, chair) doit être abandonné. Quant à celui d'*adipose* (ἀδὲξ, graisse), il s'applique plutôt aux adiposes partielles (*lipomes*, certains *nævi*, *adipose douloureuse de Dercum*) (v. c. m.).

Considérations générales. — L'étude de l'obésité est liée, pour une part, à celle de *la diathèse arthritique* (V. ARTHRITISME), et tous les classiques signalent l'affinité de parenté entre l'obésité, la goutte, le diabète (Bouchard). Il est curieux, en tous cas, de voir les trois principes fondamentaux de l'alimentation courante, les *albuminoïdes*, les *hydrates de carbone*, les *graisses*, viciés dans leur assimilation, au cours de cette série morbide : goutte (albuminoïdes), diabète (hydrate de carbone), obésité (graisses). Il est curieux, encore, de voir ces maladies multiples se prolonger ou se succéder, au travers des lignées *héréditaires* directes ou collatérales, ou même se superposer chez le même individu; l'âge moyen de la vie restant le plus propice à leurs atteintes. Mêmes similitudes ou incertitudes au point de vue de la discussion nosologique du seuil différentiel de de l'état uricémique simple et de la goutte, de l'état glycosurique et du diabète, de l'état d'embonpoint et de l'obésité.

—

Pathogénie et Étiologie. — Pourquoi, sous quelles influences, la graisse va-t-elle s'*accumuler*, *en excès*, chez les obèses ?

État physiologique. — Voyons ce qui se passe à l'état normal physiologique. Les graisses (beurre, margarine, huile, saindoux, etc.) pénètrent dans l'organisme à l'état alimentaire. Pour être assimilées, elles subissent, au contact des sucs digestifs, certaines transformations de *liquéfaction*, d'*émulsion* et de *saponification*, qui les dédoublent, en glycérine d'une part, et, d'autre part, en acides gras et en savons.

Une partie de ces produits de dédoublement sera utilisée immédiatement et directement. Elle fournira à l'organisme l'énergie et la chaleur nécessaires à la vie, l'autre sera transformée de nouveau en graisse et emmagasinée à titre de dépôt temporaire, de réserve momentanée, dans certaines cellules : les leucocytes, les cellules du foie, et surtout *les vésicules adipeuses*.

C'est sur ces réserves graisseuses, en les oxydant et en les brûlant au fur et à mesure des besoins de l'organisme, que viendront agir *certains ferments lipasiques, lipolytiques*, encore mal connus (Hanriot, Clerc, Doyon), avec l'aide des globules rouges, convoyeurs d'oxygène.

L'équilibre s'établit aisément à l'état normal, et *le mécanisme régulateur* de l'évolution des graisses, placé *sous la dépendance du système nerveux*, est assuré par la subordination des dépenses au bilan des recettes, quelle que soit du reste l'origine des recettes. Car nous savons que l'organisme ne fait pas seulement de la graisse avec de la graisse, *mais avec des albuminoïdes* (viandes) et *des hydrates de carbone* (féculents, sucre).

État pathologique. — Partant de ces données physiologiques, il est possible d'expliquer l'état pathologique qui provoque l'obésité.

Que le laboratoire d'origine (sucs digestifs) soit troublé dans son bon fonctionnement, que les ferments lipolytiques destructeurs de graisse soient entravés dans leur élaboration, que les globules sanguins convoyeurs d'oxygène soient au-dessous de leur tâche de facteurs oxydants, que les matériaux graisseux soient absorbés en trop grande surabondance pour être en temps utile dédoublés et brûlés, et voilà que les réserves graisseuses vont s'accumuler, voilà que les cellules adipeuses vont s'hypertrophier ; l'état de *surcharge* est créé, parfois même le protoplasma de certains éléments cellulaires, surchargés de graisse, sera lui-même frappé par un processus de dégénérescence graisseuse (distinct de celui de la surcharge). Suivant la mise au premier plan de telle ou telle de ces hypothèses, on a formulé les théories suivantes :

Théorie digestive. — Toute obésité est fonction d'un état dyspeptique. (Leven a été plus radical dans cette conception que Bouchard.)

Théorie par excès de recettes. — Elle se définit d'elle-même.

Théorie par ralentissement de la nutrition. — Par diminution des dépenses (défendue par Bouchard).

Théorie poly-glandulo-vasculaire sanguine. — D'après laquelle les glandes vasculaires sanguines, et principalement la thyroïde, le testicule, l'ovaire seraient inférieures à leur rôle de glandes oxydantes.

Théorie anhoxémique. — La destruction de la graisse dans l'économie est entravée par le manque d'oxygène. A cette catégorie appartiendraient les anémies, la chlorose, les hémorragies, les saignées, qui ont toutes pour effet de diminuer le nombre des globules ou de les priver d'hémoglobine.

Théorie trophonévrotique. — Elle met en cause la perturbation des centres nerveux bulbaires ou autres, présidant au mécanisme régulateur de l'évolution des graisses. Il n'était pas inutile de rapporter ces théories, qui, chacune à leur tour, et suivant la prépondérance du moment, ont sanctionné et asservi maints systèmes thérapeutiques.

Les facteurs étiologiques prédisposants. — Ce sont l'*hérédité*, la *sédentarité*, et surtout le régime alimentaire *riche en corps gras et en alcool*, et, chez la femme, la *gestation* et l'*allaitement*.

Types cliniques. — La grande obésité. — La surcharge graisseuse est ici généralisée au tissu cellulo-adipeux sous-cutané et profond, ainsi qu'à certains viscères (foie, cœur). Le grand obèse de l'âge adulte, entre 35 et 45 ans, pèse de 120 à 150 kg. On a cité (Frank) un obèse de 35 ans pesant 240 kg., et on a pu voir chez Barnum un obèse de 320 kg. et âgé de 39 ans. L'aspect de tels obèses est monstrueux.

La face est lunaire, par l'élargissement des joues, et par la disparition de tout relief osseux ; les yeux sont cachés derrière les saillies sous et périorbitaires, quoique les paupières ne participent pas à la surcharge graisseuse, le menton

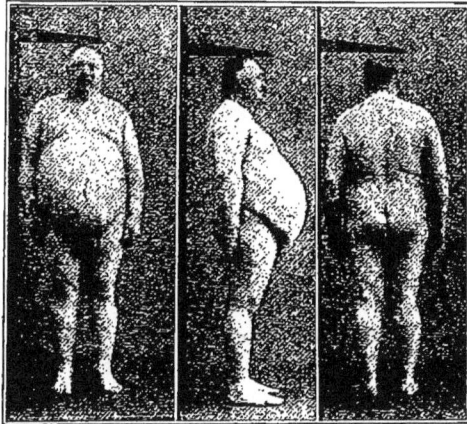

Fig. 156. — Grande obésité non compliquée.
Age : 44 ans. Taille : 1 m. 80. Poids : 170 kilogrammes.
(Collection du Dr Sicard.)

informe à double et triple saillie se confond avec un cou « proconsulaire » et la nuque se plisse en bourrelets superposés.

Les séparations articulaires des segments des membres ont disparu, à peine marquées par des sillons linéaires, tout méplat, toute fossette font défaut, les seins sont hypertrophiés, retombant en amas graisseux le long du thorax par leur propre poids aussi bien chez la femme que chez l'homme, l'abdomen se présente sous la forme d'un tablier panniculaire, masquant le trou ombilical, voilant parfois les organes génitaux, eux-mêmes recouverts par la graisse de la face interne des cuisses.

Le grand obèse marche les bras écartés du corps, les jambes également écartées l'une de l'autre, d'une démarche lente et dandinante. Bientôt impotent, il ne peut plus se mettre debout sans aide, ni s'asseoir quand il est couché.

La plupart des actes de la vie, manger à table, uriner ou aller à la garderobe, deviennent successivement difficiles ou impossibles, sans l'aide de l'entourage (Le Gendre). Un tel obèse, *essoufflé, dyspnéique*, à visage anémié ou au contraire vultueux, cyanosé, à intelligence engourdie, à *narcolepsie* presque constante, est condamné à la *mort subite*, ou à la mort progressive par *asystolie cardio-hépato-rénale*. Ces grands obèses voient leur maladie survenir dans l'adolescence et pro-

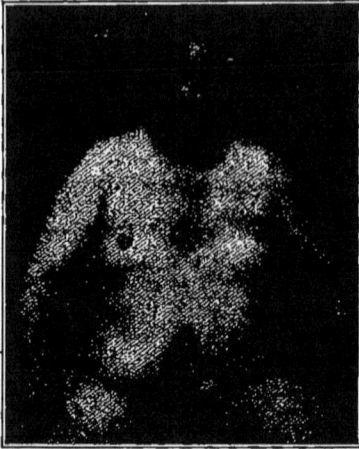

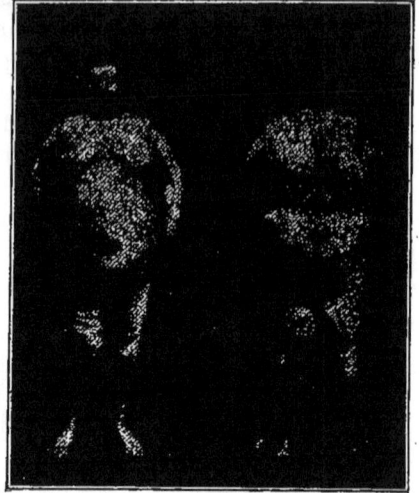

Fig. 157.   Fig. 158.

Fig. 157. — Obésité. Poches graisseuses mammaires et abdominales. (Collection du Prof. P. Marie.)
Fig. 158. — Infantilisme et dégénérescence psychique.

gresser jusqu'à l'âge adulte. Ils gagnent de 5 à 10 kg par année et meurent avant leur 40e année.

L'obésité moyenne. — Il est admis qu'à partir et au-dessus de 1 m. 50 de taille, tout sujet doit peser en kg le nombre de centimètres au-dessus du mètre. L'obésité moyenne serait constituée par l'augmentation des cinq dixièmes du poids total, soit 105 kg environ pour un homme d'une taille de 1 m. 70. La gêne physique résultant de l'exagération du tissu adipeux est moindre, les troubles fonctionnels moindres aussi.

La petite obésité. — Elle serait créée par l'augmentation des 3 dixièmes du poids total, soit 91 kg. pour un sujet de 1 m. 70.

L'obésité congénitale. — On a cité des cas d'obésité congénitale et intra-utérine pouvant même être une cause de dystocie, mais de tels faits peuvent avoir été dus à des erreurs d'interprétation.

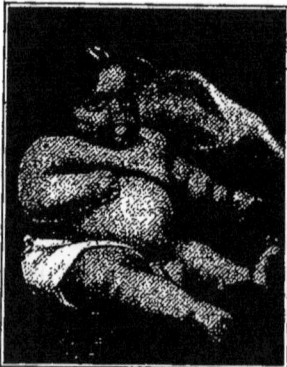

Fig. 159. — Adipose infantile.
(Goulet et Pyle.)

L'obésité de l'enfant. — C'est après la naissance que l'obésité infantile se développe. La véritable obésité de l'enfant est celle qui se déclare après le sevrage vers l'âge de 12, 18 mois (Comby).

L'obésité infantile est assez souvent combinée avec de la tuberculose latente. Au « concours des bébés », les plus beaux nourrissons primés sont parfois des obèses à prédisposition bacillaire, qui succomberont plus tard à la tuberculose.

Vers l'adolescence, l'obésité peut apparaître, et évoluer ainsi progressivement d'année en année, jusqu'à l'âge adulte.

L'obésité associée ou compliquée. — Il n'est pas rare de constater l'obésité associée à la *goutte*, au *diabète*, à *la lithiase*, à l'*albuminurie*, aux maladies cardiaques (Marcel Labbé). Chacune de ces obésités compliquées réclamera une thérapeutique un peu spéciale. Il n'est pas rare encore de la trouver associée au *gigantisme*, à l'*infantilisme* (Brissaud et Meige).

Les obèses pléthoriques. — Ils ont le visage congestionné ; les lèvres, les ailes du nez et les joues sont violacées. Il existe de la polyglobulie sanguine.

Les obèses anémiques. — Leur peau est blafarde, leurs muqueuses sont exsangues. Ils présentent de la tendance aux syncopes (chlorose des géants de Bouchard). Chez eux la proportion des hématies et de l'hémoglobine peut être normale, l'exubérance du tissu adipeux étant seule en cause pour comprimer et rendre exsangues les vaisseaux périphériques.

Types pathogéniques. — A côté de ce grand facteur de l'obésité, la suralimentation, d'autres causes peuvent peut-être suffire à elles seules pour créer de toutes pièces certains types pathogéniques bien établis ; je fais allusion aux obésités *glandulaires* (obésités endogènes par opposition aux obésités exogènes d'origine alimentaire). On pourrait ainsi distinguer l'obésité par dystrophie thyroïdienne, et l'obésité génitale par dystrophie testiculaire ou ovarienne. Carnot distingue parmi les obésités génitales de la femme, l'obésité de la puberté, l'obésité post-nuptiale, l'obésité maternelle, l'obésité de la ménopause, l'obésité des ovariotomisées. Avec Roussy, nous avons montré dans certains cas l'analogie de cette obésité post-opératoire avec la maladie de Dercum.

Lésions. — L'autopsie d'un sujet obèse est caractéristique par la présence de masses plus ou moins considérables de tissu adipeux dans l'hypoderme et les cavités splanchniques, ainsi que dans les espaces intermusculaires. La recherche des organes est laborieuse, perdus qu'ils sont dans les masses adipeuses. Les épiploons, les replis mésentériques sont surchargés de graisse. Le tissu conjonctif du cerveau, du foie, du poumon, de la rate, ne *participent pas à cette exubérance d'adiposité*. Le tissu cellulaire du cœur peut, au contraire, présenter une surcharge considérable.

Les cellules *propres* du foie et du cœur peuvent en outre être le siège de localisations *directes* de la graisse, surcharge graisseuse d'abord qui peut provoquer consécutivement l'altération de la cellule, la *dégénérescence graisseuse* et la nécrobiose (d'où fréquence de l'insuffisance hépatique et cardiaque).

Diagnostic. — Le diagnostic s'impose dans la majorité des cas, et certes on ne confondra pas les *adiposes partielles*, par exemple les *adénolipomatoses* de la région cervicale, les lipomes, les adiposités consécutives aux arthropathies, à la paralysie infantile, les *éléphantiasis* filariennes, le *trophœdème* de Meige, les *œdèmes segmentaires*, avec l'obésité proprement dite (v. c. m.).

L'*adipose douloureuse de Dercum* (v. c. m.) peut prêter à confusion. Dercum a isolé cette affection en se basant sur l'existence d'une lipomatose s'affirmant le plus souvent *nodulaire, respectant la face et les extrémités des membres* (c'est là le point nosologique différentiel essentiel), s'accompagnant de *douleurs spontanées ou provoquées*, *d'asthénie musculaire* et de *troubles psychiques divers*.

Mais cette affection ne mérite peut-être pas, à notre sens, d'être si nettement individualisée, et on a signalé des termes de passage entre le syndrome de Dercum et l'obésité proprement dite. Nous-même avec Roussy avons signalé (1903, *Soc. méd. hôp.*) l'apparition de l'adipose douloureuse chez deux femmes à la suite d'une castration totale. Or, l'une d'elles a vu ultérieurement (1905) sa face s'infiltrer de graisse et ses douleurs diminuer. Chez elle, le tableau clinique de la maladie de Dercum a fait place, à peu de chose près, à celui de l'obésité.

Le *myxœdémateux* a pour lui l'aspect particulier, vieillot, bouffi du visage, la sécheresse des téguments, la consistance du cheveu, l'absence de corps thyroïde, l'efficacité de la thérapeutique thyroïdienne, etc.

Traitement. — L'obésité est-elle curable? — L'obésité vraie, de l'âge adulte, qui s'est installée progressivement, dans sa forme sévère, n'est pas curable, pas plus du reste que ne le sont le diabète légitime ou la goutte chronique. Entendons-nous. Il est vrai qu'à l'aide des régimes on pourra faire maigrir le plus souvent l'obèse, mais livré de nouveau à lui-même et à son alimentation primitive, le poids ne tardera pas à augmenter de nouveau. Lorsque l'obésité ne dépasse pas certaines limites, on peut, à l'aide d'un régime éternellement prolongé, la faire rétrocéder ou la maintenir stationnaire à titre de simple infirmité plus ou moins gênante. Aucune méthode thérapeutique de l'obésité ne peut être considérée comme infaillible, et il faut avouer que bien peu d'obèses traités arrivent à des résultats *définitifs*.

Certains obèses, les *obèses goutteux, diabétiques, albuminuriques, cardiaques*, présentent des indications thérapeutiques spéciales.

Mais il est cependant certaines règles générales que l'on peut formuler dans la cure de l'obésité commune.

Règles générales dans la cure de l'obésité commune. — Tout obèse qui veut maigrir *doit s'armer de patience et de volonté*. Il prendra ses repas chez lui ou dans un sanatorium approprié. Il mangera seul ou avec des obèses s'associant au même régime. *Une balance* sera placée à sa proximité, de préférence dans sa chambre même. Les *courbes de poids* seront soigneusement relevées.

La cure doit être à peu près exclusivement *diététique*, accessoirement doublée d'agents thérapeutiques physiques (exercices divers, marche, escrime, massage, bains de vapeur, de lumière, électrothérapie, etc.).

On a proposé des régimes multiples : système Banting, Ebstein, G. Sée, A. Robin, Schwenninger, Debove, Javal, etc. Tous ou à peu près tous ont pu à l'occasion faire merveille, car ils reposent, dans leur ensemble, sur un principe fondamental : *la réduction du régime alimentaire*.

Il est certain que l'*alimentation exagérée*, pour le seul plaisir de la bonne chère et de la table, devient presque la règle dans le plus grand nombre des familles aisées et citadines. C'est là un abus contre lequel l'hygiène doit réagir. La ration alimentaire apte à entretenir un adulte au repos, en état de santé et sans perte de poids doit contenir, en effet, (*au minimum* il est vrai), par 24 heures (Gautier) : albuminoïdes 80 gr., graisses 60 gr., hydrates de carbone 500 gr., et puisqu'il s'agit d'un traité pratique, je tiens à traduire en langage culinaire : par 24 heures, deux biftecks de moyenne grosseur, 2 cuillerées d'huile, ou 2 cuillerées de beurre, deux petits pains (les plus petits pains dits de luxe), deux à trois pommes de terre de moyenne grosseur, de l'eau comme boisson.

Un tel régime est à la limite des besoins quotidiens de l'économie. Il représente, très juste, en énergie calorique, les 2800 unités qu'un sujet adulte doit fournir en 24 heures, puisque 1 gr. de substance azotée donne 5 calories, 1 gr. de graisse 9 calories, 1 gr. d'hydrate de carbone, 4 calories (la calorie étant, en physiologie, l'unité de la chaleur dégagée dans l'organisme vivant à la suite de l'apport de telle ou telle substance alimentaire, chaleur mesurée au calorimètre). Dès que les quantités de chacun des principes alimentaires tombent au-dessous des chiffres ci-dessus, l'individu dépérit.

Il détruit d'abord ses réserves de graisse. Les 70 kg. d'un adulte en bonne santé se décomposent schématiquement en 5 kg. de graisse, en 15 kg. d'albumine et 52 kg. eau. L'obèse augmente sa proportion de substances graisseuses au détriment de l'albumine, et ce sont ces réserves graisseuses que *la réduction des aliments* l'obligera à brûler et à détruire.

Enfin, puisque grâce aux travaux de Widal et Javal nous avons appris à reconnaître l'influence de la chloruration sur l'augmentation du poids du corps, même chez l'individu normal, *supprimons, autant que possible, le sel de l'alimentation de l'obèse.* Il existerait même pour H. Labbé et Furet une véritable *dystrophie de la fonction d'élimination chlorurée* chez l'obèse.

Avant de donner quelques exemples de régimes diététiques, il me semble utile de transcrire la valeur en calories d'une portion moyenne des aliments, tout préparés, tels qu'on les sert à table. Ces chiffres sont empruntés à Pascault.

100 gr. de pain égalent. . . . . 260 calories.
500 gr. de lait non sucré 210   —
   —   sucré avec 18 gr. de sucre. 280   —
   —   avec chocolat (55 gr.) 360   —

Légumes :

3 cuillerées d'épinards ou de salades cuites (180 gr. et
   beurre 18 gr.). 180   —
5 cuillerées de haricots verts (120 gr., beurre 12 gr.). . 135   —
12 belles asperges (250 gr. et sauce blanche). 135   —
5 cuillerées de carottes, navets, salsifis (150 gr. et beurre
   12 gr.) 165   —
Salade crue (40 gr. et huile 8 gr.). 75   —

Aliments azotés :

2 œufs à la coque 160   —
80 gr. de viande (la valeur d'un bifteck moyen). 115   —
Farineux :
5 cuillerées de légumes secs en purée (140 gr., beurre
   10 gr.). 545   —

3 cuillerées de haricots frais ou petits pois avec beurre
10 gr. . . . . 315 calories.
3 cuillerées de riz ou céréales (40 gr. avec beurre 10 gr.). 215 —
3 cuillerées de macaroni (40 gr. et beurre 10 gr., fromage 20 gr.). . . . . 290 —
3 cuillerées de purée de pommes de terre (100 gr.,
beurre 10 gr., lait 50 gr.) . . . . 200 —
Châtaignes de grosseur moyenne. . . . . 180 —

Aliments sucrés et desserts :

250 gr. de fraises et sucre 20 gr. . . . . 170 —
— de cerises, de prunes. . . . . 120 —
— de raisins. . . . . 160 —
— de poires, de pommes . . . . 100 —
2 bananes (200 gr.) . . . . 100 —
8 pruneaux cuits avec sucre 10 gr. . . . . 145 —
4 petites cuillerées de confitures (70 gr.) . . . . 140 —
2 grandes cuillerées de crème à la vanille . . . . 165 —
Omelette soufflée (œuf 70 gr., beurre 10 gr., sucre 20 gr. 265 —
150 gr. de gâteau de riz. . . . . 320 —
1 madeleine de 40 gr. . . . . 140 —
1 petit suisse (70 gr.). . . . . 325 —
1 morceau de brie ou de gruyère (25 gr.). . . . . . . 90 —
4 grandes cuillerées de fromage à la crème (100 gr.). . 220 —

Potages :

Potages purées de légumes secs (100 gr. et beurre 10 gr.). 410 —
Purée de carottes, navets (beurre 20 gr.) . . . . 255 —
Soupe maigre à la laitue, à l'oseille (20 gr. de beurre et
20 gr. de pain) . . . . 205 —

Condiments :

50 gr. de beurre . . . . 385 —
3 cuillerées de sauce blanche . . . . 115 —
1 cuillerée de mayonnaise (huile 30 gr. et 1 jaune d'œuf). 330 —
1 grande cuillerée d'huile. . . . . 105 —
2 morceaux de sucre (15 gr.) . . . . 60 —

Vins :

100 gr. de vin. . . . . 60 —
100 gr. de bière. 46 —
100 gr. de cognac moyen . . . . 294 —
100 gr. de chartreuse jaune. . . . . 381 —

Exemples de Régimes diététiques.

1° **Chez le grand obèse**, de 120 kg environ pour une taille de 1 m. 70.

Première semaine. — Prendre 3 à 4 litres de lait par jour. Un à 2 œufs en plus, suivant l'état général. Repos au lit.

Deuxième semaine. — Trois litres de lait par jour. Un œuf. Repos au lit.

Troisième semaine. — Trois litres de lait. Lever de l'obèse.

Quatrième semaine. — Deux litres de lait. Quelques exercices de marche, suivant l'état de résistance musculaire ou de faiblesse du malade.

Durant ce premier mois, un obèse de 120 à 130 kg aura pu maigrir de 6 à 8 kg environ. Le régime de réduction sera continué longtemps, mais avec de la viande et des légumes, suivant le système suivant :

2° **Chez l'obèse moyen**, d'une centaine de kg pour une taille de 1 m. 70.

Premier déjeuner. — Tasse de thé tiède additionnée de jus de citron.

A midi. — Bifteck grillé ou œuf. Salade assaisonnée de peu d'huile, de vinaigre et de jus de citron, ou épinards ou chicorée. Un fruit. Une tranche de pain grillé.

Le soir. — Poulet ou pigeon, ou gibier rôti ou viande grillée, et en petite quantité. Salade. Un fruit. Une tranche de pain grillé.

S'abstenir de vin et à plus forte raison de bière, de liqueurs. *On pourra boire à sa soif soit pendant les repas, soit en dehors des repas* (Debove); il sera préférable d'avoir recours à du thé léger tiède ou chaud, additionné de jus de citron. Le *café* noir est permis après les repas.

Également, *il faudra s'abstenir de sel* autant que possible, *et bannir absolument le sucre*, les gâteaux. Toutes les viandes, poulets, gibiers, etc. (sans sauces) sont permises ainsi que le poisson, les légumes verts, les œufs et même les pommes de terre cuites à l'eau, mais tous ces aliments devront être sagement *mesurés, avec parcimonie.*

L'obèse qui conserve pénible et harcelante la sensation de faim *peut calmer ce besoin* par l'ingestion de quantité plus ou moins grande de salade (romaine, laitue, cresson), ingestion qui n'entravera nullement la cure d'amaigrissement.

Un tel régime doit être longtemps continué, avec quelques écarts possibles, mais toujours contrôlé sévèrement par la balance. La perte de poids, plus accusée le premier mois, est de 4 à 6 kg environ, puis de 5 kg le second mois, de 2 les mois suivants, si bien qu'un obèse de 100 kg et d'une taille de 1 m. 70, peut perdre, par un régime de réduction approprié, 20 à 25 kg en 8 à 10 mois de traitement.

Agents physiques. — La cure diététique pourra être utilement associée aux exercices physiques (marche, escrime, équitation, natation); à l'hydrothérapie froide, *aux massages*, aux bains de lumière et hydro-électriques (Allard). Mais il faut se souvenir que, chez l'obèse, tout exercice trop violent ou trop prolongé doit être prohibé, et que *les bains de vapeur sont interdits.* Le cœur de ces malades en état de surcharge ou même de dégénérescence graisseuse les prédispose, en effet, à la syncope.

Médicaments. — Ils serviront à lutter contre la constipation : cascarine, séné, rhubarbe, magnésie, podophylle, etc. Certains malades se trouvent très bien de l'absorption tous les 2 jours le matin à jeun de 10 gr. de sulfate de soude ou de magnésie. Il faut se méfier de la thyroïdine et la proscrire absolument chez l'adulte. Mais elle peut rendre des services, à condition de la manier prudemment, *chez l'enfant* ou *l'adolescent obèse,* même sans apparence de myxœdème.

Les *obèses dyspeptiques, goutteux, diabétiques, albuminuriques, syphilitiques, anémiques,* réclament d'autres indications thérapeutiques spéciales à côté de la cure de réduction. C'est au bicarbonate de soude (dyspepsie), au colchique ou au salicylate de soude (goutte), à l'antipyrine (diabète), au régime strictement déchloruré (albuminurie), à l'iodure (syphilis), au fer (anémie), que l'on s'adressera ; mais c'est *avec grande prudence* qu'il faudra manier le colchique et l'antipyrine chez les obèses goutteux ou diabétiques; c'est également par tâtonnements chez de tels malades aussi bien que *chez les obèses âgés* qu'il faudra instituer la cure de réduction, *sans l'exiger trop sévère dans les débuts du traitement.*

Cures thermales. — Le traitement hydro-minéral consiste en l'emploi des eaux sulfatées mixtes. On envoie nombre d'obèses aux eaux de Brides,

Châtel-Guyon, Vichy, Carlsbad, Marienbad, Hambourg, Kissingen. Les obèses anémiques supportent mal la cure thermale.

Ainsi, le malade obèse sera souvent récompensé de ses efforts persévérants, il se sentira moins apathique physiquement et intellectuellement, et peu à peu il recouvrera son activité première. On obtiendra surtout un tel résultat chez les sujets devenus obèses à la suite d'excès alimentaires et de boissons alcooliques, de manque d'exercice, et de sommeil prolongé. Mais il faut avouer que quelques obèses mangent peu, et peuvent avoir une recette alimentaire normale ou même inférieure à la normale. Chez ceux-ci les résultats thérapeutiques seront moins brillants et moins constants.   *J.-A. SICARD.*

OBSESSIONS. — L'obsession est un phénomène morbide caractérisé par « l'apparition involontaire et anxieuse dans la conscience de sentiments ou de pensées parasites qui tendent à s'imposer au *moi*, évoluent à côté de lui malgré ses efforts pour les repousser et créent ainsi une variété de dissociation psychique dont le dernier terme est le dédoublement conscient de la personnalité » (Pitres et Régis).

Rangées autrefois dans ces groupes morbides mal définis, décrits sous les noms de manie sans délire, monomanie, folie lucide, folie avec conscience, etc., considérées ensuite comme un des stigmates les plus nets de la dégénérescence mentale (syndromes épisodiques de la dégénérescence, Magnan), les obsessions sont rattachées par d'autres à la neurasthénie. Elles relèveraient tantôt de la neurasthénie congénitale ou dégénérative, et ce serait le cas le plus fréquent, tantôt de la neurasthénie accidentelle ou acquise. Quelques auteurs les font dépendre de névroses spéciales (névrose d'angoisse de Freud, psychasthénie de Janet) : l'existence de ces névroses en tant qu'entités est discutée, mais très acceptable.

Enfin, d'après une autre conception, l'obsession, état mixte neuro-psychopathique, ne serait qu'un syndrome susceptible de se présenter à des degrés ou sous des formes variables dans diverses psychoses et névroses : il y aurait donc des obsessions de dégénérés, d'alcooliques, d'épileptiques, d'hystériques, de neurasthéniques, etc. (v. c. m.), ces dernières étant toutefois les plus fréquentes (Pitres et Régis).

Les obsessions présentent, comme caractères généraux, de survenir le plus souvent, chez des sujets prédisposés, à l'occasion de circonstances qui, d'habitude, chez les sujets sains, ne déterminent pas d'émotions profondes ; d'être toujours accompagnées d'anxiété et souvent des manifestations physiologiques de l'angoisse ; d'être involontaires et incoercibles, les malades ne pouvant ni les provoquer, ni les chasser volontairement. Elles n'altèrent pas le mécanisme général de l'intelligence, le malade pouvant se montrer fort intelligent pour tout ce qui n'est pas du domaine de son obsession ; néanmoins, il n'est pas rare de trouver par un examen attentif chez ces sujets, souvent en apparence supérieurs, certaines lacunes qui ont leur importance pour expliquer le développement des troubles dont ils sont atteints. Enfin, il est classique de dire que les obsessions sont toutes accompagnées de la conscience de l'état de maladie ; cette conservation de la conscience n'est parfois que très relative, du moins au moment des paroxysmes.

Au point de vue pathogénique, ces phénomènes ont donné lieu à deux conceptions opposées, pour les uns (Westphal) l'obsession n'étant que la conséquence d'un trouble intellectuel, pour les autres (Morel) l'idée obsédante n'étant que la suite logique d'une émotion morbide (qui, d'après la théorie souvent citée de James et Lange et difficilement applicable à bien des cas d'anxiété, ne serait elle-même que la conscience des variations neuro-vasculaires périphériques).

Il est certain que l'obsession apparaît surtout comme un trouble morbide à base émotive, mais on peut se demander s'il n'y a pas plus, et si ce n'est pas dans des troubles plus profonds de l'activité cérébrale [(Insuffisance mentale par lésion de la volonté (Arnaud). — Théorie psychasthénique de l'abaissement du niveau mental ou de l'abaissement de la tension psychologique (Janet)], préexistant à l'obsession elle-même, qu'il faudrait chercher la cause réelle de ces phénomènes.

Plus fréquentes chez les femmes, les obsessions s'observent surtout de 20 à 45 ans. L'hérédité, souvent similaire, est notée dans les 4/5 des cas; elles naissent donc généralement, bien que les stigmates physiques de la dégénérescence manquent fréquemment, sur un terrain prédisposé. Souvent on relève au début un événement accidentel qui joue le rôle de cause déterminante : émotions dépressives, excès, surmenage intellectuel, fatigue cérébrale résultant de responsabilités imprévues, traumatismes, etc. L'étiologie sexuelle (satisfaction incomplète de l'excitation génésique) est parfois signalée, mais elle ne paraît pas avoir l'importance que lui attribuait Freud.

Variétés. — Suivant que l'anxiété se manifeste plus spécialement par une crainte ou par une idée, on peut diviser les états obsédants en états obsédants phobiques ou *phobies* proprement dites et en états obsédants idéatifs ou *obsessions* proprement dites (Pitres et Régis).

Phobies. — Tantôt la crainte anxieuse demeure imprécise ou ne se fixe que passagèrement sur un objet (*phobies diffuses* ou *panophobies*); tantôt, au contraire, elle se systématise et ne se manifeste qu'à l'occasion de certaines provocations, toujours les mêmes pour les mêmes malades (*phobies systématisées* ou *monophobies*).

Phobies diffuses ou panophobies. — Le symptôme principal est l' « attente anxieuse » (V. ANXIÉTÉ PAROXYSTIQUE, ANGOISSE, NÉVROSE), le malade vivant dans un état permanent d'anxiété, avec paroxysmes éclatant sans motif ou provoqués par une cause souvent futile. Les crises peuvent débuter brusquement, la crainte anxieuse ne se fixe que pour un instant, se portant au hasard des circonstances sur une infinité de sujets et d'objets, et s'accompagne des symptômes physiques habituels de l'angoisse.

La prédominance de certains de ces symptômes a permis à Freud de décrire des « équivalents de l'attaque d'angoisse », analogues aux états larvés d'ANGOISSE (v. c. m.) de Hecker : attaques avec troubles cardiaques (pseudo-angine de poitrine), avec troubles respiratoires (dyspnée nerveuse, asthme), avec sueurs nocturnes, avec secousses et tremblements, avec boulimie et vertige, avec diarrhée ou polyurie, avec troubles vaso-moteurs, avec paresthésies. Les attaques de terreurs nocturnes avec réveil angoissant, les attaques de vertige de locomotion ou de coordination sont également signalées.

Phobies systématisées. Monophobies. — La crainte anxieuse ne se manifeste qu'à l'occasion d'une sensation, d'une idée, toujours la même chez le même malade. L'excitation sensorielle la plus banale peut être le point de départ d'une phobie, que réveillera chaque fois son renouvellement ou son simple souvenir.

Les variétés de phobies sont naturellement innombrables; on peut, d'une façon d'ailleurs très arbitraire, les diviser en :

1° *Phobies du corps* : phobies des anomalies du corps et du visage ou *morphophobies* (phobie des poils, etc.) — des fonctions, des actes physiologiques ou *physiophobies* (phobie de la rougeur émotive ou *éreuthophobie*, Régis) (v. c. m.), phobie de la station debout et de la marche ou *stasophobie* et *basophobie* (V. ASTASIE, ABASIE, etc.) — de la douleur ou *algophobie* — du tremblement ou *trémophobie* (H. Meige) (v. c. m.) des maladies ou *nosophobies* (*syphilophobie*) et de la mort ou *thanatophobie*.

2° *Phobies des objets* (phobie de la malpropreté ou *misophobie*, phobie des objets pointus, épingles, ou *aichmophobie*) (V. FOLIE DU TOUCHER) — des êtres vivants (phobie des animaux ou *zoophobie*, de la femme ou *gynéphobie*, etc.).

3° *Phobies des lieux* ou *topophobies* (phobie des grands espaces ou *agoraphobie*, des espaces étroits ou fermés ou *claustrophobie*, etc.) (v. c. m.) des éléments (phobie du vent, des orages, de la nuit, etc.).

4° *Phobies des idées*, portant surtout sur des idées morales ou religieuses.

Ces classifications ne sont que d'un intérêt très secondaire; beaucoup plus importante est la division des phobies systématisées en constitutionnelles et accidentelles (Pitres et Régis).

A. — Les *phobies systématisées constitutionnelles* peuvent se rencontrer chez des sujets de haute culture intellectuelle; il n'est pas rare d'en voir, signalées à titre de singularités isolées, dans des biographies d'hommes célèbres (phobie des chats de Napoléon Ier, de Wellington, par ex.). D'après Pitres et Régis, la phobie systématisée constitutionnelle présente les caractères suivants :

« 1° Elle s'allie à une hérédité chargée, souvent similaire, à un tempérament névropathique, hystérique ou hystéro-neurasthénique, et peut, dans le milieu de la famille ou de l'intimité, se présenter sous la forme de phobie à deux et familiale (V. FOLIE A DEUX);

« 2° Son début, très précoce, a lieu dans l'enfance ou à la puberté;

« 3° Elle peut, mais cela n'a guère lieu que lorsqu'elle constitue un stigmate indélébile de déséquilibration émotive, demeurer unique et persister indéfiniment sous la même forme, avec des alternatives de paroxysme et d'accalmie;

« 4° Le plus souvent, plusieurs phobies systématisées se succèdent dans la vie du sujet, au hasard d'événements, même sans importance, ou bien il existe une phobie primitive et permanente, prédominante au milieu d'un certain nombre d'autres phobies accessoires. »

B. — La *phobie systématisée accidentelle* apparaît surtout entre 30 et 50 ans, chez des sujets à prédisposition héréditaire moins marquée, à l'occasion d'un ébranlement émotif intense, d'un choc moral, d'un accident, etc. (phobie traumatique, Freud). Dans les paroxysmes angoissants, la reproduction de la sensation première est toutefois si intense, qu'elle en arrive à être reconstituée intégralement comme en une sorte d'hallucination (hallucination du sentiment). Quelquefois, la phobie systématisée succède à une phobie diffuse qui se fixe sur un objet à l'occasion d'un choc émotif quelconque.

Obsessions. — L'obsession peut exister d'emblée, mais elle n'est souvent qu'une « forme aggravée ou, pour mieux dire, intellectualisée de la phobie. » D'ailleurs, il n'est pas rare de voir dans cette dernière la crainte subsister entre les paroxysmes sous forme de pensée plus ou moins obsédante : on trouve tous les intermédiaires entre la phobie pure réduite à l'attaque anxieuse et l'obsession intellectualisée (Pitres et Régis). On distingue généralement, bien que cette division soit sans fondement au point de vue psychologique, les *obsessions idéatives* (avec idée fixe simple) et les *obsessions impulsives* (avec idée impulsive), les *obsessions inhibitoires* pouvant être considérées comme une variété de ces dernières.

1° *Obsessions idéatives.* — L'idée obsédante est une idée parasite, involontaire et automatique, étrangère au cours normal des idées et parfois en contradiction avec lui.

Néanmoins, d'après Janet, la permanence de l'idée ne serait pas chez les psychasthéniques un fait aussi involontaire et aussi automatique que chez les hystériques, mais proviendrait d'un effort permanent du sujet pour maintenir son attention sur la même idée. Évoquée par d'innombrables phénomènes en apparence sans rapports avec elle (association de contiguïté dans le temps ou le lieu, consonances, associations indirectes, etc.), son apparition ne serait pas la conséquence d'une association automatique, précise, invariable, résultant de liaisons d'idées anciennement établies comme dans l'hystérie, mais d'une association cherchée et construite actuellement par le malade (manie de la fixité et manie de l'association).

Les variétés d'obsessions sont innombrables : obsession du sacrilège, du crime (dont le remords, portant soit sur un acte isolé, soit sur tous les actes de la vie sans exception, est une des manifestations les plus importantes), de la honte de soi, honte morale ou honte du corps, obsessions hypocondriaques, etc. Toutes les idées peuvent devenir obsédantes, mais principalement celles relatives à la morale, à la métaphysique, à la religion; elles portent souvent sur des actions mauvaises ou tout au moins paraissant odieuses ou ridicules au sujet, et il s'agit alors généralement d'actes extrêmes, les plus odieux ou les plus sacrilèges que le sujet puisse concevoir. Quelquefois, elles présentent le caractère particulier dit « de contraste », le malade étant obsédé par exemple au moment d'une prière par une idée impie ou grossière ou étant poussé à dire le contraire de ce qu'il pense ou de ce qu'il voudrait.

D'après Freud, l'idée obsédante ne serait qu'une idée substituée, dérivant par un mécanisme variable d'une idée-mère primitive, toujours relative à la vie sexuelle de l'individu. Ce dernier point est exagéré, mais la transformation de l'idée obsédante par une série d'évolutions est fréquemment observée. Plusieurs idées peuvent coexister, une restant prédominante.

L'obsession est généralement paroxystique; la lutte contre l'idée parasite augmente les phénomènes d'émotivité, et à l'anxiété accompagnant l'idée obsédante, se joint celle de ne pouvoir la chasser. Enfin on peut, comme pour la phobie, distinguer un type *constitutionnel* de l'obsession (précocité, chronicité, prédominance d'emblée de l'élément intellectuel) et un type *accidentel* (succède à une phase phobique; évolution paroxystique).

Souvent ce ne sont plus seulement des idées déterminées, mais des opérations d'ordre intellectuel, des réflexions, des comparaisons, des recherches qui s'imposent à l'esprit du sujet d'une façon irrésistible. « Il s'agit toujours d'opérations intellectuelles interminables à propos de très petites choses qui occupent dans l'esprit du sujet une place tout à fait disproportionnée avec leur importance réelle (agitations mentales, Janet). » Quand elles sont systématisées, elles constituent les différentes *manies mentales* : manie de l'interrogation, de l'hésitation (V. FOLIE DU DOUTE), de la délibération, des présages, de la répétition, de la perfection, onomatomanie (besoin de répéter mentalement un mot), arithmomanie (besoin de compter les objets, par exemple les fenêtres des maisons), etc. Quand elles constituent le phénomène connu sous le nom du *rumination mentale* [v. c. m. (Legrand du Saulle)] dans lequel, de questions en questions ou par des associations d'idées interminables, l'esprit travaille inutilement pendant des heures, tantôt tournant en cercle et revenant au point de départ, aux questions du début, tantôt se lançant dans des séries d'idées différentes, sans jamais aboutir à une conclusion.

En réalité, il ne s'agit toujours que de simples variétés d'une même maladie, et même, « lorsqu'on examine les choses de près, on s'aperçoit que la plupart des idées qu'on observe dans les obsessions ne sont, avec toutes les variantes que comporte la pensée humaine, que des idées d'hésitation, de perplexité, pour tout dire en un mot, *de doute*; si bien qu'on peut dire, sans crainte de se tromper, que le *doute anxieux* est à la base de la plupart, sinon de toute les obsessions (Pitres et Régis).

2° *Obsessions impulsives.* — L'idée obsédante d'accomplir un acte ne se différencie en rien des idées obsédantes précédentes (V. IMPULSION). Dans le cas d'impulsion banale concernant un acte bizarre ou ridicule et quand l'anxiété est trop vive, les malades cèdent en se dissimulant plus ou moins. Dans les obsessions dites criminelles, obsessions génitales, (*certains pervertis et invertis*) obsessions impulsives à la boisson (*dipsomanie*), au jeu, au vol (*kleptomanie*), à l'*incendie*, au *suicide*, à l'*homicide*, etc. (v. c. m.), les malades arrivent généralement à résister. Quand une obsession aboutit au crime ou au délit, il s'y adjoint habituellement un autre facteur tel que : dégénérescence marquée, affaiblissement intellectuel, intoxication alcoolique ou morphinique, idée délirante, contagion par l'exemple ou les journaux, attraction trop forte de l'étalage, etc. (Pitres et Régis). Le suicide est quelquefois signalé, mais le plus souvent le malade se tue parce que sa maladie lui rend la vie insupportable et non parce qu'il y est poussé par une véritable impulsion. L'exécution d'une obsession est toujours précédée d'idée et de lutte; elle est suivie d'une détente physique et morale (et non comme on le dit quelquefois d'une véritable satisfaction) d'ailleurs incomplète et momentanée. Enfin, il est intéressant de noter que la phobie d'un acte présente les plus grands rapports avec l'impulsion correspondante, et que, plus un malade a la crainte anxieuse de commettre un acte, plus il se sent poussé à l'accomplir.

5º Dans l'*obsession aboulique* ou *inhibitoire*, le malade est dans l'impossibilité d'exécuter un acte quelconque (inhibition urinaire, génitale, verbale, etc.), et cette impuissance s'accompagne d'une anxiété plus ou moins vive. Quelquefois l'acte est encore possible, mais il est pénible, précédé de mouvements inutiles et sans aucun rapport avec lui, comme si le malade avait besoin de s'entraîner.

Évolution des obsessions en général. — On décrit une *forme aiguë* (débutant brusquement à la suite d'un choc moral, d'une infection ou d'une intoxication, se présentant généralement sous l'aspect d'une phobie diffuse ou systématisée et guérissant au bout de quelques semaines ou quelques mois) et une *forme chronique intermittente* (surtout phobies systématisées constitutionnelles), *rémittente* (variété la plus fréquente : l'obsession ne diparaît jamais complètement entre les paroxysmes) ou *continue*.

La nature des idées obsédantes est habituellement commandée, au moins pendant un certain temps, par la nature des émotions qui les ont provoquées. Quelquefois elles conservent leur caractère primitif, mais plus souvent elles se transforment soit par analogie, soit par contraste, ou s'étendent par des raisonnements successifs à des objets qui, si on ne connaissait les intermédiaires, paraîtraient n'avoir plus aucun rapport avec elles.

Plusieurs obsessions ou phobies peuvent se succéder ou s'ajouter chez le même malade : telle une malade qui, atteinte de folie du doute avec interrogations anxieuses sur tout les sujets, avait de la mysophobie, de l'aïchmophobie, de la pyrophobie, de l'agoraphobie, de l'arithmomanie, etc.

Toute obsession s'accompagne de *lutte* et c'est ce qui différencie l'idée obsédante de l'idée délirante que le malade accepte sans révolte. Ces efforts pour chasser l'idée parasite redoublent l'anxiété, mais n'aboutissent généralement à aucun résultat; souvent même ils ne paraissent que la renforcer, car « toute idée que l'on discute tend, par ce fait même, à devenir plus nette dans la conscience » (Séglas); aussi les malades ont-ils recours à une série d'artifices, autres que la lutte directe, pour prévenir les accès ou pour en atténuer les effets. Ils recherchent par exemple le témoignage d'autrui, s'efforcent de détourner leur attention en poursuivant un ouvrage ou en exécutant un acte inutile; beaucoup des *tics* (v. c. m.), que l'on rencontre si fréquemment chez les obsédés, ont eu pour origine un mouvement de défense (signes de croix chez les obsédés du sacrilège, clignements d'yeux, claquements des doigts, etc.). Ces moyens sont surtout employés par les obsédés impulsifs, mais il est à remarquer que, dans la majorité des cas, ces malades, qui se disent poussés au crime par un besoin irrésistible, n'exécutent rien du tout ou n'ont besoin pour résister que d'un appui en somme bien minime (cas souvent cité d'un malade qui se faisait lier les pouces avec un ruban pour résister à une impulsion à l'homicide).

On admet assez généralement que les obsessions sont *conscientes*. Séglas a montré que, du moins pendant les paroxysmes, la conservation de la conscience n'était que relative et que l'obsession impliquait un commencement de désagrégation du moi. Il existe des variations à cet égard, et, si beaucoup de malades paraissent garder une notion exacte de ce qui se passe pendant leurs accès, on en trouve parfois qui, ayant la crainte anxieuse d'un acte, finissent à certains moments par ne plus savoir s'ils l'ont exécuté réellement ou non.

Les obsessions, contrairement à ce qu'on croyait autrefois, peuvent s'accompagner d'*hallucinations* (v. c. m.). Mais ces hallucinations (qu'il ne faut pas confondre avec les hallucinations obsédantes) sont en somme assez rares chez les psychasthéniques; elles sont généralement incomplètes, mal extériorisées et manquent souvent de réalité. Elles sont symboliques, surtout constituées par l'évocation d'un signe qui matérialise en quelque sorte les pensées qui sont l'objet de l'obsession (hallucination représentative). Ce sont plutôt des hallucinations visuelles.

L'étude de ces malades est difficile, car ils cachent les idées qui les tourmentent et évitent d'en parler même à leurs proches, soit par une sorte de honte, soit par impuissance à exprimer clairement ce qu'ils éprouvent. Presque toujours on retrouve, même pendant les périodes de rémission, des troubles plus ou moins marqués de l'activité cérébrale (diminution de la volonté, irrésolution continuelle, diminution de l'attention, impossibilité d'un effort intellectuel et même parfois physique, découragement et mécontentement de soi-même, sentiments de mélancolie et d'ennui perpétuel, émotivité exagérée pour des choses sans importance, etc.), troubles qui, antérieurs à l'obsession elle-même, jouent certainement un rôle dans son développement. On retrouve également des symptômes physiques, céphalalgie, névralgies, troubles digestifs, etc. : ce sont ceux que l'on observe dans tous les états neurasthéniques.

Terminaison. Pronostic. — Les obsessions peuvent guérir définitivement (durée moyenne : 8 à 12 mois), guérir et récidiver (5/4 des cas) soit sous le même type, soit sous des types différents, passer à l'état chronique (1/10 des cas), et enfin, dans quelques cas, verser dans l'aliénation mentale.

Le *pronostic*, toujours réservé, dépendra du terrain, les obsessions accidentelles étant plus curables que les constitutionnelles, et de la variété d'obsession, les obsessions idéatives étant plus tenaces que les phobies systématisées, plus graves elles-mêmes que les phobies diffuses qui guérissent assez généralement.

Quelquefois l'obsession persiste indéfiniment; certains malades finissent par accomplir automatiquement certains actes, presque sans accompagnement émotionnel; d'autres tombent dans une sorte de misanthropie et vivent dans un état de séquestration volontaire. L'affection paraît fréquemment s'atténuer avec l'âge, à partir de la cinquantaine.

Le *passage à la folie* a été longtemps discuté; la possibilité est maintenant admise, les phobies ayant plutôt tendance à aboutir à la mélancolie anxieuse, les obsessions idéatives à la paranoia rudimentaire. Sur 400 cas d'obsessions, Pitres et Régis citent 8 cas de psychose avérée et 11 cas de transition ; sur 500 cas, Janet en signale 23 ayant versé dans l'aliénation ou dans des états très approchants.

Allant plus loin, certains auteurs ont considéré que des états obsédants sont à la base des délires systématisés dont la période d'incubation est due à la rumination mentale, au doute anxieux qui, s'il s'applique à un objet moins bien défini que dans l'obsession proprement dite et avec un caractère plus égocentrique, n'en est pas moins un phénomène psychologique très voisin de celle-ci. La même théorie a été appliquée à la genèse de la mélancolie.

Diagnostic. — Le diagnostic peut se poser avec certains états physiologiques (idées fixes, passions), les *idées fixes hystériques* (stigmates, suggestibilité et subconscience, moindre intensité des phénomènes émotionnels, pas de sentiment de doute, exécution des idées impulsives), les *idées fixes neurasthéniques* (n'ont pas le même caractère d'idée parasite en contradiction avec le cours régulier des pensées, ne s'accompagnent ni d'efforts, ni de lutte), l'*épilepsie* (impulsion soudaine, non précédée d'idée ni de lutte, inconsciente et suivie d'amnésie), les *états mélancoliques* (idées délirantes, désir et non peur du suicide, diagnostic d'autant plus difficile qu'il existe des états mixtes), la *paranoïa* rudimentaire (idées délirantes, sans paroxysme anxieux), la *paralysie générale* (seulement au début), les *idées fixes délirantes*, notamment dans les infections et les intoxications comme l'*alcoolisme* (l'idée délirante est acceptée comme réelle par l'esprit du malade) (v. c. m.).

Traitement. — On s'occupera d'abord de l'hygiène du malade en surveillant son alimentation (supprimer le vin et l'alcool, les sauces, les graisses, les viandes faisandées ; réduire la proportion des viandes et conseiller surtout le lait, les œufs, les farines et les légumes verts), ses fonctions intestinales et son sommeil.

Le traitement médicamenteux comprendra l'emploi — très réservé car il faut craindre l'accoutumance — des calmants et des hypnotiques (bromures contre l'agitation ; trional, véronal, etc., contre l'insomnie ; opium, contre l'anxiété et l'angoisse) et l'emploi des toniques (glycérophosphates, acide phosphorique, sérum de Chéron, etc.). Dans quelques cas, les médications thyroïdienne et ovarienne ont paru rendre des services.

L'hydrothérapie sera utilisée surtout sous formes de douches tièdes, de bains et d'affusions. L'hydrothérapie froide est généralement trop excitante pour ces malades, néanmoins il serait exagéré de la proscrire complètement et, chez les malades jeunes et vigoureux, déjà un peu calmés, la douche froide amène souvent une amélioration rapide. Enfin l'électricité (électricité statique, courants de haute fréquence) sera parfois un bon adjuvant.

Mais il est incontestable que le *traitement moral* est de la plus grande importance. L'internement est inutile et même nuisible dans la plupart des cas ; le traitement rigoureux de Weir Mitchell ne paraît pas toujours donner de bien bons résultats. En revanche l'isolement relatif, c'est-à-dire la *séparation pour un temps du milieu familial*, est souvent indispensable. La suggestion à l'état de veille peut produire des améliorations ; par contre, il est à remarquer que, dans la majorité des cas, les vrais obsédés, non hystériques, ne sont pas hypnotisables.

Ces malades sentent le besoin d'un appui moral et une direction un peu autoritaire n'est pas pour leur déplaire. Seulement il ne faut pas oublier qu'il s'agit de sujets intelligents et aimant à être traités comme tels, auxquels par conséquent on ne doit pas servir des affirmations quelconques, sous peine de perdre immédiatement leur confiance. On montrera qu'on s'intéresse à eux, qu'on connaît leur maladie et, dans la conversation, on s'efforcera de leur faire voir l'inanité de leurs préoccupations et de leurs craintes. Plutôt que de les pousser à lutter directement contre l'idée obsédante, il est préférable de les amener à faire des efforts physiques ou intellectuels quelconques en dehors du sujet habituel de leurs préoccupations ; les exercices physiques et le travail professionnel sont surtout recommandables. On arrive ainsi, tout en détournant leur attention de l'objet de leur obsession, à une véritable rééducation de l'attention et de la volonté. Enfin il est indispensable, pour achever leur guérison et la maintenir, de leur trouver une situation, un genre de vie en rapport avec l'effort dont leur cerveau est capable.

Le traitement des obsédés, comparable par plus d'un point à celui des liqueurs (V. Tics, Discipline psycho-motrice, Psychothérapie), est long et demande beaucoup de patience de la part du médecin, qui d'ailleurs doit s'attendre, au bout d'un certain temps, à voir son influence s'user et son malade chercher un autre directeur de conscience.

BRÉCY et TRÉNEL.

OCCLUSION INTESTINALE. — V. Intestinale (Occlusion).

ODONTALGIE. — Ce terme très vague désigne toutes les douleurs ayant ou semblant avoir pour siège une ou plusieurs dents. La détermination de la cause est parfois extrêmement délicate, et pourtant le traitement ne peut être qu'un traitement causal ; d'où l'importance d'un diagnostic très précis. Il importe d'éliminer tout d'abord les affections douloureuses des autres régions, notamment la névralgie faciale ou prosopalgie, dont la forme la plus redoutable est le tic douloureux de la face (V. Trijumeau). Nous ne nous occuperons ici que de l'odontalgie véritable, de la douleur d'origine dentaire. La carie peut provoquer cette douleur à tous ses stades. Le plus souvent le malade indique lui-même le siège de la souffrance ; mais ses indications doivent être contrôlées avec le plus grand soin, car le patient peut se tromper et localiser sa douleur au niveau d'un organe, alors que celle-ci est provoquée par l'organe voisin. Au 2e degré, l'odontalgie est provoquée par l'action mécanique ; le traitement en découle naturellement : mettre un pansement occlusif ; un simple tampon d'ouate suffit pour éviter le retour des douleurs ; mais il est préférable de faire un peu d'antisepsie en le trempant dans une solution d'acide phénique, dans une essence comme l'essence de girofle, ou simplement dans une solution alcoolique. Ce pansement protège la dent contre la mastication et favorise la création physiologique de la zone de défense de la dentine. En effet, la dent se défend contre l'infection ; il y a rétraction des fibrilles du tomes, tandis qu'il se produit une zone de calcification qui retarde quelque peu la marche de la carie. C'est de la formation de cette zone que dépend la progression plus ou moins rapide de l'affection. Quand le pansement est resté en place quelques jours, il peut être enlevé; la dent n'est généralement plus sensible dans ses couches superficielles à l'action des agents mécaniques. Une simple obturation à la gutta permet d'obtenir le même résultat. Ceci ne constitue évidemment qu'un traitement d'urgence de la douleur : il faut ensuite traiter la dent et l'obturer définitivement.

L'odontalgie due à la carie du 5e degré est plus intense; elle est spontanée, et les douleurs reviennent par crises paroxystiques plus ou moins prolongées et violentes. Il s'agit de pulpite : nous en avons indiqué le traitement (V. CARIE DENTAIRE). Pour calmer la douleur elle-même, on emploie des antiseptiques, des analgésiques ou des vaso-constricteurs luttant contre la congestion. Voici quelques formules qui répondent à cette indication :

> Chlorhydrate de cocaïne. . . . . $\left.\right\}$ āā
> — de morphine. . . $\left.\right\}$
> Essence de girofle. . . . . q. s. pour une pâte épaisse (Roy).

ou encore :

> Chlorhydrate de cocaïne . . . . 1 gramme.
> Adrénaline à 1/1000. . . . . q. s. (Roy).

ou

> Teinture d'opium . . . . $\left.\right\}$ āā 2 grammes.
> Chloroforme. . . . . $\left.\right\}$
> Teinture de benjoin Codex . . . . 6 —

Le point important est de combler la cavité de façon à ce que le malade ne puisse y atteindre, car c'est souvent un simple mouvement de succion qui réveille les douleurs et les crises. En outre, le pansement ne doit pas être compressif, et le tampon porteur de la mixture placé exactement sur la partie dénudée de la pulpe.

Dans le cas où l'odontalgie est provoquée par une carie du 5e degré avancée, le traitement de la douleur est le même; mais il est insuffisant et n'est pas aussi effectif, l'altération étant plus profonde. On ouvrira la cavité pulpaire si possible : en tout cas, la guérison ne peut survenir qu'après traitement de la dent.

La thérapeutique est la même lorsqu'il s'agit de carie au 4e degré : désinfection de la dent et mixture calmante. Dans ce cas et dans le précédent, ne pas laisser la dent obturée très longtemps (24 à 48 heures au maximum); il est nécessaire, pour éviter des accidents infectieux, que la cavité communique avec l'extérieur. Badigeonner la gencive avec de la teinture d'iode au niveau de la dent malade. En cas d'abcès, appliquer le traitement d'usage (V. ABCÈS DENTAIRE). A l'intérieur, antipyrine en cachets, à la dose de 0 gr. 25 à 2 gr. en 24 heures, par petites doses de 0 gr. 25 à 0 gr. 50, pyramidon, etc.

Si l'odontalgie est due à de l'arthrite, traumatique ou secondaire, révulsion au niveau de la gencive, bains de bouche tièdes, badigeonnages calmants sur la gencive.

On peut se trouver en présence d'un plus ou moins grand nombre de caries douloureuses : on peut, comme traitement d'urgence, prescrire des bains de bouche calmants. La formule suivante convient à cet usage :

Teinture d'arnica	20 grammes.
Laudanum de Sydenham	1 gramme.
Eau distillée	300 grammes.

Pour garder dans la bouche pendant quelques minutes (Magitot).

Enfin, quand l'odontalgie est d'origine extra-dentaire, il faut en chercher la cause sur le trajet des différents rameaux des nerfs maxillaires et s'adresser à la cause directement. Quelquefois il s'agit de névralgie des édentés. On peut également songer à une ostéite de cause rhumatismale, à une production syphilitique tertiaire, à une tumeur, agissant par compression nerveuse. Le traitement symptomatique est à peu près de nul effet. Il faut s'adresser à la cause directement.   *E. SAUVEZ.*

ŒDÈME. — L'œdème est l'infiltration du tissu cellulaire sous-cutané et du tissu cellulaire des organes. Quand l'œdème est généralisé, on le désigne encore sous le nom d'*anasarque*.

Symptomatologie. — L'œdème peut apparaître lentement, progressivement ou par poussées fugaces ; il peut au contraire débuter brusquement, et être intense et généralisé d'emblée.

Quand il est constitué, il se présente avec un certain nombre de caractères objectifs : il détermine une *tuméfaction* qui modifie la morphologie de la région qu'il occupe et dont l'intensité varie suivant la région (énorme au scrotum, aux paupières, presque nulle au front et à la région palmaire). La *coloration* est variable : la peau est luisante, la teinte est blanche (œdème rénal), bleutée (œdème cardiaque), rosée (œdèmes inflammatoires). La *consistance* de l'œdème est caractéristique : le doigt y détermine le *phénomène du godet* : la pression y provoque une dépression cupuliforme, une compression forte et prolongée par un vêtement ou par une attitude y marque un sillon. La température locale est abaissée, on peut observer aussi des anesthésies ou des sensations subjectives de fourmillements, de picotements, de tension.

Les *urines* subissent le contre-coup de l'apparition de l'œdème : il y a une *véritable spoliation séreuse* (Lœper et Laubry), la quantité des urines est diminuée, la quantité des substances organiques (urée) et inorganiques (NaCl, phosphates, etc.), est diminuée, ou bien la quantité des substances inorganiques est normale. Le chlorure de sodium est diminué : il y a *rétention des chlorures*. Il y a insuffisance de l'élimination provoquée du bleu de méthylène (Achard, Lœper, Laubry) ou de chlorure de sodium.

La composition du *sang* est modifiée : il y a une véritable *saignée séreuse* : il y a augmentation de la densité de sérum, élévation du taux de l'albumine fixe et du nombre des hématies.

Enfin l'œdème peut être viscéral ; l'*œdème du poumon* aigu ou suraigu en est une modalité et peut survenir en dehors de toute localisation d'œdème aux membres.

L'évolution de l'œdème est variable : il peut disparaître brusquement au milieu de phénomènes critiques et cette disparition annonce comme eux la guérison. Ces phénomènes existeraient sans l'œdème, mais l'œdème les accentue : ce sont la *polyurie* avec décharge des substances organiques et inorganiques, la *dilution sanguine* qui s'accompagne des trois signes : diminution de la densité du sérum, diminution du taux de l'albumine fixe et du nombre des hématies, phénomènes inverses de ceux indiqués plus haut à propos de la saignée séreuse.

Cette résorption des œdèmes est suivie quelquefois d'accidents cérébraux (torpeur ou convulsions), de congestion œdémateuse des poumons.

Mais l'œdème n'a pas toujours cette même évolution : il peut régresser plus lentement ou même persister indéfiniment et passer à l'état chronique : la peau s'épaissit, le derme devient dur ; la peau est écailleuse et pigmentée.

Cette évolution peut être modifiée par des *complications* : dermatoses : érythèmes avec lichénification et eczématisation secondaire, ou infections : ecthyma, acné, impetigo, érysipèle, phlegmons, abcès, ou troubles trophiques.

Caractères du liquide d'œdème. — On peut recueillir du liquide d'œdème par une moucheture ou par aspiration avec une seringue à aiguille capillaire. Le liquide est transparent ou citrin, sa densité varie de 1002 à 1010. Le point cryoscopique varie entre $0^0,50$ et — $0^0,56$. La réaction est alcaline. Le chlorure de sodium s'y trouve dans la proportion du 6 à 8 gr. par litre ; les phosphates de 0,54 à 0,55, les matières albuminoïdes au-dessus de 7 gr., l'urée entre 1 et 5 gr., le glycose entre 0,60 et 0,70 (Lœper, Laubry). Ces chiffres sont sujets à des variations suivant les états pathologiques (diabète). L'œdème est peu toxique (Lesné) ; sa virulence est nulle.

Valeur séméiologique de l'œdème. — L'œdème est un symptôme révélateur d'un grand nombre de maladies que nous pouvons, à l'exemple de Lœper et Laubry, ranger en trois grands groupes : maladies viscérales, générales, locales. On peut enfin décrire un œdème essentiel.

1° **Œdèmes dans les maladies viscérales.**

A) *Maladies du cœur.* — L'œdème dans les maladies du cœur est le signe révélateur de l'asystolie. Il appartient particulièrement aux lésions mitrales, aux lésions du cœur droit, aux myocardites (v. c. m.). Les maladies aortiques le provoquent rarement et les péricardites ne le provoquent que par retentissement sur le myocarde (V. Cœur, Aortique, etc.).

L'œdème cardiaque est insidieux et progressif : sa coloration est rosée, bleutée ou violacée ; il est dur. Il se résorbe brusquement par crise ou incomplètement et est sujet à des rechutes avec évolution chronique.

B) *Maladies de l'appareil urinaire.* — L'œdème apparaît le plus souvent accompagné d'albuminurie toutes les fois que la fonction rénale est compromise (V. Albuminurie, Néphrites).

Dans les néphrites aiguës ou subaiguës, l'œdème est précoce, abondant, pouvant aller jusqu'à l'anasarque, son apparition est brusque et son évolution variable. Dans les néphrites atrophiques, l'œdème est léger et inconstant, il passe facilement inaperçu et s'efface facilement.

Les dégénérescences amyloïde, tuberculeuse, cancéreuse, kystique, et la lithiase du rein provoqueront également l'œdème.

Les maladies de l'appareil cardiaque et de l'appareil urinaire sont celles qui causent le plus souvent l'œdème : ce sont celles auxquelles il faut songer tout d'abord en clinique. Viennent ensuite :

C) Les *maladies des vaisseaux* : affections des artères (oblitérations par ligature, thrombose ou embolie, compression), affections veineuses (compressions par une tumeur, phlébites), affections des vaisseaux lymphatiques (compression ou oblitération par des embolies cancéreuses et parasitaires, microbes, filaires), l'œdème prend alors l'aspect de *l'éléphantiasis*.

D) Les *maladies de l'appareil digestif* peuvent comme les cachexies provoquer l'œdème par l'entrave apportée aux fonctions de nutrition.

E) Dans les *maladies du foie*, l'œdème peut survenir par lésion rénale ou par compression ascitique. Mais il est aussi un des signes de la période préascitique de Hanot, un des signes de la précirrhose (V. CIRRHOSES).

F) Dans les *maladies du système nerveux*, l'œdème peut survenir dans les névrites périphériques et dans certaines affections médullaires (tabes, *main succulente* de la syringomyélie) (v. c. m.). Mais il s'agit bien souvent de pseudo-œdèmes trophiques ne présentant pas le phénomène du godet.

Dans les lésions cérébrales en foyer, on l'observe également du côté de l'hémiplégie. Il ne faut pas oublier que les *œdèmes hémiplégiques* sont le plus souvent des œdèmes cardiaques ou rénaux à distribution hémiplégique (P. Marie et Crouzon, Lœper et Crouzon). L'*épilepsie*, la *maladie de Parkinson*, le *goitre exophtalmique* provoquent aussi des œdèmes nerveux (v. c. m.). On admet aujourd'hui, depuis les recherches cliniques de Babinski et d'autres auteurs, que l'œdème hystérique et en particulier l'œdème bleu sont le *fait de la simulation* (V. HYSTÉRIE).

2° **Œdèmes dans les maladies générales.** — Le *rhumatisme* (v. c. m.) peut provoquer des *poussées œdémateuses mobiles* fugaces à la face, aux membres au scrotum, aux paupières, un *œdème pseudophlegmoneux*, les *pseudolipomes, sus-claviculaires* de Verneuil et Potain, les *nodosités sous-cutanées*.

On peut observer aussi des œdèmes dans quelques *maladies infectieuses* : rougeole, scarlatine, érysipèle, variole, fièvre typhoïde, diphtérie, fièvre intermittente, syphilis.

Les *intoxications* par l'arsenic, par la belladone, les intoxications alimentaires peuvent aussi provoquer les œdèmes.

De même les maladies par *auto-intoxication*, la goutte, peuvent provoquer l'œdème.

Enfin l'œdème est un symptôme des *cachexies*, de la dernière période de la tuberculose, du cancer.

3° **Œdèmes de cause locale.** — C'est l'œdème traumatique qui survient après des fractures, des luxations, des compressions, ou l'*œdème dur traumatique* qui survient après un traumatisme léger sans lésion du squelette et qui peut persister des mois : les *œdèmes infectieux locaux* des abcès et phlegmons, les *œdèmes toxiques locaux* par injection médicamenteuse ou par piqûre d'insecte, par morsure de serpent ou par piqûre de plante vénéneuse.

4° **Œdème essentiel.** — On décrit sous ce nom :

a) Un *œdème aigu* ou *œdème angioneurotique* (maladie de Quincke) caractérisé par l'apparition subite aux extrémités d'œdèmes accompagnés d'œdèmes des muqueuses; quelquefois cette affection est localisée aux paupières (œdème essentiel des paupières); cette affection est en général héréditaire et familiale.

b) Un œdème chronique. L'œdème essentiel peut passer à l'état chronique : on l'a rattaché dans ces cas à l'arthritisme.

c) On peut rapprocher de ces cas les *œdèmes segmentaires,* le *trophœdème* de Meige (v. c. m.).

Traitement. — Le traitement local de l'œdème consiste à immobiliser les membres œdématiés, à les préserver contre les traumatismes et les infections. Dans les cas de tension exagérée, on peut pratiquer des mouchetures à l'aide d'un bistouri ou d'un trocart stérilisé, à condition de faire suivre cette intervention de *pansements rigoureusement aseptiques* et d'éviter toute complication infectieuse.

Le *traitement général* sera celui de la cause. Nous renverrons au traitement des deux principales causes : affections du cœur, affections rénales.

Les règles générales du traitement de l'œdème seront : 1º l'augmentation de la sécrétion par les diurétiques (lactose, scille, théobromine), par les purgatifs énergiques (eau-de-vie allemande); 2º la diminution de l'apport des matériaux pouvant provoquer la rétention des liquides dans le tissu cellulaire et en particulier la diminution du chlorure de sodium, d'où la nécessité d'instituer un *régime lacté* et la *déchloruration* (v. c. m.).

O. CROUZON.

ŒDÈME DE LA GLOTTE, DES PAUPIÈRES, DU POUMON, ETC. — V. ces organes.

ŒDÈME DES NOUVEAU-NÉS. — V. Nouveau-né (Pathologie).

ŒDÈME MALIN. — V. Charbon.

ŒDÈME NERVEUX. — V. Trophoedème.

ŒIL ARTIFICIEL. — L'œil artificiel est une coquille en émail qui imite le segment antérieur de l'œil et que maintiennent les paupières. Il remplit un double but : cosmétique et fonctionnel.

Appliqué sur un œil diminué de volume, atrophié, mais ayant gardé la perception lumineuse, l'œil artificiel fait écran et rend la vision de l'autre œil plus nette, supprime les inconvénients d'une paupière dont les frottements sont mal tolérés, s'oppose à l'irritation par les cils renversés et maintient les paupières en bonne position. Après l'énucléation, l'œil artificiel s'oppose encore à l'affaissement de la paupière supérieure au devant de la cavité, au déplacement des culs-de-sac et des points lacrymaux, au larmoiement et à tous les inconvénients qui résultent de ces modifications de rapports entre les paupières, leurs bords, les culs-de-sac et la conjonctive bulbaire.

Dans l'exentération de l'orbite, la prothèse présente de grandes difficultés que l'on arrive à surmonter dans certains cas.

L'œil artificiel doit être bien adapté à l'orbite ou au moignon, supporté facilement par la cavité orbitaire et être aussi semblable que possible à l'œil sain.

Le poli de ses faces, son volume, ses courbures, sa forme, sa mobilité, sont autant de qualités de fabrication et d'exécution qui en assureront la tolérance parfaite.

Afin de bien adapter l'œil artificiel et de le maintenir sur le même niveau que l'œil sain, on a recours à l'hétéroplastie orbitaire, soit par introduction de corps étrangers dans la coque scléroticale (globes de verre, sphères métalliques, éponges, boules en fil de soie, soit par introduction d'un globe artificiel ou d'une greffe d'œil d'animal dans la capsule de Tenon, soit par injection de vaseline et de paraffine (Rohmer), sous la conjonctive, de manière à constituer un moignon artificiel approprié à la profondeur de l'orbite qui doit recevoir l'œil artificiel.

Cette hétéroplastie faite avec toutes les précautions d'asepsie peut rendre de grands services.

Pour placer l'œil artificiel, on procède ainsi : après l'avoir mouillé pour faciliter son glissement, on prend l'œil entre le pouce et l'index de la main droite. L'échancrure destinée à éviter la compression du nerf nasal externe doit être tournée en haut et en dedans. On introduit l'œil par son bord supérieur qu'on fait glisser sous la paupière supérieure soulevée par le pouce gauche pendant que le malade regarde en bas ; il regarde ensuite en haut, et à ce moment on déprime la paupière inférieure pour laisser le bord inférieur de la coque se placer derrière elle.

On peut souvent enlever l'œil en le prenant avec les doigts et l'attirant au dehors. S'il y a quelque difficulté, on déprime la paupière inférieure afin de passer sous la coque un crochet ou un stylet mousse qui peut la soulever et l'attirer au dehors. Le regard en haut facilite la sortie.

L'œil artificiel, ainsi que la cavité conjonctivale doivent être tenus très propres. On évitera ainsi des accidents de nature irritative ou inflammatoire. Il n'est pas nécessaire d'enlever la coque chaque soir ; elle peut être conservée la nuit. *PÉCHIN.*

ŒIL (BLENNORRAGIE). — V. BLENNORRAGIE OCULAIRE.

ŒIL (BRÛLURES, CAUTÉRISATIONS). — Les brûlures et cautérisations du globe oculaire, de la conjonctive et des paupières sont assez fréquentes chez les ouvriers exposés aux projections de vapeurs, aux explosions de gaz, aux flammes, aux températures élevées dont l'action peut se faire sentir à distance, à la projection de métaux, de charbon en fusion ou en ignition. Le phosphore qui saute d'une allumette enflammée, la projection de liquides chauds, eau, huile, graisse, sont des causes fréquentes de brûlures. Y sont très exposés aussi ceux qui manipulent les solutions caustiques de potasse, de soude, d'ammoniaque, l'acide nitrique, la chaux. On connaît les affreuses brûlures dues au criminel attentat par l'acide sulfurique (vitriol). Les enfants, les vieillards, les épileptiques sont souvent victimes d'une chute sur un fourneau, un poêle, un brasier. Les brûlures peuvent encore provenir de solutions de nitrate d'argent fortes ou de nitrate d'argent en crayon, de déflagration de poudre. On a exceptionnellement observé des brûlures à la suite d'explosions d'appareils (chaufferettes, réchauds) basés sur l'emploi de l'acétate de soude ou de l'acétate de baryte.

Les brûlures de la cornée sont superficielles ou profondes. Dans le premier cas, la teinte mate trouble, grise ou blanchâtre qui existe aussitôt après l'accident, ne tarde pas à disparaître, et après la réparation épithéliale la cornée conserve sa transparence. Au contraire, si la cornée est atteinte dans ses lames profondes, l'opacité persiste. Les dégâts peuvent être encore plus graves si l'escarre qui s'élimine amène la perforation du segment antérieur de l'œil.

La brûlure de la cornée s'accompagne presque toujours de brûlure de la paupière et de la conjonctive. La brûlure des annexes est au contraire rarement compliquée de brûlure de la cornée.

La douleur est très vive.

La brûlure de la conjonctive apparaît sous l'aspect de taches grises, blanchâtres. Le cul-de-sac est généralement plus atteint que le supérieur s'il s'agit de caustiques liquides. Les tissus nécrosés s'éliminent et la réparation cicatricielle se poursuit avec toutes ses conséquences.

Les brûlures des paupières font partie de celles de la face. On observe tous les degrés depuis l'érythème jusqu'à l'escarre profonde.

Pronostic. — Le pronostic de la brûlure de la cornée dépend de l'étendue et de la profondeur des lésions. Les surprises sont fréquentes. Du plomb fondu pourra laisser une cornée intacte alors que dans d'autres cas une cornée qui paraissait presque indemne au moment de l'accident, se trouble, se ramollit et se perfore même plus tard. On se méfiera des cas qui paraissent bénins, surtout lorsqu'il s'agit de vapeurs d'ammoniaque ou de sodium métallique.

Les brûlures profondes de la conjonctive et des paupières sont très graves parce que la cicatrisation entraîne des adhérences, des rétractions fibreuses, du symblépharon et de l'ectropion cicatriciels.

Traitement. — On se hâtera d'intervenir aussitôt après l'accident. La première chose à faire est de bien laver l'œil et de le débarrasser de ce qui peut rester du corps liquide ou solide et de veiller ensuite à une asepsie parfaite. Les douleurs seront combattues par la cocaïne.

On s'opposera aux adhérences de la conjonctive par des pansements fréquemment renouvelés. Sur les brûlures des 1er, 2e, 3e degré des paupières on appliquera des compresses froides imbibées de solutions picriquées (12 p. 1000) recouvertes d'ouate hydrophile. Au delà du troisième degré, il s'agit d'une plaie banale.

S'il existe des phlyctères on doit les ouvrir, mais non détruire l'épiderme. Si les paupières risquent de se réparer par du tissu cicatriciel, on fera une tarsorraphie, et au besoin plus tard une blépharoplastie.

On recommandera le port de lunettes protectrices aux ouvriers qui travaillent les métaux en fusion, aux chimistes lorsqu'ils manipulent des corps dangereux.   *PÉCHIN.*

ŒIL (PHOTOTRAUMATISME, FULGURATION). — La lumière trop vive (éclipse de soleil vue sans interposition de verre fumé, courts-circuits, lumière voltaïque, éblouissement par la neige, éclair), détermine des troubles visuels et des lésions conjonctivales.

Les troubles visuels consistent dans des phénomènes d'éblouissement passagers ou par une sensation de tache de coloration sombre ou violacée qui s'étend sur les objets. Ce scotome peut être éphémère, durer quelques heures, mais on l'a vu persister des mois et même des années. Cette persistance exceptionnelle mérite d'être signalée au point de vue médico-légal. En pareil cas, on se servira de la méthode de Haitz pour mettre le scotome en évidence. On a signalé l'érythropsie très accusée et prolongée. L'acuité visuelle peut être un peu réduite temporairement. Habituellement, l'examen ophtalmoscopique est négatif; cependant on a noté soit une tache rouge au niveau de la macula, soit un trouble laiteux avec taches blanc-jaunâtre sur le contour de la macula.

Si l'action de la lumière a été très intense, on observe en outre une hyperémie conjonctivale parfois compliquée de contraction pupillaire, d'opacités et d'érosions cornéennes. Ces phénomènes irritatifs et ces légères lésions, comme aussi les troubles visuels disparaissent habituellement en quelques jours et spontanément.

Fulguration. — A la suite de fulguration on a observé la cataracte, l'atrophie optique. *PÉCHIN.*

ŒIL (CORPS ÉTRANGERS). — On peut diviser les corps étrangers intraoculaires en deux catégories, suivant qu'ils siègent dans la *chambre antérieure, l'iris et le cristallin* (V. CRISTALLIN), ou dans les *parties profondes*.

Parmi les corps étrangers de la chambre antérieure, une remarque est à faire pour les cils qui y pénètrent à la suite d'une blessure de la cornée, ces cils peuvent séjourner dans la chambre antérieure sans y déterminer la moindre réaction; parfois ils s'enkystent dans une exsudation plastique de l'iris (kystes épithéliaux).

En général, le diagnostic des corps du *segment antérieur* n'est pas difficile; les divers éclairages oblique ou avec miroir et surtout la loupe binoculaire les rendent bien apparents. Il n'en est plus de même dans certains traumatismes où le corps étranger très petit (pierre, éclat métallique) franchit obliquement la cornée et l'iris pour se loger dans le corps ciliaire où des phénomènes sympathiques révèleront sa présence.

Les *corps étrangers des parties profondes* sont d'un *pronostic* très grave, car ils déterminent le plus souvent la perte de la vision par irido-choroïdite, glaucome, panophtalmie, décollement rétinien, et la plupart du temps l'œil traumatisé doit être énucléé, à une époque variable, suivant la tolérance de l'organe. Si même le corps étranger peut être enlevé, la vision reste diminuée. Il est rare que l'œil puisse conserver un corps étranger sans qu'à la longue des phénomènes d'inflammation apparaissent. La tolérance a des limites, même si le corps étranger est enkysté.

Diagnostic. — La sensation de choc oculaire, la douleur, les troubles visuels ne suffisent pas pour affirmer la présence d'un corps étranger; d'ailleurs le blessé peut ignorer la nature du traumatisme et attendre pour réclamer des soins que des phénomènes inflammatoires apparaissent. En général, il est très difficile et même impossible de savoir où est le corps étranger. Le moment opportun pour le découvrir est celui qui suit immédiatement l'accident. Plus tard, les milieux s'opacifient, des exsudats se forment. Si l'œil est inéclairable on aura recours à la radiographie. L'enquête sur l'accident renseignera sur la nature du corps étranger.

Complications. — Le corps étranger peut donner lieu à un scotome correspondant à son point de fixation, au décollement rétinien, à des phénomènes inflammatoires (irido-cyclite, panophtalmie), à l'ophtalmie sympathique, à des hémorragies intra-oculaires, et à des lésions traumatiques des membranes. Les corps étrangers tels que le plomb et le zinc, le cuivre, l'acier, le fer déterminent par action chimique des altérations des tissus de l'œil qu'on n'aura pas à craindre avec la pierre, le verre, l'or et l'argent qui sont des corps indifférents susceptibles d'être tolérés s'ils sont aseptiques. Les complications septiques sont d'autant moins à craindre qu'il s'agit de petits copeaux métalliques détachés au tour et par conséquent échauffés et stérilisés.

Traitement. — Les corps étrangers de l'iris seront enlevés avec la partie de l'iris qui les retient. Pour ceux de la chambre antérieure la manœuvre est délicate et souvent présente de grandes difficultés. Lorsqu'ils sont magnétiques, on les retirera en introduisant dans la chambre antérieure la pointe d'un petit électro-aimant. S'ils ne sont pas magnétiques on pratique une incision de la cornée au niveau du limbe, à proximité du corps étranger et après la disparition de la chambre antérieure par évacuation de l'humeur aqueuse, on se sert de pinces *ad hoc* qui ont d'autant plus de chances de le saisir que le corps étranger est immobilisé.

Le pronostic opératoire des corps étrangers du segment antérieur de l'œil est relativement favorable.

Dans le cas de corps étrangers des parties profondes, l'œil est généralement perdu pour la vision, et le plus souvent les complications nécessiteront l'énucléation. Suivant les cas et suivant la perfection de l'instrumentation, on pourra tenter l'extraction, mais on ne saurait vraiment recommander toujours cette extraction parce qu'elle est le plus souvent vaine et expose l'œil à une réaction. Aussi la temporisation, prolongée autant que le permet la tolérance de l'œil, est-elle permise jusqu'à ce que l'énucléation s'impose.

Lorsqu'il s'agit d'un corps étranger, non localisé, ce qui est le cas le plus fréquent, la question d'intervention est délicate ; mais d'une façon générale on peut donner la ligne de conduite suivante. Si des accidents infectieux apparaissent, il faut énucléer ; mais tant que ces accidents feront défaut et surtout si l'œil possède une assez bonne acuité visuelle, on se bornera aux soins d'asepsie et à la surveillance de l'œil, et l'on interviendrait au premier trouble. Si le blessé ne peut être surveillé, et si l'œil a peu ou pas d'acuité visuelle mieux vaut enlever l'œil.

S'il s'agit de corps non magnétique, visible, bien localisé, on fera l'extraction en se servant de pince à mors creux, arrondis, mousses ; mais il ne faut pas s'illusionner, cette extraction est très délicate et exige beaucoup d'habileté et d'expérience.

Corps étrangers magnétiques (fer, acier). — Cette classe de corps étrangers est particulièrement importante au point de vue du diagnostic et du traitement et d'une complication particulière appelée sidérose. La sidérose du globe oculaire est caractérisée par une pigmentation rouille de l'iris, du cristallin et en général par l'imprégnation des tissus par le fer. C'est le

résultat de la dissolution et de l'oxydation du fer. La pigmentation du tissu
irien est due au sesquioxyde de fer. Il y a intoxication lente des tissus
oculaires par les sels solubles de fer résultant de l'oxydation. La sidérose
de la rétine entraîne son atrophie.

Diagnostic. — Des appareils tels que sidéroscopes, magnétomètres et
ceux particulièrement d'Asmus et de Gérard servent à révéler la présence
dans l'œil des corps étrangers magnétiques. Le principe de ces appareils
est le suivant : lorsqu'on approche d'une des extrémités de l'aiguille aimantée
une masse de fer, l'aiguille se dévie et la déviation est d'autant plus accentuée
que la masse est plus rapprochée.

L'électro-aimant, aiguille de Coppez, sert à savoir si le corps étranger est
du cuivre ou de l'acier.

L'électro-aimant géant révèle la présence d'un corps magnétique en provoquant une sensibilité plus ou moins vive.

Pronostic. — Lorsque les complications immédiates ne se sont pas produites, le pronostic de ces corps étrangers est moins grave que celui des
corps étrangers non magnétiques, car ils peuvent être retirés presque sûrement. Il faut faire toutefois la part d'une certaine diminution de la vision.

Traitement. — L'extraction se fait à l'aide d'un petit électro-aimant
(modèle d'Hirschberg) (fig. 160) ou d'un grand électro-aimant dont les
principaux modèles sont ceux de Volkmann (fig. 161),
Schloesser, Haab et de Rollet (fig. 162). Dans l'extraction
des corps étrangers de la partie antérieure du globe, là où le

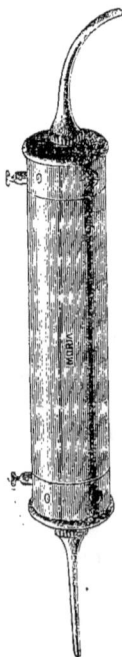

Fig. 160.
Électro-aimant de Hirschberg.

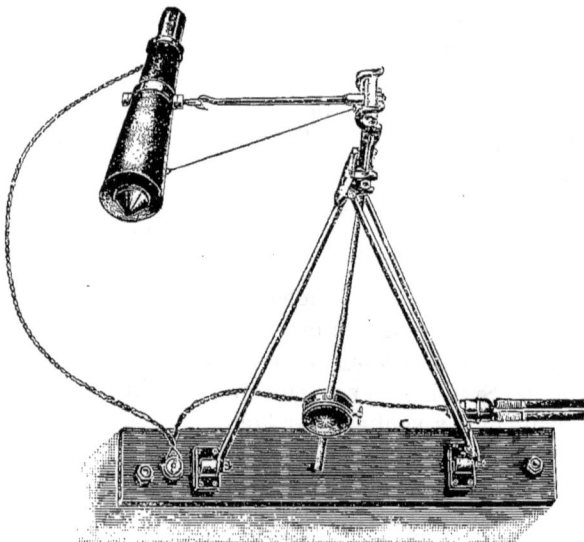

Fig. 161.
Électro-aimant de Volkmann.

petit électro-aimant aura été insuffisant, le grand électro-aimant réussira. Mais
pour les corps étrangers profonds il y a parfois danger à se servir du gros
aimant qui, en attirant avec force le corps étranger, risque de déterminer
des accidents (déchirures de membranes, décollement rétinien, hémorra-

gies). On devra donc être prudent pour les corps étrangers profonds lorsqu'on se servira du gros aimant. Une fois le corps étranger profond amené

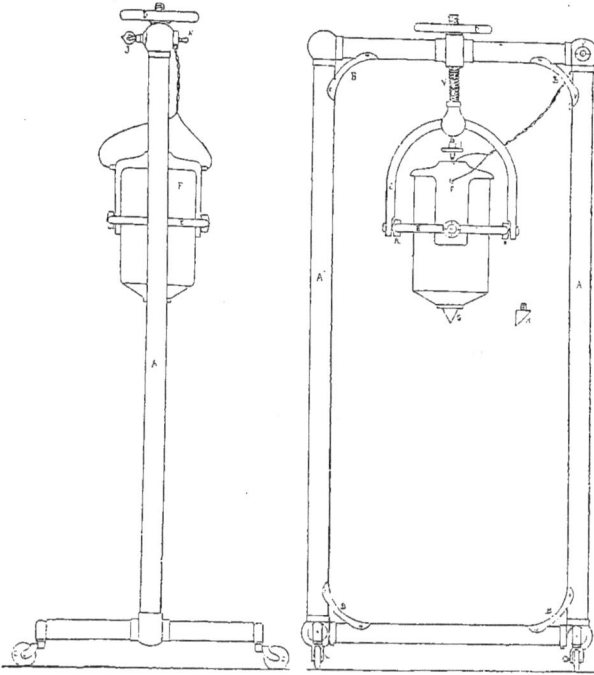

Fig. 162. — Électro-aimant géant du Prof. Rollet.

dans le segment antérieur, dans la chambre profonde, on se servira du petit
électro-aimant après avoir fait une kératomie.   PÉCHIN.

ŒIL (EXAMEN CLINIQUE). — Comme celui de tous les organes, l'examen de
l'œil doit être pratiqué d'une façon systématique et avec méthode. C'est le
meilleur moyen d'arriver vite et sûrement à un diagnostic précis. On retirera tout d'abord de précieux indices de l'examen général du malade portant
de préférence sur la forme du crâne et de la face, sur l'attitude de la tête.
Un coup d'œil jeté sur la peau nous fera reconnaître de suite une affection
cutanée qui sera bien utile pour nous renseigner sur la nature d'une
affection oculaire concomitante. La forme du crâne et de la face, les
défauts de symétrie faciale renseigneront sur la réfraction (emmétropie,
myopie, hypermétropie, astigmatisme); l'hémicraniose (type particulier
d'hyperostose) fera penser à une lésion du nerf optique ; un crâne élevé en
« forme de tour » coïncide souvent avec une atrophie optique (V. OXYCÉ-
PHALIE).

La conformation du nez peut être d'une utile observation pour les lésions
oculaires qui dépendent d'une malformation des voies lacrymales. On sait
de quelle importance diagnostique est l'examen des dents, la malformation
hutchinsonnienne nous mettant sur la voie de la syphilis comme les stries
horizontales nous mettent sur celles du rachitisme et nous inviteront à

rechercher soit une kératite parenchymateuse, soit une cataracte zonulaire. L'attitude de la tête, une sorte de torticolis, est un élément du diagnostic important dans les paralysies oculaires.

On observe ensuite les deux yeux à la fois, on les compare l'un à l'autre et l'on a plus de chance ainsi d'apercevoir dans cet examen comparatif une lésion ou un trouble qui échapperait si l'attention portait sur chaque œil séparément. On reconnaîtra ainsi la position des yeux, leur écartement, la forme et les dimensions de la pupille. L'écartement des yeux a une grande importance dans le fonctionnement de la vision binoculaire et rapprochée, lorsqu'il est trop grand, il explique les troubles oculaires et la fatigue éprouvée pendant le travail, troubles qu'on désigne sous le nom d'asthénopie dans la convergence ou d'insuffisance des muscles droits internes. Un déplacement vertical ou horizontal du globe oculaire nous indiquera un strabisme ou une paralysie, comme aussi un mouvement oscillatoire, si léger fût-il, fera reconnaître le nystagmus [V. STRABISME et ŒIL (PARALYSIES)]. Le déplacement direct ou oblique du globe dans le sens antéro-postérieur est un signe d'une grande valeur.

Dans l'*exophtalmie* (excepté dans les cas d'ophtalmoplégie externe où elle est légère), on recherchera des lésions orbitaires. Unilatérale, elle est due le plus souvent à des périostites, des exostoses, des tumeurs, des kystes, etc., et souvent elle est compliquée par des lésions des membranes du fond de l'œil et du nerf optique. Presque toujours bilatérale, exceptionnellement unilatérale dans le goitre exophtalmique, elle s'accompagne fréquemment d'un élargissement de la fente palpébrale par rétraction du releveur de la paupière supérieure et de la rareté du clignement (signe de Stellwag von Carion); en outre lorsque le malade regarde en bas, le mouvement synergique normal de haut en bas de la paupière et du globe ne s'exécute plus, il y a dissociation, la paupière n'accompagne plus le globe oculaire, elle reste relevée ou reste en retard dans son mouvement d'abaissement (signe de de Graefe). Au lieu de s'avancer dans le sens antéro-postérieur, l'œil peut se déplacer dans le sens contraire, il y a alors *énophtalmie*. Cette rétraction peut être le fait du traumatisme, ou d'une paralysie des deux obliques. Lorsque l'œil paraît plus petit, rétracté et que la pupille est étroite, il s'agit d'une lésion du rameau sympathique communicant du premier nerf dorsal (V. EXOPHTALMIE et ÉNOPHTALMIE).

Pour le diagnostic de la présence et de la localisation d'un corps étranger (balle de revolver, grain de plomb) dans l'orbite il y aura lieu de faire ultérieurement une radiographie [V. ŒIL (TRAUMATISMES)].

Cette inspection faite, on examine les yeux, mais non pas, comme ont tendance à le faire les débutants, tout de suite avec l'ophtalmoscope qui doit être employé en *dernier lieu*. L'examen doit porter tout d'abord sur la région des *sourcils*, des *paupières* et des *régions orbitaires* et *péri-orbitaires*. On observera avec attention l'écartement de la fente palpébrale, la hauteur des paupières. Si une paupière est plus basse que l'autre, on aura à rechercher s'il s'agit d'un *ptosis* paralytique ou pseudo-paralytique, ou d'un faux ptosis par épaississement de la paupière, par conjonctivite, par granulation ou par toute autre cause mécanique. Dans le ptosis vrai la paupière est abaissée,

mais le doigt la relève facilement, sans effort; on sent
que l'occlusion est purement
passive, l'orbiculaire n'intervient pas; le sourcil est
relevé, et au-dessus de lui
le front offre des plis horizontaux qui témoignent des
efforts de suppléance du
muscle frontal. Au con-
traire le sourcil est-il abaissé, entraîné par l'orbiculaire
qui se contracte, la paupière
offre-t-elle de la résistance à
être soulevée, est-elle le
siège de trépidations, de
frémissements légers et de
contractions fibrillaires, on
aura affaire au *blépharo-*
spasme (v. c. m.). Dans le
premier cas, il s'agit d'une
paralysie partielle de la

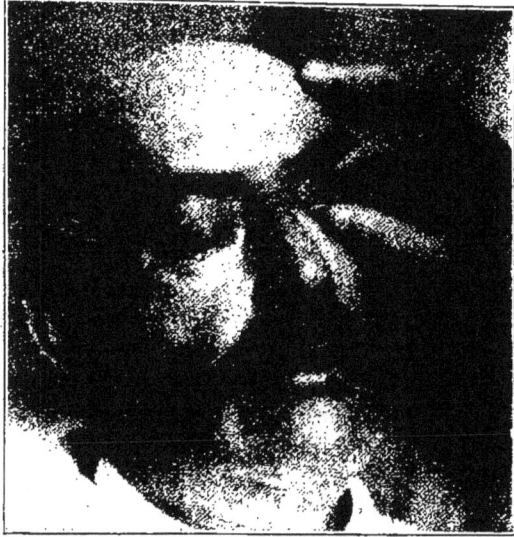

Fig. 163. — Retournement de la paupière supérieure. L'index déprime la paupière supérieure et lui fait dépasser légè- rement le bord de la paupière inférieure (1er temps).

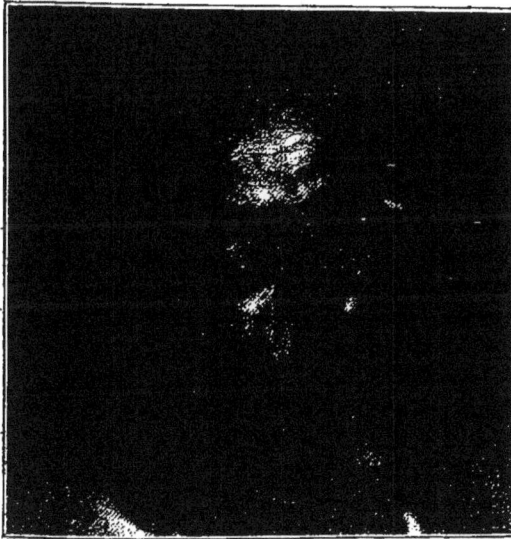

IIIe paire; dans le second, la psychonévrose ou une irritation quelconque sur un point de l'arc facial ou une excitation périphérique sera probable- ment en cause et l'examen sera dirigé de ce côté. L'occlusion palpébrale ne se fait-elle qu'incomplète- ment ou pas du tout; elle s'accompagne alors de lar- moiement, il y a lagophtal- mie; c'est la VIIe paire qui est atteinte.

Après s'être assuré que les paupières ne sont le siège d'aucune tumeur, que les bords sont intacts, que les cils n'ont pas une implan- tation vicieuse, qu'il n'y a par conséquent ni blépha- rite, ni trichiasis, ni disti- chiasis, on exercera une pression de bas en haut dans le but de s'assurer de l'état du *sac lacrymal* et de la per- méabilité des *voies lacryma-*

Fig. 164. — Retournement de la paupière. Le bord de la paupière supérieure est saisi entre l'index et le pouce. On fait basculer la paupière. Le bord supérieur du tarse est amené en bas pendant qu'on élève son bord inférieur (2e temps).

les. Avant de faire le cathé- térisme des voies lacrymales ou une simple injection, on se guidera sur l'absence ou la présence du larmoiement et sur l'état de la conjonctive pour faire le diagnostic du rétrécissement de ces voies lacrymales.

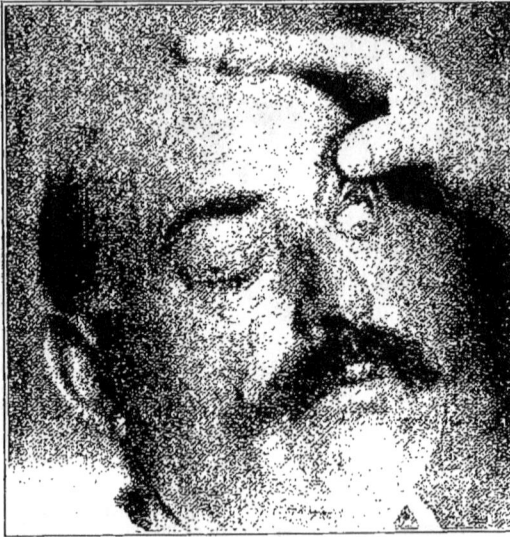

Fig. 163. — Retournement de la paupière. La paupière supérieure a basculé. Le bord palpébral est maintenu contre le rebord orbitaire (3° temps).

On abaissera la paupière inférieure, on retournera la paupière supérieure en étalant en bas et surtout en haut les culs-de-sac, et l'on se rendra ainsi compte de *l'état de la conjonctive palpébrale* (granulations, tumeurs, corps étrangers) (fig. 163, 164, 165, 166). Et s'il y a de la sécrétion on en fera l'examen microscopique et bactériologique.

L'*examen de la cornée* a une très grande importance, car il doit nous renseigner sur sa forme et sa grandeur, sa courbure, son éclat, son poli, l'état de sa surface, sa transparence et sa sensibilité.

Cet examen se fait au moyen de l'éclairage oblique, latéral, focal (fig. 167), en concentrant des rayons lumineux sur un point déterminé de la cornée, au moyen d'une lentille convexe, ou encore en se servant de la loupe de Berger ou de Hartnack ou d'une lampe comme celle de Priestley Smith, ou un photophore électrique (fig. 168 et 169). Le microscope cornéen (fig. 170) permet d'examiner des lésions cornéennes dans leurs moindres détails. Le simple miroitement qui fera passer successivement sur les diverses régions cornéennes renseignera à la fois sur les défauts de courbure et les inégalités de surface. Les défauts de courbure

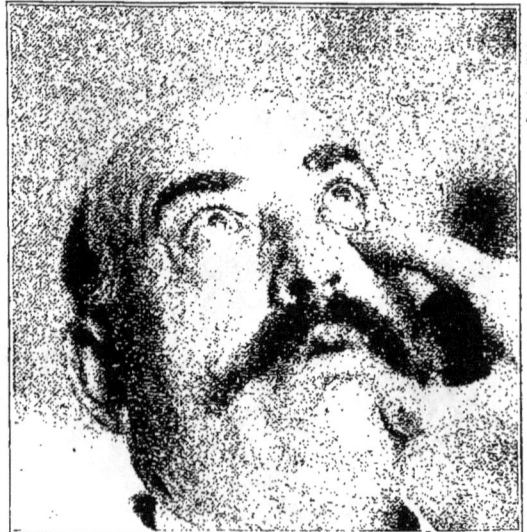

Fig. 166. — Examen du cul-de-sac inférieur. L'index abaisse la paupière pendant que le malade élève le regard.

sont bien mis en évidence par le kératoscope de Placido et de de Wecker et Masselon et l'ophtalmomètre (V. Astigmie). Dans les cas d'exulcérations

légères, à peine visibles,
on se servira de l'instillation d'un collyre à la fluorescéine, mais il est rare
que ces exulcérations si
légères fussent-elles, ainsi
que les corps étrangers té-
nus de la cornée échappent
à l'examen avec le miroir
plan ou concave (fig. 171).
C'est ce dernier mode d'examen (avec le miroir) qu'on
emploiera pour s'assurer
si· le cristallin et le corps
vitré ont conservé leur
transparence et leur lim-
pidité. Ces diverses mé-
thodes servent également
à l'examen de la chambre
antérieure et de l'iris.

La sensibilité peut être
étudiée avec un bout de
fil, l'extrémité d'un stylet
mousse ou un appareil spécial tel que l'esthésiomètre

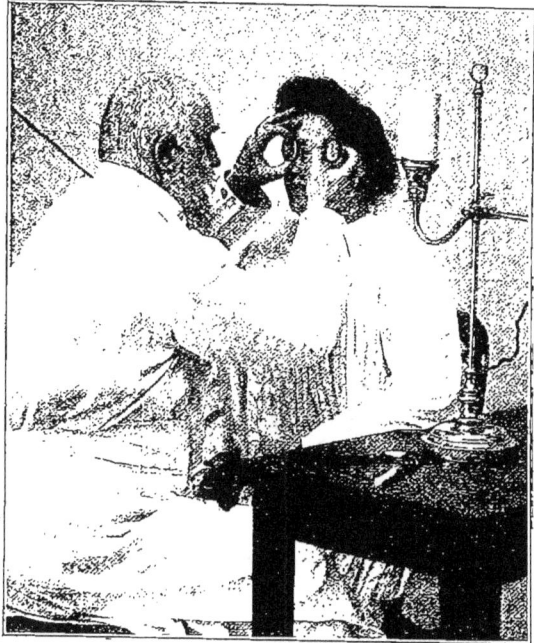

Fig. 167. — Examen de la cornée et de l'iris
à l'éclairage oblique (latéral, focal) et à la loupe.

de Cerise. On constatera le degré de profondeur de la
chambre antérieure et l'aspect de son contenu (hypohéma,
hypopyon, corps étrangers).

Les enfants, en raison de leur indocilité, doivent être
examinés d'une façon spéciale (fig. 172).

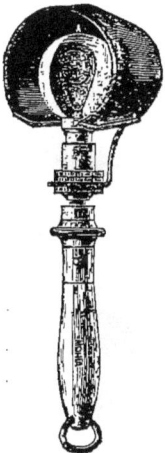

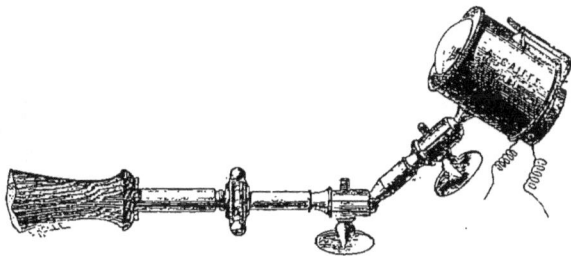

Fig. 168.   Fig. 169.

Fig. 168. — Photophore de Morax, avec lampe électrique à réflecteur et manche à contact à ressort.
allant sur le courant de la ville pour l'éclairage des yeux des opérés dans leur lit.
Fig. 169. — Photophore avec lampe électrique à bas voltage, 6, 8 et 12 volts pour éclairage
pendant les opérations.

En arrivant à l'*examen de la pupille*, nous touchons à un signe d'une
valeur séméiologique des plus importantes en ophtalmologie, comme en neu-

rologie, décrit dans un article spécial (V. Pupille). Voici la technique de cet examen. Pour la recherche du réflexe lumineux, le sujet sera placé en face d'une fenêtre bien éclairée, on évitera le soleil et la réverbération sur un mur blanc; puis chaque œil sera examiné séparément, l'autre étant couvert par la main ou un bandeau, en passant la main devant l'autre œil ouvert, et le malade regardant au loin. L'éclairage au miroir dans une chambre obscure est encore un excellent procédé. Pour la recherche du réflexe consensuel les deux yeux étant masqués avec les mains et le malade regardant toujours

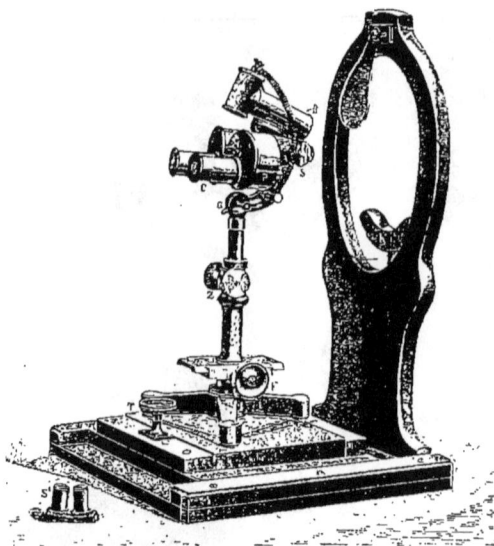

Fig. 170. — Microscope cornéen.

au loin, on observera la pupille de l'œil masqué pendant qu'on recouvrira ou découvrira alternativement l'autre œil. Pour l'étude de la réaction à l'accommodation, on n'aura qu'à faire regarder le malade sur un objet rapproché en comparant l'état de l'ouverture pupillaire dans la vision éloignée et dans la vision rapprochée.

L'*inégalité pupillaire* sera mise en évidence non plus à la clarté du jour, mais dans une demi-obscurité, dans un éclairage aussi diminué qu'on le pourra afin de relâcher le sphincter irien. L'instillation de cocaïne rend apparentes des inégalités latentes. Une fois l'inégalité constatée, il restera à rechercher quelle est la pupille dilatée, quelle est celle qui est rétrécie, recherche délicate et difficile qui per-

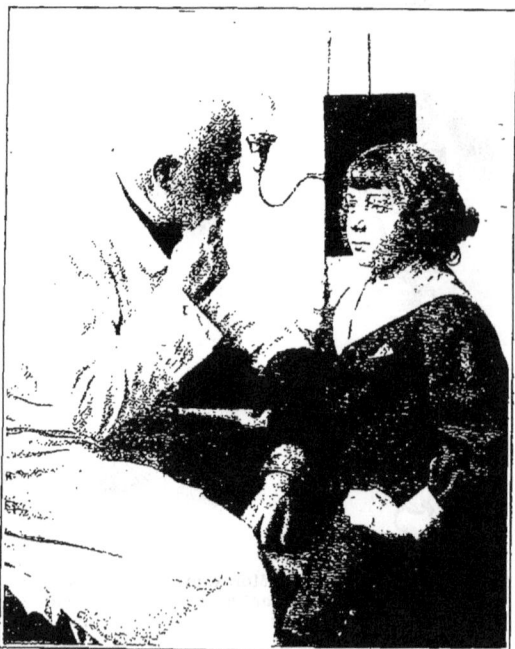

Fig. 171. — Examen de la cornée, du cristallin et des milieux transparents à l'éclairage avec le miroir plan ou concave.

mettra de savoir si une pupille rétrécie est en myosis par paralysie du muscle dilatateur (sympathique) ou par spasme du sphincter (IIIᵉ p.) et si une pupille élargie, dilatée est en mydriase par paralysie du sphincter, du constricteur, ou bien par excitation du dilatateur. Pour cette recherche on met à profit l'action de la cocaïne et de l'atropine sur les muscles iriens. La cocaïne excite les fibres dilatatrices tandis que l'atropine paralyse les fibres du sphincter. On conçoit alors quelle sera l'épreuve des collyres. Une pupille est-elle rétrécie, instillons

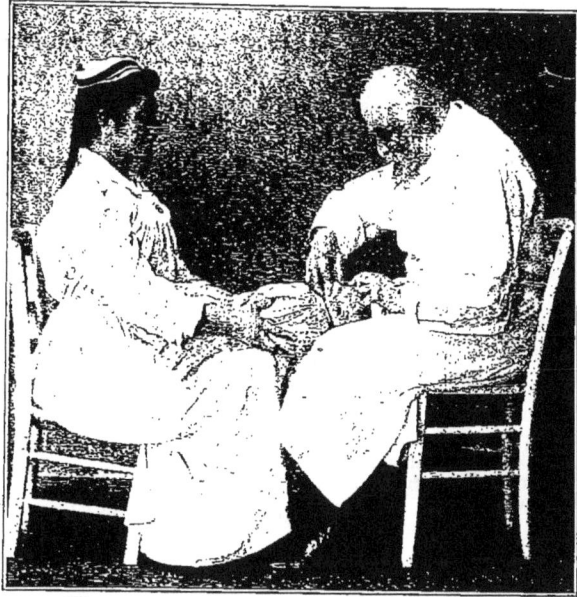

Fig. 172. — Examen de la conjonctive et de la cornée chez les enfants.

de l'atropine. Si l'atropine qui paralyse le sphincter, provoque une forte dilatation, c'est qu'il s'agit d'un myosis par spasme du sphincter, spasme qui a disparu. Si la dilatation est faible, on a affaire à une paralysie du dilatateur. La pupille est-elle dilatée, instillons de la cocaïne, et si la mydriase reste telle, c'est qu'elle est due à l'excitation des fibres dilatatrices (mydriase spasmodique); au contraire la mydriase augmente-t-elle, c'est qu'il y a paralysie du constricteur et la mydriase n'a augmenté que parce qu'à la dilatation par paralysie du constricteur la cocaïne a ajouté son action excitatrice sur les fibres du dilatateur.

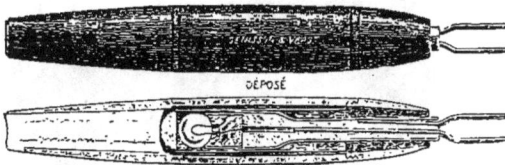

Fig. 173.

Fig. 174.

Fig. 173. — Éclaireur par contact de Rochon-Duvignaud.
Fig. 174. — Photophore électrique de Sachs, avec lentille pour courant de ville, à manche à contact à ressort pour éclairage pendant les opérations, et servant également d'éclaireur par contact.

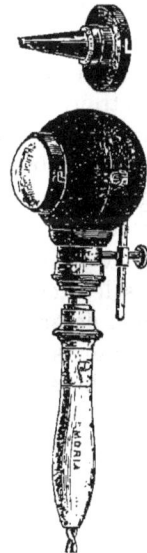

La *diaphanoscopie* au moyen des divers éclaireurs (fig. 173 et 174) par contact permettra d'apprécier l'état de la sclérotique et de la pupille. Cette méthode d'examen est très utile pour le diagnostic au début des tumeurs du corps ciliaire.

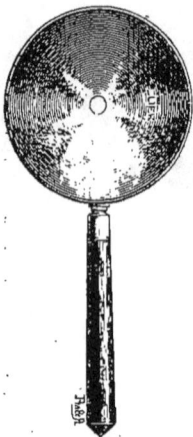

Fig. 175. — Miroir concave de l'ophtalmoscope, percé d'un trou au centre.

Avant d'examiner l'*acuité visuelle* on vérifiera le tonus des yeux en pressant doucement ou plutôt en palpant les globes oculaires par les 2 index introduits entre l'œil et l'arcade orbitaire supérieure pendant que le malade regarde en bas. La tonométrie donne d'utiles renseignements, dans les affections glaucomateuses, la perforation et la phtisie du globe, la cyclite, les tumeurs oculaires, le décollement de la rétine.

Arrivés à cette étape de l'examen visuel nous avons pu faire le diagnostic des maladies externes et des annexes, car avant de faire l'examen ophtalmoscopique, l'examen à l'éclairage et à la loupe complétera l'examen que nous aurons déjà fait à l'œil nu de la cornée et de l'iris. Et, en l'absence des lésions trouvées jusqu'à ce moment, le cercle des recherches se resserre et le diagnostic se précise de plus en plus.

La lecture des échelles typographiques, avec ou sans verres, renseignera sur le degré d'acuité visuelle et les vices de réfraction. On complétera cet examen de la vision par la mesure du champ visuel pour le blanc et les couleurs. L'étude de la région périphérique est pleine d'enseignement ; nous trouvons dans les rétrécissements concentriques, dans les rétrécissements irréguliers en encoches et en secteurs, dans l'hémianopsie, dans le scotome central, dans les scotomes périphériques de précieux éléments de diagnostic pour les affections du système cérébrospinal, les névroses et les rétino-choroïdites. Enfin, on terminéra par l'examen ophtalmoscopique (V. VISION).

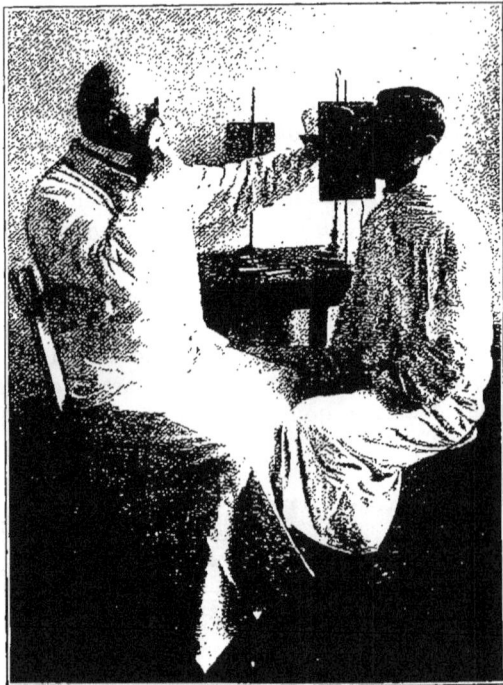

Fig. 176. — Position de l'observateur et de l'observé pour l'examen ophtalmoscopique à l'image renversée.

Ophtalmoscopie. — L'ophtalmoscopie est une méthode d'exploration du fond de l'œil (papille et chorio-rétine). Elle sert aussi à mesurer les amétropies.

L'ophtalmoscope se compose essentiellement d'un miroir qui projette de la lumière dans l'œil observé. Ce miroir est habituellement concave (fig. 175); il est plan lorsqu'on préfère un éclairage faible. Supposons que l'œil examiné soit myope (V. Myopie). La rétine éclairée va former son image renversée au *punctum remotum*, à condition que l'œil n'accommode pas. Ce phéno mène se produit par le retour inverse des rayons qui est le principe fonda mental de l'ophtalmoscopie. L'œil de l'observateur se place à la distance voulue pour regarder cette image, accommode par conséquent sur cette image et suivant l'âge de l'observateur une lentille convexe placée derrière le trou, et la réfraction du miroir sera ou non nécessaire pour faciliter cette accommoda- tion et la vision distincte.

Tout œil, quelle que soit sa réfraction,

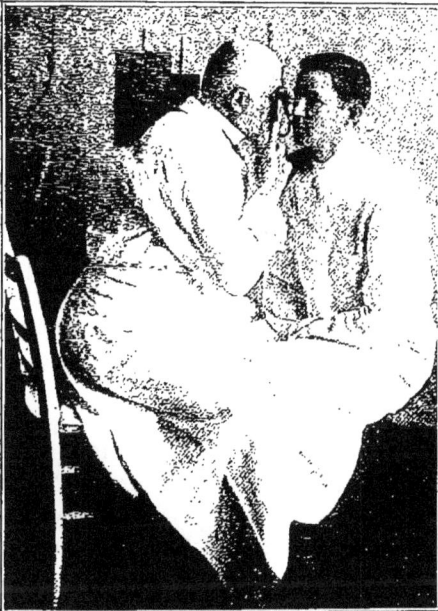

Fig. 177. — Position de l'observateur et de l'observé pour l'examen ophtalmoscopique à l'image droite.

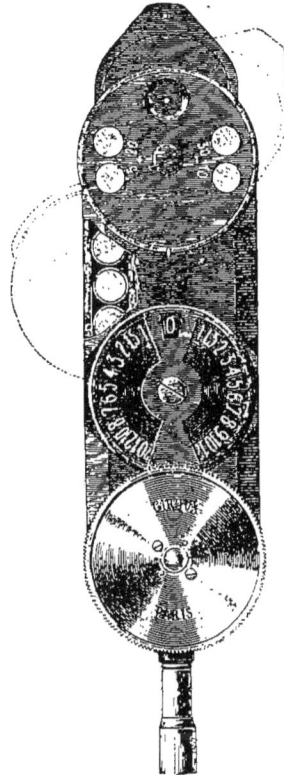

Fig. 178. — Ophtalmoscope pour l'examen à l'image droite (modèle Morton).

pourra toujours être ramené à la réfraction myopique par une forte lentille convexe ($+ 15^d$).

L'examen ophtalmoscopique à l'image renversée se fait comme l'indique la figure 176.

L'examen à l'image droite est encore basé sur le principe du retour inverse des rayons. Ces rayons qui viennent du fond de l'œil ou divergent, ou sont parallèles ou convergent suivant que l'œil est hypermétrope, emmé- trope ou myope. En faisant passer devant l'œil examiné des verres convexes ou concaves on modifiera la marche de ces rayons sortants pour les adapter à la marche, à la direction des rayons sortant de l'œil de l'observateur. Les

rayons de l'œil examiné et ceux de l'œil examinateur étant dans le prolongement des uns des autres, ils iront former sur les deux rétines deux foyers
conjugués.

Le verre qui permet d'obtenir le foyer conjugué, étant donné la réfraction
de l'observateur, donne la réfraction de l'œil observé.   *PÉCHIN.*

ŒIL **(PANSEMENTS)**. — La méthode antiseptique doit être à la base de tous les
actes opératoires, depuis la préparation du malade jusqu'au dernier pansement; on ne doit rien négliger pour appliquer une asepsie rigoureuse,
asepsie des instruments, asepsie du matériel, asepsie des collyres et des
pansements.

Préparation du malade. — L'opéré doit être exempt de toute infection
générale ou locale. La veille d'une opération, notamment de celle de la cataracte, il est bien de le purger et de lui faire prendre un grand bain de propreté. On n'opérera pas un œil atteint de conjonctivite, même légère ou
dont les voies lacrymales ne seraient pas en bon état. Il serait assurément
utile de s'assurer par un examen bactériologique, de l'état microbien des
culs-de-sac, mais cet examen complet avec ensemencement n'est pas à la
portée de tous les opérateurs. Un examen simplement microscopique de
l'exsudat recueilli au niveau de la caroncule, est très utile et facile à pratiquer. Si l'on ne constate pas d'agents infectieux, on a de grandes chances
d'opérer sur un champ aseptique. La toilette des régions périoculaires sera
faite avec une solution stérilisée de savon; avec ménagement on passera
ensuite du coton stérilisé imbibé d'alcool ou d'éther. Le bord des paupières
sera l'objet de soins particuliers. Le globe oculaire sera largement irrigué
avec une solution stérilisée isotonique (V. COLLYRES) et non avec des solutions de sublimé ou de cyanure d'hydrargyre dont on a abusé. Un pansement occlusif sec et stérilisé recouvre l'œil et n'est enlevé que le lendemain
au moment d'opérer. A ce moment le pansement témoin renseigne sur l'état
oculaire. Immédiatement avant l'opération, on procède à une seconde toilette et l'on place un champ stérile.

L'opérateur et les aides doivent assurer l'asepsie de leurs mains, bien
que l'œil échappe généralement à leur contact.

**Stérilisation des instruments, des collyres et des pièces de panse-
ment.** — Un excellent mode de stérilisation des instruments est l'ébullition
dans l'eau additionnée de borate ou de carbonate ou de bicarbonate de
soude. Cette addition évite la rouille.

Le coupant des instruments risque d'être un peu altéré, aussi réserve-t-on
l'ébullition pour les instruments non tranchants, les sondes pour voies
lacrymales, les baguettes de verre pour pommades et les instruments à
manche d'ivoire que certains opérateurs préfèrent parce qu'ils tiennent bien
en main et que l'étuve sèche détériore en séparant le manche de la lame.

Au lieu d'eau on peut se servir d'huile ou de glycérine qui donnent des
températures de 140° à 150° C.

Les bains d'alcool absolu, de chloroforme, de solution de formol à
20 pour 100 additionné de 2 à 5 pour 100 de borax, de cyanure de mercure
de 1 à 5 pour 1000, de biiodure de mercure à 1 pour 2000 sont d'excellentes

solutions, mais les stérilisateurs à gaz, au pétrole ou à l'électricité sont généralement employés parce qu'ils assurent une asepsie absolue et sont pratiques. On doit atteindre 150° et ne pas dépasser 170° ou 180° C. La température sèche est réservée aux instruments coupants. Pour les pièces de pansement (ouate, compresses, champs opératoires, fils de soie, collyres, pommades, on se sert de la vapeur d'eau sous pression (autoclaves). La stérilisation se fait à environ 120° et dure de 20 à 30 minutes comme pour la stérilisation à la vapeur sèche.

Le type du pansement aseptique oculaire est composé d'une rondelle d'ouate revêtue de mousseline sur ses deux faces

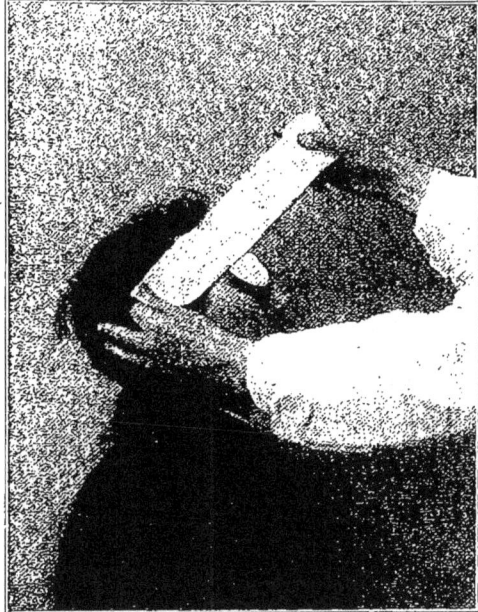

Fig. 179.
Pansement oculaire aseptique.

et maintenue avec une bande de toile ou de tissu élastique genre crêpe Velpeau. Dans le premier et le deuxième tour (fig. 179), la bande va du front à l'occiput; dans le troisième, elle passe sous l'oreille et devant l'œil (fig. 180) (monocle). Si le pansement est appliqué sur les deux yeux, on fait un 5° tour de bande sur l'autre œil (binocle). Le pansement monoculaire se fait également avec un bandeau triangulaire (fig. 181).

Complications des opérations oculaires. — Elles surviennent presqu'aussitôt après l'opération, ou bien elles sont tardives. Elles relèvent toutes de l'infection exogène ou endogène. Dans les accidents tardifs l'infection peut remonter à l'opération et provenir d'agents microbiens sur la nature desquels on est peu renseigné

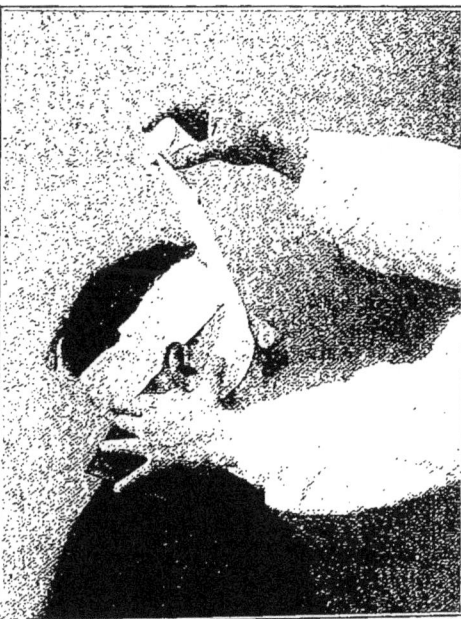

Fig. 180.
Pansement monocle

actuellement et dont l'évolution est lente, ou bien être la conséquence d'une coaptation défectueuse, d'une réouverture, d'une fistulisation de la cicatrice. La hernie de l'iris et la perte du vitré favorisent l'infection.

Les complications consistent quelquefois en de légères irritations sans précipité, et avec lésions de l'endothélium, et le plus souvent en suppuration du lambeau, iritis, infiltration du vitré, hémorragies. Fréquemment il s'agit d'irido-cyclites tardives. Les complications du début, immédiates, sont habituellement graves, à évolution aiguë et pouvant aller jusqu'à la panophtalmie. Il n'est pas rare que ces complications immédiates ou tardives se compliquent elles-mêmes d'accidents sympathiques.

Anesthésie. — L'anesthésie locale se fait avec des instillations ou des injections sous-conjonctivales de cocaïne à 5 pour 100. Pour les opérations sur les paupières, l'injection est sous-cutanée (à 2 pour 100).

Les instillations agissent sur la conjonctive et la cornée, elles sont sans effet sur l'iris.

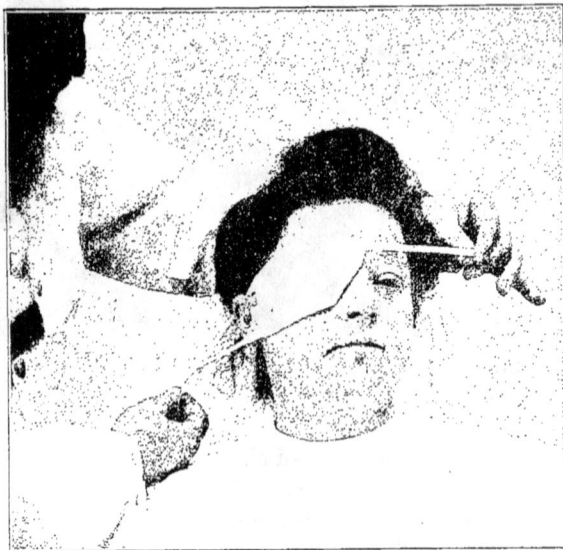

Fig. 181.
Pansement avec bandeau triangulaire.

L'anesthésie locale suffit pour la plupart des opérations qui se pratiquent sur les paupières et le globe oculaire, et même pour l'énucléation.

On peut l'associer à l'anesthésie au bromure d'éthyle, pour des interventions sur un globe oculaire très douloureux.

L'analgésie régionale pour les opérations sur les paupières et l'appareil lacrymal porte, non sur le champ opératoire, mais sur les troncs nerveux qui l'innervent, les nerfs frontaux interne et externe pour le territoire frontal, le nerf lacrymal, pour le territoire lacrymal, le nerf sous-orbitaire pour le territoire du même nom et le nerf nasal externe pour le territoire nasal.

L'injection est faite avec des liquides variables (novococaïne 1 pour 100; stovaïne 1 pour 100 additionnée d'adrénaline à 1 pour 100). On la pratique au-dessus de la poulie du grand oblique pour l'anesthésie du territoire frontal, au niveau de la commissure externe, au contact du rebord orbitaire pour l'anesthésie du territoire lacrymal, au niveau du tronc sous-orbitaire pour l'anesthésie du territoire de même nom et en dessous et en dedans de la poulie du grand oblique pour l'anesthésie du territoire nasal.

Pour les opérations de courte durée, on aura avantage à remplacer le chloroforme, par le chlorure d'éthyle, par exemple dans l'iridectomie sur un œil glaucomateux et douloureux. L'anesthésie générale est indiquée chez les enfants et en général dans les opérations longues et douloureuses, dans certaines cataractes traumatiques et dans les blépharoplasties.

PÉCHIN.

ŒIL (PARALYSIES).

Description. — La *diplopie* est le symptôme capital et son étude comprend la recherche de l'œil malade et du muscle paralysé.

1º **Recherche de l'œil malade.** — Si la paralysie est très accentuée, complète, on la reconnaît dans la diminution ou l'absence de mouvement du globe dans le sens d'action du muscle intéressé. Mais il n'en est pas toujours ainsi, et la paralysie partielle doit être mise en évidence et recherchée autrement. On place le sujet observé dans une chambre noire en face d'une bougie et l'on couvre un œil avec un verre rouge. Une ligne lumineuse est préférable à la bougie. La lumière reste fixe, seule la tête est déplacée.

Quand la diplopie augmente dans la direction de l'image d'un œil, c'est cet œil qui est malade.

Exemple : diplopie homonyme de l'image de l'œil gauche. La diplopie augmente lorsque le malade regarde à gauche. C'est l'œil gauche qui est paralysé. Il en sera de même s'il s'agit de diplopie croisée et, en ce cas, l'image de l'œil gauche est à droite et l'image de l'œil droit est à gauche. Le malade regarde à gauche et les images s'écartent l'une de l'autre. Donc l'œil droit est atteint. Soit maintenant une diplopie verticale. Le verre rouge est devant l'œil gauche; l'image de cet œil est en bas. Lorsque le malade regarde en haut la diplopie augmente; donc l'œil droit est en cause, et si la diplopie diminue, il s'agira d'une paralysie de l'œil gauche. Si le malade au lieu de regarder en haut regarde en bas et si la diplopie augmente, c'est encore l'œil gauche qui sera intéressé.

2º **Recherche du muscle paralysé.** — *Le muscle paralysé est celui qui aurait donné à l'œil la position et la direction de l'image fausse.*

Paralysie du droit supérieur. — Ce muscle est élévateur, adducteur, rotateur en dedans. L'image fausse sera plus haute, croisée, inclinée en dedans.

Paralysie du droit inférieur. — Ce muscle est abaisseur, adducteur, rotateur en dehors. L'image fausse sera plus basse, croisée, inclinée en dehors.

Paralysie du droit externe. — Ce muscle est abducteur. L'image fausse sera homonyme.

Paralysie du droit interne. — Ce muscle est adducteur. L'image fausse sera croisée.

Paralysie du grand oblique. — Ce muscle est abaisseur, abducteur, rotateur en dedans. L'image fausse sera plus basse, homonyme, inclinée en dedans.

Paralysie du petit oblique. — Ce muscle est élévateur, abducteur, rotateur en dehors. L'image fausse sera plus haute, homonyme, inclinée en dehors.

Le diagnostic de la paralysie des abaisseurs (droit inférieur, grand oblique) et des élévateurs (droit supérieur et petit oblique), peut présenter des difficultés, soit parce qu'il y a une paralysie simultanée d'un abducteur, soit parce que ces muscles ne donnent pas chez tous les sujets un mouvement d'adduction et d'abduction identique, et surtout parce que les réponses de la plupart des malades manquent de précision. Dans ces cas, le mieux est d'étudier la rotation compensatrice des globes oculaires autour de l'axe optique dans les mouvements de latéralité de la tête. On sait que dans ces mouvements les méridiens verticaux des yeux restent verticaux et parallèles grâce à cette rotation. Si la tête s'incline à droite, le grand oblique et le droit supérieur (rotateur en dedans) font tourner l'axe vertical de l'œil en dedans; les muscles petit oblique et droit inférieur (rotateurs en dehors) font tourner l'axe vertical de l'œil gauche en dehors, et inversement si la tête s'incline à gauche. La paralysie d'un de ces muscles sera mise facilement en évidence par le dispositif suivant : A l'extrémité d'une planchette de 20 c. m. de longueur sur 2 c. m. de largeur on fixe perpendiculairement une lame de carton blanc de 20 c. m. Le milieu du carton porte un trait vertical noir. L'observé tient entre les dents la planchette. L'inclinaison de la tête à droite et à gauche éloignera les images ou les rapprochera. On en conclut que, dans la position où les images se rapprochent ou se fusionnent, le muscle paralysé ne se contracte pas ou peu. Ainsi, l'inclinaison de la tête à droite rapproche-t-elle ou fusionne-t-elle les images alors que l'inclinaison à gauche les éloigne, il s'agit d'une paralysie du petit oblique droit ou du droit inférieur (Hofmann et Bielschowsky).

Le plus souvent il suffit, pour déterminer la paralysie d'un releveur ou d'un abaisseur, de déterminer quelle est la différence de hauteur des images dans la direction à droite ou à gauche du regard.

Lorsque, par un procédé quelconque, on sait qu'il s'agit de la paralysie d'un élévateur ou d'un abaisseur on pourra par le rapprochement ou l'écartement des images reconnaître si la paralysie atteint un muscle oblique ou droit. Les muscles droits sont placés dans un plan vertical qui est dirigé vers la tempe, alors que le plan vertical dans lequel sont placés les obliques est dirigé vers le nez. L'action verticale de ces muscles se manifestera d'autant plus que le regard sera dirigé vers leur plan réciproque. Si donc le regard est tourné vers la droite, la diplopie augmente s'il s'agit de la paralysie d'un oblique gauche de l'œil gauche ou d'un droit de l'œil droit. Et inversement pour le regard tourné à gauche.

La diplopie est dite *homonyme* lorsque l'image fausse se trouve du côté de l'œil paralysé; elle est dite *croisée* lorsque l'image fausse est reportée du côté sain.

Le strabisme fonctionnel se manifeste dans toutes les positions du regard. Dans le strabisme paralytique, la déviation oculaire apparaît surtout lorsque les yeux sont dirigés du côté du muscle paralysé. L'arc d'excursion est toujours diminué du côté du muscle paralysé. Cette déviation de l'œil paralysé est désignée sous le nom de *déviation primaire*, le terme de *déviation secondaire* étant réservé à la déviation que subit l'œil sain pendant que l'œil paralysé fixe un objet. La déviation secondaire est égale à la déviation primaire dans le strabisme fonctionnel; elle est plus accentuée dans le strabisme paralytique. Dans le premier cas, il y a simplement insuffisance du mouvement de l'œil; dans le second il y a contraction musculaire.

Diminution du champ du regard dans le sens de l'action du muscle parésié.

On ne doit jamais omettre de prendre le champ du regard binoculaire, car une parésie légère se traduit toujours par l'amoindrissement de ce champ.

Fausse orientation. — Les objets ne sont pas vus dans leur situation réelle, parce que le malade se trompe sur la position de son œil. Ils sont vus trop loin, du côté du muscle paralysé.

Pour étudier cette fausse orientation on peut se servir de la division

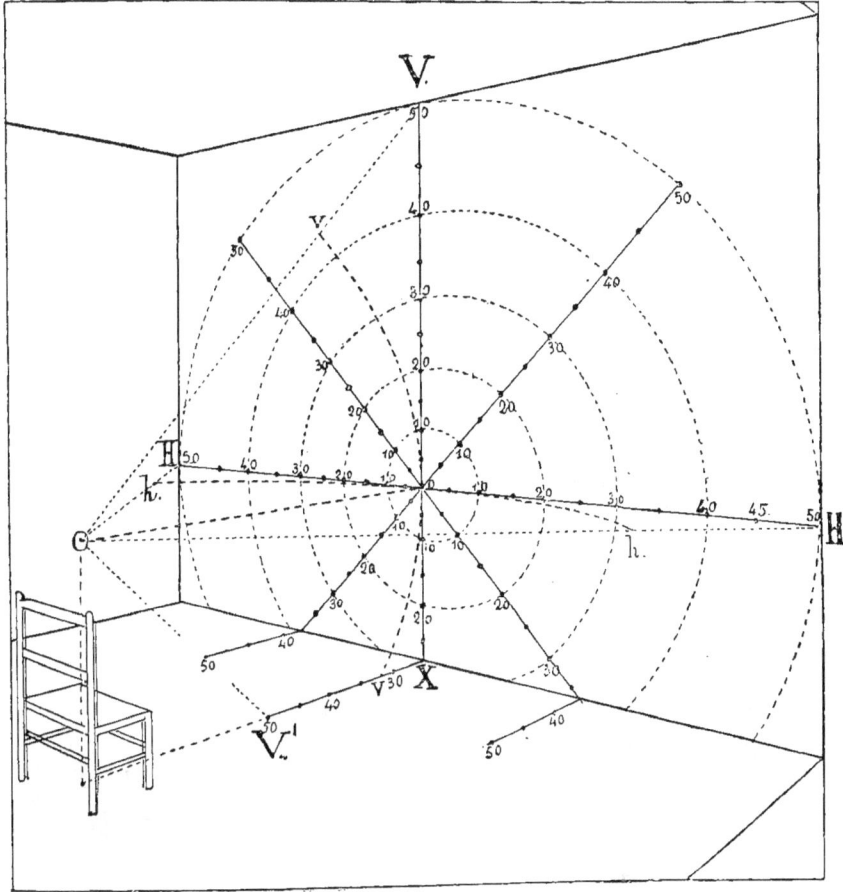

Fig. 182. — Division murale.

murale de Landolt (fig. 182). Le malade est assis face au mur d'une chambre, à une distance connue. On construit autour de sa tête O, comme au centre, une sphère idéale. Au point où le rayon horizontal perpendiculaire au mur rencontre celui-ci, on placera l'objet de fixation. On marque les points où les rayons de 5 en 5 degrés, émanés du centre de la sphère, viennent couper le mur. C'est sur cette figure que le malade muni d'un verre rouge projette sa fausse image. L'écart entre celle-ci et l'objet donne l'angle du strabisme.

À l'aide du tableau (fig. 185) on fixe bien les caractères de la diplopie et on peut en suivre l'évolution ou constater un état stationnaire.

Vertige. — Conséquence de la fausse orientation et de la diplopie.

Attitude. — Pour faire disparaître la diplopie, le malade incline diversement la tête, suivant le muscle paralysé, cherchant par cette inclinaison à suppléer l'insuffisance du muscle.

Ophtalmoplégies. — N'importe quelle paralysie motrice de l'œil, quels que soient son siège ou le nombre des branches nerveuses atteintes, que la paralysie soit uni ou bilatérale, peut être désignée explicitement par le terme de paralysie suivi d'un énoncé complet des symptômes. Cependant Brunner (1850) a cru devoir employer le mot *ophtalmoplégie* pour désigner les paralysies multiples des muscles des yeux, et depuis, ce mot a été conservé avec une acception qui a varié selon le caprice des auteurs. Toutefois, depuis Mauthner, le sens semble en avoir été fixé, et bien que cette définition soit arbitraire, il est convenu d'entendre sous le nom d'ophtalmoplégie la paralysie de deux nerfs au moins, à condition que la troisième paire soit l'un de ces nerfs. Cet usage a prévalu.

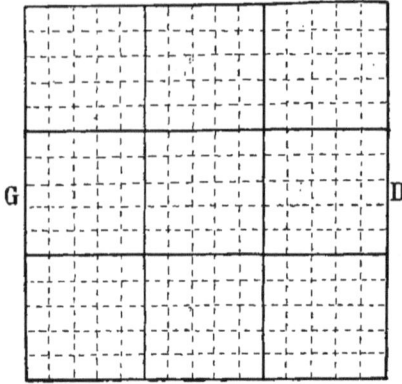

Fig. 183. — Tableau pour la transcription graphique de la diplopie. — Tableau divisé en 9 carrés d'un mètre de côté. Chaque carré est subdivisé en 25 carrés de 20 centimètres. La mesure de l'écartement des images sera indiquée au moyen de ces carrés. Dans des examens successifs, on aura des mesures différentes qui permettront de suivre la marche de la diplopie. On invitera le sujet examiné à regarder dans le plan horizontal ; puis dans le plan vertical en haut et en bas. On transcrira la position des images sur des graphiques analogues à ce tableau.

L'ophtalmoplégie est dite *extrinsèque* ou *externe* lorsque la paralysie ne porte que sur la musculature externe ; et *intrinsèque* ou *interne* lorsque le muscle ciliaire et le sphincter de la pupille (musculature interne) sont seuls atteints. Lorsque tous les muscles sont paralysés et complètement paralysés, l'ophtalmoplégie est *totale et complète* ; *totale* et *incomplète* (fig. 184) si tous les muscles étant paralysés ne le sont qu'incomplètement. Elle est *partielle* et *complète* lorsqu'une partie des muscles est complètement para-

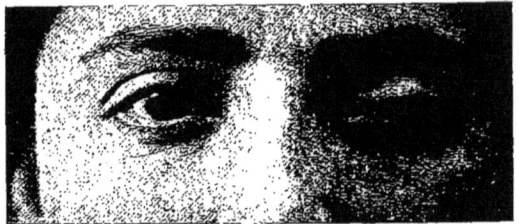

Fig. 184. — Paralysie totale incomplète de la IIIᵉ p. gauche. (Péchin.)

lysée ; *partielle* et *incomplète* lorsqu'une partie des muscles est incomplètement paralysée (Brissaud). Enfin elle est *uni* ou *bilatérale*.

Paralysie du moteur oculaire commun (IIIᵉ paire). — Lorsqu'elle est *complète* elle se traduit par les symptômes suivants : ptosis, immobilité presque absolue de l'œil qui est dirigé en bas et en dehors, fixé qu'il est dans cette position par les muscles droit externe (VIᵉ paire) et grand oblique (IVᵉ paire) (v. c. m.) ; diplopie ; mydriase par paralysie des fibres qui innervent le muscle

constricteur de l'iris, le dilatateur continuant à recevoir son innervation du
grand sympathique : et enfin paralysie de l'accommodation (paralysie du
muscle ciliaire). Et dans ce cas la lésion est située entre les noyaux d'origine et le sommet de l'orbite.

Partielle, dissociée, elle donne lieu à des troubles qui varient suivant la
branche nerveuse intéressée, et alors il s'agit d'une lésion située avant la
réunion des racines (cause cérébrale) ou située au delà de la réunion de
ses branches (cause orbitaire), ou enfin à une lésion basilaire.

La recherche de la branche nerveuse lésée se fera par l'étude de la diplopie.

Lorsqu'une lésion pédonculaire intéresse à la fois le nerf moteur oculaire
et le pédoncule *avant* l'entrecroisement, la paralysie est alterne. Si la lésion
est interpédonculaire, la paralysie sera double.

La paralysie de la paupière supérieure peut être d'origine corticale.
(V. Ptosis.)

Paralysie du grand oblique (IVᵉ paire). — Le sujet tient la tête baissée,
inclinée en bas et du côté paralysé, à moins que le tendon du grand oblique
ne soit compris dans une fracture ou un foyer inflammatoire. La fausse
image est dans le regard en bas, abaissée, homonyme et inclinée en dedans.
Dans un cas de Demicheri, elle était d'origine traumatique et bilatérale, ce
qui est doublement exceptionnel.

Paralysie du moteur oculaire externe (VIᵉ paire). — Se traduit par du
strabisme convergent ; la diplopie est homonyme. Le malade tourne la tête
du côté paralysé. On évitera de confondre la paralysie de la VIᵉ paire avec
une diplopie causée par l'excès de convergence, par effort accommodatif lié
à la paralysie de l'accommodation.

Étiologie. — Les paralysies oculaires sont congénitales ou acquises.

Les premières sont dues à l'absence ou à l'arrêt de développement des
cellules motrices, ou à l'arrêt de développement des muscles. On a même
constaté l'absence de muscles oculo-moteurs.

Les paralysies acquises reconnaissent pour causes les maladies du système
nerveux : méningites aiguës et chroniques, paralysie générale, tabes, tabes
dorsal spasmodique, maladie de Little, ramollissement cérébral, paralysies
bulbaires, poliencéphalite inférieure, maladie de Gerlier, sclérose en plaques,
syringomyélie, hérédo-ataxie cérébelleuse (maladie de P. Marie) hémiplégie
organique de l'adulte, néoplasmes cérébraux, maladie de Friedreich, paralysie
infantile, neurasthénie, psychonévrose, migraine ophtalmoplégique.

On les observe dans la myopathie progressive, l'acromégalie, le goitre
exophtalmique, le diabète, la sclérodermie généralisée.

Elles peuvent compliquer les affections de l'oreille et des sinus, la périostite du canal optique et des parois de la fente sphénoïdale, ainsi que le
phlegmon orbitaire.

Il s'agit souvent d'affections des vaisseaux : endartérite (irrigation insuffisante), anévrisme des artères de la base (compression des troncs nerveux),
thrombose des sinus caverneux, compression des nerfs dans le sinus caverneux par dilatation anévrismatique de la carotide interne, cardiopathies,
hémorragies sous-arachnoïdiennes avec infiltration de sang autour d'un
tronc nerveux.

Puis vient le groupe important des paralysies dues aux maladies infectieuses : rougeole, variole, coqueluche, oreillons, grippe, état puerpéral, tétanos, diphtérie, érysipèle, fièvre typhoïde, dysenterie, lèpre, tuberculose, syphilis, maladies infectieuses des appareils digestif, respiratoire et urogé-

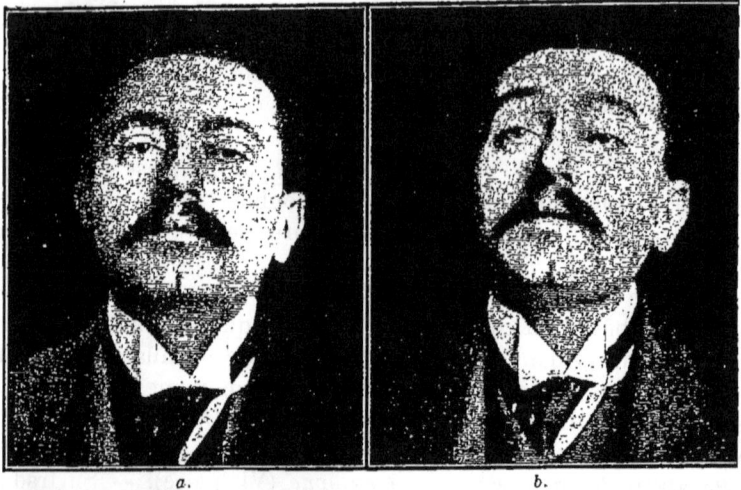

a.   b.

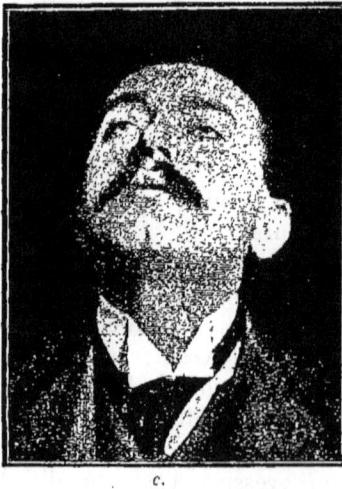

c.

Fig. 185. — Mouvements oculaires nuls « yeux figés dans la cire ». Ophtalmoplégie externe, bilatérale, totale, incomplète. Tous les muscles externes sont pris (ophtalmoplégie totale). Seul le releveur n'est pas complètement paralysé (ophtalmoplégie incomplète). La musculature interne est épargnée comme c'est la règle. Légère atteinte du facial des deux côtés ; cette diplégie faciale se traduit par la difficulté dans les mouvements des joues, par un certain degré de parésie dans les divers mouvements de la face, l'impuissance à maintenir la contraction des muscles frontaux. Vision normale. La tête est rejetée légèrement en arrière pour rendre possible la vision dans la direction primaire (fig. a). La figure b représente le malade essayant de regarder en haut sans élever la tête. Une légère élévation de la tête est nécessaire pour la vision dans un plan horizontal (position primaire) et pour voir au-dessus de ce plan le malade doit renverser la tête en arrière (fig. c).

nital et processus infectieux de nature indéterminée, et le groupe des intoxications par alcool, tabac, plomb, oxyde de carbone ; des paralysies ont été observées à la suite de rachi-stovaïnisation, d'intoxication par cachexie cardiaque, urémie, hépatotoxémie, d'intoxication due aux aliments avariés. On connaît le rôle de la belladone dans la paralysie partielle de la IIIe paire (mydriase), ainsi que les paralysies d'origine saturnine.

Il y a enfin à mentionner les paralysies obstétricales et traumatiques.

Dans les anciennes nomenclatures on trouve des paralysies a frigore goutteuses et rhumatismales. Il convient de garder encore ces appellations, bien que la pathogénie et la nature de ces paralysies soient obscures.

Paralysies et ophtalmoplégie congénitales (fig. 185 et 186). — La limitation ou l'absence des mouvements oculaires est due à une malformation, un arrêt de développement, une atrophie, une absence, une insertion défectueuse des muscles oculo-moteurs, ou bien à l'arrêt de développement des cellules motrices, à l'aplasie des centres moteurs, à leur atteinte, par une lésion dégénérative, à une névrite. Ces pathogénies musculaire et nerveuse sont basées sur des constatations anatomiques, excepté l'amyotrophie qui est admise hypothétiquement, parce que certaines ophtalmoplégies présentent des caractères héréditaires, familiaux et congénitaux, tels qu'on les rencontre dans les atrophies musculaires progressives. Il a paru vraisemblable d'admettre l'absence congénitale d'un ou plusieurs nerfs ; ce n'est qu'une hypothèse. On a aussi admis l'association des deux théories nerveuse et musculaire en considérant l'appareil visuel comme un tout indivis ne pouvant être lésé ou arrêté dans son évolution sans que toutes les parties s'en ressentent.

La paralysie congénitale de la VIIe paire reconnaît habituellement pour cause l'agénésie du noyau du facial. Il existe une forme tout à fait distincte de paralysie faciale : celle qui est liée aux malformations congénitales de l'oreille ; la malformation ne demeurant pas cantonnée dans le domaine de la première fente branchiale,

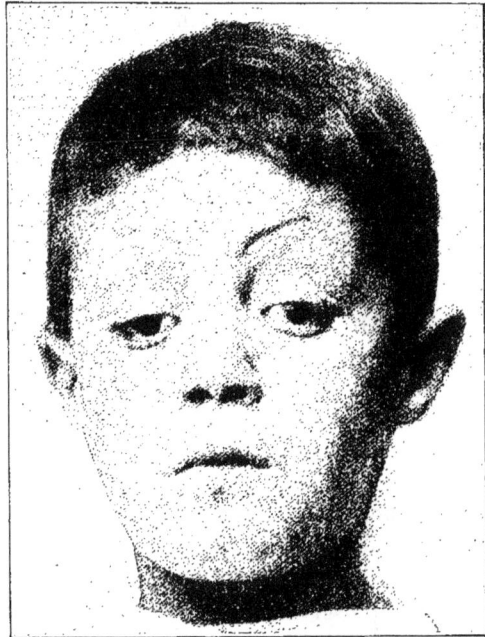

Fig. 186. — Ptosis congénital.
Les mouvements d'élévation des globes oculaires sont très limités.

occupe tout un segment métamérique et cette extension explique les complications qui peuvent s'associer à cette paralysie faciale.

Les maladies infectieuses, la syphilis héréditaire, la tuberculose, l'alcoolisme, la consanguinité, l'hérédité ont été notés dans plusieurs observations.

Nerfs intéressés : la IIIe, la IVe et la VIe paire peuvent être intéressées ; les paralysies sont isolées ou combinées, unilatérales ou bilatérales, associées à la paralysie de la VIIe paire ou assez étendues pour constituer des ophtalmoplégies externes complètes. On a observé l'ophtalmoplégie interne.

Un type clinique particulier est caractérisé par la paralysie congénitale de l'abduction avec énophtalmie et diminution de la fente palpébrale ; le mouvement d'adduction rend bien évidente l'énophtalmie.

Complications. — Parmi les complications oculaires et des annexes on a relevé l'épicanthus ; l'aplatissement du rebord orbitaire inférieur, de l'apophyse malaire et de l'arcade sourcilière; une circulation veineuse accentuée palpébrale, la présence de poils follets sur les paupières, la protrusion du globe oculaire, l'excavation de la papille, le staphylome postérieur, une pigmentation anormale du fond de l'œil, le nystagmus, le larmoiement. Comme complications non oculaires on a observé l'anesthésie trijémellaire, l'atteinte de la XIIe paire avec paralysie et hémiatrophie linguales, des malformations des doigts, des mains et des pieds, la croissance avec lenteur, un état cérébral défectueux.

Paralysies tabétiques (V. TABES OCULAIRE).

Paralysies oculaires d'origine cardiaque et artério-scléreuse. — Ces paralysies reconnaissent pour causes des phénomènes toxiques engendrés par la cachexie cardiaque, des troubles de circulation encéphalique, des embolies microscopiques au cours d'endocardite végétante.

Elles surviennent à l'occasion d'une recrudescence d'asystolie, d'une attaque apoplectique. Dans une autopsie (Achard), il n'y avait pas de lésions cérébrales grossières, mais seulement de l'œdème sous-méningé, un piqueté hémorragique surtout au niveau des 2e et 3e frontales gauches.

L'artério-sclérose avec hypertension peut déterminer des troubles paralytiques transitoires et dus à une ischémie passagère des noyaux (Claude). Cette ischémie détermine plutôt un trouble fonctionnel qu'une altération anatomique. Dans d'autres cas l'artério-sclérose produit non plus des lésions de déficit passagères, mais des lésions persistantes par dilatation de l'artère carotide et de l'ophtalmique (Péchin et Rollin, in *Revue neurol.*, 1902, p. 257).

Paralysies oculaires dans l'hémiplégie organique. — Les muscles couplés, à action synergique, sont atteints dans l'hémiplégie organique. Les muscles oculo-moteurs sont atteints comme le sont également les muscles du thorax, les muscles peauciers et les muscles abdominaux. La puissance musculaire absolue de chacun des muscles oculaires est diminuée des deux côtés, mais surtout du côté hémiplégié. Souvent cette paralysie oculaire est latente, comme celle des autres muscles à mouvements synergiques (facial supérieur, muscle du tronc, diaphragme, muscles de la paroi abdominale), et doit comme celle-ci être recherchée.

La paralysie de la IIIe paire avec ptosis et associée à la paralysie de la VIIe est fréquente.

Le trouble paralytique peut prendre la forme d'hémiplégie oculaire [(V. HÉMIPLÉGIE (TROUBLES OCULAIRES))].

Division des paralysies au point de vue du siège de la lésion.

— Au point de vue du siège de la lésion, on peut diviser les paralysies en sus-nucléaires, et nucléaires et sous-nucléaires.

Dans le premier groupe la lésion est située dans les régions corticales ou sous-corticales, dans les noyaux centraux, en un mot, sur un trajet qui va de la région sus-nucléaire jusqu'à l'écorce.

Dans le deuxième groupe, la lésion est située dans les noyaux d'origine bulbo-protubérantiels et la paralysie est dite nucléaire.

Les paralysies sous-nucléaires comprennent les paralysies dues à des lésions intra-pédonculaires), sous-pédonculaires (paralysies basilaires ou extraorbitaires ou intracraniennes), et celles dues à une lésion orbitaire (paralysies orbitaires).

Lorsque la lésion est située sur le trajet périphérique des nerfs, la paralysie est dite névritique.

Paralysies sus-nucléaires. — La lésion est située au delà des noyaux moteurs oculaires, dans la région bulbo-protubérantielle, dans l'espace qui va de ces noyaux à l'écorce, soit dans les tubercules quadrijumeaux, soit dans les noyaux centraux, soit dans l'écorce ou dans la région sous-corticale. Le caractère de ces paralysies est d'être presque toujours partielles et le plus souvent associées et conjuguées, toujours bilatérales (ophtalmoplégie supra-nucléaire).

Aux paralysies corticales appartiennent plus spécialement la paralysie du releveur de la paupière supérieure (ptosis cortical) (v. c. m.), et celle des nerfs hémioculo-moteurs.

Paralysies bulbo-protubérantielles. — Elles comprennent les *paralysies nucléaires et sous-nucléaires*. L'étude de ces paralysies offre un intérêt considérable parce que dans cette étroite région se trouvent de nombreux noyaux et faisceaux dont la moindre lésion offre une symptomatologie spéciale suivant son siège.

Le siège de la paralysie est *nucléaire* ou *sous-nucléaire*. Dans le premier cas, la lésion est située dans la colonne grise motrice de l'aqueduc de Sylvius : dans le second, elle est située dans les étages inférieurs, sur le trajet des nerfs oculo-moteurs, depuis leur origine ganglionnaire jusqu'à leur entrée dans la fosse sphénoïdale ; et l'ophtalmoplégie sous-nucléaire se subdivise elle-même en opht. *intra-pédonculaire*, opht. *sous-pédonculaire* (*basilaire, extra-orbitaire, intra-cranienne*) et opht. *orbitaire*.

Dans les *paralysies nucléaires*, la lésion siège sur le plancher de l'aqueduc ou dans la colonne ganglionnaire sous-jacente ; c'est une polioencéphalite *supérieure* qui est dans le cerveau postérieur, la protubérance, ce qu'est la *polioencéphalite inférieure*, dans sa forme pure (*paralysie glosso-labio-laryngée*), dans l'arrière-cerveau, le bulbe, et ce qu'est également l'*atrophie musculaire progressive myélopathique* (type Aran-Duchenne). On pourrait étendre l'analogie à certaines poliomyélites probablement encore insuffisamment différenciées.

Les polioencéphalites supérieure et inférieure peuvent rester distinctes ou se combiner l'une avec l'autre. La combinaison peut se faire entre l'une d'elles ou toutes deux avec la polyomyélite antérieure, auquel cas il s'agit de *polioencéphalomyélite*, la colonne grise motrice étant affectée sur toute sa longueur.

L'ophtalmoplégie nucléaire est généralement bilatérale, partielle et complète ou incomplète. C'est l'ophtalmoplégie d'Hutchinson, ophtalmoplégie presque toujours externe. Le globe oculaire est immobile. C'est le prototype des paralysies des centres fonctionnels. La multiplicité des origines nucléaires de l'oculo-moteur et surtout la division en deux groupes, l'un d'eux, le supérieur, étant constitué par les noyaux ciliaire et irien, rend compte de la dissociation lorsque la paralysie est partielle, lorsqu'elle atteint la musculature interne (fig. 188).

Toutefois, mais c'est exceptionnel, une lésion de la base, située dans l'espace interpédonculaire, peut intéresser les deux troisièmes paires (IIIᵉ paire) et s'étendre aux deux sixièmes paires (VIᵉ), créant ainsi un syndrome nucléaire, mais d'autres symptômes indiqueront qu'il s'agit d'une lésion basilaire et non nucléaire.

La *migraine ophtalmoplégique* est une ophtalmoplégie nucléaire (Brissaud). La proximité des noyaux de la IIIᵉ paire p. et de la Vᵉ paire p. rend compte des accidents douloureux. Féré a appelé l'attention sur l'association chez les migraineux de troubles ophtalmo-spasmodiques et de troubles ophtalmo-paralytiques et fait dériver ces troubles de l'anémie des centres nerveux ou de leur intoxication. La théorie nucléaire trouve là encore un appui. Pour Marina et Mingazzini il s'agirait le plus souvent d'une névrite des fibres radiculaires de l'oculo-moteur pouvant s'étendre aux cellules ganglionnaires, névrite s'accompagnant de réaction de la méninge entourant la IIIᵉ paire (migraine, paresthésie, anesthésie, névralgie) et pouvant par sa diffusion atteindre d'autres nerfs crâniens. La théorie basilaire a peu de partisans.

Luzenberger et Barabascheff invoquent les troubles circulatoires de la base du crâne. Avec les lésions syphilitiques de la base nous retrouvons les *fausses migraines périodiques* de Ballet; aussi les accidents douloureux précédant ou accompagnant les accidents paralytiques oculaires donnent à penser qu'il s'agit de lésions initiales de la base. Mais, même dans ces cas, nous nous écartons peu de la théorie nucléaire, si nous n'y rentrons absolument, car la disposition spéciale des artères bulbaires et protubérantielles nous montre quelle solidarité existe entre les noyaux moteurs oculaires et ces fines artères qui s'y rendent directement. La nature des lésions (hémorragies, troubles vaso-moteurs, intoxications, infections, lésions de déficit par artérite ou thrombose) a pour corollaire la diversité des aspects cliniques que présente la migraine ophtalmoplégique qui, en somme, est moins une entité morbide qu'un syndrome.

En général, la IIIᵉ paire seule est prise, mais on a observé en même temps la paralysie de la IVᵉ, de la Vᵉ, de la VIᵉ. La paralysie totale et complète unilatérale a été observée par Brissaud et Barabascheff.

Habituellement la paralysie est précédée d'hémicranie; les douleurs cessant au moment où apparaissent les accidents paralytiques (*migraine accompagnée*). Mais ceci n'a rien d'absolu, les douleurs pouvant persister pendant toute la période paralytique, ou se déclarer à diverses reprises avant toute paralysie.

Un caractère essentiel de la migraine ophtalmoplégique est d'être récidivante (*paralysie oculo-motrice récidivante, ophtalmoplégie périodique, névralgie oculaire à retours périodiques*) et souvent, dans l'intervalle des crises, il n'y a pas disparition complète de tous les accidents. Les attaques peuvent alterner d'un œil à l'autre.

Le *pronostic* sera très réservé, car tôt ou tard on a à craindre de graves complications, la migraine ophtalmoplégique pouvant être le symptôme précurseur d'encéphalopathies diverses, de tumeurs cérébrales, de la paralysie générale, de la tuberculose méningée, etc....

Les paralysies oculaires du *tabes* (v. c. m.) ont des caractères bien particuliers et en outre elles ne s'accompagnent pas de migraine. L'absence de
paralysie dans les mouvements involontaires des yeux et les symptômes
généraux feront reconnaître les paralysies de la psychonévrose.

Comme les poliomyélites avec lesquelles elles ont de si nombreuses
analogies, les *polioencéphalites* sont aiguës ou chroniques.

La *forme aiguë* se rencontre dans la paralysie infantile, les auto-intoxications (plomb, oxyde de carbone, acide sulfurique, nicotine, alcool, etc.); les
maladies infectieuses (pneumonie, diphtérie, grippe, scarlatine, etc...); la
syphilis, les lésions vasculaires (hémorragies capillaires dans la substance
grise qui tapisse les parois des 3ᵉ et 4ᵉ ventricules de l'aqueduc de Sylvius,
poliomyélite hémorragique de Wernicke). Enfin, dans certains cas, on a
supposé une lésion purement dynamique en
l'absence d'une lésion macroscopique. La
lésion n'est pas toujours primitivement nucléaire ; dans le cas principalement d'une
polynévrite concomitante, il s'agit vraisemblablement de névrites périphériques.

Arrivée à la période d'état dans un délai
très court, d'une façon foudroyante dans cer
tains cas, l'ophtalmoplégie aiguë peut rétro-
grader progressivement et ne laisser que la
paralysie d'un seul muscle ou même disparaître complètement. Chez un malade de
Brissaud (fig. 187) une polioencéphalite supérieure, subaiguë, avec paralysie de *tous les
muscles extrinsèques et intrinsèques* des deux
yeux, se termina au bout de six semaines par
une guérison presque complète; il ne subsistait qu'un double strabisme externe. Mais
même dans ces cas, en apparence favorables,
le pronostic est grave parce que le malade

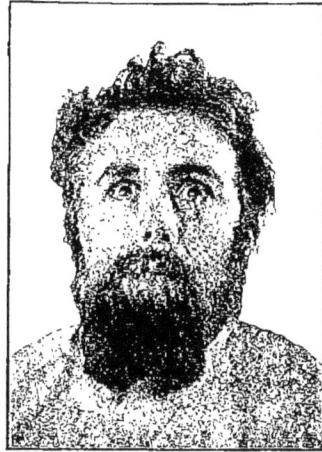

Fig. 187. — Poliencéphalite supérieure
avec paralysie de tous les muscles
extrinsèques et intrinsèques des
deux yeux. (Brissaud.)

reste exposé à des rechutes qui sont susceptibles de se compliquer de polyomyélite inférieure.

L'*ophtalmoplégie nucléaire chronique* est due généralement aux infections et aux intoxications, au tabes (v. c. m.); elle est rare dans la syphilis
des centres nerveux, la sclérose en plaques, le diabète. Elle fait partie du
syndrome de la paralysie bulbaire asthénique. Ballet a signalé l'ophtalmoplégie externe et les paralysies des nerfs moteurs bulbaires dans le goitre
exophtalmique. Toutefois cette origine est rare, car sur un grand nombre
de goitres exophtalmiques, Dejerine n'a observé cette ophtalmoplégie
qu'une seule fois, et encore croit-il plutôt à une simple coïncidence. Dans
l'ophtalmoplégie externe hystérique, les mouvements volontaires sont seuls
atteints.

Cette forme chronique est le type de l'ophtalmoplégie d'Hutchinson
(*ophtalmoplégie externe* avec musculature interne intacte).

Exceptionnellement, les noyaux irido-ciliaires sont atteints. La lésion peut s'étendre et l'ophtalmoplégie se compliquer de paralysie labio-glosso-laryngée, d'atrophie musculaire progressive, de sclérose latérale amyotro-phique. En somme le processus s'étend à un même système anatomo-fonc-tionnel.

Paralysies sous-nucléaires. — Avec les *lésions intra-protubérantielles*, *intrapédonculaires*, nous devons nous attendre aux symptômes les plus graves comme les plus variés, et dans la plupart des cas, la symptomato-logie permettra un diagnostic topographique précis. Ces lésions sont parfois bila-térales ; la dispo-sition spéciale des artères de l'espace perforé postérieur explique com-ment des foyers hémorragiques ou ischémiques peu-vent se développer dans des régions symétriques.

La situation respective des noyaux de la IIIe paire nous per-met facilement de comprendre qu'une lésion est capable d'intéres-ser partiellement et suivant des mo-des variables les fibres radiculaires qui en émanent. Un foyer de déficit peut frapper iso-lément des fibres du noyau princi-pal et respecter

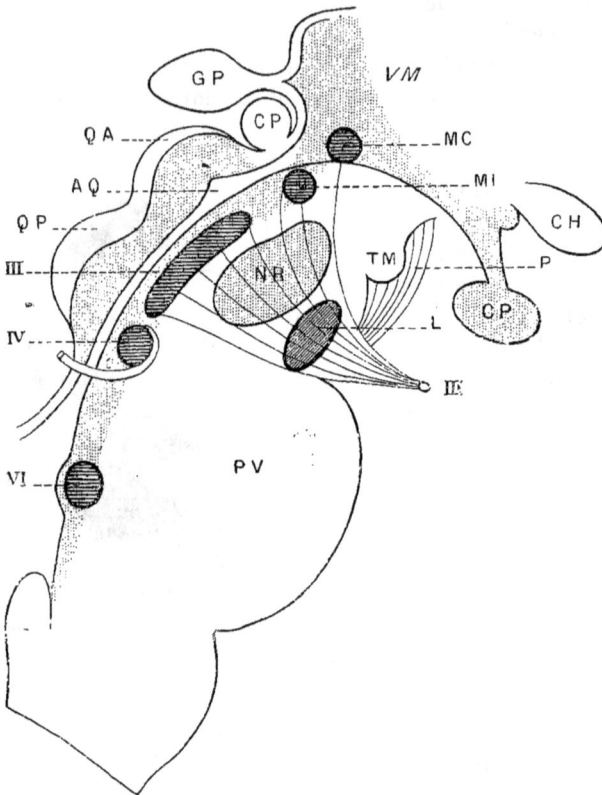

Fig. 188. — Coupe schématique antéro-postérieure de la région pédon-culo-protubérantielle. — III, noyau de la troisième paire. — IV, noyau de la quatrième paire. — VI, noyau de la sixième paire, — MC, noyau ciliaire. — MI, noyau irien. — GP, glande pinéale. — CP, commissure postérieure. — CP (pointillé), corps pituitaire. — VM, ventricule moyen. — Q.A, Q.P, tubercules quadrijumeaux antérieurs et posté-rieurs. — AQ, Aqueducs de Sylvius. — NR, noyau rouge. — TM, tuber-cule mamillaire. — PV, pont de varole. — P, pédoncule cérébral. — CH, chiasma. — L, lésion supposée, elle épargne les racines du noyau ciliaire (cas de Braunschtein). (Brissaud.)

celles des noyaux irien et ciliaire, ou encore n'atteindre qu'isolément et partiellement ces dernières ; de là ces variétés de paralysies partielles de la IIIe paire avec ou sans blépharoptose, et la marche aiguë ou lente, progres-sive et extensive de ces paralysies suivant la nature des lésions (fig. 188).

On comprend qu'un raptus hémorragique dissociant progressivement les étages inférieurs se manifestera par des phénomènes spasmodiques, hémichoréiques, hémiathétosiques et paralytiques bien différents de ceux que crée une tumeur ou un déficit à limites précises. Il se peut même que la lésion se traduise par des phénomènes irritatifs et non paralytiques ; c'est ainsi qu'avec une ophtalmoplégie peut coïncider un myosis dû à l'irritation des fibres irido-ciliaires.

Lorsque la VI⁽ᵉ⁾ et la VII⁽ᵉ⁾ paires sont atteintes, on doit localiser la lésion à l'endroit où le coude du facial embrasse le noyau de la VI⁽ᵉ⁾ paire ; c'est le *syndrome de l'eminentia teres.*

Avec une lésion de la racine descendante du trijumeau, on observe des douleurs faciales, oculaires et périorbitaires de la kératite neuro-paralytique.

Une lésion à l'émergence de la VIII⁽ᵉ⁾ paire et intéressant le noyau de Deiters donnera lieu au syndrome de Bonnier, c'est-à-dire à un vertige continu, au dérobement de l'appareil de sustentation, à des troubles auditifs et oculaires (nystagmus, paralysie, contracture).

Les paralysies oculaires intra-protubérantielles pourront se compliquer d'autres phénomènes résultant de la propagation de la lésion aux noyaux et fibres des IX⁽ᵉ⁾, X⁽ᵉ⁾, XI⁽ᵉ⁾ et XII⁽ᵉ⁾ paires, au faisceau pyramidal et au faisceau sensitif (V. Paralysies alternes). Certaines paralysies associées ont été attribuées à une lésion du pédoncule cérébral, près de l'aqueduc de Sylvius (V. Paralysies associées).

La communauté d'origine des fibres du releveur de la paupière et des fibres des autres branches de la III⁽ᵉ⁾ paire rend compte de l'association presque constante de la blépharoptose et d'une paralysie oculaire ; l'explication est moins facile lorsqu'il s'agit de blépharoptose sans autre paralysie oculaire, mais avec seulement une paralysie de la VII⁽ᵉ⁾ paire relevant d'une lésion intra-protubérantielle. On ne peut soutenir que de pareils cas prouvent la communauté d'origine de la VII⁽ᵉ⁾ paire et des fibres du releveur, car il ne manque pas d'exemples de paralysies oculaires d'origine pédonculaire accompagnées de blépharoptose qui ne permettent pas de douter de la communauté d'origine du releveur de la paupière et des autres branches de la III⁽ᵉ⁾ paire ; mais il est vraisemblable que des connexions fonctionnelles existent entre les noyaux d'origine du releveur de la paupière et ceux de la VII⁽ᵉ⁾ paire et que c'est à la rupture de ces connexions qu'est dû le phénomène de blépharoptose sans ophtalmoplégie et avec seulement paralysie de la VII⁽ᵉ⁾ paire.

Ophtalmoplégie basilaire sous-protubérantielle, intra-cranienne. — Le siège de la lésion est, comme l'indique cette terminologie, à la base.

Il s'agit de tumeurs, abcès, altérations vasculaires (artério-sclérose, athérome, anévrismes miliaires, poches anévrismales, artérites syphilitiques ou autres, méningo-encéphalites, méningo-myélites et lésions d'origine traumatique.

Il est rare que la lésion consiste dans une méningite pure, car la plupart des processus méningés aigus ou chroniques s'accompagnent de lésions des centres qui sont antérieures, ou contemporaines ou postérieures, en tous cas qui ne sont pas commandées par les lésions méningées proprement dites. Les lésions des centres évoluent pour leur propre compte.

Les lésions de la partie inférieure du lobe temporal (tumeurs, abcès) atteignent facilement la bandelette, le pathétique, la IIIᵉ, la Vᵉ et la VIᵉ paires.

Au niveau de la selle turcique, de la glande pituitaire (hypophyse) et de l'espace interpédonculaire se trouvent réunis, dans un espace restreint, le chiasma, les bandelettes, l'origine apparente des nerfs de la IIIᵉ paire, et les pédoncules cérébraux. En cette région, une lésion se traduira par des troubles visuels, (abaissement de la vision, hémianopsie), paralysie de la IIIᵉ paire, et paralysies alternes par suite de l'extension de la lésion au faisceau pyramidal.

A l'étage moyen, vers la fosse pituitaire, se trouve la zone dangereuse avec les affections du sinus sphénoïdal (tumeurs, sinusites), du sinus caverneux (anévrisme artério-veineux, thrombose, anévrisme de la carotide, tumeurs), les lésions qui se développent au niveau du rocher, vers le ganglion de Gasser, dans la région sphéno-temporale. Vers la fente sphénoïdale, les lésions prennent une importance toute particulière (V. Paralysies orbitaires). L'atteinte de la Vᵉ paire donne au syndrome paralytique une physionomie spéciale; en outre des symptômes paralytiques oculaires, on observe des troubles de la sensibilité dans le domaine de la Vᵉ paire (névralgie, anesthésie), et des troubles trophiques (kératite neuro-paralytique).

A noter la disposition des artères cérébrales postérieures et les rapports de la IIIᵉ paire avec ces artères et la carotide, et les rapports des bandelettes, du chiasma et des nerfs optiques avec les carotides et deux de ses branches : cérébrale antérieure et communicante postérieure. Cette disposition et ces rapports expliquent le retentissement que peuvent avoir les lésions vasculaires dans cette région.

Les lésions basilaires se traduisent donc par des troubles paralytiques oculaires associés ou non à d'autres paralysies des nerfs craniens, des troubles de la vision (diminution de l'acuité visuelle, hémianopsie), des troubles moteurs (paralysies alternes), lorsque la lésion atteint à la fois la IIIᵉ paire et le faisceau pyramidal, et enfin des troubles de la démarche et de la station, de l'asynergie et des troubles de la diadococinésie lorsque les lésions méningo-protubérantielles s'étendent aux pédoncules cérébelleux moyens.

La lésion peut évoluer de telle sorte qu'à un moment donné on a une ophtalmoplégie externe capable d'en imposer pour une ophtalmoplégie nucléaire. Il ne faut pas se hâter de faire ce dernier diagnostic, car la lésion progressant, la musculature interne se prend, l'œil devient amaurotique, d'autres nerfs de la base sont atteints et le diagnostic de lésion basilaire devient certain. On doit retenir que les observations avec examen anatomo-pathologique d'Uhtoff ont démontré qu'il s'en faut que la paralysie dissociée, surtout d'origine syphilitique, soit toujours bulbaire; elle est au contraire très souvent basilaire.

Ophtalmoplégie et paralysies orbitaires. — Les mouvements oculaires peuvent être diminués et même supprimés, non pas qu'il y ait paralysie proprement dite, c'est-à-dire lésion de nature nerveuse ou musculaire, mais parce que le globe est comprimé, bloqué dans l'orbite par un néoplasme

quelconque. Lorsque le nerf ou le muscle est atteint lui-même, il y a réellement paralysie.

Les traumatismes orbitaires (V. PARALY-
SIES D'ORIGINE TRAUMATIQUE) sont fréquemment en cause; après viennent les tumeurs
orbitaires (V. TUMEURS DE L'ORBITE), le
phlegmon de l'orbite (v. c. m.).

Les lésions du sommet de l'orbite et de
la fente sphénoïdale déterminent des troubles à la fois paralytiques et sensitifs. Tous
les nerfs oculo-moteurs peuvent être atteints
ainsi que la V⁰ paire (paralysies oculaires.
anesthésie ou hyperesthésie du territoire
innervé par la branche de Willis; troubles
trophiques, kératite neuro-paralytique). A
ces troubles sensitivo-moteurs et trophiques.
s'ajoutent des troubles circulatoires dus à
la gêne de la circulation dans la veine
ophtalmique. Mais ces troubles ne sont pas
constants parce que le sang de la veine

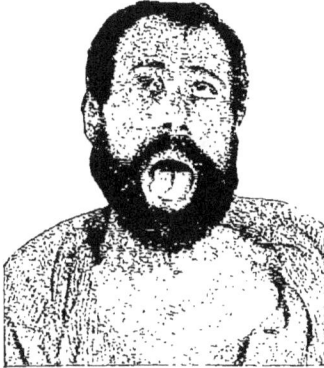

Fig. 189. — Ophtalmoplégie droite to
tale avec exophtalmie dans un cas
de sarcome cervical propagé à l'orbite. La fosse ptérygo-maxillaire et
la fente sphéno-palatine sont com-
blées. Hyperesthésie névralgique de
la branche de Willis. Névrite optique dégénérative. L'absence de ptosis est due à l'exorbitis (Brissaud).

ophtalmique peut prendre le chemin de la veine faciale par la veine angulaire; en outre, la veine
ophtalmique traverse la
fente sphénoïdale dans
sa partie la plus large,
elle est flexueuse et en-
tourée de tissu fibreux;
elle se trouve par consé-
quent protégée et peut
échapper dans certains
cas à la compression.

L'orbite peut être en-
vahi secondairement.

Une tumeur de la base
du crâne peut avoir au
début une évolution si-
lencieuse ou donner lieu
à des troubles vagues
qui ne permettent pas
une localisation; ce
n'est qu'à partir du
moment où la tumeur
arrive à la fente sphé-
noïdale et détermine
une ophtalmoplégie to-
tale complète ou incom-
plète, et parfois une

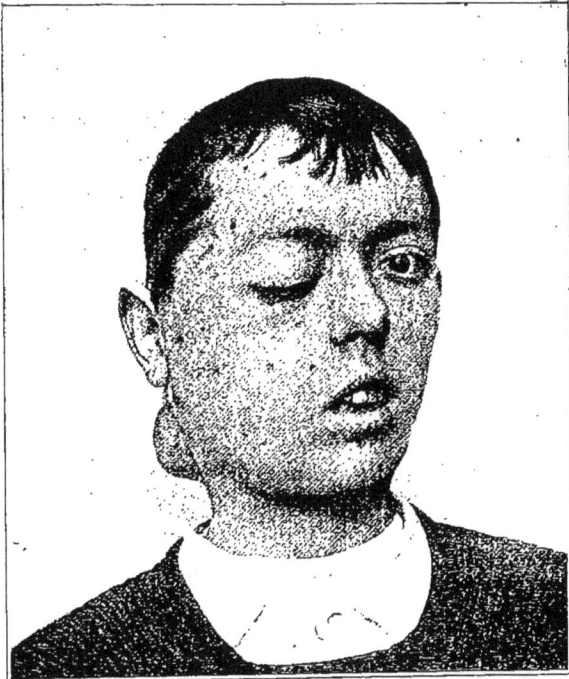

Fig. 190. — Ophtalmoplégie complète et interne. OD Paralysie de
la Vᵉ paire. Exophtalmie. Sarcome rétro-pharyngien propagé à
toute la face endocranienne de la grande aile du sphénoïde et
altération par compression et dégénérescence de tous les nerfs
passant par la fente sphénoïdale (Lenoble et Aubineau).

kératite neuro-paralytique précédée de troubles sensitifs dans la sphère du trijumeau, que le diagnostic devient possible. Pendant cette période de silence qui peut durer des mois, les erreurs de diagnostic sont faciles.

Les rapports du sinus sphénoïdal avec la paroi orbitaire, à proximité du canal optique et de la partie large de la fente sphénoïdale, expliquent l'extension des affections de ce sinus dans l'orbite. Le nerf optique peut être atteint avec les nerfs oculo-moteurs.

Les tumeurs de la base, les sarcomes cervicaux peuvent pénétrer dans l'orbite par la fente sphénoïdale et aussi par la fente sphéno-maxillaire (fig. 189 et 190).

On a enfin comme cause de paralysies orbitaires, diverses affections musculaires : gommes syphilitiques, nodules cancéreux, sclérose ou cirrhose de nature tuberculeuse, myosite primitive, dégénérescence hyaline, lésions mal définies comprises sous le nom de rhumatisme, les malformations, et l'absence d'un ou plusieurs muscles.

Paralysies dans les affections de l'oreille. — Les lésions labyrinthiques, pathologiques ou opératoires, peuvent donner lieu à des troubles moteurs oculaires liés ou non à d'autres phénomènes. *Ces syndromes (syndrome de Ménière, syndrome de P. Bonnier)* s'expliquent par le retentissement des lésions labyrinthiques sur le noyau bulbaire de Deiters qui, à son tour, réagit ou non sur les autres noyaux qui l'environnent. Et cette répercussion pour se produire n'exige nullement de graves désordres dans ce noyau, une simple irritation suffit. En outre, cette répercussion d'une lésion labyrinthique sur le bulbe aura le même effet qu'une lésion dans la région latérale du bulbe. De toutes façons, que le point départ soit labyrinthique ou bulbaire, il s'agit de réaction propre du noyau de Deiters et de ses irradiations.

Les troubles oculo-moteurs sont quelquefois paralytiques; plus souvent nystagmiques (nystagmus vestibulaire). Ce nystagmus est bilatéral, rythmique, inconscient; de directions variées (horizontal, vertical, circulaire, oblique) selon que tel ou tel canal semi-circulaire est lésé ; léger le plus souvent, et alors il ne se manifeste que dans les positions extrêmes du regard; lorsqu'il est accentué, le nystagmus apparaît dans la position primaire ou directe des yeux. Il est dû à un double mouvement, au mouvement lent d'aller et rapide de retour qui indique son sens. Le nystagmus vestibulaire apparaît non seulement dans les positions extrêmes du regard, mais aussi dans la vision au loin, à l'infini, et c'est pourquoi l'occlusion des paupières ou des verres dépolis le rendent apparent.

Le nystagmus est spontané lorsqu'il dépend d'un état pathologique. Une lésion déterminera des phénomènes d'excitation, d'irritation ou de destruction; dans le premier cas, le tonus musculaire est augmenté et le nystagmus apparaît du côté de l'oreille lésée ; dans le second cas, le tonus disparaît et seul le tonus de l'oreille opposée agit, et c'est dans ce dernier sens que le nystagmus se fait. Avec le temps, le tonus du labyrinthe sain diminue d'énergie, finit par s'inhiber et le nystagmus disparaît.

Le nystagmus vestibulaire peut être provoqué, c'est alors un réflexe dû à la pression (réflexe mécanique), à la rotation (réflexe rotatoire), au chaud, au froid (réflexes calorique, frigorifique), à l'électricité (réflexe galvanique).

La pression, comme la rotation, détermine un mouvement du flux endo-lymphatique qui va de l'ampoule à l'arc du canal semi-lunaire ou inverse-ment, et suivant le sens, on obtiendra un nystagmus qui ira du côté de l'oreille lésée ou du côté opposé.

Le chaud exagère le tonus labyrinthique, le froid le supprime. Le méca-nisme du réflexe galvanique est inconnu.

On comprend toutes les ressources diagnostiques qu'est capable de donner l'étude de ces réflexes.

Ces troubles oculo-moteurs peuvent s'accompagner d'autres troubles oculaires. S'il y a retentissement sur la colonne des centres scoposthéniques qui sont les centres de la régie du regard dans toutes ses modalités, centres des IIIe et VIe paires associés au noyau de Deiters, on observera les phéno-mènes suivants : la vision et la tenue du regard sont pénibles, la vision est trouble parce que l'accommodation varie constamment, la convergence est instable, la diplopie accompagne le nystagmus, dans le milieu du champ visuel la vision est relativement nette, mais elle cesse de l'être vers la péri-phérie (déformation planétoscopique); le sujet éprouve une contraction simultanée de tout l'appareil oculo-moteur avec retrait du globe et com-pression rétinienne avec éblouissement ou cécité, obnubilation.

Les troubles oculaires sont le plus souvent accompagnés de crises de ver-tige avec bourdonnement et surdité (syndrome de Ménière). L'ouïe est par-fois douloureuse et l'hyperexcitabilité peut se traduire par la sensation de l'approche d'un corps vers l'oreille, alors que les yeux sont fermés et que l'on n'entend aucun bruit.

Les irradiations peuvent se produire vers les centres des Ve, IXe et X[e] paires et l'on observe des douleurs, un état nauséeux, de l'anxiété, de l'angoisse. L'irritation des centres hypniques (centres de la régulation du sommeil) se traduit par la lourdeur des paupières, des crises de sommeil ou de vigilisme. Une irradiation au-dessus du noyau de Deiters, et atteignant les centres statisthéniques, déterminera du dérobement hémiplégique ou paraplégique avec ou sans douleur. La titubation réflexe est l'indice d'une irritation des fibres descendantes spinales.

Enfin le retentissement bulbaire dans les régions inférieures au noyau de Deiters se révélera par des troubles vaso-moteurs de la face, des variations du rythme cardiaque, de l'oppression, de la soif, de la boulimie, de l'ano-rexie, des vomissements.

Avec un retentissement sur les centres tonostatiques, on observe des troubles dans la tonicité réflexe allant de l'exagération à la suppression.

Les *paralysies d'origine otitique* de la IIIe et de la IVe paires sont excep-tionnelles. On les a vues compliquer la paralysie de la VIe paire, qui est relativement plus fréquente. La Ve paire peut être seule intéressée. On a noté aussi la paralysie de la VIIe paire.

Les malades sont atteints d'otorrhée, d'otites à poussées aiguës compli-quées ou non de mastoïdite, d'otites généralement non soignées ou soignées tardivement. L'extension de l'infection partie de la caisse est soumise aux règles générales de l'infection (nature de l'infection, terrain), et ces règles nous donnent, avec les dispositions anatomiques spéciales qui varient avec chaque sujet, la raison pour laquelle certaines infections otitiques s'éteignent sur place, avec un minimum de réaction, et pour laquelle certaines autres dépassent les limites de la caisse, suivent les voies osseuse, vasculaire, lymphatique et nerveuse, pour déterminer des complications encéphaliques et parfois un état général grave.

Les rapports entre la caisse et la base du cerveau rendent bien compte de ces complications. Le processus infectieux part de la caisse pour suivre le système pneumatique qui la relie à la pointe du rocher, se poursuit à travers une voie anatomique préexistante ou nouvellement créée par la suppuration, marche par traînées anastomotiques; ou bien l'infection se transmet par les petits vaisseaux qui vont de la caisse au plexus péricarotidien ou encore par le sympathique ou par les filets du sympathique. Et l'infection ainsi transportée se traduit par l'ostéite de la pointe du rocher, la phlébite, la thrombophlébite des plexus péricarotidiens, la thrombose du sinus caverneux, du sinus pétreux, du sinus latéral, de l'œdème, des abcès extraduraux, des névrites, des plaques de méningites accusées surtout au niveau de la pyramide pétreuse. Et naturellement ces divers foyers d'infection peuvent retentir les uns sur les autres, attribuant soit à l'un, soit à l'autre le *primum movens* des accidents.

Avec la possibilité d'une pareille dissémination de l'infection, on doit s'attendre à une grande variété de formes cliniques et comportant des pronostics graves ou bénins.

Le ganglion de Gasser peut être seul atteint; on observe alors, selon l'état du ganglion, des phénomènes douloureux ou d'irritation sensitive, ou encore d'anesthésie étendus à tout le domaine du trijumeau ou à une partie seulement.

Les douleurs ont souvent le caractère névralgique (névralgies sus et sous-orbitaires, névralgies dentaires). Certains malades se plaignent d'une douleur vive dans la profondeur de l'orbite. La participation de la branche motrice de la Ve paire à la lésion se traduit par des phénomènes de paralysie ou de contracture des muscles masticateurs.

Ces troubles de la sensibilité et de la motilité peuvent se compliquer de troubles trophiques (herpès, zona du pavillon de l'oreille; kératite neuro-paralytique).

L'association de la paralysie de la VIe paire avec des troubles sensitivo-moteurs dus à l'atteinte de la Ve paire constitue un type clinique, bien qu'à ces troubles se soient ajoutés dans quelques observations des lésions du fond de l'œil (névrite optique), la paralysie des IIIe et IVe paires du côté opposé, du spasme de l'orbiculaire, du myosis, de la mydriase, du nystagmus, des troubles moteurs des membres supérieurs (monoplégie brachiale).

Cette association de lésions de la Ve et de la VIe paire, s'explique bien par l'ostéite apexienne avec pachyméningite, comprimant ou enflammant la VIe paire. Un abcès sous-dural a donné dans certains cas lieu à un abcès rétro-pharyngien, ce qui laisse supposer que le pus s'est frayé un passage à travers le trou déchiré antérieur.

Le nerf moteur oculaire externe est facilement atteint au niveau du bec du rocher en cas d'ostéite, d'abcès sous-dural ou de méningite ; il peut l'être également dans le trajet caverneux lorsque l'infection suit le sinus péri-carotidien.

La paralysie faciale peut être d'origine labyrinthique ou otitique, proprement dite. Dans le premier cas, il s'agit d'un trouble auriculaire caractérisé par des phénomènes d'irritation labyrinthique (bourdonnements, bruits pulsatiles, oppression labyrinthique, signe de Romberg) ; dans le second cas, il s'agit d'ostéite de la caisse, de mastoïdite (paralysie faciale d'origine intratemporale, intrarocheuse, pétreuse).

Pronostic. — Le pronostic des paralysies oculaires d'origine otitique doit être réservé. Sans doute les guérisons spontanées sont nombreuses, mais la vie du malade est à la merci de la propagation de l'infection aux sinus vasculaires, aux méninges, au cerveau.

Traitement. — Il n'est pas prudent de compter sur les guérisons spontanées pour différer l'intervention. Il faut drainer la caisse et la mastoïde, désinfecter l'oreille. Si les symptômes sont assez graves pour qu'on puisse craindre une infection intracranienne (abcès sous-dural, carie, nécrose de la pyramide, infection du cavum de Meckel), on ne devra pas hésiter à profiter de toutes les ressources de la chirurgie cérébrale.

Paralysies périphériques. — Les paralysies oculaires de nature toxi-infectieuses sont le plus souvent nucléaires ou sus-nucléaires, alors que les névrites périphériques atteignent plus fréquemment les membres.

Les paralysies périphériques sont dues à la toxi-infection des nerfs oculo-moteurs. L'énumération très longue de toutes les causes toxi-infectieuses capables de les produire n'est pas plus indispensable ici que dans le chapitre étiologique des névrites optiques périphériques. Nous nous bornerons à signaler les paralysies périphériques observées dans la diphtérie, la fièvre typhoïde, la syphilis, la grippe, les oreillons, l'érysipèle, l'état puerpéral, la rougeole, la variole, la lèpre, et celles notées dans les intoxications par le tabac et l'alcool, le plomb, l'arsenic, le sulfure de carbone, la rachistovaï-nisation, les aliments avariés et certains champignons.

Il s'agira tantôt d'une névrite bien localisée et limitée, à topographie régionale, c'est-à-dire d'une névrite proprement dite, tantôt le processus toxi-infectieux s'étendra à d'autres nerfs que les oculo-moteurs pour donner lieu à un type de polynévrite.

Paralysie diphtérique. — La paralysie de l'accommodation avec ou sans atteinte de l'iris est la plus fréquente. Elle est bilatérale. Souvent ne se complique pas d'autres paralysies oculaires. La III° paire est rarement atteinte. Il en est de même de la paralysie de la VI° paire. La paralysie de l'accommodation apparaît rapidement, en quelques jours, et disparaît de même. Elle persiste rarement au delà de quelques semaines.

Paralysie dans la fièvre typhoïde. — On a signalé des cas d'ophtalmoplégies avec examen anatomique démontrant qu'il n'y avait ni méningite, ni lésions de la base ; en l'absence d'examen des nerfs eux-mêmes, on ne peut que supposer qu'il s'agit de névrites périphériques, car il y a d'autres observations de paralysie de la III° paire compliquée d'autres symptômes permettant de localiser la lésion sur le plancher du 4° ventricule et de l'attribuer à un ramollissement par thrombose des artères du pont.

Paralysies syphilitiques. — En dehors des paralysies dues aux processus syphilitiques habituels (artérite des artères de la base avec les lésions de déficit qu'elle commande dans le cerveau et notamment dans la région bulbo-protubérantielle, périostite gommeuse, gommes des méninges, exostoses), on doit faire une place à part aux paralysies qui reconnaissent pour lésion une thrombose des petits vaisseaux qui se ramifient dans l'épaisseur du tronc nerveux, une névrite et périnévrite interstitielle, gommeuse. Dans ces cas, le nerf est infiltré, augmenté de volume, moniliforme, ou uniformément épaissi, cylindrique (V. Syphilis oculaire).

Paralysies grippales. — Si l'on a pu constater un liquide séreux enkysté dans les méninges au niveau de la selle turcique et produisant l'ophtalmoplégie externe par compression, on doit admettre que la paralysie peut être périphérique et de nature toxi-infectieuse.

Paralysies oculaires dans la rougeole. — Dans certains cas, la paralysie périphérique a été démontrée cliniquement, par exemple lorsque le releveur de la paupière est pris alors que le droit supérieur reste intact; une paralysie périphérique explique cette sélection sur deux muscles innervés par un tronc commun.

Dans les autres cas, il s'agit de toxines introduites et charriées dans le sang, d'artérites infectieuses produisant des foyers d'hémorragies ou de ramollissement. L'anatomie et la disposition des artères protubérantielles rendent bien compte du processus dans les paralysies rubéoliques avec siège bulbo-protubérantiel.

Paralysies dans la lèpre. — L'authenticité de ces paralysies périphériques résulte d'examens anatomiques qui ont montré les bacilles siégeant non seulement autour des nerfs ciliaires, mais encore dans les filets nerveux. On a noté la paralysie de la V⁰ paire et la parésie avec atrophie de l'orbiculaire.

Paralysies diabétiques (V. Diabète oculaire).

Paralysies alternes motrices. — On entend par paralysies alternes l'association d'une hémiplégie des membres et du tronc et d'une paralysie d'un ou de plusieurs nerfs craniens.

On décrit plusieurs variétés :

1° Paralysie alterne supérieure, *syndrome de Weber*, syndrome pédonculaire ;

2° Paralysie alterne inférieure, *syndrome de Millard-Gubler*, syndrome protubérantiel inférieur.

A ces deux types classiques on peut en ajouter d'autres suivant que la voie sensitive est atteinte, que les deux noyaux de la VI⁰ paire sont intéressés, qu'à l'hémiplégie s'ajoute de l'autre côté la paralysie du facial et de l'hémioculo-moteur de Grasset, que la paralysie alterne est limitée à la face, qu'il y a hémiplégie d'un côté et paralysie de la VI⁰ et de la XII⁰ de l'autre côté.

La paralysie alterne peut être uniquement sensitive, intéresser la face d'un côté et les membres et le tronc du côté opposé ou s'associer à une paralysie alterne motrice. Dans un cas de Raymond, il y avait hémiplégie motrice d'un côté et paralysie partielle de la III⁰ et de la VII⁰ paires de l'autre côté.

Pour fixer la distribution paralytique de ces divers types, Siegerson a établi la classification suivante :

Paralysie en X, c'est-à-dire paralysie des deux moitiés de la face et coïncidant avec la paralysie des membres des deux côtés du corps.

Paralysie en Y, c'est-à-dire paralysie des deux moitiés de la face et paralysie des membres d'un seul côté.

Paralysie en ⅄ (renversé), c'est-à-dire paralysie d'une moitié de la face et paralysie des membres des deux côtés.

Paralysie en V, c'est-à-dire paralysie des deux moitiés de la face.

Syndrome de Weber (*Syndrome Gubler-Weber*). — On pourrait à la rigueur distraire du groupe des ophtalmoplégies le syndrome de Weber si l'on voulait s'en tenir strictement à la convention de réserver le terme d'ophtalmoplégie à la paralysie de deux nerfs oculaires, l'un de ces nerfs étant la IIIᵉ paire. En effet, le type pur du syndrome est constitué par la paralysie de la IIIᵉ paire d'un côté et une hémiplégie du côté opposé, mais ce type pur est rare. Une lésion pédonculaire ou sous-pédonculaire atteint généralement les deux IIIᵉˢ paires. Il est exceptionnel qu'une seule IIIᵉ paire soit lésée.

Le siège de la lésion est basilaire ou sous-pédonculaire (fig. 191), au bord supérieur de la protubérance, vers l'origine apparente de la IIIᵉ paire.

Il s'agit d'hémorragie ou de thrombose de l'artère basilaire ou d'une de ses branches,

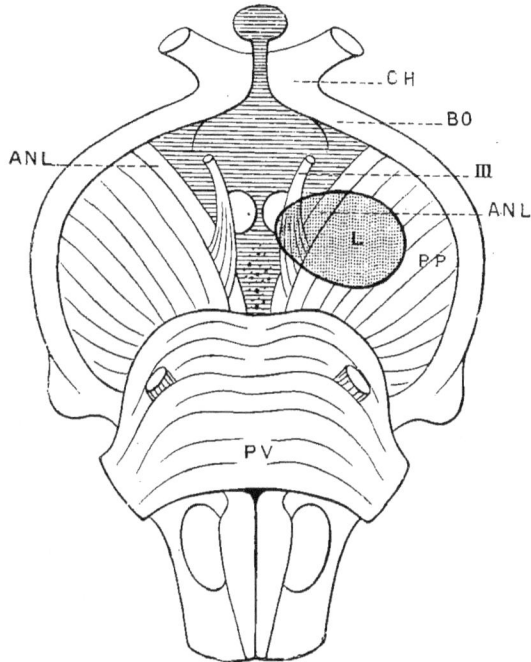

Fig. 191. — Région pédonculo-protubérantielle (face inférieure). — CH, chiasma optique; BO, bandelette optique; ANL, anse pédonculaire de Gratiolet; PP, pédoncule cérébral; PV, pont de Varole; III, nerf de la troisième paire; L, localisation de la lésion qui produit le syndrome de Weber. (Brissaud.)

de thrombose des artères perforantes, d'anévrisme de la cérébrale postérieure, de la cérébelleuse supérieure, de tuberculose, de tumeurs diverses et le plus souvent de ramollissement.

Dans le syndrome de Weber à type pur, fondamental, classique, la paralysie de la IIIᵉ paire, unilatérale, totale ou partielle, complète ou incomplète, est associée à l'hémiplégie classique (croisée, totale des membres, de la partie inférieure de la face et de la moitié de la langue) (fig. 192). C'est un syndrome pédonculaire, une *paralysie alterne supérieure* par opposition à la *paralysie alterne inférieure* (syndrome Millard-Gubler; syndrome protubérantiel inférieur). Le développement de la lésion s'accompagne de réactions méningitiques.

Le type pur est exceptionnel. La lésion franchit le plus souvent la ligne médiane pour atteindre la IIIe paire du côté opposé.

Les formes anormales sont constituées par l'association d'autres para-

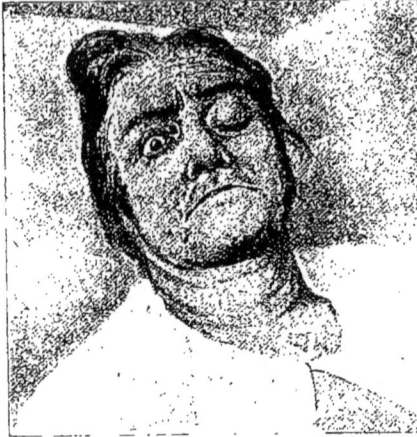

Fig. 192.

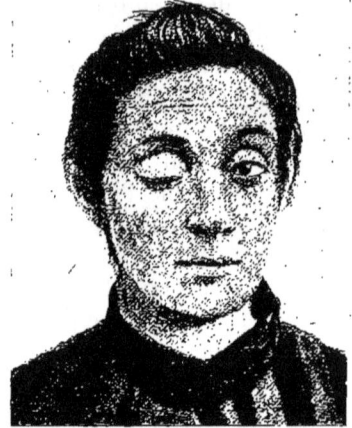

Fig. 193.

Fig. 192. — Syndrome de Weber. — Hémiplégie droite. Ophtalmoplégie gauche, partielle et complète. Paralysie de tous les muscles innervés par la IIIe paire. Intégrité de l'abducens. Lésion syphilitique sous-pédonculaire. (Brissaud.)

Fig. 193. — Malade atteint d'ophtalmoplégie totale du côté droit associée à une hémiplégie gauche. (Syndrome de Weber, forme anormale). La IIIe p. n'est pas seule atteinte. La VIe et la VIIe le sont également.

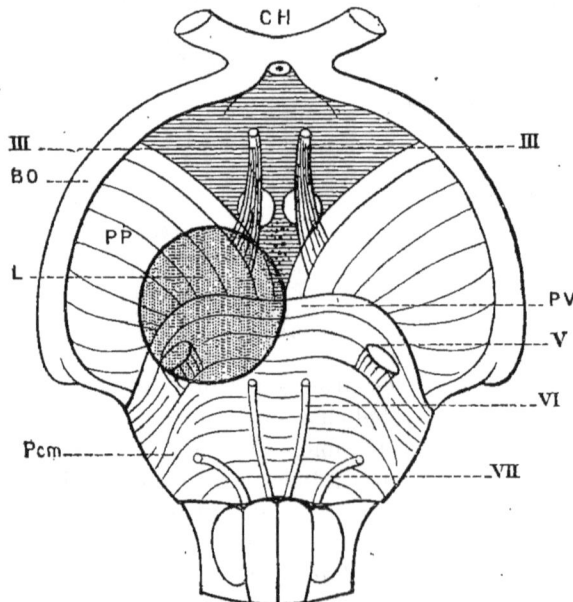

Fig. 194. — Localisation supposée de la lésion chez la même malade (figure précédente). Face inférieure du mésocéphale. — CH, chiasma optique. — BO, bandelette optique. — PP, pied du pédoncule cérébral. — PV, protubérance annulaire. — Pcm, pédoncule cérébelleux moyen. — III, nerf moteur oculaire commun. — V, trijumeau. — VI, moteur oculaire externe. — Facial. — L, lésion supposée.

lysies; IIIe et IVe paires. Dans une observation de Brissaud, la paralysie de la
IIIe paire droite était associée à la paralysie de la VIe paire du même côté;
il y avait en outre une titubation ébrieuse qu'expliquait la participation à
la lésion des pédoncules cérébelleux et une névralgie du trijumeau droit
avec une double atrophie optique précédée de stase papillaire (fig. 193 et 194).

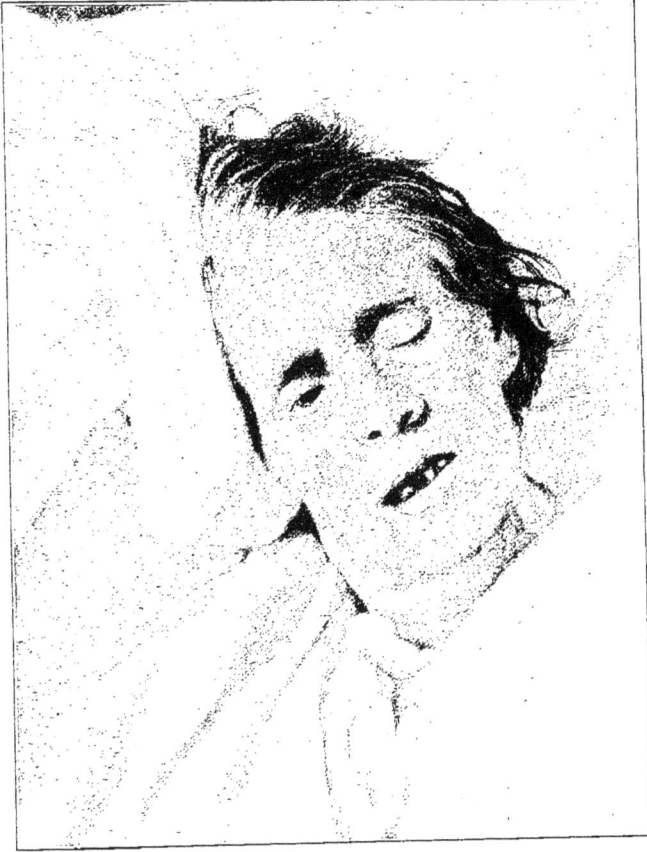

Fig. 193. — Ptosis gauche (paralysie de la IIIe paire). Paralysie du facial inférieur, à droite.
(Souques et Bonnus.)

Cantu, Brissaud, Souques et G. Bonnus (fig. 195, 196 et 197) ont signalé
la paralysie de la VIIe paire; l'hémianopsie et le double syndrome de Weber
ont été notés plusieurs fois.

Le siège de la lésion peut être non plus basilaire ou sous-protubérantiel,
mais *intrapédonculaire*, et cette forme d'*ophtalmoplégie intrapédonculaire*
est analogue au syndrome de Weber. Cette ophtalmoplégie est rarement
bilatérale et totale. La lésion intrapédonculaire intéresse le plus souvent
quelques fibres, soit celles du groupe supérieur de la IIIe paire (fibres irido-
ciliaires), soit celles du groupe inférieur. Les lésions sont en général des
foyers hémorragiques ou ischémiques.

Syndrome de Benedikt. — La paralysie d'un moteur oculaire commun peut s'accompagner d'hémiplégie ou plutôt d'hémiparésie avec tremblement du côté opposé. La lésion est moins profonde que dans le syndrome de Weber; il y a seulement compression et excitation sur les fibres pyramidales. Le facial inférieur était intéressé dans un cas de Léopold-Lévi et Péchin.

Syndrome protubérantiel du type Millard-Gubler. — Ce syndrome est caractérisé par la paralysie de la VIIᵉ paire d'un côté et une hémiplégie du côté opposé. A la paralysie faciale peut s'ajouter la paralysie de la VIᵉ et de la XIIᵉ paire, et aussi des troubles de la sensibilité à la face et aux membres du même côté que la paralysie des VIᵉ et VIIᵉ paires. On a ainsi plusieurs types de ce syndrome :

1° Type ordinaire : Paralysie des membres d'un côté et paralysie du facial total de l'autre;

2° Type modifié ou complété : Paralysie des membres d'un côté et paralysie du facial total et de un ou plusieurs nerfs craniens de l'autre;

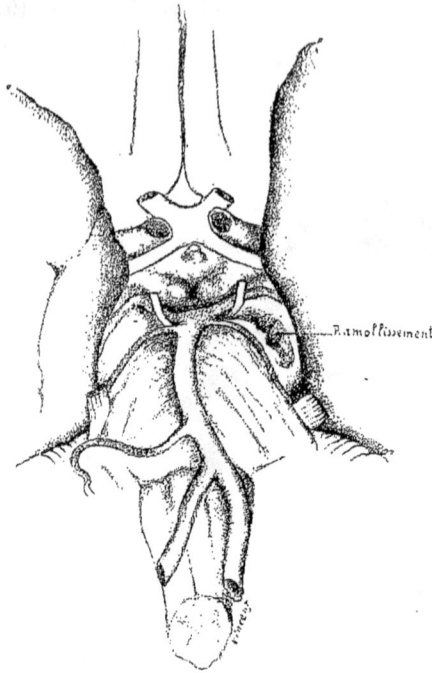

Fig. 116. — Ramollissement du pédoncule gauche.

3° Type Foville avec participation de l'hémi-oculo-moteur de Grasset (dextrogyre ou lévogyre) et hémiplégie.

La lésion siège dans le mésocéphale, dans la partie inférieure de la protubérance.

Paralysie alterne limitée à la face. — On a observé la paralysie de la IIIᵉ et de la VIᵉ paire d'un côté avec la paralysie de la VIIᵉ paire de l'autre (Raymond); la paralysie de la VIIᵉ et de la VIᵉ paire d'un côté avec la paralysie de la IIIᵉ et de la Vᵉ de l'autre côté (Wernicke). Dans cette dernière observation, une tumeur de la protubérance faisait saillie sur le plancher du 4ᵉ ventricule. Hunnius a constaté un tubercule de la protubérance qui avait déterminé une paralysie totale de la VIIᵉ paire d'un côté et une ophtalmoplégie externe du côté opposé. Il s'agissait encore d'une tumeur (tubercule) dans le tiers postérieur de la moitié droite de la protubérance chez le malade de Crohn qui avait eu une paralysie de la IIIᵉ paire d'un côté et une paralysie des VIᵉ et VIIᵉ paires du côté opposé. Mierzejewsky et Rosenbach ont observé une paralysie du facial droit et du dextrogyre avec comme lésion une tumeur dans la moitié droite du pont de Varole englobant les noyaux des VIᵉ et VIIᵉ paires droites. Aubineau et Lenoble ont observé chez une enfant de 8 mois une paralysie du nerf facial inférieur droit, du ptosis des deux côtés, de l'ophtalmoplégie externe gauche et une légère parésie

des membres du côté gauche. Il s'agissait dans ce cas d'un tubercule
caséifié occupant la plus grande partie de la protubérance.

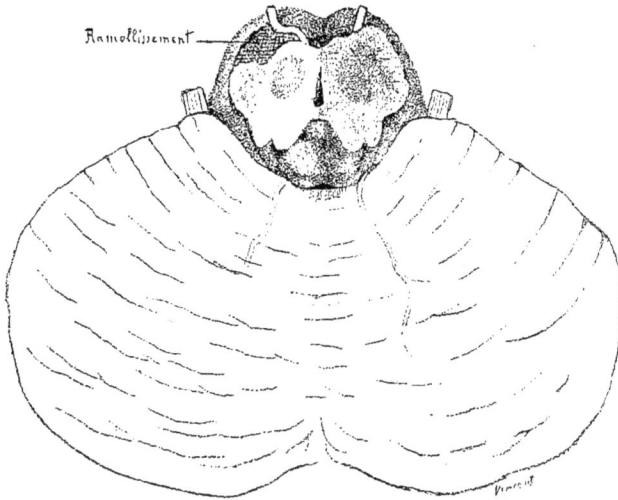

Fig. 197. — Aspect de la lésion sur une coupe transversale passant par le bord supérieur
de la protubérance : vue d'en haut.

Paralysies des mouvements associés. — Il ne s'agit pas ici de la paralysie d'un muscle moteur, mais d'un *groupe* musculaire agissant pour la
fonction de convergence ou pour la direction des yeux dans les diverses
positions du regard, les mêmes muscles conservant leur motilité intégrale
pour assurer d'autres mouvements que ceux que comportent cette fonction
de convergence ou de direction simultanée des deux yeux.

La paralysie est complète, c'est-à-dire qu'elle atteint tous les mouvements
associés: mouvements associés de latéralité vers la droite et la gauche
(mouvements horizontaux), mouvements associés d'élévation et d'abaissement (mouvements verticaux) et mouvements de convergence et de diver-
gence; ou bien encore ces différentes paralysies peuvent se combiner de
diverses façons ou se présenter isolément.

Nous retrouvons ici les mêmes causes générales des paralysies oculaires,
mais avec un siège différent, un siège supranucléaire. Les centres coordinateurs ou les fibres qui les relient entre eux sont atteints.

Paralysie des mouvements de latéralité. — On sait que le muscle droit
interne reçoit une innervation différente suivant qu'il s'associe à son homonyme pour la fonction de convergence (III⁰ paire) ou qu'il intervient avec le
muscle droit externe de l'autre œil dans les mouvements horizontaux
(VI⁰ paire). Cette double innervation du droit interne ressort de la figure 198.
Elle nous montre les filets nerveux sortant des noyaux protubérantiels. Au
delà de ces noyaux, le trajet cortico-pédonculaire est mal connu, ainsi que
le lieu exact de sa décussation. Son élévation permet toutefois de comprendre l'association de l'hémiplégie alterne. D'après Grasset, deux
centres voisins corticaux (rétro-rolandique et péri-rolandique) donnent naissance à un nerf moteur (oculogyre) qui descend à un centre supranucléaire

pour; de là, se diviser en un rameau qui va au droit externe de l'œil correspondant et un rameau qui va au droit interne de l'autre œil. C'est l'innervation des mouvements de latéralité. L'autre centre cortical envoie un filet
nerveux au droit interne de l'œil du côté opposé. C'est l'innervation de la
convergence.

Ces notions sont indispensables pour bien comprendre les divers types de
paralysies associées ou combinées horizontales.

Dans le cas d'une lésion intéressant le noyau du moteur oculaire externe
d'un côté, le gauche par exemple (E') (fig. 198), les muscles droit externe
gauche et droit interne droit qui
assurent le mouvement dans le regard à gauche seront paralysés (type
Féréol-Graux).

Si la lésion est située plus bas, sur
le trajet du nerf moteur externe gauche, il y a paralysie du droit externe
gauche, le noyau (E') et le filet anastomotique (c) restant intacts. Dans
le regard à gauche, l'œil gauche ne
dépassera pas la ligne médiane, mais
l'œil droit tournera à gauche puisque
le droit interne droit est indemne, il
y aura même du *spasme* de ce muscle
en raison des efforts inutiles pour
porter l'œil gauche à gauche (déviation secondaire). Ce spasme devient
ainsi un signe du siège périphérique
de la lésion. C'est la paralysie d'un
côté avec spasme de l'autre (Pari

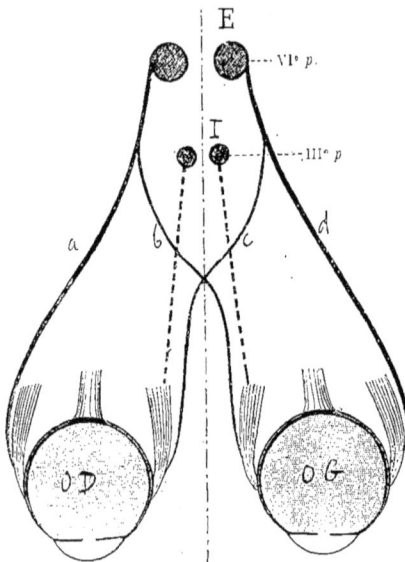

Fig. 198.

naud). On peut rencontrer le type inverse, c'est-à-dire la paralysie du droit
interne droit (par lésion du filet anastomotique) dans le regard à gauche
avec spasme du droit externe gauche (obs. de Sauvineau).

Et dans ces divers types la fonction de convergence est conservée. Le
mouvement de latéralité est aboli d'un seul ou des deux côtés (Raymond).
Les efforts pour diriger le regard en haut ou en bas, ou encore pour converger, s'accompagnent souvent de secousses nystagmiformes, et, dans le
regard du côté paralysé, on peut aussi constater une oscillation lente de
l'œil dans le sens vertical, due à la suppléance des obliques.

La paralysie des mouvements de latéralité associée ou non à la déviation
de la tête et des yeux apparaît dans l'épilepsie corticale ou jacksonnienne,
la sclérose en plaques, la maladie de Friedreich, l'hémiplégie [(V. Hémiplégie (Troubles oculaires)]. Il s'agit habituellement de tuberculose, de
gliome, d'hémorragies, de foyers de ramollissement. Les lésions ont été
constatées dans l'écorce (circ. pariétales), la protubérance, le bulbe, les tubercules quadrijumeaux, la couche optique et la partie correspondante de la
capsule interne, sur les radiations optiques de Gratiolet, sur le segment
externe du noyau lenticulaire, dans le cervelet.

La déviation conjuguée de la tête et des yeux a été expliquée par certains auteurs par une lésion du centre cortical oculo-céphalo-moteur. Les divergences se produisent lorsqu'il s'agit de fixer un centre cortical, et il n'est pas certain qu'il réside dans le pli courbe. Grasset a imaginé sa théorie des oculogyres et des céphalogyres; ces voies nerveuses seraient très voisines, mais non identiques, puisqu'elles peuvent être atteintes séparément.

L'origine sensorielle de la déviation conjuguée des yeux avec rotation de la tête chez les hémiplégiques a été soutenue par Bard, mais l'hémianopsie ne peut toujours être invoquée comme cause du syndrome, puisque dans un cas de Dejerine et Roussy il s'agissait d'une malade aveugle de naissance.

Paralysie des mouvements de latéralité, d'élévation et de convergence. — Dans un cas de Raymond et Cestan, il y avait paralysie des mouvements de latéralité; dans chaque mouvement latéral vers la droite ou vers la gauche, il se produisait un arrêt des globes oculaires, et si on continuait à solliciter le mouvement latéral, l'œil du côté opposé, mû par le droit interne, restait immobile ou n'était animé que de quelques secousses nystagmiformes. Il y avait en outre paralysie de l'élévation avec secousses nystagmiformes. Le mouvement d'abaissement était normal. La convergence était un peu atteinte. Comme complication, on observait une hémiplégie sensitivo-motrice avec paralysie du facial inférieur.

En pareil cas, on ne peut, en l'absence d'autopsie, que placer la lésion dans les centres coordinateurs des globes oculaires, centres dont nous ignorons encore le siège et le mécanisme exact.

Paralysie associée de l'abaissement. — La paralysie complète des mouvements associés des yeux pour le regard en bas peut exister seule ou être compliquée de spasme des muscles releveurs; dans ce dernier cas ce spasme apparaît dès que le malade fait des efforts pour regarder en bas. On a observé encore comme complication la paralysie de la convergence et de l'accommodation. Aucun examen anatomique ne permet de faire un diagnostic topographique précis.

Crouzon a cité un cas de tic d'élévation des deux yeux qu'on ne doit pas confondre avec la paralysie de l'abaissement. C'est un trouble fonctionnel qui semble analogue aux tics d'habitude et en particulier au torticolis mental.

Paralysie associée de l'élévation. — On assigne hypothétiquement à ce groupe de paralysies le centre coordinateur mésocéphalique, actuellement encore non précisé. Les examens anatomiques ont montré des lésions corticales (base des circonvolutions frontales et pariétales ascendantes s'étendant au centre de l'hypoglosse et du membre supérieur). Dans une observation de Parinaud où ces lésions furent constatées, il y avait en outre hémianopsie par lésions du lobe occipital. Dans un cas de Spiller une tumeur du pédoncule cérébral à proximité de l'aqueduc de Sylvius avait provoqué la dégénération d'un grand nombre de cellules des deux IIIes paires. Avec Thomsen on trouve un néoplasme gommeux de la base, à la naissance des IIIes paires entre les corps mamillaires et les pédoncules cérébraux où la tumeur pénétrait. Henoch constate un tubercule dans le tubercule quadrijumeau postérieur gauche. Parinaud trouve une lésion protubérantielle.

Comme dans d'autres types de paralysies associées les complications consistent dans d'autres troubles paralytiques oculaires : paralysie de latéralité, paralysie faciale de siège cortical où le nerf de la VII⁰ paire n'est pas ou peu touché ; inégalité et rétrécissement des pupilles, diminution et même absence du réflexe lumineux, ptosis, troubles paralytiques de la main, hémiplégie, déviation de langue (XII⁰ paire).

Paralysie de l'élévation et de l'abaissement. — Parinaud a trouvé une lésion protubérantielle ; Wernicke a vu un recroquevillement de la couche optique et des tubercules quadrijumeaux consécutif à un ramollissement.

On a noté comme complications : la paralysie de la convergence, l'énophtalmie, de la dysarthrie, la participation de l'hypoglosse (paralysie de la langue) et du facial, l'hémiplégie, des crises épileptiformes.

Paralysie de la convergence. — Seule ou coexistante avec les diverses paralysies associées. Elle se traduit par de fortes douleurs de tête, l'incapacité de travail, la convergence pénible et douloureuse, les troubles consécutifs à la cessation des rapports qui existent entre la convergence et l'accommodation (deux fonctions synergiques), l'absence de la réaction pupillaire à l'accommodation, le défaut de convergence des yeux pouvant aller jusqu'au strabisme divergent et à la diplopie croisée sans modification notable de l'écartement des images. L'amplitude de convergence (a^c) est de 10 à 12 angles métriques chez l'emmétrope. Un angle métrique est l'angle formé par les axes visuels quand ils se rencontrent à 1 mètre de distance des yeux. L'amplitude de convergence est la différence qui existe entre la convergence minima (remotum de la convergence, r^c) et la convergence maxima (proximum de la convergence, p^c). La diminution ou la perte d'amplitude de la convergence (parésie, paralysie de la convergence) est en outre constatée par le prisme mobile, le stéréoscope et l'ophtalmo-dynamomètre.

Pour travailler à 35 centimètres, distance habituelle, on a besoin d'une amplitude de convergence d'environ 9 angles métriques (9 am.), parce que les 2/3 de cette amplitude doivent être en réserve pour soutenir l'effort dans la vision rapprochée. Cette réserve étant de 6 am., il en restera 3 am. pour le travail. Au-dessous de 9 am., des troubles asthénopiques surviennent ; c'est ce qu'on appelle l'insuffisance de convergence. Il est rare qu'on puisse corriger cette insuffisance avec des prismes, car les plus forts prismes qu'on puisse monter en lunettes ont un angle de déviation de 1⁰,40 c'est-à-dire environ un angle métrique. Ce secours de 1 am. est peu de chose ; aussi est-on obligé le plus souvent de faire l'avancement des droits internes.

Dans la *contracture de la convergence*, les axes visuels ne peuvent être ramenés au parallélisme et la diplopie est homonyme.

Spasmes. — Des troubles oculo-moteurs spasmodiques, de la convergence, de l'accommodation (v. c. m.) s'observent notamment chez les sujets névrosés. Ils peuvent, dans des cas de lésions irritatives, précéder les phénomènes paralytiques. Certaines déviations conjuguées par lésions irritatives des centres coordinateurs des mouvements oculaires sont dues à un spasme. Il en est de même pour certains strabismes intermittents.

Le caractère de ces troubles spasmodiques est d'être temporaires, variables.

La diplopie est inconstante dans son apparition, sa durée, et dans l'écartement des images.

Blépharospasme (v. c. m.).

Rétraction spasmodique, contracture du releveur de la paupière supérieure. — Cette rétraction peut être congénitale. On l'a vue persister pendant de nombreuses années sans s'accompagner d'aucun trouble. Elle est alors isolée, indépendante.

On l'observe, dans la maladie de Thomsen, de Basedow (fig. 199), dans certaines affections inflammatoires du sinus frontal, dans l'ophtalmoplégie externe ou une paralysie ancienne de l'œil du côté opposé et chez les névropathes. Elle est mono ou bilatérale.

La paupière est attirée en haut, la fente palpébrale agrandie (signe de Stell-

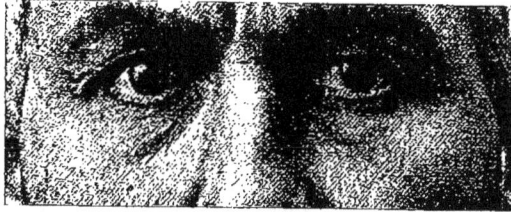

Fig. 199. — Rétraction de la paupière supérieure droite. Début de la maladie de Basedow. (Péchin.)

wag). Dans le regard horizontal, le bord supérieur de la cornée et même une certaine étendue de la sclérotique se trouvent à découvert.

Dans le regard en bas, la paupière reste contracturée ou suit le mouvement avec retard (signe de de Graefe). Les yeux peuvent se fermer. Dans le regard en haut, si une seule paupière est contracturée, la différence s'efface. La commissure externe du côté contracturé est attirée en haut ; d'où obliquité du diamètre transversal de l'œil passant par les deux commissures.

La contracture palpébrale est parfois compliquée de contracture de l'accommodation, de troubles de la motilité dans l'élévation et de paralysie de la convergence.

Traitement. — V. Paupières (Opérations).

Paralysies d'origine traumatique. — On a constaté des paralysies oculaires transitoires à la suite d'injections sous-conjonctivales. Elles sont rares.

Le plus souvent elles sont la conséquence de contusion du globe ou du rebord orbitaire, des divers traumatismes de l'orbite et du crâne.

La paralysie après la contusion oculo-orbitaire peut atteindre les divers muscles oculo-moteurs et aussi le muscle ciliaire. Dans quelques cas de contusion oculaire on a même observé une paralysie accommodative de l'autre œil. Le mécanisme de ces dernières paralysies échappe. Pour les autres il s'agit d'épanchements séro-sanguins dans les gaines musculaires ou de lésions directes des branches nerveuses ou de rupture tendineuse ou musculaire, de dissociation, d'élongation des fibres musculaires, toutes lésions musculaires associées ou non à des lésions nerveuses, ou encore de fracture de l'orbite s'étendant à la fente sphénoïdale. La dislocation des parois orbitaires peut déterminer des troubles paralytiques par diminution ou suppression d'appui d'un muscle.

Les fractures peuvent également se compliquer de paralysies soit par déchirures musculaires, soit par adhérences ou brides cicatricielles. Des esquilles osseuses peuvent léser les muscles et même l'artère carotide dans le sinus caverneux.

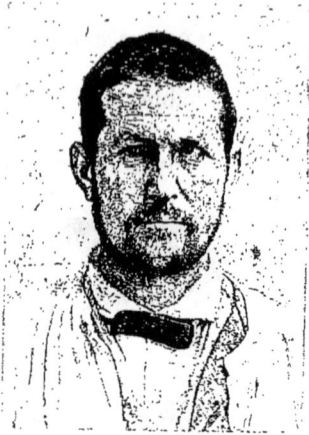

Fig. 200. — Ophtalmoplégie unilatérale totale et complète, consécutive au traumatisme de l'orbite par balle de revolver. Le malade regarde en haut et à droite. Il n'y a pas de ptosis et l'on pourrait penser que la branche du releveur est intacte si le malade ne fronçait pas légèrement les muscles susorbitaires. (Brissaud.)

Les muscles sont parfois lésés volontairement ou involontairement dans certaines opérations orbitaires. On a signalé la paralysie du grand oblique dans les interventions sur le sinus frontal.

Pour être moins fréquentes que l'atrophie optique, les paralysies consécutives aux plaies pénétrantes de l'orbite n'en sont pas moins importantes à signaler. Le corps étranger (bout de parapluie, stylet, tringle, épée, etc.) peut léser les muscles ou les nerfs dans l'orbite ou au niveau de la fente sphénoïdale. Et si le corps étranger va au delà de cette fente, on pourra observer des accidents encore plus graves tels que déchirure de l'artère ophtalmique dans le sinus caverneux, lésions des nerfs à leur passage dans le sinus, lésions de la cérébrale moyenne avec hémiplégie alterne (Péchin, Pascheff).

Les traumatismes craniens peuvent déterminer des paralysies oculaires par lésions bulbo-protubérantielles ou par fracture de la base du crâne. La paralysie de la VIe paire est le type de la paralysie par fracture de la base du crâne et notamment de la fracture du rocher et de la selle turcique. L'anatomie de la région explique cette paralysie; le nerf est lésé au sommet du rocher, là précisément où se trouve la lésion osseuse. La lésion osseuse peut ne pas exister ou bien laisser le nerf intact ou à peu près; en ce cas, la paralysie est due à un épanchement sanguin, et lorsque ce dernier est résorbé, le muscle re-

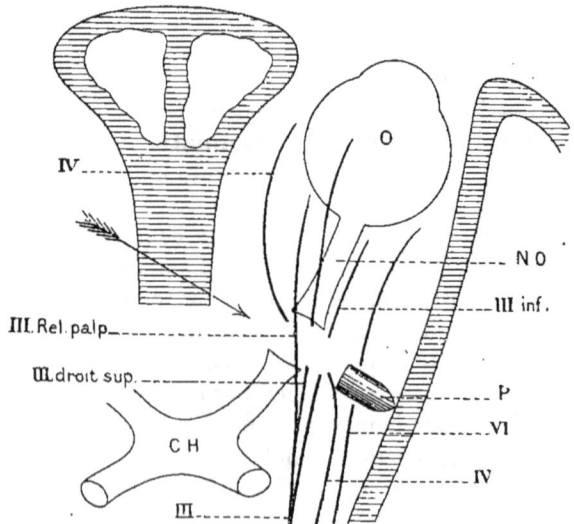

Fig. 201. — Schéma représentant les lésions causées par le projectile chez le malade de la figure précédente. Le projectile P a sectionné le nerf optique NO, la VIe paire, la IVe, la branche inférieure de la IIIe, le nerf du droit supérieur (III droit sup.). Le seul filet du releveur palpébral (III. Rel. palp.) est respecté. (Brissaud.)

prend sa fonction. L'épanchement sanguin se fait dans le domaine des
artères des noyaux bulbo-protubérantiels,
dans le sinus caverneux par rupture de la carotide, ou au niveau des sinus pétreux. La paralysie de la VI⁰ paire peut être double comme
la fracture qui lui donne naissance, isolée
ou associée à la paralysie de la III⁰ paire,
de la IV⁰ paire, de la VII⁰ paire et de la
VIII⁰ paire, ou encore compliquée de troubles
hémiplégiques.

On a signalé des paralysies oculaires consécutives à des troubles du labyrinthe à la
suite de traumatismes craniens ou d'opération sur l'oreille.

Les paralysies consécutives à des *blessures
par balles de revolver* méritent une mention
spéciale, les symptômes paralytiques indiquant avec une précision expérimentale le
trajet suivi par la balle. Dans un cas de Brissaud, l'ophtalmoplégie était unilatérale, to-

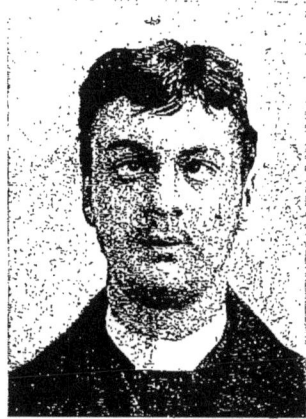

Fig. 202. — Ophtalmoplégie unilatérale partielle et complète ; traumatisme par balle de revolver. (Brissaud.)

tale, complète et s'accompagnait de cécité (fig. 200 et 201). Dans un autre
du même auteur, l'ophtalmoplégie était encore unilatérale, mais cette fois
partielle et complète, avec impossibilité de porter l'œil droit en dehors, en
haut et à droite (fig. 202).

On voit sur la figure 203
que le projectile P a di-
visé la branche infé-
rieure de la III⁰ paire
(muscle droit interne,
droit inférieur, petit
oblique). Il a respecté
le nerf optique, la bran-
che supérieure de la
III⁰ paire, la IV⁰ paire
et la VI⁰ paire. On pour-
rait multiplier les exem-
ples (fig. 204 et 205).

En passant contre le
globe oculaire, la balle
est capable de détermi-
ner des ruptures de la
sclérotique, de la cho-
roïde et la section du
nerf optique.

La balle de revolver

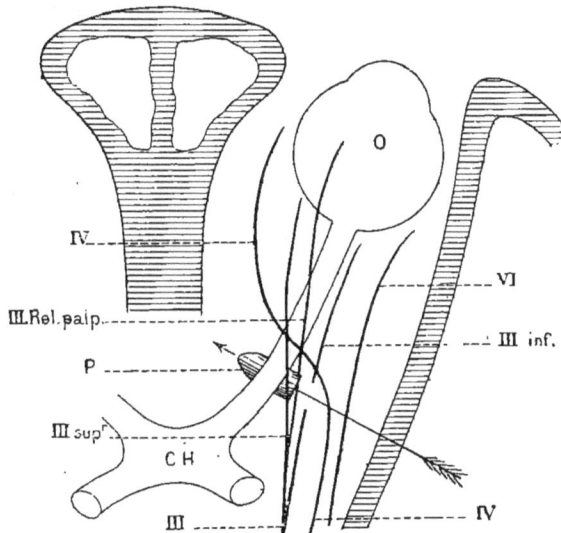

Fig. 203. — Lésions causées par le projectile P chez le malade
de la figure précédente. Il a sectionné la branche inférieure
(III inf.) de la III⁰ paire (droit interne, droit inférieur, petit
oblique). Il a respecté le nerf optique, la branche supérieure de
la III⁰ paire (III sup.) la IV⁰ et la VI⁰ paire. (Brissaud.)

peut être la cause de troubles paralytiques par lésion du pédoncule (syndrome de Weber traumatique).

La *paralysie obstétricale* des muscles oculo-moteurs est rare. La paralysie faciale de même origine l'est moins. La pathogénie de ces paralysies est discutée en l'absence de preuves anatomo-pathologiques. La fracture du crâne n'a pas été constatée, mais elle est bien probable lorsque la paralysie de la VIe paire se complique d'une atrophie optique du même côté. En ce cas, la fracture doit siéger au niveau du canal optique. Toutefois les fractures de la base du crâne chez l'enfant sont critiquables en raison de la conformation même du crâne à cet âge et aussi du résultat négatif des expériences, aussi admet-on plutôt qu'il s'agit d'apoplexies méningées, d'hématomes orbito-cra-

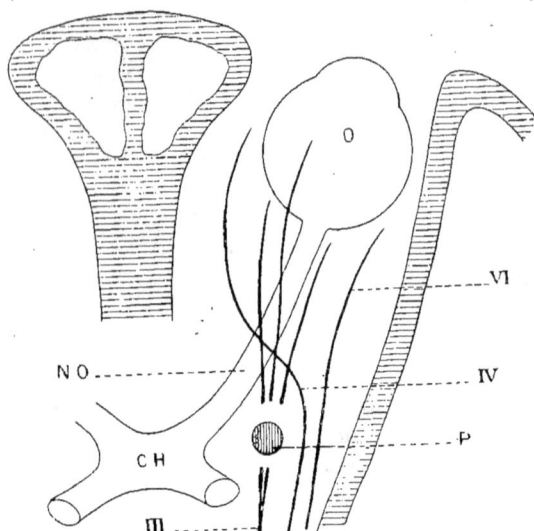

Fig. 204. — Ophtalmoplégie partielle et complète dans un cas de traumatisme de l'orbite par balle de revolver (schéma). Le projectile pénétrant de bas en haut a divisé toutes les branches de la IIIe paire en respectant la IVe et la VIe paire. (Cas de Goldsmidt.) (Brissaud.)

niens que rendent vraisemblables les hémorragies rétiniennes constatées après les accouchements laborieux.

La VIe paire est le plus fréquemment atteinte, soit seule, soit avec d'autres nerfs, IIIe paire, IVe et VIIe paires.

La paralysie de la VIIe paire s'explique par la compression du tronc du facial à sa sortie du trou stylo-mastoïdien par une branche du forceps ou par la branche horizontale du pubis.

La compression par le forceps au niveau du ganglion cervical supérieur peut déterminer des phénomènes oculo-pupillai-

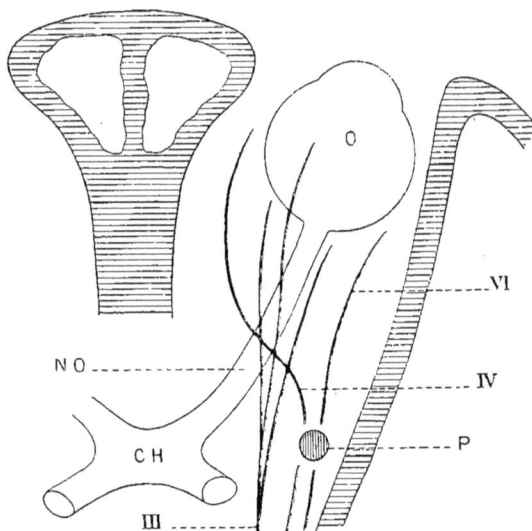

Fig. 205. — Le projectile pénétrant (P) de bas en haut divise la IVe et la VIe paire sans toucher au tronc de la IIIe paire. (Brissaud.)

res analogues à ceux qui compliquent les paralysies radiculaires du plexus brachial.

Diagnostic. — Le diagnostic des paralysies traumatiques n'offre en général aucune difficulté. Il n'en est pas de même pour le diagnostic topographique de la lésion. On se basera sur les conditions dans lesquelles l'accident s'est produit et sur les phénomènes concomitants.

Les paralysies obstétricales doivent être recherchées, car elles peuvent facilement échapper à l'observation et être confondues avec un strabisme ; d'ailleurs les paralysies infantiles ne doivent pas être négligées dans l'étiologie du strabisme. Le diagnostic différentiel sera à faire également avec les paralysies congénitales, mais il sera parfois bien difficile, sinon impossible de savoir s'il s'agit d'un arrêt de développement ou d'un traumatisme obstétrical. S'il y a double paralysie de la VIe paire, on pourra plutôt admettre l'arrêt de développement.

Traitement. — Lorsque la paralysie reste stationnaire et que la guérison spontanée est rendue impossible par la nature même des lésions, il y a indication à guérir le malade de son infirmité et de sa difformité en intervenant chirurgicalement par un avancement musculaire simple ou combiné avec une ténotomie.

Traitement des paralysies oculaires. — Dans les paralysies congénitales il y a peu de chose à faire en général, et les indications opératoires sont très limitées. En cas de ptosis on relèvera les paupières.

Pour les autres paralysies, lorsque la période d'évolution de la maladie est terminée, qu'il n'y a plus rien à attendre du traitement médical et que la paralysie est définitive, on interviendra par la méthode de l'avancement musculaire afin de renforcer le muscle paralysé.

Dans la paralysie du droit externe, on fera l'avancement de ce muscle, et, au besoin, la ténotomie du droit interne. S'il y a paralysie des deux droits externes on fera un double avancement, avec résection si c'est nécessaire.

Dans la paralysie de la IIIe paire, ce qui gène le plus est la diplopie croisée. On fera l'avancement du droit interne, et comme l'œil paralysé est un peu abaissé, on fusionnera les images superposées avec un prisme.

L'avancement du droit supérieur est indiqué dans la paralysie de ce muscle, et l'avancement du droit inférieur dans la paralysie du grand oblique (V. STRABISME).   *PÉCHIN.*

ŒIL (TRAUMATISMES). — La *commotion cérébrale*, directe ou indirecte, peut déterminer des troubles cornéens (rupture ou kératite), une rupture sclérochoroïdienne, la luxation du cristallin.

Avec la *contusion* nous observons les ecchymoses, les plaies contuses de la région sourcilière, des paupières et de la conjonctive, l'emphysème palpébral, les névralgies des nerfs frontal et sus-orbitaire, les troubles de transparence de la cornée, l'injection de la sclérotique, la rupture du globe (rupture de la sclérotique seulement ou combinée avec la rupture de la choroïde), les troubles de motilité de l'iris, la mydriase, le changement de profondeur de la chambre antérieure, l'hypohéma, l'iridocyclite, l'iridodialyse, les ruptures, déchirures et hernies de l'iris, les lésions du cristallin (cataracte, subluxation, luxation, expulsion), les hémorragies du vitré, les lésions du nerf optique et de la rétine (rupture rétinienne, rétinite proliférante, décollement rétinien, anévrismes artério-veineux des vaisseaux rétiniens, névrite optique), des paralysies oculaires, des modifications du tonus, l'hypotonie avec ou sans perforation, l'hypertonie avec accidents glaucomateux, l'exophtalmie, l'énophtalmie, la luxation et l'avulsion du globe, l'emphysème orbitaire, la fracture du rebord orbitaire, des lésions du sinus frontal et des troubles de la réfraction.

Dans certains cas, la contusion a paru être la cause du développement de tumeurs malignes intra-oculaires.

A cette seule énumération, on comprend combien le pronostic d'une contusion oculaire doit être réservé, et quelle est son importance en médecine légale.

Nous aurons à étudier les *plaies* de la région péri-oculaire, des paupières, de la conjonctive, de la cornée et de la sclérotique et celles de l'orbite avec ses complications (lésions du sinus caverneux, du sphénoïde, kératite neuro-paralytique, anévrisme artério-veineux du sinus et des vaisseaux orbitaires, lésions du nerf optique, luxation et avulsion du globe).

Dans le chapitre très important *des traumatismes craniens* nous observons l'hématome de la base, l'atrophie optique, les hémorragies chorio-rétiniennes, l'hémianopsie, la cécité corticale, les tumeurs pulsatiles de l'orbite, les paralysies oculaires, la migraine ophtalmoplégique, la kératite neuro-paralytique, les ecchymoses conjonctivo-palpébrales, les troubles de l'ouïe avec nystagmus.

Des paralysies oculaires peuvent compliquer des *opérations sur l'oreille ou le sinus frontal.*

Des *lésions traumatiques oculaires d'origine obstétricale* comprennent les œdèmes et les ecchymoses conjonctivo-palpébraux, les lésions optiques et rétiniennes, les lésions cornéennes, les paralysies oculaires, le strabisme, l'exophtalmie, la microphtalmie et les lésions orbitaires (contusion, fracture, hématome, emphysème, plaies de la région du sourcil).

Les *efforts de vomissements, de toux, les efforts pour éternuer, soulever un fardeau, accoucher, sonner de la trompe, du piston, etc...,* donnent parfois lieu à des accidents oculaires graves : hémorragie du nerf optique, du vitré, exophtalmie pulsatile.

Avec la *compression du thorax et du cou* on peut observer l'ecchymose conjonctivo-palpébrale, l'hématome orbitaire, l'atrophie optique, l'œdème rétinien, l'hémorragie rétinienne.

Pour les traumatismes et corps étrangers de la région sourcilière, des paupières et de la conjonctive, de la cornée, de la sclérotique, de l'iris, de la choroïde, du cristallin (v. c. m.). [V. aussi ŒIL (CORPS ÉTRANGERS)].

Traumatismes du vitré. — *L'hémorragie traumatique du vitré* se produit à la suite de contusion du globe, de plaie perforante des enveloppes, d'efforts de vomissements, de toux, dans tous les actes en général qui nécessitent de profondes inspirations suivies d'occlusion de la glotte, et dans les compressions du cou et du thorax. L'évolution de cette hémorragie traumatique est en général la même que celle de l'hémorragie spontanée. La radiographie renseignera sur la présence ou non d'un corps étranger qu'on ne pourrait voir à l'ophtalmoscope, puisque l'œil est inéclairable. Le pronostic sera bénin s'il n'y a pas de lésions vasculaires choroïdiennes ou rétiniennes. La résorption se fait en 2-3 semaines. Des flocons du vitré peuvent persister un temps assez long. Dans des cas graves de rupture du globe compliquée d'expulsion du cristallin, il n'est pas rare de constater, au bout de quelques semaines, la résorption complète de l'hémorragie et le rétablissement d'une vision parfaite avec un verre sphérique qui corrige l'aphakie.

Le traitement consiste dans des instillations de pilocarpine au début afin de combattre l'hypertonie qui peut exister dans les premiers jours et dans le repos visuel.

Le traumatisme opératoire ou accidentel peut se compliquer d'une *infection du corps vitré* qui est un excellent terrain de culture pour les différentes espèces microbiennes. C'est le phlegmon de l'œil, la choroïdite suppurative.

L'évolution des accidents varie suivant la nature des agents infectieux. L'examen bactériologique a démontré la présence notamment du staphylocoque, du streptocoque, du pneumocoque, du bacillus perfringens, du bacillus subtilis et du bacille sporulé. L'infection est exogène.

Les accidents débutent habituellement dans les 24 heures qui suivent une plaie pénétrante. Ils s'annoncent par des douleurs oculaires et périoculaires, craniennes, occipitales et aussi par de la fièvre, de l'insomnie, des symptômes gastriques, de la photophobie. Les milieux oculaires deviennent troubles, la conjonctive et les paupières sont œdématiées, la plaie non coaptée; du pus ne tarde pas à apparaître dans la chambre antérieure (hypopyon), l'œil devient dure, exophtalme. Le phlegmon oculaire se complique rarement d'ophtalmie sympathique ou de phlegmon orbitaire; l'infection générale est exceptionnelle. L'œil devient phtisique ou atrophique.

Diagnostic. — L'affection elle-même est facile à reconnaître; sa cause peut donner lieu à des difficultés. Il y aura à distinguer l'origine exogène de l'origine endogène de l'infection. Le diagnostic différentiel entre une ophtalmie métastatique et un phlegmon par infection exogène aura une grande importance au point de vue de la médecine légale.

Traitement. — Une fois le phlegmon déclaré, nulle intervention ne saurait en arrêter la marche. Si les douleurs sont supportables on laissera l'œi s'atrophier; si l'état général devient mauvais et les douleurs trop pénibles, on fera l'énucléation.

Lésions par armes à feu. — Ces lésions sont dues à la déflagration de la poudre, aux grains de plomb, aux balles, aux éclats de capsules.

Les *grains de poudre* peuvent s'incruster dans la peau, la conjonctive, la cornée; celle-ci peut être traversée et les grains pénètrent dans l'intérieur de l'œil, y déterminant de graves désordres et notamment des lésions de l'iris et du cristallin.

Les grains de plomb restent dans la peau, le tissu cellulaire sous-cutané, le tissu musculaire, et s'ils sont aseptiques peuvent séjourner indéfiniment sans déterminer d'accidents.

Lorsqu'ils frappent le globe de l'œil, sans y pénétrer, on peut observer tous les accidents dus à la contusion (v. c. m.).

Parfois ils entament la sclérotique sans la dépasser.

Si les grains de plomb pénètrent au delà de la sclérotique et de la cornée, on observera des accidents variables selon le nombre des grains de plomb et l'étendue du traumatisme et les tissus lésés. Dans un cas de Gosselin, l'œil complètement désorganisé suppura; la suppuration envahit l'orbite, et le blessé succomba à une méningite suppurée.

Le *diagnostic* de pénétration d'un grain de plomb dans l'œil peut présenter des difficultés sérieuses si l'œil est inéclairable et peu ou pas hypotone; en ce cas, c'est à la radiographie qu'il appartiendra de fixer le diagnostic.

Traitement. — Les mêmes hésitations, pour des motifs variés, peuvent se produire au sujet de l'intervention. Si l'œil est perdu pour la vision et douloureux, nul doute qu'il faille s'en débarrasser, et surtout s'il y a menace d'ophtalmie sympathique. En face d'un œil aveugle, non douloureux, la temporisation est permise à condition de surveiller le blessé.

Balles. — Les lésions oculaires produites par les balles varient suivant qu'elles effleurent la coque oculaire en la contusionnant seulement ou en la pénétrant.

Dans l'orbite on observera des lésions musculaires nerveuses, vasculaires [V. Orbite (Traumatisme)].

Lorsque la balle pénètre dans le cerveau, les lésions des voies optiques centrales et de la protubérance peuvent se traduire par l'hémianopsie et le syndrome de Weber. La balle peut encore léser le sinus caverneux (paralysies oculaires, anévrisme artério-veineux).

Brûlures. Cautérisations.

Phototraumatisme. Fulguration. [V. OEil (Phototraumatisme. Fulguration)].

Corps étrangers. [V. OEil (Corps étrangers)]. *PÉCHIN.*

ŒIL (TUBERCULOSE). — V. Tuberculose oculaire.

ŒIL (SYPHILIS). — V. Syphilis oculaire.

ŒIL. — V. Amblyopie, Blépharites, Conjonctivites, Cornée, Cristallin, Glaucome, Héméralopie, Hémianopie, Iris et Choroïde, Iritis, Kératectasies, Kératites, Lacrymales, Oculaires (Blennorragie, Syphilis), Optiques (Névrites et Atrophies), Orbite, Paupières, Pupille, Rétine, Vitré, Vision, Vue.

ŒSOPHAGE (BRÛLURES). — **Étiologie.** — Les brûlures de l'œsophage par des liquides ou des aliments trop chauds sont exceptionnelles et toujours très superficielles : elles ne laissent aucune trace.

Dans la très grande majorité des cas, les brûlures de l'œsophage sont dues à l'absorption d'un *liquide caustique*; le plus souvent, il s'agit d'un liquide d'usage courant, tel que les acides sulfurique, chlorhydrique, azotique, la potasse, la soude, l'eau de Javel; plus rarement, le liquide absorbé est une solution de sublimé, d'acide phénique, de bichromate de potasse, etc.

Les conditions étiologiques dans lesquelles se produisent ces intoxications sont de deux ordres. Tantôt il s'agit d'une *erreur* et le malade a absorbé le caustique en croyant boire du vin, du cidre ou de la bière. Tantôt au contraire, c'est dans un but de *suicide* qu'il a avalé un des liquides énumérés plus haut; ce mode de suicide est deux fois plus fréquent chez la femme que chez l'homme. Cette distinction a une certaine importance pratique : s'agit-il d'une erreur, le malade s'en aperçoit dès la première gorgée de liquide et la quantité avalée est toujours assez faible ; au contraire, les individus qui se suicident absorbent une grande quantité de caustique et présentent habituellement des brûlures plus étendues et plus profondes.

Lésions. — L'œsophage n'est pas seul atteint, et il y a toujours, en même temps, des brûlures plus ou moins graves de la bouche, du pharynx et souvent de l'estomac.

Dans l'œsophage lui-même, les lésions sont plus ou moins étendues ; les points normalement rétrécis sont ceux qui souffrent le plus, spécialement la région inférieure, immédiatement sus-cardiaque, de l'œsophage : on sait en effet que les liquides, avalés d'un trait, traversent rapidement toute l'étendue du conduit et sont comme projetés jusqu'à son extrémité inférieure, où ils s'arrêtent un instant avant que l'ouverture du cardia ne leur permette d'entrer dans l'estomac ; il est facile de comprendre que, dans ces conditions, un liquide caustique produira une brûlure superficielle dans toute la hauteur de l'œsophage et des lésions profondes au-dessus du cardia.

Les escarres, produites par les caustiques, sont noirâtres (acide sulfurique) ou jaunes (acide azotique), sèches ou molles (alcalis) : elles intéressent la muqueuse seule ou toute l'épaisseur de la paroi œsophagienne. Au bout de quelque temps, l'escarre tombe et laisse une *perforation*, si toute l'épaisseur de la paroi a été détruite ; ou une plaie bourgeonnante, si la destruction n'a été que partielle. Cette plaie se cicatrise peu à peu, mais la cicatrice elle-même est rétractile : toute brûlure de l'œsophage, qui n'est pas mortelle, est suivie d'un *rétrécissement cicatriciel* (v. c. m.) plus ou moins serré, et la plupart des rétrécissements ont pour cause une brûlure par caustique.

Symptômes. — Immédiatement après l'ingestion du toxique, le malade est pris de douleurs atroces, tout le long de l'œsophage ; il est pâle et anxieux, vomit un peu de sang ; la dysphagie est absolue : malgré une soif intense, pas une goutte de liquide ne peut être avalée. L'état général est grave et un certain nombre de malades succombent dans les premières heures.

Ceux qui résistent ont, après un jour ou deux, une amélioration : les douleurs diminuent, mais la déglutition reste à peu près impossible. Bientôt les escarres s'éliminent, et cette élimination se manifeste par le rejet de sang et de lambeaux de muqueuse, quelquefois par des selles sanglantes. C'est à cette époque que peut se produire une perforation avec ses conséquences habituelles : suppurations péri-œsophagiennes, médiastinite septique, fistules œso-trachéales ou œso-bronchiques, etc. ; un certain nombre de malades sont emportés par ces accidents infectieux.

Pronostic. — Les brûlures de l'œsophage par liquide caustique sont des lésions très graves. La mortalité globale est de 50 pour 100 ; elle est plus élevée dans l'intoxication par l'acide sulfurique (55 pour 100) que dans l'intoxication par les alcalis (26 pour 100) ; elle est deux fois plus considérable dans les tentatives de suicide que dans les cas d'absorption par erreur (von Hacker).

Les malades qui survivent aux accidents immédiats sont, je l'ai dit, fatalement voués au rétrécissement qui, dans plus de la moitié des cas, est

constitué moins d'un an après la brûlure; quelques-uns de ces rétrécissements ne sont pas très graves, mais la plupart sont étendus et serrés; leur
traitement est long et difficile.

Traitement. — Au moment même de l'accident, le médecin s'efforcera
de neutraliser le caustique par des boissons alcalines ou acides, suivant le
cas; il évacuera l'estomac pour éviter les brûlures de cet organe; en même
temps il emploiera les moyens habituels pour relever les forces du malade
et diminuer ses douleurs.

Les phénomènes immédiats une fois apaisés, je crois, avec Maydl, qu'il
est formellement indiqué de faire la *gastrostomie* ou, s'il y a en même
temps des brûlures graves de l'estomac, la *jéjunostomie* (Hahn); c'est le
seul moyen d'assurer sans danger l'alimentation du malade et de mettre
l'œsophage au repos.

On attendra ainsi la formation de la cicatrice et la disparition de tout
phénomène inflammatoire; c'est seulement alors, c'est-à-dire au bout d'un,
deux, quelquefois trois mois, qu'on commencera un cathétérisme méthodique et prudent, dans le but de s'opposer, autant que possible, à la formation d'un rétrécissement.   *CH. LENORMANT.*

ŒSOPHAGE (CANCER). — Le cancer *primitif* de l'œsophage est la plus fréquente des tumeurs de cet organe; il est d'observation courante, alors que
le sarcome et les tumeurs bénignes [V. ŒSOPHAGE (POLYPES)] sont des raretés. L'œsophage peut être envahi secondairement par l'extension d'un cancer
voisin (larynx, pharynx, corps thyroïde, etc.), mais ces faits sont sans intérêt
pratique.

Étiologie. — Le cancer de l'œsophage est plus fréquent chez l'homme
que chez la femme (70 à 80 pour 100 des cas, chez l'homme); c'est une
maladie de l'âge mûr, et c'est à peine si 5 pour 100 des cas sont observés
avant 40 ans (von Hacker).

Les causes du cancer sont inconnues. L'influence de l'hérédité, de l'alcoolisme, du tabagisme, quelquefois accusés de favoriser le développement du
cancer, n'est pas démontrée. Il est plus certain qu'une lésion inflammatoire
chronique peut dégénérer secondairement en épithéliome, et l'on a vu, à
l'œsophage, un cancer se greffer sur une cicatrice de corps étranger (Hel-
ler), un rétrécissement cicatriciel (Fagge), un diverticule, une ulcération
tuberculeuse (Zenker).

Peut-être aussi y a-t-il, dans l'œsophage comme dans la bouche, une véritable leucoplasie qui peut dégénérer en cancer; c'est ce qu'affirment von
Hacker et Knaut, Guisez.

Lésions. — 1° *Caractères macroscopiques.* — Le cancer est toujours
constitué par un foyer *unique*, mais ce foyer peut être très étendu et l'on a
vu des cas de cancer envahissant la presque totalité de l'œsophage.

Toute l'étendue du canal peut être le point de départ du cancer, mais certaines régions constituent pour lui un *siège d'élection* : toutes les statistiques
sont d'accord sur la rareté relative du cancer de la portion cervicale de
l'œsophage, qui représente à peine 10 à 12 pour 100 des cas; c'est le tiers
inférieur du canal qui est le plus souvent atteint (70 pour 100 des cas,

Sauerbruch); vient ensuite la région de la bifurcation trachéale, où se localisent fréquemment, au dire de von Hacker, les tumeurs malignes.

Les pièces d'autopsie ne montrent qu'un stade avancé du cancer œsophagien : la tumeur est déjà étendue et, le plus souvent, ulcérée ; c'est l'œsophagoscopie qui nous a fait connaître les premiers aspects du mal (Gottstein, von Hacker) : il y a d'abord une infiltration et une induration de la muqueuse qui est pâle, blanchâtre, sillonnée de vaisseaux dilatés, rigide : cette infiltration forme une saillie plus ou moins considérable qui déforme la lumière œsophagienne, dont elle fait une fente aplatie ou en croissant.

Puis le néoplasme s'étend, à la fois en hauteur et en largeur; il tend à faire le tour de l'œsophage et à devenir annulaire et sténosant; il respecte néanmoins, pendant un temps plus ou moins long, une bande de muqueuse saine qui laisse quelque souplesse au canal. Déjà la tumeur est ulcérée ; elle végète en chou-fleur ou, par suite de la destruction partielle du néoplasme, se creuse en entonnoir.

Au-dessus du cancer, l'œsophage présente, presque toujours, une dilatation qui est souvent considérable; cette dilatation est habituellement circonférentielle; quelquefois elle est limitée à un point de la paroi et constitue une sorte de diverticule. La muqueuse de la partie dilatée présente des altérations d'œsophagite chronique, souvent accompagnée d'ulcérations; la paroi y est très friable, et c'est de là que partent habituellement les fausses routes résultant d'un cathétérisme forcé.

2° **Extension du cancer.** — Le cancer de l'œsophage ne tarde pas à *envahir par contiguïté* les organes voisins : en première ligne les voies respiratoires, trachée et bronche gauche surtout; il peut en résulter une perforation de ces organes et une *fistule œso-trachéale* ou *œso-bronchique* (fig. 206). La tumeur peut se propager également au corps thyroïde, au larynx, à la plèvre, aux vertèbres, etc. — Par elle-même ou par les ganglions qui l'accompagnent, elle comprime les nerfs du voisinage, pneumogastrique et surtout récurrent.

La propagation du cancer aux *ganglions lymphatiques* est précoce. Le cancer de la région cervicale et thoracique supérieure infecte les ganglions carotidiens et sus-claviculaires; celui de la région thoracique moyenne, les ganglions médiastinaux postérieurs et péri-bronchiques; celui de la région thoracique inférieure et de la portion abdominale, les ganglions voisins du cardia.

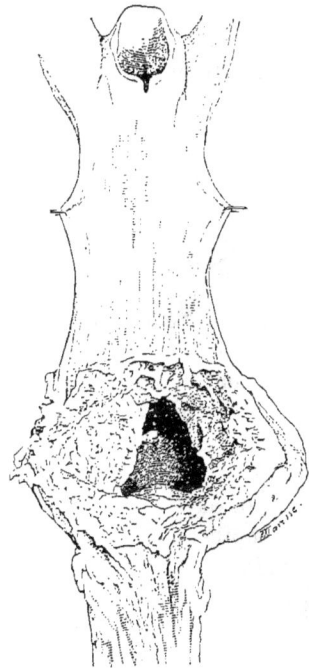

Fig. 206. — Cancer de l'œsophage ayant perforé la trachée. (Musée Dupuytren.)

La *généralisation viscérale* est exceptionnelle, si même elle existe; en effet, elle ne semble se produire que quand un cancer du segment terminal

de l'œsophage s'est étendu aux parties voisines de l'estomac (noyaux secondaires dans le foie, Hampeln). On ne saurait regarder comme des métastases
véritables quelques cas de tumeurs secondaires de l'œsophage ou de l'estomac, dues à la greffe de parcelles détachées du néoplasme primitif.

5° *Caractères histologiques*. — Le cancer de l'œsophage est toujours un
épithéliome pavimenteux, tubulé ou lobulé.

Étude clinique. — 1° **Troubles fonctionnels.** — Il est exceptionnel de
voir le cancer de l'œsophage évoluer d'une façon *latente* et ne se manifester
que tardivement par l'apparition de la cachexie ou d'une complication, telle
qu'une phlébite. En règle générale, le cancer est sténosant, diminue progressivement le calibre de l'œsophage et se traduit par des symptômes qui
ressemblent beaucoup à ceux du rétrécissement.

Le signe capital et, d'ordinaire, le premier en date est une *dysphagie* progressive, se manifestant d'abord pour les aliments solides, puis pour les
liquides et finissant par devenir absolue. Cette dysphagie est moins constante
et moins régulière que celle des sténoses cicatricielles, car, à côté de l'élément mécanique, le spasme y joue un rôle important et qui varie d'un jour
à l'autre. Quelquefois, la dysphagie diminue ou disparaît à la période ultime
du cancer, la destruction partielle du néoplasme ayant rétabli la perméabilité
du canal ; c'est là un fait exceptionnel.

La dysphagie du cancer est *douloureuse* ; outre les douleurs réveillées par
les tentatives de déglutition, il y a souvent des douleurs spontanées, surtout
nocturnes (Ziemssen), à localisation vague, rétrosternale ou épigastrique, et
sans rapport avec le siège anatomique de la tumeur.

La dysphagie s'accompagne de *régurgitation*, soit immédiate, soit retardée
(cancer bas situé avec notable dilatation sus-jacente) ; les aliments sont
rejetés, sans avoir été digérés, mais mélangés de salive, de mucosités
sanglantes, parfois de débris grisâtres et sphacélés de la tumeur. Souvent, au réveil, les malades ont une sorte de vomique de mucosités qui se
sont accumulées au-dessus du cancer pendant la nuit (Dieulafoy). Les
grandes hémorragies sont rares. L'haleine est très fétide.

En même temps que ces symptômes de sténose œsophagienne, il est habituel d'observer des *symptômes de compression et d'envahissement des organes
voisins*, soit par la tumeur, soit par les ganglions. La compression du larynx
ou de la *trachée* détermine de la dyspnée et des troubles phonatoires ; la
compression d'une *bronche* se traduit, à l'auscultation, par un souffle rude.
S'il y a une communication fistuleuse entre l'œsophage et les voies aériennes,
la déglutition s'accompagne de dyspnée et de toux quinteuse, l'expectoration est fétide et il y a souvent de la gangrène pulmonaire.

La compression du *récurrent* est assez fréquente (7,5 pour 100 d'après
Mikulicz) ; dans un quart des cas, elle est bilatérale : la compression unilatérale est beaucoup plus fréquente à gauche qu'à droite (10 cas à gauche pour
5 à droite, Mikulicz) ; la paralysie qui en résulte se traduit par la raucité de la
voix, qui devient bitonale, et par des crises de dyspnée avec cornage, crises
quelquefois assez graves pour nécessiter la trachéotomie d'urgence ; au
laryngoscope, la corde vocale paralysée (ordinairement la gauche) est
immobile, en position cadavérique.

La compression du *pneumogastrique*, avec dyspnée et ralentissement du pouls, celle du *grand sympathique*, avec myosis, rétrécissement de la fente palpébrale et rétraction du globe de l'œil, sont plus rares et ont moins d'intérêt clinique que la compression du récurrent.

2° **Exploration de l'œsophage.** — Elle se fait par la sonde et l'œsophagoscopie. Parfois, cependant, la *palpation du cou* peut fournir quelques renseignements : elle permet de sentir une tumeur volumineuse et haut située, ou la poche sus-jacente distendue par les aliments (Rokitansky). Ce sont là des cas exceptionnels. Plus souvent, la palpation montre l'existence d'un ganglion sus-claviculaire ou carotidien induré; cette induration n'indique pas fatalement la dégénérescence cancéreuse du ganglion, qui peut n'être qu'enflammé chroniquement.

Le *cathétérisme* est le moyen d'exploration le plus employé. Il faut savoir cependant que l'introduction d'une sonde dans un œsophage cancéreux est une manœuvre qui n'est pas exempte de danger et dont il ne faut pas abuser. Le cathétérisme, même prudent, peut provoquer une hémorragie grave ou une fausse route. Bien souvent, la clinique seule, sans le secours de la sonde, permet d'affirmer l'existence du cancer; il est alors presque inutile de faire une exploration directe; tout au plus en fera-t-on une seule pour déterminer le siège du néoplasme : on s'arrêtera dès qu'on sentira un obstacle, sans essayer de le forcer. Le rétrécissement cancéreux imprime à la sonde un ressaut moins brusque que le rétrécissement cicatriciel ; il est plus mou, moins rigide. L'instrument ramène un peu de sang et quelquefois des débris de tumeur qu'on peut examiner au microscope.

L'*œsophagoscopie*, moins dangereuse que le cathétérisme, car elle est moins aveugle et l'instrument n'est pas amené jusqu'au contact du néoplasme, est surtout précieuse au début du mal. Elle a permis de surprendre les premiers stades du développement du cancer, alors que les troubles fonctionnels sont encore assez vagues et que la sonde ne donne que des renseignements insuffisants. A cette époque, l'œsophagoscopie montre la saillie, blanchâtre ou violacée, que forme la muqueuse infiltrée, la diminution de la lumière œsophagienne transformée en une fente transversale ou semi-lunaire, l'immobilité et la rigidité de la paroi de l'œsophage, qui paraît « comme figée », parfois aussi la présence, au voisinage du néoplasme, de traînées leucoplasiques blanchâtres (von Hacker, Guisez).

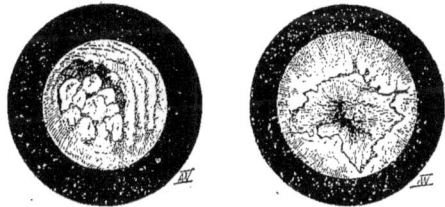

Fig. 207 et 208. — Aspects œsophagoscopiques du cancer de l'œsophage (d'après Gottstein).

Plus tard, l'œsophagoscopie est moins utile, le diagnostic devenant évident sans son concours; on verrait alors, en la pratiquant, la tumeur ulcérée, creusée en entonnoir ou végétant en chou-fleur (fig. 207 et 208).

Dans les cas douteux, l'œsophagoscopie a le très grand avantage de permettre d'enlever d'un coup de pince un petit fragment des tissus suspects et d'en faire l'examen histologique (Gottstein).

5° **Symptômes généraux et évolution**. — La marche du cancer de l'œsophage est rapide et bientôt l'état général du malade commence à fléchir. La cachexie est d'autant plus précoce et plus profonde qu'elle relève à la fois de trois facteurs : l'inanition, l'intoxication cancéreuse et l'infection, qui est habituelle lorsque le cancer est ulcéré. L'amaigrissement atteint un degré extraordinaire; la pâleur jaune ou terreuse de la face, l'œdème des malléoles, la fièvre, la phlébite sont fréquents à cette période.

La mort survient, d'ordinaire avant la fin de la première année, causée par les progrès de l'inanition ou, plus rarement, par une complication infectieuse : fausse route, phlegmon péri-œsophagien, gangrène pulmonaire. Quelquefois, comme dans le rétrécissement cicatriciel, la tuberculose pulmonaire éclate à la période ultime de l'affection.

Le *pronostic* est absolument fatal, et l'intervention chirurgicale n'a pas, jusqu'à présent, modifié cette incurabilité du cancer de l'œsophage.

Diagnostic. — Sauf quelques cas rares, où le cancer se manifeste surtout par des signes de compression médiastinale et pourrait être confondu avec un *anévrisme aortique*, une *tumeur du médiastin*, une *adénopathie trachéo-bronchique* (v. c. m.), le diagnostic du cancer de l'œsophage est celui de la dysphagie. C'est dire qu'on risquera surtout de le confondre avec le *pasme œsophagien*, les *rétrécissements cicatriciels*, les *diverticules*; je ne puis reprendre ici la description de chacune de ces maladies, qui toutes font le sujet d'un article spécial auquel nous renvoyons le lecteur. Je répéterai seulement que, bien souvent, l'âge du sujet, l'absence d'antécédents traumatiques (corps étranger ou brûlure), l'irrégularité de la dysphagie, les hémorragies, la fétidité extrême de l'haleine et des régurgitations, les douleurs spontanées, les signes de compression trachéale ou récurrentielle, l'apparition d'un ganglion sus-claviculaire constituent un ensemble assez caractéristique pour qu'on puisse affirmer l'existence d'un cancer de l'œsophage, sans même recourir au cathétérisme. Dans les cas douteux, on fera le diagnostic par la sonde, l'œsophagoscope et, au besoin, une biopsie.

Traitement. — 1° *Traitement radical*. — Le seul traitement qui puisse avoir rationnellement la prétention de *guérir* le cancer de l'œsophage est la résection large de cet organe, ou *œsophagectomie*, exécutée pour la première fois par Czerny, en 1877. Encore cette opération ne peut-elle s'adresser qu'aux cancers récents, peu étendus et n'ayant pas envahi les ganglions; ses indications sont d'autant plus rares que, jusqu'à ces dernières années, l'œsophagectomie n'a été appliquée qu'aux cancers de la portion cervicale qui, je l'ai dit, sont les plus rares. Récemment, on a tenté d'élargir les limites de la résection œsophagienne et de l'étendre aux cancers, beaucoup plus nombreux, de la portion thoracique, en abordant ces tumeurs soit par la voie médiastinale (Rehn, J.-L. Faure, Tuffier), soit par la voie transpleurale (Sauerbruch, Wendel, Küttner); les résultats n'ont pas répondu aux efforts des chirurgiens.

Le bilan de l'œsophagectomie pour cancer est d'ailleurs désastreux, comme l'indiquent les chiffres que voici :

a) L'*œsophagectomie cervicale* a été pratiquée 14 fois (de Quervain); 5 malades sont morts des suites de l'opération (57,5 [pour 100); tous les autres ont récidivé rapidement, les plus longues survies ayant été de un an et 15 mois; seul Hildebrand a publié récemment un succès relatif (survie de 2 ans et 9 mois).

b) L'*œsophagectomie thoracique* a été tentée 10 fois; 4 fois seulement elle a pu être exécutée; dans tous les autres cas, l'ablation de la tumeur a été impossible. Tous les opérés ont succombé en quelques heures.

c) La *résection de la portion abdominale* de l'œsophage a été exécutée par Mikulicz et par Wendel, au prix de difficultés extrêmes; les opérés ont succombé rapidement.

2° *Traitement palliatif.* — Devant cette faillite à peu près complète des tentatives de guérison radicale, le traitement palliatif garde un champ d'action très étendu : en pratique on n'a guère recours qu'à lui. Il doit répondre à un certain nombre d'indications symptomatiques que je vais examiner.

a) *Douleurs* : traitement habituel par les injections de morphine à haute dose.

b) *Dyspnée* : les crises asphyxiques, causées par la compression du larynx, de la trachée ou des nerfs récurrents, sont parfois assez menaçantes pour nécessiter une *trachéotomie* immédiate.

c) *Dysphagie.* — C'est l'indication principale, celle qu'il faut remplir dans presque tous les cas; il faut, comme on l'a dit, laisser le malade mourir de son cancer et l'empêcher de mourir de faim.

On peut alimenter de deux manières un individu porteur d'un rétrécissement cancéreux de l'œsophage : soit en créant une bouche artificielle au-dessous de l'obstacle, — soit en maintenant, à demeure dans le rétrécissement, une sonde œsophagienne ordinaire sortant par la narine (Krishaber, Verneuil, Kirmisson) ou un tube court attaché à la bouche par des fils solides qui en permettent l'extraction (*œsophago-tubage* de Leroy d'Étiolles, Mackenzie, Leyden, Gangolphe, etc.).

Autrefois, alors que la gastrostomie, faite toujours trop tard, était une opération grave et chargée d'une lourde mortalité, on a pu discuter la valeur respective de la méthode sanglante et du cathétérisme permanent et les comparer. La question est définitivement jugée aujourd'hui : la sonde à demeure et l'œsophago-tubage, qui sont mal supportés, irritent le néoplasme et en accélèrent l'évolution, exposent aux perforations et aux hémorragies, sont complètement abandonnés et n'ont plus qu'un intérêt historique.

La *gastrostomie* seule doit être employée. Elle est le meilleur traitement que nous possédions actuellement dans la majorité des cancers de l'œsophage. Non seulement elle assure l'alimentation facile et régulière du malade, dont le poids se relève et la faiblesse diminue, mais encore elle supprime l'irritation du néoplasme par les tentatives de déglutition : sous son influence, les hémorragies cessent, les douleurs s'atténuent et la marche du mal est, jusqu'à un certain point, ralentie. Elle donne aux malades une survie de plusieurs mois, dans des conditions tolérables.

La gastrostomie (v. c. m.) est une opération simple, d'exécution facile; elle est bénigne, à condition d'être précoce. Il faut rejeter formellement l'ancienne habitude d'attendre, pour faire la gastrostomie, que les liquides ne passent plus qu'avec difficulté et que le malade soit en pleine inanition.

Une fois posé le diagnostic de cancer, on se tiendra prêt à opérer *dès que le poids du malade commencera à diminuer*, sans attendre qu'il s'affaiblisse.

La technique de la gastrostomie, que tout praticien doit connaître, est décrite dans un article spécial.   *CH. LENORMANT*.

ŒSOPHAGE (CORPS ÉTRANGERS). — Les corps étrangers les plus variés peuvent traverser l'œsophage sans déterminer aucun accident. Leur présence ne devient vraiment dangereuse que *quand ils s'arrêtent et se fixent* : ils obstruent alors partiellement la lumière de l'œsophage, en même temps que, par leur contact prolongé, ils provoquent des altérations de la paroi dont le dernier terme est la perforation œsophagienne. C'est dans ce cas de corps étranger arrêté dans sa migration qu'on dit, dans le langage courant, qu'il y a *corps étranger de l'œsophage*.

Étiologie. — On peut distinguer, parmi les corps étrangers de l'œsophage, un certain nombre de variétés : 1° les *corps étrangers introduits avec les aliments* ; ce sont les plus fréquents ; un fragment d'os, une arête de poisson, un noyau de fruit, parfois un morceau de viande dure et insuffisamment mastiquée (chez les vieillards qui n'ont plus de dents), tels sont les corps étrangers de cette espèce qu'il est le plus habituel d'observer.

2° Les *corps étrangers avalés accidentellement* : une pièce de monnaie, un clou, une épingle, tenus entre les dents, sont entraînés par un mouvement brusque et involontaire de déglutition ; cette variété de corps étrangers est très fréquente chez les enfants qui, en jouant, avalent des sous, des haricots, des billes, des embouchures de trompette, etc. ; la déglutition accidentelle du corps étranger se produit facilement pendant le sommeil naturel ou artificiel (*chloroforme*) : les individus qui s'endorment ou que l'on anesthésie, en conservant un râtelier dans la bouche, sont très exposés à avaler ce corps étranger ; c'est un fait important en pratique.

3° Les *corps étrangers introduits volontairement*, cas beaucoup plus rare et qui ne se rencontre que chez des aliénés ou des hystériques ; les corps étrangers les plus inattendus peuvent être rencontrés chez ces malades.

4° Les *corps étrangers venant de l'organisme* ; il s'agit ici de faits très exceptionnels ; les corps étrangers, d'origine pathologique, peuvent venir de l'estomac et s'arrêter dans l'œsophage pendant un vomissement (paquet de lombrics, Laprade), ou venir des fosses nasales et avoir été avalés (os du nez nécrosés, Langenbeck).

Lésions. — 1° *Le corps étranger*. — L'énumération, qui vient d'être faite, des circonstances dans lesquelles un corps étranger peut être introduit dans l'œsophage, permet de comprendre l'extrême variété de ces corps : « Il n'y a pas un seul objet, dit Peyrot, qui ne puisse devenir un corps étranger de l'œsophage. » Une classification, qui voudrait être complète, serait démesurément étendue. En pratique, il suffit de distinguer deux grandes classes de corps étrangers : les *corps à surface lisse et régulière*, dont les pièces de monnaie sont le type, — et les *corps irréguliers, munis de pointes et d'aspérités*, comme les fragments d'os ou les pièces de prothèse dentaire.

2° *Point d'arrêt du corps étranger*. — Les corps étrangers très volumi-

neux ne peuvent franchir l'entrée de l'œsophage et s'arrêtent au-dessus ; ce
sont, en réalité, des corps étrangers du pharynx. Les corps étrangers étroits
et pointus, tels qu'une arête ou une épingle, se fixent en un point quelconque du canal alimentaire.

Sauf ces deux cas, les corps étrangers s'arrêtent toujours *au niveau des
rétrécissements normaux* de l'œsophage,
c'est-à-dire en arrière du cricoïde, à la
partie supérieure du thorax, ou au niveau de l'orifice œsophagien du diaphragme. Bien entendu, un *rétréci-
sement pathologique* (cancer, sténose
cicatricielle, compression par une tumeur du voisinage) peut agir comme
l'un des rétrécissements normaux et
localiser le corps étranger.

Dans l'œsophage, la position du corps
étranger est très variable ; cependant
les radiographies montrent que constamment les pièces de monnaie se placent
en travers, répondant par leur tranche
aux bords latéraux du canal (fig. 209).

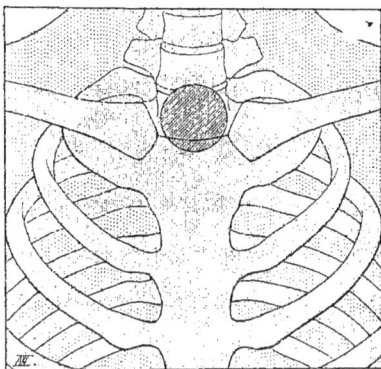

Fig. 209. — Pièce de monnaie arrêtée dans
l'œsophage. (Schéma d'après une radiographie.)

3° *Lésions pariétales produites par les corps étrangers*. — Les corps
étrangers pointus déterminent des lésions de la muqueuse par leurs aspérités ; les corps mousses, en comprimant les tissus, en amènent la nécrose ;
dans l'un et l'autre cas, si le séjour du corps étranger se prolonge, une
ulcération plus ou moins profonde en résulte. Elle se cicatrise après l'ablation
ou la mobilisation du corps, mais cette cicatrice est souvent la cause d'un
rétrécissement de l'œsophage (v. c. m.). Lorsque le corps reste fixé, l'ulcération détruit peu à peu toute l'épaisseur de la paroi œsophagienne et il en
résulte une *perforation*. Cette perforation a des conséquences toujours
extrêmement graves : tantôt elle détermine un phlegmon septique péri-
œsophagien, — tantôt elle intéresse, en même temps que l'œsophage, les
voies aériennes (trachée ou bronche gauche) et il en résulte une *fistule œso-
trachéale* ou *œso-bronchique*, qui devient le point de départ d'une infection
pulmonaire descendante (broncho-pneumonie, gangrène pulmonaire), —
tantôt il y a hémorragie mortelle par ouverture d'un gros vaisseau du
médiastin (aorte, artère pulmonaire, veine cave) ou du cou (carotide, sous-
clavière, artère thyroïdienne inférieure) ; — plus rarement la perforation
œsophagienne se fait dans une des grandes cavités séreuses du thorax,
plèvre ou péricarde, et l'infecte.

Étude clinique. — I. **Troubles fonctionnels.** — Les *symptômes immédiats*, qui accompagnent l'introduction dans l'œsophage d'un corps
étranger, sont variables avec le volume et le point d'arrêt de ce corps. Les
corps très gros, qui s'arrêtent à l'entrée du canal, l'obstruent, d'où dysphagie complète, en même temps qu'ils compriment les voies aériennes : il
y a une crise de suffocation avec cyanose, efforts de toux et de vomissement ;
d'ordinaire cette crise se termine bientôt par l'expulsion du corps étranger.

Dans le cas contraire, l'asphyxie persiste et la situation devient grave : l'ablation immédiate du corps ou la trachéotomie permettent seules d'éviter une terminaison fatale.

Les corps proprement œsophagiens, qui s'engagent dans le canal alimentaire, ont une symptomatologie moins dramatique; après la disparition de la douleur et de la sensation d'étranglement qui se produisent au moment où ils franchissent le défilé cricoïdien, tout paraît rentrer dans l'ordre. Un peu plus tard, quand le corps est fixé, il manifeste sa présence par une douleur plus ou moins vive, généralement rétro-sternale, quel que soit le siège réel du corps étranger; les tentatives de déglutition réveillent cette douleur. Néanmoins le malade peut avaler, avec plus ou moins de peine, les liquides et les aliments pâteux; la dysphagie, dépendant surtout de la douleur et du spasme, n'est pas très accentuée; les cas où le corps est assez volumineux pour obturer mécaniquement la lumière de l'œsophage, sont beaucoup plus rares. Souvent aussi le malade rejette quelques mucosités sanglantes et son haleine est fétide; ces symptômes sont l'indice du début de l'ulcération œsophagienne.

Quelquefois, le corps étranger a pu comprimer les nerfs voisins de l'œsophage, le pneumogastrique (dyspnée, ralentissement du pouls) et surtout le récurrent gauche (raucité de la voix, cornage); les paralysies qui en résultent sont presque toujours passagères et disparaissent après l'ablation du corps étranger.

Plus tard, si l'on n'est pas intervenu, apparaissent des *symptômes secondaires* qui sont la conséquence de la perforation œsophagienne; ces symptômes varient avec les cas, mais toujours il y a de la fièvre et un état général grave (V. Médiastin, Gangrène pulmonaire, Pleurésies).

Les *fistules œso-trachéales* ou *œso-bronchiques* se traduisent par des quintes de toux et des crises dyspnéiques survenant au moment de l'introduction des aliments, par une expectoration fétide et par l'apparition d'une bronchopneumonie. La *perforation de l'aorte et des gros vaisseaux* du cou ou du médiastin n'entraîne pas fatalement une hémorragie foudroyante immédiate; il y a parfois de petits saignements, répétés pendant plusieurs jours, avant l'hémorragie terminale.

II. **Exploration de l'œsophage.** — Les signes fonctionnnels ne permettent d'affirmer ni le siège du corps étranger, ni même son existence, car le corps peut s'être déplacé spontanément, être tombé dans l'estomac, alors qu'il persiste encore de la douleur, du spasme, des hémorragies.

Le *diagnostic* certain et complet ne peut être fait que par une exploration attentive de l'œsophage et c'est en se basant sur les résultats de cette exploration qu'on prendra une détermination thérapeutique.

La palpation du cou et l'exploration par le pharynx ne donnent de résultats qui si le corps, très volumineux, obstrue l'entrée de l'œsophage sans s'y engager. Pour tous les autres cas, c'est-à-dire pour les corps qui ont pénétré dans l'œsophage et s'y sont arrêtés, le seul mode d'exploration était jusqu'à ces dernières années, le *cathétérisme*. On le pratique avec une sonde ou une bougie œsophagienne ordinaire, ou avec un des instruments qui servent à l'ablation des corps étrangers, panier de de Græfe (fig. 210) ou crochet de

Kirmisson; ces instruments ne doivent être employés que lorsqu'on a la certitude que le corps étranger est régulier et mousse (pièce de monnaie) et ils
sont alors très recommandables : on a chance, en effet,
d'enlever le corps en même temps qu'on le reconnaît, de
faire du même coup le diagnostic et le traitement. Mais
le cathétérisme est un moyen assez infidèle, surtout si le
corps étranger est peu volumineux : la sonde peut glisser
à côté de lui sans marquer le moindre ressaut; d'autre
part, le cathétérisme doit être toujours très prudent, en
particulier lorsqu'on a affaire à un corps irrégulier et pointu
séjournant depuis quelque temps déjà dans l'œsophage.

Aussi l'introduction dans la pratique de deux procédés
nouveaux, la radiographie et l'œsophagoscopie, a-t-elle
réalisé un grand progrès au point de vue du diagnostic et
par suite du traitement des corps étrangers de l'œsophage.

La *radiographie* ou la *radioscopie* donnent des résultats
d'une netteté et d'une précision parfaites toutes les fois
que le corps étranger est métallique (pièce de monnaie,
bouton, râtelier) (fig. 209 et 211); elle révèle d'une façon
encore très suffisante la présence d'un fragment d'os; pour
les autres variétés de corps étrangers, ses résultats sont
nuls ou obscurs. Mais, si l'on tient compte de ce fait que
la majorité des corps étrangers de l'œsophage sont métal
liques ou osseux, on
appréciera la valeur
de ce moyen d'explo-
ration qui permet, le
plus souvent, de faire
un diagnostic rigou-
reusement exact, sans
aucun danger pour le
malade.

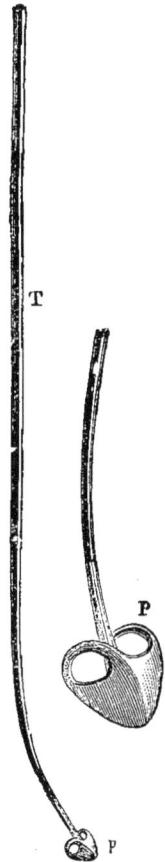

Fig. 210.
Panier de de Græfe.

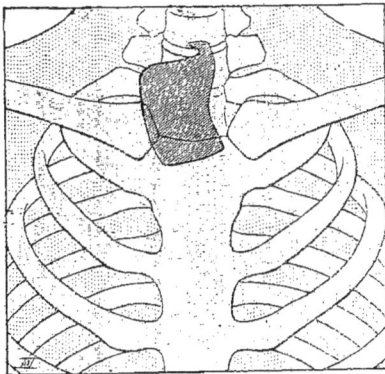

Fig. 211. — Râtelier arrêté dans l'œsophage.
(Schéma d'après une radiographie.)

L'*œsophagoscopie*
(v. c. m.), imaginée par Mikulicz et
préconisée d'abord par von Hacker et
Kilian, a vu son emploi se généraliser
dans ces dernières années; elle le mérite, bien qu'elle nécessite un outillage
et un apprentissage spécial. Le praticien doit savoir se passer de ce moyen
d'exploration qu'on ne peut toujours avoir sous la main; mais il doit en
connaître la valeur, car il réussit là où les autres procédés ont échoué :
l'œsophagoscopie permet de voir le corps étranger, la façon dont il est fixé,
les lésions qu'il a déterminées; elle permet aussi d'en faire l'ablation, au
moyen de pinces spéciales, sous le contrôle de la vue (v. plus loin).

Pronostic. — La longue série de complications que nous avons énumérées plus haut, montre les dangers qui résultent de la présence d'un corps
étranger dans l'œsophage; les accidents, dont l'aboutissant est la perfo-

ration œsophagienne et presque toujours la mort, peuvent se produire quel que soit le corps étranger, mais ils sont particulièrement fréquents quand ce corps est irrégulier, pointu : c'est ce qui fait que les râteliers sont les plus dangereux des corps étrangers de l'œsophage.

Il ne faut pas cependant assombrir à l'excès le pronostic. Il est indiscutable qu'un assez grand nombre de corps étrangers sont expulsés spontanément, sans avoir déterminé d'accidents sérieux; mais on n'est jamais certain, en présence d'un cas donné, de cette heureuse issue; on doit toujours craindre la perforation, et c'est pour cela qu'il faut conclure, avec Terrier, qu'il n'est pas plus permis au médecin d'abandonner un malade, sans lui avoir extrait son corps étranger, que de l'abandonner avec une hernie étranglée sans l'avoir opéré.

En dehors de cette gravité immédiate, on tiendra compte, dans l'appréciation du pronostic, de la possibilité d'un *rétrécissement* ultérieur, conséquence de l'ulcération causée par le séjour prolongé du corps étranger.

Traitement. — L'indication absolue de l'ablation immédiate du corps étranger étant ainsi posée, restent à étudier les moyens dont le chirurgien dispose pour faire cette ablation. Ces moyens sont de deux ordres, *extraction par les voies naturelles* et *intervention sanglante*; tous ont leurs indications et, dans cet ouvrage de pratique, je crois préférable, au lieu d'énumérer successivement les instruments d'extraction et les procédés opératoires, d'envisager la conduite à tenir en présence des différentes éventualités cliniques.

1º **Corps volumineux arrêtés à l'entrée de l'œsophage**. — Ces corps étrangers du pharynx, et non de l'œsophage, sont faciles à enlever par les voies naturelles, au moyen du doigt ou d'une pince quelconque; il est exceptionnel que cette ablation n'ait pas été possible et qu'il ait fallu recourir à la pharyngotomie.

Dans quelques cas d'asphyxie menaçante par compression du larynx, la trachéotomie a dû être pratiquée d'urgence.

2º **Corps de volume moyen, réguliers et mousses, arrêtés dans l'œsophage depuis quelques heures seulement**. — C'est le cas des pièces de monnaies, des boutons, des fragments d'aliments insuffisamment mâchés. Lorsque le corps étranger est de petit volume, on peut essayer de le remettre en mouvement et de lui faire continuer sa route à travers le tube digestif : cette *propulsion dans l'estomac* peut se faire au moyen d'une sonde œsophagienne qui refoule le corps étranger, ou, d'une façon détournée, en enrobant ce corps dans une masse alimentaire pâteuse (purée de pommes de terres) qui l'entraîne.

Mais ces procédés ne s'appliquent qu'aux corps peu volumineux et souvent ils sont inefficaces. La règle est que les corps étrangers, appartenant à la variété dont je parle en ce moment, sont justiciables de l'*extraction par les voies naturelles*. Le panier de de Graefe est l'instrument généralement employé pour cette extraction et, malgré les méfaits dont il a été quelquefois accusé, c'est un instrument très recommandable; il est cependant un peu gros pour l'œsophage des enfants très jeunes et, dans ce cas, le crochet de Kirmisson est préférable, parce que moins volumineux. La manœuvre des deux instruments est la même : le panier ou le crochet est introduit jusqu'au-dessous du corps étranger, puis ramené ; c'est en remontant qu'il accroche le corps étranger et l'entraîne. L'extraction avec le panier demande une certaine habileté et beaucoup de patience ; elle doit être faite avec une grande douceur et jamais il n'est besoin de déployer de force ; il faut surveiller particulièrement la fin de l'opération, pour éviter d'accrocher, avec le panier, le rebord du cricoïde. Manié avec ces précautions et employé uniquement pour les corps étrangers auxquels il s'adresse, c'est-à-dire les corps réguliers, lisses et aplatis (pièces de monnaie), le panier de de Græfe est un moyen précieux qui a permis d'enlever, d'une manière très simple et sans accident, un grand nombre de corps étrangers de l'œsophage.

L'extraction par les voies naturelles peut être contrôlée par la radioscopie ou l'œsophagoscopie. On peut enlever une pièce de monnaie au moyen du panier, devant l'écran radioscopique qui permet de suivre la prise du corps étranger, son déplacement jusqu'à son arrivée dans la bouche.

L'*œsophagoscopie* permet l'ablation du corps sous le contrôle direct de la vue : elle se fait alors au moyen de longues pinces spéciales. Les résultats de cette méthode sont remarquables ; elle a permis, comme on le verra dans un instant, d'élargir considérablement les indications de l'extraction par les voies naturelles et de l'appliquer à des corps étrangers irréguliers qui étaient, jusqu'à présent, regardés comme relevant uniquement d'une opération sanglante. Grâce à elle, von Hacker n'a pas fait une seule œsophagotomie pour corps étranger depuis 1887. Il est donc à souhaiter que l'usage s'en généralise ; toutes les fois que cela lui sera possible, le chirurgien devra y recourir après échec des tentatives d'extraction par le panier.

3° **Corps étrangers irréguliers et munis d'aspérités qui menacent de blesser la paroi œsophagienne. — Corps étrangers, même réguliers et mousses, séjournant depuis quelque temps déjà dans l'œsophage ou ayant résisté à des tentatives prudentes d'extraction par les voies naturelles.**

L'extraction sous le contrôle de l'œsophagoscopie peut être essayée dans ces cas ; elle sera faite, bien entendu, avec de grandes précautions ; on peut en attendre de bons résultats et espérer diminuer ainsi le nombre des cas où il est indispensable de prendre le bistouri : sur 24 corps étrangers enlevés avec succès grâce à l'œsophagoscope, Gottstein relève 11 râteliers qui auraient évidemment nécessité une œsophagotomie ; sur 46 corps étrangers extraits par Guisez, il y a 9 dentiers et 14 fragments d'os.

Lorsqu'on ne peut pas recourir à l'œsophagoscopie ou lorsque celle-ci a échoué, il faut, en présence d'un corps irrégulier et pointu ou d'un corps enclavé depuis plusieurs jours dans l'œsophage, recourir à l'*extraction immédiate par une opération sanglante*. Le choix du procédé opératoire dépendra du siège du corps ; il faut donc avoir tout d'abord un diagnostic topographique précis.

a) *Corps étrangers de la portion cervicale et thoracique supérieure de l'œsophage* (jusqu'à 25 ou 26 centimètres des dents, jusqu'à la hauteur de la 4e ou 5e vertèbre dorsale) : il faut faire l'**œsophagotomie cervicale** (fig. 212 à 216).

Technique. — L'incision est faite du côté gauche, à moins que le corps étranger ne fasse une très forte saillie à droite. Elle suit le bord antérieur du sterno-mastoïdien, depuis le bord supérieur du cartilage thyroïde jusque vers la clavicule ; on coupe successivement la peau, l'aponévrose superficielle, puis l'aponévrose cervicale moyenne et le tendon de l'omo-hyoïdien.

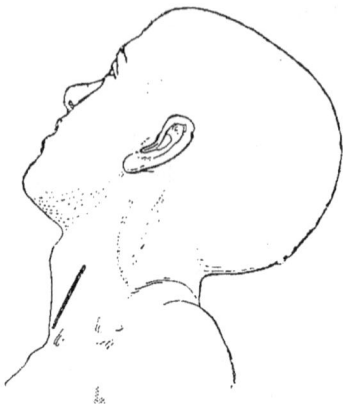

Fig. 212. — Tracé de l'incision.

On récline alors, en dehors, le paquet vasculo-nerveux carotidien et le sterno-mastoïdien, en dedans, le corps thyroïde et les muscles sous-hyoïdiens, et l'on s'enfonce entre les deux pour chercher l'œsophage. Autant que possible, on pénètre entre les deux artères thyroïdiennes supérieure et inférieure qui croisent le champ opératoire ; mais il est souvent utile de couper l'artère inférieure entre deux ligatures.

La saillie du corps étranger permet de trouver facilement l'œsophage qu'on reconnaît d'ailleurs à sa coloration rougeâtre et à ses fibres longitudinales. Il est incisé sur le corps étranger, au niveau de son bord latéral, presque sur sa face postérieure, de façon à ménager le récurrent gauche qui repose sur sa face antérieure.

Les bords de l'ouverture œsophagienne sont repérés avec des pinces et l'on procède à l'extraction du corps étranger, au moyen du doigt ou de pinces.

Le traitement de la plaie différera suivant les cas ; on ne tentera la suture de l'œsophage (à 2 plans, au catgut) que si les parois de l'organe sont peu altérées ; même dans ce cas, on se rappellera que la suture ne réussit que très rarement et qu'il faut, par conséquent, laisser la plaie cutanée largement ouverte.

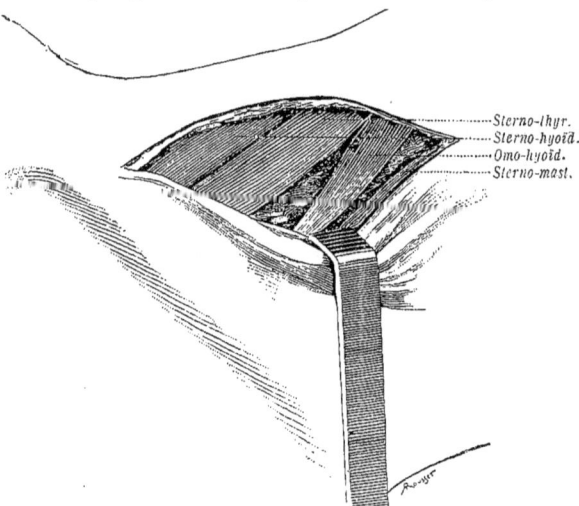

Fig. 213. — 2ᵉ temps, découverte des muscles sous-hyoïdiens.

Sterno-thyr.
Sterno-hyoïd.
Omo-hyoïd.
Sterno-mast.

Résultats. — L'œsophagotomie cervicale pour corps étranger est une opération d'une certaine gravité et dont la mortalité, même à l'époque contemporaine, reste de 12 à 18 pour 100 (Balacesco et Cohn) ; elle doit cette gravité au danger d'infection.

b) *Corps étrangers de l'extrémité terminale de l'œsophage (du cardia jus-*

qu'à la hauteur de la 7e ou 8e vertèbre dorsale). Il faut enlever ces corps étrangers au moyen d'une incision gastrique, qui permet d'introduire le doigt ou une pince à travers le cardia, de saisir et de mobiliser le corps. Depuis Richardson, qui l'a pratiquée pour la première fois, cette extraction des corps étrangers de la partie inférieure de l'œsophage par *gastrotomie* a été employée dans une vingtaine de cas (dont 14 râteliers) et les résultats en ont été très encourageants, puisque l'extraction a presque toujours été possible et que l'opération n'a causé qu'une seule mort.

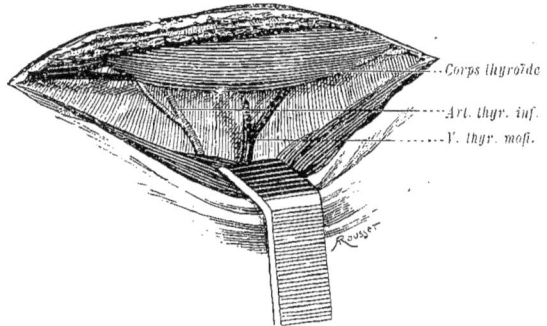

Fig. 214. — 3e temps.

c) L'œsophagotomie cervicale permettant d'atteindre le niveau de la 4e ou 5e vertèbre dorsale et la gastrotomie celui de la 7e ou 8e, le segment intermédiaire, inaccessible à ces opérations, est bien court ; c'est d'ailleurs un point où les corps étrangers ne s'arrêtent qu'exceptionnellement, puisque l'incision cervicale permet d'atteindre ceux des rétrécissements supérieur et moyen, et l'incision gastrique ceux du rétrécissement inférieur. La situation serait extrêmement grave dans le cas de corps étranger arrêté au milieu de la portion thoracique de l'œsophage et ne pouvant être enlevé par les voies naturelles : la seule ressource serait dans l'*œsophagotomie thoracique*, par voie médiastinale ou transpleurale, opération des plus difficiles et des plus dangereuses, sur laquelle je n'ai pas à insister ici ; il me suffira de dire que cette intervention n'a été faite

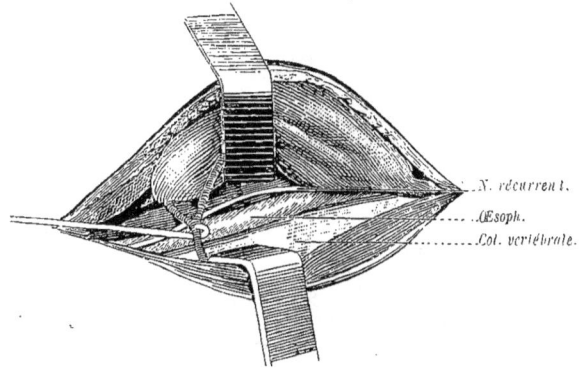

Fig. 215. — Fin du 3e temps ; le lobe thyroïdien est soulevé pour découvrir l'œsophage.

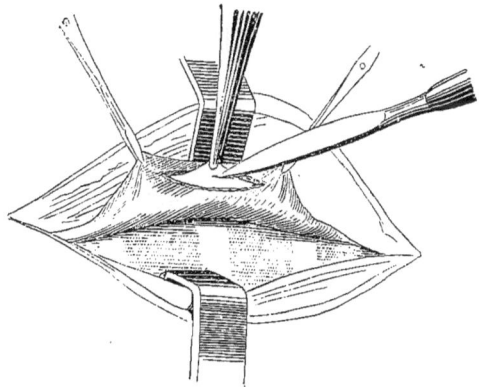

Fig. 216. — Ouverture de l'œsophage ; la musculeuse est déjà incisée et laisse voir la muqueuse qui fait hernie et que le bistouri va ponctionner.

que trois fois pour corps étranger et qu'elle a donné une mort, un échec (impossibilité d'enlever le corps) et un succès (Enderlen). Les cas qui en seraient justiciables sont, je le répète, tout à fait exceptionnels.   *CH. LENORMANT.*

ŒSOPHAGE (DILATATION). — La *dilatation essentielle* ou *idiopathique* de l'œsophage est une affection rare. Observée parfois chez des sujets très jeunes et même chez des nouveau-nés (Zenker), elle se rencontre plus habituellement chez l'adulte.

Lésions. — La dilatation idiopathique porte sur toute la circonférence de l'œsophage, ce qui la distingue des diverticules (v. c. m.), dans lesquels l'ectasie n'occupe qu'un point de cette circonférence, le reste étant normal.

La dilatation s'étend au tiers inférieur seulement ou à la totalité de l'œsophage; le segment dilaté est fusiforme (fig. 217) et la circonférence de l'œsophage peut atteindre, au point de largeur maxima, 30 centimètres (Luschka). La dilatation s'accompagne souvent d'allongement de l'œsophage qui s'incurve en S italique, en exagérant ses courbures (Maas).

Les lésions de la paroi œsophagienne, dans la dilatation idiopathique, sont encore mal connues : Klebs aurait vu l'atrophie et la dégénérescence de la musculeuse, que d'autres ont trouvée hypertrophiée.

Pathogénie. — La dilatation des nouveau-nés et des sujets très jeunes est vraisemblablement sous la dépendance d'un rétrécissement congénital du cardia.

Chez l'adulte, deux théories ont été proposées pour expliquer la dilatation idiopathique. Pour les uns (Klebs, Mackenzie, Netter), c'est une dilatation *atonique*, ayant pour cause un affaiblissement, congénital ou acquis, de la musculeuse œsophagienne.

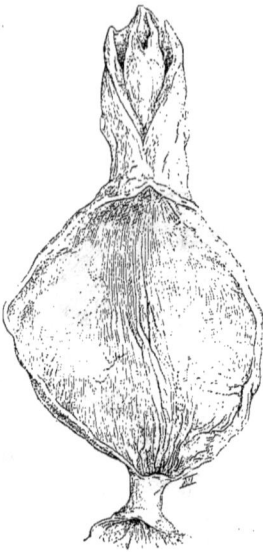

Fig. 217.
Dilatation de l'œsophage.
(Gottstein.)

Pour d'autres (Rolleston, Leichtenstern, Mikulicz et ses élèves), la dilatation est *secondaire à un spasme du cardia*; le cardiospasme lui-même est regardé, soit comme un trouble purement nerveux, soit comme un spasme réflexe provoqué par un catarrhe aigu du cardia : on trouve quelquefois, au niveau de cet orifice, une petite ulcération qui jouerait, vis-à-vis du cardio-spasme, le même rôle que la fissure anale vis-à-vis de la contracture sphinctérienne (Martin).

Symptômes. — Les signes de la dilatation idiopathique de l'œsophage sont des troubles digestifs assez vagues pour que le diagnostic exact ne soit fait que rarement et pour que la plupart des cas n'aient été reconnus qu'à l'autopsie.

La déglutition est pénible et les malades ont des régurgitations qui se produisent, sans nausée et sans effort, immédiatement après le repas ou quelquefois au bout d'un certain temps. Ces troubles sont très irréguliers et il arrive que les solides passent mieux que les liquides. Le malade se plaint, en outre, d'une sensation de pesanteur et de gêne qui apparaît avec l'introduction des aliments et cesse avec leur régurgitation.

L'haleine est fétide, par suite des fermentations qui se produisent dans l'œsophage dilaté. Il y a une abondante sécrétion salivaire ou muqueuse.

Le *cathétérisme* ne révèle aucun obstacle : la sonde pénètre sans difficulté, parfois même à une profondeur anormale (55 centimètres dans le cas de Hölder), par suite de l'allongement de l'œsophage; elle y est libre, très mobile. Quelquefois cependant le spasme du cardia arrête la sonde, mais il se laisse en général forcer, si l'on insiste.

Dans les cas douteux, le meilleur mode d'exploration est la *radiographie* (ou radioscopie), après absorption d'un mélange de bismuth et de purée de pommes de terre (Lossen) : on voit se dessiner avec une netteté parfaite les contours de l'œsophage dilaté (fig. 218). L'*œsophagoscopie* montre l'élargissement de l'œsophage dans la portion dilatée, tandis que le cardia apparaît punctiforme, avec une lumière étoilée, immobilisée par le spasme (fig. 219).

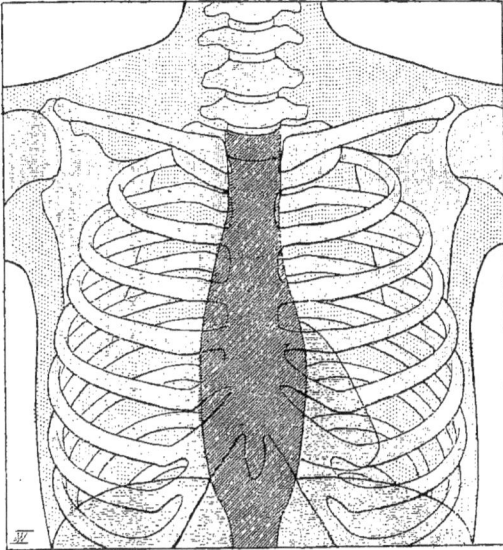

Fig. 218. — Dilatation de l'œsophage.
(Schéma d'après une radiographie de Lossen).

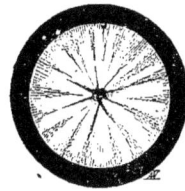

Fig. 219. — Spasme du cardia, vu
à l'œsophagoscope. (Gross et Sencert.

Diagnostic. — Il suffit de passer une sonde pour éviter de confondre la dilatation avec un *rétrécissement*.

La seule difficulté peut être de distinguer la dilatation d'avec un *diverticule* profondément situé, mais ces diverticules sont fort rares; en cas de doute, la radiographie est le meilleur moyen de diagnostic.

Traitement. — Dans les cas légers ne compromettant pas la santé générale, on nourrira le malade à la sonde et on fera des lavages fréquents de l'œsophage dilaté, pour éviter la stagnation et la décomposition des aliments; en même temps, on essaiera les calmants et les anesthésiques locaux contre le spasme du cardia. Grâce à l'œsophagoscopie, on tentera en même temps la *dilatation progressive* du cardia contracturé.

En cas d'échec et dans les cas graves, quand le malade maigrit et se cachectise, il faut faire la *gastrostomie* (v. c. m.) et la *dilatation rétrograde du cardia* (Mikulicz) qui a donné 7 succès sur 8 tentatives.

CH. LENORMANT.

ŒSOPHAGE (DIVERTICULES). — On désigne, sous le nom de *diverticule de l'œsophage*, une dépression partielle de la paroi œsophagienne, en forme de sac fermé, tapissée de muqueuse et communiquant avec le canal alimentaire par un orifice plus ou moins étroit.

Depuis Rokitansky et Zenker, on distingue deux variétés de diverticules, les *diverticules de pulsion* et les *diverticules de traction*; ces deux variétés diffèrent, non seulement par le mécanisme qui leur donne naissance, mais aussi par leurs sièges et leurs caractères cliniques : les diverticules de pulsion, qui sont les plus rares, sont en général assez volumineux et déterminent des troubles graves de la déglutition; ils siègent toujours à la région cervicale; — les diverticules de traction, plus fréquents, presque toujours situés dans le thorax, ne se manifestent par aucun symptôme et n'ont qu'un intérêt purement anatomique.

I. — **Diverticules de pulsion.** — *Lésions anatomiques.* — Les diverticules de pulsion occupent l'extrémité toute supérieure de l'œsophage et se détachent habituellement de la paroi postérieure de ce canal, à la hauteur du cricoïde, sur la ligne médiane ou un peu en dehors d'elle, le plus souvent à gauche. On a publié, dans ces dernières années, quelques cas de grands diverticules, semblables aux diverticules de pulsion, siégeant très bas dans le thorax; mais aucun de ces faits n'est basé sur un examen anatomique, et il est fort possible qu'il se soit agi tout simplement de dilatation circonférentielle idiopathique; en tout cas, les symptômes étaient les mêmes que dans la *dilatation de l'œsophage* (v. c. m.).

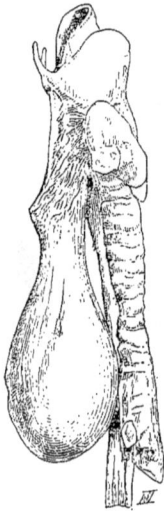

Fig. 220.
Diverticule de pulsion.
(König.)

Les diverticules de pulsion de la région cervicale ont des dimensions qui varient de celle d'une noix à celle d'une tête d'enfant. Les diverticules grands et moyens pendent le long de l'œsophage qu'ils compriment; ils se présentent comme un sac piriforme, dont la grosse extrémité descend plus ou moins bas (fig. 220) et quelquefois s'enfonce dans le thorax, et dont le collet plus ou moins étroit se rattache à l'œsophage. Leur cavité communique avec celle de l'œsophage par un orifice, qu'entoure un bord mince qui fait valvule et s'accole à la paroi œsophagienne antérieure, de telle sorte que les aliments ou une sonde pénètrent directement dans le diverticule, et non dans l'œsophage.

La paroi du diverticule est épaisse et adhère parfois au muscle sterno-mastoïdien. Elle est formée par la muqueuse, d'ordinaire chroniquement enflammée et parfois ulcérée, par la sous-muqueuse et par une couche conjonctive condensée et aponévrotiforme; la musculeuse fait défaut, au moins dans les grands diverticules (Zenker, Wendel); quelquefois cependant on trouve des fibres musculaires autour du collet du diverticule.

Étiologie et pathogénie. — Les diverticules de pulsion sont rares : Bartell, en 1898, en connaissait 47 cas, et le nombre des faits publiés depuis n'est pas très considérable.

L'homme est atteint dans la proportion de 85 pour 100 des cas; les premiers symptômes n'apparaissent d'ordinaire que vers 40 ou 45 ans; mais il est probable que le diverticule existait depuis longtemps déjà, sous forme de petite dépression de la paroi œsophagienne.

Les causes des diverticules de pulsion sont mal connues. Il est bien certain que les poussées répétées, qu'exerce le bol alimentaire au moment de la déglutition, jouent un rôle important dans leur accroissement; la toux, les vomissements fréquents (Kocher) agissent de la même façon. Mais la « pulsion » seule ne suffit pas à expliquer la production, en un point toujours le même, de cette hernie œsophagienne; il faut qu'il y ait un affaiblissement de la paroi.

Pour les uns, cet affaiblissement est *acquis* : il résulte du séjour d'un corps étranger, de la compression de l'œsophage par le cricoïde ossifié, un goitre ou même un col trop serré, de la dégénérescence de la musculeuse à la suite d'un catarrhe chronique.

D'autres (König, Bergmann, Albrecht) font des diverticules cervicaux une *malformation congénitale*, une sorte de fistule interne.

Peut-être aussi la cause de la localisation, toujours la même, du diverticule réside-t-elle simplement dans ce fait anatomique qu'il existe sur la paroi postérieure de l'œsophage, en face du cricoïde, une petite surface triangulaire au niveau de laquelle la musculeuse fait normalement défaut, par suite de l'écartement des fibres longitudinales (Bartelt, Wendel, Delamare et Descazals).

Symptômes. — Les diverticules restent latents jusqu'à ce qu'ils aient acquis un certain volume; aussi existent-ils, en réalité, depuis longtemps quand le malade vient consulter. En effet, tant que la poche est petite, les premières bouchées la remplissent et le reste du repas passe sans difficulté; parfois cependant, le malade se plaint d'une sensation de pesanteur après qu'il a mangé, et régurgite, de temps en temps, une petite quantité d'aliments ou de mucosités.

Les troubles sérieux apparaissent quand le diverticule est devenu plus volumineux, et le plus important est la *dysphagie* : les aliments pénètrent dans la poche, s'y accumulent, la distendent, et la poche distendue comprime l'œsophage au point de l'oblitérer tout à fait. La dysphagie finit par devenir aussi grave que dans le rétrécissement, et elle aboutit, en fin de compte, à l'inanition. Quelquefois, cependant, une attitude plus ou moins bizarre peut permettre la déglutition : c'est ainsi que Neukirch a rapporté l'histoire d'un malade qui avalait sans difficulté, lorsqu'il était couché sur le côté droit, position qui amenait l'accolement des parois du diverticule.

Parfois à la dysphagie s'ajoute de la dyspnée, le diverticule comprimant la trachée en même temps que l'œsophage.

Après un séjour plus ou moins prolongé des aliments dans la poche, survient une *régurgitation*, spontanée ou volontairement provoquée par une contraction des muscles du cou; la quantité de matières rejetées est telle que l'on croirait à un vomissement gastrique, n'était l'absence d'acide chlorhydrique.

La décomposition des débris alimentaires, qui stagnent dans le diverticule, a pour conséquences la fétidité de l'haleine, souvent de l'infection gastro-intestinale ; quelquefois aussi elle est le point de départ de complications pulmonaires (pneumonie de déglutition).

Le diverticule, lorsqu'il est plein, forme, dans 40 pour 100 des cas, une *tumeur* appréciable à la base du cou ; cette tumeur est assez mal limitée, molle, pâteuse ; elle disparaît quand la poche se vide (fig. 221 et 222).

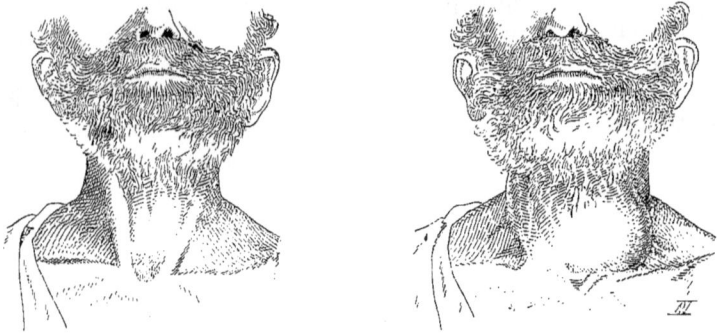

Fig. 221 et 222. — Diverticule de pulsion : malade avant et après l'ingestion d'aliments. (Billroth.)

Le *cathétérisme* donne des résultats variables. D'ordinaire, la sonde s'engage dans le diverticule, au fond duquel elle vient buter, s'arrêtant à 20 ou 25 centimètres ; quoique arrêtée, elle est mobile et non fixée comme dans un rétrécissement ; quelquefois, on sent son extrémité à travers les parties molles du cou. Il peut arriver aussi, de temps à autre, que la sonde pénètre librement jusque dans l'estomac, et ce fait de passer un jour sans difficulté, alors qu'on est arrêté habituellement, est très caractéristique d'un diverticule. Quelquefois aussi, une première sonde étant arrêtée dans le diverticule, il est possible d'en glisser une seconde, à côté d'elle, jusqu'à l'estomac.

Dans les cas douteux, la *radiographie*, après absorption d'aliments mélangés de bismuth, est un excellent moyen d'exploration.

Pronostic. — Les diverticules de pulsion sont une maladie grave. Abandonnés à eux-mêmes, ils conduisent presque fatalement à la mort, par inanition ou par une complication, telle que *perforation*, spontanée ou provoquée par un corps étranger, pneumonie de déglutition, tuberculose pulmonaire.

Mais les résultats du traitement chirurgical modifient heureusement ce pronostic.

Diagnostic. — La dysphagie étant le symptôme capital des diverticules, on risque surtout de les confondre avec les sténoses de l'œsophage dont les symptômes sont décrits dans des articles auxquels je renvoie le lecteur [V. Œsophage (Rétrécissements cicatriciels) et Cancer].

Traitement. — Le seul traitement des diverticules de pulsion est leur *extirpation*, toujours possible, puisque la poche siège toujours au cou. Le diverticule, préalablement vidé et lavé, car il peut être déchiré au cours de l'opération, sera découvert par une incision analogue à celle de l'œsophagotomie externe ; la poche sera isolée des parties voisines, ce qui peut être assez pénible à cause des adhérences ; son collet sera lié et sectionné, puis, à son niveau; on fera une suture soignée, à deux plans, de la paroi œso-phagienne; la plaie cutanée sera laissée partiellement ouverte et tamponnée, parce que la suture œsophagienne lâche souvent. Cette opération reste, à l'heure actuelle, assez sérieuse, à cause des dangers d'infection : en 1906, Zesas en réunissait 42 cas avec 8 morts.

II. — **Diverticules de traction.** — Les *diverticules de traction* sont de petites dépressions infundibuliformes de la paroi œsophagienne, causées par une adhérence qui attire un point de cette paroi. C'est une lésion fréquente, mais dont l'intérêt est presque exclusivement anatomique : on la constate à l'autopsie, sans qu'aucun symptôme ait permis d'en soupçonner l'existence ; aussi serai-je très bref à son sujet.

Dans la grande majorité des cas, ces diverticules ont pour cause l'adhé-rence à l'œsophage d'un ganglion chroniquement enflammé (anthracose ou tuberculose), et ceci explique leur siège habituel, sur la paroi antérieure de l'œsophage, au niveau de la bifurcation de la trachée, en face du principal amas ganglionnaire du médiastin. D'autres lésions de voisinage, ayant déterminé une adhérence œsophagienne, peuvent agir comme les adénites chroniques et amener la formation de diverticules de traction : tuberculose vertébrale, pleurésie chronique, goitre, etc.

Les diverticules de traction sont uniques ou assez souvent multiples; ils restent toujours très petits, et les plus gros atteignent à peine le volume d'une noisette : leur forme est celle d'un entonnoir, dont le sommet donne insertion à l'adhérence qui a entraîné la paroi œsophagienne.

Cliniquement, les diverticules de traction n'ont pas de symptôme. La poche est trop petite pour gêner, de quelque façon que ce soit, la dégluti-tion et pour être appréciable au cathétérisme. L'œsophagoscopie permet-trait seule de voir le diverticule, mais, faute de signes fonctionnels, on ne la pratique pas.

Pratiquement, deux points seulement sont à retenir : un corps étranger pointu, tel qu'une arête de poisson, peut s'engager dans le diverticule et en déterminer la *perforation* avec ses conséquences habituelles (phlegmon du médiastin, fistule œso-bronchique, etc.); — d'autre part, la greffe du cancer sur un diverticule de traction a été observée, et même ne serait pas très rare, si l'on en croit Carl Ritter.

Il ne saurait être question du *traitement* d'une lésion dont le diagnostic clinique est impossible le plus souvent.   *CH. LENORMANT.*

<u>ŒSOPHAGE</u> (IMPERFORATION). — L'*imperforation* est la plus fréquente des malformations congénitales de l'œsophage; c'est la seule qui présente quelque intérêt pratique.

Lésions anatomiques. — On distingue deux variétés d'imperforation de l'œsophage. Dans la première, qui est exceptionnelle (2 cas), l'œsophage, d'ailleurs normalement conformé, a sa lumière interrompue par une cloison en diaphragme plus ou moins épais (*imperforation vraie*).

La seconde variété est une véritable *absence partielle* de l'œsophage (fig. 223), qui se trouve divisé en deux bouts complètement distincts, réunis ou non par un cordon fibreux plein; le bout supérieur, long de 2 à 4 centimètres, finit en cul-de-sac; le bout inférieur s'ouvre presque constamment (46 fois sur 50, d'après Legrand), par une fissure plus ou moins large dans les voies aériennes, le plus souvent la trachée à sa bifurcation, rarement la bronche droite.

Symptômes. — L'enfant atteint d'imperforation œsophagienne tette avec avidité; puis, immédiatement, au bout de quelques secondes ou d'une minute, rejette le lait, tantôt non modifié, tantôt spumeux et mêlé de mucosités bronchiques. Dans ce dernier cas, on peut affirmer l'existence d'une communication entre l'œsophage et les voies aériennes; celle-ci se manifeste encore par des accès de suffocation avec cyanose, chaque fois que l'enfant prend le sein, par du gargouillement à l'inspiration et quelquefois par le rejet, à la suite de quintes de toux, de mucosités venues de l'estomac.

L'enfant n'a pas de selles. Il s'affaiblit rapidement et succombe en général du 2ᵉ au 5ᵉ jour; les survies les plus longues ont atteint le 12ᵉ et le 15ᵉ jour; la mort résulte de l'inanition ou parfois d'une broncho-pneumonie.

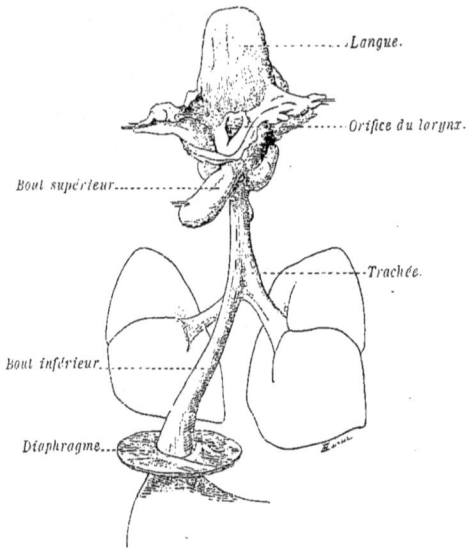

Fig. 225. — Absence partielle de l'œsophage. (Périer).

Légendes : Langue. — Orifice du larynx. — Bout supérieur. — Trachée. — Bout inférieur. — Diaphragme.

Diagnostic. — On ne confondra pas l'imperforation de l'œsophage avec une sténose congénitale du pylore, car, dans ce dernier cas, le liquide n'est vomi qu'après avoir séjourné un certain temps dans l'estomac.

Il peut arriver que, comme dans une observation de Polaillon, un nouveau-né présente à la fois une imperforation de l'œsophage et une imperforation ano-rectale; on méconnaîtra presque toujours la première de ces malformations et on attribuera tous les accidents à l'imperfection anale.

Le diagnostic d'imperforation œsophagienne ne pourra être posé avec certitude que si l'on pratique le *cathétérisme* du bout supérieur, ce qu'il est facile de faire avec une sonde urétrale.

Traitement. — On peut se demander tout d'abord s'il est utile de tenter quelque chose contre une telle malformation et si, comme l'a dit Aug. Broca, la mort n'est pas, pour ces sujets, la meilleure solution. En tout cas, on s'abstiendra si l'enfant présente d'autres malformations.

Si l'on admet le principe de l'intervention, la seule opération logique est la *gastrostomie*. Elle a été faite 4 fois (Steel, Robineau, Villemin, Kirmisson) et n'a pas empêché les opérés de mourir d'inanition, car le lait introduit par la bouche gastrique a toujours été immédiatement rejeté. Demoulin a proposé, en raison de ces échecs, de faire la *jéjunostomie*, mais cette opération n'a pas été jusqu'ici employée dans des cas de ce genre. *CH. LENORMANT.*

ŒSOPHAGE (INFLAMMATIONS). — V. OEsophagites.

ŒSOPHAGE (OPÉRATIONS). — V. OEsophage (Cancer, Corps étrangers, Rétrécissement, etc.).

ŒSOPHAGE (PERFORATIONS). — Les *perforations* de l'œsophage sont *traumatiques* ou *pathologiques*. Les premières ont pour caractéristique de se produire dans un œsophage sain; leur cause la plus fréquente est la présence
d'un *corps étranger* (v. c. m.) qui ulcère peu à peu la paroi œsophagienne
jusqu'à la traverser complètement. On a signalé aussi quelques cas de perforations traumatiques brusques, véritables plaies de l'œsophage de dedans en
dehors, observées chez des avaleurs de sabre ou chez des aliénés, à la suite
de l'introduction forcée d'une tige rigide.

Les perforations *pathologiques* surviennent dans un œsophage préalablement altéré : le cancer, le sarcome, les rétrécissements cicatriciels, les
diverticules, l'ulcère de l'œsophage sont les affections dans lesquelles on
voit le plus souvent cette complication; je renvoie, à ce sujet, aux différents
articles qui leur sont consacrés. La perforation peut être l'aboutissant
spontané de la lésion primitive elle-même : ainsi dans l'ulcère simple. Plus
souvent, elle est provoquée par un traumatisme minime : c'est parfois un
petit corps étranger alimentaire (fragment d'os, arête, pépin de fruit) qui
cause l'effraction de la paroi œsophagienne altérée et amincie. D'autres fois,
c'est un cathétérisme, même prudent, qui détermine une *fausse route*.

Toutes les perforations, traumatiques ou pathologiques, de l'œsophage
sont des lésions d'une extrême gravité, presque toujours mortelles, par
suite de l'infection septique péri-œsophagienne qui les accompagne fatalement, souvent aussi par suite de la blessure simultanée d'un viscère (plèvre,
poumon, péricarde) ou d'un gros vaisseau du voisinage.

De telles lésions sont au-dessus des ressources de la chirurgie.

CH. LENORMANT.

ŒSOPHAGE (PLAIES). — L'œsophage est trop profondément situé pour qu'il
soit possible de rencontrer des plaies de cet organe sans blessure concomitante des vaisseaux ou des viscères voisins. La lésion de l'œsophage est
donc un accident particulier des *plaies du cou* et des *plaies de poitrine*
(v. c. m.).

Les organes le plus souvent atteints en même temps que l'œsophage
sont : au cou, la trachée, le nerf récurrent (surtout à gauche) et les vaisseaux carotidiens; — dans le thorax, le poumon et la plèvre, le péricarde
et le cœur, l'aorte.

Les agents qui causent les plaies de l'œsophage ne présentent rien de
particulier; il faut savoir seulement que les plaies par armes à feu sont
deux fois plus graves que les plaies par instrument tranchant ou piquant
(Wolzendorf).

Symptômes. — 1° **Plaies de la portion cervicale de l'œsophage.** —
Les *symptômes immédiats* qui, en présence d'une plaie profonde du cou,
feront reconnaître que l'œsophage est intéressé sont : le réveil de la douleur
par les tentatives de déglutition, et surtout l'issue des aliments et de la salive

par la plaie. Lorsqu'il y a une blessure simultanée de l'œsophage et de la trachée, la déglutition provoque une crise dyspnéique avec quinte de toux violente ; parfois aussi, on constate de l'aphonie et de la gêne respiratoire par lésion du récurrent.

Au bout de 24 ou 48 heures, apparaissent les *symptômes secondaires* dus à l'infection du tissu cellulaire péri-œsophagien : fièvre, écoulement de sérosité louche et fétide par la plaie, gonflement, douleurs assez vives.

Si le phlegmon péri-œsophagien n'est pas trop grave et s'il n'y a pas d'autre lésion viscérale ou vasculaire dangereuse, la plaie œsophagienne se cicatrise en 10 ou 15 jours ; on pourrait craindre que la cicatrice ne détermine un rétrécissement de l'œsophage, mais le fait n'a jamais été observé en clinique ; au contraire, la persistance d'une fistule œsophagienne n'est pas rare.

La mortalité des plaies de la portion cervicale de l'œsophage est d'environ 16 pour 100 (Schüller).

2° **Plaies de la portion thoracique de l'œsophage.** — Ces plaies sont presque constamment mortelles. On est en présence d'un sujet présentant une plaie pénétrante de poitrine, le plus souvent avec des signes de lésion de la plèvre et du poumon, quelquefois du cœur ou d'un gros vaisseau du médiastin. On soupçonnera qu'à ces lésions s'ajoute une blessure de l'œsophage, quand la déglutition des liquides provoque une douleur très vive, lorsqu'il y a du hoquet, une soif intense, lorsqu'au bout de quelques heures on voit survenir un emphysème considérable, d'abord sus-claviculaire, puis généralisé ; l'issue d'aliments par la plaie est exceptionnelle, en raison de la profondeur de l'œsophage. La mort survient rapidement : les blessés, qui ont survécu aux accidents primitifs relevant des lésions viscérales concomitantes, sont emportés en quelques jours par une médiastinite septique.

Traitement. — 1° L'intervention immédiate s'impose lorsqu'on soupçonne une plaie de la portion *cervicale* de l'œsophage ; elle seule permet de désinfecter le foyer et de s'opposer à l'apparition du phlegmon péri-œsophagien. Il faut donc découvrir l'œsophage, en agrandissant au besoin la plaie cutanée, constater s'il y a ou non une blessure de l'organe. Si les bords de la plaie œsophagienne sont nets, on peut tenter de la fermer par un double plan de sutures au catgut ; on ne comptera pas trop sur la réunion par première intention, qui est bien rare, et l'on ne fermera pas la plaie cutanée, qui sera simplement tamponnée. Lorsque la plaie est contuse, déchiquetée, il est inutile d'en essayer la suture : le foyer sera nettoyé et tamponné ; on assurera l'alimentation par une sonde œsophagienne à demeure et l'on attendra que la cicatrisation par granulation se produise.

2° Les plaies de la portion *thoracique* sont au-dessus des ressources chirurgicales et toute intervention directe serait impossible. Von Hacker croit cependant que, si le diagnostic de plaie de l'œsophage est certain, et si le blessé a échappé aux accidents primitifs, il est indiqué de faire la gastrostomie, pour nourrir le malade et éviter l'infection de la plaie et du médiastin par les aliments déglutis.

CH. LENORMANT.

ŒSOPHAGE (POLYPES). — Les *tumeurs bénignes de l'œsophage*, dont la plupart sont des *fibromes*, provenant de la sous-muqueuse, ou des *myomes*, provenant de la musculeuse, prennent habituellement, comme les tumeurs bénignes du pharynx et pour la même cause (déglutitions répétées), la forme pédiculée : ce sont les *polypes de l'œsophage*. Ces tumeurs sont rares, bien qu'on en connaisse une quarantaine d'observations; elles sont trois fois plus fréquentes chez l'homme que chez la femme (Minski).

Siège des polypes. — Le *point d'implantation* de ces polypes est variable. Les plus fréquents se détachent de la paroi antérieure de l'œsophage, au niveau du cricoïde, sur la ligne médiane ou à son voisinage immédiat; ce sont des tumeurs piriformes, parfois volumineuses, très allongées (jusqu'à 14 centimètres, Koch).

Un variété moins fréquente est constituée par des polypes implantés au niveau de la bifurcation trachéale, le plus souvent sur la paroi antérieure de l'œsophage, ne dépassant guère le volume d'une noix ou d'une amande (Minski). Enfin les polypes les plus rares sont ceux de la moitié inférieure de l'œsophage, d'ordinaire voisins du cardia (Virchow, Eberth).

Symptômes. — Un polype de l'œsophage peut être absolument *latent* et ne déterminer aucune espèce de trouble : un certain nombre des cas publiés ont été des trouvailles d'autopsie.

D'autres fois, la tumeur se manifeste par une sensation vague et désagréable de corps étranger, que le malade localise dans le thorax ou à la partie profonde du cou, — et par des troubles de la déglutition : les aliments solides. puis plus tard, les liquides sont régurgités aussitôt après avoir été avalés: cette dysphagie, malgré des périodes d'amélioration, suit une marche progressive jusqu'à amener une véritable inanition: il n'y a ni douleur, ni fétidité de l'haleine.

Ce sont là les seuls symptômes des polypes bas situés. Au contraire, les polypes à insertion cricoïdienne, comme les polypes du pharynx auxquels ils ressemblent beaucoup, peuvent être expulsés dans un effort (toux, vomissement) et apparaître dans le pharynx, la bouche, ou même à l'extérieur, entre les dents (Koch). Ils sont dès lors accessibles et le diagnostic devient facile: aussi a-t-on proposé, lorsqu'on soupçonne l'existence d'un polype, d'en provoquer l'expulsion dans le pharynx par l'administration d'un vomitif. Les polypes œsophagiens, ainsi déplacés, viennent parfois coiffer le larynx et provoquent de la dyspnée et de l'aphonie.

Le *cathétérisme* est un moyen d'exploration infidèle : très souvent la sonde glisse à côté du polype, sans marquer le moindre ressaut; d'autres fois, elle passe un jour et est arrêtée le lendemain (Middeldorpf).

La *laryngoscopie* permet quelquefois d'apercevoir le pédicule et le point d'implantation d'un polype à insertion haute. L'*œsophagoscopie* serait certainement un moyen d'investigation parfait, qui donnerait tous les renseignements nécessaires; la rareté des polypes fait que l'occasion de l'employer ne s'est pas encore présentée.

Pronostic. — Il est difficile à établir, car un assez grand nombre de polypes ne déterminent aucun accident et restent inconnus, étant parfaitement tolérés; mais, lorsque la tumeur se manifeste par de la dysphagie habituelle, le pronostic devient mauvais : la plupart des cas de ce genre ont abouti à la mort par inanition, lorsqu'on n'est pas intervenu.

La *guérison spontanée*, par rupture du pédicule et expulsion du polype a été observée ; mais elle est trop exceptionnelle pour entrer en ligne de compte dans l'appréciation du pronostic.

Traitement. — Il faut donc conclure de ce qui précède que tout polype de l'œsophage qui gêne la déglutition est un danger et doit être traité par l'*ablation* (ligature et section, ou torsion du pédicule).

Cette opération est facile pour les polypes à insertion cricoïdienne, qui sont les plus fréquents ; on l'exécutera soit par les voies naturelles, soit en se créant un accès artificiel sur la tumeur par une pharyngotomie inférieure ou une œsophagotomie externe.

L'œsophagotomie, faite le plus bas possible, permet d'aborder également le pédicule des polypes de la région thoracique supérieure (jusqu'à la 4e vertèbre dorsale).

Les polypes plus profondément situés sont d'ordinaire regardés comme inaccessibles, et l'on se contente, s'ils déterminent des troubles sérieux, de nourrir le malade par la sonde ou, au besoin, par une gastrostomie (Ogle). Peut-être cependant, comme le pense von Hacker, l'œsophagoscopie permettra-t-elle d'enlever ces polypes, comme ceux de la partie supérieure de l'œsophage.   *CH. LENORMANT.*

ŒSOPHAGE (RÉTRÉCISSEMENT CICATRICIEL). — Les ouvrages classiques réunissent, sous la dénomination de *rétrécissements de l'œsophage*, toutes les affections qui s'accompagnent de diminution de calibre de l'œsophage : on arrive ainsi à rapprocher des maladies qui n'ont qu'un symptôme commun, la dysphagie, mais dont les causes et le traitement sont essentiellement différents. On distingue alors des *rétrécissements extrinsèques* ou par compression due à une tumeur du voisinage (goitre, tumeur du médiastin, anévrisme de l'aorte), des *rétrécissements spasmodiques* (V. ŒSOPHAGISME), des *rétrécissements néoplasiques* [V. ŒSOPHAGE (CANCER et SARCOME)], des *rétrécissements cicatriciels* et des *rétrécissements congénitaux*.

Les maladies qui causent les rétrécissements spasmodique et néoplasique font l'objet d'articles spéciaux auxquels je renvoie le lecteur ; le *rétrécissement congénital* est une malformation fort rare et dont l'existence même n'est pas absolument démontrée, car il ne se manifeste que longtemps après la naissance ; on décrit comme tels des rétrécissements siégeant au-dessus du cardia, s'accompagnant parfois de dilatation sus-jacente et au niveau desquels on ne trouve pas de tissu cicatriciel.

Je n'étudierai ici que le *rétrécissement cicatriciel* : toutes les plaies et toutes les ulcérations de l'œsophage peuvent aboutir à la production d'une cicatrice rétractile et inextensible, qui diminue le calibre du conduit et lui fait perdre sa souplesse et sa dilatabilité, créant ainsi une sténose caractérisée par la disparition de la muqueuse et son remplacement par du tissu fibreux.

Étiologie. — Le plus grand nombre des rétrécissements cicatriciels de l'œsophage est consécutif à l'absorption, volontaire (suicide) ou involontaire,

d'un *liquide caustique* [V. OEsophage (Brulures)]; j'aurai surtout en vue
dans la description qui va suivre, cette variété de rétrécissements, qui
sont les plus fréquents et les plus graves.

Les *corps étrangers* de l'œsophage sont, après les brûlures, la cause la
plus habituelle de rétrécissement cicatriciel : l'ulcération, qui résulte de
leur séjour prolongé, donne naissance à une cicatrice rétractile. Les *plaies*
accidentelles ou chirurgicales sont très exceptionnellement le point de
départ d'un rétrécissement : c'est ainsi que Balacesco et Cohn ne trouvent que deux cas de sténose sur plus de 300 œsophagotomies externes.

Parmi les affections non traumatiques de l'œsophage qui peuvent amener
la formation d'une sténose cicatricielle, il faut placer en première ligne la
syphilis et l'*ulcère simple*. Il a été publié une quinzaine de cas indiscutables
de rétrécissements syphilitiques (Hermann) : ils sont dus à la cicatrisation
d'une gomme ouverte dans la lumière de l'œsophage ; peut-être y a-t-il
aussi, à l'œsophage comme au pharynx et au rectum, des rétrécissements
causés par une infiltration sous-muqueuse diffuse sans ulcération préalable.
L'ulcère simple de l'œsophage peut évoluer vers la cicatrisation; dans ce
cas, si l'ulcération est tant soit peu étendue et circonférentielle, le résultat
fatal est une sténose plus ou moins serrée, siégeant toujours, comme l'ulcère lui-même, dans le segment terminal de l'œsophage (cas de Quincke,
Debove, Reher). — La *tuberculose* est une cause exceptionnelle de rétrécissement de l'œsophage, dont il n'a été publié que 3 observations; on ne connaît pas de cas de sténose actinomycosique. — L'*œsophagite aiguë*, primitive ou secondaire à une fièvre éruptive ou à la fièvre typhoïde, la *diphtérie
œsophagienne* ne déterminent, en général, que des lésions très superficielles
de la muqueuse; elles ne sont donc que très exceptionnellement la cause de
rétrécissements, toujours peu étendus et peu serrés.

Lésions. — 1º Le rétrécissement. — Son aspect varie avec la cause qui
lui a donné naissance. Les rétrécissements par ingestion de caustiques sont
habituellement multiples et étendus à une grande partie de l'œsophage : le
plus souvent il y a, dans toute la hauteur du conduit, des bandes cicatricielles longitudinales et des rétrécissements peu serrés et superficiels et,
immédiatement au-dessus du cardia, une sténose profonde et grave; cette
disposition résulte de ce que les caustiques agissent avec plus d'intensité
sur le segment terminal de l'œsophage [V. OEsophage (Brulures)].

Les autres rétrécissements (corps étrangers, ulcères, syphilis) sont
uniques et peu étendus.

Quand il y a plusieurs rétrécissements superposés, les plus inférieurs sont
habituellement les plus étroits.

On distingue des rétrécissements *superficiels* et *profonds*, suivant que la
muqueuse seule est intéressée, ou que toute l'épaisseur de la paroi œsophagienne, et parfois même le tissu cellulaire environnant, sont transformés en
un tube scléreux, rigide et inextensible.

D'après la longueur du rétrécissement, on distingue des sténoses *valvulaires* et *tubulaires*, ces dernières plus fréquentes. La lumière du rétrécissement peut être très étroite, excentrique et tortueuse, ce qui en rend le
cathétérisme très difficile, mais il n'y a jamais oblitération complète de

l'œsophage. Il y a des cas où il est plus facile de faire pénétrer une sonde de bas en haut (cathétérisme rétrograde) que de haut en bas (cathétérisme direct), à travers la virole cicatricielle, celle-ci ayant la forme d'un entonnoir renversé à ouverture inférieure (von Hacker).

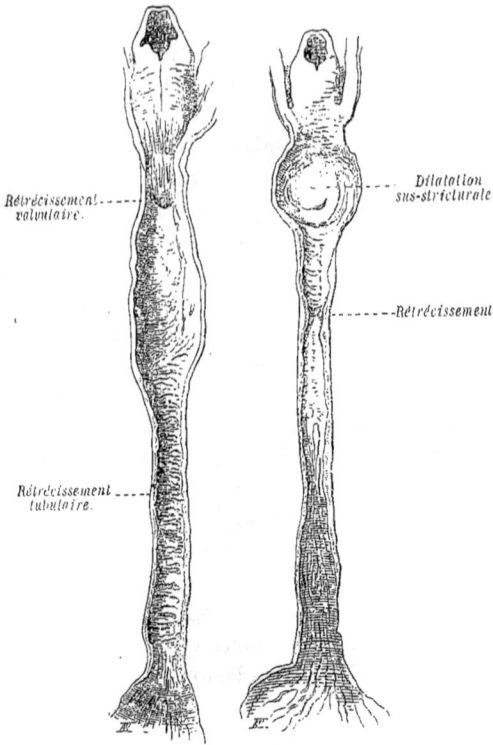

Rétrécissement valvulaire.

Dilatation sus-stricturale.

Rétrécissement

Rétrécissement tubulaire.

Fig. 224 et 225. — Rétrécissements cicatriciels de l'œsophage. (Von Hacker.)

Le *siège* du rétrécissement est en rapport avec le siège des lésions causales. Or, c'est au niveau des points normalement rétrécis de l'œsophage (cricoïde, bifurcation trachéale, diaphragme) que s'arrêtent les corps étrangers et que les caustiques agissent le plus profondément; on comprend donc que ces points constituent le siège d'élection des rétrécissements cicatriciels; c'est là qu'on rencontre les rétrécissements peu étendus et là aussi qu'est le centre des grands rétrécissements.

2° **Lésions de voisinage.** — L'œsophage, *au-dessous du rétrécissement*, parfois aussi l'estomac, sont rétractés et réduits de volume. *Au-dessus du rétrécissement*, le calibre de l'œsophage reste habituellement normal; il est rare d'observer une dilatation, circonférentielle ou latérale, et celle-ci reste toujours modérée; parfois on note, au-dessus de l'obstacle, des altérations chroniques de la muqueuse qui peut s'ulcérer, de l'hypertrophie de la musculeuse.

Le processus de sclérose, qui caractérise le rétrécissement cicatriciel, s'étend assez souvent au *tissu cellulaire péri-œsophagien*: il en résulte des callosités, des adhérences aux organes voisins, une coudure à l'union du rétrécissement et de la portion sus-jacente; cette coudure est importante à connaître en pratique : elle explique qu'une sonde, poussée dans l'axe de la partie supérieure de l'œsophage, puisse perforer la paroi et faire une fausse route, au lieu de s'engager dans le rétrécissement.

Étude clinique. — 1° **Troubles fonctionnels.** — La *dysphagie mécanique*, proportionnelle à l'étroitesse du point rétréci, est le signe caractéristique des sténoses cicatricielles de l'œsophage. Cette dysphagie est graduelle et progressive; elle est invariable et constante, parce que le spasme n'y joue aucun rôle. Les aliments solides sont d'abord arrêtés, puis les bouillies et les pâtes; enfin les liquides et la salive elle-même ne passent plus.

Toute tentative de déglutition est suivie d'une *régurgitation* immédiate et les aliments, solides et liquides, sont rejetés sans avoir été aucunement modifiés.

La dysphagie des sténoses cicatricielles n'est pas douloureuse ; parfois cependant les efforts de déglutition provoquent une certaine douleur, mais celle-ci est toujours vague, peu intense, et le point où le malade la localise n'a aucun rapport avec le siège exact de l'obstacle.

Bientôt la gêne mécanique de l'alimentation réagit sur l'*état général* : le malade maigrit, perd son poids et ses forces ; une fois que les liquides ne passent plus qu'en petite quantité, l'inanition commence ; la faim et surtout la soif sont intenses, la dépression et la faiblesse extrêmes.

2° **Exploration de l'œsophage.** — C'est par le *cathétérisme* qu'on fait le diagnostic des rétrécissements cicatriciels de l'œsophage : la sonde est indispensable pour déterminer l'existence et le siège de la sténose.

On emploie, pour cette exploration, des sondes ou des bougies graduées ou des olives d'ivoire montées sur une tige de baleine. Le cathétérisme sera pratiqué de la manière habituelle, avec beaucoup de douceur et de prudence, de façon à éviter les fausses routes. On essaie d'abord de passer les explorateurs les plus volumineux : la distance à laquelle ils sont arrêtés (mesurée à partir des incisives) indique le point où commence le premier rétrécissement ; on tente alors de franchir l'obstacle avec des instruments de moins en moins gros, jusqu'à ce qu'on parvienne enfin à passer ; le calibre de la bougie mesure la lumière du rétrécissement ; en la poussant lentement, on apprécie, autant que possible, la longueur du défilé.

Il arrive assez souvent, surtout chez les sujets qui ont avalé des caustiques, qu'après avoir franchi un premier rétrécissement, on en rencontre un ou plusieurs autres, de plus en plus serrés, et enfin un dernier, absolument imperméable.

Quand le rétrécissement est serré ou quand sa lumière est excentrique, le cathétérisme ordinaire peut n'indiquer que la limite supérieure de l'obstacle ; pour franchir celui-ci, on emploiera des bougies filiformes en gomme et, à l'exemple de ce qu'on fait dans le cathétérisme de l'urètre rétréci, on tortillera la bougie en spirale ou en baïonnette — ou bien on poussera une sonde ordinaire jusqu'au contact du rétrécissement, on introduira un faisceau de bougies filiformes dans la lumière de la sonde et on tâchera de faire pénétrer l'une de ces bougies à travers le défilé (von Hacker).

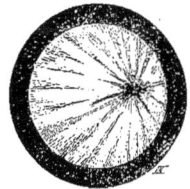

On pourrait essayer aussi, dans ces cas difficiles, si l'on avait à sa disposition l'outillage nécessaire, de faire le cathétérisme du rétrécissement sous le contrôle de l'*œsophagoscopie*. — Lorsqu'on examine avec l'œsophagoscope un œsophage atteint de sténose cicatricielle, on reconnaît, au-dessus de l'obstacle, des bandes cicatricielles blanchâtres, puis le rétrécissement lui-même, dont l'aspect rappelle, suivant les cas, celui d'un entonnoir ou celui du museau de tanche saillant dans le vagin (von Hacker) ; on voit la lumière du canal rétréci (fig. 226) et on peut y introduire directement une bougie filiforme.

Fig. 226. — Rétrécissement cicatriciel à lumière excentrique, vu à l'œsophagoscope. (Gross et Sencert.)

5º **Évolution et pronostic.** — Le rétrécissement cicatriciel de l'œsophage est une affection rebelle et grave. Une fois constitué, il n'a aucune tendance à la guérison spontanée ; il ne peut être amélioré que par un traitement prolongé et persévérant, et quelquefois au prix d'interventions chirurgicales sérieuses ; même guéri en apparence, le malade reste exposé aux récidives, le tissu cicatriciel conservant toujours sa rétractilité.

Par l'inanition qu'ils provoquent, les rétrécissements serrés menacent directement l'existence et, d'après les statistiques de von Hacker, 40 à 50 pour 100 des malades qui en sont atteints succombent plus ou moins rapidement. La cachexie d'inanition, la gangrène pulmonaire, la tuberculose qui est fréquente chez ces malades (Peter), sont les causes habituelles de la mort. Plus rarement, celle-ci résulte d'une perforation de l'œsophage, provoquée par l'arrêt d'un corps étranger dans le rétrécissement ou par une fausse route du cathétérisme.

Diagnostic. — La dysphagie attire l'attention sur l'œsophage ; l'étude des antécédents et l'exploration à la sonde complètent le diagnostic.

Il n'y a pas à s'arrêter longtemps au diagnostic différentiel entre le rétrécissement cicatriciel et la *compression de l'œsophage* par une tumeur voisine ou son *obturation* par un corps étranger. Le *rétrécissement congénital* est trop rare et trop peu connu pour qu'on ait à en tenir grand compte.

Le *spasme de l'œsophage*, surtout fréquent chez les nerveux, se produit par crises, dans l'intervalle desquelles la déglutition est normale ; au cathétérisme, l'obstacle siège à la partie supérieure de l'œsophage et se laisse forcer par le contact prolongé d'une grosse sonde.

Les signes du *cancer de l'œsophage* (v. c. m.) sont presque toujours assez caractéristiques pour que toute confusion avec une sténose cicatricielle soit évitée : les douleurs, les hémorragies, la compression récurrentielle, etc., indiquent une tumeur maligne. Dans les cas douteux, qui sont exceptionnels, on aura recours, si possible, à l'œsophagoscopie, qui permet de voir l'aspect, très différent dans les deux cas, du rétrécissement et de prélever, pour l'examen histologique, un fragment des tissus suspects (Gottstein).

Les *diverticules de l'œsophage* (v. c. m.) déterminent, comme le rétrécissement, de la dysphagie et de la régurgitation ; mais ils ont des symptômes spéciaux qui les feront reconnaître (tumeur à la base du cou, exploration à la sonde).

Le rétrécissement cicatriciel étant admis, il reste à en déterminer la *cause*. On pensera d'abord à l'ingestion de caustiques ou à un corps étranger ; si les antécédents du malade sont négatifs sur ce point, on cherchera les stigmates de syphilis ou les signes d'ulcère œsophagien (douleur épigastrique ou rétro-sternale, hémorragie) ; les autres causes de sténose de l'œsophage sont exceptionnelles.

Traitement. — Si l'on soupçonne la syphilis, on commencera par prescrire l'iodure pendant quelque temps ; ce traitement aurait donné des succès à Vallette, Luton, Lublinski ; ce que nous savons des résultats de la médication spécifique dans les rétrécissements syphilitiques du rectum, ne permet pas d'en espérer grand'chose ici ; il est bon cependant de l'essayer, à condition que l'état général du malade soit encore satisfaisant.

Ceci dit, le médecin a le choix entre deux méthodes dans le traitement des rétrécissements cicatriciels de l'œsophage ; ces deux méthodes sont la *dilatation progressive* et l'*incision* ou *résection du rétrécissement*.

1° **Dilatation progressive.** — Il faut, dans l'application de cette méthode, distinguer un certain nombre d'éventualités cliniques.

a) *Rétrécissements perméables au cathétérisme ordinaire.* — La dilatation est ici très facile. On la pratique au moyen des sondes et bougies qui servent à l'exploration de l'œsophage. Il faut, au moins au début, faire une séance quotidienne ; plus tard, on n'en fait que tous les deux jours. On commence chaque séance par l'introduction d'une sonde assez fine pour pénétrer sans effort et on laisse cette sonde en place pendant cinq à dix minutes ; on la remplace par le numéro immédiatement supérieur, et ainsi de suite ; il ne faut pas monter de plus de trois ou quatre numéros dans une même séance. Si la dilatation provoque des douleurs, de la fièvre, il faut l'interrompre immédiatement.

Cette méthode exige beaucoup de patience et de persévérance de la part du malade et du chirurgien ; mais ses résultats sont, le plus souvent, bons : la dysphagie diminue et le calibre normal de l'œsophage se rétablit. On cesse la dilatation, lorsqu'on arrive à passer sans effort des sondes de 20 à 22 millimètres chez l'adulte, de 15 à 18 chez l'enfant ; par précaution, et pour éviter les récidives, on passera, de temps à autre, quelques grosses sondes de façon à maintenir le résultat obtenu.

D'autres fois, la dilatation ordinaire n'est pas supportée, elle est douloureuse et fait saigner le rétrécissement, ou bien elle ne progresse pas et l'état reste indéfiniment stationnaire ; dans ces cas, il faut recourir à d'autres procédés qui seront exposés plus loin.

b) *Rétrécissements infranchissables aux sondes ordinaires.* — Les rétrécissements très serrés ou à lumière excentrique et tortueuse ne laissent pas pénétrer une sonde ordinaire, même fine. On s'efforcera d'y introduire une bougie filiforme, en employant un des artifices indiqués à propos de l'exploration de l'œsophage (bougie tortillée, faisceaux de bougies), ou en se servant de l'œsophagoscope, qui permet de voir la lumière du rétrécissement et d'y diriger l'instrument. Si l'on parvient à faire passer une bougie filiforme à travers la sténose, on la laissera en place pendant vingt-quatre ou quarante-huit heures ; ce contact prolongé suffit parfois à assouplir et à dilater le rétrécissement, si bien qu'on peut ensuite introduire les bougies ordinaires et commencer la dilatation méthodique.

c) *Rétrécissements absolument infranchissables ; rétrécissements ne supportant pas la dilatation ordinaire ou qui ne sont pas améliorés par elle.* — Il faut, dans ces cas, faire la *gastrostomie* : souvent d'ailleurs l'inanition menaçante obligera à pratiquer cette opération pour alimenter le malade. Mais, en dehors de cette indication d'urgence, la gastrostomie est un adjuvant puissant du traitement des sténoses par la dilatation progressive. Elle met l'œsophage au repos, et cela suffit, dans certains cas, à rendre franchissable un rétrécissement qui ne l'était pas, alors qu'il était irrité par les tentatives de déglutition et de cathétérisme. Elle permet d'essayer le *cathétérisme rétrograde* qui, pour des raisons anatomiques indiquées plus haut, est quelquefois possible quand le cathétérisme direct ne l'est pas. Quelquefois même, quand la sténose est très voisine du cardia, l'incision gastrique permet d'y introduire le doigt ou un instrument pour le dilater (Loreta, Kendal Franks).

Enfin on a pu, dans un assez grand nombre de cas de rétrécissements très serrés, après avoir fait la gastrostomie, faire avaler au malade un fil dont le bout inférieur est retrouvé dans l'estomac; on obtient ainsi un conducteur qui va de la bouche à la plaie gastrique, en passant par le point rétréci; grâce à ce conducteur, on peut pratiquer l'œsophagotomie à la ficelle ou le cathétérisme sans fin. L'œsophagotomie *à la ficelle* (Abbe) consiste à scier le rétrécissement au moyen du fil, auquel on imprime des mouvements alternatifs de va-et-vient; malgré quelques succès, je crois ce procédé peu recommandable, car il détermine fatalement des érosions de la muqueuse, qui peuvent ouvrir la porte à l'infection.

Dans le *cathétérisme sans fin* (von Hacker), on fait glisser sur le fil conducteur des bouts de sonde ou de drain, de calibre progressivement croissant; la certitude d'éviter toute fausse route permet de faire une dilatation plus énergique et plus rapide que par les moyens ordinaires; von Hacker conseille de faire tous les jours une dilatation prolongée pendant une demi-heure à deux heures, et d'augmenter lentement le calibre des drains; le fil conducteur reste en place dans l'intervalle des séances. Le procédé a donné des résultats remarquables : en trois à cinq semaines, des rétrécissements, rebelles à tous les autres moyens, ont été dilatés au point de recevoir facilement les plus grosses bougies.

Ce traitement, basé sur l'association de la gastrostomie et de la dilatation progressive du rétrécissement, est d'un emploi relativement récent. Il a considérablement amélioré le pronostic des sténoses cicatricielles graves et semble très supérieur aux procédés d'attaque directe du rétrécissement par une opération sanglante.

2° **Incision et résection du rétrécissement.** — a) L'*œsophagotomie interne* (Maisonneuve, Trélat, Le Dentu), calquée sur l'urétrotomie interne, consiste à sectionner le rétrécissement de dedans en dehors, au moyen d'une lame mobile glissant sur un conducteur, puis à introduire une grosse sonde. Cette opération, aveugle et dangereuse, grevée d'une mortalité de près de 25 pour 100, est abandonnée sous sa forme primitive. Mais elle a été reprise et rajeunie dans ces dernières années grâce à l'œsophagoscopie : sous le contrôle de la vue, on pratique une ou plusieurs sections étroites et peu profondes du rétrécissement, qui est ensuite soumis à la dilatation immédiate : Guisez a publié de très beaux succès obtenus par cette méthode.

b) L'*œsophagotomie externe*, ou section du rétrécissement de dehors en dedans, suivie de dilatation régulière, n'a donné que des résultats peu encourageants; elle n'assure pas une guérison certaine, et l'on a vu un assez grand nombre de récidives. L'opération en elle-même est grave : l'œsophagotomie cervicale pour rétrécissement a donné à Gross 5 morts sur 6 cas et à von Hacker 6 morts sur 10. Quant à l'œsophagotomie thoracique, son bilan actuel est de 5 morts sur 5 cas (Rehn, Llobet, Tuffier).

c) La *résection du rétrécissement* n'est possible que dans le cas, tout à fait exceptionnel, de rétrécissement cervical unique et très peu étendu. Elle a été faite 4 fois (Kendal Franks, Escher, Sandelin, Braun), toujours avec succès.

Les résultats des opérations sanglantes sont donc, en somme, médiocres et leurs indications exceptionnelles. La *dilatation méthodique par la bouche* ou, dans les cas de rétrécissement infranchissable, la *gastrostomie combinée à la dilatation*, en particulier le *cathétérisme sans fin*, la *dilatation sous le contrôle de l'œsophagoscope* semblent être, à l'heure actuelle, les moyens de traitement les plus recommandables des sténoses cicatricielles de l'œsophage ([1]).

3° **Traitement palliatif.** — Il y a des cas où l'inanition du malade est telle qu'il faut, avant toute autre chose, pratiquer la *gastrostomie* qui devient une opération d'urgence. Mais le chirurgien ne doit jamais s'en tenir à ce traitement palliatif : dès que les forces du patient seront revenues, il entreprendra la dilatation du rétrécissement par les moyens précédemment indiqués, et son but sera le rétablissement de l'alimentation normale et la fermeture de la bouche gastrique.   *CH. LENORMANT.*

ŒSOPHAGE (RUPTURES). — Abstraction faite des perforations pathologiques causées par un *corps étranger* ou se produisant au niveau d'un *rétrécissement* ou d'un *cancer* (v. c. m.), on distingue, d'après les conditions étiologiques dans lesquelles elles se produisent, des ruptures *traumatiques* et *spontanées*; les unes et les autres sont rares.

On connaît environ 25 cas de *ruptures traumatiques* (Petren), pour la plupart consécutives à un écrasement du thorax, à un tamponnement, à une chute d'un lieu élevé. Le cas de Petren est intéressant par son mécanisme : il s'agissait d'un homme qui, en train de nettoyer des freins à air comprimé, plaça entre ses dents l'extrémité libre du tuyau amenant l'air, en même temps qu'avec ses mains il le coudait pour le fermer; à un moment donné, il lâcha le tuyau et l'air pénétra dans la bouche sous une pression de 7 atmosphères, déterminant une rupture de l'œsophage, longue de 6 centimètres, immédiatement au-dessous de la bifurcation bronchique.

Les *ruptures spontanées* sont encore plus rares (22 cas, Cohn), et beaucoup d'observations en sont anciennes et incomplètes. Elles se produisent, le plus souvent, à l'occasion d'un effort de vomissement. Elles seraient particulièrement fréquentes chez les alcooliques et dépendraient, dans ce cas, d'un ramollissement des parois de l'organe (Zenker et Ziemssen); mais on en a vu survenir également chez des sujets dont l'œsophage était parfaitement sain (Mariau). Ces ruptures spontanées siègent presque toujours au-dessus du cardia, dans le tiers inférieur de l'œsophage; leur étendue est variable; elles intéressent toute l'épaisseur de la paroi œsophagienne et s'accom-

---

1. Dans les rétrécissements absolument infranchissables, on a cherché, dans ces dernières années, à créer un nouveau conduit unissant le pharynx à l'estomac, soit au moyen de lambeaux cutanés empruntés à la région présternale, soit au moyen d'une anse intestinale exclue (œsophago-jéjuno-gastrostomie de Roux); ces opérations, très complexes, difficiles et graves, sont encore à l'étude et ne sauraient trouver place ici. Quel que soit leur avenir, leurs indications resteront toujours exceptionnelles.

pagnent souvent de déchirure de la plèvre, dans laquelle se déverse le contenu gastrique.

Les **symptômes** des ruptures de l'œsophage sont : une douleur atroce, survenant au moment du traumatisme ou à l'occasion d'un vomissement, accompagnée de collapsus et souvent de syncope ; l'arrêt des vomissements ; puis bientôt un emphysème à extension extraordinairement rapide, qui apparaît d'abord à la base du cou, puis se généralise. Le malade est pâle, anxieux, dyspnéique, profondément choqué, avec un pouls misérable. Il succombe en 24 à 56 heures. A l'autopsie, on trouve constamment une infiltration septique du tissu cellulaire du médiastin.

Le pronostic est absolument fatal et une telle lésion est au-dessus de toutes les ressources thérapeutiques.   *CH. LENORMANT.*

ŒSOPHAGE (SARCOME). — Le sarcome de l'œsophage est d'une extrême rareté. Von Hacker, qui a réuni toutes les observations publiées, arrive à un total de 21 cas seulement.

Comme le cancer, le sarcome de l'œsophage se rencontre à peu près exclusivement chez des sujets âgés (40 à 70 ans) ; un seul cas concerne un enfant (Stephan). Les trois quarts des cas ont été observés chez l'homme.

Au point de vue de son *siège*, la tumeur n'occupait que 4 fois la région cervicale ; les 17 autres cas concernent la portion thoracique ; parfois le néoplasme s'étend sur une grande hauteur (jusqu'à 17 centimètres). Il est tantôt *circonscrit*, et alors souvent *pédiculé* (5 cas), tantôt *diffus* et *infiltré* (11 cas). Il s'implante d'ordinaire sur la paroi antérieure ; parfois il envahit toute la circonférence de l'œsophage ; mais, en général, il respecte une bande de tissu sain, d'où sténose moins accentuée que dans le cancer. L'*ulcération* est de règle et manquait dans 5 cas seulement ; la *perforation* n'est pas rare (4 cas de perforation dans les voies aériennes).

Histologiquement, on rencontre toutes les variétés du sarcome ; les sarcomes globo- et fuso-cellulaires sont les plus fréquents. Les *métastases* dans les ganglions, les viscères, le squelette sont constantes et précoces, sauf le cas de tumeur circonscrite bien limitée.

Les **symptômes** du sarcome de l'œsophage sont d'autant plus mal connus que beaucoup des cas publiés sont des trouvailles d'autopsie, sans histoire clinique. Comme dans le cancer, ce sont des signes de rétrécissement à marche progressive, aboutissant à l'inanition, et il n'existe aucun caractère constant qui permette de différencier ces deux variétés de néoplasme. Tout au plus, pourra-t-on penser au sarcome lorsqu'il existe une certaine discordance entre les troubles subjectifs de la déglutition (dysphagie, douleurs, régurgitations) et les résultats du cathétérisme (passage relativement facile de la sonde, obstacle mou qui se laisse forcer), lorsqu'il y a de très vives douleurs paroxystiques, survenant en dehors de la déglutition et spécialement la nuit, lorsque l'aggravation des symptômes est rapide et que la cachexie ne paraît pas en rapport avec l'insuffisance de l'alimentation ; enfin, dans le cas de métastases multiples, particulièrement de métastases osseuses. Le diagnostic précis ne peut être affirmé que par une *biopsie* (examen microscopique d'un fragment de la tumeur prélevé au moyen de l'œsophagoscope) : c'est de cette façon que von Hacker a agi dans le seul cas où la nature exacte du néoplasme ait été reconnue avant l'opération ou l'autopsie.

Le *pronostic* est aussi grave, sinon plus, que dans le cancer : la mort est toujours survenue dans l'année qui a suivi l'apparition des premiers symptômes.

Les indications et les méthodes de **traitement** sont les mêmes que dans le *cancer de l'œsophage* (v. c. m.). Dans le seul cas qui ait été, jusqu'ici, traité chirurgicalement (von Hacker), l'ablation de la tumeur fut bien supportée, mais la récidive survint au bout d'un mois.

CH. LENORMANT.

ŒSOPHAGE (SPASMES). — V. Œsophagisme.

ŒSOPHAGE (ULCÈRE SIMPLE). — De même que l'estomac, l'œsophage peut être le siège d'un ulcère simple (V. Estomac, Ulcère). La lésion occupe presque toujours le voisinage du *cardia*; elle présente les caractères de l'ulcus gastrique.

Symptômes. — La maladie a généralement un début très obscur et souvent elle reste obscure pendant toute sa durée.

Les symptômes fondamentaux sont : la douleur, la dysphagie, les vomissements et les hématémèses.

La *douleur* occupe le creux épigastrique ou la région xiphoïdienne, irradiant vers les épaules, les mamelons, les hypocondres et le rachis. Elle a les qualités de la douleur de l'ulcus gastrique, mais les crises surviennent tout de suite après l'ingestion des aliments, au moment même de la déglutition du bol alimentaire.

La *dysphagie* empêche l'ingestion des solides, puis des liquides et provoque des efforts incessants de régurgitation. Rapidement elle a pour conséquence l'amaigrissement et l'*inanition*.

Les *régurgitations* s'accompagnent de *vomissements* très douloureux, souvent sanguinolents. De véritables *hématémèses* peuvent se produire : le sang est rouge s'il est immédiatement rejeté, il est noir s'il a séjourné dans l'estomac. On a vu ces hématémèses assez abondantes pour causer la mort. Parfois la mort survient après *perforation* de l'œsophage ; la perforation mettant en communication l'œsophage avec les plèvres, le péricarde ou le médiastin. Quand l'ulcère guérit, le malade reste encore exposé à une grave complication : le *rétrécissement de l'œsophage* (v. c. m.). L'œsophagoscopie peut rendre de grands services pour le diagnostic et le traitement de certains ulcères.

Traitement. — Le traitement est celui de l'ulcère de l'estomac (v. c. m.).

A. BAUER.

ŒSOPHAGISME (SPASMES DE L'ŒSOPHAGE). — L'œsophage se montre remarquablement apte à se spasmer, dans tous les états pathologiques dont lui-même ou les organes voisins peuvent être le siège. La fréquence relative de l'œsophagisme s'explique par trois ordres de faits : tout d'abord les rapports nombreux et étroits que l'œsophage affecte avec des troncs nerveux et des organes importants du cou et du thorax; en second lieu, la richesse et les connexions périphériques et bulbaires de son appareil d'innervation ; enfin et surtout par sa constitution anatomique. A ce dernier point de vue, on sait en effet actuellement que l'œsophage peut être considéré comme un long conduit à portion moyenne ampullaire et dont les orifices supérieur et inférieur sont de véritables canaux musculaires munis d'une musculature puissante, toujours prête à se spasmer.

C'est aux contractions spasmodiques de l'œsophage, passagères ou permanentes, sous l'influence d'une cause inorganique, dynamique, que l'on donne le nom d'œsophagisme.

Étiologie. Divisions. — Étiologiquement, on peut considérer trois ordres de spasmes de l'œsophage, suivant que le spasme est : 1° évidemment secondaire à une cause connue, et fait partie d'un complexus *symptomatique* ; 2° sous la dépendance d'une lésion d'un organe voisin ou éloigné, spasme réflexe ; 3° symptôme isolé, indépendant, en apparence, de toute affection autre, spasme dit essentiel, idiopathique des anciens.

Spasme symptomatique. — Dans un certain nombre de cas, l'œsophagisme ne présente cliniquement qu'une importance secondaire, perdant en *intérêt* devant les autres manifestations spécifiques et graves des états morbides dans lesquels on le rencontre ; il en est ainsi du spasme œsophagien dans la *rage* dont il constitue un des symptômes cardinaux, dans le *tétanos* forme céphalique hydrophobique) ; dans les *intoxications* (strychnine, belladone, arsenic).

Dans la plupart des cas d'œsophagisme symptomatique, le spasme relève d'une *lésion de l'œsophage* (œsophagite, ulcération, néoplasme). Ici, comme d'ailleurs au niveau de tous les conduits musculo-membraneux, l'œsophage irrité se contracte spasmodiquement soit au niveau, soit au-dessus ou au-dessous de la lésion. Pour Goltz, il y aurait dans ce cas, comme dans tous les cas d'œsophagisme symptomatique, lésion de l'appareil nerveux de l'œsophage, le bulbe exerçant normalement sur l'œsophage une action modératrice, le spasme serait sous la dépendance d'une abolition de cette fonction. Dans cette catégorie de faits, le spasme présente un intérêt capital, car c'est lui qui le plus souvent attire l'attention à une époque où la lésion organique est minime, inappréciable, et en même temps susceptible d'être traitée avec succès. Cette association du spasme à la cause organique qui le provoque, est d'ailleurs souvent, on ne saurait trop y insister, un des problèmes cliniques les plus difficiles à résoudre, surtout quand l'exploration méthodique de l'organe semble contre-indiquée par l'état anatomique de la paroi œsophagienne.

Nommons enfin comme causes d'œsophagisme, les *compressions du pneumogastrique* (adénopathies, anévrysmes de l'aorte) ; ou les lésions des centres (tabes) dont le spasme de l'œsophage peut être un des premiers symptômes.

Spasmes réflexes. — Dans cette variété de spasmes il faut faire rentrer tous les cas d'œsophagisme sous la dépendance d'une lésion à distance de l'œsophage, siégeant, suivant le cas, tantôt dans le voisinage immédiat (pharynx, cardia, estomac, larynx), tantôt beaucoup plus loin : utérus (grossesse, métrite, déviations), urètre (blennorragie), intestin (helminthiase). Il s'agit alors d'un réflexe dont le point de départ est en dehors de l'organe contracturé : c'est le spasme dit sympathique, tout comme l'épilepsie sympathique réalisée dans des conditions analogues.

L'**œsophagisme essentiel** constitue une variété qui, par sa fréquence et la gravité que souvent elle comporte, est des plus intéressantes à connaître. On le rencontre chez des névropathes (*hystérie*, névrose). Il peut être la première ou la seule manifestation nerveuse ; être associé soit aux grandes formes convulsives de la maladie, soit simplement aux stigmates permanents sensitivo-sensoriels, qui permettent de la dépister en clinique. Mais, dans certains cas, l'œsophagisme survient chez des personnes, surtout des femmes, indemnes en apparence de toute manifestation hystérique ; s'agit-il, dans ce cas, d'une forme monosymptomatique de l'hystérie, ou doit-on réserver à cette forme l'étiquette ancienne d'œsophagisme idiopathique? c'est là une simple question de doctrine qui ne présente pas grand intérêt pratique.

Rappelons que, chez certains hypochondriaques, la crise de spasme œsophagien s'accompagne parfois d'hydrophobie, au point de simuler entièrement la crise rabique. Cette forme toute spéciale a été observée plusieurs fois chez des personnes mordues par des chiens, que les malades croyaient atteints de rage, mais que l'autopsie a reconnus formellement indemnes de toute infection rabique. On ne peut pas, dans ces conditions, ne pas la rattacher à l'hystérie.

L'œsophagisme est beaucoup plus fréquent chez la femme, surtout chez la femme jeune : certaines causes d'ordre moral ou affectif (émotions violentes, colère, chagrin), ou d'ordre physique (déglutition d'un liquide trop froid), sont les causes occasionnelles les plus fréquentes de son apparition clinique.

Le spasme essentiel atteint également les deux extrémités de l'œsophage ; on rencontre dans ces régions toutes les conditions favorables à sa production : conduits tubulaires, sphinctériens. Les spasmes de la partie moyenne, dilatée, ampullaire de l'œsophage sont au contraire tout à fait exceptionnels.

C'est cette variété de spasme, œsophagisme essentiel, que nous aurons presque exclusivement en vue dans la description clinique que nous donnons. Il convient de dire que le spasme symptomatique d'un néoplasme au début peut être pris tout d'abord pour un spasme essentiel, et que c'est seulement dans le cours de l'évolution qu'on peut différencier les deux causes.

Clinique. — La *dysphagie* est le symptôme majeur qui caractérise le spasme œsophagien ; mais, suivant les cas, cette dysphagie est variable dans son apparition, dans son intensité, dans sa durée.

C'est en général brusquement au cours d'un repas que le spasme œsophagien s'installe : aussitôt les aliments solides et liquides qui, quelques instants auparavant, étaient parfaitement déglutis, se trouvent arrêtés dans le canal œsophagien dans un point plus ou moins haut, et qui correspond en général au tiers supérieur. Et c'est en raison même de cette brusquerie du début, que souvent les malades sont enclins à croire à l'existence d'un corps étranger qui manque en réalité.

La dysphagie peut être *complète*, absolue ; mais, en général, les liquides seuls continuent à passer, alors que les solides sont arrêtés au passage, malgré *les efforts* pénibles et répétés de *mastication*, d'*insalivation* et de *déglutition*; parfois même, les malades essayent simplement d'aider au passage du bol alimentaire en portant les doigts sur la région où les aliments lui semblent arrêtés; bientôt une régurgitation plus ou moins précoce, suivant le siège du spasme, vient mettre un terme aux efforts du malade.

Plus souvent la dysphagie est *incomplète* : il s'agit d'un simple arrêt momentané du bol alimentaire, qui finit par descendre sous l'influence d'efforts de déglutition : il n'est pas rare, d'ailleurs, que la sensation subjective de constriction persiste encore quelque temps, même après le passage.

Quand la dysphagie est complète, la déglutition des liquides peut être aussi absolue que celle des aliments solides, mais, dans tous les cas, quel que soit le degré de spasme, il est un fait sur lequel on ne saurait trop insister au point de vue pratique, c'est le degré de température des liquides ingérés : *tout liquide* ayant une température extrême, *trop froid* ou *trop chaud*, provoque et accentue le spasme, d'où la conclusion thérapeutique de *conseiller toujours* en pareille circonstance *des boissons tièdes*.

Au spasme œsophagien s'ajoute parfois la contracture des muscles du pharynx, du larynx, et même du thorax, et, chez les névropathes, la sensation subjective de la déglutition douloureuse s'accompagne d'autres troubles fonctionnels tels que : angoisse, douleur précordiale, palpitations, hoquet, dyspnée, etc.

Marche. — L'évolution du spasme œsophagien est soumise aux variations brusques qui caractérisent la plupart des troubles fonctionnels qui sont sous la dépendance du dynamisme nerveux : c'est dire que si le début en est brusque, le plus souvent, la marche est sujette, elle, à des intermittences : l'œsophagisme se manifeste par des séries d'accès, séparées par des périodes d'accalmies, en un mot par des *paroxysmes*, qui s'éveillent sous l'influence des causes occasionnelles les plus banales.

Mais la *durée est essentiellement variable* : le spasme peut être *transitoire* avec des crises d'œsophagisme de 24 heures; ou *permanent* de durée plus ou moins longue, 1 an, 3 ans, 30 ans même. C'est dans ces derniers cas que l'on peut voir survenir les grands accidents des sténoses organiques : poche de dilatation de l'œsophage, cachexie et inanition.

La *terminaison peut être brusque*, plus souvent elle est progressive. Il va de soi que dans les cas d'œsophagisme symptomatique, la marche et la durée du spasme sont subordonnées à l'évolution de la lésion; dans ces cas, les paroxysmes peuvent se prolonger, se répéter, de façon à aggraver encore la difficulté d'alimentation du malade, facilitant ainsi l'inanition progressive, à laquelle ce dernier ne tarde pas à succomber.

Pronostic. — Le pronostic du spasme de l'œsophage reste donc entièrement subordonné non seulement à la marche et à la répétition des paroxysmes, mais surtout à la cause qui l'a provoqué. Grave quand il est symptomatique d'une lésion organique ou d'une compression médiastine, l'œsophagisme est au contraire d'un pronostic le plus généralement favorable, quand il est sous la dépendance de l'hystérie : quelle que soit la durée plus ou moins longue de l'affection, l'état général est peu modifié, l'amaigrissement ne se produit pas. Il existe cependant un certain nombre de cas dans lesquels le spasme devenant permanent avait amené la contracture spasmodique, avec tous les accidents inhérents aux sténoses organiques les mieux caractérisées.

Diagnostic. — Le diagnostic des spasmes de l'œsophage comporte trois points : 1° établir son existence; 2° déterminer son siège; 3° préciser sa nature.

Les *moyens cliniques ordinaires* permettent d'affirmer seulement qu'il y a un obstacle à la libre circulation des aliments dans l'œsophage. Le siège de la douleur soit cervicale, soit rétro-sternale peut donner une présomption dans la localisation dudit obstacle. Les notions étiologiques permettent souvent de déterminer à la fois la nature du spasme, et parfois conséquemment son siège. Mais dans trop de cas on n'arrive qu'à une approximation insuffisante, si l'on songe que dans toutes les sténoses de l'œsophage, qu'elles soient organiques ou spasmodiques, on peut retrouver quelques grands symptômes, à peu près au même titre : dysphagie progressive, vomissements et régurgitations, cachexie consécutive à l'impossibilité d'alimentation.

Le *cathétérisme* a constitué un progrès, qui ne laisse pas que d'être parfois dangereux si l'on pense aux perforations de l'œsophage soit dans les cas de cancer de ce conduit, soit dans les cas d'anévrisme de l'aorte. Le cathétérisme ne doit donc être que le corollaire de l'examen clinique; il est élémentaire de rappeler que toute présomption d'anévrisme aortique contre-indique d'une façon absolue l'usage de la sonde.

L'exploration de l'œsophage peut se faire, soit au moyen de sondes ou de bougies, analogues aux sondes ou aux bougies urétrales, soit au moyen d'olives en métal, en ivoire ou en gutta-percha, de dimensions variables, vissées sur une longue tige de baleine. Nous préférons de beaucoup les *sondes d'Ynnurigaro*, demi-molles, souples à extrémité mousse, d'un emploi plus facile et sans danger. Sans doute on ne peut avoir avec ces sondes les sensations de dureté des détroits sténosés, la sensation de ressaut que l'on a en retirant le cathéter à olives (sensation de ressaut qui manquerait dans les cas de spasme simple), mais la valeur de ces renseignements n'est pas suffisante pour légitimer l'emploi toujours un peu brutal des olives.

Notons que quelquefois la contracture ne peut être vaincue que par l'emploi local ou l'ingestion d'un antispasmodique. Ce qui différencie le spasme du rétrécissement organique, c'est le *caractère changeant* et *variable* à quelques minutes près du résultat fourni par l'exploration. Enfin, dans le cas de spasme essentiel de l'œsophage, comme d'ailleurs dans les spasmes de l'urètre, une sonde de forte dimension passe plus facilement qu'une autre de calibre beaucoup plus petit.

Quelle que soit l'insuffisance des moyens cliniques et du cathétérisme dans un certain nombre de cas difficiles à élucider quant à la nature de l'agent de spasme, c'est cependant avec ces moyens que le plus souvent on doit faire le diagnostic de *nature* et de *siège*.

Nous avons vu quels sont les *caractères des spasmes essentiels*; ajoutons que dans ces cas le terrain domine toute l'histoire pathologique de l'œsophagisme : généralement, femmes jeunes présentant les stigmates de l'hystérie; la notion du début subit; la variabilité de la marche des accidents; la conservation d'un bon état général malgré l'apparente gravité de la maladie permettent de porter un diagnostic différentiel avec les rétrécissements organiques, ou même avec des spasmes symptomatiques.

L'évolution progressive et la permanence des symptômes, l'altération de l'état général font pencher en faveur des *spasmes symptomatiques* et surtout des *sténoses organiques*. L'anévrisme de l'aorte, l'adénopathie, les tumeurs médiastines s'accompagnent, en général, de symptômes fonctionnels et physiques assez nombreux pour que le diagnostic puisse être facilement établi.

Étant donnée l'association si fréquente du spasme de l'œsophage et d'une lésion de ce conduit (ulcus, ulcération, cancer), il est d'un grand intérêt de dépister ces spasmes symptomatiques. L'analyse des symptômes fonctionnels, l'évolution ultérieure de la maladie, permettent le plus souvent d'arriver à dépister la lésion organique.

Quant aux spasmes réflexes, dits symptomatiques, ils constituent l'objet d'un diagnostic d'exclusion, ou quand les moyens thérapeutiques employés localement ont échoué.

Il existe deux méthodes d'exploration qui simplifient beaucoup les recherches, méthodes d'usage encore récent : l'examen radioscopique et l'œsophagoscopie.

L'*examen radioscopique* permet, en effet, par l'usage de lait de bismuth ou de cachet, de pilule de bismuth, de « voir » le siège de la sténose, sans aucun danger pour le malade, et sans fatigue — c'est aussi un des plus sûrs moyens de diagnostiquer l'existence d'une dilatation, ou de différencier le diverticule œsophagien d'avec la sténose. — Cette méthode permet d'emblée d'éliminer l'anévrisme de la crosse de l'aorte, de diagnostiquer l'adénopathie; jointe à l'emploi d'un cathéter souple et creux rempli de bismuth, elle est aussi un sûr moyen de suivre l'exploration de l'œsophage. Chaque fois donc qu'on pourra l'employer, il faudra la préférer à tous les autres moyens, incertains.

Il est vrai d'ajouter que les rayons X ne sauraient donner de renseignements sur la nature de l'agent de spasme, encore qu'on puisse tirer certains enseignements de la durée d'arrêt de la pilule de bismuth au niveau du point spasmé, quant à la nature organique ou dynamique du spasme.

L'*œsophagoscopie* est au contraire une méthode d'une précision et d'une sûreté indiscutables, elle permet d'établir l'existence, le siège, la nature de l'obstacle tout à la fois; elle permet, en outre, de traiter sous le contrôle de l'œil la lésion causale du spasme; elle représente donc la méthode idéale. Très employée en Allemagne, elle a été vulgarisée en France ces dernières années. Mais il s'en faut qu'elle constitue une méthode d'un usage facile, courant, sans aucun danger, et l'on a déjà accusé plusieurs cas de mort depuis son importation en France. Il s'agit donc là d'un moyen d'investigation d'une valeur exceptionnelle mais demandant une longue expérience, ou une instrumentation d'une souplesse excluant la possibilité d'accidents semblables.

Traitement. — Le traitement doit répondre à une triple indication : vaincre le spasme, prévenir le retour, s'opposer à l'inanition.

1° *Vaincre le spasme.* — On emploiera d'abord les moyens médicaux : à l'extérieur, les applications chaudes en permanence autour du cou; à l'intérieur, on administrera les antispasmodiques : bromure, valériane, belladone, tout en rassurant le malade et en lui promettant une guérison rapide.

Si ces moyens échouent, on pratiquera le *cathétérisme dilatateur* ; il est rare que le spasme lui résiste longtemps. Cette intervention devra être conduite avec prudence et méthode : on usera pour ce cathétérisme des sondes demi-molles d'Innurigaro, en commençant par introduire les sondes de calibre inférieur, qu'on aura soin de retirer aussitôt que l'obstacle sera franchi, puis progressivement on introduira les sondes plus volumineuses, qu'on laissera plus longtemps en contact avec le conduit. Pendant toute la durée de la dilatation, on ne devra pas négliger d'agir par suggestion sur le malade, puisque, en définitive, il s'agit d'un phénomène purement nerveux.

2° *Prévenir le retour.* — Pour prévenir le retour du spasme, il faut, avant tout, s'attaquer, si on le peut, à la cause qui l'a produit, et nous avons rappelé combien cette cause est variable d'un cas à l'autre, nous n'y reviendrons pas. Nous mentionnerons cependant, au point de vue pratique, la possibilité des spasmes œsophagiens réflexes à l'helminthiase, et qu'un traitement dirigé dans ce sens fait disparaître rapidement. D'ailleurs, pour prévenir le retour, on aura soin également d'agir sur l'état général du sujet par l'hydrothérapie tiède ou chaude, et par les antispasmodiques.

3° *S'opposer à l'inanition*, peut être parfois une indication urgente : si les aliments liquides ne peuvent plus passer, il faudra, de toute nécessité, nourrir le malade, soit par des lavements alimentaires, soit, mieux encore, au moyen de la sonde.   *ED. ENRIQUEZ et GASTON DURAND.*

ŒSOPHAGITES. — Les inflammations de la muqueuse œsophagienne sont en général mal connues en clinique : elles sont cependant loin d'être rares, et peuvent être provoquées par des causes multiples.

Étiologie. — Ce sont tout d'abord les *corps étrangers*, notamment ceux pourvus d'aspérités, arête de poison, fragment d'os, épingle, etc., qui, parfois, en piquant la muqueuse et s'y brisant, peuvent y déterminer une véritable inoculation des germes septiques dont ils se sont chargés au passage de la cavité buccale.

Ce sont ensuite les *agents physiques* : en première ligne les brûlures étendues, provoquées par le passage de liquides bouillants; plus rarement l'inflammation est provoquée par le contact répété de liquides glacés. Ce sont encore, et cela avec une assez grande fréquence, les *agents chimiques*, acides, alcalis, médicaments (acide nitrique, sulfurique, ammoniaque, potasse, mercure, iode, arsenic, tartre stibié), introduits dans l'œsophage soit d'une façon volontaire, soit d'une façon accidentelle.

Enfin l'*infection* soit locale, soit générale peut provoquer l'inflammation de l'œsophage et cela par des mécanismes très différents. L'infection peut se propager directement par *contiguïté*, de la muqueuse pharyngée ou gastrique à la muqueuse œsophagienne. C'est le cas pour le muguet, la diphtérie, l'érysipèle, certaines gastrites, mais en réalité ces propagations sont rares, exceptionnelles peut-on dire. Plus souvent l'infection de l'œsophage, se faisant de dehors en dedans, est consécutive à *une inflammation de voisinage* : tous les organes en rapport avec l'œsophage, aussi bien au cou que dans la région thoracique, peuvent la déterminer : il faut citer les lésions des vertèbres, le mal de Pott, les adénopathies suppurées, surtout intra-thoraciques, les laryngites, les suppurations intra-pleurales, péricardiques et médiastines. Une mention toute particulière doit être réservée à l'anévrisme de l'aorte qui, par sa tendance toute particulière à la destruction des tissus avec lesquels il se trouve en contact, provoque, en dehors des symptômes de compression dont nous n'avons pas à nous occuper ici, une inflammation chronique de la paroi œsophagienne, qui se termine plus d'une fois par la rupture de la poche anévrismale dans l'intérieur de l'œsophage. Enfin l'infection œsophagienne peut être secondaire à une *maladie générale* telle que la scarlatine, la fièvre typhoïde, le choléra, et surtout la fièvre typhoïde; il s'agit là de localisations anatomiques sans grand intérêt clinique, et qui sont le plus souvent des trouvailles d'autopsie. Plus intéressantes au point de vue pratique sont les déterminations de la tuberculose et de la syphilis sur la muqueuse œsophagienne, et celles, plus rares à la vérité mais néanmoins constatées, de l'actinomycose.

Lésions. — Les lésions constatées sur l'œsophage varient avec la cause qui les a déterminées, et suivant que l'œsophagite est aiguë ou chronique.

Le siège des lésions est, d'une façon générale, plus souvent localisé aux deux extrémités du tube œsophagien, plus rarement à la partie moyenne. Nous n'insisterons pas sur les lésions banales de congestion, de catarrhe, de desquamation, de fausses membranes : elles sont ici ce qu'elles sont partout ailleurs. Par contre, nous rappellerons que parfois l'œsophagite aiguë peut, comme la gastrite aiguë, se terminer par suppuration : infiltration de la muqueuse, infiltration profonde de la couche sous-muqueuse, épaississement et gonflement de la muqueuse qui, suivant la localisation ou la diffusion de la suppuration, peut donner issue au pus en un ou plusieurs points : la réparation est d'ailleurs possible avec des cicatrices qui prédisposent à la fois aux rétrécissements et à la formation de diverticules. La suppuration peut d'ailleurs gagner le tissu cellulaire péri-œsophagien, et s'ouvrir dans les organes voisins en provoquant des fistules persistantes : médiastin, plèvre, voies aériennes. C'est la contre-partie des suppurations d'origine médiastine, pleurale, ganglionnaire, etc., qui perforent l'œsophage de dehors en dedans.

Quand l'œsophagite a été provoquée par l'ingestion accidentelle ou volontaire d'un acide fort (acide sulfurique, nitrique, phénique), ou d'une lessive de potasse ou de soude, le contact du produit toxique avec la muqueuse détermine la formation rapide d'une ou plusieurs *escarres longitudinales*, dont l'étendue et la couleur varient avec la quantité et la qualité du poison, — jaune pour l'acide nitrique, noire pour l'acide sulfurique. — Si les malades survivent, ces escarres s'éliminent à la suite de phénomènes inflammatoires violents, tantôt par petits débris et tantôt par lambeaux plus ou moins

étendus, qui reproduisent parfois le moule d'une grande partie de l'œsophage (Laboulbène). — Les *ulcérations* qui leur succèdent se réparent
comme d'ordinaire par le développement de bourgeons charnus, — il n'y a
là rien de spécial; — mais ce qu'il importe de souligner au point de vue
pratique, c'est que de l'étendue et de l'intensité de cette réparation, dépend
la formation plus ou moins abondante d'un tissu de cicatrice inextensible
qui préside à la formation des rétrécissements consécutifs. [V. ŒSOPHAGE
(RÉTRÉCISSEMENTS).] Parmi ces ulcérations consécutives aux agents toxiques
et qui peuvent produire des rétrécissements, il faut signaler celles provoquées par le tartre stibié, souvent ordonné dans la pneumonie (Andral,
Behier, Laboulbène). Enfin rappelons, pour terminer cette énumération
rapide des lésions, qu'en dehors des *perforations localisées* de l'œsophage
qui, suivant l'origine et la direction des lésions suppuratives, peuvent se
produire dans les deux sens (de dehors en dedans ou de dedans en dehors),
on a signalé également quelques cas exceptionnels de *ruptures* de l'œsophage, les unes longitudinales, les autres transversales.

A ces lésions banales d'œsophagite il faut ajouter, suivant les cas, les
lésions spécifiques; citons parmi les plus fréquentes : les plaques de muguet
(*oidium albicans*), qui peuvent prendre sur la muqueuse œsophagienne un
développement excessif (Parrot); les lésions tuberculeuses, très souvent
secondaires aux lésions de voisinage (larynx-trachée, plèvres et par-dessus
tout ganglions bronchiques) : elles se manifestent surtout sous forme d'infiltration épaisse de la paroi œsophagienne avec ulcérations multiples à bords
épaissis et irréguliers, provoquant souvent, en dernière analyse, des fistules
trachéo-œsophagiennes et adéno-œsophagiennes. Beaucoup plus rarement
l'œsophagite tuberculeuse est primitive, et cette résistance particulière de
l'œsophage à l'infection tuberculeuse primitive tiendrait à l'épithélium œsophagien d'une part, et surtout à la rapidité du passage des éléments bacillifères : résistance qui disparaît d'ailleurs, aussitôt que la déglutition est
plus ou moins entravée par un rétrécissement simple ou néoplasique
(Zeyker.)

L'œsophagite syphilitique, niée par beaucoup d'auteurs, a été surtout
décrite par West : quelques observations semblent mettre hors de toute
contestation l'existence de la syphilis tertiaire de l'œsophage, aboutissant
à la sténose du conduit; mais les faits de ce genre sont cependant rares.

Clinique. — Les symptômes de l'œsophagite sont souvent mal caractérisés et l'affection reste latente. Ceci se produit surtout, soit quand elle est
très légère, et que ses symptômes propres se confondent avec ceux de
l'angine qui l'accompagne, soit quand il s'agit, au contraire, d'un cas grave
où les symptômes d'une toxémie générale et les troubles gastriques appellent
d'emblée toute l'attention du clinicien.

Quand elle est cliniquement bien caractérisée, l'œsophagite se manifeste
par des phénomènes douloureux intimement liés à l'acte de la déglutition.
Très rarement la douleur ressentie par le malade est spontanée. Au contraire, provoquée par la déglutition, cette douleur siège, ou pour mieux dire,
est rapportée par le malade, tantôt à l'extrémité supérieure de l'œsophage,
dans la région cervicale, tantôt beaucoup plus bas, soit au niveau du creux

épigastrique ou même dans le dos. Mais il faut savoir que les localisations douloureuses subjectives ne répondent pas toujours aux localisations réelles des lésions anatomiques, elles sont secondaires à des irradiations analogues de tout point à celles qui, dans les affectations douloureuses des voies urinaires, localisent de préférence la douleur aux extrémités du canal, col de la vessie ou méat.

Quand elle est peu intense, cette douleur se manifeste sous la forme d'une *brûlure* plus ou moins vive, qui se renouvelle au passage des aliments et des boissons. Et, si on analyse d'un peu plus près cette dysphagie douloureuse, il n'est pas rare que le malade indique lui-même que sa souffrance ne s'éveille qu'à la fin de la déglutition : la dysphagie coïncide alors tantôt avec le début, tantôt avec la fin du 3e temps de la déglutition. En plus, les malades accusent souvent la sensation d'un temps d'arrêt subi par le bol alimentaire dans sa descente œsophagienne : ces arrêts spasmodiques sont surtout provoqués par les boissons trop froides ou trop chaudes (V. ŒSOPHAGISME). Il en résulte parfois une intolérance absolue de l'œsophage, qui rejette par régurgitation tout ce qui pénètre dans sa cavité. Il s'agit, en effet, le plus souvent, de simples régurgitations causées par un mouvement ascensionnel antipéristaltique, et non de vomissements, puisqu'il n'y a ni contractions violentes et spasmodiques des muscles abdominaux, ni efforts d'expulsion. Ces régurgitations, improprement appelées vomissements œsophagiens, amènent le rejet par la bouche non seulement des aliments et surtout des boissons ingérées, mais également de mucosités glaireuses, filantes, parfois striées de sang, plus rarement muco-purulentes.

En dehors de ces symptômes essentiels, on peut observer, dans l'œsophagite, du hoquet, plus rarement des phénomènes nerveux, tels que la dyspnée, l'angoisse accompagnant les efforts de régurgitation.

Marche. — On conçoit que l'évolution de l'œsophagite soit très variable suivant la cause qui l'a provoquée.

L'*œsophagite suraiguë*, consécutive aux grands empoisonnements, est marquée à son début, avons-nous dit, par les symptômes généraux et gastriques de l'empoisonnement ; si le malade ne succombe pas à cette première période, la guérison s'obtient au prix d'une perte de substance, qui entraîne à sa suite tous les symptômes des rétrécissements cicatriciels de l'œsophage. Les symptômes de l'œsophagite aiguë, très accusés pendant une période fébrile de quelques jours, ne tardent pas à s'atténuer et à disparaître. Quand, par exception, elle se termine par suppuration, les symptômes fonctionnels revêtent une acuité plus grande : la dysphagie est complète et absolue, la fièvre s'accentue et s'accompagne de frissons, jusqu'à ce que l'ouverture de l'abcès dans la cavité œsophagienne amène une brusque détente; le pus est, suivant les cas, rejeté par la bouche ou par les selles. Dans d'autres circonstances, les plus graves encore, la suppuration, au lieu de s'ouvrir dans la cavité œsophagienne, s'étend autour de l'œsophage, peut gagner le cou, le larynx, la glotte, le médiastin, etc., exposant le malade aux accidents les plus redoutables.

L'œsophagite subaiguë, secondaire à l'ingestion d'un corps étranger ou à une brûlure très superficielle, dure à peine quelques jours, mais il faut rappeler que le spasme vient compliquer souvent l'œsophagite secondaire à un corps étranger (V. Œsophagisme).

Complications. — En dehors du *spasme*, il faut signaler, parmi les complications de l'œsophagite aiguë, l'*ulcération*, qui se caractérise par la persistance des phénomènes douloureux, mais avec cette particularité que la douleur se fait sentir toujours en un point fixe, surtout au passage de certains liquides alcooliques ou acidulés. L'ulcération peut occasionner la *perforation*, accident des plus graves et amenant la mort à bref délai. Enfin est-il besoin de rappeler que la cicatrisation des lésions expose le malade, suivant l'étendue et l'intensité de la réparation, à tous les signes de rétrécissements cicatriciels de l'œsophage. [V. Œsophages (Rétrécissements).]

Diagnostic. — La difficulté du diagnostic réside dans la rareté même de l'affection, à laquelle on ne songe pas d'ordinaire. L'œsophagite peut être confondue soit avec une *angine pharyngée*, soit avec une *pharyngite inférieure*, mais dans ces deux cas il y a plutôt une gêne de déglutition que des régurgitations alimentaires : au besoin d'ailleurs, l'examen avec le miroir et le toucher avec le doigt permettront de préciser la localisation inflammatoire. Il en est de même des abcès pharyngiens.

Les *ulcérations de l'épiglotte* et *de la partie supérieure du larynx*, qui provoquent de la dysphagie et une exagération de la douleur au moment du passage des aliments, peuvent faire croire à l'œsophagite; mais dans ces cas il existe des troubles de la respiration, de la phonation, de la toux, symptômes qui manquent dans l'œsophagite.

L'œsophagite peut être confondue avec l'*œsophagisme*, c'est-à-dire avec le *spasme œsophagien* qui la complique d'ailleurs assez souvent, ainsi qu'avec les diminutions de calibre du tube œsophagien consécutives, soit à des *lésions organiques* (Cancer et Rétrécissements), soit à une *simple compression* par une tumeur solide ou liquide du médiastin : anévrisme de l'aorte, adénopathies, kystes hydatiques, etc. On trouvera, aux chapitres consacrés à ces différentes affections, les signes qui les caractérisent, mais il faut bien savoir, en pratique, que si la nosographie est obligée d'établir des chapitres distincts, on assiste par contre souvent en clinique à l'association ou à la succession de ces différentes modalités; c'est ainsi que le rétrécissement est souvent l'aboutissant fatal d'une œsophagite étendue; c'est ainsi que, non moins souvent, le spasme vient s'associer aux symptômes très légers d'une œsophagite causée par l'introduction d'un corps étranger; c'est ainsi encore qu'une œsophagite perforante vient souvent terminer la compression de l'œsophage par une tumeur externe (anévrisme de l'aorte, abcès, etc.).

En réalité le diagnostic de l'œsophagite, en dehors des signes de dysphagie douloureuse avec régurgitations alimentaires, se fait surtout par la recherche des conditions étiologiques et, dans l'immense majorité des cas, ingestion de liquides bouillants ou corrosifs, ou d'un corps étranger.

Pronostic. — L'œsophagite ne peut comporter un pronostic univoque : la gravité de chaque cas particulier dépend surtout de l'étendue et de l'évolution des lésions, ainsi que de l'intensité des symptômes fonctionnels que celles-ci provoquent.

L'existence d'une *ulcération*, caractérisée par la constance et la fixité d'une douleur siégeant toujours au même point, ainsi que par des régurgitations alimentaires plus ou moins teintées de sang, peut faire craindre la *perforation* : aussi est-il de règle dans ces cas d'éviter, d'une façon absolue, toute exploration de l'œsophage par la sonde, — tant que les phénomènes aigus ne sont pas complètement dissipés. — Plus tard, au contraire, l'exploration méthodique de l'œsophage permettra souvent de constater l'existence d'un rétrécissement cicatriciel consécutif à l'œsophagite (V. RÉTRÉCISSEMENTS).

Traitement. — Aussitôt que la cause de l'œsophagite est connue, il importe d'en atténuer les effets, soit en essayant d'entraîner le corps étranger, soit en neutralisant la substance caustique (administration d'alcalins, eaux de chaux ou carbonate de soude, s'il s'agit d'acides minéraux; administration d'eau acidulée, limonade sulfurique s'il s'agit de bases caustiques). Mais il est rare que cette thérapeutique, aussi hâtive qu'elle soit, empêche les symptômes de se développer. Une fois l'œsophagite constituée, on alimentera le malade avec des *boissons de préférence tièdes* qui auront le grand avantage de ne pas provoquer de spasme.

On calmera la douleur soit par des applications froides ou chaudes au niveau du cou, soit par une solution de cocaïne étendue, donnée par cuillerées à café à intervalles peu éloignés, soit, au besoin, par la morphine. Enfin, étant donnée la fréquence du rétrécissement à la suite de l'œsophagite, plus tard, quand les symptômes aigus seront entièrement calmés, il sera prudent de pratiquer de temps en temps le cathétérisme de l'organe dans un but à la fois d'exploration et de traitement.   *ED. ENRIQUEZ.*

ŒSOPHAGOSCOPIE, ŒSOPHAGOTOMIE. — V. ŒSOPHAGE (CORPS ÉTRANGERS).

OÏDIOMYCOSE. — On ne doit appeler de ce nom que les mycoses dues à des parasites du genre *Oidium* Link, dont Guéguen donne la diagnose suivante : « Mycelium rampant cloisonné, à filaments isolés. Conidiophores simples, dressés, cloisonnés, se dissociant en conidies caténulées ovoïdes ou cylindroïdes ». C'est par erreur que l'on appelle le muguet une oïdiomycose, car cette affection, due à l'*Endomyces albicans* Vuillemin, est une endomycose. C'est sans preuve que l'on appelle oïdiomycose les anciennes « blastomycoses des Américains » ou zymonématoses de Gilchrist, car leurs parasites *Zymonema Gilchristi*, etc., ne répondent pas à la définition de Link et ne sont pas des Oïdiums.

Malgré la fréquence des Oïdiums dans le monde extérieur, les oïdiomycoses semblent rares. On ne connaît que deux observations démontrées d'oïdiomycose humaine. L'une, de Babès, due à l'*Oidium subtile cutis*, était une éruption pustuleuse (dermatomycosis discoidea exulcerans); le parasite formait des plaques blanches sur les ulcères. L'autre, de de Beurmann, Gougerot et Vaucher (*Revue de Médecine*, 1910), due à un parasite nouveau, l'*Oidium cutaneum*, était une éruption gommeuse hypodermodermique ulcéreuse disséminée, ressemblant à la syphilis ou à une sporotrichose.

Le diagnostic d'oïdiomycose est fait par l'examen direct, par la culture à froid sur gélose Sabouraud suivant la technique des sporotrichoses. Les cultures sont blanches, deviennent plus ou moins duveteuses et poudreuses; leur aspect macroscopique n'est pas caractéristique, et il faut faire l'identification microscopique des parasites. Rappelons que l'*Oidium cutaneum* se présenta d'abord avec l'aspect macroscopique et microscopique des « levures » il a pris l'aspect typique du genre *Oidium* qu'après plusieurs repiquages. On doit donc éviter de confondre une oïdiomycose avec une saccharomycose (ancienne blastomycose). — La sporoagglutination de Widal et Abrami, positive à 1/60 dans notre cas, pourra donner de précieuses indications.

Le pronostic est bénin. Le traitement est le traitement iodo-ioduré général et local de la sporotrichose (v. c. m.).   *H. GOUGEROT.*

OLÉOCRANE (FRACTURES). — V. Avant-bras (Fractures du Cubitus).

OLIGURIE. — V. Anurie.

OBILIC (FISTULES, KYSTES, HÉMORRAGIES). — V. Nouveau-né (Pathologie).

OMBILICAL (CORDON). — V. Cordon et Nouveau-né (Pathologie).

OMBILICALE (HERNIES). — V. Hernies.

OMOPLATE (FRACTURES). — Elles sont rares, à cause de la situation de l'os mobile, protégé par des muscles épais, appliqué contre les arcs costaux élastiques. On les observe chez l'homme et surtout à l'âge adulte. Chez l'enfant le corps seul peut se fracturer à cause de l'ossification précoce.

A) **Fractures du corps.** — Elle est toujours directe et succède à des traumatismes considérables, chute d'un lieu élevé, passage d'une roue de voiture, projectiles. La fracture, parfois incomplète, est le plus souvent complète. Le trait peut être horizontal ou plutôt *obliquement descendant* du bord axillaire vers le bord spinal. Elle siège presque toujours dans la fosse sous-épineuse; les fractures basses sont dites de *l'angle inférieur*; rares dans la fosse sous-épineuse, elles peuvent détacher simplement *l'angle interne* ou supérieur (fig. 227).

On a pu observer des fractures transversales doubles; les fractures par projectiles sont souvent comminutives.

Le déplacement des fragments, parfois nul, est assez souvent notable; il dépend moins de l'action des muscles que de l'action vulnérante; l'angle

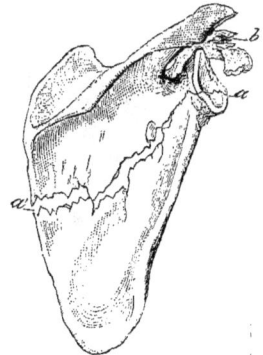

Fig. 227. — Fracture oblique de l'omoplate. (Ricard et Demoulin, in *Traité de chirurgie.*)

interne fracturé est porté en dedans, et tantôt monte, tantôt descend; l'angle inférieur monte ou descend en se portant en avant et en dehors. Dans les fractures du corps proprement dit, le déplacement est tantôt angulaire, tantôt un chevauchement; le fragment inférieur monte le plus souvent en avant de l'autre. Les fractures *verticales* sont presque toujours incomplètes. Presque jamais elles ne coupent en deux fragments l'épine de l'omoplate (fig. 228 et 229).

Signes et Diagnostic. — La contusion causée par le traumatisme égare souvent le diagnostic, car les signes de fracture sont obscurs. La dou-

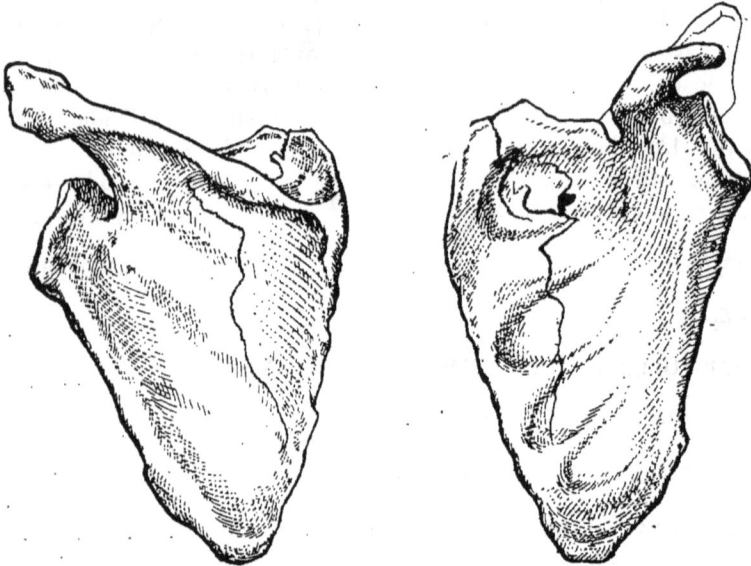

Fig. 228 et 229. — Fracture verticale. (Morestin.)

leur toujours localisée est constante. Elle est exagérée par les mouvements. La crépitation et la mobilité anormale sont difficiles à sentir. On peut faire replier l'avant-bras derrière le dos et explorer facilement l'omoplate devenue saillante; on peut chercher si les mouvements imprimés à l'omoplate par l'humérus se transmettent bien à l'angle inférieur (fig. 230). Mieux vaut peut-être mettre une main à plat sur l'omoplate et agir avec l'autre sur le moignon de l'épaule qu'on abaisse ou élève.

Traitement. — Comme là guérison se fait sans réduction vraie, et que l'action sur les fragments est fort limitée, on se contentera d'immobiliser avec un bandage de diachylon comme pour une fracture de côte, ou avec une écharpe, comme pour une fracture de la clavicule. Il est avantageux de masser tôt.

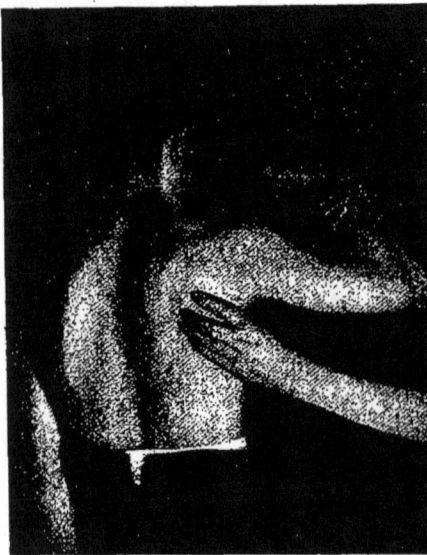

Fig. 230. — Manière de prendre à pleine main l'angle inférieur de l'omoplate pour vérifier la transmission des mouvements de l'humérus (Chevrier).

B) **Fractures de l'angle externe ou du col.** — Les causes sont les mêmes

que pour les fractures du corps. On peut laisser de côté les fractures de la
cavité glénoïde, qui sont des
accidents des luxations de
l'épaule et qu'on ne diagnostique pas. La fracture du col
anatomique détachant sim-
plement la cavité glénoïde est
problématique, en tout cas
rarissime.

Seules ont quelque impor-
tance les fractures du col
chirurgical qui détachent la
glénoïde surmontée de la coracoïde (fig. 231 et 232). Le
trait commence dans l'échancrure coracoïdienne et descend légèrement en bas et au
dehors. La mobilité extrême
ou limitée du fragment serait
due à la rupture ou à la persistance d'un petit ligament

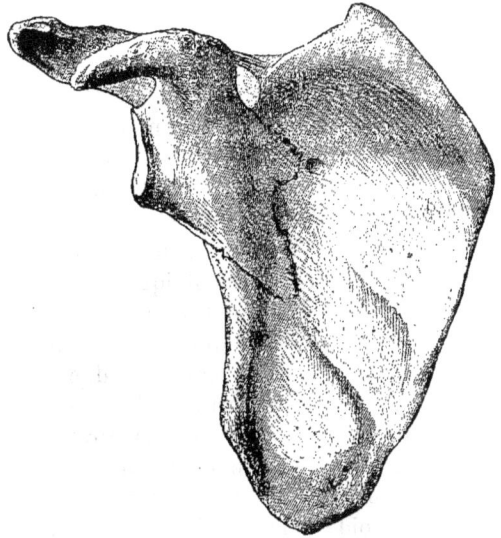

Fig. 231. — Fracture du col chirurgical. (Morestin.)

allant de la base de l'épine de l'omoplate au rebord glénoïdien (lig. de Cooper).

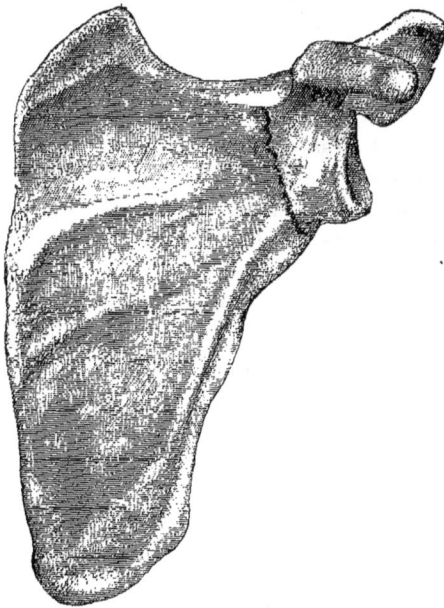

Fig. 232. — Fracture du col. (Cooper.)

Signes et Diagnostic. — Le
moignon de l'épaule est abaissé :
le bras est allongé et son axe
aboutit dans l'aisselle, l'acromion
fait une saillie proéminente, le
muscle deltoïde en tombe droit :
on sent un creux au-dessous de
lui. L'apophyse coracoïde se meut
avec l'humérus.

La difformité se réduit facilement par l'élévation du bras et se
réduit souvent avec une crépitation qui emporte le diagnostic.
Dès qu'on cesse de soutenir le
bras, la déformation se reproduit.
Ces signes font le diagnostic avec
la luxation.

S'il n'y a pas déplacement spontané, on peut le faire apparaître
par des mouvements d'abduction :
il se produit une crépitation. Pour
avoir celle-ci sans déplacement, il
convient d'appuyer sur la cora-
coïde, tandis que l'autre main est appuyée sur le moignon de l'épaule. Dans
de rares cas, on a pu observer des complications vasculaires et nerveuses.

Traitement. — Soulever le coude, et immobiliser le bras. Il importe de mettre une écharpe sévère ou un appareil de Le Dentu. La guérison est lente et se fait souvent par cal fibreux.

C) **Fractures de l'acromion.** — Rares et toujours de cause directe, les fractures par arrachement musculaire étant hypothétiques. Le trait peut détacher la *pointe* ou sommet de l'acromion; siège *en regard de l'articulation acromio-claviculaire* (elle peut alors s'accompagner de luxations de la clavicule), ou en arrière, près de la *base* : ce sont là les plus fréquentes, et un bon nombre survenues avant que le massif osseux acromial soit uni à l'épine sont des disjonctions épiphysaires. Le trait est ordinairement vertical et transversal, parfois oblique. Le plus souvent il n'y a pas de déplacement. Quand il en existe, le fragment est légèrement abaissé.

Symptômes et Diagnostic. — Douleur localisée exagérée par les mouvements avec ecchymose étendue. S'il y a déplacement, le moignon de l'épaule est un peu arrondi, le bras abaissé; la déformation et l'écartement des fragments s'exagèrent en tirant énergiquement sur le bras : ils disparaissent au contraire quand on élève le coude.

Traitement. — C'est l'écharpe. La consolidation par cal fibreux est assez rapide et la pseudarthrose n'amène aucun trouble fonctionnel.

D) **Fractures de la coracoïde.** — Brisée comme l'acromion dans les traumatismes complexes, la coracoïde peut rarement être détachée par un choc direct ou arrachée par ses muscles. Elle est toujours isolée au niveau de sa base; ce peut être une disjonction épiphysaire; elle est parfois divisée en deux fragments. Le déplacement est subordonné à l'état du périoste et à celui des ligaments coracoclaviculaires; s'ils sont rompus, l'os est attiré en bas.

Signes et Diagnostic. — Douleur fixe, dans le prolongement du·pli axillaire, augmente par abduction du bras (coraco-huméral), flexion de l'avant-bras (biceps). On peut sentir l'os se mouvoir avec l'humérus. La crépitation peut être sentie par divers mouvements ou des pressions diverses. Tous ces signes sont théoriques, et le diagnostic de la lésion isolée, exceptionnelle, est presque impossible.

Traitement. — Écharpe soutenant le coude et maintenant l'adduction du bras. Une fois sur six le cal serait osseux.   *L. CHEVRIER.*

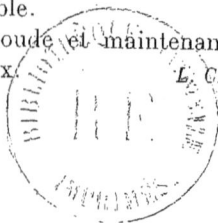

68138. — Imprimerie LAHURE, rue de Fleurus, 9, à Paris.